Die Autoren

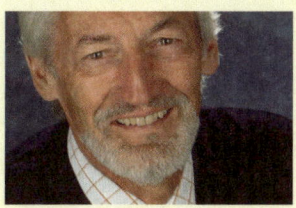

Bodo Gorgaß

Arzt für Anästhesie und Intensivmedizin, Notarzt. Leiter des (Test-)Rettungszentrums der Bundeswehr an der Universität Ulm (1973–1979); 5 Jahre Präsident des Berufsverbandes der Rettungssanitäter. Zusammen mit F.W. Ahnefeld Autor des ersten Lehrbuches für den Rettungsdienst (1980). Nach 24-jähriger Chefarzttätigkeit nun freier Journalist und Buchautor.

Bänkel- und Moritatensänger, sammelt und benutzt gerne alte Korkenzieher.

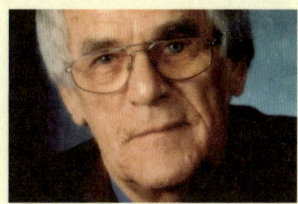

Friedrich W. Ahnefeld

Von der Pharmakologie zur Chirurgie (1950–59). Weiterbildung in Anästhesiologie am ersten Deutschen Lehrstuhl in Mainz. Entwicklung der Rettungskette (1962). Bundesarzt des DRK. 1973 erster Entwurf für das Berufsbild Rettungssanitäter. Ehren-Promotion und Ehren-Mitgliedschaften als Anerkennung für Engagement in der Nofallmedizin.

Soweit es die Liebe zur Notfallmedizin zulässt: Kochen, Rezepte und Rotwein sammeln. Weinproben als Ich-AG. Als ungelernte Hilfskraft bei bisher 11 Enkelkindern beschäftigt.

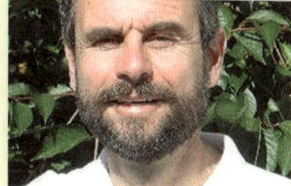

Rolando Rossi

Facharzt für Anästhesie. Zusatzbezeichnung Intensivmedizin und Notfallmedizin. Leitender Notarzt.

Nach langjähriger leitender Tätigkeit in der Klinik für Anästhesie, Intensiv- und Notfallmedizin am Klinikum Ansbach jetzt Direttore Medico agg. im Rettungsdienst der Croce Verde Lugano (Schweiz).

U.a. Hauptautor des Buches: Die Rettungsdienst-Prüfung.

Zertifizierter Gesundheitsökonom und Qualitätsmanager – leidenschaftlicher Rennradfahrer.

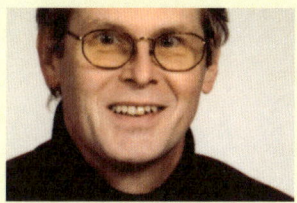

Hans-Dieter Lippert

Dr. iur., Akademischer Direktor in der Abteilung Rechtsmedizin im Universitätsklinikum Ulm. Arbeitet seit vielen Jahren als Medizinrechtler, nachdem er mit einer Ärztin verheiratet ist. Praktische – und auch frustrierende – Erfahrungen im Rettungswesen als geschäftsführendes Mitglied im Vorstand einer mittelgroßen Hilfsorganisation (1982–1990). Autor verschiedener Bücher im Springer Verlag. Schreibt mit Begeisterung als Rezensent über Bücher anderer Autoren, wenn er nicht (wie gerade eben) selbst welche schreibt.

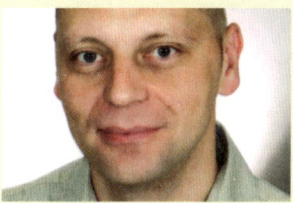

Werner Krell

Lehrrettungsassistent, Magister Artium (Buch- und Bibliothekskunde, Philosophie, Medizingeschichte) und Desinfektor; seit 1980 im Krankentransport, Rettungsdienst und der Fachausbildung aktiv. Konzeptentwicklung und Beratertätigkeit für Fachschulen und medizinische Firmen, Autor.

In der Freizeit sieht er Schicksalsschläge lieber auf der Kinoleinwand und beurteilt Rhythmuswechsel in Jazz und Weltmusik.

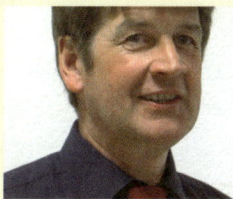

Georg Weber

Feuerwehrbeamter und Rettungsassistent. Seit 1990 stellv. Leiter des Trainingszentrums für Rettungsmedizin der Berufsfeuerwehr München und seit 1995 Leitung des Trainingszentrums und Trainer im Ausbildungszentrum des Arbeitskreises Notfallmedizin und Rettungswesen der Ludwig-Maximilians-Universität (ANR). Seit Mai 2006 stellv. Leiter der Abteilung Aus- und Fortbildung der Berufsfeuerwehr München.

Schwingt gerne das Tanzbein zwischen den Einsätzen.

1
2
3
4
5
6
7
8

Lernen und Nachschlagen einfach gemacht

Folgende didaktische Hilfen vereinfachen Ihnen das Lesen und Arbeiten mit diesem Buch:

Einführung in das Kapitel und Lernzielüberblick:
zu Beginn des Kapitels erhalten Sie einen Überblick über den Inhalt des Kapitels und dessen Lernziele

❯ **Wesentliche Aussagen zum Merken für alle Ausbildungsrichtungen im Rettungsdienst sind schwarz gekennzeichnet**

❗ **Auf Gefahren für Patient und Rettungspersonal wird in Rot hingewiesen**

🌐 **Hinweis Medizin / Hinweis Alltag**
Theoretische Zusammenhänge werden durch Beispiele aus der Praxis verdeutlicht

Übersichten
heben wesentliche Zusammenfassungen hervor

➕ **Praxistipp**
Wichtige Tipps für die praktische Arbeit, z. B. zum Selbstschutz

◻ weist auf Abbildungen und Tabellen zum Nachschlagen hin

🔗 unter www.lehrbuch-rettungsdienst.de finden Sie über 250 Übungsfragen zu den Themen des Buches, Fallbeispiele u.v.m.

Die Service-Informationen (▶ Teil IX) bieten:
- das Abkürzungsverzeichnis
- das Glossar mit kompakten Informationen über die wichtigsten Fachtermini, die nicht ausführlich im Text erläutert werden
- eine Liste der weiterführenden Literatur und der Internet-Links für die Suche nach relevanten Zusatzinformationen
- das Stichwortverzeichnis zur Erschließung des Buches: Passagen, in denen ein bestimmter Terminus erörtert wird, können damit rasch gefunden werden

B. Gorgaß, F. W. Ahnefeld, R. Rossi, H.-D. Lippert, W. Krell, G. Weber

Das Rettungsdienst-Lehrbuch

B. Gorgaß · F.W. Ahnefeld · R. Rossi
H.-D. Lippert · W. Krell · G. Weber

Das Rettungsdienst-Lehrbuch

8., vollständig aktualisierte Auflage

Mit 600 Abbildungen

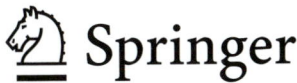
Springer

Dr. med. Bodo Gorgaß
Beethovenstr. 60, 42781 Haan

Prof. Dr. med. Dr. h. c. Friedrich Ahnefeld
Zentrum Anästhesiologie
Klinikum der Universität Ulm
Steinhövelstr. 9, 89075 Ulm

Dr. med. Rolando Rossi
Croce Verde Lugano
Via delle Scuole 46
CH - 6963 Pregassona

Dr. iur. Hans-Dieter Lippert
Institut für Rechtsmedizin der Universität Ulm
Prittwitzstr. 6, 89075 Ulm

Werner Krell
Innere Brucker Str. 17, 91054 Erlangen

Georg Weber
Kreisverwaltungsreferat Branddirektion
Aus- und Fortbildung
Aidenbachstr. 7, 81379 München

ISBN-13 978-3-540-72277-9 8. Auflage Springer Medizin Verlag Heidelberg
ISBN 3-540-21487-9 7. Aufl. Springer Medizin Verlag Heidelberg
Ursprünglich erschienen unter dem Titel: Rettungsassistent und Rettungssanitäter

Bibliografische Information der Deutschen Nationalbibliothek
Die Deutsche Nationalbibliothek verzeichnet diese Publikation in der Deutschen Nationalbibliografie;
detaillierte bibliografische Daten sind im Internet über http://dnb.d-nb.de abrufbar.

Springer Medizin Verlag
springer.de

© Springer Medizin Verlag Heidelberg 1997, 1999, 2001, 2005, 2007

Planung: Ulrike Hartmann und Dr. Anna Krätz, Heidelberg
Projektmanagement: Gisela Schmitt, Heidelberg
Copy-Editing: Dr. Sirka Nitschmann, Stuttgart
Zeichnungen: R. Gattung-Petith, A. R. Gattung, Edingen-Neckarhausen; Christiane und Dr. Michael von Solodkoff, Neckargemünd
Layout und Einbandgestaltung: deblik Berlin
Umschlagfoto: Pedro Bargon, Mainz
Satz: medionet Prepress Services Ltd., Berlin

SPIN: 12057801

Gedruckt auf säurefreiem Papier   22/2122 – 5 4 3 2 1 0

Vorwort zur 8. Auflage

Die 8. Auflage unseres Lehrbuches erscheint unter dem neuen Titel »Das Rettungsdienst-Lehrbuch«. Damit wird es seiner Stellung als Lehrbuch und bewährter Begleiter im Rettungsdienst seit rund drei Jahrzehnten gerecht.

Mit der 8. Auflage sind wir auch im Zeitalter des interaktives Lernens angekommen: Zeitgleich mit dem Erscheinen dieser Auflage wird eine eigene Website www.lehrbuch-rettungsdienst.de geschaltet, auf der der Leser seinen Wissensstand anhand von interaktiven Fragen und Fallbeispielen gezielt überprüfen kann.

Ebenso findet der Leser hier weitere Informationen wie z. B. Texte zu medizinischen Themen (sog. Essays) aus dem Springer Medizin Lexikon, das Rettungsassistentengesetz, Tabellen zu DIN-Normen, seltener angewandte Techniken (Apnoische Oxygenierung, Combitube u. a.) und aktuelle Informationen zu Leitlinien. Dozenten erhalten einen separaten Zugang und finden hier Material für ihre Unterrichtsgestaltung wie Abbildungen und Tabellen.

Unser Grundanliegen, in einem kompakten Lehrbuch in einer für die Zielgruppe Rettungsassistent und Rettungssanitäter verständlichen Form medizinisches Grundwissen zu vermitteln, bleibt unverändert. Im Teil **Spezielle Notfallmedizin** geht es im besonderen Maße darum, den Lernenden in Grundzügen über die Erfordernisse der frühen klinischen Versorgung zu informieren, ihn aber nicht durch ein Zuviel an theoretischem Wissen zu Lasten der direkt am Notfallort umsetzbaren Kenntnisse zu überfordern.

Im Vergleich zur ersten Auflage mit ihren Wurzeln in den 70er Jahren des vorigen Jahrhunderts ist ein Paradigmenwechsel zu berücksichtigen: Während damals Notfallpatienten überwiegend nur symptomatisch behandelt werden konnten, eröffnen sich für den notarztgeprägten Rettungsdienst zunehmend Möglichkeiten für eine kausale Therapie bereits am Notfallort. Beispiele hierfür sind die präklinische Lysetherapie beim STEMI-Infarkt oder bei der massiven Lungenembolie. Als professionelle Helfer am Unfallort und Assistenten des Notarztes müssen Rettungsassistenten und Rettungssanitäter die aktuellen Verfahren kennen, z. B. die Ableitung des 12-Kanal –EKG beherrschen und die strategischen Überlegungen, z. B. Zielklinik mit Herz-Katheter-Platz beim NSTEMI – Infarkt kennen.

In der 8. Auflage wurden bei allen Aussagen zu Wiederbelebungsverfahren die 2005 von ILCOR und ERC aktualisierten und konkretisierten Handlungsanweisungen berücksichtigt. Solche Empfehlungen unterliegen zwangsläufig einem ständigen Wandel. Wichtige Änderungen können dem Leser ggf. zeitnah über die Homepage vermittelt werden.

Unseren Lesern sind wir für den seit vielen Jahren praktizierten Dialog, für Anregungen und konstruktive Kritik zu Dank verpflichtet. Wir freuen uns nun auch auf kritische Rückmeldungen zur Akzeptanz der Neuerungen und der gesamten 8. Auflage.

Dem Springer-Verlag danken wir für die Einrichtung der Homepage und die Zugriffsmöglichkeit auf Essays des Springer Lexikon Medizin. Unser besonderer Dank gilt Frau Ulrike Hartmann vom Springer Verlag für die kompetente Leitung des Projektes, Frau Dr. Sirka Nitschmann für die lektorielle Durchsicht und Sortierung der alten und neuen Textpassagen und Frau Bärbel Böhm von medionet Prepress Services Ltd. für die geduldige und rasche Umsetzung der zahlreichen Korrekturen!

Im August 2007

B. Gorgaß, Haan
F.W. Ahnefeld, Ulm
R. Rossi, Lugano
H.D. Lippert, Ulm
W. Krell, Erlangen
G. Weber, München

Inhaltsverzeichnis

Hinweise zum Buch

»Das Rettungsdienst-Lehrbuch« vermittelt das gesamte medizinische und einsatztaktische Wissen für eine erfolgreiche rettungsdienstliche Versorgung von Notfallpatienten sowie für die patientengerechte Durchführung von Krankentransporten. Bei der Darstellung der Themen werden die speziellen Bedingungen des Rettungsdienstes, insbesondere die eingeschränkten diagnostischen und therapeutischen Möglichkeiten des präklinischen Bereichs berücksichtigt.

Schwierige Zusammenhänge werden in vereinfachter Form und in einer verständlichen Sprache dargestellt, wenn dadurch das Gesamtverständnis verbessert wird und Fehldeutungen für die praktische Umsetzung des Gelernten auszuschließen sind. Ziel ist die Reduktion auf die notwendigen und wichtigen Inhalte für das Berufsfeld Rettungsdienst.

> **Anmerkung: Selbstverständlich sind bei der männlich gewählten Form der Berufsbezeichnung auch die weiblichen Vertreter der Berufsgruppe angesprochen!**

Für das Selbststudium und die Unterrichtsgestaltung bietet Ihnen die Website **www.lehrbuch-rettungsdienst.de** Fragen zum Überprüfen des Gelernten, Fallbeispiele zum interaktiven Bearbeiten und weitere Informationen zu Ausbildung, Verordnungen, Normen und Fakten. Jeder Käufer des Buches erhält einen kostenfreien Zugang zu diesem Service anhand der im hinteren Umschlag befindlichen PIN.

Lernzielübersicht und Themenauswahl

Im Hinblick auf den unterschiedlichen Zeitrahmen in der Ausbildung von Rettungsassistenten (2800 Stunden in 2 Jahren) und Rettungssanitätern (520 Stundenprogramm) wurde eine Abstufung zwischen notwendigem Grundwissen und wünschenswerten Kenntnissen vorgenommen und bei der Definition der Lernziele berücksichtigt. Die Kapitel, in denen naturwissenschaftliche Grundlagen und medizinisches Hintergrundwissen dargestellt sind, vermitteln das Wissen, das zur reinen Einsatzabwicklung von jedem – sei er Rettungsassistent oder Rettungssanitäter – beherrscht werden muss. Die entspechenden Lernziele gelten weitgehend einheitlich für beide Berufsgruppen. Die Beantwortung theoretischer medizinischer Fragen sowie die detaillierte Beschreibung notärztlicher Verfahren, bei denen eine hoch qualifizierte Assistenz erforderlich ist, kann nur vom Rettungsassistenten gefordert werden.

Ungeachtet dessen bleibt für ärztliche und nichtärztliche Dozenten und Ausbilder die Aufgabe bestehen, aufgrund eigener Erfahrungen weiterhin festzulegen, wo sie Abstufungen in der Ausbildung von Rettungsassistenten und Rettungssanitätern vornehmen wollen, und ebenso zu bestimmen, in welchen Bereichen sie nur informatives Wissen und in welchen sie lückenlose Kenntnisse erwarten.

Didaktik

Eine Übersicht der didaktischen Elemente finden Sie auf der vorderen Umschlagseite.

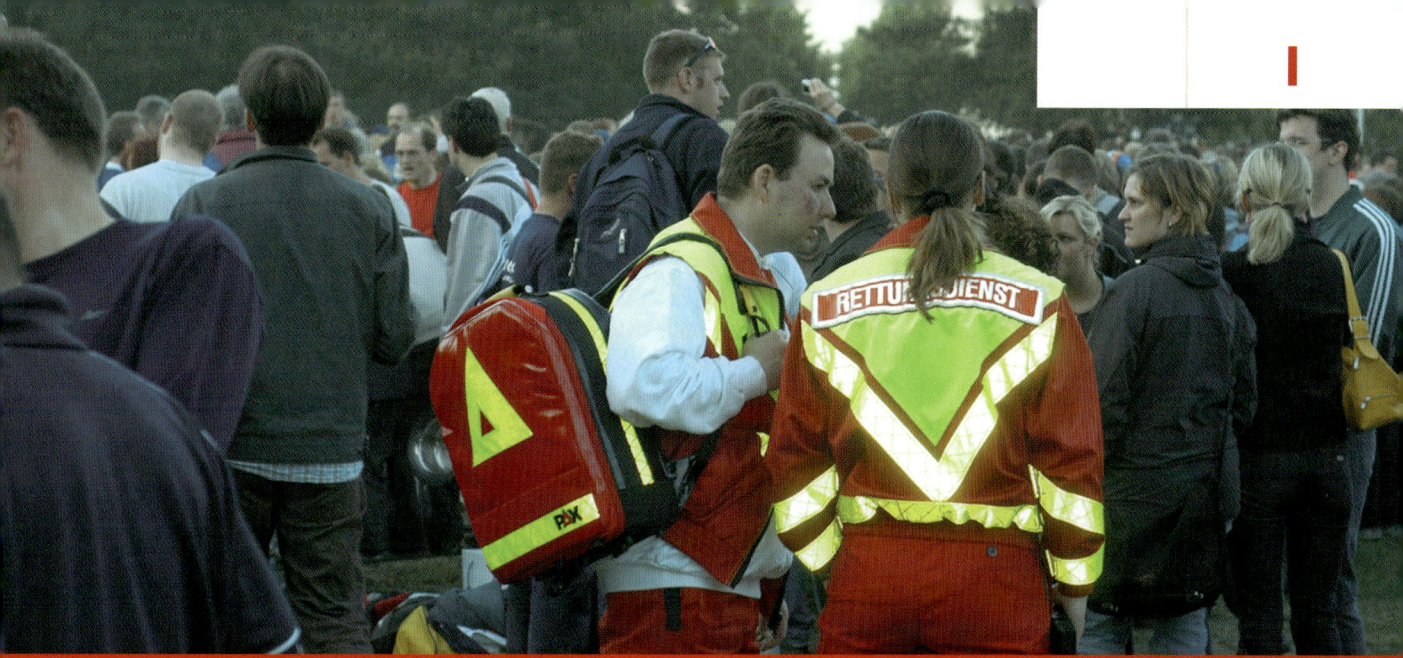

Berufsfeld Rettungsdienst

Der Patient in Krankentransport und Rettungsdienst

1

Dieses Kapitel gibt einen ersten Überblick über den Tätigkeitsbereich des Rettungsassistenten und des Rettungssanitäters. Die Vitalfunktionen und wichtige Funktionskreise werden definiert und – bewusst verkürzt – in einer einfachen Übersicht aufgezeigt.

Lernziele

Rettungsassistent und Rettungssanitäter sollen
- die Begriffe Notfallpatient und Kranker erklären,
- zwischen Notfalleinsätzen bei lebensbedrohten Patienten und Transporten Kranker differenzieren und die Relation zwischen Krankentransporten und Notfalleinsätzen benennen,
- die Vitalfunktionen erklären und die enge Beziehung zwischen beiden Systemen erläutern,
- die wichtigen Funktionskreise mit direktem Einfluss auf die Vitalfunktionen benennen und mit Beispielen belegen,
- erklären können, warum in zivilisierten Ländern der Anteil lebensbedrohter Erkrankter deutlich höher ist als der Unfallverletzter.

Früher wurde in Krankentransport und Rettungsdienst, ähnlich wie in der Umgangssprache, eine Vielzahl unterschiedlicher Begriffe zur Kennzeichnung der Patienten verwendet.

Je nach Ursache sprach man von Unfallverletzten, Verwundeten, Kranken. Je nach Ausmaß der Lebensgefährdung waren die Begriffe Schwerverletzter, Verletzter oder Erkrankter, Schwerkranker üblich.

1.1   Definition »Kranker«

Patienten, bei denen spezielle Reize oder Verletzungen Störungen in einzelnen Organen oder im gesamten Organismus auslösen, die neben körperlichen, geistigen und seelischen Veränderungen auch zu einer Minderung der allgemeinen Leistungsfähigkeit führen, nennt man Kranke.

Aus vielfältigen Gründen empfiehlt es sich, für die Belange der präklinischen Versorgung lebensbedrohlich Erkrankte und Verletzte unter dem umfasenderen Begriff **Notfallpatient** zusammenzufassen.

1.2   Definition »Notfallpatient«

Patienten, bei denen sich eine lebensbedrohliche Störung der **Vitalfunktionen – Atmung und Kreislauf –** anbahnt oder bereits vorliegt, und Patienten, bei denen über schwerwiegende Störungen weiterer wichtiger Funktionskreise wie **des Bewusstseins, des Wasser-Elektrolyt-Haushalts, des Wärmehaushalts, des Säure-Basen-Haushalts und des Stoffwechsels** schwerwiegende Einwirkungen auf die Vitalfunktionen erwartet werden müssen, kennzeichnet man unabhängig von der auslösenden Ursache als Notfallpatienten (◘ Abb. 1.1).

1.3   Vitalfunktionen

Die Vitalfunktionen Atmung und Kreislauf sind 2 hintereinander geschaltete Transportsysteme für die Zufuhr von Sauerstoff (O_2) und für die Ausscheidung von Kohlendioxid (CO_2). Der über die Lunge aufgenommene Sauerstoff gelangt ins Blut und wird durch die Pumpfunktion des Herzens auf dem Gefäßweg bis zu den einzelnen Zellen transportiert. Kohlendioxid scheidet der Körper auf dem gleichen Weg in umgekehrter Richtung aus.

1.4   Funktionskreise mit direktem Einfluss auf die Vitalfunktionen

Die Vitalfunktionen Atmung und Kreislauf werden von 5 wichtigen Funktionskreisen beeinflusst. Der Normalzustand dieser Systeme ist Voraussetzung für die normale Tätigkeit der lebenswichtigen Funktionen. Die wesentlichsten Beziehungen und Querverbindungen sind in ◘ Abb. 1.2 dargestellt. Bei Notfallpatienten beobachtet man oft weitere, komplizierte, sich überlagernde Störungen.

1.4.1   Bewusstsein

Voll erhaltenes Bewusstsein ist Voraussetzung für bewusste und gezielte Reaktionen des Menschen auf unterschiedliche Reize und Gefahren. Genauso wichtig ist das

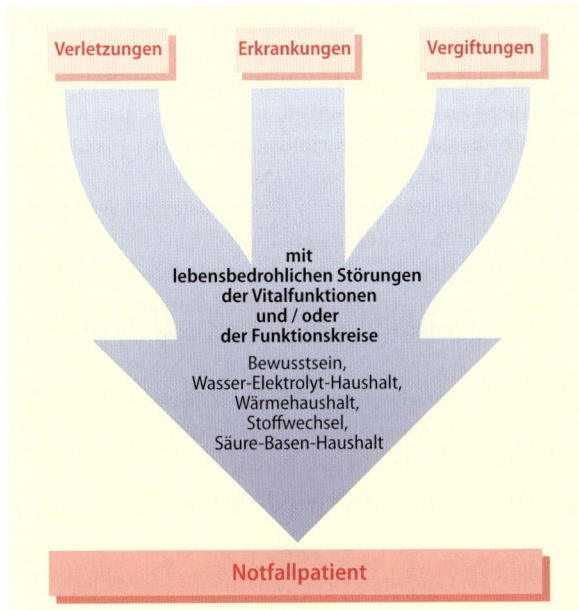

■ Abb. 1.1. **Definition Notfallpatient**

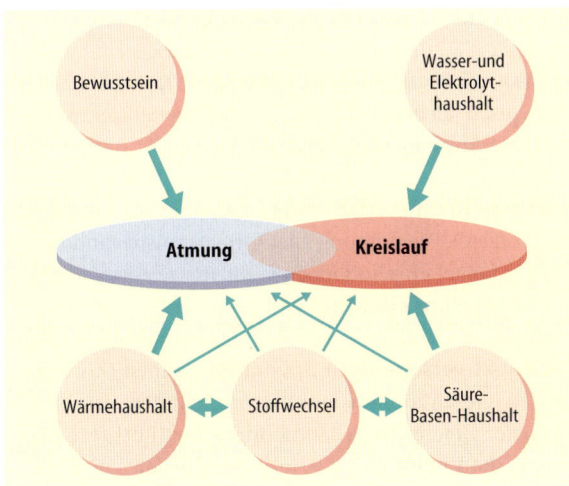

■ Abb. 1.2. **Funktionskreise mit Vitalfunktionen (schematisch)**

unbewusste verzögerungslose Einsetzen wichtiger Abwehr- und Schutzreflexe.

Beispiele: Das schnelle Wegziehen einer Hand nach einem starken Schmerzreiz ist ein Abwehrreflex, das Husten nach Eindringen von Fremdkörpern in die Luftröhre ist ein wichtiger Schutzreflex.

1.4.2 Wasser-Elektrolyt-Haushalt

Der menschliche Körper besteht zu ca. 60% aus Wasser. Dieses Wasser verteilt sich auf 3 Flüssigkeitsräume, die untereinander in Verbindung stehen. An den Grenzflächen laufen geregelte Austauschvorgänge ab. Diese Austauschvorgänge und die Zirkulation der Körperflüssigkeiten sind Voraussetzung für das Zusammenwirken aller Gewebe und Organe.

In den Körperflüssigkeiten sind Substanzen gelöst, die elektrisch positive oder negative Ladungen tragen (Salze oder Elektrolyte). Die Gesamtsummen der positiv und negativ geladenen Teilchen sind gleich, die einzelnen Elektrolyte liegen aber in den verschiedenen Flüssigkeitsräumen in unterschiedlichen Konzentrationen vor. Normale Konzentrationen der Salze und ihr ausgewogenes Verhältnis in den 3 Flüssigkeitsräumen sind Voraussetzung für viele wichtige physikalisch-chemische Reaktionen im Organismus.

1.4.3 Wärmehaushalt

Zur Aufrechterhaltung der komplizierten Energiegewinnungsvorgänge ist der menschliche Körper auf eine Regeltemperatur von ca. 37°C eingestellt. Man unterscheidet einen Körperkern mit relativ konstanter Temperatur und eine Körperschale, die durch Durchblutungsänderungen auf Schwankungen der Außentemperatur reagiert.

Gestörte Funktionen

Abweichungen von der »Normaltemperatur« sind in 2 Richtungen möglich:

Unterkühlung. Neben vielfältigen Veränderungen des gesamten Organismus werden bei tiefer Unterkühlung die **Vitalfunktionen Atmung und Kreislauf** durch schwere Funktionsminderungen eingeschränkt – bis hin zum Atem- und Kreislaufstillstand.

Hitzeschäden. Auch bei Erhöhung der Körpertemperatur werden **alle Regelkreise** im menschlichen Körper gestört, und es werden dadurch unterschiedliche Krankheitsbilder hervorgerufen. Der Anstieg der Körpertemperatur sowie Schweiß- und Elektrolytverluste verursachen Störungen des **Wasser-Elektrolyt-Haushalts, des Kreislaufs** und **des Bewusstseins.**

1

1.4.4   Säure-Basen-Haushalt

Das normale Zusammenspiel der verschiedenen Lebensprozesse im menschlichen Körper ist an einen bestimmten »Säurewert« der Körperflüssigkeit gebunden, der sich nur in engen Grenzen nach der sauren oder basischen Seite verändern darf, damit es nicht zu wesentlichen Störungen kommt.

1.4.5   Stoffwechsel

Durch eine Vielzahl verschiedener, z. T. sehr komplizierter biochemischer Prozesse werden zugeführte Nahrungsmittel ab- bzw. umgebaut. Da hierbei Energie freigesetzt wird, werden diese Vorgänge auch als Verbrennung bezeichnet. Die Verwertung von Nährstoffen ist Voraussetzung für äußere Arbeit und unterschiedliche Leistungen von Zellen. Stoffwechselvorgänge haben wesentlichen Einfluss auf den **Wärmehaushalt**. Außerdem ermöglichen sie das Wachstum und den Ersatz zugrunde gegangener Zellen.

1.5   Verhältnis von traumatologischen zu nichttraumatologischen Notfällen

Die sprunghaft ansteigende Industrialisierung nach dem 2. Weltkrieg, mit der besonders die Zahl der Verkehrs- und Betriebsunfälle zunahm, führte dazu, dass dieser Sparte von Notfällen in der Bevölkerung und in den Medien Presse, Funk und Fernsehen breite Beachtung eingeräumt wurde. Die Öffentlichkeit verlangt, dass die Folgen solcher Ereignisse nicht zuletzt durch den Ausbau eines modernen Rettungsdienstes gemildert werden.

Durch die große Zahl der akut behandlungsbedürftigen lebensbedrohlich Erkrankten lässt sich die Allgemeinheit viel schwerer mobilisieren, da sich solche Notfälle meist unter weniger spektakulären Umständen, häufig in der Wohnung des Betroffenen, ereignen. Einzelne sind betroffen, man ist eher bereit, solche Geschehnisse als unabwendbar und schicksalhaft hinzunehmen.

Die zuvor dargestellten Zusammenhänge bewirkten eine Überbewertung der Verletztenversorgung gegenüber der Versorgung lebensbedrohlich Erkrankter und führten zur Verwendung vieler an sich einseitiger Begriffe im Rettungsdienst.

Beispiele: Unfallrettungsdienst, Unfallort, Unfallwagen, erste Hilfe am Unfallort usw.

Während 1970 über 21.000 Todesfälle durch den Straßenverkehr zu beklagen waren, sank – trotz eines Anstiegs des PKW-Bestandes von rund 5 auf über 45 Millionen – diese Zahl bis 2006 um rund 75% auf 5100.

Man weiß heute, dass in der zivilisierten Welt – von geringfügigen Schwankungen abgesehen – der Anteil der lebensbedrohlich Verletzten, also der traumatologischen Notfallpatienten, von der Zahl der lebensbedrohlich erkrankten Notfallpatienten übertroffen wird.

▶ Das Verhältnis liegt ungefähr bei 20% traumatologisch-chirurgischen Notfällen und 70% nichttraumatologischen Notfällen. Bei 6–10% aller Notfallpatienten findet man eine Kombination von Erkrankung und Verletzung.

1.6   Spektrum der Notfallpatienten – altersabhängige Beispiele

Frühgeburt. Das Frühgeborene ist der »jüngste« Notfallpatient. Bedroht ist in erster Linie die Vitalfunktion Atmung, da die Lunge häufig noch nicht ausgereift ist. Weiterhin sind Störungen des Regelkreises Wärmehaushalt relativ typisch, da bei Früh- oder Neugeborenen sehr schnell eine Unterkühlung eintreten kann!

Kindlicher Krampfanfall. Während eines Krampfanfalls ist stets die O_2-Versorgung aller Organe, insbesondere des für O_2-Mangel empfindlichen Gehirns, gestört – Einfluss auf den Regelkreis Bewusstsein!

Kind trinkt versehentlich Spülmittel. Neben Störungen, die den Gesamtorganismus beeinträchtigen, ist hierbei wegen der Gefahr der Schaumbildung beim Erbrechen besonders die Vitalfunktion Atmung gefährdet.

Rollerfahrender Junge prallt mit dem Bauch gegen Lenkstange. Das Bild des »akuten Bauches« ist durch eine schwere innere Blutung verursacht. Gefahr besonders für die Vitalfunktion Kreislauf.

Schüler stürzt mit dem Fahrrad. Kopfplatzwunden, Bewusstseinsverlust und Pupillendifferenz sprechen für Druckerhöhung und Gewebsquetschung oder Blutungen im

Schädelinneren. In erster Linie Störung des Regelkreises Bewusstsein!

Junge Frau bricht plötzlich unter schweren Bauch-schmerzen zusammen. Bild des »akuten Bauches«. Ausbleiben der normalen monatlichen Blutung seit ca. 10 Wochen. Platzen des Eileiters bei Eileiterschwangerschaft mit schwerer Blutung? Gefährdung der Vitalfunktion Kreislauf!

Mit Insulin eingestellter ca. 45-jähriger Diabetiker ist plötzlich unruhig, krampft und wird bewusstlos. Nach großer beruflicher Aufregung ließ der Patient eine Zwischenmahlzeit aus. Es tritt »Unterzuckerung«, eine Stoffwechselentgleisung, ein. Komplexe Störung i.e. Linie des Stoffwechsels, Beeinträchtigung des Regelkreises Bewusstsein!

Pkw-Fahrer rast mit seinem Auto gegen einen Brückenpfeiler. Bewusstlos, Brustkorb und Bauch hinter Steuerrad eingeklemmt, anscheinend mehrere Beinbrüche. Gefährdung der Vitalfunktion Atmung und Kreislauf durch Bewusstseinsstörung, direkte Verletzungen und Blutverluste!

50-jähriger Mann klagt über Stechen der Brust, Todesangst. Von der Brust in den linken Arm ausstrahlender Schmerz und Unregelmäßigkeit des Pulses sprechen für einen Herzinfarkt. Lebensgefahr durch Beeinträchtigung der Vitalfunktion Kreislauf.

70-jähriger Mann wird bewusstlos auf dem Boden liegend in seiner Wohnung gefunden. Verzögerte Reaktionen auf Schmerzreize; Abwehrbewegungen sind nur an Arm und Bein einer Seite auslösbar. Schlaganfall? Akute Gefährdung der Vitalfunktion Atmung durch Schädigung des Atemzentrums bei Störungen des Regelkreises Bewusstsein!

1.7 Erstdiagnosen im Notarztdienst

Notarzteinsätze werden heute in Deutschland weitgehend anhand des DIVI-Notarztprotokolls (► Kap. 5.6.1) dokumentiert und z. T. auch ausgewertet. Dagegen haben sich Dokumentation und Auswertung nicht notarztbegleiteter Rettungseinsätze unter Verwendung eines dem Notarzteinsatzprotokoll entsprechenden bundeseinheit-

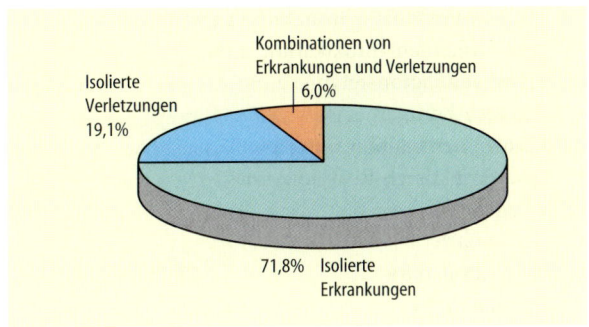

☐ Abb. 1.3. **Erstdiagnosen im Notarztdienst**

lichen DIVI-Rettungsprotokolls (► Kap. 5.6.2) noch nicht auf breiter Ebene durchsetzen können.

Die umfangreichste seit Sommer 2000 vorliegende weiterhin aktuelle Analyse von Notarzteinsätzen stammt aus einer Auswertung der Kassenärztlichen Vereinigung Bayern (KVB-Analyse).

Nach einer persönlichen Mitteilung von Peter Sefrin verteilen sich die Erstdiagnosen bei über 180.000 Einsätzen (n=187.214) wie in ☐ Abb. 1.3 dargestellt.

Bei den Erkrankungen ergeben sich folgende Relationen:
- Herz/Kreislauf: 34,3%
- ZNS: 22,1%
- Atmung: 10,6%
- Intoxikation: 7,2%
- Abdomen: 5,2%
- Sonstiges: 3,9%
- Stoffwechsel: 3,7%
- Pädiatrie: 1,2%
- Gynäkologie/Geburtshilfe: 0,7%

Dabei fanden sich anteilmäßig folgende **Diagnosen**:
- TIA/Insult/Blutung: 10,2%
- Angina pectoris: 9,1%
- Herzinfarkt: 8,2%
- Krampfanfall: 7,1%
- Herzrhythmusstörung: 6,6%
- Orthostase: 5,5%
- Alkohol: 4,8%
- Hypertensive Krise: 4,4%
- Linksherzinsuffizienz: 4,2%
- Asthma: 3,9%
- Psychische Erkrankung: 3,6%
- Blutzuckerentgleisung: 3,0%

1

- Pneumonie/eitrige Bronchitis: 2,2%
- Medikamenten-Intoxikation: 2,1%
- Hyperventilationstetanie: 2,1%
- Akutes Abdomen: 1,5%
- Gastrointestinalblutung: 1,4%
- Anaphylaktische Reaktion: 1,0%
- Lungenembolie: 1,0%
- Kolik: 0,8%
- Aspiration: 0,8%
- Drogen: 0,7%
- Fieberkrampf: 0,6%
- Pseudokrupp: 0,5%
- Geburt: 0,2%

Die Verletzungen verteilen sich wie folgt:
- Schädel: 44,0%
- Thorax: 15,4%
- Abdomen: 6,0%
- Obere Extremitäten: 23,4%
- Untere Extremitäten: 25,8%
- Wirbelsäulenverletzungen: 20,0%

Ausblick

Zukünftige Auswertungen noch größeren Zahlenmaterials unter Berücksichtigung anderer Regionen in der Bundesrepublik, insbesondere aber auch eine repräsentative Aufschlüsselung nicht notarztbegleiteter Rettungseinsätze werden sicherlich weitere Erkenntnisse bringen. Die Zahlen der KVB-Analyse beschreiben jedoch durch die Aufschlüsselung der Erstdiagnosen im Notarztdienst als recht sichere Trendaussage das Aufgabenspektrum der präklinischen Notfallmedizin.

Insbesondere in Ballungsgebieten nehmen Einsätze wegen »psychosozialer Problemstellungen« zu. Es geht dabei hauptsächlich um:
- alte und allein stehende Menschen,
- Suchtkranke,
- Wohnungslose,
- Immigranten und Asylbewerber.

Die ärztliche Versorgung der betroffenen Menschen liegt ohne Zweifel in der originären Zuständigkeit **kassenärzt-**

licher Vertragsärzte (Sicherstellungsauftrag) und gehört nicht zu den eigentlichen Aufgaben des Notarztes und damit des Rettungsdienstes im engeren Sinne. Unabhängig von diesen Zuständigkeitsfragen ist aber davon auszugehen, dass »Sozialnot« zunimmt und Rettungsassistent und Rettungssanitäter – ob im Auftrag niedergelassener Ärzte oder in Zusammenarbeit mit dem Notarzt – in die akute Problemlösung eingebunden sind.

1.8   Gesamtleistungen des Rettungsdienstes

Nach den aktuellsten Angaben der Bundesanstalt für Straßenwesen (bast) 2000/2001 ist davon auszugehen, dass in der Bundesrepublik pro Jahr
- 11,9 Mio. Einsatzfahrten durchgeführt werden.
- Das entspricht 125,6 Einsätzen pro 1000 Einwohner und Jahr.

Diese Einsätze verteilen sich wie folgt (□ Abb. 1.4):
- 57% Krankentransporte
- 43% Notfalleinsätze (mit/ohne Notarzt)
  - 53% der Notfalleinsätze werden von Rettungsassistenten und Rettungssanitätern
  - 47% der Notfalleinsätze mit Notarztbeteiligung durchgeführt.

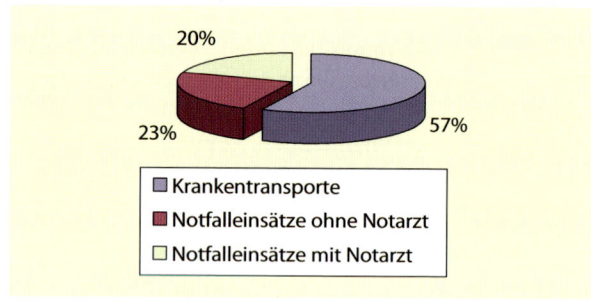

□ **Abb. 1.4. Einsatzarten**

Funktionen des modernen Rettungsdienstes

2

In diesem Kapitel werden Anfänge unseres heutigen Rettungswesens, neuzeitliche Entwicklungen und die aktuelle Aufgabenstellung beschrieben.

Lernziele

Rettungsassistent und Rettungssanitäter sollen
- die wesentlichsten historischen Fakten, die unser heutiges Rettungswesen prägen, und die Entwicklungen der letzten Jahrzehnte benennen,
- erklären können, dass der Rettungsdienst als eine öffentliche Aufgabe der Gefahrenabwehr und der Gesundheitsvorsorge einzustufen ist, und welchen Anteil die

Kosten des Rettungsdienstes an den Gesamtkosten des Gesundheitswesens ausmachen;
- die zentrale Funktion des Rettungsdienstes bei der Versorgung des Notfallpatienten erläutern,
- das umfassende Gesamtkonzept der präklinischen Versorgung unter Einbeziehung der Rettungsleitstellen, der Laienhilfe, des Notarztdienstes, des kassenärztlichen Bereitschaftsdienstes und der Vertragsärzte beschreiben,
- in Grundzügen die Kooperation und die Aufgabenteilung zwischen dem Notarzt und dem nichtärztlichen Personal im Rettungsdienst erläutern können.

In den letzten 30 Jahren kam es in den hoch zivilisierten Ländern durch eine zunehmende Rate an Herz-Kreislauf-Erkrankungen und die ansteigende Zahl von Verkehrsunfällen, durch Arbeitsunfälle und Unfälle des täglichen Lebens zu einer erheblichen Zunahme des Anteils schwerstgefährdeter Patienten.

Nach übereinstimmender Schätzung medizinischer Experten ist davon auszugehen, dass durch eine rechtzeitige, d. h. bereits am Ort des Geschehens eingeleitete, gezielte Therapie 10–20 % der durch akute Erkrankungen oder traumatische Einflüsse Verstorbenen zu retten gewesen wären. Bei der erheblich größeren Zahl der überlebenden Erkrankten oder Verletzten können durch sachgerechte Behandlung auch während des Transportes die Krankenhausliegezeiten und das Ausmaß bleibender Schäden gesenkt werden.

2.1   Geschichtlicher Rückblick

Schon Berichte aus vorchristlicher Zeit erwähnen Wiederbelebungsverfahren, z. B. die Atemspende und andere Techniken zur Sicherung oder Wiederherstellung der Lebensfunktionen. Die Atemspende wurde von Hebammen bei asphyktischen Neugeborenen angewendet oder bei Ertrunkenen die Fassrollmethode.

Die wesentlichen Impulse für einen speziell für diese Aufgabe eingerichteten, organisierten Rettungsdienst gingen aber überwiegend von den militärischen Sanitätsdiensten aus.

Erstes »militärisches Notarztsystem«. Als Larrey, der spätere Chefchirurg der großen Armee Napoleons, 1792

bei der Rheinarmee diente, lernte er dort die Mängel des damaligen Verwundetentransportsystems und die Leiden der Betroffenen kennen. Er forderte daher die Einrichtung von sog. »fliegenden Lazaretten«, um die Verwundetenversorgung ohne größere Verzögerung einleiten zu können.

Die grundsätzlichen Überlegungen, die zu dieser Organisation führten, behielten aber in der Folgezeit Gültigkeit, auch wenn Mittel und Methoden zur Verfügung standen, die eine ausreichende Schock- und Schmerzbekämpfung vor der operativen Versorgung ermöglichten.

Militärischer Verwundetentransport beeinflusst zivilen Krankentransportdienst. Im 19. und 20. Jahrhundert wurde der zivile Krankentransport- und Rettungsdienst wesentlich durch Erfahrungen des militärischen Verwundetentransports beeinflusst. Organisatorische und medizinische Verfahren, die sich beim Transport und bei der Versorgung großer Verwundetenzahlen bewährt hatten, wurden auch für die Versorgung Erkrankter und Verletzter im Frieden übernommen.

Die klassische Erste Hilfe. Da in den konventionellen Kriegen des 19. und 20. Jahrhunderts überwiegend Verwundete, also chirurgische Patienten, zu versorgen waren, lag der Schwerpunkt der Maßnahmen vor und während des Transportes zur operativen Versorgung bei Maßnahmen der klassischen ersten Hilfe, wie dem Anlegen von Verbänden und der Schienung von Frakturen. Auch diese Aussage gilt für die Krankentransport- bzw. Rettungsdienste der entsprechenden Zeit. Nichtchirurgische Patienten, z. B. mit Störungen der Herz-Kreislauf-Tätigkeit und der Atmung, sowie Bewusstlose wurden in der Regel ohne gezielte Maßnahmen des Sanitätspersonals zur ärztlichen Versorgung transportiert.

Wiederbelebungsverfahren kamen selten zur Anwendung: **Wiederbelebungsversuche**, etwa bei Ertrunkenen, Gasvergifteten oder bei Neugeborenen ohne Lebenszeichen, stellten absolute Ausnahmen dar, da sich diese Notfälle relativ selten ereigneten und die damals bekannten »lebensrettenden Sofortmaßnahmen« z. T. ineffektiv waren.

Ausbildung des Sanitätspersonals. Sanitäter, die diese Tätigkeit als Beruf wählten, und sozial engagierte medizinische Laien, die ehrenamtlich Kranke und Verletzte versorgten und zur ärztlichen Behandlung transportieren wollten, konnten die Verfahren der klassischen ersten Hilfe ohne weiteres in relativ kurzer Zeit erlernen. Die Qualität dieser Leistung entsprach unterschiedslos dem damals möglichen Optimum. In vielen Regionen wurden Krankentransport- und Rettungsdienst in vollem Umfang unentgeltlich oder gegen geringe Kostenerstattung von Laienorganisationen durchgeführt.

Sanitätsfahrzeuge, reine Transportmittel. Die Sanitätsfahrzeuge waren in Konstruktion, Antriebsart und -leistung jeweils den Möglichkeiten der Fahrzeugtechnik angepasst. Der Patientenraum wurde als reiner Transportraum mit einer entsprechenden Zahl von Tragen ausgelegt. Apparative Überwachungs- und Behandlungsgeräte gab es nicht. Nach Durchführung der ersten Hilfe vor Transportbeginn erfolgte keine weitere Behandlung. Der Sanitäter konnte den Zustand des Patienten »nur« durch menschliche Zuwendung und tröstenden Zuspruch beeinflussen. Die rein »Samariteraufgabe« stand im Vordergrund.

Prinzip der notärztlichen Versorgung. Die Grafen Wilczek, Lamezan und Freiherrr Jaromir v. Mundy gründeten 1881, einen Tag nach dem Brand des Ringtheaters, die »Wiener freiwillige Rettungs-Gesellschaft«, die bereits ab 1885 ausschließlich Mediziner zur aktiven Dienstleistung bei großen Unfällen in ihre Gesellschaft aufnahm und zum Unfall- oder Katastrophenort entsandte.

Für den Ausbau des modernen Rettungsdienstes gingen entscheidende Impulse von der Versorgung Unfallverletzter aus. Der Chirurg Kirschner stellte 1938 für den zivilen Bereich die damals revolutionäre Forderung auf, dass der Verletzte nicht so schnell wie möglich zum Arzt, sondern der Arzt so schnell wie möglich zum Verletzten gebracht werden müsse.

K.H. Bauer und R. Frey: Clinomobil. Die Professoren K.H. Bauer und R. Frey griffen diese Vorstellung 1953 erneut auf und hoben insbesondere die Notwendigkeit einer besseren Versorgung der damals sprunghaft ansteigenden Zahl von Verkehrsverletzten hervor. 1957 setzten sie erstmals ein »Clinomobil« als Operationswagen ein. Man lernte aber in den darauf folgenden Jahren, dass in dieser Phase der Versorgung lediglich die Sicherung des Überlebens und die Herstellung der Transportfähigkeit notwendig waren. Eigentliche Notoperationen, die bereits am Ort des Geschehens, also vor Transportbeginn, notwendig wurden, blieben eine absolute Seltenheit.

Die Fahrzeuge (Omnibus mit einachsigem Anhänger) waren zu groß und damit relativ unbeweglich, die Besatzung (ein Chirurgenteam) zu umfangreich. Eine Realisierung auf breiter Basis wäre nicht möglich gewesen. Die Konzeption des »Clinomobils« ist zwar mittlerweile auch aus anderen Gründen (hoher Anteil nichttraumatologischer Notfallpatienten) aufgegeben worden, die damaligen Initiativen brachten aber erste grundsätzliche Erfahrungen und gaben dem Rettungsdienst neue Impulse, die das heutige Rettungswesen, insbesondere den Notarztdienst, maßgeblich beeinflussten.

2.2 Der moderne Rettungsdienst

Die sprunghafte Entwicklung der Notfallmedizin – besonders in den Jahren nach dem 2. Weltkrieg – machte offensichtlich, dass bei akut lebensbedrohten Patienten entscheidende medizinische Maßnahmen schon außerhalb der Klinik erforderlich werden, die früher noch nicht üblich oder der innerklinischen Versorgung vorbehalten waren.

Allgemeine Fortschritte der Medizin, aber auch gerade die durch den zuvor erwähnten bedrohlichen Anstieg der akut gefährdeten Patienten angeregten Forschungen, hatten die Erarbeitung und Verbreitung spezieller notfallmedizinischer Behandlungsmöglichkeiten zur Folge.

In ◻ Tabelle 2.1 sind nur die Verfahren dargestellt, die auch im Rettungsdienst angewendet werden. Wie die Anmerkungen in Klammern erkennen lassen, waren fast alle diese Verfahren bereits in früherer Zeit vorausgesagt, genau beschrieben, ja z. T. sogar über Jahrhunderte in Einzelfällen erfolgreich angewendet worden.

2

◻ Tabelle 2.1 Moderne notfallmedizinische Verfahren	
Frühere Entdeckungen/Anwendungen	**Routine seit**
Schockbekämpfung durch Infusion von Volumenersatzmitteln (1870/71 vorausgesagt durch v. Bergmann)	1950
Elektrische Defibrillation (1901 entdeckt durch Igelsrud)	1957
Atemspende (biblisches Verfahren, 16. Jahrhundert Hebammen)	1958
Externe Herzmassage (1892 angewendet durch Maass)	1960

Jedoch
- wurden sie von der medizinischen Wissenschaft nicht ausreichend beachtet (Defibrillation),
- gerieten sie in Vergessenheit (Herzdruckmassage)
- wurden sie wieder aufgegeben (Atemspende).

Schwerpunktverlagerung auf nichttraumatologische Notfälle. Genauere Kenntnisse über die biologischen Vorgänge beim Eintritt des plötzlichen Todes machten eine Unterscheidung zwischen dem in manchen Fällen reversiblen »klinischen Tod« und dem irreversiblen »biologischen Tod« erforderlich.

Akut lebensbedrohliche Zustände findet man nicht nur nach äußerer Einwirkung durch die verschiedensten Unfallmechanismen, sondern, wie neuere Statistiken zeigen, viel häufiger bei internistischen Erkrankungen im weitesten Sinne. Die bei der Versorgung solcher Patienten im Rettungsdienst zu beachtenden Zusammenhänge sind häufig komplizierter als bei entsprechenden Bemühungen um traumatologische Notfälle.

Häufig gelingt es durch relativ einfache Verfahren, das Überleben zu sichern sowie Folgekrankheiten mit entsprechend längeren Liegezeiten in der Klinik und bleibende Invalidität zu vermeiden. Überlebenssicherung und Verhinderung vermeidbarer Krankheits- oder Verletzungsfolgen sind zweifellos die Hauptfunktionen des Rettungsdienstes. Die Wiederbelebung bereits klinisch Toter ist eine wesentliche Teilfunktion, sie sollte aber in ihrem Stellenwert nicht zu hoch bewertet werden.

❯ **Die Funktionen des modernen Rettungsdienstes sind:**
- **Leben erhalten**
- **Schmerzen beseitigen**
- **Zusätzliche Schädigungen verhindern**
- **Schmerz- und angstbedingte menschliche Not mildern**
- **Wiederbelebung klinisch Toter versuchen**

Infrastruktur des Rettungsdienstes in der Bundesrepublik. Nach den aktuellen, z. Zt. verfügbaren Angaben der Bundesanstalt für Straßenwesen (bast) gab es in der Bundesrepublik 2000/2001:
- 321 Rettungsleitstellen
- über 1800 Rettungswachen
- 1005 Notarztstandorte von denen betreiben:
  - 97% ein Rendezvous-System und
  - 9% ein reines Stationssystem.

Reorganisation und Funktionsanpassung des modernen Rettungsdienstes. Die in geraffter Form geschilderten geschichtlichen Zusammenhänge beeinflussen zwangsläufig auch heute noch in maßgeblichem Umfang Selbstverständnis und Arbeitsweise der Rettungsorganisationen.

Die durch die Entwicklung der Notfallmedizin erforderliche Reorganisation der Rettungsdienste begann Anfang der 1960er Jahre. Insbesondere die auf den Rettungskongressen des Deutschen Roten Kreuzes in Berlin, Göttingen, Sindelfingen, Wiesbaden, Bremen und Nürnberg erarbeiteten Empfehlungen stellen Meilensteine der Entwicklung dar. Sie führten zu klar definierten Forderungen und schließlich zu Rettungsdienstgesetzen in den Bundesländern. Heute sind die Auswirkungen der auf dieser Basis erfolgten Reorganisation erkennbar: Die Erstversorgung des Notfallpatienten konnte durch Verbesserungen der personellen, organisatorischen und materiellen Voraussetzungen den Erfordernissen angepasst werden.

Das Prinzip der Einsatzsteuerung durch Rettungsleitstellen hat sich durchgesetzt. Es wurden Normen für Krankentransportwagen (KTW), Rettungswagen (RTW), Notarzteinsatzfahrzeuge (NEF), Rettungshubschrauber (RTH), Intensivtransporthubschrauber (ITH) und Intensivtransportflugzeug (ITF) erarbeitet. Die Bundesrepublik Deutschland verfügt mittlerweile über ein flächendeckendes Netz von Rettungshubschrauberstützpunkten mit einem 50-km-Einsatzradius. Einen wesentlichen Beitrag dazu leisteten auch Privatinitiativen, z. B. die Rettungsdienststiftung Björn Steiger, und der Allgemeine Deutsche Automobilclub (ADAC).

In der ehemaligen DDR, den heutigen 5 neuen Bundesländern, galten für die Versorgung von Notfallpatienten durch Einrichtungen der »Schnellen medizinischen Hilfe« (SMH) die gleichen notfallmedizinischen Grundprinzipien. Bis zur Wiedervereinigung (1991) wurden für die Notfallrettung Einsatzfahrzeuge mit der Bezeichnung »Dringliche medizinische Hilfe« vorgehalten. Sie waren neben dem SMH-Arzt mit einem Pfleger oder einer Schwester zur Assistenz des Arztes und einem Fahrer des DRK, der bis dahin einzigen Hilfsorganisation in der DDR, besetzt.

Die umfassende, in unserem Lande politisch gewollte Leistungsausweitung im gesamten Gesundheitswesen mit ihren zwangsläufigen Folgekosten hat in den letzten Jahren zunehmend aggressive, z. T. unrealistische Sparbemühungen ausgelöst. Auch der Rettungsdienst bleibt von solchen Überlegungen und Einschränkungen nicht unberührt.

Die Trennung von Notfallrettung auf der einen Seite und Krankentransport auf der anderen Seite wird diskutiert, da man sich Spareffekte davon verspricht, dass der disponible Krankentransport im Wettbewerb privatgewerblicher Anbieter kostengünstiger abgewickelt werden kann.

Es ist durchaus möglich, dass diese in Ballungsgebieten und Städten funktionell und ökonomisch durchaus sinnvolle Trennung in ländlichen Regionen nur eine Erhöhung der Kosten des Rettungsdienstes zur Folge hat, da hier der Verzicht auf Synergieeffekte andere Vorteile deutlich übertrifft.

Die Gesamtkosten der Rettungsdienste in der Bundesrepublik (alte und neue Länder) betragen ca. 1,55 Mrd. EUR/Jahr. Das entspricht etwa 1% der Gesamtkosten des Gesundheitswesens.

Der Rettungsdienst (bestehend aus Notfallrettung und Krankentransport) ist eine öffentliche Aufgabe der Gefahrenabwehr und der Gesundheitsvorsorge und integraler Bestandteil des Gesundheitswesens.

Die höchstrichterliche Rechtsprechung hat bereits 1992 in einem Urteil des BGH festgelegt:

> »Der Bürger hat im Rahmen des Rettungsdienstes einen gesetzlich garantierten Anspruch auf eine flächendeckende, hilfsfristorientierte, qualifizierte notärztliche Hilfe, die dem jeweiligen Stande des medizinischen Wissens und der Technik entspricht und rund um die Uhr an jedem denkbaren Ort sicherzustellen ist. Die zu erbringende Leistung wird ausschließlich von der Schwere der Erkrankung oder des Traumas bestimmt.«

Die präklinische Basisversorgung der Bevölkerung ist durch die Sozialgesetzgebung des Bundes im SGB V § 75 geregelt. In der letzten Fassung vom 01.07.1997 heißt es:

> »Die Sicherstellung (der Kassenärztlichen Vereinigung) umfasst auch die vertragsärztliche Versorgung zu den sprechstundenfreien Zeiten (ärztlicher Bereitschaftsdienst, bisher Notdienst), nicht jedoch die notärztliche Versorgung im Rahmen des Rettungsdienstes, soweit Landesrecht nichts anderes bestimmt.«

Während der Bund nur für die Sozialgesetzgebung und das Berufsbild Rettungsassistent zuständig ist, fallen die Organisation und Durchführung des Rettungsdienstes in die Gesetzgebungskompetenz der Länder. Die Erstversorgung von Notfallpatienten mit einer durch Erkrankung oder Trauma akut einsetzenden Lebensbedrohung ist als Teilaufgabe einer adäquaten medizinischen Versorgung der Bevölkerung zu sehen. Sie gehört zu einem mehrschichtigen, ambulanten, präklinischen Versorgungssystem mit einer den Bedürfnissen des Patienten, also der Schwere und Art der Schädigung entsprechenden qualitativen Gliederung (□ Abb. 2.1).

2.3 Das mehrschichtige präklinische Versorgungssystem

Die Vertragsärzte sind niedergelassene Ärzte für Allgemeinmedizin oder Fachärzte in Gebieten, Schwerpunkten und Bereichen. Sie haben das gesamte Spektrum der außerklinischen medizinischen Versorgung rund um die Uhr wahrzunehmen, eine ambulante Behandlung einzuleiten, fortzuführen oder eine Einweisung in stationäre Behandlung zu veranlassen. Mit der Reorganisation und Umstrukturierung des Deutschen Rettungsdienstes entstand eine zusätzliche Versorgungsebene mit klar definierten Aufgaben. Hier werden Notärzte, d. h. spezifisch in der Notfallmedizin geschulte Ärzte, im Verbund mit der Notfallrettung der Rettungsdienste eingesetzt, um im Team mit Rettungsassistenten und Rettungssanitätern die Erstversorgung Lebensbedrohter nach heute gültigen notfallmedizinischen Grundsätzen und unter Einsatz der spezifischen Ausstattung der Rettungsmittel wahrzunehmen.

2

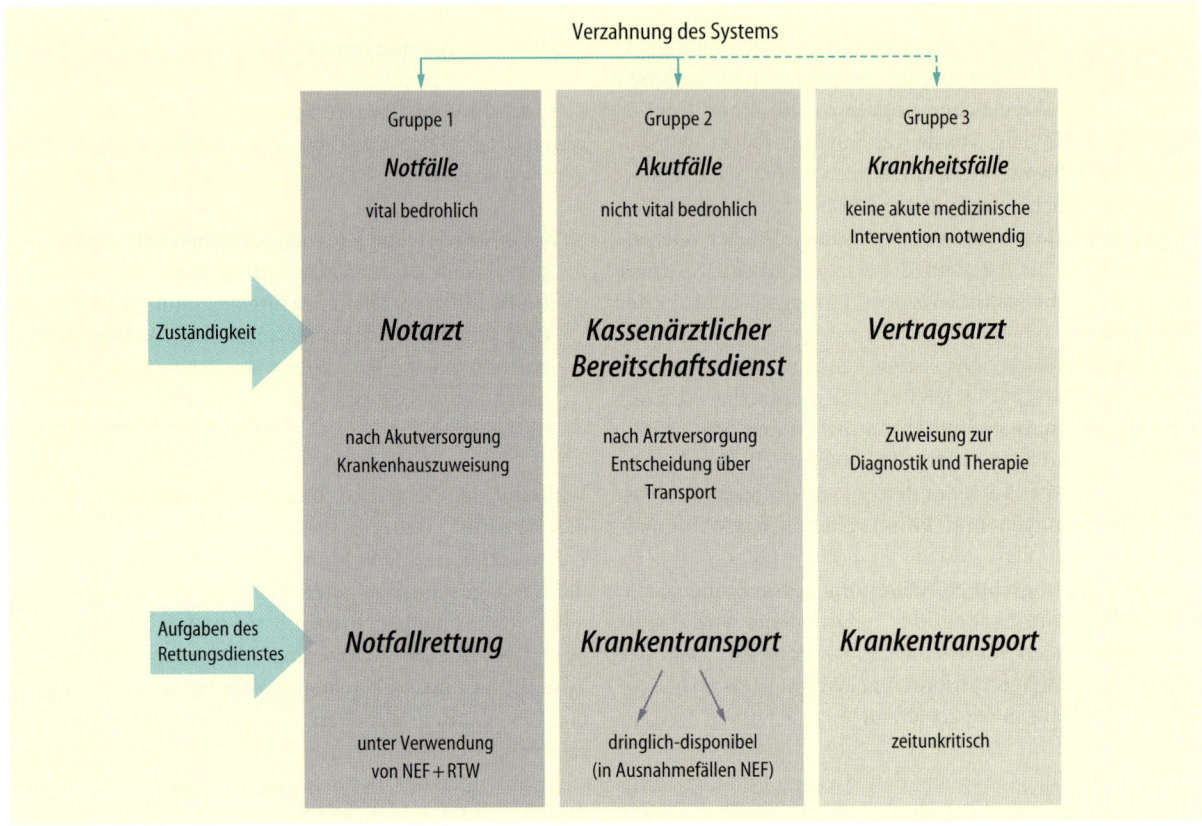

Verzahnung des Systems

Gruppe 1	Gruppe 2	Gruppe 3
Notfälle	*Akutfälle*	*Krankheitsfälle*
vital bedrohlich	nicht vital bedrohlich	keine akute medizinische Intervention notwendig

Zuständigkeit

Notarzt	*Kassenärztlicher Bereitschaftsdienst*	*Vertragsarzt*
nach Akutversorgung Krankenhauszuweisung	nach Arztversorgung Entscheidung über Transport	Zuweisung zur Diagnostik und Therapie

Aufgaben des Rettungsdienstes

Notfallrettung	*Krankentransport*	*Krankentransport*
unter Verwendung von NEF + RTW	dringlich-disponibel (in Ausnahmefällen NEF)	zeitunkritisch

🔴 **Abb. 2.1.** **Konzept der präklinischen Versorgung unter Einbeziehung der Rettungsleitstelle, des vertragsärztlichen Notfall- und des Notarztdienstes**

Für die Zukunft sind unter Wahrung der gültigen Definition **Notfälle** (akute Lebensgefahr ist vorhanden, droht oder sie ist aufgrund der Schädigung wahrscheinlich) von **Akutfällen** (primär liegt keine vitale Bedrohung vor) zu unterscheiden. Während **Notfälle** in der Versorgung der Notfallrettung unter Einsatz von Rettungsassistenten und Notärzten zuzuordnen sind, müssen alle **Akutfälle** durch die niedergelassenen Vertragsärzte innerhalb und außerhalb der Praxen rund um die Uhr versorgt werden. Derzeit aber werden von den Notärzten in ca. 30% der Fälle Patienten versorgt, die dem Bereich der Vertragsärzte zuzuordnen wären.

Als Voraussetzung für die dringend geforderte enge Verzahnung der beiden präklinischen Systeme unter Einhaltung der für die jeweilige Ebene festgelegten Aufgaben sind **integrierte Leitstellen** zu nennen.

Ebenfalls in die Zuständigkeit des Bundes fällt die in 2 »Reisensburger Memoranden« begründete (🔴) Überarbeitung des Berufsbildes für Rettungsassistenten.

2.4   Beziehungen zwischen präklinischer und klinischer Versorgung

Präklinische Notfallmedizin nimmt im Verbundsystem in der Gesamtversorgung eine Schlüsselstellung ein. Ein zeitgemäßer Rettungsdienst muss bei vielen Patienten bereits am Ort des Geschehens entscheidende medizinische Verfahren anwenden, um das Leben des Patienten zu erhalten und um später in der Klinik nicht mehr rückgängig zu machende (irreversible) Schäden zu vermeiden.

Rettungsdienst ist daher eine planmäßig organisierte Einrichtung der Daseinsvor- und -fürsorge des Staates, die sowohl aus dem Grundgesetz (Artikel 2) als auch aus dem Sozialgesetzbuch V (§ 70) abzuleiten ist. Dies gilt zumindest für die Notfallrettung, sicherlich aber auch für den sog. indisponiblen (nichtvorplanbaren) Krankentransport, bei dem im Voraus nichterkennbare kritische und lebensbedrohliche Situationen auftreten können.

Die früher als eine reine Samariterlaientätigkeit betriebenen Aufgaben müssen heute hinsichtlich ihrer Qualität und ihrer Invasivität zunehmend auf einem Niveau realisiert werden, das klinischer Intensivmedizin entspricht. Vor allem der Notarzt fungiert als »vorverlagerter Arm der Klinik«. Rettungswagen, Notarztwagen und Rettungshubschrauber mit qualifizierter Besatzung werden zu Recht als »mobile klinische Einrichtungen« bezeichnet.

Da die medizinischen Zuständigkeiten und Funktionsabläufe nahtlos ineinander greifen, müssen in der Regel noch bestehende Ungleichgewichtigkeiten zwischen den medizinischen Möglichkeiten der Krankenhäuser und denen des Rettungsdienstes auf ein vertretbares Maß reduziert werden.

Auffallend ist v. a. die Tatsache, dass die **klinische Behandlung** durch Ärzte und examiniertes Assistenzpersonal erfolgt, während die **präklinische Akutversorgung** Lebensbedrohter auch heute noch häufig ohne ärztliche Anweisungen und Verantwortlichkeit von nichtärztlichem Personal bei Rettungssanitätern sogar ohne gesetzlich geregelte Minimalausbildung bewältigt werden muss.

Verantwortliche Politiker, die Öffentlichkeit, aber auch Rettungsorganisationen und Kostenträger orientieren sich häufig auch heute noch an überholten Konzepten und verschiedenen Zuständigkeiten für die präklinische und klinische Versorgung, wenn sie davon ausgehen, dass die präklinische Versorgung von weniger qualifiziertem Personal weitgehend »kostenneutral« abzuwickeln sei.

Eine fundamentale Fehleinschätzung besteht darin, dass von Außenstehenden präklinische Notfallmedizin nicht vorrangig als eine primär medizinische Aufgabenstellung, sondern als Transportfunktion gesehen wird.

Ursache ist aber auch die sog. »Pfortentheorie«, die sich aus überholten Gesetzen und Verordnungen ergibt. Der Notfallpatient ist außerhalb und innerhalb der Klinik noch nicht ein- und derselbe, obwohl derselbe Patient lebensbedroht ist, die am Ort des Geschehens begonnene Behandlung nahtlos in die klinische Versorgung übergehen muss und für die eigentlichen medizinischen Leistungen auch der Kostenträger der gleiche bleibt.

2.5 Rettungskette

Die Versorgung von Patienten mit lebensgefährlichen Störungen der vitalen Funktionen muss in den einzelnen Bereichen, vom Notfallort bis zur endgültigen Behandlung in der Klinik, durch definierte Aufgabenstellungen gesichert sein.

Anhand des vor einigen Jahren von uns vorgeschlagenen Arbeitsmodells der Rettungskette lassen sich die Funktionsabläufe darlegen und entsprechende Forderungen für die einzelnen Glieder dieser Kette ableiten (◘ Abb. 2.2).

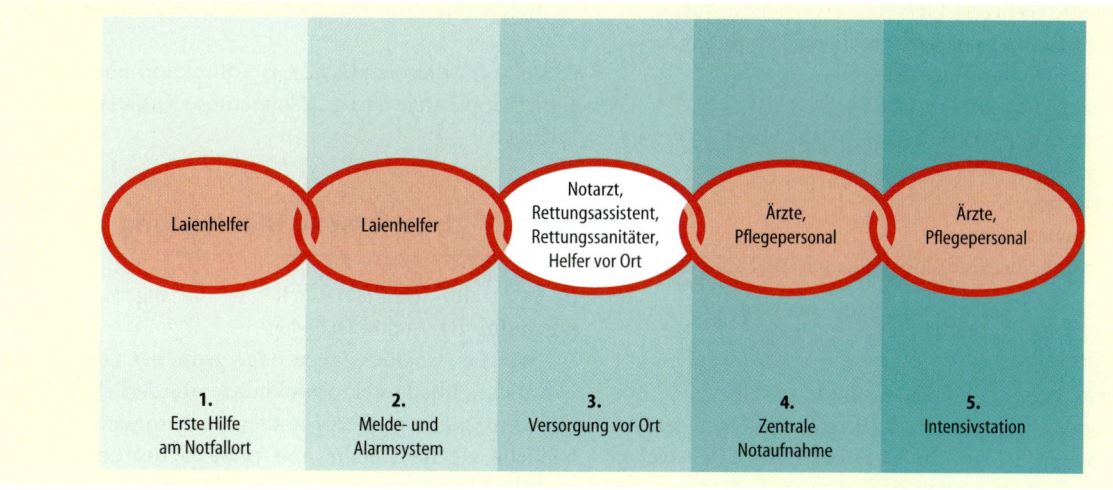

1.	2.	3.	4.	5.
Erste Hilfe am Notfallort	Melde- und Alarmsystem	Versorgung vor Ort	Zentrale Notaufnahme	Intensivstation
Laienhelfer	Laienhelfer	Notarzt, Rettungsassistent, Rettungssanitäter, Helfer vor Ort	Ärzte, Pflegepersonal	Ärzte, Pflegepersonal

◘ Abb. 2.2. **Rettungskette**

Die Effizienz des gesamten Systems hängt davon ab, dass jeder Bereich auf die Leistungsfähigkeit des nächsten abgestimmt ist und keine Versorgungslücke, kein Riss der »Rettungskette« entsteht.

- Dem Rettungsdienst vorgeschaltete Glieder (1. und 2.)
    - 1. Glied: Sofortmaßnahmen am Notfallort
    - 2. Glied: Melde-, Alarm- und Koordinationssystem
- 3. Glied : Rettungsdienst
- Dem Rettungsdienst nachgeschaltete Glieder:
    - 4. Glied: Klinik mit zentraler Notaufnahme
    - 5. Glied: Intensiveinheiten in der Klinik
    - 6. Glied: Sekundär- und Intensivtransport.

2.5.1   Sofortmaßnahmen am Notfallort

Besonders bei akuten kardialen Ereignissen, beim zu vermutenden Herzinfarkt und bei vielen schweren Unfällen, z. B. einem Niederspannungsunfall, einer Schädel-Hirn-Verletzung oder einem Schlagaderabriss mit stark spritzender Blutung, können trotz der Schnelligkeit der modernen Rettungsfahrzeuge schwere Schäden oder der Tod nur durch sofortiges sachgerechtes Eingreifen der in der Nähe befindlichen medizinischen Laien (Passanten, Verkehrsteilnehmer, Arbeitskollegen etc.) verhindert werden. Die Probleme bei vielen Erkrankungen und Vergiftungen, z. B. mit akuten Atemstörungen, liegen ähnlich.

Jeder Bürger sollte daher neben einer **qualifizierten Notfallmeldung** die elementaren Verfahren beherrschen und anwenden können, d. h. über eine Grundausbildung in erster Hilfe verfügen. Elementare Verfahren sind:

- schnelle Rettung aus Gefahrenbereichen durch Anwendung von Rettungsgriffen,
- Seitenlagerung Bewusstloser,
- Überstreckung des Halses bei Verdacht auf Atemwegsverlegung,
- Atemspende,
- Herzdruckmassage,
- und entscheidend im Idealfall auch die Frühdefibrillation,
- Anlegen von Notverbänden

Eine vernünftige Erste-Hilfe-Ausbildung sollte zweckmäßigerweise – angepasst an das Verständnisvermögen der Kinder – bereits in der Schule beginnen. Auf einer solchen Basis aufbauend ist es ohne Zweifel sinnvoll, die Laienausbildung in kardiopulmonaler Reanimation (CPR) – einschließlich der Herzdruckmassage – zu propagieren und zu praktizieren.

Wegen der engen Beziehung zwischen einer möglichst frühen Defibrillation und den Überlebensaussichten bei Kammerflimmern wird zunehmend sogar die Laiendefibrillation mit speziellen automatisierten Geräten propagiert. Nur so können die Quoten erfolgreicher Wiederbelebungen aus dem Rettungsdienst verbessert werden, da nur durch schnelles, gezieltes Eingreifen von Laien vor dem Eintreffen des Rettungsdienstes, die den Reanimationserfolg begrenzende Zeit des O_2-Mangels entscheidend verkürzt werden kann.

Zusätzlich wird die »Laien-Erste-Hilfe« immer häufiger mittels einer organisierten Ersten-Hilfe durch z. B. First-Responder- oder Helfer-vor-Ort-Einheiten sinnvoll ergänzt. Sie werden sinnvoller weise über die Rettungsleitstelle alarmiert. Ihre Aufgaben sind:

- Überbrückung des therapeutischen Intervalls bis zum Eintreffen des Arztes und/oder des Rettungsdienstes.
- Erhalt oder Wiederherstellung der Vitalfunktionen.

Zum Teil leisten niedergelassene Ärzte, die den Notfallort vor Eintreffen des Rettungsdienstes erreichen, erste ärztliche Hilfe.

Jeder Arzt muss, unabhängig von der Fachrichtung, erweiterte ärztliche Behandlungsverfahren verzögerungslos einleiten können:

- Beatmung mit Beatmungsgeräten,
- Defibrillation mit manuellen oder automatisierten Geräten,
- Schockbehandlung durch Infusion,
- medikamentöse Therapie in akuter Notfallsituation.

Er sollte für diese ärztliche Grundfunktion über eine geeignete apparative und medikamentöse Notfallausstattung verfügen.

2.5.2   Unterlassene Hilfeleistung

In § 323c des Strafgesetzbuches ist die allgemeine Hilfepflicht für jedermann festgelegt.

Wer bei Unglücksfällen oder gemeiner Gefahr oder Not nicht Hilfe leistet, obwohl dies erforderlich und ihm den Umständen nach zuzumuten, insbesondere ohne erhebliche eigene Gefahr und ohne Verletzung anderer wichtiger Pflichten möglich ist, wird mit Freiheitsstrafe bis zu einem Jahr oder mit Geldstrafe bestraft.

Für den Erwerb des Führerscheins ist nach § 8b Straßenverkehrszulassungsordnung eine Ausbildung in Sofortmaßnahmen am Unfallort Voraussetzung (Klasse B: 4 Doppelstunden; Klasse C: 8 Doppelstunden).

Die notfallmedizinische Weiterbildung der Ärzteschaft liegt in der Zuständigkeit der ärztlichen Standesorganisationen und der Kassenärztlichen Vereinigung. Besonders engagieren sich aber auf diesem Sektor die Deutsche Gesellschaft für Anästhesiologie und Intensivmedizin (DGAI), die Deutsche Interdisziplinäre Vereinigung für Intensivmedizin (DIVI) und Arbeitsgemeinschaften der Notärzte (BAND) mit abgestimmten Konzepten. Heute orientiert man sich in fast allen Bundesländern an den 1983 verabschiedeten Empfehlungen der DIVI zur Qualifikation des Notarztes.

2.5.3 Melde-, Alarm- und Koordinationssystem

Voraussetzung für den schnellen und gezielten Einsatz von Rettungsfahrzeugen und Personal ist ein reibungslos arbeitendes Melde-, Alarm- und Koordinationssystem.

Notfallmeldungen müssen über private Telefonanschlüsse und gebührenfrei über öffentliche Fernsprecher und Mobiltelefone, z. T. auch über Notrufzusatzeinrichtungen (Funk oder Draht) durch Wahl einer einheitlichen Notrufnummer (112) bei einer Rettungsleitstelle, notfalls auch bei der Polizei oder der Feuerwehr (sofern sie nicht den Rettungsdienst betreibt) auflaufen und von dort bei Vorliegen eines medizinischen Notfalls über Direktleitung zur Leitstelle des Rettungsdienstes weitergegeben werden.

Die Auswahl des geeigneten Rettungsfahrzeugs mit der entsprechenden Besatzung hat in der Rettungsleitstelle nach klaren einsatztaktischen Prinzipien unter Berücksichtigung der Art des Notrufs, der Entfernungen, der Straßenverhältnisse etc. zu erfolgen. Zusätzlich sollte hier nach Möglichkeit ein Krankenbettennachweis geführt werden. Einzelheiten sind in ▶ Kap. 5 dargestellt.

Die Aufgabe der Rettungsleitstellen sind in den Rettungsdienstgesetzen der Länder festgelegt.

2.5.4 Rettungsdienst

Die Darstellung der Aufgaben und Probleme des Rettungsdienstes ist ein wesentlicher Inhalt anderer Kapitel dieses Lehrbuches.

Die Ausbildung des Personals im Rettungsdienst mit einer starken Orientierung an somatischen Störungen und körperlichen Verletzungen entspricht aber nach allgemeiner Auffassung im Wesentlichen der Hauptaufgabenstellung. Trotzdem ist zu respektieren, dass neben notfallmedizinischen Kenntnissen und Fähigkeiten eine ethische – wünschenswert auch eine religiöse – Grundorientierung, personale Kompetenz und psychologische Kenntnisse von Rettungssanitätern, Rettungsassistenten, aber auch Notärzten (!) für den eigentlichen Auftrag »Rettung von Notfallpatienten« von wesentlicher Bedeutung sind.

2.5.5 Klinik mit zentraler Notaufnahme und Intensiveinheiten

Vornehmlich in Ballungsgebieten, zunehmend aber auch in ländlichen Bereichen, bricht die Rettungskette an der Schnittstelle vom Rettungsdienst zur Klinik wegen innerklinischer Engpässe ab. In den Fachzeitschriften des Rettungsdienstes und in der normalen Presse tauchen die Begriffe »Aufnahmenotstand« und »Notfalltourismus« auf.

Ein großer Anteil der in die Klinik eingelieferten vitalbedrohten Patienten wird unverzüglich bzw. im Anschluss an die operative Versorgung intensivbehandlungspflichtig. In zunehmendem Maß melden Kliniken ihre Intensivstationen als voll ausgelastet bzw. nichtaufnahmebereit bei Rettungsleitstellen ab. Zeitweise ist auch in Ballungsgebieten kein freies Intensivbett sofort verfügbar und Notfallpatienten werden abgewiesen (»Notfalltourismus«).

Eine solche Aufnahmeverweigerung ist nicht zulässig. Kein Krankenhaus darf eine Notaufnahme vitalbedrohter Patienten, eine Beurteilung der Gefährdung und die klinische Erstversorgung verweigern. Krankenhäuser müssen auch bei »abgemeldeten Intensivstationen« bzw. »fehlenden Beatmungsplätzen« entsprechend ihrem Versorgungsauftrag jeden Vitalbedrohten primär aufnehmen und ggf. auch operativ versorgen, wenn der Patient möglicherweise ungezielte oder lange Weitertransporte nicht überleben würde.

In allen anderen Fällen, bei denen die Notwendigkeit einer Intensivbetreuung wahrscheinlich oder sicher ist, sollte im Interesse des betroffenen Patienten erwogen werden, ob die klinische Erstversorgung oder die Operation nicht in dem Krankenhaus erfolgen kann, in dem auch die anschließende Intensivüberwachung oder Intensivtherapie weitergeführt werden kann.

Die Klinik muss bei akuter Lebensgefahr der vom Rettungsdienst übernommenen Patienten auf dem Funk- bzw. Drahtweg eingehende Vorinformationen mit einer den modernen Transportmitteln entsprechenden Schnelligkeit für die Vorbereitung der klinischen Versorgung nutzen.

Innerhalb der Klinik muss in kürzester Zeit der zuständige Vertreter des betroffenen Fachgebietes bereitstehen, Anweisungen für die nachfolgenden Maßnahmen erteilen und beim Eintreffen des Patienten die orientierende Untersuchung des Notarztes oder die Verdachtsbefunde der Rettungsassistenten durch fachspezifische Diagnostik bestätigen, ergänzen oder verwerfen.

Für eine erfolgreiche thrombolytische Therapie des Herzinfarktes nach Klinikaufnahme ist es wesentlich, die Zeitspanne Klinikaufnahme und Lysebeginn möglichst kurz zu halten (»door-to-needle time«). Gleiches gilt grundsätzlich für schwer traumatisierte und andere vitalbedrohte Patienten (»golden hour«). Bei Notfällen, die eine interdisziplinäre Versorgung erfordern, müssen kurzfristig alle betroffenen Fachgebiete mit verantwortlichen Ärzten vertreten sein.

Diese Forderungen für eine Verbesserung der innerklinischen Versorgung lassen sich am sinnvollsten durch die Einrichtung einer zentralen Notaufnahme verwirklichen. Aus der Sicht des Rettungsdienstes ist sie zweckmäßiger als mehrere fachlich und räumlich getrennte Aufnahmestationen; u. a. weil dem Rettungspersonal die heute noch in vielen Fällen bei ihm liegende Entscheidung, in welche Aufnahmestation er den Patienten bringen soll, abgenommen wird. Zahlreiche Probleme der Organisation und Ausstattung fordern eine Lösung in Form einer zentralen Notaufnahme.

Mit der Aufnahme auf der Intensivstation hat der lebensbedrohte Patient einen vergleichsweise »sicheren Hafen« erreicht.

2.5.6   Sekundär- und Intensivtransporte

Die Anzahl und die medizinischen Anforderungen an Sekundärtransporte steigen durch die zunehmende Regionalisierung spezialisierter Behandlungsmaßnahmen und die erweiterte Indikationsstellung für derartige Verfahren. In den letzten Jahren wurden daher luft- und bodengebundene Systeme, Intensivtransporthubschrauber und eine neue Art des Intensivmobils entwickelt.

2.6   Rettungsdienst in der Europäischen Union

Beim Blick über die nationalen Grenzen hinaus lässt sich feststellen, dass die präklinische Versorgung in verschiedenen Ländern wegen wesentlicher Unterschiede, wie z. B. der Bevölkerungsdichte, insbesondere aber wegen der Verschiedenartigkeit der Gesundheitssysteme nicht einheitlich geregelt ist.

Der Rettungsdienst wird z. T. nur von Ärzten und Krankenpflegepersonal durchgeführt, in anderen Ländern werden reine Paramedic-Systeme etabliert.

Hinsichtlich der Dauer der Ausbildung des rettungsdienstlichen Personals ist hervorzuheben, dass die Gesamtausbildungsdauer unseres Rettungsassistenten mit 1200 Stunden Theorie und 1600 Stunden Praxis die umfangreichste in Europa darstellt. Der Rettungssanitäter liegt mit 520 Stunden im Mittelfeld.

Der Amsterdamer Vertrag belässt die Gesundheitssysteme und damit auch den Rettungsdienst in der nationalen Kompetenz der Länder, bei der Normung – insbesondere der Rettungsfahrzeuge – zeigen sich allerdings erste Harmonisierungseffekte.

Gleichwertige Lebensverhältnisse, die auch ein einheitliches Niveau im Rahmen der präklinischen Versorgung von Notfallpatienten sicherstellen, sind für die überschaubare Zukunft nicht zu realisieren.

2.7   Notarztgeprägter Rettungsdienst und Paramedic-Systeme

Das in Deutschland erfolgreich praktizierte Prinzip abgestufter Zuständigkeiten für Ärzte und nichtärztliches Personal auf allen medizinischen Sektoren, in den Kliniken, in den Praxen niedergelassener Ärzte und konsequenterweise auch im Rettungsdienst ist im europäischen, aber auch im weltweiten Vergleich keine Selbstverständlichkeit.

Gesundheitspolitiker und Vertreter der Krankenkassen könnten mit Verweis auf Länder wie England und Amerika, in denen die Versorgung Lebensbedrohter im Rettungsdienst ohne direkte ärztliche Beteiligung vor Ort durch nichtärztliches Personal erfolgt, zum Zwecke einer vermeintlichen Kostensenkung die Etablierung reiner Paramedic-Systeme fordern.

2.7.1 Reines Paramedic-System

Vorteile

Rettungsassistenten bzw. Paramedics können bei weitgehender Beschränkung auf pathophysiologische Prozesse der Vitalbedrohung und die sich daraus ergebenden Versorgungstechniken konsequent für die Aufgabenstellung präklinische Notfallmedizin aus- und fortgebildet werden. Sie lassen sich – wahrscheinlich stärker als eigenständig tätig werdende Ärzte – an Algorithmen anbinden.

Bei Paramedic-Systemen spart man die Personalkosten des Arztes.

Nachteile

Paramedics können nicht auch noch für die »Diagnostik und Therapie« der immer wieder im Rettungsdienst anzutreffenden Nichtnotfallpatienten qualifiziert werden und wären zurzeit wegen rechtlicher Einschränkungen auch nicht dazu befugt.

Sie sind auch nicht befugt, eigenständige Entscheidungen im Sinne von »Kein Behandlungs- und Transportbedarf« zu treffen. Die zwangsläufige Einlieferung in eine Klinik verursacht Kosten!

2.7.2 Notarztgeprägter Rettungsdienst

Vorteile

Der Notarzt verfügt über ein umfassendes, die Notfallmedizin überschreitendes Wissen. Er besitzt die Befähigung und Befugnis zu umfassender Diagnostik und Therapie und zu einem eigenständigen Vorgehen bei Patienten, die in ihrem Beschwerdebild »nicht Algorithmen entsprechen«.

Er kann nach sorgsamer Prüfung bei fehlender Vitalbedrohung ggf. auf einen Transport und eine Klinikeinweisung verzichten und trägt damit zu einer Kostensenkung bei.

Als einziger Nachteil bleiben die höheren Personalkosten des Arztes.

Fazit

Es ist ein Ausdruck mitteleuropäischer Kultur und allgemein praktizierter Daseinsfürsorge, die in allen sonstigen medizinischen Arbeitsfeldern, im Besonderen in Kliniken und dem niedergelassenen Bereich etablierte Arbeitsteilung zwischen Ärzten und Assistenzpersonal als gewachsenes soziokulturelles Beziehungsgeflecht konsequenterweise auch auf den präklinischen Sektor auszudehnen. Diese Arbeitsteilung lässt sich durch medizinische Argumente im engeren Sinne, aber auch durch ökonomische Gesichtspunkte begründen.

Voraussetzung für eine sinnvolle Kooperation zwischen Rettungsassistenten und Notarzt im präklinischen Bereich ist eine solide, an die jeweiligen Aufgabenschwerpunkte adaptierte Aus- und Fortbildung aller Beteiligten.

Ausblick

Es bleibt zu hoffen, dass die Bundesregierung auf Dauer festschreibt, dass der vertragsärztliche Bereitschaftsdienst der integrierten Leitstelle eines Rettungsdienstbereiches angeschlossen werden muss, um damit eine Anlaufstelle für alle medizinischen Hilfeersuchen und eine kompetente Entscheidungsebene zu schaffen.

Zur Zeit (2007) ist weiterhin offen, ob und wann die Bundesregierung eine die Forderungen der beiden »Reisensburger Memoranden« (1989 und 2001; ➏) berücksichtigende Novellierung des Gesetzes über den Beruf des Rettungsassistenten verabschieden wird.

Es ist nicht vorauszusehen, welche grundsätzlichen Veränderungen in Zukunft unter Kostengesichtspunkten von politischer Seite betrieben werden, z. B. eine verstärkte Einbindung der Feuerwehren auch in den Bundesländern, in denen die Hilfsorganisationen den Rettungsdienst durchführen oder eine entsprechende Zusammenführung der Dienste in Ländern oder Stadtstaaten, in denen die Feuerwehren vorrangig den Rettungsdienst betreiben.

Aufgabenbereiche von Rettungsassistent und Rettungssanitäter

3

Es werden ausführlich die Aufgaben des nichtärztlichen Personals im Rettungsdienst in dem zuvor erläutertem Verbundsystem der Rettungskette dargestellt.

Lernziele

Rettungsassistent und Rettungssanitäter sollen
— die 7 Aufgabenbereiche des nichtärztlichen Personals im Rettungsdienst benennen,

— typische Tätigkeitsfelder beschreiben,
— die Begriffe Delegation und Notkompetenz erklären,
— die Problematik anhand rettungsdiensttypischer Verfahren aufzeigen können.

3.1   Begriffsbestimmungen

Nach dem »Gesetz über den Beruf der Rettungsassistentin und des Rettungsassistenten« bezeichnet man Personen, die eine dem Gesetz und der zugehörigen Ausbildungs- und Prüfungsverordnung (bzw. den Übergangsvorschriften nach § 13) entsprechende Ausbildung erfolgreich absolviert haben, als **Rettungsassistentin** oder **Rettungsassistenten** (▶ Kap. 42).

Hier soll jedoch eine Anpassung der Ausbildung an die Handlungskompetenz des modernen Rettungswesens erfolgen. Die Anforderungen und das Aufgabenfeld der Rettungssanitäterinnen und Rettungssanitäter haben sich in den letzten Jahren stark verändert, die Ausbildung ist nahezu auf dem Stand von 1977 stehen geblieben. Ziel ist eine bundeseinheitliche und somit auch vergleichbare Ausbildung um die Qualität und die Sicherheit für Patienten und Rettungspersonal zu optimieren.

Auch wird derzeit über eine bundeseinheitliche Ausbildungs- und Prüfungsverordnung nachgedacht.

Personen mit einer weniger umfangreichen Ausbildung in Anlehnung an das 520-Stunden-Programm (Bund-Länder-Ausschuss »Rettungswesen« 1977, »Grundsätze zur Ausbildung des Personals im Rettungsdienst«) gelten weiterhin als **Rettungssanitäterin** oder **Rettungssanitäter**.

Die Zahl der Kliniken, die einen Notarztdienst unterhalten, nimmt ständig zu. Dabei werden unterschiedliche personelle und einsatztaktische Modelle – auch die Einbeziehung niedergelassener Ärzte – erprobt. In ländlichen Gebieten mit kleineren Krankenhäusern allerdings stehen auch heutzutage nicht immer genügend Ärzte für einen solchen organisierten Notarztdienst zur Verfügung. In diesen Bereichen müssen auch weiterhin akut lebensbedrohte Patienten häufig von auf sich allein gestellten Rettungsassistenten und Rettungssanitätern versorgt, überwacht und in die klinische Behandlung transportiert werden.

Auf bodengebundenen Fahrzeugen des Rettungsdienstes (Rettungswagen, Notarztwagen) und in Rettunghubschraubern sollte für die überschaubare Zeit immer zumindest ein Mitarbeiter über die Qualifikation des Rettungsassistenten verfügen, der zweite mindestens die Ausbildung nach dem 520-Stunden-Programm erfolgreich abgeschlossen haben. Mittlerweile wurde diese Forderung in den meisten Rettungsdienstgesetzen der Länder aufgenommen und umgesetzt.

Da aber letztlich die Vitalbedrohung des Notfallpatienten die erforderlichen medizinischen Maßnahmen bestimmt und nicht oder nur bedingt die ggf. unterschiedliche Qualifikation des nichtärztlichen Personals, ist die Aufgabenstellung für Rettungsassistenten und Rettungssanitäter grundsätzlich die gleiche. Die veränderte Struktur und die veränderte Aufgabenstellung der Rettungsassistenten und des Rettungsassistenten machen es derzeit notwendig, eine Veränderung in der Ausbildung und der Kompetenzzuweisung zu fordern. Die Ausbildung soll in absehbarer Zeit auf 3 Jahre erweitert werden. Die Lernziele und die Ausbildungsinhalte müssen sich der dann gegebenen Erweiterung der Tätigkeit anpassen.

Schematisch lassen sich **7 Funktionen** des nichtärztlichen Personals im Rettungsdienst unterscheiden:
1. Selbstständige Tätigkeit ohne Notarzt,
2. Teamarbeit im Notarztdienst.
3. Einsatzsteuerungs- und Koordinationsdienst der (integrierten) Rettungsleitstelle,
4. »Patientengerechte technische Rettung« mit einfachen Hilfsmitteln und in der Zusammenarbeit mit anderen Fachdiensten,
5. Rettungsassistent und Rettungssanitäter bei Großunfällen bzw. Massenanfall von Verletzten oder Kranken und im Katastropheneinsatz,
6. Führen im Rettungsdienst,
7. Rettungsassistenten als Ausbilder an Schulen und Lehrrettungsassistenten/Praxisanleiter an Rettungswachen.

3.2 Selbstständige Tätigkeit ohne Notarzt

Die Rettungsassistenten und Rettungssanitäter müssen auf der Basis ausreichender Kenntnisse selbstständig durchführen:

- Lagerung
  Seitenlagerung (Bewusstlosigkeit), weiter Lagerung je nach Notfall
- Freimachen und Freihalten der Atemwege
  Überstrecken des Halses, Entfernen von Fremdkörpern, Anwendung von Absaugpumpen, Naso-/Oropharyngealtuben einlegen
- Beatmung
  Atemspende, Beatmung mit Beuteln und Geräten (■ Abb. 3.1), O_2-Gabe, Intubation (bei Notkompetenz und Delegation)
- Blutstillung
  Wund-, Druckverband, Abbinden
- Schockbehandlung
  Schocklagerung, O_2-Gabe, Infusion über periphere Vene (bei Notkompetenz und Delegation)
- Wiederbelebung
  Beatmung und Herzdruckmassage, Frühdefibrillation bei entsprechenden Voraussetzungen
- Medikamentenapplikation
  (bei Notkompetenz und Delegation)

Diese Maßnahmen sind nach den Erfahrungen gut funktionierender Rettungsdienste als unabdingbar einzustufen. Da Rettungsassistenten und Rettungssanitäter auch heute noch in manchen Regionen selbstständig und allein verantwortlich tätig sein müssen und da dort von den niedergelassenen Ärzten auch bei guten organisatorischen Voraussetzungen niemals lückenlos sichergestellt werden kann, dass sie jederzeit rund um die Uhr jeden Notfallort innerhalb von ca. 10 min erreichen, bleibt nur die Durchführung dieser Maßnahmen durch nichtärztliches Personal im Rettungsdienst.

Bei besonderer Lebensbedrohung, die weitergehende Maßnahmen erforderlich macht, müssen Rettungsassistent und Rettungssanitäter sich umgehend intensiv um eine (Nach)alarmierung eines Notarztes oder niedergelassenen Arztes bemühen, bevor sie im Rahmen der **Notkompetenz** eigenverantwortlich Verfahren wie Defibrillation, Intubation, Infusion und die Applikation ausgewählter Medikamente anwenden, die unter normalen Umständen der ärztlichen Zuständigkeit unterliegen.

Der entsprechend ausgebildete Rettungsassistent sollte, wenn wegen der Bedrohung der Vitalfunktion ein sofortiges Handeln geboten ist und weniger invasive Verfahren zur Überlebenssicherung nicht ausreichen, nach unserer Auffassung bei Nichtverfügbarkeit eines Notarztes im Rettungsdienst:

- Defibrillation mit automatisierten Geräten durchführen,
- periphere Venen punktieren,
- Elektrolytlösungen infundieren,
- Notintubation (ohne Verwendung von Relaxanzien) durchführen,
- Applikation ausgewählter Medikamente vornehmen.

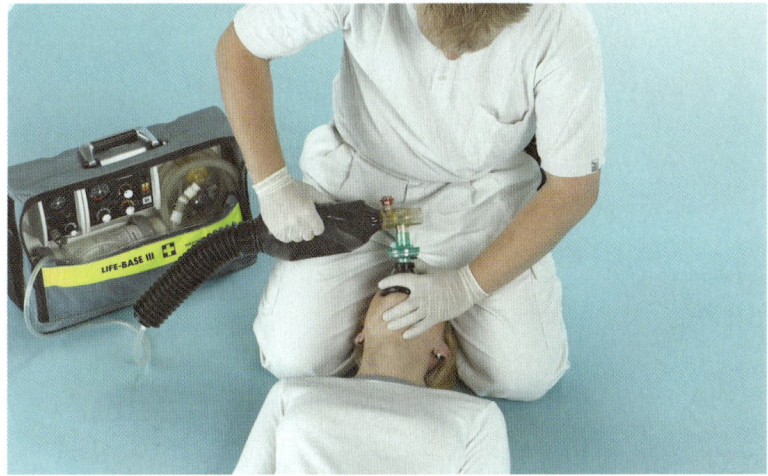

■ Abb. 3.1. **Beutel-Masken-Beatmung (mit freundlicher Genehmigung der Fa. Weinmann)**

3

Voraussetzung ist allerdings, dass diese Verfahren unter klinischen Bedingungen sicher erlernt wurden, ein Nachweis darüber geführt wurde und der Rettungsassistent belegen kann, dass er weiterhin in diesen Maßnahmen geübt ist.

Mittlerweile ist sichergestellt, dass auf jedem Rettungswagen ein Rettungsassistent und ein Rettungssanitäter eingesetzt werden kann. Somit wird der Rettungssanitäter in diesen absoluten Ausnahmesituationen den höher qualifizierten Rettungsassistenten unterstützen.

3.3   Teamarbeit im Notarztdienst

Im Idealfall werden Rettungsassistent und Rettungssanitäter schon im Routinedienst als qualifizierte Assistenten des Notarztes eingesetzt. Aber auch üblicherweise in einem Rettungswagen/Krankentransportwagen fahrende Rettungsassistenten und Rettungssanitäter müssen in der Lage sein, einem im Notfall zusteigenden Arzt bei speziellen notärztlichen Verfahren zu assistieren:

– Lagerung
  Seitenlagerung (Bewusstlosigkeit), weiter Lagerung je nach Notfall, ggfs. auf Anweisung des Notarztes
– Freimachen und Freihalten der Atemwege
  Überstrecken des Halses, Entfernen von Fremdkörpern, Anwendung von Absaugpumpen, Naso-/Oropharyngealtuben einlegen, Assistenz bei Intubation, ggfs. Intubation unter Aufsicht des Notarztes, Assistenz bei Koniotomie

– Beatmung
  Atemspende, Beatmung mit Beuteln und Geräten, O_2-Gabe, Assistenz bei besonderen Verfahren (PEEP-Beatmung)
– Blutstillung
  Wund-, Druckverband, Abbinden
– Schockbehandlung
  Schocklagerung, O_2-Gabe, Infusion über periphere Vene, Assistenz bei Punktion zentraler Venen (◘ Abb. 3.2), ggfs. Druckinfusion unter Aufsicht des Notarztes
– Wiederbelebung
  Beatmung und Herzdruckmassage, Defibrillation unter Aufsicht des Notarztes, Assistenz bei Schrittmacheranwendung
– Medikamentenapplikation
  Vorbereitung und ggf. Injektion unter Aufsicht des Notarztes
– Chirurgische Noteingriffe
  Instrumentarium vorbereiten, Assistenz bei der Durchführung

Eine erfolgreiche, koordinierte Zusammenarbeit mit dem Notarzt setzt voraus, dass Rettungsassistent und Rettungssanitäter selbst Ablauf und Technik dieser ärztlichen Verfahren kennen.

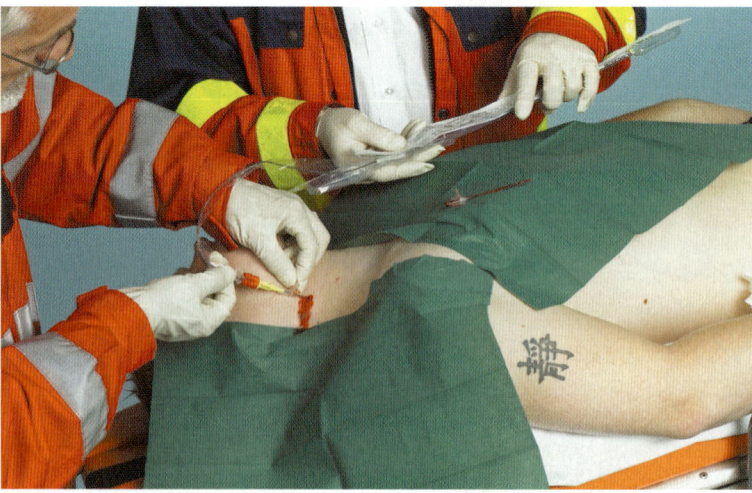

◘ Abb. 3.2. **Assistenz bei Punktion zentraler Venen (mit freundlicher Genehmigung der Fa. Weinmann)**

3.4 Einsatzsteuerungs- und Koordinationsdienst der Rettungsleitstelle

Zweifellos wird man für die Besetzung der Rettungsleitstelle Personal mit besonderen organisatorischen Fähigkeiten und mehrjähriger Berufserfahrung auswählen. Diese Mitarbeiter müssen bei der Entgegennahme von Notfallmeldungen von im Allgemeinen aufgeregten Laien mit Geschick ein Maximum an Information abfragen (◘ Abb. 3.3), bei der Anforderung des Rettungsdienstes durch Ärzte deren Terminologie verstehen sowie bei der Auswahl der Rettungsmittel und in der Einsatzsteuerung nach klaren rettungstaktischen Prinzipien vorgehen.

❯ Wenn auch nur eine Auswahl der Rettungsassistenten und Rettungssanitäter mit der Besetzung dieser Schlüsselstellung beauftragt wird, so sind trotzdem von allen ausreichende organisatorische Fähigkeiten und Kenntnisse anderer Fachdienste zu verlangen.

Folgende Einzelfunktionen müssen grundsätzlich von jedem Rettungsdienstmitarbeiter beherrscht werden, denn nicht selten wird der Notfallort trotz des Bestehens einer Leitstelle zu dem Punkt, an dem auch entscheidende organisatorische Maßnahmen eingeleitet und die Weichen für den weiteren Ablauf der Rettungsaktion gestellt werden:

- Entgegennahme von Notfallmeldungen
- Auswahl der Rettungsmittel
- Einsatzleitung von RTW, NAW, RTH
- Einsatzkoordination mit Feuerwehr, Polizei und anderen Diensten
- Auswahl des aufnehmenden Krankenhauses (sofern nicht vom Notarzt festgelegt)
- Einsatzkoordination mit Kliniken
- Voranmeldung dringlicher Notfälle

Dieser Aufgabenbereich sollte in seiner Bedeutung nicht unterschätzt werden, denn die Wirksamkeit der gesamten Rettungskette hängt entscheidend von der technischen Leistungsfähigkeit der Leitstelle und den organisatorischen Fähigkeiten des dort eingesetzten Rettungspersonals ab. Zunehmend werden sog. Integrierte Leitstellen installiert. Hier ist es notwendig zur rettungsdienstlichen Aufgabe auch die Koordination der »technischen Einsätze« mit zu übernehmen.

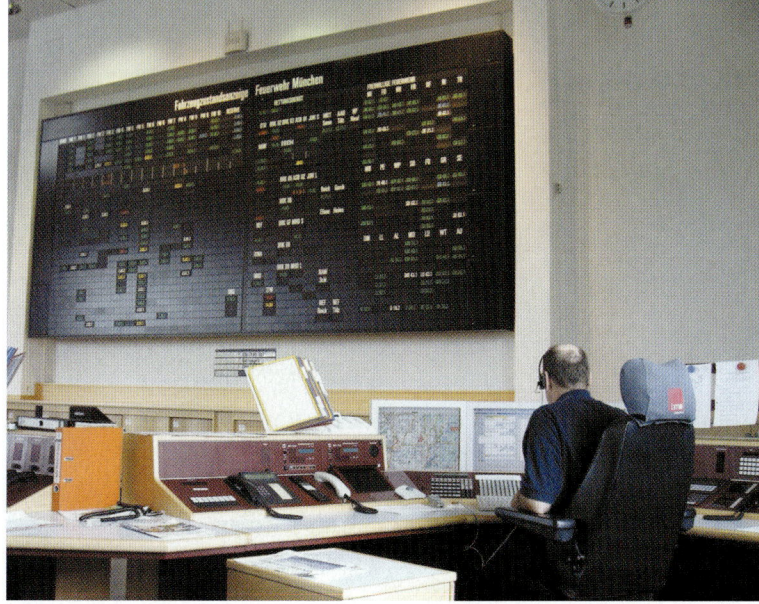

◘ Abb. 3.3. **Integrierte Leitstelle [Foto: Berufsfeuerwehr München]**

3

3.5 Patientengerechte technische Rettung mit einfachen Hilfsmitteln

In ländlichen Gebieten, in denen der Rettungsdienst überwiegend von den Hilfsorganisationen betrieben wird – ohne den mit gleicher Schnelligkeit verfügbaren technischen Hilfsdienst der in der Regel freiwilligen Feuerwehr –, stellt die Rettung von Notfallpatienten gelegentlich ein primär technisches Problem dar. Unter diesen Umständen muss das medizinische Assistenzpersonal, z. B. bei Verkehrsunfällen, unter Einsatz der mitgeführten Rettungsmittel Feuerlösch- und Rettungsmaßnahmen durchführen oder zumindest einleiten:

- Erkennen der Notlage, realistische Einschätzung der Selbstgefährdung
- Handhabung von Feuerlöschern, technische Rettung mit einfachen Hilfsmitteln
- Gezielte Alarmierung technischer Rettungsdienste (Feuerwehr)
- Koordinierte Zusammenarbeit mit technischen Rettungsdiensten am Notfallort

Rettungsassistent und Rettungssanitäter müssen unter diesen Umständen die Begrenztheit ihrer technischen Hilfsmöglichkeiten kennen, um eine gezielte Nachalarmierung der Fachkräfte nicht zu verzögern (◘ Abb. 3.4).

Treffen medizinisches und technisches Rettungspersonal am Notfallort zusammen, so spielen sich die ge-meinsamen Bemühungen um die Rettung von Menschen häufig unter extremen Bedingungen und auf engstem Raum ab. Während bei eingeklemmten Patienten Schock- und Schmerzbekämpfung und/oder Intubation und Beatmung durchgeführt werden, laufen gleichzeitig die Bemühungen (Versuch) mit technischen Rettungsgeräten zur Befreiung der Verletzten. Bei Unfällen mit mehreren Notfallpatienten werden vom medizinischen Team unter Berücksichtigung der unterschiedlichen Lebensgefährdung Hinweise für die Prioritäten der technischen Rettungsmaßnahmen gegeben. Die Feuerwehr bestimmt in Absprache die Verfahren der möglichst schonenden patientengerechten technischen Rettung.

3.6 Rettungsassistent und Rettungssanitäter bei Großunfällen und im Katastropheneinsatz

Wenn primär ein Rettungswagen den Schadenort erreicht, müssen Rettungsassistent und Rettungssanitäter nach einer ersten Orientierung eine qualifizierte Meldung an die Leitstelle weiterleiten, die dann nach Stufenplänen gezielt reagieren und ggf. sogar die Auslösung eines Katastrophenalarms veranlassen muss (◘ Abb. 3.5). Wichtige Informationen sind:

- die Art des Not-/Unfallgeschehens,
- die vermutete Zahl der (Notfall)patienten,

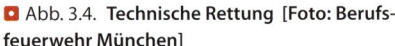
◘ Abb. 3.4. **Technische Rettung** [Foto: Berufsfeuerwehr München]

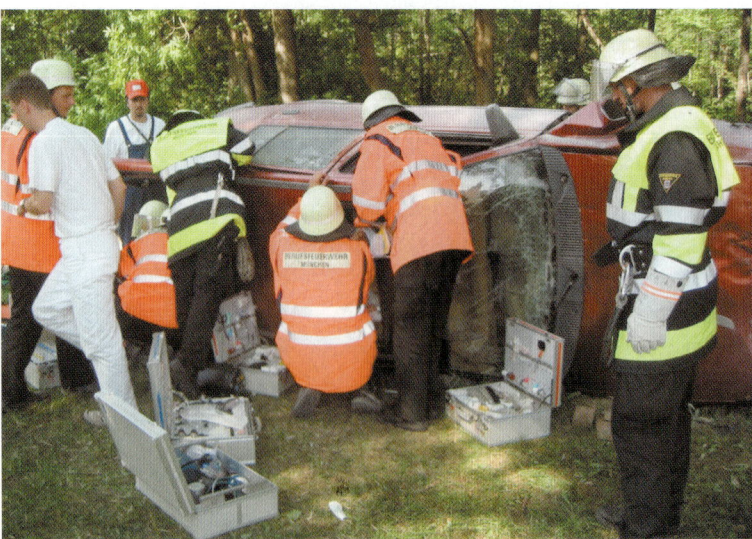

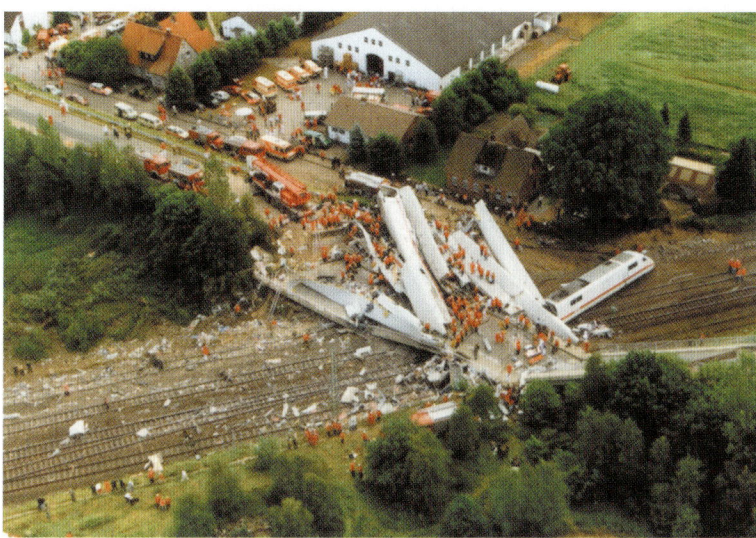

◻ Abb. 3.5. **Massenunfälle und Katastrophen.** **Beispiel ICE-Unfall bei Eschede am 03.06.1998** [Aus: Hüls E, Oestern H-J (1999) Die ICE-Katastrophe von Eschede. Springer Heidelberg Berlin New York]

— die Gefährdung der Rettungskräfte – ggf. auch der Bevölkerung,
— Erschwernisse wie Boden- und Wegverhältnisse oder Witterungsumstände.

In einer ersten Phase werden auch Rettungsassistenten und Rettungssanitäter nach einer ersten Sichtung schwerpunktmäßig wichtige Maßnahmen der klassischen ersten Hilfe für möglichst viele Betroffene anwenden. Später, nach Eintreffen von weiteren Rettungskräften und Ärzten, werden sie in deren Auftrag erweiterte Verfahren durchführen und auf dem Transport Vitalbedrohter, die unter diesen Umständen nicht immer von einem Notarzt begleitet werden können, z. B. die Fortführung einer Infusionsbehandlung oder eine Beatmung übernehmen. Die Verabreichung von Medikamenten, insbesondere von Analgetika und Sedativa, sollte aber auch dann vorher vom Arzt hinsichtlich der Dosierung grundsätzlich angeordnet sein. Insgesamt wird sich unter diesen Umständen die Grenze zwischen dem üblichen Kompetenzbereich und den delegierbaren Tätigkeiten verschieben.

Voraussetzung für eine vertretbare Delegation besonderer Maßnahmen ist aber auf Dauer eine einheitliche, inhaltlich klar definierte Ausbildung der Rettungsassistenten, die es dem Notarzt erlaubt, bestimmte Kenntnisse und Fähigkeiten auch bei einem ihm persönlich unbekannten Rettungsassistenten vorauszusetzen. Die gleiche Forderung gilt auch für Rettungssanitäter, allerdings

auf einem der kürzeren Ausbildung entsprechenden niedrigeren Leistungsniveau.

3.7   Notkompetenz des Rettungsassistenten

Unter dem Aspekt der Zusammenarbeit zwischen Notarzt und Rettungsassistent bei eingeschränkten personellen Ressourcen sind aus praktischer aber auch in rechtlicher Sicht 2 grundsätzlich unterschiedliche Verfahren zu beachten:

1. Delegation ärztlicher Leistungen auf Rettungsassistenten
   Bei der Delegation ärztlicher Verfahren, z. B. der Venenpunktion, liegt die Anordnungsverantwortung beim – anwesenden – Arzt. Die Durchführungsverantwortung liegt bei demjenigen, der die Maßnahme durchführt. Dabei muss sich der Notarzt allerdings davon überzeugen, dass derjenige, dem die Maßnahme übertragen wird, zu deren Durchführung tatsächlich qualifiziert ist.

2. Notkompetenz des Rettungsassistenten
   Trotz der flächendeckenden notärztlichen Versorgung in der Bundesrepublik kann es durchaus vorkommen, dass Rettungsassistenten – überbrückend – bis zum Eintreffen des Notarztes Maßnahmen zur Überlebenssicherung durchführen müssen, die grundsätz-

3

lich im ärztlichen Zuständigkeitsbereich liegen. Im Rahmen ihrer Garantenstellung handeln sie dann unter Berufung auf die sog. Notkompetenz (▶ Kap. 3.2).

Voraussetzungen für die Wahrnehmung der Notkompetenz sind:

- Notärztliches Eingreifen ist in der erforderlichen Zeit nicht zu realisieren.
- Die Maßnahme ist zur unmittelbaren Abwehr der Lebensgefahr dringend erforderlich.
- Weniger invasive Verfahren sind nicht ausreichend.
- Der Rettungsassistent ist für die Durchführung der Maßnahme ausreichend qualifiziert.

Insbesondere wegen des weiterhin hohen Anteils der nur nach den Übergangsregeln (§ 8 und § 13) ausgebildeten Rettungsassistenten und bei weiterhin unsicherer/fehlender notfallmedizinischer Bewertung ihrer Kenntnisse und praktischen Fähigkeiten ist von einer erheblichen Grauzone auszugehen. Konkrete Konzepte zu deren angemessener Nachschulung sind dringend erforderlich, um ein einheitliches Qualitätsniveau für Delegation und Wahrnehmung der **Notkompetenz** zu sichern.

   Erarbeitung und flächendeckende Umsetzung solcher Nachschulungsprogramme sind aber anscheinend weniger attraktiv als die Forderungen progressiver Lehrrettungsassistenten, den Katalog der ärztlichen Maßnahmen, die eigenständig von Rettungsassistenten durchgeführt werden sollen, deutlich zu erweitern – v.a. im Hinblick auf die noch ausstehende Verlängerung der Ausbildungszeit auf 3 Jahre. Maßnahmen der bisherigen Notkompetenz sollen der **Regelkompetenz** zugeordnet und invasivere Verfahren wie die Thoraxpunktion und der intraossäre Zugang bei der Kinderreanimation als **Zusatzkompetenz** vermittelt werden.

3.8   Führen im Rettungsdienst

3.8.1   Routineeinsatz

Bereits die typische Besatzung eines Rettungswagens, bestehend aus Rettungsassistent und Rettungssanitäter, kann ihre Aufgabe, Patienten medizinisch sachgerecht zu versorgen und in ihrer seelischen Betroffenheit menschlich zu begleiten, nur dann adäquat wahrnehmen, wenn der erfahrenere Rettungsassistent neben seiner notfallmedizinischen Qualifikation im engeren Sinne auch

über Führungswissen verfügt. Die besonderen Umstände sind:

- Situationsdynamik und Zeitdruck
- Große psychosoziale Belastung und erhöhter Erfolgszwang
- Hohes Querschnittswissen und Führungsfähigkeit
- Rettungstaktische Kenntnisse (Sichtung, Triage), Kooperation mit anderen Diensten, Integration aller beteiligten Helfer

Gerade in den häufig kritischen Situationen im Rettungsdienst kann der Erfahrenere nur durch ein positives Führungsverhalten Bestimmtheit und Ruhe vermitteln. Diese Bedingungen brauchen weniger routinierte Teammitglieder für ihr Tätigwerden unter Notfallbedingungen. Sie sind indirekt häufig aber auch unmittelbar einsatzentscheidende Voraussetzungen für psychische Stabilisierung des Patienten und den reibungslosen Einsatzablauf.

3.8.2   Massenunfall/Großschadenlage

Eine noch höhere Führungs- und Entscheidungskompetenz wird von herausgehobenen Führungskräften im Rettungsdienst, wie dem Einsatzleiter und dem organisatorischen Leiter bei Großschadenlagen, verlangt (◘ Abb. 3.6). In den zurückliegenden Jahren wurden in den Rettungsorganisationen nicht genügend Führungskräfte für diese spezifische Problematik ausgebildet. Man verließ sich vorrangig auf »Naturtalente« und setzte meist notfallmedizinische Qualifikation mit Führungsbefähigung gleich.

   Führung im Rettungsdienst bedeutet, Einsatzkräfte, Rettungsfahrzeuge und das gesamte Material einsatztaktisch sinnvoll auf die Bewältigung der Notfallsituation auszurichten. Durch angemessenes Planen, Entscheiden, Organisieren und Kontrollieren müssen schnellstmöglich Leben und Gesundheit verletzter, erkrankter und bedrohter Mitmenschen gesichert sowie eine Minderung oder Beseitigung ihrer psychischen Ausnahmesituation angestrebt werden.

   Mittlerweile wird allgemein akzeptiert, dass zumindest im Einsatzgeschehen agierende herausgehobene Führungskräfte über mehr als administrative Erfahrungen verfügen müssen, in der Regel sind nun besonders einsatzerfahrene Rettungsassistenten in diese Funktionen hineingewachsen. Aber auch diese einsatzerfahrenen Kräfte müssen auf speziellen Seminaren – über eine Vertiefung einsatztaktischer, organisatorischer oder medizinischer

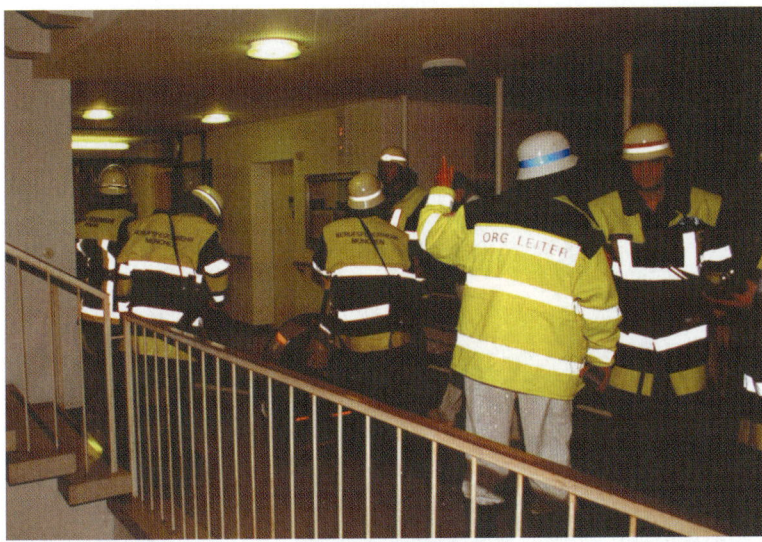

◘ Abb. 3.6. **Führen im Rettungsdienst** [Foto: Berufsfeuerwehr München]

Fragen hinausgehend – Führen als dynamisch sozialen Prozess erkennen, lernen und trainieren.

Einem wesentlichen Aspekt kommt hier die interdisziplinäre Kommunikation zu. Nur so ist gewährleistet, dass z. B. eine Gefahrensituation von allen Kräften bewältigt werden kann, ohne dass es zur Selbstgefährdung kommt.

3.9   Rettungsassistenten als Ausbilder an Schulen und Lehrrettungsassistenten an Rettungswachen

3.9.1   Ausbilder an Schulen des Rettungsdienstes

In den Schulen der Rettungsorganisationen und der Feuerwehren und Berufsfachschulen für Rettungsdienstpersonal anderer Träger werden schon seit Jahren auch berufserfahrene, didaktisch besonders befähigte Rettungsassistenten (und -sanitäter) als Lehrkräfte für Unterricht und Praktika als Lehrbeauftragte oder Referenten eingesetzt. Für hauptberufliche Lehrer an Rettungsschulen wird neben der notfallmedizinischen Qualifikation (Rettungsassistent) eine pädagogische Zusatzausbildung, wie z. B. die zum Dozenten in der Erwachsenenbildung gefordert.

Die Auswahl von Medizinstudenten und jungen Ärzten als Lehrbeauftragte, die sich – ohne persönliche

Erfahrungen aus dem Rettungsdienst – den Lehrstoff nur aus Zeitschriften und Büchern angeeignet haben, muss der Vergangenheit angehören. Nur der einsatzerfahrene Ausbilder kann je nach Thema die an sich trockene Materie durch Hinweise auf die Bedeutung des zu Erlernenden für die rettungsdienstliche Praxis auflockern und wichtige rettungsdienstliche Maßnahmen mit überzeugender Eindringlichkeit vermitteln (◘ Abb. 3.7).

3.9.2   Lehrrettungsassistent

Bei der im Vergleich zu anderen Heil- und Hilfsberufen (Ausbildungsdauer 3 Jahre) kurzen 2-jährigen Ausbildungszeit nach dem Rettungsassistentengesetz von 1989 ist besonders zu bedauern, dass der Gesetzgeber die staatliche Prüfung bereits an das Ende eines 1-jährigen Lehrgangs platziert und danach nur eine Praktikantenzeit im Rettungsdienst von 1 Jahr festgeschrieben hat.

Um so wichtiger ist es, dass die Praktikanten nicht nur als ein Teil der Stammbesatzung im Rettungsdienst eingesetzt, sondern statt dessen weiter kontinuierlich ausgebildet und trainiert werden.

1993 hat der Bund-Länder-Ausschuss »Rettungswesen« eine Empfehlung »Anforderungen an Lehrrettungswachen nach § 7 RettAssG« beschlossen. In diesen Empfehlungen wird ein Anforderungsprofil für sog. Lehrrettungsassistenten beschrieben. Gefordert werden notfallmedizinische Kenntnisse und Fähigkeiten, berufsbezo-

3

■ Abb. 3.7. **Rettungsassistenten als Ausbilder** [Foto: Berufsfeuerwehr München]

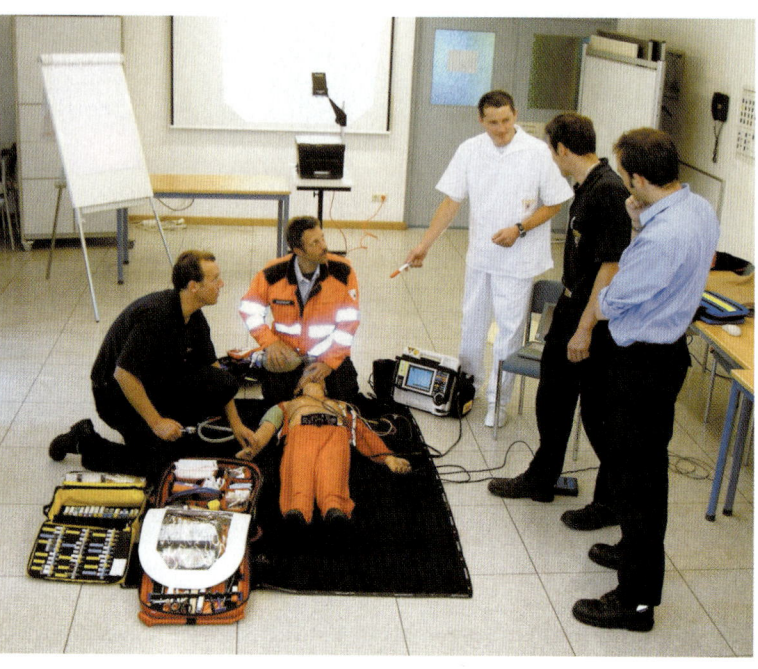

gene Rechtskunde, praktische Erfahrungen im Rettungsdienst, zielgruppengerechte Ausbildungsdurchführung, Fähigkeit zur objektiven Bewertung von Verhalten und Leistung, vorbildliches Verhalten, situationsgerechte Menschenführung und Fähigkeit zur Zusammenarbeit.

Von der Qualifikation und dem Engagement der Lehrrettungsassistenten wird es entscheidend abhängen, ob Schwächen des Rettungsassistentengesetzes mit ihren negativen Folgen abgemildert werden können. Gleichzeitig ist das Hineinwachsen in die Funktion des Lehrrettungsassistenten wichtig für das Selbstwertgefühl erfahrener Mitarbeiter im Rettungsdienst und eine mögliche erste Stufe im beruflichen Aufstieg.

Ausblick

Nur ein von gesundheitspolitischer Seite mit volkswirtschaftlich nicht nachvollziehbaren Einsparbegründungen erzwungener, notfallmedizinisch als Rückschritt zu definierender Wechsel zu einem reinen Paramedic-System würde eine fundamentale Veränderung der Tätigkeitsbereiche zur Folge haben.

Bei einer Novellierung des Rettungsassistentengesetzes wird auch darauf zu achten sein, dass nach dessen Inkrafttreten nicht mehr über viele Jahre nach Übergangsregeln ausgebildet werden darf, die die vom Gesetz vorgegebenen

Ausbildungsinhalte und -zeiten unterlaufen. Andernfalls würde die Inhomogenität des nichtärztlichen Personals im Rettungsdienst noch weiter verstärkt (Rettungssanitäter, Rettungsassistenten nach RettAssG 1989 nach Übergangsregeln und vollausgebildete Rettungsassistenten).

Spätestens dann muss ein den Ausbildungsmöglichkeiten angepasster, abgestufter Aufgaben- und Lernzielkatalog für den **Rettungssanitäter** definiert werden.

Lernen im Berufsfeld Rettungsdienst

4

Dieses Kapitel gibt einen Überblick über die vorhandenen Strukturen der Rettungsdienstausbildung in Deutschland. Es befasst sich mit Hilfestellungen für das Lernen und vermittelt die Grundlagen der medizinischen Fachsprache.

Lernziele

Rettungssanitäter und Rettungsassistent sollen
— die Bestandteile (Lernorte) der Rettungsdienstausbildung benennen,
— den Sinn der Aufteilung in die 3 Lernorte darstellen,
— wichtige Grundlagen in der Lernarbeit mit Büchern benennen können.

Darüber hinaus soll der Rettungsassistent
— verschiedene Bausteine der Fachtermini mit Beispielen benennen,
— Begriffe mit Hilfe eines medizinischen Wörterbuches zerlegen,
— Richtungsbegriffe in der Medizin nennen,
— die Ebenen des Menschen in der Anatomie beschreiben können.

Weitere Ziele

Der Auszubildende im Rettungsdienst soll
— Informationen und Tipps zum Lernen, zur Lernplanung und Prüfungsvorbereitung erhalten;
— einen Einblick in die medizinische Fachterminologie erhalten.

4.1   Einstieg in das Berufsfeld

Die Entscheidung, seine Betätigung im Rettungswesen zu suchen – ob haupt-, nebenberuflich oder ehrenamtlich –, bedeutet einen wesentlichen Schritt zu einer verantwortungsvollen Aufgabe am Menschen und somit auch in der Gesellschaft. Verantwortung zu übernehmen, ist aber sicherlich nicht der einzige Grund für die Entscheidung zum Rettungsdienst.

Fragt man Kollegen, welches die Gründe ihrer Berufswahl waren, erscheinen häufig Antworten, die auf folgende Eigenschaften verweisen: »Spannend und vielfältig – man weiß am Morgen nie, was einen an diesem Tag erwartet. Anspruchsvoll und herausfordernd – man ist immer mit seinen Grenzen konfrontiert.«

Gerade die Vielfältigkeit – die hohen Anforderungen und das Arbeiten an den Grenzen, die Verantwortung gegenüber lebensbedrohten oder schwer erkrankten bzw. verletzen Menschen – erfordert eine solide Grundausbildung, eine laufende Fort- bzw. Weiterbildung in Theorie und eine permanente Übung aller praktischen Fertigkeiten. Selbst der normale Alltag sollte der Fortbildung des im Rettungsdienst Tätigen dienen: Stressphasen sollten im Team analysiert werden, um daraus Lehren ziehen und Probleme in Zukunft besser bewältigen zu können. Leerläufe sollten genutzt werden, um Fachfragen zu diskutieren oder nachzuschlagen und um Handlungsabläufe zu optimieren. Wer sich also für dieses Berufsfeld entschieden hat, der geht einen ersten Schritt in einen le-benslangen Lernprozess hinsichtlich v. a. fachlicher, aber auch menschlicher Fragestellungen.

4.2   Lernorte der Ausbildung im Rettungsdienst

Dieses Lehrbuch soll alle Ausbildungteile von Rettungssanitäter und Rettungsassistenten begleiten, kann aber die schulische Ausbildung und den praktischen Einsatz in Krankentransport, Rettungsdienst und Klinik nicht ersetzen. Ein praktischer Beruf muss vor allem auch in der Praxis unter Anleitung und Aufsicht von Erfahrenen (hier: Lehrrettungsassistenten, Praxisanleitern, Ärzten und ggf. Krankenpflegepersonal) erlernt werden. Sowohl in der RettAssAPrV (🔴; Ausbildungs- und Prüfungsverordnung für Rettungsassistentinnen und Rettungsassistenten) als auch in der gemeinsamen Rahmenvereinbarung des Bund-Länder-Ausschusses für die Ausbildung der Rettungssanitäter (🔴; Grundsätze zur Ausbildung des Personals im Rettungsdienst) sind 3 Lernorte festgeschrieben: Schule, Klinik, Rettungswache. Jeder dieser 3 Lernorte beinhaltet besondere und abgrenzbare Ausbildungsmöglichkeiten und– wenn auch sehr pauschal formulierte – unterschiedliche Lernziele. Aufeinander abgestimmte Lerninhalte und ein koordinierter Wechsel zwischen diesen 3 Bereichen sind nicht nur wünschenswert, sondern unverzichtbar.

4.2.1 Schule

Die schulische (theoretische) Ausbildung macht einen sehr großen Teil der Gesamtzeit der Lehrgänge aus. Ihr obliegt neben den theoretischen Inhalten (s. RettAssA-PrV Anlage 1 und Lernzielkatalog für die Ausbildung im Rettungsdienst – s. dazu auch ► Kap. 41) die fachpraktische Ausbildung. Sie umfasst das Training der einzelnen Fertigkeiten, die in diesem Berufsfeld notwendig sind. In einem zweiten Schritt werden die Einzelmaßnahmen in den Gesamtzusammenhang eines Einsatzgeschehens gestellt. Solche Handlungsabläufe bei ausgewählten Notfällen sind wesentliche Schritte zum Erreichen der notwendigen Handlungskompetenz. Dennoch bleibt die Ausbildung in der Schule der Praxis Wesentliches schuldig, nicht zuletzt, weil es sich hier nicht um einen wirklich kranken Menschen handelt, sondern um einen Mitschüler oder ein Übungsphantom.

Die Simulation von Einsätzen kann natürlich niemals das gleiche Maß an persönlicher Verantwortung erzeugen wie das Arbeiten am realen Patienten; aber sie schafft die Möglichkeit in einer relativ stressfreien Atmosphäre und unter verantwortlicher Aufsicht einzelne Tätigkeiten und Handlungsabläufe zu trainieren. Angefertigte Protokolle dieser Notfälle können später mit realen Situationen verglichen werden. Es entsteht eine Grundlage der Verarbeitung des später Erlebten.

Stoffgliederung (Verordnung über die Tätigkeit als Rettungssanitäter [RsanV, Bayern, Stand 12/1990])
1) Innere Medizin und Pädiatrie
   a) Lebensbedrohliche Zustände einschließlich Vergiftungen
   b) Infektionskrankheiten
2) Psychiatrie
   a) Nerven- und Gemütskrankheiten
   b) Rauschzustände
   c) Krampfanfälle
3) Hygiene und Desinfektionslehre
4) Allgemeine Erste Hilfe
   a) Verbandlehre
   b) Betreuung
   c) Lagerung
   d) Transport von Notfallpatienten, sonstigen Kranken, Verletzten und Hilfsbedürftigen

▼

5) Instrumenten- und Apparatekunde unter besonderer Berücksichtigung der
   a) Reanimation
   b) Injektions- und Infusionstechnik
   c) Messung von Puls, Körpertemperatur, Atmung und Blutdruck
6) Besondere erste Hilfe
   a) in Fällen der innere Medizin
   b) in chirurgischen, psychiatrischen und pädiatrischen Fällen
   c) geburtshilfliche Notfälle
   d) Versorgung von Frühgeburten und Säuglingen
   e) Versorgung bei Unterkühlung, Strom- und Hitzschlag
7) Lehre über die beim Notfalleinsatz in Betracht kommenden Arzneimittel, deren Indikation, Wirkung und Nebenwirkungen
8) Organisation des Rettungsdienstes
   a) Fernmeldewesen
   b) Fahrzeug- und Gerätekunde
   c) Einsatzregeln
9) Rechtsgrundlagen

Lerninhalte für Rettungsassistenten [RA] und Rettungssanitäter [RS]

Liste der wesentlichen theoretischen Inhalte
- Naturwissenschaftliche Grundlagen [RA]
- Anatomie [RA, in reduziertem Umfang RS]
- Physiologie [RA, in reduziertem Umfang RS]
- Allgemeine Krankheitslehre/ Pathophysiologie [RA]
- Pharmakologie [RA]
- Hygiene [RA, RS]
- Notfallmedizin [RA, in reduziertem Umfang RS]
- Organisation des Rettungswesens [RA, RS]
- Einsatztaktik und technische Rettung [RA, in begrenztem Umfang RS]
- Funk- und Fahrzeugtechnik [RA, RS]
- Rechtliche Grundlagen [RA, in reduziertem Umfang RS]

Liste der praktischen Fertigkeiten – Übungen, die mit Übungsmaterial oder am Mitschüler durchgeführt werden (Beispiele)
- Techniken des Anhebens, Umlagerns, Lagerns und Tragens von Patienten [RA, RS]

▼

4

- Rettung aus lebensbedrohlicher Lage [RA, RS]
- Techniken der Ruhigstellung bei Verletzungen im Bereich der Wirbelsäule [RA, RS]
- Techniken der Ruhigstellung bei Verletzungen von Extremitäten [RA, RS]
- Techniken zur Blutstillung und Wundversorgung (Verbandlehre) [RA, RS]
- Lagerungen zur Stabilisierung des Kreislaufs (Schocklage, unblutiger Aderlass) [RA, RS]
- Assistierte und kontrollierte Beatmung inkl. korrekte Positionierung der Beatmungsmaske [RA, RS]
- Vorbereitung eines venösen Zugangs und Infusionstherapie [RA, RS]
- Assistenz bei medikamentöser Therapie [RA, RS]
- Techniken der Untersuchung und Überwachung eines Patienten [RA, in reduziertem Umfang RS]

Liste der praktischen Fertigkeiten - Übung an einem Phantom (Beispiele)
- Assistenz bei Beatmung und Intubation [RA, RS]
- Assistenz bei Zugang und Infusionstherapie [RA, in reduziertem Umfang RS]
- Assistenz bei der Versorgung eines Polytraumas (z. B. Thoraxdrainage) [RA, in reduziertem Umfang RS]
- Maßnahmen bei Kreislaufstillstand (Beatmung, Herzdruckmassage, Defibrillation) [RA, RS]
- Halbautomatische Defibrillation [RA, RS]
- Legen eines periphervenösen Zugangs [RA, RS]
- Korrekte Positionierung der Maske, bzw. Beatmung über die Gesichtsmaske [RA, RS]
- Platzierung der Larynxmaske [RA, RS]
- Intubation z. B. im Rahmen der Reanimation [RA, in reduziertem Umfang RS]
- Hilfe bei einer Spontangeburt [RA, RS]

4.2.2   Klinik

So weit die schulische Ausbildung für das praktische Handeln Grundlagen legen kann, so ist der Auszubildende damit meistens noch nicht in der Lage Maßnahmen korrekt durchzuführen oder im Ernstfalle adäquat zu handeln. Der wesentliche Schritt, eine Qualifikation für ein sicheres Handeln zu erzielen, liegt in der Ausbildung im Rahmen von klinischen Praktika. Bei Mängeln in den theoretischen

Kenntnissen besteht die Gefahr durch eine Überforderung in den Praktika einen wesentlich geringeren Lernerfolg zu erreichen.

> **Eine entscheidende Rolle kommt der Ausbildung in der Klinik zu, bei der unter Anleitung und Aufsicht von Ärzten und Fachpflegepersonal alle Verfahren zur Beurteilung, Überprüfung und Überwachung von Patienten sowie viele der notwendigen Assistenzmaßnahmen geübt werden können.**

Wesentliche Techniken zur Wiederherstellung und zur Aufrechterhaltung der lebenswichtigen Funktionen können unter kontrollierten Bedingungen und Aufsicht so lange trainiert werden, bis eine gewisse Sicherheit erreicht wird. Damit sollen die Auszubildenden systematisch auf die von ihnen erwartete, assistierende und selbstständige Tätigkeit vorbereitet werden.

Liste der praktischen Fertigkeiten – Übung am Patienten (Beispiele)
- Assistenz und Durchführung pflegerischer Maßnahmen [RA, RS]
- Techniken der Untersuchung und Überwachung eines Patienten [RA, in reduziertem Umfang RS]
- Bewertung der Untersuchungs- und Überwachungsergebnisse [RA, in reduziertem Umfang RS]
- Vorbereitung venöser Zugang und Infusionstherapie [RA, RS]
- Vorbereitung und Assistenz bei medikamentöser Therapie [RA, RS]
- Assistenz bei Zugang und Infusionstherapie [RA, RS]
- Blutabnahme, Legen eines periphervenösen Zugangs [RA, RS]
- Assistenz bei z. B. Thoraxdrainage [RA, in reduziertem Umfang RS]
- Maßnahmen bei Kreislaufstillstand (Beatmung, Herzdruckmassage, Defibrillation) [RA, RS]
- Korrekte Positionierung der Maske bzw. Beatmung über die Gesichtsmaske [RA, RS]
- Platzierung und Beatmung über die Larynxmaske [RA, RS]
- Assistenz bei Beatmung und Intubation [RA, RS]
- Intubation [RA, in reduziertem Umfang RS]

Diese Tätigkeiten müssen unter den speziellen Gesichtspunkten des Krankentransports und v. a. der Notfallmedizin geschehen, d. h. die Anleitenden müssen sich an den Notwendigkeiten und Möglichkeiten orientieren, die im präklinischen Bereich und unter Einsatz der unterschiedlichen Rettungsmittel, gegeben sind. Es bietet sich daher an, dass die Ausbildung in der Klinik von Notärzten durchgeführt, oder zu mindest ausreichend überwacht, wird.

Sinnvoll erscheint es, auch im Rahmen der Klinik alle Angebote an theoretischer Wissenserweiterung anzunehmen. Nutzen Sie die Möglichkeit Ärzte und Fachpflegepersonal zu fragen, Gesehenes und Gehörtes nach Dienstende aufzuarbeiten, und mit den Aussagen Ihres Lehrbuchs zu vernetzen. In diesem Zusammenhang sei erwähnt, dass Praktikanten grundsätzlich Klinikärzte mit den, beim Personal, üblichen Titel ansprechen sollten.

4.2.3   Rettungswache

Letztendlich können nur die praktische Tätigkeit im Rettungsdienst und beim Krankentransport auf den Beruf vorbereiten. Das umfangreiche Wissen und die vielen Fertigkeiten, erworben in Schule und Klinik, müssen dabei zusammenfließen und unter Anleitung vertieft und umgesetzt werden. Der Auszubildende sollte deshalb mit einem Praktikum im Krankentransport beginnen. Der Umgang mit nichtakut Erkrankten und Verletzten kann als Vorbereitung auf den Rettungsdienst unter verschiedenen Aspekten gesehen werden:
- geringe Gefahr einer plötzlichen Überforderung,
- erste Kontaktaufnahme zu Patienten im Rahmen des Berufsfeldes,
- Eingewöhnung in bestimmte Handlungsabläufe bei niedrigen Stressfaktoren.

Die Dauer des Krankentransportpraktikums ist individuell zu entscheiden und regional sehr unterschiedlich geregelt.

RettAssAPrV Anlage 1 (⊙; 3 Wochen Einführungspraktikum) und Lernzielkatalog für die Ausbildung im Rettungsdienst (160 Stunden) sehen in jedem Fall eine jeweils feste Stundenzahl auf der Rettungswache vor. Die gesamte Zeit des Praktikums sollte von einem kompetenten Praxisanleiter oder Lehrrettungsassistenten begleitet sein, der dafür Sorge zu tragen hat, dass die Lernziele im Rahmen dieses Ausbildungsabschnittes erreicht werden. Im Wachenpraktikum geht es um das gesamte Spektrum der im Rettungsdienst anfallenden Aufgabenstellungen und Tätigkeiten mit und ohne Notarzt.

Das **Rettungsassistentengesetz** (§ 7; ⊙) sieht als zweiten Ausbildungsabschnitt (praktische Tätigkeit) schließlich 1 Jahr (1600 Stunden) auf einer anerkannten Lehrrettungswache vor. Über diese 1600 Stunden hinweg muss der Praktikant zur selbstständigen und eigenverantwortlichen Tätigkeit als Rettungsassistent herangeführt werden. Als Mitarbeiter eines erfahrenen Rettungsassistenten, Praxisanleiters oder Lehrrettungsassistenten, der ihm zur Seite steht, muss der Praktikant Schritt für Schritt in diese Richtung gehen. Die besondere Problematik besteht nun darin, dem einzelnen Patienten ein Maximum an Überwachung zukommen zu lassen, ohne eigene Grenzen zu überschreiten.

Als Teammitglieder im **Notarztdienst** führen Rettungsassistenten (und Rettungssanitäter) einerseits unter ärztlicher Verantwortung Maßnahmen durch (Delegation), andererseits assistieren sie bei typischen Verfahren (Assistenz). Auch dafür ist durch den Anleiter Sorge zu tragen, bis dem Praktikanten diese Aufgaben in vollem Umfang übertragen werden können.

Die wesentliche Aufgabe des Auszubildenden besteht in dieser Ausbildungsphase in der Analyse der Einsätze. Erlebte Einsätze sollten dabei mit Kasuistiken aus der Fachliteratur (⊙) oder notierten Fallbeschreibung aus der schulischen Ausbildungsphase verglichen werden. Darüber hinaus werden vielfach Einsatzberichte in einem Berichtsheft gefordert. Im Aufzeichnen der Einsätze reflektiert der Auszubildende die Zusammenhänge von medizinisch-technischer sowie einsatztaktischer Seite. Einsatzprotokolle dienen als ein wichtiges Mittel, eine ergiebige und nachhaltige Einsatznachbesprechung auch mit Personen zu führen, die nicht unmittelbar am Geschehen beteiligt waren. Unabhängig von diesen Protokollen ist das Gespräch mit dem anwesenden Anleiter und/oder mit dem Notarzt ein wesentlicher Kern der praktischen Ausbildung. Einsatznach- und -vorbesprechung und eine vertiefte Schulung im Rahmen der gesetzlich vorgeschriebenen 50 Unterrichtseinheiten geben dem Auszubildenden erst die Möglichkeit sein Handeln bewerten und hinsichtlich seiner Fortschritte beurteilen zu können.

4

Liste der wichtigsten Aspekte in einer Einsatznachbesprechung mit Notarzt (Beispiele)

- Wie war der Notarzt mit der Übergabe zufrieden?
- Welche Qualität hatte das Notfallprotokoll?
- Welches Krankheitsbild lag vor?
- Passten alle Symptome zu dem Bild?
- Wie sind EKG-Bild und Befunde zu interpretieren?
- Welche zusätzlichen Komplikationen mussten bedacht werden?
- Wie ist die Qualität der Versorgung bis zum Eintreffen zu bewerten?
- Warum wurde diese Medikation gewählt?
- Wie war die Qualität der Assistenz?
- Wie war die Qualität des Transports aus der Sicht des Notarztes?
- Welche Empfehlungen gibt der Notarzt zur Vertiefung theoretischer Kenntnisse oder praktischer Fähigkeiten?
- Hätte es Alternativen gegeben?

Liste der wichtigsten Aspekte in einer Einsatznachbesprechung mit Anleiter (Beispiele)

- Wie war das Auftreten des Praktikanten?
- Wie war das Einschätzen der Notfallsituation?
- War die Kommunikation mit der Leitstelle korrekt?
- Wie war die Qualität der körperlichen Untersuchung und Befragung?
- Sind alle wesentlichen Maßnahmen ergriffen worden?
- Wie war die Qualität der einzelnen Maßnahmen?
- Wie ist die Einsatzabwicklung zu bewerten?
- War das Notfallprotokoll komplett?
- Wie war die Übergabe an den Notarzt/Klinikarzt?
- Was hätte die Qualität des Einsatzes verbessert?
- Gibt es Fragen, die später auf der Wache mit Hilfe von Fachliteratur o. Ä. zu klären sind?
- Gibt es Problemstellungen, die in die 50 Unterrichtseinheiten eingehen sollten?
- Was muss nach dem Einsatz durchgeführt werden, um wieder einsatzklar zu sein?

▼

Liste der wichtigsten Aspekte in einer Einsatzvorbesprechung (z. B. auf der Rettungswache oder auf der Anfahrt) mit dem Anleiter (Beispiele)

- Welches Material wird primär zum Einsatz mitgenommen?
- Gibt es wesentliche Besonderheiten, die bei diesem Einsatz beachtet werden müssen?
- Wer nimmt welches Material zum Einsatz mit?
- Wer soll primär den Patienten betreuen (Rolle am Patienten)?
- Wer übernimmt die Zuarbeit aus den Koffern heraus?
- Wie weit geht die Verantwortung für den Praktikanten, wann übernimmt der Anleiter?
- Wer führt die Übergabe an den Notarzt durch?
- Wer assistiert dem Notarzt?
- Wer übernimmt die verantwortliche Position bei der Transportbegleitung, wer hält sich beobachtend im Hintergrund?
- Wer führt die Übergabe im Krankenhaus durch?

Die Gestaltung der Lernphase auf der Lehrrettungswache wird durch verschiedene länderspezifische Vorschriften hinsichtlich ihrer Ausstattung genauer beschrieben. Unbedingt wünschenswert wären für den Praktikanten:

- Trainingsmöglichkeiten für wichtige Handlungsabläufe und Einzelmaßnahmen z. B. Reanimation, Maskenbeatmung, Intubation, periphervenöser Zugang, Immobilisation bei Verletzungen;
- regelgerechte Ausstattung für Desinfektion und Hygienemaßnahmen;
- Verfügbarkeit von Fachbüchern, Nachschlagewerken und Zeitschriften.

4.3 Lernen im Berufsfeld

Viele Auszubildende im Rettungsdienst haben schon längere Zeit »keine Schulbank mehr gedrückt« oder haben Schule in einem Kontext kennen gelernt, in dem keine praktischen Fertigkeiten vermittelt wurden. So mag die Ausbildung im Rettungsdienst auf die eine oder andere Weise zunächst schwer fallen. Unabhängig davon ist die Ausbildung im Rettungsdienst eine Ausbildungsform mit einer hohen Eigenverantwortlichkeit der Auszubildenden. Das heißt, dass viele Inhalte sich nur durch häufiges Wiederholen, intensives, selbstständiges Trainieren und Übung in verschiedenen Stufen (Übungsphantom – Mitschüler – Patient) für Praxis **und** Prüfung beherrschen lassen. Gleichzeitig ist die Zeit des Lehrgangs immer begrenzt, und so kann für jedes Thema nur ein bestimmter – oft als zu knapp empfundener – Zeitrahmen bestehen. Zwischen diesen beiden Polen findet sich der Auszubildende wieder, und sein Blick richtet sich auf die Prüfung. Deshalb soll an dieser Stelle einige wesentliche Tipps zum Lernen im Berufsfeld Rettungsassistent gegeben werden, und zwar vorrangig für die Praxis und für die Prüfung.

4.3.1 Lesen mit Methode

Drei-Gang-Methode

- Zunächst ist es sinnvoll einen Text zu überfliegen und sich damit einen ersten Eindruck zu verschaffen, worum es in diesem Text geht. Diese Vorarbeit erlaubt es, sich für die weiteren Schritte selbst zu strukturieren.
- Lesen Sie im zweiten Arbeitsgang **gezielt**.
- Fassen Sie im dritten Schritt das Gelesene zusammen. Am besten Sie schreiben diese Zusammenfassung auf und zwingen sich damit, Formulierungen konsequent anzutrainieren. Zudem lassen sich diese Zusammenfassungen für Einträge und Berichte im Rahmen des Nachweisheftes sehr gut einsetzen.

Strukturieren

- Markieren: Einsatz von Farben.
  Mit einem Textmarker den Kerngedanken hervorheben. Mit anderen Farben Wichtiges hervorheben. Überlegen Sie sich ein System von Farben und versuchen Sie, dieses System konsequent beizubehalten. Damit strukturieren Sie ein ganzes Buch nach ihrer Arbeitsweise. Versuchen Sie, dieses Farbsystem auch auf Ihre Karteikärtchen oder Ihre Papierfarbe zu erweitern. **Beispiel:** Sie verwenden **Gelb** als Kennzeichnung für Anatomisches, **Blau** für Symptome und **Rot** für Maßnahmen, dann sollten **die Begriffe** auf **Karteikärtchen dieser Farbe** geschrieben werden.
- Schematisieren: Einsatz von Schemata
  Egal ob Sie einzelne Gedanken weiterverfolgen und in Büchern, im Internet, in ihren Skripten auf Spurensuche wie Sherlock Holmes gehen oder ob Sie Bereich

für Bereich lernen, Sie werden schnell den Blick für das Ganze verlieren. Stellen Sie Zusammenhänge her. Versuchen Sie, Abläufe in Wenn …-dann …-Schemata umzuformulieren. Sie können diese Schemata auch skizzenhaft in Flussdiagrammen darstellen. Damit verschaffen Sie sich einen zusätzlichen Überblick, ähnlich einem Lageplan (Beispiel: ◘ Abb. 4.1).

- Brücken bauen: Einsatz von Verknüpfungen
  Nutzen Sie die altbewährte Methode von sogenannten Eselsbrücken. Ob es Verse wie »333 … bei Issos Keilerei« oder Verbindungen zwischen alltäglichen, absolut medizinfremden Dingen und Fachtermini sind, spielt keine Rolle. Es sind **Ihre** Eselsbrücken, von denen nie ein Mensch erfahren wird. Wichtig allein ist, das diese Verknüpfungen funktionieren. Sie behalten schwierige Dinge auf denkbar einfachste Weise, und damit wird Speicherplatz für andere Dinge freigehalten.

Unklares notieren

Gewöhnen Sie sich an, Unklares oder Unbekanntes in einem Text sofort aufzuschreiben. Schlagen Sie es sobald wie möglich nach oder fragen Sie Ihren Dozenten.

In der Medizin kommt es immer wieder zu dem Problem, dass scheinbar unvereinbar gegensätzliche Aussagen zu ein und der selben Fragestellung zu lesen sind. Dabei ist zu berücksichtigen, dass in der Medizin verschiedene Schulen am Wirken sind und so z. T. variierende Aussagen parallel existieren. Welche Aussage für die Prüfung relevant ist, ist ein Problem, das oft nur durch ein Gespräch mit den Dozenten geklärt werden kann.

Lesen und Behalten

Sie sollten sich mit einem Lernbereich unbedingt mehrmals konfrontieren. Lesen Sie also bestimmte Abschnitte mehrmals durch und prüfen Sie sich dabei selbst, wie viele Fakten (insbesondere Kerngedanken aber auch Details) Sie noch behalten hatten.

4.3.2 Lernen als Arbeit

Lernen ist nicht nur ein innerer Erwerb von Wissen bzw. Fähigkeiten. Lernen sollte für Sie wie Arbeit werden, und dazu gehören auch äußere Bedingungen, wie Arbeitsplatz, Arbeitszeit, gezieltes Verhalten, Motivation und Planung.

4

◘ Abb. 4.1. **Skizze eines handgeschrieben Flussdiagramms zum Thema Kreislaufstillstand**

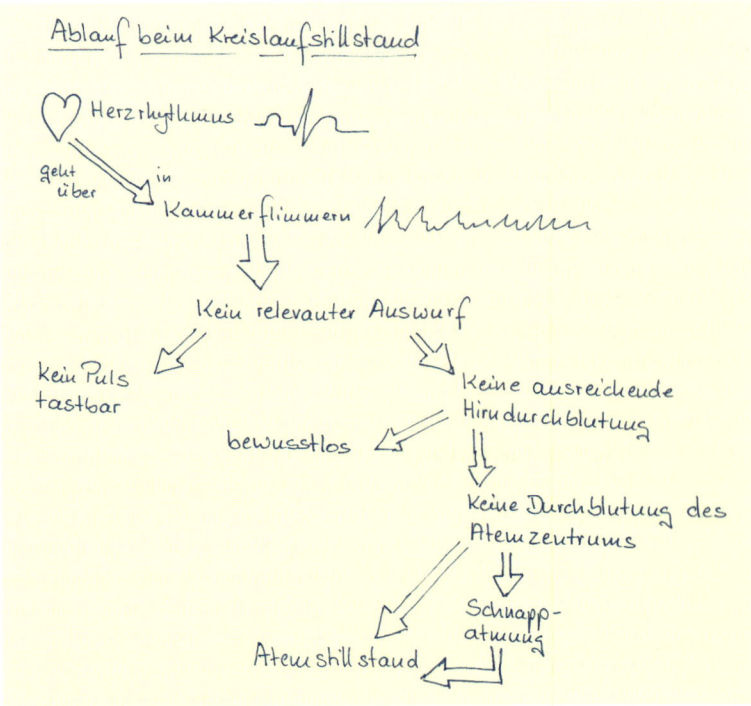

Arbeitsplatz

Allgemein werden empfohlen: ein entsprechender Schreibtisch – so groß, dass alle benötigten Dinge Platz finden, ein nicht zu bequemer Stuhl, frische Luft und eine Raumtemperatur knapp unter der Behaglichkeitsgrenze sowie eine räumliche Trennung zu einem Ort der Entspannung.

Arbeitszeit und Pausen

Wählen Sie die Tageszeit aus, in der Sie am besten Lernen können. Versuchen Sie möglichst, eine genaue Tagesplanung der Lernzeit aufzustellen. Planen Sie konsequent Pausen ein. Denken Sie an eine ausreichend lange Mittagspause und weitere Erholungsphasen.

Belohnen Sie sich mit Erholungsphasen, die räumlich und inhaltlich weit entfernt von ihrem Arbeitsplatz und ihren Lerninhalten sind.

Lernverhalten

Lerntyp

Die durchschnittlichen Werte des Behaltens in Abhängigkeit von der Lernmethode variieren stark, je nachdem welchem Lerntypus man angehört (◘ Tabelle 4.1). Die klassischen Lerntypen sind:

– akustischer Lerntyp:
  nimmt sein Wissen großteils über Zuhören, lautes Lesen, Gespräche auf,
– visueller Lerntyp:
  über Lesen, Darstellungen und Graphiken,
– taktiler Lerntyp:
  über Anfassen, Bauen, Fertigen.

Unabhängig vom Lerntyp ist eine höhere Behaltensquote zu erwarten, wenn synergetische Effekte des Lernens ausgenutzt werden. So ist es sinnvoll, mehrfach zu lesen (s. oben: Drei-Gang-Methode) und Lesen mit Hören und anschließendem Handeln zu verknüpfen (s. unten).

◘ Tabelle 4.1. **Durchschnittswerte des Behaltens bei den verschiedenen Aufnahmewegen (in %)**

Nur gehört	20
Nur gelesen	30
Gehört und gelesen	50
Gelesen und laut gesprochen	70
Gehört, gelesen und selbst angewendet	90

Methodik

Mögliche Methoden des Übens und Wiederholens sind:

- Vor dem Schlafengehen wiederholen.
- Sich selbst laut vorsprechen oder aufnehmen und abspielen.
- Die 5 Kerngedanken zu einem Abschnitt aus dem Gedächtnis aufschreiben und dann ein Schema zeichnen (Flussdiagramm).
- Ständiges Neugliedern des Stoffes; neue Überschriften bilden.
- Stichworte herausschreiben und danach laut für sich einen Vortrag halten.

Arbeitsstörung

Sollten Sie im Rahmen einer Selbstbeobachtung feststellen, dass ihre Arbeit (das Lernen) in irgendeiner Weise gehemmt wird, dann versuchen Sie möglichst sofort herauszufinden, welche Arbeitsstörung vorliegt, und ergreifen Sie Gegenmaßnahmen. Typische Arbeitsstörungen und einige geeignete Reaktionen darauf:

- Fremdunterbrechungen:
  - Wählen Sie eine andere Tageszeit,
  - schalten Sie ihr Handy aus, Schild an die Tür etc.
- Zu wenig Arbeitszeit:
  - Überarbeiten Sie ihren Plan.
- Häufige eigene Unterbrechung der Arbeit:
  - Ändern Sie ihre Pausenplanung, bauen Sie kürzere Lernphasen ein,
  - arbeiten Sie weiter bis zum Lernziel und schaffen Sie sich eine Motivation durch kleine Belohnungen.
- Viel gearbeitet, wenig gelernt:
  - Verändern Sie ihr Lernverhalten, beißen Sie sich nicht an Einzelproblemen fest,
  - Übungsphasen einplanen.
- Erschöpfung, Unlust, Unruhe und Angst:
  - Beachten Sie ihre Leistungskurve, überprüfen Sie ihr Pausenverhalten,
  - reduzieren Sie Genussmittel, treiben Sie zusätzlich Sport und machen Sie ein Entspannungstraining.

Techniken zur Stoffaufarbeitung

Für die Aufgabenstellung einen Bericht anfertigen zu müssen (Berichtsheft) oder für das Problem, sich einem Themengebiet zu nähern, das einem unübersehbar erscheint, können folgende 2 Techniken eine nützliche Hilfestellung sein:

- Brainstorming:
  Nehmen Sie sich ein Päckchen Karteikarten oder Zettel und stellen Sie sich dem Thema mit einer offenen Frage, z. B. »Was fällt mir zu Hypertonus alles ein?« Schreiben Sie jetzt alle Stichpunkte einzeln auf Kärtchen. Geben Sie sich zunächst keinerlei Beschränkungen und lassen Sie alle Ideen zu.
- Mind-Mapping:
  Jetzt stehen Sie vor einem riesigen Berg an Stichworten, die keinerlei Systematik besitzen. Dafür sorgt erst die zweite Technik. Schreiben Sie ihre Fragestellung auf ein Blatt und legen Sie es auf den Boden. Wählen Sie nun ein wesentliches Stichwort aus und legen Sie es daneben. Dies ist Ihr erster Ast. Alle weiteren Stichworte, die dazu passen legen Sie in einer Reihe daneben. Treffen Sie auf ein Stichwort, das sich nicht an diesen Ast legen lässt, eröffnen Sie einen neuen. Verfahren Sie in dieser Weise weiter, bis alle Stichworte einem Ast zugeordnet sind. Damit haben Sie eine Grundstruktur, die sich schnell verfeinern lässt (◘ Abb. 4.2).

Motivation

Schaffen Sie sich ein körpereigenes Antiträgheitsmittel. Stellen Sie sich vor, wie es sich anfühlt, wenn Sie die Urkunde in ihren Händen halten. Dieses Bild, so intensiv wie

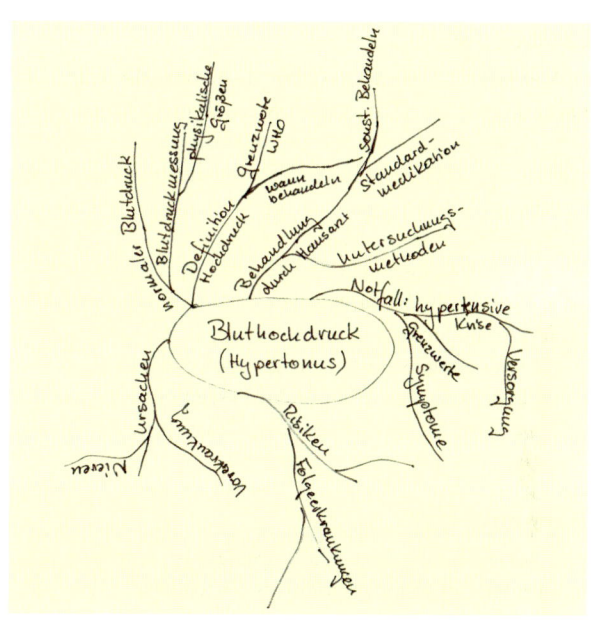

◘ Abb. 4.2. **Skizze einer Mind-Map zum Thema Hypertonus**

4

möglich vorgestellt, wird bei ihnen positive Energien freisetzen, so oft Sie es sich vor das innere Auge rufen.

Wenn Sie eine **Lernblockade** spüren, dann schaltet ihr Hirn gerade auf stur; es weigert sich, Informationen aufzunehmen. Das könnte folgende Gründe haben: zu viel auf einmal, zu ähnliche Informationen, Prüfungsangst. Versuchen Sie zuerst, die Ursache der Blockade festzustellen. Dann machen Sie eine Pause und beginnen von vorn. Achten Sie auf ihr eigenes Antiträgheitsmittel und motivieren Sie sich erneut. Versuchen Sie, an die Informationen anders heranzugehen, z. B. durch Recherchen in Nachschlagewerken oder im Internet. Im Serviceteil des Buches und auf www.lehrbuch-rettungsdienst.de finden Sie weiterführende Literatur und Links zu entsprechenden Internetseiten, die Ihnen hier weiterhelfen können.

Planung

Lernen sollte geplant werden. Die Menge der investierten Zeit sollte zum Ergebnis in einem vernünftigen Verhältnis stehen. Deshalb planen Sie langfristig, z. B. in Wochenplänen jede Woche ein bestimmtes Thema zu erarbeiten. Setzen Sie sich hierbei ein Ziel, was Sie nach der Bearbeitung können sollten (Lernziel). Planen Sie die letzten Wochen vor der Prüfung konsequent durch. Sie haben mit ihrer laufenden Wochenplanung Erfahrungen gesammelt, die Ihnen jetzt von Nutzen ist. Planen Sie auch langfristig Pausen und Erholungsphasen ein.

Lernkontrollen

»Erkläre den Sachverhalt einem Menschen, der keine Ahnung davon hat. Wenn dieser Mensch es versteht, dann hast du es auch verstanden.« Neben dieser Empfehlung gibt es noch einige weitere Grundregeln für persönliche Lernkontrollen:

- Sich von anderen abhören lassen.
- Sich selbst Fragen zum Text stellen und diese laut oder schriftlich beantworten.
- Vorgegebene Fragen beantworten, z. B. Multiple-Choice-Fragen aus entsprechenden Sammlungen.
- Kasuistiken bearbeiten und die eigene Lösung mit der kritischen Lösung am Ende der Kasuistik vergleichen (◐).

Prüfungsangst

Das beste Mittel gegen Prüfungsangst ist eine gute Vorbereitung. Insbesondere wenn Sie nach einem Plan lernen und damit gut zurecht kommen, werden diese Er-

fahrungen Sie sehr beruhigen. Dennoch gibt es weitere Tipps:

- Holen Sie sich alle Informationen über diese Prüfung.
- Reden Sie mit den Prüfern.
- Informieren Sie sich über die Lernzielformulierungen und Anforderungen für die Prüfung.
- Reden Sie mit Menschen, die die Prüfung bereits **bestanden** haben.
- Wenden Sie Entspannungstechniken an.
  Unmittelbar vor der Prüfung:
- Stoppen Sie negative Gedanken: kein Prüfling weiß alles!
- Formulieren Sie negative Gedanken um: »Ich weiß auf keinen Fall genug« in »Ich weiß immerhin eine ganze Menge« etc.
- Keinen neuen Stoff mehr lernen, lieber das Gelernte einüben.
- Versuchen Sie sich vorzustellen, wie Sie den Verlauf der Prüfung aktiv gestalten.

4.3.3   Effektives Wortschatztraining

In der Medizin wird wie in nahezu allen anderen Wissenschaften eine eigene Fachsprache benutzt. Deshalb ist es erforderlich, sich bei einer Tätigkeit im Rettungsdienst mit der medizinischen Fachsprache (Terminologie) auseinanderzusetzen und sich eine Basis an Fachbegriffen anzueignen. Die wichtigsten Fachbegriffe, die in diesem Buch verwendet werden, sind im Serviceteil als Glossar zusammengefasst und kurz erläutert, oder sind über das Stichwortverzeichnis im Text aufzufinden. Diese beiden Wortverzeichnisse ersetzen jedoch kein medizinisches Wörterbuch. Im Abschnitt 4.4 wird eine allgemeine Einführung in die medizinische Fachsprache gegeben, um das Grundverständnis zu verbessern und dadurch den Umgang mit medizinischen Begriffen zu erleichtern.

Für ein effektives Wortschatztraining können folgende 3 Schritte empfohlen werden:

1. Das Fremdwort in seine Bestandteile zerlegen und so den Sinn erschließen (▶ Kap. 4.4).
2. Das Fremdwort in einem (aktuellen) medizinischen Wörterbuch nachschlagen.
3. Das Fremdwort mit der Erklärung auf einer Karteikarte notieren, lernen und wiederholen.

4.4 Terminologie

Den historischen Wandlungen des Faches Medizin entsprechend fanden verschiedene Sprachen Einzug in die medizinische Fachsprache, die uns heute als ein Sammelsurium erscheinen mag. Die Wurzeln unserer abendländischen Medizin liegen im antiken Griechenland; so finden wir eine Vielzahl griechischer Bezeichnung auch als Fachbegriffe wieder. Mit der Vorherrschaft der Römer über den gesamten europäischen Raum wurde Latein zur allgemeinen Wissenschaftssprache und behielt diese Stellung über das ganze Mittelalter hinweg bis nahezu ins 20. Jahrhundert. Dies führte zu dem Phänomen, dass viele Krankheiten, Organe usw. sowohl einen lateinischen als auch griechischen Fachbegriff besitzen (◘ Tabelle 4.2).

Durch die Vielfalt der sprachlichen Wurzeln und das Eindeutschen bestimmter Begriffe ergaben sich oft mehrere Schreibweisen einzelner Bezeichnungen. So kann für c ein k oder auch ein z geschrieben werden. Für die Umlaute ä oder ö wird häufig e verwendet (◘ Tabelle 4.3).

Krankheiten wurden dagegen häufig nach demjenigen benannt, der sie erstmals beschrieben hatte, z. B. **Morbus** (lateinisch: Krankheit) + **Name**, später dann eher mit **Name** + dem Begriff **Syndrom** (engl.: »syndrome«) belegt (◘ Tabelle 4.4).

◘ Tabelle 4.2. Beispiele lateinischer und griechischer Terminologie

Organ	Lateinische Bezeichnung		Griechische Bezeichnung	
Magen	Venter	ventral (bauchwärts)	Gaster	Gastroskopie (Magenspiegelung)
Gebärmutter	Uterus	Uterusruptur (Gebärmutterriss)	Hyster	Hysterektomie (Gebärmutterentfernung)
Herz	Cor	Cor pulmonale (Herzschwäche durch Lungenerkrankung)	Kardia	Elektrokardiographie (Registrierung der Aktionspotentiale des Herzens)

◘ Tabelle 4.3. Unterschiedliche Schreibweisen

Zyanose	Cyanose	Blauverfärbung der Haut
Cardio-	Kardio-	Herz-, zum Herz gehörend
Äthanol	Ethanol	Genussalkohol
Ödem	Edema	Wasseransammlung

◘ Tabelle 4.4. Benennung unterschiedlicher Krankheiten nach den »Entdeckern«

Morbus Koch	Robert Koch 1843–1910, Berlin	Tuberkulose
Morbus Parkinson	James Parkinson 1755–1824, Hoxton	Störung der Dopaminausschüttung (Neurotransmitter) im Gehirn
WPW-Syndrom (Wolff-Parkinson-White-Syndrom)	Louis Wolff, 1898–1972 und Paul D. White, 1886–1973, Boston; John Parkinson, 1885–1976, London	Überleitungsstörung durch zusätzliches Leitungsbündel im Herzen
Down-Syndrom	John L. Down, 1828–1896, London	(Mongolismus), Trisomie 21: genetischer Defekt

4

Viele Erstbeschreiber von Phänomenen oder Entdecker von anatomischen bzw. physiologischen Fakten, oder auch pathophysiologischen Besonderheiten, sowie Begründer einer Maßnahme fanden mit ihrem Namen Einzug in die Fachsprache (◘ Tabelle 4.5).

In der zweiten Hälfte des 20. Jahrhunderts etablierte sich Englisch als allgemeine Wissenschaftssprache für die moderne Welt, mit der Folge, dass moderne Fachbegriffe meist alle aus dieser Sprache gebildet werden und sich, zusätzlich wie im angloamerikanischen Sprachraum üblich, immer mehr Abkürzungen durchsetzen, z. B. SID, HELLP oder Aids (◘ Tabelle 4.6).

Das Zerlegen eines medizinischen Fachbegriffs

Die Schwierigkeit genaue anatomische Beschreibungen verbunden mit der räumlichen Anordnung zu beschreiben, erforderte eine Fülle von Richtungsbegriffen. Dabei wurden griechische und lateinische Vorsilben verwendet. Wichtige Vorsilben (Präfixe) sind in ◘ Tabelle 4.7 zusammengestellt.

Ein weiterer wichtiger Bestandteil sind Vorsilben, die die Art und Weise eines Sachverhaltes beschreiben; diese sind in ◘ Tabelle 4.8 aufgeführt.

In der medizinischen und naturwissenschaftlichen Fachterminologie finden sich sowohl lateinische als auch griechische Vorsilben, die Zahlen und Mengen beschreiben (◘ Tabelle 4.9).

Nachsilben (Suffixe) beschreiben, um welche Form der Störung es sich handelt bzw. welche Art des Eingriffs vorliegt (◘ Tabelle 4.10).

Wichtige Begriffe/Silben für die Nennung eines Organs, eines Gewebes oder einer Substanz findet man in ◘ Tabelle 4.11.

Allgemeine Begriffe für anatomische Strukturen sind in ◘ Tabelle 4.12 aufgeführt.

Allgemeine Begriffe für Störungen bzw. Schäden entnehmen Sie ◘ Tabelle 4.13.

Beispiel für das **Zerlegen von Fachbegriffen:**

- Hämaturie:Hämat/ur/ie
- Hämat(o) = Blut + ur(o) = Urin + ie = Hauptwort/Zustand
- Bluturinzustand: krankhaftes Erscheinen von Blut im Urin

◘ Tabelle 4.5. **Benennung unterschiedlicher Zeichen/Symptome nach ihren »Entdeckern«**		
(Morgagni)-Adams-Stokes-Anfall (MAS, ASA)	Robert Adams, 1791–1875 und William Stokes,1804–1878, Dublin; Giovanni Morgagni, 1682–1771, Padua	Kardial bedingte synkopale Anfälle
Babinski-Reflex	Joseph F. Babinski, 1857–1932, Paris	Pathologischer Reflex beim Erwachsenen
Esmarch-Handgriff (Esmarch-Heiberg-Handgriff)	Johann F. v. Esmarch, 1823–1908, Kiel; Jacob Heiberg, 1843–1888, Oslo	Handgriff zum Freimachen der Atemwege
Kußmaul-Atmung	Adolf Kußmaul, 1822–1902, Heidelberg u. Straßburg	Vertiefte Atmung bei metabolischer Azidose
Purkinje-Fasern	Johannes E. v. Purkinje, 1787–1869, Breslau u. Prag	Teile des Reizleitungssystems des Herzens

◘ Tabelle 4.6. **Beispiele englischer Bezeichnungen**

Abkürzung	Englisch	Deutsch	Erläuterung
SID	Sudden Infant Death	Plötzlicher Kindstod	Erscheinung unerwarteter und ungeklärter Kindstode
HELLP	Hemolysis, Elevated Liver enzyms, Low Platelets	Hämolyse, erhöhte Leberenzymwerte, niedrige Zahl der Blutplättchen	Seltenes Erkrankungsbild in der Spätschwangerschaft (Spätgestose)
Aids	Acquired immune deficiency syndrome	Erworbenes Immundefektsyndrom	Schwere Infektionserkrankung

◘ Tabelle 4.7. **Präfixe für »Richtungsangaben«**

Lateinische Vorsilbe	Griechische Vorsilbe	Beispiele	Deutsche Bedeutung
acc-, ad-, af-, akk-, app-		Accessorius, afferens, Adsorption	an, heran, nahe, hinzu
de-, des-		Desinfektion, Defibrillation	ent-, ab, weg, herab
	endo, en-, ent-	endoplasmatisch, Endokard	innerhalb, innen drinnen, in … hinein
	ep-, eph-, epi-	Epikard, epidural	aussen, auf, darüber, oberhalb, oben
ex-	e-, ec-, ek-	Eklampsie, Ekzem	aus, heraus, von etwas weg, ent-, vor-
extra	ekto-, exo-	Extrapyramidal, Ektoplasma	außerhalb, außen liegend
in-, im-		Implantation	in, hinein
inter-		Interkostalraum, Interferon	zwischen
intra, intro		Intrazellulär, intravenös,	innerhalb, innen drinnen, in…hinein
medi-	mes-	Mediastinum, Mesenzephalon	mittig
	meta-	Metakarpale	nach, hinter, später
	para-, par-	parasternal, paravenös	daneben, neben, abweichend, teilweise
per-	peri-	perakut, Perforation, Perikard	umher, hin-durch, Zer-, Ver-, sehr,
post-		Posttraumatisch	nach, hinter, später
prae-, pre-,	pro-	Prostata, Prodromalstadium	vor-stehend, vorn, vorzeitig,
sub-		A.subclavia, subdural	unter, unten, nahe bei
super-, supra-		suprapubisch, superficialis,	außen, auf, darüber, oberhalb, oben
trans-		transkutan, Transmitter,	hinüber, von… nach, hindurch

4

🔴 Tabelle 4.8. **Präfixe für »Art und Weise«**

Lateinische Vorsilbe	Griechische Vorsilbe	Beispiele	Deutsche Bedeutung
a-, ab-, abs-	a-, an-, ar-	Asepsis, Apnoe, Arrhythmie, Ananlgesie	weg, fehlend, un-, -los, -leer
	anti-	Antagonist, Antiaemetika	gegen
	brady-	Bradykardie, Bradypnoe	langsam
	dia-	Diastole, Diaphragma	hindurch, zwischen
	dys-	Dyspnoe, Dysregulation	miss-, un-, fehlerhaft
	hyper-	Hypertonus, Hyperglycämie	oberhalb, zu viel bzgl.der Norm
	hypo-, hyp-	Hypotension, Hypoglycämie,	unterhalb, zu wenig bzgl. der Norm
in-, im-		inaktivieren, indifferent	um-, ohne-, nicht-
	iso-, is-	isokor, isoton	gleich, ähnlich
	makro-, mega-	Makrophage, Akromegalie	groß
	ortho-	Orthopnoe, orthostatisch	aufrecht
	pseud-	Pseudokrupp	falsch, Schein-
re-		Reanimation, Reflimmern, Reentry	nochmals, wieder
	sy-, sym-, syn-	Systole, Synkope, Symphyse	zusammen
	tachy-	Tachykardie, Tachypnoe	schnell

🔴 Tabelle 4.9. **Präfixe für »Zahl und Menge«**

Lateinisch	Griechisch	Deutsche Bedeutung
uni-	mono-	eins
duo-, bi-	di-	zwei
tri-	tri-	drei
quatr-	tetra-	vier
quint-	penta-	fünf
sext-	hexa-	sechs
semi-	hemi-	halb
multi-	poly-	viele, mehrere
	oligo-	einige, wenige
a-	an-	keine

■ Tabelle 4.10. **Suffixe für die Art des Eingriffs, der Störungsprozesse und -zustände**

Nachsilbe	Beispiele	Deutsche Bedeutung
-ämie	Urämie, Anämie	Das Blut betreffend
-al	kranial, kaudal, vasal, parenteral	Zu einem anatomischen Bereich gehörend
-ie	Urämie, Arrhythmie	Zustand, Hauptwort
-in	Insulin, Orciprenalin, Atropin	Hormon, Medikament, Substanz
-ismus	Meningismus, Botulismus	Normabweichung, Erkrankung
-itis	Bronchitis, Meningitis	Entzündung
-logie, logo	Logorrhö, Biologie	Lehre von, Wort
-lyse	Hämolyse, Thrombolyse	Auflösung
-ös, -oes	ödematös, venös	Adjektiv
-om	Hämatom, Adenom	Geschwulst
-ose, -osis	Tuberkulose, Azidose, Glucose, Fructose, Osmose	Krankhafte Veränderung, Zuckerverbindung, physikalischer Vorgang
-rrhagie, -rrhoe	Hämorrhagie, Diarrhö	Fluss, Ausfluss
-skop(-ie)	Stethoskop, Gastroskopie	Schau, Betrachtung
-tion, -ation	Reanimation, Operation	Prozess, Vorgang, Produkt
-zid	Fungizid, Suizid	Tödlich, tötend
-ton	hypoton, isoton, vagoton	Normwert betreffend, Spannung, Erregung
-top	Ektopie, monotop	Örtlich, einen Herd betreffend

4

◻ Tabelle 4.11. **Wichtige Silben, die Organe/Substanzen/Gewebe darstellen**

Griechische Silbe	Lateinische Silbe	Bedeutung
Angio-	Vaso-	Gefäß
Gluc-, Glyk-		Blutzucker
Oxi-, Oxy-		Sauer(stoff),
Häm(ato)-,		Blut
Hydro-		Wasser
Laryng(o)-		Kehlkopf
Meningo-		Hirnhäute
Nephro-	Ren-	Niere
Neuro-		Nerv
Oro-		Mund
Pharyng(o)-		Rachen
Pneumo-	Pulmo-	Lunge
Uro-		Harn, Harnwege
Zerebro-	Encephal-	Hirn
Zephalo-	Crani-	Kopf

◻ Tabelle 4.12. **Begriffe für anatomische Strukturen**

Bifurkation	Aufteilung, Zweiteilung
Diaphragma	Trennschicht, Scheidewand
Ductus	Gang
Foramen	Loch
Fossa	Graben, Grube
Ligamentum	Band
Plexus	Geflecht
Processus	Fortsatz, Fortgang
Ramus	Ast
Septum	Scheidewand
Sinus	Vertiefung, Höhle
Truncus	Stamm
Tuba, Tubus	Trompete, Röhre, Schlauch
Tunica	Schicht, Haut, Wand

◻ Tabelle 4.13. **Begriffe für Störungen/Schäden**

Fraktur	Bruch
Ruptur	Riss
Perforation	Durchbruch
Infarkt	Gewebsuntergang nach Gefäßverschluss
Shunt	Kurzschluss der Durchblutung, Nebenschluss, Weiche
Spasmus	Krampf

4.5 Richtungs- und Lagebegriffe in der Medizin

Viele Lage- und Richtungsbezeichnungen des menschlichen Körpers orientieren sich an anatomischen Begriffen; zusammen mit den Ebenen- und Achsenbezeichnungen sind sie in ◘ Abb. 4.3 erläutert.

❯ **Grundsätzlich geht jede Richtungsangabe vom betroffenen Menschen aus.**

Ulnar (ellenwärts) und radial (speichenwärts) sind Bezeichnungen, die unabhängig von der Position der Hand und des Unterarms – im Gegensatz zu Bezeichnungen wie innen und außen – eindeutig jeweils eine Seite des Armes kennzeichnen. Ähnliches gilt für die Begriffe kranial (kopfwärts) und kaudal (steißwärts), die in jeder Lage einer Person – besser als oben oder unten – eine eindeutige Zuordnung ergeben.

Weitere in der medizinischen Fachsprache übliche Begriffe beziehen sich auf die in ◘ Tabelle 4.14 beschriebenen Ebenen und Achsenbezeichnungen.

Übungsfragen zu diesen Thema finden Sie auf der Homepage (www.lehrbuch-rettungsdienst.de).

◘ Tabelle 4.14. Typische Richtungsangaben

Deutsche Bedeutung	Richtungsangabe	Beispiel
vor, vorne	anterior	A. tibialis anterior
vorne, bauchwärts	ventral	
hinter	posterior	A. tibialis posterior
rückenwärts	dorsal	A. dorsalis pedis
innen	interior, intern	A. carotis interna
außen	exterior, extern	A. carotis externa
der Körpermitte näher	proximal	
der Körpermitte ferner	distal	distale Pulse
in der Mitte	medial	
seitlich von	lateral	Lateralinfarkt
zum Kopf hin	kranial	
steißwärts	kaudal	
rechts	dexter, dextra	
links	sinister, sinistra	
über	superior	V. cava superior
unter	inferior	V. cava inferior

A. = Arteria, *V.* = Vena.

4

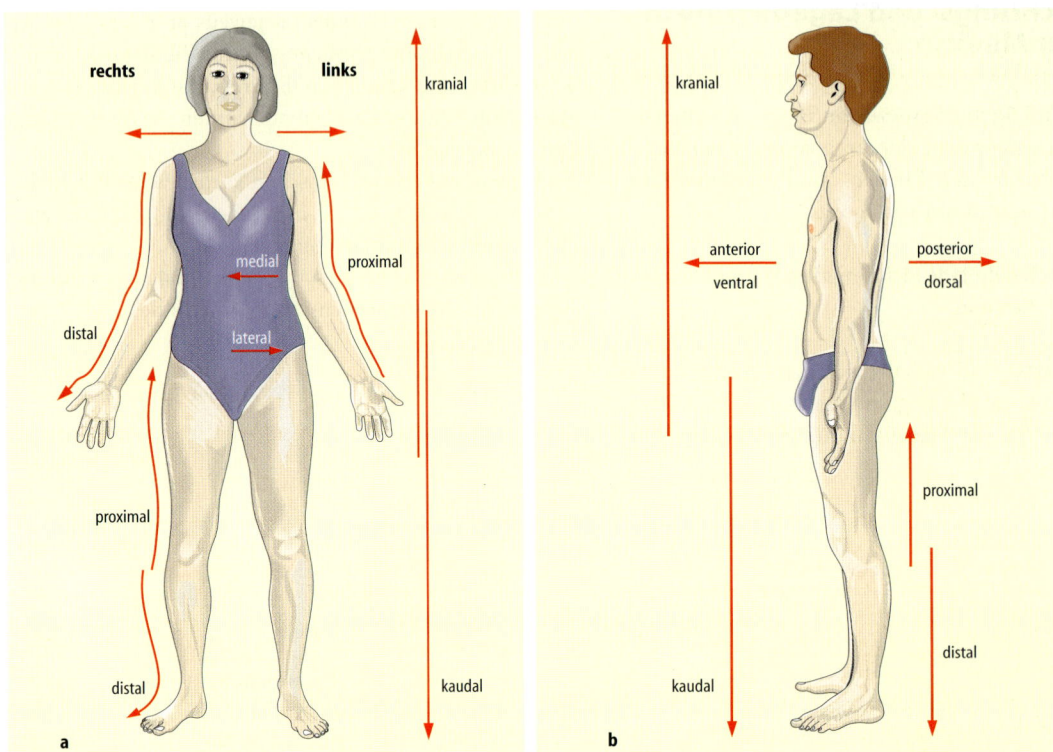

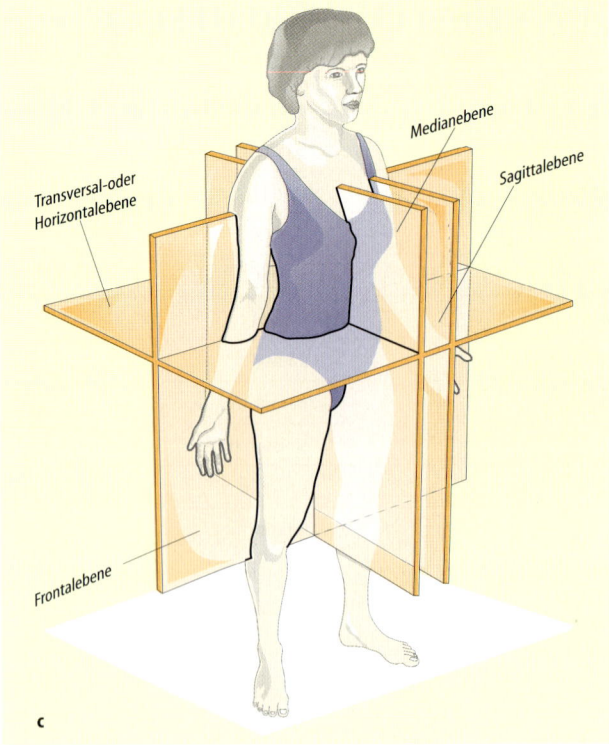

■ Abb. 4.3a–c. **Richtungs-, Ebenen- und Lage-
begriffe; a Vorder-(Ventral-)Ansicht, b Seiten-
(Sakral-)Ansicht, c Verschiedene Körperebenen.**
(Mod. nach Spornitz 1996)

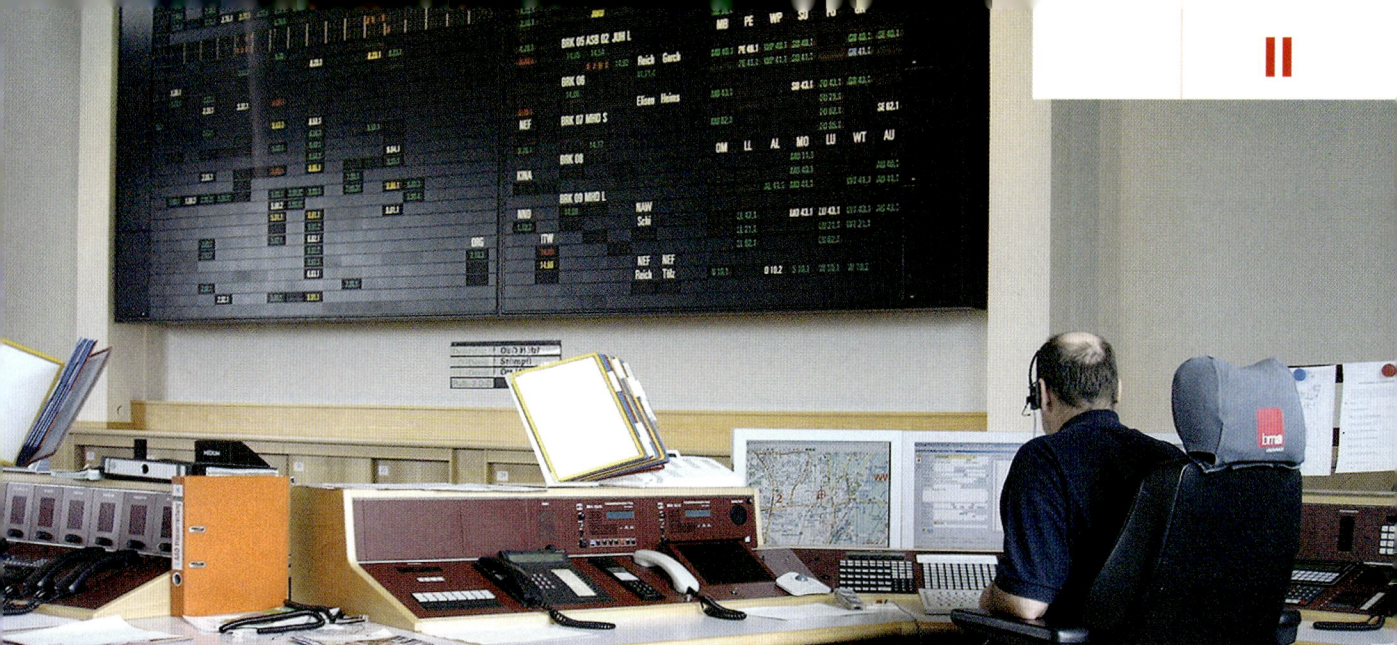

Organisation von Einsätzen

Organisation und Einsatztaktik

5

In diesem Kapitel die Funktionen der Rettungsleitstelle, die Kommunikationsmittel und die Führungsaufgaben im Rettungsdienst ausführlich erläutert.

Nach der Schilderung der Koordinationsprobleme bei der Einsatzbewältigung vor Ort, werden die Prinzipien der Versorgung Verletzter und Erkrankter beim Massenanfall dargestellt. Schließlich kommen Gesichtspunkte der Dokumentation im Rettungsdienst zur Sprache.

Lernziele

Rettungsassistent und Rettungssanitäter sollen
— die Formen und Funktionen der Rettungs- und der integrierten Leitstelle beschreiben,
— die Arten der Meldewege und -mittel bezeichnen und insbesondere alle wesentlichen Aspekte des Sprechfunkverkehrs erläutern,
— Funkrufnamen und Buchstabiertafeln sowie den Vorgang des BOS-Sprechverkehrs benennen,
— den Indikationskatalog für Einsatzalarmierung aufschlüsseln,

— die Grundsätze im Umgang mit weiteren Einsatzkräften beschreiben,
— Gefahren an der Einsatzstelle erläutern,
— das grundsätzliche Vorgehen beim Massenanfall von Verletzten oder Erkrankten beschreiben und an Beispielen belegen,
— die Grundzüge der Einsatzdokumentation benennen können.

Darüber hinaus soll der Rettungsassistent
— die gängigen Notfallprotokolle ausfüllen,
— die Grundsätze beim Massenanfall beschreiben,
— die Aufgaben des ersten Fahrzeugs an einer Einsatzstelle beim Massenanfall erläutern und an Beispielen verdeutlichen,
— Grundsätze des Führungsverhaltens bei Einsätzen beschreiben,
— alle wichtigen Aspekte der Rettung von Notfallpatienten – gerade auch in der Zusammenarbeit mit Dritten erklären können.

5.1   Rettungsleitstelle als Kommunikations- und Einsatzzentrale

In zurückliegenden Jahrzehnten wurden viele mittlere und kleine Rettungsleitstellen mit unzureichend qualifiziertem Personal (»Telefonisten«) und mit veralteten Telefon- und Funkanlagen betrieben.

Gesichtspunkte der Qualitätsverbesserung, der Qualitätssicherung und des Kostendrucks im Gesundheitswesen sind entscheidende Anlässe, bei Rettungsleitstellen
– moderne Technologien für deren Ausstattung zu nutzen,
– die Qualifikation des Leitstellenpersonals den wirklichen Erfordernissen anzupassen,
– die Zahl der Rettungsleitstellen zu reduzieren,
– dabei gleichzeitig deren Aufgabenumfang zu erweitern (integrierte Leitstellen),
– eine Einbindung des ärztlichen Leiters Rettungsdienst zu fordern.

Bei modernen Ausstattungstechnologien ist in erster Linie an einsatzunterstützende EDV-Systeme und Dispositionsverfahren mit Rechnerunterstützung zu denken, die dem Leitstellenpersonal u. a. die Verfügbarkeit von Ret-

tungsfahrzeugen aufzeigen und Einsatzvorschläge unterbreiten.

In der Leitstelle eingesetzte berufserfahrene Rettungsassistenten müssen daher den aktuellen Anforderungen moderner Leitstellentechnologie gewachsen sein und mögliche Zusatzaufgaben wahrnehmen können.

Moderne Leitstellen verursachen nicht unerhebliche Kosten, daher ist ihre Zahl zu reduzieren. Bei der notwendigen Besetzung größerer Leitstellen mit mehr als einem Disponenten lässt sich die Leistungsfähigkeit des Gesamtsystems trotzdem verbessern.

In ersten Ansätzen wird erprobt, ob Rettungsassistenten als Leitstellendisponenten bei/während/nach der Entgegennahme von Notrufen Erste-Hilfe-Hinweise an den Anrufer weitergeben sollten, um das therapiefreie Intervall zu überbrücken.

Zusätzliche Aufgaben bestehen darin, die Zentrale des kassenärztlichen Notdienstes in die Rettungsleitstelle zu integrieren, damit eine Koordination aller medizinischer und technischer Hilfeersuchen von einer Steuerzentrale erfolgen kann. Daher werden zunehmend integrierte Leitstellen installiert, um so das gesamte Einsatzspektrum aus einer Hand abdecken zu können. Das bedeutet: auch die Alarmierung und Einsatzführung von technischen Einheiten wie Feuerwehr oder Technischem Hilfswerk wird von dieser Leitstelle durchgeführt. Trotz einer solchen Bündelung medizinischer, rettungstaktischer und technischer Aufgaben erscheint die **ständige Besetzung** der Rettungsleitstelle **mit einem Arzt nicht angemessen**. Die **enge Anbindung** des **ärztlichen Leiters Rettungsdienst** mit modernen Kommunikationstechniken und **seine Einbeziehung** in alle grundsätzlichen Entscheidungen sind aber unerlässlich.

Stellenwert der Notfallmeldung im System der Rettungskette

Der sinnvolle Einsatz der abgestuften Rettungsfahrzeuge: Krankentransportwagen, Rettungswagen, Notarztwagen, Notarzteinsatzfahrzeuge und Rettungshubschrauber durch das Leitstellenpersonal hängt weitgehend vom Inhalt und der Zuverlässigkeit der Notfallmeldung ab. Unvollständige Durchsagen des Meldenden einerseits und unzureichende Rückfragen des Leitstellenpersonals andererseits sind häufig Ursache für Fehlalarme oder den Einsatz unzureichender Mittel. Daher ist es sinnvoll eine strukturierte Notrufabfrage einzuführen. In der Fortentwicklung der Systeme etablieren sich zusätzlich weitere abgestufte Hilfseinheiten wie sog. »Helfer vor Ort« oder »First Responder«, die die Hilfsfristen weiter verkürzen sollen.

Meldung zum Primäreinsatz

Da Notfallmeldungen für Primäreinsätze zu ca. 95% durch medizinische Laien abgegeben werden, muss zwangsläufig ein bestimmter Anteil an Fehleinsätzen in Kauf genommen werden, da Laien häufig keine exakte Beschreibung des Notfallgeschehens übermitteln können. Auch ein notfallmedizinisch besonders qualifizierter Arzt (Besetzung der Rettungsleitstelle durch Ärzte wurde vorübergehend diskutiert) könnte wegen der mangelnden Qualifikation des Anrufers, der zudem häufig den (die) betroffenen Patienten selbst gar nicht gesehen hat, an dieser Eigentümlichkeit der präklinischen Versorgung keine grundsätzlichen Veränderungen herbeiführen. Trotzdem – oder gerade deswegen – müssen Maßnahmen zur Verbesserung des Rettungswesens auch entscheidend beim zweiten Glied der Rettungskette, dem Melde- und Alarmsystem, einsetzen.

Meldeschemata

Die z. Zt. propagierten »W-Schemata« überzeugen v. a. durch leichte Merkbarkeit und eine summarische Vollständigkeit.

Es fehlt ihnen jedoch noch die allgemeine Verbreitung. Das umfassende Erkennen der Situation und die klare Weitermeldung an die Leitstelle ist aber für die richtige Einschätzung des Notfalls durch das Personal der Leitstelle unbedingt erforderlich. Sinnvoll ist ein für alle Notfallsituationen anwendbares, standardisiertes, bundeseinheitliches Meldeschema, das an allen Telefonapparaten, Telefonzellen, Notrufsäulen etc. angebracht ist und in gleicher Weise wie ein entsprechendes Abfrageschema in den Leitstellen gegliedert ist. Es muss kurz und verständlich sein z. B. **Wo** ist es passiert, **Wer** meldet, **warten** auf Rückfragen der Leitstelle.

Abfrageschema

Ein dem Meldeschema angepasstes Abfrageschema soll dem Personal der Rettungsleitstelle eine festinstallierte Stütze sein und eine gewisse Systematik in das kurze Wechselgespräch zwischen Notrufmelder und Leitstellenpersonal bringen.

Aussagen zum genauen Zustand des Patienten sind z. B. nur zu erhalten, wenn der Anrufer den Betroffenen selbst gesehen hat.

Im Idealfall wird man den Anrufer ausreden lassen, um dann anhand des Abfrageschemas noch ergänzende Fragen zu stellen. Eine psychologische Führung durch das Leitstellenpersonal kann bei dem Meldenden, der als medizinischer Laie in der vor Ort angetroffenen Situation häufig überfordert ist, die verständliche Nervosität beseitigen.

Eine strukturierte Notrufabfrage verhindert, dass erst nach Beendigung des Gesprächs festgestellt wird, dass wichtige Tatsachen nicht in Erfahrung gebracht wurden. Zudem sind – v. a. bei Autobahnunfällen, oft mehrere Amtstellen (Straßenmeisterei, Zentralverband der Autoversicherer) zwischen Erstalarmierenden und Rettungsleitstelle geschaltet. Dies führt unvermeidlich zu Änderungen des übermittelten Inhalts, wenn nicht nach einem einheitlichen Schema abgefragt bzw. Meldungen weitergegeben werden.

Meldung zum Sekundäreinsatz

Eine entscheidende organisatorische Besonderheit des Sekundäreinsatzes liegt darin, dass in diesem Fall der Anrufer, z. B. ein Klinikarzt, genaue Angaben über den Zustand des Patienten, die Gründe der Verlegung und das Ausmaß der zeitlichen Dringlichkeit machen kann.

Bei Notarztverlegungen sollte die Leitstelle nach Möglichkeit eine direkte Gesprächsverbindung zwischen dem

Arzt im abgebenden Krankenhaus und dem den Transport durchführenden Notarzt schalten, ein sog. Arzt-zu-Arztgespräch.

In diesem Gespräch müssen die medizinischen Probleme und Besonderheiten des jeweiligen Falles kurz, aber umfassend abgeklärt werden, damit sich der Notarzt medizinisch, zeitlich und organisatorisch auf den Patienten einstellen kann. Der Arzt in der abgebenden Klinik wird danach Empfehlungen des Notarztes für die Transportvorbereitung des Patienten berücksichtigen. Diese beiden Ärzte sollten nach Wertung der Gesamtsituation weiterhin festlegen, ob der Patient **im** abgebenden Krankenhaus auf der entsprechenden Station oder **am Landeplatz** des Rettungshubschraubers übernommen werden soll.

Die übrigen organisatorischen und administrativen Fragen, werden dann vom Personal der Leitstelle geklärt.

5.1.1   Aufgaben und Funktionen der Leitstelle

Neben der klassischen Funktion der Entgegennahme und Disposition von Meldungen zu Primär- und Sekundäreinsätzen obliegen der Leitstelle eine ganze Reihe weiterer Aufgabenstellungen:

- Sie gibt Auskunft über Notdienste (z. B. Apotheken) an Anrufer weiter.
- Sie ist verantwortlich für die Alarmierung und Koordination der Rettungsmittel.
- Sie koordiniert Alarmierungen nach Alarmierungsplänen bei bestimmten Einsätzen, respektive Meldebildern.
- Sie übernimmt die Alarmierung von Leitungsfunktionen wie EL Rettungsdienst, OrgL und Ltd. NA.
- Sie alarmiert besondere Einsatzkräfte wie SEG und Hundestaffeln, Wasser- und Bergrettung, sowie KIT und SBE-Dienst.
- Sie leitet die Abwicklung beim Massenanfall von Verletzten kooperierend mit der Einsatzleitung vor Ort.
- Sie hilft bei der Abwicklung des Einsatzes im Katastrophenfall.
- Sie leitet, unterstützt und verwaltet im Funkbereich fahrende Fremdfahrzeuge.
- Sie initiiert Erste-Hilfe-Leistungen von Angehörigen bis der Rettungsdienst eintrifft.
- Sie unterstützt beim Auffinden des Einsatzortes.
- Sie übernimmt den Kontakt zu anderen Leitstellen und die Alarmierung von anderen Fachdiensten.

- Sie führt einen Bettennachweis der regionalen Krankenhäuser.
- Sie übermittelt Anfragen und beschafft wesentliche Information z. B. zu Giftstoffen oder Gefahrgut.
- Sie tätigt Voranmeldungen bei den ausgewählten Zielkliniken.
- Sie organisiert über Zentralen Spezialbetten z. B. für Schwerverbrannte.
- Sie hat eine überwachende Funktion des Funkverkehrs in ihrem Einsatzrahmen.
- Sie dokumentiert das gesamte Einsatzgeschehen in ihrem Zuständigkeitsbereich.
- Sie nimmt Meldungen zu Dienstbeginn und Dienstende entgegen und koordiniert z. T. den Dienstablauf (z. B. hinsichtlich der Pausen).
- Sie zeichnet den Funkverkehr und alle anderen Kommunikationswege auf.

Koordination der medizinischen Rettungsmaßnahmen mit Polizei, Feuerwehr, Kliniken und anderen Dienststellen

Bis zur Endausbaustufe einer bundeseinheitlichen Notrufnummer mit einem lückenlosen System von integrierten Leitstellen treten vielerorts Koordinationsmängel auf. Der in Leitstelle oder Rettungswache Notfallmeldungen entgegennehmende Rettungsassistent oder Rettungssanitäter muss in Abhängigkeit von den regionalen Gegebenheiten prüfen, ob Feuerwehr, Polizei, Kliniken und andere Dienststellen während der Entsendung von Fahrzeugen des medizinischen Rettungsdienstes parallel informiert oder alarmiert werden müssen.

Ist aufgrund der meldetechnischen Abläufe klar ersichtlich oder auf direkte Rückfrage beim Anrufer zu erfahren, dass bisher nur der medizinische Rettungsdienst alarmiert wurde, muss sofort abgewogen werden, welche weiteren Institutionen zu alarmieren oder zu benachrichtigen sind. Ein solches Vorgehen ist häufig erforderlich, um eine reibungslose, schnelle und gefahrlose Versorgung der Patienten zu gewährleisten.

Mitalarmierung der Polizei

Bei Verkehrsunfällen mit Verletzten sollen Polizeifahrzeuge nach Möglichkeit schon mit oder vor dem Rettungsdienst am Unfallort eintreffen, um die Unfallstelle abzusichern.

Bei der Meldung krimineller Delikte, z. B. »Schießerei« oder »Messerstecherei«, muss die Polizei auch zum Schutz des medizinischen Teams mitalarmiert werden. Bei solchen Anlässen können Notfallpatienten häufig erst versorgt werden, nachdem die Polizei eingegriffen hat.

Auf der anderen Seite gehen bei der Rettungsleitstelle Hilfeersuchen der Polizei ein. Auch dann muss das medizinische Leitstellenpersonal ggf. durch gezielte Rückfragen versuchen, – soweit möglich – ausreichende Informationen für rettungsdienstliche Alarmierungs- und Einsatzentscheidungen zu erhalten.

Die Polizei ist außerdem bei allen **Betriebsunfällen**, **ungeklärten Todesfällen**, **tödlichen Unfällen** und bei **Selbstmorden** zu verständigen.

Mitalarmierung der technischen Rettungsdienste, in der Regel der Feuerwehren

Es ist eine Selbstverständlichkeit, beim Eintreffen einer Brandmeldung in der Rettungsleitstelle (in Regionen, in denen die Feuerwehr nicht auch den Rettungsdienst betreibt) die Feuerwehr mitzualarmieren.

Darüber hinaus gibt es viele Unfallsituationen, die nur durch das Eingreifen der Feuerwehr als universeller, schnell alarmierbarer technischer Rettungsdienst zu bewältigen sind. Die Feuerwehren setzen für diese Zwecke neben Rüstwagen in zunehmendem Umfang kleinere, schnelle und geländegängige Schnellrettungsfahrzeuge ein. Eine Unterstützung der Rettungsdienste durch Feuerwehrangehörige mit Doppelausbildung optimiert die Patientenversorgung.

Vorinformation der Klinik

Bei Meldungen über spezielle Notfälle, z. B. Abriss einer Extremität oder eine größere Zahl akut behandlungsbedürftiger Patienten (Massenunfall, Massenvergiftung), sind die für die Patientenaufnahme in Frage kommenden Kliniken vorzuwarnen, damit in den Krankenhäusern organisatorische Vorbereitungen anlaufen können.

5.1.2 Einsatzformen und Einsatzsteuerung

Im modernen Rettungsdienst unterscheidet man für bodengebundene Fahrzeuge und Hubschrauber in gleicher Weise zwischen verschiedenen Einsatzformen (◘ Abb. 5.1):

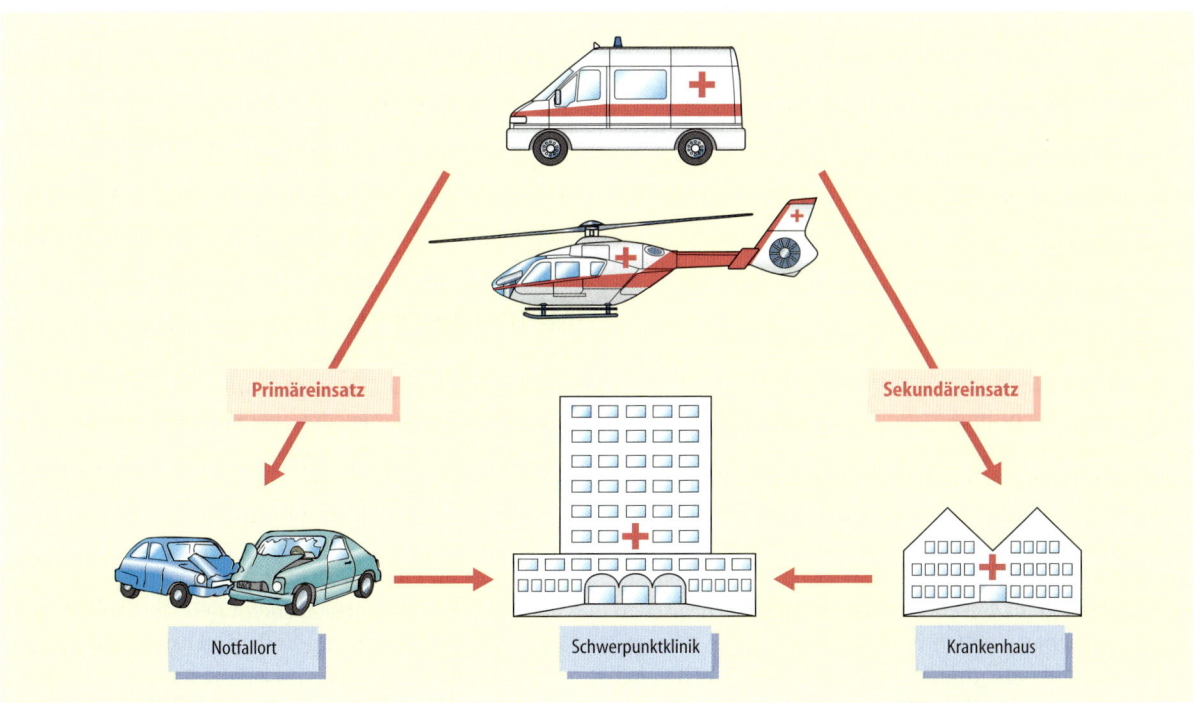

Primäreinsatz   Sekundäreinsatz

Notfallort   Schwerpunktklinik   Krankenhaus

◘ Abb. 5.1. **Einsatzformen**

1. Primäreinsatz;
2. Sekundäreinsatz:
   a) dringlich,
   b) nichtdringlich;
3. sonstige Einsätze:
   a) Blut-,
   b) Organ-,
   c) Material-,
   d) Personentransport.

Primäreinsatz

Primäreinsätze sind bis zum Eintreffen des Rettungsfahrzeugs am Notfallort stets »dringlich«, da das Ausmaß der Lebensbedrohung oder andererseits die Ungefährlichkeit von Erkrankungen oder Verletzungen – wegen der unsicheren Laienmeldung – in der Regel zuvor nicht erkennbar ist. Aufgrund der Beurteilung des eingegangenen Notrufs muss der Leitstellendisponent die Entscheidung zur Dringlichkeit der Anfahrt treffen. Bei Verdacht auf eine akute Lebensbedrohung heißt Primäreinsatz deshalb Alarmfahrt oder schneller Hinflug zum Notfallort, Versorgung des Patienten und, wenn erforderlich, Transport in ein geeignetes Krankenhaus.

> ❯ Liegt kein Verdacht auf eine Lebensbedrohung vor, ist die Anfahrt ohne Sondersignal durchzuführen.

Sekundäreinsatz

Als Sekundäreinsatz bezeichnet man den Transport eines Notfallpatienten aus einem Krankenhaus, dessen Möglichkeiten für die Versorgung nicht ausreichen, in eine Klinik, die für die Endbehandlung medizinisch, personell und organisatorisch genügend ausgerüstet ist.

Es wird zwischen
- dringlichem oder
- nichtdringlichem

Einsatz unterschieden.

Dringlich heißt in diesem Zusammenhang, dass weiterhin akute Lebensgefahr besteht und die ganze Einsatzabwicklung mit der gleichen Schnelligkeit wie bei Primäreinsätzen stattfinden muss. Häufig müssen Polytraumatisierte, deren operative und intensivmedizinische Versorgung die Möglichkeiten des Primärkrankenhauses überschreitet, Schädelverletzte, die in neurochirurgischen Kliniken operiert werden müssen, oder schwer Atemgestörte, die nur auf großen Intensivstationen behandelt werden können, im Rahmen »dringlicher Sekundäreinsätze« verlegt werden.

Nichtdringlicher Sekundäreinsatz heißt, der Lufttransport in eine Spezialklinik bietet bezüglich Entfernung, Transporttrauma und Zeitfaktor Vorteile, es besteht aber keine akute Lebensgefahr. Die Einsatzmittel des primären Rettungsdienstes sollen nach Möglichkeit nicht mit diesen Transporten befasst werden, um stets für akute Notfälle verfügbar zu sein.

Sonstige Einsätze

Blut-, Organ-, Material- und Personentransporte werden als »sonstige Einsätze« zusammengefasst.

Auch diese Einsätze sind stets »dringlich«.

- **Blutkonserven** sollen nur dann mit Fahrzeugen des Rettungsdienstes transportiert werden, wenn Lebensgefahr für den Empfänger vorliegt. Andernfalls werden Fahrzeuge des Blutspendedienstes oder Krankenwagen eingesetzt.
- Bei **Organtransporten** handelt es sich meist um eine Spenderniere, -leber oder -herz; Organe, die in speziellen Kühlcontainern transportiert und den betreffenden Patienten möglichst umgehend eingepflanzt werden sollen. Diese Transporte müssen so schnell wie möglich abgewickelt, in der Regel über größere Distanzen geflogen werden, damit das Organ in gutem Zustand transplantiert werden kann.
- Gelegentlich wird medizinisches oder technisches Rettungsgerät (BurnPac, spezielle Medikamente) zum Notfallort transportiert.
- Von manchen Kliniken werden bei bestimmten Notfällen in anderen Krankenhäusern medizinische Spezialisten, z. B. Gefäßchirurgen, dorthin gefahren oder geflogen, wenn dieses Vorgehen sinnvoller ist als der Transport des betroffenen Patienten.

Interhospitaltransfer (IHT)

Durch eine weiterhin zunehmende Spezialisierung klinischer Diagnostik (Computertomogramm, Kernspintomogramm) und ausgefeilte Therapiekonzepte (klassische Respiratortherapie auf Intensivstationen, extrakorporale Membranoxygenation), um nur 2 Entwicklungsbeispiele zu benennen, hat die Transporthäufigkeit von Intensivpatienten zugenommen.

Ein weiterer Grund ist der sich kontinuierlich verschärfende Bettenmangel, insbesondere die häufige Suche nach freien Beatmungs- und/oder Intensivbetten.

Früher musste ein Teil dieser Patienten als »nichttransportfähig« eingestuft oder mit bodengebundenen Fahrzeugen bzw. Hubschraubern des Rettungsdienstes unter

– im Vergleich zur Intensivstation – reduzierten Überwachungs- und eingeschränkten Therapiebedingungen während des Transportes verlegt werden.

Mittlerweile werden bodengebundene Intensivtransportwagen (ITW) und für den Lufttransport Intensivtransporthubschrauber (ITH) vorgehalten. Diese lassen durch die umfassende Ausstattung eines klinischen Intensivbehandlungs- und Beatmungsplatzes, genügend Raum und vielfältige logistische Vorkehrungen Verlegungen auch schwerstbedrohter Patienten ohne einschneidende diagnostische, therapeutische und pflegerische Qualitätsabstriche zu.

Für Langstreckentransporte stehen Intensivtransportflugzeuge (ITF) zur Verfügung. Diese Entwicklung ist auch für Rettungsassistenten und Rettungssanitäter von Bedeutung. Je nach der das Fahrzeug vorhaltenden Organisation und sonstigen Anbindungen werden diese Fahrzeuge mit klinischen Intensivmedizinern und entsprechendem Fachpersonal oder aber mit Notärzten und sehr speziell geschulten Rettungsassistenten besetzt.

Für die Abwicklung von Interhospitaltransporten, bei denen die ausstattungstechnischen und/oder räumlichen Möglichkeiten der Standardrettungsfahrzeuge nicht ausreichen, müssen überregionale Einsatzzentralen eingeschaltet werden, die solche besonderen Einsätze nach me-dizinischen, logistischen aber auch wirtschaftlichen Gesichtspunkten disponieren.

5.1.3 Einsatzkriterien und Sicherheitshinweise für die Standardrettungsmittel Krankenwagen, Rettungswagen, Notarztwagen und Rettungshubschrauber

Für normale Anfahrten werden beide Fahrzeugtypen KTW und RTW definitionsgemäß eingesetzt. KTW zum Transport von Nichtnotfallpatienten, RTW zur Versorgung und zum Transport von Notfallpatienten.

Stehen mit einem Notarzt besetzte bodengebundene Fahrzeuge (NEF oder NAW) oder Rettungshubschrauber zusätzlich zur Verfügung, bleibt die Funktion des KTW unverändert. Rettungswagen übernehmen als zusätzlich zu alarmierende Fahrzeuge Entlastungs- und Transportfunktionen bei Notfallpatienten, die nach notärztlicher Versorgung ohne ärztliche Begleitung in die Klinik transportiert werden können.

In ◘ Tabelle 5.1 sind am Beispiel des Bundeslandes Bayern relativ typische Meldungen aufgelistet, die den Einsatz

◘ Tabelle 5.1. **Beispiele zu Notarztindikationen**

Störungen/Meldebild	Zustand	Hinweiszeichen (Beispiele)
Z1: Bewusstsein	Reagiert nicht oder nicht adäquat auf Ansprache und Rütteln	
Z2: Atmung	Ausgeprägte oder akute zunehmende Atemnot, Zyanose, Atemstillstand	Deutlicher Stridor, Lungenödem, schwerer Asthmaanfall, Aspiration, Thoraxtrauma, (Inhalations)vergiftung, Anaphylaxie
Z3: Herz/Kreislauf	Ausgeprägte oder zunehmende Schockzeichen, Keislaufstilland, Kreislaufinsuffizienz, entgleister Hypertonus, Herzrhythmusstörungen	Deutliche RR-Abweichungen bei Erwachsenen (systolisch >220 mmHg) mit Symptomen, Tachykardie, Bradykardie, Arrhythmie mit Symptomen, Anaphylaxie, akutes Koronarsyndrom
Z4: Starke Schmerzen	Akut auftretende (schlagartig), zunehmende, stechende oder atemunabhängige Schmerzen (Vernichtungsschmerz)	Spezielle Lokalisationen: z.B. **Thorax** (retrosternal, bandförmig mit Ausstrahlung), Hinweis auf akutes Koronarsyndrom
		Abdomen (krampfartig, schlagartig beginnend mit großer Intensität)
		Kopf (schlagartig, heftigst)
Z5: Akute Lähmung	Akuter motorischer und/oder sensibler Ausfall	Zustand nach Trauma (WS), Sprach-/Seh-/Gehstörungen, Halbseitenlähmung.

5

eines Notarztes auslösen. Die Verwendung von Punkttabellen, die festlegen, dass der Notarzt erst bei Erreichen einer bestimmten Punktzahl eingesetzt werden soll, ist u. E. nicht zweckmäßig, denn sie entspricht nicht den Gegebenheiten des Rettungsdienstes. Die Zahl der Fehleinsätze wäre durch solche Verfahren sicherlich zu senken, das geeignete medizinische Team wird aber auch in vielen Fällen, in denen es dringend notwendig gewesen wäre, den Patienten zu spät oder gar nicht versorgen, da aufgrund der Meldung das Ausmaß der Gefährdung auch über das Punktesystem nicht sicher abzuschätzen war.

Wichtiger als »Punktsysteme« sind bei vielen Meldungen gute Ausbildung, gründliche medizinische Erfahrung, Gespür und Einfühlungsvermögen des Leitstellenpersonals. Eine strukturierte Notrufabfrage kann die Fehleinsatzquote reduzieren.

Rettungshubschrauber und Notarztwagen sind hinsichtlich der medizinischen Qualifikation von Notarzt und nichtärztlichem Rettungspersonal gleichwertige Rettungsmittel. Die Entscheidung, welches Rettungsmittel eingesetzt wird, sollte nur von einsatztaktischen Gesichtspunkten abhängen, wie z. B.

- Entfernung,
- Sichtbedingungen,
- Straßenverkehrslage,
- Landemöglichkeiten etc.

Bei Doppelalarmierung und früherem Eintreffen eines Arztes muss sich die Leitstelle erneut einschalten und eine direkte Absprache zwischen den beiden Notärzten auf dem Funkweg veranlassen, z. T. gelten besondere Richtlinien der Länder.

Verschiedene Systeme des bodengebundenen Notarztdienstes

Die verschiedenen Organisationsmodelle des bodengebundenen Notarztdienstes, deren wichtigste Modifikationen im Anschluss dargestellt werden sollen, lassen sich in 2 Grundsysteme einordnen:

- Stationssystem und
- Rendezvous-System.

Klinikgebundener Notarztwagen als Urform des Stationssystems

Die Leitstelle gibt den eingehenden Notruf an den in der Klinik tätigen Notarzt und an die im Ambulanzbereich eingesetzten Rettungsassistenten und Rettungssanitäter weiter. Das Team erreicht gemeinsam den Notfallort, versorgt und transportiert gemeinsam den Notfallpatienten und fährt gemeinsam zur Klinik zurück.

Vorteile: Rettungsassistenten und Rettungssanitäter arbeiten zu Ausbildungs- und Fortbildungszwecken in der Klinik, das Team ist aufeinander eingestellt und erreicht gemeinsam den Notfallort.

Wegen der engen Zusammenarbeit sind nach dem Einsatzende Analysen des Geschehens, Besprechungen möglicher Fehler und Komplikationen sowie Verbesserungen der medizinischen Ausrüstung durchführbar. Diese Möglichkeit der abschließenden Einsatzanalyse ist für Notärzte, Rettungsassistenten und Rettungssanitäter von hohem Wert.

Nachteile: Der Notarzt ist während der gesamten Einsatzzeit – auch bei Fehleinsätzen – an diesen Einsatz und dieses Fahrzeug gebunden.

Rendezvous-System: Klinik – Rettungs-/ Feuerwache

Der bei der Leitstelle eingehende Notruf wird an den Kliniknotarzt und an die Rettungs- oder Feuerwache, wenn Feuerwehren auch den medizinischen Rettungsdienst betreiben, weitergeleitet. Zwei Fahrzeuge fahren zum Notfallort, das Notarzteinsatzfahrzeug von der Klinik, der Rettungswagen von der Rettungswache. Nach der Patientenversorgung begleitet der Notarzt je nach Ausmaß der Stabilisierung der Vitalfunktionen den Patienten zur Klinik. Arztbegleitung ist bei ca. 50% der Einsätze erforderlich. Bei nichtindizierten Alarmierungen bzw. nach Beseitigung der Lebensbedrohung steht der Notarzt sofort wieder für weitere Einsätze zur Verfügung.

Vorteile: Die Verfügbarkeit ist der entscheidende Vorteil dieses Systems, da ein Notarzt den geographischen Bereich mehrerer Rettungswachen betreuen kann oder aber schnell zur Klinik zurückkehrt. Damit lässt sich eine erhebliche Zeitersparnis erzielen, die sich im ökonomischen Bereich niederschlägt.

Nachteile: Relativ hoher personeller und materieller Aufwand, denn es müssen stets 2 Fahrzeuge mit Fahrern besetzt sein.

Stationierung des NEF und des RTW an der Klinik

Wenn ein Notruf in der Klinik eingeht, fährt das schnellere, leichtere Notarzteinsatzfahrzeug mit dem Notarzt zum Notfallort, der für den Transport des Patienten vorgesehene Rettungswagen folgt nach.

Vorteile: Nach der Versorgung des Patienten kann der Notarzt weitere Einsätze übernehmen, während der

Rettungswagen den stabilisierten Patienten in die Klinik transportiert.

Nachteile: Relativ hoher personeller Aufwand, es müssen auch hier stets 2 Fahrzeuge mit Personal besetzt sein.

Stationierung von Notarzteinsatzfahrzeugen und Rettungswagen an der Rettungs- oder Feuerwache

Der Klinikarzt wird für den Tag, an dem er den Notarztdienst übernimmt, zur Rettungs- oder Feuerwache delegiert. Bei Einsätzen rückt er zusammen mit der Rettungsmannschaft in 1 oder 2 Fahrzeugen aus. Dieses Verfahren ist nur dann gerechtfertigt, wenn üblicherweise eine sehr hohe Einsatzfrequenz (mehr als 15 Einsätze pro 24 h) zu erwarten sind.

Vorteile: Wegen der kurzen Alarmierungswege über Lautsprecher oder Piepser ist ein schnelles Ausrücken der Einsatzfahrzeuge gewährleistet. Der Arzt kann in der einsatzfreien Zeit mit dem Rettungspersonal eine Fortbildung betreiben, abschließende Einsatzbesprechungen und Methodenkritik sind durchführbar.

Nachteile: Sanitäter und Arzt stehen auch in der Zeit zwischen den Einsätzen der Klinik nicht zur Verfügung. Die Möglichkeit zum Erlernen und praktischen Üben notfallmedizinischer Verfahren am Patienten unter den Ruhebedingungen der Klinik und unter Anleitung und Aufsicht des erfahrenen klinischen Personals bleibt ungenutzt.

Rendezvous-System: praktischer Arzt – Rettungs-/ Feuerwache

Ein weiteres Modell des Notarzteinsatzes hat an Bedeutung gewonnen, wenn es darum geht, das Notarztsystem in ländlichen Regionen zu etablieren. Hier wird man in vielen Fällen auf die Anbindung an ein Krankenhaus verzichten müssen, da die Krankenhausdichte z. T. zu gering ist.

Voraussetzung für die Beteiligung niedergelassener Ärzte am Notarztsystem:
- Engagement des niedergelassenen Arztes und die Bereitschaft, den täglichen Praxisbetrieb notfalls zu unterbrechen, und
- notfallmedizinische Qualifikationen.

Diese letztlich entscheidende Voraussetzung ist dann gegeben, wenn der praktische Arzt während seiner klinischen Ausbildung die notfallmedizinischen Verfahren erlernen konnte. Der Notruf wird von der Leitstelle zum praktischen Arzt und zur Rettungs-/Feuerwache weiter-

geleitet. Der niedergelassene Arzt fährt zum Notfallort, gleichzeitig rückt der Rettungswagen aus.

Vorteile: Sicherung der eingangs dargestellten Grundforderung des modernen Rettungsdienstes nach notärztlicher Versorgung in Gegenden, in denen die zuvor geschilderten Verfahren nicht anwendbar sind.

Nachteile: Zum Teil häufige Unterbrechung des täglichen Routinebetriebes des niedergelassenen Arztes. Wenn Arztbegleitung des Patienten im Rettungswagen erforderlich ist, wird nicht immer ein Rettungsassistent, ein Rettungssanitäter oder ein Polizist bereit bzw. verfügbar sein, um den Pkw des Arztes zur Klinik nachzuführen.

Rettungshubschrauber

Der Einsatz des Rettungshubschraubers erfolgt in erster Linie als ergänzendes Rettungsmittel in der Notfallrettung. Er wird dann zum Einsatz kommen, wenn bodengebundene Mittel nicht schnell genug zur Einsatzstelle kommen können oder wenn die Art des Notfallgeschehens einen Transport des Patienten in entfernter liegende Krankenhäuser notwendig macht. Beim Massenanfall von Patienten ist der Rettungshubschrauber ein geeignetes Mittel um Patienten in entfernter liegende Fachkliniken zu transportieren.

Hinweise für Einsätze mit Rettungshubschraubern

Rettungsassistenten, die mit dem Notarzt als Mitglieder der medizinischen Crew eines Rettungshubschraubers eingesetzt werden, und Sanitäter der Bundeswehr auf SAR-Hubschraubern erhalten vor einer solchen Funktionsübernahme eine spezifische Zusatzausbildung. Neben flugphysiologischen Besonderheiten (▶ Kap. 7) umfasst diese Zusatzausbildung in besonderem Maße Gesichtspunkte der Flugsicherheit.

Die nachfolgenden kurzgefassten Hinweise sind dagegen in erster Linie für Rettungssanitäter und Rettungsassistenten gedacht, die bei Einsätzen mit bodengebundenen Rettungsfahrzeugen Rettungshubschrauber zusätzlich alarmieren, Patienten übergeben und ausnahmsweise und aus besonderem Anlass, z. B. bei Rettungseinsätzen in der Wasser- oder Bergrettung, Notfallpatienten während des Lufttransports begleiten.

Landeplatzauswahl

Starts und in stärkerem Maße Landungen in zuvor unbekanntem Gelände sind die risikoreichsten Phasen eines Rettungshubschraubereinsatzes. Daher ist die Auswahl eines geeigneten Landeplatzes für einen alarmierten Hub-

5

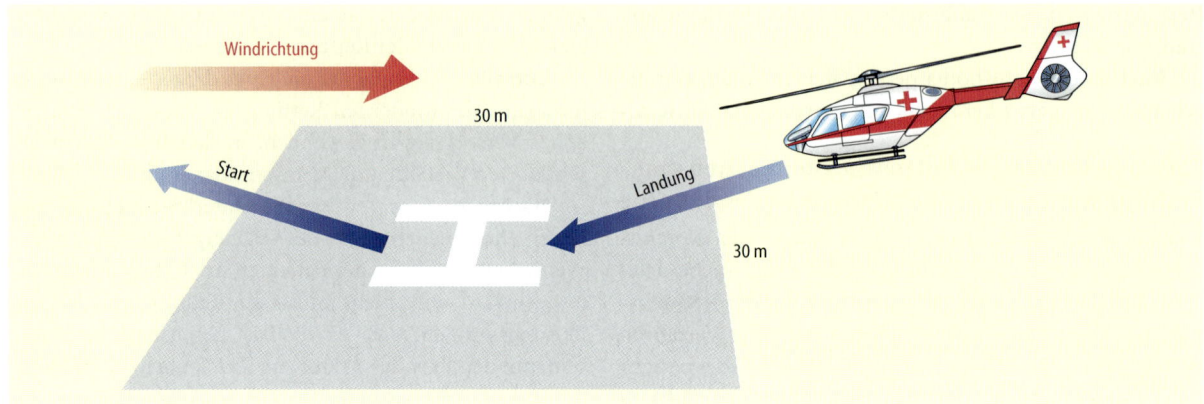

🔴 Abb. 5.2. **Windrichtung, Flugrichtung und Taglandeplatz**

schrauber eine besonders wichtige, vorbereitende Maßnahme (🔴 Abb. 5.2).

Hubschrauber landen und starten grundsätzlich gegen
den Wind!

Dieser Gesichtspunkt ist bei allen Vorkehrungen zu
beachten.
- Hindernisfreiheit:
    - Möglichst keine Kräne, hohe Schornsteine,
      Türme, Überlandleitungen und Seilbahnen im
      Nahbereich.
    - Bei unumgänglichen Landungen in der Nähe von
      Hindernissen müssen diese dem Piloten rechtzei-
      tig über Funk gemeldet und beschrieben werden.
    - Hindernisfreiheit bzw. Funkvorwarnung sind be-
      sonders wichtig bei Landungen in der Dämme-
      rung und bei Nacht.
- Mindestgrößen:
    - Bei Tag: 25×25 m, besser 30×30 m,
    - bei Nacht: 50×50 m.
- Oberflächenbeschaffenheit:
    - Möglichst ebene Aufsatzfläche,
    - fester staubfreier Untergrund, lose Gegenstände
      ggf. entfernen (lassen),
    - Bewuchshöhe maximal 30 cm,
    - losen Schnee ggf. festtreten (lassen).
- Landeplatzabsicherung.
    - In Abhängigkeit von zeitlichen und örtlichen Be-
      dingungen sollte der Landeplatz möglichst durch
      Polizei und/oder Feuerwehr abgesichert werden.

Landehilfen

Letztlich liegt die Entscheidung, ob die Landung auf dem
vorgeschlagenen Gelände stattfindet, beim Piloten, der
aus der Luft möglicherweise zusätzliche Gefahren bzw. eine bessere Landemöglichkeit sieht. Eine Markierung mit
z. B. Tüchern ist nicht notwendig.
- Funkkontakt:
    Zu einem möglichst frühen Zeitpunkt muss über die
    Rettungsleitstelle Funkkontakt zwischen bodenge-
    bundenem Fahrzeug und Rettungshubschrauber her-
    gestellt werden.
- Feinkorrekturen:
    - Bei Sichtkontakt mit dem Hubschrauber werden
      dem Piloten ggf. notwendige Feinkorrekturen mit
      Hilfe des Zifferblattsektors einer Uhr übermittelt.
      Aus der Sicht des Piloten steht die 12-Uhr-Positi-
      on für den Geradeausflug, d. h. die Flugrichtung
      stimmt mit der Längsachse des Hubschraubers
      überein. **Beispiele:**
      Angabe 9.00 Uhr: Flugrichtungsänderung nach
      scharf links (🔴 Abb. 5.3),
      Angabe 3.00 Uhr: Flugrichtungsänderung nach
      scharf rechts.
    - Bodengebundene Fahrzeuge schalten das Blau-
      licht ein und nach Sichtkontakt mit dem Piloten
      in Absprache, wegen der Blendgefahr wieder aus.
- Einweisen:
    Sobald Sichtkontakt zwischen RTH-Besatzung und
    bodengebundenem Rettungsteam besteht, positio-
    niert sich der Einweiser mit dem Rücken gegen den

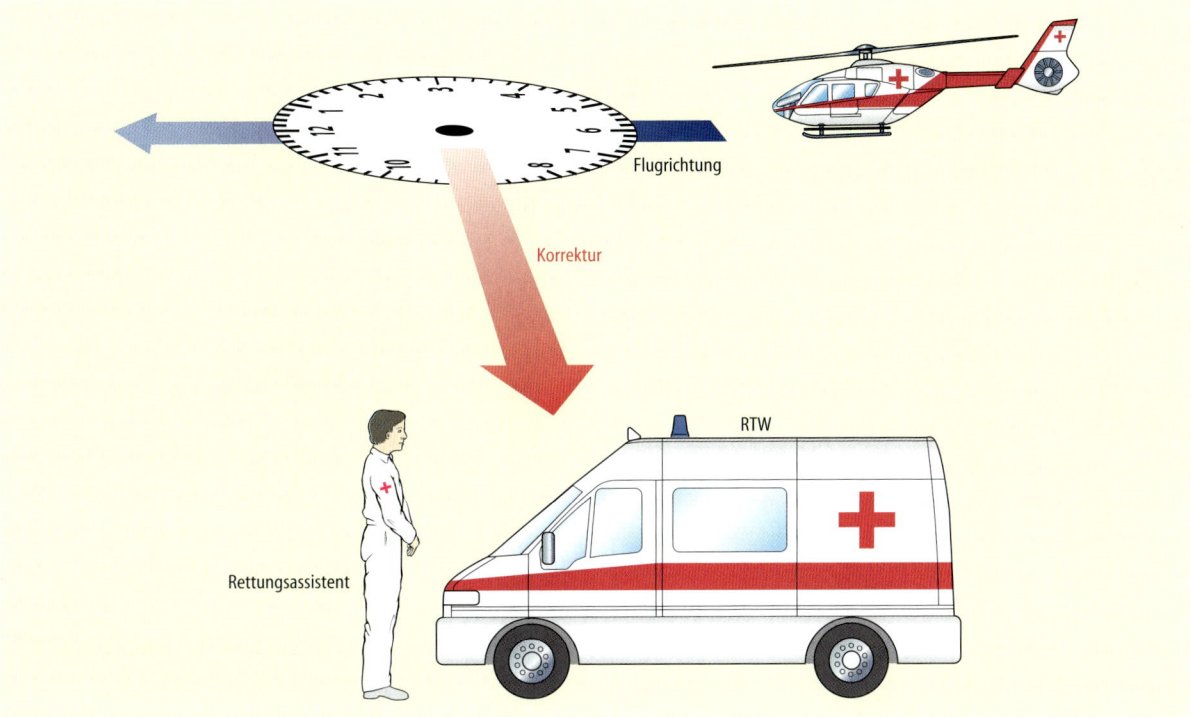

◻ Abb. 5.3. **Ziffernblattsektor als Richtungsangabe**

Wind, da nur gegen den Wind angeflogen werden
kann.
Beide Arme gestreckt und ruhig in Y-Stellung (Yes)
hochhalten (◻ Abb. 5.4).
Gegebenenfalls Rauchmarkierer seitlich des Einwei-
sers zünden, um dem Piloten die Windverhältnisse
am Landeplatz anzuzeigen.
— Ausleuchten des Landeplatzes:
Bei Landungen in der Dämmerung und in der Dunkelheit Ausleuchten des Landeplatzes mit 2 Fahrzeugen.
Fahrzeuge stehen gegen den Wind in einem Winkel
von ca. 45° ca. 30 m vom Rand des Landeplatzes entfernt mit eingeschaltetem Fernlicht. Windrichtung
bzw. Anflugrichtung beachten, um den Piloten nicht
zu blenden!
— Patient und Fahrzeuge:
    – Rettungsfahrzeuge halten einen Mindestabstand
    von 30 m vom Rand des Landeplatzes ein.
    – Im Regelfall bleibt der Patient bis zur Übernahme
    im Rettungswagen.

– Falls der Patient – ausnahmsweise – in der Nähe des Landeplatzes liegt, ist er gegen Aufwirbe-
lungen (»downwash«) zu schützen (Helfer kniet
neben der Trage und beugt sich über den Kopf des
Patienten).

Verhalten nach der Landung
— Keine vorschnelle Annäherung von Fahrzeugen oder
Personen an den Hubschrauber ohne Sichtkontakt
oder direkte Absprache mit dem Piloten (◻ Abb. 5.5).
— Annäherung grundsätzlich erst nach Stillstand der
Rotoren.
— In Ausnahmefällen in Absprache mit der Besatzung
Annäherung bei laufendem Rotor,
    – nur in gebückter Haltung,
    – in einem Annäherungswinkel von maximal 120°,
    – keinesfalls im Heckrotorbereich,
— Rotoren dürfen **keinesfalls** mit Rettungsfahrzeugen
unterfahren werden.
— Das Ein- und Entladen des Patienten erfolgt nach An-
weisung der Besatzungsmitglieder.

5

Zeichen	Ausführung	Bedeutung	Zeichen	Ausführung	Bedeutung
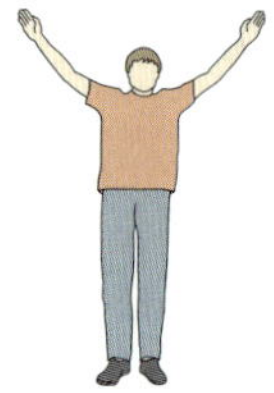	Beide Arme senkrecht und ruhig in Y-Stellung hochhalten	Hier landen! (Ja-Stellung/Yes) Wir brauchen Hilfe! "JA" auf Fragen		Beide Arme mit den Handflächen nach unten zur Seite gestreckt halten und wiederholt nach unten bewegen	Tiefer!
	Beide Arme ruhig in ausgestreckter diagonaler Position halten. Ein Arm schräg nach unten, der andere schräg nach oben.	(Nein-Stellung/No) Nicht landen! Wir brauchen keine Hilfe! "NEIN" auf Fragen		Den linken, bzw. rechten Arm waagrecht in die Richtung strecken, in die eine Korrektur erfolgen soll. Mit dem anderen Arm wiederholt in die Richtung des ausgestreckten Armes winken.	Nach links bzw. rechts fliegen!
	Beide gestreckten Arme wiederholt seitlich vom Körper über den Kopf kreuzend auf- und ab-bewegen.	Durchstarten! Nicht landen!		Einen Arm mit einer Faust nach vorne strecken. Daumen zeigt nach oben – OK-Zeichen.	Alles klar!
	Wiederholt mit beiden nach vorne gestreckten Armen mit den Hand-flächen zum Gesicht beugend winken. Hände über die Schultern "werfen".	Vorwärts fliegen!		Einen Arm mit einer Faust nach vorne strecken. Daumen zeigt nach unten.	Nicht OK!
	Beide Arme nach vorne gestreckt rechtwinklig nach oben beugen. Mit den Handflächen nach vorne wiederholt gegen den Hubschrauber winken.	Rückwärts fliegen!		Arm in Schulterhöhe ab-winkeln und Hand mit Handfläche nach unten unters Kinn legen.	Triebwerk ausschalten!
	Beide Arme mit den Handflächen nach oben zur Seite gestreckt halten.	Schweben!		Eine Hand greift vor der Brust nach dem Hand-gelenk des anderen Armes.	Last eingehängt!
	Beide Arme mit den Handflächen nach oben gestreckt halten und wiederholt nach oben bewegen	Höher!			

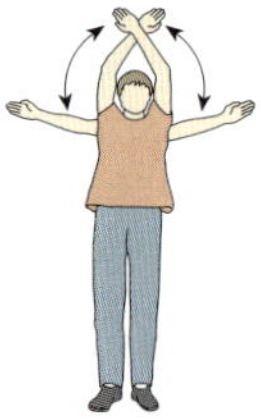

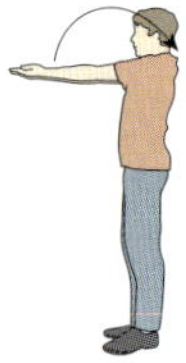

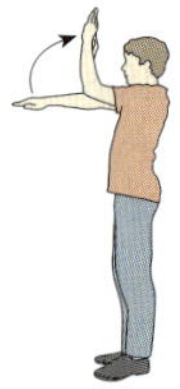

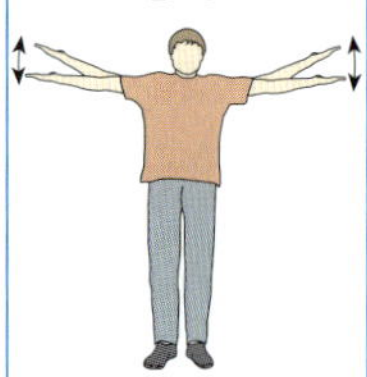

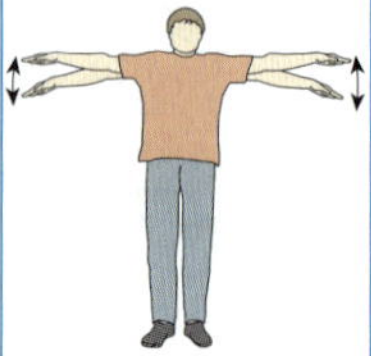

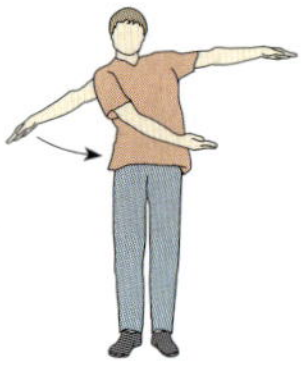

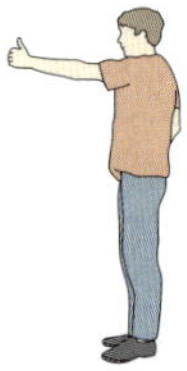

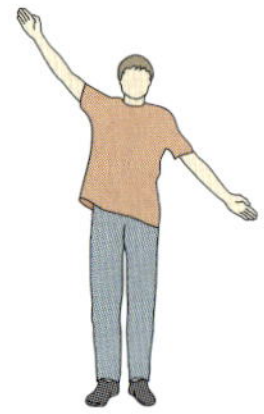

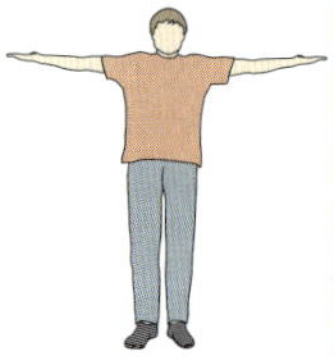

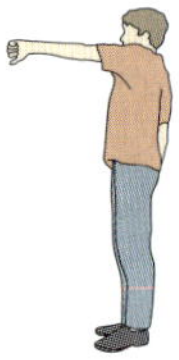

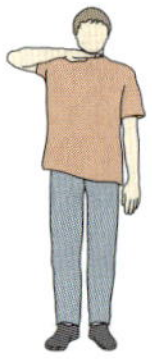

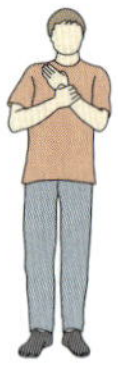

⊞ Abb. 5.4. **Handzeichen zum Einweisen von Hubschraubern**

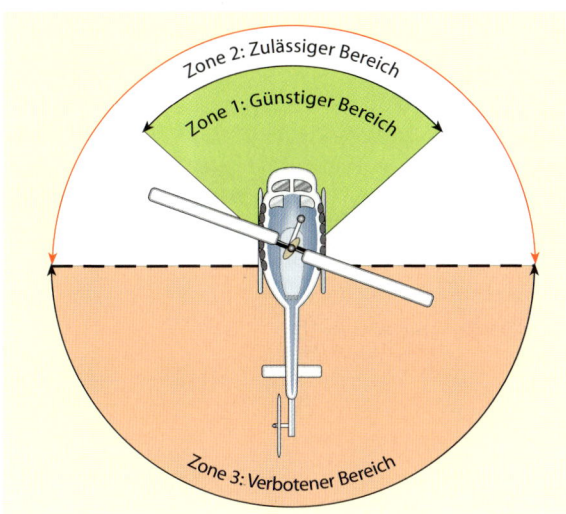

◘ Abb. 5.5. **Annäherungsbereiche an einen Hubschrauber**

Verhalten während des Mitflugs

- Die Anweisungen des Piloten/der Besatzungsmitglieder sind strikt zu befolgen.
- Türen des Hubschraubers dürfen von mitfliegenden Personen nicht vor der Landung geöffnet werden.
- Erhebliche Gewichtsverlagerungen und plötzlicher Platzwechsel während des Fluges sind zu vermeiden.

5.2   Kommunikation

Grundvoraussetzung für eine regelrechte Abwicklung der Einsätze im Rettungsdienst ist die ständige Möglichkeit des Informationsaustausches zwischen den Einsatzkräften, den Rettungsmitteln und der Rettungsleitstelle.

Meldewege und -mittel

Neben dem klassischen Weg, dem Telefon, stehen drahtlose Meldemittel zur Verfügung. Beispielhaft sei die »stille Alarmierung« der Fahrzeugbesatzungen über Funkmeldeempfänger (»Piepser«), der Informationsaustausch mittels Funkgespräch während und nach dem Einsatz und die kodierte Übermittlung von Informationen unter Anwendung moderner Funkmeldesysteme (FMS) genannt. Derzeit stehen als Alternativen neue Technologien wie Datenfunk oder digitale Übermittlung der Einsatzdaten in der Erprobung. Auch die bereits vorangetriebene funkgeführte und satellitengesteuerte Lokalisation der Rettungs-

mittel über GPS (global positioning system) wird vorangetrieben. So können Einsatz- und Patientendaten zur Weiterbearbeitung in der Klinik, zu Abrechnungszwecken aber auch in der Rettungswache zur Schulung oder Nachbesprechung direkt genutzt werden. Auch der Aspekt der Qualitätssicherung kann durch solchen technischen Fortschritt weiter vorangebracht werden.

Im Folgenden soll ein Überblick über die Grundlagen der Kommunikation durch Funkverkehr im Rettungsdienst gegeben werden. Die Ausführungen sind bewusst beschränkt auf die elementaren technischen und organisatorischen Fakten, die für das Verständnis des Systems unmittelbar erforderlich sind. Für Details wird auf die Spezialliteratur zum BOS-Funk verwiesen.

Sprechfunk
Physikalische Grundlagen

Funk ist die drahtlose Übermittlung von Informationen durch elektromagnetische Wellen. Die Charakteristik der Wellen ist bestimmt durch 2 Größen: **Amplitude**, d. h. die Höhe der Wellen, gemessen in Metern, und **Frequenz**, d. h. die Häufigkeit der Wellen, gemessen in Ereignissen pro Zeit (◘ Abb. 5.6). Die Einheit hierfür ist Hertz (Hz), einschließlich ihrer Vielfachen Kilohertz (1.000 Hz) und Megahertz (1.000.000 Hz). Sie gibt an, wie viele Ereignisse (komplette Wellen bestehend aus Wellenberg und Wellental) pro Sekunde ablaufen.

Diese grundsätzlich gleichförmigen Wellen können durch **Modulation** gezielt beeinflusst werden. Bei der im Rettungsdienst üblichen Frequenzmodulation (FM) wird die Ausgangswelle mit einer Information, z. B. Sprache, »beladen« und verändert dadurch geringfügig ihre Form (◘ Abb. 5.7). Diese modulierten Wellen werden von einer Sendeantenne ausgestrahlt, breiten sich nach allen Richtungen sternförmig aus und können von einer Empfängerantenne aufgenommen werden. Das Empfängergerät kann die Wellen wieder entschlüsseln (demodulieren). Hierdurch wird die »mitgegebene« Sprache wieder hörbar.

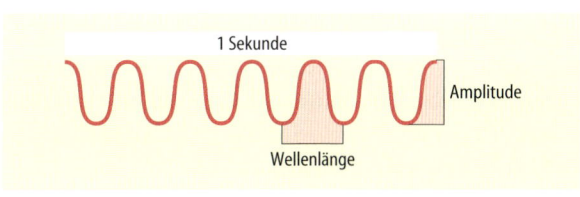

◘ Abb. 5.6. **Elektromagnetische Welle einer Frequenz von 5 Hz**

5

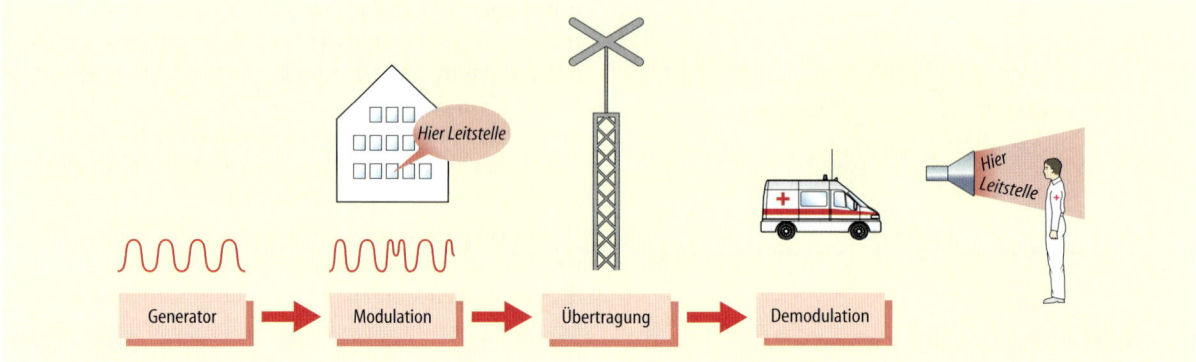

◼ Abb. 5.7. **Funkbetrieb**

Funkwellen breiten sich wie alle elektromagnetischen Wellen und das sichtbare Licht geradlinig aus. Das heißt, dass eine Funkverbindung prinzipiell immer dann zustande kommen kann, wenn theoretisch »Sichtkontakt« zwischen Sende- und Empfängerantenne bestünde. Zusätzlich werden Funkwellen z. B. von Hauswänden reflektiert, sodass in günstigen Situationen auch dann eine Funkverbindung entstehen kann, wenn durch ein Hindernis mit entsprechendem Funkschatten ein direkter Empfang nicht gegeben ist, aber auf »Umwegen« die ausgesandten Wellen doch die Empfängerantenne erreichen können. Umgekehrt können den lokalen Funkverkehr störende Überreichweiten entstehen, wenn weit entfernte, auf gleichem Kanal arbeitende Sender z. B. anderer Rettungsdienstbereiche durch Reflexionen an Wolkenschichten, z. B. bei bestimmten Wetterlagen, eine außergewöhnliche Verbreitung ihrer Funkwellen erfahren. Auch nichtentstörte Maschinen und Motoren können durch Aussendung von Wellen (durch Funkenbildung) entsprechender Frequenz den Funkverkehr so stören, dass ein Betrieb erst nach deren Abschalten oder durch einen Ortswechsel wieder möglich wird.

Um die Reichweite der Leitstellensender zu erhöhen, werden meist auf hoch gelegenen Stellen, z. B. hohen Gebäuden, Sendemasten, Fernsehtürmen etc., im Gleichwellenfunk betriebene Relaisstationen installiert, die ihre Signale von den Rettungsmitteln empfangen und über Telefonleitungen an die Leitstelle weitergeben (◼ Abb. 5.8). Umgekehrt gelangt die Information von der Leitstelle über Telefonleitung zum Relais, wird ausgestrahlt und kann von den Fahrzeugen aufgenommen werden.

BOS-Funk

Die Kommunikation im Rettungs- und Notarztdienst erfolgt wie bei allen Behörden und Organisationen mit Sicherheitsaufgaben (z. B. Feuerwehr, Polizei, Katastrophenschutz) in einem speziellen hierfür reservierten Frequenzspektrum, dem sog. BOS-Bereich.

Der BOS-Bereich teilt sich in 2 Abschnitte. Das 4-m-Band zur Kommunikation der boden- und luftgebundenen Rettungsmittel mit der Rettungsleitstelle auf Frequenzen von 74,21–87,25 MHz liegt knapp unterhalb, das für den lokalen Funksprechverkehr am Einsatzort mit Handfunkgeräten reservierte 2-m-Band im Bereich von 167,56–173,98 MHz oberhalb der für den kommerziellen UKW-Radiobetrieb genutzten Bandbreite.

Das breitere 4-m-Band seinerseits ist in 164, das schmalere 2-m-Band in 92 jeweils 20 kHz breite Frequenzbänder aufgeteilt, die als **Kanäle** bezeichnet werden. Zusätzlich ist jeder Kanal nochmals in 2 Unterabschnitte, das Ober- und das Unterband aufgeteilt, um das ungestörte und gleichzeitige Senden und Empfangen der von einem Gerät zum anderen übertragenen Funkwellen zu ermöglichen. Die jeweils zu einem Funkkanal zusammengehörenden Ober- und Unterbandbereiche sind dabei genau 9,8 MHz voneinander entfernt, sodass in jedem Rettungsdienstbereich letztlich genau definierte Frequenzen zum Senden der Informationen einerseits vom Rettungsmittel zur Leitstelle (typischerweise im jeweiligen Unterband) und andererseits zur Funkübertragung von der Leitstelle zum Rettungsmittel (typischerweise im entsprechenden Oberband) zur Verfügung stehen. Hierdurch wird sog. Wechselsprechen möglich, d. h. beide Funkteilnehmer können gleichzeitig senden und empfangen, ohne dass sich die Funkvorgänge gegenseitig stören.

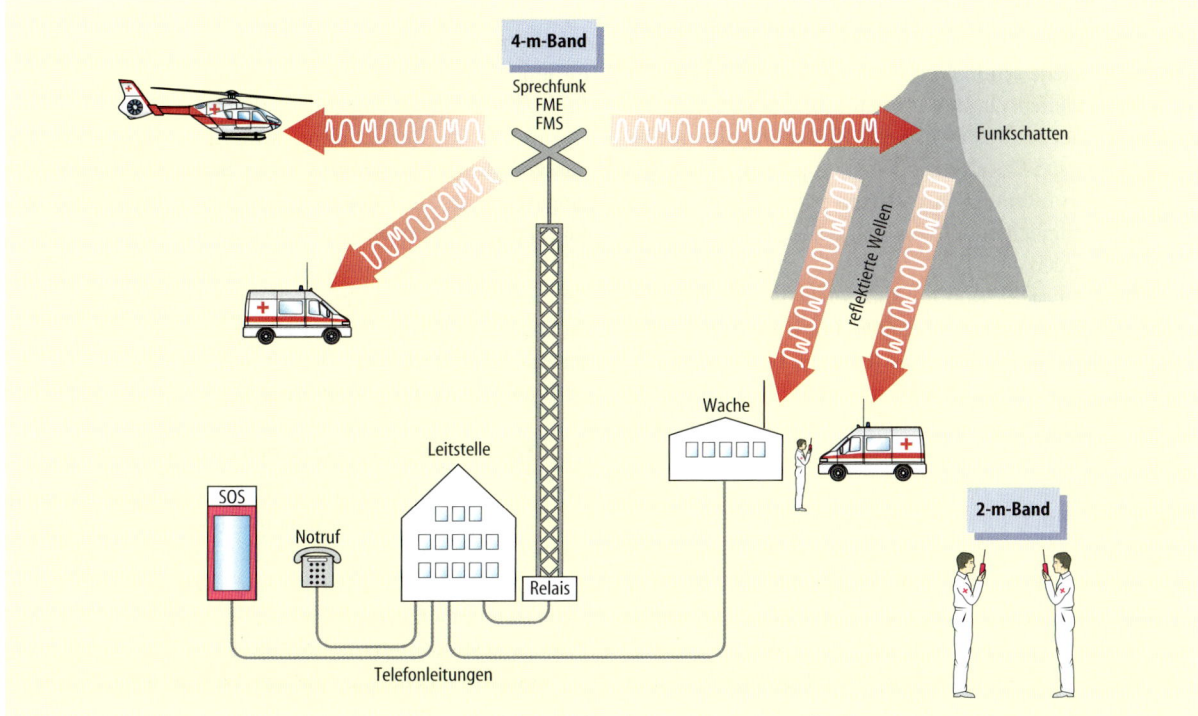

🔴 Abb. 5.8. **Kommunikation im Rettungsdienst**

Diese als Kanäle bezeichneten Frequenzen werden an den Funkgeräten der Rettungsmittel eingestellt und müssen nur bei Verlassen des heimischen Rettungsdienstbereiches verändert werden, um mit der dann zuständigen Rettungsleitstelle auf deren Kanal Kontakt aufzunehmen.

Beispiel: Rettungsdienst-A-Stadt: 4-m-Band: Kanal 495; entsprechend Unterband 77,175 MHz, Oberband 86,975 MHz.

Die Information über den Kanal der Nachbarleitstelle ist im Rahmen der Abmeldung des Rettungsmittels jeweils von der aktuell zuständigen Leitstelle zu erfahren. Private Rettungs- und Krankentransportdienste sind primär nicht am BOS-Funk beteiligt und arbeiten auf Betriebsfunkkanälen im 70-cm- und 2-m-Band. Dieser Zustand kann zu Sicherheits- und Kommunikationsproblemen führen. Es muss daraufhin gearbeitet werden, dass alle am Rettungsdienst Beteiligten die gleichen Voraussetzungen vorfinden.

Digitalfunk

Bis voraussichtlich 2010 soll in Deutschland ein bundeseinheitliches digitales Sprech- und Datenfunknetz für Behörden und Organisationen mit Sicherheitsaufgaben (BOS) entstehen. Polizei, Rettungsdienst und Feuerwehr haben dann ein einheitliches System.

Der Digitalfunk ermöglicht eine optimierte zeitgleiche Alarmierung von Einsatzkräften in beliebig strukturierbaren Alarmierungsgebieten (Bundesland, Landkreis, Leitstellenbereich).

Das System ist in der Lage mehrere Alarmierungen hintereinander, bei Bedarf sogar mit unterschiedlichen Alarmierungstexten in kurzer Folge zu gewährleisten. Durch die Nutzung von Klartexten (bis 160 Zeichen) ist eine professionelle Information der Einsatzkräfte über den Einsatz möglich. Der Sprechfunkverkehr ist nahezu abhörsicher. Bis zur kompletten Umstellung auf Digitalfunk müssen allerdings beide Systeme (analog und digital) parallel betrieben werden.

Funkkanäle

Parallel zu dem in jedem Rettungsdienstbereich spezifisch zugeordneten Kanal, auf dem der lokale Funkverkehr zwischen Leitstelle und Rettungsmitteln abgewickelt wird, ist der Funkverkehr der Polizei, der Feuerwehr und des Katastrophenschutzes in einer Region auf anderen Kanälen des BOS-Bereiches definiert, sodass allein auf dem Areal einer Rettungsleitstelle schon eine Vielzahl von Frequenzen für die verschiedenen Organisationen erforderlich sind. Dadurch, dass aber andererseits im BOS-Bereich nur eine begrenzte Zahl von Kanälen zur Verfügung steht, müssen die Kanäle schon in einem Bundesland mehrfach an »funktechnisch« möglichst weit voneinander entfernte Bereiche vergeben werden.

Zusätzlich zu der Kommunikation zwischen Rettungsmittel und Rettungsleitstelle über Funk ist die Einspeisung des Funkverkehrs in das reguläre Telefonnetz mittels Funk-Draht-Aufschaltung möglich. So kann ein vor Ort befindlicher Mitarbeiter, z. B. der Notarzt, Gesprächskontakt mit einem Arzt in der Krankenhausaufnahme bekommen, um direkt Informationen auszutauschen. Hierbei ist aber durch die Besonderheiten der Übermittlung im Ober- bzw. Unterband bei diesen Verbindungen nur sog. Wechselsprechen möglich, bei dem jeweils nur der eine Teilnehmer zu einem gewissen Zeitpunkt sprechen, der andere hören kann und umgekehrt.

Bei entsprechend großen Einsatzgeschehen kann einem Einsatzabschnitt ein Kanal zugewiesen werden. So bekommen alle hier tätigen Organisationen die gleichen Informationen über das Einsatzgeschehen. Der Funkverkehr wird für die Führung entzerrt.

Kanal 444: Bundeseinheitlicher Notrufkanal der Polizei

Ist der Funkverkehr zur eigenen bzw. der regional zuständigen Rettungsleitstelle nicht möglich, kann von allen am BOS-Funk beteiligten Organisationen in Notfällen auf den bundeseinheitlichen Notruf der Polizei auf **Kanal 444** zurückgegriffen werden. Auf diesem Kanal kann mit der nächstgelegenen Einsatzzentrale der Polizei Kontakt aufgenommen werden, um weitere Informationen zu erhalten.

Rufnamen

Um bei möglichst breiter Kommunikationsmöglichkeit der verschiedenen BOS-Organisationen eine eindeutige Identifizierung und gezielte Kontaktaufnahme zu ermöglichen, wurden den beteiligten Organisationen bundesweit spezifische Rufnamen zugeordnet.

Rufnamen einzelner Rettungsmittel

Darüber hinaus ist in vielen Bundesländern auch eine einheitliche Kodierung der Fahrzeugarten durchgeführt wor-

den. Dabei gibt die erste Teilkennzahl den Stationierungsort, die zweite Teilkennzahl die Art des Fahrzeugs an und die letzte Ziffer bezeichnet die organisationseigene Durchnummerierung des einzelnen Fahrzeugtyps.

So steht die Bezeichnung **Rotkreuz A-Stadt 3/82/2** für das vom **Deutschen Roten Kreuz** betriebene, in **A-Stadt** eingesetzte, auf der **Wache 3** stationierte **Notarzteinsatzfahrzeug** mit der laufenden **Nummer 2**. Im alltäglichen Funkverkehr entfällt meist die Nennung des Städte- bzw. Bereichsnamens und ggf. auch der Organisationsnamen, da in einem Kanal (bzw. Rettungsdienstbereich) schon durch die Ziffernfolge allein jeweils eindeutig ein bestimmtes Fahrzeug charakterisiert ist.

Praktische Durchführung des Funkverkehrs

Zur regelgerechten Durchführung des Sprechfunkverkehrs müssen einige **Regeln** beachtet werden. Grundsätzlich wird ein Funkgespräch damit begonnen, dass zunächst der gewünschte Partner und dann die eigene Funkstelle namentlich genannt wird und der Ruf mit der Aufforderung »**Kommen**« abgeschlossen wird.

Beispiel: »Leitstelle A-Stadt von Rotkreuz A-Stadt 3/82/2 – Kommen.«

Umgekehrt meldet sich der angesprochene Partner seinerseits durch Nennung des Namens seiner Funkstelle und schließt ebenfalls mit der Aufforderung »**Kommen**« ab.

Beispiel: »Hier Leitstelle A-Stadt – Kommen«

Eine Empfangsbestätigung wird jeweils durch das Wort »**Verstanden**«, der Abschluss eines Funkgesprächs durch die Anfügung des Wortes »**Ende**« übermittelt.

Eine reibungslose Kommunikation über Funk setzt die konsequente Einhaltung der erforderlichen Funkdisziplin voraus. Hierzu gehören insbesondere:

- Stets auf dem vorgeschriebenen lokalen Funkkanal des Rettungsdienstbereiches bleiben.
- Keine laufenden Funkgespräche unterbrechen.
- Ruhig und deutlich sprechen.
- Kurze, klare Formulierungen wählen.
- Bei Verständigungsschwierigkeiten Worte ggf. buchstabieren (◘ Tabelle 5.2).
- Ausspracheregeln beachten, z. B. für Ziffern (◘ Tabelle 5.3).
- Den Funkverkehr auf das absolut erforderliche Minimum beschränken.

| Tabelle 5.2. Buchstabieralphabet national und international |||
Buchstabe	National	International
A	Anton	Alfa
Ä	Ärger	–
B	Berta	Bravo
C	Charlotte	Charlie
D	Dora	Delta
E	Emil	Echo
F	Friedrich	Foxtrott
G	Gustav	Golf
H	Heinrich	Hotel
I	Ida	India
K	Kaufmann	Kilo
M	Martha	Mike
N	Nordpol	November
O	Otto	Oscar
Ö	Ökonom	–
P	Paula	Papa
Q	Quelle	–
R	Richard	Romeo
S	Samuel	Sierra
Sch	Schule	–
T	Theodor	Tango
U	Ulrich	Uniform
Ü	Übermut	–
V	Viktor	Victor
W	Wilhelm	Whisky
X	Xantippe	X Ray
Y	Ypsilon	Yankee
Z	Zacharias	Zulu

Tabelle 5.3. Aussprache von Ziffern	
1	einss
2	zwoh
3	drei
4	fieärr
5	fünnef
6	sechss
7	siebähnn
8	achtt
9	noihn
0	null

Datenschutz

Grundsätzlich kann der Frequenzbereich des BOS-Funks durch alle Funkgeräte mit der Möglichkeit der Erschließung der allseits bekannten spezifischen BOS-Kanälen abgehört werden. Um dennoch (einen gewissen) Datenschutz

zu gewährleisten, sind eine Reihe von Vorkehrungen und Regelungen getroffen worden. Hierzu sind vielfältige Verschlüsselungen für die Diagnose und Krankheitsbilder in Gebrauch, die zusätzlich in entsprechenden Zeiträumen geändert werden. Einsatzstichworte sind z. B. Ärger (für alle Situationen, in denen Gewaltanwendung von Bedeutung ist) oder Cardia (bei allen Notfällen durch akute Erkrankungen des Herzens). Diese dienen dem Schutz der Belange des Patienten und sollten entsprechend benutzt werden, da umgekehrt bei der Alarmierung nicht auf die Nennung von Patientennamen und genauen Adressangaben verzichtet werden kann. Eine Durchgabe von definitiven Diagnosen über Funk z. B. nach Beendigung des Einsatzes, insbesondere in Zusammenhang mit der Nennung von Namen und Adressen von Patienten, ist strikt untersagt.

Funkmeldeempfänger (FME)

Die Alarmierung des Personals im Rettungsdienst ist ein weiteres Beispiel für die Nutzung von Möglichkeiten des Funkverkehrs. Jeder Funkmeldeempfänger (FME; »Piepser«) besitzt eine spezielle 5-stellige Kodierung, wobei die erste Stelle einheitlich für das Bundesland, die zweite für einen Rettungsdienstbereich vergeben ist. Die letzten 3 Stellen charakterisieren individuell das einzelne Gerät.

Im Alarmierungsfall wird von der Sendeantenne der Rettungsleitstelle zunächst die 5-stellige Kodierung (»Schleife«) des zu alarmierenden Mitarbeiters ausgesandt. Hierdurch wird dessen Funkmeldeempfänger und hier insbesondere der eingebaute Lautsprecher aktiviert. Durch den unmittelbar danach von der Leitstelle ausgesandten Weckruf und eine anschließende Durchsage wird der Alarm mitgeteilt. Durch entsprechende Kodierung der FME können sowohl einzelne Personen (Selektivschleife) alarmiert als auch Gruppenalarmierungen mehrerer Rettungsdienstmitarbeiter gleichzeitig durchgeführt werden.

Funkmeldesystem (FMS)

Das Funkmeldesystem (FMS) dient vorrangig der Übertragung der aktuellen Statusmeldung des Rettungsmittels, wie »Auftrag übernommen«, »Einsatzort an«, »Krankenhaus an« etc., die zusammen mit der jeweils sonst notwendigen Angabe des Funkrufnamens des Rettungsmittels nicht mehr einzeln gesprochen werden müssen, sondern durch Drücken von Tasten an der Eingabeeinheit im Fahrzeug ausgelöst, vom Leitrechner registriert und dem Leitstellendisponenten zusammen mit der jeweiligen Rettungsmittelidentifikation angeboten werden (Tabelle 5.4).

5

	Tabelle 5.4. **FMS-Statusmeldungen der Rettungsmittel an die Leitstelle**
0	Notruf
1	Einsatzklar über Funk
2	Einsatzklar auf der Wache
3	Auftrag übernommen
4	Einsatzort angekommen
5	Sprechwunsch
6	Nicht dienstbereit
7	Patient übernommen
8	Zielort an
9	Sonderstatus

	Tabelle 5.5. **FMS-Anweisungen der Leitstelle an die Rettungsmittel**
A	Notarzt ist alarmiert
B	Melden Sie sich für Einsatzübernahme
C	Korrigieren Sie Statusmeldung
D	Geben Sie Transportziel durch
E	Ende der Dienstzeit
F	Kommen Sie über Draht
H	Fahren Sie Wache an
J	Sprechaufforderung
L	Geben Sie Lagemeldung
P	Machen Sie dienstbereit Pause

Es können in diesem System aber auch in umgekehrter Richtung von der Rettungsleitstelle standardisierte Anweisungen an die Rettungsmittel übertragen werden, was seinerseits ebenfalls zu einer weiteren Entlastung im Sprechverkehr führt (Tabelle 5.5).

Es wird in beiden Teilsystemen jeweils eine insgesamt 8-stellige Meldung, bestehend aus der individuellen Funkkennung des jeweiligen Rettungsmittels und der Information selbst, über die Sendeanlagen des Rettungsdienstbereiches verbreitet und kann auf dem Display des jeweiligen »Gesprächspartners« abgelesen werden.

5.3   Führung im Rettungsdienst

Unter dem Begriff »Führung im Rettungsdienst« werden 3 sich deutlich unterscheidende Aufgabenbereiche zusammengefasst. Neben der Führung im täglichen Einsatzgeschehen und dem Führen von Mitarbeitern im Dienstbetrieb des Unternehmens kommt die besondere Situation der Führung im Massenanfall von Verletzten und Kranken (bzw. Katastrophenfall).

Führung bedeutet Planung, Ausführung und Kontrolle von Entscheidungen durch zielgerechte Steuerung und Überwachung des Einsatzes von Menschen und Mitteln.

Führungsstil ist ein individuelles Verhaltensmuster einer Führungskraft im übertragenen Verantwortungsbereich, in erster Linie die Art und Weise der Bewältigung der Aufgabe und des Umgangs mit nachgeordneten Mitarbeitern.

Führungsverhalten bezeichnet die Verhaltensweisen einer Führungskraft in einer konkreten Situation. Dieses Verhalten kann dem diesem Menschen eigentümlichen Führungsstil entsprechen, kann aber auch abweichen.

Führungsvorgang beinhaltet eine Situationsanalyse (Lagebeurteilung), die sich daraus ergebenden Führungsentscheidungen im Sinne einer logischen Abfolge abgestimmter Maßnahmen sowie die abschließende Erfolgskontrolle.

> Führen bedeutet, durch gestaltendes, steuerndes, förderndes und begleitendes Verhalten im Umgang mit Mitarbeitern eine erfolgreiche Problemlösung und optimale Aufgabenerledigung zu erzielen.

Daher unterscheidet man zwischen dem taktischen und dem Personalführungsvorgang. Beiden liegt ein sich wiederkehrender Prozess zugrunde (Abb. 5.9). Hierbei muss auch der **Reifegrad der Mitarbeiter** beachtet werden.
- Reifegrad 1: Nicht fähig und nicht willig
  Der Mitarbeiter hat weder die Fähigkeit noch den Willen, allein die Verantwortung für irgendeine Aufgabe zu übernehmen.
- Reifegrad 2: Nicht fähig aber willig
  Dieser Mitarbeiter hat noch nicht die Fähigkeit dazu, die gestellte Aufgabe zu übernehmen, aber er versucht es und ist hierbei motiviert.
- Reifegrad 3: Fähig aber nicht willig oder unsicher
  Der Mitarbeiter hat zwar die Fähigkeit, allein die Verantwortung zu übernehmen, aber er zeigt sich aus di-

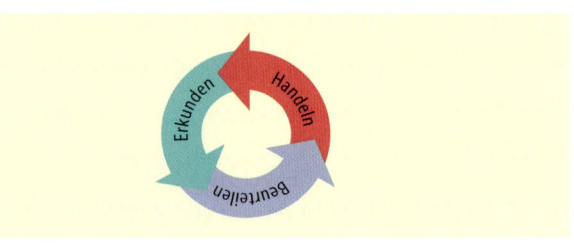

 Abb. 5.9. **Regelkreis taktische Führung**

versen Gründen momentan unmotiviert oder sucht aufgrund individueller Unsicherheit nach Zuspruch durch den Vorgesetzten.

- Reifegrad 4: Fähig und willig
  Dieser Mitarbeiter ist hochmotiviert und besitzt die Kompetenz, die gestellten (anspruchsvollen) Aufgaben selbstständig und eigenverantwortlich zu erledigen.

Der Führungsvorgang im Rettungsdienst wird durch einige wesentliche **Besonderheiten** beeinflusst:

- Jeder Notfall ist von Zeitdruck bestimmt
- Jeder Einsatz hat eine bestimmte situationsabhängige Dynamik
- Jeder Primäreinsatz beinhaltet eine hohe Leistungsanforderung in Ausnahmesituationen
- Jeder Einsatz ist mit hoher Verantwortung und Erfolgsdruck verknüpft
- Jeder Einsatz fordert eine hohe Entscheidungskompetenz z. T. in kürzester Zeit
- Der Leistungsbedarf tritt plötzlich und unvorhersehbar auf
- Viele Einsätze weisen hohe Stressbedingungen und große psychische Belastungen auf
- Die Planbarkeit (Ort, Zeit, Umfang, Art) ist extrem beschränkt
- Die Anforderung an Querschnittswissen und Fähigkeit ist enorm (notfallmedizinisch, organisatorisch, planerisch, technisch, sozialkommunikativ, psychologisch)

Daher ist Führen im Rettungsdienst immer ein situationsabhängiger Vorgang, der eine große Variabilität im Stil und in den Mitteln abverlangt und entsprechende Vorbereitung voraussetzt.

Im Aufgabenspektrum des rettungsdienstlichen Alltages wird dem Mitarbeiter vor Ort allerdings und hier in erster Linie dem Rettungsassistenten, Führungsaufgabe im Rahmen der Einsatz- und Mitarbeiterführung im kleinen Team abverlangt. Dies kann sich jedoch schnell ändern, wenn es z. B. zur Zusammenarbeit mit anderen Fachdiensten wie Polizei oder Feuerwehr bei größeren und großen Einsatzszenarien kommt. Daher ist es unerlässlich die unterschiedlichen Problemstellungen und Lösungsmöglichkeiten zu kennen.

5.3.1 Führen im Einsatz

Veraltete Führungsstile, wie z. B. der kameradschaftliche oder auch der autoritäre Führungsstil sind zwar noch anzutreffen, sollten aber zum Wohle eines reibungslosen Miteinanders vermieden werden.

Je nach Dynamik des rettungsdienstlichen Einsatzes stehen 2 grundsätzliche Führungsstile zur Auswahl. Handelt es sich um einen Einsatz bei dem keine vorrangige Dringlichkeit besteht, kann die führende Person die anderen Teammitglieder als echte Mit-Arbeiter und Partner voll integrieren. Es besteht ein ständiger Informationsfluss zwischen allen Beteiligten. Der Führende integriert sein Team in den Prozess zur Lösung des Problems (Transportauftrag, Versorgung). Die Zielvorgabe ist klar definiert, der Handlungsspielraum ist weit gespannt. Diesen **Führungsstil** nennt man **kooperativ**. Jeder im Team kann voll mitdenken, mithandeln und sich einbringen. Die notwendige Kontrolle erfolgt offen und kooperativ im Team. Grundsätze des **kooperativen Führungsstils** sind:

1. **Delegation**
   Delegieren ist das Übertragen von Aufgaben, Befugnissen und der sich daraus ergebenden Verantwortung durch Gesetz, Dienstanweisung oder durch den Teamleiter auf den Mitarbeiter. Durch Delegation schafft sich der Teamleiter die unbedingt nötige Zeit für seine Führungsaufgaben, insbesondere für Gespräche mit seinen Mitarbeitern.

2. **Beteiligung**
   Die Vielschichtigkeit der Aufgaben erschwert es dem Teamleiter, stets über das erforderliche Detailwissen zu verfügen. Durch Beteiligung der Mitarbeiter fließen wertvolle Erkenntnisse in den Führungsprozess ein. Wer an Entscheidungen beteiligt ist, wird auch leichter das jeweilige Ergebnis durchschauen, mittragen und umsetzen können.

3. **Kommunikation** (Information – Transparenz)
   Führungshandeln muss für die Mitarbeiter durchschaubar sein. Dies ist nur erreichbar, wenn sie über die entsprechenden Informationen verfügen. Durch Kommunikation wird auch menschlichen Grundbedürfnissen Rechnung getragen und das Zusammengehörigkeitsgefühl gefördert. Es genügt daher nicht, den Mitarbeitern nur die zur Ausführung ihrer Aufgaben notwendigen Anweisungen vorzugeben, sondern es müssen die Zusammenhänge mit den übergeordneten Zielen sichtbar gemacht werden. Transparenz erfüllt das Grundbedürfnis des Menschen nach

Informationen. Wo Informationen vorenthalten, vorschnell oder bruchstückhaft gegeben werden, entstehen häufig Gerüchte. Da diese unkontrollierbar sind, ist mit Informationen verantwortungsbewusst umzugehen. Stillschweigen über vertrauliche Informationen muss selbstverständlich sein.

4. **Kontrolle**
Kontrolle ist die Überprüfung der Arbeitsergebnisse, der Arbeitsverfahren und des persönlichen Verhaltens im Hinblick auf vorgegebene und vereinbarte Ziele. Kontrollen werden grundsätzlich durch die unmittelbar vorgesetzte Führungsebene durchgeführt.

5. **Leistungsfeststellung und -bewertung**
Leistungsbewertung verlangt den Vergleich der durch Kontrolle festgestellten Leistung mit der Zielvorgabe und den Vergleich der Leistung mehrerer Mitarbeiter oder mehrerer Organisationseinheiten untereinander. Daraus abgeleitete Werturteile orientieren sich – soweit möglich – an objektivierbaren Kriterien. Solche Urteile können durch Anerkennung, Förderung, Kritikgespräche und schließlich durch die formale Beurteilung zum Ausdruck gebracht werden; letzteres ist auch für ein internes Personalentwicklungskonzept zu überdenken.

Bei typischen rettungsdienstlichen Einsatzsituationen mit hoher Dynamik und hohem Zeitdruck muss sich der führende Rettungsassistent bzw. Notarzt mit einem **straff-anweisenden Führungsstil** zum Wohle des Patienten durchsetzen. Positive persönliche Beziehungen im Team sind auch hier die Basis für die erfolgreiche Erledigung der Aufgaben. Erfahrungen als gemeinsam handelndes Team und Erfahrungen mit der normal kooperativen Führungskraft unterstreichen die Motivation in dieser Ausnahmesituation nach Anweisungen des Führenden zu handeln.
Die **straff-anweisende Führung** ist:
- aufgabenbezogen,
- patientenorientiert,
- frei von Willkür oder Machtgelüsten,
- auf den Notfalleinsatz beschränkt,
- für schnelle Koordination der Aufgaben,
- trotzdem um gutes Arbeitsklima bemüht,
- achtet die Menschenwürde aller Beteiligten.

Es wird aber in der Praxis immer wieder notwendig sein, die Führungsstile zu kombinieren. Dieses gilt im Besonderen bei Einsätzen die eine Zusammenarbeit mit anderen Fachdiensten notwendig machen.

Ein straff-anweisender Führungsstil ist z. B. bei einer Reanimation angezeigt.

In extremen Notsituationen wie z. B. bei einer eingeklemmten Person, deren Versorgung primär nicht oder nur unzureichend möglich ist, ist kooperativer Führungsstil innerhalb des medizinischen und des technischen Teams angebracht, weil die Feuerwehr ihre besonderen Kenntnisse der technischen Rettung einbringen muss. In solchen Situationen muss sich die führende Kraft des medizinischen Teams vor Ort mit dem technischen Einsatzleiter sorgsam abstimmen.

Ganz entscheidende Voraussetzungen für die **Führung im Einsatz**:
- Fachliche Kompetenz ist die Grundlage für einen sicheren ausgewogenen Führungsstil.
- Fachliche Kompetenz darf keinesfalls durch Zögerlichkeit und Inkompetenz der übrigen Teammitglieder überstimmt werden.
- Fachliche Inkompetenz und Überforderung des Führenden verunsichern alle Beteiligten und haben häufig ein völlig unangemessenes überschießendes Führungsverhalten zur Folge.

Im Idealfall bestimmt die Persönlichkeitsstruktur des Führenden am wenigsten den Führungsstil, weil der Führende in der Lage ist, seine Eigenheiten den objektiven Erfordernissen weitestgehend unterzuordnen.

Nur durch einen der Situation angepassten Führungsstil und angemessenes Führungsverhalten lassen sich im Einsatz die Führungsaufgaben bewältigen:
- Lagebeurteilung
- Entsendung/Nachforderung der dem Notfall angemessenen Einsatzkräfte
- Notfallmedizinische Versorgung des/der Patienten
- Steuerung der medizinischen Abläufe
- Koordination aller Einsatzkräfte
- Kooperation mit anderen an der Einsatzabwicklung Beteiligen (Feuerwehr, Polizei)
- Aufbau einer Führungshierachie bei größeren Ereignissen und Be-/Ernennung der jeweils (teil)verantwortlichen Führungskräfte.

5.3.2 Führung nach dem Einsatz

Nach dem Einsatz, in der außerordentlich wichtigen Einsatznachbereitung, gelten völlig andere Gesichtspunkte (► Kap. 7). Hier muss der zuvor Führende – zumindest primär – nicht mehr anweisen, sondern mit natürlicher Autorität moderieren und leiten. Er motiviert zur Schilderung von Eindrücken, Empfindungen, Ängsten und Kritik. Dabei sollten auch Fragen zu seinem Führungsverhalten im konkreten Einsatz aufgegriffen und reflektiert werden. Nach dem Einsatz, in dem berechtigterweise situationsabhängig straff-anweisender Führungsstil notwendig war, wird ein kooperativer Führungsstil gefragt sein. Für einen erfahrenen, fachlich und menschlich in sich gefestigten Rettungsassistenten oder Notarzt wird eine konstruktive Auswertung des Einsatzes, der gesamten medizinischen, technischen und einsatztaktischen Maßnahmen, inklusive des Teamverhaltens keine Schwierigkeit bereiten. Diese Nachbesprechung stellt bereits wieder eine neue Grundlage der Planung und Vorbereitung für Führungssituationen dar.

5.3.3 Führung im Rettungsdienst als Unternehmen

Wie in anderen Unternehmen gibt es auch bei Rettungsorganisationen und Feuerwehren einen mehr oder weniger großen administrativen Bereich. Hier haben die heute in der freien Wirtschaft favorisierten Prinzipien moderner Menschenführung und deren Verfahren der Verwaltung und Organisation ebenfalls Gültigkeit. Die Praxis zeigt, dass sich die Ansprüche an den Beruf bzw. Arbeitsplatz stark verändert haben. Arbeit soll nicht nur dem reinen Lebensunterhalt, sondern auch persönlicher Entwicklungschance und Selbstverwirklichung dienen.

Die moderne Führungskraft muss ihren Mitarbeitern Freiräume zur Entwicklung bereitstellen, um Motivation und Freude an der Arbeit aufrecht zu erhalten. Motivation beschreibt hier zunächst einmal das Handeln im Sinne der Organisationsziele. Probleme in der Motivation einzelner Mitarbeiter resultieren aus unterschiedlichen (sachlichen wie psychologischen) Ursachen, denen von Seiten der Führungsperson entgegen zu lenken ist. Aufbauend auf eine gutes Verhältnis zwischen Mitarbeitern und Führungsebene können die jeweiligen Vorgesetzten mit ganz verschiedenen Ansätzen die Motivationslage des Mitarbeiters steigern bzw. auf einem hohen Niveau halten. Ansatzpunkte sind:

- Extrinsische Motivation:
  - Individuell gerechtes Lob und Anerkennung
  - Abwechslungsreiche Gestaltung des Arbeitsplatzes
  - Weiterqualifizierungsmaßnahmen
  - Übertragen von besonderen Aufgaben
- Intrinsische Motivation:
  - Übertragung von Verantwortung
  - Förderung von Gestaltungsfreiheit
  - Einsatz der persönlichen Fähigkeiten
- Imagesteigerung der Organisation
  - Progressive Öffentlichkeitsarbeit
  - Unternehmensphilosophie
- Verbesserung des Betriebsklimas
  - Information und Rückkopplung
  - Delegation von Verantwortung
  - Mitbestimmung über Arbeitskreise
  - Objektive Leistungsbeurteilung
- Aufbrechen althergebrachter Strukturen
  - Transparenz der Führung
  - Gerechte Verteilung von Ressourcen

Eine modern handelnde Führungskraft wird entsprechend der Situation einen geeigneten Führungsstil wählen, der entweder einen stärkeren Bezug auf die Aufgabenstellungen oder auf den Mitarbeiter hat. Dieses Modell heißt »situatives Führen« und kann letztlich der entscheidende Schlüssel zu einer Verbesserung des betrieblichen Klimas sein.

5.3.4 Führung beim Massenanfall von Verletzten und Kranken (MANV)

In der besonderen Situation des Massenanfalls von Verletzten werden spezielle Führungspersonen im Einsatz tätig. Neben der Funktion des Einsatzleiter Rettungsdienst (regionale Führungsstruktur) sind die Funktion Organisatorischer Einsatzleiter (OrgEL) und Leitender Notarzt (LNA) als **Sanitätseinsatzleitung** ins Leben gerufen worden, um der speziellen organisatorischen Problematik bei einem Massenanfall gerecht zu werden. Alle drei Funktionen werden vor der Berufung einer speziellen Ausbildung unterzogen, die die einzelnen für die komplexen Aufgaben vorbereiten soll. Aufgabenstellung ist die Führung bei Einsätzen, die die normale Zahl an Patienten und entsprechend Rettungsmitteln übersteigt. Der Führungsvorgang wird weitestgehend davon bestimmt, ob **eine** Leitungsebene zur Bewältigung des Geschehens ausreicht, d. h. **ein** Führender alle anstehenden Entscheidungen herbeiführen muss oder ob eine Führungskaskade existiert.

Bei einem Unfall mit mehreren Verletzten können z. B. mehrere Teams jeweils eine überschaubare Zahl Betroffener eigenverantwortlich versorgen (Abschnittsbildung). In der Regel wird die Sanitätseinsatzleitung ein Bestandteil der **örtlichen Einsatzleitung** sein und somit ein Glied der gesamten Einsatzleitung. Als Führungsstil scheint für diese Einsätze primär nur der straff-anweisende Stil geeignet. Im längeren zeitlichen Verlauf können sich aber Situationen ergeben, in denen auch ein kooperativer Stil angezeigt ist. Grundsätze sind:

- Bei der Führung unbekannter Einsatzkräften mit fraglich/offensichtlich geringer Qualifikation müssen detailliertere und strengere Anweisungen erfolgen als bei persönlich bekannten erfahrenen Teammitgliedern.
- Bei einem aus wenigen Personen bestehendem Team genügen oft wenige kurze Anordnungen, um den geordneten Ablauf sicherzustellen. Bei größeren Personenzahlen ist mit präzisen ausführlichen Anweisungen zu arbeiten.
- Bei einer größeren Gruppe muss der Handlungsrahmen straffer und eindeutiger definiert werden. Die Freiräume werden naturgemäß kleiner (▶ Abschn. 3.8.2, ◘ Abb. 3.6).
- Der Informationsfluss wird eher diskontinuierliche Formen annehmen und zum Führenden weisen.
- Die Ausrichtung des Führungsstils ist stark aufgabenbezogen.

Der Führungsstil muss der dynamischen Einsatzlage ständig neu angepasst werden.

5.4   Rettung von Notfallpatienten und Gefahren der Einsatzstelle

Obwohl bereits durch gezielte Rückfragen des Leitstellenpersonals festgestellt werden muss, ob am Notfallort technische Rettungsmaßnahmen erforderlich sind, kann es immer wieder vorkommen, dass medizinisches Rettungspersonal plötzlich mit den mitgeführten leichten Rettungsgeräten arbeiten muss.

Bei Explosions- oder Brandgefahr, bei bereits brennendem Fahrzeug kommt der modifizierte Rautek-Rettungsgriff im Rahmen der sog. Crash-Rettung zur Anwendung.

In anderen Fällen muss die Zusammenarbeit zwischen medizinischen und technischen Rettungsteams am Unfallort auf engstem Raum stattfinden.

Während bei eingeklemmten Patienten Schock- und Schmerzbekämpfung, Intubation und Beatmung durchgeführt werden, laufen gleichzeitig Bemühungen mit technischen Rettungsgeräten zur Befreiung Verletzter.

Rettungsassistenten und Rettungssanitäter sollten die Prinzipien und die Gefahren der Rettungsmaßnahmen der Feuerwehr kennen. Sie müssen unter Umständen den Zugang zum Patienten in einem verunfallten Pkw schaffen, noch bevor technische Hilfe vor Ort ist.

Aus diesem Grund ist eine entsprechende 1- bis 2-tägige Kurzausbildung des medizinischen Personals durch eine Berufs- oder Freiwillige Feuerwehr erforderlich.

Diese Ausbildung muss so angelegt sein, dass das Rettungspersonal

- die Selbstgefährdung, z. B. bei Löschversuchen, abschätzen kann,
- technische Maßnahmen unter Einsatz einfacher Hilfsmittel erlernt,
- die Begrenztheit dieser Hilfe kennt, um eine Nachalarmierung der Fachkräfte nicht zu verzögern und
- von der Wirksamkeit der technischen Rettungsmaßnahmen durch die Spezialdienste weiß.

Sind diese Voraussetzungen erfüllt, ergänzen sich die Maßnahmen beider Rettungsdienste sinnvoll. Bei Unfällen mit mehreren Notfallpatienten werden vom medizinischen Team unter Berücksichtigung der unterschiedlichen Lebensgefährdung Hinweise für die **Prioritäten** der technischen Maßnahmen gegeben, die Feuerwehr bestimmt die **Verfahren** der möglichst schonenden patientengerechten Rettung.

Um den Eigenschutz der eingesetzten Kräfte beurteilen zu können ist es notwendig über die entsprechenden »Gefahren der Einsatzstelle« Grundkenntnisse zu besitzen.

Gefahren der Einsatzstelle

Unter dem Begriff »Gefahren der Einsatzstelle« versteht man Umstände, deren Vorliegen an der Einsatzstelle zu unkontrollierbaren Situationen führen kann, wenn nicht frühzeitig und kompetent Maßnahmen zur Gefahrenerkennung und -abwehr eingeleitet werden.

Die der Gefahrenabwehr dienenden Maßnahmen sollen dem zu erwartenden Schadensereignis angepasst sein. Gleiches gilt für die Vorhaltung von Personal und Material. In der Regel geschieht dies durch die Feuerwehr und/oder den Rettungsdienst.

Da sich in aller Regel das Einsatzpersonal interdisziplinär aus den technischen und medizinischen Bereichen zu-

Gefahren bestehen:									
DURCH	Atemgifte	Angst-reaktion	Aus-breitung	Atoma-re Strah-lung	Che-mische Stoffe	Erkran-kung/Ver-letzung	Explosion	Einsturz	Elektrizität
	A	A	A	A	C	E	E	E	E
FÜR									
Menschen	+	+	+	+	+	+	+	+	+
Tiere	+	+	+	+	+	+	+	+	+
Umwelt	+		+	+	+		+		
Sachwerte			+	+	+		+	+	+
Mann-schaft	+	+	+	+	+	+	+	+	+
Gerät			+	+	+		+	+	+

sammensetzt, ist es notwendig, dass alle mit den Gefahren der Einsatzstelle vertraut sind. Eine Gefahrenerkennung ist unabdingbare Voraussetzung für die effektive Abwehr oder Begegnung der Gefahr. Das notwendige Wissen um die Gefahren der Einsatzstelle ist Voraussetzung, um Gefahren zu erkennen, sie realistisch zu beurteilen und wirkungsvoll abzuwehren. Alle Einsatzkräfte müssen wissen, dass immer ein Restrisiko bleiben wird.

Bei manchen Einsätzen ist jedoch nicht nur von einer **einzelnen** Gefahrenquelle auszugehen, sondern von einer **Vielzahl** miteinander kombinierter Gefahren.

Gefahren der Einsatzstelle können in 2 Kategorien eingeteilt werden:
- Subjektive Gefahren:
  - Fehlverhalten des Einsatzpersonals an der Einsatzstelle
  - Verhalten von geschädigten bzw. betroffenen Personen
- Objektive Gefahren:
  - Mangelnde Einsatzmittel
  - Die Einsatzstelle selbst

Um im Einsatzfall mögliche Gefahren zu erkennen, empfiehlt es sich, sich der folgenden Gefahrenmatrix zu bedienen. Die in dieser Merkhilfe verwendeten Schlagworte sind nicht als eindeutig definierte Begriffe zu verstehen, sie stellen vielmehr ganze Gefahrengruppen dar.

In der Gefahrenmatrix sind die Gefahren und ihre möglichen Auswirkungen übersichtlich dargestellt. Die Reihenfolge der Aufzählung bedeutet keine Wertung. Mit Hilfe der ▢ Tabelle oben können die Gefahren und das daraus resultierende Risiko für die Einsatzkräfte und Patienten abgeschätzt werden; das weitere Vorgehen wird sich danach richten.

5.4.1 Einklemmungs- und Verschüttungsunfälle

Bei Verkehrsunfällen mit Automobilen, Schienenfahrzeugen und Flugzeugen, Unfällen im Tiefbau oder Explosionsunglücken in Gebäuden muss die Feuerwehr zur Rettung der Unfallverletzten und zur Sicherung des medizinischen Rettungspersonals z. T. mit aufwendigem technischem Gerät und spezieller Sachkenntnis tätig werden.

Wichtig ist hierbei auf Sicherungsmaßnahmen zu achten, um eine zusätzliche Gefährdung für Patienten und Rettungskräfte auszuschließen.

Hinweise zur Rettung von Personen aus Fahrzeugen mit Airbag

Airbags für Fahrer und Mitfahrer sind wesentliche Komponenten eines Sicherheitssystems, das z. B. in Verbindung mit Gurtstraffer-/Rückhaltevorrichtungen die Ver-

5

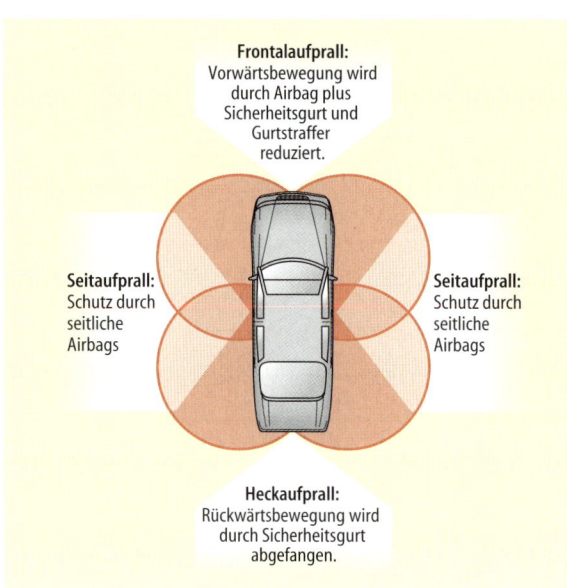

Frontalaufprall:
Vorwärtsbewegung wird
durch Airbag plus
Sicherheitsgurt und
Gurtstraffer
reduziert.

Seitaufprall:
Schutz durch
seitliche
Airbags

Seitaufprall:
Schutz durch
seitliche
Airbags

Heckaufprall:
Rückwärtsbewegung wird
durch Sicherheitsgurt
abgefangen.

■ Abb. 5.10. **Auslöse- und Schutzbereiche**

letzungsrisiken deutlich vermindert (■ Abb. 5.10; Stand: Januar 2007).

Mögliche Airbagplatzierungen sind in ■ Tabelle 5.6 aufgeführt. Da die einzelnen Automobilhersteller verschiedene Sicherheitssysteme einbauen, sind auch die Sicherheitsempfehlungen nicht völlig einheitlich und dienen in erster Linie der Absicherung der Hersteller gegen Regress. Unterschiede bestehen in erster Linie im **Auslösemechanismus** und in der **Füllgaserzeugung** der Airbags.

Modulkomponenten

Airbag-Module bestehen aus folgenden Komponenten:
- Airbag-Gehäuse mit Abdeckplatte, Stromzuführung und Kontakt zum Steuergerät (■ Abb. 5.11)
- Gasgenerator mit Feststofftreibsatz, oder Druckgasbehälter
- Steuergerät (Crash-Sensor).

Auslösemechanismus

Das Airbag-Steuergerät ermittelt die Fahrzeugverzögerung (in Längsrichtung für Fahrer- und Mitfahrer-Airbag, in Querrichtung für Sidebags). Ausschlaggebend sind bei den modernen Anlagen die auf den Insassen schädigend wirkenden Kräfte. In Abhängigkeit von Aufprallgeschwindigkeit und Aufprallwinkel werden der bzw. die Gasgeneratoren analog die Druckgasbehälter der Airbags aktiviert.

Die Airbag-Abdeckplatte (Polsterplatte) des Systems reißt an einer vorbestimmten Sollbruchstelle und schlagartig wird der zusammengefaltete Luftsack entfaltet. Der entfaltete Luftsack fängt den nach vorn (bei Sidebags nach der Seite) schleudernden Fahrzeuginsassen auf. Danach entweicht das Gas in Sekundenbruchteilen, der Luftsack fällt zusammen. Gefahren sind:
- **Unerwartetes Auslösen**
  Das plötzliche Auslösen des Luftsacks im Rahmen von Rettungsbemühungen, kann Patient und Helfer verletzen. Es handelt sich in der Regel um unsachgemäße Handhabung bei der Rettung. So werden Schnittführungen mit technischen Geräten beim Abtrennen des Daches nicht beachtet und Zündeinrich-

■ Tabelle 5.6. **Mögliche Airbagplatzierungen**	
Art	**Einbauort und Schutzart**
Fahrerairbag	Lenkrad um den Aufprall auf die Frontscheibe zu verhindern
Fußairbag, Fahrerseite	Fußraum um das Einklemmen zwischen den Pedalen zu verhindern
Beifahrerairbag	Armaturenbereich um den Aufprall auf die Frontscheibe zu verhindern
Kniebag, Beifahrerseite	Unter dem Handschuhfach um sog. Abtauchen zu verhindern
Fondairbag	In den Rückenlehnen der Vordersitze
Curtainbag	Am oberen Rahmen entlang zum Schutz des Kopfes beim Seitenaufprall (**Achtung:** Druckgasbehälter mit bis zu 800 bar!)
Seitenairbag	Im Holm, Armlehne oder Rückenlehne zum Schutz bei Seitenaufprall

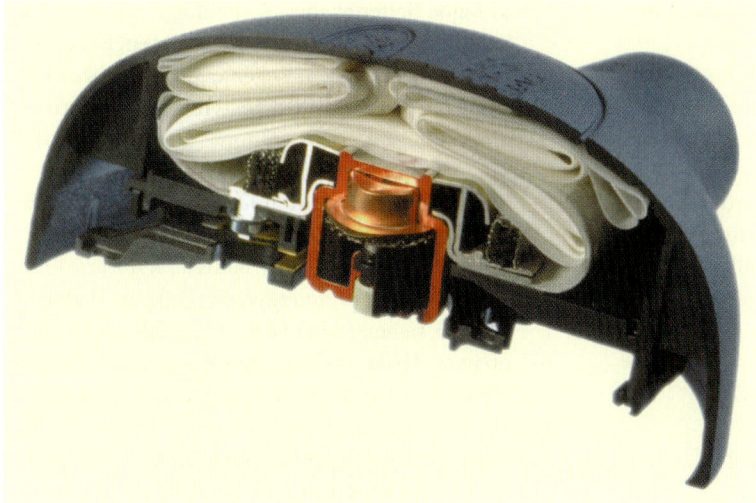

🔴 Abb. 5.11. **Airbag im Lenkrad [mit freundlicher Genehmingung der Fa. AutoLiv, Dachau]**

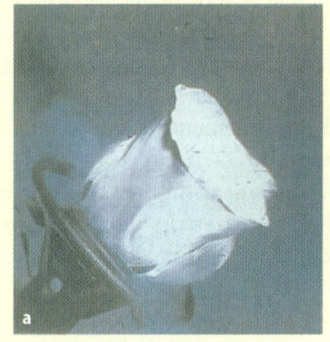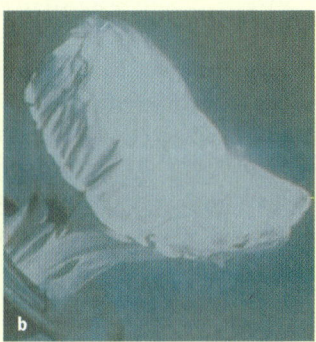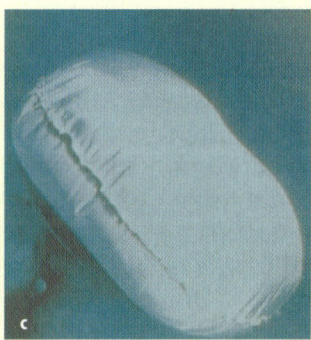

🔴 Abb. 5.12a–c. **Auslösen des Airbags: a nach 0,0088 s schleudert der Airbag heraus, b nach 0,0132 s fast vollständige Füllung, c nach 0,0265 s Entfaltung der vollständigen Schutzwirkung [mit freundlicher Genehmingung der Fa. Mercedes]**

tungen mittels Kurzschluss ausgelöst oder Kaltgasgeneratoren durchtrennt. Diese Gaspatronen sind mit
inertisiertem Treibgas mit einem Druck bis 800 bar
gefüllt..
Die Hauptgefahr geht von den Frontbags aus, da diese ein relativ großes Volumen haben. Die Sidebags
sind aus diesem Grund weniger gefährdend. Achtung:
bei Cabrios sind die Kopfstützen häufig als Überroll-
schutz ausgestaltet und »Schießen« beim Unfall hoch
um ein Eindrücken des Stoffdaches zu verhindern.
(🔴 Abb. 5.12).

— **Freisetzung von Treibgas**
Die Automobilhersteller verwenden unterschiedliche
Treibgase. Treibmittel, Spuren pulveriger Verbren-
nungsrückstände und Talkumpuder sind aber letztlich
alle ungiftig. Sie können schlimmstenfalls leichte Rei-
zungen der Augen, der Atemwege und der Haut verursachen.

— **Erwärmung und Brand**
–   Ein direkter Kontakt mit dem nach Auslösen ca.
    15 min heißbleibenden, tief im Lenkrad bzw. im
    Bereich des Handschuhfachs oder der Türfül-
    lung eingebauten Gasgenerators ist nahezu ausge-
    schlossen.
–   Bei Fahrzeugbränden explodieren Airbag-Sy-
    steme nicht!
–   Bei einer Erwärmung über 160–180°C kommt es
    zu einer kontrollierten Auslösung des Gasgenera-

tors. Das Gas wird ohne zusätzliche Gefahren in das Fahrzeuginnere abgeblasen.

– Es können alle Arten von Löschmittel, auch Wasser, eingesetzt werden.

Verhaltensregeln

Da standardmäßig Fahrer- und Mitfahrer-Airbags in unterschiedlicher Ausführung zur Serienausstattung moderner Automobile gehören, ist bei Verkehrsunfällen mit Pkw grundsätzlich zu prüfen, ob die betroffenen Fahrzeuge mit Airbag ausgestattet sind.

– Erkennen eines Fahrzeugs mit Airbag
Aufschrift »AIRBAG« oder »SRS-AIRBAG«
  – auf der Polsterplatte des Lenkrads,
  – auf der Instrumententafel auf der Beifahrerseite,
  – in der Windschutzscheibe
  – ggf. auf der Türverkleidung (bei Sidebags),
  – z. T. Aufschrift RS oder SRS in der Instrumentenanzeige.

– Unfall eines Fahrzeugs mit Airbag
Maßnahmen zur Rettung von Fahrzeuginsassen richten sich dann entscheidend danach, ob Airbags ausgelöst haben oder noch »scharf« sind.
  – Rettung bei **ausgelöstem Airbag**
  Ausgelöste, bereits nach Sekundenbruchteilen wieder entleerte Airbags nach oben schieben, um ungehindert Zugang zum Fahrzeuginsassen zu erhalten.
  Bereits ausgelöste Airbags stellen keine Gefahr dar!
  Rauch- und Staubteilchen sind ungiftig.
  – Rettung bei **nichtausgelöstem Airbag**
  Befindet sich ein Verletzter nicht im Entfaltungsbereich des Airbags, kann ohne fahrzeugseitige Vorsichtsmaßnahmen sofort mit der Hilfeleistung begonnen werden.
  Im Entfaltungsbereich nichtausgelöster Airbags (Front-, Fond- und/oder Sidebags) besteht für alle Beteiligten Verletzungsgefahr, solange die Batterie nicht abgeklemmt ist!
  Bei zwingenden Rettungsmaßnahmen im Entfaltungsbereich nichtausgelöster Airbags sind daher folgende Schritte zu beachten:
  1) Werkzeuge und Rettungsgeräte keinesfalls im Bereich nichtentfalteter Airbags ablegen.
  2) Sitz möglichst in die hinterste Position bringen.
  3) Zündung ausschalten und bei Automatik- oder Hybridfahrzeugen den Wahlhebel auf P stellen.

4) Beide Batteriekabel (Reihenfolge: zuerst Massekabel) abklemmen oder durchtrennen. Bei großen Limousinen können, wegen einer Vielzahl elektronischer Verbraucher, auch mehrere Batterien eingebaut sein.
5) Ein Teil der Automobilhersteller setzt bei Airbag-Systemen einen Kondensator als Energiepuffer ein. Der Energiepuffer stellt bei unfallbedingtem Kabelriss oder nach einer Batteriezerstörung für kurze Zeit die Spannungsversorgung des Airbag-Systems sicher. Daher ist im Einzelfall zu prüfen, ob nach Abklemmen der Batterie 2–3 min bis zum Beginn der Rettungsmaßnahmen im Fahrzeug gewartet werden kann.
6) Bei einigen älteren Fahrzeugen mit Airbag-Systemen der ersten Generation kann diese Zeit bis zu 20 min betragen. Daher sind auch nach Abklemmen der Batterie die Rettungsmaßnahmen so zu gestalten, dass niemand durch eine plötzliche Airbag-Auslösung gefährdet wird.
7) Lageidentifikation der Kaltgasgeneratoren.
8) Keine Schneidarbeiten im Bereich der jeweiligen Airbag-Einheit und Kaltgasgeneratoren durchführen.
9) Starke Erhitzungen im Bereich der jeweiligen Airbag-Einheit, Lenkradprallplatte, Instrumententafel, Beifahrerseite und Türverkleidung vermeiden.
10) Danach können hydraulische oder mechanische Rettungsgeräte wie Schneidgeräte, Spreizer, Hydraulikstempel u. a. eingesetzt werden.

– Rettungsarbeiten bei nichtabgeklemmter Batterie
Der Verletzte sollte wenn möglich von der Seite und damit außerhalb des Entfaltungsbereichs des Airbags versorgt werden (🔴 Abb. 5.13).
Werden einzelne Teile stark verschoben oder elektrische Leitungen bzw. die Lenksäule durchtrennt, ist die Möglichkeit einer unbeabsichtigten Auslösung eines Airbags nicht auszuschließen.
Das alleinige Durchtrennen des Lenkradkranzes bzw. der Lenkradspeichen führt in der Regel zu keiner Airbag-Auslösung.

Die Frage, ob **Sicherungssysteme** die während der Rettungsmaßnahmen die Entfaltung des Airbags nach unbeabsichtigter Auslösung verhindern sollen, in allen Bereichen des Fahrzeugs möglich sind, kann aufgrund der

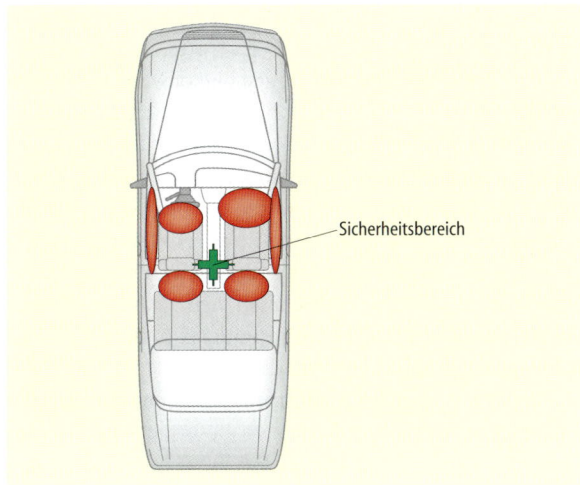

◘ Abb. 5.13. Sicherheitsbereich: Im Bereich der Mittelkonsole und zwischen den Sitzen ist das Rettungsteam außerhalb des Wirkbereichs aller Airbags

Vielzahl von verschiedenen Airbags nicht verbindlich beantwortet werden.

5.4.2 Unfälle und Notfälle in einer Umgebung mit gefährlichen Veränderungen der Atemluft

Zur sofortigen Alarmierung der Feuerwehr, da in der Regel umluftunabhängiger Atemschutz zur Rettung der Betroffenen eingesetzt werden muss, sollte es kommen bei:

- Unfällen in Silos, Gärgruben, Jauchegruben,
- Bewusstseinsverlust in Räumen, in denen Feuer unterhalten wird oder Verbrennungsmotoren laufen,
- Gasvergiftungen oder das Freiwerden von Reizgasen

Gefahr besteht für Kräfte des Rettungsdienstes z. B. in Räumen mit Gasdurchlauferhitzern. Hier werden häufig die Luftzufuhröffnungen an den Türen verschlossen. Die Folge ist eine unvollständige Verbrennung mit CO-Bildung. Die CO-Werte sind in Bereichen von tödlichen Konzentrationen (▶ Kap. 36; ◘ Abb. 5.14).

5.4.3 Unfälle mit gefährlichen Stoffen

In der Bundesrepublik Deutschland werden jährlich mehrere 100 Mio. Tonnen gefährliche chemische Produkte und Mineralölprodukte produziert, gelagert und auf den verschiedenen Verkehrsebenen (Straße, Schiene, Luft, See- und Binnenwasserstraßen) transportiert. Bei Unfällen können große Mengen von gefährlichen Stoffen freiwerden, in Brand geraten oder auf andere Weise gefährlich reagieren. Hauptgefahren sind Explosionen, Brände, Vergiftung, Erstickung und Verätzung sowie radioaktive Strahlenschäden.

> **Zu beachten ist insbesondere die Tatsache, dass Eigenschutz die gleiche Aufmerksamkeit verlangt wie die Hilfe für Verletzte.**

Versandstücke (Fässer, Säcke und Container) tragen Gefahrensymbole. Bei Stoffen mit mehreren Eigenschaften

◘ Abb. 5.14. Schutzanzüge von Feuerwehr und Rettungsdienst (Foto: Berufsfeuerwehr München)

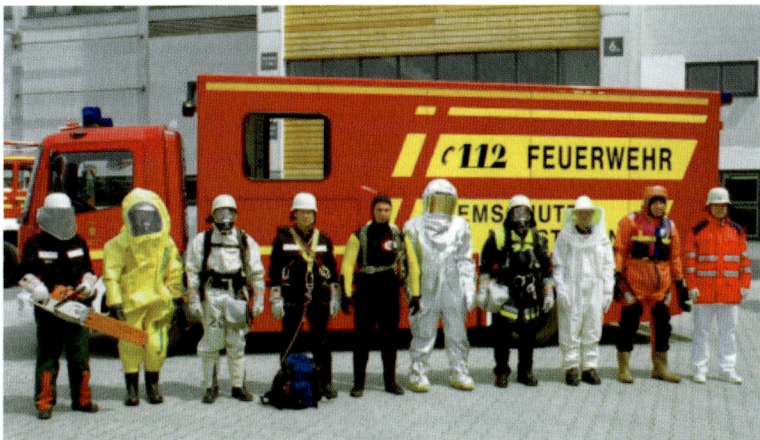

5

können es durchaus zwei oder drei sein, z. B. »entzündlich, giftig und ätzend«. Die Symbole sind auf orangefarbenem quadratischem Grund in schwarzer Farbe abgebildet.

Für Fahrzeuge, z. B. LKW, die Gefahrgüter in Versandstücken befördern, ist eine Kennzeichnung durch orangefarbene Warntafeln vorgeschrieben.

❗ **In vielen Fällen handelt es sich um Sammeltransporte mit verschiedenen Gütern.**

Für Straßentankzüge, Silofahrzeuge, Flüssigkeitscontainer und Eisenbahnkesselwagen ist ein Kennzeichnungssystem durch orangefarbene Schilder mit 2 Zahlengruppen vorgeschrieben. Die obere Zahl kennzeichnet die Gefahrnummer entsprechend der Klasse, die 2. und 3. Zahl weist auf zusätzliche Gefahren hin. Die untere Zahl kennzeichnet den Stoff (❐ Abb. 5.15).

Diese hier vorgestellten Grundkenntnisse sind die Voraussetzung für die Fähigkeit als Ersteintreffende am Unfallort eine qualifizierte Meldung an die Rettungsleitstelle zu erstatten und sich nicht selbst so zu gefährden, dass ein erfolgreicher Einsatz nicht mehr möglich ist. Die komprimierten Hinweise sollen vielmehr dazu dienen, durch eine qualifizierte Meldung an die Leitstellen sich so bald als möglich optimal beraten zu lassen, welche Maßnahmen

erforderlich sind, um die schädlichen Folgen so gering als möglich zu halten.

In der Bundesrepublik Deutschland werden jährlich mehrere hundert Millionen Tonnen von chemischen Produkten und Mineralölprodukten produziert, gelagert und auf den verschiedenen Verkehrsebenen (Straße, Schiene, Luft, See- und Binnenwasserstraßen) befördert. Außerdem ist Deutschland aufgrund seiner geographischen Lage ein bedeutendes Transitland für den Transport gefährlicher Güter auf allen Verkehrsebenen. Darüber hinaus werden gefährliche Güter, insbesondere auf dem Mineralölsektor in Pipelines transportiert.

Aus den bisherigen Ausführungen ergibt sich, dass die gefährlichen Stoffe in 3 Bereichen besonders in Erscheinung treten.

1. Im Betrieb,
2. im öffentlichen Verkehrsraum,
3. im Bereich der Pipelines.

Wegen der Verantwortlichkeiten bei der Bewältigung der Einsatzmaßnahmen werden die Unfälle im öffentlichen Verkehrsraum und im Bereich der Pipelines zusammengefasst.

In beiden Bereichen können große Mengen von gefährlichen Stoffen freiwerden, explodieren, in Brand geraten oder auf andere Weise gefährlich reagieren.

Im Gegensatz zu vielen anderen Einsätzen sollte stets bedacht werden, dass der Eigenschutz die Voraussetzung ist, um die Hilfe für die Verletzten vornehmen zu können. Rettungsassistenten, Rettungssanitäter und Notärzte, die giftige oder ätzende Gase bzw. Dämpfe eingeatmet haben oder deren Haut durch Verätzung, Vergiftung, Verbrennung usw. geschädigt wurden und selbst der Hilfe bedürfen, sind dann eine zusätzliche Belastung für die übrigen Rettungskräfte. Wegen ihrer speziellen Ausrüstung und Ausbildung wird in kritischen Situationen die Feuerwehr am besten in der Lage sein, erforderlichenfalls unter Vollschutz die Verletzten aus dem Gefahrenbereich zu retten und den Einsatzkräften des Rettungsdienstes zu übergeben.

Falls noch keine andere Institution wie zum Beispiel Feuerwehr oder Polizei am Unfallort eingetroffen ist, sollten sich die Rettungskräfte zumindest von der dem Wind zugewandten Seite (von Luv) nähern.

Bevor man Rückschlüsse auf die gefährlichen Eigenschaften eines Stoffes ziehen kann, muss dieser erst zweifelsfrei bekannt sein. Hierzu ist die Unterscheidung des Unfallortes von wesentlicher Bedeutung.

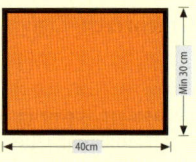

❐ Abb. 5.15. **Warntafel**

Im betrieblichen Bereich werden die Betriebsleiter, die Sicherheitsbeauftragten, beauftragte Personen und/oder die Werksfeuerwehr in der Regel eine verlässliche Auskunft geben können.

Stoffnamen und Synonyme

Als Stoffname wird der wissenschaftliche oder allgemein übliche Name einer chemischen Verbindung genannt. Da für den selben Stoff viele Synonyme je Landessprache in Wissenschaft und Praxis gleichwertig nebeneinander verwendet werden und immer nur ein Name auf dem Ladepapier oder im Sicherheitsdatenblatt erscheint, wurden alle Bezeichnungen – soweit bekannt – in den 5 Mehrnationensprachen (deutsch, englisch, französisch, spanisch und latein) im Handbuch der gefährlichen Güter erfasst. Da in den internationalen und nationalen Gefahrstoff- und Gefahrgutvorschriften eine laufende Angleichung stattfindet, dienen die in den EU-Richtlinien für den betrieblichen Bereich und der UN-Liste (List of dangerous goods most commonly carried) festgelegten Bezeichnungen als Definitionshilfe.

Kennzeichnung

Es ist erforderlich, die gefährlichen Güter durch Symbole zu kennzeichnen. Die Symbole unterscheiden sich erheblich von denen nach der Gefahrstoffverordnung. Es sind quadratische Zeichen, die mit der Spitze nach oben angebracht werden müssen (◘ Abb. 5.16). Auch hier können neben der klassifizierten Hauptgefahr noch eine Sekundär- und Tertiärgefahr als Kennzeichnung erforderlich sein. Grundsätzlich unterscheiden wir zwischen der Kennzeichnung von Versandstücken (Fässer, Säcke, Fibertrommeln, Paletten usw.) und Fahrzeugen (Straßentankzüge, Eisenbahnkesselwagen, Lastkraftwagen, Silofahrzeuge, Flüssigkeitscontainer, normale Gefahrgutcontainer, Container für Stoffe, für die eine Temperaturkontrolle erforderlich ist, usw.).

Eine Besonderheit wurde durch die Aufnahme von Stoffen in die Klasse 9, die als heiße Schmelze transportiert werden, eingeführt. Diese Stoffe sind bei 20°C oft relativ ungefährlich, liegen jedoch beim Transport nicht selten über dem Flammpunkt. Sind sie ausgelaufen, darf die erstarrte Oberfläche erst dann betreten werden, wenn die Masse vollständig durchgekühlt ist. Falls dies nicht zutrifft, besteht die Gefahr, dass die Retter in die heiße Schmelze einsinken und Verbrennungen an den Füßen davontragen. Bei den Straßentankzügen und Eisenbahnkesselwagen wurde ein oranges Schild eingeführt (◘ Abb. 5.17). Bei Lastkraftwagen befindet sich je ein Schild vorn und hinten am Fahrzeug. Bei Straßentankfahrzeugen und Eisenbahnkesselwagen ist das Schild durch einen schwarzen waagerechten Strich geteilt.

Bei Straßentankzügen mit mehreren in sich abgeschlossenen Kammern befindet sich je ein Schild mit den entsprechenden Nummern links und rechts an jeder Kammer. Vorn und hinten am Fahrzeug ist noch ein Schild ohne Nummern anzubringen. Die Bedeutung der Ziffern ist in ◘ Tabelle. 5.7 aufgeführt.

Doppelkennzeichnung

Auf den Versandstücken einschließlich der Flüssigkeitscontainer trifft man oft eine Kennzeichnung nach der Gefahrstoffverordnung (◘ Abb. 5.17) und nach den Gefahrgutvorschriften (siehe oben) an. Dies ist zulässig, weil der Hersteller für den Empfänger der Ladung einerseits bereits die Kennzeichnung bei der Weiterverarbeitung vorgenommen hat, andererseits aber verpflichtet war, die Kennzeichnung für den Transport anzubringen.

Die UN-Nummer

Bei den Vereinten Nationen wurde in der so genannten UN-Liste eine grobe Einteilung gefunden und zunächst jedem Gefahrstoff eine vierstellige Zahl beginnend mit 1000 zugeteilt. Eine Ausnahme bilden die explosiven Stoffe, die eine Nummer von 0001 bis 0999 tragen. In der Praxis stellte sich jedoch heraus, dass eine Einzelaufführung weltweit zu umfangreich war. Daher wurden Sammelnummern eingeführt, z. B. 1992 entzündbare Flüssigkeiten, giftig, oder nach 1993 entzündbare Flüssigkeiten. Nach einigen Jahren gelangte man zu der Auffassung, dass innerhalb der einzelnen Klassen diese allgemeinen Sammelnummern nicht genügten, und schuf daher noch zusätzlich spezifische Sammelbezeichnungen. Im deutschen Gesetzestext werden die Stoffe als n.a.g. Stoffe (nicht anderweitig genannt) bezeichnet. In den internationalen Vorschriften spricht man von n.o.s. Positionen (not otherwise spezified). Für die konkrete Bezeichnung bezüglich der zu erwartenden Gefahren beim Freiwerden reicht die Sammelnummer jedoch in vielen Fällen nicht aus. Daher wurde in die Vorschriften aufgenommen, dass in diesen Fällen in den Transportpapieren nach der Aufführung der Sammelnummer und ihrer Bezeichnung in Klammern die Bezeichnung des tatsächlich transportierten Stoffes aufgenommen werden muss.

Bei einer Meldung an die Leitstellen sollte daher im Ladepapier speziell die in Klammern aufgenommene Be-

5

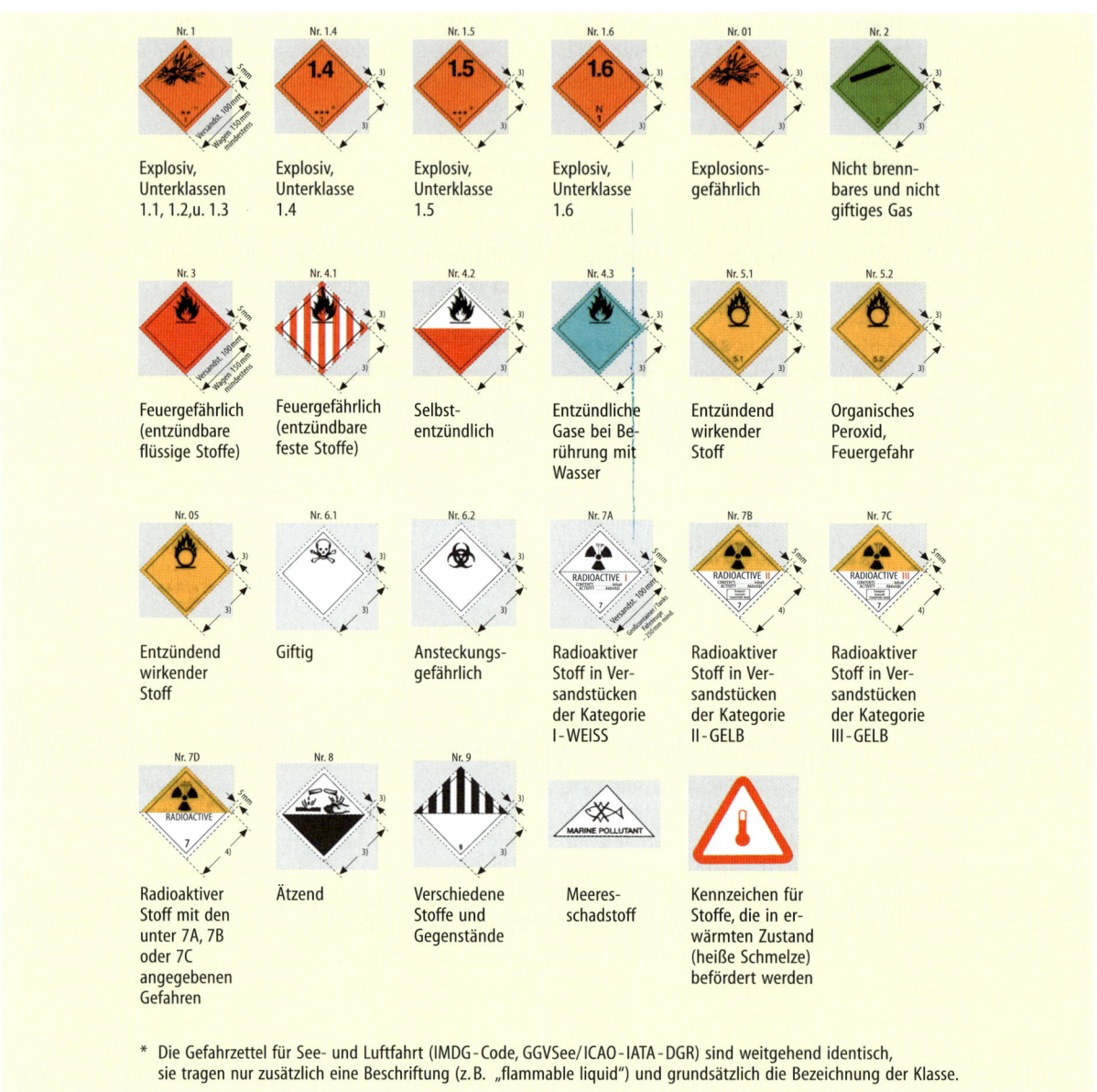

* Die Gefahrzettel für See- und Luftfahrt (IMDG-Code, GGVSee/ICAO-IATA-DGR) sind weitgehend identisch, sie tragen nur zusätzlich eine Beschriftung (z. B. „flammable liquid") und grundsätzlich die Bezeichnung der Klasse.

◻ Abb. 5.16. **Gefahrgutkennzeichnung**

zeichnung berücksichtigt werden. Für die Verkehrsträger Straße, Eisenbahn und Binnenschifffahrt erfolgt auf deutschen Fahrzeugen die Bezeichnung in deutscher Sprache. Für die Verkehrsträger Luftfahrt und Seefahrt erfolgt die Bezeichnung in englischer Sprache, da die Transportpapiere in Englisch ausgefüllt werden müssen. Auch im Binnenland können diese Transporte anfallen, da von und

zum Seehafen und von und zum Lufthafen diese Papiere verwendet werden können, um eine vollständige Neudeklarierung überflüssig zu machen. Bei den Transitransporten kann die Bezeichnung in der jeweiligen Heimatsprache erfolgen. Ist die Sprache jedoch nicht deutsch, englisch oder französisch, so muss ein Exemplar der Papiere in einer dieser Sprachen vorhanden sein.

◨ Tabelle 5.7. **Verzeichnis der Gefahrennummern**

Verzeichnis der Stoffe und der Kennzeichnungsnummern

(1) Die Nummer zur Kennzeichnung der Gefahr besteht aus zwei oder drei Ziffern.
     Die Ziffern weisen im allgemeinen auf folgende Gefahren hin:

2   Entweichen von Gasen durch Druck oder chemische Reaktion
3   Entzündbarkeit von flüssigen Stoffen (Dämpfen) und Gasen oder selbsterhitzungsfähiger flüssiger Stoff
4   Entzündbarkeit von festen Stoffen oder selbsterhitzungsfähiger fester Stoff
5   Oxidierende (brandfördernde) Wirkung
6   Giftigkeit oder Ansteckungsgefahr
7   Radioaktivität
8   Ätzwirkung
9   Gefahr einer spontanen heftigen Reaktion

Bem. Die Gefahr einer spontanen heftigen Reaktion im Sinne der Ziffer 9 umfasst eine sich aus dem Stoff ergebende Möglichkeit der Gefahr einer Explosion, eines Zerfalls oder Polymerisationsreaktion unter Entwicklung beträchtlicher Wärme oder entzündbarer und/oder giftiger Gase

Die Verdopplung einer Ziffer weist auf die Zunahme der entsprechenden Gefahr hin.

Wenn die Gefahr eines Stoffes ausreichend durch eine einzige Ziffer angegeben werden kann, wird dieser Ziffer eine Null angefügt.

Folgende Zifferkombinationen haben jedoch eine besondere Bedeutung: 22, 323, 333, 362, 382, 423, 44, 446, 462, 482, 539, 606, 623, 642, 823, 842 und 90 [siehe Absatz (2)].

Wenn der Nummer zur Kennzeichnung der Gefahr der Buchstabe »X« vorangestellt ist, bedeutet dies, dass der Stoff in gefährlicher Weise mit Wasser reagiert. Bei solchen Stoffen darf Wasser nur im Einverständnis mit Sachverständigen verwendet werden.

(2) Die in Absatz (3) aufgeführten Nummern zur Kennzeichnung der Gefahr haben folgende Bedeutung:

20 erstickendes Gas oder Gas, das keine Zusatzgefahr aufweist	336 leicht entzündbarer flüssiger Stoff, giftig
22 tiefgekühlt verflüssigtes Gas, erstickend	338 leicht entzündbarer flüssiger Stoff, ätzend
223 tiefgekühlt verflüssigtes Gas, entzündbar	X338 leicht entzündbarer flüssiger Stoff, ätzend, der mit Wasser gefährlich
225 tiefgekühlt verflüssigtes Gas, oxidierend (brandfördernd)	reagiert *)
23 entzündbares Gas	339 leicht entzündbarer flüssiger Stoff, der spontan zu einer heftigen Reaktion führen kann
239 entzündbares Gas, das spontan zu einer heftigen Reaktion führen kann	36 entzündbarer flüssiger Stoff (Flammpunkt von 23 °C bis einschließlich 61 °C), schwach giftig, oder selbsterhitzungsfähiger flüssiger Stoff, giftig
25 oxidierendes (brandförderndes) Gas	362 entzündbarer flüssiger Stoff, der mit Wasser reagiert und entzündbare Gase bildet
26 giftiges Gas	X362 entzündbarer flüssiger Stoff, der mit Wasser gefährlich reagiert und entzündbare Gase bildet *)
263 giftiges Gas, entzündbar	
265 giftiges Gas, oxidierend (brandfördernd)	368 entzündbarer flüssiger Stoff, giftig, ätzend
268 giftiges Gas, ätzend	38 entzündbarer flüssiger Stoff (Flammpunkt von 23 °C bis einschließlich 61 °C), schwach ätzend, oder selbsterhitzungsfähiger flüssiger Stoff, ätzend
30 – entzündbarer flüssiger Stoff (Flammpunkt von 23 °C bis einschließlich 61 °C) oder	
– entzündbarer flüssiger Stoff oder fester Stoff in geschmolzenem Zustand mit einem Flammpunkt über 61°C, auf oder über seinen Flammpunkt erwärmt, oder	382 entzündbarer flüssiger Stoff, ätzend, der mit Wasser reagiert und entzündbare Gase bildet
– selbsterhitzungsfähiger flüssiger Stoff	X382 entzündbarer flüssiger Stoff, ätzend, der mit Wasser gefährlich reagiert und entzündbare Gase bildet *)
323 entzündbarer flüssiger Stoff, der mit Wasser reagiert und entzündbare Gase bildet	
X323 entzündbarer flüssiger Stoff, der mit Wasser gefährlich reagiert und entzündbare Gase bildet *)	39 entzündbarer flüssiger Stoff, der spontan zu einer heftigen Reaktion führen kann
33 leicht entzündbarer flüssiger Stoff (Flammpunkt unter 23 °C)	40 entzündbarer oder selbsterhitzungsfähiger oder selbstzersetzlicher fester Stoff
333 pyrophorer flüssiger Stoff	423 fester Stoff, der mit Wasser reagiert und entzündbare Gase bildet
X333 pyrophorer flüssiger Stoff, der mit Wasser gefährlich reagiert *)	X423 entzündbarer fester Stoff, der mit Wasser gefährlich reagiert und entzündbare Gase bildet *)

*) Wasser darf nur im Einverständnis mit Sachverständigen verwendet werden

5

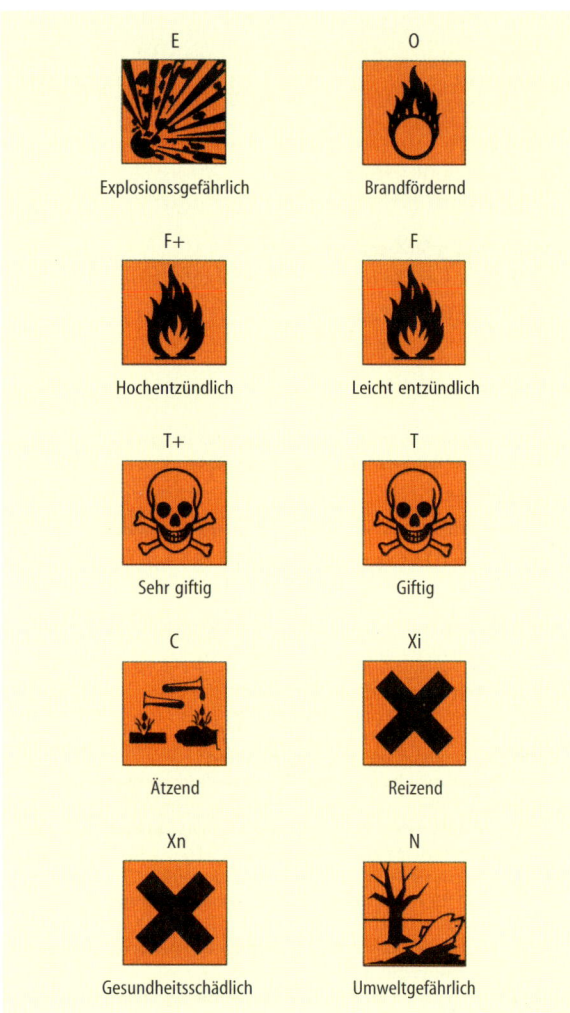

E — Explosionsgefährlich

O — Brandfördernd

F+ — Hochentzündlich

F — Leicht entzündlich

T+ — Sehr giftig

T — Giftig

C — Ätzend

Xi — Reizend

Xn — Gesundheitsschädlich

N — Umweltgefährlich

🔴 Abb. 5.17. **Gefahrensymbole**

Innerhalb der einzelnen Klassen sind die Stoffe noch einmal in Ziffern unterteilt. Dabei ergab sich, dass die Stoffe mit den Voraussetzungen einer Ziffer unterschiedliche Gefahrengrade aufwiesen. Der europäische Gesetzgeber hatte daraufhin eine Trennung mit den Kleinbuchstaben a, b, c eingeführt.

Diese bedeuten im Einzelnen:

a) sehr gefährlich,
b) gefährlich,
c) weniger gefährlich.

In der Klasse 6.1 würde der Buchstabe »a« bedeuten »sehr giftig«.

In der Klasse 8 würde der Buchstabe »b« bedeuten »ätzend«.

In der Klasse 3 würde der Buchstabe »c« bedeuten »weniger gefährlich, Flammpunkt von 23 °C bis einschließlich 61 °C«.

Bei den Stoffen mit mehreren gefährlichen Eigenschaften ist zu berücksichtigen, dass giftige Stoffe und ätzende Stoffe, die einen Flammpunkt unter 23 °C haben nach Klasse 3 eingestuft sind, weil der Brand zum Beispiel auf einem Seeschiff oder in einem Flugzeug eine ganz besonders schwierige Situation hervorruft. Die Hauptgefahr liegt daher in der Brennbarkeit und wegen des niedrigen Flammpunktes in der leichten Entzündlichkeit.

Es sollte auch berücksichtigt werden, dass die Einstufung der gefährlichen Güter sich nur auf den Normalzustand bei einer Temperatur von 20 °C bezieht. Stoffe, die sich bei höheren Temperaturen zersetzen oder in Brand geraten oder mit Wasser reagieren und dabei sehr gefährliche Reaktionsprodukte bilden, werden nicht besonders berücksichtigt. Bei dem Begriff »ätzend« bezieht sich die Information nur darauf, dass spätestens nach 4 Stunden einer Einwirkung auf der Haut rohes Fleisch zu sehen sein muss. Ist nur eine sehr starke Reizung vorhanden, liegt kein Gefahrstoff im Sinne der Transportvorschrift vor. Reizend für die Haut kann jedoch durchaus ätzend für die Schleimhäute sein. Zu den Schleimhäuten zählen die Augen, die Nasen- und Rachenschleimhäute und die Lunge. Auch in solchen Fällen sollte die Rettung daher wenn möglich durch die Feuerwehr mit ihrer speziellen Ausrüstung erfolgen.

Unterrichtung der Leitstellen

Beim Transport von Gasen ist insbesondere wichtig darauf zu achten, ob die Nummer zur Kennzeichnung der Gefahr mit 22 anstatt mit 2 beginnt. Es handelt sich dann nicht um ein verdichtetes Gas mit relativ begrenztem Umfang von Schadstoffen beim Freiwerden, sondern um ein verflüssigtes Gas, das beim Entspannen große Mengen von Schadstoffen freisetzt und in Verbindung mit der Luft größere Flächen und Bodensenken auffüllen kann. Rettungsaktionen ohne Vollschutz sind in diesem Bereich nicht möglich. Die Eintragung 226 würde also ein Gas betreffen, das verflüssigt ist und große Mengen giftiger Gaswolken beim Entspannen bilden kann. Auch aus diesen Informationen ergibt sich, dass die exakte Beobachtung und Information der Leitstelle von besonderer Bedeutung ist, damit von dort in kürzester Zeit Hinweise für den erforderlichen Eigenschutz und eine sachgerechte Rettung der Verletzten erfolgen können.

Beim Entspannen verflüssigter Gase wird der Umgebung sehr viel Energie entzogen. Diese freigewordenen Gase sind daher bis zur Erwärmung auf die Umgebungstemperatur als kalte Nebel sichtbar. Auch ungefährliche Gase wie Stickstoff, Kohlendioxid und die Edelgase können eine Erstickungsgefahr hervorrufen, wenn sie schwerer als Luft sind. Im Zusammenhang mit der Einwirkung von Wasser kann bei vielen Stoffen Chlorwasserstoff und viel Hitze entstehen. Selbst scheinbar ungefährliche Stoffe, wie die überall verwendeten ammoniumnitrathaltigen Düngemittel, können bereits ab Temperaturen von 160°C verschwelen und dabei in großen Mengen ätzende und giftige nitrose Gase (Stickstoffoxide) erzeugen, die ggf. eine Evakuierung ganzer Ortschaften notwendig machen. Die nitrosen Gase treten in der Regel als gelbe bis dunkelbraune Wolken in Erscheinung. Schwarze Wolken lassen, abgesehen von der Rußbildung beim Verbrennen von Kohlenwasserstoffen, oft auf giftige und ätzende Metalloxide schließen.

Diese Beobachtungen sollten der Leitstelle mitgeteilt werden, damit dort die Wirkungen der Reaktionsprodukte in die Überlegungen für die weitere Einsatzabwicklung einfließen können.

Unterrichtung der Klinik

Die Beobachtung am Einsatzort sowie Hinweise auf mögliche Reaktionsprodukte, die durch Zersetzung, Brand oder Reaktion mit Wasser oder anderen Stoffen entstanden sein können, sollten der Klinik vorab mitgeteilt werden, damit dort entsprechende Vorkehrungen getroffen und bereits während der Transportzeit weitere Informationen eingeholt werden können. Wichtig ist auch die Mitteilung, ob Verbrennungen oder Verätzungen in größerem Ausmaß vorliegen, damit alle Kliniken, die auf die Behandlung solcher Verletzungen vorbereitet sind, ihre Kapazitäten rechtzeitig bekannt geben können.

5.4.4   Hochspannungs- und Stromunfälle

Neben einer sofortigen Information des zuständigen Elektrizitätswerkes oder der Bahn bzw. des entsprechenden Betreibers wird die Feuerwehr zur Durchführung der technischen Rettungsmaßnahmen alarmiert.

❗ Hochspannungsanlagen dürfen erst nach dem Freischalten betreten werden. Gleiches gilt für Bahnanlagen wenn Leitungen herunterhängen oder Personen, die z. B. auf dem Dach eines Eisenbahnwaggons liegen. Hier muss zusätzlich noch eine Kurzschließung durch Fachpersonal vorgenommen werden.

Bei normalen Haushaltsstromunfällen ist auf den entsprechenden Eigenschutz zu achten!

5.4.5   Wasserunfälle

Zumindest in Großstädten verfügen die Feuerwehren über eigene Taucher, die zur Rettung im Wasser Versunkener eingesetzt werden. In vielen Gegenden gibt es Rettungstaucher der Wasserrettungsdienste DLRG und Wasserwacht.

❗ Keine ungesicherten Rettungsversuche in unbekannten oder in Fließgewässern.

Es setzt sich langsam eine Kombination von Luft- und Wasserrettung durch. Das heißt, die Rettungshubschrauberbesatzung wird um ein Taucherteam, einen Tauchereinsatzführer und ein Rettungstaucher, verstärkt. Der Vorteil besteht darin, dass eine Patientenrettung sofort erfolgen kann, ohne medizinische Kräfte zu gefährden (◨ Abb. 5.18).

5.4.6   Höhensicherungseinsätze oder Tiefbauunfälle

Bei Erkrankungen oder Unfällen in großen Höhen wie z. B. Baukränen, Hausdächern usw. ist eine Sicherung der eingesetzten Kräfte notwendig. Viele Feuerwehren unterhalten mittlerweile spezielle Höhenrettungsgruppen. Diese sichern und unterstützen die Rettungskräfte der technischen wie auch der medizinischen Einheiten. Gleiches gilt natürlich auch wenn Einsätze in die Tiefe gehen wie z. B. in Baugruben oder Bohrschächte.

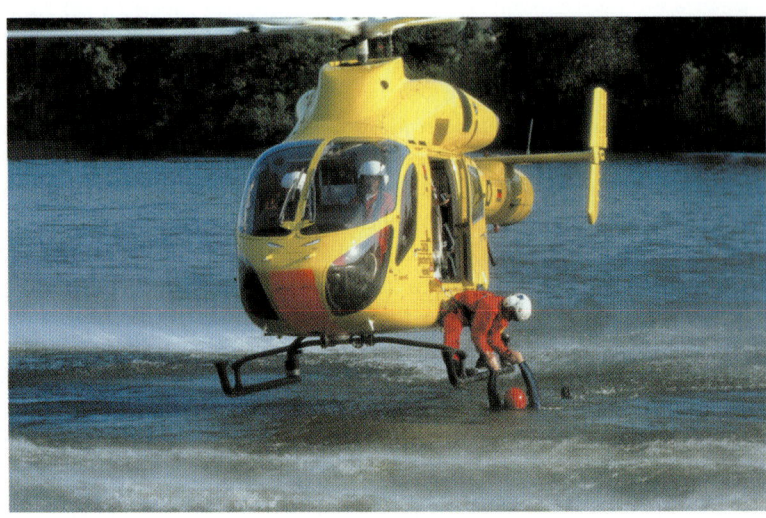

■ Abb. 5.18. **Wasserrettung mit Hubschrauber**
[Foto: Pedro Bargon, Mainz]

5.5   Massenanfall von Verletzten und Kranken (MANV)

Der Massenanfall Verletzter, seltener Erkrankter – laienhaft und in den Medien häufiger als Katastrophe bezeichnet – ereignet sich viel häufiger als Katastrophen im eigentlichen Sinne. Unter diesen Umständen liegt die zu bewältigende Aufgabe unterhalb der Schwelle der behördlich definierten Katastrophe, aber oberhalb der rettungsdienstlichen Regelversorgung.

> Als Massenanfall von Verletzten und Kranken bezeichnet man Schadensereignisse, bei denen die sachgerechte Versorgung einer größeren Zahl von Patienten im Wesentlichen regional, aber nur durch Ausschöpfung aller Reserven des regulären Rettungsdienstes bewältigt werden kann.

Ursachen

In hoch technisierten, dicht besiedelten Ländern wie der Bundesrepublik Deutschland verursachen weit überwiegend **Unfälle im Straßen-, Schienen-, Schiffs- und Luftverkehr** einen Massenanfall Verletzter.

In geringerer Zahl führen **Störfälle** oder **Betriebsunfälle**, z. B. in der chemischen Industrie, zu einer größeren Zahl erkrankter/verletzter Betriebsangehöriger oder Anwohner.

Bombenattentate, Giftgas- oder **Brandanschläge** sind – glücklicherweise – noch selten. Der Kontinente und Ländergrenzen überschreitende Terrorismus entwi-ckelt sich allerdings auch in Europa zunehmend zu einer konkreten Gefahr.

Bei weltweiter Betrachtung spielen derzeit allerdings **Naturkatastrophen** die größte Rolle. Mit abnehmender Häufigkeit sind dies Stürme, Überschwemmungen, Erdbeben und Vulkanausbrüche.

Alarmierung

Bei Ereignissen, die zum Anfall einer größeren Zahl von Notfallpatienten führen, muss die Leitstelle des medizinischen Rettungsdienstes sofort besonders wichtige organisatorische Aufgaben abwickeln. Beim Massenanfall arbeitet die Rettungsleitstelle eigenständig, zumindest bis zu dem Zeitpunkt, ab dem eine Einsatzleitung vor Ort die Steuerung aller Vorgänge übernimmt.

Beim Überschreiten der Katastrophenschwelle wird die Rettungsleitstelle in der Regel mit deutlicher zeitlicher Verzögerung Einsatz- oder Katastrophenstäben unterstellt. Sinnvoll ist dann – weil bzw. sofern alle erforderlichen Kommunikationsmittel verfügbar sind – eine Umfunktionierung der Rettungsleitstelle im gleichen Gebäude.

Die Rettungsleitstelle alarmiert beim Massenanfall von Verletzten und Kranken situativ oder vorgegebenen Alarmplänen entsprechend.

- Alarmierung der Sanitätseinsatzleitung, bestehend aus dem leitenden Notarzt und dem organisatorischen Einsatzleiter.
- Alarmierung von Notärzten zur Patientenversorgung im vorklinischen Bereich.

- Alarmierung von Schnelleinsatzgruppen (SEG), sofern im Zuständigkeitsbereich der Rettungsleitstelle verfügbar.
- Alarmierung von Sanitätsbereitschaften zur Versorgung der Betroffenen und zur Besetzung von zusätzlichen Rettungsfahrzeugen.
- Information der Leitstellen in benachbarten Rettungsdienstbereichen, ggf. Einsatzsteuerung von dort entsandter bodengebundener Fahrzeuge.
- Alarmierung von Rettungshubschraubern zum Transport von Notfallpatienten in **mehrere geeignete** Kliniken auch über größere Entfernungen.
- Vorinformation geeigneter Kliniken über den bevorstehenden Antransport einer größeren Zahl von Notfallpatienten.

Für solche Geschehnisse müssen in den Leitstellen wichtige statistische Informationen vorliegen:
- Zahl der Akutkrankenhäuser
- Örtliche Verteilung in der Region
- Fachabteilungen
- Zahl der OP-Tische
- Bettenzahl (Notbetten)
- Spezialeinrichtungen
  - Notarztdienst
  - Verbrennungsbetten
  - Blutbank/-depot
  - Toxikologie
- Eingruppierung für den Katastrophenfall
  - Schwerpunktklinik
  - Ausweichkrankenhaus

Die Vorstellung, über die Zahl der freien Betten oder der Betten, die kurzfristig zur Verfügung gestellt werden können, müsse man die Zahl der in einem Krankenhaus einzuliefernden Patienten ableiten, ist falsch, denn der begrenzende Faktor sind vielmehr Akutversorgungskapazitäten:
- Verfügbarkeit
  - eines Arztes für die medizinische Einsatzleitung am Notfallort (leitender Notarzt)
  - von Ärzten für die präklinische Versorgung beim Massenunfall
- Personelle Einsatzbereitschaft für die klinische Versorgung
- Zahl der Operationsteams
- Freie/blockierte Operationstische
- Freie/blockierte Intensivbetten/Beatmungsplätze
- Freie/belegte Betten

5.5.1 Ablauf des rettungsdienstlichen Notfalleinsatzes beim MANV

Die rettungsdienstliche Einsatzbewältigung beim Massenanfall von Verletzten und Kranken hängt von vielen variablen Bedingungen ab:
- Art und Ursachen des Massenanfalls,
- Zahl der Betroffenen,
- Zahl der schnell/sofort verfügbaren Einsatzkräfte,
- Zahl der schnell/sofort verfügbaren Rettungsfahrzeuge und Hubschrauber,
- Tag/Nacht/Wetterbedingungen,
- Einsatzmöglichkeiten für RTH/Transporthubschrauber,
- Entfernung aufnahmefähiger Krankenhäuser,
- sofortiger Hilfsbedarf für alle Patienten oder zeitlich versetzte Zugänglichkeit zu den Betroffenen (Einklemmung, Verschüttung etc.).

Von diesen variablen Bedingungen werden verschiedene taktische Entscheidungen bestimmt. Zu beachtende Faktoren sind z. B.:
- Ist es erforderlich, Versorgungsstrukturen vor Ort aufzubauen, Versorgungszelte etc., oder können alle Patienten nach notärztlicher Sichtung sofort in Fahrzeugen, Hubschraubern angemessen versorgt und in Krankenhäuser transportiert werden?
- Ist eine enge Kooperation mit der technischen Einsatzleitung als Voraussetzung erforderlich, um die Patienten überhaupt medizinisch versorgen zu können (Unfälle in technischen Anlagen, Einklemmung, Verschüttung, Unterstützung)?
- Sind besondere Absperrungen und Straßenverkehrsregelungen erforderlich, um Zufahrt und Abfahrt der Rettungsfahrzeuge sicherzustellen?

Ausblick. Es gibt derzeit Überlegungen, die Sichtung der Patienten direkt im Schadensgebiet als eine »Sortierung« nach fest vorgegebenen Schemata an Rettungsassistenten zu delegieren. So stehen die notwendigen Ärzte uneingeschränkt zur Sichtung und der daraus resultierenden Versorgung von Patienten an entsprechenden Sammelplätzen zur Verfügung.

Führungsstrukturen beim Massenanfall
Trotz unterschiedlicher Regelungen in verschiedenen Bundesländern sind beim Massenanfall in der Regel zumindest 2 Führungsschienen zu entwickeln:

5

- Rettungsdienstliche Leitung (SanEL) und
- technische Einsatzleitung (TEL)

die im Regelfall von der Polizei unterstützt werden.

In den meisten Situationen kann es sinnvoll sein, eine örtliche Einsatzleitung öEL zu etablieren. Hier ist der Gesamteinsatzleiter als Kopf der Führungsorganisation im Sinne eines Stabes vor Ort. Hier laufen die Informationen und Meldungen aus dem Einsatzgebiet zusammen und werden koordiniert. **Bedingung**: alle an der Einsatzstelle eingesetzten Organisationen haben ihre Vertreter in dieser öEL.

Rettungsdienstliche Leitung

Die rettungsdienstliche Leitung wird als sog. Sanitätseinsatzleitung zusammengefasst. Diese besteht aus einem im Rettungsdienst besonders erfahrenen Notfallmediziner, der in solchen Situationen die Beurteilung der Lage und die medizinisch-organisatorische Abwicklung des gesamten Geschehens vor Ort übernimmt. Ihm zur Seite steht ein ebenso erfahrener Rettungsdienstmitarbeiter für die taktische Leitung der medizinischen Kräfte. Beiden steht in einigen Bundesländern eine sog. Unterstützungsgruppe SanEL zur Verfügung. Diese Gruppe ist für die Dokumentation und die Kommunikation an der Schadenstelle verantwortlich.

Leitender Notarzt (LNA)

Ein im Rettungsdienst tätiger Arzt, der am Notfallort bei einer größeren Anzahl Verletzter, Erkrankter oder bei außergewöhnlichen Ereignissen alle medizinischen Maßnahmen zu leiten, zu koordinieren und zu überwachen hat. Er verfügt über eine entsprechende Qualifikation. Der leitende Notarzt übernimmt medizinische Führungs- und Koordinierungsaufgaben:

- Beurteilung der Lage
  - Taktische Lage:
    Art des Schadens
    Art der Verletzungen/Erkrankungen
    Anzahl Verletzter/Erkrankter
    Intensität/Ausmaß der Schädigung
    Zusatzgefährdungen
    Schadensentwicklung
  - Eigene Lage:
    Personalkapazität
    Materialkapazität
    Zusatzgefährdungen
    Stationäre und ambulante Behandlungskapazitäten

- Feststellung des Schwerpunkts und der Art des medizinischen Einsatzes
  - Sichtung
  - Medizinische Versorgung
  - Transport
- Durchführung des medizinischen Einsatzes
  - Festlegung der Behandlungs- und Transportprioritäten
  - Festlegung der medizinischen Versorgung
  - Delegation der medizinischen Aufgaben
  - Festlegung der Transportmittel und -ziele
  - Festlegung des medizinischen Materials und Materialbedarfs
  - Medizinische Dokumentation
- Koordination mit der Einsatzleitung
- Beratung in medizinischen Fragen

Der LNA wird in der Regel von den Genehmigungsbehörden bestellt. Zur Unterstützung übernimmt ein organisatorischer Leiter der Rettungsorganisation oder der Feuerwehr die taktische Führung der am Einsatz beteiligten nichtärztlichen Einsatzkräfte, während der leitende Notarzt die verfügbaren Ärzte, die Einsatzteams vor Ort und die medizinischen Maßnahmen im engeren Sinne koordiniert.

Organisatorischer Leiter Rettungsdienst (OrgL)

Eine im Rettungsdienst erfahrene Person, die den leitenden Notarzt beim Einsatz unterstützt und organisationstechnische Führungs- und Koordinierungsaufgaben übernimmt. Sie verfügt über eine entsprechende Ausbildung und Qualifikation. Der OrgL wird in der Regel von den Genehmigungsbehörden bestellt.

Rettungstaktik beim Massenanfall

Der Grundsatz der Rettungstaktik beim MANV ist:

> **Keine langfristige Überlastung weniger Kliniken sondern großflächige Patientenverteilung in viele Krankenhäuser um möglichst schnell und für viele eine individualmedizinische Versorgung sicherzustellen.**

Bei Großunfällen hat sich in den letzten Jahren gezeigt, dass sehr häufig zu viele akut behandlungsbedürftige Patienten in ein einziges oder einige wenige nahe gelegene Krankenhäuser transportiert werden. Damit wurde die »Katastrophe« nur vom Notfallort in die Klinik verlagert.

Auch leistungsfähige Schwerpunktkliniken sind vorübergehend überfordert, wenn außerhalb der regulären Dienstzeit plötzlich 2–3 Patienten eingeliefert werden, die alle sofort operiert werden müssen.

Bei Voralarmierung während der Dienstzeit wird in den Krankenhäusern das vorgesehene Routineprogramm unterbrochen, außerhalb der regulären Dienstzeiten werden ärztliche Hintergrunddienste, dienstfreie Ärzte, Schwestern und Pfleger alarmiert. Labor und Blutbank sind personell zu verstärken, ein geeigneter Raum für Sichtung und klinische Erstversorgung wird nach vorher festgelegten Plänen vorbereitet. Klinische Versorgungsteams werden gebildet, nichtbetroffene Fachabteilungen delegieren Ärzte und Assistenzpersonal.

Einbindung des Rettungsdienstes in den Katastrophenschutz

Der Katastrophenschutz liegt in der Bundesrepublik Deutschland in der originären Zuständigkeit der Bundesländer.

Nur im Spannungs- und Verteidigungsfall (Artikel 115 GG) ist der Bund zuständig.

Der Bund hat sich aber vor dem Hintergrund einer veränderten sicherheitspolitischen Situation und veränderter Vorstellungen von der Verantwortung des Staates bei der Gewährleistung eines Schutz- und Hilfeleistungssystems für die Bevölkerung aus der Katastrophenvorsorge weitgehend zurückgezogen. Er stellt den Ländern allerdings noch für den Katastrophenschutz beschaffte Fahrzeuge für die sanitätsdienstliche Versorgung zur Verfügung. Das Technische Hilfswerk (THW) und die Akademie für Krisenmanagement, Notfallplanung und Zivilschutz in Bad Neuenahr-Ahrweiler werden weiterhin gefördert.

Die einzelnen Länder haben – z. T. sehr unterschiedliche – Bestimmungen zur Bewältigung einer Katastrophe in den Rettungsdienstgesetzen oder in Landesgesetzen über den Brandschutz definiert.

Meist werden die rettungsdienstlichen Aufgaben bei Katastrophen in den Regelungen der Länder als »Sanitätshilfe« definiert, die von den staatlich anerkannten Hilfsorganisationen, den Feuerwehren und dem Technischen Hilfswerk, z. T. auch der Deutschen Lebensrettungsgesellschaft sichergestellt werden soll.

5.6   Einsatzprotokolle

Die Dokumentation der durchgeführten Maßnahmen ist für die Patientenübergabe, die rechtliche Absicherung und für die Einsatznachbearbeitung unerlässlich. Mittlerweile sind einheitliche Protokolle sowohl für den Notarzt- als auch für den Rettungsdienst im Einsatz. So ist es möglich an Standards zu arbeiten und im Rahmen eines Qualitätsmanagements Schwachpunkte im System herauszufiltern. Eine konsequente Dokumentation und eine entsprechende medizinische Auswertung verbessern das System Rettungsdienst und schaffen so bessere Chancen für den Notfallpatienten.

5.6.1   Bundeseinheitliches DIVI-Notarzteinsatzprotokoll

Mit großen Mühen wurde nach fast 10 Jahren von Fachleuten 1991/1992 endlich ein bundeseinheitliches Notarzteinsatzprotokoll vorgelegt, das zuvor an verschiedenen Zentren getestet worden war (◘ Abb. 5.20). Das Protokoll ist in 10 Abschnitte gegliedert:

1. Rettungstechnische Daten
2. Notfallgeschehen/Anamnese/Erstbefund
3. Befund
4. Erstdiagnose
5. Verlauf
6. Maßnahmen
7. Übergabe
8. Ergebnis
9. Bemerkung
10. Zwischenfälle/Ereignisse/Komplikationen

Typische Merkmale können durch Ankreuzen markiert werden, andererseits ist überall Raum für freien Text vorgegeben.

5.6.2   Bundeseinheitliches DIVI-Rettungsdienstprotokoll

Mittlerweile fordern die Landesrettungsdienstgesetze die medizinische Dokumentation auch für nichtnotarztbegleitete Rettungseinsätze durch Rettungsassistenten bzw. Rettungssanitäter. Zu diesem Zweck wurde ein dem Notarzteinsatzprotokoll entsprechendes bundeseinheitliches

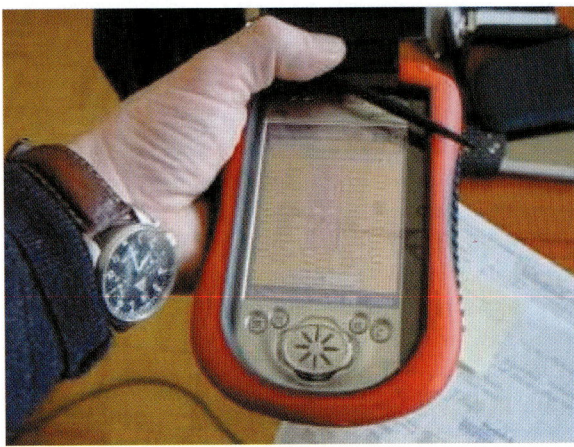

🔴 Abb. 5.19. **Digitale Dokumentation [mit freundlicher Genehmigung der Fa. CKS-Systeme]**

DIVI-Rettungsdienstprotokoll (🔴 Abb. 5.21) entwickelt. Es ist in 9 Abschnitte gegliedert:

1. Rettungstechnische Daten
2. Notfallsituationen
3. Erstbefund
4. Erkrankung
5. Verletzung
6. Maßnahmen
7. Ersthelfermaßnahmen
8. Ergebnis/Übergabe
9. Zwischenfälle/Ereignisse/Komplikationen

Dieses Protokoll lässt außerdem ausreichend Raum für freien Text. Bei der Definition der Daten wurde streng darauf geachtet, dass diese mit dem Datensatz des DIVI-Notarzteinsatzprotokolls kompatibel sind.

Ausblick. Mittlerweile sind diese Protokolle auch in elektronischer Form erhältlich (🔴 Abb. 5.19). Sie können mit den Patientendaten (Patientenkarten) sowie den Einsatzdaten der Leitstelle verbunden werden. Dies lässt eine bessere Einsatznachbearbeitung zu. Ferner besteht so die Möglichkeit für die Organisation oder den Standort wichtige statistische Erhebungen durchzuführen. Diese Daten können zur Qualitätssicherung, in der Ausbildung oder zur politischen Argumentation herangezogen werden.

NOTARZTEINSATZPROTOKOLL Empfehlung der DIVI 98   Version 4.0

AOK	LKK	BKK	IKK	VdAK	AEV	Knappschaft	UV

Name, Vorname des Versicherten

geb. am

Kassen-Nr.   Versicherungs-Nr.   Status

Vertragsarzt-Nr.   VK gültig bis   Datum

Geschlecht 01 ○ m 02 ○ w Geburtsjahr ____ –monat ____ 00 ○ unbekannt

Notarzt: 01 ○ Innere 02 ○ Chirurgie 03 ○ Anästhesie 04 ○ Pädiatrie 99 ○ Andere Fachrichtung

Standort _____ Rettungsmittel _____ Einsatznummer _____
Typ: 01 ○ NEF 02 ○ NAW 03 ○ RTH 04 ○ ITH 05 ○ ITW 06 ○ RTW 07 ○ KTW

1. Rettungstechnische Daten

Einsatzdatum: _____   Alarm: _____
Einsatzort: _____   Ankunft: _____
Transportziel: _____   Abfahrt: _____
Rettungs-Ass.: _____   Übergabe: _____
Notarzt: _____   Einsatzbereit: _____
    Ende: _____
    km (gesamt): _____

Ausbildung: 01 ○ AiP 02 ○ Arzt in WB 03 ○ Facharzt 00 ○ Fehlfahrt (Einsatzabbruch/kein Patient)

2. Notfallgeschehen / Anamnese / Erstbefund (Beschwerdebeginn, Unfallzeitpunkt, Vormedikation, Vorbehandlung)

_____

3. Erstbefund   Zeitpunkt _____

3.1. Neurologie unauffällig 00 ○

Glasgow-Coma-Scale

Augen öffnen
spontan 4
auf Aufforderung 3
auf Schmerzreiz 2
kein 1

beste verbale Reaktion
konversationsfähig
orientiert 5
desorientiert 4
inadäquate Äußerung 3
(Wortsalat)
unverständliche Laute 2
keine 1

beste motor. Reaktion
auf Aufforderung 6
auf Schmerzreiz
gezielt 5
normale Beugeabwehr 4
abnorme Abwehr 3
Strecksynergismen 2
keine 1

Summe _____

Bewußtseinslage
narkotisiert/sediert 01 ○
orientiert 02 ○
getrübt 03 ○
bewußtlos 04 ○

Extremitäten-bewegung   re li
normal 3 Arm
leicht vermindert 2 Bein
stark vermindert 1

Pupillenweite   re li
eng 01 ○ 02 ○
mittel 03 ○ 04 ○
weit 05 ○ 06 ○
entrundet 07 ○ 08 ○
nicht beurteilbar 05 ○ 06 ○
Keine Lichtreaktion 01 ○ 02 ○
Meningismus 01 ○

3.2. Meßwerte   00 ○ keine   Temp. _____

RR _____ / _____   HF _____   regel-mäßig 01 ○ ja 02 ○ nein
BZ _____   Atemfrequenz _____   SpO₂ _____   et CO₂ _____
Schmerz: 01 ○ kein 02 ○ leicht 03 ○ stark 04 ○ entfällt

3.3. EKG   00 ○ kein

01 ○ Sinusrhythmus
02 ○ absolute Arrhythmie
03 ○ AV-Block II° Typ Wenckebach
04 ○ AV-Block II° Typ Mobitz
05 ○ AV-Block III°
99 ○
06 ○ schmale QRS-Tachykardie
07 ○ breite QRS-Tachykardie
08 ○ Kammerflattern/-flimmern
09 ○ elektromechanische Dissoziation
10 ○ Asystolie
11 ○ Schrittmacherrhythmus

Extrasystolen 01 ○ SVES 02 ○ VES 03 ○ monomorph 04 ○ polymorph

3.4. Atmung   00 ○ nicht untersucht

01 ○ unauffällig
02 ○ Dyspnoe
03 ○ Zyanose
04 ○ Spastik
05 ○ Rasselgeräusche
06 ○ Stridor
07 ○ Atemwegverlegung
08 ○ Schnappatmung
09 ○ Apnoe
10 ○ Beatmung/Tubus
99 ○

4. Erstdiagnose

4.1. Erkrankung   00 ○ keine

ZNS
01 ○ TIA / Insult / intracranielle Blutung
02 ○ Krampf
99 ○

Herz-Kreislauf
01 ○ Angina Pectoris
02 ○ Herzinfarkt
03 ○ Rhythmusstörung
04 ○ Lungenembolie
05 ○ Lungenödem
06 ○ hypertensiver Notfall
07 ○ Orthostase
99 ○

Atmung
01 ○ Asthma
02 ○ Aspiration
03 ○ Pneumonie/Bronchitis
04 ○ Hyperventilations-Tetanie
99 ○

Abdomen
01 ○ akutes Abdomen
02 ○ gastrointestinale Blutung
03 ○ Kolik
99 ○

Psychiatrie
01 ○ Psychose / Depression / Manie
02 ○ Erregungszustand
03 ○ Intoxikation
    Alkohol / Drogen / Medikamente
04 ○ Entzug
    Alkohol / Drogen / Medikamente
05 ○ Suizidversuch
99 ○

Stoffwechsel
01 ○ Hypoglykämie
99 ○

Pädiatrie
01 ○ Fieberkrampf
02 ○ Pseudokrupp
03 ○ SIDS
99 ○

Gynäkologie / Geburtshilfe
01 ○ Geburt
02 ○ vaginale Blutung
99 ○

Sonstiges
01 ○ anaphylakt. Reaktion
02 ○ Unterkühlung
03 ○ Ertrinken
04 ○ sonstige Intoxikation
99 ○

4.2. Verletzungen   00 ○ keine

	keine	leicht	mittel	schwer
Schädel-Hirn	01 ○	02 ○	03 ○	04 ○
Gesicht	01 ○	02 ○	03 ○	04 ○
Thorax	01 ○	02 ○	03 ○	04 ○
Abdomen	01 ○	02 ○	03 ○	04 ○
Wirbelsäule	01 ○	02 ○	03 ○	04 ○
Becken	01 ○	02 ○	03 ○	04 ○
Obere Extremitäten	01 ○	02 ○	03 ○	04 ○
Untere Extremitäten	01 ○	02 ○	03 ○	04 ○
Weichteile	01 ○	02 ○	03 ○	04 ○

01 ○ Verbrennung/Verbrühung
____ Grades ____ %
____ Grades ____ %
02 ○ Inhalationstrauma
03 ○ Elektrounfall
99 ○ andere

Unfallmechanismus
Trauma: stumpf 01 ○ penetrierend 02 ○
Sturz > 3 m Höhe 03 ○
Verkehr: Fußgänger angefahren 04 ○
    PKW/LKW-Insasse 05 ○
    Zweiradfahrer 06 ○
sonst. 99 ○

Erstdiagnose
_____

ICD 1 _____   ICD 2 _____   ICD 3 _____

Informationen über die Auswertung des MIND:
Institut für Med. Statistik der Universität Lübeck · Tel. 04 51 / 500 27 88 · Fax 04 51 / 500 29 99

3 / 99

▶ Abb. 5.20. **Bundeseinheitliches DIVI-Notarzteinsatzprotokoll**

5. Verlauf ◯ h

Puls ○	300
RR ⋎	280
Defi ⋏	260
Intub. ↓	240
	220
HDM ⊥	200
Transport T-T	180
	160
	140
	120
	100
	80
	60
	40
O₂ l/min	
% SpO₂	
et CO₂	
Maßnahmen	

6. Maßnahmen

6.1. Herz/Kreislauf   00 ○ keine
01 ○ Herzdruckmassage
02 ○ Defibrillation/Kardioversion
☐ Anzahl   Joule letzte Defi. ☐☐☐
03 ○ peripher venöser Zugang   Anzahl ☐
Ort/Größe:
04 ○ zentral venöser Zugang   Anzahl ☐
Ort/Größe:
05 ○ intraossär. Zugang, Ort:
06 ○ arter. Zugang, Ort/Größe:
07 ○ Spritzenpumpe   Anzahl ☐
08 ○ Schrittmacher (extern)

6.2. Atmung   00 ○ keine
01 ○ Sauerstoffgabe   l/min ☐☐
02 ○ Freimachen der Atemwege
03 ○ Absaugen
Intubation
04 ○ oral   05 ○ nasal   Größe ☐☐
Ch
Beatmung   06 ○ manuell   07 ○ maschinell
☐☐ AMV   AF ☐☐
☐☐ PEEP   FiO₂ ☐☐

6.3. Weitere Maßnahmen 00 ○ keine
01 ○ Anästhesie   09 ○ Entbindung
02 ○ Blutstillung   10 ○ Dauerkatheter
03 ○ Magensonde   11 ○ Krisenintervention
04 ○ Verband
05 ○ Reposition, Ort:
06 ○ besondere Lagerung, Art:
07 ○ Cervicalstütze
08 ○ Thoraxdrainage/Punktion
○ re   ○ li   Ch ☐☐
Ort:
99 ○ Sonstiges

6.5. Medikamente   Dosis

00 ○ keine Medikamente	06 ○ Antihypertensiva	12 ○ Muskelrelaxantien	01 ○ Kristalloide
01 ○ Analgetika	07 ○ Bronchodilatantien	13 ○ Narkotika	02 ○ Kolloidale
02 ○ Antiarrhythmika	08 ○ Diuretika	14 ○ Sedativa	03 ○ Pufferlösung
03 ○ Antidota	09 ○ Glukose	15 ○ Vasodilatantien	99 ○ Sonstige
04 ○ Antiemetika	10 ○ Katecholamine	99 ○ Sonstige	
05 ○ Antiepileptika	11 ○ Kortikosteroide		

6.4. Monitoring   00 ○ kein
01 ○ EKG-Monitor   05 ○ manuelle Messung RR
02 ○ 12-Kanal-EKG   06 ○ oszillometr. Messung RR
03 ○ Pulsoxymetrie   07 ○ Temperatur
04 ○ Kapnometrie
99 ○ Sonstiges

7. Übergabe
7.1. Zustand
01 ○ verbessert
02 ○ gleich
03 ○ verschlechtert

Glasgow-Coma-Scale

7.2. Meßwerte   00 ○ keine
Temp. ☐☐☐
RR ☐☐☐ / ☐☐☐   HF ☐☐☐   regelmäßig   01 ○ ja   02 ○ nein
BZ ☐☐☐   Atemfrequenz ☐☐   SpO₂ ☐☐☐   et CO₂ ☐☐☐
Schmerz: 01 ○ kein   02 ○ leicht   03 ○ stark   04 ○ entfällt

7.3. EKG   00 ○ kein
01 ○ Sinusrhythmus   06 ○ schmale QRS-Tachykardie
02 ○ absolute Arrhythmie   07 ○ breite QRS-Tachykardie
03 ○ AV-Block II° Typ Wenckebach   08 ○ Kammerflattern/-flimmern
04 ○ AV-Block II° Typ Mobitz   09 ○ elektromechanische Dissoziation
05 ○ AV-Block III°   10 ○ Asystolie
99 ○   11 ○ Schrittmacherrhythmus
Extrasystolen 01 ○ SVES   03 ○ monomorph   04 ○ polymorph
02 ○ VES

7.4. Atmung   00 ○ nicht untersucht
01 ○ unauffällig   05 ○ Rasselgeräusche   09 ○ Apnoe
02 ○ Dyspnoe   06 ○ Stridor   10 ○ Beatmung/Tubus
03 ○ Zyanose   07 ○ Atemwegverlegung
04 ○ Spastik   08 ○ Schnappatmung   99 ○

8. Ergebnis
8.1. Einsatzbeschreibung
01 ○ Transport ins Krankenhaus
02 ○ Sekundäreinsatz
03 ○ Patient lehnt Transport ab
04 ○ nur Untersuchung/Behandlung
05 ○ Übergabe an anderes Rettungsmittel
06 ○ Übernahme von arztbesetztem Rettungsmittel
Art
07 ○ Reanimation primär erfolgreich
08 ○ Reanimation primär erfolglos
09 ○ Tod auf dem Transport
10 ○ Todesfeststellung
Zeit

8.2. Ersthelfermaßnahmen (Laien)
01 ○ suffizient
02 ○ insuffizient
03 ○ keine

8.3. Notfallkategorie
01 ○ kein Notfall
02 ○ akute Erkrankung
03 ○ Vergiftung
04 ○ Verletzung
Unfall
05 ○ Verkehr
06 ○ Arbeit
99 ○ Sonstiger

8.4. NACA-Score
01 ○   I geringfügige Störung
02 ○   II ambulante Abklärung
03 ○   III station. Behandlung
04 ○   IV akute Lebensgefahr nicht auszuschließen
05 ○   V akute Lebensgefahr
06 ○   VI Reanimation
07 ○   VII Tod

9. Bemerkung (z.B. Hausarzt)

Unterschrift Notarzt:

10. Zwischenfälle/Ereignisse/Komplikationen   00 ○ keine

	1.	2.	3.
Art	☐☐	☐☐	☐☐
Zeitpunkt	☐☐	☐☐	☐☐
Relevanz	☐☐	☐☐	☐☐

◘ Abb. 5.20. **Fortsetzung**

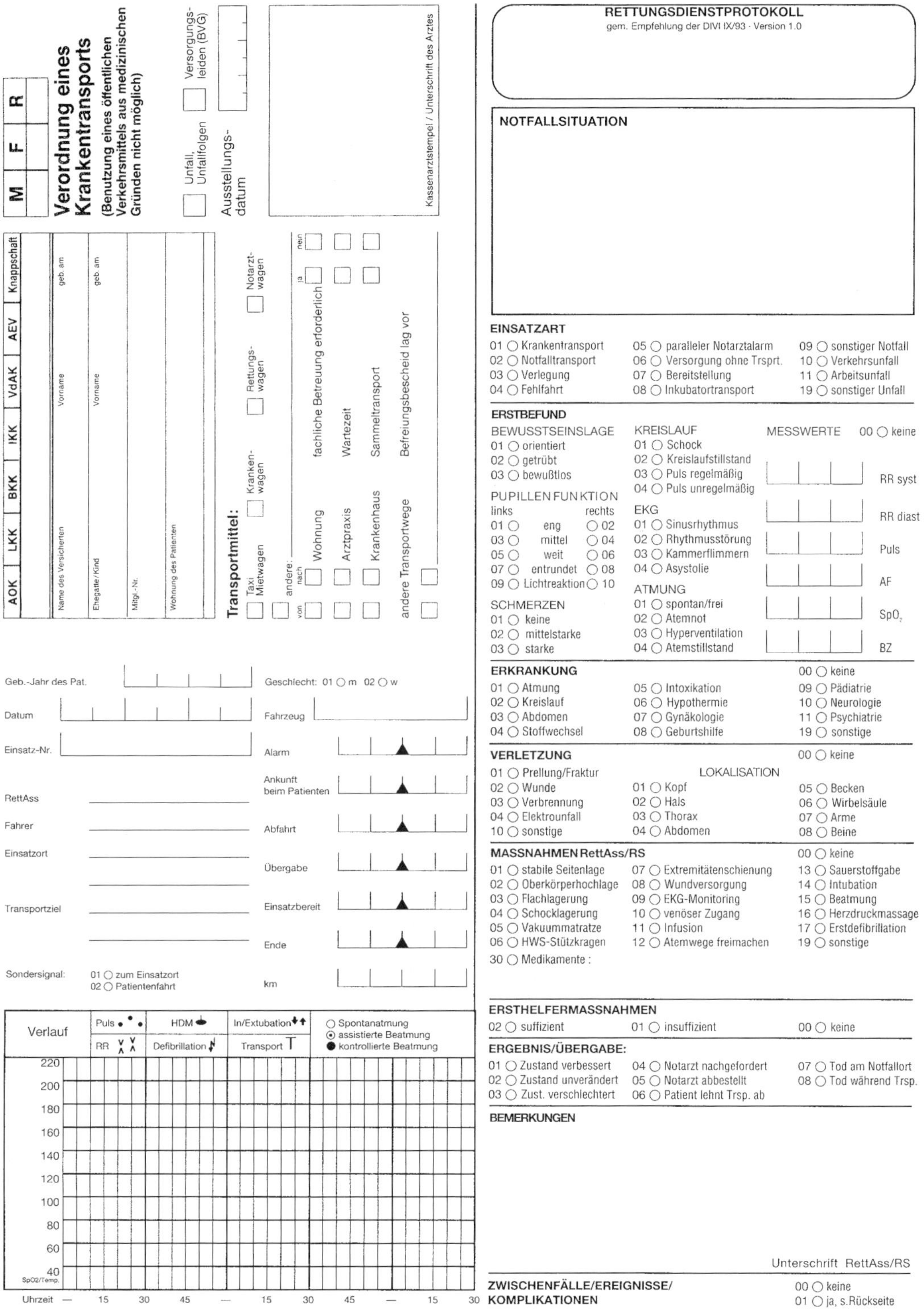

Verordnung eines Krankentransports
(Benutzung eines öffentlichen Verkehrsmittels aus medizinischen Gründen nicht möglich)

M	F	R

Versorgungsleiden (BVG)

Unfall, Unfallfolgen

Ausstellungsdatum

Kassenarztstempel / Unterschrift des Arztes

AOK	LKK	BKK	IKK	VdAK	AEV	Knappschaft

geb. am

geb. am

Vorname

Vorname

Name des Versicherten

Ehepartner/Kind

Mitgl.-Nr.

Wohnung des Patienten

Transportmittel:
Taxi/Mietwagen

Krankenwagen

Rettungswagen

Notarztwagen

andere

fachliche Betreuung erforderlich

Wartezeit

Sammeltransport

Befreiungsbescheid lag vor

nach
Wohnung
Arztpraxis
Krankenhaus
andere Transportwege

von

ja　nein

Geb.-Jahr des Pat.

Datum

Einsatz-Nr.

RettAss

Fahrer

Einsatzort

Transportziel

Sondersignal: 01 ○ zum Einsatzort 02 ○ Patientenfahrt

Geschlecht: 01 ○ m 02 ○ w

Fahrzeug

Alarm

Ankunft beim Patienten

Abfahrt

Übergabe

Einsatzbereit

Ende

km

Verlauf	Puls ● · ●	HDM ⬦	In/Extubation ✦✦	○ Spontanatmung
	RR ⌄⌃	Defibrillation ↯	Transport T	◉ assistierte Beatmung
				● kontrollierte Beatmung

220
200
180
160
140
120
100
80
60
40
SpO2/Temp.

Uhrzeit — 15 30 45 — 15 30 45 — 15 30

RETTUNGSDIENSTPROTOKOLL
gem. Empfehlung der DIVI IX/93 · Version 1.0

NOTFALLSITUATION

EINSATZART
01 ○ Krankentransport　　05 ○ paralleler Notarztalarm　　09 ○ sonstiger Notfall
02 ○ Notfalltransport　　06 ○ Versorgung ohne Trsprt.　　10 ○ Verkehrsunfall
03 ○ Verlegung　　07 ○ Bereitstellung　　11 ○ Arbeitsunfall
04 ○ Fehlfahrt　　08 ○ Inkubatortransport　　19 ○ sonstiger Unfall

ERSTBEFUND

BEWUSSTSEINSLAGE　　KREISLAUF　　MESSWERTE　　00 ○ keine
01 ○ orientiert　　01 ○ Schock
02 ○ getrübt　　02 ○ Kreislaufstillstand
03 ○ bewußtlos　　03 ○ Puls regelmäßig　　RR syst
　　04 ○ Puls unregelmäßig
PUPILLENFUNKTION
links　　rechts　　EKG　　RR diast
01 ○ eng ○ 02　　01 ○ Sinusrhythmus
03 ○ mittel ○ 04　　02 ○ Rhythmusstörung　　Puls
05 ○ weit ○ 06　　03 ○ Kammerflimmern
07 ○ entrundet ○ 08　　04 ○ Asystolie　　AF
09 ○ Lichtreaktion ○ 10　　ATMUNG
　　01 ○ spontan/frei　　SpO2
SCHMERZEN　　02 ○ Atemnot
01 ○ keine　　03 ○ Hyperventilation　　BZ
02 ○ mittelstarke　　04 ○ Atemstillstand
03 ○ starke

ERKRANKUNG
01 ○ Atmung　　05 ○ Intoxikation　　00 ○ keine
02 ○ Kreislauf　　06 ○ Hypothermie　　09 ○ Pädiatrie
03 ○ Abdomen　　07 ○ Gynäkologie　　10 ○ Neurologie
04 ○ Stoffwechsel　　08 ○ Geburtshilfe　　11 ○ Psychiatrie
　　19 ○ sonstige

VERLETZUNG
01 ○ Prellung/Fraktur　　LOKALISATION　　00 ○ keine
02 ○ Wunde　　01 ○ Kopf　　05 ○ Becken
03 ○ Verbrennung　　02 ○ Hals　　06 ○ Wirbelsäule
04 ○ Elektrounfall　　03 ○ Thorax　　07 ○ Arme
10 ○ sonstige　　04 ○ Abdomen　　08 ○ Beine

MASSNAHMEN RettAss/RS
01 ○ stabile Seitenlage　　07 ○ Extremitätenschienung　　13 ○ Sauerstoffgabe
02 ○ Oberkörperhochlage　　08 ○ Wundversorgung　　14 ○ Intubation
03 ○ Flachlagerung　　09 ○ EKG-Monitoring　　15 ○ Beatmung
04 ○ Schocklagerung　　10 ○ venöser Zugang　　16 ○ Herzdruckmassage
05 ○ Vakuummatratze　　11 ○ Infusion　　17 ○ Erstdefibrillation
06 ○ HWS-Stützkragen　　12 ○ Atemwege freimachen　　19 ○ sonstige
30 ○ Medikamente :　　00 ○ keine

ERSTHELFERMASSNAHMEN
02 ○ suffizient　　01 ○ insuffizient　　00 ○ keine

ERGEBNIS/ÜBERGABE:
01 ○ Zustand verbessert　　04 ○ Notarzt nachgefordert　　07 ○ Tod am Notfallort
02 ○ Zustand unverändert　　05 ○ Notarzt abbestellt　　08 ○ Tod während Trsp.
03 ○ Zust. verschlechtert　　06 ○ Patient lehnt Trsp. ab

BEMERKUNGEN

Unterschrift RettAss/RS

ZWISCHENFÄLLE/EREIGNISSE/ KOMPLIKATIONEN　　00 ○ keine
01 ○ ja, s.Rückseite

□ Abb. 5.21. **DIVI-Rettungsdienstprotokoll**

TRANSPORTVERWEIGERUNG

Erklärung

Hiermit erkläre ich (Name _____, Vorname_____), daß ich heute vom Rettungsdienst (Herrn/

Frau_____) über meine Erkrankung bzw. Verletzung und deren Konsequenzen aufgeklärt worden bin und eine Behand-

lung bzw. Beförderung in´s Krankenhaus entgegen der Belehrung ablehne.

Für hieraus entstandene Schäden trage ich selbst die volle Verantwortung.

_____ _____   _____   _____
Ort   Datum   Unterschrift Patient   Unterschrift Zeugen

MATERIALVERBRAUCH

Schlüssel

Menge

Schlüssel

Menge

ZWISCHENFÄLLE / EREIGNISSE / KOMPLIKATIONEN (ZEK)

ZEK - Zeitpunkt

0 Anfahrt   2 Transport
1 Versorgung   3 Übergabe

ZEK - Relevanz

0 ZEK ohne Auswirkung auf den klinischen Zustand
1 ZEK klinisch bedeutsam, aber ohne Einfluß auf den weiteren
Krankheitsverlauf
2 ZEK klinisch bedeutsam, mit Einfluß auf den weiteren Krankheitsverlauf
3 ZEK klinisch bedeutsam, mit zusätzlicher Schädigung des Patienten,
die Tod oder Dauerschaden zur Folge hat

ZEK´s	1.		2.	
Zeitpunkt				
Relevanz				
Art				

ZEK - Art

Atemwege, Gasaustausch)*

10 Bronchospasmus
11 Aspiration
12 Hypoventilation / Hypoxämie
15 Andere respiratorische Störungen

Herz-Kreislaufsystem)*

18 Hypotension
19 Hypertension
20 Arrhythmie
21 Tachykardie
22 Bradykardie
23 Hypovolämie
26 Kreislaufstillstand
29 Venenzugang nicht möglich
30 Andere Störungen Herz-Kreislaufsystem

Allgemeine Reaktionen)*

40 Anaphylaktisch-allergische Reaktion
42 Hypothermie
48 Andere allgemeine Reaktionen

)* nur bei ZEK - Zeitpunkt 1 und 2

Zentrales Nervensystem)*

60 Krampfanfall
61 Verwirrtheitszustand
64 Andere zentrale neurologische Störungen

Medizintechnik

67 Beatmungsgerät
71 Defibrillator, halbautomatischer
72 Pulsoximetrie
73 Intubationsbesteck
74 Medikamentenzufuhr (Infusionssysteme/Pumpen)
75 Andere Störungen Medizintechnik

Organisation

92 Fehlerhafte Einsatzmeldung
93 Nächstgelegenes, geeignetes Rettungsmittel (RTW) nicht
verfügbar
94 Nächstgelegenes, geeignetes Krankenhaus nicht aufnah-
mebereit für Patienten
95 Übergabeproblem im aufnehmenden Krankenhaus
96 Zusätzlich erforderliche Rettungsmittel waren nicht
zeitgerecht verfügbar
97 Einsatz unter Leitung eines LNA
98 Sonstiges

◼ Abb. 5.21. **Fortsetzung**

5.7 Qualitätsmanagement im Rettungsdienst

Die rasanten medizinischen und technischen Veränderungen in der präklinischen Versorgung von Patienten sowie im Krankentransport, parallel dazu der gesellschaftliche Wertewandel und der zunehmende Kostendruck verlangen nach effizienten und nachprüfbaren Strukturen. Das Denken und Handeln entwickelte sich vom reinen Patiententransport hin zum modernen Dienstleistungsunternehmen Rettungsdienst und Krankentransport mit einem immer breiter werdenden Aufgabenspektrum. Eine primär optimierte Patientenversorgung hat wesentlichen Einfluss auf den Verlauf der Genesung und die Wiedereingliederung in das gesamtgesellschaftliche System. Zusätzlich kommen immer häufiger Einsätze bei welchen der Schwerpunkt nicht in der notfallmedizinischen Versorgung sondern in der psychosozialen Betreuung liegt.

Durch die Öffnung und Privatisierung der Märkte fällt in vielen Bereichen eine Monopolstellung. Die zunehmend interdisziplinäre Zusammenarbeit und die Erkenntnis der Nahtstellenproblematik macht die Einführung eines Qualitätsmanagementsystems unumgänglich.

Die Sichtweise des Kunden ist hierfür ein wesentlicher Ausgangspunkt. So muss der Patient in gleichem Maße wie der Mitarbeiter, die Organisationseinheit der Leistungserbringung ebenso wie der Kostenträger Berücksichtigung finden. Sie alle bestimmen durch ihre Nutzungsgewohnheiten und Interessen sowie ihre finanziellen Vorstellungen und Möglichkeiten, wie sich die Qualität von Dienstleistungen im sozialen oder Gesundheitsbereich jeweils definieren.

Definition
Qualität

Qualität (lat. qualitas, Beschaffenheit), Bezeichnung für Eigenschaften, die den Dingen notwendig zukommen und für ihr Wesen konstitutiv sind. Nach der internationalen Norm EN ISO 8402 definiert als die Gesamtheit von Merkmalen einer Einheit (Produkt, Tätigkeit) bezüglich ihrer Eignung, festgelegte und vorausgesetzte Erfordernisse zu erfüllen.

Der Prozessbegriff findet heute weitgehend einheitlich und gemäß DIN EN ISO 9000:2000 ff Verwendung.

Qualitätsmanagement

Das **Qualitätsmanagement** (QM) ist ein Teilbereich des funktionalen Managements mit dem Ziel der Optimie-

rung von Arbeitsabläufen oder von Geschäftsprozessen unter der Berücksichtigung von materiellen und zeitlichen Kontingenten sowie dem Qualitätserhalt von Dienstleistungen und deren Weiterentwicklung. Hierbei von Belang sind etwa die Optimierung von Kommunikationsstrukturen, Einsatz professioneller Lösungsstrategien, die Erhaltung oder Steigerung der Zufriedenheit von Kunden oder Patienten sowie der Motivation der Belegschaft, die Standardisierung bestimmter Handlungs- und Arbeitsprozesse, Normen für Produkte oder Leistungen, Dokumentationen, berufliche Weiterbildung sowie Ausstattung und Gestaltung von Arbeitsbereichen. Daraus folgt, Qualitätsmanagement ist Chefsache und zieht sich durch alle Ebenen und Bereiche eines Unternehmens (◘ Abb. 5.22).

Es wird im Wesentlichen von den 4 Bereichen **Qualitätsplanung**, **Qualitätslenkung**, **Qualitätssicherung** und **Qualitätsprüfung** getragen.

Qualitätsplanung

Es wird ein Ist-Zustand ermittelt und die Rahmenbedingungen für das Qualitätsmanagement festgelegt. Danach werden Konzepte und Abläufe erarbeitet.

Qualitätslenkung

Die in der Planphase gewonnenen Ergebnisse werden umgesetzt und auf Nachhaltigkeit angelegt.

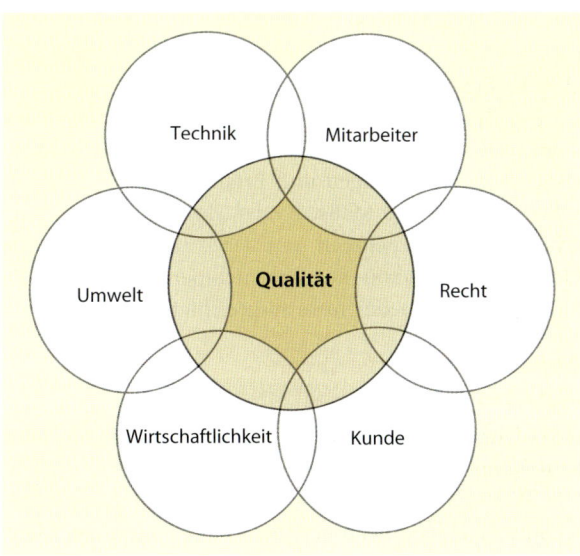

◘ Abb. 5.22. **Zusammenhänge im Qualitätsmanagement**

Qualitätssicherung, Qualitätsprüfung

Auswerten qualitativer und quantitativer Qualitätsinformationen (Kosten-Nutzen-Betrachtungen, überprüfen von gemachten Annahmen, Kundenzufriedenheit).

Die daraus gewonnenen Erfolge und Ergebnisse müssen an alle Mitarbeiter kommuniziert werden. Daraus ergibt sich die Notwendigkeit der Schaffung eines betriebsinternen Kommunikationskonzeptes.

Grundsätzen des Qualitätsmanagements

Qualitätsmanagement beginnt in aller Regel mit den **acht Grundsätzen des Qualitätsmanagements**.

Die acht Grundsätze des Qualitätsmanagements
- Kundenorientierung
- Führung
- Einbeziehung der Personen
- Prozessorientierter Ansatz
- Systemorientierter Ansatz
- Ständige Verbesserung
- Sachbezogener Ansatz zur Entscheidungsfindung
- Lieferantenbeziehung zum gegenseitigen Nutzen

* Quelle: DIN EN ISO 9000: 2000

Kundenorientierung

Qualitätsmanagement unterscheidet sich im Wesentlichen von anderen Managementmethoden durch eine Orientierung am Menschen und nicht an Organisation, Technologie oder Finanzen.

Der Beginn steht beim Kunden. Dieser kann z. B. ein Angehöriger, der Patient, die Leitstelle oder ein Kostenträger sein. Erwartungen und Erfahrungen des Kunden sollten bekannt und Maßstab oder Messlatte für alle Mitarbeiter im Unternehmen sein. Dazu muss die gesamte Organisationsstruktur des Unternehmens auf die Erfüllung der Kundenbedürfnisse ausgerichtet werden.

Einbeziehung der Personen (Mitarbeiterorientierung)

Jedes Unternehmen ist so gut wie seine Mitarbeiter und kein Kunde kann ohne den Mitarbeiter bedient werden. Die Wertschöpfung im Unternehmen wird zwar durch technische Hilfsmittel unterstützt, letztlich aber von Menschen erbracht. Je größer der Mitarbeiterstamm ist umso größer wird die Namenlosigkeit des einzelnen. Für das

Unternehmen zählt jedoch die Effektivität des einzelnen. Nur wenn jeder seine volle Leistungsfähigkeit einbringt bzw. einbringen kann ist eine hohe Qualität zu erwarten. Deshalb kommt es darauf an, die Mitarbeiter in die Entwicklung einzubeziehen. Dazu ist es nötig, Problemlösungskompetenz auf unterschiedlichen Ebenen zuzulassen und die Mitarbeiter zu ermutigen, aktiv nach Verbesserungsmöglichkeiten zu suchen.

Mit der technischen und organisatorischen Weiterentwicklung geht die fachliche Weiterbildung der Mitarbeiter einher. Neben dem »training on the job« ist die Schulung zu speziellen Themen nötig. Dies ist besonders zum Erhalt und zur Erweiterung von Kompetenzen notwendig. Das in »Übung sein« muss die gleiche Aufmerksamkeit und Dokumentation erfahren wie das Erlernen. Mit größerer Selbstständigkeit steigt auch die Verantwortlichkeit eines jeden Mitarbeiters. Eigene Verantwortung macht auch die eigene Arbeit interessant. Arbeit beginnt Spaß zu machen. Man wird vermisst, wenn man doch einmal fehlt. Das persönliche Entwicklungspotenzial der Mitarbeiter wird so in den Dienst des Unternehmens gestellt.

Führung

Wie gut Zweck, Ausrichtung und internes Umfeld eines Unternehmens zusammenpassen, ist eine Frage der Führung. Denn die Führungskräfte erzeugen das Umfeld in dem die Menschen ihre Fähigkeiten zum Wohl des Ganzen einsetzen. Wichtige Mittel einer konsequenten Leitung sind das Leiten durch Vorbild, die Berücksichtigung beteiligter Interessensgruppen innerhalb und außerhalb des Unternehmens und die Entwicklung klarer Vision der Unternehmenszukunft. Führung verlangt auch die Einbeziehung der geistigen Fähigkeiten eines jeden Mitarbeiters vom Geschäftsführer bis zum Pförtner. So müssen die Ziele für die einzelnen Bereiche entsprechend definiert werden und die Informationen darauf abgestimmt sein.

Sind die Grundsätze der Führung erfolgreich umgesetzt, wird die Vision in messbare unternehmerische Ziele greifbar. Das Unternehmen verfügt über eine motivierte, kompetente und stabile Belegschaft zur Erfüllung der gesetzten Aufgaben.

Prozessorientierter Ansatz

Ergebnisse werden effizienter, wenn man die dazu notwendigen Tätigkeiten und Ressourcen z. B. im Rettungsdienst oder Krankentransport zusammenfasst und als einen Prozess handhabt. Dazu müssen die einzelnen Schritte definiert und festgelegt, Nahtstellen zu anderen Bereichen identifiziert werden. So werden Ergebnisse vorhersagbarer und die Ressourcenausschöpfung effizienter. Durch eine gezielte Entwicklung der Kenntnisse und der Leistungsfähigkeit werden Kosten reduziert und Fehlern vorgebeugt. Durch das Bekannt werden der Erfolgsfaktoren können die Verbesserungspotenziale besser ausgeschöpft werden.

Systemorientierter Ansatz

Jedes Unternehmen bildet ein komplexes Ganzes – deshalb müssen Einzelprozesse im betrieblichen Ablauf in ihren Wechselwirkungen erkannt, verstanden, geleitet und gelenkt werden. Dies ist in erster Linie Management- und Führungsaufgabe. Werden diese Aufgaben ernst genommen, können Teilziele von Einzelpersonen mit den Leitzielen des Unternehmens auf eine Linie gebracht werden. So wird die Effektivität von Einzelprozessen transparent und Verbesserungspotenziale können schneller erkannt werden. Insgesamt die Zuständigkeiten besser koordiniert, Kompetenzüberschneidungen vermieden und die Teamarbeit gefördert. Dann ist es möglich, die festgelegten Ziele wirksam und effizient zu erreichen.

Ständige Verbesserung

»Wer aufhört, besser zu werden, hat aufgehört, gut zu sein«.

Hinter dieser Aussage verbirgt sich die Erkenntnis, dass Kompetenz und Qualität keine statischen sondern dynamische Größen sind – und das gilt für das Unternehmen wie für die dort tätigen Menschen. Deshalb ist es für den Erfolg so wichtig, dass die ständige Verbesserung von Produkten und Systemen Ziel für jeden einzelnen Mitarbeiter wird.

Fehlermanagement

Das Qualitätsmanagement ist somit begleitet von einem kontinuierlichen Verbesserungsprozess. Dieser beinhaltet auch das Vorbeugen und Verhüten von Fehlern, insbesondere durch die Vereinfachung der Abläufe (■ Abb. 5.23).

Die Norm sieht die Erfolge im kontinuierlichen Verbesserungsprozess durch folgende Faktoren:

Fehlererkennung und -auswertung durch Einführung eines gut organisierten Fehlererfassungssystems als Grundlage für die Einleitung von Korrekturmaßnahmen (■ Abb. 5.24):

- Einholen von Kundenurteilen und -meinungen und deren Berücksichtigung in der künftigen Tätigkeit.
- Motivation der Mitarbeiter zur Teilnahme am kontinuierlichen Verbesserungsprozess, besonders durch die Einführung eines Ideen- und Beschwerdemanagements welches die Verbesserungsvorschläge und Kritiken der Mitarbeiter bearbeitet und umsetzt.
- Ständige kritische Analyse der erreichten Ergebnisse, verbunden mit Maßnahmen zu notwendigen Veränderungen.

Ein funktionierendes Qualitätsmanagement leistet einen wirkungsvollen Beitrag zur Schaffung beherrschbarer Bedingungen, unter denen kaum Schaden stiftende Fehler entstehen können. Für die Beurteilung des Haftungsrisikos ist darüber hinaus die Kenntnis der Anwendungsbedingungen des Produktes notwendig, z. B.

- Welche Personen kommen mit dem Gerät in Berührung?
- Was haben diese Personen für Fachkenntnisse und Eigenschaften?

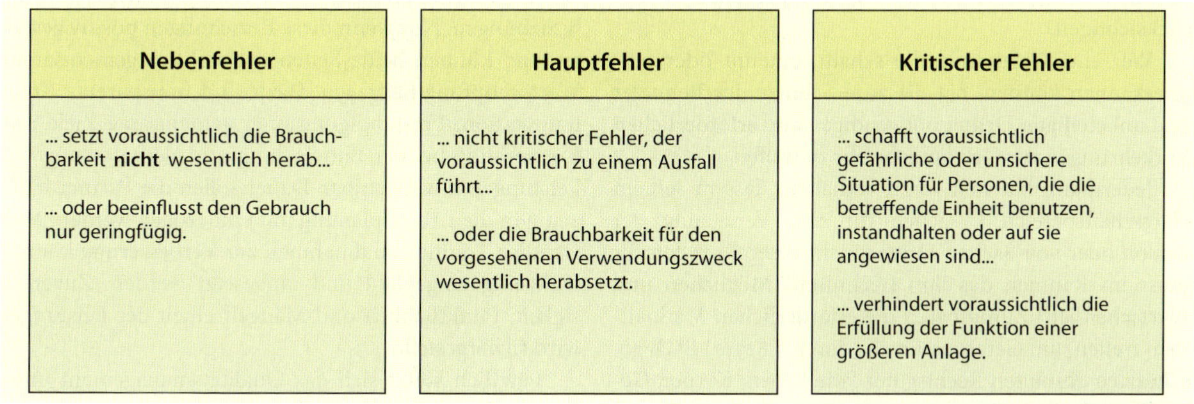

Nebenfehler	Hauptfehler	Kritischer Fehler
… setzt voraussichtlich die Brauchbarkeit **nicht** wesentlich herab… … oder beeinflusst den Gebrauch nur geringfügig.	… nicht kritischer Fehler, der voraussichtlich zu einem Ausfall führt… … oder die Brauchbarkeit für den vorgesehenen Verwendungszweck wesentlich herabsetzt.	… schafft voraussichtlich gefährliche oder unsichere Situation für Personen, die die betreffende Einheit benutzen, instandhalten oder auf sie angewiesen sind… … verhindert voraussichtlich die Erfüllung der Funktion einer größeren Anlage.

■ Abb. 5.23. **Fehlerbeurteilung**

🔴 Abb. 5.24. **Kausale Fehlerkette (Mod. nach Reason) und die Entstehung eines kritischen Zwischenfalls bzw. Unfalls**

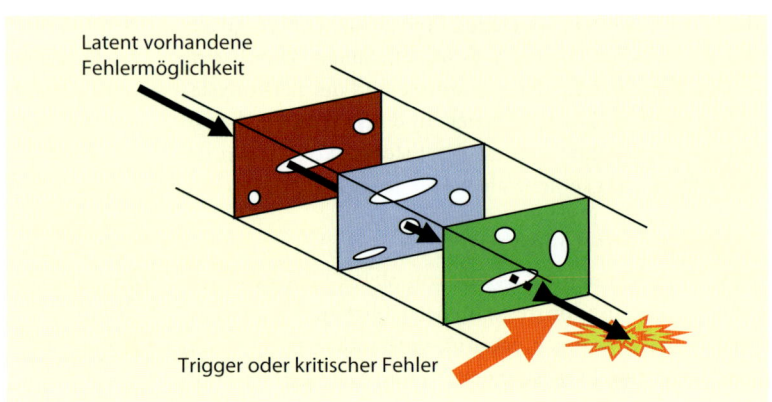

Latent vorhandene Fehlermöglichkeit

Trigger oder kritischer Fehler

- Welche Arbeitsumgebung ist vorhanden oder notwendig?
- Welche Einsatzbedingungen und Einsatzgrenzen sind zu berücksichtigen oder vorzugeben?
- Welche Störungen oder Streuungen im Prozess sind vorhersehbar?

Alle unternehmerischen Bemühungen zur Reduzierung des Haftungsrisikos müssen das Hauptziel haben, Fehler zu vermeiden oder deren Schadenswirkung zu verhindern. Um dem vorgegebenen Fehlermaßstab gerecht werden zu können, sind die Risikoanalysen erzeugnisspezifisch und anwendungsbezogen durchzuführen. Die Sicherheitserwartungen des »durchschnittlichen Benutzers« (z. B. Fachmann oder Laie, Kind, alter Mensch, Behinderter usw.) sind zu bestimmen. Es ist nicht ausreichend, bei der Ermittlung der Sicherheitserwartungen nur vom bestimmungsgemäßen Gebrauch auszugehen; vielmehr ist auch vorhersehbarer Fehlgebrauch zu berücksichtigen.

Wer eine Gefahrenquelle schafft, erkennt oder hätte erkennen können, hat die zum Schutze der Benutzer und unbeteiligter Dritter notwendigen und erforderlichen Vorkehrungen zur Gefahrenabwehr zu treffen.

Jedermann hat sich so zu verhalten, dass in seinem Herrschaftsbereich Ursachen für eine Verletzung der Person oder von Sachen Dritter nicht gesetzt werden. Er muss im Rahmen des ihm (technisch) Möglichen und (wirtschaftlich) Zumutbaren die erforderlichen Maßnahmen treffen, um Gefahren für die durch § 823 (1) BGB geschützten absoluten Rechtsgüter (wie Leben, Körper, Gesundheit, Freiheit, Eigentum und sonstige Rechte anderer) zu vermeiden. Bei Vorsätzlicher Verletzung dieser Pflich-

ten haftet er dem Geschädigten auf Schadenersatz (§ 823 regelt den Schadenersatz für unerlaubte Handlung).

Sachbezogener Ansatz zur Entscheidungsfindung

Effiziente Entscheidungen basieren auf der Analyse von Daten und Informationen. Nur wenn diese Daten und Informationen ständig neu erhoben und überprüft werden, können sachgerechte Entscheidungen getroffen werden. Die zu treffenden Strategien werden durch den Einbezug relevanter Vergleichsdaten realistischer und aussichtsreicher. Werden anerkannte Methoden zur Datenanalyse genutzt, sind die Ergebnisse an der richtigen Stelle verfügbar und vergleichbar. So optimiert das Unternehmen seine Prozess- und Systemleistungen, leitet Verbesserungsprozesse ein und beugt Problemen vor.

Lieferantenbeziehung zum gegenseitigen Nutzen. In unserem Fall wird es sich in erster Linie um Leitstellen, Arztpraxen, Kliniken oder Krankenkassen handeln. Alles hängt mit allem zusammen – auch bei den Geschäftsbeziehungen. Nur wenn diese Beziehungen positiv gestaltet sind können beide Seiten optimal zur gemeinsamen Wertschöpfung beitragen. Dazu sind transparente Kommunikation, Verständigung über gemeinsame Ziele und Kooperation bei der Entwicklung und Verbesserung von Leistungen unverzichtbar. Daher sollen die Partner frühzeitig in die Arbeitsplanung mit einbezogen werden. Notwendige Trainingsmaßnahmen zur Verbesserung können frühzeitig eingeplant und umgesetzt werden. Zuverlässigkeit, Pünktlichkeit und Mängelfreiheit der Leistungen wird sichergestellt.

Letztlich stützt sich das Qualitätsmanagement unter Einbeziehung aller Mitarbeitergruppen in der Umsetzung auf folgende drei Säulen:

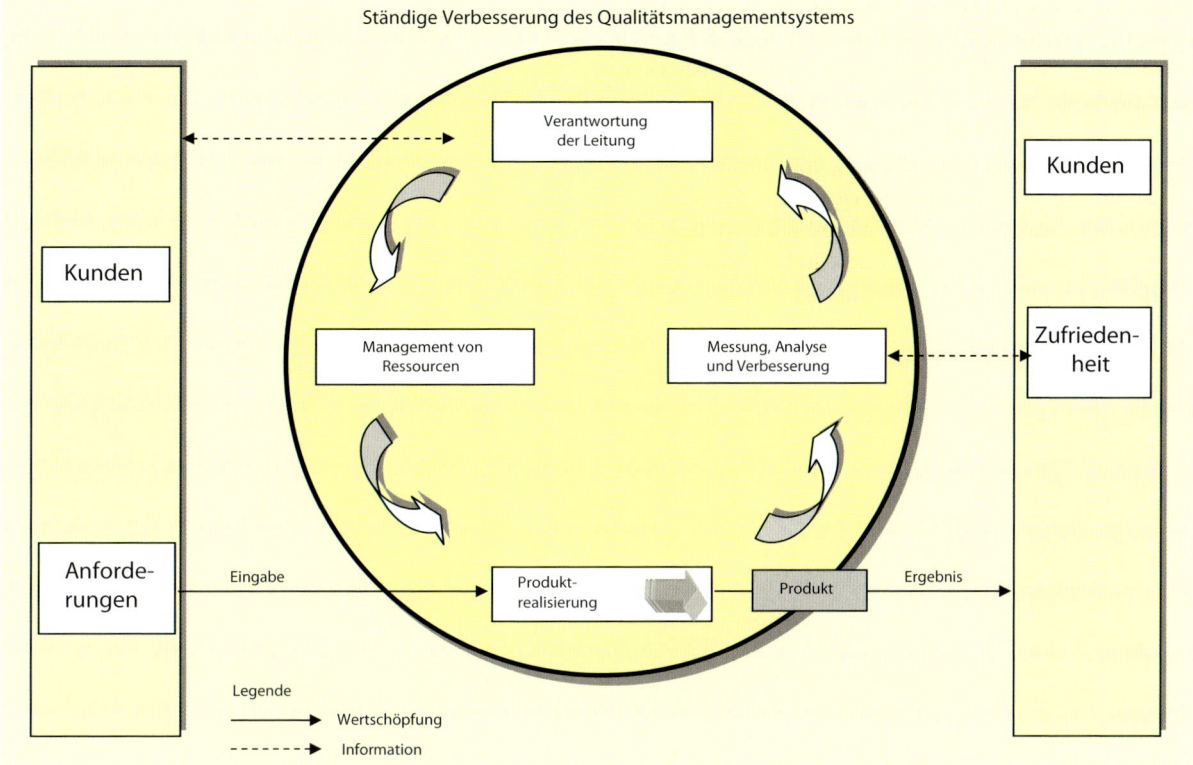

Ständige Verbesserung des Qualitätsmanagementsystems

■ Abb. 5.25. **Modell eines prozessorientierten Qualitätsmanagementssystems**

- **Strukturqualität**
  - Zum Beispiel:
  - Anzahl und Verteilung der Rettungsmittel
  - Rettungsmittelart und Ausrüstung
  - benötigte Anzahl von Mitarbeitern
  - Qualifikation der Mitarbeiter in den einzelnen Einsatzbereichen
- **Prozessqualität**
  - Zum Beispiel:
  - Disposition und Einsatztaktik
  - Einsatzhäufigkeit und -verteilung
  - Zeitlicher Einsatzablauf
  - Dokumentation
- **Ergebnisqualität**
  - Zum Beispiel:
  - patientengerechte Einsatzabwicklung
  - medizinische Behandlungsqualität
  - Lebensqualität nach Ende der Behandlung

Diese 3 Elemente bedürfen einer ständig Beobachtung und Bearbeitung durch ein geschultes Qualitätsteam oder eines Qualitätszirkels. Der Prozess läuft permanent und unter der Anleitung geschulter Moderatoren. Es werden alle Säulen kontrolliert, analysiert und einer ständigen Verbesserung unterworfen (■ Abb 5.25).

Empfehlungen

- Möglichst alle Führungskräfte und Mitarbeiter in den QM-Entwicklungsprozess einbeziehen,
- ein begleitendes Transfer-Coaching der Projektverantwortlichen durch erfahrene Berater durchführen,
- eine individuelle, auf das Unternehmen zugeschnittene QM-Lösung erarbeiten,
- schnelle Anfangserfolge durch Straffung der Leistungsprozesse erzielen, die Beteiligten in ihrem Vorgehen motivieren und Kreativität frei setzen sowie
- auf Basis einer transparenten und reibungslos funktionierenden Unternehmensorganisation neue Entwicklungs- und Einsatzfelder erschließen.

Qualitätsmanagement ist nicht nur als strategisches Konzept zu verstehen. Qualitätsmanagement muss sich durch einen neuen Arbeitsstil, ja durch eine neue Art des Denkens auszeichnen.

> Die Verpflichtung zur Erreichung von Qualitätszielen und Spitzenleistungen ist weit mehr als »Good Business«. In ihr kommt eine Lebenseinstellung zum Ausdruck: Man gibt der Gesellschaft etwas zurück, man gibt für andere sein Bestes.
>
> George Bush sen. (Vorwort zu Bewertungsrichtlinien 1992)

Fahrzeuge des Rettungsdienstes und deren Ausstattung

In diesem Kapitel können sich Rettungsassistenten und Rettungssanitäter über Normen, Vorschriften und Ausrüstungsvorschläge für die Fahrzeuge des Rettungsdienstes informieren. Die wichtigsten Normen sind in Auszügen wiedergegeben, da sie u. A. wegen der hohen Kosten dem Personal des Rettungsdienstes üblicherweise nicht zur Verfügung stehen.

Lernziele

Rettungsassistent und Rettungssanitäter sollen
– die Arten der bodengebundenen Fahrzeuge benennen,
– in der Reihenfolge ihre Bedeutung zuordnen,
– die Ausrüstung für Boden- und Luftrettungsmittel unterscheiden können.

6.1   Bodengebundene Fahrzeuge

Technische Eigenschaften und Mindestanforderungen für das Raumangebot und die medizinische Ausstattung der Krankenkraftwagen wurden seit 1967 – also über 35 Jahre – in einer deutschen Norm, der DIN 75080, festgelegt. Bei den Krankenkraftwagen wurde unterschieden zwischen
– Krankentransportwagen (KTW) und
– Rettungswagen (RTW).

Im Oktober 1999 wurde die EN 1789 »Rettungsdienstfahrzeuge und deren Ausrüstung – Krankenkraftwagen« in Brüssel verabschiedet und ab April 2000 als DIN EN 1789 verbindlich auch in Deutschland eingeführt und 2004 das letzte Mal geändert.

Diese europäische Norm legt Definitionen, Anforderungen, Prüfungen und Ausrüstungen, Betriebsverhalten und Ausrüstung für Krankenkraftwagen fest. Die Anforderungen werden für 3 Kategorien von Krankenkraftwagen festgelegt, die sich in aufsteigender Ordnung auf den Umfang der Behandlung im Fahrzeug beziehen. Es sind dies Krankentransportwagen (Typ A_1, Typ A_2), Notfallkrankenwagen (Typ B) und Rettungswagen (Typ C). Außerdem enthält die Norm allgemeine Anforderungen an Medizinprodukte (Geräte), die in Krankenkraftwagen außerhalb von Krankenhäusern und Kliniken verwendet werden, wo die Umweltbedingungen von üblichen Innenraumbedingungen abweichen können. Die Normungsarbeiten werden mit dem Ziel fortgesetzt, einen sicheren Transport von Patienten und Ausrüstung zu erreichen, ohne die Kontinuität der Patientenversorgung und die Sicherheit des Personals zu gefährden.

6.1.1   Krankenkraftwagen nach DIN EN 1789

Krankentransportwagen

Ein Krankenkraftwagen, der für den Transport von Patienten, die vorhersehbar Nichtnotfallpatienten sind, konstruiert und ausgerüstet ist. Es existieren 2 Typen von Krankentransportwagen:
– Typ A_1
  Geeignet für den Transport eines einzelnen Patienten. Einfaches Kombifahrzeug, Großraumlimousine, Länge mindestens 2000 mm (2 m) von der Trennwand bis zur Heckklappe.
– Typ A_2
  Geeignet für den Transport eines oder mehrerer Patienten [auf Krankentrage(n) oder -sessel(n)].

Notfallkrankenwagen

Ein Krankenkraftwagen, der für den Transport, die Erstversorgung und die Überwachung von Patienten konstruiert und ausgerüstet ist.

Rettungswagen

Ein Krankenkraftwagen, der für den Transport, die erweiterte Behandlung und Überwachung von Patienten konstruiert und ausgerüstet ist.

Die Ausrüstung der Fahrzeuge

Für die Arbeit im rettungsdienstlichen Einsatz ist neben der Klassifizierung der Fahrzeuge für das Personal im Rettungsdienst deren medizinisch-technische Ausstattung von besonderer Bedeutung (🔴 Ausrüstung zum Patiententransport, Ruhigstellung der Extremitäten und des oberen Wirbelsäulenbereichs, Atmung, Diagnostik, Medikamente, Kreislauf, Behandlung von lebensbedrohlichen Störungen, Verbandmittel und Pflegehilfsmittel).

6.1.2 Spezialfahrzeuge für den Interhospitaltransfer

Mittlerweile werden zunehmend bodengebundene Intensiv-Transport-Wagen (ITW) und für den Lufttransport Intensiv-Transport-Hubschrauber (ITH) vorgehalten, die durch die umfassende Ausstattung eines klinischen Intensivbehandlungs- und Beatmungsplatzes, genügend Raum und vielfältige logistische Vorkehrungen für Verlegungen auch schwerstbedrohter Patienten ohne diagnostische, therapeutische und pflegerische Qualitätsabstriche ermöglichen (▶ 5.1.1, »Interhospitaltransfer«).

Für Langstreckentransporte stehen Intensivtransportflugzeuge (ITF) zur Verfügung.

Aufgrund der spezifischen nationalen wie auch internationalen Anforderungen und der geringen Stückzahlen, wird es in absehbarer Zeit keine Normung der Spezialfahrzeuge für den Interhospitaltransfer geben.

6.1.3 DIN 75079 Notarzteinsatzfahrzeug

In Regionen, in denen ein Notarzt im Rendezvoussystem die Einzugsbereiche mehrerer Rettungswagen betreuen muss, werden schnelle, z. T. geländegängige Fahrzeuge eingesetzt. Besonders bewährt haben sich sog. T-Modelle mit günstigen Be- und Entlademöglichkeiten von der Rückseite.

Eine neue DIN-Norm von August 2002 liegt vor.

Definition Notarzteinsatzfahrzeug: Ein Spezialfahrzeug für den Rettungsdienst, das sich zum Transport des Notarztes und der medizinischen und technischen Ausrüstung für die Wiederherstellung und Aufrechterhaltung der Vitalfunktionen von Notfallpatienten besonders eignet.

Das Grundmodell ist ein Pkw, bei dem die Be- und Entlademöglichkeit der Ausrüstung von der Rückseite gegeben sein muss. Sofern 4 seitliche Türen vorhanden sind, darf die Ausrüstung auch seitlich be- und entladen werden.

Eine Euro-Norm zum NEF ist derzeit (2004) nicht zu erwarten.

Auszug aus der DIN 75079 (Notarzteinsatzfahrzeug) zur medizinische Ausstattung ist im Internet ⊖ dargestellt.

6.2 Luftfahrzeuge

In Europa liegt seit dem Jahr 2002 auch eine Norm Luftfahrzeuge zum Patiententransport (DIN EN 13718 Teil 1 und 2) vor und löst die alte DIN 13230 mit den Teilen 1–5 ab. In den Bereichen, in denen es möglich war, national eine Restnorm zu erstellen, wurden in der DIN 13230 Teil 10, Luftfahrzeuge zum Patiententransport, zusätzliche Festlegungen für Hubschrauber und Flächenflugzeuge für den Primär- und Sekundäreinsatz getroffen. Teil 6 der DIN 13230 Patiententransport in Linienflugzeugen wird weiterhin aufrechterhalten, um hier die notwendigen Anforderungen zu beschreiben.

6.2.1 DIN EN 13718 Luftfahrzeuge zum Patiententransport

Die DIN EN 13718 definiert die Begriffe:
- Rettungshubschrauber (RTH),
- Intensivtransporthubschrauber (ITH),
- Intensivtransportflugzeug (ITF) und legt Anforderungen für den Patiententransport in Linienflugzeugen fest.

Rettungshubschrauber (RTH)

Ein zur Durchführung von Primäreinsätzen im Rettungsbereich für notfallmedizinische Aufgaben ausgerüsteter und ausgestatteter Hubschrauber. Er führt auch Sekundäreinsätze im regionalen Bereich durch.

Intensivtransporthubschrauber (ITH)

Ein für den Transport intensivüberwachungs- und behandlungspflichtiger Patienten ausgerüsteter und ausgestatteter Hubschrauber.

Intensivtransportflugzeug (ITF)

Ein für den Transport von intensivüberwachungs- und behandlungspflichtigen Patienten ausgerüstetes und ausgestattetes Flugzeug.

In Ausstattungs-Tabellen der DIN EN 13718 ist festgelegt, welche Ausstattungskomponenten in Rettungshubschraubern, Intensivtransporthubschraubern und Intensivtransportflugzeugen mitgeführt werden müssen (⊖ Patiententransporthilfsmittel, Ausstattung zur Ruhigstellung der Extremitäten und des oberen Wirbelsäulenbereiches, Ausstattung zur Diagnostik, Ausstattung zur Behandlung lebensbedrohlicher Störungen).

6.3   Mobile Ausrüstung zur Patientenversorgung vor Ort

In allen Rettungsfahrzeugen muss eine tragbare Notausrüstung mitgeführt werden, die es ermöglicht, bereits am Notfallort gezielte Maßnahmen zur Erhaltung der Vitalfunktionen Atmung und Kreislauf einzuleiten.

Diese Notausrüstung muss

- zweckmäßigerweise in geeigneten Koffern oder Rucksäcken untergebracht sein,
- nur für die Akutversorgung wichtige Geräte und Medikamente enthalten,
- übersichtlich, leicht bedienbar/leicht entnehmbar in den Koffern oder Rucksäcken angeordnet sein,
- durch Verzicht auf textiles Material oder Schaumstoff den Grundforderungen der Hygiene genügen.

Allein auf sich gestellte Rettungsassistenten und Rettungssanitäter müssen mit der tragbaren Notausrüstung akute Atemstörungen sofort durch Absaugen, O_2-Inhalation oder Beatmung behandeln. Mitgeführte Medikamente ermöglichen das sofortige Tätigwerden des Notarztes oder eines anderen hinzukommenden oder nachalarmierten Arztes (❻ Absaugen und Beatmung, Notintubation, Diagnostik, Infusionstherapie, Ge- und Verbrauchsmaterial, Arzneimittel zur präklinischen Versorgung).

Auf umfangreiche Zusammenstellungen von Verbandstoffen, Schienungsmaterial etc. wird bewusst verzichtet, da die Verfahren der »klassischen ersten Hilfe« bei schwerwiegenden Notfällen von zweitrangiger Bedeutung sind und KTW, RTW, NAW (Notarztwagen), NEF und RTH in ihrer Bordausrüstung ausreichend mit Verbandmaterial, pneumatischen bzw. Vakuumschienen und -matratzen ausgestattet sind.

Die Bestückung ist ganz bewusst so ausgelegt, dass Notfallpatienten aller Altersklassen versorgt werden können, denn aus der Notfallmeldung geht nicht immer hervor, dass Kinder betroffen sind, genauere Altersangaben fehlen häufig. Bei Notfallsituationen mit mehreren Vitalbedrohten, z. B. bei Verkehrsunfällen, bei denen Erwachsene und überraschend auch (Klein)kinder angetroffen werden, ist es hilfreich, für deren Erstversorgung auf eine **umfassende** Ausrüstungskombination zurückgreifen zu können.

Es war eine der wichtigsten Erfahrungen der letzten Jahre mit den verschiedensten Ausrüstungskombinationen, dass die im Notarzt- wie im Rettungsdienst benötigte umfangreiche Ausstattung nur in einem sehr **schweren,** unhandlichen **Koffer** untergebracht werden könnte, der nicht mehr schnell und bequem zum Notfallort getragen werden kann. Für die speziellen Anforderungen des Notarzt- und Rettungsdienstes wurden daher die apparativen und medikamentösen Einheiten in die Komplexe »Atmung« und »Kreislauf« aufgeteilt und in **2 Einzelkoffern** bzw. **-rucksäcken** untergebracht. Diese beiden Koffer können aufgrund ihrer günstigen Gewichtsverteilung auf beiden Armen auch von einer Person bequem transportiert werden. Die Rucksäcke haben den Vorteil der ergonomischen Gewichtsverteilung auf dem Rücken. Sie haben besondere Vorteile in unwegsamem Gelände oder bei langen Anmarschwegen, wie z. B. bei Hinterhöfen oder hohen Gebäuden.

Derzeit liegen 2 Normen, die DIN 13232 Notfallarztkoffer und die DIN 13233 Notfallarztkoffer für Säuglinge und Kleinkinder, vor (❻ Absaugung und Beatmung, Intubation, Diagnostik, Infusionstherapie, Ge- und Verbrauchsmaterial).

6.3.1   Bemerkungen zu DIN 13232 Notfallarztkoffer

Wegen der Abtrennung der Ausstattung für Säuglinge und Kleinkinder geht man davon aus, dass die gesamte Ausstattung nach DIN auch in einem Koffer mit definierten Maximalmaßen verstaut werden kann. Sinnvollerweise ist aber auch die Aufteilung auf 2 Behältnisse zulässig.

6.3.2   Bemerkungen zu DIN 13233 Notfallarztkoffer Säuglinge und Kleinkinder

Ohne Zweifel ist es zweckmäßig, wenn in dicht besiedelten Gebieten zusätzlich zum allgemeinen Notarztdienst Kinderkliniken mit einer Neugeborenenintensivstation einen speziellen Baby- oder Kindernotarztdienst unterhalten und dann bei ihren Einsätzen einen entsprechenden Notfallkoffer für Säuglinge und Kleinkinder mitführen.

Ob Normenausschüsse die notwendige – auch kurzfristige – Aktualisierung der Ausstattung gewährleisten und den individuellen Vorstellungen verschiedener neonatologischer Zentren gerecht werden können, bleibt dahingestellt.

6.3.3 Notwendige Weiterentwicklungen in der Ausrüstung der Rettungsfahrzeuge

Bei aller Sachlichkeit sind die möglichen Gefährdungen des Rettungspersonals durch HIV-Infektionen durchaus ernst zu nehmen. Aus diesem Grunde ist es – nach dem derzeitigen Wissensstand um die Ausbreitungsmöglichkeiten der Erkrankung, aber auch der häufigeren Hepatitis-B-Erkrankung – erforderlich, dass Einheiten des medizinischen Rettungsdienstes in den Fahrzeugen selbst oder in der mobilen Ausstattung Beatmungshilfen mitführen, die eine Infektion bei der Beatmung ausschließen (▶ Kap. 18). Bei mehreren Notfallpatienten ist es durchaus möglich, dass die mitgeführten beiden Handbeatmungsgeräte – nach DIN 75080 – nicht ausreichen, um eine für das Rettungspersonal und alle Patienten risikolose Notfallversorgung aller beatmungsbedürftigen Patienten sicherstellen zu können.

Wenn Notfallpatienten, z.B. nach Reanimation oder Polytraumatisierung, am Notfallort und während des Transportes intensivmedizinischer Betreuung bedürfen, stellt die Möglichkeit, ein leicht adaptierbares automatisches Gerät zur Beatmung einsetzen zu können, eine ganz entscheidende Verbesserung der Patientenversorgung dar, da bei der Fülle der anfallenden Tätigkeiten jede Hand für andere Tätigkeiten und Zureichungen genutzt werden kann. Sinnvollerweise sollten solche Geräte nicht nur für eine kontrollierte Beatmung eingesetzt werden können, da dann bei einsetzender Spontanatmung eine Sedierung oder Relaxierung erforderlich würde, sondern auch die Möglichkeit zur assistierten Beatmung einräumen.

Management des Patiententransports

In diesem Kapitel wird beschrieben, wie im Rettungsdienst und im Krankentransportwesen Aufträge abgearbeitet werden. Das gesamte Management von Einsätzen wird an Hand eines Dienstalltages erläutert. Besondere Berücksichtigung finden Störeinflüsse, deren physikalische Ursachen und die Möglichkeiten der Vermeidung oder Milderung während des Transports in bodengebundenen Fahrzeugen des Rettungsdienstes und im Luftrettungsdienst erläutert werden.

Lernziele

Rettungsassistent und Rettungssanitäter sollen
— Grundsätze der Abwicklung von Patiententransporten erläutern,
— die wichtigsten Tätigkeiten bei Schichtbeginn beschreiben,
— Pflichten für Fahrer und Beifahrer im Dienstverlauf benennen,
— Folgen von physikalischen Störfaktoren während des Transportes benennen und Verminderungsstrategien erklären,
— Grundsätze der Dokumentation im Rettungsdienst beschreiben,
— Nachbereitung eines Fahrzeugs nach dem Einsatz und zum Schichtende schildern,
— die wichtigsten Kriterien für die Auswahl von Transportmitteln und Verfahren zum Transport beschreiben können.

7.1   Dienstbeginn auf der Wache

7.1.1   Umkleide/Persönliche Ausrüstung

Zu Dienstbeginn muss vor der Übergabe die persönliche Einsatzbereitschaft hergestellt werden. Um den Hygienevorschriften zu genügen, soll in einem separaten Umkleideraum die Dienstkleidung und die »Straßenkleidung« gewechselt werden. Einsatzkleidung und private Kleidung müssen getrennt aufbewahrt werden. Es ist erforderlich, zumindest vor Dienstbeginn neue Einsatzkleidung anzulegen. Die persönliche Ausrüstung soll der Jahreszeit und dem Einsatzauftrag angepasst sein.

7.1.2   Fahrzeugcheck

Nach der Übergabe muss das Fahrzeug vom Fahrer auf Fahrtüchtigkeit und Mängel überprüft werden: Merkregel »WOLKE«:
— Wasser
— Oel (Öl)
— Luft
— Kraftstoff
— Elektrische Anlage (Licht, Blinker, Hupe, Sonderrechtseinrichtungen)

Der Fahrer ist rechtlich auch für die Fahr- und Verkehrssicherheit seines Fahrzeuges verantwortlich. Eventuelle Mängel sind dem für den Fuhrpark Verantwortlichen zu melden und ggf. sofort abzustellen.

Wenn Fahrtenschreiber vorhanden sind, so sind die entsprechenden Dokumentationsmittel auszuwechseln.

7.1.3   Materialcheck

Im gleichen Umfang wie das Fahrzeug überprüft wird, muss auch die Fahrzeugausrüstung kontrolliert werden. Die medizinischen Geräte müssen gemäß der Medizinproduktebetreiberverordnung (MPBetreibV) vor Schichtbeginn überprüft werden. Geräte wie z. B. das Laryngoskop werden auf Funktionalität und Vollständigkeit geprüft. Dieser Check dient auch dazu, die Handhabung weniger oft eingesetzter Geräte zu trainieren. Die Kontrolle der Verbrauchsmaterialien für den Einsatz ist eine Selbstverständlichkeit und unterliegt der persönlichen Sorgfaltspflicht.

7.1.4   Anmeldung bei der Leitstelle

Wenn Fahrzeug und Gerät überprüft sind und als einsatzbereit erachtet werden, erfolgt die Anmeldung bei der zuständigen Leitstelle. Die Besatzung meldet Standort und besondere Zusatzausrüstung. Um auch in der Rechnerversorgung aufgenommen zu werden, ist eine Statusmeldung des Funkmeldesystems (FMS) notwendig. Hierzu muss der Status 2 eingegeben werden (▶ Kap. 5, ◘ Tabelle 5.4).

Danach ist das Fahrzeug mit seiner Funkkennung für die Leitstelle einsatzbereit.

7.2 Alarmierung

7.2.1 Meldung der Leitstelle – Meldewege und -mittel

Die Notrufmeldung erreicht die Leitstelle auf unterschiedlichen Wegen. Der Leitstellendisponent nimmt den Notruf auf und sucht, in modernen Leitstellen rechnergestützt, das nächstgelegene geeignete Rettungsmittel.

Daraufhin erfolgt die Alarmierung. Dies geschieht entweder über Funkmeldeempfänger, direkt über Funk, wenn ein Fahrzeug unterwegs ist, oder über Digitalfunk mit gleichzeitiger Übermittlung des Auftrags ohne Sprechverbindung.

7.2.2 Auftragsbestätigung

Die Fahrzeugbesatzung wiederholt den Einsatzauftrag im Klartext, wenn er nur über Sprechfunk übermittelt wurde, und drückt die entsprechende Statustaste des FMS. Wenn der Einsatzauftrag in schriftlicher Form übermittelt wurde, wird nur noch die Statustaste des FMS betätigt. So kann der Funkverkehr für wichtige Meldungen entlastet werden.

> Bei Unklarheiten muss auf jeden Fall sofort rückgefragt werden, um keine wertvolle Zeit zu verlieren.

7.3 Anfahrt

7.3.1 Anfahrtskriterien

Als oberster Grundsatz gilt: **Sicherheit vor Schnelligkeit**, denn eine angepasste Fahrweise ist oftmals die bessere Alternative. Dem Patienten ist nicht geholfen, wenn er durch rücksichtslose Fahrweise letztlich länger auf die notfallmedizinische Versorgung warten muss.

Der § 35 StVO (Sonderrechte) gibt im Absatz 1 den Fahrzeugen der Bundeswehr, des Bundesgrenzschutzes, der Feuerwehr, des Katastrophenschutzes, der Polizei und des Zolldienstes zur Erfüllung hoheitlicher Aufgaben freie Fahrt (▶ Kap. 42.3.5); ebenso Absatz 5a mit § 38 StVO

(blaues und gelbes Blinklicht), wenn höchste Eile geboten ist, um Menschenleben zu retten oder schwere gesundheitliche Schäden abzuwenden.

Den Weisungen der Leitstelle zu Aufstell- oder Anfahrtshinweisen ist absolut Folge zu leisten. Ein Zuwiderhandeln durch vermeintliche Ortskenntnis kann den geregelten Einsatzablauf und die Sicherheit gefährden.

BGH-Urteile

Nach Rechtsprechung des BGH zum § 35 StVO: Es ist auch bei der Polizei und der Feuerwehr nicht Sinn eines hoheitlichen Einsatzes, gefährdete Menschen auf Kosten der Gesundheit oder des Lebens anderer zu retten. Der BGH hat in seiner Rechtsprechung darauf abgestellt, dass die Absicht, das Vorrecht aus § 35 Abs. 1 StVO in Anspruch zu nehmen, deutlich und unverkennbar kundgemacht werden müsse.

Nach Rechtsprechung des BGH zum § 38 StVO: Mit Ungeschicklichkeiten anderer Verkehrsteilnehmer muss gerechnet werden. Der Fahrer eines Kraftwagens, der sich beim Ertönen eines Einsatzhorns unmittelbar vor einer – z. T. nicht einsehbaren – Straßenkreuzung befindet und der (schuldlos) nicht weiß und nicht wissen kann, aus welcher Richtung der Klang des Einsatzhorns und damit das Wegerechtsfahrzeug kommt, verstößt nicht schuldhaft gegen § 38 StVO, wenn er zunächst mitten auf der Fahrbahn sofort anhält.

7.3.2 Einsatzort

An der Einsatzstelle ist das Fahrzeug so zu positionieren, dass andere Verkehrsteilnehmer nicht mehr als nach den Umständen unvermeidbar behindert oder belästigt werden (§ 1 StVO). Bei Einsätzen in Zusammenarbeit mit anderen Fachdiensten ist darauf zu achten, dass die Anfahrt zur Einsatzstelle von allen Fahrzeuge, so angefahren wird, dass der Einsatz von Spezialfahrzeugen wie z. B. Drehleitern noch möglich ist. Ebenso ist darauf zu achten, dass die Abfahrt von Rettungsfahrzeugen mit Patienten gewährleistet ist.

Bei Verkehrsunfällen soll ein Bereich von ca. 5 m um den Schadensort für die Versorgung freigehalten werden. Hier werden nur die unmittelbar mit Rettungsmaßnahmen betrauten Kräfte tätig. In einem weiteren ca. 5 m breiten Gürtel soll das benötigte Gerät deponiert werden, hier müssen sich die nichteingesetzten Kräfte aufhalten. Nur so kann die Entstehung der sog. Rettungstraube ver-

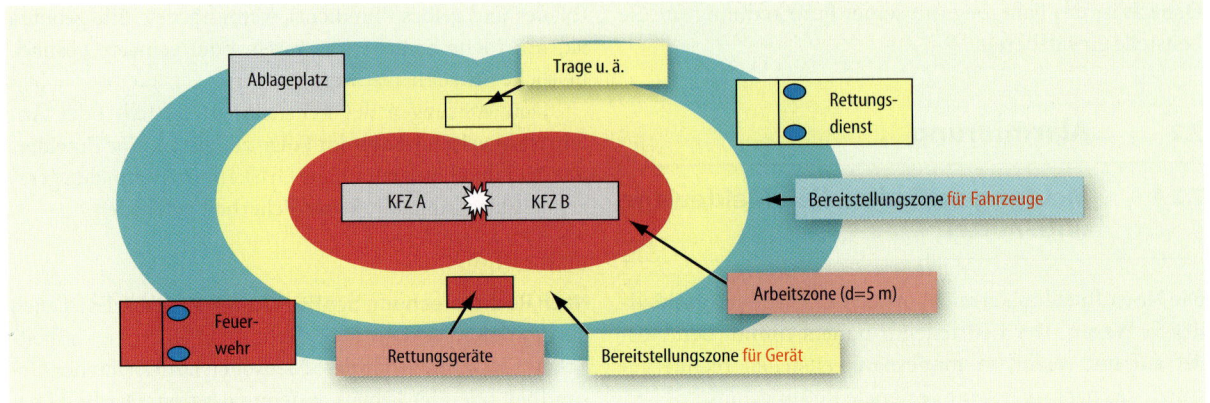

■ Abb. 7.1. **Zoneneinteilung an der Einsatzstelle**

mieden werden. Außerhalb dieses 10-m-Radius werden die Fahrzeuge und Aggregate abgestellt. So lässt sich die Einsatzstelle übersichtlich gestalten, Lärm und unnötige Hektik werden vermieden. Abgase von Fahrzeugen und Aggregaten behindern nicht die unmittelbaren Rettungsarbeiten (■ Abb. 7.1).

Bei Einsätzen mit Gefährdungspotenzial, wie z. B. Gasaustritt, Brände mit Personenschaden oder Gefahrgutunfälle, ist es aus Gründen des Eigenschutzes notwendig, entsprechenden Abstand zu halten. Die Einsatzleitung wird dann den medizinischen Einheiten geeignete Aufstellflächen anweisen. Wichtig ist, dass die Besatzungen bei ihren Fahrzeugen bleiben, um erreichbar zu sein. Fahrzeuge dürfen auch nicht abgeschlossen werden, die Schlüssel müssen stecken bleiben. Nur so ist gewährleistet, dass bei einer Gefahrenausbreitung die Fahrzeuge aus den Gefährdungszone entfernt werden können, während die Besatzung mit der Patientenversorgung beschäftigt ist.

7.4 Verhalten am Einsatzort

7.4.1 Umgang mit Angehörigen und Ersthelfern

Bei der Ankunft an der Einsatzstelle ist es ein Akt der Höflichkeit und des Respekts gegenüber Angehörigen, Ersthelfern und Patienten mit ihnen persönlichen Kontakt aufzunehmen. Häufig werden Ersthelfer und Angehörige zur Seite geschoben. Dies hat in manchen Fällen zur Folge, dass wertvolle erste Informationen verloren gehen und evtl. hilfreiche Hände nicht mehr zur Verfügung stehen. Ersthelfern sollte gedankt werden, um sie für weitere Erste-Hilfe-Situationen zu motivieren.

Durch das Abschieben von Angehörigen kann eine emotionale Wand aufgebaut werden, die zum zusätzlichen Stressfaktor während der Patientenbehandlung wird. Besonders bei Notfällen mit Kindern ist die Anwesenheit der Eltern von großer Wichtigkeit. Sie können als Bezugspersonen nützliche Dienste erweisen. Bei erfolgloser Reanimationen soll den Angehörigen die Möglichkeit des »Abschiednehmens« gegeben werden (► Kap. 14.3.4).

7.4.2 Patientenuntersuchung

Hier soll in erster Linie die ethische und moralische Betrachtungsweise der Patientenuntersuchung angesprochen werden. Die medizinischen Aspekte werden in ► Kap. 11 und 15 behandelt.

Es gilt, die Würde und das Schamgefühl des Patienten zu respektieren. Bei Notfällen im Blickpunkt der Öffentlichkeit ist es nach Möglichkeit zu vermeiden, den Patienten auf der Straße zu entkleiden. Selbst in der Wohnung kann es für den sich in einer Ausnahmesituation befindlichen Betroffenen zu unangenehmen Empfindungen kommen. Es kann sein, dass die Anwesenheit ihrer Eltern bei älteren Kindern eine wahrheitsgemäße Anamneseerhebung erschwert oder unmöglich macht. Ebenso müssen kulturelle oder religiöse Aspekte Berücksichtigung finden. (► Kap. 14 und 15).

7.4.3 Die ärztliche Einweisung im Rahmen des Krankentransportes

Nichtnotfallpatienten, die aufgrund einer Erkrankung nicht zuhause bleiben können, werden vom Hausarzt oder Bereitschaftsarzt in die Klinik eingewiesen. Hier wird die Verantwortung für das weitere Vorgehen auf das Rettungsdienstpersonal übertragen. Nachdem der Arzt häufig nicht mehr an der Einsatzstelle anzutreffen ist, liegt die Entscheidung über die weitere Vorgehensweise beim Einsatzleiter des Krankentransportwagens. Dieser hat in der Regel die Qualifikation eines Rettungssanitäters. Es empfiehlt sich, vor Transportbeginn die Vitalfunktionen des Patienten zu erheben und zu dokumentieren. Ist eine deutliche Verschlechterung seit der ärztlichen Versorgung eingetreten oder ist ein akutes Problem während des Transportes zu erwarten, so ist zu überlegen, ob nicht der Transport durch den Rettungsdienst oder in Arztbegleitung durchgeführt werden muss. Der einweisende Arzt kann jederzeit zur Mitfahrt bei einem Risikopatienten aufgefordert werden.

7.4.4 Datenerhebung und Dokumentation

Die Datenerhebung nach bzw. während der Versorgung ist eine elementare Aufgabe. Nur so werden Umstände, Örtlichkeiten und Maßnahmen zu einem Ganzen zusammengeführt und nachvollziehbar. Zu den zu erhebenden Daten gehört im weitesten Sinne auch das Sicherstellen von Asservaten wie Erbrochenem, Blut, Tablettenresten oder Resten von Speisen.

In den meisten Fällen wird es sich um die Erhebung von persönlichen Patientendaten handeln. Diese Daten sind zur weiteren Bearbeitung in der Klinik, zur Abrechnung mit den Kostenträgern oder aber auch in anonymisierter Form für statistische Erhebungen notwendig.

> Der Datenschutz und die Schweigepflicht sind allerdings in jedem Falle zu beachten.

Die Erhebung von Patientendaten zur Todesfeststellung nach Reanimation ist eine Aufgabe der Polizei. Wenn keine Angehörigen in der Wohnung sind, darf das Rettungsdienstpersonal keine Durchsuchung der Räumlichkeiten vornehmen, um an Unterlagen zur Identitätsfeststellung zu kommen!

Die Dokumentation der durchgeführten Maßnahmen hat auch eine rechtsrelevante Bedeutung. Alle Maßnahmen, die nicht dokumentiert sind, gelten im rechtlichen Sinne als nicht durchgeführt. Daraus ergibt sich, dass eine umfassende Dokumentation auch zum Eigenschutz des Rettungsdienstmitarbeiters sinnvoll bzw. erforderlich ist (▶ Kap. 41 ff.).

7.4.5 Auswahl des Zielkrankenhauses

Die Genauigkeit der Rückmeldung an die Leitstelle beeinflusst ggf. die Auswahl des Zielkrankenhauses. Wenn nicht – wie häufig bei einem Krankentransport – vom einweisenden Arzt bereits ein Klinikbett organisiert ist, muss dies in Absprache mit der Leitstelle geschehen. Die Leitstelle hat den Überblick über freie Betten bzw. über Spezialabteilungen. Die Besatzung vor Ort kann Vorschläge unterbreiten, wenn der Patient z. B in einer Klinik bereits bekannt ist.

Der **Notarzt** kann die Einweisung **direkt** veranlassen.

7.5 Transport

7.5.1 Vorbereitung zum Transport und Auswahl der Mittel

Die Herstellung der Transportfähigkeit des Patienten steht im Vordergrund, danach kann der Transport eingeleitet werden. Frühzeitig können entsprechende Transportvorbereitungen getroffen werden, z. B. Hilfsmittel oder weitere Unterstützung angefordert werden. Es muss eine gewisse Vorlaufzeit für deren Alarmierung bzw. die Anfahrt miteingerechnet werden. Am Ende der Vorbereitungen zum Transport werden stets gebrauchte Materialien wie z. B. der Metallmandrin der Venenverweilkanülen, Medikamentenampullen, Tupfer usw. eingesammelt und geeignet entsorgt.

Drehleiter. Je nach Patientenzustand und Ort der Behandlung kann es von Vorteil sein, eine Drehleiter der Feuerwehr zum Abtransport aus der Höhe oder in manchen Fällen auch aus der Tiefe nachzufordern.

Die sog. Krankentragenhalterung erlaubt ein millimetergenaues Anfahren an das Fensters der Patientenwohnung.

Vorteil ist eine schnelle und schonende Transportmöglichkeit. Die Begleitung des Patienten durch eine Person des Rettungsteams ist möglich.

Nachteil ist die begrenzte Höhe und Ausladung sowie eine Obergrenze für das Gewicht des Patienten (ca. 120 kg).

Tragehilfe. Wenn das Treppenhaus besonders eng ist oder der Patient besonders schwer, so besteht die Möglichkeit zur Nachforderung einer Tragehilfe. Es kann sich um das Personal eines weiteren Rettungsfahrzeugs oder auch einer technischen Einheit handeln.

Sonderfahrzeuge für schwere Patienten. Regional stehen besondere Fahrzeuge für Patienten mit extremem Übergewicht zur Verfügung. Dies sind Fahrzeuge, die ein Patientenbett transportieren können oder solche mit einer speziellen Verstärkung für den Transport übergewichtiger Patienten. In der Regel werden die Patienten jedoch mit den üblicherweise eingesetzten bodengebundenen Fahrzeugen oder Luftrettungsmitteln transportiert (▶ Kap. 7.5.2).

Rettungswagen (RTW). Definitionsgemäß sollen Rettungswagen zum Transport von Notfallpatienten eingesetzt werden. Das Raumangebot in der Versorgungskabine und die medizinische Ausstattung erlauben alle wesentlichen Maßnahmen zur Überprüfung, Aufrechterhaltung und Wiederherstellung der Vitalfunktionen.

Notarztwagen (NAW). Ständig mit einem Arzt besetzte Rettungsfahrzeuge, die eine über die DIN EN 1789 für RTW hinausgehende medizinische Ausstattung haben, werden zweckmäßigerweise dann zum Einsatz kommen, wenn sich aus der Meldung die Notwendigkeit eines Arzteinsatzes ergibt (▶ Kap. 5).

RTW und NAW versorgen typischerweise ein Gebiet mit einem Radius von 10–20 km um den Stationierungsort.

Krankentransportwagen (KTW). KTW sollen aufgrund ihrer begrenzten Ausstattung nur zum Transport von Nichtnotfallpatienten verwendet werden.

Rettungshubschrauber. Für Transporte über weite Strecken oder besondere Verletzungsmuster steht der Rettungshubschrauber zur Verfügung. Der Einsatz ist von Tageszeit und Wetter abhängig. Das heißt, die alarmierende Leitstelle bzw. das nachfordernde Rettungsteam vor Ort muss sich dieser Umstände bewusst sein.

Die Sicherheit von Rettungshubschraubereinsätzen wird entscheidend von Berufshubschrauberführern bestimmt. Ärztliches und nichtärztliches Personal muss sich **bei eingeschränkten Sichtflugbedingungen** bemühen, Einsätze auf hochwahrscheinlich bis sicher lebensbedrohliche Notfälle zu beschränken und am Notfallort nach sorgsamer Abwägung ggf. auf einen Lufttransport zur geeigneten Klinik verzichten und stattdessen ein bodengebundenes Fahrzeug einzusetzen (Hinweise für Einsätze mit Rettungshubschraubern ▶ Kap. 5).

7.5.2   Transport des Patienten

Ein gutes Rettungsteam wird beim Transport in erster Linie auf den Patienten Rücksicht nehmen.

- Nach Herstellung der Transportfähigkeit sollen Patienten »**so schonend wie möglich und so schnell wie nötig**« transportiert werden, um zusätzliche Schädigungen durch Beschleunigungskräfte, mechanische Schwingungen und Lärm gering zu halten.
- Generell sollten auch Rettungsassistenten und Rettungssanitäter versuchen, jeden Notfallpatienten direkt in die für eine Endversorgung **geeignete** Klinik zu transportieren. Besteht eine Auswahlmöglichkeit zwischen zwei oder mehreren Krankenhäusern, dürfen sie sich nur dann für einen längeren Anfahrtsweg in die geeignete Klinik entscheiden, wenn sie nach Wertung des Zustands des Patienten eine Verzögerung der ärztlichen Erstversorgung verantworten können.
- Verantwortungsvolle Rettungsassistenten und Rettungssanitäter werden sich beim Transport von Notfallpatienten in der Regel nicht für einen schnellen Transport unter Verwendung der Sondersignale entscheiden. Die Ausnahmesituation und eine gewisse Unsicherheit, in welcher sich der Kranke befindet, erzeugt Stress. Dieser wird durch unangepasste Fahrweise sowie häufigen und unnötigen Signalhorneinsatz verstärkt.
- Notarztwagen müssen nur in Ausnahmefällen (▶ Abschn. 30.1), z. B. bei Verdacht auf schwere Blutungen im Bauchraum oder im Schädel, die Klinik mit Sondersignal anfahren. Bei vielen Notfallpatienten wird

bereits durch das sofortige gezielte Eingreifen des Notarztes eine ausreichende Stabilisierung erreicht.

➕ **Praxistipp**

Um das Fahrgefühl des Patienten einigermaßen einschätzen zu können, kann sich der Praktikant bei einer Rückfahrt vom Krankenhaus zur Rettungswache selbst auf die Trage legen.

7.5.3 Der übergewichtige Patient

Durch die Veränderung der Lebens- und Ernährungsgewohnheiten (ca. 50% der Deutschen sind übergewichtig) muss auch in Rettungsdienst und Krankentransport zunehmend mit stark übergewichtigen Patienten gerechnet werden. Aufgrund der anatomischen Verhältnisse und Begleiterkrankungen stellen sie eine Herausforderung in medizinischer und einsatztechnischer sowie einsatztaktischer Hinsicht dar. Um dieser gewachsen zu sein, ist es für das Rettungsteam unabdingbar, die Schwierigkeiten der medizinischen und technischen Individualversorgung zu kennen und auf mögliche Komplikationen vorbereitet zu sein (▶ Kap. 37.1).

Um im weiteren Einsatzverlauf eine adäquate Rettungs- und Transportdurchführung sicherzustellen, ist die Kenntnis der vorhandenen Infrastruktur absolut notwendig. Besonders in Ballungsräumen mit teilweise isoliert lebenden Menschen aber auch auf dem flachen Land kommt es immer häufiger vor, dass die vorgehaltenen Rettungsmittel für den Patiententransport an ihre Grenzen stoßen. So können Einsätze nicht im »normalen« Umfang und Zeitrahmen abgearbeitet werden, was zu einer erhöhten Herausforderung an die Einsatzkräfte führt. Zum Transport kommen vielfach Spezialfahrzeuge und Geräte zum Einsatz, welche in ländlichen Gebieten zu einer logistischen und organisatorischen Herausforderung werden können. Zur Unterstützung des Rettungsteams sind evtl. weitere Helfer notwendig. Diese kommen dann von technischen Einheiten mit entsprechender Vorlaufzeit bei der Alarmierung.

Beispielgebend setzte die Münchner Berufsfeuerwehr ihr Spezialfahrzeug für überschwere Patienten im Jahr 2005 154 und im Jahr 2006 bereits 168 mal ein (◻ Abb. 7.2).

Die Industrie passte sich dieser Entwicklung an und schuf Fahrtragen mit einem zulässigen Gesamtgewicht bis 750 kg und sog. Schleifkorbtragen zum Abtransport von Patienten aus Höhen und Tiefen mit einem zulässigen Gesamtgewicht bis 1100 kg (◻ Abb. 7.3).

Auch im klinischen Bereich stoßen Diagnosegeräte an ihre Grenzen. Um eine Computertomografie anzufertigen zu können musste eine 283 kg schwere Patientin in die Veterinärklinik verlegt werden.

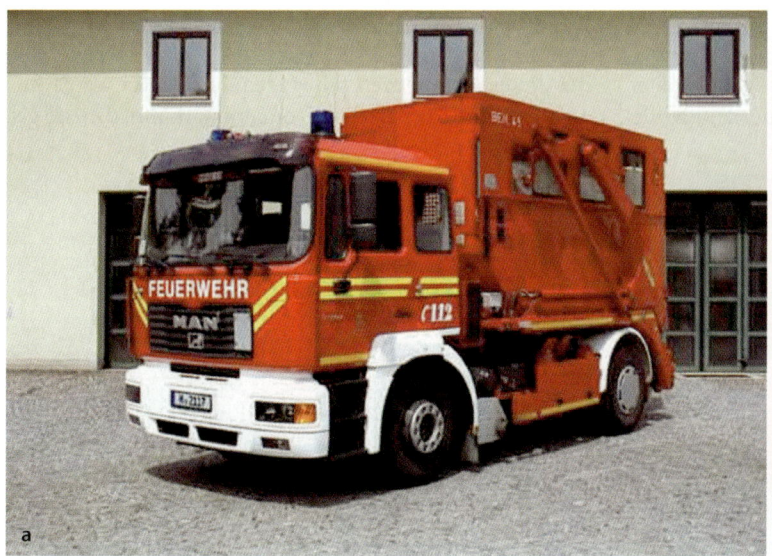
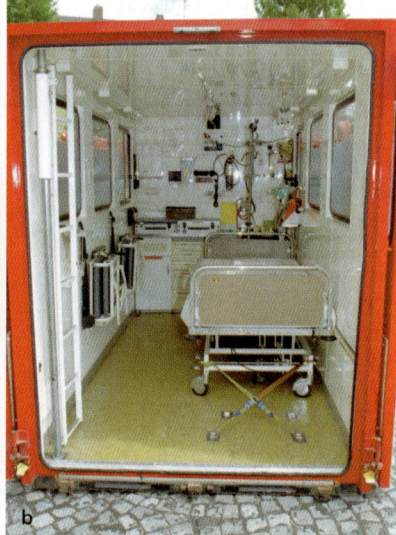

◻ Abb. 7.2a,b. **Bettenzelle der BF München: a Außenansicht, b Innenraum**

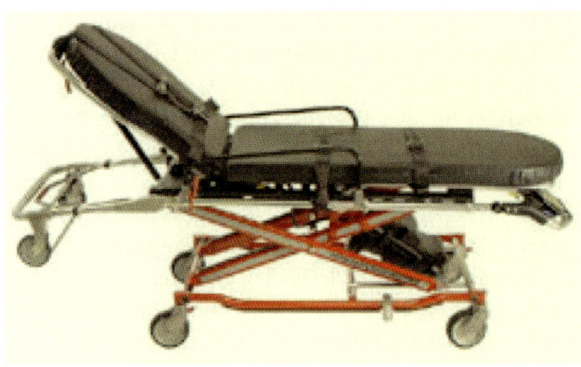

◘ Abb. 7.3. **Fahrtrage für übergewichtige Patienten. (Mit freundl. Genehmigung der Fa. Ferno)**

7.5.4   Fahrverhalten mit Patienten (physikalische Einflüsse auf den Patienten)

Störfaktoren

Folgende Einflüsse können während des Transports in den modernen Boden- und Luftfahrzeugen des Rettungsdienstes den Zustand von Notfallpatienten verschlechtern:

- Beschleunigungskräfte,
- mechanische Schwingungen,
- Lärm,
- Unfall des Rettungsfahrzeugs.

Beschleunigungskräfte. Hohe Startgeschwindigkeiten haben bei mit dem Kopf in Fahrt- bzw. Flugrichtung lie-genden Patienten eine Minderdurchblutung des Gehirns zur Folge, da sich das Blut der Trägheitskraft entsprechend in die unteren Körperpartien verlagert. Starkes Bremsen hat im Hinblick auf die Blutverteilung den gegenteiligen Effekt.

Durch plötzlich einsetzende Geschwindigkeitsänderungen in horizontaler und vertikaler Richtung (Hubschrauber) werden außerdem Organe und Gewebe des Körpers gegeneinander verschoben.

Je nach Ausmaß der Beschleunigungskräfte können die Vorgänge Störungen des vegetativen Nervensystems, u.A. Übelkeit, Blutdruckabfälle, Schweißausbrüche etc. und bei Verletzungen, besonders bei Knochenbrüchen, erhebliche Schmerzen verursachen.

➕ **Praxistipp**

Starke Geschwindigkeitsänderungen sollten beim Transport von Notfallpatienten nach Möglichkeit vermieden werden.

Mechanische Schwingungen. In Boden- und Luftfahrzeugen entstehen während des Transports mechanische Schwingungen in einer vertikalen und zwei horizontalen Richtungen (◘ Abb. 7.4). Schwingungsachsen sind:

- Vertikalschwingungen (x-Achse) und
- Horizontalschwingungen (z-Achse, y-Achse).

Der liegende Patient reagiert besonders empfindlich auf

- vertikale Schwingungen im Bereich von 6–60 Hz und
- horizontale Schwingungen unterhalb von 5 Hz.

Bei diesen Frequenzen schwingen der Körper als ganzes oder einzelne Körperteile besonders stark mit, d.h. sie ge-

◘ Abb. 7.4. **Schwingungsachsen beim Patiententransport**

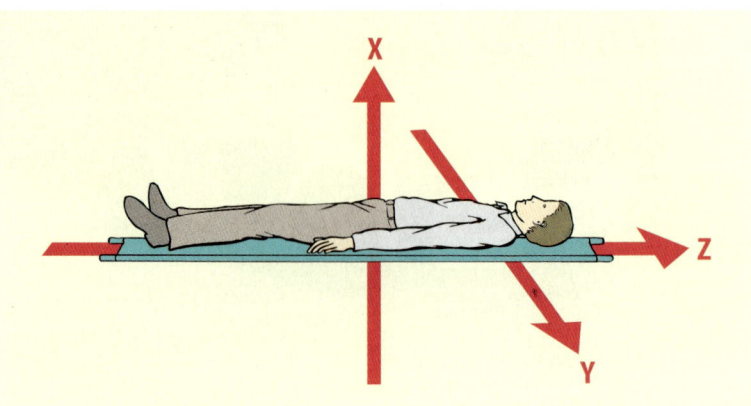

raten in Resonanz. Die Resonanzbereiche verschiedener Körperabschnitte sind innerhalb der oben angegebenen Grenzen sehr unterschiedlich.

In den heute üblichen RTW und NAW wirken – bei fahrzeugspezifischen Resonanzbereichen – auf den liegenden Patienten ein:

- horizontale Schwingungen unter 3 Hz,
- vertikale Schwingungen von 1–60 Hz.

In den Hubschraubern herrschen u. A. in Abhängigkeit von der Zahl der Rotorblätter Schwingungsfrequenzen um 5–10 Hz vor. Ähnlich wie bei den zuvor geschilderten Beschleunigungskräften kommt es je nach Ausmaß zu Störungen des vegetativen Nervensystems und bei Verletzungen zu schmerzhaften Verschiebungen an Frakturen und Weichteilwunden.

➕ **Praxistipp**

Die Vakuummatratze sollte nicht nur zur Schienung von Frakturen, sondern kann generell als Trageauflage bei allen Notfallpatienten verwendet werden, da sie besonders in nichtevakuiertem Zustand Schwingungen der Trage dämpft.

Lärm. Lärm entsteht durch Luftschwingungen verschiedener Frequenzen. Schallpegelmessungen in Rettungswagen und Rettungshubschraubern ergaben Werte von über 80–100 dBA während der Fahrt bzw. während des Fluges. Auch starker Lärm führt bei wachen und oberflächlich bewusstlosen, wahrscheinlich aber auch bei sedierten/narkotisierten Patienten zu vegetativen Störungen.

➕ **Praxistipp**

- **Unnötige Lärmeinflüsse auf Notfallpatienten sind während des Transports mit bodengebundenen Fahrzeugen (Sondersignal) zu vermeiden.**
- **Zumindest wache und somnolente, wenn möglich aber auch sedierte Patienten sollen während des Rettungshubschraubertransports mit Gehörschutz versorgt werden.**

7.5.5 Transport von Notfallpatienten mit Rettungshubschraubern

Die Behandlungs- und Überwachungsmöglichkeiten in den Versorgungskabinen der derzeit im Rettungsdienst eingesetzten Hubschrauber (RTH) sind im Vergleich zu bodengebundenen Transportmitteln erschwert durch:

- ein geringeres Raumangebot,
- den durchweg höheren Lärmpegel und
- flugphysiologische Besonderheiten.

Raumprobleme. Während die Mindestmaße der RTW volle Zugänglichkeit zum Patienten und dadurch eine umfassende Untersuchung und Versorgung im Krankenraum ermöglichen, ist dies in den Rettungshubschraubern nicht gegeben. Daraus ergeben sich verschiedene Empfehlungen:

- Alle Maßnahmen zur Überprüfung und Sicherung der Vitalfunktionen sind **vor** dem Einladen in den Hubschrauber, evtl. in parallel alarmierten bodengebundenen Rettungsfahrzeugen abzuschließen, da sie in der Kabine, besonders während des Fluges, nicht oder nur unter erschwerten Bedingungen möglich sind.
- Notwendige Verbände und Schienungen, die in RTW und NAW auch während des Transports angelegt werden können, sind vor dem Einladen durchzuführen.
- Mögliche, für den jeweiligen Notfall typische Zwischenfälle auf dem Flug sind vor dem Transportbeginn zu bedenken.

Entsprechende prophylaktische Maßnahmen, z. B. die Intubation eines Bewusstlosen mit Schädel-Hirn-Trauma zur Verhinderung einer Aspiration, sind in der Regel vor dem Transportbeginn abzuschließen.

Hoher Lärmpegel. Der Lärm in den Versorgungskabinen erschwert die auskultatorische Blutdruckmessung. Entsprechendes gilt für die Belüftungskontrolle der Lunge.

➕ **Praxistipp**

- **Sorgfältige Blutdruckkontrolle vor dem Flugantritt, da im schweren Schock auch eine palpatorische Kontrolle während des Fluges nur bedingt möglich ist.**
- **Sorgfältige auskultatorische Kontrolle der Lungenbelüftung vor Flugantritt.**
- **Besonders sorgfältige Befestigung des Trachealtubus, da ein Tiefertreten in den rechten Hauptbronchus während des Fluges auskultatorisch nicht mit Sicherheit feststellbar ist.**

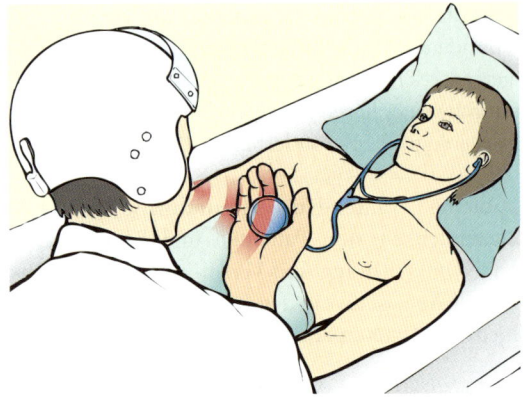

○ Abb. 7.5. **Sprechverbindung Arzt – wacher Patient**

— Versorgung zumindest des wachen und oberflächlich bewusstlosen (am besten aller) Patienten mit
  einem Gehörschutz.
— Mit dem wachen Patienten kann über ein Stethoskop eine Sprechverbindung hergestellt werden.
  Der Patient hört über die Ohrstöpsel des Stethoskops die gegen die Membran gesprochenen Worte
  (○ Abb. 7.5).

Flugphysiologie. Mit zunehmender Höhe wird der Luftdruck geringer, Gasansammlungen dehnen sich daher
während des Steigfluges aus. Beim Sinkflug tritt der um-
gekehrte Vorgang ein. Vereinfacht dargestellt könnte
man sagen, ein Luftballon, der in Meereshöhe 1000 ml
Gas enthält, dehnt sich bei zunehmender Höhe aus, bis
er beispielsweise in 3000 m um 50% größer geworden ist
(1500 ml; ○ Tabelle 7.1).

Die im Anschluss erläuterten flugphysiologischen Probleme spielen beim Lufttransport mit Hubschraubern in
niedriger Höhe eine untergeordnete Rolle, sind aber bei
größeren Flughöhen und bei Langstreckentransporten in
Flugzeugen mit Druckkabinen zu beachten. Bei Einsätzen
mit dem Lear-Jet, dessen ideale Reiseflughöhe bei 41.000–
43.000 Fuß (ungefähr 12.000 m über Meereshöhe) liegt,
ist der Kabinendruck so eingestellt, dass er einer Höhe von
2000–3000 m über dem Meer entspricht.

Unter den Gesichtspunkten der Notfallmedizin sind
einige wesentliche Einflüsse auf den **Notfallpatienten** und
auf im Rettungshubschrauber und in Flächenflugzeugen
eingesetzte **Geräte** zu beachten.

Einflüsse auf den Patienten
Pneumothorax

Bei schnellem Steigflug mit dem Rettungshubschrauber
kommt es – wegen des nachlassenden Außenluftdrucks –
zu einer entsprechend schnellen Zunahme der Luftmenge im Pleuraspalt (○ Abb. 7.6). Die Gefahr, dass sich aus
einem »unkomplizierten« Pneumothorax durch diesen
Vorgang mitbedingt ein Spannungs- oder Ventilpneumothorax entwickelt, ist zu beachten.

❶ **Der unbehandelte Pneumothorax ist die einzige echte
Kontraindikation gegen den Lufttransport.**

— Die auch für die Verhältnisse im Bodenrettungsdienst
  geltenden Behandlungsprinzipien für den Pneumothorax sind besonders vor dem Antritt eines Lufttransports zu beachten.
— Die Punktion des Pneumothorax zumindest mit einer
  Ventilnadel, besser mit einem Drain, ist unabdingbare Voraussetzung für einen Transport mit dem Rettungshubschrauber.

Ileus

Gasansammlungen im Magen-Darm-Trakt dehnen sich
während des Steigflugs aus. Durch Dehnung des Ma-

○ Tabelle 7.1. **Veränderungen des Luftdrucks und ihre Folgen**

Höhe über dem Meer [m]	Luftdruck [mm Hg]	[kPa]	Relatives Gasvolumen [l]
0	760	101	1
1000	674	90	1,2
2000	596	79	1,4
3000	526	70	1,5

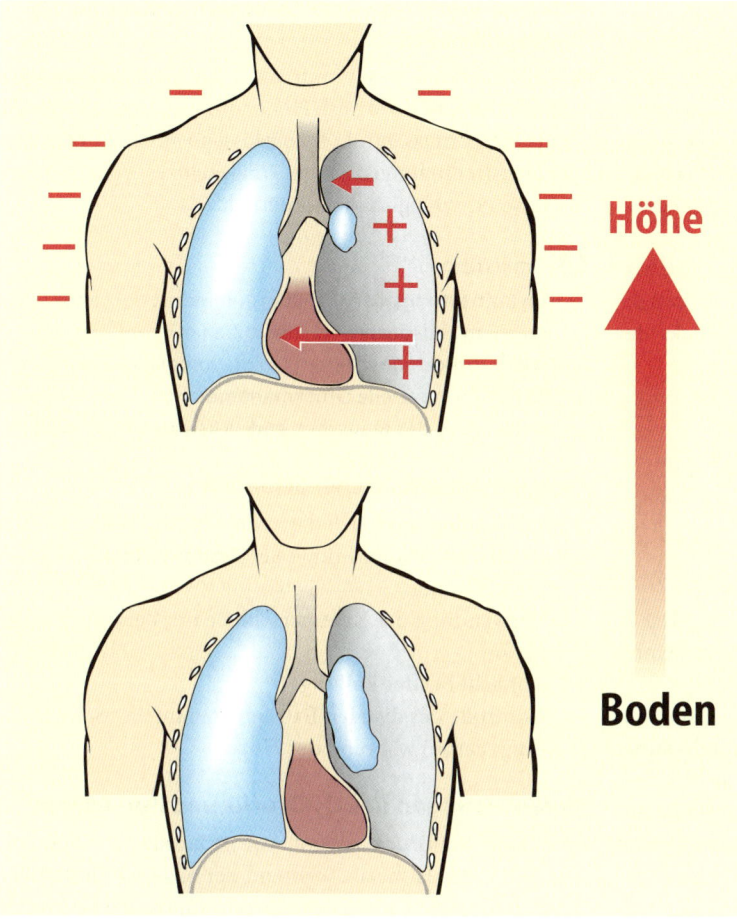

■ Abb. 7.6. **Pneumothorax**

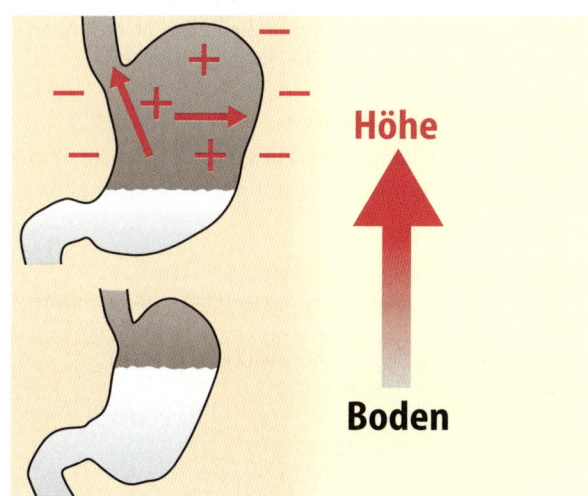

■ Abb. 7.7. **Gasansammlung im Magen**

gens erhöht sich die Regurgitations- und Refluxgefahr (■ Abb. 7.7).

Beim Vorliegen eines Ileus (Sekundärtransport) wird der Bauch noch stärker gebläht, und der Zwerchfellhochstand nimmt zu. Spontanatmung oder Beatmung werden erschwert.

– Zumindest bei nichtintubierten Bewusstseinsgetrübten sollte bei Sekundäreinsätzen mit einer gewissen Zeit zur Transportvorbereitung eine Magensonde zur Druckentlastung des Magens gelegt werden. In Zweifelsfällen sollte zusätzlich intubiert werden.

– Beim Sekundärtransport von Ileuspatienten ist zusätzlich ein Darmrohr zu legen.

🛑 **Magensonde und Darmrohr sind während des Flugs auf keinen Fall abzuklemmen.**

Caisson-Krankheit

Die Caisson- oder Taucherkrankheit entsteht, wenn sich im Blut der Taucher, die bei einem Aufenthalt in Wassertiefen mit einem Überdruck von mehr als 1 bar (= 1000 hPa) zu schnell aufgestiegen sind, Stickstoffbläschen bilden (»Sprudelflascheneffekt«). Diese Gasbläschen können nicht schnell genug über die Lunge abgeatmet werden.

Werden solche Patienten auf dem Luftweg zu Überdruckkammern transportiert, so verstärkt sich mit zunehmender Höhe wegen des abnehmenden Luftdrucks der »Sprudelflascheneffekt«.

 Praxistipp

Die Flughöhe muss so gering wie möglich gehalten werden.

Einflüsse auf Geräte
Infusion mit Glasflasche

Auch die Luftmenge oberhalb der Infusionsflüssigkeit in Glasflaschen dehnt sich beim Steigflug aus und verkleinert sich beim Sinkflug.

Bei Infusionen aus Glasflaschen ohne Steigrohr mit kurzer Belüftungsnadel oder einem mit der Tropfkammer gekoppelten Belüftungssystem drückt die sich ausdehnende Luft auf den Flüssigkeitsspiegel, die Tropfgeschwindigkeit nimmt zu und Infusionsflüssigkeit läuft bis zum Druckausgleich aus dem Belüftungssystem. Beim Sinkflug kommt es über den umgekehrten Vorgang zur Verlangsamung der Tropfgeschwindigkeit, evtl. bis zum Stillstand und Rückfluss von Blut aus der Vene in das Infusionssystem.

 Praxistipp

Weiche Infusionsbeutel, bei denen der Infusionsvorgang von den oben angeführten Problemen nicht beeinflusst wird, sind besonders im Luftrettungsdienst anderen Infusionsbehältern vorzuziehen.

Glasflaschen, die für den Lufttransport eingesetzt werden, sollten über ein Steigrohr verfügen, oder die Infusion muss mit einer Höhen-/Druckinfusionsnadel vorbereitet werden. Hier erfolgt dann der Druckausgleich unter Ausschaltung der Infusionsflüssigkeit.

Wechselnder Druck in der Blockermanschette des Endotrachealtubus

In der Aufstiegsphase nimmt auch das Volumen der Blockermanschette zu. Je nach Höhendifferenz und Dauer des Transportes muss ggf. Luft abgelassen werden. Unter den gleichen Bedingungen ist ein umgekehrtes Vorgehen bei Verlassen der Flughöhe erforderlich.

 Praxistipp

Im Luftrettungsdienst sollten zumindest bei Langstreckentransporten Trachealtuben mit großlumigen Niederdruckmanschetten (»high-volume low-pressure cuff«) und spezielle Druckmanometer zur Kontrolle und Anpassung des Manschettendrucks verwendet werden.

Beispiel pneumatischer Schienen

Beim Steigflug dehnt sich die in die Kammerschienen eingeblasene Luft aus und führt bei straffer Füllung zu einer venösen Stauung.
- Verwendung der Kammerschiene nur bei echter Indikation
- Vorsicht bei der Füllung
- Kontrolle des distalen Extremitätenanteils (Schwellung, Farbe) während des Fluges

Veränderungen des O_2-Drucks und ihre Folgen

Der Sauerstoff**druck** nimmt, wie ■ Tabelle 7.2 zeigt, mit zunehmender Höhe ab, während der Sauerstoff**anteil** der Luft bis in große Höhen der inneren Atmosphäre konstant 21 Vol.-% beträgt. Ein normaler O_2-Druck ist aber Voraussetzung für die Diffusionsvorgänge des Sauerstoffs von der Lunge zum Blut und vom Blut in die Zelle (auch Bergsteiger benötigen in großen Höhen Sauerstoffgeräte).

Einflüsse auf den Patienten

Bei allen spontan Umgebungsluft atmenden Patienten mit Störungen der Atemfunktion kann auch der relativ gering-

■ Tabelle 7.2. Veränderungen des O_2-Drucks und ihre Folgen

Höhe über dem Meer [m]	O_2-Partialdruck [mm Hg]	[kPa]
0	159	22
1000	141	19
2000	110	15
3000	105	14

fügige Abfall des O_2-Drucks in üblichen Flughöhen zu bedrohlichen O_2-Mangelzuständen führen.

➕ **Praxistipp**
 - Großzügigere Indikationsstellung zur Intubation und Beatmung als im bodengebundenen Rettungsdienst
 - Großzügigere Beimischung von O_2 zur Atemluft
 - Gezielte O_2-Überdruckbeatmung bei geeigneter Ausstattung (Beatmungs-/Narkosekreisteil).

7.5.6 Verhalten bei Unfällen mit Rettungsfahrzeugen

In den zurückliegenden Jahren wurde bei der Diskussion der Besetzung bodengebundener Rettungsfahrzeuge argumentiert, der medizinisch weniger qualifizierte Rettungssanitäter könne als Fahrer eingesetzt werden. Bei dieser Argumentation wird offensichtlich übersehen, dass ein Defizit an medizinischer Ausbildung und rettungsdienstlicher Erfahrung nicht zwangsläufig die Eignung zum Fahren eines Rettungsfahrzeuges bedingt. Hektik und die Unsicherheit über die bevorstehende Problematik bei der Anfahrt zum Notfallort, die Belastung nach Aufnahme und Versorgung des Notfallpatienten und der Kliniktransport, ggf. unter Einsatz der Sondersignale, stellen zumindest für Unerfahrene eine erhebliche Stressbelastung dar. Nur so ist zu erklären, dass das generelle Unfallrisiko bodengebundener Rettungsfahrzeuge im Vergleich zur Verkehrsbeteiligung anderer Fahrzeuge ohne Wahrnehmung von Sonderrechten um den Faktor 4, bei Einsatz mit Sondersignal um den Faktor 8 erhöht ist!

Im Rahmen der Fürsorge für die anvertrauten Notfallpatienten, aber auch für das eingesetzte Rettungspersonal ist also auch im Hinblick auf den Einsatz als **Fahrzeugführer** auf eine solide Aus- und Fortbildung und einen praktischen Einsatz ohne plötzliche Überforderung (Verwendung auf KTW → RTW → NAW/NEF) zu achten.

Wenn es jedoch zu einem Unfall kommt, so ist Folgendes zu beachten:

Rettungsdienstpersonal, das an einem Verkehrsunfall beteiligt ist, hat die Vorschriften der §§ 142 StGB (Unerlaubtes Entfernen vom Unfallort) und 34 StVO (Unfall) genau zu beachten. Beteiligt ist jeder, dessen Verhalten, unabhängig vom Verschulden, nach den Umständen zu dem Unfall beigetragen haben kann, d. h. dessen Mitverursachung möglich erscheint. Das kann neben dem Fah-

rer auch für den Beifahrer oder im Rettungseinsatz auf der Straße befindliches Personal zutreffen. Folgende Pflichten sind besonders wichtig.

Anhalten. Nach einem Verkehrsunfall hat der Fahrer unverzüglich zu halten und sich über die Unfallfolgen zu vergewissern. Zur Frage des eigenen Verschuldens darf er sich nicht äußern!

Erste Hilfe. Sind Personen verletzt, so hat die Besatzung des Krankenkraftwagens die Verletzten zu versorgen. Bei Bedarf sind für die Versorgung und den Transport der Verletzten weitere geeignete Rettungsmittel anzufordern. Die Rettungsleitstelle ist von dem Unfall unverzüglich zu verständigen.

Sicherung des Unfallortes. Zur Vermeidung weiterer Unfälle ist der Verkehr zu sichern:
 - Warnblinklicht einschalten
 - Warnzeichen in ausreichender Entfernung aufstellen (§ 15 StVO)
 - Nach Möglichkeit sind am Fahrbahnrand unter Beachtung der gebotenen Vorsicht auch Warnposten aufzustellen

▶ **Diese Maßnahmen sind besonders dringlich bei Dunkelheit und Nebel!**

Bei nur geringfügigem Schaden ist der Krankenkraftwagen unverzüglich beiseite zu fahren und die Straße zu räumen.

Verständigung der Polizei. Grundsätzlich ist bei jedem Unfall die Polizei zu rufen. Ergeben sich Anhaltspunkte dafür, dass der Unfall durch alkoholische Getränke oder andere berauschende Mittel verursacht worden ist, muss dies der Polizei mitgeteilt werden.

▶ **Nur die Polizei kann erforderlichenfalls die entsprechenden Blutentnahmen veranlassen.**

Beweissicherung. Schon vor dem Eintreffen der Polizei ist – sofern dies die medizinische Situation vor Ort zulässt – für die Beweissicherung zu sorgen. Dabei ist zu beachten:
 - Die Stellung der Fahrzeuge im Augenblick des Unfalls ist festzuhalten. Falls die Fahrzeuge wegen des Vorrangs des fließenden Verkehrs nicht unverzüglich bei-

seite gefahren werden müssen, die Verkehrslage es zulässt und die Fahrzeuge nicht zum sofortigen Abtransport von Verletzten gebraucht werden, sollen sie bis zum Eintreffen der Polizei unverändert so stehen bleiben, wie sie beim Unfall gestanden haben. Ist das nicht möglich, so ist ihre Stellung durch Kreidestriche auf der Straße oder in sonstiger Weise zu bezeichnen.

- Sind Unfallzeugen vorhanden, so ist deren Name und Anschrift aufzuschreiben.
- Vom Unfallort und Hergang des Unfalls ist eine Skizze anzufertigen.
- Der Fahrer muss sich bei jedem Unfall über die anderen Unfallbeteiligten informieren und zu diesem Zweck notieren:
  polizeiliches Kennzeichen der beteiligten Fahrzeuge, Namen und Anschrift der Fahrer, Namen und Anschrift der Halter, Namen und Anschrift der Haftpflichtversicherung und möglichst die Nummer des Versicherungsscheines.
- An Ort und Stelle ist möglichst im Beisein von Zeugen der eingetretene Sachschaden zu besichtigen. Wird der Unfall von der Polizei aufgenommen, so sollte sie gebeten werden, sich bei der polizeilichen Niederschrift auch zum Sachschaden zu äußern.
- Unfallspuren (Bremsspuren, Glassplitter, Spuren am Fahrzeug usw.) dürfen nicht beseitigt werden; auch nach einer etwaigen Entfernung vom Unfallort dürfen keine Maßnahmen ergriffen werden, um nachträgliche Feststellungen zu vereiteln.

Auskunftspflicht. Das an einem Verkehrsunfall beteiligte Rettungsdienstpersonal muss sich als solches gegenüber anderen am Unfallort anwesenden Beteiligten und Geschädigten zu erkennen geben. Darüber hinaus müssen ihnen Namen, Anschrift und Haftpflichtversicherung angegeben und Führerschein und Fahrzeugschein vorgewiesen werden.

Wartepflicht. Die Anwesenheitspflicht besteht solange, bis es den anderen Beteiligten und Geschädigten möglich ist, Personen, Fahrzeug und die Art der Beteiligung des Rettungsdienstpersonals festzustellen.

Jedes unberechtigte Entfernen vom Unfallort kann zur Bestrafung führen, unabhängig von der dabei verfolgten Absicht. Zulässig ist die Entfernung, wenn Verletzte dringend ins Krankenhaus gebracht werden müssen. Sind keine Personen anwesend, die bereit sind, Feststellungen über den Unfall zu treffen, so ist am Unfallort eine den Umstän-

den angemessene Zeit zu warten. Die Länge der Wartezeit richtet sich jeweils nach den Umständen des Einzelfalles bei bloßen Sachschäden ist sie geringer als bei Personenschäden oder gar tödlichen Unfällen.

Nach Ablauf der Wartezeit kann sich das Rettungsdienstpersonal vom Unfallort entfernen, wobei aber Name und Anschrift zu hinterlassen sind.

Nachträgliche Meldepflicht. In jedem Fall, in dem sich das Rettungsdienstpersonal in nichtstrafbarer Weise vom Unfallort entfernt hat, ist es verpflichtet, nachträgliche Feststellungen über das Unfallgeschehen zu ermöglichen. Dazu hat es unverzüglich entweder, wenn dieser bekannt ist, dem Berechtigten selbst oder einer nahegelegenen Polizei seine Beteiligung am Unfall, Anschrift, Aufenthalt, das Kennzeichen und den Standort des Fahrzeuges mitzuteilen und dieses für Feststellungen bereitzuhalten.

Spätere Maßnahmen. Unfälle sind unverzüglich der Versicherung zu melden. Einzelheiten und weitere Maßnahmen regeln organisationsinterne Bestimmungen.

7.6 Ankunft im Zielkrankenhaus und Übergabe des Patienten

Erste Anlaufstelle im Zielkrankenhaus ist bei Rettungseinsätzen im Regelfall die Notaufnahme. Wenn keine Voranmeldung durch die Leitstelle erfolgte, kann die Übergabe des Patienten auch direkt auf der Spezialstation erfolgen. Im Rahmen des Krankentransportes wird es im Regelfall, sowohl im Krankenhaus wie auch beim Rücktransport z. B. in ein Alten- oder Pflegeheim direkt die für den Patienten zuständige Station sein. Allen Zielorten ist jedoch gemeinsam, dass eine optimale »Patientenübergabe« stattfinden muss. Es müssen die Patientendaten übermittelt werden und es muss über die Auffindesituation ebenso wie über alle durchgeführten Maßnahmen berichtet werden. Alle Patientenunterlagen werden übergeben. Wichtig ist, dass das aufnehmende Personal alle Informationen verstanden hat. Nötigenfalls ist nachzufragen, ggf. sind die entsprechenden Passagen zu wiederholen.

Um Unannehmlichkeiten zu vermeiden, ist auch auf die Übergabe von Patienteneigentum zu achten. Besonders bei somnolenten oder bewusstlosen Patienten kann es im Nachhinein zu Problemen kommen, wenn z. B.

Wertgegenstände oder Gebiss/Brille nicht mehr auffindbar sind.

Beim Umlagern des Patienten ist darauf zu achten, dass die Therapie nicht unterbrochen wird. So müssen z. B. die Beatmung und die venösen Zugänge des Patienten sichergestellt sein. Bewährt haben sich sog. Umbett-tücher, welche immer direkt auf der Trage liegen und so eine wertvolle Hilfe bieten, um den Patienten so schonend wie möglich auf die Trage zu ziehen/heben und zurücklagern zu können.

Die Immobilisationsgerätschaften sollen solange am Patienten bleiben, bis die Verdachtsdiagnose und damit die Behandlungsstrategie bestätigt oder das Gegenteil bewiesen ist. Alle Geräte sind geeignet, bei der Röntgendiagnostik am bzw. unter dem Patienten zu verbleiben.

Zum Abschluss ist die Transportbescheinigung auszufüllen und vom aufnehmenden Arzt unterschreiben zu lassen. Hier ist auf ein korrektes Ausfüllen der Patientendaten zu achten. Unvollständige Transportanweisungen haben Schwierigkeiten bei der Abrechnung zur Folge.

7.7   Herstellen der Einsatzfähigkeit

Nach der Übergabe des Patienten werden die Daten mit der Leitstelle abgeglichen. Hierbei wird für den Einsatz eine Einsatznummer vergeben. Unter dieser Nummer können die Abrechnungsparameter und ebenso spätere Reklamationen abgerufen werden. Des Weiteren müssen Einsatzfahrzeug wie Personal wieder zum Einsatz vorbereitet werden:

— Bei der Wiederherstellung der Einsatzfähigkeit sind die Hygieneregeln zu beachten: Kleidung, Geräte und Ausrüstungsgegenstände sind den Hygienestandards entsprechend zu behandeln (▶ Kap. 8.5).
— Die mobilen Einsatzmittel wie Koffer oder Rucksäcke müssen nachbestückt werden, um für den nächsten Einsatz gerüstet zu sein, dies geschieht unmittelbar nach Übergabe des Patienten noch in der Klinik oder bereits an der Einsatzstelle.

— Nach Einrücken in die Rettungswache wird das Verbrauchsmaterial im Fahrzeug ergänzt. Es erfolgt die Entsorgung von gebrauchten Materialien nach entsprechenden Hygienevorschriften. Ein vollkommenes Aufbrauchen des Reservematerials z. B bei einem Großunfallgeschehen, kann ein »klar melden« bei der Leitstelle bis zum Nachrüsten in der Rettungswache verzögern, ebenso technische Defekte an Fahrzeug oder Geräten.
— Es gibt Situationen, in denen das Fahrzeug nicht sofort wieder einsatzklar gemeldet werden kann, wenn z. B. eines der Besatzungsmitglieder einen Unfall erlitten hat. Denkbar ist hier z. B. eine Nadelstichverletzung bei Rettungsassistent bzw. Rettungssanitäter – die Verletzung muss ärztlich versorgt werden, auch um einen Arbeits- oder Dienstunfall zu dokumentieren – oder Grobverschmutzung der Einsatzkleidung – zusätzlich zum Wechsel der Einsatzkleidung u. U. duschen gehen, um wieder einsatzklar zu sein.
— Neben der Bestückung und Wiederherstellung der Einsatzfähigkeit, ist das Erstellen des Einsatzberichtes und die Komplettierung der einzelnen Datenblätter die letzte Tätigkeit im Rahmen des Einsatzes.
— Notwendige Eintragungen in das Dienst- oder Übergabebuch verhindern, dass wichtige Mitteilungen an die nachfolgende Schicht verloren gehen.

Infektionslehre und Hygiene im Rettungsdienst

Dieses Kapitel beschreibt die wesentlichen Grundlagen zum Verständnis von Infektionskrankheiten und deren Abwehr. Beginnend mit der Händedesinfektion weiter über die allgemeinen Maßnahmen der Hygiene bis hin zur Arbeit modernster Zentren zur Versorgung hochinfektiöser Patienten erstreckt sich eine Palette von Verfahren, die auch in erheblichem Umfang den Krankentransport und den Rettungsdienst betreffen.

Lernziele

Rettungsassistent und Rettungssanitäter sollen

— Grundsätze der persönlichen Hygiene beschreiben und in Anwendung bringen,
— den Vorgang der korrekten hygienischen Händedesinfektion beschreiben,
— Maßnahmen der allgemeinen Hygiene und Infektionsprophylaxe beschreiben,

— Grundlagen der Desinfektion, insbesondere mit chemischen Verfahren beschreiben,
— eine Lösung korrekt mischen (▶ Kap. 9 »Mathematische Grundlagen«),
— die relevanten Aspekte der gesetzlichen Grundlagen zum Infektionsschutz wiedergeben (▶ Kap. 41),
— die korrekte Vorgehensweise beim Transport infektkranker Personen schildern können.

Darüber hinaus soll der Rettungsassistent

— die verschiedenen Arten von Erregern differenzieren und hinsichtlich der hygienischen Probleme beschreiben,
— Grundbegriffe der Infektionslehre und der Epidemiologie erläutern,
— die wesentlichen Fakten zu einzelnen wichtigen Infektionen beschreiben können.

8.1 Grundbegriffe der Infektionslehre

Jeder Erreger hat eine bestimmte Fähigkeit Infektionskrankheiten auszulösen, die als Virulenz bezeichnet wird. Entscheidend ist die Frage, ob ein bestimmter Wirt für den Erreger empfänglich ist oder nicht (Wirtsspektrum). Die Fähigkeit, unter bestimmten Umständen eine Krankheit auszulösen, wird als Pathogenität bezeichnet. Viele Keime sind immer pathogen (obligat), andere nur unter bestimmten Umständen (fakultativ). Zum Beispiel sind Bakterien, die in unserem **Darm** als Symbionten leben, in den **Harnwegen** pathogen. Ob ein Individuum von einer Infektion letztlich betroffen wird oder nicht, hängt von seiner Resistenz bzw. Anfälligkeit ab.

> ❯ Unter Infektion versteht man das Eindringen von krankmachenden Keimen in den Organismus sowie das anschließende Verbleiben/Haften und Vermehren im Körper. Art und Schwere der nachfolgenden Erkrankung hängen in erster Linie von der Infektionskraft (Virulenz), der Vermehrungsfähigkeit und den pathogenen Eigenschaften der Keime ab.

Im Grunde verlaufen alle Infektionskrankheiten nach einem einheitlichen Schema – im Sinne einer Verlaufsdarstellung – ab:

— Infektion:
Eindringen der Erreger in den Organismus;
— Inkubationszeit:
symptomlose Zeit von der Infektion bis zum Auftauchen erster Krankheitssymptome (dabei ist die Dauer typisch für die jeweilige Krankheit);
— Prodromalstadium:
uncharakteristische Erscheinungen am Ende der Inkubationszeit (Fieber, Kopfschmerz, Erbrechen, Gliederschmerzen);
— eigentliche Erkrankung:
charakteristische Reaktionen des Körpers, erregerspezifisch, bestimmt durch Eintrittspforte, Widerstandskraft des Patienten und Eigenart der Erreger. Es gibt unterschiedliche **Infektionsarten**:
— **lokale** Infektion:
der Infekt bleibt auf die Eintrittspforte beschränkt z. B. Abszess, Panaritium oder
— **generalisierte** oder Allgemeininfektion:
Verbreitung des Erregers über Lymph- oder Blutbahn, z. B. Masern, Windpocken.

> ❯ Entzündung ist das Resultat des Zusammenwirkens der unspezifischen und spezifischen Infektabwehr. Es kommt zur eitrigen Gewebsnekrose.
> Die Kardinalsymptome der lokalen Entzündung sind: Rötung (Ruber), Wärme (Calor), Schmerz (Dolor),

Schwellung (Tumor) und Funktionseinschränkung (Functio laesa).

Die klassischen Zeichen einer allgemeinen Entzündung: Granulozytose (Leukozytose), Zunahme der Einweißsynthese, Fieber, Immunreaktionen, subjektive Beschwerden wie Krankheitsgefühl und Abgeschlagenheit.

8.2 Mikrobiologische Grundlagen

Begriffe wie Meningitis oder Pneumonie geben nur an, dass bestimmte Körperregionen von Erregern befallen sind. Der allgemein übliche Begriff »Erreger« sagt aber noch nichts darüber aus, welcher Mikroorganismus diese Infektionserkrankung verursacht. Das allerdings ist von erheblicher Bedeutung, wenn es um Hygiene in Rettungsdienst und Krankentransport geht. Der folgende Abschnitt beleuchtet die wichtigsten Arten und Gruppen von Erregern im Sinne der Mikrobiologie.

In unseren mitteleuropäischen Breiten spielen nicht alle Erregerarten gleichwertige Rollen. Viele Erreger sind sehr temperaturabhängig und können im mittel- und nordeuropäischem Raum nicht überleben. Der uneingeschränkte Reiseverkehr in alle warmen Zonen dieser Welt hat allerdings das – zumindest eingeschränkte – Auftreten auch solcher Erreger bei uns möglich gemacht. Ungeachtet solcher zukünftiger Probleme sind die bedeutsamsten Gruppen Viren und Bakterien.

8.2.1 Infektiöse Partikel

Prionen sind Proteinmoleküle, die körpereigenen Eiweißmolekülen des Infizierten ihre Struktur aufzwingen. Dieser Prozess kann über mehrere Jahre verborgen ablaufen (Inkubationszeit) bis es zum Ausbruch der Krankheit kommt. Am bekanntesten sind die Rinderkrankheit BSE (Bovine spongiforme Enzephalopathie) und eine auf den Menschen übertragbare Variante der Creutzfeldt-Jakob-Krankheit (vCJK). Prionen haben eine hohe Resistenz gegen unsere üblichen Verfahren der Desinfektion.

8.2.2 Viren

Viren sind unbelebte Mikroorganismen ohne Zellstoffwechsel, die im Wesentlichen nur aus Erbinformation be-

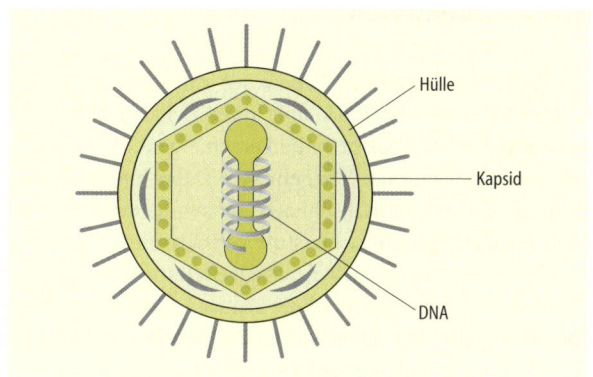

D Abb. 8.1. **Virus, schematische Darstellung**

stehen (**D** Abb. 8.1). Die Größe eines Virions (das einzelne Virus) beträgt je nach Typ zwischen 20 und 350 nm.

Für ihre Vermehrung brauchen sie zwingend eine lebende Wirtszelle. Viren werden nach 2 Kriterien unterschieden:

1. RNA oder DNA enthaltende Viren,
2. behüllte oder unbehüllte Viren.

Die Vermehrung läuft bei fast allen Viren nach einem gleichen Schema ab: Das Virus dockt an der Zelle an, löst an dieser Stelle die Zellwand auf und injiziert sein Erbmaterial. Dieses Erbmaterial bringt alle Funktionen unter seine Kontrolle und zwingt die Zelle, Viren zu produzieren. Am Ende zerfällt die Zelle und gibt eine große Anzahl von Viren frei. Beispiele einiger Viren in **D** Tabelle 8.1.

D Tabelle 8.1. **Beispiele einiger Viren**

Viren	Mit Hülle	Ohne Hülle
Mit DNA	Herpesvirus Pockenvirus	Adenoviren Hepatitis-B-Virus Parvoviren
Ohne DNA	Filoviren, z. B. Ebolaviren (Hämorrhagisches Fieber) Hepatitis-C-Virus HIV Influenza-Virus (Grippe) Masernvirus Coronavirus (SARS) Tollwut	Coxsackie-Viren Hepatitis-A-Virus Hepatitis-E-Virus Poliomyelitis-Virus Rotaviren

8.2.3.   Bakterien

Bakterien sind einzellige Lebewesen mit einer speziellen Zellwand, DNA und RNA, aber ohne Zellkern (Prokaryonten; ◘ Abb. 8.2). Sie betreiben einen eigenen Stoffwechsel und eigenständige Vermehrung. Dabei unterscheidet man, ob sie unter Luftabschluss oder zwingend bei Sauerstoff oder als eine Zwischenstufe vermehrungsfähig sind. Bakterien vermehren sich durch Zweiteilung des Zellleibs. Bei dieser Zweiteilung wird die Zellwand kurzzeitig dünner und angreifbar. Hier wirken Antibiotika und andere Medikamente sowie einige Desinfektionsmittel.

In der Hauptsache werden Bakterien nach ihrer äußeren Form und nach der Zellwand unterschieden:

-   kugelförmige (Kokken),
-   stabförmige (Stäbchen) und Formvarianten:
    -   kommaförmige (Vibrio),
    -   keulenförmige (Koryne),
    -   spiralförmige (Spirillen).

Die Gruppe der Bakterien ist so umfangreich und formverschieden, dass noch weitere Aspekte genannt werden müssen:

1. Beweglichkeit:
    die meisten Bakterien besitzen keine Möglichkeit, sich aktiv fortzubewegen. Allerdings gibt es Stäbchen, die begeißelt sind und durch Schlag der Geißeln – ähnlich einem Flimmerepithel – Fortbewegung betreiben.
2. Beschaffenheit der Zellwand:
    dieses Merkmal bestimmt ob Bakterien anfärbbar sind oder nicht. Mehrere Färbemethoden werden angewandt; die wichtigste Differenzialfärbung ist die Gram-Färbung.
3. Kapsel:
    einige Arten haben eine säurefeste Kapsel um sich, die die Desinfektion der Erreger sehr viel schwieriger gestaltet (Mykobakterien).
4. Sonderformen:
    Mykoplasmen: Bakterien ohne Zellwand; Rickettsien und Chlamydien: vermehren sich nur innerhalb von lebenden Zellen.
5. Überleben:
    Je nach Zellwand bestimmt sich auch, unter welchen Umständen das Bakterium wie lange überleben kann. Normalerweise gibt es für Bakterien nur den vegetativen (lebenden) und den abgestorbenen Zustand. Einige wenige Arten sind jedoch in der Lage, Dauerformen zu bilden – eine Art Bunker –, in denen die wichtigsten Bestandteile so lange überleben können, bis die äußeren Umstände wieder annehmbar sind. Diese – Spore genannte – Dauerform ist in der Natur kaum zu zerstören; nur durch spezielle Desinfektionsverfahren oder Sterilisation ist den Sporen beizukommen.
6. Die Größe schwankt zwischen 0,3 µm und an die 5 µm bei den pathogenen Keimen.

Einige typische Bakterien sind in ◘ Tabelle 8.2 aufgeführt.

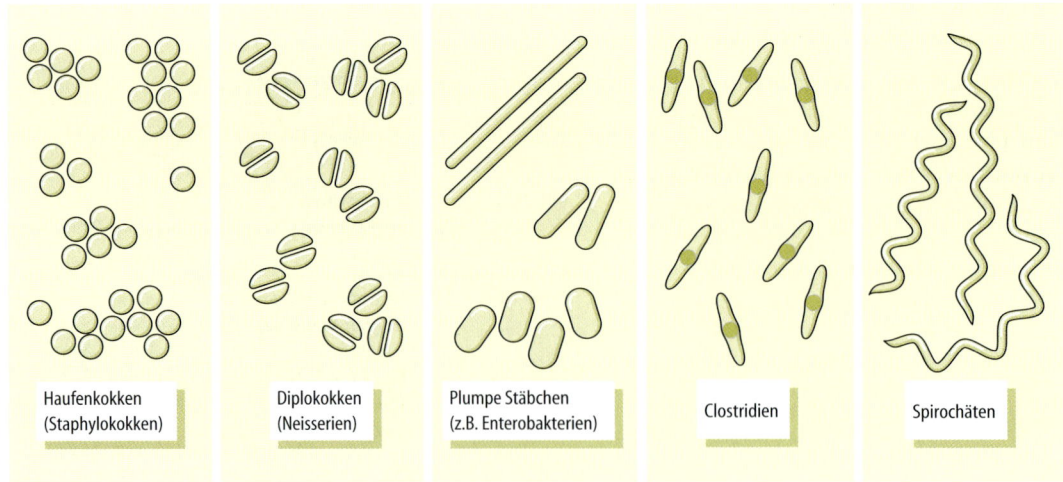

Haufenkokken (Staphylokokken)

Diplokokken (Neisserien)

Plumpe Stäbchen (z.B. Enterobakterien)

Clostridien

Spirochäten

◘ Abb. 8.2. **Formen der Bakterien**

◘ Tabelle 8.2. Beispiele einiger Bakterien

Kokken	Stäbchen	Formvarianten
Haut- und Wundinfektionen (Staphylococcus aureus [MRSA])	Epiglottitis, Hirnhautentzündung (Hämophilus influenza)	Diphtherie (Corynebacterium diphtheriae)
Scharlach, Wundinfektionen (Streptokokken)	Magen-Darm-Infekte (Salmonellen)	Tbc (Mycobacterium tuberculosis) Lepra (Mycobacterium leprae)
Lungenentzündung, Hirnhautentzündung (Pneumokokken)	Ruhr, Typhus, Paratyphus (Salmonellengruppe)	Wundstarrkrampf (Clostridium tetani) Gasbrand (Clostridium perfringens) Milzbrand (Bacillus anthrax)
Hirnhautentzündung (Meningokokken = Neisseria meningitidis)	Pest (Yersinia pestis) Legionärskrankheit (Legionella) Hospitalinfekte (Klebsiellen, Yersinien, Pseudomonas, Eschericha coli) Cholera (Vibria cholerae)	Spirillen: Syphilis (Treponema pallidum) Borreliose (Borrelien)

8.2.4 Pilze

Pilze (Fungi) sind pflanzenähnliche Lebensformen, die aber keinen Stoffwechsel über Chlorophyll und Sonnenenergie betreiben, sondern als Schmarotzer auf einem Wirt leben. Sie besitzen sowohl Zellwand als auch Zellkern (Eukaryonten) und treten einzeln (Hefen) oder im Verband lebend (Hyphen) auf. Fast alle Pilze sind reine Opportunisten, die nur dann eine Infektion auslösen, wenn der Wirt als Ganzes oder in Teilen (Haut) geschwächt ist. Sie betreiben einen eigenen Stoffwechsel und eigenständige Vermehrung. Die verteilungsfähigen Vermehrungsformen heißen Pilzsporen.

8.2.5 Protozoen

Protozoen (eigentlich: Urtierchen) ist ein Sammelbegriff für alle tierischen Einzeller, die einen Zellkern besitzen (Eukaryonten). Sie haben einen eigenen Stoffwechsel und eine z. T. sehr komplexe Vermehrung über verschiedene Zwischenstadien. Einige der Protozoen führen in den subtropischen und tropischen Gebieten zu schwersten Infektionskrankheiten wie z. B. Schlafkrankheit (Trypanosomen) und Malaria (Plasmodien).

8.2.6 Helminthen (Mehrzeller und ihre Vermehrungsformen)

Helminthen oder Würmer zerfallen in 2 völlig unterschiedliche Tierstämme:
1. Plattwürmer (darunter Bandwürmer, Saugwürmer und Egel) und
2. Fadenwürmer (z. B. Trichinen).
   Vor allem ihre Eier bzw. deren z. T. sehr komplexe Entwicklungsformen über verschiedene Zwischenstadien können auch in unseren Breiten schlimme Infektionen auslösen. Dennoch sind auch diese Erreger in den feuchtwarmen Regionen weiter verbreitet. Beispielhaft wäre die Bilharziose zu nennen.

8.3 Grundbegriffe der Epidemiologie

Die Epidemiologie befasst sich mit der Untersuchung der Verteilung von Krankheiten, physiologischen Variablen und sozialen Krankheitsfolgen in menschlichen Bevölkerungsgruppen sowie mit den Faktoren, die diese Verteilung beeinflussen (WHO). Im Rahmen der medizinischen Mikrobiologie umfasst die Epidemiologie die Lehre vom Auftreten, den Ursachen und der Verhütung der Infektionskrankheiten in der Bevölkerung – früher eingeschränkt als Seuchenkunde verstanden.

Seuche

Dies ist der alte Begriff für die plötzliche Erkrankung einer größeren Anzahl von Menschen an einer ansteckenden Krankheit. Je nach örtlichen und zeitlichen Gegebenheiten unterscheidet man heute:

- sporadisches Auftreten:
  ohne zeitlichen und örtlichen Zusammenhang;
- Endemie:
  nicht erlöschender Durchseuchungszustand innerhalb eines bestimmten Gebietes;
- Epidemie:
  ein gehäuftes Auftreten einer Infektionskrankheit mit örtlicher und zeitlicher Begrenzung;
- Pandemie:
  eine Ausbreitung einer Infektionskrankheit über Länder und Kontinente.

Für die Zukunft stehen wichtige Herausforderungen für diesen Wissenschaftszweig an, gerade durch den nahezu uneingeschränkten Weltreiseverkehr und die Gefahren einer Pandemie (z. B. 2003: SARS).

Infektionskette

Eine Infektionskette umfasst alle Glieder, die für die Weiterverbreitung von Krankheitserregern in Frage kommen. In der Feststellung dieser Kettenglieder liegt eine der Hauptaufgaben der modernen Epidemiologie. Ein Erreger hat ein bestimmtes Reservoir, in dem er vorkommt: sei es bei Mensch oder Tier (Wirtsspektrum) oder in der freien Natur bzw. in unbelebter Umgebung. Ausgehend von seinem Erregerreservoir entsteht eine Infektionsquelle. Die häufigsten Quellen sind der infizierte oder erkrankte Mensch oder das infizierte oder erkrankte Tier. In Frage kommen aber auch Ausscheider, Insekten und kontaminierte Gegenstände.

Ausscheider. Ausscheider sind Lebewesen, die den Erreger tragen und an die Umgebung abgeben. Dabei gibt es verschiedene Formen:

- **infiziert aber noch nicht erkrankt:** Inkubationsausscheider;
- **bereits genesen:** Rekonvaleszensausscheider;
- **ausschließlich Keimträger, ohne zu erkranken:** Dauerausscheider oder passagerer (vorübergehender) Ausscheider.

Insekten. Erreger übertragende Insekten sind z. B. Zecken, Mücken, Flöhe, Läuse.

Kontamination. Kontamination bedeutet eine Verunreinigung mit krankmachenden Erregern. Kontaminierte Gegenstände sind z. B. Lebensmittel, Wasser, Gegenstände wie Geschirr, Kleider etc.

Die möglichen Infektketten, die sich daraus beschreiben lassen, hängen vom Erreger selbst und seinem Zielorgan ab.

❯ **Für den Rettungsdienst bedeutsame Ketten sind:**
Mensch → Mensch
Mensch → Gegenstand/Zwischenträger → Mensch.

Übertragungsmodi

Man unterscheidet folgende Arten der Übertragung:

- Plazentar oder perinatal:
  während der Schwangerschaft oder unter der Geburt;
- Kontaktinfektion:
  Händegeben, Geschlechtsverkehr u. Ä.;
- Fäkal-oral:
  Schmierinfektion → über kontaminierte Gegenstände und die Hände oder
  Infektion über kontaminierte Lebensmittel.
- Aerogen:
  Tröpfcheninfektion → Anniesen, Anhusten, Ansprechen oder
  Staubinfektion → Einatmen von kontaminiertem Staub.
- Hämatogen:
  Kontakt von infektiöser Körperflüssigkeit mit Blutbahn oder
  Tiere als Überträger.

8.4   Bekämpfung von Infektionskrankheiten

Große Seuchenzüge waren in allen Zeitaltern anzutreffen. Jedes Mal stand der Mensch aufs Neue vor den gleichen Problemen: wie kann man den Einzelnen und v. a. die Gesellschaft schützen. Auch heute stünde der Mensch trotz aller medizinischen Möglichkeiten dieser unsichtbaren Gefahr relativ schutzlos gegenüber, würde er nicht z. T. sehr rigide präventive Maßnahmen durchführen. Viele dieser Maßnahmen sind schon Jahrhunderte alt und wurden damals bereits mit unterschiedlichem Erfolg angewendet. Einige der Verfahrensweisen sind allerdings erst durch die Medizin der letzten 150 Jahre möglich geworden.

8.4.1   Gesetzliche Bestimmungen

Folgende Richtlinien, Verordnungen, Vorschriften und Gesetze legen auch für den Rettungsdienst hygienische Standards fest:

1. »Anforderungen der Hygiene an den Krankentransport einschließlich Rettungstransport in Krankenkraftwagen« (Bundesgesundheitsblatt 32/1989 erweitert im Bundesgesundheitsblatt 11/1998)
2. Veröffentlichungen des RKI (Robert-Koch-Instituts-Bundesinstitut für Infektionskrankheiten und nichtübertragbare Krankheiten)
3. Vorschriften zum Arbeitsschutz
   Hier existiert ein gemeinsames Regelwerk der Berufsgenossenschaften und zuständiger Bundesgremien: TRBA 250 (Technische Regeln für biologische Arbeitsstoffe) das zusammen mit der Biostoffverordnung und der Abfallordnung alle Verfahrensweisen regelt.
4. Gesetz zur Verhütung und Bekämpfung von Infektionskrankheiten bei Menschen (Infektionsschutzgesetz [IfSG])
5. Ggf. länderspezifische Verordnungen für die Hygiene im Rettungsdienst und Verordnung der Zulassungsbehörde auf kommunaler Ebene
6. Ggf. Dienst- und Arbeitsanweisungen der Wache oder Sanitätsorganisationen

Anforderungen der Hygiene an den Krankentransport

In dieser Richtlinie werden in erster Linie ausführlich die hygienischen Bedingungen für den Patiententransport festgelegt. Zu diesem Zweck werden Patienten entsprechend ihrer infektionsprophylaktischen Bedeutung in 3 Risikogruppen (IRG) unterteilt:

IRG 1. Patienten, bei denen kein Anhalt für das Vorliegen einer Infektionskrankheit besteht;

IRG 2. Patienten, bei denen zwar eine Infektion besteht und erkannt ist, die jedoch nicht durch die beim Transport üblichen Kontakte übertragen werden kann (z. B. Patienten mit Virushepatitis, HIV-positive Patienten ohne klinische Zeichen von Aids, Patienten mit einer geschlossenen Lungentuberkulose);

IRG 3. Patienten, bei denen die Diagnose ätiologisch gesichert ist oder der begründete Verdacht besteht, an einer gefährlichen und übertragbaren Infektionskrankheit zu leiden. Möglicherweise ist diese Infektionserkrankung sogar hochkontagiös (▶ Abschn. 8.5.4).

Veröffentlichungen des RKI

Das RKI hat in Deutschland einen Teil der Aufgaben des ehemaligen Bundesgesundheitsamtes übernommen. So erscheint beim RKI auch die Liste der geprüften und anerkannten Desinfektionsmittel und -verfahren, jeweils aktueller Stand über http:/rki.de.

Technische Regeln für biologische Arbeitsstoffe (TRBA 250 entspricht BGR 250; i.d.F. Juli 2006; ◔)

Diese Regeln legen vorrangig zum Schutz der in Berufen des Gesundheitswesens Beschäftigten umfangreiche Sicherheitsmaßnahmen für die verschiedensten Tätigkeiten und Infektionsrisikogruppen fest. Daneben greifen auch andere Vorschriften z. B. BGV A1 Grundsätze der Prävention oder die BiostoffV und die Arbeitsstätten-Richtlinie.

Infektionsschutzgesetz ([IfSG)

Mit dem Erlass des Seuchenneuordnungsgesetz 2000 wurde der Weg für das Infektionsschutzgesetz gültig ab 01.01.2001 geebnet. Das Infektionsschutzgesetz hat als genannten Zweck (§ 1), sich mit der Vorbeugung, dem frühzeitigen Erkennen Verhindern einer Weiterverbreitung übertragbarer Krankheiten zu befassen.

§ 2 definiert die relevanten Begriffe.
§ 4 regelt die Kompetenzen des RKI.
§ 6 legt fest, welche Erkrankungen bei Verdacht, Nachweis oder tödlichem Ausgang der Erkrankung zu melden sind.
§ 7 legt fest, welche Erkrankungen bei Nachweis oder tödlichem Ausgang der Erkrankung zu melden sind.
§ 8 definiert die Meldepflicht.
Meldepflichtig sind Angehörige des RD und Krankentransports nur [§ 8 (2)], wenn kein Arzt hinzugezogen wurde, oder wenn Informationen vorliegen, die ein hinzugezogener Arzt nicht haben kann (§ 6, 5 b).

In Abschnitt 4 und 5 §§ 16–23 und 24–32 sind die Vorschriften zur Verhütung und Bekämpfung der Infektionserkrankungen festgelegt.

Liste der in § 6 aufgeführten meldepflichtigen Erkrankungen

- Botulismus
- Cholera
- Diphtherie
- Humane spongiforme Enzephalopathie
- Akute Virushepatitis
- Enteropathisches hämolytisch-urämisches Syndrom (HUS)
- Virusbedingtes hämorraghisches Fieber
- Masern
- Meningokokkenmeningitis oder -sepsis
- Milzbrand
- Poliomyelitis (jede akut schlaffe, nichttraumatische, Lähmung)
- Pest
- Tollwut
- Typhus abdominalis/Paratyphus
- Tuberkulose (Erkrankung und Tod auch ohne Erregernachweis meldepflichtig)
- Verschiedene Erkrankungen mit bestimmten besonderen Voraussetzungen

Länderspezifische Hygieneverordnungen für den Rettungsdienst oder Dienstanweisungen

Diese Verordnungen und Dienstanweisungen basieren auf den zuvor skizzierten Regelwerken. Ergänzend sind v. a. bestimmte Routinen festgeschrieben, z. B. in welchen Abständen Fahrzeuge einer Grunddesinfektion zu unterziehen sind etc., ebenso Ausführungsbestimmungen zum Verhalten bei Infekttransporten.

In den »Anforderungen der Hygiene an den Krankentransport« ist konform mit dem IfSG festgeschrieben, dass die »jeweilige Transportorganisation« als Betreiber für den hygienischen Zustand verantwortlich ist. Der Betreiber muss einen Hygienebeauftragten benennen, der sinnvoller Weise in enger Abstimmung mit einerseits dem »ärztlichen Leiter« und andererseits mit dem Gesundheitsamt zusammenarbeitet.

8.4.2   Dispositionsprophylaxe

Als Dispositionsprophylaxe stehen 2 unterschiedliche Arten von Immunisierungen zur Verfügung. Die **aktive Schutzimpfung**, bei der Impfstoffe (Vakzine) verabreicht

werden, um das Immunsystem zur Ausbildung einer spezifischen Immunität anzuregen, und die **passive Immunisierung**, bei der extern hergestellte Antikörper appliziert werden, wobei die Immunität nur auf kurze Zeit beschränkt ist. Welche Impfungen aktuell empfohlen werden, sollte man sich auf einer der Internetseiten (http:/rki.de; jeweils neuester Stand) informieren. Generell wird im Bereich Rettungsdienst und Krankentransport eine Hepatitis-B-Schutzimpfung empfohlen. Dringend angeraten sind Impfungen gegen Tetanus und Diphtherie. Außerdem werden – falls keine Immunität besteht – Impfungen gegen verschiedene Kinderkrankheiten angeraten.

Für besondere räumliche oder zeitliche Dispositionen können konkrete Impfempfehlungen ausgesprochen werden (z. B. Grippe). Sollte es zu einem Auslangseinsatz kommen, gilt ein sehr viel umfangreicheres Impfprogramm.

8.4.3   Expositionsprophylaxe

Prinzipien der Seuchenverhütung und Seuchenbekämpfung

Um Infektionskrankheiten wirkungsvoll entgegenzutreten, wurden umfangreiche staatliche Regelungen entwickelt (s. oben). Im Rahmen der Verhütung geht es neben der Hygieneerziehung und Aufklärung der Bevölkerung um Überwachung von Trink- und Badewasser, der Lebensmittelherstellung, des Reiseverkehrs und von Ausscheidern. In Einzelfällen wird der Erreger durch die Bekämpfung tierischer Wirte (z. B. Ratten bei der Pest, Anopheles-Mücke bei der Malaria) eingedämmt. Außerdem sind genaue epidemiologische Beobachtungen sowie internationale Zusammenarbeit, insbesondere koordiniert von der WHO, wesentliche Mittel der Vorbeugung.

Im Rahmen der Bekämpfung von aufgetretenen Infektionserkrankungen geht es v. a. um die Feststellung von Erreger, Quelle und Infektionskette. Kranke, Krankheitsverdächtige und Ausscheider müssen als potenzielle Infektionsquelle isoliert werden. Quarantänemaßnahmen zur Isolierung von Kontaktpersonen ersten Grades, Schließen von Einrichtungen und vorsorgliches Verbieten von Veranstaltungen etc. sollen die Verbreitung stoppen. Zu den expositionsprophylaktischen Maßnahmen zählen weiterhin: Sterilisation, Desinfektion und Entwesung sowie Sanitation und Maßnahmen der allgemeinen Hygiene. In diesem Zusammenhang ist der regelgerechte Transport von Infektionskranken ein weiterer wesentlicher Schritt.

Unter dem Eindruck der letzten Epidemien wie durch Ebola (und der potenziellen Gefahr des Einsatzes von biologischen Kampfmitteln) wurde in Deutschland ein neues Konzept zur Versorgung von hochkontagiösen Patients umgesetzt. Siehe dazu ▶ Abschn. 8.5.4.

8.5   Hygiene

Hygiene leitet sich ab von **Hygieia**, der Tochter des griechischen Heilgottes Asklepios. Der Begriff lässt sich mit Lehre vom gesunden Leben und Gesundheitsvorsorge beschreiben. Im weiteren Sinne ist Hygiene die Gesamtheit aller Verfahren und Verhaltensweisen, mit dem Ziel, Erkrankungen zu vermeiden und der Gesunderhaltung des Menschen und der Umwelt zu dienen.

Maßnahmen der Hygiene bestimmen viele Verhaltensweisen des täglichen Lebens. Durch diese Maßnahmen, wie z. B. mehrmaliges tägliches Händewaschen, soll verhindert werden, dass krank machende Mikroorganismen den gesunden menschlichen Körper befallen. Ein Großteil der Alltagsmaßnahmen allerdings reicht für die Belange der Hygiene in medizinischen Arbeitsbereichen nicht aus, weil hier – häufig in ihren Abwehrkräften geschwächte – Patienten vor besonders widerstandsfähigen und gefährlichen Erregern geschützt werden müssen.

In Fahrzeugen des Rettungsdienstes, die als »verlängerter Arm der Klinik« fungieren, stellen sich die gleichen hygienischen Probleme. Durch die Einlieferung von Patienten bestehen enge Kontakte zum Klinikpersonal. Geräte werden ausgetauscht, Tragen, Decken und Kissen etc. werden mit Klinikkeimen kontaminiert und anschließend wieder im Rettungsdienst eingesetzt. Durch falsche oder ungenügende Desinfektion und unzureichende hygienische Maßnahmen entstanden sehr widerstandsfähige Hospitalkeime, die lebensbedrohliche Infektionen bei Patienten auslösen können, sog. **nosokomiale Infekte** (Hospitalismus). Das große Problem der nosokomialen Infektion betrifft in diesem Sinne also nicht nur das Krankenhaus selbst, sondern auch Krankentransport und Rettungsdienst. Damit konzentriert sich der weitaus größte Teil der hygienischen Maßnahmen nicht auf die klassischen »Seuchen«, sondern auf alltägliche Keime mit konkreter Bedrohung für in ihrer Abwehr, geschwächte Patienten. Jüngstes Beispiel ist die Entwicklung des MRSA, der als typischer Hospitalkeim (s. unten) schwere Infekte auslösen kann und nur mit Problemen zu therapieren ist.

8.5.1   Persönliche Hygiene des Personals im Rettungsdienst

❯ **Persönliche Hygiene ist Selbstschutz, aber auch Schutz für andere!**

Die **Haut**, v. a. der Hände, rund um die Körperöffnungen und im Haarbereich ist das bedeutsamste Keimreservoir. Unterschiedlichste Keime werden aus der Umgebung aufgenommen und weitergetragen. Alle Körperöffnungen sind sowohl potenzielle Austrittspforten als auch Eintrittspforten für Erreger. Eine umfassende Körperpflege nach hygienischen Gesichtspunkten ist also unerlässlich.

Aus diesem Grunde müssen Wachen Dusch- und Waschmöglichkeiten bereithalten. Das **Duschen** ist vor Dienstbeginn, nach entsprechenden Einsätzen und am Ende des Dienstes, vor Verlassen der Wache eine hygienische Notwendigkeit.

Haare müssen entweder kurz geschnitten oder gebunden getragen werden. Tägliches Duschen (s. oben) ist mit täglichem Haarewaschen zu verbinden. Im Umgang mit besonders gefährdeten Patienten, z. B. Immunsupprimierten, ist eine OP-Haube zu tragen.

Das Tragen von **Schmuck** und Armbanduhren ist in Bereichen mit erhöhtem Risiko nicht zugelassen (TRBA 250, 4.1.2.6).

Dienstkleidung

Zum Thema Dienstbekleidung äußern sich verschiedene Regelwerke: neben den TRBA 250 sind es v. a. die verbindlichen Vorschriften der Berufsgenossenschaften. Der Unternehmer ist verpflichtet, dem Personal Schutzkleidung in ausreichender Stückzahl zur Verfügung zu stellen. Über die Eignung der Schutzkleidung und die ausreichende Anzahl findet sich eine Reihe von Erläuterungen in den Unfallverhütungsvorschriften. Hervorzuheben ist, dass die Schutzkleidung – je nach Risiko – aus einer Dienstkleidung und zusätzlich einer speziellen Schutzkleidung für erhöhtes Infektionsrisiko bestehen muss (◨ Abb. 8.3).

❯ **Die Kleidung ist nach Bedarf (nach jedem Einsatz mit starker Verschmutzung, offensichtlicher Kontamination, starkem Schwitzen) täglich, zumindest aber 2-mal die Woche zu wechseln.**

Tuchuniformen mit Binder, Mütze etc. sind für den Einsatz im Rettungsdienst ungeeignet! Der Unternehmer muss dafür Sorge tragen, dass Privatkleidung und Schutz-

◘ Abb. 8.3. Schutzkleidung bei Patienten der Infektionsstufe 2

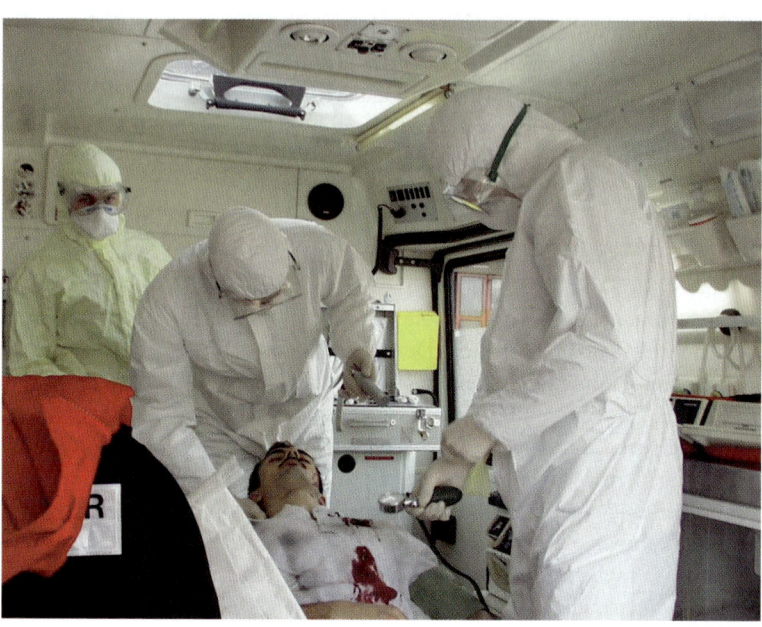

8

kleidung getrennt aufbewahrt werden können und dass benutze Schutzkleidung entsprechend gesammelt und den Vorgaben gemäß gereinigt wird. Wesentlicher Teil der Schutzausrüstung im Rettungsdienst sind Schuhe und Jacke. **Schuhe** sind täglich zu reinigen und ggf. zu desinfizieren. **Jacken** unterliegen den gleichen Vorgaben wie die restliche Dienstbekleidung auch.

Hände

Der wichtigste Keimüberträger ist die Hand des Menschen. Korrekte Handhygiene ist also eine tragende Säule der Schutzmaßnahmen für das Personal und für die Patienten. **Fingernägel** müssen kurz geschnitten sein, um eine Reinigung zu ermöglichen und die Perforationsgefahr von Handschuhen zu verringern.

Im Rettungsdienst trifft das Personal in der Regel auf unbekannte Patienten, z. T. aus einem besonders belastenden Milieu. Daher müssen während des gesamten Einsatzes **Einmalschutzhandschuhe** getragen werden. Das Tragen dieser Handschuhe entbindet nicht von der Notwendigkeit, zuvor und besonders nach Kontakt mit Blut oder Sekreten eine hygienische Händedesinfektion durchzuführen (Einmalhandschuhe sind nicht immer dicht!). Außerdem sind **Verletzungen** oder Entzündungen der Haut mit wasserdichtem Wundschnellverband zu versorgen

Die **hygienische Händedesinfektion** muss häufig und routinemäßig, praktisch automatisch, erfolgen:

- nach Kontakt mit Blut, Sekreten oder Exkrementen;
- vor und nach dem Anlegen oder Wechsel eines Verbandes;
- vor und nach dem Kontakt mit Eintrittsstellen von Kathetern etc.
- vor invasiven Eingriffen (Zugang, Blasenkatheter etc.);
- beim Vorbereiten von Medikamenten;
- vor Kontakt mit abwehrgeschwächten Personen;
- nach Kontakt mit potenziell kontaminierten Personen oder Gegenständen;
- nach jedem Kontakt mit Personen, von denen eine Infektion ausgehen könnte.
- nach Ende eines Einsatzes;
- vor einer Nahrungsaufnahme;
- nach Ende des Dienstes, vor Verlassen der Wache.

> **❯ Verwenden Sie nur zugelassene Händedesinfektionsmittel (Liste RKI oder DGHM/VAH) und beachten Sie, dass auch wenn Sie Handschuhe tragen, eine anschließende Händedesinfektion sinnvoll ist.**

Gerade vor der Assistenz bei sterilen Maßnahmen, wie z. B. der zentralen Venenpunktion, müssen möglichst nach einer schnellen hygienischen Händedesinfektion sterile Einmalhandschuhe benutzt werden.

Ablauf einer hygienische Händedesinfektion

— Spenderbügel mit dem Ellbogen betätigen
— 2–3 Hübe – das entspricht etwa 3 ml Desinfektionsmittel, bis die hohle Hand vollgelaufen ist
— Sofort gut verreiben. Folgende Reihenfolge
   (🔴 Abb. 8.4):
   1. Handfläche auf Handfläche
   2. Handfläche auf Handrücken
   3. mit gespreizten Fingern Hand gegen Hand
   4. mit verschränkten Fingern quasi jeweils Finger-
       beeren an Fingergrundgelenk
   5. Daumen in Faust der anderen Hand
   6. Fingerspitzen auf Handfläche
— Dabei an Fingernägel, Zwischenfingerräume und den
   Bereich um die Handgelenke denken
— Ringe, Armbänder, Uhren sollten ohnehin nicht getragen werden (wären hierbei absolut störend, weil
   unter diesen Gegenständen gezielt desinfiziert werden
   müsste)
— Einwirkzeit 30 s nicht unterschreiten d. h. gut trocknen lassen

— Anschließend kann man die Hände waschen und gut
   abtrocknen; Hautschutz beachten (s. unten)
   Die Vorgehensweise entspricht der regelrechten Anordnung der Spender.

Sollte es zu einer sichtbaren Kontamination mit Ausscheidungen eines Patienten gekommen sein, hier die Reihenfolge der hygienischen Maßnahmen:
1. Tupfer oder Zellstoff mit Desinfektionsmittel tränken.
    Abwischen grober Verunreinigungen.
2. Anschließend Verfahren wie bei normaler Händedes-
    infektion.
3. Danach ggf. Reinigung mit Seife und Wasser.

Größte Fehler sind: erst Hände waschen, dann desinfizieren, bzw. Desinfektionsmittel auf nasse Hände geben und
zu kurze Einwirkzeit bzw. zu kleine Menge. Auch zur Händedesinfektion existieren detaillierte Vorschriften.
   Als allgemeine Empfehlungen für den Hautschutz gelten:
— Schutzhandschuhe
— Handschuhpuder ohne Zugabe von Waschlotion
   sorgfältig von den Händen abwaschen

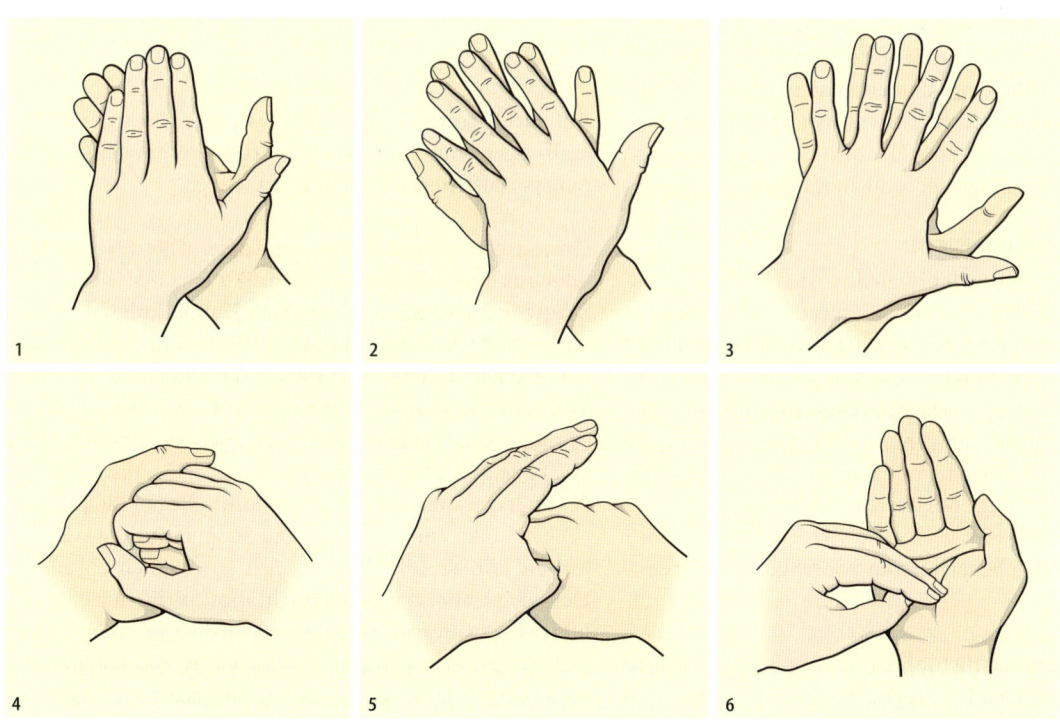

🔴 Abb. 8.4. **Die 6 Schritte der Händedesinfektion**

- Geeignete Handcreme auftragen
- Waschen
- Sorgfältiges Abtrocknen
- Geeignete Hautcreme auftragen
- Bei Hautirritationen: Betriebsarzt aufsuchen (Allergiegefahr durch Latex nicht unterschätzen)
- Hygienische Händedesinfektion mit alkoholischen Einreibepräparaten, weil keine Hautirritationen, Kontaktdermatitiden oder Allergien und ausreichender Rückfettungseffekt

❗ **Unbedingt die Sicherheitshinweis zum Umgang mit Sauerstoff beachten. Eingefettete Hände an O_2-Flasche stellen eine Lebensgefahr dar (Explosionsgefahr)!**

8.5.2　Allgemeine Prophylaxe und Schutzmaßnahmen

Der Erhaltung vitaler Funktionen wird zwar stets Vorrang gegenüber der Ausschaltung von Infektionsgefahren eingeräumt, der Schutz des Patienten vor Infektionen und ein vernünftiger Selbstschutz des Personals lassen sich im organisierten Rettungsdienst trotz dieser Priorität dann fast immer sicherstellen, wenn eine eingespielte Hygieneroutine zu Grunde liegt. Eine derartige Hygieneroutine, die auch in jedem Falle einer akuten vitalen Bedrohung gerecht werden kann, erfordert ein zielgerichtetes und deswegen vorher zu planendes Handeln. Ziel muss es also sein, beiden Bedingungen gerecht zu werden.

Generelle Hygieneregeln

In den »Anforderungen der Hygiene an den Krankentransport und den TRBA 250« ist gefordert, dass »Krankenkraftwagenfahrer und ihre Begleiter« regelmäßig in den Grundlagen der Infektionsprophylaxe geschult und nachgeschult werden müssen. Die Mindestausstattung muss allen Beschäftigten bekannt, ihr Einsatz geläufig sein. Ein vorausschauender Umgang mit Handschuhen ist einzuüben. Die routinemäßige Nachbereitung des Fahrzeugs und des Materials nach Einsätzen und nach Dienstende müssen standardmäßig beherrscht und durchgeführt werden.

Ausrüstung

Folgende **Mindestausrüstung** ist in Krankenkraftwagen/Rettungswagen gemäß Anlage 4.5.3 RKI Richtlinie und der DIN EN 1789 mitzuführen:

- Zellstoff zum schnellen Entfernen von Verunreinigungen und Körperausscheidungen
- Unterlagen, Decken und Kopfkissen, ggf. mit Bezügen
- Brechschalen bzw. Brechbeutel
- Steckbecken und Urinflasche (nicht aus Glas), beide mit Deckel
- Stabile und lagerfähige Einmalhandschuhe (DIN EN 455–1/2)
- Sterile Handschuhe für invasive Eingriffe oder Maßnahmen mit höherem Infektionsrisiko (ZVK, Geburt)
- Schutzbrille, falls mit Verspritzen zu rechnen ist
- Schutzkleidung für Fahrer und Begleitpersonen (Infektionsschutzanzüge)
- Mundschutz und OP-Hauben
- Evtl. sterile Schutzkleidung (z. B. im Notarztwagen)
- Hautdesinfektionsmittel und Schleimhautdesinfektionsmittel
- Händedesinfektionsmittel aus der Liste des RKI bzw. der DGHM/VAH im Spender
- Flächendesinfektionsmittel (Sprühflasche) mit dem Wirkungsbereich A und B (bakterizid und viruzid), das sowohl in der Liste des RKI als auch in der Liste der DGHM/VAH verzeichnet ist
- Geeignete Sammelbehältnisse zur Aufnahme von Abfällen

Auf die Besonderheiten der Ausstattung von Krankenkraftwagen zum Transport von Frühgeborenen und anderen Spezialfahrzeug sei hier hingewiesen.

Einwegschutzhandschuhe aus Latex (DIN EN 455-1/2) oder aus hypoallergenem Nitril. Als eine der wichtigsten Schutzmaßnahmen erweisen sich Handschuhe, die ständig greifbar sein müssen. Sinnvoll ist es immer mehrere Paare in den Taschen aufzubewahren, um einen schnellen Wechsel durchführen zu können. In allen Fällen, in denen es möglich ist, bereits mit übergezogenen Handschuhen am Patienten einzutreffen, hat man u. U. entscheidende Sekunden gewonnen. Die Hemmschwelle bei Blut, Erbrochenem oder anderen Ausscheidung bestimmte Handlungen durchzuführen, lässt sich so deutlich absenken. Dennoch Handschuhe sind nicht 100% dicht, in Fällen mit hoher Exposition müssen sie deshalb öfter gewechselt werden. Sollten Handschuhe zerreißen oder Beschädigungen aufweisen, sind sie so schnell wie möglich zu wechseln. In diesen Fällen – bedingt durch das Abstreifen – ist eine erneute Händedesinfektion angeraten. Bei spezieller Verletzungsgefahr sind feste Schutzhandschuhe zu tragen z. B. bei der Versorgung eingeklemmter Personen.

Grundregeln während des Transports von Patienten der IRG 1 und 2

- Nierenschalen, Steckbecken etc. mit Inhalt müssen während des Transports auslaufsicher verwahrt sein.
- Wunden zügig steril abdecken.
- Beatmung möglichst immer mit Beatmungshilfe (Masken-Beutel-Beatmung) durchführen.
- Kontaminierten Müll sofort geeignet entsorgen. Insbesondere Kanülen oder andere scharfe oder spitze Gegenstände sollen sofort geeignet in Sammelbehälter entsorgt werden.

> **Kein Zurückstecken der Kanüle in die Hülle (Recaping). Großes Verletzungsrisiko!**

- Sterilität beachten – möglichst steriles Arbeiten.
- Korrekte Hautdesinfektion vor invasiven Maßnahmen.
- Urinbeutel nicht über das Blasenniveau lagern!
- Blut, Sekrete, Eiter, Stuhl oder Urin sind sofort mit desinfektionsmittelgetränktem Zellstoff abzudecken und die kontaminierte Flächen sind so bald als möglich zu reinigen und anschließend zu desinfizieren (s. auch Anlage zu Ziffer 6.12 und 7.2 der Richtlinie »Hausreinigung und Flächendesinfektion« bzw. »Durchführung der Desinfektion«).

Bei der Routinewartung von Krankenkraftwagen DIN EN 1789 (Transport von Patienten der Gruppe 1 und 2, s. oben) sind bestimmte Regeln zu beachten:

- Mit Blut, Sekreten, Eiter, Stuhl oder Urin kontaminierte Flächen sind sofort spätestens zu reinigen und nach Einsatzende zu desinfizieren (s. oben).
- Flächen, die durch den Kontakt mit Patienten kontaminiert sein könnten, sind täglich einer Scheuerdesinfektion mit einem Mittel aus der Liste der DGHM/ VAH (▶ Abschn. 2a bzw. 2b) zu unterziehen.
- Zusätzlich ist wöchentlich eine gründliche Gesamtreinigung vorzunehmen.
- Das Inventar ist wöchentlich auf Vollständigkeit zu kontrollieren. Verbrauchte Materialien müssen ersetzt und alle sterilen Artikel, deren Verpackung beschädigt ist, ausgetauscht werden.
- Soweit nicht Einmalartikel verwendet werden, sind alle Instrumente oder Gegenstände (z. B. Masken der

Beatmungsbeutel, Steckbecken und Urinflasche) nach jeder Benutzung zu reinigen und zu desinfizieren.
- Mitgeführtes Wasser muss die Anforderungen der Trinkwasserverordnung erfüllen. Die dafür notwendigen Maßnahmen sind im Hygieneplan festzulegen.
- Der Austausch der Tragen ist zu vermeiden, damit eine regelmäßige technische und hygienische Wartung gesichert ist.
- Bei jedem Krankentransport sind hygienisch einwandfreie Bezüge zu verwenden. Jeder Patient hat das Recht auf frische Wäschebezüge (Hotelstandard).
- Decken, Unterlagen und Kopfkissen sind mindestens wöchentlich desinfizierend zu waschen.
- Kein Ausschütteln von Decken im Fahrzeug oder auf Stationen.
- Kein Kehren, keine trockenen Reinigungsmethoden des Fahrgastzelle.
- Im Rettungsdienst sollen (TRBA 250: 4.2.4) stichsichere Venenverweilkanülen zum Einsatz kommen, um das Verletzungsrisiko zu minimieren.

> **Ist es zu einem Kontakt einer eigenen Verletzung mit fremdem Blut oder zu einer Verletzung mit einem gebrauchten medizinischen Gegenstand gekommen, ist die Wunde mit einem Antiseptikum sofort zu behandeln und ein D-Arzt aufzusuchen, der ggf. weitere Untersuchungen veranlassen wird.**

8.5.3   Hygieneplan

Die »Anforderungen der Hygiene an den Krankentransport« legen konform mit dem IfSG, den TRBA 250 und der BGR 206 fest, dass der Betreiber in Abstimmung mit einem Hygieniker einen Hygieneplan erstellen muss.

Ein guter Hygieneplan legt fest, welche Gegenstände mit welchem Verfahren und welchem Produkt wie und wann desinfiziert werden muss. Außerdem muss jeder Mitarbeiter die Verfahrensweisen für alle hygienischen Abläufe dem Hygieneplan entnehmen können: Wäscheentsorgung, Abfallentsorgung, Fahrzeugreinigung, Komplettdesinfektion etc, in welchen Fälle ist der Desinfektor hinzuzuziehen, wann nicht etc.

Abfallentsorgung

Im Anhang 2 der TRBA sind die relevanten Schlüssel zur Einteilung des bei der Patientenversorgung anfallenden Abfalls nach LAGA-Richtlinien ausgewiesen:

- LAGA Gruppe A: Hausmüllähnliche Abfälle.
- LAGA Gruppe B: Potenziell infektiöse Abfälle, sog. »sharps« (spitze und scharfe Gegenstände) in verletzungssicheren Behältnissen gesammelt und mit Blut, Sekreten oder Exkrementen behaftete Abfälle (Wundverbände, Windeln, Einmalartikel).
- LAGA Gruppe C: Infektiöse Abfälle; Abfälle, die mit meldepflichtigen Erregern behaftet sind.

Regelmäßig im Rettungsdienst anfallende Abfälle der **Gruppe B** werden in Müllsäcken gesammelt. Sie dürfen durch die normale Müllabfuhr entsorgt werden.

Abfall der **Gruppe C**, der besondere Maßnahmen zur Infektionsverhütung bei Lagerung und Beseitigung erfordert, bildet eine Ausnahme. Diese Abfälle sollten ggf. über ein Krankenhaus sachgerecht entsorgt werden.

Besonderer Hinweis

Ein Teil der zuvor beschriebenen Hygieneregeln wird im Rettungsdienst von Rettungsassistenten und Rettungssanitätern, aber auch Notärzten (noch) sehr unzureichend umgesetzt. Die Priorität der schnellen Lebensrettung von Notfallpatienten darf aber nicht als Dauerargument gegen die Beachtung so grundsätzlicher Regeln wie das Tragen von Einmalhandschuhen und regelmäßige situationsangepasste Händedesinfektion überstrapaziert werden.

Die Verantwortung für Erstellung und Beachtung von Hygiene- und Desinfektionsplänen für Fahrzeuge und deren Ausstattung liegt bei den Zuständigen der Hilfsorganisationen und Feuerwehren!

8.5.4   Hygienemaßnahmen beim Transport infektiöser Patienten

Die »Anforderungen der Hygiene an den Krankentransport« unterscheiden bei Patienten mit Infektionskrankheiten 2 Gefährdungsstufen (▶ Abschn. 8.5.1): Während beim Transport von Patienten der Gruppe 2 die gleichen Regeln wie für Patienten der Gruppe 1 gelten, werden Patienten **der Gruppe 3**, bei denen die Diagnose ätiologisch gesichert ist oder der begründete Verdacht besteht, an einer hochkontagiösen oder gefährlichen Infektionskrankheit zu leiden, speziell transportiert (sog. Infektfahrt; ◨ Abb. 8.5).

Patienten der Gruppe 3 sind Personen, die z. B. an folgenden Infektionskrankheiten leiden:

- Cholera
- Diphtherie
- Hämorrhagische Fieber(arten)
- Meningoenzephalomyelitis (bei ungeklärter Ätiologie bzw. durch Enteroviren bedingt)
- Milzbrand (Anthrax)
- Pest
- Akute Poliomyelitis
- Q-Fieber

◨ **Abb. 8.5.** **Schutzkleidung bei Patienten der Infektionsstufe 3**

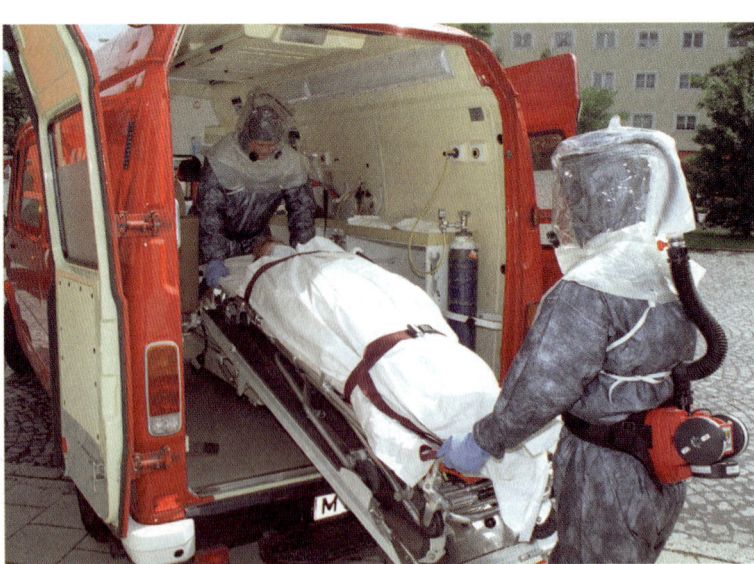

- Tollwut
- Tuberkulose (soweit ansteckungsfähig)
- Typhus
- Windpocken und generalisierter Zoster

Nach dem Transport von Patienten der Gruppe 3 ist der Schutzkittel zu wechseln und der Krankenraum des Krankenkraftwagens einschließlich der Trage und sämtlicher Ausrüstungen einer Schlussdesinfektion mit Mitteln der Liste des RKI zu unterziehen.

> **Das Fahrzeug sollte, soweit es der Transport zulässt, vor Patientenaufnahme entkernt und schwer zugängliche Flächen abgeklebt werden; Ziel: ein leicht zu desinfizierender Innenraum.**

Eine Raumdesinfektion des Krankenkraftwagens durch Verdampfen oder Vernebeln von verdünnter Formaldehydlösung ist bei den hochkontagiösen Infekten erforderlich, z. B. bei hämorrhagischen Fiebern, Lungenmilzbrand, Pest (insbesondere Lungenpest), offener Lungentuberkulose. Sie wird vom speziell ausgebildeten und ausgestatteten Desinfektor durchgeführt.

Soweit eine Infektion mit diesen Erregern bekannt ist, greifen ganz klar festgelegte Routinen der Schutzmaßnahmen vor lebensbedrohenden (importierten) Infektionskrankheiten. Dieses Konzept wird seit 1999 umgesetzt.

Seit 2001 existieren in Deutschland **5 Kompetenzzentren** (München, Berlin, Leipzig, Hamburg und Frankfurt/M.) mit dazugehörigen Behandlungseinheiten und Laboratorien. Das Konzept des RKI enthält folgende Komponenten:

- Erstversorgung z. B. am Flughafen oder in peripherem, dem Wohnort nahen Krankenhaus
- Diagnostik in 2 Labors
- Krankentransport zu einem Kompetenzzentrum
- Versorgung und Isolierung im Kompetenzzentrum

Das Management erfolgt durch die Kompetenzzentren, so auch der Kontakt zu örtlichen Stellen (Gesundheitsamt, Krankenhaus, Rettungsdienst etc.). An den Standorten der Kompetenzzentren wird ein speziell gebautes und ausgestattetes Krankentransportfahrzeug vorgehalten (mit wannenförmig ausgegossenem Boden, schwer zugängliche Flächen sind mit Folie abgedeckt und abgeklebt; nicht benötigte Ausrüstung entfernt), und speziell geschultes Personal steht zur Verfügung. Zudem gibt es

Transportisolatoren mit Abluftfiltern, die einen Patienten hermetisch von der Außenwelt abschließen.

8.6.   Entseuchung

Die hygienisch wichtigsten Maßnahmen im Rettungsdienst zielen alle auf eine Reduktion der Keimzahlen. Im Grunde stehen 3 Verfahren zur Verfügung:

1. Sanitation,
2. Sterilisation,
3. Desinfektion.

Sanitation. Sie umfasst alle Maßnahmen der gezielten Reinigung mit keimhemmenden bzw. tötenden Stoffen. Ihr Ziel ist die Keimreduzierung bzw. die Eingrenzung der Verschleppung und eine Verhinderung der Keimansiedlung mit einfachen Mitteln. Viele Sanitationsmaßnahmen sind für den privaten Haushalt völlig ausreichend. Der Rettungsdienst unterliegt aber doch strengeren Anforderungen. Wesentliche Grundprinzipien können aber für die Desinfektionsverfahren übernommen werden.

Im normalen Schmutz befinden sich viele Kohlenstoffverbindungen, die mit der Desinfektionslösung in Reaktion treten können. Damit wird die Lösung z. T. sinnlos verbraucht. Um dies zu verhindern wird die **Zwei-Eimer-Methode** angewandt: zwei farblich unterschiedliche Eimer, üblicherweise rot und blau. In den blauen Eimer wird reines Wasser eingefüllt und eine Presse montiert, in dem roten die Lösung angemischt. Der Wischvorgang gestaltet sich nun so: Lappen in den roten Eimer eintauchen, mit der Lösung wischen, schmutzigen Lappen jetzt in blauen Eimer eintauchen und in der Presse auswringen. Weitgehend gereinigten Lappen jetzt wieder in die Lösung eintauchen und fortfahren. Bei dieser Technik wird die Lösung so weit möglich rein gehalten.

Sterilisation. Damit ist gemeint: Vernichtung oder Beseitigung aller lebenden Mikroorganismen einschließlich ihrer Dauerformen, wobei damit der Gegenstand noch nicht von Keimresten (pyrogen)frei ist. Diese Reste können Fieber und andere Immunreaktionen auslösen. Die wichtigsten Sterilisationsverfahren sind:

- Dampfsterilisation
- Heißluftsterilisation
- Gassterilisation und
- Sterilisation mit ionisierender Strahlung

Üblicherweise arbeitet der Rettungsdienst im Rahmen der wenigen zu sterilisierenden Dinge mit einem Krankenhaus zusammen. Die meisten Verbrauchsmaterialien sind heute sterile Einmalprodukte.

Desinfektion. Gemeint ist die Abtötung, Wachstumshemmung oder weitgehende Reduzierung von Erregern übertragbarer Krankheiten, sodass Gegenstände in einen Zustand kommen, in dem sie nicht mehr infizieren können. Sie ist physikalisch oder chemisch möglich:

- Physikalische Einwirkungen:
  - Heißluft, Bügeln, Pasteurisieren, Kochen, Dampf,
  - UV-Strahlen.
- Chemische Substanzen:
  - Säuren,
  - Laugen,
  - Oxidationsmittel,
  - Chlorverbindungen,
  - Phenole,
  - Aldehyde (Formaldehyd),
  - Alkohole.

Der wesentliche Unterschied der 3 Entseuchungsverfahren ist der unterschiedliche Wirkungsgrad der Abtötung, bzw. Reduktion der Keime. Die Dauerformen von sporenbildenden Bakterien können im Prinzip nur mit Sterilisationsverfahren sicher abgetötet werden. Im Rahmen der Desinfektion gibt es auch hinsichtlich der Erreger einige Unterschiede im Wirkungsgrad. So stellen Mykobaterien (Tbc) mit ihrer säurefesten Kapsel ein Problem für einige Desinfektionsmittel dar. Welches Mittel bzw. Verfahren für die jeweilige Erkrankung bzw. für die Prophylaxe geeignet ist, muss man einer der beiden Listen (RKI oder DGHM/VAH) oder konkret dem Hygieneplan entnehmen.

Unabhängig davon welchem Wirkstoff oder welchem Desinfektionsmittel der Vorzug gegeben wird, gibt es Grundregeln im Umgang mit der Desinfektion:

1. Dem Hygieneplan entnehmen:
   a. Ist dieses Mittel für das Desinfektionsgut geeignet?
   b. Ist dieses Mittel für diese Desinfektion geeignet?
   c. Wie ist die Konzentration und Einwirkzeit?
2. Konzentration nach Hygieneplan möglichst genau mischen (▶ Kap. 9, »Mathematische Grundlagen«).
3. Säurefeste Handschuhe tragen.
4. Vorsicht: Ätzende Wirkung für die Augen.
5. Lösungen werden mit kaltem Leitungswasser angesetzt, um Abdampfen zu vermeiden.

6. Direktes Einatmen vermeiden.
7. Desinfektionsgut ggf. mit Desinfektionsmittel getränkten Zellstoff vorreinigen, dann einlegen.
8. Desinfektionsgut muss vollständig bedeckt sein.
9. Einwirkzeit beachten (s. Hygieneplan).
10. Herausnehmen und trocknen lassen (s. Hygieneplan),
11. ggf. kurz von Rückständen reinigen (s. Hygieneplan).
12. Eintrag in das Desinfektionsbuch (Dokumentation, s. Hygieneplan)

❗ **Manche Desinfektionsmittel sind gebrauchsfertige Lösungen und dürfen nicht gemischt werden. Desinfektionsmittel nie mit Haushaltsreinigen mischen. Es verliert u. U. seine Wirkung und es können giftige Dämpfe entstehen.**

8.7 Wichtige Infektionserkrankungen im Rettungsdienst

Wundinfektionen ▶ Kap. 16.1.3.

8.7.1 Aids

Der Erreger der Krankheit Aids heißt HIV (»human immunodeficiency virus«). Dieses Virus löst eine Unterdrückung der zellvermittelten (über T-Helferzellen) Immunität aus, wodurch es zu einer Vielzahl von opportunistischen Infektionen kommt. HIV wird im Wesentlichen durch Sexualkontakt und Blut (offene Wunden) übertragen. Das Virus wurde außer im Blut, der Samenflüssigkeit, dem Scheidensekret und dem Liquor auch in sehr geringen Mengen im Speichel, in der Tränenflüssigkeit, im Urin sowie im Stuhl nachgewiesen; eine Übertragung durch Speichel, Tränenflüssigkeit, Stuhl und Urin bisher jedoch nicht. Nach gegenwärtiger Erkenntnis gibt es auch keine Übertragung durch Tröpfcheninfektion, Wasser, Nahrungsmittel oder normale soziale Kontakte mit HIV-Positiven oder Aids-Kranken. Die Übertragung des Virus von HIV-positiven Müttern auf ihr Kind ist vor und während der Geburt oder durch Stillen möglich.

Die Erstinfektion verläuft entweder unbemerkt oder in Form eines erkältungsähnlichen Syndroms ab. Nach einer unterschiedlich langen Inkubationszeit (bis >10 Jahre), über die der Infizierte selbst wiederum andere infizieren kann, kommt der Erkrankte ins Aids-Stadium. Es ist gekennzeichnet durch die zunehmende Anzahl verschiedener Krankheiten (Superinfektionen), die das geschwächte Immunsystem nicht mehr abwehren bzw. kontrollieren kann. Typisch sind: Kaposi-Sarkom, Herpes-Infektionen, Pneumonien einschließlich der Tbc, Pilzinfektionen mit Candida albicans oder Pneumocystis carinii und Enzephalitis.

Handelsübliche Desinfektionsmittel, die gegen Hepatitis-B-Virus wirksam sind, zerstören schnell das HI-Virus. Zur Händedesinfektion sind alkoholhaltige Desinfektionsmittel (Konzentration: 70–80 Vol.-%) gut geeignet. HIV wird ebenfalls durch Erhitzen (über 10 min bei 60°C) zerstört.

8.7.2 Virushepatitiden

Virushepatitis B (und D)
Allgemeine Informationen

Auslöser dieser Leberentzündung ist das Hepadnavirus **HBV**. Dieses behüllte Virus hat nahezu die gleichen Übertragungswege wie HIV, ist aber nachweislich um ein Vielfaches virulenter. So reicht definitiv die Blutmenge einer Kanülenspitze aus, um sich anzustecken. Die Inkubationszeit beträgt 4–12 Wochen, gefolgt von einer akuten Infektionsphase von etwa 2–12 Wochen, in der meist der typische Ikterus auftritt. Die auftretenden Leberzellschäden beruhen nicht primär auf die Zellschädigung durch HBV, sondern auf der körpereigenen Immunreaktion. HBV verändert die Oberflächenmerkmale der infizierten Zellen, worauf der Körper abwehrend reagiert. Bei bis zu 1% der Erkrankten kommt es deshalb zu einer tödlich verlaufenden Hepatitis, bei 5–10% zu einem chronischen Verlauf, mit dem möglichen Endstadium einer Leberzirrhose oder eines Leberkarzinoms.

Vor rund 25 Jahren wurde das **HDV** entdeckt. Bei diesem Virus handelt sich um einen Erreger, der nur in Verbindung mit einer HBV-Infektion auftreten kann. Die Häufigkeit ist regional sehr unterschiedlich, der Krankheitsverlauf ungünstig.

Impfungen

Passive Schutzimpfung. Wenn sich ungeimpftes Personal oder Hilfspersonal beim Umgang mit Blut verletzt, das möglicherweise von einem Kranken mit Hepatitis B stammt, ist es wünschenswert – jedoch in der Regel nicht möglich –, eine serologische Schnellanalyse des Patienten-

blutes und eine Blutprobe des »Empfängers« durchzuführen.

Sofern die Serumprobe beim »Spender« den Verdacht auf Hepatitis B bestätigt und keine Zeichen für eine bereits bestehende Immunität des »Empfängers« nachgewiesen werden können, ist möglichst innerhalb von 6 h Anti-B-Hyperimmunglobulin zu injizieren.

Dies gilt ebenso bei begründetem Verdacht, wenn das Ergebnis von Serumproben nicht abgewartet werden kann. Eine Schutzwirkung ist nur zu erwarten, wenn die Injektion innerhalb von 24 h nach der vermuteten Infektion erfolgt. Die **Kosten** sind vom Arbeitgeber zu übernehmen. **Nebenwirkungen:** treten nur selten in Form von Druckschmerz im Injektionsgebiet, Temperaturerhöhung, sehr selten allergische Reaktionen auf. **Nachteil** ist der besonders hohe Preis der Anti-B-Hyperimmunglobuline.

Aktivimpfung gegen Hepatitis B. Bei den Impfstoffen handelt es sich um ein Hepatitis-B-Antigen (Oberflächenantigen), das heute gentechnisch gewonnen wird. Die nichtinfektiösen injizierten Antigene regen den Körper an, selbst Antikörper zu bilden: »Aktivimpfung«.

> Die Hepatitis B-Impfung wird Mitarbeitern im Bereich Rettungsdienst angeraten.

Vorbedingungen: Es ist sinnvoll, durch Serumproben der für die Impfung in Frage kommenden Personen eine überstandene Hepatitis B oder eine chronische Hepatitis B auszuschließen, da in diesen Fällen die Impfung nutzlos ist. Je nach Hersteller des Impfstoffes sind 3–4 Impfungen im Abstand von einem und mehreren Monaten erforderlich. Nach bisherigen Erkenntnissen dauert der Impfschutzes 4–5 Jahre an. **Nebenwirkungen:** selten Brennen oder Rötung im Bereich der Impfstelle, sehr selten leichtes Fieber. **Kosten:** sind vom Arbeitgeber zu tragen.

Virushepatitis C (und G)

Dieser Auslöser einer Leberentzündung, das Hepacivirus (**HCV**; früher Non-A-Non-B genannt) wurde erst 1988 entdeckt. Die Infektion ähnelt in vielem der Hepatitis B, allerdings mit weitaus höherer Neigung zu chronischen und schwerwiegenden Verläufen (70% chronisch, innerhalb von 20 Jahren Leberzirrhose und in weiteren 10 Jahren Leberkarzinom). Sexualkontakt scheint hier kein Risiko zu sein, bei einem wesentlichen Anteil ist der Übertragungsweg noch nicht klar. Derzeit sind etwa 50% der akuten Hepatitiden HCV-Infektionen. Eine Prophylaxe existiert nicht.

Mittlerweile wurde das Hepatitis-G-Virus (HGV) v. a. bei i.v.-Drogenabhängigen entdeckt. Bisher sind Übertragungswege und Infektiösität noch weitgehend unklar.

Virushepatitis A (und E)
Allgemeine Informationen
Auslöser dieser Leberentzündung ist eine Magen-Darm-Infektion. Nach einer kurzen virämischen Phase erreicht der Erreger sein Zielorgan, die Leber. Das **HAV** wird über Lebensmittel und Wasser bzw. über Schmutz- und Schmierinfektionen übertragen. Der Krankheitsverlauf ist der Hepatitis B sehr ähnlich, fast immer aber gutartig. In Mitteleuropa ist es eine klassische Reisekrankheit, die zu kleinen Ausbrüchen in Familien oder Schulen führt.

Wie die Hepatitis A ist auch die Hepatitis E primär eine fäkal-oral übertragene Margen-Darm-Entzündung. Ihr Verlauf ist ebenfalls meist gutartig – außer in der Frühschwangerschaft. Bekannt sind mehrere Varianten in Asien, Mittelamerika und Teilen Afrikas, die immer wieder zu großen Ausbrüchen führen. Bei uns tritt **HEV** nur als Reisekrankheit auf. Eine Prophylaxe existiert nicht.

Impfung
Es existiert eine aktive Immunisierung gegen HAV.

8.7.3   Tuberkulose

Allgemeine Informationen
Die Tuberkulose mit ihrem Erreger Mykobakterium tuberculosis ist eine der meist erforschten Infektionen überhaupt. Dieses schlanke ca. 4 µm lange Stäbchen besitzt eine säurefeste Kapsel. Dies ist bei der Desinfektion zu beachten.

Im Krankheitsbild muss zwischen der Primär- und der Sekundärtuberkulose unterschieden werden: Die Symptome der Tuberkulose beruhen auf der Reaktion der zellulären Immunabwehr. Der Erreger gelangt fast immer als Tröpfcheninfektion in die Lunge und wird dort durch Makrophagen (Abwehrzellen) eingeschlossen. In diesen Zellen vermehrt er sich mittels eines chemischen Tricks. Es entsteht nach ca. 2 Wochen ein Entzündungsherd als Primäraffekt von dem aus der Erreger zu den Lymphknoten gelangt. Von da an besteht ein Wettlauf zwischen Immunabwehr und Erreger. In 90% der Fälle gewinnt der Körper:

die Herde vernarben und verkalken. Klinisch bleibt die Infektion stumm.

Bei etwa 10% geht die Primärtuberkulose nach Monaten bis Jahren in eine Organtuberkulose über. Der Erreger führt zu einer Nekrose des Gewebes mit Bildung von Kavernen und möglicher Streuung in alle anderen Organe. Der Mensch weist eine relativ hohe genetische Resistenz auf, daneben erwirbt der Körper eine inkomplette Immunität nach Erstinfektion. In Deutschland spielt die Tuberkulose bis auf Erkrankungen in sozialen Randgruppen zahlenmäßig keine große Rolle, weltweit nimmt die Zahl wieder zu (ca. 15 Mio. Neuerkrankungen/Jahr).

Impfung
Eine aktive Schutzimpfung, die das Tuberkuloserisiko auf etwa 50% reduziert, ist möglich.

8.7.4   **Meningitis durch Meningokokken**

Allgemeine Informationen
Meningitis bedeutet Entzündung im Bereich der Hirnhäute. Welcher Erreger diese Entzündung hervorruft, ist damit noch nicht gesagt, grundsätzlich wäre jeder dazu in der Lage, einige manifestieren sich allerdings ganz besonders häufig. Die sog. epidemische Meningitis wird durch Kokken der Art Neisseria meningitidis (Meningokokken) ausgelöst. Die Meningokokken, etwa 1 µm im Durchmesser groß mit bohnenkernartige Form, treten in insgesamt 12 Serogruppen mit unterschiedlicher Oberfläche auf. Für die Epidemien sind v. a. A- und B-Stämme verantwortlich. Sie kommen bei 5–10% der Bevölkerung als Parasiten des Nasopharynx vor (bei medizinischem Personal häufiger).

Bei schwacher Abwehrlage des Menschen können die Meningokokken über die Schleimhaut eindringen und über die Blutbahn ausschwärmen. Hauptzielorgan sind die Hirnhäute. Es kann aber auch zu einer akut lebensbedrohlichen Sepsis (Waterhouse-Friderichsen-Syndrom) kommen. Der Krankheitsbeginn nach kurzer Inkubationszeit von 2–3 Tagen ist durch starke Kopfschmerzen, Überempfindlichkeit, Fieber, Genickstarre und schwerem Krankheitsgefühl charakterisiert. Der Mensch ist das einzige Erregerreservoir, und Tröpfcheninfektion ist der klassische Übertragungsweg. Die Meningokokkenmeningitis ist eine seltene aber gefährliche Erkrankung (unbehandelt mit einer Letalität von 85%).

Impfungen

Impfstoff für die Serotypen A, C und Y ist vorhanden.

8.7.5 MRSA

Allgemeine Informationen

Hinter der Abkürzung MRSA verbirgt sich ein gegen Methicillin resistenter Staphylococcus aureus (Staph. aureus). Das bedeutet, dass eine Kokkenart, die sich haufenförmig (»staphylo…«) vermehrt und golden (»aureus«) schimmert, über die Jahre hinweg eine Resistenz gegenüber den gängigen Antibiotika (Methicillin = MRSA, Oxacillin = ORSA) entwickelt hat.

> **Deshalb stellen die MRSA eine große Herausforderung an die Medizin und speziell an die Hygiene dar.**

Staph. aureus ist ein extrem widerstandsfähiger, überall vorkommender Keim, der als typischer Hospitalkeim (nosokomiale Infektionen) gilt. Er ist für viele lokale eitrige Infekte verantwortlich: z. B. Furunkel, Karbunkel, Impetigo, Wundinfekt, Sinusitis, Otitis media, Mastitis, Pneumonien und Sepsis. Außerdem können von ihm abgegebene Toxine eine schwere Lebensmittelintoxikation hervorrufen.

Impfung

Ein Impfstoff ist nicht vorhanden.

Das RKI hat 1998 »Empfehlungen zum Vorgehen bei der Verlegung von Patienten mit MRSA« veröffentlicht; Auszüge:

- Transporte von Patienten mit MRSA sollten auf Erkrankungsfälle mit strenger Indikation beschränkt werden.
- Wundinfektionen oder Läsionen sind dicht abzudecken.
- Patienten mit nasopharyngealer Besiedlung sollten einen Mund-Nasen-Schutz tragen.
- Transportpersonal sollte bei engem Kontakt einen frischen Schutzkittel anlegen und nach Kontakt mit Patienten die Hände desinfizieren. Die verwendeten Schutzkittel sind nach diesem Transport bzw. Kontakt zu Patienten sachgerecht zu entsorgen.
- Ein Kontakt des MRSA-Patienten zu anderen Patienten ist zu vermeiden.

- Unmittelbar nach dem Transport sind alle Kontaktflächen des Transportgerätes bzw. Transportfahrzeuges zu desinfizieren.
- Zusätzlich wurden auf regionaler- bzw. Länderebene Routinen entwickelt und umgesetzt, die praktikable Verfahrensweisen für die tägliche Praxis bereithalten (◘ Abb. 8.6).

8.7.6 Neue Herausforderungen: Schweres akutes respiratorisches Syndrom (SARS) und Vogelgrippe

Gerade die letzten Jahre haben gezeigt, dass die moderne Medizin bei Entwicklung, Ausbreitung und Behandlung von Seuchen immer wieder neuen Herausforderungen gegenübersteht. Gerade dicht bevölkerte Wohnräume und der nahe Kontakt zwischen Menschen und Tieren in bestimmten Gebieten der Erde schaffen neuen Boden für Abwandlungen von Erregern, die bisher keine Bedeutung für den Menschen hatten. Mit dem immer weiter zunehmenden Fernreiseverkehr sind auch Rettungsdienst- und Krankentransportpersonal unter bestimmten Umständen einem erhöhten Risiko ausgesetzt. SARS zeigte sehr eindrucksvoll, wie ein neuer Erreger gerade das medizinische Personal in besonderem Maß betreffen kann:

SARS wird durch ein Coronavirus (SARS-CoV) verursacht und zeigte 2003 eine auffällig hohe Verbreitung unter medizinischem Personal. Dabei beeindruckt die relativ hohe Letalitätsrate von durchschnittlich 11% (altersabhängig). Als besonders kritisch gelten folgende Kontakte:

- Direkter Kontakt mit Sekreten,
- Intimkontakt,
- Lebensgemeinschaft im selben Haushalt,
- Aufenthalt im selben geschlossenen Raum mit einem Abstand von 2 m oder weniger,
- pflegerische Tätigkeit oder körperliche Untersuchung.

Ähnliche Probleme sind für einen möglichen Ausbruch einer Vogelgrippepandemie zu befürchten.

Beim Transport solcher (Verdachts)patienten geht es im Rettungsdienst – wie in der Klinik – zum einen um eine gezielte Behandlung der »Primärpatienten«, zum anderen müssen aber möglichst gezielte Maßnahmen zur Vermeidung eines Übergreifens der Infektion auf die Mitarbeiter des Rettungsdienstes, des Krankenhauses, andere Patienten und die Bevölkerung eingeleitet werden.

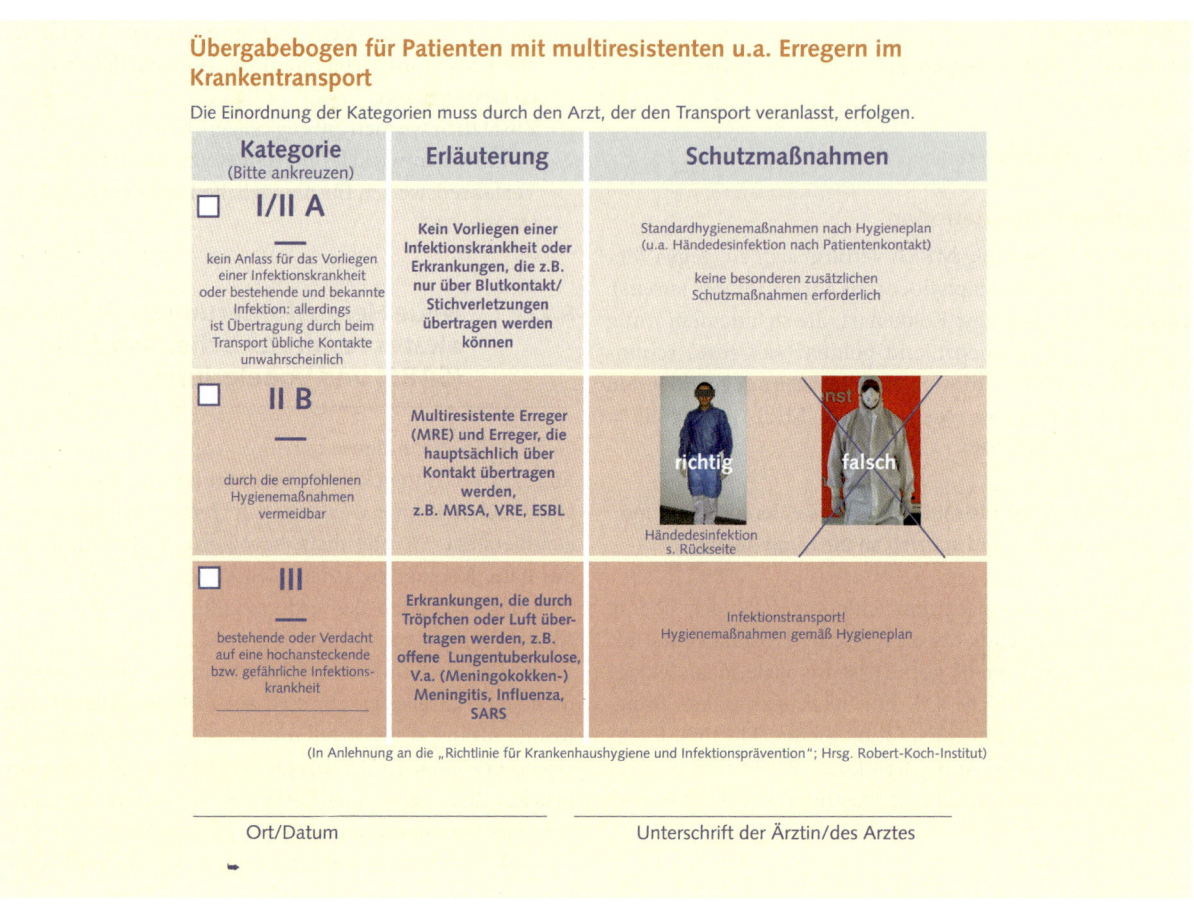

Übergabebogen für Patienten mit multiresistenten u.a. Erregern im Krankentransport

Die Einordnung der Kategorien muss durch den Arzt, der den Transport veranlasst, erfolgen.

Kategorie (Bitte ankreuzen)	Erläuterung	Schutzmaßnahmen
☐ **I/II A** — kein Anlass für das Vorliegen einer Infektionskrankheit oder bestehende und bekannte Infektion: allerdings ist Übertragung durch beim Transport übliche Kontakte unwahrscheinlich	**Kein Vorliegen einer Infektionskrankheit oder Erkrankungen, die z.B. nur über Blutkontakt/Stichverletzungen übertragen werden können**	Standardhygienemaßnahmen nach Hygieneplan (u.a. Händedesinfektion nach Patientenkontakt) keine besonderen zusätzlichen Schutzmaßnahmen erforderlich
☐ **II B** — durch die empfohlenen Hygienemaßnahmen vermeidbar	**Multiresistente Erreger (MRE) und Erreger, die hauptsächlich über Kontakt übertragen werden, z.B. MRSA, VRE, ESBL**	richtig / falsch Händedesinfektion s. Rückseite
☐ **III** — bestehende oder Verdacht auf eine hochansteckende bzw. gefährliche Infektionskrankheit	**Erkrankungen, die durch Tröpfchen oder Luft übertragen werden, z.B. offene Lungentuberkulose, V.a. (Meningokokken-) Meningitis, Influenza, SARS**	Infektionstransport! Hygienemaßnahmen gemäß Hygieneplan

(In Anlehnung an die „Richtlinie für Krankenhaushygiene und Infektionsprävention"; Hrsg. Robert-Koch-Institut)

Ort/Datum

Unterschrift der Ärztin/des Arztes

☐ Abb. 8.6. **Übergabebogen für Patienten (Quelle: lögd in Kooperation mit EUREGIO MRSA-net Twente Münsterland., 2007)**

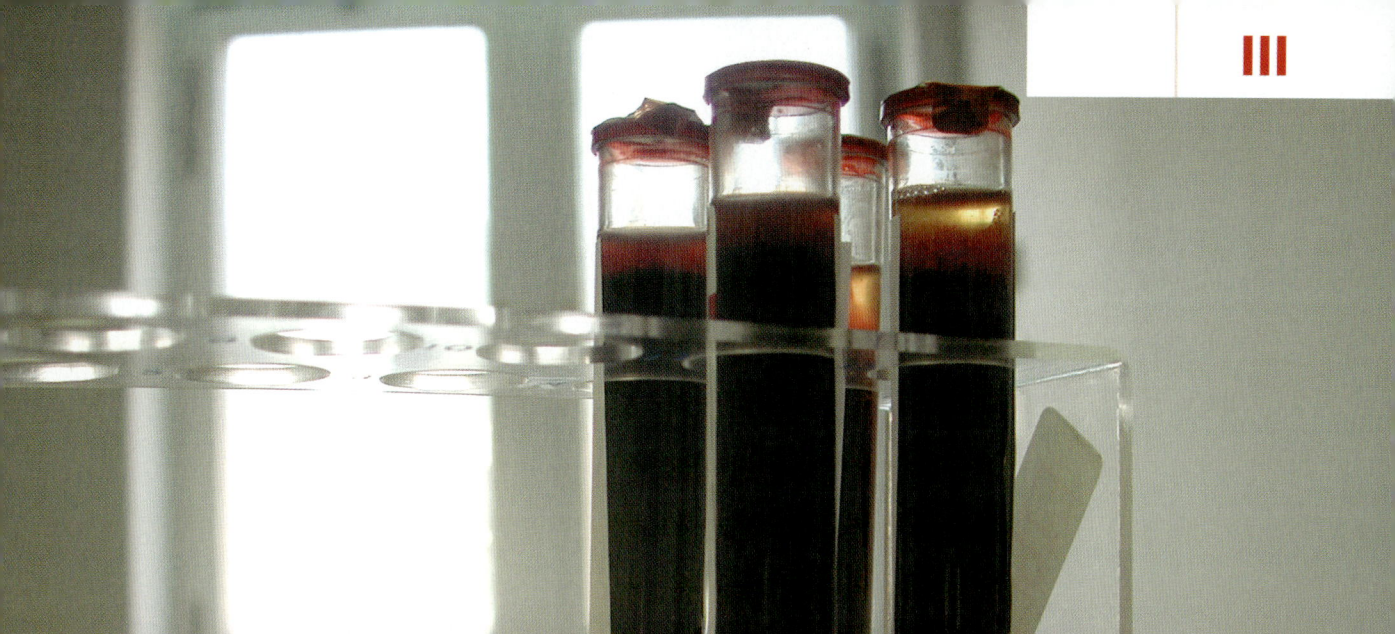

III

Naturwissenschaftliche Grundlagen

Einführung in Physik, Chemie und Fachmathematik

Zumindest Rettungs**assistenten** müssen sich im Rahmen ihrer Ausbildung auch mit naturwissenschaftlichen Grundlagen befassen. Sie sollen mit diesen Grundlagen physiologische sowie pathophysiologische Vorgänge im menschlichen Organismus, Gegebenheiten ihres Alltags und medizinische Verfahren, denen physikalische und chemische Gesetzmäßigkeiten zugrunde liegen, besser verstehen.
Rettungs**sanitäter** sollten sich in Abhängigkeit von Vorkenntnissen und ihrer Interessenlage ebenfalls in diese Materie vertiefen.

Lernziele

Rettungsassistent und Rettungssanitäter sollen
- den Begriff physikalische Größe erklären,
- Kraft im Sinne der Physik beschreiben,
- Kräfte, die zwischen Teilchen wirken, erklären,
- den Inhalt des Energieerhaltungssatzes nennen,
- die Ausbreitung von Wärmeenergie beschreiben,
- die Aggregatszustände und deren Veränderung unter Wärme benennen,
- Diffusion und Osmose erklären,
- die Grundsätze zur Elektrizität beschreiben,

- pH-Wert erklären,
- im Rettungsdienst notfallmedizinisch relevante Berechnungen erstellen können.

Darüber hinaus soll der Rettungsassistent
- den Aufbau von Atomen schematisch erläutern,
- das Periodensystem erklären,
- den Begriff »Isotop« erläutern,
- Ionen und Moleküle beschreiben,
- Verhalten von Säuren und Basen erklären,
- Alkane erläutern,
- Alkohol im chemischen Sinne erklären,
- Aufbau von Aminosäuren, Lipiden und Kohlenhydraten in Grundzügen erläutern,
- die wichtigsten Grundlagen zum Luftdruck und zu Partialdrücken nennen,
- den physikalischen Vorgang des Hörens und Sehens beschreiben,
- die physikalischen Grundlagen der Radioaktivität beschreiben,
- Potenzen berechnen können.

9.1   Einführung in die Physik

Physik ist die Lehre von Naturvorgängen im Bereich der unbelebten Materie, die allgemein gültigen Gesetzen unterliegen. Die durch Messung, mathematische Beschreibung und Experimentieren abgeleiteten Naturgesetze gelten selbstverständlich auch für alles organische Leben: Herz, Lunge, Verdauungstrakt, Augen, Ohr und Nervensystem. Letztlich arbeitet der gesamte Organismus im Rahmen der gleichen Gesetzmäßigkeiten.

9.1.1   Grundbegriffe

Physikalische Größen

Jede physikalische Größe ist durch ein spezielles Messverfahren definiert und besitzt eine eigene Maßeinheit.
    Das **Messergebnis** ist das mathematische Produkt aus einer Zahl und der jeweiligen Maßeinheit.

❯ **Physikalische Größe = Zahl×Einheit.**

Beispielsweise bedeutet die Längenangabe 5 m exakt: 5×1 m.

Grundgrößen und -einheiten des »Système International d'Unités« (SI-System)

Das international von den meisten Staaten akzeptierte Maßsystem definiert 7 Grundgrößen: Länge, Zeit, Masse, elektrische Stromstärke, Temperatur, Stoffmenge und Lichtstärke.

SI-System
- Länge: Einheit Meter [m]
- Zeit: Einheit Sekunde [s]
- Masse: Einheit Kilogramm [kg]
- Elektrische Stromstärke: Einheit Ampere [A]
- Temperatur: Einheit Kelvin [K]
- Stoffmenge: Einheit Mol [mol]
- Lichtstärke: Einheit Candela [cd]

Abgeleitete Größen

Alle anderen physikalischen Größen nennt man von SI-Einheiten abgeleitete Größen. Beispiele:

- **Fläche** definiert man als Länge², die zugrunde gelegte SI-Einheit ist m²;
- **Volumen** definiert man als Länge³, die zugrunde gelegte SI-Einheit ist m³.

9.1.2 Mechanik

Die Mechanik handelt von den Bewegungen der Körper und den Kräften, die sie auslösen.

In der Umgangssprache versteht man unter dem Begriff Körper feste, greifbare Dinge und wie in der Medizin den Leib des Menschen. Aus physikalischer Sicht zählen neben festen Gegenständen auch Flüssigkeiten und Gase zu den Körpern, da sie einen Raum einnehmen.

Die Physik unterscheidet feste, flüssige und gasförmige Körper.

Gestalt

Flüssige und gasförmige Körper (Fluide) besitzen als gemeinsame Eigenschaften eine **veränderliche Gestalt**, feste Körper haben eine **vorgegebene Gestalt**.

Volumen

Gasförmige Körper haben ein Volumen, das im Gegensatz zu dem fester und flüssiger Körper leicht verändert werden kann.

> Die Volumeneinheit ist der Kubikmeter (m³).

1 m³ ist das Volumen eines Würfels mit 1 m Kantenlänge.

Kräfte

Kräfte können die **Form** und **Bewegung** eines Körpers ändern.

Jede Änderung der Form oder des Bewegungszustandes eines Körpers wird durch eine Kraft verursacht (◘ Abb. 9.1).

> Die Einheit der Kraft ist Newton (N), von SI-Einheiten abgeleitet (s. unter »Masse«).

Kräfte können mit Federn gemessen werden. Jede Verlängerung einer bestimmten Feder ist proportional zur angreifenden Kraft (Hooke-Gesetz). Die Wirkung einer Kraft

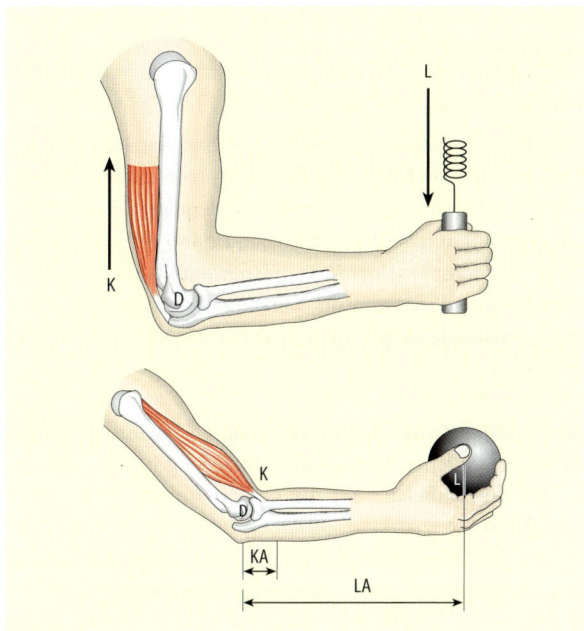

◘ Abb. 9.1. **Kraft und Last am Hebelmodell**

hängt von ihrem **Angriffspunkt** und von ihrer Richtung (Vektor) ab.

> Diese Gesetzmäßigkeit spielt z. B. im Rahmen der Herzdruckmassage eine erhebliche Rolle. Nur durch die von außen wirkende Kraft (Kompression) kann der Thorax verformt und das Herz dadurch zusammengepresst werden. Da Kraft eine vektorielle Größe ist, also von ihrer Richtung in der Wirkung abhängt, wird deutlich, dass eine schräge Druckrichtung bei der Thoraxkompression eine wesentlich andere, ungünstigere Kraftwirkung auf das Herz und die damit verbundene Auswurfleistung haben muss.

Masse

Jeder Körper besitzt eine auch unter unterschiedlichsten Umgebungsbedingungen **unveränderliche** Eigenschaft, die man in der Physik als Masse bezeichnet.

> Die Einheit der Masse ist Kilogramm (kg).

Beim Versuch, den Bewegungszustand eines Körpers zu verändern, lässt sich ein Beharren im jeweiligen Zustand feststellen. Diese Eigenschaft von Körpern nennt man

Trägheit. Je mehr Masse ein Körper hat, umso träger ist er, und umgekehrt.

Hinweis Alltag

Ein Fahrzeuginsasse ist physikalisch gesehen ein Körper mit einer bestimmten Masse und einer entsprechenden Trägheit. Wird ein Fahrzeug extrem schnell beschleunigt, z. B. negativ beschleunigt durch eine Vollbremsung, dann verharrt der Körper zunächst in seiner Ausgangsbewegung. Tatsächlich schleudert eine Vollbremsung den Körper nach vorn, und eine gleichgroße Gegenkraft drückt ihn anschließend zurück in den Sitz.

Eine Kraft hat den Betrag 1 Newton (N), wenn sie einen leicht beweglichen Körper der Masse 1 kg in der Zeit von 1 s aus der Ruhelage auf die Geschwindigkeit 1 m/s beschleunigt.

Masse, Volumen und Material eines Körpers stehen in einem Zusammenhang. Man spricht von Dichte.

Dichte

Die Dichte wird durch den Quotienten aus Masse und Volumen beschrieben:

$$\text{Dichte} = \frac{\text{Masse}}{\text{Volumen}}$$

❯ Die Einheit der Dichte ist $1\,\frac{kg}{m^3}$

Unser Blut hat z. B. eine völlig andere Dichte als Wasser.

Aufbau der Körper und Aggregatzustände

Atome sind die kleinsten Bausteine eines Elements.

Moleküle sind die kleinsten Bausteine einer chemischen Verbindung. Moleküle bestehen aus mindestens 2 Atomen.

Atome und Moleküle werden für bestimmte physikalische Darstellungen als **Teilchen** zusammengefasst. Die Teilchen fester Körper sind ortsfest angeordnet, in Körpern mit Kristallaufbau sogar regelmäßig, schwingen aber um eine Ruhelage. In Flüssigkeiten können die Teilchen leicht ihren Platz innerhalb des Körpers wechseln, in Gasen dagegen sind die Teilchen völlig frei beweglich und ohne Zusammenhalt untereinander. In Flüssigkeiten und Gasen befinden sich die Teilchen in einer ständigen Bewegung, wobei sie ihren Ort wechseln (Brown-Molekularbewegung).

Kräfte zwischen den Teilchen eines Körpers – Kohäsionskräfte

Kohäsionskräfte bewirken den Zusammenhalt eines festen Körpers. Sie besitzen nur eine sehr geringe Reichweite. Die Kohäsionskräfte wirken in Flüssigkeiten schwächer als in festen Körpern des gleichen Stoffes. Sie bewirken zwar noch ein festes Volumen der Flüssigkeiten, lassen den Teilchen aber eine gewisse Beweglichkeit. An Flüssigkeitsoberflächen verursachen Kohäsionskräfte zwischen den Teilchen die Oberflächenspannung. Zwischen den Teilchen eines Gases sind keine Kohäsionskräfte feststellbar.

Hinweis Alltag

Bestes Beispiel aus unserer alltäglichen Welt sind die Wassertropfen. Wasser hat aufgrund seiner relativ großen Kohäsionskräfte die ständige Bestrebung Tropfen zu bilden. Diese bestehenden Kohäsionskräfte des Wassers führen zu einer erhöhten permanenten Wandspannung der Alveolen. Dagegen setzt der Körper ein wasserabweisendes Lipoprotein (Surfactant) ein, mit dessen Hilfe er die Oberflächenspannung reduziert.

Kräfte zwischen den Teilchen verschiedener Körper – Adhäsion

Adhäsionskräfte sind Kräfte zwischen den Teilchen verschiedener Körper. Sie wirken zwischen den Teilchen der Oberflächen und treten nur bei enger Berührung auf. Durch die Wirkung der Adhäsion haften Körper aneinander, besonders gut flüssige Körper an festen.

Hier lässt sich dieses Beispiel fortsetzen: Jedes vom Wasser mitgeführte Kalkteilchen besitzt die Kraft, sich an Oberflächen abzulagern. Die Haftung des Kalks an scheinbar glatten Oberflächen ist ebenfalls eine alltäglich zu beobachtende Tatsache.

Kapillarwirkung

Wasser steigt in unterschiedlich engen in Verbindung stehenden Röhrchen in den engsten sog. Haarröhrchen oder Kapillaren am weitesten hoch. Die Kapillarwirkung ist umso größer, je besser die Flüssigkeit das Kapillarmaterial benetzt.

Laminare Strömung

Aus dem Zusammenspiel von Kohäsionskräften einerseits und Adhäsionskräften zum anderen ergibt sich für die Flüssigkeit Blut in den Gefäßen eine bestimmte Strömungsform, die als laminar bezeichnet wird. Laminar bezieht sich auf die Vorstellung, dass die Flüssigkeit in Schichten abgebremst wird. Die äußerste Kreisschicht an den Gefäßwänden am stärksten, der Axialstrom in der Mitte am wenigsten. Dabei entsteht das Strömungsprofil. Ähnliche Phänomene kann man an einem Bach beobachten, der die schnellste Strömung in der Mitte aufweist. Ebenfalls wie am Bach zu beobachten, verändert sich die laminare Strömung unter 2 Bedingungen:

1. wenn Widerstände den Strömungsverlauf einengen oder
2. wenn der Wasserdruck zu groß wird.

In beiden Fällen wandelt sich die gleichmäßige Strömung in eine unruhige sprudelnde (turbulente) Strömung um. Für die Blutgefäße bedeutet dies eine schlechtere Durchströmung und für das nachfolgende Gewebe eine schlechtere Durchblutungssituation.

Strömungswiderstand in Röhren (Hagen-Poiseuille-Gesetz)

Um den Strömungswiderstand sowohl in den Atemwegen als auch in den Gefäßen zu verstehen, ist das Gesetz nach Hagen-Poiseuille von großer Bedeutung.

> ❯ Das Hagen-Poiseuille-Gesetz sagt aus, dass der Strömungswiderstand (R) sich umgekehrt proportional zur 4. Potenz des Radius (r) verhält.

> 🔁 **Hinweis Medizin**
>
> Anders formuliert bedeutet eine Verkleinerung des Radius (z. B. der Bronchien) einen exponentiell großen Zuwachs an Widerstand bei der Atmung. Als Zahlenbeispiel ausgedrückt: Wenn der Radius in den Atemwegen um 10% kleiner wird, steigt der Widerstand um über 50% an. Dieses Phänomen bildet die Ursache für schwere Atemwegserkrankungen wie z. B. Asthma, Epiglottitis und Pseudokrupp.

Kraftübertragung in Flüssigkeiten und Gasen: Druck

Wirkt auf eine geschlossene Flüssigkeit und auf ein Gas eine Kraft ein, so sind nach allen Richtungen hin Kraftwirkungen festzustellen. Der Druck ist wie folgt definiert:

$$\text{Druck} = \frac{\text{Kraft}}{\text{Fläche}} \qquad p = \frac{F}{A}$$

> ❯ Die Einheit des Druckes ist Pascal (Pa):

$$p = \frac{N}{m^2} = \text{Pascal (Pa)}$$

1 Pa ist ein sehr kleiner Druck. Daher wird häufig auch ein Vielfaches von 1 Pa als Druckeinheit verwendet KPa oder das Bar (bar).

> 1 bar = 100.000 Pa = 10^5 Pa.
> 1 bar = 1000 mbar (Millibar); 1 mbar entspricht 1 cm H_2O.

Die alte Einheit mmHg = torr findet fast ausschließlich (noch) in der Medizin Anwendung.

> ❯ Umrechnung 1 torr = 1 mmHg = 133 Pa = 0,133 kPa; 1 bar = 750 mmHg

Boyle-Mariotte-Gesetz

Gase sind kompressibel; bei Verkleinerung des Volumens nimmt der Druck zu und umgekehrt. Das Produkt aus Volumen und Druck eines abgeschlossenen Gases ist bei gleichbleibender Temperatur konstant (s. auch »Tauchunfall« in ▶ Kap. 37):

> ❯ p×V = konstant (Boyle-Mariotte-Gesetz)

Luftdruck und Partialdrücke

Das Gewicht der Luftschichten, die sich über einem Körper befinden, kann auch als Druck dieser Luftmasse verstanden werden. Der Luftdruck, der auf einem Menschen auf 0 m Meereshöhe lastet, beträgt etwa 1 bar (genauer Wert: 101,3 kPa bzw. 760 torr). Da die Masse der Luftschichten sich dann deutlich verändert, wenn sich der Mensch in die Höhe begibt, verändert sich auch der Luftdruck: bis in Höhen von über 3000 m nimmt der Luftdruck alle 800 m um ca. 0,1 bar bzw. 100 hPa ab (◘ Tab. 7.1).

Einem ähnlichem Phänomen unterliegen auch Körper, die sich unter Wasser aufhalten. Das Gewicht der Wassermasse über dem Körper ist als Druck zu verstehen. Je tiefer ein Mensch taucht, desto größer wird der Umgebungsdruck. Dieser Druck steigt um 0,1 bar je Tiefenmeter. Bei 10 Tiefenmetern hat sich der Luftdruck damit verdoppelt (s. auch »Tauchunfälle« in ▶ Kap. 37).

Da Luft ein Gemisch von mehreren Einzelgasen ist und sich der Druck der Gesamtluft gleichmäßig auf alle Gase verteilt, gilt folgendes **Gesetz nach Dalton**: Der gesamte Druck eines Gasgemisches verteilt sich im gleichen

Verhältnis anteilig (partial) auf die Einzelgase, wie ihr Verhältnis am Gesamtvolumen ist. Der Partialdruck ist die entscheidende Größe für die korrekte Funktion unserer Atmung hinsichtlich der Diffusion.

Unter Wasser gilt das **Gesetz nach Henry**: Die Konzentration eines Gases in Flüssigkeit ist proportional zum Partialdruck des Gases über der Flüssigkeit.

Energie

Eine **Arbeit** wird verrichtet, wenn eine Kraft in Richtung eines Weges wirkt. Bei gleichbleibender Kraft ist die verrichtete Arbeit W (Work) proportional zum zurückgelegten Weg S (Strecke):

W proportional S.

Bei gleichbleibendem Weg ist die verrichtete Arbeit W proportional zum Betrag F (Force) der aufgewendeten Kraft:

W proportional F.

Wirkt eine Kraft F in Richtung eines Weges S, so wird die dabei verrichtete Arbeit W durch das Produkt F×S beschrieben:

W=F×S.

❯ **Die Einheit der Arbeit ist Newtonmeter (Nm).**
Eine Arbeit von 1 Nm wird verrichtet, wenn eine Kraft von 1 N in Richtung eines Weges von 1 m Länge wirkt.

Leistung

Die Leistung ist die Arbeit pro Zeit:

$$\text{Leistung} = \frac{\text{Arbeit}}{\text{Zeit}}$$

❯ **Die Einheit der Leistung ist $\frac{Nm}{s} \Rightarrow Ws = J$**

Energiehaushalt – die goldene Regel der Mechanik

Die Energie eines angehobenen Körpers nennt man Lage- oder potenzielle Energie, die eines bewegten Körpers Bewegungs- bzw. kinetische Energie.

Für alle physikalischen Vorgänge gilt der **Energieerhaltungssatz.**

Das heißt z. B. bei der Pendelbewegung, bei der die kinetische und potenzielle Energie des pendelnden Körpers fortwährend wechselweise in eine andere umgewandelt werden, dass das Pendel auch ohne Antrieb (Uhrwerk) nie zum Stillstand käme, wenn es nicht in erster Linie durch die Reibung der Luft, bei der Energie an Luftteilchen abgegeben wird, gebremst würde.

9.1.3   Wärmelehre

Die Wärme ist eine besondere Energieform. Bei entsprechender Zufuhr erhöht sich normalerweise die Temperatur eines Körpers. Bei Wechsel des Aggregatzustandes wird Energie allerdings ohne Temperaturänderung – als latente Wärme – aufgenommen oder abgegeben. Der Mensch als Warmblüter muss seine Körpertemperatur in engen Grenzen konstant halten.

Verhalten der Körper bei Temperaturänderungen

Festkörper dehnen sich bei Erwärmung aus und ziehen sich bei Abkühlung zusammen. Diese Ausdehnung, z. B. als Längenänderung, ist materialspezifisch und direkt proportional zur Temperaturänderung.

Flüssige Körper dehnen sich ebenfalls bei Erwärmung aus und ziehen sich bei Abkühlung zusammen. Die Ausdehnung bei Erwärmung ist ebenfalls flüssigkeitsspezifisch. **Wasser** zeigt ein ungewöhnliches Verhalten. Es hat bei 4°C seine größte Dichte. Bei dieser Temperatur nimmt 1 g Wasser den Raum von 1 cm³ ein.

Gasförmige Körper vergrößern bei Erwärmung ihr Volumen, bei Abkühlung wird es kleiner. Bei gleichen Temperaturänderungen dehnen sich gleiche Volumina unterschiedlicher Gase (bei gleichem Druck) gleich stark aus, da alle Gase (annähernd) die gleiche Volumenausdehnungskonstante aufweisen. Wird ein Gas um 1°C erwärmt, so wird sein Volumen um $\frac{1}{273}$ seines Volumens (bei 0°C) vergrößert.

$$\text{Gasausdehnungskonstante:} \frac{1 \times 1}{273°C}$$

Ein Gas, das zusammengepresst wird, erwärmt sich. An den Gasmolekülen wird Arbeit verrichtet. Die mittlere Geschwindigkeit (somit die Bewegungsenergie) der Gasteilchen wird erhöht. Das äußert sich in einer Temperaturerhöhung des Gases.

Für die Ausdehnung aller Körper bei Erwärmung gilt die einheitliche **Modellvorstellung**: Schwingende Teilchen in einem Körper, deren Schwingungsweite durch Energiezufuhr erhöht wurde, benötigen mehr Raum als vorher. Sie stoßen sich also im Mittel weiter voneinander ab, sodass sich die Abstände der Schwingungsmittelpunkte vergrößern. Der Körper dehnt sich aus.

Wärmeenergie

Wärmeenergie ist kinetische und potenzielle Energie der Teilchen (Atome oder Moleküle). Je mehr Wärmeenergie ein Körper aufnimmt, desto größer wird seine innere Energie, desto höher steigt seine Temperatur. Im Umkehrschluss kann man aus der Temperaturerhöhung eines Körpers auf die zugeführte Wärmeenergie schließen.

> ❯ Die Einheit der Wärmeenergie ist 1 Joule (J).
> 1000 J = 1 kJ.

Wärmemessung

Beispiel Temperaturmessung mit dem Quecksilberthermometer:

Bei Erwärmung steigt der vom Glasmantel umgebene Quecksilberfaden, da sich das Quecksilbervolumen vergrößert hat. Das Steigen der Quecksilbersäule zeigt an, dass die Quecksilberatome heftiger schwingen. Die Wärmeenergie des Patienten ist durch Wärmeleitung des Glases in das Quecksilber übergegangen. Der Längenzuwachs des Thermometerfadens ist gleich der Summe der Schwingungsweiteänderungen sämtlicher Quecksilberteilchen.

Die absolute Temperaturskala

Die tiefste Temperatur, die – nach der Celsius-Skala – überhaupt vorkommen kann, beträgt –273,15°C. Die Temperatur des absoluten Nullpunktes wird als 0 K (0 Kelvin) bezeichnet. Zählt man die Temperaturgrade von diesem Punkt aus und benutzt die gleichen Abstände wie bei der Celsius-Skala, so erhält man die absolute Temperaturskala; sie wird auch Kelvin-Skala genannt. Im Gegensatz zur Celsius-Skala besitzt die Kelvin-Skala keine Minusgrade. Der Temperatur 0 K entspricht –273,15°C; 100°C entsprechen einer absoluten Temperatur von 373,15 K.

Ausbreitung der Wärmeenergie

Der Mensch nimmt mit der Nahrung Energie auf und nutzt einen kleinen Teil zur Muskelarbeit und zur Erneuerung von Körperzellen. Den weitaus größten Teil wandelt er aber in Wärme um. Diese Wärme muss an die Umgebung abgegeben werden. Es lassen sich 4 Mechanismen unterscheiden:

- Wärmeleitung,
- Konvektion,
- Temperaturstrahlung,
- Verdampfung.

Wärmeleitung

Unter Wärmeleitung versteht man den Transport der Bewegungsenergie der Teilchen innerhalb des Körpers. Der Körper selbst und auch seine Teilchen bleiben dabei insgesamt am gleichen Ort. Der Transport kommt durch Stöße der Teilchen untereinander zustande. Es gibt gute und schlechte Wärmeleiter. Metalle sind gute, Gase sind relativ schlechte Wärmeleiter. Schlechte Wärmeleiter vermindern die Ausbreitung von Wärmeenergie. Sie sind gute Wärmeisolatoren.

Wasser ist ein relativ schlechter Leiter, es leitet die Wärme allerdings mehr als 20-mal besser als Luft. Daher ist die Unterkühlungsgefahr in kaltem Wasser erheblich größer als in kalter Luft der gleichen Temperatur.

Konvektion

Während bei der Wärmeleitung die Wärmeenergie selbst innerhalb von Körpern weitergegeben wird, werden bei Konvektion in erster Linie flüssige oder gasförmige Körper mit der in ihnen enthaltenen Wärmeenergie transportiert. Flüssigkeiten eignen sich besonders gut. **Beispiele:** Zentralheizung oder Blutkreislauf.

Hinweis Alltag

Auch Heizkörper geben Wärme durch Konvektion ab. Aufgewärmte Luft steigt wegen ihrer geringeren Dichte auf, sinkt nach Wärmeabgabe an den Wänden oder der Decke abgekühlt wieder zum Boden und wandert als »Transportmedium« zum Heizkörper zurück.

Temperaturstrahlung

Im Gegensatz zur Wärmeleitung und zur Konvektion ist die Wärmestrahlung bei ihrer Ausbreitung **nicht** an Körper gebunden. Körper hoher Temperatur senden Wärmestrahlung aus. Je höher die Temperatur des Körpers ist, desto größer ist die Wärmestrahlung.

Wärmestrahlung kann abgeschirmt werden. Dunkle Körper absorbieren Wärmestrahlung besser als helle. Spiegelnde Körper werfen die Wärmestrahlung zurück. Die wichtigste Wärmequelle der Erde, die Sonne, sendet Wärmeenergie in Form von Strahlungsenergie in den Weltraum.

Verdampfung

In höheren Umgebungstemperaturen hält der Mensch seine Körpertemperatur von ungefähr 37°C entscheidend durch Schwitzen konstant. Die Haut ist feucht, zur Verdunstung wird Wärmeenergie benötigt, die der verdunsteten Flüssigkeit selbst und ihrer Umgebung (Körperoberfläche) durch Wärmeleitung entzogen wird. Flüssigkeiten verdunsten bei jeder Temperatur. Je wärmer und bewegter die umgebende Luft ist (angenehmer Luftzug bei Hitze), desto rascher verläuft das Verdunsten.

Änderung des Aggregatzustandes durch Wärmeenergie

Den verschiedenen Aggregatzuständen **gasförmig**, **flüssig** und **fest** liegen unterschiedliche Ordnungszustände der Moleküle zugrunde:

- im **gasförmigen Zustand** fast völlig frei in dauernder ungeordneter Bewegung;
- im **flüssigen Zustand** sind die Teilchenabstände größer, gut beweglich, aber untereinander gebunden:
- bei **Festkörpern** liegen die Teilchen dicht beieinander, bilden ein relativ starres Gefüge und schwingen um die Ruhepunkte.

Ein Körper schmilzt bei einer bestimmten, vom Material abhängigen Temperatur, der **Schmelztemperatur.**

Soll ein Körper vom festen in den flüssigen Aggregatzustand übergeführt (geschmolzen) werden, benötigt er Wärmeenergie; diese Energie nennt man **Schmelzwärme.**

Wird ein Körper vom flüssigen in den festen Zustand übergeführt, »erstarrt« er und gibt Wärmeenergie ab. Man nennt diese Wärmeabgabe **Erstarrungswärme.** Diese Wärmeenergie hatte er vorher als Schmelzwärme aufgenommen.

Diffusion, Osmose und thermokinetische Bewegungen

Die im menschlichen Organismus benötigten Nährstoffe können zwar vom Blutkreislauf in die Organe transportiert werden, das letzte Stück des Weges in die Zelle müssen sie aber durch **Diffusion** zurücklegen. Die O_2-Versorgung des Gewebes erfolgt ebenfalls durch Diffusion. Eine Sonderform der Diffusion ist die **Osmose**, d.h. die Diffusion durch eine selektiv permeable, für verschiedene Moleküle unterschiedlich durchlässige Membran.

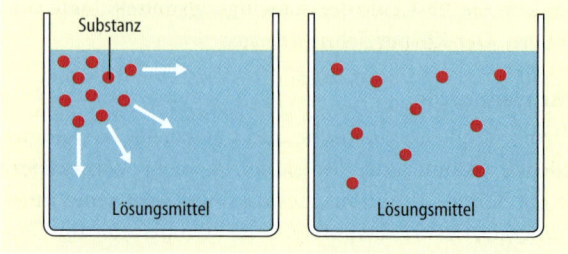

◘ Abb. 9.2. **Diffusion**

Diffusion

In einem Lösungsraum vorhandene Teilchen unterliegen einer ständigen Bewegung in den 3 Raumrichtungen. Diese Brown-Molekularbewegung stellt eine durch Zusammenstöße gestörte Bewegungsform der Teilchen dar. Sie ist vornehmlich abhängig von der Temperatur (**thermokinetische Bewegung**).

Bestehen Konzentrationsdifferenzen zwischen 2 benachbarten Raumelementen eines Lösungsraums, so werden Stoffmengen von dem Raumelement höherer Teilchenkonzentration in das Raumelement mit der niedrigeren Konzentration transportiert, bis ein Konzentrationsausgleich erreicht ist. Diesen Stofftransport nennt man Diffusion (◘ Abb. 9.2). Aus der alltäglichen Erfahrung kennt man dieses Phänomen bei üblen Gerüchen, die sich schließlich über den ganzen Raum ausbreiten.

Hinweis Medizin

Im Bereich der Kapillaren spielt Diffusion vorwiegend als Quertransport durch die dünnen ruhenden Flüssigkeitsschichten um die Blutzellen eine Rolle.

Osmose

Osmose wird als Lösungsmitteltransport durch eine semipermeable bzw. selektiv permeable Membran definiert (◘ Abb. 9.3). Diese Membran trennt 2 Lösungen unter-

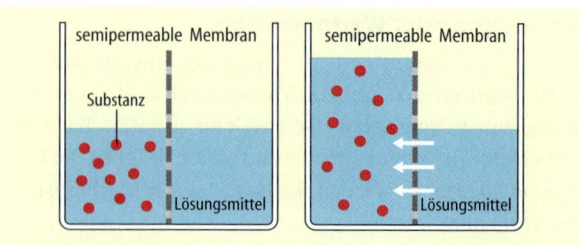

◘ Abb. 9.3. **Osmose**

schiedlicher Teilchenkonzentration. Dabei dringen Lösungsmittelmoleküle durch die für gelöste Teilchen undurchlässige Membran auf die Seite höherer Teilchenkonzentration, bis ein Konzentrationsausgleich erreicht ist.

Die durch Osmose über eine solche Membran entstehende Druckdifferenz bezeichnet man als **osmotischen Druck.**

Natürliche Membranen sind nicht ideal semipermeabel. Für gelöste Stoffe niedrigen Molekulargewichtes sind sie durchlässig. Zellmembranen weisen jedoch eine höhere Permeabilität für Wasser als für gelöste Teilchen auf.

⊕ Hinweis Medizin

Im Organismus bewirken Regulationssysteme eine Konstanz der osmotischen Konzentration der extrazellulären Flüssigkeit. Die Kapillarmembranen sind für die gelösten kleinmolekularen Stoffe des Plasmas so durchlässig, dass sie für diese kein Permeationshindernis darstellen. Als semipermeable Membranen wirken sie nur für Teilchen hohen Molekulargewichts, z. B. Proteine. Organe wie die Niere arbeiten hauptsächlich mit osmotischen Prozessen, um ihre Aufgaben zu erfüllen.

Ionensensitive Membranen können positive und negative Ionen unterscheiden. Sie bauen statt eines osmotischen Drucks eine elektrische Membranspannung auf. Diese Vorgänge sind insbesondere für die Nervenleitung von großer Bedeutung (▶ Kap. 10).

9.1.4 Elektrizität

Elektrische Energie ist die am leichtesten zu handhabende Energieform, vielseitig und überall nutzbar, wo ein entsprechendes Stromversorgungssystem installiert ist. Von der Elektrizität gehen für den Menschen zum einen Unfallgefahren aus, auf der anderen Seite ist organisches Leben, z. B. die Reizleitungsübertragung, untrennbar mit elektrischen Phänomenen verbunden und diagnostische und therapeutische Geräte, wie das EKG-Gerät oder der Herzschrittmacher, nutzen Möglichkeiten der Elektrotechnik.

Elektrischer Strom
Atommodell

Fast alle Stoffe lassen sich durch geeignete Techniken in einen »elektrischen Zustand« versetzen. Zwei ungeladene Körper, z. B. Plexiglas und Metall, werden durch gegenseitiges Reiben elektrisch aufgeladen. Die nicht von außen

zugeführte Elektrizität muss vor dem Reiben in dem Körper vorhanden gewesen sein. Was liegt dem zugrunde? Man stellt sich vor, dass die Atome aus 2 unterschiedlichen Bereichen bestehen (s. Einführung in die Chemie, ▶ Kap. 9.2.1 Bau der Atome):

- aus einem elektrisch positiv geladenen **Atomkern** und
- aus einer elektrisch negativ geladenen **Atomhülle**.

Dabei ist die Anzahl der positiven Ladungsträger (Protonen) im Atomkern ebenso groß wie die Menge der negativen Ladungsträger (Elektronen) in der Atomhülle; die sich anziehenden und abstoßenden Kräfte innerhalb des Atoms gleichen sich aus. Darum ist ein vollständiges Atom nach außen hin elektrisch neutral, d. h. es erscheint unelektrisch und zeigt keine äußeren Kraftwirkungen. Durch Entfernen oder Hinzufügen von Elektronen der Hülle wandelt sich das neutrale Atom zu einem geladenen Ion.

Werden 2 Körper aneinander gerieben, so kommen große Teile ihrer Oberflächen in enge gegenseitige Berührung. Dabei können einige äußere Elektronen, die zu den Teilchen des einen Körpers gehören, zu angrenzenden Teilchen des anderen Körpers überwechseln (statische Ladung).

Ursache ist die Tatsache, dass die Anziehungskräfte, die zwischen dem positiv geladenen Atomkern und der negativ geladenen Atomhülle bestehen, bei den verschiedenen Atomarten und daher auch bei verschiedenen Stoffen für die äußeren Elektronen unterschiedlich stark sind. Die Anziehungskräfte zwischen äußeren Elektronen und Atomkern der Teilchen des einen Stoffes können kleiner oder größer sein als die Anziehungskräfte, die von den Teilchen des anderen Stoffes her einwirken. Entsprechend gibt der eine Stoff Elektronen an den anderen ab oder nimmt sie von ihm auf. Nach dem Trennen der einander berührenden Körperoberflächen besitzt nun der eine Körper mehr Elektronen, also negative Ladungsträger, auf seiner Oberfläche als vor dem Reiben. Er ist daher negativ geladen.

Hinweis Alltag

Beispiel statisch aufgeladene Haare nach dem Kämmen oder nach dem Ausziehen eines Pullovers.

Kraftwirkung zwischen Ladungen

Gleichnamige Ladungen stoßen einander ab, ungleichnamige ziehen sich an.

Positive Ionen heißen Kationen, negative Ionen Anionen.

Gleichstrom und Wechselstrom

Gleichstrom

In Stromquellen wird Trennungsarbeit an den Ladungen verrichtet. Dabei entsteht ein Ladungsunterschied. Am negativen Pol (−) entsteht ein Elektronenüberschuss, am positiven Pol (+) ein Elektronenmangel. Verbindet man beide Pole, so fließt ein Strom von Elektronen vom negativen zum positiven Pol (■ Abb. 9.4). Es fließt Gleichstrom, da die Elektronen stets in der gleichen Richtung (monophasisch) transportiert werden.

Hinweis Medizin

Diese Art des Stroms (Gleichstrom) findet Anwendung bei der Defibrillation. Neben der monophasischen Stromform wird in den letzten Jahren allerdings zunehmend mit biphasischen Abgabeformen gearbeitet, bei denen der Stromfluss einmal umgepolt wird.

Wechselstrom

Wechselspannungsgeneratoren erzeugen an ihren Anschlussklemmen abwechselnd positive und negative Ladungen. Die entsprechende Spannung wechselt ständig hinsichtlich Höhe und Polung. Wird der Stromkreis geschlossen, so fließt ein Strom, dessen Stärke und Richtung regelmäßig wechseln – ein Wechselstrom. Unsere Haushaltssteckdose hat eine Wechselspannung, die mit 50 Hz (oder 60 Hz) um die Nulllinie pendelt.

Messgrößen

- Elektrische Spannung U, Maßeinheit Volt (V)
- Elektrischer Strom I, Maßeinheit Ampere (A)
- Elektrische Leistung $P = U \times I$, Maßeinheit Watt (W)

- Widerstand R, Maßeinheit Ohm (Ω)
- Elektrische Energie, Maßeinheit Wattsekunde (Ws), Joule (J); Ws=J=Nm (Newtonmeter)

Elektromagnetismus

Elektrische Ladungen erzeugen Magnetfelder, wenn sie sich bewegen, und unterliegen bestimmten Kräften, wenn sie sich in einem fremden Magnetfeld bewegen. Grundlage des Magnetismus bilden statische Magnetfelder. Zwischen ihnen und den elektrischen Feldern bestehen Analogien.

Elektrische Spannung

In allen Stromquellen werden unter Arbeitsaufwand ungleichnamige Ladungen getrennt. Wenn ein dauernder Strom fließen soll, müssen unter Arbeitsaufwand ständig weitere Ladungen getrennt und auf die Pole nachgeliefert werden.

Hinweis Alltag

Bei einer Batterie ist die Spannung während ihrer »Lebensdauer« nahezu gleichbleibend, da abgeflossene Ladungen durch chemische Prozesse aus der Batteriefüllung nachgebildet werden. Ist der chemische Prozess erschöpft, wandert die Spannung gegen 0.
Akkumulatoren sind im Gegensatz zu Batterien wieder aufladbar, beim Ladevorgang wird elektrische Energie in chemische Energie umgewandelt. Dieser Vorgang wird bei Inanspruchnahme des Akkumulators wieder umgekehrt.

Gleichspannung

An den Anschlussklemmen einer Batterie liegt
- am Minuspol immer ein Elektronenüberschuss,
- am Pluspol immer ein Elektronenmangel vor.

Eine Spannung zwischen Plus- und Minuspol einer solchen Spannungsquelle bezeichnet man als Gleichspannung.

Wechselspannung

Bei einer Wechselspannung wechseln Elektronenüberschuss und -mangel ständig zwischen beiden Polen hin und her (Wechselspannung des Stromnetzes 220 V bei 50 Hz – moderne Netze 230 V und 60 Hz).

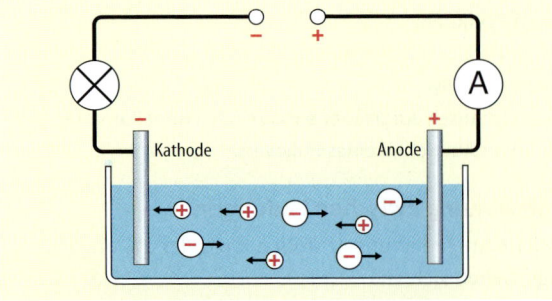

■ Abb. 9.4. **Ionenbewegungen zu Anode und Kathode**

Spannungsbereiche

Elektrische Geräte benötigen unterschiedliche Gerätespannung. In Abhängigkeit von der Spannungshöhe unterscheidet man:

— Kleinspannung bis 42 V,
— Niederspannung bis 1000 V,
— Hochspannung über 10.000 V.

Elektrolokomotiven der Bahn benötigen z.B. eine Spannung von 15.000 V.

 Hinweis Medizin

Ein Defibrillator benötigt etwa 1000 V, ein externer Herzschrittmacher bis zu 400 V Spannung.

Elektrischer Widerstand

Nicht alle Körper leiten den elektrischen Strom gleich gut. Sie unterscheiden sich hinsichtlich ihres Widerstands.

Hinweis Alltag

Silber und Kupfer sind die besten elektrischen Leiter, sie setzen dem Stromfluss einen geringen Widerstand entgegen. Glas und Porzellan haben einen sehr hohen Widerstand, diese Materialien werden daher auch als elektrische Isolatoren eingesetzt.

Der elektrische Widerstand eines metallischen Leiters hängt ab
— von der Leiterlänge,
— vom Leiterquerschnitt,
— vom spezifischen Widerstand des Leitermaterials.

> Der Widerstand eines Stoffes ist umso größer, je größer die Spannung ist, die anliegen muss, damit ein Strom von bestimmter Stärke fließt.
> Die Einheit des elektrischen Widerstands ist Ohm (Ω).

$$R = \frac{1V}{1A} = 1\,\Omega.$$

Liegt an einem Leiter die Spannung 1 V und fließt ein Strom der Stärke 1 A, so hat der Leiter den Widerstand 1 Ω.

Ohm-Gesetz

Die zuvor dargestellten Größen **Spannung, Stromstärke** und **elektrischer Widerstand** stehen untereinander in Beziehungen. Ohne Spannung würde in einem Stromkreis

kein Strom fließen, die Stromstärke wiederum hängt vom elektrischen Widerstand des Stromkreises ab.

Die Definitionsgleichung des elektrischen Widerstands (Ohm-Gesetz; [R=Widerstand; U= Spannung; I=Stromstärke]) ist:

$$R = \frac{U}{I}$$

Das Ohm-Gesetz sagt also aus, dass der elektrische Widerstand eines Leiters konstant bleibt. Viele in der Elektrizitätstechnik verwendete technische Widerstände erfüllen diese Bedingungen, bei vielen Stoffen ist der Quotient U/I nicht mehr für alle Spannungen und Ströme konstant.

> Aus dem Widerstand R und der Spannung U lässt sich auch die Stromstärke I berechnen:

$$\text{Stromstärke} = \frac{\text{Spannung}}{\text{Widerstand}}$$

Formel: $I = \frac{U}{R}$

Der Strom, der durch einen Leiter mit konstantem Widerstand fließt, ist der anliegenden Spannung direkt, dem Widerstand dagegen umgekehrt proportional.

 Hinweis Medizin

In der Hochfrequenzchirurgie werden Frequenzen zwischen 0,1–2 MHz eingesetzt. In diesem Bereich ist nur der Gewebewiderstand bedeutungsvoll. Dabei werden durch extreme Unterschiede in der Stromdichte eine aktive und eine neutrale Elektrode für die Abtragung von Gewebe oder für Koagulationsverfahren erzeugt (»blutarmes Schneiden«).

9.1.5   Schwingungen und Wellen

Die wichtigsten physikalisch besonders interessanten Sinneseindrücke erhält der Mensch durch Sehen und Hören. In beiden Fällen funktioniert die Informationsübertragung über Wellen, beim Hörvorgang über mechanische Wellen des Schalls, beim Sehvorgang über elektromagnetische Wellen des Lichtes.

Schwingungen
Das Pendel als Modell

Wird ein Pendel aus seiner Ruhelage ausgelenkt, wechselt seine Energie ständig zwischen potenzieller und kinetischer Energie hin und her. Rücktreibende Kräfte versuchen, das Pendel in die Ruhelage zurückzuholen. Dort angekommen, bewegt es sich wegen seiner Massenträgheit über die Ruhelage hinaus. Das Pendel schwingt in seiner Eigenfrequenz mit einer Schwingungsweite, der Amplitude. Es führt periodische Bewegungen aus. Durch Reibung geht Energie für den Pendelvorgang verloren, die Amplitude nimmt ab, die Schwingung ist gedämpft.

Hinweis Alltag

Durch periodische Anregungen, z. B. durch das Werk einer Uhr, kann die verlorene Energie ersetzt werden, das Pendel schwingt dann periodisch und mit konstanter Amplitude.

Begriffe aus der Schwingungslehre

Amplitude: Die jeweils maximale Auslenkung aus der Ruhelage.

Periodendauer: Die konstante Zeitspanne T der Schwingungsbewegung.

Frequenz: Der Kehrwert der Periodendauer T.

$$f = \frac{1}{T} = \frac{\text{Anzahl der Ereignisse (1)}}{\text{benötigte Zeit (T)}}$$

❯ **Die Einheit der Frequenz ist Hertz (Hz)** $= \frac{1}{s}$

Wellen
Begriffe aus der Wellenlehre

Beim Zustandekommen von Wasserwellen spielen offensichtlich **Schwingungen** eine Rolle.

Eine **mechanische Welle** entsteht durch schwingende Teilchen, die miteinander gekoppelt sind. Jedes Teilchen in einer Welle schwingt periodisch um seine Ruhelage. Dabei findet kein Massentransport in Ausbreitungsrichtung der Welle statt. In einer Welle treten gleiche Schwingungszustände nach gleichen Zeitspannen an gleichen Orten immer wieder auf. Diese Zeitspannen entsprechen der Schwingungsdauer T der Teilchen. In gleichen räumlichen Abständen, die gleich der Wellenlänge λ sind, befinden sich jeweils Teilchen in gleichen Schwingungszuständen.

Die **Ausbreitungsgeschwindigkeit** c des Schwingungszustandes in einer Welle kann aus der Wellenlänge λ und der Schwingungsdauer T bzw. der Frequenz berechnet werden:

$$\text{Frequenz} = \frac{\text{Ausbreitungsgeschwindigkeit}}{\text{Wellenlänge}}$$

Ausbreitungsgeschwindigkeit = Wellenlänge × Frequenz.

Mechanische Wellen und Hören

Angenehm Klingendes, Unangenehmes, Lautes, Leises, alles was man über das Gehör vernimmt, bezeichnet man als Schall.

Begriffe aus der Akustik

- **Schall** entsteht durch Körper, die ausreichend schnell schwingen; man bezeichnet sie als Schallquellen.
- **Schallquellen** erzeugen sich ausbreitende Luftverdichtungen und -verdünnungen.
- **Schallgeschwindigkeit** in der Luft (bei 20°C): 340 m/s. Schall breitet sich auch in anderen gasförmigen, flüssigen und festen Körpern aus.
- **Tonhöhe** ist durch die Frequenz bestimmt. Je größer die Frequenz ist, desto höher ist der Ton.
- **Schallstärke** (Lautstärke) ist durch die Amplitude der Schwingung bestimmt. Bei gleichbleibender Frequenz wächst die Schallstärke, wenn die Amplitude größer wird.
- **Ton:** man hört harmonische (Schwingungsbild Sinuskurve) Schwingungen einer Schallquelle.
- **Klang:** beliebige harmonische Schwingungen. Klang setzt sich aus dem Grundton und einigen Obertönen unterschiedlicher Stärke zusammen, die einander überlagern.
- **Geräusch:** unregelmäßige Schwingungen einer Schallquelle.
- **Knall:** einmalige, heftige Erregung einer Schallquelle.

Der Hörvorgang

Der **Hörbereich des Menschen** ist der Frequenzbereich, der vom Gehör wahrgenommen wird. Er beginnt bei 16 Hz (untere Hörgrenze) und reicht (altersabhängig) bis 16.000–20.000 Hz (obere Hörgrenze).

Der auf die Ohrmuschel des äußeren Ohres auftreffende Schall gelangt in den Gehörgang und trifft an dessen Ende auf ein dünnes Häutchen, das Trommelfell. Dieses beginnt im Rhythmus der auftreffenden Schallwellen zu schwingen. Die Schwingungsbewegungen des Trommelfells werden nun über ein Hebelsystem aus 3 Gehörknöchelchen im Mittelohr (▶ Kap. 10) auf das Innenohr übertragen. Durch eine zweite Membran werden die Schwingungen auf das Gehörwasser in der Schnecke weitergeleitet. In der Schnecke befindet sich eine große Zahl feiner Härchen, durch die die Schallerregung auf den Hörnerv übertragen wird. Dieser leitet die Erregung zum Gehirn weiter, dort entsteht der Höreindruck.

🞸 Hinweis Medizin

Wellen von 20 kHz bis 10 GHz nennt man Ultraschall. Ultraschall lässt sich wie Licht einsetzen. Die medizinische Hauptanwendung von Ultraschall liegt in der Sichtbarmachung von mechanischen Gewebeeigenschaften mit einer Auflösung von ca. 1 mm (Sonographie).
Bei einer gedeckten Bauchverletzung lassen sich so z. B. bereits in der Notaufnahme eines Krankenhauses Flüssigkeitsansammlungen in der freien Bauchhöhle, eine Milzruptur oder Organdeformationen diagnostizieren oder recht sicher ausschließen.

Elektromagnetische Wellen und Sehen

Das menschliche Auge nimmt elektromagnetische Wellen in einem sehr schmalen Spektralbereich als Licht wahr. Ohne einen Lichtreiz auf der Netzhaut entsteht kein Seheindruck.

Begriffe aus der Optik

Licht ist – im engeren Sinne – ein sehr schmaler, vom Menschen optisch wahrnehmbarer Bereich elektromagnetischer Wellen (400–800 nm).

❯ Wellenlänge des Lichts: Nanometer (nm) =10^{-9} mm=1 Millionstel Millimeter.

Im Spektrum von Lichtquellen – auch der Sonne – können durch Brechung auch außerhalb des sichtbaren Bereichs Strahlungen nachgewiesen werden.
- **Infrarotstrahlung:** Licht erheblich größerer Wellenlänge – ist die für den Menschen unsichtbare, aber über Wärmestrahlung spürbare, jenseits des sichtbaren roten Teils des Spektrums liegende Strahlung.
- **Ultraviolettstrahlung** ist die für den Menschen unsichtbare Strahlung außerhalb des sichtbaren violetten Bereichs (400–10 nm).
- **Lichtquellen** sind sichtbare Körper, selbst leuchtende oder beleuchtete.
- **Lichtausbreitung** erfolgt gradlinig nach allen Richtungen.

- **Lichtgeschwindigkeit** in Luft und Vakuum: 300 000 km pro s

Brechung an Linsen

- **Konvexlinsen** sind in der Mitte dicker als am Rand. Sie konzentrieren parallel einfallende Lichtbündel (Sammellinsen).
- **Konkavlinsen** sind in der Mitte dünner als am Rand. Sie divergieren parallel einfallende Lichtbündel (Zerstreuungslinsen).

Der optische Sehvorgang

Akkommodation
Durch Veränderung der Brechkraft ist das Auge in der Lage, unterschiedlich weit entfernte Gegenstände scharf auf der Retina abzubilden (▪ Abb. 9.5).

Nahakkommodation
Eine stärkere Krümmung der Linse führt zur Erhöhung der Brechkraft.

Fernakkommodation
Die Linse wird abgeplattet, die Brechkraft wird verringert.

Kurzsichtigkeit (Myopie)
Kurzsichtigkeit besteht bei einem Augapfel, der in der optischen Achse einen zu großen Durchmesser aufweist. In diesem Fall wird das Bild von weit entfernt liegenden Gegenständen schon vor der Netzhaut scharf abgebildet.
Kurzsichtigkeit kann durch das Tragen einer Konkavlinse (Zerstreuungslinse) behoben werden.

Weitsichtigkeit (Hypermetropie)
Die Weitsichtigkeit besteht bei einem Augapfel, der in der optischen Achse einen zu kurzen Durchmesser aufweist. In diesem Fall wird das Bild von Gegenständen aus der Nähe erst hinter der Netzhaut abgebildet.
Weitsichtigkeit kann durch das Tragen einer konvexen Linse (Sammellinse) behoben werden.

9.1.6   Radioaktivität und ionisierende Strahlung

Ionisierende Strahlung, die jeder Mensch in geringer Dosis durch Nahrung, Atmung und terrestrische Strahlung – unbemerkt – aufnimmt, ist vielen Menschen unheimlich, da keiner der 5 Sinne auf diese Strahlung anspricht.

9

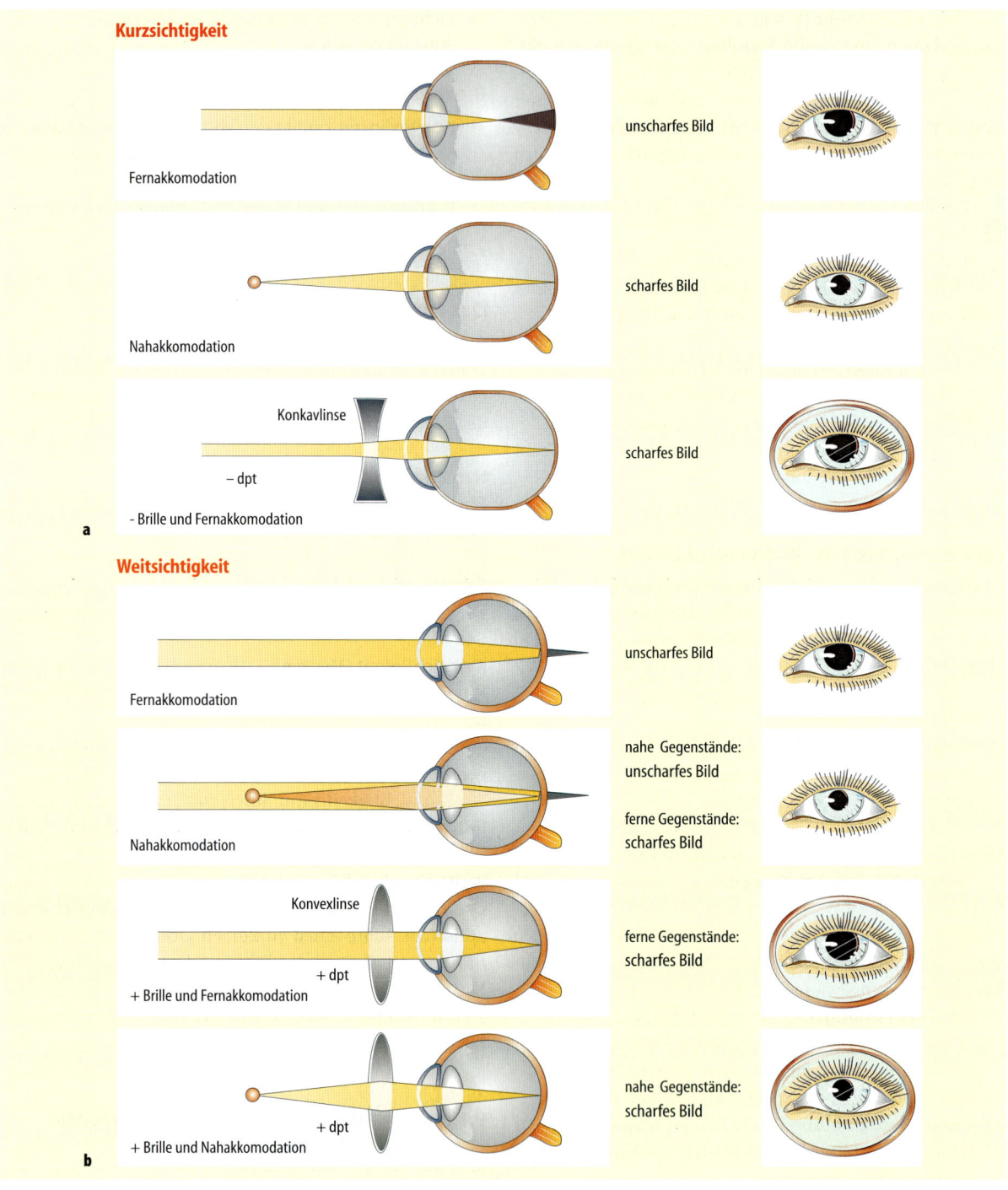

Kurzsichtigkeit

Fernakkomodation — unscharfes Bild

Nahakkomodation — scharfes Bild

Konkavlinse — dpt — Brille und Fernakkomodation — scharfes Bild

a

Weitsichtigkeit

Fernakkomodation — unscharfes Bild

Nahakkomodation — nahe Gegenstände: unscharfes Bild / ferne Gegenstände: scharfes Bild

Konvexlinse + dpt + Brille und Fernakkomodation — ferne Gegenstände: scharfes Bild

+ dpt + Brille und Nahakkomodation — nahe Gegenstände: scharfes Bild

b

◘ Abb. 9.5a,b. **Sehvorgang und Linsenkorrekturen von Sehfehlern; a** kurzsichtiges Auge, **b** weitsichtiges Auge. [Mod. nach Spornitz UM (1996) Anatomie und Physiologie. Springer Heidelberg New York Tokio]

● Tabelle 9.1. **Strahlungen aus dem Atomkern**		
Strahlen		**Eigenschaften**
Alphastrahlen (α-Strahlen)	Positiv geladene Heliumkerne	Reichweite: cm-Bereich in Luft
Betastrahlen (β-Strahlen)	Elektronen	Reichweite: m-Bereich in Luft
Gammastrahlen (γ-Strahlen)	Energiereiche elektromagnetische Strahlen	Starkes Durchdringungsvermögen
Neutronenstrahlen	Neutronen	Verursachen bei verschiedenen Materialien künstliche Aktivität

Die Eigenschaft von Atomkernen, sich unter Aussendung von Strahlung in andere Kerne umzuwandeln, nennt man Radioaktivität (● Tabelle 9.1). Da die dabei entstehende Strahlung Atome und Moleküle zu zerstören, d. h. zu ionisieren vermag, bezeichnet man sie als **ionisierende Strahlung**.

Radioaktivität ist eine physikalische Eigenschaft bestimmter Nuklide, z. B. ^{131}Jod ist radioaktiv, ^{127}Jod aber nicht.

❯ **Der Mensch ist seit jeher natürlicher Radioaktivität ausgesetzt.**

In Sonne und Sternen wird Kernenergie durch Verschmelzen leichter Kerne (Kernfusion) in Wärmeenergie umgewandelt; dabei entstehen extrem energiereiche Teilchen und Strahlung, die bis zur Erdoberfläche durchdringen, die sog. kosmische Strahlung.

Aktivität und Halbwertszeit

Die Aktivität ist ein Maß für die Menge eines Radionuklids und gibt an, wie viele Atomkerne des Nuklids pro Zeiteinheit zerfallen und dabei ionisierende Strahlung aussenden. Die Maßeinheit für Aktivität (A) ist das Bequerel (Bq); dies entspricht einem Zerfall pro Sekunde (s):

$$\text{Aktivität A} = \frac{\text{Zerfälle}}{\text{Zeit}}$$

❯ **Einheit: 1 Bequerel (Bq)=1 Zerfall/s.**
   In vielen Fällen ist die Angabe einer spezifischen Aktivität, d. h. Aktivität pro Masse (Bq/kg), oder einer Aktivitätskonzentration, d. h. Aktivität pro Volumen (Bq/m³, Bq/l), wichtig.

Die Halbwertszeit gibt an, in welcher Zeit die ursprüngliche Aktivität eines Radionuklids durch Zerfall auf die Hälfte abgenommen hat. Nach 1 Halbwertszeit geht die ursprüngliche Aktivität also auf die Hälfte zurück, nach 2 Halbwertszeiten ist noch 1/4 vorhanden usw.; nach 10 Halbwertszeiten nur noch etwa 1/1000.

Äquivalentdosis

Die Wirkung von Strahlung auf den Organismus hängt von der Art der Strahlung und der an das Gewebe abgegebenen Energie ab. Bei Angabe der Dosis als Äquivalentdosis ist beides berücksichtigt.

❯ **Die Einheit der Äquivalentdosis ist das Sievert (Sv):**
   1 Sv entspricht einer Energieabgabe von 1 J an 1 kg Gewebe.

Die Dosis von 1 Sv ist sehr hoch; gebräuchlich im Strahlenschutz sind daher die Einheiten Millisievert (1 mSv=0,001 Sv) und Mikrosievert (1 μSv=0,000 001 Sv).

Ebenso wird die Dosisleistung meist in mSv/h oder μSv/h angegeben.

Bei der Angabe der Dosis als Äquivalentdosis (z. B. in mSv) ist die unterschiedliche Wirkung verschiedener Arten von Strahlung berücksichtigt, dabei ist es unbedeutend, ob die Strahlung natürlichen Ursprungs ist oder von künstlich erzeugten Radionukliden herkommt.

Natürliche Radionuklide

Die in den Körper durch Nahrung und Atmung aufgenommenen natürlichen Radionuklide bewirken eine jährliche Dosis von etwa 1,7 mSv/Jahr; hinzu kommen etwa 0,3 mSv/Jahr durch kosmische Strahlung und 0,4 mSv/Jahr durch terrestrische Strahlung (Strahlung von Radionukliden in Umgebung und Baumaterial). Insgesamt beträgt daher die effektive Dosis aus natürlichen Quellen im Mittel 2,4 mSv/Jahr.

Zivilisatorische Strahlenexposition

Die zivilisatorische Strahlenexposition, d. h. durch künstlich erzeugte Radionuklide und durch Röntgenstrahlung, führt zu einer effektiven Dosis von etwa 1,5 mSv/Jahr, wobei nahezu der gesamte Beitrag auf medizinischen Anwendungen beruht.

Biologische Wirkung ionisierender Strahlung

Siehe ▶ Kap. 37.

9.2   Einführung in die Chemie

Chemie ist die Lehre vom Aufbau, den Eigenschaften und Reaktionsmöglichkeiten der Stoffe, wobei den Gesetzmäßigkeiten der Reaktionsabläufe große Bedeutung zukommt.

Die **anorganische** Chemie befasst sich vorwiegend mit Stoffen aus der unbelebten Natur, die keinen Kohlenstoff enthalten.

Die **organische** Chemie ist die Chemie der Kohlenstoffverbindungen, von denen man früher glaubte, sie entstünden nur in der belebten Natur.

Die **Biochemie** befasst sich mit chemischen Verbindungen, die am Aufbau der Lebewesen und an ihrem Stoffwechsel beteiligt sind. Als Stoffwechsel bezeichnet man in erster Linie Atmung, Verdauung und innere Sekretion. Für die Funktion des Stoffwechsels sind organische und anorganische Verbindungen lebensnotwendig.

Da auch der menschliche Körper aus »Stoffen aufgebaut ist«, im Organismus ständig eine Vielzahl (bio)chemischer Prozesse abläuft, die pharmazeutische Industrie Heilmittel mit Methoden der Chemie synthetisiert und von schädlichen chemischen Substanzen erhebliche Gefahren ausgehen können, ist für die Tätigkeit im Rettungsdienst ein chemisches Grundwissen erforderlich.

9.2.1   Allgemeine Grundlagen

Materie

Die Grundbausteine aller Stoffe, also der Materie, bilden die Atome.

Bau der Atome

Wie bereits in ▶ Abschn. 9.1.4 (elektrischer Strom) beschrieben wurde, geht man davon aus, dass die Atome aus 2 unterschiedlichen Bereichen bestehen:
- aus einem elektrisch positiv geladenen **Atomkern** und
- aus einer elektrisch negativ geladenen **Atomhülle**, die den Atomkern in mehreren Schichten (Schalen) umhüllt.

Dabei ist die Anzahl der positive Ladungsträger, der **Protonen**, im Atomkern ebenso groß wie die Menge der negativen Ladungsträger, der **Elektronen**, in der Atomhülle.

Somit gleichen auch die anziehenden und abstoßenden Kräfte innerhalb des Atoms einander aus. Daher ist ein Atom im Grundzustand nach außen hin elektrisch neutral, d. h. es erscheint unelektrisch.

Der **Atomkern** besteht aus 2 Elementarbausteinen (Nukleonen), neben positiv geladenen Protonen aus den elektrisch neutralen **Neutronen**.

Das einfachste Atom ist das Wasserstoffatom (chemisches Symbol H), dessen Kern nur über ein Proton verfügt, dem in der Hülle ein Elektron gegenübersteht (◘ Abb. 9.6). Phosphor (P) beispielsweise verfügt über 15 Protonen (◘ Abb. 9.7).

Die Zahl der Protonen bestimmt die **Ordnungszahl**, z. B.
- für Wasserstoff 1,
- für Phosphor 15.

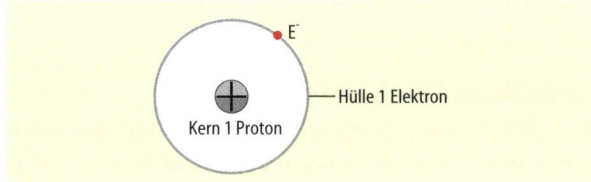

◘ Abb. 9.6. **Bau des Wasserstoffatoms**

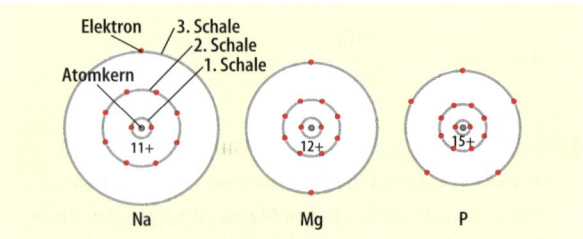

◘ Abb. 9.7. **Elektronenschalen und relative Atomradien der Elemente Natrium, Magnesium und Phosphor**

Zur Charakterisierung der Atomeigenschaften ist darüber hinaus die Nukleonenzahl von Bedeutung.

Die **Nukleonenzahl** ergibt sich aus der Summe der Protonen und Neutronen im Atomkern, wobei die Zahl der Neutronen von der Zahl der Protonen abweichen kann. Bei ansteigender Zahl der Protonen übernehmen die Neutronen eine stabilisierende Funktion gegenüber den sich abstoßenden gleichen Ladungsteilchen. Natrium verfügt über 11 Protonen bei 12 Neutronen.

> **Ordnungszahl = Zahl der Protonen = Zahl der Elektronen.**
> **Nukleonenzahl = Zahl der Protonen + Zahl der Neutronen.**
> **Beispiel: Natrium: $^{23}_{11}Na$; Nukleonenzahl 23, Ordnungszahl 11.**

Elemente

Alle Atome gleicher Ordnungszahl bilden ein Element.

Die wichtigsten der im menschlichen Organismus vorkommenden 26 Elemente sind:

	Chemisches Symbol
Sauerstoff	O
Kohlenstoff	C
Wasserstoff	H
Stickstoff	N

Periodensystem der Elemente

Wenn man die Elemente nach ihrer Ordnungszahl in der Reihe mit Wasserstoff ($_1$H) beginnend aufzählt, ergibt sich eine gesetzmäßige Anordnung chemischer Elemente. Man erhält mit diesem Ordnungsprinzip das Periodensystem der Elemente, bei dem die Elemente nach steigender Ordnungszahl geordnet und chemisch verwandte in einer Gruppe zusammengefasst sind (□ Tabelle 9.2). Eine Zeile des Periodensystems entspricht dabei einer Periode. Eine Spalte umfasst eine Gruppe oder Untergruppe, die weitgehend ähnliche chemische Eigenschaften zeigen, z. B. Halogene – 7. Gruppe.

Isotope

Atome mit gleicher Ordnungszahl (Zahl der Protonen), aber unterschiedlicher Neutronenzahl bezeichnet man

□ Tabelle 9.2. Periodensystem der Elemente (biochemisch wichtige Elemente fett gedruckt)

	1. Gruppe (Alkalimetalle)	2. Gruppe (Erdalkalimetalle)	3. Gruppe (Borgruppe)	4. Gruppe	5. Gruppe	6. Gruppe (Erzbildner)	7. Gruppe (Halogene)	8. Gruppe (Edelgase)
1. Periode	Wasserstoff ($_1$H)							Helium ($_2$He)
2. Periode	Lithium ($_3$Li)	Beryllium ($_4$Be)	Bor ($_5$B)	**Kohlenstoff** ($_6$C)	**Stickstoff** ($_7$N)	**Sauerstoff** ($_8$O)	Fluor ($_9$F)	Neon ($_{10}$Ne)
3. Periode	**Natrium** ($_{11}$Na)	**Magnesium** ($_{12}$Mg)	Aluminium ($_{13}$Al)	Silicium ($_{14}$Si)	Phosphor ($_{15}$P)	Schwefel ($_{16}$S)	Chlor ($_{17}$Cl)	Argon ($_{18}$Ar)
4. Periode	Kalium ($_{19}$K)	Calcium ($_{20}$Ca)					Brom ($_{35}$Br)	
5. Periode							Iod ($_{53}$I)	

als Isotope (gr. iso-topos: für »am gleichen Ort im Periodensystem stehend«). Sie besitzen damit eine unterschiedliche Kernmasse, aber gleiche chemische Eigenschaften wie die anderen Atome dieses Elements. Chemische Elemente sind fast immer aus mehreren Isotopen zusammengesetzt.

Beispiel: Chlor: $^{35}_{17}Cl$; $^{37}_{17}Cl$.

Zu den 17 Protonen sind in einem Fall 18 im anderen Fall 20 Neutronen dazuzuzählen. Diese beiden Atomarten sind Isotope des Chlors. Isotope haben zwar meist gleiche chemische Eigenschaften wie die übrigen Atome des Elements, zeigen aber vielfach unterschiedliche physikalische Eigenschaften in Form radioaktiver Umwandlung.

Radioaktive Umwandlung

Da ein Atomkern mit größerer oder kleiner Zahl von Neutronen eine andere Stabilität aufweist, kann es zum Zerfall dieses Kerns kommen. Dieser Zerfall ist ein langwieriger Prozess, bei dem eine größere Menge an energetischer (radioaktiver) Strahlung frei wird.

💧 Hinweis Medizin

Daher können bestimmte Isotope nach entsprechender Zufuhr im menschlichen Körper als Bestandteile physiologischer Substanzen agieren und werden aufgrund ihrer Strahlungswirkung medizinisch genutzt:
- therapeutisch; z. B. Phosphorisotope in den Knochen eingebaut bremsen die vermehrte Bildung von Leukozyten bei der Leukämie.
- diagnostisch; Jodisotope werden zur Funktionsdiagnostik der Schilddrüse benutzt.

Moleküle

Neben der Vielzahl von mehr als 100 chemischen Elementen schaffen erst deren Verbindungen die in der Natur anzutreffende Stoffvielfalt.

❯ Grundeinheit der Stoffmenge ist Mol (mol).

Ein Mol ist definiert als eine durch die sog. Loschmidt-Zahl bestimmte Anzahl von Teilchen (Molekülen). Die Loschmidt-Zahl beträgt für alle Elemente $6{,}023 \times 10^{23}$ Teilchen. Dies bedeutet, dass in einem Mol Sauerstoff genauso viele Teilchen sind wie in einem Mol Kochsalz

Moleküle sind kombinierte Atome, die sich zu einer Einheit mit völlig neuen Eigenschaften zusammengeschlossen haben. Sie werden durch Bindungskräfte zusam-

mengehalten und sind nach dem Zusammenschluss – so wie ihre Bausteine, die Atome zuvor – am Ende elektrisch neutral. Das einzelne Molekül enthält mehrere Atome in bestimmter gesetzmäßiger Zahl.

Beispiel: Wasser besteht aus 2 Atomen Wasserstoff (H) und 1 Atom Sauerstoff (O). Grundsätzlich könnte man als Kurzformel HOH oder HHO schreiben. Als Summenformel hat sich aber H_2O etabliert. Welche Form der Darstellung eines Moleküls gewählt wird, hängt also von der Zielsetzung bzw. auch von Gewohnheit ab. Grundsätzlich gilt Folgendes:

1. Aus dem räumlichen Modell wird für die Praxis eine zweidimensionale **Strukturformel** abgeleitet, die die Verteilung der Atome innerhalb des Moleküls beschreibt (wie oben: HOH). Bei komplexen Molekülen ist dabei oft eine Zeichnung notwendig.
2. Wenn man nicht den Molekülaufbau, sondern nur die chemische Zusammensetzung eines Stoffes angeben will, verwendet man die **Summenformel**. Die Summenformel beschreibt die Anzahl der Atome bzw. der Stoffmenge innerhalb eines Moleküls (wie bei H_2O).
3. Außerdem kennt man **Kombinationen aus Summenformel und Struktur**, um bestimmte chemisch-aktive Teile herauszustellen, wie z. B. bei Alkohol:
Ethanol: C_2H_5OH ist die übliche Darstellung, da die OH-Gruppe chemisch entscheidend ist.

Chemische Bindungen

Der Grund für chemische Bindungen sind die unvollständig besetzten Hüllen der Atome. Atome haben grundsätzlich die Bestrebung ihre Schalen mit der maximal möglichen Anzahl von Elektronen zu füllen oder Elektronen abzugeben, und zwar so, dass eine nur mit 1 oder 2 Elektronen besetze Schale aufgelöst wird. Der Zustand der vollbesetzten Schale nennt sich Edelgaskonfiguration, weil er bei den Atomen dieser 8. Gruppe vorliegt.

Grundsätzlich können nun 3 Formen der Bindungen zwischen Atomen unterschieden werden:
- Ionenbindung,
- Dipol- und kovalente Atombindung,
- metallische Bindung.

Ionenbindung

Kochsalz, NaCl, entsteht dadurch, dass ein primär ungeladenes Natriumatom und ein primär ungeladenes Chloratom – unter bestimmten Voraussetzungen – miteinander reagieren (❑ Abb. 9.8). Dabei hat das Natriumatom sein Elektron abgegeben, es wird zu Na^+, das Chloratom

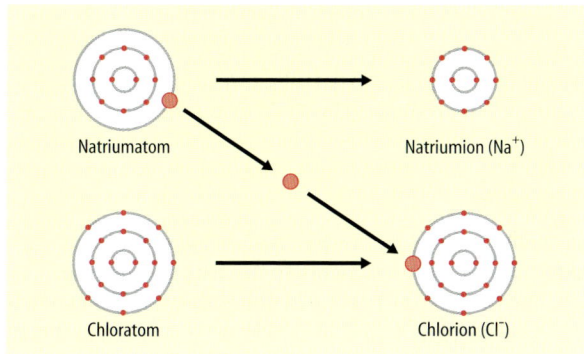

Abb. 9.8. Bildung von Natriumchlorid aus einem Natriumatom und einem Chloratom (Atomkerne sind nicht eingezeichnet)

hat dieses Elektron aufgenommen und wird zu Cl^-. Damit erreichen beide Edelgaskonfiguration. Das Natriumatom fungiert als Elektronenspender, das Chloratom als Elektronenempfänger.

Formel: Na^+ plus $Cl^- \rightarrow NaCl$

Dipolbindung und kovalente Atombindung

Sehr große Atome können Elektronen stärker an sich binden als Atome mit kleineren Kernen. Diese Eigenschaft bezeichnet man als Elektronegativität. Kommt es unter diesen Voraussetzungen zu einer Bindung, werden die Elektronen vom größeren Atom stärker zu sich heran gezogen. Zwischen Atomen, die keine oder nur geringe Elektronegativitätsdifferenzen aufweisen, bildet sich eine kovalente Bindung aus. In diesem Fall wird ein Elektronenpaar zwischen beiden Atomen geteilt, das Ergebnis ist ebenfalls eine edelgasähnliche Konfiguration.

Metallische Bindung

In Metallen sind die Elektronen der äußeren Schale von ihren Atomen abgetrennt. Die Elektronen bewegen sich frei zwischen den verbleibenden positiv geladenen Atomrümpfen. Auf dieser freien Beweglichkeit der Elektronen basiert u. A. ihre elektrische Leitfähigkeit.

Gesetzmäßigkeiten chemischer Reaktionen

Die Reaktionsmuster der Chemie sind zwar vielfältig, unterliegen aber gewissen Gesetzmäßigkeiten, von denen einige wichtige in überschaubarer Form dargestellt werden sollen.

Ion-Ion-Reaktion und elektrische Dissoziation

Bei der Ion-Ion-Reaktion ist das schon aus der Physik bekannte Anziehungsvermögen gegensinnig geladener Teilchen die treibende Kraft (Coulomb-Gesetz):

X^+ reagiert mit Y^-;
$X^+ + Y^- = XY$.

Unter bestimmten Bedingungen kann die Bildungsreaktion des aus Ionen aufgebauten Moleküls rückläufig sein:

$XY \rightarrow X^+ + Y^-$.

Diese Trennung der Ionen, bei der die elektrischen Bindekräfte gelöst werden, nennt man Dissoziation.

> Stoffe XY, die in wässriger Lösung weitgehend dissoziieren, nennt man **Elektrolyte**.

Säuren und Basen

> **Säuren können Wasserstoffionen abdissoziieren, Basen können Wasserstoffionen anlagern.**

Dissoziationsgleichung für die Säure AH:

$AH \rightarrow A^- + H^+$;

dabei entsteht das negativ geladene Teilchen A^-, das Säureanion;

$HCl + H_2O \rightarrow H_3O^+ + Cl^-$.

HCl, die einzige starke Säure, die im menschlichen Organismus eine Rolle spielt, ist die Salzsäure des Magens.
H_2CO_3, die Kohlensäure, entsteht aus Kohlendioxid (CO_2) und Wasser (H_2O);

$CO_2 + H_2O \rightarrow H_2CO_3$.

Die Reaktionsgleichung für eine Base B lautet:

$B + H^+ \rightarrow BH^+$.

Eine Base, auch Lauge genannt, kann also ein elektrisch ungeladenes Molekül sein, das mit Hilfe koordinativer Bindungen das Proton oder ein Anion fixiert. Für die Base A gilt die Protonenanlagerungsreaktion:

$A^- + H^+ \rightarrow AH$.

9

✪ Hinweis Medizin

Säuren und Laugen haben eine ätzende Wirkung auf Haut und Schleimhäute.

Starke Laugen dringen in die Tiefe vor, zerstören weiteres gesundes Gewebe und führen zu locker strukturierten, schlecht heilenden Kolliquationsnekrosen.

Starke Säuren verursachen durch eine dichte Eiweißausfällung eine vergleichsweise oberflächliche Koagulationsnekrose, die ein Eindringen der Läsion in tiefere Gewebsschichten behindert.

pH-Wert

Der pH-Wert ist Ausdruck der Wasserstoffionenkonzentration (partialer Anteil der H^+-Ionen in der Lösung). Wasser dissoziiert nach der vereinfachten Formel:

$$H_2O \rightarrow H^+ + OH^-.$$

Der Dissoziationsgrad ist dabei sehr gering. In 10.000.000 l ist nur 1 mol H^+ abdissoziert. 1 l Wasser enthält 1×10^{-7} mol H^+.

Um mit einfacheren Zahlen zu arbeiten, nimmt man nicht diese Zahl, die die Konzentration angibt, sondern die »Hochzahl« unter Verzicht auf das negative Vorzeichen (negativer dekadischer Logarithmus), also statt 10^{-7} die Zahl 7.

Werte zwischen 7 und 0 entsprechen einer überschüssigen H^+-Ionenkonzentration, also dem Vorliegen von Säure. Werte von 7–14 zeigen das Vorliegen von Basen an. Je weiter der Wert von dem Neutralwert 7,0 abweicht, desto stärker ist die Säure bzw. Base.

✪ Hinweis Medizin

Im menschlichen Organismus finden sich folgende pH-Werte:

— Magensaft 1,0–2,0
— Speichel 5,0–6,8
— Galle 5,8–8,5
— Erythrozyten ca. 7,36
— Blutplasma ca. 7,39.

Der Neutralwert des Blutplasmas entspricht also nicht dem chemischen Neutralwert von 7,0

Salze

Salze entstehen durch Ersatz von Protonen aus einer Säure, in der Regel durch Metallionen.

Salze in der Nahrung dissoziieren im Wasser des Magen-Darm-Trakts. Die entstehenden Kationen und Anionen verteilen sich auf die verschiedenen Gewebe des Körpers in unterschiedlicher Konzentration. Ihre Wiedervereinigung wird durch Wassermoleküle verhindert. Da Wassermoleküle eine Art Hülle um jedes Ion bilden, sogenannte Hydrathülle. Dieser Vorgang heißt Hydratisierung.

Elektrolyte

Im medizinischen Sprachgebrauch nennt man diese Ionen Elektrolyte. Es handelt sich also um Salze, Säuren und Basen, die in wässriger Lösung in unterschiedlichem Umfang in frei bewegliche Ionen zerfallen (◘ Tabellen 9.3 und 9.4). Sie spielen in einem speziellen Gleichgewicht im menschlichen Körper in vielerlei Hinsicht eine erheblich Rolle.

Redoxreaktionen

Bei der Umwandlung von Nahrung im Organismus – chemische Energie → Wärme oder mechanische Energie – spielt die Oxidation eine große Rolle. Die Gesamtreaktion nennt sich Redoxreaktion.

◘ **Tabelle 9.3.** **Wesentliche im Körper vorhandene Kationen**

Natrium	Na^+
Kalium	K^+
Kalzium	Ca^{2+}
Magnesium	Mg^{2+}

◘ **Tabelle 9.4.** **Wesentliche im Körper vorhandene Anionen**

Chlorid	Cl^-
Hydrogenkarbonat	HCO_3^-
Phosphat	$H_2PO_4^-$, HPO_4^{2-}
Sulfat	SO_4^{2-}
Proteine	
Organische Säureradikale:	Acetat$^-$ (Essigsäure)
	Pyruvat$^-$ (Benztraubensäure)
	Laktat$^-$ (Milchsäure)
	β-Hydroxybutyrat$^-$ (Hydroxybuttersäure)
	Acetoacetat$^-$ (Acetessigsäure)

Diese Redoxreaktion ist eine Elektronenübertragungsreaktion.

Der Elektronendonator (Elektronenspender) ist das Reduktionsmittel, der Elektronenakzeptor (Elektronenempfänger) ist das Oxidationsmittel.

Der Donator wird oxidiert, der Akzeptor reduziert.

Beispiel: Die Gleichung für die Bildung von NaCl (Kochsalz) ist eine Redoxgleichung:

$$Na^+ + Cl^- \rightarrow NaCl.$$

Natrium wird oxidiert (Reduktionsmittel), Chlorid wird reduziert (Oxidationsmittel). Im Körper spielt die Oxidation mit Sauerstoff, als wichtigstes Oxidationsmittel, jedoch die größte Rolle.

Chemisches Gleichgewicht

Chemische Reaktionen sind Gleichgewichtsreaktionen. Statt des Gleichheitszeichens in der Formel

$$A + B = C + D$$

werden Pfeile gesetzt, wenn man den Charakter der Gleichgewichtsreaktion betonen will:

$$A + B \rightleftharpoons C + D.$$

Energieverhältnisse bei chemischen Reaktionen

Das bereits in der Physik beschriebene Phänomen, dass in einem geschlossenen System keine Energie verloren geht, gilt grundsätzlich auch in der Chemie. Bei der Muskelarbeit kann man unterscheiden:

- die vorgegebene chemische Energie U,
- die Arbeitsenergie des Muskels A und
- die entstehende Wärmeenergie Q.

Es gilt der Satz:

$$U + Q + A = \text{constant}$$

Reaktionsgeschwindigkeit

Für den schnellen chemischen Umbau von Nahrungsbestandteilen, die außerhalb des Organismus vergleichsweise lange »lagerfähig« sind, spielen verschiedene Faktoren eine wichtige Rolle. Neben der Konzentration der miteinander reagierenden Stoffe spielt die Temperatur eine große Rolle.

Nach der **R**eaktions-**G**eschwindigkeits-**T**emperatur-Regel (RGT-Regel) steigt die Geschwindigkeit einer chemischen Reaktion um das 2- bis 4fache wenn man die Temperatur um 10° erhöht.

Katalysatoren und Enzyme

Substanzen, die chemische Reaktionen beschleunigen, ohne selbst verändert zu werden, bezeichnet man als **Katalysatoren.** Die Wirkungsweise eines Katalysators wird durch Bildung eines Zwischenstoffs erklärt. Eine katalytisch beeinflusste Reaktion

$$A + B \underset{}{\overset{K}{\rightleftharpoons}} AB$$

lässt sich in folgender Weise aufschlüsseln:

A+B sind die Substrate der Reaktion;

A+K→AK (Zwischenstoff),

AK+B→AB+K.

Enzyme sind in der Zelle gebildete Eiweißkörper, die u. a. pH-abhängig als Biokatalysatoren chemische Umsetzungen, v. a. den Stoffwechsel steuern.

9.2.2   Organische Chemie

Jede organische Verbindung lässt sich formal aus einem **Grundkohlenwasserstoff** ableiten, dessen Wasserstoffatome man durch funktionelle Gruppen ersetzt.

Das einfachste Kohlenwasserstoffmolekül ist das des Methans. Das Methanmolekül besteht aus einem Kohlenstoffatom, das mit 4 Wasserstoffatomen verbunden ist. In ◘ Abb. 9.9 ist der räumlichen Bau des Moleküls zu erkennen. Es hat die Form eines Tetraeders. Das Kohlenstoffatom bildet die Mitte des Tetraeders, während die Wasserstoffatome die Ecken darstellen.

Die aus dem räumlichen Modell abgeleitete zweidimensionale **Strukturformel:**

```
      H
      |
  H — C — H
      |
      H
```

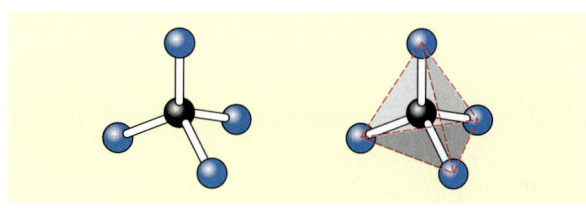

◘ Abb. 9.9. **Methan als einfachstes Kohlenwasserstoffmolekül**

Die **Summenformel** für Methan lautet: CH_4.

Es ist damit das einfachste organische Kohlenstoffmolekül.

Kohlenstoffatome können nicht nur Wasserstoffatome binden. Sie haben vielmehr die Fähigkeit, sich auch miteinander zu verbinden. Auf diese Weise entstehen kettenförmige Moleküle. Die Anzahl der Kohlenstoffatome kann dabei ganz unterschiedlich sein. Sie kann 20 und mehr betragen. Deshalb gibt es sehr viele verschiedene Kohlenwasserstoffe. Je länger die Kohlenstoffkette wird, um so eher verhält sich das Molekül wasserabweisend (hydrophob), und der grundsätzliche Aggregatszustand wechselt von gasförmig über flüssig zu feststofflich.

Alkane

Kohlenwasserstoffe mit geraden Molekülketten nennt man Alkane (◘ Tabelle 9.5). Die Namen der Alkane enden alle mit der Silbe -an. Je nach Anzahl der in Reihe gebundenen Kohlenstoffatome gibt es einen in der Chemie genormten Zahlbegriff mit dem der Name des Moleküls beginnt (◘ Tabelle 9.6).

Reaktionsbeispiele

Wenn Brom in ultraviolettem Licht auf das Alkan Hexan einwirkt, findet eine chemische Reaktion statt: Durch das energiereiche, ultraviolette Licht werden Brommoleküle gespalten; die Folge ist, dass Bromatome die Hexanmoleküle »angreifen« und damit die Reaktion in Gang setzen. Dabei werden Wasserstoffatome von Hexanmolekülen durch Bromatome ersetzt. Neben dem so entstehenden Monobromhexan kann auch Bromwasserstoff nachgewiesen werden.

◘ Tabelle 9.5. **Beispiel für Halogenalkane**		
Name	**Strukturformel**	**Summenformel**
Monochlorethan		C_2H_5Cl
Trichlormethan (Chloroform)		$CHCl_3$

◘ Tabelle 9.6. **Nomenkaltur in Abhängigkeit von der Anzahl der C-Atome**			
Chemische Nomenklatur	**Anzahl der C-Atome**	**Einfach Bindung (-an)**	**Ungesättigte Doppelbindung (-en)**
Meth-	1	Methan	Nicht möglich
Eth-	2	Ethan	Ethen
Prop-	3	Propan	Propen
But-	4	Butan	Buten
Pent-	5	Pentan	Penten
Hex-	6	Hexan	Hexen

Eine Reaktion wie diese heißt Substitution (lat. **substituere,** ersetzen). Die Substitutionsreaktion verläuft weiter, bis entweder alles Brom verbraucht ist oder alle Wasserstoffatome durch Bromatome ersetzt sind. Bei einer Substitution kommen aber nicht nur Halogene sondern auch Atome anderer Elemente z. B. Sauerstoff oder Stickstoff und ganze Atomgruppen, bzw. Moleküle, z. B. Wasser oder Methan selbst in Frage. Die funktionelle Gruppe CH_3 heißt Methylgruppe.

Bei einer Substitution verändern sich auch die Grundeigenschaften des Ausgangsstoffes.

> **Hinweis Medizin**
>
> Um ein Beispiel zu nennen: bei einer Verbrennung von Chlorkohlenwasserstoffen z. B. bei einem Wohnungsbrand entsteht Phosgen ($COCl_2$), ein Atmungsgift, das zu schweren Schäden wie z. B. einem Lungenödem führen kann. Phosgen war ein Giftgas im 1. Weltkrieg; Kurzname Grünkreuz.

Alkene

Alkene sind Kohlenwasserstoffe mit einer oder mehreren Doppelbildungen.
Beispiel Buten: $H_3C–CH=CH–CH_3$

Das Gas Ethen (C_2H_4) mit seiner ungesättigten Bindung ist ein wesentlicher Grundstoff der Kunststoffsynthese. Radikales (reaktionsbereites) Ethen heißt auch Venyl und ist Grundbaustein von PVC (Polyvenylchlorid).

Durch Einführung mehrerer Doppelbildungen erhält man **mehrfachungesättigte Verbindungen.**

Aromaten

Kohlenstoffatome können sich auch zu ringförmigen Molekülen (Zykloalkane) verbinden. Ein typisches Beispiel ist der Benzolring:

Das Benzolmolekül ist besonders stabil: Die Elektronen der Kohlenstoffbindungen verteilen sich gleichmäßig auf alle 6 Kohlenstoffatome. Deshalb sind die 3 Doppelbildungen im Molekül nicht festgelegt. Je nachdem, wo sich die Bindungen am Benzolring befinden, nimmt er die eine oder andere Form an.

> Viele Verbindungen, die sich von Benzol ableiten lassen, haben einen angenehmen Geruch. Deshalb nennt man Benzol und seine Derivate (Abkömmlinge) Aromaten.

Ringförmige Alkane und Alkene sind z. B. folgende Verbindungen:

Cyclopentan
C_5H_{10}

Cyclohexan
C_6H_{12}

Cyclohexen
C_6H_{10}

Alkohole (Alkanole)

Findet eine Substitutionsreaktion eines H-Atoms durch eine OH-Gruppe statt, entsteht aus einem Alkan ein Alkohol. Alkohole enthalten mindestens eine OH-Gruppe (Hydroxylgruppe), die sich an einem C-Atom befindet. Je nach der Zahl der OH-Grupen spricht man von ein-, zwei- oder dreiwertigen (Polyole) Alkoholen. Das Propantriol, ein dreiwertiger Alkohol, besser als Glycerin bekannt, ist ein wichtiger Baustein der Fettsynthese (s. unten).

Neben der Anzahl der Hydroxylgruppen ist für weitere chemische Prozesse die Frage, wo die Hydroxylgruppe an der Kohlenstoffkette hängt, von großer Bedeutung. Primäralkohole haben die Hydroxylgruppe am Ende der Kette, Sekundäralkohole am 2. Kohlenstoffatom.

Beispiel Ethanol (einwertiger Alkohol): $H_3C–CH_2–OH$, bzw. Summenformel: C_2H_5OH (Tabelle 9.7).

Aldehyde (Alkanale)

Findet eine Oxidationsreaktion eines Primäralkohols statt, wird das H-Atom der Hydroxylgruppe ausgelöst. Das O-Atom bindet sich in einer Doppelbindung. So entsteht die reaktive Gruppe: R–HC=O (Carbonylgruppe), das chemische Kennzeichen eines Aldehyds (Tabelle 9.8).

Ketone (Alkanone)

Findet eine Oxidationsreaktion eines Sekundäralkohols statt, wird ein H-Atom aus der Hydroxylgruppe am 2. C-Atom gelöst. Das O-Atom bindet sich in einer Doppelbindung. So entsteht die reaktive Gruppe: R–O=C-R, das chemische Kennzeichen eines Ketons (Tabelle 9.9).

9

◙ Tabelle 9.7. **Nomenklatur einwertiger Alkohole**				
Chemische Nomenklatur	**Anzahl der C-Atome**	**Einwertiger Alkohol**	**Anderer Name**	**Summenformel**
Meth-	1	Methanol	Holzgeist	CH_3OH
Eth-	2	Ethanol	Weingeist	C_2H_5OH
Prop-	3	Propanol		C_3H_7OH

◙ Tabelle 9.8. **Nomeklatur einiger Aldehyde**				
Chemische Nomenklatur	**Anzahl der C-Atome**	**Aldehyd**	**Weiterer Namen**	**Summenformel**
Meth-	1	Methanal	Formaldehyd	$H_2C=O$
Eth-	2	Ethanal	Acetaldehyd	$CH_3-HC=O$
Prop-	3	Propanal		$CH_3\,CH_2-HC=O$

◙ Tabelle 9.9. **Nomenklatur einiger Ketone**				
Chemische Nomenklatur	**Anzahl der C-Atome**	**Ketone**	**Weitere Namen**	**Summenformel**
Eth-	2	Ethanon	Azeton	$CH_3-C=O-H_3C$
Prop-	3	Propanon		$CH_3-CH_2-C=O-H_3C$

Carbonsäuren

Findet eine Oxidationsreaktion eines Mehrfachalkohols statt, wird ein H-Atom an einem C-Atom aus einer Hydroxylgruppe gelöst. Das O-Atom bindet sich in einer Doppelbindung. So entsteht die reaktive Gruppe: R-COOH, die Carboxylgruppe, das chemische Kennzeichen einer Carbonsäure. Je nach Anzahl der Carboxylgruppen und/oder anderer funktioneller Gruppen bildet sich eine Vielzahl unterschiedlicher Carbonsäuren (🔗 Nomenklatur einiger Carbonsäuren). Darunter die sog. Fettsäuren: langkettige Carbonsäuren mit gerader C-Atom-Zahl.

Beispiele: Oxalsäure COOH-COOH und Milchsäure CH_3 HCOH-COOH.

Ester

Ester sind Verbindung zwischen einem Alkohol und einer Carbonsäure. Bei der Reaktion entsteht aus z. B. Ethansäure und Ethanol Ethansäure-ethyl-ester und Wasser:

$$CH_3\text{-}COOH + C_2H_5OH \Leftrightarrow CH_3\text{-}COO - CH_2CH_3 + H_2O.$$

Ester sind wasserunlösliche Stoffe. Je nach Länge der Kohlenstoffketten ergeben sich in der Natur wichtige Substanzen (🔗 Vorkommen von Ester). Ester können auch als hochtoxische Substanzen auftreten z. B. Phosphorsäureester (Alkylphosphate z. B. E 605) hochgiftige Verbindungen, die als Insektizide, Kampfstoffe oder Weichmacher Verwendung finden.

9.2.3 Wichtige biochemische Stoffe

Lipide, Aminosäuren und Zucker sind Stoffgruppen, die als Grundbausteine im Rahmen des Auf- und Abbaus des Körpers von besonderer Bedeutung sind.

Lipide

Unter dem Begriff »Lipide« wird eine ganze Reihe unterschiedlicher Stoffe der Biochemie zusammengefasst. Ihnen allen ist der apolare Bau gemeinsam. Eine Wortgleichung lautet:

Glycerin + Fettsäure → Fett + Wasser.

Glycerin mit seinen 3 Alkoholfunktionen kann sich mit 3 Fettsäuren verbinden. Fettsäuren sind langkettige, ungesättigte oder gesättigte organische Säuren.

Neutralfett mit Palmitin-, Stearin- und Ölsäure als Fettsäuren:

Natürliche Fette sind stets Gemische verschiedener chemisch definierter Fette.

⊗ Hinweis Medizin

Im Vergleich zu tierischen Fetten enthalten pflanzliche Öle einen höheren Anteil mehrfach ungesättigter Fettsäuren, die aus ernährungswissenschaftlicher Sicht günstiger eingestuft werden.

Fettsäuren werden über die Nahrung aufgenommen. Fette sind Reservestoffe, beim biochemischen Abbau kann viel Energie gewonnen werden.

Aminosäuren

Aminosäuren haben 2 funktionelle Gruppen:
COOH Carbonsäuregruppe,
NH₂   Aminogruppe.
Bauprinzip:

Beispiel: Wird bei der Ethansäure ein Wasserstoffatom durch eine NH_2-Gruppe ersetzt, entsteht die einfachste Aminosäure, die Aminoethansäure:

Ethansäure   Aminoethansäure (Glycin)

⊗ Hinweis Medizin

Der Großteil des Nahrungseiweißes wird als Aminosäuren in der Darmmukosa resorbiert. Aminosäuren werden zum Aufbau körpereigener Proteine benötigt. Im menschlichen Organismus kommen 20 Aminosäuren vor; 8 von ihnen sind essenziell, d. h. sie werden nicht aus anderen Molekülen synthetisiert, sondern müssen mit der Nahrung aufgenommen werden.

Zucker (Kohlenhydrate)

Zucker sind Polyalkohole mit einer Aldehyd- oder Ketogruppe.

Die einfachste Einteilung erfolgt nach der Zahl der Kohlenstoffatome in der Kette (Triosen, Tetrosen, Pentosen etc.).

Glukose ist der biochemisch wichtigste Zucker. Grüne Pflanzen und einige Bakterien können aus Wasser und Kohlendioxid Glukose aufbauen. Dabei wird Sauerstoff frei.

Formel:

$$\text{Wasser} + \text{Kohlendioxid} \xrightarrow[\text{Chlorophyll}]{\text{Sonnenenergie}} \text{Glukose} + \text{Sauerstoff}$$

$$6\,H_2O + 6\,CO_2 \rightleftarrows 6\,C_6H_{12}O_6 + 6\,O_2.$$

Bei der Oxidation der Glukose als Nährstoff wird Energie frei.

Glukosemoleküle können in Ketten- oder Ringform vorliegen:

Kettenform

Ringform

Zuckermoleküle, deren ringförmiges Kohlenstoffgerüst ein Fünf- bzw. ein Sechseck bildet, nennt man **Monosaccharide** (■ Tabelle 9.10). Die Verknüpfung von 2 Monosaccharideinheiten ergibt **Disaccharide** (glycosidische Bindung).

Saccharose (Rohr- bzw. Rübenzucker) z. B. ist ein Disaccharid, das sich in je ein Molekül Glukose und Fruktose spalten lässt. Stärke und Cellulose sind **Polysaccharide**. Sie bestehen aus Makromolekülen, die nur aus Glukosemolekülen entstanden sind.

✆ Hinweis Medizin

Das biologisch wichtigste Polysaccharid ist das Glykogen als Speicherform für Glukose und damit als wichtigster, kurzfristig mobilisierbarer Energiespeicher. Glykogen wird unter dem Einfluss vieler Enzyme je nach Bedarf und Stoffwechselsituation auf- oder abgebaut. Diese Enzymaktivitäten werden durch Hormone, wie Adrenalin oder Glukagon, beeinflusst.

9.2.4   Biochemie – Kurzdarstellung des Energiestoffwechsels

Im Stoffwechsel werden aus der Nahrung stammende Eingangsstoffe umgebaut. Am Ende dieses Prozesses ergeben sich Abbauprodukte, die ausgeschieden werden, und neu aufgebaute Verbindungen, die dann als körpereigene Komponenten spezifische Funktionen übernehmen.

Die zweite wesentliche Funktion des Stoffwechsels besteht in der Energiegewinnung. Mit der Nahrung zugeführte Kohlenhydrate, Proteine und Fette werden im Rahmen des Umbaus zur Energiegewinnung verändert.

Citratzyklus

Der Citrat- oder Zitronensäurezyklus, eine zyklische Reaktionsfolge, ist die gemeinsame Endstrecke des oxidativen Endabbaus der Nahrungsstoffe (■ Abb. 9.10).

Ausgangspunkt für diesen Endabbau ist die aktivierte Essigsäure (Acetyl-Koenzym A), die aus Kohlenhydraten, Aminosäuren und Fettsäuren gebildet wird.

Der Acetylrest des Acetyl-Koenzyms A wird mit Oxalessigsäure zu **Zitronensäure** kondensiert. Der weitere Umsatz führt über zahlreiche Zwischenstufen.

Energieliefernd sind nur Dehydrierungen, deren H_2 über die **Atmungskette** oxidiert wird. Damit ist der Citratzyklus letztlich der definitive Schritt, C-C-Bindungen unter CO_2-Bildung aufzubrechen. Sämtliche Bestandteile des Stoffwechsels werden zu CO_2 und Wasser (H_2O) umgewandelt.

Im Citratzyklus werden 2/3 der für die Zellfunktion nötigen Energie gewonnen (und gleichzeitig Bausteine für die körpereigenen Stoffe gebildet). Dabei können aus

■ Tabelle 9.10. **Einige Monosaccharide**

Name	Glukose	Fruktose	Galaktose
Summenformel	$C_6H_{12}O_6$	$C_6H_{12}O_6$	$C_6H_{12}O_6$
Strukturformel			

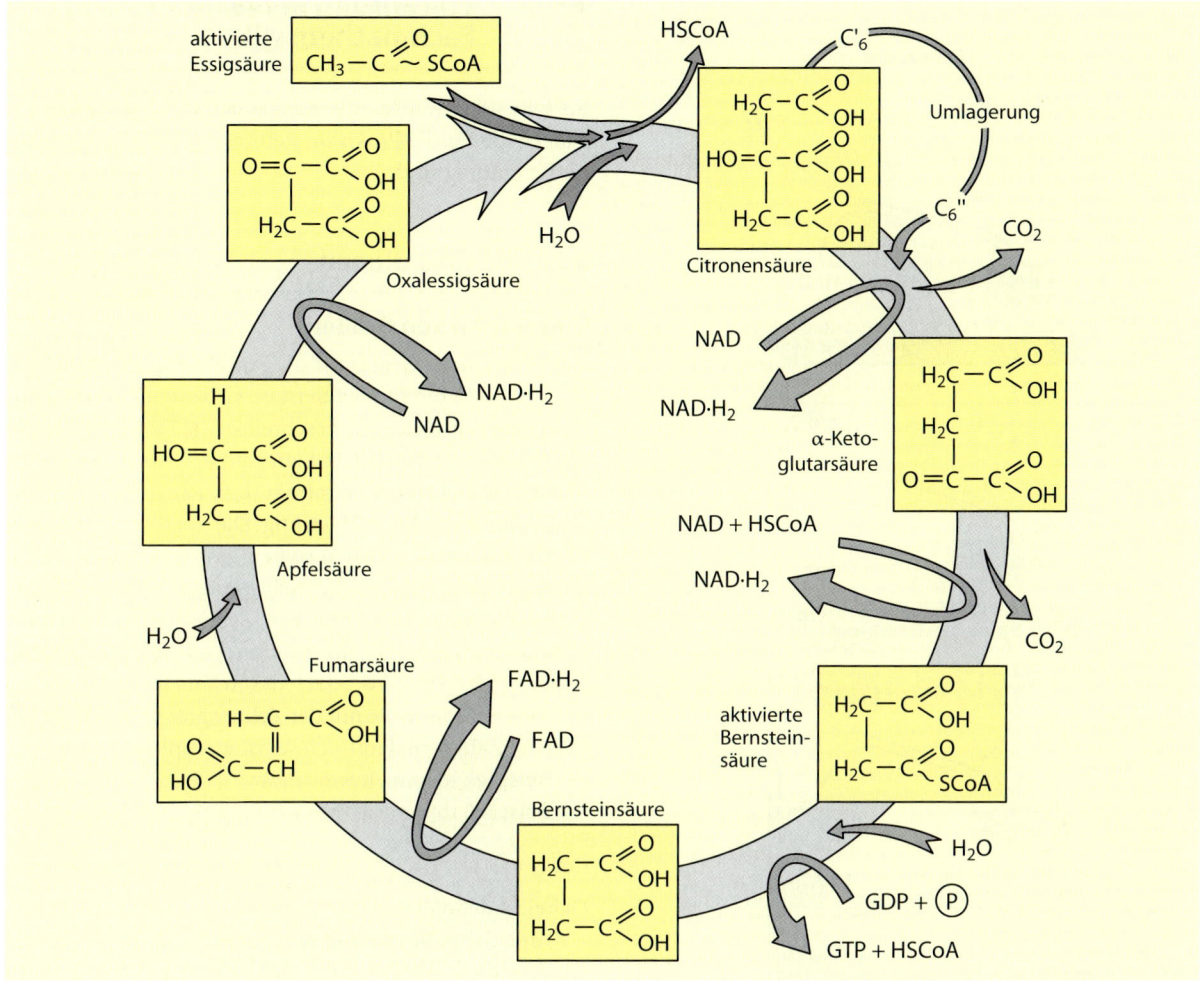

□ Abb. 9.10. **Der Citratzyklus**

1 Mol Glukose 38 Mol Adenosintriphosphat (ATP) gebildet werden.

Eine Schilderung der komplexen Abläufe würden den vorgegebenen Rahmen dieser Einführung sprengen (s. entsprechende Lehrbücher der Chemie).

Atmungskette

Das in den Mitochondrien der Zellen lokalisierte Multienzymsystem katalysiert hintereinander geschaltete Redoxsysteme, die durch kaskadenartige Wasserstoff- und Elektronenübertragung Substrat-H_2 zu Wasser oxidieren (□ Abb. 9.11).

Die in der Atmungskette ablaufende Reaktion kann man formal beschreiben:

$$H_2 + 1/2\ O_2 \rightarrow H_2O\ \text{(Knallgasreaktion)}.$$

Im biochemischen System läuft der Vorgang über viele komplizierte, hier nicht zu erläuternde Einzelstufen ab.

Die dabei freiwerdende Energie wird in Form von ATP (Adenosintriphosphat) gespeichert.

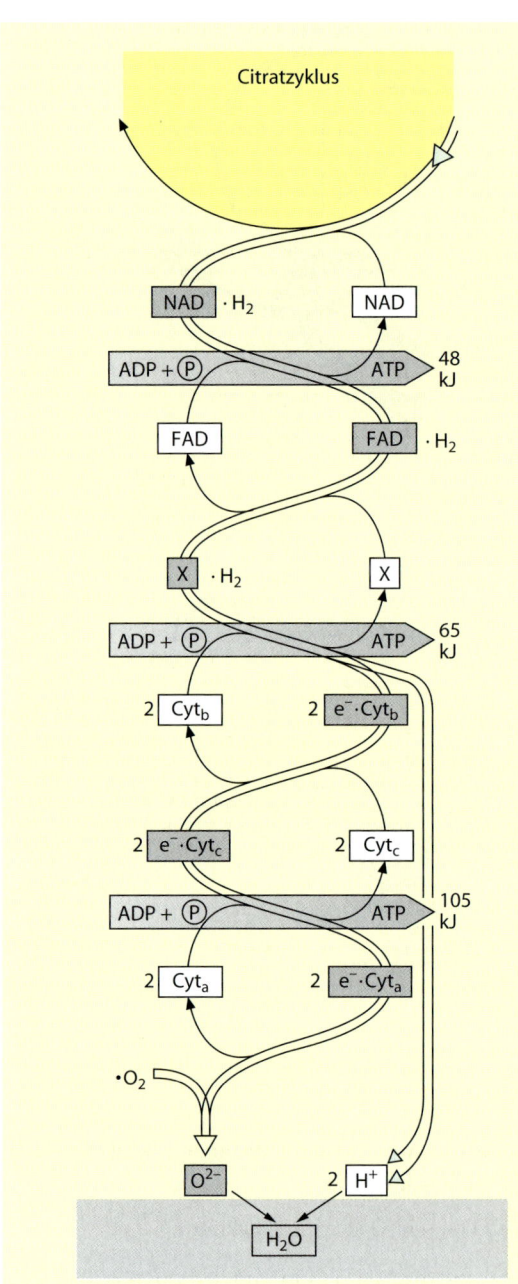

9

■ Abb. 9.11. **Schema der Atmungskette**

9.3 Einführung in die Fachmathematik

Im folgenden werden die mathematischen Verfahren erläutert, die für die Praxis im Rettungsdienst von besonderer Bedeutung sind.

9.3.1 Grundlagen

Umrechnen von Größen

Der wesentliche Grund für die Einführung von Bruchteilen und größeren Einheiten ist es, Größen mit überschaubaren Zahlenwerten zu beschreiben (■ Tabelle 9.11). Für die Belange der Notfallmedizin sind v. a. die Angaben für Masse (Gewicht) in Kilogramm [kg], Länge in Meter [m] und Volumen in Liter [l] wichtig. Die Vorsilben für größere oder kleinere Einheiten sollten deshalb vom Rettungsdienstpersonal sicher beherrscht werden. Die Darstellung dieser Einheiten mit Hilfe von Zehnerpotenzen vereinfacht häufig nochmals die Zahl und – wenn der Umgang sicher beherrscht wird – auch das Rechnen.

Eine Schreibweise mit der Zehnerpotenz 10^n bedeutet, dass die Zahl n-mal mit sich selbst multipliziert wird.

Beispiel: $10^3 = 10 \times 10 \times 10 = 1000$.
Beispiel: $10^9 = 10 \times 10 \times 10 \times 10 \times 10 \times 10 \times 10 \times 10 \times 10 = 1.000.000.000$.

Dabei ist definiert, dass $10^1 = 10$ und $10^0 = 1$ ist.

Eine Schreibweise mit der Zehnerpotenz 10^{-n} bedeutet, dass die Zahl n-mal mit sich selbst multipliziert wird als Nenner des Bruches 1 durch die Zahl geteilt.

■ Tabelle 9.11. **Bruchteile und größere Einheiten**		
Vorsilbe	**Kennbuchstabe**	**Zehnerpotenz**
nano	n	10^{-9}
mikro	µ	10^{-6}
milli	m	10^{-3}
zenti	c	10^{-2}
dezi	d	10^{-1}
kilo	k	10^{3}
mega	M	10^{6}

Beispiel: $10^{-3}=1/10\times10\times10=1/1000$, also ein Tausendstel.

Beispiel: $10^{-9}=1/10\times10\times10\times10\times10\times10\times10\times10\times10=1/1.000.000.000$, also ein Milliardstel.

Auf diese Art und Weise werden auch Größen in der Physik geschrieben, wenn sie als Teiler fungieren:

Beispiel: min^{-1} = pro Minute.

Beispiel: kg^{-1} = pro Kilogramm.

Hier ein Beispiel für die Kombination von Zahlen und Größen in physikalischen Berechnungen:

Beispiel: 3×10^{-3} l $min^{-1}\Rightarrow3\times10^{-3}=3/1000$ l$=3$ ml **und** $\Rightarrow$ $min^{-1}=$pro Minute$\Rightarrow=3$ ml/min

Ausrechnen eines Dreisatzes

Auch im rettungsdienstlichen Alltag wird häufig das Ausrechnen eines Dreisatzes erforderlich.

Beispiel: Berechnung zum Herstellen einer Desinfektionsmittellösung

Gebraucht werden 8 l einer 2%igen Desinfektionslösung (Lösung) zum Einlegen von Instrumenten in einer Wanne.

2% bedeutet, dass 2 Teile Desinfektionsmittelkonzentrat (Konzentrat) auf 100 Teile Desinfektionslösung vorhanden sein müssen. Von 100 ml ausgehend bedeutet dies, dass 100 ml Lösung aus 2 ml Konzentrat und 98 ml Wasser bestehen. Dies bedeutet für 1 l Lösung, die 10fache Menge, also müssen die Bestandteile verzehnfacht werden: 1 l Lösung bestehen aus 20 ml Konzentrat und 980 ml Wasser. Will man nun die 8 l der Lösung haben, ist die Menge noch mal mit dem Faktor 8 zu multiplizieren:

Konzentrat: 20 ml×8=160 ml; Wasser: 980 ml×8=7840 ml (=8 l−160 ml Konzentrat).

Als **Dreisatz** liest sich die Rechnung folgendermaßen: Wenn das Verhältnis (Prozentverhältnis) 2 Teile auf 100 Teile ist, dann gilt das gleiche Verhältnis für x auf 8000 Teile:

2 ml/100 ml=x/8000 ml

Löst man die Rechnung jetzt nach x auf so steht: 2 ml×8000 ml/100 ml=x/1.

Die Auflösung einer solchen Gleichung geschieht dadurch, dass auf beiden Seiten mit dem Nenner (hier 8000 ml) multipliziert wird. Auf der Seite mit dem x kürzt sich der Nenner heraus und es bleibt x:1, d. h. x allein stehen:

2 ml×8000 ml/100 ml=x×8000 ml/8000 ml

$\Rightarrow$ 2 ml×8000 /100 =x

durch kürzen der Zehnerstellen gegeneinander ergibt sich

$\Rightarrow$2 ml×80/1=x$\Rightarrow$2×80 ml=x $\Rightarrow$ x=160 ml.

Damit kennen wir die Menge des benötigten Konzentrats. Diese Menge wird nun von der Gesamtmenge der Lösung abgezogen, womit die Menge des Wassers bestimmt ist: 8000 ml−160 ml=7840 ml.

Ausrechnen der Wirkstoffmenge bei Prozentangabe

Das Medikament Xylocain wird hier als Beispiel dienen. Xylocain liegt vor in 2%-Lösung in 5-ml-Ampullen. Die 1. Frage ist: Wieviel Wirkstoff befindet sich in der Ampulle in Milligramm?

Die 2. Frage ist, was bedeutet 2% bei einer Medikamentendosis in mg Wirkstoff?

Ausgehend von Gramm und Milliliter bedeutet dies: 100 g in 100 ml wären 100%. Bei den übergeordneten Maßeinheiten beginnend bedeuteten 100%: 1000 g in 1000 ml.

Eine 10%ige Lösung enthielte demnach in 100 ml 10 g Wirkstoff; eine 1%ige Lösung entsprechend 1 g in 100 ml. In unserem Beispiel haben wir eine 2%ige Lösung, also 2 g (=2000 mg) in 100 ml. Wenn wir diesen Rechenweg der Umrechnung in kleinere Einheiten beschreiten dann folgt: 200 mg in 10 ml und die Hälfte also 100 mg in 5 ml.

5 ml 2%iges Xylocain enthält also 100 mg Wirkstoff.

Lösen wir die Rechnung nach dem **Dreisatz,** dann gilt:

Wenn das Verhältnis (Prozentverhältnis) 2000 Teile Wirkstoff auf 100 Teile Lösung ist, dann gilt das gleiche Verhältnis für x Wirkstoff auf 5 Teile Lösung:

2000 mg/100 ml=x/5 ml

Löst man die Rechnung jetzt nach x auf, so steht: 2000 mg×5 ml/100 ml=x/1.

Die Auflösung einer solchen Gleichung geschieht dadurch, dass auf beiden Seiten mit dem Nenner (hier 5 ml) multipliziert wird. Auf der Seite mit dem x kürzt sich der Nenner heraus und es bleibt x allein stehen:

2000 mg × 5 ml/100 ml = x × 5 ml/5 ml $\Rightarrow$ 2000 mg × 5 /100 =x

Durch kürzen der Zehnerstellen gegeneinander ergibt sich $\Rightarrow$ 20 mg×5/1=x$\Rightarrow$20×5 mg=x $\Rightarrow$ x=100 mg. Damit kennen wir die Menge des Wirkstoffs.

❯ Aus angeführten Überlegungen lässt sich eine einfachere Formel ableiten:
Bei Wirkstoffangabe in % bei Lösungsmengen in ml gilt:
10×%×ml=mg

Ausrechnen der Wirkstoffmenge bei Verhältnisangabe

Einige Wirkstoffe werden bei ihren handelsüblichen Medikamentenverpackungen in Verhältnissen angegeben, z. B. Suprarenin: Ampulle zu 1 ml, Verhältnis 1:1000.

Das angegebene Verhältnis 1:1000 entspricht – wenn umgerechnet- auch einer Prozentangabe:
1:1000 ist nämlich 1 Promille, und dies lässt sich schreiben als 0,1%.

In dieser Ampulle Suprarenin ist also 0,1% Wirkstoffanteil. Wenden wir die vereinfachte Formel oben an:

In dieser Weise kann für alle Verhältnisangaben von Suprarenin 1:10.000 oder gar 1:100.000 oder anderen Medikamenten verfahren werden.

Beispiel Suprarenin 1:10.000 in 10 ml Fertigspritze: 1 zu 10.000 sind ein Zehntel Promille also 0,1 Promille also 0,01%.

Formel: 10×0,01%×10 ml=x mg,

woraus folgt: 0,1×10=1. Die Wirkstoffmenge beträgt 1 mg.

9.3.2 Beispiele für die Praxis

Vorbereiten eines Perfusors

Etwas komplexer ist die Berechnung der tatsächlich einzustellende Menge an Flüssigkeit/Minute an einer Spritzenpumpe oder einem Perfusor. Solche Geräte kommen bei hochpotenten Medikamenten zum Einsatz, die nur mit einer minimalen Dosis, aber dafür kontinuierlich über einen bestimmten Zeitraum appliziert werden sollen.

Beispiel: Dopamin liegt in einer 10 ml Ampulle mit 200 mg Wirkstoffmenge vor, als Lösungsmittel dient eine 50-ml-Stechampulle mit 0,9%iger NaCl-Lösung. Die Perfusorspritze fasst 50 ml Lösung. Der 80 kg schwere Patient soll 5 μg/kgKörpergewicht (KG)/Minute erhalten. Die Einstellung am Perfusor erfolgt in ml/h.
Die Fragestellung lautet: Wieviele ml/h müssen am Perfusor eingestellt werden, damit der Patient die angeordnete Dosis erhält?

1. Berechnung der Wirkstoffmenge/min: 5 μg/kgKG/min ⇒ 5 μg×80/min ⇒ 400 μg/min.

2. Umrechnen auf Dosis/h: 400 μg/min = 400 μg×60/h = 24.000 μg/h = 24 mg/h.

3. Berechnung der Wirkstoffmenge in 50 ml Lösung bei voller Perfusorspritze:
10 ml Medikament (Dopamin mit 200 mg) + 40 ml NaCl=50 ml Lösung mit 200 mg Wirkstoff in Spritze.

4. **Dreisatz** zur Berechnung der Wirkstoffmenge/ml:
200 mg/50 ml = x/1 ml
⇒ 200 mg×1 ml/50 ml = x×1 ml/1 ml
⇒ 200 mg×1/50 = x
⇒ 200 mg/50 = x
⇒x=4 mg. In 1 ml Lösung der Perfusorspritze befinden sich also 4 mg Wirkstoff.

5. Der Patient soll 24 mg/h bekommen, also muss der Perfusor auf (24:4=6) 6 ml/h eingestellt werden.

Berechnung des Gasinhalts einer Sauerstoffflasche

Eine der wichtigsten Rechnungen ist die Berechnung des Gasinhaltes einer Sauerstoffflasche. Die Fragestellung lautet: Wie lange reicht der Inhalt einer Sauerstoffflasche, wenn mit einer Durchflussrate (Flow) von 8 l/min beatmet wird?

Die benötigten Größen sind:
Angezeigter Druck am Manometer der Flasche in bar: 180 bar
Verbleibender Restdruck nach Vorgaben des Herstellers bzw. der Wache in bar: 20 bar
Flaschenvolumen in l: 10 l
Flow O_2 (bei 1 bar) in l/min: 8 l/min.

Schritt 1 ist die Berechnung des Gasvolumen bei normalen Luftdruck von ca. 1 bar.
Flaschenvolumen×Druck = Gasvolumen bei 1 bar.
In diesem Fall: 10 l×180 bar = x bar ⇒ x=1800 l.

Schritt 2 Berücksichtigung des verbleibenden Restdrucks:
10 l×20 bar = y bar ⇒ y=200 l.

Schritt 3 tatsächliche Sauerstoffmenge: 1800 l - 200 l=1600 l.

Schritt 4 1600 l:8 l/min = 200 min ⇒ Die Beatmung kann 3 h und 20 min mit dieser Flasche mit einem Flow von 8 l/min durchgeführt werden.

9.3.3 Berechnung des Alkoholspiegels

Die Fragestellung nach dem Blutalkoholspiegel könnte sowohl bei einem Patienten mit einer akuten Vergiftung als auch bei der Beurteilung der persönlichen Einsatzfähigkeit am nächsten Morgen eine Rolle spielen.

Als Faustregel zur Bestimmung des Promillwertes gilt: Alkohol in g/Köpergewicht in kg×0,7.

Durchschnittliche Werte an Alkoholgehalt in g/l sind: Bier 40, Wein 120 und Spirituosen zwischen 370 und 450.

Beispiel: Ein Mann mit ca. 90 kg Körpergewicht trinkt auf einer Party 5 halbe Bier und 10 Tequila à 2 cl. Die Alkoholmenge in Gramm beträgt:

2,5 l Bier zu 40 g/l und 20 cl Schnaps zu ca. 400 g/l = 2,5×40 + 0,2×400=100 g + 80 g=180 g Alkohol.

Berechnung des Promillewertes: 180/90×0,7= 1,4 Promille.

Diese Berechnung erfolgte ohne Berücksichtigung der Aufnahmezeit und der individuellen Konstellationen. Wird der Alkohol über einen längeren Zeitraum konsumiert, findet parallel bereits ein Abbau statt. Durchschnittlich baut ein Mensch (Frauen etwas langsamer als Männern), abhängig von der Nahrungsaufnahme, 0,1 Promille/h ab.

(Übungsaufgaben ⟳)

Einführung in die Biologie, Anatomie und Physiologie

Als Einführung in Biologie, Anatomie und Physiologie werden zur Vertiefung sinnvollen Grundwissens Angaben über biologische Vorgänge, anatomische Strukturen und deren Funktionen zusammengefasst.

Anatomische, physiologische und pathophysiologische Darstellungen des respiratorischen und zirkulatorischen Systems werden wegen ihrer zentralen notfallmedizinischen Bedeutung ausführlicher und eigenständig im nächsten Kapitel (▶ Kap. 11; Vitalfunktionen) dargestellt.

Lernziele

Rettungsassistent und Rettungssanitäter sollen
- die Begriffe Biologie, Anatomie, Physiologie und Pathophysiologie erläutern,
- die gemeinsamen Strukturmerkmale der Zelle als kleinster selbständiger Bau- und Funktionseinheit des Körpers aufzählen,
- den Begriff Gewebe definieren, 4 Gewebegruppen benennen und mit typischen Beispielen beschreiben,
- die wesentlichen Unterschiede zwischen quergestreifter, glatter und der Herzmuskulatur erklären,
- die Einzelkomponenten des Stütz- und Bewegungsapparates aufzählen und deren Funktion anhand typischer Beispiele belegen,
- die Bestandteile eines Knochens benennen und die wichtigsten Knochen des Skeletts in ihrer Lokalisation und ihrer Funktion beschreiben,
- Gelenkverbindungen und Gelenkformen beschreiben,
- Lokalisation und Funktion einzelner Muskeln und großer Muskelgruppen aufzeigen,
- Abschnitte des Verdauungstrakts aufzählen und die Aufgaben der verschiedenen Regionen und Organe erklären,
- die Bestandteile des Blutes benennen und die wesentlichen Aufgaben des Blutkreislaufs erklären,
- die Gesamtblutmenge des Menschen beziffern,
- zwischen animalischem und vegetativem Nervensystem differenzieren und die unterschiedlichen Funktionen mit Beispielen belegen,
- in Grundzügen die anatomischen Strukturen des ZNS benennen und ihre Lage im Organismus, insbesondere die des Gehirns im Schädel beschreiben können.

Darüber hinaus soll der Rettungsassistent
- die wesentlichen Funktionen von Zellmembran, Zellplasma, Zellkern und Zellorganellen erklären,
- zwischen 3 Arten der Zellteilung differenzieren und die Phasen der Mitose schildern,
- die Grundbegriffe der Genetik – Mitose, Meiose und Amitose – differenzieren und im Rahmen der Meiose die Entstehung männlicher und weiblicher Individuen beschreiben,
- die anatomischen Strukturen der Harnorgane aufzählen, deren Lage im Körper beschreiben und in Grundzügen die komplexe Funktion der Niere erklären,
- die Anatomie der Geschlechtsorgane aufzeigen und den weiblichen Zyklus erklären,
- in Grundzügen die Blutgruppen und das AB0 und das Rhesussystem erläutern,
- die Funktionen der Haut und der Sinnesorgane beschreiben,
- das Prinzip der biologischen Reizbildung und -leitung erklären,
- endokrine Organe aufzählen und ihre Steuerungsfunktionen mit Beispielen belegen,
- Bildungsorte und Wirkungsweise von Katecholaminen beschreiben können.

10.1   Terminologie

Biologie

Biologie ist die Wissenschaft vom Leben. Der Begriff wird aus 2 griechischen Wörtern gebildet: **Bios** bedeutet Leben, **Logos** bedeutet Wissenschaft.

Anatomie

Anatomie ist die Lehre vom Bau und der Struktur des Körpers. Der Begriff stammt aus dem Griechischen (**anatemnen**, aufschneiden) und bezieht sich auf die Kenntnisse, die ursprünglich nur durch das Sezieren des Körpers gewonnen wurden.

Heute werden makroskopische (mit dem bloßen Auge erkennbare) Befunde durch mikroskopische Erkenntnisse der Mikroanatomie ergänzt.

Physiologie

Physiologie ist die Lehre von den normalen Funktionen und Lebensvorgängen des Körpers. Das griechische Wort **Physis** bedeutet Natur.

Pathophysiologie

Pathophysiologie ist die Lehre von den gestörten und krankhaften Funktionen und Lebensvorgängen. Das griechische Wort **Pathos** bedeutet Leiden, Krankheit, Schmerz.

10.2   Biologie

Trotz aller Fortschritte dieses Fachgebietes sehen sich Wissenschaftler auch heute noch außerstande, Leben umfassend zu definieren. Am ehesten lässt es sich über Funktionen wie Wachstum, Bewegung, Stoffwechsel und Vererbung beschreiben. Die Mannigfaltigkeit aller menschlichen, tierischen und pflanzlichen Organismen ist die Folge sehr spezieller Ausdifferenzierung der in ihren Grundbausteinen einheitlichen Elemente. Die kleinste funktionsfähige Einheit des Lebens ist die Zelle.

10.2.1   Die Zelle

Grundsätzliches

Die Zelle ist die kleinste, selbstständige Bau- und Funktionseinheit des Körpers (□ Abb. 10.1). Eine der größten menschlichen Zellen ist die Eizelle mit einer Größe von 0,15 mm, die meisten anderen Zellen sind erheblich kleiner; Erythrozyten (rote Blutkörperchen) haben z. B. einen Durchmesser von 8,0 µm=0,008 mm.

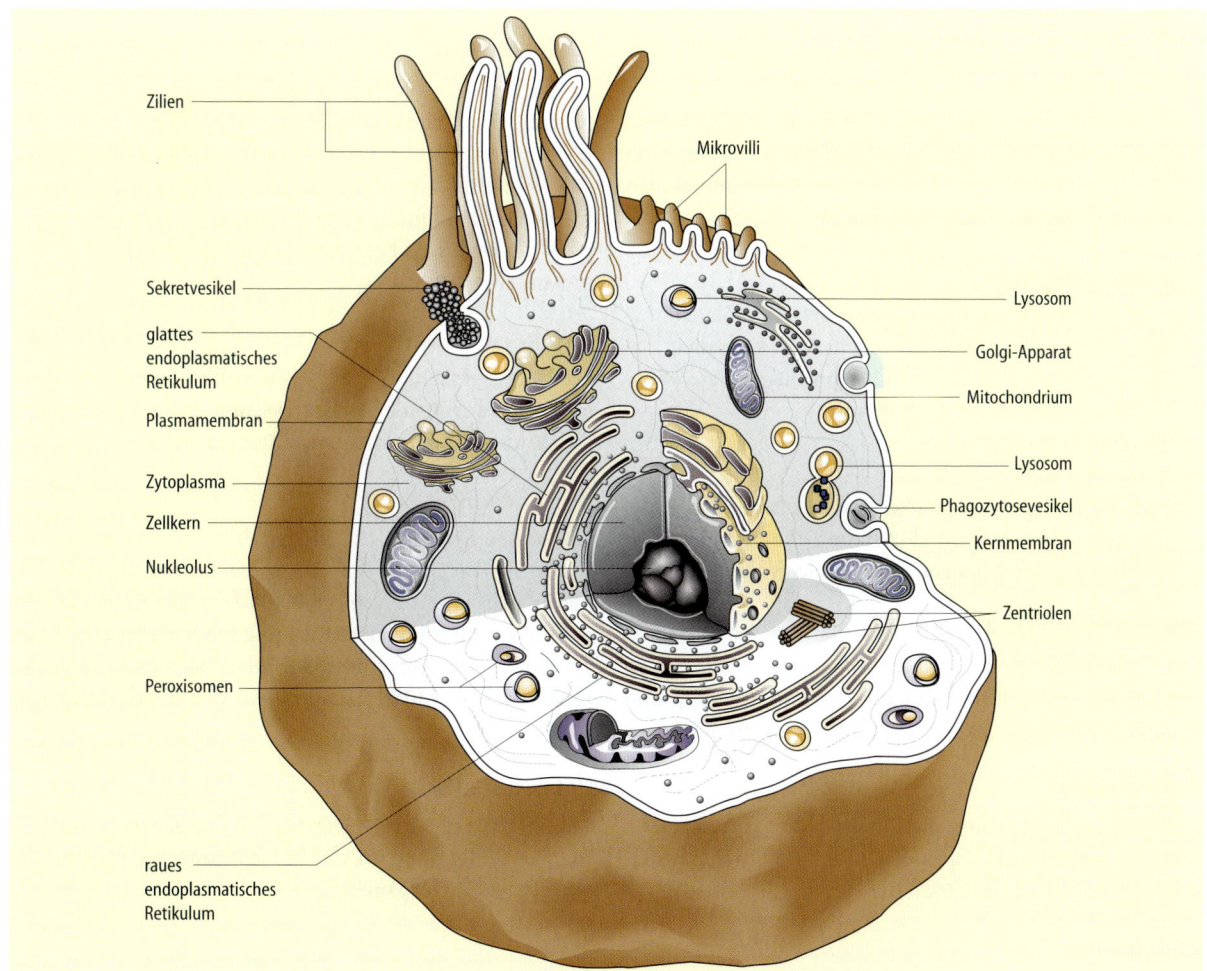

□ Abb. 10.1. **Zelle und Zellstrukturen. (Mod. nach Spornitz 2004)**

Zellen sind Träger von Lebensäußerungen wie Wachstum, Empfindung, Fortpflanzung und Bewegung. Der Zusammenschluss vieler Zellen bestimmt die Baustruktur der Gewebe und Organe. Diese Zellen verschiedener Gewebe und Organe sind allerdings ausdifferenziert und spezialisiert, um gewebe- und organtypische Funktionen, z. B. Drüsensekretion oder Muskelkontraktion, wahrnehmen zu können.

Struktur- und Funktionsmerkmale

Trotz aller Ausdifferenzierung der Zellen mit unterschiedlichsten Funktionen weisen alle echten Zellen gemeinsame Strukturmerkmale auf. Sie bestehen aus

- Zellmembran,
- Zellplasma,
- Zellkern,
- Zellorganellen.

Zellmembran

Die Zellmembran ist die Voraussetzung für den gezielten Stoffaustausch der Zelle mit der Umwelt und gleichzeitig nimmt sie durch ihre Lipidschicht, von Eiweißmolekülen durchzogen, eine Schutzfunktion wahr.

Transportvorgänge

Über die Zellmembran laufen Transporte, d. h. Nahrungsaufnahme, Abgabe von Hormonen und Enzymen sowie Ausscheidung von Stoffwechselprodukten, ab. Diese Transportvorgänge basieren u. A. auf

- passiver Diffusion,
- Osmose,
- aktiven, Energie verbrauchenden Mechanismen und
- Bläschentransport, d. h. durch die Zellmembran umhüllte Moleküle gelangen in die Zelle (Vakuolen).

Aufbau eines Membranpotenzials

Unterschiedliche elektrische Ladungen auf beiden Seiten der Membran sind Grundlage der Erregungsbildung und Erregungsleitung (▶ Abschn. 10.3.5, Nervensystem).

Zellkontakte

Sich gegenseitig berührende Zellen haben spezialisierte Membrankontakte, um spezielle Funktionen sicherzustellen, z. B. um das Austrocknen der Haut zu verhindern.

Zellplasma

Das Zellplasma (Zytoplasma) umschließt den Zellkern und die Zellorganellen. Es besteht zu über 80 % aus Wasser und enthält u. A. Proteine, Lipide und Polysaccharide, kleine organische Moleküle und Mineralsalze, die positiv und negativ geladenen Ionen.

Mikrovilli und Zilien

Einfaltungen der Zellmembran, Mikrovilli, zur Oberflächenvergrößerung und Ausstülpungen, Zilien, dienen dem Stoffaustausch bzw. dem Transport von Flüssigkeiten oder Partikeln an der Zelloberfläche (Zilien als Flimmerzellen z. B. in der Luftröhre).

Zellkern

Alle menschlichen Zellen – bis auf die Erythrozyten, die während ihrer Entwicklung ihren Kern ausstoßen – besitzen einen Zellkern. Er ist das Steuerungszentrum des Stoffwechsels und Träger der genetischen Information.

Kernmembran

Zellkerne sind von einer Hülle umgeben, die das Kernplasma vom Zellplasma trennt.

Kernplasma

Im Kernplasma finden sich verschiedene Einschlüsse: Lipide, Glykogen und ein Kernkörperchen sowie die Chromosomen.

Kernkörperchen

Das meist einzeln auftretende Kernkörperchen (Nukleolus) hat die Aufgabe, Ribonukleinsäure (RNA) zu bilden, die für die Proteinsynthese im Zytoplasma benötigt wird.

Chromosomen

Chromosomen sind die Träger der Erbinformation. Sie setzen sich zu einem Teil aus Protein zusammen, zum anderen Teil aus Desoxyribonukleinsäure (DNA), auf der die Erbinformation lokalisiert ist. Die DNA bildet eine Doppelspirale. Der Abschnitt des DNA-Moleküls mit einer funktionellen Informationseinheit wird als **Gen** bezeichnet.

Zellorganellen

Membransysteme mit spezifischen Aufgaben bezeichnet man in Anlehnung an die Bezeichnung der Organe des Körpers als Zellorganellen.

Endoplasmatisches Retikulum

Ein im Zellplasma gelegenes Netzwerk, das endoplasmatische Retikulum, steht in Verbindung mit der Zelle und der Zellmembran.

Man unterscheidet
- das raue endoplasmatische Retikulum (RER) und
- das glatte endoplasmatische Retikulum (SER).

Golgi-Apparat

Der Golgi-Apparat ist ein weiteres intrazelluläres Membransystem, das im Wesentlichen der Synthese und Ausscheidungsfunktion von protein- und kohlenhydrathaltigen Substanzen dient.

Mitochondrien

Mitochondrien, stäbchenförmige von einer Doppelmembran umgebene Gebilde mit großer Oberfläche, sind die Energielieferanten der Zelle. Mit ihren Enzymen steuern sie Stoffwechselvorgänge, von denen die Energiegewinnung durch den Aufbau von Adenosintriphosphat (ATP) den wichtigsten darstellt.

Lysosomen

Lysosomen sind von einer Membran umgebene Partikel, die verdauende Enzyme zum Abbau zellfremden und zelleigenen Materials enthalten. Nach dem Tode lösen sich die Membranen auf, es kommt zur Selbstverdauung, zur Autolyse.

Peroxisomen

Peroxisomen sind den Lysosomen ähnlich sehende Teilchen, die das im Stoffwechsel entstehende giftige H_2O_2 in H_2O – Wasser – und O spalten.

Zentriolen und Basalkörnchen

Zentriolen, zylinderförmige Gebilde, spielen eine wichtige Rolle bei der Zellteilung, bei der sie für die Ordnung und Bewegung der Chromosomen sorgen.

Basalkörnchen finden sich in mit Flimmerhaaren besetzten Zellen, z. B. in der Luftröhre. Flimmerhaare entspringen von den innerhalb der Zelle liegenden Basalkörnchen.

Zellteilungen

Wachstum, Wundheilung oder die Bildung von Keimzellen wären ohne Zellteilung nicht möglich. Man unterscheidet 3 Arten der Zellteilung: die Mitose, die Meiose und die Amitose.

Mitose

Bei der Mitose entstehen 2 identische erbgleiche Tochterzellen, die jeweils einen diploiden Chromosomensatz haben. Die Anzahl der Chromosomen in einer Zelle, der Chromosomenersatz, ist artspezifisch und zahlenkonstant. Der Mensch hat 46 Chromosomen. Einen solchen Chromosomensatz nennt man diploid. Dagegen enthalten die Chromosomensätze in den Eizellen und Samenfäden, den Geschlechtszellen, nur die Hälfte, also 23, den sog. haploiden Chromosomensatz.

> ❯ **Die Mitose ist Grundlage des normalen Wachstums und der Geweberegeneration.**

Die Phasen der Mitose (▫ Abb. 10.2) sind:
- Prophase
  - Sichtbarwerden und Spiralisation des Chromosomensatzes,
  - Wanderung der Zentriolen zu den Zellpolen,
  - Auflösung der Kernmembran.
- Metaphase
  - Ausbildung des Spindelapparates,
  - einander entsprechende Chromosomen gruppieren sich in der Zellmitte (Äquatorialebene).
- Anaphase
  - Trennung der Chromosomen und Wanderung zu den entgegengesetzten Zellpolen.
- Telophase
  - Entspiralisierung der Chromosomen,
  - Entstehung jeweils eines Nukleolus,
  - Bildung neuer Keimhüllen,
  - vollständige Abschnürung zwischen den beiden Kernen.

Zwei identische Tochterzellen sind entstanden. In der anschließenden **Interphase**, der Zeit zwischen 2 Teilungen, übernehmen die Zellen ihre spezifische Arbeitsfunktion.

 Hinweis Medizin

Zytostatika – Substanzen, die in der Krebsbehandlung eingesetzt werden, um das Wachstum eines Tumors einzudämmen – hemmen den Mitoseablauf (Mitosegifte) oder greifen durch Mutationen direkt an den Chromosomen an.

Meiose

Ziel der Meiose ist es, männliche und weibliche Geschlechtszellen für die Befruchtung bereitzustellen. Da-

◨ Abb. 10.2a–d. **Phasen der Mitose; a** Prophase, **b** Metaphase, **c** Anaphase, **d** Telophase.
(Mod. nach Spornitz 2004)

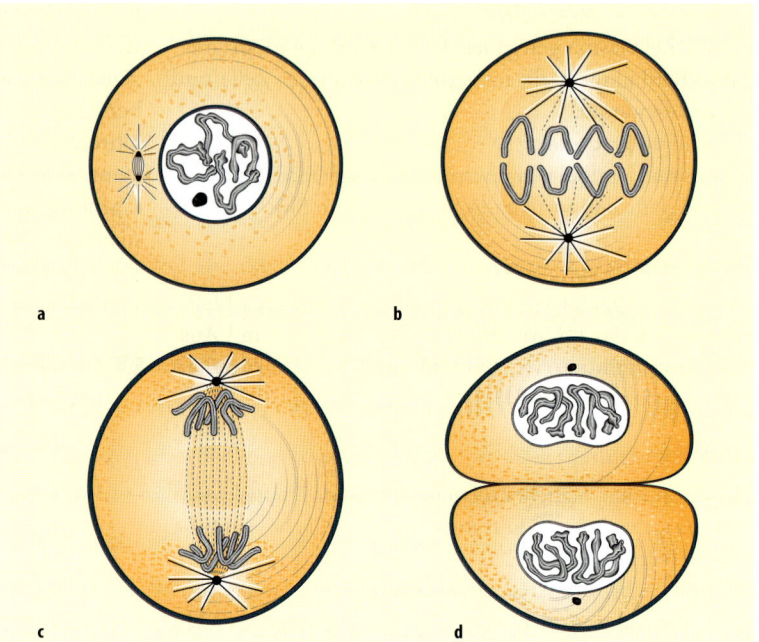

a   b

c   d

10

mit es dabei nicht zu einer Verdopplung der Chromoso-
menzahl kommt, wird die Anzahl der Chromosomen auf
50% reduziert, sodass ein haploider Chromosomensatz
vorliegt. Nach der Befruchtung wird wieder ein diploider
Chromosomensatz erreicht.

Die Eizelle enthält ein X-Chromosom, die männliche
Samenzelle ein X- oder ein Y-Chromosom (s. Genetik
► 10.2.3).

> ▸ **Nach der Befruchtung ergeben sich 2 Möglichkeiten:**
> **XX-Chromosomen bedeuten weibliche Entwicklung,**
> **XY-Chromosomen bedeuten männliche Entwicklung.**

Der Vater bestimmt also das Geschlecht seiner Kinder!

Amitose

Bei der Amitose kommt es zur Zellteilung ohne Chromo-
somenvermehrung. Ohne die Ausbildung einer Teilungs-
spindel und ohne Auflösung der Kernhülle wird der Kern
hantelförmig durchgeschnürt und die Zelle geteilt. Diese Form der Zellteilung läuft in bestimmten ausdifferen-
zierten, hochspezialisierten Zellen ab, um eine für den Organismus schädliche Funktionsunterbrechung, wie bei der
normalen Mitose, zu vermeiden (Leber, Nieren, Nervenzellen).

> ⊕ **Hinweis Medizin**
> Derzeit wird intensiv geforscht, ob und inwieweit Stamm-
> zellen, noch nicht vollständig ausdifferenzierte Zellen mit
> der Fähigkeit zur weiteren Teilung, als Ausgangsmaterial
> für den Ersatz von geschädigten Geweben und Organen
> erfolgreich eingesetzt werden können (z. B. bei Diabe-
> tes mellitus oder Parkinson). Zu diesem Zweck werden
> die Möglichkeiten von Stammzellen von Erwachsenen
> (adulte Stammzellen) und die von Feten und Embryo-
> nen (embryonale Stammzellen) untersucht. Es bestehen
> ethische Bedenken, insbesondere da zur Gewinnung em-
> bryonaler Stammzellen Embryonen »verbraucht« werden.

10.2.2   Gewebearten

Als Gewebe bezeichnet man Verbände gleichartig diffe-
renzierter Zellen, die gemeinsame Aufgaben wahrneh-
men. Nach Bauart und Funktion unterscheidet man 4 ver-
schiedene Gewebegruppen:
- Epithelgewebe,
- Binde- und Stützgewebe,
- Muskelgewebe,
- Nervengewebe.

Die einzelnen Organe des menschlichen Körpers setzen sich in der Regel aus mehreren Gewebearten zusammen. Zellverbände mit organspezifischen Funktionen nennt man **Parenchym**, Zellverbände mit Stütz- oder Ernährungsfunktion nennt man **Stroma.**

Epithelgewebe

Epithelgewebe (▪ Abb. 10.3) besteht aus ein- oder mehrschichtigen Zellverbänden, die äußere (Haut) oder innere (z. B. Verdauungstrakt) Körperoberflächen bedecken.

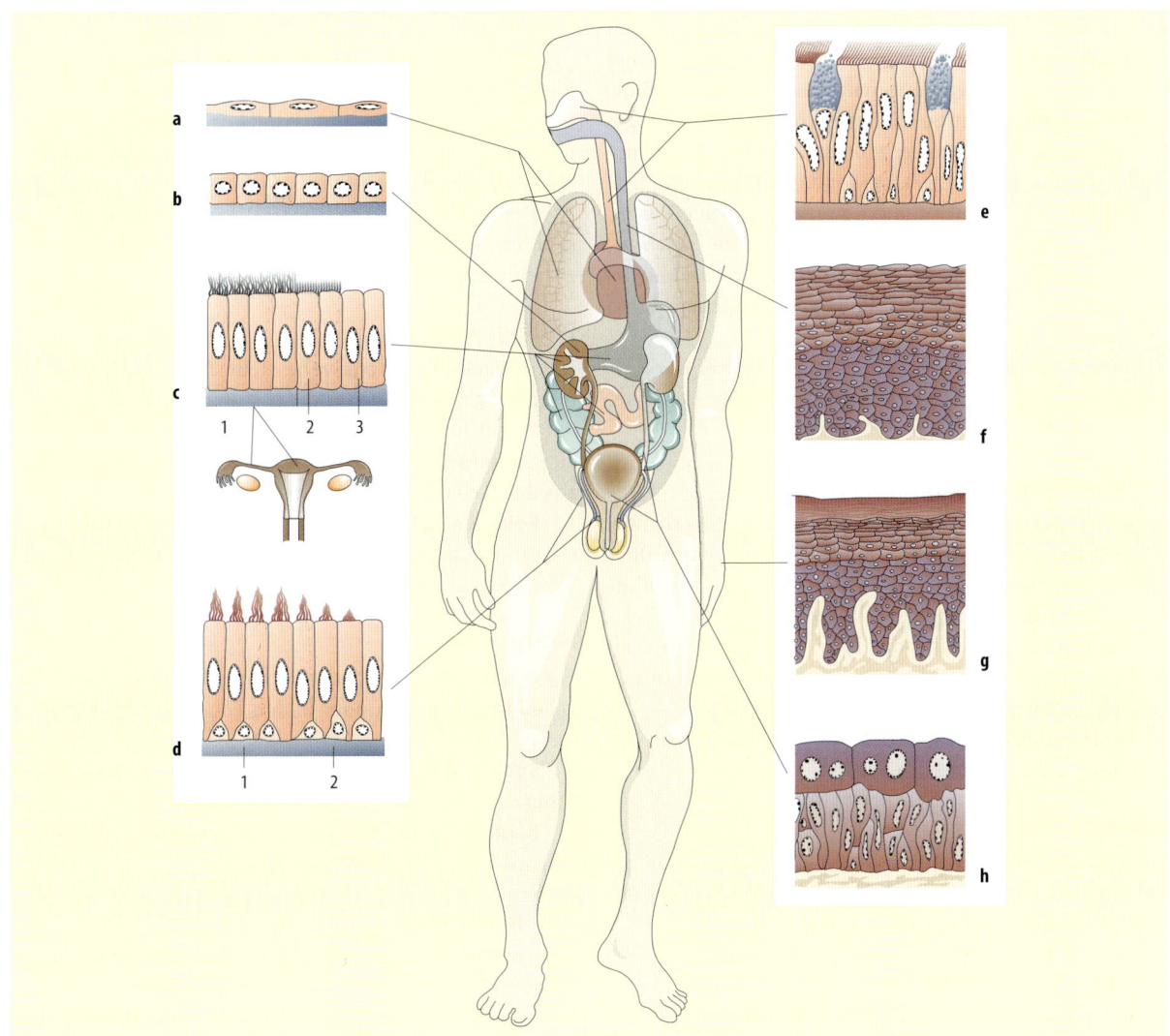

▪ Abb. 10.3a–h. **Epithelgewebe.** Einteilung der Oberflächenepithelien und die wichtigsten Orte ihres Vorkommens; a Einschichtiges Plattenepithel am Beispiel von Herzbeutel und Lungenfell, b einschichtiges kubisches (isoprismatisches) Epithel am Beispiel der Nierentubuli, c einschichtiges hochprismatisches Epithel 1 mit Kinozilien (z. B. Eileiter, Gebärmutter), 2 mit Mikrovilli (z. B. Darmtrakt), 3 ohne Mikrovilli (z. B. Magen), d 2-reihiges Epithel 1 mit Stereozilien (z. B. Nebenhoden), 2 mit und ohne Mikrovilli (z. B. Samenleiter), e mehrreihiges hochprismatisches Epithel mit Zilienzellen und Becherzellen (respiratorisches Epithel), f mehrschichtiges unverhorntes Plattenepithel (z. B. Speiseröhre), g mehrschichtiges verhorntes Plattenepithel (z. B. Haut), h Überleitungsepithel, mehrschichtig mit Deckzellen (ableitende Harnwege). (Mod. nach Spornitz 2004)

Ihrer Funktion entsprechend lassen sich 3 Gruppen unterscheiden:

- Oberflächenepithel,
- Drüsenepithel,
- Sinnesepithel.

Oberflächenepithel

Oberflächenepithelien sind geschlossene Zellverbände, **einschichtig** in Bereichen, in denen die geringe Dicke den unmittelbaren Durchtritt von Gasen oder Flüssigkeiten ermöglicht, z.B. in den Lungenalveolen oder in den Blutgefäßen. **Mehrschichtige** Plattenepithelien schützen gegen physikalische Einflüsse, z.B. auf der Haut, oder mechanische Belastungen, z.B. in Mund oder Speiseröhre.

Flimmerepithelien nehmen Transportaufgaben wahr, z.B. in den Atemwegen. Flimmerhärchen, die sich synchronisiert bewegen, geben eine Richtung vor und befördern Fremdstoffe und Schleim aus dem Bronchialsystem in Richtung Kehlkopf.

Zylinderepithelien findet man im Darm. Der Bürstensaum dient der Oberflächenvergrößerung zur Verbesserung der Resorption von Nahrungsstoffen.

Drüsenepithel

Drüsenepithelien sind hochspezialisierte Zellverbände, die Sekrete und Hormone produzieren, die dann über Ausführungsgänge (exokrine Drüsen) oder über die Blutbahn (endokrine Drüsen) zum Wirkort gelangen.

Exokrine Drüsen sind die Talg- und Schweißdrüsen und die Drüsen des Magen- und Darmtrakts. Sie können einfach, verzweigt oder zusammengesetzt sein.

Endokrine Drüsen sind u. A. die Schilddrüse, die Nebenniere und die Inselzellen des Pankreas.

Sinnesepithel

Sinnesepithelien wie die Netzhaut des Auges oder die Riechregion der Nase werden im entsprechenden Zusammenhang dargestellt (▶ Abschn. 10.3.4).

Binde- und Stützgewebe

Es gibt 4 Arten von Binde- und Stützgewebe:

- Bindegewebe,
- Fett,
- Knorpel,
- Knochen.

Sie geben dem Körper Halt, verbinden Gewebe und Organe, sind Diffusionsstrecke für Nährstoffe und Stoffwechselprodukte zwischen den Organen und sind wichtige Flüssigkeits- und Fettspeicher (◘ Abb. 10.4). Außerdem ist Bindegewebe mit seinen freien Bindegewebezellen maßgeblich an der Abwehr von Krankheitserregern und Fremdkörpern beteiligt.

Kennzeichnend für das Binde- und Stützgewebe, ein schwammartiges Maschenwerk, ist reichlich flüssige oder feste Interzellularsubstanz zwischen auseinanderliegenden Zellen.

Die **ungeformte Interzellularsubstanz** ist eine dünne flüssige bis feste Lösung verschiedener Substanzen, u. A. Elektrolyte, Proteine und Stoffwechselprodukte. Beim Knochen sind zur Festigung des Gewebes in die Interzellularsubstanz anorganische Salze eingelagert.

Der **geformte Anteil** der Interzellularsubstanz setzt sich aus Kollagenen, retikulären und elastischen Fasern zusammen.

Bindegewebe

Das **retikuläre Bindegewebe** stellt das Grundgerüst der lymphatischen Organe und des Knochenmarks dar. Retikuläre Zellen sind biologisch sehr aktiv, können speichern, aufgenommene Stoffe abbauen und sich als freie Zellen aus den Gewebeverbänden lösen.

Kollagenes Bindegewebe ist relativ zellarm und findet sich an mechanisch besonders belasteten Körperregionen wie Gelenkkapseln, Sehnen und Bändern.

Fettgewebe

Fettgewebe ist eine Sonderform des Bindegewebes. Fettzellen liegen einzeln oder bilden Fettorgane im Bindegewebe.

Speicherfett dient als Energiereserve und als Kälteschutz.

Baufett schützt Organe wie die Nieren, polstert den Augapfel, das Gesäß und die Fußsohlen.

Knorpelgewebe

Knorpelgewebe, ein besonders druckfestes und biegungselastisches Stützgewebe, besteht aus wasserreichen Knorpelzellen und einer Zwischenzellsubstanz. Aufgrund der Unterschiede im Gehalt an Fasern und Knorpelgrundsubstanzen werden 3 Knorpelarten unterschieden:

- Aus **hyalinem Knorpel** bestehen die Gelenkenden, die Rippenknorpel, das Knorpelgerüst der Nase und der Luftröhre. Hoher Anteil an kollagenen Fasern.

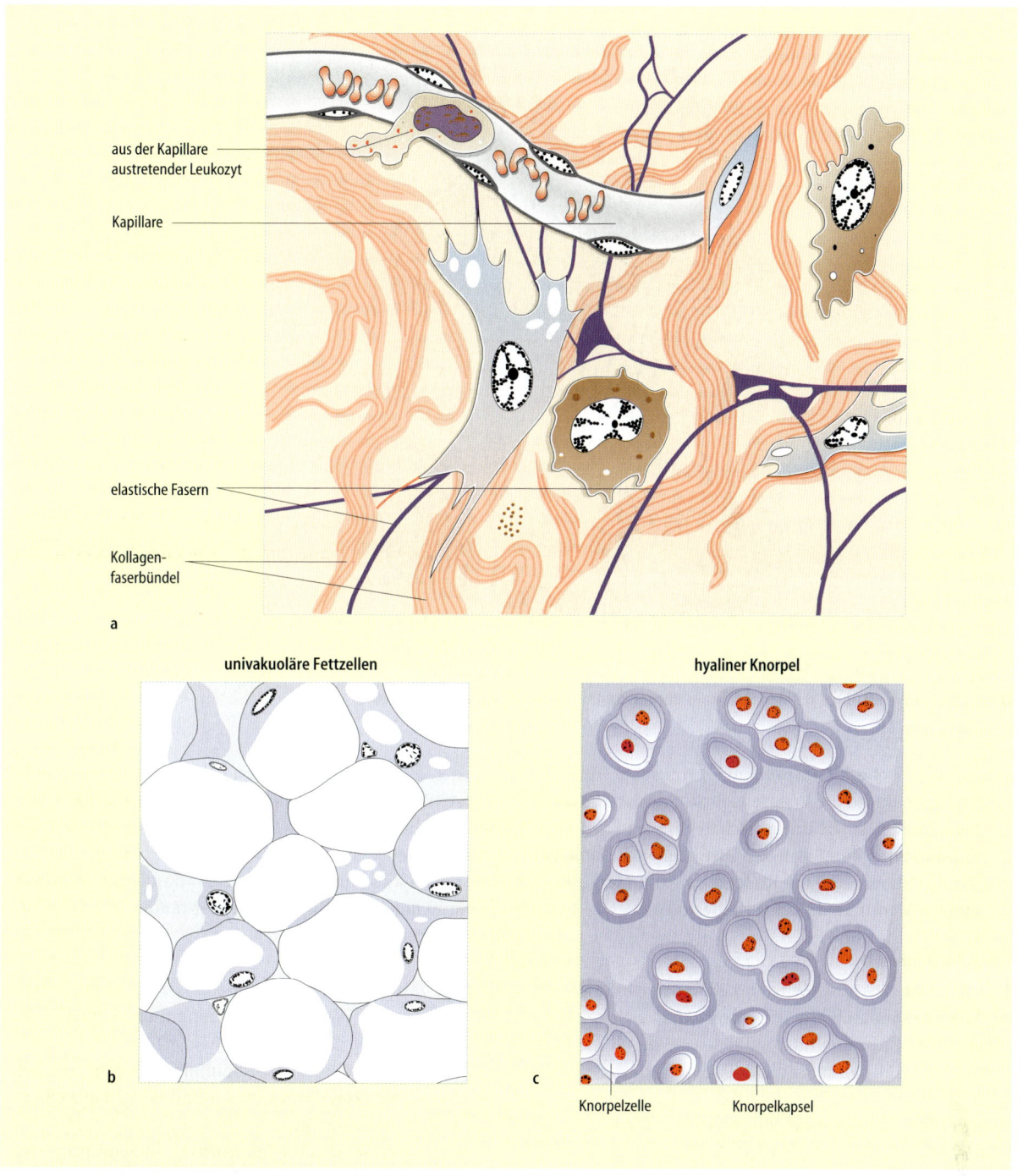

aus der Kapillare
austretender Leukozyt

Kapillare

elastische Fasern

Kollagen-
faserbündel

a

univakuoläre Fettzellen

hyaliner Knorpel

b

c

Knorpelzelle   Knorpelkapsel

◼ Abb. 10.4a–c. **Binde- und Stützgewebe; a** lockeres faseriges Bindegewebe, **b** Baufett, **c** elastischer Knorpel. (Mod. nach Spornitz 2004)

10

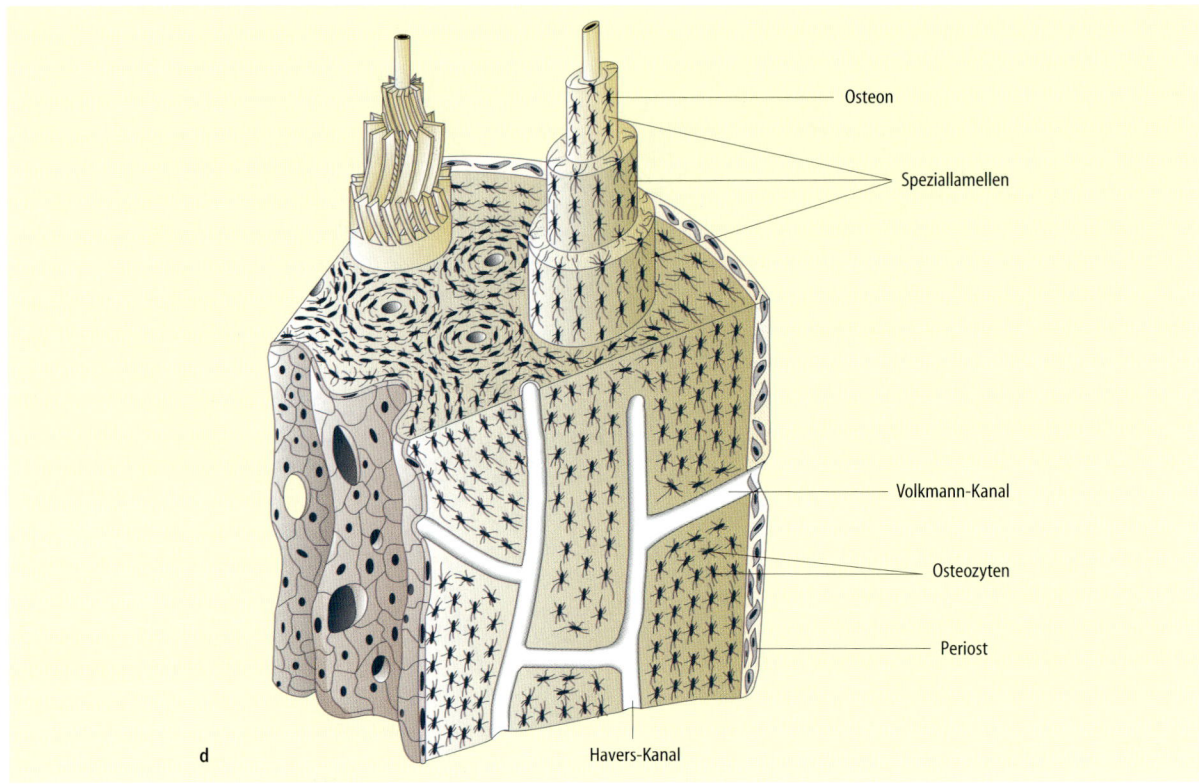

Osteon

Speziallamellen

Volkmann-Kanal

Osteozyten

Periost

d

Havers-Kanal

◻ Abb. 10.4 (Fortsetzung). **d** Kompakta eines Röhrenknochens. (Mod. nach Spornitz 2004)

- Aus **elastischem Knorpel** sind Ohrmuschel, Teile des Kehlkopfes und die Wände kleinster Bronchien aufgebaut. Hoher Anteil an elastischen Fasern.
- **Faserknorpel** kommt in den Zwischenwirbelscheiben, am Schambein und am Kiefergelenk vor. Herausragendes Merkmal: die hohe Zugfestigkeit.

Knochengewebe

Knochen ist das am höchsten differenzierte Stützgewebe. Seine besonderen Eigenschaften – die Festigkeit gegen Druck, Zug, Biegung und Torsion – sind durch die Einlagerung von Kalksalzen in die kollagenen Bindegewebefasern bestimmt. Knochen stellt den größten Speicher des Körpers für Kalzium und Phosphat dar, deren Ein- und Abbau hormonell geregelt wird. Man unterscheidet aufgrund der Anordnung der Kollagenfibrillen 2 Knochenarten:
- Geflechtknochen:
  Während der Knochenentwicklung wird – wie bei Heilungsprozessen – zuerst Geflechtknochen gebil-

det, der dann in den ersten Lebensjahren durch höher strukturierten Lamellenknochen ersetzt wird.
- Lamellenknochen:
  Das menschliche Skelett besteht überwiegend aus Lamellenknochen. Knochenzellen und Grundsubstanz sind lamellenartig um die ernährenden Blutgefäße geschichtet.

Die Struktur des Lamellenknochens zeigt sich am deutlichsten in der Wand von Röhrenknochen (◻ Abb. 10.4 und 10.11).
- Das **Periost**, die Knochenhaut umhüllt den Knochen.
- Die **Kompakta**, die Knochenwand besteht aus einem System von Lamellen,
- das nach innen in die **Spongiosa**, ein Schwammnetzwerk feiner Knochenbälkchen, übergeht.

Grundeinheit des Lamellenknochens ist das **Osteon**. Osteone sind spezielle Strukturen, bei denen sich mehrere **Speziallamellen** um einen zentralen Kanal den **Havers-Kanal**

mit Nerven und Blutgefässen zur Versorgung der Osteozyten anordnen.

Osteozyten sind die in die Knochensubstanz einge-
mauerten typischen Zellen des Knochengewebes.

Osteoklasten sind Zellen, die Knorpel und Knochen,
z. B. während des Umbaus von Geflechtknochen zu Lamellenknochen, abbauen. **Osteoblasten** bauen Knochen
auf.

Ernährung des Knochens. Über das Periost – die Knochenhaut – dringen Blutgefäße und Nerven durch spezielle Kanäle, Volkmann-Kanäle, ins Knocheninnere ein.

Bei Röhrenknochen werden die beiden **Epiphysen**, die
Gelenkenden, und die **Diaphyse**, der Schaft, unterschieden. Zwischen Gelenkende und Schaft befindet sich die
Epiphysenfuge, eine bis zum 21. bis 23. Lebensjahr mit
Knorpel ausgestattete, für das Wachstum entscheidende,
danach verknöchernde Zone. Nach dieser Verknöcherung
ist das Längenwachstum abgeschlossen.

✵ Hinweis Medizin

Regeneration nach Knochenbrüchen. Nach einem Knochenbruch, einer Fraktur, entwickelt sich ein Bluterguss,
das Frakturhämatom. Periost und Knochenmark bilden
primär einen faserknorpeligen Kallus. Die sich anschließend bildenden Osteoblasten wandeln den faserknorpeligen Kallus in Knochenkallus um, ein Vorgang, der bei
Ruhigstellung in 4-6 Wochen abgeschlossen ist.

Bei einer sofortigen operativen Fixation der Bruchenden, zumeist durch Verschraubung (Osteosynthese)
unterbleibt die Kallusbildung. Es kommt zur primären
Knochenbruchheilung.

Epiphysenverletzungen. Die klinische Frakturversorgung
im Wachstumsalter muss bei Epiphysenverletzungen
überwiegend durch eine operative Behandlung eine
Störung des Längenwachstums vermeiden.

Muskelgewebe

Alle sichtbaren Bewegungsvorgänge des Körpers, aber
auch unsichtbare motorische Vorgänge im Körperinneren
des Menschen basieren auf der Kontraktilität des Muskel-
gewebes.

Gemeinsames Merkmal aller Arten von Muskelgewebe ist das Vorliegen kontraktiler Proteine, der Aktin- und
Myosinfilamente. Nach Unterscheidungsmerkmalen im
feingeweblichen Aufbau und in der Funktionsweise lassen
sich 3 Muskelarten voneinander abgrenzen:

- quergestreifte Muskulatur,
- glatte Muskulatur,
- Herzmuskulatur.

Quergestreifte Muskulatur

Die Muskulatur besteht aus: Muskel, Muskelfaserbündel,
Muskelfaser, Myofibrillen, Aktin- und Myosinfilamente
(◘ Abb. 10.5). Myofibrillen sind aus einzelnen Sarkomeren
aufgebaut. Innerhalb eines Sarkomers sind helle und dunkle Streifen vorhanden, die durch die Anordnung von Ak-
tin- und Myosinfilamenten entstehen. Diese Filamente bewirken nach einem entsprechenden Reiz über einen komplizierten Vorgang letztlich eine Verkürzung der Muskelfaser. Kleinste Baueinheit ist die Muskelfaser als vielker-
nige Zelle. Länge bis 15 cm, Dicke 10–100 μm.

Die Anordnung der kontraktilen Aktin- und Myosinfilamente führt zu einer **unter dem Mikroskop sichtbaren
Querstreifung.**

Die Skelettmuskulatur ist der Willkürmotorik unterworfen, sie ist trainierbar, zur schnellen Kontraktion befä-
higt, aber ermüdbar.

Glatte Muskulatur

Glatte Muskulatur ist aus langgestreckten spindelförmigen
Zellen aufgebaut. Man findet Myosinfilamente mit gerin-
gem Ordnungsgrad. Glatte Muskulatur bildet u. A. die
Darmwand und die Wand der Hohlorgane.

Anders als die Herz- und Skelettmuskulatur ist die
glatte Muskulatur in der Lage, über längere Zeit in verschiedenen Kontraktionszuständen zu verharren ohne zu
ermüden (z. B. Tonus der Wand von Hohlorganen). Innervation und Steuerung erfolgen über das vegetative – dem
Willen nicht unterworfene – Nervensystem durch Sympathikus und Parasympathikus.

Herzmuskulatur

Herzmuskulatur (◘ Abb. 10.6) weist zwar – wie die Skelettmuskulatur – unter dem Mikroskop Querstreifung auf,
im Übrigen gibt es aber deutliche Unterschiede. Herzmuskelfasern sind verzweigt. Ein besonders charakteristisches
Merkmal sind **Glanzstreifen**, Zonen der Zellkontakte, die
für die Muskelkontraktion und die Ausbreitung der Erregung über den ganzen Herzmuskel wichtig sind.

Herzmuskulatur ist der Innervation und Steuerung
über das vegetative Nervensystem unterworfen, in Grenzen trainierbar, aber auf Dauerleistung ausgelegt.

10

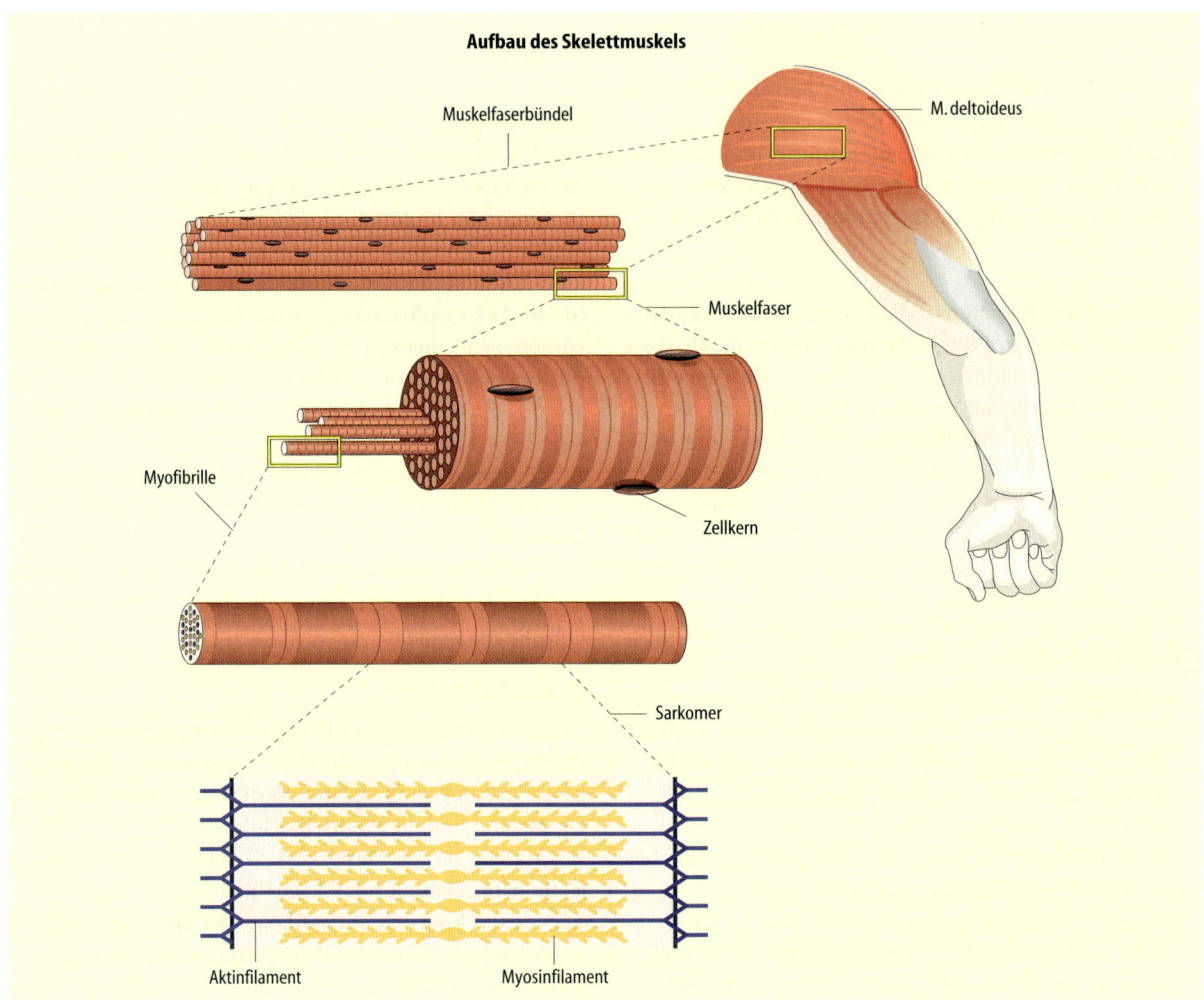

Aufbau des Skelettmuskels

Muskelfaserbündel

M. deltoideus

Muskelfaser

Myofibrille

Zellkern

Sarkomer

Aktinfilament

Myosinfilament

◨ Abb. 10.5. **Aufbau des Skelettmuskels. (Mod. nach Spornitz 2004)**

Nervengewebe

Grundsätzlich reagieren alle Zellen auf Reize. Die Besonderheit der Nervenzellen besteht darin, Erregung sehr rasch und über weite Strecken weiterleiten zu können. Die Gesamtheit dieser Zellen wird aufgeteilt in das zentrale Nervensystem (Gehirn und Rückenmark) und das periphere Nervensystem. Die Aufgaben der Nervenzellen sind:

— Reize aufnehmen,
— verarbeiten und
— weiterleiten.

Gemeinsame Strukturmerkmale der Nervensysteme sind der Aufbau aus Nervenzellen und Gliazellen. **Gliazellen** übernehmen dem Binde- und Stützgewebe ähnliche Funktionen, wie Stofftransport, Ernährung, Isolierung und mechanischen Schutz.

Nervenzelle

Die Nervenzelle (Neuron) ist das kleinste Bauelement des Nervensystems. Nervenzellen (◨ Abb. 10.7) sind hoch differenziert und nicht mehr teilungsfähig. Verletzungen sind wegen der geringen bzw. fehlenden Regenerationsfähigkeit in der Regel bleibend. Anteile des Neurons sind:

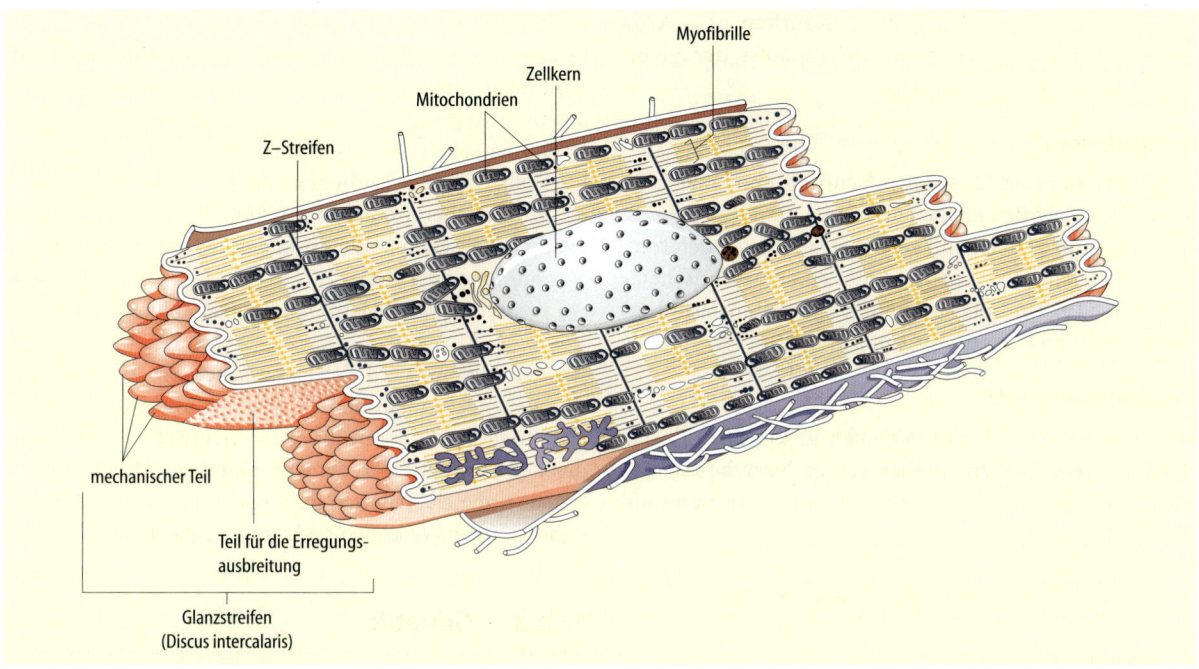

Abb. 10.6. **Herzmuskelzelle. (Mod. nach Spornitz 2004)**

Abb. 10.7. **Aufbau einer Nervenzelle. (Mod. nach Spornitz 2004)**

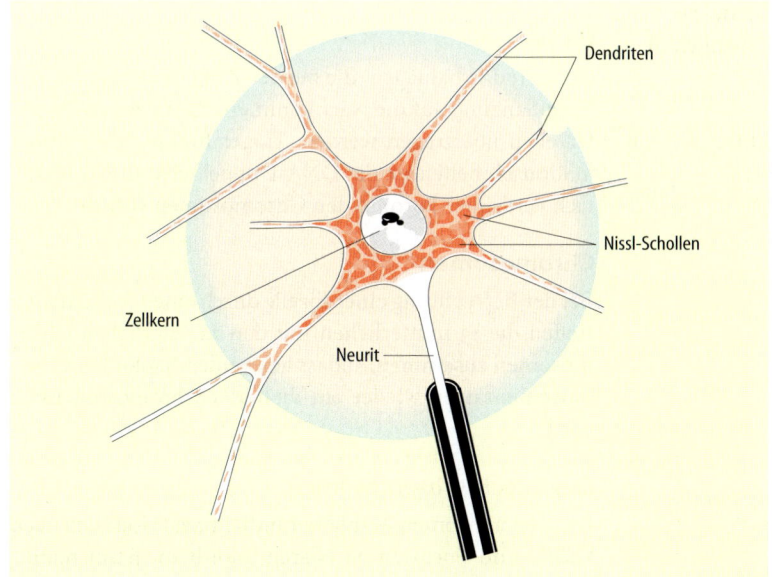

‒ Zellkörper,
‒ Dendrit,
‒ Neurit oder Axon.

Der **Zellkörper** ist das Stoffwechselzentrum mit Zellkern und schollenartig angeordnetem endoplasmatischen Retikulum der Nissl-Schollen. **Dendriten** sind Zellausläufer, die Impulse von anderen Nervenzellen aufnehmen und zum Zellkörper weiterleiten. Beim **Neuriten** oder **Axon** handelt es sich um einen langen Zellausläufer, der die Erregung vom Zellkörper fortleitet.

Nervenfaser

Nervenfasern bestehen aus den Neuriten und einer Gliahülle. Die Gliahüllen können als dünne marklose oder dicke markhaltige Hüllen mit einer Myelinscheide den Neuriten umhüllen. Nervenfasern mit einer Myelinscheide sind schnell leitend bis zu 120 m/s, unmyelinisierte Nervenfasern leiten langsam $\cong$ 0,5 m/s.

Nervenfaserbündel

Die meisten Nervenfasern verlaufen in Bündeln. Im peripheren Nervensystem werden sie als Nerv bezeichnet. Nach Aufbau und Verbindung mit ihrer Umgebung unterscheidet man

- Endoneurium,
  zentrales Bindegewebe, das die **einzelne** Nervenfaser umgibt,
- Perineurium,
  straffes Bindegewebe, das mehrere Nervenfasern zu Bündeln zusammenfasst,
- Epineurium,
  lockeres Bindegewebe, das Nervenfaserbündel zu ganzen Nerven zusammenfasst und verschieblich in das umgebende Gewebe einbaut.

Manche Nerven haben letztlich einen Durchmesser von >1 cm.

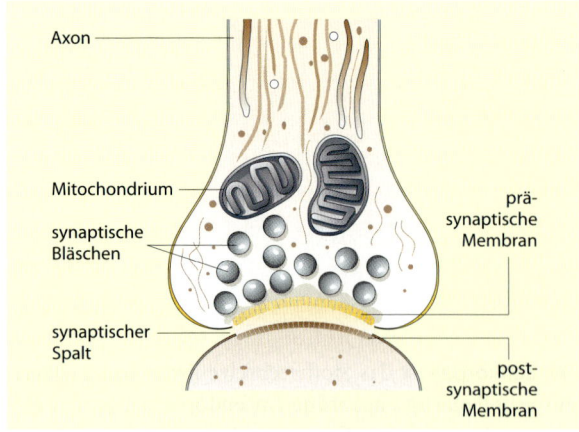

◘ Abb. 10.8. **Schema einer Synapse**

Synapsen

Synapsen sind besonders gebaute Kontaktstellen zur Erregungsübertragung von einem Neuron auf das nächste bzw. auf das Erfolgsorgan.

Aufbau einer Synapse (◘ Abb. 10.8):
- Kolbenförmige Endformation des Axons mit präsynaptischer Membran, von der die Erregung ausgeht,
- Spalt zwischen kolbenförmigem Axonende und darauf folgender Zelle,
- postsynaptische Membran der nachfolgenden Zelle.

An der Synapse wird der elektrische Reiz in einen chemischen Reiz umgewandelt. Aus den synaptischen Bläschen freigesetzte Transmitter, z. B. Acetylcholin, überwinden den Spalt, lösen an der gegenüberliegenden Membran erneut einen elektrischen Reiz aus und werden in Millisekunden unter Wirkung von Enzymen abgebaut.

10.2.3   Genetik

Als Teilgebiet der Biologie befasst sich die Genetik mit den Vorgängen der Vererbung und der Merkmalausbildung der Lebewesen.

Gene

Gene sind Erbanlagen, die bei der Zellteilung und bei der Fortpflanzung auf die Nachkommenschaft bzw. die Tochterzellen übertragen werden. Träger funktioneller Informationseinheiten ist die DNA-Doppelhelix, die in mehrfach verdrillter Form in den Chromosomen vorliegt.

Chromosomen

Bei der Befruchtung einer Eizelle durch einen Samenfaden treffen die 23 mütterlichen mit den 23 väterlichen Chromosomen zusammen, sodass aus beiden haploiden Chromosomensätzen wieder ein diploider Chromosomensatz wird.

Geschlechtschromosomen

Die Chromosomen weiblicher Individuen lassen sich nach Größe und Form zu 23 Paaren anordnen. Beim männlichen Geschlecht finden wir 22 von diesen 23 Paaren. Daneben existieren beim Mann aber 2 unpaare Chromosomen, von denen das größere, das X-Chromosom, auch bei der Frau, hier aber doppelt vorhanden ist. Das kleine Y-Chromosom kommt nur beim Mann vor (◘ Abb. 10.9).

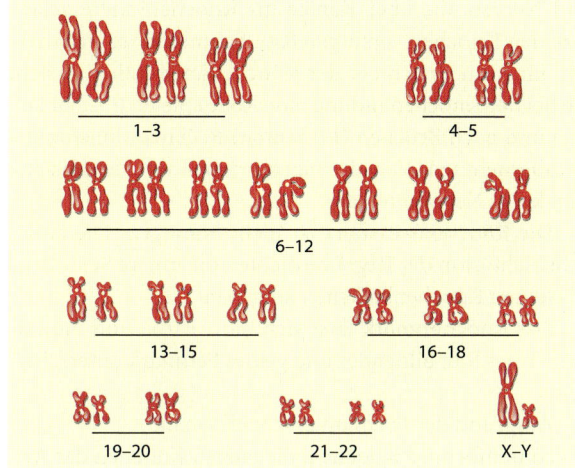

1–3   4–5

6–12

13–15   16–18

19–20   21–22   X–Y

🔲 Abb. 10.9. **Darstellung eines menschlichen Chromosomensatzes, sortiert nach Größe der Chromosomen**

Die beiden Geschlechtschromosomen nennt man **Gonosome**n, XX bei der Frau und XY beim Mann.

Die 22 Paare, die beiden Geschlechtern gemeinsam sind, heißen **Autosomen**.

Zygote

Die befruchtete Eizelle wird auch als Zygote bezeichnet. Die auf den 46 Chromosomen vorhandenen Gene sind für die Ausbildung sämtlicher morphologischer wie auch physiologischer und biochemischer Merkmale des Individuums verantwortlich.

Allele

Allele nennt man Gene, die auf den mütterlichen und väterlichen Chromosomen am gleichen Ort liegen. Wenn die mütterlichen mit den väterlichen Allelen in Bezug auf ein Merkmal übereinstimmen, so nennt man das **homozygot**. Wenn die beiden Allele nicht übereinstimmen, dann bezeichnet man das als **heterozygot**.

Phänotyp

Bei heterozygoten Genen, d. h. wenn die beiden Allele unterschiedliche Merkmale bewirken würden, hängt das entstehende Merkmal, der Phänotyp, von der Stärke der beiden Gene ab.

Dominante, rezessive und kodominante Allele

Sind beide Allele gleich stark, dann kommt es zu einem intermediären Merkmal. Die beiden Allele werden dann als kodominant bezeichnet. Ein Beispiel sind die Blutgruppenmerkmale A und B. Sie gelangen bei der Blutgruppe AB beide zur Ausprägung.

Anders sieht das aus, wenn ein Gen **dominant** ist, d. h. stärker als das andere, das **rezessive**. Dann kommt es zur Ausprägung des dominanten Merkmals, während die Wirkung des rezessiven Allels überdeckt wird.

> 🔵 **Hinweis Medizin**
>
> Bei dominant vererbten Erkrankungen reicht bereits ein schädliches Gen zur Ausbildung der Erkrankung aus, bei rezessiv vererbten Krankheiten müssen beide Allele die fehlerhafte Information tragen.

Merkmale, die nicht von Genen der Autosomen, sondern von Genen des X-Chromosoms kodiert werden, kommen bei Männern, die ja nur ein X-Chromosom haben, in jedem Fall zur Ausprägung. Eine X-chromosomal vererbte Krankheit ist z. B. die Bluterkrankheit.

Vererbungsbeispiele
Autosomal-dominanter Erbgang

Beispiel Chorea Huntington:
- Vererbung unabhängig vom Geschlecht,
- kein »Überspringen« von Generationen,
- klinisch gesunde Angehörige sind keine Genträger.

Autosomal-rezessiver Erbgang

Beispiel Mukoviszidose:
- Vererbung unabhängig vom Geschlecht,
- »Überspringen« von Generationen.
- Zwei Drittel der klinisch gesunden Geschwister Betroffener sind heterozygot für das fehlerhafte Gen.

X-chromosomal rezessiver Erbgang

Beispiel Bluterkrankheit:
- Vererbung abhängig vom Geschlecht, praktisch nur Jungen und Männer betroffen,
- »Überspringen« von Generationen.
- Klinisch gesunde weibliche Angehörige können Konduktorinnen (Überträgerinnen) sein.

10.3   Anatomie und Physiologie

10.3.1   Stütz- und Bewegungsapparat

Der Stütz- und Bewegungsapparat umfasst alle Knochen, Gelenke und Bänder des menschlichen Körpers. Er dient der Bewegung und ist in gleicher Weise Vorbedingung für die Möglichkeit des Menschen, auf die Umwelt durch körperliche Tätigkeiten in jeglicher Form zu reagieren oder – etwa durch Werkzeuggebrauch, beim Musizieren, Malen etc. – zu gestalten.

✚ Hinweis Medizin

Degenerative Erkrankungen, insbesondere der Gelenke, spielen in der Akut-und Notfallmedizin eine untergeordnete Rolle, im Gegensatz zu in erster Linie durch Unfälle verursachten Verletzungen des Stütz- und Bewegungsapparates, die in Abhängigkeit von Lokalisation und Ausmaß lebensbedrohliche Zustandsbilder durch direkte Organschädigung und/oder im Sinne des traumatisch-hämorrhagischen Schocks auslösen können.

Man unterscheidet trotz des engen funktionellen Zusammenhangs:

- Skelettsystem,
- Verbindungen von Skelettteilen,
- Muskulatur.

Das Skelettsystem

Das Skelett, die Gesamtheit des knöchernen Stützsystems, ist Ansatz und Angriffspunkt der quergestreiften Muskulatur, trägt, stützt und schützt im Zusammenwirken mit der Muskulatur wichtige Organe und bestimmt im Wesentlichen Umfang, Form und Ausmaß des Körpers (🔴 Abb. 10.10).

Knochen

Knochen (und Zähne) sind die Hartgebilde unseres Körpers (🔴 Abb. 10.11). In eine organische Grundsubstanz eingelagerte Kalksalze garantieren Festigkeit.

Beim lebenden Knochen lassen sich unterscheiden (▶ 10.2.2):

- Knochenhaut,
- Knochensubstanz,
- Knochenmark.

Die **Knochenhaut** umhüllt den Knochen (mit Ausnahme der Gelenkflächen). Sie verfügt über reichlich Blutgefäße

und Nerven, die über Kanäle ins Knocheninnere gelangen, den Knochen versorgen bzw. Schmerzreize weiterleiten. Eine innere Schicht der Knochenhaut enthält Zellen, die bei der Knochenbildung eine Rolle spielen (Osteoblasten) und nach Brüchen (Frakturen) Regenerationsfunktion übernehmen. Von der eigentlichen Knochensubstanz geht keine Neubildung aus.

Die **Knochensubstanz** ist nicht homogen. Die äußere Schicht ist in der Regel verdichtet, die innere Schicht ist aus feinen Knochenbälkchen aufgebaut.

Das **Knochenmark** lässt sich nach Farbe und Funktion in rotes Blut bildendes und gelbes Fettmark unterscheiden.

Aufgrund der Form unterscheidet man:

- röhrenförmige Knochen, die langen Knochen der Arme und Beine sowie Finger,
- plattenförmige Knochen, z. B. Schulterblatt und Schädelknochen,
- würfelförmige Knochen, z. B. Hand- und Fußwurzelknochen.

Das Skelett lässt sich in 3 große Komplexe unterteilen:

- Schädel,
- Hals und Rumpf,
- Gliedmaßen.

Schädel

Das knöcherne Gerüst des Kopfes, der Schädel, ist das feste, stützende Gehäuse für das Gehirn, die Sinnesorgane und für den Anfang von Luft- und Speiseröhre. Er ist mosaikartig aus 28 Knochen zusammengesetzt (🔴 Abb. 10.12).

Der Gehirnschädel ist aus verschiedenen plattenförmigen Knochen zusammengesetzt, die durch Schädelnähte, Saturen, verbunden sind. Er umschließt das Gehirn.

Man unterscheidet den Gehirn- und den Gesichtsschädel.

Das Schädeldach wirkt wie eine Haube aus platten, tafelförmigen Knochen.

Die **Knochen des Schädeldachs** sind:

- Stirnbein (Os frontale),
- Scheitelbein (Os parietale),
- Hinterhauptsbein (Os occipitale).

Die innere Oberfläche der **Schädelbasis** besteht aus 4 Räumen:

- Der vorderen Schädelgrube als Basis für die Stirnlappen des Großhirns.

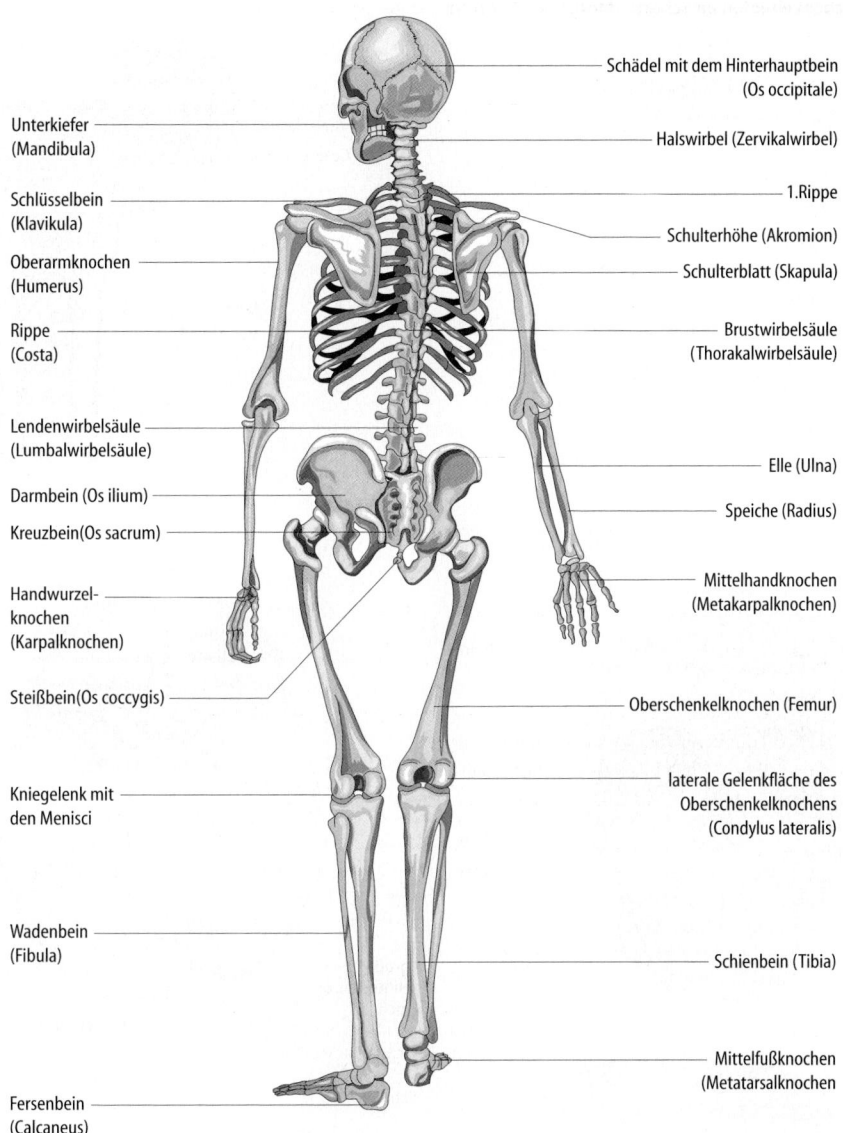

Schädel mit dem Hinterhauptbein (Os occipitale)

Halswirbel (Zervikalwirbel)

1.Rippe

Schulterhöhe (Akromion)

Schulterblatt (Skapula)

Brustwirbelsäule (Thorakalwirbelsäule)

Elle (Ulna)

Speiche (Radius)

Mittelhandknochen (Metakarpalknochen)

Oberschenkelknochen (Femur)

laterale Gelenkfläche des Oberschenkelknochens (Condylus lateralis)

Schienbein (Tibia)

Mittelfußknochen (Metatarsalknochen

Unterkiefer (Mandibula)

Schlüsselbein (Klavikula)

Oberarmknochen (Humerus)

Rippe (Costa)

Lendenwirbelsäule (Lumbalwirbelsäule)

Darmbein (Os ilium)

Kreuzbein(Os sacrum)

Handwurzel- knochen (Karpalknochen)

Steißbein(Os coccygis)

Kniegelenk mit den Menisci

Wadenbein (Fibula)

Fersenbein (Calcaneus)

◙ Abb. 10.10. **Das menschliche Skelett. (Mod. nach Spornitz 2004)**

— Die zwei mittleren Schädelgruben werden von den Stirnlappen des Großhirns ausgefüllt.
— Die hintere Schädelgrube umschließt das Kleinhirn.

Die Schädelbasis wird von einer Vielzahl einzelner Knochen gebildet. Sie ist von Öffnungen durchzogen. Die **wichtigen Öffnungen der Schädelbasis** sind:

— Großes Hinterhauptsloch (Foramen magnum): Hier tritt der Hirnstamm mit dem Rückenmark in Verbindung.
— Zwei Karotidenlöcher(canales carotici): Durchtrittsstellen der A. carotis.

⊡ Abb. 10.11. **Oberschenkelregion im Schnitt. (Mod. nach Spornitz 2004)**

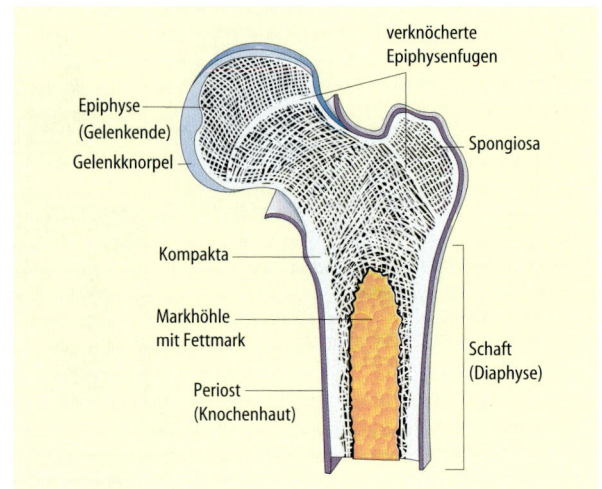

- verknöcherte Epiphysenfugen
- Epiphyse (Gelenkende)
- Gelenkknorpel
- Spongiosa
- Kompakta
- Markhöhle mit Fettmark
- Periost (Knochenhaut)
- Schaft (Diaphyse)

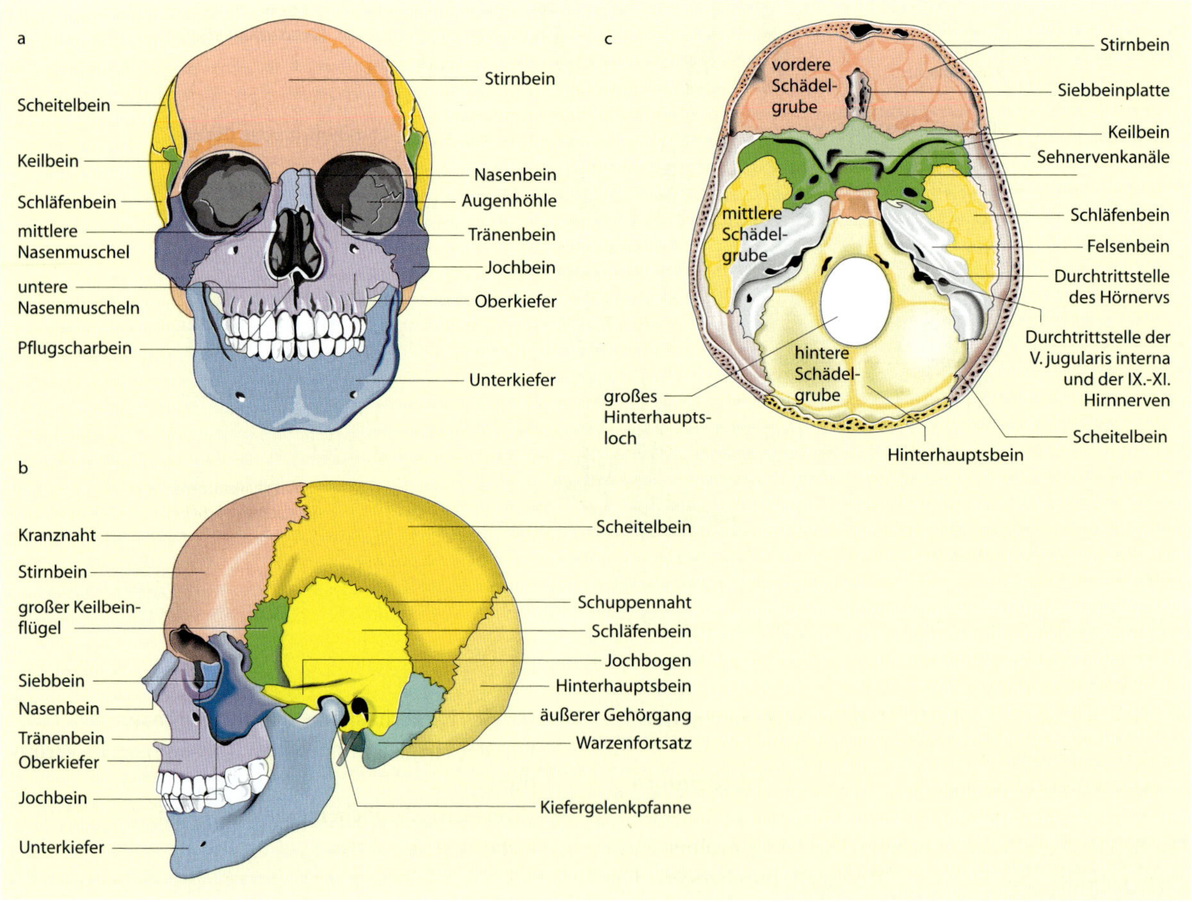

10

a

- Scheitelbein
- Keilbein
- Schläfenbein
- mittlere Nasenmuschel
- untere Nasenmuscheln
- Pflugscharbein

- Stirnbein
- Nasenbein
- Augenhöhle
- Tränenbein
- Jochbein
- Oberkiefer
- Unterkiefer

c

- vordere Schädelgrube
- mittlere Schädelgrube
- hintere Schädelgrube
- großes Hinterhauptsloch

- Stirnbein
- Siebbeinplatte
- Keilbein
- Sehnervenkanäle
- Schläfenbein
- Felsenbein
- Durchtrittstelle des Hörnervs
- Durchtrittstelle der V. jugularis interna und der IX.-XI. Hirnnerven
- Scheitelbein
- Hinterhauptsbein

b

- Kranznaht
- Stirnbein
- großer Keilbeinflügel
- Siebbein
- Nasenbein
- Tränenbein
- Oberkiefer
- Jochbein
- Unterkiefer

- Scheitelbein
- Schuppennaht
- Schläfenbein
- Jochbogen
- Hinterhauptsbein
- äußerer Gehörgang
- Warzenfortsatz
- Kiefergelenkpfanne

⊡ Abb. 10.12a-c. **Knöcherner Schädel: a** Frontalansicht, **b** Seitenansicht, **c** Schädelbasis. (Mod. nach Spornitz 2004)

😊 Hinweis Medizin

Bei Verletzungen der Schädelbasis sind die Karotidenlöcher als Eintrittsstellen des wichtigen Gefäßes gefährdet, da Blutungen nur schwer gestoppt werden können und schnell zum Tode führen.

Der Gesichtsschädel setzt sich aus einer Vielzahl großer und kleiner Knochen zusammen, er umschließt neben den Weichteilen des Mund-Rachen-Raumes auch die Augen und das Geruchsorgan.

Die **wichtigsten Knochen des Gesichtsschädels** sind:

- Oberkiefer (Maxilla): innere und untere Begrenzung der Augenhöhle, Zahnfächer der Oberkieferzähne,
- Unterkiefer (Mandibula): Zahnfächer des Unterkiefers, Gelenkfortsätze der beiden Kiefergelenke,
- Jochbein (Os zygomatikum): seitlicher Rand/Teil des Unterrandes der Augenhöhle,
- Nasenbein (Os nasale): oberer Bereich der Nasenhöhle, seitliche Verbindung an den Oberkieferknochen, oben an das Stirnbein.

Hals und Rumpf

Diese anatomische Einheit besteht aus

- Wirbelsäule,
- Brustkorb und
- Becken.

Achsenskelett des Rumpfes ist die **Wirbelsäule**. Sie besteht aus 33–34 Knochensegmenten:

- 7 Halswirbel,
- 12 Brustwirbel,
- 5 Lendenwirbel,
- 5 miteinander verwachsene Kreuzbeinwirbel,
- 4–5 fest verwachsene Steißbeinwirbel.

Die Wirbelsäule trägt den Schädel und die den Brustkorb bildenden Rippen. Sie ist Ansatzpunkt für Schulter und Beckengürtel und umschließt schützend das Rückenmark.

Wirbel haben die Form eines Ringes (🔴 Abb. 10.13). Vorne liegt der Wirbelkörper, hinten der Wirbelbogen. Der Wirbelkörper hat 2 ebene Endflächen, an die sich die Bandscheiben anlegen.

An Brustwirbelkörpern befinden sich 2 flache Gelenkpfannen zur gelenkigen Verbindung mit den Rippen sowie 2 Querfortsätze und 4 Gelenkfortsätze für die Verbindung mit dem oberen und unteren Nachbarwirbel.

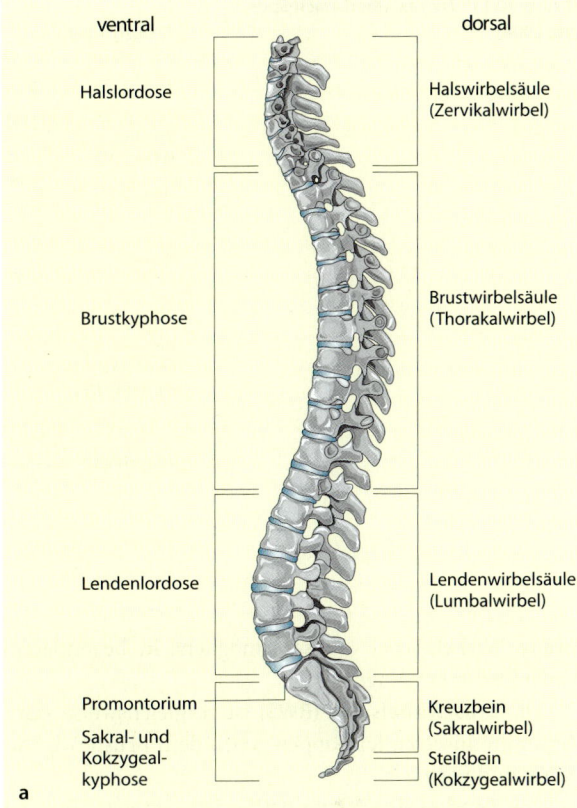

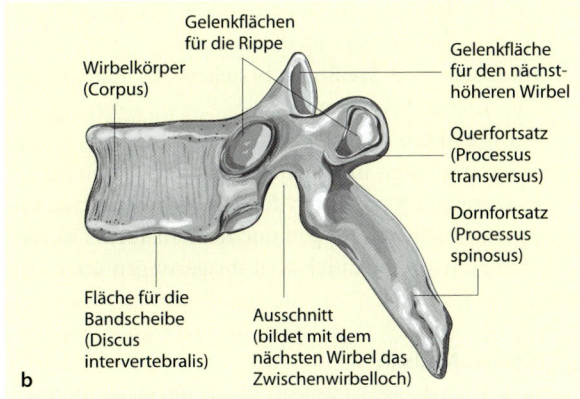

🔴 Abb.10.13. **Seitenansicht eines Brustwirbels**

Die Bandscheiben zwischen den einzelnen Wirbelkörpern bilden zusammen mit einem Bandapparat elastische Verbindungen zwischen den Wirbelkörpern.

Die **Halswirbelsäule (HWS)** ist besonders beweglich. Der erste Wirbelkörper (Atlas) trägt den Schädel. Der

■ Abb. 10.14. **Thorax. (Mod. nach Spornitz 2004)**

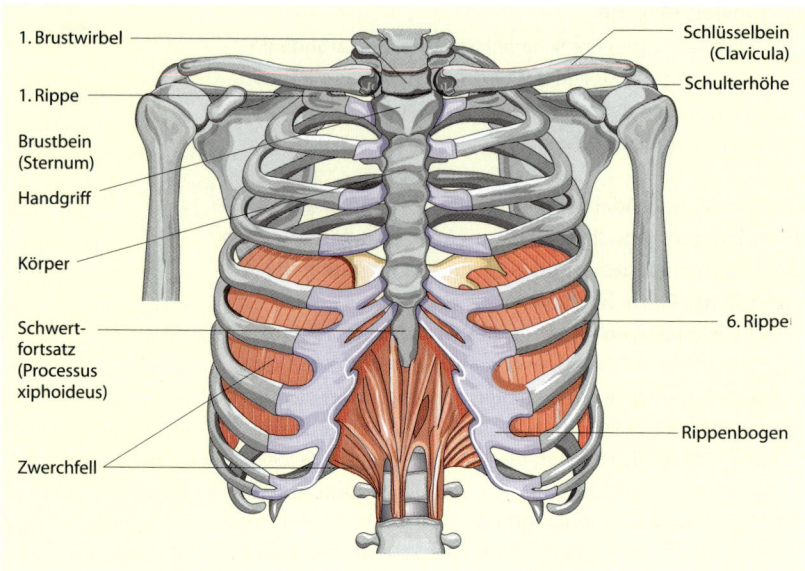

1. Brustwirbel

1. Rippe

Brustbein
(Sternum)

Handgriff

Körper

Schwert-
fortsatz
(Processus
xiphoideus)

Zwerchfell

Schlüsselbein
(Clavicula)

Schulterhöhe

6. Rippe

Rippenbogen

zweite Wirbelkörper (Axis) ermöglicht in besonderem Maße Drehbewegungen.

Die **Brustwirbelsäule (BWS)** ist vergleichsweise starr, die an ihr ansetzenden Rippen geben dem Brustkorb Stabilität und Form.

Die **Lendenwirbelsäule (LWS)**, der unterste Teil der beweglichen Wirbelsäule, ist besonderen Belastungen und damit auch starkem Verschleiß ausgesetzt.

Kreuzbein und **Steißbein** bestehen aus miteinander verschmolzenen Wirbelknochen.

Der **Brustkorb** setzt sich aus Brustwirbelsäule, 12 Rippenpaaren und dem Brustbein zusammen (■ Abb. 10.14). Die in jüngeren Lebensjahren durch Knorpel elastisch verbundenen Anteile der Rippen und des Brustbeins werden im Alter zunehmend durch Kalkablagerungen unbeweglicher.

Hinweis Medizin

Wegen zunehmender Verkalkung der primär elastischen Rippen-Brustbein-Verbindung kommt es bei der Herz-Druck-Massage – auch bei korrekter Durchführung – bei ältern Menschen zwangsläufig zu brustbeinnahen Rippenfrakturen.

Die beiden Hüftbeine bilden zusammen mit dem Kreuzbein das **Becken** (■ Abb. 10.15). Das Hüftbein bildet sich während der Entwicklung aus 3 miteinander verwachsenden Einzelknochen, dem Schambein, dem Darmbein und

dem Sitzbein. Das Becken ist ein relativ starrer Gürtel, die Hüftbeine mit ihren Gelenkpfannen sind Ansatzpunkt für die unteren Gliedmaßen. Das Becken als Sockel des gesamten Rumpfes trägt in erster Linie die Unterbauchorgane.

Gliedmaßen

Der Arm, die obere Extremität. Knochen des Armes sind:
- der röhrenförmige Oberarmknochen (Humerus), über ein Kugelgelenk verbunden mit
  – dem Schulterblatt (Skapula),
- die beiden Unterarmknochen Elle (Ulna) und Speiche (Radius),
- die Handwurzel- und Mittelhandknochen sowie die Finger.

Das Bein, die untere Extremität. Knochen des Beines sind:
- der Oberschenkelknochen (Femur; ■ Abb. 10.11), über ein Kugelgelenk verbunden mit
  – dem Becken,
- die Kniescheibe (Patella),
- die beiden Unterschenkelknochen Schien- und Wadenbein (Tibia und Fibula),
- die Fußwurzel-, Mittelfuß- und Zehenknochen.

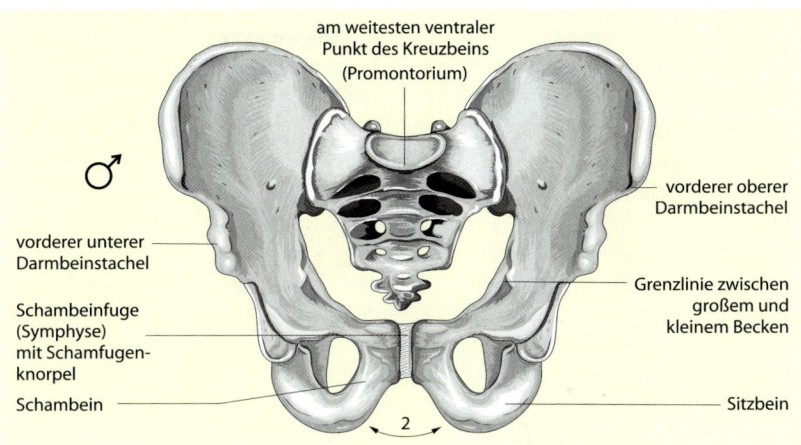

■ Abb. 10.15. **Becken. (Mod. nach Spornitz 2004)**

am weitesten ventraler Punkt des Kreuzbeins (Promontorium)

♂

vorderer unterer Darmbeinstachel

Schambeinfuge (Symphyse) mit Schamfugenknorpel

Schambein

vorderer oberer Darmbeinstachel

Grenzlinie zwischen großem und kleinem Becken

Sitzbein

2

Verbindungen von Skelettteilen

Knochen können entweder fest oder beweglich miteinander verbunden sein.

- Feste Verbindungen nennt man Haften oder unechte Gelenke (Synarthrosen).
- Bewegliche Verbindungen nennt man Gelenke (Diarthrosen).

Haften

Haften bestehen aus Bindegewebe und/oder Knorpel und lassen keine oder nur eine minimale Bewegung zu.

- Knochenhaften:
  - Schädelnaht,
  - Epiphysenscheiben.
- Knorpelhaften:
  - Bandscheiben zwischen den Wirbelkörpern,
  - Knorpelteile zwischen Brustbein und Rippen.
- Bandhaft:
  - Bindegewebemembran zwischen den Unterarm- und Unterschenkelknochen.

Gelenke

Gelenke verbinden frei beweglich 2 Knochen miteinander. Ein echtes Gelenk wird durch 3 konstante Gelenkbestandteile bestimmt:

- mindestens 2 Gelenkkörper,
- Gelenkkapsel,
- Gelenkspalt.

Gelenkkörper sind besondere mit Knorpel überzogene Bildungen an den mit dem Gelenk verbundenen Knochenanteilen.

- Konvexe Gelenkkörper bilden den Gelenkkopf.
- Konkave Gelenkkörper bilden die Gelenkpfanne.

In manchen Gelenken finden sich Gelenkscheiben (z. B. die Menisken des Knies; ■ Abb. 10.16), um die nicht völlig übereinstimmenden Gelenkverbindungen auszugleichen.

Die **Gelenkkapsel** bildet eine bindegewebige Hülle für das Gelenk und schließt die Gelenkhülle luftdicht ab. Der **Gelenkspalt** ist ein kapillärer Spalt, da durch den Luftdruck die Teile des Gelenkes aneinander gepresst werden. Die **Gelenkschmiere** (Synovia), eine zähe fadenziehende Flüssigkeit, setzt die Reibung an den Gelenkflächen auf ein Mindestmaß herab.

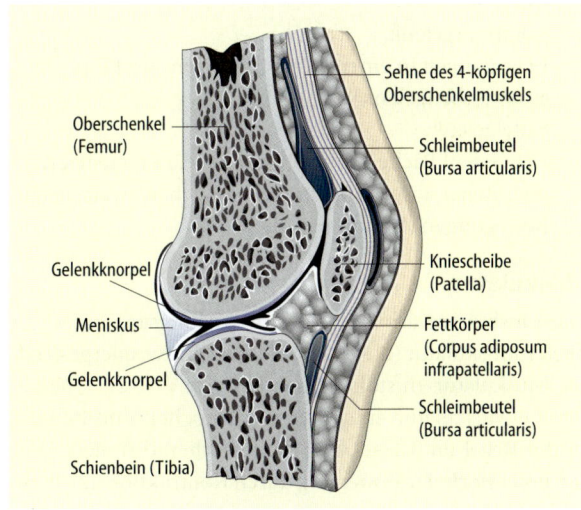

Oberschenkel (Femur)

Gelenkknorpel

Meniskus

Gelenkknorpel

Schienbein (Tibia)

Sehne des 4-köpfigen Oberschenkelmuskels

Schleimbeutel (Bursa articularis)

Kniescheibe (Patella)

Fettkörper (Corpus adiposum infrapatellaris)

Schleimbeutel (Bursa articularis)

■ Abb. 10.16. **Das Knie im Schnitt. (Mod. nach Spornitz 2004)**

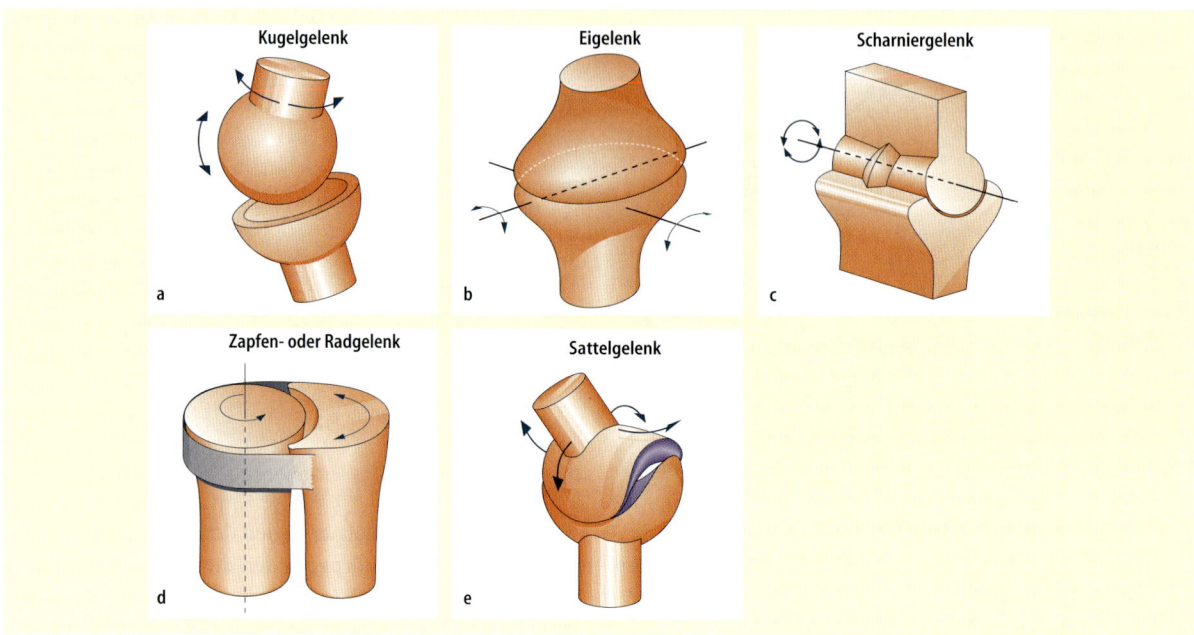

◘ Abb. 10.17. **Gelenkformen. (Mod. nach Spornitz 2004)**

Gelenke lassen sich nach ihrer Architektur und Funktion unterscheiden (◘ Abb. 10.17):

━ Kugelgelenk:
Bewegungen in mehreren Freiheitsgraden (Oberarm- und Hüftgelenk).
━ Eigelenk:
Bewegungen in 2 Freiheitsgraden (Kopf- und Handgelenk).
━ Scharniergelenk:
Bewegungen in einer Achse (Ellbogen- und Fingerzwischengelenk).
━ Sattelgelenk:
Die Gelenkflächen sind wie ein Sattel mit aufsitzendem Reiter ausgebildet und ermöglichen zweiachsige Bewegungen (Daumengrundgelenk).

Muskulatur

Die Muskulatur des Stütz- und Bewegungsapparates, die Skelettmuskulatur (◘ Abb. 10.18), besteht aus quergestreifter Muskulatur (histologischer Befund; ▶ 10.2). Quergestreifte Muskulatur entspringt am Knochen und bewirkt in der Regel die Umsetzung willkürlicher, d. h. dem Willen unterworfener Bewegung durch Kontraktion an einem anderen Knochen.

Ein Muskel, der zwischen 2 Gelenken miteinander verbundener Skeletteile angespannt ist, übt bei seiner Kontraktion auf beide Teile einen Zug aus. Dies führt zu Bewegungen, in der Regel des rumpffernen Gliedmaßenanteils.

Die Muskeln, die auf dasselbe Gelenk in entgegengesetzter Weise wirken, nennt man **Agonisten** und **Antagonisten**. Dieses in erster Linie willkürlich, zusätzlich aber auch durch komplizierte Steuerungsmechanismen bestimmte Zusammenspiel ermöglicht harmonische Bewegungen, wie z. B. Heben, Gehen, Laufen, Musizieren etc. (◘ Abb. 10.19).

Hilfseinrichtungen der Muskulatur sind Sehnen, Faszien, Schleimbeutel und Sehnenscheiden.
━ Sehnen übertragen die Zugbewegung der Muskulatur auf den Knochen.
━ Faszien bilden straffe Gewebehüllen an einzelnen Muskeln und Muskelgruppen.
━ Schleimbeutel sind mit einer schleimigen Flüssigkeit gefüllte Polster in Gelenkregionen. Sie halten den Druck der Sehnen vom Knochen fern.
━ Sehnenscheiden haben die Aufgabe, die Sehne am Knochen in Gelenknähe in einer Art Gleitlager zu fixieren.

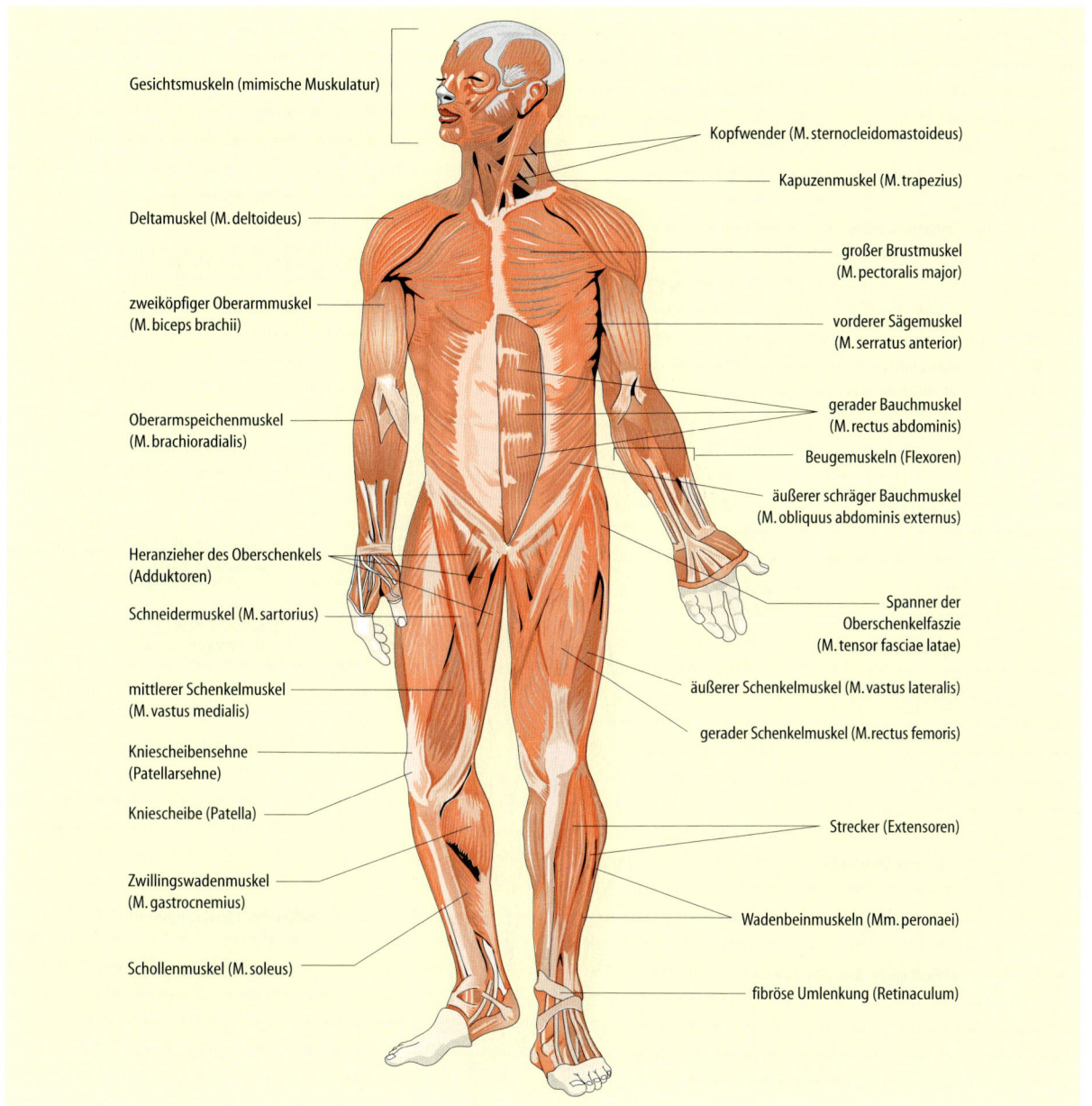

Gesichtsmuskeln (mimische Muskulatur)

Kopfwender (M. sternocleidomastoideus)

Kapuzenmuskel (M. trapezius)

Deltamuskel (M. deltoideus)

großer Brustmuskel
(M. pectoralis major)

zweiköpfiger Oberarmmuskel
(M. biceps brachii)

vorderer Sägemuskel
(M. serratus anterior)

gerader Bauchmuskel
(M. rectus abdominis)

Oberarmspeichenmuskel
(M. brachioradialis)

Beugemuskeln (Flexoren)

äußerer schräger Bauchmuskel
(M. obliquus abdominis externus)

Heranzieher des Oberschenkels
(Adduktoren)

Schneidermuskel (M. sartorius)

Spanner der
Oberschenkelfaszie
(M. tensor fasciae latae)

äußerer Schenkelmuskel (M. vastus lateralis)

mittlerer Schenkelmuskel
(M. vastus medialis)

gerader Schenkelmuskel (M. rectus femoris)

Kniescheibensehne
(Patellarsehne)

Kniescheibe (Patella)

Strecker (Extensoren)

Zwillingswadenmuskel
(M. gastrocnemius)

Wadenbeinmuskeln (Mm. peronaei)

Schollenmuskel (M. soleus)

fibröse Umlenkung (Retinaculum)

■ Abb. 10.18a. **Die Skelettmuskulatur; a ventral. (Mod. nach Spornitz 2004)**

Die Skelettmuskulatur besteht aus ungefähr 400 Einzel-
muskeln; eine Aufzählung und eine genauere Beschreibung würde den Rahmen dieser Übersicht sprengen.

10

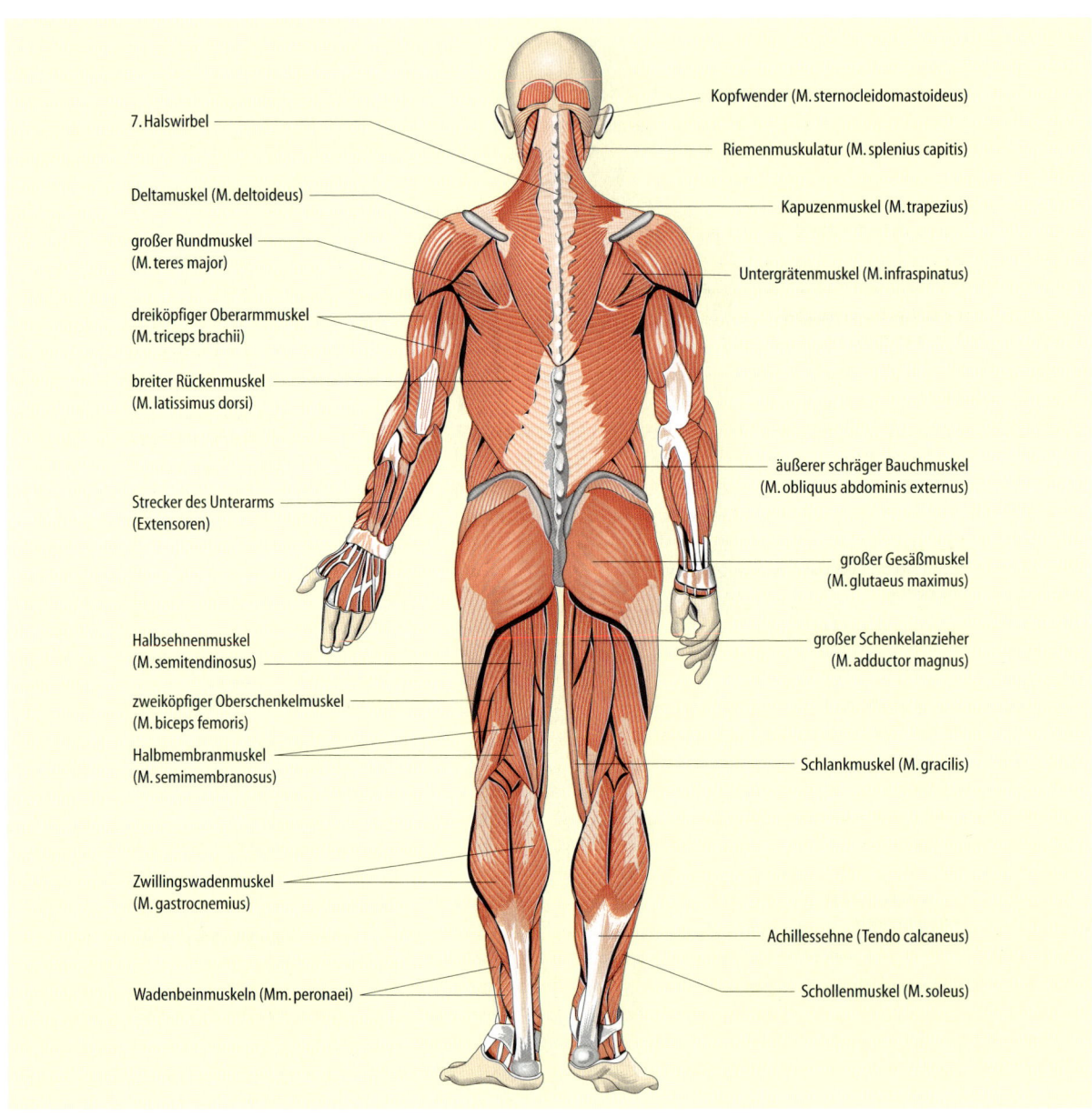

7. Halswirbel

Deltamuskel (M. deltoideus)

großer Rundmuskel
(M. teres major)

dreiköpfiger Oberarmmuskel
(M. triceps brachii)

breiter Rückenmuskel
(M. latissimus dorsi)

Strecker des Unterarms
(Extensoren)

Halbsehnenmuskel
(M. semitendinosus)

zweiköpfiger Oberschenkelmuskel
(M. biceps femoris)

Halbmembranmuskel
(M. semimembranosus)

Zwillingswadenmuskel
(M. gastrocnemius)

Wadenbeinmuskeln (Mm. peronaei)

Kopfwender (M. sternocleidomastoideus)

Riemenmuskulatur (M. splenius capitis)

Kapuzenmuskel (M. trapezius)

Untergrätenmuskel (M. infraspinatus)

äußerer schräger Bauchmuskel
(M. obliquus abdominis externus)

großer Gesäßmuskel
(M. glutaeus maximus)

großer Schenkelanzieher
(M. adductor magnus)

Schlankmuskel (M. gracilis)

Achillessehne (Tendo calcaneus)

Schollenmuskel (M. soleus)

⬛ Abb. 10.18b. **Die Skelettmuskulatur; b dorsal. (Mod. nach Spornitz 2004)**

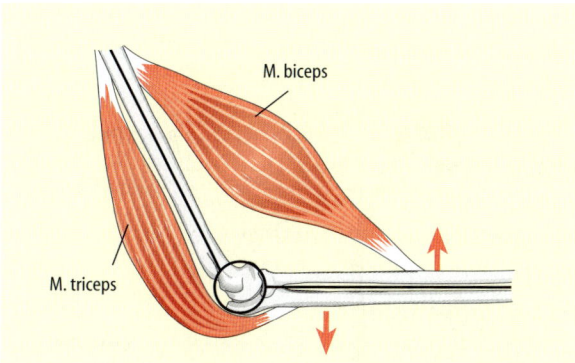

🔴 Abb. 10.19. **Muskelwirkung auf ein Gelenk. Modell des Ellenbo-
gengelenkes. Bei der Beugung wirkt der M. biceps als Agonist, der
M. triceps als Antagonist.**

10.3.2   Verdauungsorgane, Harnorgane, Geschlechtsorgane

Gemeinsamkeit der Verdauungs-, den Ausscheidungs-
und Geschlechtsorgane ist im Wesentlichen ihre Lage im
Rumpf des Menschen. Zusammen mit den Atmungsor-
ganen sowie dem Herzen mit seinen großen Gefäßen bezeichnet man sie auch als Eingeweide.

Verdauungsorgane

Zu den Verdauungsorganen gehören:
- Mundhöhle (Os),
- Rachenraum (Pharynx),
- Speiseröhre (Ösophagus),
- Magen (Ventriculus),
- Dünndarm (Intestinum tenue),
- Dickdarm (Kolon),
- Leber (Hepar),
- Gallenblase (Vesica biliaris),
- Bauchspeicheldrüse (Pankreas).

   Zur Aufnahme unserer Nahrung, die sich aus den Bau-
steinen
- Eiweiß (Proteine),
- Fett (Lipide),
- Zucker (Kohlenhydrate),
- Vitaminen,
- Elektrolyten und Spurenelementen
zusammensetzt, übernehmen die Verdauungsorgane
(🔴 Abb. 10.20) letztlich folgende Funktionen:

- Verdauung, d. h. Zerlegung der Nahrung in resorbier-
  bare Untereinheiten, in erster Linie Aminosäuren,
  Fettsäuren und Zuckermoleküle,
- Resorption, d. h. Aufnahme dieser Untereinheiten
  über die Darmwand.

💊 Hinweis Medizin

Vitamine sind lebenswichtige, organische Verbindungen,
die der Körper nicht selbst herstellen kann. Sie müssen
mit der Nahrung zugeführt werden.
Spurenelemente sind z. T. lebensnotwendig, werden nur
in sehr geringer Menge (Spuren) mit der Nahrung aufgenommen. Essenzielle Spurenelemente sind Eisen (Baustein des Hämoglobin), Kobalt (Baustein von Vitamin B_{12}),
Jod (Schilddrüsenhormone), Fluor (Zahnschmelz), Chrom,
Kupfer, Mangan, Molybdän, Selen und Zink als Enzym-
bausteine.

Mundhöhle

Zunge, Zähne, Gaumen und Speicheldrüsen bilden die
Mundhöhle.
   In der Mundhöhle wird feste Nahrung zerkleinert,
mit Speichel und Verdauungsfermenten zersetzt, über Ge-
schmacksknospen auf der Zungenoberseite geprüft und
durch den Rachen zur Speiseröhre weitertransportiert.
   Die **Zunge** ist ein gut durchbluteter Muskelkörper. Sie
verfügt über Nervenenden in dichter Anordnung und Ge-
schmacksrezeptoren für süß, salzig, sauer und bitter.
   Die **Zähne** stecken in den Zahnfächern der Kiefer-
knochen. Sie bestehen aus einer mit Schmelz überzogenen
Krone und einer mit Zement überzogenen Wurzel. Das
definitive Gebiss umfasst 32 Zähne (8 Schneide-, 4 Eck-,
8 Backen- und 12 »normale« Zähne).
   Beim **Gaumen** unterscheidet man den harten von
einem weichen Teil. Der weiche Gaumen geht in das Gau-
mensegel mit dem Zäpfchen (Uvula) über. Die Gaumen-
schleimhaut produziert ebenfalls Speichel.
   Die **Speicheldrüsen** (Ober-, Unterkiefer- und Unter-
zungendrüsen) produzieren täglich 1–1,5 l enzymhaltigen
Speichel.

Rachen

Der Rachen besteht aus 3 Abschnitten:
- hinter der Nasenhöhle (Epipharynx),
- hinter der Mundhöhle (Mesopharynx),
- hinter dem Kehlkopf (Hypopharynx).

■ Abb. 10.20. **Organe des Verdauungstrakts.**
(Mod. nach Spornitz 2004)

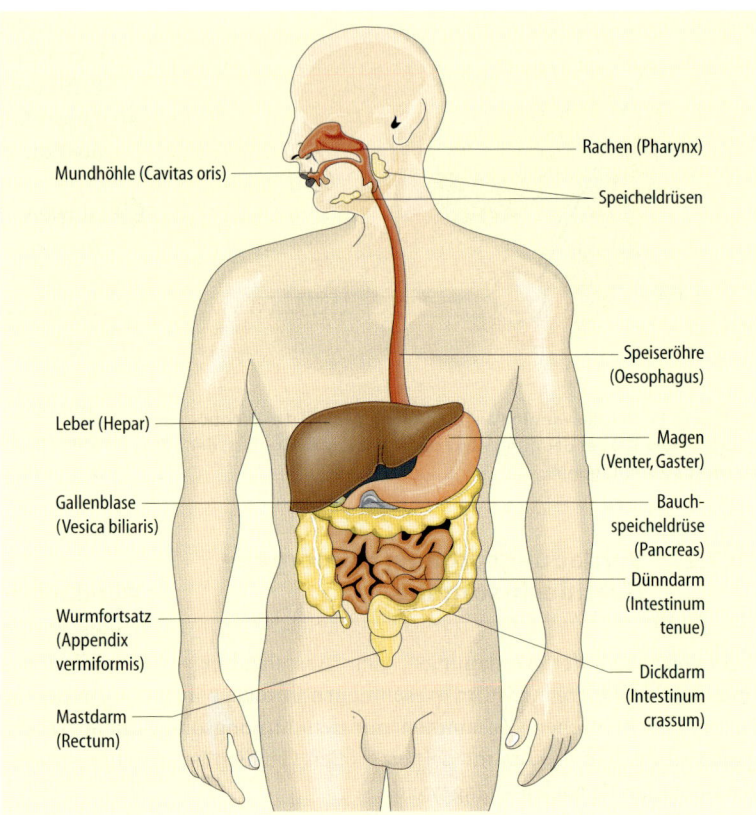

Mundhöhle (Cavitas oris)

Rachen (Pharynx)

Speicheldrüsen

Speiseröhre
(Oesophagus)

Leber (Hepar)

Magen
(Venter, Gaster)

Gallenblase
(Vesica biliaris)

Bauch-
speicheldrüse
(Pancreas)

Dünndarm
(Intestinum
tenue)

Wurmfortsatz
(Appendix
vermiformis)

Dickdarm
(Intestinum
crassum)

Mastdarm
(Rectum)

Im Mesopharynx, also hinter der Mundhöhle, kreuzen sich Luft- und Speisewege. Diese Gegebenheit ist für viele physiologische Vorgänge – z. B. Schlucken, Luftholen, Husten – von Bedeutung.

✇ Hinweis Medizin

Die Kreuzung von Luft- und Speiseweg macht aber auch bei vielen Maßnahmen, wie z. B. bei der Platzierung einer Magensonde und insbesondere bei der endotrachealen Intubation, besondere Vorsichtsmaßnahmen erforderlich.

Speiseröhre

Die Speiseröhre ist ein ca. 25 cm langer, hinter der Luftröhre und vor der Wirbelsäule verlaufender, mit Plattenepithel ausgekleideter muskulärer Schlauch. Der Abstand zwischen Zahnreihe und Mageneingang beträgt beim Erwachsenen ca. 40 cm. Im oberen und unteren Abschnitt befinden sich Verstärkungen der Muskulatur, die als **oberer und unterer Ösophagussphinkter** z. B. bei vollem Magen, aber auch bei der Blähung des Rachenraums wichtige Verschlussfunktionen übernehmen.

❯ **Grundsätzliche Gemeinsamkeiten im Bauplan der röhrenförmigen Abschnitte des Magen-Darm-Trakts sind (■ Abb. 10.21):**
– **Schleimhaut (Mukosa)**
– **Unterschleimhaut (Submukosa)**
– **Muskelhaut (Muskularis), zweischichtige innere Ring- und äußere Längsmuskulatur**
– **Bauchfell oder Bindegewebe (Serosa oder Adventitia)**

Während des Schluckaktes erschlafft der obere Ösophagussphinkter und ermöglicht so den Nahrungseintritt in die Speiseröhre. Den Weitertransport in Richtung Magen bewirkt eine fortschreitende Kontraktionswelle, die der Erschlaffungswelle nachfolgt.

❯ **Dieser Vorgang, d. h. die Kombination von Erschlaffung mit nachfolgender Kontraktion, nennt man Peristaltik. Das Prinzip eines wellenförmigen Ablaufs gilt grundsätzlich für den gesamten Verdauungstrakt.**

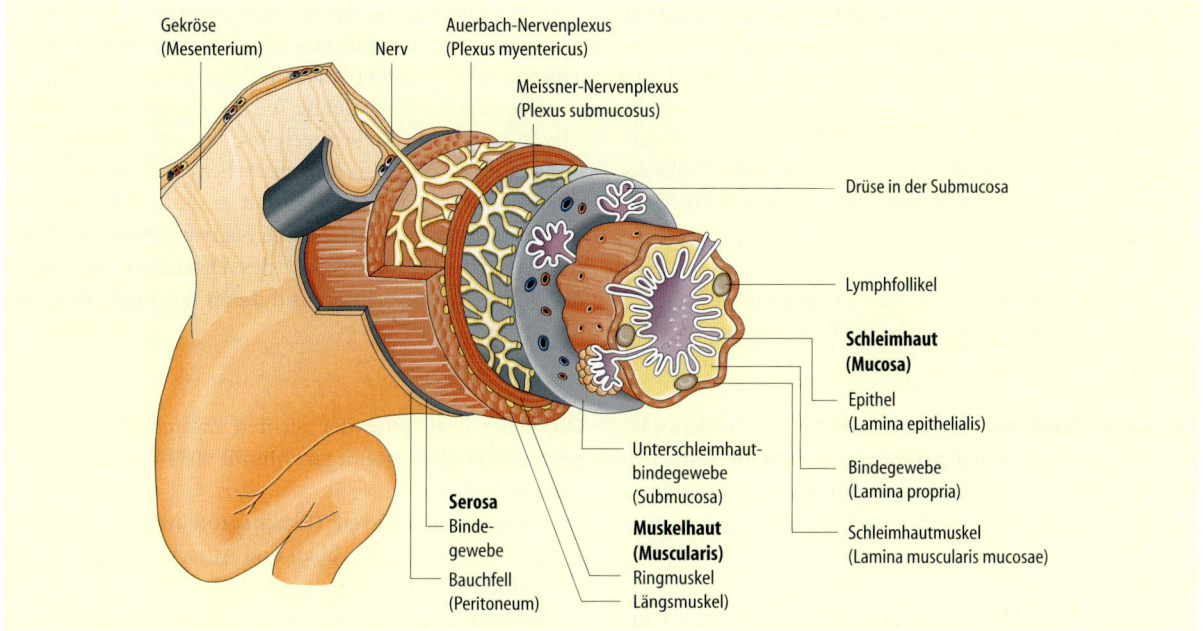

Gekröse
(Mesenterium)

Nerv

Auerbach-Nervenplexus
(Plexus myentericus)

Meissner-Nervenplexus
(Plexus submucosus)

Drüse in der Submucosa

Lymphfollikel

**Schleimhaut
(Mucosa)**

Epithel
(Lamina epithelialis)

Bindegewebe
(Lamina propria)

Schleimhautmuskel
(Lamina muscularis mucosae)

Unterschleimhaut-
bindegewebe
(Submucosa)

**Muskelhaut
(Muscularis)**

Ringmuskel

Längsmuskel

Serosa

Binde-
gewebe

Bauchfell
(Peritoneum)

◘ Abb. 10.21. **Schema des Magen-Darm-Trakts. (Mod. nach Spornitz 2004)**

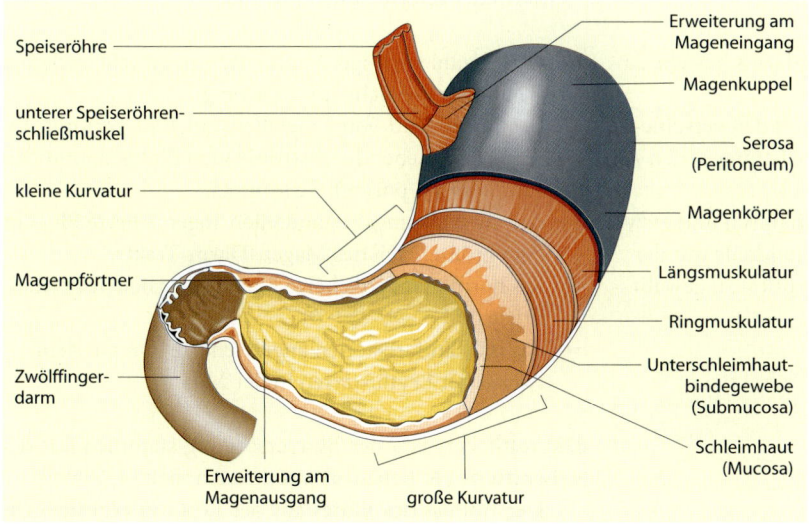

Speiseröhre

unterer Speiseröhren-
schließmuskel

kleine Kurvatur

Magenpförtner

Zwölffinger-
darm

Erweiterung am
Magenausgang

große Kurvatur

Erweiterung am
Mageneingang

Magenkuppel

Serosa
(Peritoneum)

Magenkörper

Längsmuskulatur

Ringmuskulatur

Unterschleimhaut-
bindegewebe
(Submucosa)

Schleimhaut
(Mucosa)

◘ Abb. 10.22. **Magen (Ventriculus, Gaster) mit seinen makroskopischen Bestandteilen. In der Magenkuppel (Fundus) befindet sich auch bei gefülltem Magen eine Gasblase. Die Speiseröhre (Ösophagus) mündet in eine Erweiterung beim Mageneingang (Pars cardiaca). Die einzelnen Schichten des Magen-Darm-Traktes sind eingezeichnet. Im unteren Teil der Abbildung sind die Falten der Magenschleimhaut zu sehen. Am Magenpförtner (Pylorus) geht der Magen in den Zwölffingerdarm (Duodenum) über**

Magen

Der Ösophagus mündet nach seinem Eintritt durch das Zwerchfell in den Magen (◘ Abb. 10.22). Der Magen im linken Oberbauch ist im ungefüllten Zustand ca. 20 cm lang und produziert täglich 3 l Magensaft, der in Ruhe chemisch im Neutralbereich liegt. Zur Verdauungsförderung wird von den sog. Belegzellen v. a. Salzsäure mit einem pH-Wert von 1 produziert, die neben der Verdauungsförderung auch Bakterien abtötet.

Die Hauptzellen des Magens sezernieren Pepsinogen, das nach Aktivierung durch die Salzsäure als Pepsin Eiweiße spaltet. Oberflächenzellen geben Magenschleim ab, der u. A. eine Schutzfunktion gegen eine »Selbstverdauung« durch Pepsin und Salzsäure übernimmt.

Die Verweildauer verschiedener Nahrungsstoffe hängt von ihrer Zusammensetzung, aber auch von der vegetativen Situation des Menschen ab. Fette, »schwer verdauliche« Nahrung verbleibt bis zu 8 h im Magen. Maximale Anstrengung und Stress legen den Magen-Darm-Trakt weitgehend still.

> ❯ Im Krankentransport, v. a. aber im Rettungsdienst ist daher stets von nichtnüchternen Patienten auszugehen!

Der Magen kann Nahrung, z. B. Alkohol, verdorbenes Essen – insbesondere bei psychovegetativen Reizen –, im Sinne der Gegenperistaltik, d. h. durch Erbrechen, durch die Speiseröhre in den Rachen zurückbefördern.

Dünndarm

Der 4–6 m lange Dünndarm lässt sich in 3 Abschnitte unterteilen:
- Zwölffingerdarm (Duodenum),
- Leerdarm (Jejunum),
- Krummdarm (Ileum).

Die physiologische Funktion des Dünndarms besteht darin,
- die breiigen Nahrungsbestandteile mit den verschiedenen im Dünndarm gebildeten Verdauungssäften zu durchmischen,
- durch ausgiebigen Kontakt der mechanisch und enzymatisch zerkleinerten Nahrungsbestandteile mit der Dünndarmschleimhaut deren Resorption zu gewährleisten.

Dickdarm

Der Dickdarm besteht aus:
- Blinddarm (Zäkum),
- Wurmfortsatz (Appendix),
- Grimmdarm (Kolon),
- Mast- oder Enddarm (Rektum).

Seine Länge beträgt ca. 150 cm. Der unterhalb der Dünndarmeinmündung liegende Dickdarmanteil ist »blind«. Daher die Bezeichnung »Blinddarm«. Der ca. 9 cm lange am Blinddarm liegende Wurmfortsatz heißt »Appendix«.

Der Grimmdarm, das »Kolon«, hat eine Länge von ca. 1,20 m und liegt als Rahmen mit aufsteigendem, querverlaufendem und absteigendem Teil im Abdomen.

Das Rektum ist der letzte Teil des Dickdarms. Über relativ komplizierte Reflexmechanismen auf einen inneren und äußeren Sphinkter und zusätzliche willkürliche Kontraktion oder Bauchpresse kommt es zur Stuhlentleerung.

Im Dickdarm werden keine Nahrungsstoffe mehr resorbiert. Die Hauptfunktion des Dickdarms besteht in der Wasserrückresorption und damit der Eindickung des Speisebreis.

Leber

Die Leber liegt unter der rechten Zwerchfellkuppel. Als zentrales Stoffwechselorgan nimmt sie folgende Funktionen wahr:
- Sie produziert Eiweiß (Plasmaproteine).
- Sie entgiftet durch Abbau und Ausscheidung körperfremde Substanzen, z. B. Alkohol.
- Sie entzieht dem Milzvenenblut den Farbstoff der dort zerstörten überalterten roten Blutkörperchen.
- Sie speichert Glykogen und Vitamin B_{12}.
- Sie bildet Gallensäure.
- Sie bildet Enzyme und Hormone.

Dieser Vielzahl wichtiger Funktionen entspricht auch ihre Größe und ihr Gewicht von ca. 1500 g.

Die Leber wird von 2 Gefäßen mit Blut versorgt. Etwa 75% des die Leber durchströmenden Blutes stammt aus der Pfortader (V. portae), sie sammelt:
- das mit Nahrungsbestandteilen angereicherte Blut aus dem größten Teil des Magen-Darm-Trakts,
- das hormonangereicherte Blut aus der Bauchspeicheldrüse und
- das mit Blutfarbstoffen angereicherte Blut aus dem Abbau der Erythrozyten in der Milz.

Die restlichen 25% der Blutversorgung stammen aus der Leberarterie (A. hepatica) mit ihrem hohen O_2-Anteil.

Der Abfluss des Blutes aus der Leber erfolgt über die V. hepatica in die untere Hohlvene (V. cava inferior).

> ❯ Da ca. 1,5 l Blut/min aus der Pfortader und der Leberarterie die Leber durchströmen, führt eine Verletzung der Leber sehr schnell zum hämorrhagischen Schock.

Gallenblase

Die Gallenblase ist ein birnenförmiger 8–12 cm langer Sack. Sie überragt auf der Unterseite die Leber und steht mit der Bauchwand in Berührung. Im Nebenschluss ist die Gallenblase mit den Gallenwegen der Leber verbunden. Die täglich von den Leberzellen produzierte Gallenmenge beträgt 600–800 ml. Ihre Zusammensetzung variiert in Abhängigkeit von Art und Menge der Nahrungszufuhr.

Die Galle besteht aus:

- Gallensäuren,
- Gallenfarbstoffen,
- Cholesterin,
- Phospholipiden.

Die wichtigste Verdauungsfunktion der Gallensäuren liegt in der Verteilung und Zerkleinerung wasserunlöslicher Verbindungen, in erster Linie der Fette.

Bauchspeicheldrüse

Die Bauchspeicheldrüse (Pankreas) liegt zwischen Duodenum und Milz hinter dem Magen in der oberen Bauchhöhle. Sie ist ca. 25 cm lang.

Sie ist eine exogene Drüse mit eingestreuten endogenen Zellinseln (exogene Drüsen geben ihr Sekret über einen Ausführungsgang ab, endokrine Drüsen geben ihr Sekret direkt in das Blut ab). Die Gesamtheit der **endogenen Anteile** nennt man »Inselorgan«. Das Inselorgan produziert Insulin und Glukagon. Diese 2 Hormone beeinflussen entscheidend den Kohlenhydratstoffwechsel.

 Hinweis Medizin

Störungen der Insulinproduktion oder der Insulinverwertung führen zum Diabetes mellitus.

Die **exogene Pankreassekretion** beträgt ca. 2 l/Tag. Dieses Pankreassekret enthält v. a. Eiweiß, Fett- und Kohlenhydrate spaltende Verdauungsenzyme.

 Hinweis Medizin

Entzündungen der Bauchspeicheldrüse, die Pankreatitis – häufig ausgelöst durch Alkoholmissbrauch, Gallenwegserkrankungen und Diätfehler – können schwerste Bauchschmerzen hervorrufen und über Blutzuckererhöhungen und pathogene Enzymanstiege einen lebensbedrohlichen Verlauf nehmen.

Harnorgane

Über die reine Flüssigkeitsausscheidung hinaus haben die Harnorgane (◻ Abb. 10.23) weitere wichtige Funktionen:

- Ausscheidung von:
  - Harnstoff, Harnsäure, Kreatinin, Giftstoffen und Medikamenten.
- Regulation von:
  - Wasser-Elektrolyt- und Säure-Basen-Haushalt.
- Produktion von Hormonen:
  - Renin, Erythropoetin, Vitamin-D-Hormon.

Bei den anatomisch-funktionellen Bestandteilen unterscheidet man die Niere von ableitenden Harnwegen:

- Niere (Ren),
- Nierenbecken (Pelvis),
- Harnleiter (Ureter),
- Harnblase (Vesica urinaria),
- Harnröhre (Urethra).

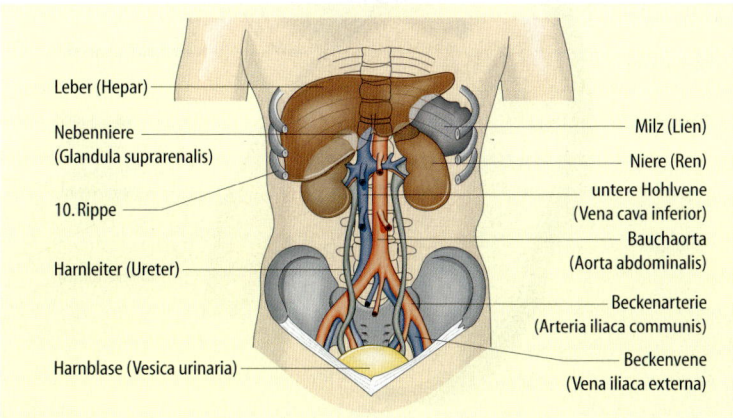

◻ Abb. 10.23. **Innere Organe des Harnsystems. (Mod. nach Spornitz 2004)**

Leber (Hepar)

Nebenniere (Glandula suprarenalis)

10. Rippe

Harnleiter (Ureter)

Harnblase (Vesica urinaria)

Milz (Lien)

Niere (Ren)

untere Hohlvene (Vena cava inferior)

Bauchaorta (Aorta abdominalis)

Beckenarterie (Arteria iliaca communis)

Beckenvene (Vena iliaca externa)

Niere

Die beiden Nieren liegen im Lendenbereich beiderseits der Wirbelsäule hinter der Bauchhöhle. Oberhalb der linken Niere befindet sich die Milz, oberhalb der rechten Niere – etwas tiefer liegend – die Leber. Eine Niere wiegt ca. 150 g.

An der medialen Seite sind die Nieren stark eingebuchtet. Hier treten die Arterien und Nerven ein und die Venen und Lymphgefäße aus.

Folgende Strukturen lassen sich im Längsschnitt mit bloßem Auge erkennen (◘ Abb. 10.24):

- Nierenkapsel,
- Nierenrinde,
- Nierenmark,
- Nierenbecken.

Nur die **Nierenkapsel** ist mit Schmerzfasern versorgt und leitet bei Dehnung oder Verletzung Schmerzsignale weiter.

Die **Nierenrinde** enthält Nierenkörperchen und Anteile der Nierenkanälchen. Das **Nierenbecken** besteht aus Markpyramiden, in denen sich die geraden Anteile der Nephrone, die Sammelrohre und gestreckt verlaufenden Gefäße befinden.

15–20 Markpyramiden mit ihrer Papille münden in die Nierenkelche, die die **Nierenbecken** bilden.

Das Nephron (◘ Abb. 10.25) ist die morphologische Grundeinheit der Niere. Es besteht aus einem Nierenkörperchen und einem sich anschließenden System von Nierenkanälchen, dem Tubulusapparat. Das Nierenkörperchen besteht aus Glomerulus und der Bowman-Kapsel, der Glomerulus aus einer Ansammlung von Kapillarschlingen. Weitere für die Primärharnbildung wichtige Einheiten sind die zu- und die abführenden Arterien. In diesem System findet die **Harnproduktion** statt.

Die Harnproduktion wird durch das Auspressen von Flüssigkeit aus dem Gefäßknäuel in die Bowman-Kapsel bewirkt. Das entstehende Filtrat nennt man **Primärharn**, er gelangt in das proximale Tubulussystem. Hier wird der Harn konzentriert. 99% des Wassers und der überwiegende Teil der Elektrolyte, Glukose und Aminosäuren werden rückresorbiert. Die endgültige Konzentrierung des **Endharns** findet danach in dem übrigen Tubulusapparat statt.

Der aus den Markpapillen träufelnde Harn wird von den Nierenkelchen aufgenommen und in das Nierenbecken geleitet, hier beginnen die **ableitenden Harnwege**.

Regulationsfunktion der Niere

Wasser- und Elektrolythaushalt. Die Niere wird täglich von mehr als 1000 l Blut durchflossen. Durch das Prinzip

◘ Abb. 10.24. **Längsschnitt durch die Niere.** (Mod. nach Spornitz 2004)

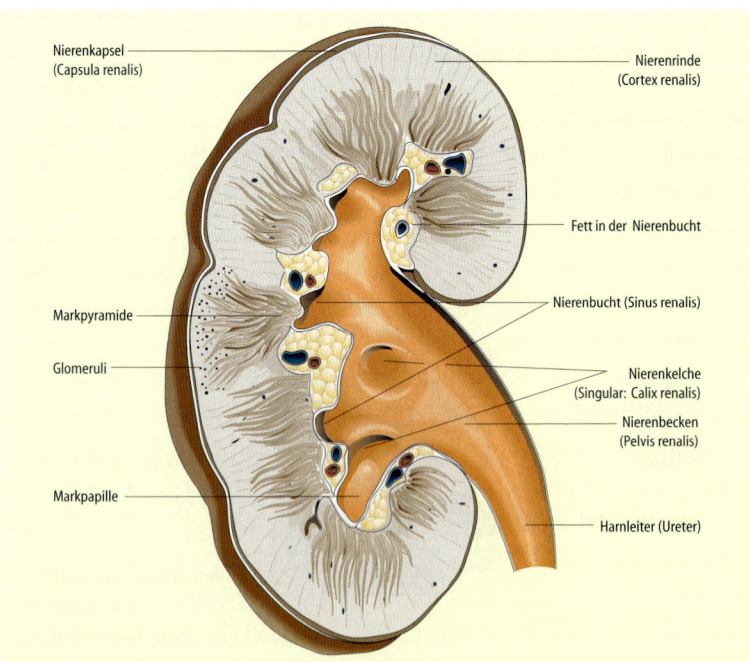

Nierenkapsel
(Capsula renalis)

Nierenrinde
(Cortex renalis)

Fett in der Nierenbucht

Nierenbucht (Sinus renalis)

Markpyramide

Glomeruli

Nierenkelche
(Singular: Calix renalis)

Nierenbecken
(Pelvis renalis)

Markpapille

Harnleiter (Ureter)

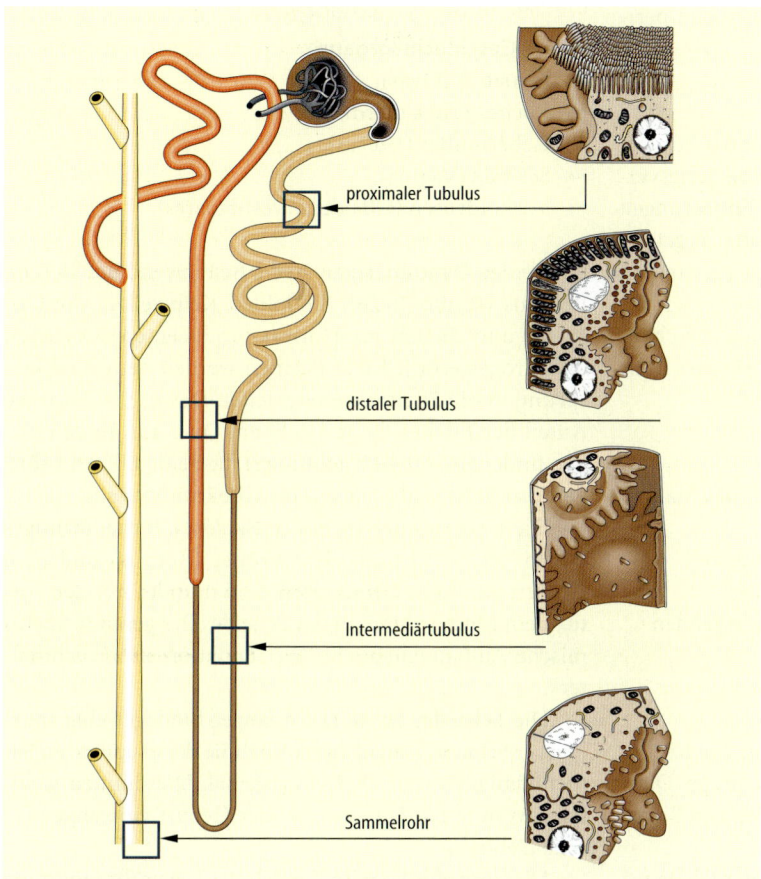

proximaler Tubulus

distaler Tubulus

Intermediärtubulus

Sammelrohr

◼ Abb. 10.25. **Schema des Nephrons und des Sammelrohrs. (Mod. nach Spornitz 2004)**

des osmotischen Ausgleichs aus semipermeablen Membranen sind Wasser- und Elektrolythaushalt eng untereinander verbunden. Natrium wird rückresorbiert.

> ### ⊕ Hinweis Medizin
>
> Veränderungen des Flüssigkeitsvolumens und der Osmolarität des Harns werden von einem im Hypophysenhinterlappen produzierten Hormon, dem antidiuretischen Hormon (ADH oder Vasopressin) bestimmt. Durch den Einfluss von ADH werden geringe Mengen konzentrieten Harns, bei seinem Fehlen große Mengen verdünnten Harns ausgeschieden.

Säure-Base-Haushalt. Bei azidotischer (sauer) Ausgangslage wird alles filtrierte Bikarbonat wieder rückresorbiert. Es werden saure Valenzen in Form von H^+- oder NH_4^+-Ionen ausgeschieden.

Bei alkalotischer (basischer) Stoffwechsellage wird vom filtrierten Bikarbonat nur ein Teil rückresorbiert.

Hormonsekretion der Niere

Der renale erythropoetische Faktor, ein Glykoprotein, wandelt im Blut vorhandenes Proerythropoetin in Erythropoetin um. **Erythropoetin** stimuliert die Blutbildung im Knochenmark.

In den Zellen des proximalen Tubus wird das **Vitamin-D-Hormon** produziert. Vitamin D ist maßgeblich an der Regulation des Kalziumhaushaltes beteiligt.

Harnleiter

Die paarigen, ca. 30 cm langen Harnleiter sind röhrenförmige Hohlorgane, die die Nieren mit der Blase verbinden. Die Harnleiter münden an der Hinterwand der Blase ein. Schleimhautventilmechanismen verhindern einen Reflux aus der Blase.

Längs- und Ringmuskelschichten bewirken den peristaltischen Harntransport.

Harnblase

Die Harnblase liegt im kleinen Becken hinter der Schamfuge. Sie dient als Sammelbehälter mit einem Fassungsvermögen von mehr als 500 ml. Zwischen den Entleerungen (Miktionen) wird sie durch eine innere glatte, vegetativ gesteuerte Muskulatur und einen äußeren quergestreiften willkürlich beeinflussten Muskel verschlossen. Bei der Miktion bewirkt der Parasympathikus eine Erschlaffung des inneren Schließmuskels und verstärkt durch die Bauchpresse fließt der Harn in die Harnröhre.

Harnröhre

Die ca. 25 cm lange Harnröhre (◘ Abb. 10.27) des Mannes besteht aus:

- einem in der Harnblasenwand liegenden Anteil,
- einem von der Prostata umgebenen Anteil,
- einem im bindegewebigen Beckenboden liegenden Anteil,
- und einem im Penis verlaufenden Anteil.

Die weibliche Harnröhre ist nur 3–5 cm lang. Sie folgt in schwachem Bogen dem Unterrand der Schamfuge. Diese kurze Strecke begünstigt den leichten Aufstieg von Bakterien in die Harnblase.

Die Harnröhre des Mannes mündet in der Glans penis, die der Frau im Scheidenvorhof.

Die Geschlechtsorgane

Embryonal werden die Geschlechtsorgane späterer männlicher bzw. weiblicher Individuen gleich angelegt. Auch nach der durch das Y-Chromosom bestimmten Differenzierung in männliche oder weibliche Geschlechtsorgane kann man bei Männern und Frauen Parallelitäten feststellen und grundsätzlich zwischen äußeren und inneren Geschlechtsorganen unterscheiden.

Primäre Geschlechtsmerkmale sind bereits bei der Geburt angelegt. **Sekundäre Geschlechtsmerkmale** entwickeln sich durch vermehrt produzierte Geschlechtshormone in der Pubertät. Sekundäre Geschlechtsmerkmale sind:

- Brustentwicklung bei der Frau,
- geschlechtsspezifische Körperbehaarung und
- Ausbildung unterschiedlicher Körperproportionen.

Weibliche Geschlechtsorgane

Innere Geschlechtsorgane

- Eierstock (Ovar),
- Eileiter (Tuba uterina),
- Gebärmutter (Uterus),
- Scheide (Vagina),
- Vorhofdrüsen (Glandulae vestibulares).

Die beiden **Ovarien** liegen an der Seitenwand des kleinen Beckens (◘ Abb. 10.26). Sie bilden Keimzellen, die Oozyten, und dienen als Hormonproduzenten (Östrogen und Progesteron). Reife Eizellen werden beim Follikelsprung in die **Eileiter** weitergeleitet. Der trichterförmige Anteil der Eileiter fängt das Ei am Ovar auf. In den Tuben findet ggf. die Befruchtung statt. Beide Eileiter münden von links und rechts in die **Gebärmutter** ein.

Die Gebärmutter ist ein muskuläres, birnenförmiges Organ. Sie besteht aus dem Körper (Korpus) und dem Gebärmutterhals, Cervix uteri, und mündet mit der Portio, dem Muttermund, in der Scheide. Der gesamte anatomische Aufbau entspricht ihrer Funktion als »Fruchthalter«.

Die **Scheide**, ein 8–12 cm langer bindegewebig muskulärer Schlauch, dient zur Aufnahme der ejakulierten Samenflüssigkeit und als Geburtskanal. Die dünnen gefalteten Wände ermöglichen bei der Geburt eine angemessene Dehnung.

Die **Vorhofdrüsen** im Bereich der Harnröhrenöffnung und in der Beckenbodenmuskulatur dienen der Vorhofbefeuchtung.

Der uterine Zyklus

Die Dauer eines durchschnittlichen Menstruationszyklus beträgt mit individuellen zeitlichen Abweichungen nach beiden Richtungen ca. 28 Tage.

Es lassen sich **4 Phasen** unterscheiden:

- 1) Erneuerung (Proliferationsphase),
- 2) Sekretbildung (Sekretionsphase),
- 3) Blutleere (Ischämiephase),
- 4) Abstoßung (Desquamationsphase).

An der Uterusschleimhaut kommt es in der **Proliferationsphase** unter der Wirkung des im Ovar gebildeten Östrogens zu einer Zellneubildung. Diese Phase dauert vom 5. bis zum 14. Tag des Zyklus.

In der **Sekretionsphase**, die v. a. durch das im Corpus luteum gebildete Progesteron geprägt wird, bildet sich Schleim, der für den Stoffwechsel eines sich ggf. implan-

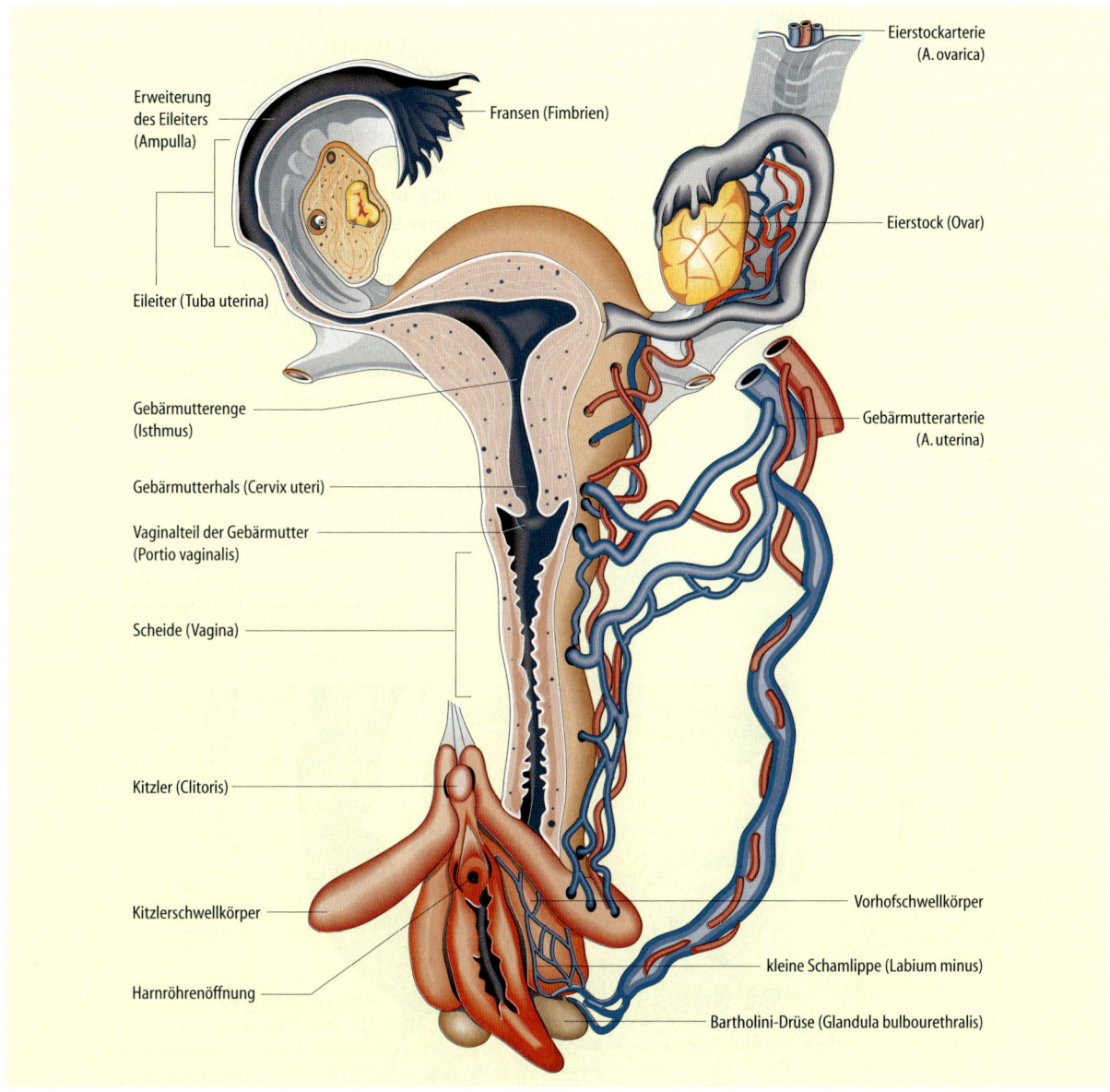

Erweiterung
des Eileiters
(Ampulla)

Fransen (Fimbrien)

Eierstockarterie
(A. ovarica)

Eierstock (Ovar)

Eileiter (Tuba uterina)

Gebärmutterenge
(Isthmus)

Gebärmutterhals (Cervix uteri)

Vaginalteil der Gebärmutter
(Portio vaginalis)

Gebärmutterarterie
(A. uterina)

Scheide (Vagina)

Kitzler (Clitoris)

Kitzlerschwellkörper

Vorhofschwellkörper

kleine Schamlippe (Labium minus)

Harnröhrenöffnung

Bartholini-Drüse (Glandula bulbourethralis)

◻ Abb. 10.26. **Innere und äußere Geschlechtsorgane der Frau. (Mod. nach Spornitz 2004)**

tierenden Keims von Bedeutung ist (15.–28. Tag des Zyklus).

In der **Ischämiephase**, spätestens 2 Wochen nach dem Eisprung, hört die Progesteronproduktion auf, sofern keine Schwangerschaft vorliegt. Die Schleimhautdurchblutung wird für die Dauer von einigen Stunden unterbrochen.

In der **Desquamationsphase** wird die Schleimhaut zusammen mit ungerinnbarem Menstruationsblut abgestoßen (1.–4. Tag des Zyklus).

Äußere Geschlechtsorgane
— Schamberg (Mons pubis),
— Große Schamlippen (Labien),

- Scheidenvorhof (Vestibulum vaginae),
- Kitzler (Klitoris).

Die **äußeren Geschlechtsorgane** der Frau werden auch als Vulva bezeichnet (■ Abb. 10.26). Der ab der Pubertät behaarte **Schamberg** wölbt sich über die Symphyse vor.

Die zu beiden Seiten der Schamspalte verlaufenden **großen Schamlippen** entsprechen entwicklungsgeschichtlich dem Hodensack des Mannes.

Die **kleinen Schamlippen** umfassen den Scheideneingang. Entwicklungsgeschichtlich entsprechen sie der Haut des Penis.

Männliche Geschlechtsorgane

Innere Geschlechtsorgane
- Hoden (Testis),
- Nebenhoden (Epididymis),
- Samenleiter (Ductus deferens),
- akzessorische Drüsen.

Die **Hoden** liegen außerhalb der Bauchhöhle im Skrotum, dem Hodensack (■ Abb. 10.27). Sie haben wie die Ovarien eine Doppelfunktion, sie bilden Keimzellen und produzieren ein Hormon, das Testosteron.

Die **Nebenhoden** liegen oben auf dem Hoden und entlang dessen Rückseite. In den Nebenhoden reifen die Spermien aus und werden dort gespeichert.

Die **Samenleiter** sind sich an den Nebenhodengang anschließende 3–4 mm dicke Hohlorgane, die die Spermien während der Ejakulation transportieren. Die ca. 50 cm langen Samenleiter münden in der Harnröhre auf dem Samenhügel der Prostata.

Die **akzessorischen Drüsen**, insbesondere die Vorsteherdrüse, die Prostata, produzieren Sekrete, die v. a. für die Vorgänge bei der Ejakulation des Samens von Bedeutung sind.

Äußere Geschlechtsorgane
- Glied (Penis),
- Hodensack (Skrotum).

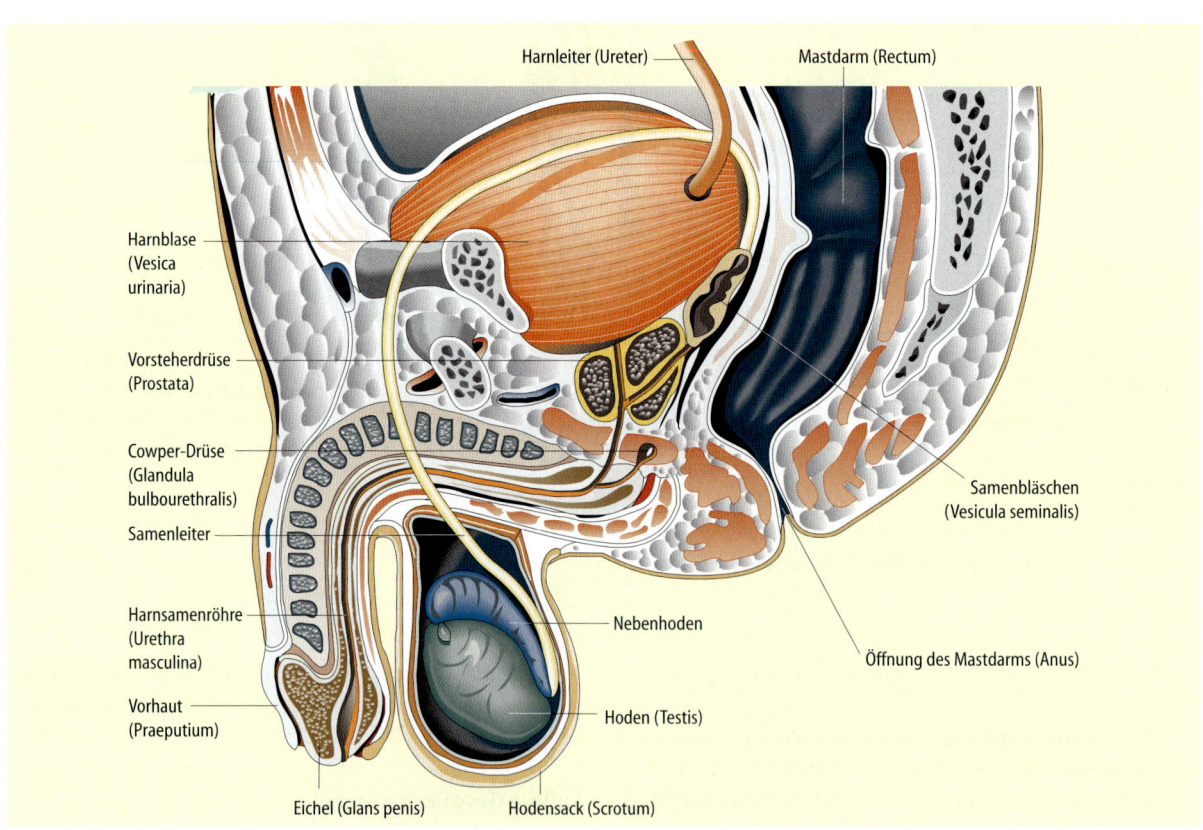

■ Abb. 10.27. **Beckenregion des Mannes. (Mod. nach Spornitz 2004)**

Der Penis besteht aus einem paarigen Schwellkörper, dem Corpus cavernosum, und dem Harnröhrenschwellkörper, dem Corpus spongiosum. Die Harn-Samen-Röhre muss auch während der Erektion durchgängig bleiben. Durch vermehrten Zufluss und gedrosselten Abfluss des Blutes kommt es zur Erektion.

In der Haut des **Hodensacks** findet sich eine spezielle Muskelschicht, die der Temperaturregulation zum Schutz der Hodenfunktion dient. Zur Verminderung der Wärmeabgabe ziehen sich diese Muskeln zusammen, die Oberfläche wird runzlig und so verkleinert. Bei größerer Wärme wird die Haut fast glatt, mit dem umgekehrten Effekt auf die Wärmeabgabe.

10.3.3   Blut und Lymphe

Blut

Das Blut steht während seines Kreislaufs durch den Körper in engem Kontakt mit den Zellen aller Organe. Die wichtigsten Aufgaben des Blutes sind:

- Atemfunktion (Antransport des Sauerstoffs von der Lunge an die Zellen, Abtransport von Kohlensäure);
- Nährfunktion (Antransport von Kohlenhydraten, Eiweiß und Fett vom Verdauungstrakt zu den Stoffwechselorganen, insbesondere der Leber, und zu den Zellen);
- Transportfunktion für Stoffwechselprodukte (Abtransport der Stoffwechselprodukte zu Niere und Leber);
- Pufferfunktion (Konstanthaltung des pH-Wertes);
- Wärmetransportfunktion (geregelter Abtransport der bei der Verbrennung von Nahrungsstoffen gebildeten Wärme zur Körperoberfläche).

Ort der Blutbildung ist das Knochenmark. Beim Erwachsenen wandelt sich das Knochenmark im Schaft der langen Röhrenknochen in Fettmark um. Die Gesamtmenge des Blut bildenden Knochenmarks beträgt beim Erwachsenen ca. 1400 g. Die tägliche Neubildungs- und Abbaurate liegt bei ca. 250 Mrd. roter Blutkörperchen.

Die **Gesamtblutmenge** des Menschen entspricht ungefähr 9% seines Körpergewichts. Bei einem 70 kg schweren Menschen ergeben sich ca. 6,3 l.

Das Gesamtblut besteht zu rund 50% aus Blutflüssigkeit und zu 50% aus geformten Bestandteilen, den Blutkörperchen (■ Abb. 10.28, 10.29). Die Blutflüssigkeit nennt man **Plasma**.

Geformte Bestandteile sind:

- rote Blutkörperchen (Erythrozyten), sie bilden 45% des Gesamtblutes;
- weiße Blutkörperchen (Leukozyten);
- Blutplättchen (Thrombozyten).

Leukozyten und Thrombozyten bilden 5% des Gesamtblutes.

Das Verhältnis Blutflüssigkeit/geformte Bestandteile wird durch den **Hämatokrit** beschrieben.

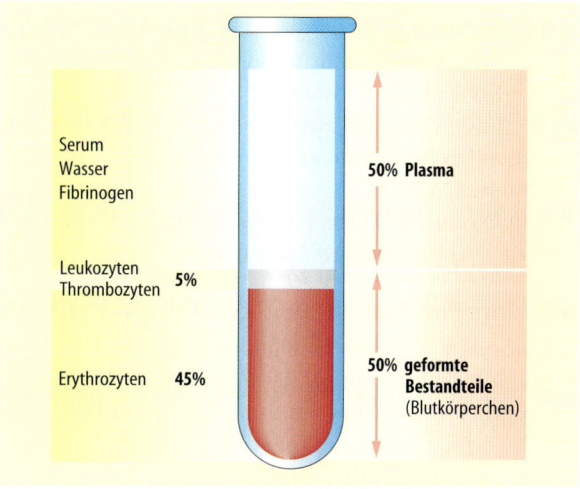

■ Abb. 10.28. **Bestandteile des Blutes**

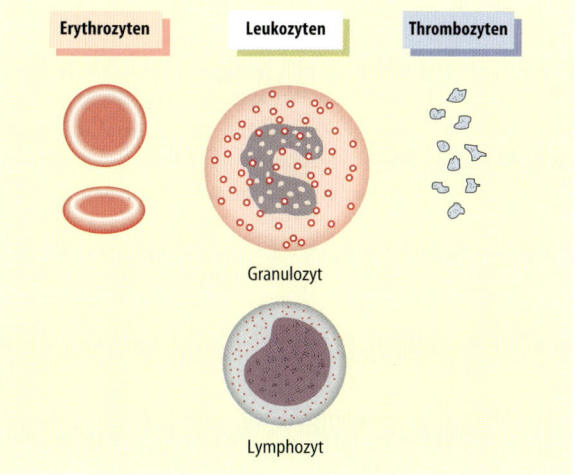

■ Abb. 10.29. **Blutkörperchen**

Plasma

Das Blutplasma enthält neben Wasser zu ca. 90% folgende Bestandteile:

- Fibrinogen, das sich bei der Gerinnung in den Faserstoff Fibrin umwandelt. Die nach Ausfällung des Fibrinogens zurückbleibende Flüssigkeit nennt man Serum (Plasma = Fibrinogen + Serum).
- Spezielle Eiweiße:
  - 60% Albumine, deren Wasserbindungsvermögen von besonderer Wichtigkeit ist;
  - 40% Globuline, die als Schutzstoffe (Antikörper) für die Infektabwehr von Bedeutung sind;
- Elektrolyte, Salze, wie z.B. Natrium und Kalium;
- Nährstoffe;
  - Fette und fettähnliche Stoffe (Cholesterin etc.),
  - Kohlenhydrate (Glukose)
  - Eiweiß (Aminosäuren);
- besondere Wirkstoffe wie Hormone, Enzyme und Vitamine;
- Stoffwechselprodukte, z.B. Harnsäure, die beim Abbau von eiweißhaltiger Nahrung entsteht.

Geformte Bestandteile, Blutkörperchen

Erythrozyten. Die roten Blutkörperchen (ca. 5 Mio./mm³), scheibchenförmige, kernlose Zellen (Durchmesser ungefähr 8/1000 mm = 8,0 µm) mit einem verdickten Rand, sind die Träger des roten Blutfarbstoffs Hämoglobin.

In der Lunge verbindet sich das Hämoglobin mit Sauerstoff und wird zu Oxyhämoglobin. Im Gewebe gibt der größte Teil des Oxyhämoglobins den Sauerstoff ab. Ein Teil der zur Lunge rückströmenden Erythrozyten trägt noch O_2-beladenes Hämoglobin.

Leukozyten. Die weißen Blutkörperchen (6000–10000/mm³) sind kernhaltige Zellen mit unterschiedlicher Gestalt:

- Granulozyten, die ihr Vorkommen hauptsächlich im Blut haben, und
- Lymphozyten, die v.a. im lymphatischen Gewebe zu finden sind.

Beide haben Abwehrfunktion. Sie können zu diesem Zweck die Kapillarwand durchdringen, aus der Blutbahn austreten und Fremdkörper, wie z.B. Bakterien, zerstören.

Thrombozyten. Die Blutplättchen (200.000–300.000/mm³), sehr kleine, unregelmäßig geformte Scheibchen (Größe 2–3 µm), spielen eine wichtige Rolle bei der Blutgerinnung.

Blutgruppen

Die Oberfläche der roten Blutkörperchen ist mit speziellen Molekülen mit antigenem Charakter besetzt. Diese Agglutinogene, gegen die Antikörper gebildet werden, bestimmen verschiedene Blutgruppensysteme. Von klinischer Bedeutung sind das AB0- und das Rhesussystem.

AB0-System. Die Antikörperbildung im AB0-System wird bereits in den ersten Lebensmonaten durch Kontakte mit Keimen und Lebensmitteln induziert.

Je nach Blutgruppe können die Erythrozytenmembranen eine von 4 Eigenschaften aufweisen (◘ Abb. 10.30). Die sog. **Agglutinogene** bezeichnet man als A, B, AB und 0. Die gegen diese Agglutinogene gebildeten Antikörper werden Agglutinine genannt. Die agglutinogenen Eigenschaften von Erythrozyten der Gruppe 0 sind so schwach, dass gegen sie praktisch keine Antikörper gebildet werden.

Im menschlichen Blut

- der Blutgruppe A befindet sich das Agglutinin Anti-B gegen die Blutgruppeneigenschaften B,
- der Blutgruppe B befindet sich das Agglutinin Anti-A gegen die Blutgruppeneigenschaften A,
- der Blutgruppe 0 befinden sich die Agglutinine Anti-A und Anti-B gegen die beiden entsprechenden Blutgruppen,
- der Blutgruppe AB befinden sich keine Agglutinine.

Rhesussystem. Weitere Agglutinogene wurden bei Rhesusaffen entdeckt. Daher bezeichnet man sie als Rhesusfaktor. Sie entstehen bei rhesusnegativen (Rh-negativ) Personen anders als im AB0-System erst nach einem vorangegangenen Kontakt mit rhesuspositivem (Rh-positiv) Blut.

Primär Rh-positive Menschen bilden kein Antirhesusagglutinin.

Eine erste Rh-positive Bluttransfusion auf Rh-negative Menschen kann daher durchaus ohne Zwischenfälle verlaufen, da **noch keine** Antikörperbildung erfolgte.

✆ Hinweis Medizin

Auf der anderen Seite reichen kleinste Mengen, wie sie bei einem Rh-positiven Kind auf eine Rh-negativen Mutter während der Geburt übertragen werden können,

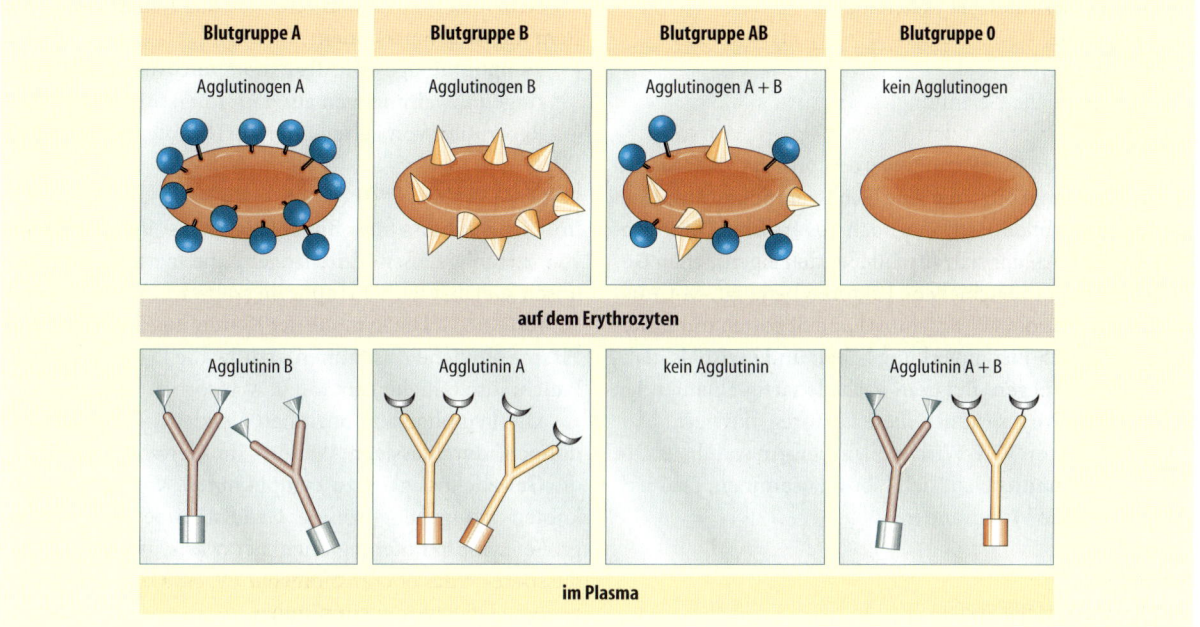

Blutgruppe A	Blutgruppe B	Blutgruppe AB	Blutgruppe 0
Agglutinogen A	Agglutinogen B	Agglutinogen A + B	kein Agglutinogen

auf dem Erythrozyten

Agglutinin B	Agglutinin A	kein Agglutinin	Agglutinin A + B

im Plasma

◼ Abb. 10.30. **Erythrozyten der 4 Blutgruppen. (Mod. nach Spornitz 2004)**

da die nun gebildeten Antikörper bei nachfolgenden Schwangerschaften die Plazentaschranke überschreiten, um das Kind durch Hämolyse zu gefährden.

Häufigkeiten

Bei Europäern verteilen sich die Blutgruppen ungefähr in folgender Form:

A   ca. 43%,
0   ca. 40%,
B   ca. 12%,
AB ca. 5%.

Etwa 80% der Menschen sind Rh-positiv, 20% Rh-negativ.

➕ Praxistipp

Wegen dieser Eigenschaften der Erythrozyten darf in der Regel nur gekreuztes Blut übertragen werden. Daher ist es bei Notfallpatienten mit schwersten Blutungen im Rettungsdienst sinnvoll, die Klinik vorzuinformieren und – sofern die Möglichkeit gegeben ist – Kreuzblut schon vor dem Eintreffen des Patienten in die Blutzentrale der Klinik transportieren zu lassen.

In extremen Ausnahmefällen kann allerdings Blut der Gruppe 0 Rh-negativ, d. h. Blut ohne wirksame Agglutinogene, auf Menschen anderer Blutgruppen übertragen werden.

Blutstillung, Blutgerinnung, Fibrinolyse

Das Gerinnungssystem steht unter normalen Bedingungen mit dem fibrinolytischen System im Gleichgewicht. Zum einen gibt es biologische Mechanismen, die verhindern, dass bei banalen Verletzungen Blutverluste auftreten, die

– den Menschen ab 30% massiv gefährden und
– ab 50% – ohne Therapie – tödlich sind.

Auf der anderen Seite darf das im fließenden Blut vorhandene Gerinnungspotenzial nicht so aktiviert werden, dass in intakten Gefäßen eine Blutgerinnung einsetzt.

Blutstillung (Hämostase)

Man unterscheidet eine primäre und eine sekundäre Blutstillung. Die primäre Hämostase führt zur Bildung eines **reversiblen Thrombus**. Die sekundäre Hämostase schließt die eigentliche Blutgerinnung ein. Sie führt zur Bildung eines **irreversiblen Thrombus**.

An der Gerinnung sind beteiligt:

— Blutgefäße,
— Thrombozyten,
— die eigentliche Gerinnung.

Nach einer Gefäßverletzung werden aus der Gefäßwand Substanzen freigesetzt, die eine Gefäßverengung auslösen. Parallel dazu bildet sich ein noch **reversibler Thrombozytenpfropf**. An der sich anschließenden eigentlichen **Gerinnung** sind 12 verschiedene Faktoren beteiligt. Mit Ausnahme des Faktors IV (Kalzium) handelt es sich um Proteine, die vielfach Enzymwirkung haben und meist als inaktive Form vorliegen. Bei dem kaskadenartig ablaufenden Gerinnungsprozess werden diese Faktoren aktiviert.

Unter Faktor-VIII-Wirkung wird Fibrin stabilisiert. In der Nachgerinnung zieht sich Fibrin zusammen. Dadurch nähern sich die Wundränder.

Fibrinolyse

Das fibrinolytische System

— verhindert die Bildung von Thromben in Gefäßen,
— baut das Fibrin an Wunden ab, um eine zelluläre Regeneration einzuleiten.

Gerinnungsstörung

Störungen einzelner oder mehrerer Gerinnungsfaktoren führen zu Gerinnungsstörungen. Es gibt angeborene und erworbene Gerinnungsstörungen:

— angeborene Gerinnungsstörungen – z.B. liegt der Bluterkrankheit (Hämophilie) ein Faktor-VIII-Mangel zugrunde;
— erworbene Gerinnungsstörungen – zumeist Schädigungen der Leber oder ein Vitamin-K-Mangel, die die Synthese von Gerinnungsfaktoren beeinträchtigen.

Therapeutischer Ansatz. Kumarine sind Vitamin-K-Antagonisten, die zur Vermeidung einer intravasalen Thrombenbildung, z.B. bei Vorhofflimmern, nach Thromben in den Herzkammern, nach Herzklappenersatz, nach tiefen Bein- bzw. Beckenvenenthrombosen oder Lungenembolien therapeutisch eingesetzt werden.

Deren Nebenwirkungen bestehen in Spontanblutungsgefahr, besonders wenn das Gehirn im Sinne eines Schlaganfalls betroffen ist.

Lymphe

Das Lymphsystem spielt eine wesentliche Rolle im Rahmen der Immunabwehr.

Neben der Immunabwehr hat das lymphatische System folgende Funktionen:

— Lymphdrainage, d.h. Transport von Wasser und geringen Eiweißmengen aus dem Interstitium ins Blut,
— Resorption von Fetten über die Darmlymphgefäße.

Lymphgefäßsystem

Im Nebenschluss des Blutgefäßsystems ist der Körper von Lymphgefäßen durchzogen, die parallel zum venösen Gefäßsystem Lymphe herzabwärts transportieren (◘ Abb. 10.31). Die Lymphe der Extremitäten hat eine dem Plasma ähnliche Zusammensetzung; die Lymphe aus dem Bauchraum (Chylus) enthält u.A. resorbiertes Fett.

Die Lymphgefäße beginnen als kleinste Ästchen mit dünnen, durchlässigen Wänden im Gewebe und führen die Gewebeflüssigkeit zu Lymphknoten. Von den Lymphknoten aus gehen größere Gefäßstämme über weitere große Lymphknotenregionen herzwärts, bis sie im Zuflussbereich der oberen Hohlvene (V. cava superior) in das venöse Gefäßsystem einmünden.

Bestandteile

Zum Lymphsystem gehören Lymphknoten, Tonsillen, Milz und Thymus.

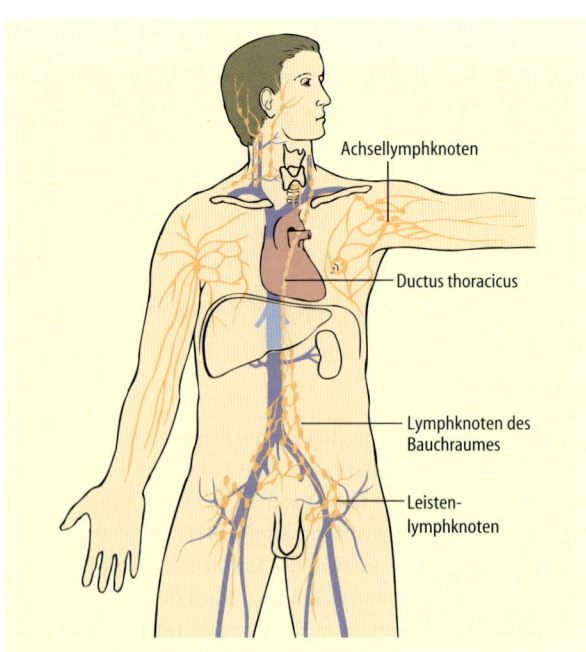

◘ Abb. 10.31. **Lymphgefäßsystem (orange), Venenstämme (blau)**

Die in das System eingeschalteten Lymphknoten funktionieren als Filterstationen. Die weiße Pulpa der Milz besteht aus Lymphfollikeln. Sie dienen – wie die Lymphfollikel in anderen lymphatischen Organen – der Abwehr durch Lymphozyten.

10.3.4 Haut und Hautanhangsgebilde, Sinnesorgane

Haut und Hautanhangsgebilde

Haut

Die Haut bedeckt die äußere Körperoberfläche als derbelastische Hülle, die an den Körperöffnungen in Schleimhaut übergeht (◼ Abb. 10.32).

Als gesamtes Organ hat die Haut – bei 70–90 kg und einer Größe von 170–195 cm – eine Fläche von ca. 1,8–2,0 m².

Die Körperoberfläche junger Individuen, insbesondere von Kleinkindern, ist wegen der eher zur Kugel tendierenden Körperform größer. Dies ist, z. B. im Hinblick auf Wärmeverluste etc., bedeutsam. Neben einer Beteiligung am Gasaustausch und an der Ausscheidung von Elektrolyten durch Schweißabsonderung hat die Haut folgende Funktionen:

- Schutzfunktion gegen mechanische, chemische, thermische und bakterielle Einflüsse,
- Temperaturregulation,
- Sinnesorgan für Tast- und Temperatursinn.

Die Haut als größtes Sinnesorgan des Körpers trägt Rezeptoren für folgende Sinnesqualitäten:

- Druck,
- Berührung,
- Vibration,

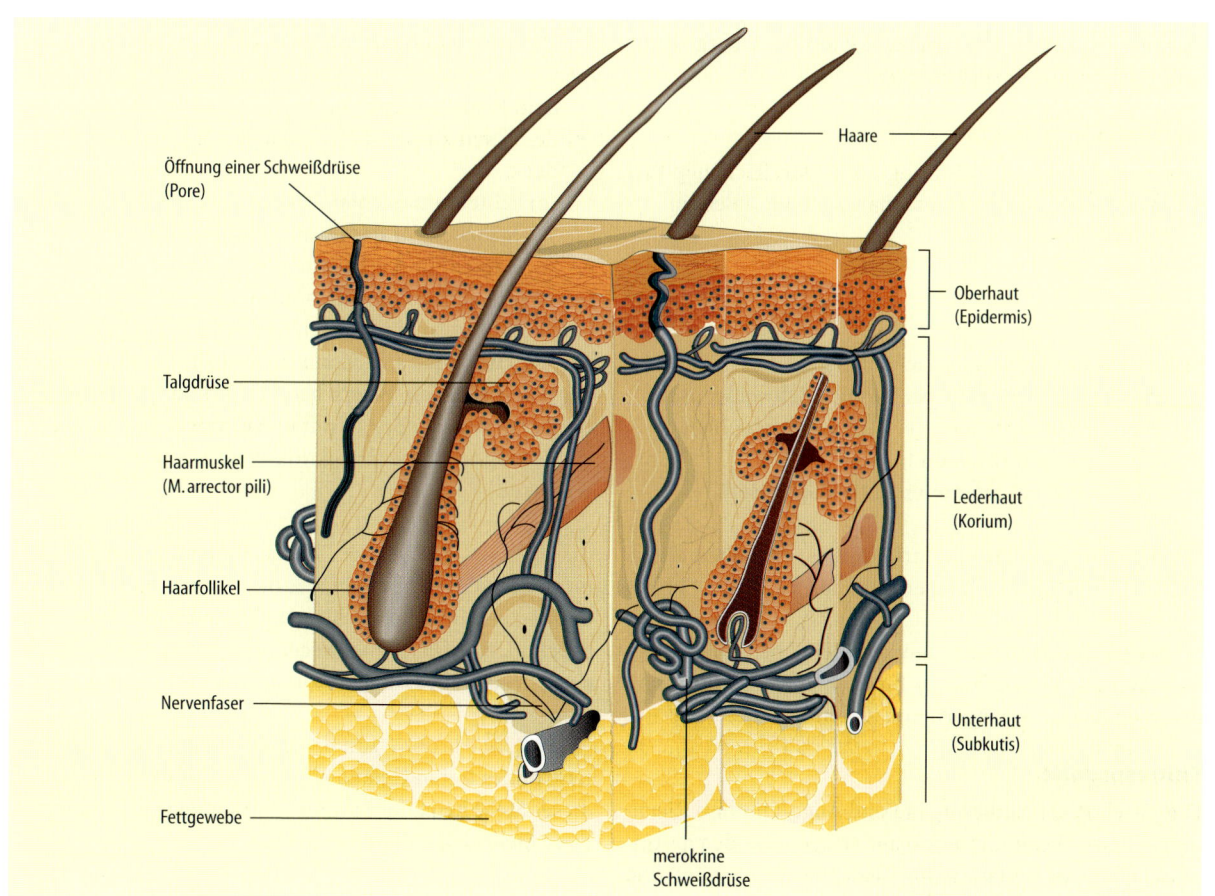

Öffnung einer Schweißdrüse (Pore)

Haare

Oberhaut (Epidermis)

Talgdrüse

Haarmuskel (M. arrector pili)

Lederhaut (Korium)

Haarfollikel

Nervenfaser

Unterhaut (Subkutis)

Fettgewebe

merokrine Schweißdrüse

◼ Abb. 10.32. **Schnitt durch die behaarte Haut. (Mod. nach Spornitz 2004)**

- Temperatur,
- Schmerz.

Die Haut besteht aus 3 Schichten:

- Oberhaut (Epidermis),
- Lederhaut (Korium),
- Unterhaut (Subkutis).

Die äußerste Schicht der **Oberhaut** besteht aus verhornendem Plattenepithel, verbunden durch Verstülpungen, die Papillen mit der darunter liegenden Lederhaut. In den tieferen Schichten der Epidermis liegen die die Hautfarbe prägenden Pigmentierungen.

Die **Lederhaut** besteht hauptsächlich aus Bindegewebe, von einem Flechtwerk elastischer Kollagenfasern durchzogen. In der Lederhaut verlaufen Kapillaren zur Hautversorgung.

Die **Unterhaut** mit gekammertem Fettgewebe ist funktionell mit den beiden oberen Schichten verbunden. Das Fett dient in erster Linie der Wärmeisolation, aber auch als Energiespeicher. Diese Schicht kann bei Übergewicht mehrere Zentimeter stark werden.

Hautanhangsgebilde

Hinsichtlich ihrer Entwicklung vom Oberflächenepithel der Haut lassen sich die Hautanhangsgebilde ableiten:

- Hautdrüsen,
- Haare,
- Nägel.

Bei den **Hautdrüsen** lassen sich unterscheiden:

- über den gesamten Körper verteilte Schweißdrüsen,
- an bestimmten Stellen, z. B. in den Achselhöhlen, platzierte Duftdrüsen und
- meist in Haartrichter mündende Talgdrüsen.

Die **Haare** – verhornende Strukturen – entstehen durch trichterförmige Einsenkungen der Haut bis in die Subkutis.

Nägel, spezielle Ausprägungen der Oberhaut, die als Hornplatten und Widerlager für Tast- und Greiffunktion die Endglieder von Fingern und Zehen bedecken.

Sinnesorgane

Die 3 wichtigsten Sinnesorgane sind Auge, Ohr und Riechorgan. Reize, die die Sinnesorgane erregen, werden als Impulse über Nervenfasern ins Gehirn weitergeleitet und dort in eine Empfindung umgesetzt.

Sehen

Das Auge mit annähernd kugeliger Gestalt liegt in einem Fettkörper eingebettet in der knöchernen Augenhöhle. Durch 6 äußere Muskeln wird der Augapfel (◻ Abb. 10.33) wie in einem Kugelgelenk bewegt.

Aufbau des Auges

Augenhäute. Der Augapfel besteht aus der äußeren, mittleren und inneren Augenhaut.

Die **äußere Augenhaut** besteht

- im vorderen Anteil aus der Hornhaut (Cornea) und
- im hinteren Bereich aus einer derben bindegewebigen Lederhaut (Sklera).

Bei der **mittleren Augenhaut** werden 3 Abschnitte unterschieden:

- Regenbogenhaut (Iris) und
- Ziliarkörper im vorderen Bereich sowie die
- Aderhaut (Chorioidea) im hinteren Bereich.

Die **innere Augenhaut** setzt sich aus 2 Blättern zusammen:

- dem Pigmentepithel und
- der Netzhaut (Retina), dem eigentlichen Ort des Sehens.

Im lichtempfindlichen Teil der Retina befinden sich:

– Stäbchen für das Dämmerungssehen,
– Zapfen für das Farbsehen.

Linse. Die auf beiden Seiten nach außen gekrümmte (bikonvexe) glasklare Linse liegt hinter der Iris vor dem Glaskörper. Durch die sog. Zonulafasern ist sie am Ziliarkörper befestigt. Diese Fasern beeinflussen durch Formänderung der Linse die Brechkraft und ermöglichen so eine Fokussierung, d. h. die Projektion eines scharfen Bildes der Netzhaut.

Glaskörper. Den größten Teil des Binnenraums des Auges nimmt der Glaskörper ein, der die Distanz zwischen Linse und Retina mit einer farblosen glasklaren Substanz überbrückt. Diese Distanz ist wegen der optischen Brechungseigenschaften des Auges erforderlich.

Augenhintergrund. Auf der nasalen Seite des Augenhintergrundes treten Gefäße ein und der Sehnerv aus. Da an dieser Stelle keine Rezeptoren vorhanden sind, nennt man diese Stelle den »blinden Fleck«.

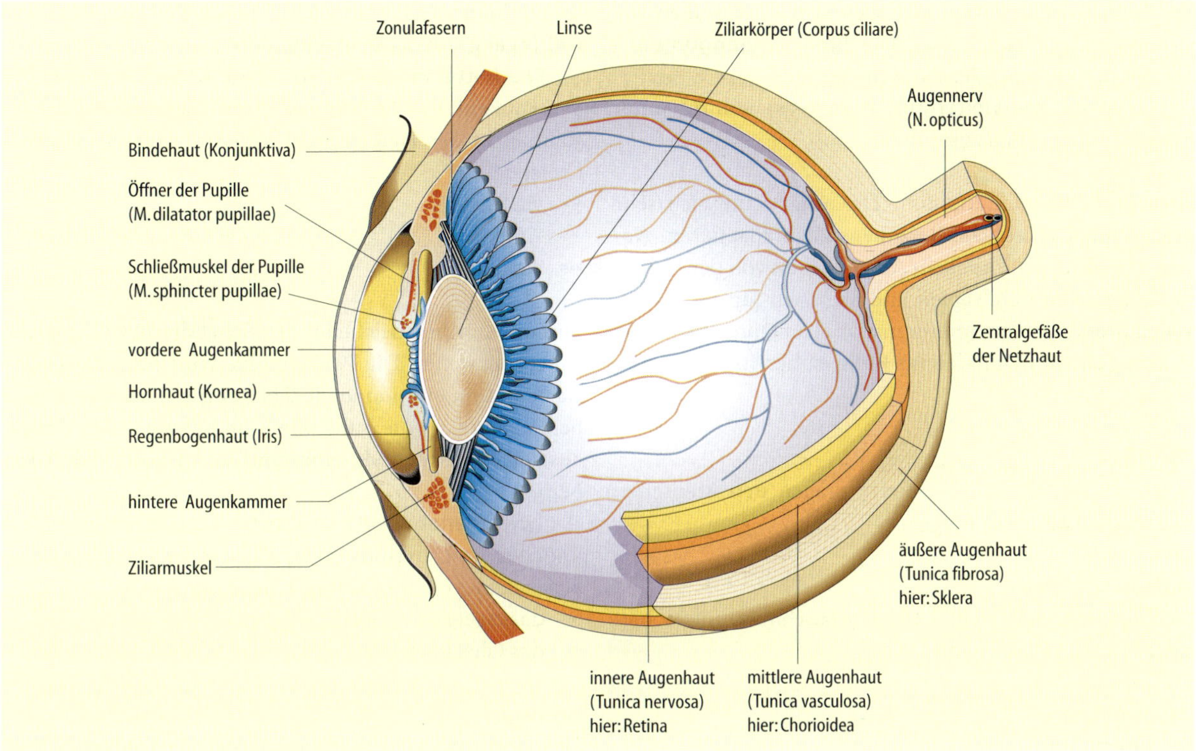

Zonulafasern   Linse   Ziliarkörper (Corpus ciliare)

Augennerv
(N. opticus)

Bindehaut (Konjunktiva)

Öffner der Pupille
(M. dilatator pupillae)

Schließmuskel der Pupille
(M. sphincter pupillae)

Zentralgefäße
der Netzhaut

vordere Augenkammer

Hornhaut (Kornea)

Regenbogenhaut (Iris)

hintere Augenkammer

Ziliarmuskel

äußere Augenhaut
(Tunica fibrosa)
hier: Sklera

innere Augenhaut
(Tunica nervosa)
hier: Retina

mittlere Augenhaut
(Tunica vasculosa)
hier: Chorioidea

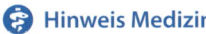

■ Abb. 10.33. **Der Augapfel. (Mod. nach Spornitz 2004)**

Hilfsapparate des Auges

– Lider,
– Bindehaut,
– Tränendrüsen.

Die **Augenlider** haben Schutzfunktion für den sensiblen Vorderraum des Sehorgans.

Die **Bindehaut** beginnt am Hornhautrand und setzt sich auf den Innenseiten der Augenlider fort.

Die **Tränendrüsen** produzieren Flüssigkeit zum Schutz der Hornhaut, zur Reinigung des Augenvorderabschnitts und als bakteriellen Schutz.

Der Abtransport der Tränenflüssigkeit erfolgt über die Tränenkanäle und den Tränensack in den Nasengang.

Funktionen des Auges

Akkommodation. Durch Veränderung der Brechkraft des Auges werden unterschiedlich weit entfernte Gebilde scharf auf der Retina abgebildet (► Kap. 9; ■ Abb. 9.5). Bei der **Nahakkommodation** kontrahiert sich der Ziliarmuskel und bewirkt so eine stärkere Krümmung der Lin-

senvorderfläche, dadurch wird die Brechkraft des Auges erhöht.

🕁 Hinweis Medizin

Da die Elastizität mit zunehmendem Alter abnimmt, wird die Nahakkommodation zunehmend eingeschränkt: »Altersweitsichtigkeit«.

Bei der **Fernakkommodation** bleibt der Ziliarmuskel entspannt, die Linse ist abgeplattet, die Brechkraft verringert, Gegenstände in der Ferne werden scharf abgebildet.

Sehvorgang. In den lichtempfindlichen Schichten der Retina nehmen **Stäbchen** (Rezeptoren für das Dämmerungssehen) und **Zapfen** (Farbsehen) die entsprechenden Reize auf, die über den Sehnerv letztlich in das Sehzentrum in der Hirnrinde weitergeleitet und dort verarbeitet werden.

Pupillenreflex. Physiologisch ist eine Verengung (Miosis) bei Lichteinfall stets für beide Augen gekoppelt. Auch bei der Nahakkommodation verengen sich die Pupillen zur Erhöhung der Tiefenschärfe. Die **Pupillenverengung** unterliegt der Wirkung des Parasympathikus.

Die **Pupillenerweiterung** (Mydriasis) kommt unter Sympathikuseinfluss zustande.

Hell- und Dunkeladaptation. Das Auge kann sich sehr gut an unterschiedliche Reizintensitäten adaptieren. Neben der Weite der Pupille in Abhängigkeit von der Helligkeit adaptieren sich Zapfen und Stäbchen für das Nachtsehen innerhalb von 20 min maximal an **Dunkelheit**. Die Adaptation vom Dunklen ins **Helle** ist bereits nach 1 min abgeschlossen.

Hören

Noch stärker als optische Reize prägen den Menschen akustische Wahrnehmungen.

Aufbau des Ohres

Aus anatomischer Sicht werden 3 Abschnitte unterschieden:
- äußeres Ohr,
- Mittelohr,
- Innenohr.

Das **äußere Ohr** besteht aus der Ohrmuschel, dem bei Erwachsenen ca. 3 cm langen äußeren Gehörgang und dem Trommelfell. Das Trommelfell, eine ovale Membran, ist

schräg in den Gehörgang gestellt und grenzt den äußeren Gehörgang von der Paukenhöhle ab.

Das **Mittelohr** (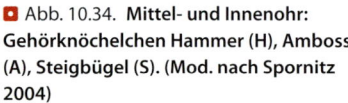 Abb. 10.34) mit seinem zentralen Teil der Paukenhöhle besteht aus einem System luftgefüllter Räume. In der Paukenhöhle befinden sich 3 Gehörknöchelchen:
- Hammer,
- Amboss,
- Steigbügel.

Diese Gehörknöchelchen geben Schalldruckwellen an das Innenohr weiter. Die Paukenhöhle wird über die in den Rachenraum einmündende **Ohrtrompete** belüftet, da der Schluckvorgang die Tube öffnet und damit einen Druckausgleich zwischen Mittelohr und der Umgebungsluft herbeiführt.

Das **Innenohr** liegt im Felsenbein. Es besteht aus einem knöchernen Labyrinth, das mit einem häutigen Labyrinth ausgekleidet ist. Im Labyrinth befinden sich:
- das eigentliche Hörorgan und
- das Gleichgewichtsorgan.

Hörorgan

Das **Hörorgan** (Corti-Organ) besteht aus einem schneckenartig gewundenen Gang mit 2,5 Windungen. In diesem Gang befinden sich 3 übereinander liegende Kanäle.
- Die **Scala vestibuli** grenzt an das ovale Fenster (Steigbügelplatte) der Paukenhöhle,

10

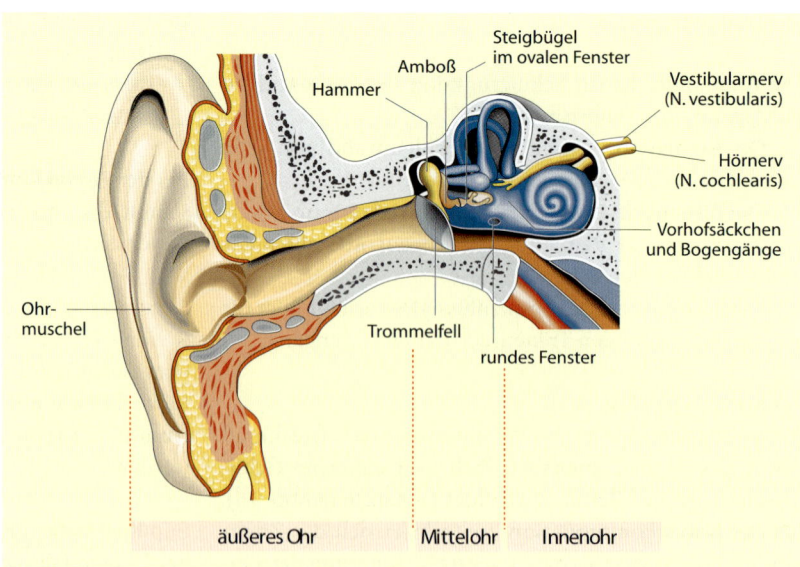

Abb. 10.34. Mittel- und Innenohr: Gehörknöchelchen Hammer (H), Amboss (A), Steigbügel (S). (Mod. nach Spornitz 2004)

- die **Scala tympani** mit der Membran des runden Fensters reicht ebenfalls an die Paukenhöhle und
- zwischen beiden liegt die **Scala media**, das Corti-Organ.

Hier befinden sich Sinneszellen, die mit Sinneshärchen in die Deckmembran eintauchen.

Das Corti-Organ sitzt auf der Basilarmembran. Die Scala media ist gegen die Scala vestibuli durch die Reissner-Membran abgegrenzt.

Hörvorgang

Der Hörvorgang beruht auf der Umwandlung mechanischer Impulse, d. h. Luftschwankungen, in das Aktionspotenzial, d. h. elektrische Impulse.

Schallwellen gelangen durch die Ohrmuschel und den Gehörgang zum Trommelfell und versetzen es in Schwingung. Von hier werden als Druckwellen verstärkt die Signale über die Gehörknöchelchen zum Innenohr weitergeleitet. Durch die Membran des ovalen Fensters wird die Flüssigkeit der Hörschnecke durch Wanderwellen erregt. Dies führt zur Abscherung der Sinneshaare. Diese Härchen reagieren auf Frequenzen und Amplituden des Schalls und geben entsprechende Nervenimpulse über die Hörbahn in das zentrale Nervensystem, wo Tonhöhe und Lautstärke als Hörempfindung registriert werden.

Gleichgewichtsorgan (Vestibularapparat)

Der Vestibularapparat dient der Aufrechterhaltung des Gleichgewichts, der Fixation der Augen bei Kopfbewegungen und der Tonuseinstellung bei verschiedenen Körperbewegungen.

Das Gleichgewichtsorgan ist räumlich eng mit dem Hörorgan verbunden. Es setzt sich aus 3 senkrecht zueinander stehenden Bogengängen und 2 sackartigen Vertiefungen, dem Vestibulum, zusammen.

Bei Bewegungen strömt die Flüssigkeit in den Bogengängen, lenkt Sinneszellen (Härchen in einer gallertigen Masse) ab und löst über elektrische Impulse einen in das Gehirn weitergeleiteten Reiz aus. Dort wird analysiert, in welcher Lage sich der Kopf befindet bzw. in welche Richtung er sich bewegt.

Riechen

Die meisten Menschen können bis zu 4000 verschiedene Gerüche unterscheiden, obwohl – z. B. im Vergleich zum Hund – nur ein kleiner Teil der Nasenhöhle mit einem für die Riechfunktion spezialisierten Sinnesepithel überzogen ist.

Aufbau der Nase

Siehe ◘ Abb. 10.35.

Der größte Teil der Nasenhöhle, der Vorhof, die Nasenmuschel, das Septum, ist mit aus Flimmer- und Be-

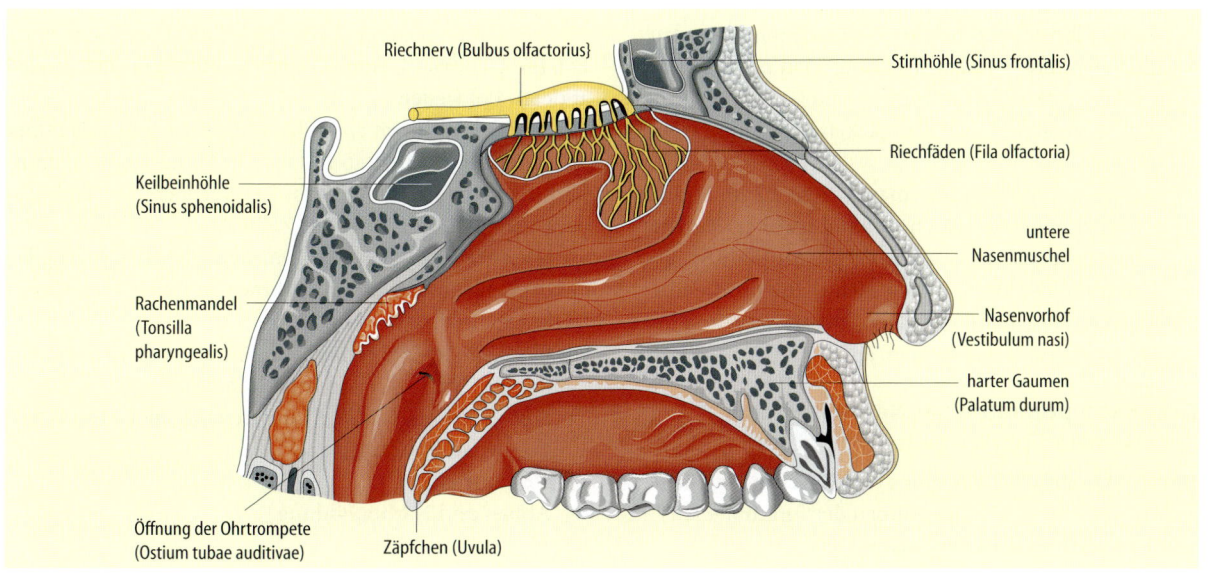

◘ Abb. 10.35. **Wand der Nasenhöhle. (Mod. nach Spornitz 2004)**

cherzellen bestehendem respiratorischem Epithel überzogen. Becherzellen sezernieren Schleim, der Staub und andere Fremdkörper auffängt, die die Flimmerzellen dann aus der Nasenhöhle transportieren. Das respiratorische Epithel hat also eine Schutzfunktion.

Riechregion und Geruchswahrnehmung

Die nur ca. 5 cm² umfassende Riechregion (Regio olfactoria) im oberen Teil der Nasenhöhle ist mit einem auf Geruchswahrnehmungen spezialisierten Sinnesepithel überzogen.

Auch das Riechen hat u. A. eine wichtige Schutzfunktion, die darin besteht, vor übelriechenden, verdorbenen Speisen oder gar vor gefährlichen Gasen, z. B. Salzsäure, zu warnen und Mechanismen auszulösen, die von Ekel, Abwenden und Flucht bis zum reflektorischen Atemstillstand reichen können.

10.3.5   Nervensystem

Das menschliche Nervensystem hat die Aufgabe, die verschiedensten Funktionsabläufe eines sehr komplexen Systems zu integrieren, zu koordinieren und zu kontrollieren.

- Der Reizaufnahme dienen Rezeptoren als Empfangsapparate, spezielle, wie die der Sinnesorgane, oder allgemein vorkommende, wie z. B. die Schmerzrezeptoren.
- An den Rezeptoren registrierte Erregungen werden über afferente (zuführende) Neuronen zum Rückenmark und zum Gehirn weitergeleitet, dort registriert und in einem z. T. sehr komplexen Prozess verarbeitet.
- Gehirn und/oder Rückenmark reagieren am Ende des Verarbeitungsprozesses mit Impulsen über efferente (ableitende) Neurone an die Peripherie des Körpers. Diese Impulse lösen je nach Zielort entsprechende Reaktionen, z. B. Bewegungen, Drüsensekretion oder ggf. hemmende Reaktionen, aus.

Grundkomponenten des Nervensystems
Funktionelle Einheit – Leitungsbogen

Der funktionellen Dreiteilung des Nervensystems entspricht auch der dreiteilige Aufbau der funktionellen Einheit Leitungsbogen; er besteht aus

- einem zuleitenden (afferenten) Schenkel,

- einem Zentralorgan im Rückenmark oder Gehirn und
- einem ableitenden (efferenten) Schenkel.

Ein solcher Leitungsbogen besteht neben dem Zentralorgan also aus mindestens 2 Neuronen, dem afferenten Neuron, das z. B. einen Schmerz meldet, und dem efferenten Neuron, das dem Erfolgsorgan, z. B. einem Muskel, eine angemessene motorische Reaktion zuleitet.

Dabei übernehmen in einem Neuron verlaufende Nervenfasern zu- und ableitende Funktion.

Einfache, aber auch über mehrere Neurone zusammengesetzte Leitungsbögen durchlaufen je nach Funktion als Zentralorgan

- das Rückenmark,
- höhere Zentren im Gehirn,
- die Großhirnrinde.

Strukturelle Einheit Nervenzelle (Neuron)

Der strukturelle Grundbaustein des Nervensystems ist die Nervenzelle, das Neuron. Ein typisches Neuron besteht aus (◘ Abb. 10.7)

- dem Zellkörper mit Zellkern und schollingen Strukturen (Nissl-Schollen),
- den Dendriten (Rezeptorpol), ast- oder strauchartigen Zellausstülpungen,
- dem Neuriten, einem einzelnen langen Zellausläufer (Effektorpol).

Ein Neuron ist polar gegliedert. Es nimmt über den einen Pol, die Dendriten, einen Impuls auf und gibt ihn an den anderen Pol weiter.

Neurone als hoch spezialisierte Zellen sind gegenüber Sauerstoff- und Substrat- (Glukose-) Mangel äußerst empfindlich, ohne (bzw. mit geringer) Regenerationsfähigkeit nach Schädigungen oder gar Zelltod.

Spezielle Zelltypen, die mit dem Begriff »Neuroglia« zusammengefasst werden, nehmen verschiedene Unterstützungsfunktionen wahr:

- Isolation der Nervenzelle und ihrer Ausläufer gegen das Überspringen von Impulsen,
- Stützfunktion, wie sie in anderen Organen vom Bindegewebe übernommen wird,
- Stoffaustausch,
- Abbau und Narbenbildung.

Erregungsleitung

Der biologischen Reizbildung und der Reizleitung liegen letztlich elektrische und chemische Vorgänge an den Zellmembranen der Nervenzellen zugrunde (◘ Abb. 10.36).

Entstehende Impulse werden am Nerv entlang weitergeleitet. Diese Impulsleitung basiert auf Veränderungen im Membranpotenzial. Die entsprechenden Vorgänge am Herzen sind in ▸ Kap. 11 »Vitalfunktionen« ausführlich dargestellt.

Ruhemembranpotenzial

Das Membranpotenzial einer Zelle im nichterregten Zustand wird als Ruhemembranpotenzial bezeichnet.

Diese zwischen intrazellulärem und extrazellulärem Raum bestehende Spannung beträgt bei Nervenzellen ca. −70 mV. Sie entsteht primär durch Ausstrom von Kaliumionen. Intrazellulär liegt eine 30-mal höhere Konzentration an positiv geladenen Kaliumionen als extrazellulär vor. Kaliumionen haben die Tendenz, dem Konzentrationsunterschied entsprechend aus der Zelle zu strömen. Durch den Ausstrom von positiven Ladungen (K$^+$) entsteht ein

◘ Abb. 10.36a–d. **Aktionspotenzial; a** Natriumeinstrom, **b** Kaliumausstrom, **c** Potenzialänderungen, **d** Mess- und Reizanordnung. (Mod. nach Spornitz 2004)

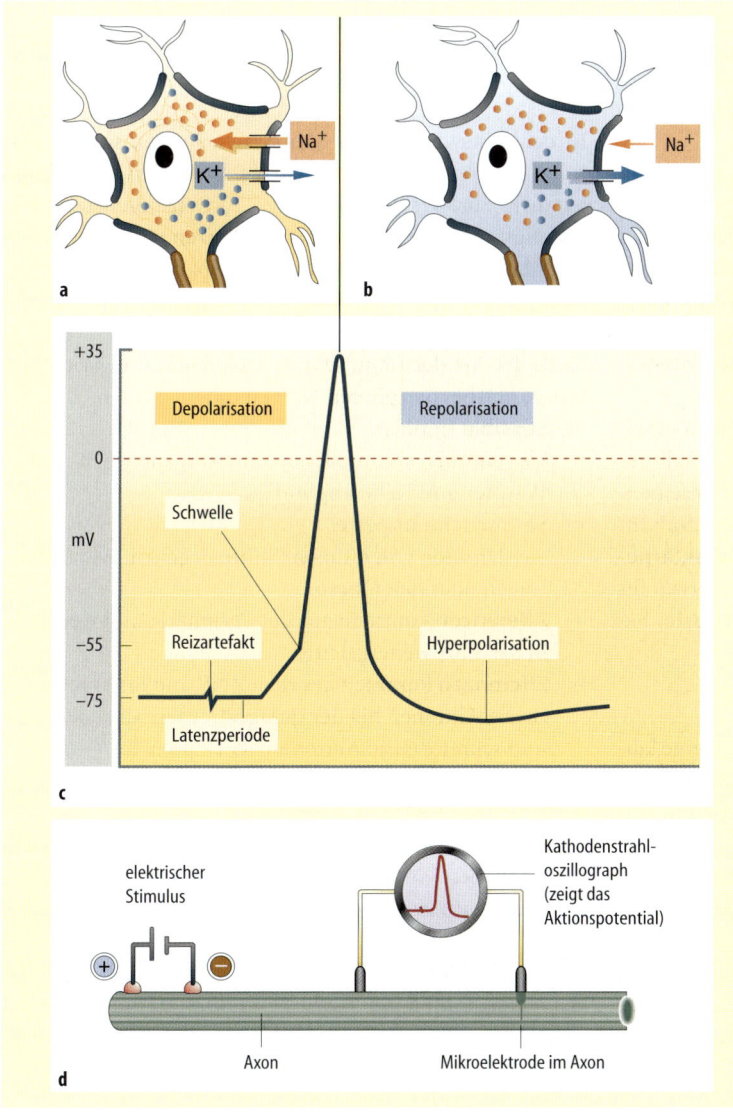

Überschuss an negativen Ladungen im Zellinneren, da negativ geladene Proteine wegen ihrer Größe und ihrer Negativität die Zellmembran nicht durchdringen können.

Aktionspotenzial

Die gesamten Veränderungen des Membranpotenzials während der Leitung eines Impulses nennt man Aktionspotenzial (◘ Abb. 10.36). Sobald ein Reiz über eine Nervenfaser geleitet wird, ändert sich plötzlich die Permeabilität der Zellmembran für Natrium- (Na^+-)Ionen, die im Extrazellulärraum in ca. 10fach höherer Konzentration als in der Zelle vorliegen.

- Nach einem langsamen Ansteigen bis zu einer Schwelle bei ca. −55 mV (Alles-oder-nichts-Gesetz) kommt es
- explosionsartig zum Einstrom von Na^+-Ionen ins Innere der dadurch positiv geladenen Zelle auf Werte um +35 mV; danach
- nimmt die Permeabilität der Zellmembran für Na^+-Ionen wieder ab und für K^+-Ionen wieder zu. Es kommt zu einer Umkehr des Prozesses und zur Rückkehr zum normalen Ruhemembranpotenzial.

Die dem Anstieg des Membranpotenzials zugrundeliegenden Vorgänge nennt man **Depolarisation**, die Vorgänge während des Membranpotenzialabfalls **Repolarisation.**

Im Anschluss an das eigentliche Aktionspotenzial kommt es zu einer sog. Hyperpolarisation (Abfall des Membranpotenzials unter −70 mV). In dieser Phase bleiben auch starke Reize wirkungslos, da nun keine Na^+-Ionen fließen können. Diese Phase nennt man **Refraktärperiode**. Zeitspanne von Beginn des Aktionspotenzials bis zum Ende der Refraktärperiode: wenige Tausendstel Sekunden.

Weiterleitung im Nervensystem

Diese Vorgänge laufen als Aktionspotenzial – wie eine laufende Welle – mit konstanter Stärke und Geschwindigkeit am Nerv entlang und werden auch auf anschließende Zellen übertragen.

In Abhängigkeit von der Umhüllung und Isolierung der Nervenfaser erfolgt die Weiterleitung mit sehr unterschiedlichen Geschwindigkeiten. Motorische Nervenfasern zur Steuerung aktiver Muskelbewegungen leiten mit einer Geschwindigkeit von 100 m/s, um schnellste Reaktionen, z. B. reflexartige Bewegungen auf schmerzhafte Reize, zu ermöglichen.

Erreicht ein fortgeleitetes Aktionspotenzial das Ende eines Axons, muss ein Spalt zur angrenzenden Nervenzelle überbrückt werden. Die Übertragung eines Nervenimpulses von einer Zelle auf die nächste läuft über **Synapsen**. Das elektrische Aktionspotenzial wird hier zur Überbrückung vorübergehend in ein biochemisches Signal umgewandelt.

Eine Synapse besteht aus der präsynaptischen Membran mit zur Erregungsübertragung aktivierbaren Überträgersubstanzen, sog. Neurotransmittern. Im Rahmen der Impulsweiterleitung wandern diese Neurotransmitter in den synaptischen Spalt, die hier im Anschluss von Enzymen wieder inaktiviert werden.

> ❯ Synapsen sind Ansatzpunkt von Relaxanzien und Giften!

In der postsynaptischen Membran befinden sich Rezeptoren für freigesetzte Transmitter. Deren Erregung führt letztlich zur Weiterleitung des Aktionspotenzials. Die wichtigsten Neurotransmittersubstanzen sind Neuropeptide, Acetylcholin, Adrenalin und Dopamin.

Leitungsqualität peripherer Nerven

Nach der Art der Impulse und nach der Leitungsrichtung lassen sich bei peripheren Nerven unterscheiden:

- **Sensible** Impulse:
  Sie stammen von niederen Sinnesorganen, z. B. Tast-, Wärme- und Kälteempfinden.
- **Sensorische** Impulse:
  Sie stammen von höheren Sinnesorganen, z. B. den Augen oder den Ohren.
- **Afferenzen** kommen aus der Peripherie und werden in das ZNS weitergeleitet.
- **Efferenzen** kommen aus dem ZNS und lösen motorische Aktionen bei der quergestreiften Muskulatur und sekretorische Aktionen bei Drüsen aus.

Einteilung des Nervensystems

Das komplexe wie auch komplizierte Nervensystem des menschlichen Körpers kann nach verschiedenen Gesichtspunkten gegliedert und unterschieden werden.

Funktionelle Gesichtspunkte

Bei einer Einteilung nach der Funktion unterscheidet man

- das animale Nervensystem und
- das vegetative Nervensystem.

Das **animale Nervensystem** ist weitgehend der willkürlichen Kontrolle unterworfen, nimmt Umweltreize auf, verarbeitet sie und löst angemessene motorische Reaktionen aus, z. B. Weglaufen nach dem Erkennen einer drohenden Gefahr.

Das **vegetative oder autonome**, nicht oder nur wenig willentlich beeinflussbare Nervensystem reguliert und koordiniert überwiegend die Funktionen der inneren Organe, z. B. den Stoffwechsel, die Verdauung und die Herz-Kreislauf-Funktion. Dafür stehen dem Körper 2 Fasersysteme – **Sympathikus** und **Parasympathikus** – zur Verfügung.

Topographische Gesichtspunkte

Eine andere Möglichkeit, das Nervensystem einzuteilen, besteht darin, die Lage (Topographie) der Komponenten des Nervensystems zum Kriterium zu bestimmen. Dabei werden unterschieden:
- zentrales Nervensystem und
- peripheres Nervensystem.

Das **zentrale Nervensystem** besteht aus Gehirn und Rückenmark, das **periphere Nervensystem** aus der Gesamtheit aller nervalen Einheiten außerhalb dieser Zentralorgane.

> Man kann auf ein Bild aus der Technik zurückgreifen und sagen: Das zentrale Nervensystem ist das Schaltwerk, das periphere Nervensystem ist das Leitungssystem.

Zentralnervensystem

Die wichtigsten Schaltwerke des zentralen Nervensystems liegen relativ gut geschützt in knöchernen Gebilden: das Gehirn im Schädel, das Rückenmark im Wirbelkanal.

Rückenmark

Das Rückenmark liegt von Hüllen, Venengeflechten und Fett umgeben als 40–45 cm langer annähernd zylindrischer Stab im Wirbelkanal.

Sein oberes Ende geht in das verlängerte Mark der Gehirnrinde über; sein unteres kegelförmiges Ende in Höhe des 1.–2. Lendenwirbels heißt Markkegel.

Auf der gesamten Länge des Rückenmarks treten durch seitliche Zwischenwirbellöcher jeweils paarweise auf beiden Seiten die Spinalnerven aus.

Im Querschnitt durch das Rückenmark wird eine schmetterlingsförmige Innenzone, umgeben von einer weißen Außenzone, sichtbar. An der Vorderseite teilen ein Einschnitt, an der Hinterseite ein Septum das Rückenmark in 2 symmetrische Hälften.

Die Innenzone, die graue Substanz, besteht im Wesentlichen aus Nervenzellkörpern, die weiße Außenzone enthält Bündel von Nervenfasern mit aufsteigenden oder absteigenden Leitungsbahnen.

Spinalnerven

Die das Rückenmark verlassenden Spinalnerven stammen aus 2 Wurzeln, einer vorderen und einer hinteren Wurzel (◘ Abb. 10.37).

In der hinteren Wurzel verlaufen afferente Fasern, die Impulse vom peripheren Nervensystem zum Rückenmark leiten, in der vorderen Wurzel efferente Fasern, die Nervenimpulse von Rückenmark zur Peripherie leiten.

Die Zahl der Spinalnervenpaare entspricht – bis auf den Halsbereich – der Zahl der vorhandenen Wirbel. Spinalnerven teilen sich nach dem Verlassen des Wirbelkanals in 4 Äste:
- Der hintere Ast versorgt sensibel die Haut des Rückens und motorisch die Rückenmuskulatur.
- Der vordere Ast versorgt sensorisch und motorisch Rumpf und Glieder.
- Der weiße Verbindungsast stellt eine Verbindung zum Grenzstrang des Sympathikus und damit zum vegetativen Nervensytem her.
- Der Rückenmarkast versorgt die Rückenmarkhäute.

Die vorderen Äste der Spinalnerven bilden im Hals-, Lenden- und Kreuzbeinmark größere, als **Nervenplexus** bezeichnete Geflechte.

Hautfelder und Dermatome

Die sensible Innervation der Körperhaut ist so angelegt, dass jedes Rückenmarksegment die afferenten Reize aus einem bestimmten Hautstreifen des Kopfes, des Halses, des Rumpfes und der Extremitäten enthält. Ein solches von einem Rückenmarksegment sensibel innerviertes Hautfeld wird Dermatom genannt.

Hirnnerven

Trotz der Bezeichnung Hirnnerven gehören diese Nerven unter systematischen Gesichtspunkten zum peripheren Nervensystem.

Sie verlaufen allerdings nicht über das Rückenmark, sondern treten direkt aus dem Gehirn aus. Sie werden mit

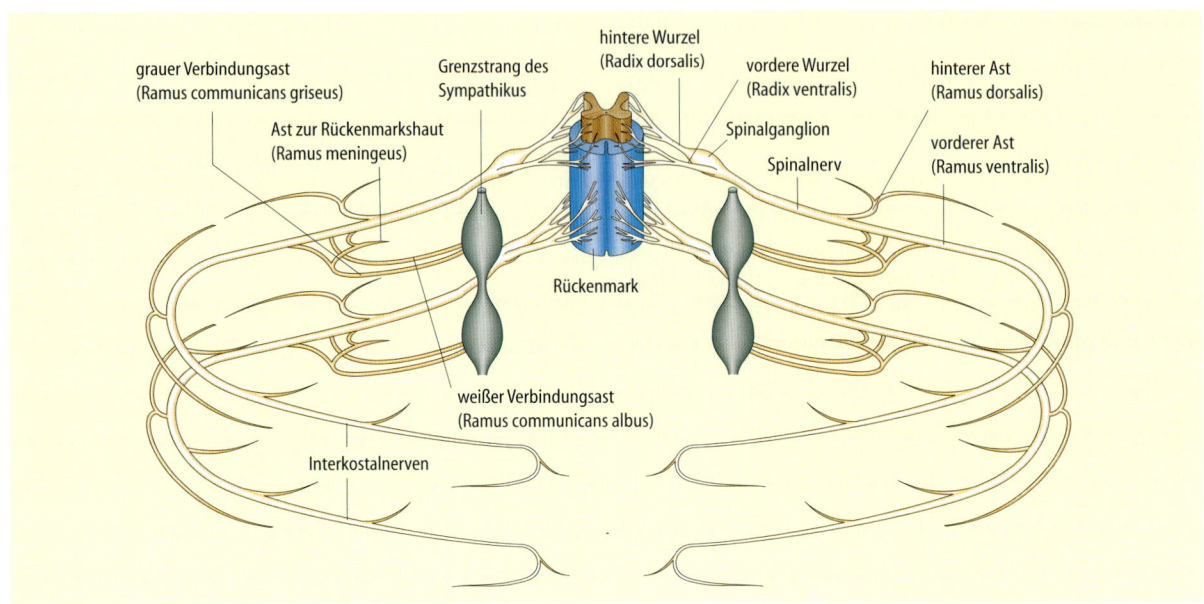

□ Abb. 10.37. **Spinalnervenpaare im Thorakalbereich. (Mod. nach Spornitz 2004)**

den römischen Zahlen I–XII bezeichnet (□ Abb. 10.38). Der I. und der II. Hirnnerv,

— Riechnerv (Bulbus olfactorius),

— Sehnerv (N. opticus),

sind in strengem Sinne keine Nerven, sondern in die Peripherie verlagerte Hirnteile.

Gehirn

Das Gehirn des erwachsenen Menschen liegt bei einem Durchschnittsgewicht von 1350 g von Hirnhäuten und Liquor umgeben in der knöchernen Schädelhöhle (□ Abb. 10.39).

Folgende Hirnanteile sind zu unterscheiden:

— verlängertes Rückenmark (Medulla oblongata),

— Hinterhirn (Metencephalon),
  – Brücke (Pons),

— Kleinhirn (Cerebellum),

— Mittelhirn (Mesencephalon),

— Zwischenhirn (Diencephalon),

— Endhirn (Telencephalon).

Verlängertes Mark (Medulla oblongata)

Die Medulla oblongata ist die Verbindung zwischen Rückenmark und Hinterhirn. In einer Länge von ca. 3 cm reicht das verlängerte Mark von der Brücke bis zum groß-

en Hinterhauptloch, dem Foramen occipitale. Zwei Vorwölbungen nennt man Pyramide. Zwei weitere seitlich liegende Vorwölbungen heißen Oliven.

Wesentliche Funktionen der Medulla oblongata sind:

— Sitz des Atem- und Kreislaufzentrums in der Formatio reticularis,

— Sitz wichtiger Schutzreflexe (Schluck-, Husten-, Lidschlussreflex),

— Ausgangspunkt verschiedener Hirnnerven,

— Durchgangsregion für sensible und motorische Bahnen zwischen Peripherie und höheren Zentren.

Hinterhirn (Metencephalon)

Zum Metencephalon gehören die Brücke (Pons) und das Kleinhirn (Cerebellum). Die **Brücke** ist der ventral liegende Anteil des Hinterhirns. Sie ist Schaltstation der Bahnen, die die Gehirnrinde mit der Kleinhirnrinde verbinden. Das **Kleinhirn** liegt in der hinteren Schädelgrube, es ist das Regulationsorgan für die Motorik, es hält das Körpergleichgewicht aufrecht und koordiniert gezielte Bewegungen.

Mittelhirn (Mesencephalon)

Das Mittelhirn liegt zwischen Hinter- und Zwischenhirn. Es besteht aus 3 großen Komplexen:

— Dach (Tectum),

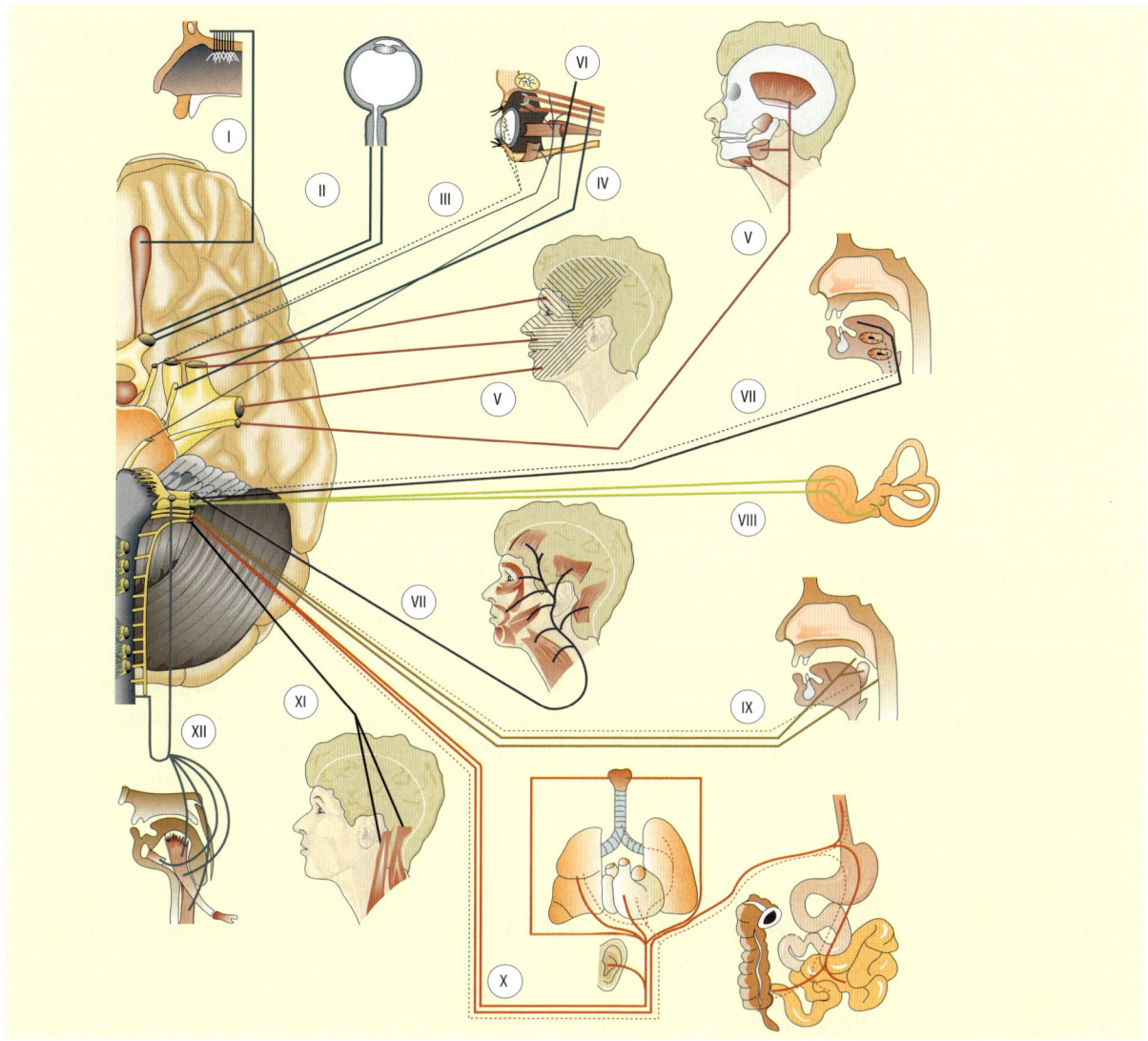

◼ Abb. 10.38. **Hirnnerven. (Mod. nach Spornitz 2004). I. Bulbus olfactorius (Riechnerv); II. N. opticus (Sehnerv); III. N. oculomotorius (Augenmuskelnerv); IV. N. trochlearis (gewundener Nerv); V. N. trigeminus (dreifacher Nerv); VI. N. abducens (wegführender Nerv);** **VII. N. facialis (Gesichtsnerv); VIII. N. statoacusticus (Gleichgewichts-Gehör-Nerv); IX. N. glossopharyngeus (Zungen-Rachen-Nerv); X. N. vagus (umherschweifender Nerv); XI. N. accessorius (hinzutretender Nerv); XII. N. hypoglossus (Unterzungennerv)**

— Haube (Tegmentum),
— 2 Hirnschenkel (Crura cerebri).

Im hinteren Teil der Vierhügelplatte des Daches befinden sich Schaltstellen für die Seh- und Hörbahn. Unter der Haube liegen die Hirnschenkel, in deren Mitte jeweils links und rechts die Pyramidenbahn verläuft. Die Pyrami-

denbahn leitet nicht nur nervöse Impulse für willkürliche Bewegungen, sie dämpft außerdem Reflexe.

❯ **Bei Schädigung des Mittelhirns kommt es zu Reflexsteigerung!**

◘ Abb. 10.39. **Medianschnitt durch das Gehirn.** (Mod. nach Spornitz 2004)

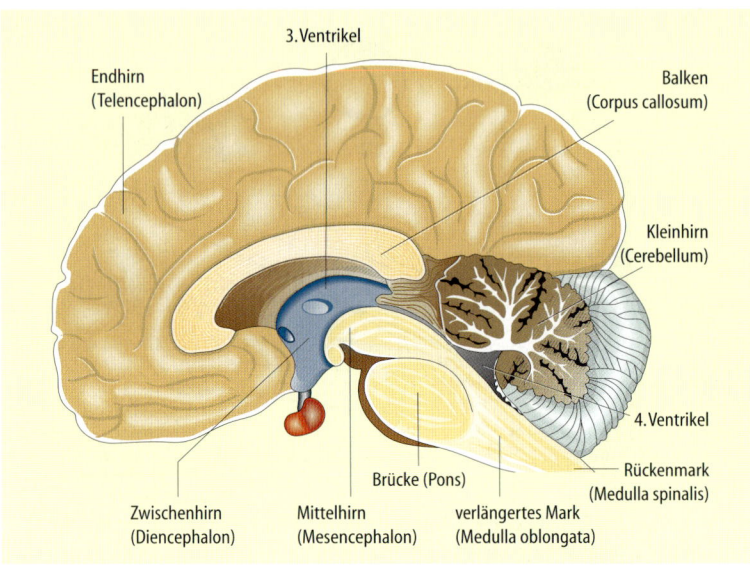

Zwischenhirn (Diencephalon)

Anatomisch und funktionell werden folgende Kerngebiete des Zwischenhirns unterschieden:
- Sehhügel (Thalamus),
- auf dem Sehhügel liegender Teil (Epithalamus),
- seitlich des Sehhügels liegender Teil (Metathalamus),
- unter dem Sehhügel liegender Teil (Hypothalamus).

Der **Thalamus** ist das wichtigste unbewusst arbeitende Integrationszentrum der allgemeinen Sensibilität, Schmerz- und Temperaturempfindung und Tiefensensibilität. Bewusst werdende Empfindungen werden zur Großhirnrinde weitergeleitet.

Der **Epithalamus** an der Hinterwand des 3. Ventrikels ist eine Schaltstelle für Impulse der Riechbahn. Die zugehörige Zirbeldrüse (Epiphyse) produziert Melatonin, das die Tag-Nacht-Rhythmik beeinflusst.

Der **Metathalamus** enthält wichtige Umschaltstellen der Sehbahn und der Hörbahn.

Der **Hypothalamus** bildet den Boden des Zwischenhirns. Er ist Sitz übergeordneter Zentren im vegetativen Nervensystem. Von hier aus werden folgende Systeme reguliert:
- Wasserhaushalt,
- Körpertemperatur,
- Nahrungsaufnahme,
- Stoffwechsel,
- Kreislaufs.

Endhirn (Telencephalon)

Das Endhirn ist der vorderste und größte der 5 Hirnabschnitte, die mächtigste und am weitesten entwickelte Hirnregion und höchste Instanz des gesamten zentralen Nervensystem.

Das Telencephalon beherrscht alle in den übrigen Hirnabschnitten gelegenen Zentren. Es besteht aus den durch eine tiefe Längsfurche getrennten 2 Großhirnhemisphären, die wie ein Mantel das Zwischenhirn und Teile des Hirnstamms überdecken. Auf beiden Seiten jeder durch Furchen und Windungen gegliederten Großhirnhälfte gibt es eine Seitenfurche.

Wichtigste Bestandteile des Großhirns:
- Hirnrinde, graue Substanz oder Kortex mit Basalganglien,
- Hirnmark, weiße Substanz mit Kommissions- , Assoziations- und Regulationsfasern.

Jede der beiden Großhirnhälften wird in 5 Abschnitte unterteilt, deren wichtigste motorische und sensible Strukturen der Peripherie zugeordnet werden können:
- Frontal- bzw. Stirnlappen:
  - motorisches Sprachzentrum (bei Rechtshändern in der linken Seite) und umgekehrt.
- Parietal- bzw. Scheitellappen:
  - Endpunkt sensibler Bahnen,
  - Körperfühlsphäre.

- Temporal- bzw. Schläfenlappen:
  - Endpunkt der Hörbahn,
  - für das Sprachverständnis zuständige Region.
- Hinterhaupt- bzw. Okzipitallappen:
  - Endpunkt der Sehbahn.
- Insel (Insula):
  - vegetative Zentren.

Hirnkammern, Liquor, Hüllen des ZNS und Blutversorgung des Gehirns

Hirnkammern (Ventrikelsystem). Im Innern des Gehirns liegt ein aus 4 in Verbindung stehenden Hirnkammern, den Ventrikeln, bestehendes Hohlraumsystem. Die Ventrikel sind mit einer Flüssigkeit, dem Liquor cerebrospinalis, ausgefüllt. Man unterscheidet 4 Ventrikel:

- 1. und 2. Ventrikel (Seitenventrikel im Endhirn),
- 3. Ventrikel (im mittleren Endhirnabschnitt und dem Zwischenhirn),
- 4. Ventrikel (im Rautenhirn).

Liquor. Spezielle in den Hirnkammern liegende Adergeflechte sind Bildungsort der Ventrikelflüssigkeit. Der Liquor ist eine eiweißarme wässrige Flüssigkeit, die wenige Lymphozyten enthält. Die tägliche Produktionsrate liegt bei ca. 100 ml. Die Rückresorption erfolgt über Ausstülpungen der Spinnwebenhaut. Diese Zirkulation verhindert einen Überdruck im Ventrikelsystem.

Der Liquor fließt über Verbindungen des Ventrikelsystems mit den Hirnhäuten in den Subarachnoidalraum zwischen den Hirnhäuten, sodass man sagen kann, dass Gehirn und Rückenmark als besonders empfindliche und schützenswerte Organe »schwimmend gelagert« sind.

Bei Erkrankungen des ZNS wird die Zusammensetzung des Liquors, insbesondere der Zellzahl, nach Punktion im Lumbalbereich untersucht.

Hüllen des ZNS. Gehirn und Rückenmark sind von 2 bindegewebigen Hüllen umgeben, der harten und der weichen Hirn-/Rückenmarkhaut:

- harte Hirnhaut (Dura mater);
- weiche Hirnhaut:
  - eigentliche weiche Hirnhaut (Pia mater),
  - Spinnwebenhaut (Arachnoidea).

Die **harte Hirnhaut** (Dura mater) ist als Schutzhülle für Gehirn und Rückenmark fest mit Schädelknochen bzw. Wirbelkörpern verwachsen. Sie bildet im Schädel eine trennende Sichel (Falx) zwischen beiden Großhirnhemisphären.

Bei der **weichen Hirnhaut**, einem bindegewebigen Organ, das den Ernährungs- und Liquorproduktionsapparat für Gehirn und Rückenmark bereitstellt, werden 2 Schichten unterschieden: die innere Haut (Pia mater) und die Spinnwebenhaut (Arachnoidea).

Die **innere Haut** (Pia mater) liegt dem nervösen Zentralorgan direkt auf und ist die innere Hülle des Liquorraums.

Die **Spinnwebenhaut** (Arachnoidea) stellt die Abschlussmembran für die Liquorräume, das flüssige Schutzpolster für Gehirn und Rückenmark nach außen dar.

Arterielle Blutversorgung des Gehirns. Das Gehirn als Organ mit hohem Stoffwechsel und entsprechend starker Durchblutung wird von 2 paarigen Arterien, den beiden inneren Halsschlagadern (Aa. carotis internae) und den beiden Vertebralarterien versorgt.

Die inneren Halsschlagadern teilen sich nach dem Durchtritt in das Schädelinnere auf. Die größten Äste sind die A. cerebri anterior und die A. cerebri media.

Auf der Hirnbasis liegt ein arterieller Gefäßring, der durch Kurzschlüsse der Versorgungsarterien gebildet wird. Er stellt – in einem gewissen Umfang – bei Beeinträchtigung oder Unterbindung der Halsschlagader einer Seite eine – nicht immer – ausreichende Blutversorgung der betroffenen Seite sicher.

🕭 Hinweis Medizin

Das Gehirn liegt in einer starren, knöchernen, annähernd kugelförmigen Struktur mit einer einzigen größeren Öffnung, dem Foramen magnum. Eine Volumenzunahme eines der 3 Kompartimente

- Hirngewebe (80–85%),
- Blut (3–7%),
- Liquor (10%)

kann daher nur in sehr begrenztem Umfang – durch Verlagerung von Liquor in den Spinalraum – kompensiert werden. Danach steigt, z. B. beim Hirnödem der intrakranielle Druck (ICP) sehr schnell an. Bei einem Abfall des zerebralen Perfusionsdruckes (CPP) unter 30 mmHg, kommt es – da der mittlere arterielle Druck (MAP) gegen einen erhöhten Hirndruck »anpumpen« muss – wegen zunehmender Minderdurchblutung zur Hirnschädigung. Formel des zerebralen Perfusionsdruckes: CPP = MAP−ICP.

10

Reflexe

Die kleinste selbstständige Baueinheit des Nervensystems ist das Neuron.

Die einfachste funktionelle Einheit ist der Reflexbogen. Für die Regelung einfacher motorischer Abläufe ist das Rückenmark zuständig. Bei komplexeren Bewegungen sind höhere Zentren beteiligt.

Funktionsprinzip eines Reflexes

- Über einen **Rezeptor** vermittelte Aktionspotenziale werden
- über einen **afferenten** Schenkel in das Rückenmark oder in höhere Zentren geleitet,
- dort auf einen **efferenten** Schenkel umgeschaltet,
- über den efferenten Schenkel zum **Effektor**, z. B. dem Muskel geleitet.
- Der Effektor reagiert, z. B. der Muskel durch Kontraktion.

Beispiel Patellarsehnenreflex. Bei Schlag mit dem Reflexhammer gegen die Patellarsehne unterhalb der Kniescheibe kommt es zur Dehnung der Muskelspindel, die den Impuls über das afferente Neuron zum Rückenmark leitet. Ohne Einschaltung des Gehirns wird auf Rückenmarkebene auf den efferenten Schenkel umgeschaltet. Das

motorische Neuron, das im gleichen Muskel wie die Muskelspindel liegt, leitet den Impuls in die Peripherie. Die so ausgelöste Muskelzuckung entlastet die zuvor gereizte Muskelspindel.

Der Patellarsehnenreflex ist ein **monosynaptischer Eigenreflex**, da Rezeptor und Effektor (Muskelspindel bzw. motorische Muskelfaser) hier im gleichen Organ liegen.

Komplizierte, polysynaptische Reflexe nennt man auch **Fremdreflexe**. Bei Fremdreflexen liegen Rezeptor und Effektor in verschiedenen Organen, z. B. in Haut und Muskel. Diese polysynaptischen Reflexe sind ermüdbar, die monosynaptischen nicht (◘ Abb. 10.40).

Vegetatives Nervensystem

Das **vegetative** oder auch – da willkürlich nicht oder kaum beeinflussbar – **autonome** Nervensystem steuert und koordiniert die vegetativen Funktionen vieler Organsysteme (◘ Tabelle 10.1).

Das vegetative Nervensystem funktioniert – ebenso wie das somatische – auf der Basis des Reflexbogens. Impulse, die in den Eingeweiden entstehen, werden über afferente Neurone ins zentrale Nervensystem geleitet, auf verschiedenen Ebenen umgeschaltet und über 2 efferente Neurone zu den betreffenden Organen geleitet. Schalt-

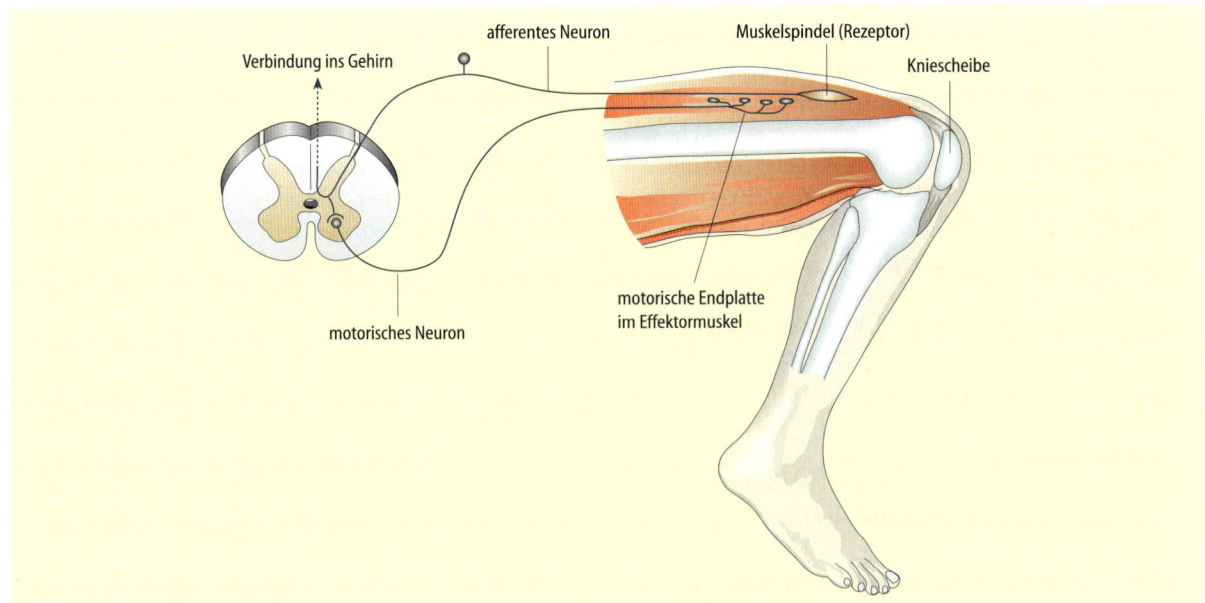

◘ Abb. 10.40. **Reflexbogen des Eigenreflexes (monosynaptischer Reflexbogen) am Beispiel des Patellarsehnenreflexes. (Mod. nach Spornitz 2004)**

Organ	Sympathikus	Parasympathikus
Herz	Frequenz ↑ Kontraktionskraft ↑ Koronarerweiterung ↑	Frequenz ↓
Lunge	Bronchodilatation	Bronchokonstriktion
Magen/Darm	Peristaltik ↓	Peristaltik ↑
Leber	Glykogenabbau	Glykogenspeicherung
Auge	Pupillenerweiterung	Pupillenverengung
Blase	Harnverhalten	Harnentleerung
Männliches Genitale	Ejakulation	Erektion

◻ Tabelle 10.1. **Wichtige Angriffsorte des vegetativen Nervensystems**

stellen, sog. **Ganglien**, liegen in den Kerngebieten verschiedener Hirnnerven und im Rückenmark.

Bei den meisten Erfolgsorganen des vegetativen Nervensystems wirken Sympathikus und Parasympathikus gegensätzlich, antagonistisch.

Der **Sympathikus** schafft alle Voraussetzungen für akute Maximalleistungen des Organismus, er ist leistungsfördernd, **ergotrop**. Er passt Atmung, Herzfrequenz, Blutdruck und Energieumsatz der notwendigen Aktivitätssteigerung an.

Der **Parasympathikus**, auch Vagus genannt, fördert die Regeneration des Körpers, er stimuliert den Aufbau von Leistungsreserven. Er ist »ernährungszugewandt«, **trophotrop**.

Tagsüber ist der Körper in der Regel stärker durch Sympathikuseffekte gesteuert, nachts überwiegt eher eine parasympathische Reaktionslage.

10.3.6   Regulationssysteme

Neben dem **Nervensystem** zur schnellen Informationsübermittlung durch elektrische Impulse verfügt der Körper über ein zweites Regulationssystem, das **endokrine System**. Es besteht aus Drüsen und Zellen, die Hormone als Wirkstoffe zur Regulation verschiedenster Vorgänge bilden (◻ Abb. 10.41).

Endokrine Regelmechanismen

Hormone sind in speziellen Organen, den endokrinen Drüsen, produzierte Regulationsstoffe, die über die Blutbahn ihre Erfolgsorgane erreichen und den Stoffwechsel in spezieller Weise beeinflussen.

Endokrine Drüsen
- Regelteile des Zwischenhirns (Hypothalamus)
- Hirnanhangdrüse (Hypophyse)
- Zirbeldrüse (Epiphyse)
- Schilddrüse (Glandula thyreoidea)
- Nebenschilddrüse (Glandula parathyreoidea)
- Nebennieren (Glandulae suprarenalis)
- Bauchspeicheldrüse (Pankreas)
- Eierstöcke (Ovarien)
- Hoden (Testes)

Hormone lassen sich nach dem Entstehungsort einteilen:
- **Releasingfaktoren**, im Hypothalamus gebildet, wirken auf das übergeordnete Zentrum, den Hypophysenvorderlappen, indem sie Neubildung und/oder Abgabe der dort gespeicherten sog. glandotropen Hormone bewirken.
- **Glandotrope Hormone** sind drüsenwirksame Hormone; sie wirken auf spezielle Hormondrüsen und veranlassen diese, ihre Hormone in die Blutbahn abzugeben.

■ Abb. 10.41. **Die endo-krinen Organe. (Mod. nach Spornitz 2004)**

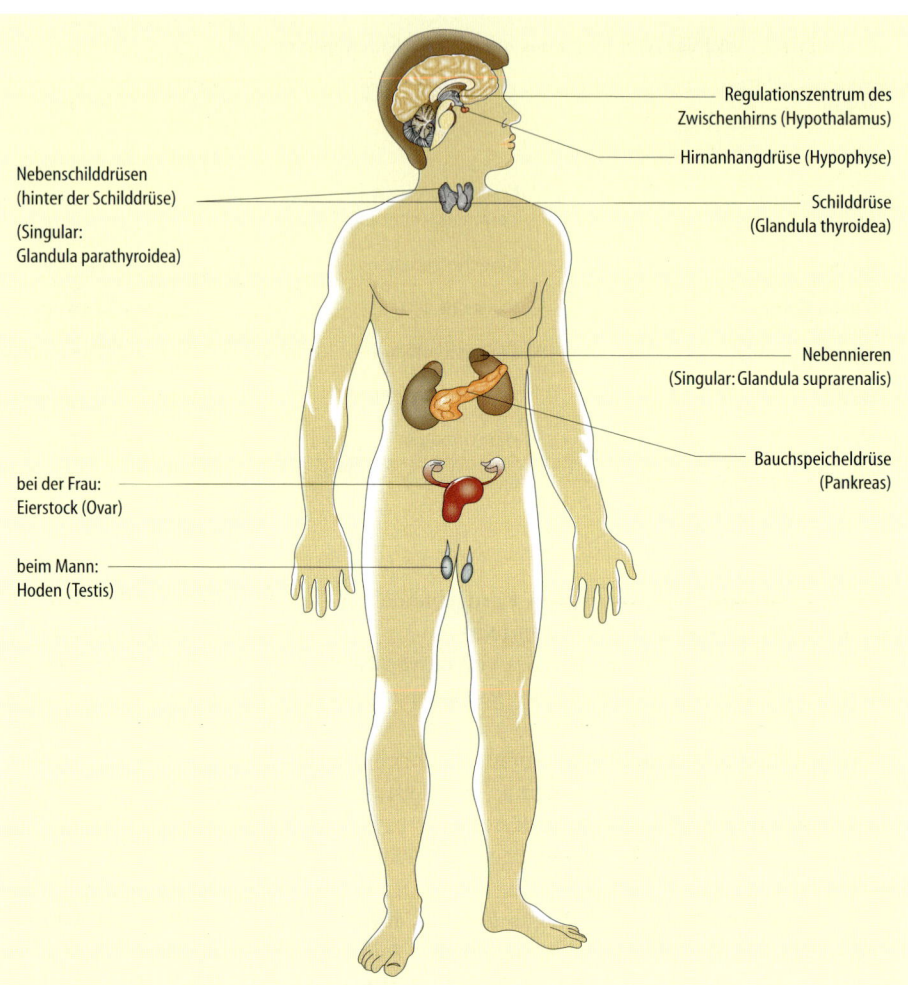

Nebenschilddrüsen
(hinter der Schilddrüse)

(Singular:
Glandula parathyroidea)

bei der Frau:
Eierstock (Ovar)

beim Mann:
Hoden (Testis)

Regulationszentrum des
Zwischenhirns (Hypothalamus)

Hirnanhangdrüse (Hypophyse)

Schilddrüse
(Glandula thyroidea)

Nebennieren
(Singular: Glandula suprarenalis)

Bauchspeicheldrüse
(Pankreas)

- **Effektorische Hormone** wirken direkt auf den Stoff-wechsel der Gewebe der Zielorgane.
- **Gewebehormone** werden diffus in verschiedenen Gewebearten gebildet, um ihren Einfluss dort direkt oder in Nachbarorganen auszuüben.

Zielorgane und Rezeptoren

Die meisten Hormone wirken auf bestimmte Organe und Gewebe, ihre jeweiligen Ziel- oder Erfolgsorgane, da nur dort eigene Bindungsstellen, die **Hormonrezeptoren**, für das jeweilige Hormon vorliegen.

Hierarchisches Regulationssystem

Ein Teil der Hormone wirkt nach einem 3-stufigen hierar-chisch aufgebauten Prinzip:

- An der Spitze steht ein im Hypothalamus liegendes Regulationszentrum. Das dort gebildete Releasing-hormon gelangt zur **Hypophyse** und veranlasst dort die Bildung eines zweiten Hormons.
- Dieses Hypophysenhormon nimmt dann Einfluss auf die periphere endokrine Drüse, es heißt daher glan-dotropes Hormon.
- Unter dessen Einfluss setzt die periphere Drüse ein drittes Hormon frei, das auf dem Blutweg die Zellen der Erfolgsorgane erreicht und dort spezifische Reak-tionen auslöst.

Wirkungsmechanismus der Hormone am Wirkort

Eigentlicher Wirkungsort der Hormone ist die Zelle und deren Stoffwechsel. Es gibt 3 Wirkungsmechanismen:

- **Permeabilitätsänderungen** der Zellmembran haben Einfluss auf die Aufnahme oder Abgabe von Stoffen.
- **Enzymaktivierungen** führen zum Ingangsetzen bereits vorhandener Enzyme, die dann ihren Stoffwechseleinfluss wahrnehmen.
- **Genaktivierung:** Bestimmte Hormone können im Zellkern auf den Chromosomen liegende Gene aktivieren.

Endokrine Organe
Hypothalamus

Der Hypothalamus ist Sitz übergeordneter vegetativer Zentren, mit folgenden Funktionen:

- Einfluss auf das vegetative Nervensystem (Sympathikus/Parasympathikus),
- durch die Bildung von Releasinghormonen Beeinflussung der Hormonabgabe der Hypophyse.

✚ Hinweis Medizin

Oxytozin wirkt bei der schwangeren Frau auf die Uterusmuskulatur und leitet dadurch Wehen ein.
ADH, das antidiuretische Hormon, wirkt u. A. auf die Sammelrohre der Niere im Sinne eines Schutzes vor überschießenden Wasserverlusten.

Hypophyse

Die Hypophyse liegt in einer Grube des Keilbeins in der Schädelbasis und ist über den Hypophysenstiel mit dem Boden des Zwischenhirns verbunden. Nach dem Hypothalamus ist sie die wichtigste Schaltstelle des hormonalen Gesamtsystems. Sie besteht aus 2 Hauptteilen:

- Hypophysenvorderlappen (Adenohypophyse),
- Hypophysenhinterlappen (Neurohypophyse).

Im Hypophysenhinterlappen werden die beiden im Hypothalamus produzierten Hormone Vasopressin (ADH) zur Beeinflussung des Flüssigkeitsvolumens und der Osmolarität des Harns und Oxytozin mit Wirkung auf die Uterusmuskulatur und die Milchabgabe der Brustdrüse gespeichert.

✚ Hinweis Medizin

Vasopressin kann bei Patienten mit defibrillationsresistentem Kammerflimmern in einer Dosis von 40 I.E. einmalig i.v. alternativ zu Adrenalin verabreicht werden (ILCOR-Leitlinien 2000).

Hormone des Hypophysenvorderlappens

- Glandotrope Hypophysenhormone:
    - **TSH:** das schilddrüsenstimulierende Hormon regt die Hormonproduktion von Trijodthyronin (T_3) und Thyroxin (T_4) an.
    - **ACTH:** das adenokortikotrope Hormon regt Bildung und Ausschüttung von Glukokortikoiden in der Nebennierenrinde an.
    - **FSH:** das follikelstimulierende Hormon steuert die Follikelreifung in den Ovarien und die Samenbildung in den Hoden.
    - **LH:** das luteinisierende Hormon nimmt Einfluss auf den Follikelsprung der Frau und die Testosteronproduktion des Mannes.
    FSH und **LH** werden wegen ihres Einflusses auf die Gonaden (Hoden und Eierstock) auch als gonadotrope Hormone bezeichnet.
- Weitere Hormone des Hypophysenvorderlappens:
    - **STH:** das somatotrope Hormon hat Einfluss auf das Körperwachstum, fördert Proteinsynthese und Knochenaufbau und hemmt die Glukoseverwertung.
    - **MSH:** das melanozytenstimulierende Hormon ist beim Menschen von untergeordneter Bedeutung, fördert aber wohl die Pigmentbildung der Haut.
    - **LTH:** das luteotrope Hormon, auch Prolaktin genannt, fördert die Milchproduktion der weiblichen Brustdrüse.

Epiphyse

Die Epiphyse ist eine pinienzapfenförmige Ausstülpung am Dach des 3. Ventrikels. Die Epiphyse produziert Melatonin, das wohl in erster Linie den Tag-Nacht-Rhythmus und bis zur Pubertät auch die Entwicklung der Keimdrüsen beeinflusst.

Schilddrüse (Glandula thyreoidea)

Die Schilddrüse besteht aus 2 an den Schildknorpel des Kehlkopfes angrenzenden zu beiden Seiten der Luftröhre liegenden ovalen Lappen.

Im Drüsengewebe der Schilddrüse sind die Hormone T_3 und T_4 gebunden. Bei Bedarf werden sie aktiviert und in die Blutbahn abgegeben. Eine ausreichende **Jodzufuhr** ist Voraussetzung für die Hormonproduktion. Bei Jodmangel vergrößert sich die Schilddrüse, es entsteht ein Kropf.

T_3 (Trijodthyronin) und T_4 (Thyroxin) beschleunigen alle oxidativen Stoffwechselvorgänge mit der Folge einer Steigerung des Energiebedarfs. Proteine, Fette und Kohlenhydrate sind durch die Umsatzsteigerung in gleicher Weise betroffen.

Nebenschilddrüse (Glandula parathyreoidea)

Auf beiden Unterseiten der Schilddrüsenlappen liegen jeweils 2 ungefähr linsengroße in die Bindegewebekapsel der Schilddrüse eingeschlossene Drüsen. Die Gesamtzahl kann aber zwischen 2 und 6 schwanken. Wegen ihres histologischen Aufbaus werden sie auch **Epithelkörperchen** genannt.

In den Epithelkörperchen wird Parathormon produziert. Es hat die Aufgabe, durch Förderung der Kalziumresorption im Darm, Hemmung der Phosphatresorption an den Nierentubuli und Förderung des Knochenaufbaus den Kalzium- und Phosphathaushalt zu regulieren.

Nebennieren (Glandulae suprarenales)

Die Nebennieren sitzen als 2 pyramidenförmige Drüsen auf dem oberen Pol der linken und rechten Niere. Man unterscheidet 2 funktionell unterschiedliche Anteile:
- Nebennierenrinde und
- Nebennierenmark.

Nebennierenrindenhormone

In drei histologisch voneinander abgrenzbaren Zonen werden 3 chemisch verwandte (Steroide) aber hinsichtlich ihrer Wirkung unterschiedliche Hormone produziert, die wegen ihres Entstehungsortes in der Nebennierenrinde (Kortex: Rinde) als Kortikoide bezeichnet werden.
- **Glukokortikoide**, in erster Linie Kortisol und Kortikosteron fördern vorrangig den Proteinabbau verbunden mit der Glukoneogenese, d.h. Neubildung von Zuckern aus freigesetzten Aminosäuren.
- **Mineralkortikoide**, in erster Linie das Aldosteron, sind wichtig für die Regulation des Elektrolyt- und Wasserhaushalts.
- **Androgene** haben eine vermännlichende Wirkung. Sie kommen mit deutlich unterschiedlichen Blutspiegeln bei Männern und Frauen vor.

🔁 Hinweis Medizin

In therapeutischer Dosierung wirken die Glukokortikoide entzündungshemmend und antiallergisch. Dies ist häufigste Indikation für die Gabe von Glukokortikoiden als Notfallmedikament.

Nebennierenmarkhormone

Im Nebennierenmark werden Noradrenalin und Adrenalin, die sog. Katecholamine, produziert.
- **Adrenalin** bewirkt über eine Frequenz- und Kontraktilitätssteigerung am Herzen eine Zunahme des Herzminutenvolumens. Es führt zu einer Steigerung der Energieproduktion und zur Steigerung der zentralnervösen Erregbarkeit.
- **Noradrenalin** erhöht hauptsächlich den peripheren Gefäßwiderstand und steigert so den systolischen und diastolischen Blutdruck.

🔁 Hinweis Medizin

Adrenalin (Suprarenin) ist das Katecholamin der ersten Wahl bei der Reanimation. Zusätzlich kann es auch zur Behandlung eines kardialen Pumpversagens indiziert sein.

Bauchspeicheldrüse (Pankreas)

Die 1–2 Mio. Zellen des über das ganze Organsystem Bauchspeicheldrüse verstreuten – zum größten Teil jedoch im Schwanzteil liegenden – **endokrinen** Pankreas werden in ihrer Gesamtheit als Inselorgan bezeichnet bzw. nach ihrem Entdecker Langerhans-Inseln genannt. Hormone des endokrinen Pankreas sind:
- **Insulin:** wird von sog. β-Zellen produziert. Es steigert die Glukoseverwertung, fördert den Transport von Glukose in die Zelle und stimuliert die Glukoseoxidation. Gleichzeitig stimuliert es die Bildung von Glykogen und die Synthese von Proteinen und Lipiden aus Kohlenhydraten.
- **Glukagon:** ist Gegenspieler des Insulins. Es fördert den Abbau von Glykogen in Muskel und Leber und die Fettverbrennung.

Eierstöcke (Ovarien)

Die beiden mandelförmigen Ovarien liegen auf beiden Seiten des kleinen Beckens. Sie produzieren Östrogene, die alle Vorgänge der weiblichen Reproduktion steuern.

Hoden (Testes)

Die beiden Hoden liegen im Skrotum außerhalb der Bauchhöhle, da die Spermienreifung eine tiefere – als die in der Bauchhöhle physiologische – Temperatur erfordert.

Die Hoden produzieren Testosteron, das für die Entwicklung des männlichen Individuums von entscheidender Bedeutung ist.

Allgemeine Notfallmedizin

Vitalfunktionen

Wegen der besonderen Bedeutung der Vitalfunktionen bei der Überlebenssicherung von Notfallpatienten im Rettungsdienst werden Anatomie, Physiologie und Pathophysiologie des respiratorischen und des zirkulatorischen Systems in diesem Kapitel – verbunden mit Hinweisen auf die rettungsdienstliche Praxis – ausführlich dargestellt.

Lernziele

Rettungsassistent und Rettungssanitäter sollen

- Lage und Strukturen der Luftwege beschreiben, die Atemmechanik erklären und die Lage des Atemzentrums aufzeigen,
- die Regulation der Atmung erklären, Atemgrößen benennen und den Gasaustausch in Lunge und Gewebe beschreiben,
- die 7 Störstellen des respiratorischen Systems aufzählen und mit typischen Krankheitsbildern und deren Symptomatik belegen,
- Lage und Funktion des Herz-Kreislauf-Systems und seiner Einzelkomponenten beschreiben und erklären,
- die 6 Störstellen des zirkulatorischen Systems aufzählen und mit typischen Krankheitsbildern und deren Symptomatik belegen,
- die einzelnen Abschnitte des EKG benennen,
- Schockformen aufzählen, pathophysiologische Gemeinsamkeiten aller Schockformen erklären und die Grundprinzipien der Schockbehandlung erläutern,

- einfache Verfahren zum Erkennen von Störungen der Vitalfunktionen und die Wirkungsweise des im Rettungsdienst eingesetzten Monitorings erklären können.

Rettungsassitenten sollen zusätzlich

- die einzelnen EKG-Abschnitte bezeichnen und die zugrundeliegenden Erregungsvorgänge erklären,
- häufige Rhythmusstörungen und typische EKG-Veränderungen beim akuten Myokardinfarkt benennen und ihr EKG-Bild beschreiben können.
- die Messprinzipien der Pulsoxymetrie, der Kapnometire, des EKG und der blutigen arteriellen Druckmessung benennen,
- die Applikationsverfahren von Sensoren und Elektroden erläutern,
- sowie Probleme und Grenzen der Verfahren benennen können.

Rettungsassistenten müssen in der Lage sein,

- die exakte Platzierung aller Elektroden des 12-Kanal-EKG zu beschreiben,
- an Hand eines EKG-Ausdrucks in Grundzügen Herzfrequenz, Rhythmus, den Impulsgeber (Sinusrhythmus?) zu bestimmen und das EKG bei künstlichem Schrittmacher zu beschreiben.

11.1   Atmung, respiratorisches System

11.1.1   Funktionelle Anatomie

1. Obere Luftwege
   a) Nase
   b) Rachen
2. Untere Luftwege
   a) Kehlkopf
   b) Luftröhre
   c) Bronchialbaum
   d) Lungen
3. Mechanisches System
   a) Zwerchfell
   b) Brustmuskeln
   c) Atemhilfsmuskulatur
4. Atemzentrum
   a) Medulla oblongata

> **Obere und untere Luftwege einschließlich des Bronchialbaumes bilden den anatomischen Totraum.**

Obere Luftwege
Nasenraum

Der Nasenraum besteht aus 2 nebeneinander liegenden, durch die Nasenscheidewand (Septum) getrennten Raumsystemen. Sie werden durch die beiden äußeren Nasenöffnungen und am Übergang zum Rachenraum durch die Choanen begrenzt. Während die Septumwände glatt sind, befinden sich an den äußeren Wänden die 3 Nasenmuscheln, von Schwellgewebe umgebene dünne Knochenleisten. Der glatte Boden wird durch den knöchernen Gaumen gebildet. Häufig sind die rechte und linke Nasenhöhle nicht gleich groß und weit, sodass auch ihre Durchgängigkeit unterschiedlich ist. Die Nasenhöhlen haben über feine Gänge Verbindung mit den Nasennebenhöhlen, die größte ist die Kieferhöhle. Zwischen der unteren Muschel und dem Na-

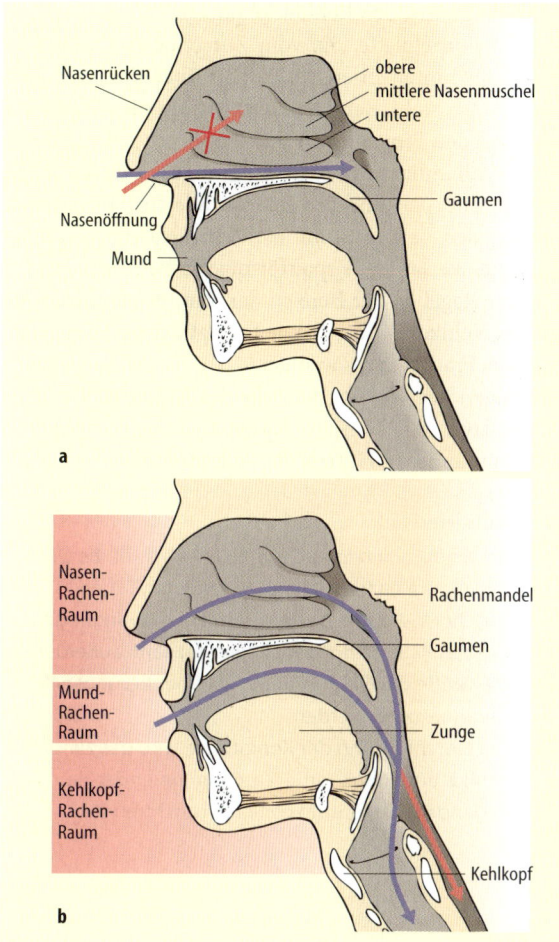

a

b

Abb. 11.1a,b. **Nasen-Rachen-Raum;** a **Einführungsweg von Tuben (rot falsch, blau richtig),** b **Intubationsweg (blau) und Speiseweg (rot, Fehlintubation)**

senboden liegt bei aufrechter Kopfhaltung waagrecht nach hinten verlaufend der untere Nasengang (Abb. 11.1).

Hinweis Medizin

Durch Anheben der Nasenspitze steht die Nasenöffnung senkrecht. Dadurch wird der Zugang zum unteren Nasengang erleichtert.
Absaugschläuche, nasale Rachentuben, die nasal eingeführte Magensonde sowie nasale Trachealtuben können nur auf diese Weise korrekt eingeführt und vorgeschoben werden (Abb. 11.1).
Die Dicke eines Tubus für den nasalen Zugang sollte nicht größer sein als die des kleinen Fingers des Patienten.

Ein **häufiger Fehler** resultiert aus der der Vorstellung, die Durchgängigkeit der Nasenräume sei parallel zum Nasenrücken am größten. Katheter und Tubus werden erfolglos in dieser Richtung vorgeschoben, bleiben an den Muscheln hängen und verursachen Verletzungen, z. T. mit stärkeren Blutungen.

Rachenraum

Hinter Mund- und Nasenhöhle schließt sich der Rachenraum (Pharynx) an. Er reicht von der Schädelbasis bis zum Beginn der Speiseröhrenöffnung. An der Rachenhinterwand liegt die Schleimhaut direkt den Halswirbelkörpern an. Es werden 3 Etagen des Pharynx unterschieden (Abb. 11.1):

- Der **Nasen-Rachen-Raum** reicht von den Choanen bis zum weichen Gaumen. An der Hinterwand vor dem Atlaswulst liegt die Rachenmandel.
- Als **Mund-Rachen-Raum** bezeichnet man den Raum zwischen weichem Gaumen und Kehlkopfeingang. Hier kreuzen sich Luft- und Speisewege. Der Luftweg mündet nach vorn, der Speiseweg zieht nach hinten.
- Der **Kehlkopf-Rachen-Raum** liegt hinter dem Kehlkopf und umfasst den Bereich des Eingangs zur Speiseröhre.

Hinweis Medizin

Die an der Rachenhinterwand gelegene Rachenmandel kann besonders beim Kind das nasale Vorschieben eines Katheters in den Rachenraum erschweren und bei Verletzungen zur Blutungsquelle werden.

Die Luftwege haben eine starke Krümmung von oben hinten aus dem Nasen-Rachen-Raum nach vorn unten zum Kehlkopfeingang. Diese Krümmung ist Ursache für viele Probleme bei der Behandlung respiratorischer Störungen.

Durch Überstrecken des Kopfes nach hinten wird der Kreuzungswinkel je nach Umfang größer oder kleiner. Diese anatomischen Bedingungen sind besonders zu beachten, wenn Katheter oder Tubus in den Rachen, den Ösophagus oder durch den Kehlkopf in die Luftröhre geschoben werden sollen.

Blind nasal (und oral) eingeführte Katheter gleiten bei Überstreckung des Kopfes mit großer Wahrscheinlichkeit in den Kehlkopfbereich, weil sie sich an der Rachenhinterwand abstoßen und nach vorn wenden. Bei starker Beugung des Kopfes – Kinn auf die Brust – passen sich Katheter, Schläuche und Tubus der Krümmung der Rachenhinterwand an und gleiten meist in den Ösophagus.

❗ **Typische durch die Anatomie bedingte Gefahren sind:**
  — **Intubation des Ösophagus durch zu tiefes Einführen eines Nasopharyngealtubus,**
  — **Einstellen der Speiseröhrenöffnung mit dem Laryngoskop und Einführen des Tubus in diese sichtbare Öffnung sowie die**
  — **»schwierige Intubation«: Ableiten des Trachealtubus seiner Form entsprechend von vorn nach hinten in die Speiseröhre. Wird diese Fehllage nicht sofort erkannt, erstickt der nicht spontan atmende Patient.**

Untere Luftwege
Kehlkopf

Der Kehlkopf (Larynx) besteht aus mehreren durch Bändern beweglich verbundenen Knorpeln (☐ Abb. 11.2). Nach oben ist der Kehlkopf durch ein flächenhaftes Band am Zungenbein befestigt. Nach unten schließt sich die Luftröhre an. Der Schildknorpel besteht aus 2 Platten, die meist unter der Haut sichtbar, zumindest aber tastbar in einem spitzen Winkel zusammenlaufen (»Adamsapfel«).

Der Ringknorpel erinnert durch seine Form an einen Siegelring, dessen Siegelplatte speiseröhrenwärts und dessen Reif vorn und seitlich liegt. Unter dem »Adamsapfel« sind Schild- und Ringknorpel durch die Haut tastbar durch ein Band, das Ligamentum conicum, verbunden.

Die Epiglottis, der Kehldeckelknorpel, ist eine spatelförmige Knorpelplatte, die vom Zungengrund von vorn unten nach hinten oben verlaufend über dem Eingang des Kehlkopfs steht. Beim Schluckvorgang verschließt der Kehldeckel den Eingang zum Kehlkopf.

Die Schleimhaut des Kehlkopfs verengt sich auf Höhe des Schildknorpels und bildet seitlich je ein Stimmband. Zwischen den beiden Stimmbändern liegt die von vorn nach hinten verlaufende spaltförmige Stimmritze.

In der Regel ist der Bereich der Stimmritze die engste Stelle des Kehlkopfs. Ihre Länge beträgt beim Mann ca. 2–2,5 cm, bei Frauen etwas weniger.

Dagegen liegt die engste Stelle des Kehlkopfs bei Kindern bis zum 8. Lebensjahr subglottisch, d. h. unterhalb der Stimmbänder in Höhe des Ringknorpels.

🔵 **Hinweis Medizin**
  — Bei Kindern und Erwachsenen gilt aber für die Dicke der zur oralen Intubation verwendeten Tuben in gleicher Weise die Faustregel: Klein- bis Ringfingerdicke des Patienten. Bei Kleinkindern kann außerdem die Größe der Nasenöffnung als Orientierungshilfe herangezogen werden.
  — Zur Durchführung der Koniotomie wird das zwischen Schild- und Ringknorpel ca. 6 mm unter der Haut liegende Ligamentum conicum durchtrennt.

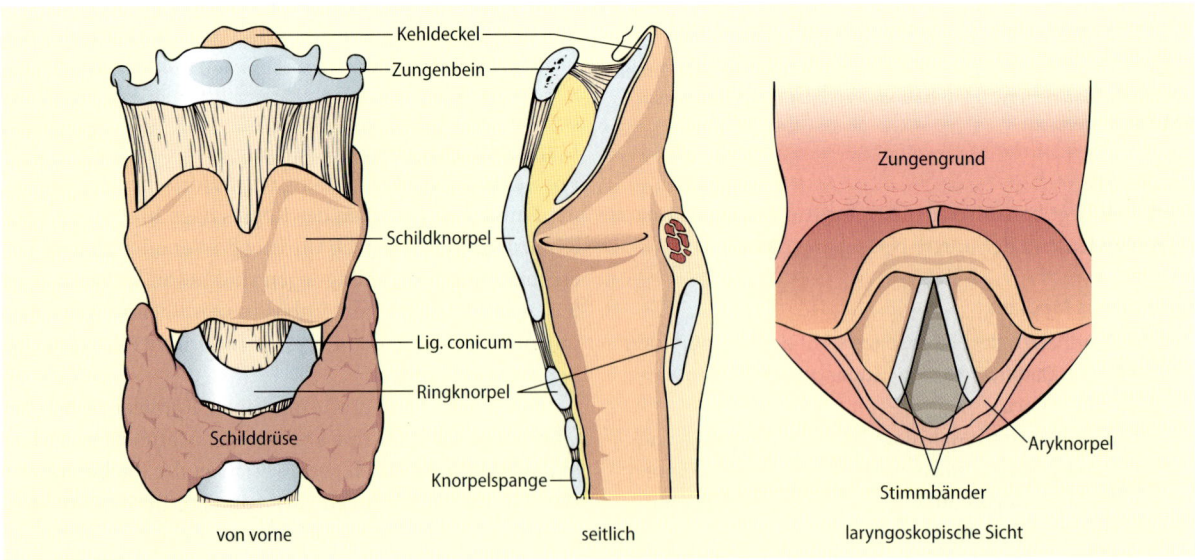

von vorne   seitlich   laryngoskopische Sicht

☐ Abb. 11.2. **Kehlkopf**

Luftröhre

Die Luftröhre (Trachea) schließt sich an den Kehlkopf an und endet an der Aufteilung in den rechten und linken Hauptbronchus. Beim Erwachsenen ist sie 10–15 cm lang. Der Durchmesser beträgt 1,5–3 cm. Sie besteht aus elastischem Gewebe. Durch hufeisenförmige Knorpelspangen sind die Vorderwand und die seitlichen Wände verstärkt. Die Schleimhaut hat ein Flimmerepithel, dessen Flimmerstrom Schleim und Staubteile mundwärts bewegt (■ Abb. 11.3). Die Länge der Strecke von der Stimmritze bis zur Teilungsstelle der Luftröhre (Bifurkation) beträgt

– bei Kindern 3,5–8 cm,
– bei Erwachsenen 10–16 cm.

❶ Diese anatomischen Bedingungen sind zu beachten, um das versehentliche zu tiefe einseitige Einführen eines Luftröhrentubus – typischerweise in den rechten Hauptbronchus – zu vermeiden.

Bronchialbaum

Der Bronchialbaum besteht aus den beiden Luftröhrenästen (Hauptbronchien) und den abzweigenden feineren Verästelungen (Bronchiolen). Der Bau des Bronchus gleicht dem der Trachea (Luftröhre). Knorpelspangen halten die Öffnung offen. Die Bronchioli haben keine Knorpelstützen, ihre Lichtung wird durch Muskelzüge offen ge-

halten, die die Weite der Bronchioli dem Atemstrom anpassen.

Der rechte Hauptbronchus setzt etwa die Richtung der Luftröhre fort, da er steiler nach unten abzweigt. Seine Lichtung ist außerdem größer als die des linken. Der rechte Oberlappenbronchus zweigt bereits nach wenigen Zentimetern ab.

Bei Kindern sind die Bronchusabgänge gleichwinklig. Daher kann es bei Kindern – auch wegen der Kürze der Trachea – leicht zu einer rechts- wie auch linksseitigen endobronchialen Intubation kommen.

✷ Hinweis Medizin
Diese anatomischen Bedingungen sind von Bedeutung für
– die Vermeidung einer einseitigen Intubation,
– das Abhören mit dem Stethoskop (auskultatorische Kontrolle, Auskultation) nach Intubation und
– die Behandlung von Patienten nach Fremdkörperaspiration.

Lunge

Die Lunge (Pulmo) besteht aus dem rechten und dem linken Lungenflügel. Der rechte Lungenflügel setzt sich aus Ober-, Mittel- und Unterlappen zusammen, der linke aus Ober- und Unterlappen. Jeder Lungenflügel liegt durch Unterdruck aufgespannt in einem abgetrennten Raum, der rechte Lungenflügel in der rechten Brustfellhöhle (Pleurahöhle), der linke Lungenflügel in der linken Pleurahöhle. Dazwischen liegt als zusätzlicher abgetrennter Raum das Mittelfell oder Mediastinum.

Die Brustfellhöhlen sind mit dem Rippenfell (Pleura), einer feinen Haut, ausgekleidet, die Lungen sind mit einer entsprechenden Haut, dem Lungenfell, überzogen (■ Abb. 11.4).

Mechanisches System der Atmung

Das Zwerchfell ist eine aktiv und passiv bewegliche, nach oben gewölbte Muskelplatte, die die Brusthöhle vom Bauchraum trennt und eine wichtige Funktion bei der Ein- und Ausatmung erfüllt. Die tiefen Brustmuskeln setzen an verschiedenen Punkten der Rippen an und verlaufen in unterschiedlicher Zugrichtung:

– Einatmung:
  – Rippenheber,
  – äußere Zwischenrippenmuskeln;
– Ausatmung:
  – innere Zwischenrippenmuskeln.

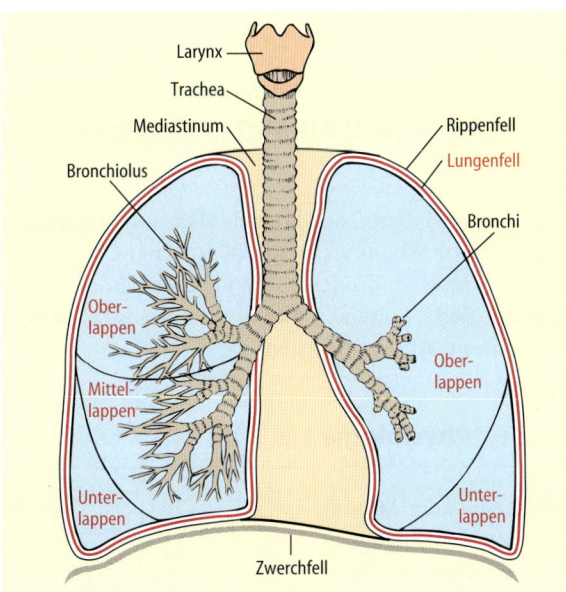

Larynx
Trachea
Mediastinum
Rippenfell
Lungenfell
Bronchiolus
Bronchi
Ober-lappen
Ober-lappen
Mittel-lappen
Unter-lappen
Unter-lappen
Zwerchfell

■ Abb. 11.3. **Trachea, Bronchialbaum, Lunge**

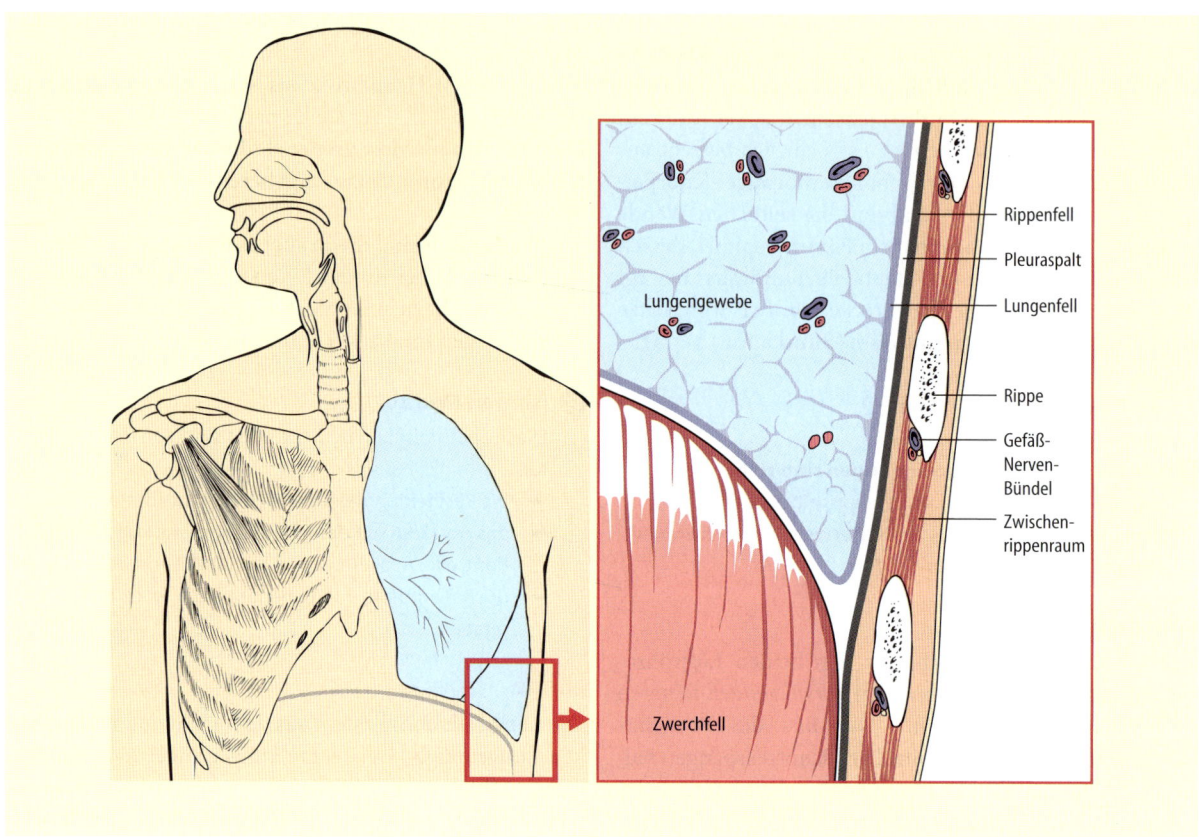

Lungengewebe

Rippenfell

Pleuraspalt

Lungenfell

Rippe

Gefäß-
Nerven-
Bündel

Zwischen-
rippenraum

Zwerchfell

◘ Abb. 11.4. **Brustwand, Pleuraspalt und Lunge**

Verschiedene Muskeln des Schulter-Hals-Bereichs fungieren bei erschwerter Atmung (Dyspnoe) als Atemhilfsmuskulatur.

✚ Hinweis Medizin

Am **Unterrand der Rippen** zieht jeweils ein Gefäß-Nerven-Bündel entlang. Eine Verletzung, insbesondere **Blutungen aus der Zwischenrippenarterie**, wird bei der Anlage einer **Thoraxdrainage** dadurch vermieden, dass nach Präparation einer Rippe die Pleura generell am **Rippenoberrand** durchdrungen werden muss.

Anatomische Lage des Atemzentrums

Das Atemzentrum liegt im verlängerten Rückenmark (Medulla oblongata).

> **Direkte Schädigung des verlängerten Rückenmarks durch Verletzungen führt sofort zum Ausfall der normalen Atmung.**

Durch die besondere Lage können aber auch Blutungen und andere krankhafte Zustände, die zu einer Druckerhöhung im Schädel und/oder Rückenmarkkanal der oberen Halswirbelsäule führen, **indirekt** eine Beeinträchtigung des Atemzentrums verursachen.

11.1.2   Physiologie

1. Mechanik der Atmung
    a) Zwerchfelltätigkeit
    b) Rippenmuskulatur
    c) Atemhilfsmuskulatur

2. Regulation der Atmung
   a) Atemzentrum
   b) Messstellen
   c) Atemreize
3. Atemgrößen
   a) Lungenvolumina
   b) Atemvolumina
4. Gasaustausch
   a) in der Lunge
   b) im Gewebe

Das respiratorische System lässt sich aufteilen in das gasleitende und das gasaustauschende System.

> ❯ **Das gasleitende System beschreibt die oberen – Nase, Rachen – und unteren – Kehlkopf, Luftröhre, Bronchialsystem – Luftwege.**

Wegen der fehlenden Möglichkeit des Gasaustausches nennt man das gasleitende System auch Totraum. Der Totraum beträgt ca. 2 ml/kgKG, beim 75 kg schweren Erwachsenen ca. 150 ml.

> ❯ **Das gasaustauschende System umfasst die Gesamtheit aller Alveolen und hat beim Erwachsenen ein Oberfläche von ca. 100 m².**

Die Aufnahme von Sauerstoff (O_2) zur Verbrennung der Nahrungsstoffe in den Geweben und die Abgabe des dabei entstandenen Kohlendioxids (CO_2) und des Wassers (H_2O) bezeichnen wir als Atmung.

Äußere Atmung. Austausch von O_2 und CO_2 zwischen Blut und Außenluft in der Lunge wird äußere Atmung genannt.

Innere Atmung. Austausch von O_2 und CO_2 zwischen Blut und Zelle wird als innere Atmung bezeichnet.

Neben den zahlenmäßig überwiegenden Störungen der äußeren Atmung können seltener und meist schwerer erkennbar, z. B. durch Vergiftungen, Störungen der inneren Atmung auftreten.

Mechanik der Atmung

Die beiden Phasen der Atmung
- Einatmung (Inspiration) und
- Ausatmung (Exspiration)

werden durch Vergrößerung und Verkleinerung des Rauminhalts der rechten und linken Pleurahöhle hervorgerufen.

Zwei muskuläre Vorgänge bestimmen das Ausmaß der Volumenänderung und damit die Größe des Atemzugs (❏ Abb. 11.5):
- Zwerchfelltätigkeit
  Das Zwerchfell, der wichtigste Atemmuskel, spannt sich bei der Einatmung an, flacht seine Wölbung ab und senkt sich dabei. Bei der Ausatmung entspannt sich das Zwerchfell und wölbt sich nach oben.
- Rippenmuskulatur
  Die Rippenheber und die äußeren Zwischenrippenmuskeln spannen sich bei der Einatmung, heben die Rippen an und vergrößern so den Querdurchmesser des Brustkorbs. Sie entspannen sich bei der Ausatmung.
  Der Unterdruck im Pleuraraum beträgt:
- bei Inspiration 6–8 cm H_2O (1 cm H_2O = 98,06 Pa),
- bei Exspiration 3–5 cm H_2O.

Die beiden Lungenflügel sind durch den zwischen Lungen- und Rippenfell herrschenden Unterdruck in der Pleurahöhle beweglich aufgespannt, während in den Lungenflügeln ein ständiger elastischer Zug in Richtung Lungenwurzel besteht. Bei Vergrößerung der Pleurahöhle durch Bewegungen des Zwerchfells und der Brustmuskulatur nimmt der Unterdruck zu, die Lunge wird passiv weiter ausgedehnt, dadurch wird der Rauminhalt in der Lunge größer, und Luft wird eingesogen (❏ Abb. 11.6).

> ❯ **Die Inspiration erfordert aktive Muskelarbeit, die Exspiration des Gesunden erfolgt weitgehend passiv ohne Kraftaufwand.**

Bei allen Beatmungsverfahren im Rettungsdienst wird die Einatmung künstlich durch Druck von außen über die Luftwege ersetzt oder unterstützt, die Ausatmung erfolgt passiv ohne Atemhilfe.

🛈 Hinweis Medizin

Der im Pleuraspalt bestehende Unterdruck ist Voraussetzung für eine funktionierende Atemmechanik. Der Wegfall des Unterdrucks durch eindringende Luft führt zum Zusammenziehen des Lungenflügels der betroffenen Seite. Eine durch Verletzungen oder Erkrankungen bedingte Luftansammlung im Brustkorb nennt man Pneumothorax.

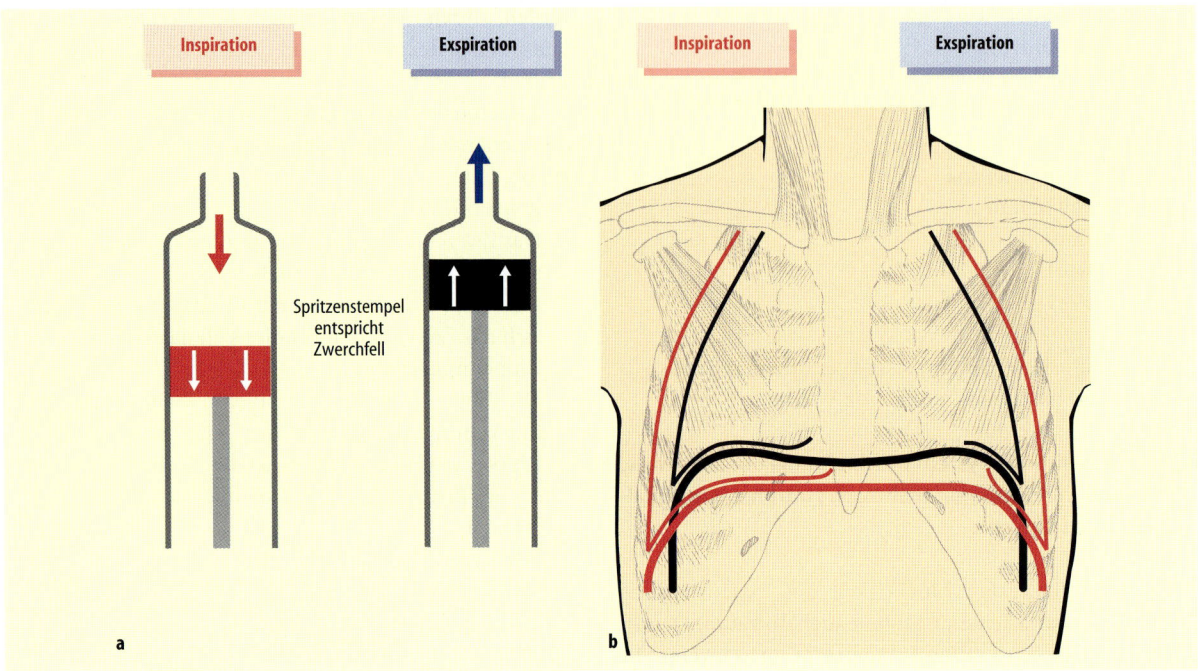

🔲 Abb. 11.5a,b. **Mechanik der Atmung; a** Zwerchfellfunktion dargestellt am Spritzenmodell, **b** Heben der Rippenbögen

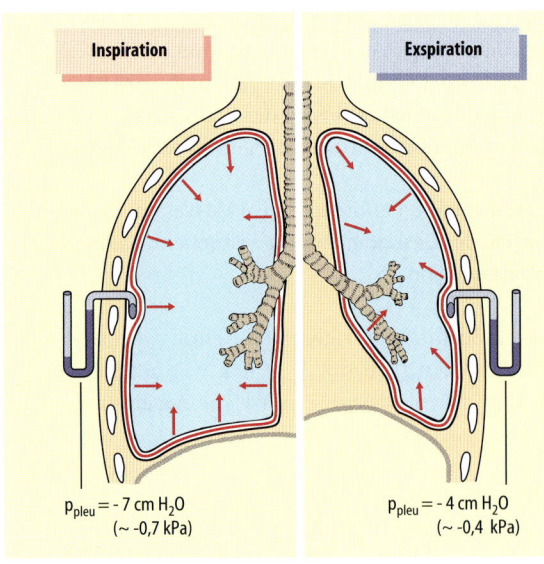

🔲 Abb. 11.6. **Pleuraler Unterdruck**

Die Atemhilfsmuskulatur, von Schultergürtel, Kopf und Hals zum Brustkorb ziehende Muskelgruppen, wird nur bei Störungen des respiratorischen Systems, z. B. dem Asthma bronchiale, eingesetzt.

Regulation der Atmung

Bereiche des Stammhirns und der Medulla oblongata sind entscheidende Steuerzentralen für die Atmung. Jeweils eine Region ist für die Inspiration, eine andere für die Exspiration zuständig. Nach schwerer Schädigung des Gehirns oberhalb der Medulla oblongata tritt häufig eine »Schnappatmung« ein, die aber wegen der zu niedrigen Atemfrequenz für ein Überleben nicht ausreicht.

Das Atemzentrum reagiert direkt oder indirekt über »Messstellen« auf Veränderungen

— des CO_2-Drucks,
— des O_2-Drucks,
— des Säurewerts (pH-Wert) im Blut.

Als Messstellen, die Veränderungen der oben angeführten Größen an das Atemzentrum weitermelden, fungieren »Fühler«:

im Bereich einer Gabelung der Kopfschlagader (Glomus caroticum) und

im Bogen der großen Körperschlagader.

Ein Abfall des O_2-Drucks im Blut führt zu einer Zunahme
von Atemfrequenz und -tiefe, der Einfluss von O_2-Druck-
änderungen auf das Atemzentrum ist aber – unter normalen Bedingungen – relativ gering. Bei krankhaften Veränderungen des respiratorischen Systems, die eine dauernde
Erhöhung des CO_2-Drucks weit über den Normalwert hinaus verursachen (chronische Lungenerkrankungen), erfolgt die Atemsteuerung allerdings bei manchen Patienten
über O_2-Druckveränderungen (■ Abb. 11.7).

Den Einfluss von CO_2-Druck und pH-Wert auf die
Atemtätigkeit ist ebenso wie die maximale Steigerung des
Atemvolumens durch CO_2-Zunahme, pH- und O_2-Abfall
in ■ Abb. 11.7 dargestellt.

Reflexbögen, die den Funktionszustand des Lungengewebes und der Atemmuskulatur registrieren, beeinflussen zusätzlich die Atemtätigkeit.

Beispiel: Dehnung des Lungengewebes bei der Inspiration führt zur Hemmung des Inspirationszentrums.

Starke Hyperventilation, z. B. vor Tauchversuchen,
führt nicht – wie meist angenommen wird – zu einer
entscheidenden Verbesserung der O_2-Reserven, sondern nur zu einem »Abrauchen« des CO_2. Die nachfolgende Atemanhaltephase wird über verspätet einsetzende
Atemreize verlängert. Dies ist aber als »Betrug« des Atemzentrums zu sehen, denn schon vor dem Einsetzen der
Atemreize durch CO_2-Anstieg auf Normalwerte kann ein
schwerer O_2-Mangel vorliegen.

Auf die Gefährdung der Atmung bei Verletzungen
und/oder Druckerhöhung in Schädel und Rückenmark
der oberen Halswirbelsäule wurde in ▶ Abschn. 11.1.1
(Atemzentrum) hingewiesen.

Atemgrößen
Lungenvolumina

Der Gasgehalt der Lunge besteht aus einem mobilisier-
baren, d. h. durch direkte Messung der Atemzüge mess-
baren Anteil und einer kleineren Gasmenge, die am Ende einer maximalen Exspiration in der Lunge verbleibt
(■ Abb. 11.8).

Atemzugvolumen (AZV):
das pro Atemzug eingeatmete Luftvolumen.

Vitalkapazität (VK):
die Luftmenge, die nach einer maximalen Inspiration
maximal ausgeatmet werden kann.

Inspiratorisches Reservevolumen (IRV):
die Luftmenge, die am Ende einer normalen Inspiration noch zusätzlich eingeatmet werden kann.

Exspiratorisches Reservevolumen (ERV):
die Luftmenge, die nach normaler Exspiration zusätzlich ausgeatmet werden kann.

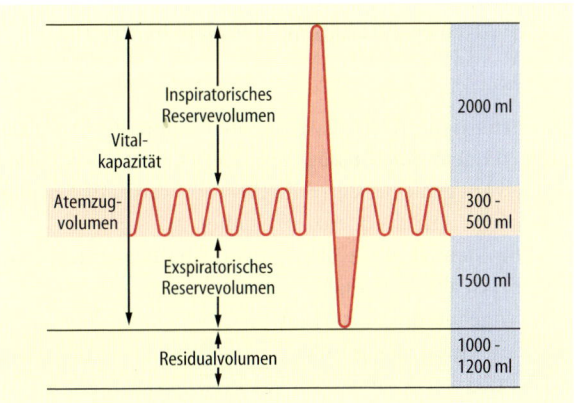

■ Abb. 11.8. **Atemgrößen**

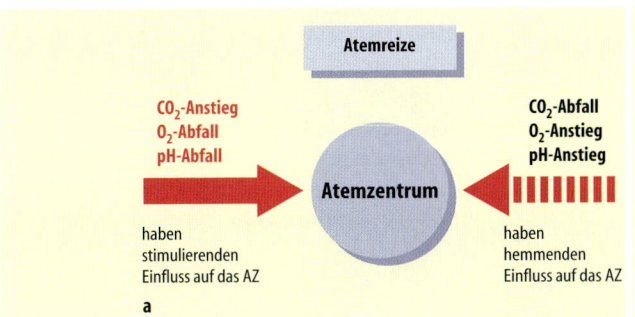
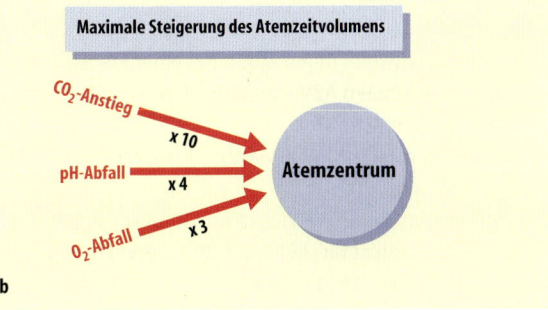

■ Abb. 11.7a,b. **Atemzentrum;** a Atemreize, b maximale Steigerung des Atemzeitvolumens

— Residualvolumen (RV):
nach maximaler Exspiration in der Lunge verbleibendes Volumen.

Atemvolumina

Wichtiger als die zuvor dargestellten statischen Lungenvolumina sind verschiedene Messgrößen der Atmung.

— Atemminutenvolumen (AMV):
ergibt sich aus der Multiplikation von Atemzugvolumen (AZV) und Atemfrequenz (AF)
AZV × AF = AMV.

— Totraumventilation (TRV):
die Luftmenge, die bei der Einatmung im gasleitenden System bleibt und – ohne am Gasaustausch teilgenommen zu haben – ausgeatmet wird;
Schätzregel: 2 ml/kgKG (ca. 150 ml beim 75 kg schweren Erwachsenen).

— Alveoläre Ventilation (AV):
Für ein ausreichendes O_2-Angebot an den Organismus und den normalen Abtransport des in der Lunge anfallenden CO_2 entscheidet nur **die** Luftmenge, die die Alveolen durchströmt (alveoläre Ventilation),
AV = [AZV–TRV]×AF.

Das gemessene AMV lässt nur in Kombination mit der Atemfrequenz eine Aussage über die alveoläre Ventilation zu, da vom gemessenen AMV die Totraumventilation pro Atemzug × Atemfrequenz abzuziehen ist.

Die Atemfrequenz (Anzahl von Atemzügen pro Zeiteinheit) ist altersabhängig:

— Neugeborene: 40–50/min
— Kleinkinder: 30–40/min
— Kinder: 20–30/min
— Jugendliche: 16–20/min
— Erwachsene: 14–18/min

🔧 Hinweis Medizin

Beispiel 1
Ein 70 kg schwerer Mann atmet mit einer Frequenz von 30/min und einem AZV vom 200 ml. Wie groß ist die alveoläre Ventilation?
Atemminumtenvolumen (AMV): 200 ml×30/min = 6000 ml/min.
Totraumventilation (TRV): 140 ml×30/min = 4200 ml/min.
Alveoläre Ventilation (AV): AMV–TRV = 6000 ml/min – 4200 ml/min= 1800 ml/min.

Die alveoläre Ventilation beträgt 1800 ml/min, damit liegt eine schwere Minderbelüftung des gasaustauschenden Systems vor.
Beispiel 2
Ein 80 kg schwerer Mann atmet mit einer Frequenz von 12/min und einem AZV vom 600 ml. Wie groß ist die alveoläre Ventilation?
Atemminumtenvolumen (AMV): 600 ml×12/min = 7200 ml/min.
Totraumventilation (TRV): 160 ml×12/min = 1920 ml/min.
Alveoläre Ventilation (AV): AMV–TRV = 7200 ml/min – 1920 ml/min= 5280 ml/min.
Die alveoläre Ventilation von 5280 ml/min dieses Patienten ist ausreichend.

Letztlich bestimmt der unterschiedliche O_2-Bedarf bei unterschiedlichen Leistungen des Organismus die Atemtätigkeit und damit das erforderliche Atemminutenvolumen (■ Abb. 11.9).

> ❯ Auch eine Totraumatmung, bei der die entsprechende Luftmenge (2 ml/kgKG) nur im gasleitenden System strömt und die Alveolen als gasaustauschendes System nicht mehr belüftet werden, ist häufig – sogar am bekleideten Patienten – als »Atmung« erkennbar. Diese »Atmung« ohne Gasaustausch in den Alveolen ist in ihrer Wirkungslosigkeit für die O_2-Versorgung des Organismus dem kompletten Atemstillstand gleichzusetzen.

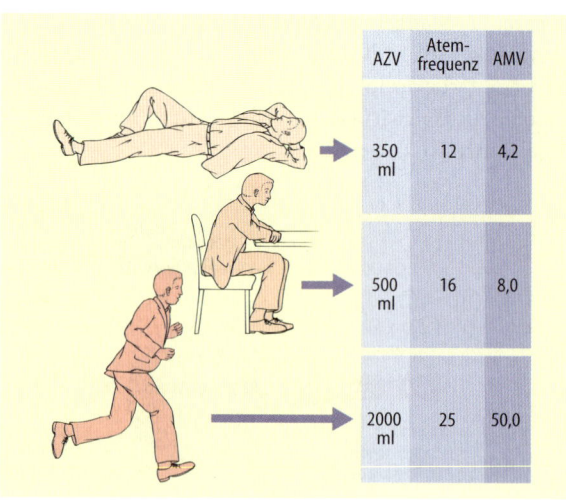

AZV	Atem-frequenz	AMV
350 ml	12	4,2
500 ml	16	8,0
2000 ml	25	50,0

■ Abb. 11.9. **Anpassung der Atmung an unterschiedlichen O_2-Bedarf**

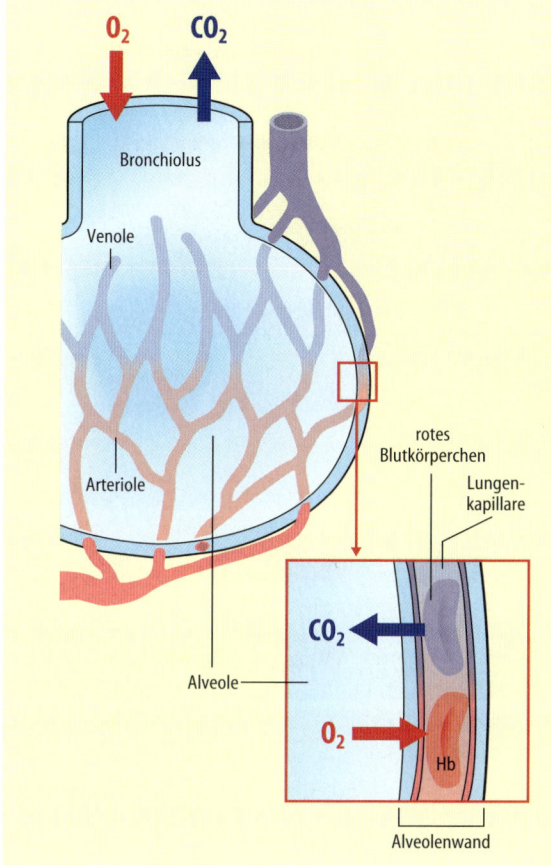

Abb. 11.10. **Gasaustausch in der Lunge**

Gasaustausch in der Lunge und im Gewebe
Gasaustausch in der Lunge – Endphase der »äußeren Atmung«

Der durch die Atmung in die Alveolen beförderte Sauerstoff geht durch
- die Alveolenwand,
- die Wand der Lungenkapillaren,
- den Plasmarandstrom im Gefäß zu
- den roten Blutkörperchen,

mit deren Hämoglobin (Hb) er sich zu Oxyhämoglobin verbindet.

Für diesen Gasaustausch zwischen Alveolen und Lungenkapillarblut steht nur eine Zeit von ca. 0,2–0,3 s zur Verfügung, die bei Gesunden für diesen Vorgang ausreicht (◘ Abb. 11.10).

> Alle krankhaften Vorgänge, Entzündungen, Wasseransammlungen, Gefäßveränderungen etc., die in der Lunge die Diffusionsstrecke (Übertrittstelle für O_2 und CO_2) vergrößern, verursachen Störungen des Gasaustausches.

Gasaustausch im Gewebe – »innere Atmung«

Das arterielle Blut liefert Sauerstoff an die Zelle, die Zelle gibt das durch die Verbrennungsvorgänge entstandene CO_2 an die roten Blutkörperchen ab (◘ Abb. 11.11).

Es gibt Gifte (sog. Zellgifte, z.B. Blausäure) die den komplizierten Vorgang des Gasaustausches an der Zelle stören und dadurch die »innere Atmung« beeinträchtigen oder unterbrechen.

11.1.3 Pathophysiologie

Störungen des respiratorischen Systems können an verschiedenen in ◘ Abb. 11.12 dargestellten Bereichen einsetzen.

Die von einer Störsstelle ausgehende Beeinträchtigung des respiratorischen Systems greift je nach Schwere auf alle anderen Bereiche der Atmung über und führt damit – auch durch Beeinflussung der Vitalfunktion Kreislauf – zur Lebensbedrohung.

> Unzureichende O_2-Versorgung von Geweben wird durch Zyanose erkennbar.

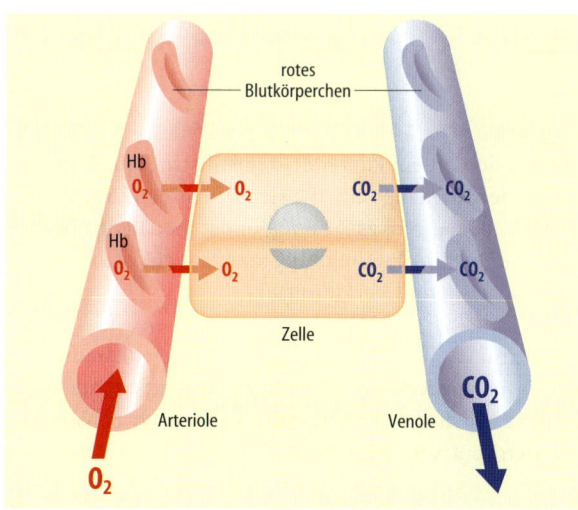

Abb. 11.11. **Innere Atmung**

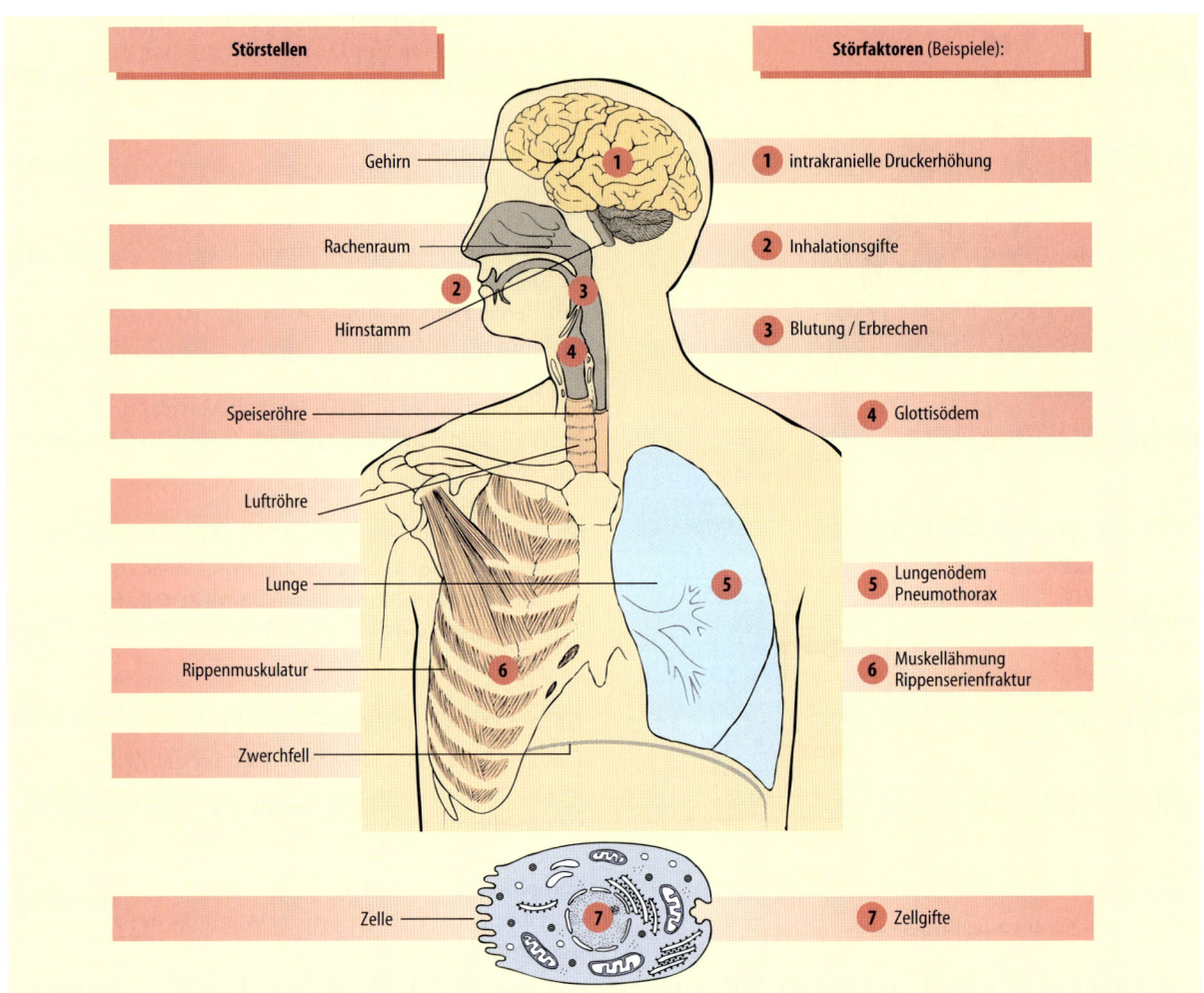

Störstellen		Störfaktoren (Beispiele):
Gehirn	1	1 intrakranielle Druckerhöhung
Rachenraum	2	2 Inhalationsgifte
Hirnstamm	3	3 Blutung / Erbrechen
	4	4 Glottisödem
Speiseröhre		
Luftröhre		
Lunge	5	5 Lungenödem Pneumothorax
Rippenmuskulatur	6	6 Muskellähmung Rippenserienfraktur
Zwerchfell		
Zelle	7	7 Zellgifte

🔻 Abb. 11.12. **Störstellen des respiratorischen Systems**

Atemzentrum
Normale Funktion
Das Atemzentrum sendet – angepasst an die jeweiligen Bedürfnisse – rhythmische Impulse aus, die normale Atembewegungen auslösen.

Gestörte Funktion
Typische Beispiele einer gestörten Atemfunktion sind in 🔻 Abb. 11.13 dargestellt.

Cheyne-Stokes-Atmung. Periodisches An- und Abschwellen der Atemtiefe und des Abstands der einzelnen Atemzüge voneinander. An die flachsten Atemzüge

schließt sich oft ein kürzerer Atemstillstand an, dann setzen wieder Atemzüge ein, die sich zunehmend vertiefen.

Die Cheyne-Stokes-Atmung findet man häufig bei ungenügender Hirndurchblutung durch Gefäßsklerose, bei Schlaganfällen und Vergiftungen.

Biot-Atmung. Zwischen regelmäßigen tiefen Atemzügen kommt es wiederkehrend zu kurz dauernden Atemstillständen. Auch die Biot-Atmung kann nach Schädigung des Atemzentrums auftreten.

Kußmaul-Atmung. Bei der großen Kußmaul-Atmung sieht man auffallend tiefe, regelmäßige Atemzüge. Diese

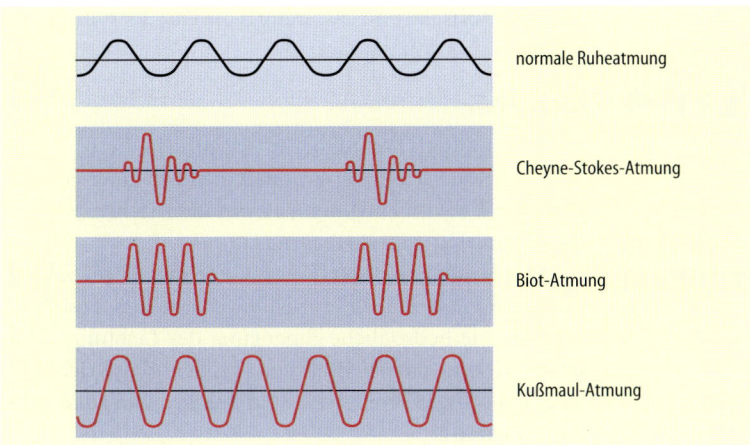

■ Abb. 11.13. **Normale und krankhafte Atmungsformen**

Form der Atmung setzt bei verstärktem Anfall von Säuren im Zellstoffwechsel ein. Sie gilt als besonders typisch für das diabetische Koma mit schwerer Azidose.

Atemgase
Normalbedingungen

Unter normalen Bedingungen findet man eine typische Verteilung der verschiedenen Gase in der Ein- und Ausatemluft (Werte gelten für Meereshöhe):

Einatemluft [Vol.-%]	Gas	Ausatemluft [Vol.-%]
78	Stickstoff	78
21	Sauerstoff	17
1	Edelgase	1
0,03	Kohlendioxid	4

⊕ Hinweis Medizin

Auch die Ausatemluft, die sich durch ihren niedrigeren O_2-Anteil und den höheren CO_2-Anteil von der normalen Einatmungsluft unterscheidet, ist notfalls für eine Beatmung geeignet, da der O_2-Anteil von rund 16 Vol.-% ausreicht, um praktisch normale O_2-Sättigungswerte beim Beatmeten zu erreichen, ohne wesentlichen Anstieg des CO_2-Drucks!

Störungen

Störungen, die von einer Veränderung der Einatemluft ausgehen, können im Wesentlichen 2 Ursachen haben:

– Herabsetzung des O_2-Anteils,
  Beispiel: CO_2 ist schwerer als Sauerstoff und verdrängt bei höherer Konzentration den Sauerstoff nach »oben«. Ist in der umgebenden Luft keine ausreichende O_2-Konzentration vorhanden, droht – trotz tiefer Atemzüge – Erstickung.
– Zumischung von Giftgasen,
  Beispiel: CO (Kohlenmonoxid) führt auch bei normalem O_2-Anteil in der Einatemluft zur Vergiftung, da es den in der Lunge verfügbaren Sauerstoff in seiner Bindung an das Hämoglobin hindert bzw. den Sauerstoff aus einer Bindung an das Hämoglobin verdrängt.

Bei Rauchvergiftungen, Vergiftungen durch Erdgas etc. handelt es sich häufig um Gasgemische unterschiedlicher Zusammensetzung. Unter diesen Umständen sind die Vorgänge komplizierter, da sich verschiedene Störungen überlagern können.

❯
CO_2-Erstickung ist an der Blaufärbung von Haut und Schleimhäuten zu erkennen. Der Patient leidet bzw. litt an dem Erstickungsvorgang.
Bei CO-Vergiftungen entwickelt sich keine Zyanose.

Häufig ist die Ursache der Lebensgefährdung nur indirekt über eine Wertung des gesamten Unfallhergangs und der örtlichen Situation möglich.

✚ Praxistipp

Bei Gasvergiftungsunfällen ist sofort bei Entgegennahme der Notfallmeldung zu bedenken, dass als

Selbstschutzmaßnahme in der Regel die Einschaltung technischer Rettungsdienste mit Atemschutzgeräten erforderlich ist.

Rachenraum
Normalbedingungen

Der Durchmesser des Rachens ist normalerweise für eine ungestörte, fast geräuschlose inspiratorische und exspiratorische Durchströmung des erforderlichen Atemgases ausreichend.

Störungen

Störungen der Durchgängigkeit des Rachenraums haben im Wesentlichen 2 Ursachen:
- Verlegung durch den zurückfallenden Zungengrund (◻ Abb. 18.1):
  Bei Bewusstlosen, die auf dem Rücken liegen, sinkt wegen des Nachlassens der Muskelspannung der Unterkiefer mit der Zunge nach hinten. Je nach Tiefe der Bewusstlosigkeit blockiert der Zungengrund die Atemwege vollständig oder unvollständig.
- Verlegung durch Blut, Erbrochenes oder Fremdkörper:
  Während Blut im Rachenraum dessen Durchgängigkeit in der Regel nur behindert, können Erbrochenes und Fremdkörper, je nach Festigkeit und Teilchengröße, eine komplette Verlegung verursachen.

❯ **Bei inkompletter Verlegung weisen ein hörbar auffälliges Atemgeräusch und ruckartig veränderte Atembewegungen auf eine Störung hin. Eine Verlegung durch den Zungengrund bewirkt ein schlürfendes, schnarchendes, ungleichmäßiges Atemgeräusch; bei Blut- oder Schleimverlegung Gurgeln, klingende, grobblasige Rasselgeräusche.**
Zu Beginn der kompletten Verlegung kommt es zu verstärkten (durch CO_2-Anstieg und O_2-Mangel ausgelöst), ruckartigen Brustkorb- und Bauchdeckenbewegungen mit zunehmender Frequenz. Ein- und Ausatmung sind weder hör- noch fühlbar. Im Verlauf kommt es zur Zyanose von Haut und Schleimhäuten → Nachlassen der Tiefe der Atembewegungen → Atem- und Kreislaufstillstand.

Kehlkopf
Normalbedingungen

Die Durchgängigkeit von Stimmritze und Kehlkopf ermöglicht normalerweise eine ungestörte, fast geräuschlo-se inspiratorische und exspiratorische Durchströmung der erforderlichen Atemgase.

Störungen

Störungen durch Fremdkörperverlegung in dieser Region unterscheiden sich nicht grundsätzlich von einer entsprechenden Beeinträchtigung des respiratorischen Systems durch Verlegung im Rachenraum.

Der Kehlkopf ist der Eingang zur Luftröhre. Schwellungen im Bereich einer Röhre verursachen besonders schnell eine bedrohliche Einengung der Lichtung. Ähnliche Wirkung haben Blutungen in den Halsweichteilen oder ein starker Kropf, wenn die Trachea von außen eingeengt wird.

❯ **Es kommt zu einem pfeifenden Atemgeräusch (Stridor), das inspiratorisch und exspiratorisch gleich stark sein kann. Je nach Ursache und Lokalisation der Enge kann aber auch nur eine Phase der Atmung betroffen sein.**

Lunge
Normalbewegungen

Die gesunde Lunge ist auch bei stärkster körperlicher Leistung in der Lage, durch ausgewogene Beziehungen zwischen Belüftung, Durchblutung und Diffusion in den verschiedenen Lungenabschnitten die arteriellen Blutgaswerte für O_2 und CO_2 im Normbereich zu halten.

Störungen

Störungen können die Belüftung, die Lungendurchblutung und die Diffusion betreffen.

❯ **Störungen der Lungenfunktion sind an einer Zyanose von Haut und Schleimhäuten, häufig an zusätzlich vorhandenen krankhaften Atemgeräuschen, erschwerter Atmung und über eine Beurteilung der Gesamtsituation (Unruhe, Luftnot) zu erkennen.**

Belüftung

Beim **Peumothorax** hat sich der betroffene Lungenflügel in Richtung Lungenwurzel zusammengezogen, bei Ausdehnung des Brustkorbs strömt nur noch wenig Luft in die Alveolen der betroffenen Seite, da nach dem Wegfall des negativen Drucks im Pleuraspalt die Lunge nicht mehr den Brustkorbbewegungen folgen kann (▶ Kap. 30.5, ◻ Abb. 30.15).

Bei **Asthma bronchiale** kommt es in den Bronchialästen zu einer Erhöhung des Strömungswiderstands für die Atemluft. Besonders die Ausatmung ist erschwert (► Kap. 22.1).

Lungendurchblutung

Bei einer Lungenembolie werden belüftete Lungen Abschnitte nicht mehr durchblutet, da die den betroffenen Lungen Abschnitt versorgende Lungenarterie durch einen Embolus verschlossen ist. (► Kap. 22.5)

Diffusion

Bei entzündlich verdickten Alveolarwänden aufgrund einer **Lungenentzündung** (Pneumonie) ist die Diffusion der Gase O_2 und CO_2 aus den Alveolen in das Blut oder umgekehrt erschwert.

Bei einem Lungenödem müssen die Atemgase einen Flüssigkeits- bzw. Schaumfilm durchdringen, die Diffusionsstrecke wird verlängert (► Kap. 22.4).

Thoraxwand und Zwerchfell
Normalbedingungen

Durch rhythmisches Heben und Senken des knöchernen Brustkorbs und Tiefer- und Höhertreten des Zwerchfells wird die durch Unterdruck in den Pleurahöhlen aufgespannte Lunge bei der Einatmung weiter ausgedehnt, bei der Ausatmung zieht sie sich zusammen, Atemluft strömt ein bzw. aus.

Störungen

Störungen der Atemmechanik werden durch Verletzungen oder Erkrankungen am knöchernen oder muskulären System der Atemmechanik ausgelöst.

Bei **Rippenserienfrakturen** kann paradoxe Atmung einsetzen, wenn sich die betroffene Brustkorbseite bei der Einatmung einzieht und bei der Ausatmung ausdehnt. Die sich normalerweise bei der Einatmung ausdehnende Brustkorbseite wird bei Instabilität des knöchernen Systems durch die elastische Spannung der Lunge nach innen gezogen → das Atemzugvolumen nimmt ab.

Eine zu **starke Kopftieflage**, die gelegentlich von Unerfahrenen als Schocklage vorgenommen wird, führt infolge des Drucks der Baucheingeweide auf das Zwerchfell bei geschwächten Patienten zu einer Behinderung der Einatmung, da die Zwerchfellbeweglichkeit eingeschränkt wird.

Innere Atmung
Normalbedingungen

Der an das Hämoglobin der Erythrozyten gebundene Sauerstoff wird in der Zelle durch komplizierte chemische Vorgänge als »Betriebsmittel« für den Zellstoffwechsel (Verbrennung von Eiweiß, Kohlenhydraten und Fett) verbraucht.

Störungen

Störungen der inneren Atmung können durch Gifte ausgelöst werden, die:

- die Bindung des O_2 an das Transportmittel Hämoglobin erschweren bzw. verhindern, z. B. CO;
- die Ausnutzung des arteriell zugeführten O_2 im Gewebe verhindern, z. B. Blausäure;
- das Transportmittel Hämoglobin verändern oder zerstören, z. B. Methämoglobinbildner Nitrit, Nitrobenzol.

Störungen der inneren Atmung sind z. T. nur schwer erkennbar.

Bei **Kohlenmonoxidvergiftung** entwickelt sich häufig eine rosige Farbe von Haut und Schleimhäuten. (► Kap. 36.7)

Bei **Blausäurevergiftung** findet man zuerst eine rosige Hautfarbe und erst später eine Zyanose.

Bei Giften, die zu einer **Methämoglobinbildung** führen, wird in der Regel eine besondere grau-braune Zyanose feststellbar.

Zyanose
Normale Hautfarbe

Der Gesamtanteil des Hämoglobins im Blut beträgt ca. 16 g% (1 g%×0,6206 = mmol/l). Solange mehr als 10 g% Hämoglobin im Gewebe mit Sauerstoff beladen sind, ist die Haut rosig.

Die Zyanose der Haut durch O_2-Abgabe im Gewebe ist besonders früh an den Schleimhäuten, Lippen und der Zunge, an den Ohrläppchen, an der Nasenspitze und am Nagelbett erkennbar.

Wenn mehr als 10 g% Hämoglobin ihren Sauerstoff abgegeben haben, entwickelt sich eine schwere, auch an der übrigen Haut erkennbare Zyanose. Unter diesen Umständen ist ein echter O_2-Mangel im Gewebe zu vermuten.

Zwei wichtige Entstehungsursachen sind zu unterscheiden:

1. Zentrale oder arterielle Zyanose:
Bereits das von der Lunge über das linke Herz in den Kreislauf gepumpte arterielle Blut enthält vermehrt reduziertes Hämoglobin, hervorgerufen durch Störungen der äußeren Atmung.
Wertung: Bedrohliche Atemstörung, O_2-Mangel gefährdet auch die Vitalfunktion Kreislauf!

2. Periphere oder Ausschöpfungszyanose:
Bei einer allgemeinen oder lokalisierten, die Körperperipherie betreffenden, verminderten und/oder verlangsamten Durchströmung der Kapillaren werden weniger rote Blutkörperchen durch das Gewebe gepumpt. Diese wenigen roten Blutkörperchen müssen nun vermehrt ihren Sauerstoff abgeben, um die Gewebszellen zu versorgen.
Wertung: Je nach Ursache, z. B. nach Bad in kaltem Wasser, ungefährlich.

Bei schwerem Kreislaufversagen überlagern sich die zentrale und periphere Zyanose. Unter diesen Umständen besteht akute Lebensgefahr!

> ● **Die zentrale oder arterielle Zyanose und die periphere Ausschöpfungszyanose lassen sich durch Betrachtung des Patienten allein nicht voneinander abgrenzen. In Zweifelsfällen ist daher stets eine zentrale Zyanose anzunehmen und zu beatmen!**
> **Nach Blutverlusten, die zu einer Verdünnung des Blutes mit einem Hämoglobingehalt <8 g% (16 g% =Norm) führen, tritt auch bei schwerstem O_2-Mangel – wegen des zu geringen Anteils an Blutfarbstoff – keine Zyanose auf!**

Daher ist für eine sichere Beurteilung der respiratorischen Vitalfunktion heute die universelle Verfügbarkeit der Pulsoxymetrie im Rettungsdienst anzustreben (▶ S. 268).

Das Ausbleiben einer Zyanose nach Blutverlusten ist daher kein verlässliches Zeichen für ausreichende O_2-Versorgung!

> ● **Zyanose spricht nur für O_2-Mangel; es gibt keine sicheren Zeichen, die am Aussehen des Patienten eine Erhöhung des CO_2-Drucks im Blut erkennen lassen!**

Die Höhe des (endexspiratorischen) CO_2-Partialdrucks lässt sich nur durch die Kapnometrie bei intubierten Patienten korrekt bestimmen. Kapnometer werden zunehmend auch im Rettungsdienst eingesetzt (▶ S. 270).

11.1.4   Erkennen von Störungen

Unter normalen Bedingungen gibt eine Kombination von Sinneswahrnehmungen Aufschluss über den Funktionszustand des respiratorischen Systems. Die Überprüfung der Atmung erfolgt durch

1. Sehen:
   - Farbe von Haut und Schleimhäuten
   - Atembewegungen
   - Atemfrequenz
   - Atemrhythmus
   - Pulsoxymetrie
   - Kapnometrie
2. Fühlen:
   - Atemstoß
   - Atembewegungen
3. Hören:
   - Atemgeräusch

Sehen
Farbe von Haut und Schleimhäuten
Rosige Farbe von Haut und Schleimhäuten
Ein ausreichender Anteil des Hämoglobins liegt als O_2-beladenes Hämoglobin (Oxyhämoglobin) in den Gewebskapillaren vor.
Wertung: In der Regel Hinweis auf ungestörte Atmung.

Ausnahmen:
- ganz akute (weniger als 1 min bestehende) Atemstörung; noch liegt kein O_2-Mangel im Gewebe vor;
- Frühphase der CO-Vergiftung;
- Frühphase der Blausäurevergiftung.

Zyanose
Weniger als 50% des Hämoglobins liegt als Oxyhämoglobin in den Hautkapillaren vor.
Wertung: Je nach Ausmaß der Zyanose Hinweis für eine schwere Störung des respiratorischen Systems, da bis zum Beweis des Gegenteils anzunehmen ist, dass auch das arterielle Blut zu wenig Sauerstoff enthält.
Ausnahme: Periphere Ausschöpfungszyanose.

Blässe
Verminderte Durchblutung von Haut und Schleimhäuten.
Wertung: Blässe lässt keine Aussage über den Zustand des respiratorischen Systems zu!

Bei Blutverlusten mit einer Verminderung der roten Blutkörperchen und damit des Hämoglobins um >50% bleibt der Betroffene auch bei schwerem O_2-Mangel blass. Er kann nicht mehr »blau« werden, da das Hämoglobin, das nach Abgabe des O_2 auch die Blaufärbung verursacht, in einem zu geringen Anteil vorliegt. Trotzdem besteht ein O_2-Mangel.

Atembewegungen

Normale, regelmäßige (rhythmische), tiefe Atemzüge: sofort erkennbar; sprechen für eine ungestörte Atmung.

Dyspnoe

Vom Patienten empfundene, auch für den Betrachter sichtbare Atemnot. Häufig ist, wie beim Asthmaanfall, die Ausatemphase verlängert. Die Patienten stehen oder sitzen und stützen sich zusätzlich mit den Armen ab, um ihre Atemhilfsmuskulatur zu beteiligen.

Wertung: Je nach Ausmaß bedrohlich!

Inverse Atmung (Schaukelatmung)

Wechselnde Niveauschwankungen (Vorwölbungen) von Bauchdecken und Brustkorb, meist stoßartig und mit hoher Frequenz (◘ Abb. 11.14). Ursache ist eine (fast) komplette Atemwegsverlegung, meist durch den zurückgesunkenen Zungengrund und/oder Verlegung des Kehlkopfes bei Schwellungen, durch Fremdkörper oder auch Erbrochenes.

Wertung: Verlegung der Atemwege, ganz akute Lebensbedrohung!

Paradoxe Atmung

Paradoxe Atmung (◘ Abb. 30.11b) ist meist erst nach eingehender Inspektion erkennbar. Bei der Ein- und Ausatmung sind im Bereich der durch Rippenserienfrakturen instabilen Brustwand gegensinnige (paradoxe) Einzie-

hungen bei der Einatmung bzw. Vorwölbung bei der Ausatmung feststellbar.

Wertung: Je nach Ausmaß lebensbedrohlich!

Kaum sichtbare Atembewegungen (Hypoventilation)

Es ist zu befürchten, dass nur Totraumatmung (ca. 2 ml/kgKG) vorliegt, d.h. »Atmung« im gasleitenden System ohne Belüftung der Alveolen.

Wertung: Totraumatmung ist in ihrer Wirkung dem Atemstillstand gleichzusetzen!

Schnappatmung

Nach dem Ausfall des im höheren Stammhirn liegenden Atemzentrums werden ersatzweise Atemimpulse in der Medulla oblongata ausgelöst, die in Frequenz und Atemzugvolumen nur eine unzureichende Atmung einleiten.

Wertung: Schnappatmung ist häufig Folge des schweren O_2-Mangels beim drohenden oder bereits eingetretenen Kreislaufstillstand.

❗ **Sie ist in ihrer Wirkungslosigkeit dem Atemstillstand gleichzusetzen! Höchste Lebensgefahr!**

Atembewegungen nicht erkennbar

Auch wenn **minimale Atemzüge übersehen** werden sollten, handelt es sich funktionell um einen **Atemstillstand**.

Wertung: Akute Lebensgefahr!

Atemfrequenz

Bei erkennbaren Atembewegungen wird die Atemfrequenz während der übrigen Überprüfungsmaßnahmen abgeschätzt, nur in Zweifelsfällen ausgezählt, wichtiger ist die Bewertung als normale, verminderte oder erhöhte Frequenz (Normalruhefrequenz Tabelle in Abschn. »Atemgrößen«).

Beschleunigte Atmung (Hyperventilation)

Eine stark beschleunigte Spontanatmung unter Ruhebedingungen, d.h. Zunahme der Atemfrequenz um mehr als 1/3 des dem jeweiligen Alter zuzuordnenden Normalwertes, spricht
- für eine zentrale Atemstörung, z.B. Schädel-Hirn-Trauma oder
- für Störungen des Gasaustausches in der Lunge.

Wertung: Je nach Ausmaß lebensbedrohlich!

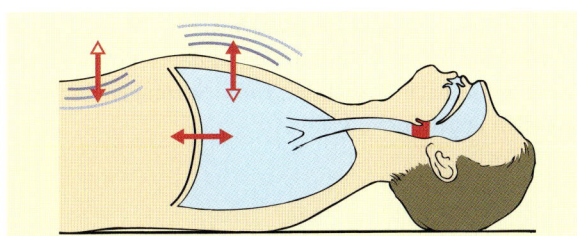

◘ Abb. 11.14. **Inverse Atmung bei liegendem Bolus in der Trachea**

Verlangsamte Atmung

▶ Kap. 40.2. Eine deutlich verlangsamte – meist flache – Spontanatmung mit einer Frequenz, die mehr als 1/3 unter dem altersspezifischen Normalwert liegt, spricht für eine zentrale Atemstörung.

Wertung: Häufig akute Lebensgefahr!

Atemrhythmus

Normaler Atemrhythmus

Gleichmäßig tiefe, in regelmäßigen Abständen aufeinander folgende rhythmische Atemzüge sprechen für eine ungestörte Atmung.

Arrhythmische Atmung

In unterschiedlichen Zeitabständen aufeinander folgende (arrhythmischee) Atemzüge gleich bleibender oder wechselnder Tiefe sprechen für eine zentrale Störung der Atmung.

Wertung: Zeichen für zentrale Störung!

Fühlen

Während der genaueren Untersuchung durch Sehen werden Atemstoß und Atembewegungen gefühlt. Die richtige Wertung der dabei gewonnenen Zeichen bedarf besonders großer Erfahrung.

Atemstoß

Normaler Atemstoß

Warme Ausatemluft des Patienten streicht über die Wange des Beatmenden, der mit über Kopf und Nase des Patienten gebeugtem Kopf gleichzeitig hört, fühlt und sieht (Beobachtung der Brustbewegung).

Schwacher oder fehlender Atemstoß

Nur als ergänzender Hinweis zu den durch Sehen und Hören gewonnenen Eindrücken verwertbar.

Wertung: Zeichen unzureichender Atmung.

Atembewegungen

Das Ausmaß der Atembewegungen kann auch durch das Auflegen jeweils einer Hand auf Brustkorb und Bauchdecke des Patienten über die Niveauschwankungen gefühlt werden.

Diese Methode wird aber vom Erfahrenen in der Praxis selten angewendet, da hierzu beide Hände benötigt werden und dabei z. B. die Überstreckung des Kopfes unterbrochen werden müsste. Sie führt auch zu Fehldeutungen bei inverser Atmung.

Hören

Im Rahmen der genaueren Untersuchung des Patienten durch Sehen und Fühlen können durch Hören weitere wichtige Hinweise zum Funktionszustand des respiratorischen Systems gewonnen werden.

Normale Atemgeräusche

Der Beatmende beugt seinen Kopf mit einer Seite über Mund und Nase des Patienten und hört ein leises inspiratorisches und exspiratorisches Strömungsgeräusch im Zeitverhältnis 1:1,2. Diese Zahlenangaben bedeuten, dass bei Gesunden die Dauer der Ausatmung nur geringfügig die der Einatmung überschreitet.

Spastische Atemgeräusche

Verlängerte Ausatemphase mit deutlichem Pfeifen und Giemen. Zeitverhältnis zwischen Einatmung und Ausatmung ca. 1:2 oder 1:3.

Wertung: bedrohliche Störung der Atmung je nach Dauer und Schwere des Asthmaanfalls!

Grobblasiges, klingendes Rasselgeräusch im Rachen

Diese Geräuschkombination wird bei bewusstseinsgestörter Patienten durch eine Ansammlung von Schleim oder Blut im Rachenraum hervorgerufen, da bei diesen Patienten der Schluckreflex nicht mehr funktioniert. Es entsteht bei Ein- und Ausatmung, wenn der Patient auf dem Rücken liegt und die Atemluft diese Flüssigkeitsansammlungen durchdringt.

Wertung: Aspirationsgefahr, zentrale Atemstörung; durch die Ursache und die Zunahme der Bewusstlosigkeit besteht Lebensgefahr!

Dumpfes, brodelndes, feinblasiges Rasselgeräusch

Das bei Inspiration und Exspiration ungefähr gleich laute und gleich klingende Atemgeräusch, das sich ähnlich wie Kochen und Brodeln anhört, entsteht in den unteren Luftwegen, wenn Atemluft die Flüssigkeit durchströmt. Der sich dabei entwickelnde Schaum bestimmt das charakteristische Geräusch des Lungenödems.

Wertung: schwere Einschränkung der respiratorischen Funktion; je nach Ursache schwere Störungen auch der kardialen Leistungsfähigkeit!

Stoßartiges, schlürfendes oder schnarchendes Atemgeräusch

Das bei verstärkten unruhigen Atemzügen auftretende Geräusch entsteht durch unvollständige Verlegung des Rachenraums, meist durch die zurückgesunkene Zunge.

Wertung: Lebensgefahr, da das Atemzugvolumen und damit die Belüftung der Alveolen wegen dieser Behinderung unzureichend ist!

Stridoröses Atemgeräusch

Das pfeifende, ziehende Atemgeräusch (Stridor) entwickelt sich bei starker Kehlkopfeinengung. Es ist meist bei der Inspiration besonders laut und begleitet von Einziehungen der Weichteile über Brust- und Schlüsselbeinen.

Ursache: Kropf, weicher Kehlkopf bei Neugeborenen, Glottisödem, sonstige Schwellungen im Kehlkopfbereich.

Wertung: je nach Stärke des Stridors akute Erstickungsgefahr!

Hilfsmittel (Stethoskop)

Unter günstigeren Bedingungen, insbesondere ohne Lärmeinflüsse, kann man Atemgeräusche Nichtintubierter durch Hinneigen des Kopfes zum Gesicht des Patienten gut hören und beurteilen.

In vielen typischen Situationen des Rettungsdienstes im Rahmen der Erstversorgung am Notfallort und während des Transportes in bodengebundenen Fahrzeu-

gen und Rettungshubschraubern bei gestörtem Monitoring erschwert der Lärmpegel die Kontrolle des Atemgeräusches. In solchen Situationen ist es notwendig, dass sich auch Rettungsassistenten und Rettungssanitäter die besonderen Möglichkeiten des Stethoskops zunutze machen. Das Stethoskop mit flachem Kopf und relativ großer Membran wird bei Bedarf in Kombination mit dem Esmarch-Handgriff seitlich neben den Kehlkopf des Patienten dicht aufgesetzt. Dadurch werden Lärmeinflüsse abgeschwächt und das Atemgeräusch eindeutiger auskultierbar (◘ Abb. 11.15).

Abschließend sei darauf hingewiesen, dass die hier ausführlich dargestellten Verfahren zum Erkennen von Störungen des respiratorischen Systems am Patienten gleichzeitig und innerhalb weniger Sekunden ablaufen müssen.

Überwachungsgeräte

► Abschn. 11.3.

11.2   Herz und Kreislauf, zirkulatorisches System

11.2.1   Funktionelle Anatomie

1. Herz
   a) Form, Lage, Größe
   b) Aufbau des linken und rechten Herzens
   c) Herzklappen
   d) Erregungsleitungssystem
   e) Blutgefäße des Herzens
2. Blutgefäße
   a) Arterien
   b) Venen
   c) Kapillarsystem
   d) Lymphgefäße
3. Blut
   a) Blutmenge
   b) Verhältnis Blutflüssigkeit – geformte Bestandteile
   c) Plasma
   d) Blutkörperchen
4. Regulationszentren

Herz
Form, Lage, Größe

Vereinfacht dargestellt, entspricht das Äußere des Herzens einem Kegel, dessen abgerundete Spitze nach links unten zeigt, dessen Basis mit mehreren Blutgefäßstämmen hin-

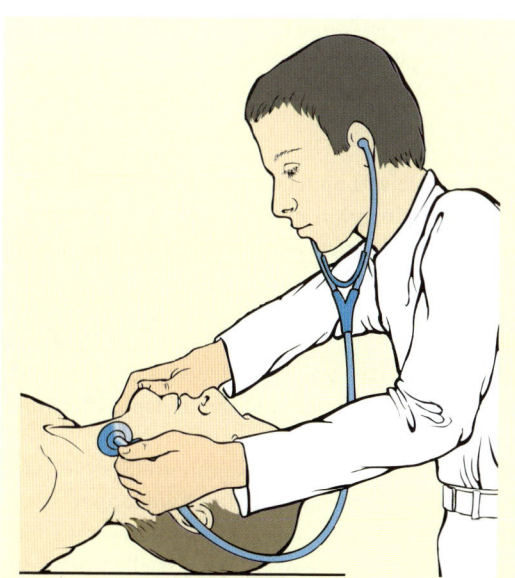

◘ Abb. 11.15. **Kontrolle des Atemgeräusches über Stethoskop**

11

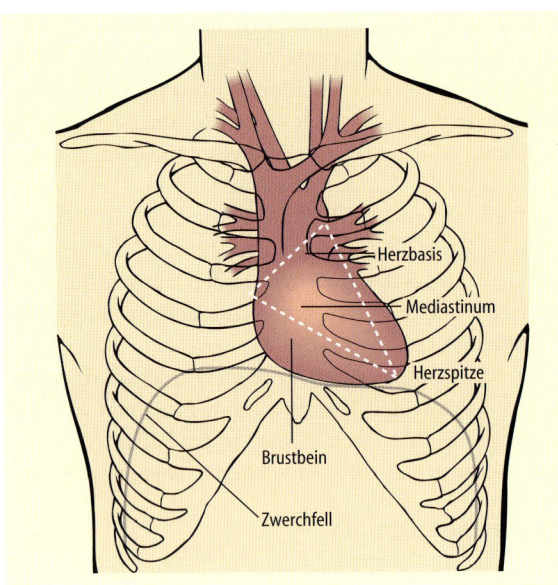

Herzbasis

Mediastinum

Herzspitze

Brustbein

Zwerchfell

◨ Abb. 11.16. **Lage des Herzens**

ter dem oberen Brustbeindrittel nach rechts oben gerichtet ist (◨ Abb. 11.16).

Lage

Das Herz befindet sich im Mittelfellraum des Brustkorbs (Mediastinum) direkt hinter der unteren Hälfte des Brustbeins vor Luft-, Speiseröhre und Wirbelsäule. Ein Teil der rechten Außenwand und der Herzspitze liegt dem Zwerchfell auf. Ungefähr 1/3 seines Umfangs reicht in die rechte Brustkorbhälfte, 2/3 liegen in der linken Brustseite. Der meist tastbare Spitzenstoß des Herzens ist unter normalen Umständen zwischen der 5. und 6. Rippe fühlbar.

Die Lage des Herzens zwischen Brustbein und Wirbelsäule ist eine Voraussetzung für die Wirksamkeit der Herzdruckmassage, obwohl auch ein anderer Mechanismus (Thoraxpumpmechanismus) eine wichtige Rolle spielt.

✚ Praxistipp

Bei stumpfen Brustkorbverletzungen, z. B. durch Aufprall des Thorax gegen das Steuerrad des Autos, muss stets an eine Schädigung des Herzens durch Quetschung (Herzkontusion) gedacht werden.

Größe

Das Herz hat beim Gesunden ungefähr die Größe einer geballten Faust des betreffenden Menschen. Es passt sich

aber auch in seiner Größe in einem gewissen Maß alters- und leistungsbedingten Anforderungen an.

Aufbau des linken und des rechten Herzens

Eine im Verlauf der Herzachse liegende Scheidewand (Septum) unterteilt das Herz in 2 annähernd gleich große Hälften, in das rechte und linke Herz. Eine zweite, quer verlaufende, mit Herzklappen versehene Abgrenzung trennt jede Herzseite in einen Vorhof und in eine Kammer (◨ Abb. 11.17).

Am gesunden Herzen gibt es keine direkte Verbindung zwischen der rechte und linken Seite. Das rechte Herz nimmt über die obere und untere Hohlvene venöses Blut auf und transportiert es weiter in die Lunge. Das linke Herz transportiert das nach dem Gasaustausch in der Lunge mit Sauerstoff beladene Blut in den Körper. Die Vorhofmuskulatur ist geringer entwickelt als die Kammermuskulatur.

Die Wände des linken Herzens sind deutlich dicker als die des rechten, da die linke Herzseite höheren Druck erzeugen muss.

Die Wand des Herzens setzt sich aus 3 Schichten zusammen:
- Die Herzinnenhaut (Endokard) überzieht als zarte, glänzende Haut die Innenflächen des Herzens.
- Die Muskelschicht (Myokard) besteht aus
  - einem Netzwerk von Muskelfasern, der Arbeitsmuskulatur und
  - einem spezifischen System von Muskelfasern, dem Erregungsleitungssystem.
- Die Außenhaut (Epikard) überzieht das Herz als spiegelnde Haut.

Die untereinander verbundenen Fasern der Arbeitsmuskulatur verlaufen ring- und spiralförmig um die Herzkammern. Dadurch verkleinert sich deren Innenraum bei jeder Erregung der Muskulatur.

Herzklappen

Vier Ventilsysteme (◨ Abb. 11.18) steuern den stets in einer Richtung verlaufenden Blutstrom in den 4 Innenräumen des Herzens. Der Rückfluss von Blut in die Vorhöfe während des Pumpvorgangs der Kammern (Systole) wird durch **Segelklappen** verhindert. **Taschenklappen** übernehmen nach Beendigung der Kammeraktion eine entsprechende Funktion an den Übergangsstellen der Ventrikel zu den großen Gefäßstämmen: Schlagader (Aorta) bzw. Lungenarterie (A. pulmonalis).

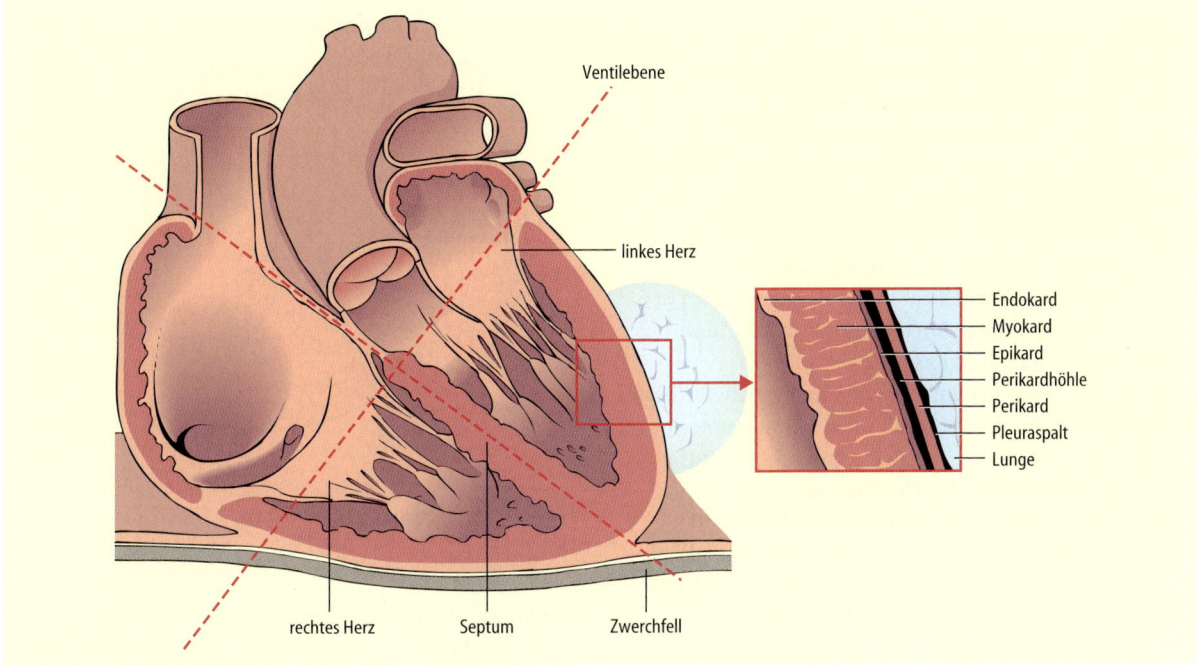

◻ Abb. 11.17. **Aufbau des Herzens**

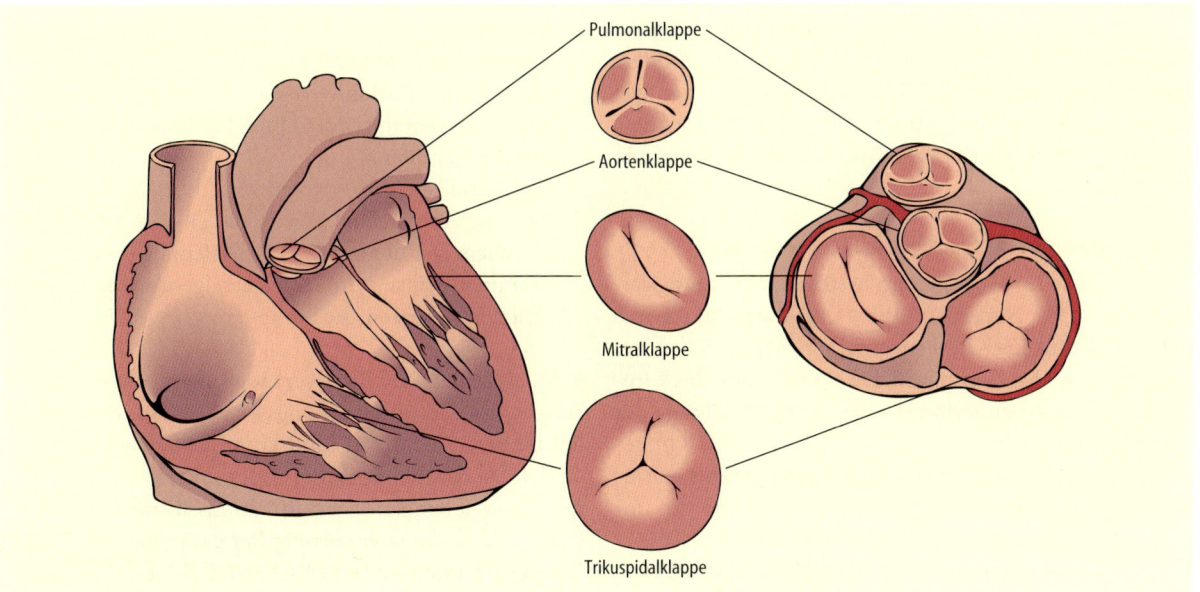

◻ Abb. 11.18. **Klappensysteme**

— Zwischen rechtem Vorhof und rechter Kammer liegt eine aus 3 Segeln bestehende Klappe, die **Trikuspidalklappe**. Die Segel werden aus einer Verdoppelung der Herzinnenhaut gebildet, ihre Spitzen sind über Sehnenstränge an Muskelbalken in den Herzkammern befestigt.

— Die zwischen linkem Vorhof und linker Kammer liegende **Mitralklappe** besteht aus 2 Segeln, im übrigen gleicht ihre Funktion der Trikuspidalklappe.

— Die **Pulmonalklappe** liegt in der Ausstrombahn des rechten Herzens, die **Aortenklappe** in der Ausstrombahn des linken Herzens.
Auch ihr Aufbau ist im Wesentlichen gleich. Sie bestehen jeweils aus 3 halbmond- oder schwalbennestartigen Taschen. Diese Taschen werden in der Ruhe- bzw. Füllungsphase der Herzkammern durch rückströmendes Blut gefüllt, legen sich mit ihren Rändern dicht aneinander und verhindern so den Rückfluss des Blutes in die Ventrikel. Während der Pumpaktion der Herzkammern legen sich diese Taschen der Gefäßwand an, ohne einen wesentlichen Widerstand zu bilden.

Bei vielen angeborenen oder erworbenen Herzfehlern ist der Klappenschluss unzureichend, sodass Blut »den falschen Weg« zurückfließt. Andererseits gibt es krankhafte Verengungen der Klappen, die durch eine Widerstandserhöhung die vor der Klappe liegenden Herzanteile belasten. In beiden Fällen droht eine Leistungseinschränkung des Herzens (Herzinsuffizienze) durch dauernde Mehrbelastung.

Erregungsleitungssystem und Herznerven

Das aus speziellen Muskelfasern bestehende Erregungsleitungssystem des Herzens (◻ Abb. 11.19) unterhält die Impulsaussendung und die Steuerung der rhythmischen Arbeitsvorgänge des Herzens. Man könnte sagen, das Erregungsleitungssystem stellt die »elektrische Zündung« der »Motorpumpe« Herz dar.

In sog. **Knoten des Erregungsleitungssystems** entstehen die Erregungen, in Leitungsbahnen werden die Impulse weitergegeben.

— Der **Sinusknoten** liegt in der Wand des rechten Vorhofs. Er ist der Schrittmacher des Herzens. Unter Ruhebedingungen entstehen hier 60–80 Erregungsimpulse.

— Der Atrioventrikularknoten (**AV-Knoten**) liegt am Boden des rechten Vorhofs. Vom eigentlichen Kno-

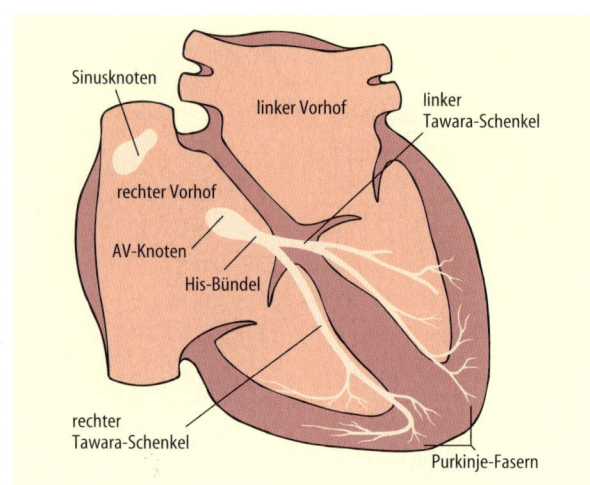

◻ Abb. 11.19. **Erregungsleitungssystem**

ten geht das His-Bündel ab. Bei Ausfall der Schrittmacherfunktion des Sinusknotens übernimmt der AV-Knoten die Erregungsbildung mit einer Frequenz von 40–60 Schlägen.

— Das **His-Bündel** teilt sich nach einer kurzen Strecke. Es leitet die Erregung über die beiden an der linken und rechten Kammerscheidewand laufenden Schenkel (**Tawara-Schenkel**) weiter zu den Endverzweigungen, den Purkinje-Fasern. Diese Endverzweigungen liegen unter dem Endokard in der Muskulatur der Kammerwände.

— Bei Ausfall des AV-Knotens wird die Erregungsübertragung vom rechten Vorhof zu den Kammern unterbrochen. Der dann im Erregungsleitungssystem der Kammern einsetzende Kammereigenrhythmus erzeugt Frequenzen, die bei 30–40 Schlägen/min liegen.

Frequenz- und Rhythmusveränderungen, die durch Störungen im Erregungsleitungssystem, z. B. Herzinfarkt, entstehen, sind durch die Pulskontrolle feststellbar.

Die Norm deutlich über- oder unterschreitende Frequenzabweichungen oder Rhythmusstörungen sind als Ausdruck akuter oder chronischer pathologischer Veränderungen zu werten. Sie erfordern bei akuten Notfällen eine fortlaufende Pulskontrolle.

Blutgefäße des Herzens (Herzkranzgefäße)

Die Blutgefäße des Herzens werden als Herzkranzgefäße bezeichnet (◻ Abb. 11.20), da sie vor ihrer Aufzweigung in

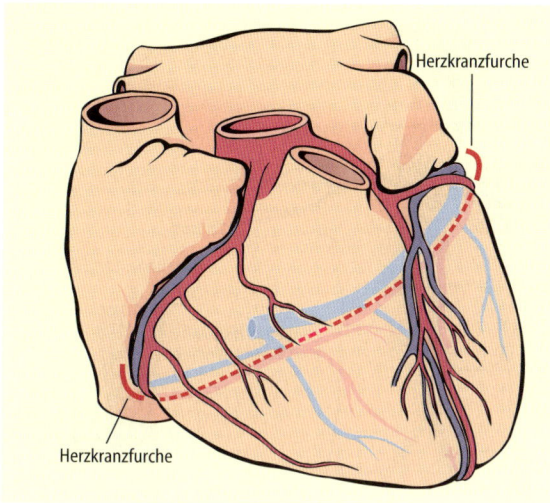

○ Abb. 11.20. **Herzkranzgefäße**

Herzen wegtransportiert, Venen führen Blut zum Herzen zurück. Die kleineren, nur mit dem Mikroskop erkennbaren Haargefäße (Kapillaren) haben zusätzlich zur Fortleitungsfunktion Austauschfunktion. Sie verfügen über durchlässige Wände, um im Gewebe einen Austausch von chemischen Stoffen und Blutzellen zu ermöglichen.

Das Gefäßsystem besteht aus

- Schlagadern (Arterien),
- kleinen Schlagadern (Arteriolen),
- Blutadern (Venen),
- kleinen Blutadern (Venolen),
- dem dazwischenliegenden Haargefäßnetz (Kapillarsystem).

Arterien

Größere Arterien (○ Abb. 11.21), die Blut unter hohem Druck weiterleiten, verlaufen von außen unsichtbar und nur an wenigen Körperstellen durch die Haut tastbar, durch Muskulatur und Gewebe geschützt, in der Tiefe.

Die Wände aller Arterien sind nach einem einheitlichen Plan aufgebaut, sie bestehen aus 3 Schichten:

- Die innere Schicht kleidet das Gefäß aus.
- Die mittlere Schicht enthält Muskulatur und elastische Fasern. Sie kann durch Veränderung ihrer Dehnbarkeit eine Verengung oder Erweiterung der

der Herzkranzfurche zwischen Vorhöfen und Kammern verlaufen.

Die beiden Arterien (Schlagadern) entspringen noch im Bereich der Taschenklappen, oberhalb der Ventilebene, aus der Aorta (Hauptschlagader).

Die **rechte Kranzarterie** verläuft in der Furche zwischen Vorhof und Kammer zunächst horizontal um die rechte Herzhälfte nach hinten. Hier teilt sie sich in einen absteigenden und einen weiter nach rechts verlaufenden Ast. Sie versorgt die Muskulatur des rechten Herzens und die Hinterwand beider Herzkammern mit Blut.

Die **linke Kranzarterie** teilt sich sofort nach ihrem Abgang aus der Aorta in einen absteigenden Ast, der an der Vorderwand zur Herzspitze zieht, und in einen zur Hinterwand der linken Kammer ziehenden kleineren Ast. Sie versorgt in erster Linie die Muskulatur des linken Herzens mit Blut.

Die Venen des Herzens verlaufen mit ihren kleineren Ästen gemeinsam mit den Arterien. Sie sammeln sich zum Schluss in einem einzigen Gefäß, dem Sinus coronarius, der in den rechten Vorhof mündet.

🔵 Hinweis Medizin

Verengungen oder eine totale Verlegung der Herzkranzarterien sind Ursache des Herzinfarkts.

Blutgefäßsystem des Körpers

Alle mit bloßem Auge erkennbaren Blutgefäße dienen der Fortleitung des Blutes. In Schlagadern wird Blut vom

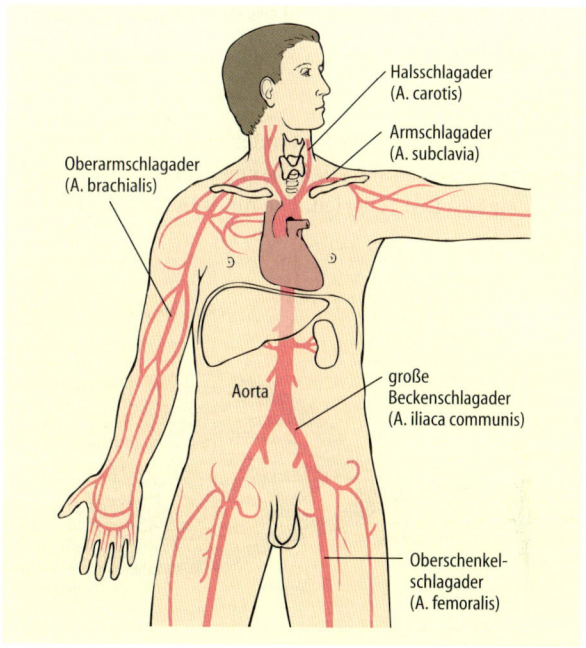

○ Abb. 11.21. **Arterienstämme**

■ Abb. 11.22. **Venenstämme und Venenklappen**

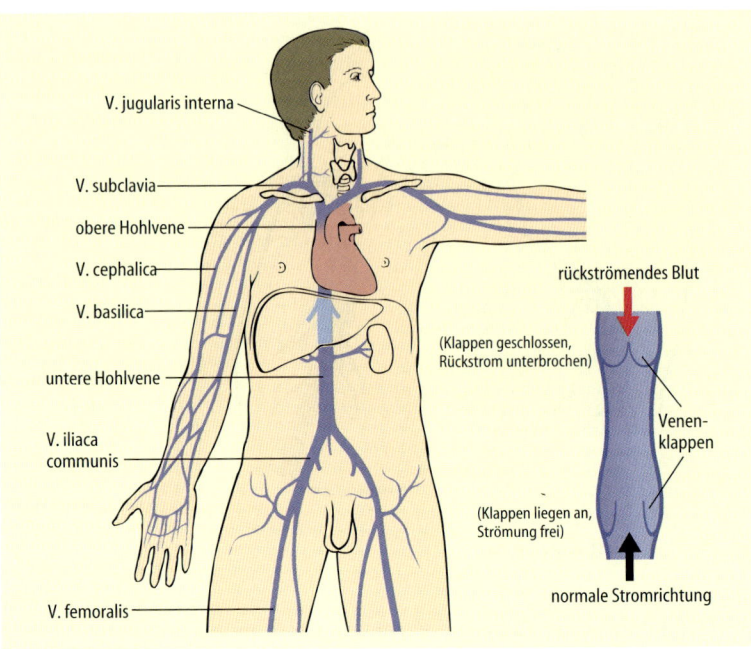

Arterien bewirken und dadurch den Blutkreislauf beeinflussen.

− Die äußere Schicht besteht aus Fasernetzen. Sie führt Gefäßnerven und kleinste Blutgefäße, die zur Blutversorgung der Arterienwand bis in die mittlere Schicht eindringen.

Venen

Venen (■ Abb. 11.22), die Blut unter niedrigem Druck weiterleiten, verlaufen als »tiefe Venen« meist mit den entsprechend großen Arterien. Die mit ihnen in Verbindung stehenden oberflächlichen Venen bilden die Gefäßzeichnung der Körperoberfläche.

Bei Venen ist der zuvor für Arterien dargestellte 3-schichtige Aufbau weniger deutlich. Außerdem ist ihre Wand dünner als die der Arterien.

An den Venen von Armen und Beinen befinden sich regelmäßig Venenklappen, die in Bau und Funktion den Taschenklappen des Herzens ähneln. Sie steuern den herzwärts gerichteten venösen Blutfluss.

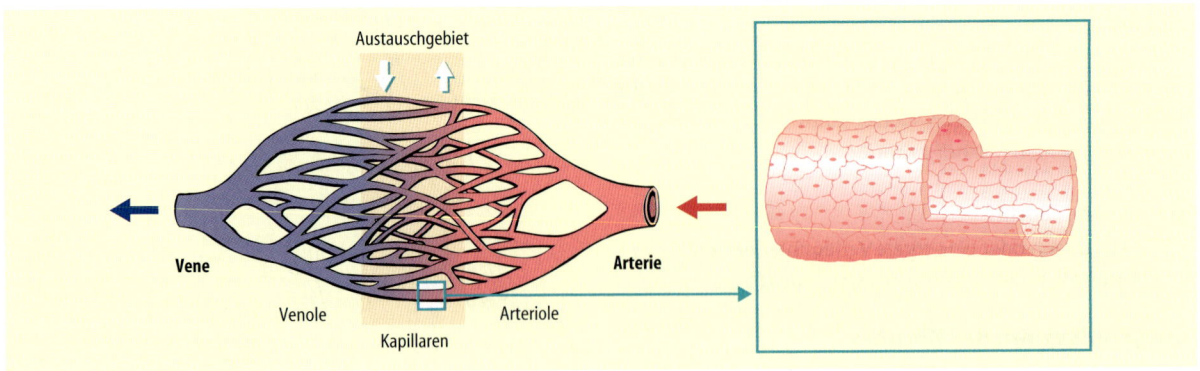

■ Abb. 11.23. **Kapillarsystem**

Kapillarsystem

Das Kapillarsystem (■ Abb. 11.23), ein Netz mikroskopisch feiner Gefäße, liegt als Austauschgebiet für Blutgase und Stoffwechselprodukte zwischen Arterien und Venen. Diese feinen Gefäße haben in ihrer Gesamtheit den größten Gefäßquerschnitt des Körpers. Der Blutstrom ist daher in den Kapillaren besonders langsam. Die für viele Substanzen und weiße Blutkörperchen durchlässige Wand der Kapillaren besteht nur aus einer dünnen, durch Zellen gebildeten Auskleidung.

Regulationszentren

Im verlängerten Rückenmark, der Medulla oblongata, befinden sich 2 getrennte Regelzentren, die über das vegetative Nervensystem die Herztätigkeit beeinflussen.

Das Hemmzentrum wirkt über Vagusnerven; das Zentrum, das die Herztätigkeit anregt, schickt entsprechende Impulse über das sympathische Nervensystem.

Ein weiteres Zentrum liegt im Bereich einer Gabelung der Kopfschlagader (Karotis), im Karotissinus.

11.2.2 Physiologie

Herz

Man kann die rechte und die linke Seite des Herzens als 2 hintereinandergeschaltete Pumpsysteme bezeichnen (■ Abb. 11.24). Bei dieser Vorstellung kann die Unterteilung jeder Herzseite in Vorhof und Kammer unberücksichtigt bleiben.

Unter normalen Umständen fördern die beiden hintereinander geschalteten Pumpsysteme (rechte und linke Herzseite) die gleiche Blutmenge. Das rechte Herz pumpt Blut durch die Lunge zum linken Herzen, dieses pumpt die gleiche Blutmenge weiter in den großen Kreislauf.

Die **Arbeitsleistung** beider Herzen dagegen unterscheidet sich ganz erheblich, da das rechte Herz als Pumpe des Niederdrucksystems arbeitet, während das linke Herz Pumpfunktion im Hochdrucksystem ausübt.

Die Arbeit jeder Herzseite besteht darin, eine bestimmte Blutmenge unter einem bestimmten Druck weiterzupumpen.

Arbeit = Druck × Volumen.

Man spricht daher beim Herzen in erster Linie von Druck-Volumen-Arbeit.

Für die unterschiedliche Arbeit des rechten und linken Herzens ein Rechenbeispiel:

Beispiel: Arbeit des rechten Herzens [Auswurfvolumen 70 ml (≈70 cm³) pro Systole]:

mittlerer Pulmonalarteriendruck = 15 mmHg = 19,5 g/cm².

70 cm³×19,5 g/cm² = 1356 g cm je Systole.

Beispiel: Arbeit des linken Herzens [Auswurfvolumen 70 ml (≈70 cm³) pro Systole]:

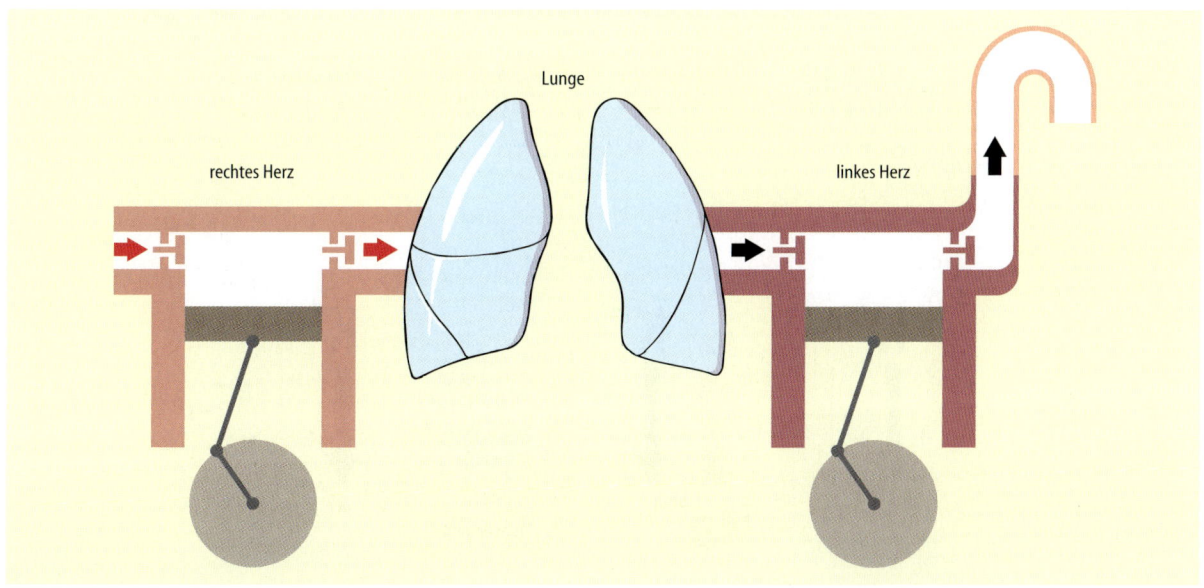

■ Abb. 11.24. **Das Herz: 2 hintereinander geschaltete Pumpsysteme**

mittlerer Aortendruck = 100 mmHg = 130 g/cm².

70 cm³×130 g/cm² = 9100 g cm je Systole.

Diese Zahlenangaben dienen nur dem Verständnis der unterschiedlichen, vom rechten und linken Herzen zu er-bringenden Arbeitsleistung.

Bei normalgewichtigen Erwachsenen werden in Ruhe von der rechten und linken Kammer jeweils ≈70 ml Blut je Systole ausgeworfen.

Pumpversagen. Die Muskulatur des linken Herzens ist wegen der dargestellten höheren Leistung stärker durch Überbelastung und O₂-Mangel gefährdet als die Muskulatur des rechten Herzens. Bei einer akuten Leistungsver-minderung des linken Herzens kann ausnahmsweise der Zustand eintreten, dass das voll arbeitsfähige rechte Herz mengenmäßig mehr pumpt als das geschädigte linke. In der Folge staut sich Blut zwischen dem rechten und lin-ken Herzen in der Lunge, da das linke Herz die angebote-ne Menge nicht voll weitertransportieren kann. Es kommt zur Entwicklung eines durch Leistungseinschränkung des linken Herzens bedingten Lungenödems (kardiales Lun-genödem).

Elektrophysiologische Grundvorgänge an Nerven- und Muskelfasern

An den Zellwänden von Muskel- und Nervenfasern tre-ten elektrische Potenzialdifferenzen auf, da die Zellwand verschieden konzentrierte Elektrolytlösungen voneinan-der trennt und für verschiedene Ionen eine unterschied-liche Durchlässigkeit (Permeabilität) besteht. Für die Ent-stehung und Fortleitung von Erregungen spielen die bei-den positiv geladenen Elektrolyte Natrium und Kalium ei-ne besondere Rolle (◘ Abb. 11.25 und ◘ Abb. 10.27).

Funktion der Elektrolyte Natrium und Kalium bei der Bil-dung und Fortleitung von Reizen

Ruhepotenzial. In der Zelle befinden sich sehr viele elek-trisch positiv geladene Kaliumionen (K⁺) und wenige Na-triumionen (Na⁺). In der die Zelle umgebenden Flüssig-keit liegt ein umgekehrtes Verhältnis vor, viel Na⁺ und we-nig K⁺. Da die Permeabilität der Membran für K⁺ unter Ruhebedingungen etwa 100-mal größer ist als für Na⁺, wandert mehr K⁺ nach außen als Na⁺ nach innen. Die Zahl der positiv geladenen Teilchen ist daher außerhalb der Zelle größer. Es entsteht eine messbare Potenzialdiffe-renz, denn das Zelläußere ist gegenüber dem Zellinneren elektrisch positiv (► Kap. 5).

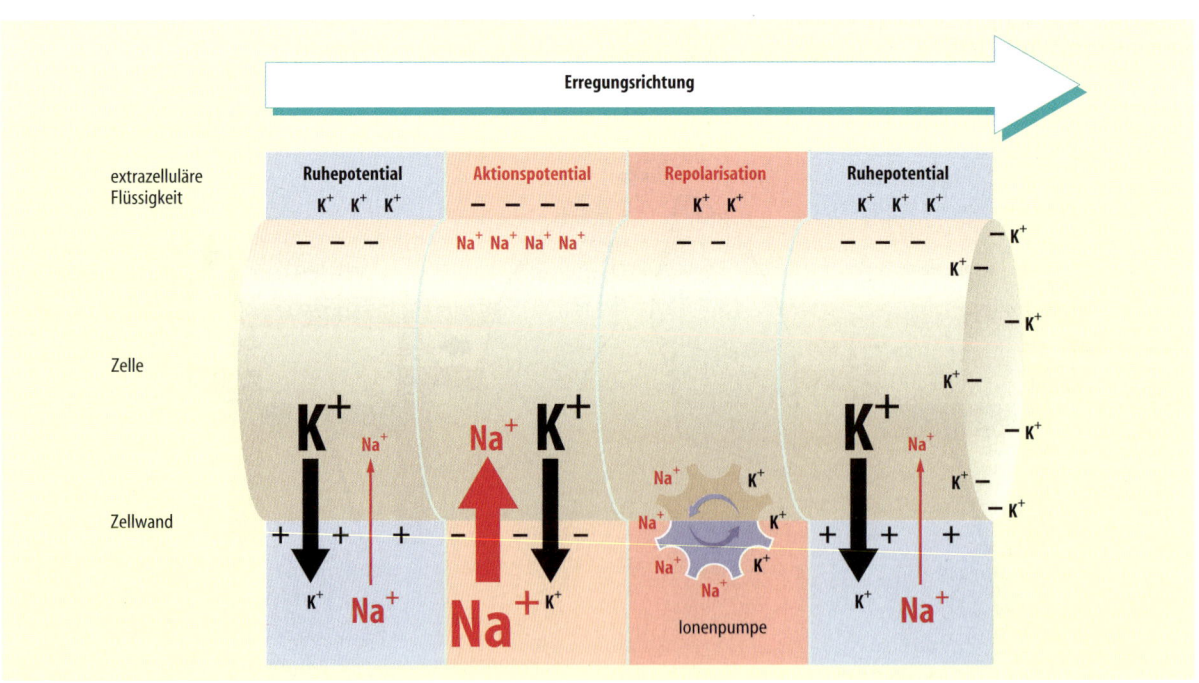

◘ Abb. 11.25. **Elektrophysiologische Grundvorgänge**

Aktionspotenzial. Während eines Erregungsreizes ändert sich kurzfristig die Permeabilität für Na⁺ auf das über 500fache, Na⁺ strömt entsprechend dem Konzentrationsgefälle in das Zellinnere ein, die Außenfläche ist dann negativ gegenüber dem Zellinneren und gegenüber der unerregten Umgebung. Nun nimmt die Durchlässigkeit der Zellmembran für K⁺ wieder zu, die dem Na⁺-Einstrom entsprechende Menge strömt nach außen.

Repolarisation. Anschließend werden unter Energieaufwand Na⁺-Ionen wieder aus der Zelle herausgepumpt und K⁺-Ionen zurückgeholt (Ionenpumpe). Diese Vorgänge laufen in Sekundenbruchteilen ab, für eine ganz kurze nachfolgende Zeit sind aber die erregten Zellen nicht wieder erregbar (Refraktärzeit). Die Refraktärzeit des Herzmuskel dauert 1/10 s, des Skelettmuskel und von Nervenfasern 1/1000 s.

Elektromechanische Vorgänge an Herzmuskelfasern

Nun ist verständlich, dass alle Erregungsabläufe an Nerven- und Muskelfasern durch die zuvor geschilderte Ionenwanderung bedingt sind und dass erregte Bereiche gegenüber unerregten elektrisch negativ sind (bioelektrisches Grundgesetz). Die entstehenden Spannungsunterschiede können mit geeigneten Geräten gemessen werden.

Der Sinusknoten als Schrittmacher des Herzens sendet 60- bis 70mal/min über das Erregungsleitungssystem elektrische Impulse zur Herzmuskulatur (Myokard). Das Myokard besteht aus vielen tausend Muskelfasern, die auch in der zuvor geschilderten Weise durch die Impulse des Erregungsleitungssystems in Erregung versetzt werden.

In Ruhe ist die gesamte Oberfläche einer Herzmuskelfaser elektrisch positiv gegenüber dem Zellinneren (◘ Abb. 11.26). Wird nun das eine Ende der Myokardfaser von einem elektrischen Impuls des Erregungsleitungssystems stimuliert, kommt es über eine Permeabilitätsänderung der Membran für Na⁺ zu einer Umkehrung der Verhältnisse. Die Oberfläche ist negativ gegenüber dem Zellinneren und gegenüber unerregten Arealen, das Innere der Muskelfaser wird positiv gegenüber der Oberfläche. Dieser Vorgang läuft nun an einem Ende beginnend in einer Welle über die gesamte Muskulatur hinweg und löst **gleichzeitig die Kontraktion der Muskelfaser** aus. Nach der Kontraktion wird über die Ionenpumpe wieder der alte Zustand hergestellt, das Äußere der Muskelfaser wird positiv gegenüber dem Faserinneren. Den kurzen Zeitraum, in dem die Muskelfaser nicht erneut stimuliert wer-

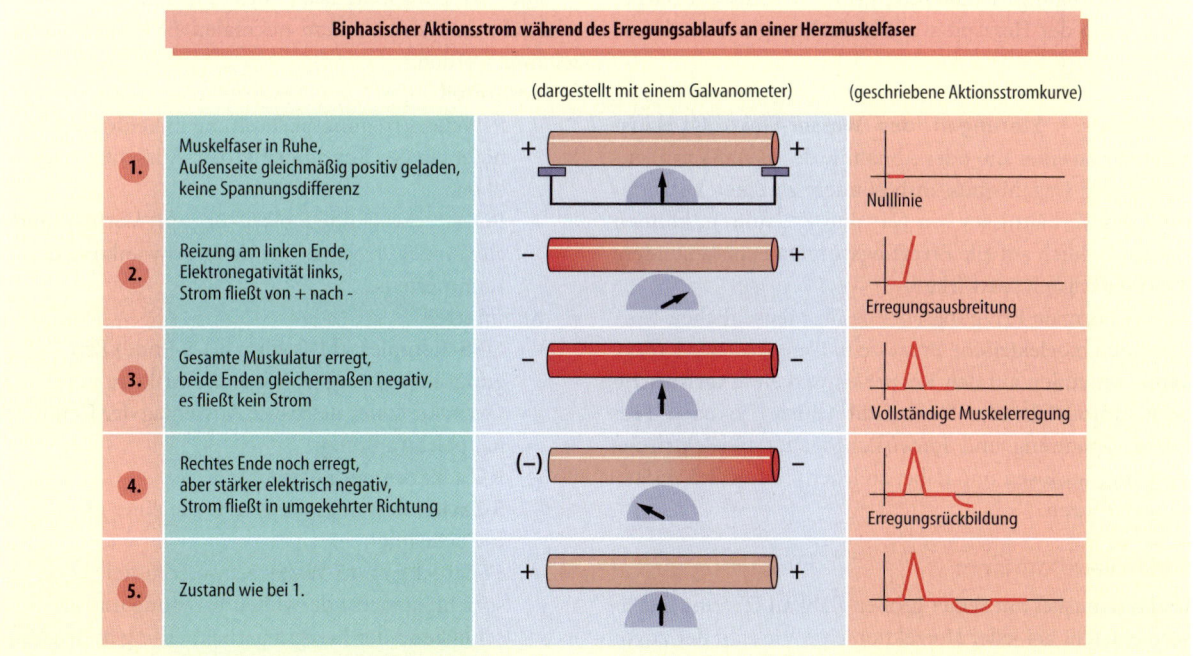

◘ Abb. 11.26. **Elektromechanische Vorgänge an Herzmuskelfasern**

den kann, nennt man – wie bereits erwähnt – Refraktärzeit.

Elektrische Erregung und mechanische Funktion. Jede einzelne Faser des Myokards wird zwar einzeln stimuliert und reagiert selbstständig, aber erst das – durch das Erregungsleitungssystem gesteuerte – Zusammenwirken aller Muskelfasern bewirkt eine geordnete Pumpleistung von Vorhöfen und Kammern, die **elektromechanische** Funktion des Herzens.

Erregungsausbreitung in den Vorhöfen. Kurz nach der Impulsbildung im Sinusknoten werden die Muskelfasern der Vorhöfe erregt; während diese danach (für 0,1 s) unerregbar sind, erreicht die Impulswelle den AV-Knoten, wandert von dort zu den Purkinje-Fasern und löst die Erregung der Kammermuskulatur aus.

Weg der Erregungsausbreitung in der Kammermuskulatur. Zuerst wird die Wand zwischen rechtem und linkem Herzen, das Septum, erregt, dann die Herzspitze, von da aus die spitzennahen Anteile der beiden Kammern und zuletzt die Herzbasis im Bereich der AV-Grenze. Schließlich ist die Muskulatur der Kammern unter gleichzeitiger Zusammenziehung beider Ventrikel erregt.

Die Erregungsrückbildung geht – vereinfacht dargestellt – von der Herzspitze aus in Richtung auf die Herzbasis.

Störeinflüsse. **Störungen des Wasser-Elektrolyt-Haushalts**, die zu einer Zu- oder Abnahme des Gehalts an Elektrolyten im Organismus, insbesondere zu einer Veränderung des Verhältnisses von Na^+ und K^+, führen, können sich bedrohlich auf alle Erregungsvorgänge, insbesondere die Herztätigkeit, auswirken.

Da normale Erregungsabläufe im menschlichen Körper durch bioelektrische Prozesse in Gang gesetzt werden, kann von außen auf den Körper einwirkende **technische oder atmosphärische Elektrizität** (Blitze) je nach Frequenz, Spannung und Einwirkungsdauer bioelektrische Vorgänge auslösen und dabei zu lebensbedrohlichen Störungen führen.

Elektrokardiogramm

Im Herzmuskel mit seiner großen Zahl an Herzmuskelfasern entsteht bei jeder Herzaktion eine Vielzahl der zuvor aufgezeigten Spannungskurven. Durch die gleichzeitige Erregung vieler Herzmuskelzellen entstehen ausreichende

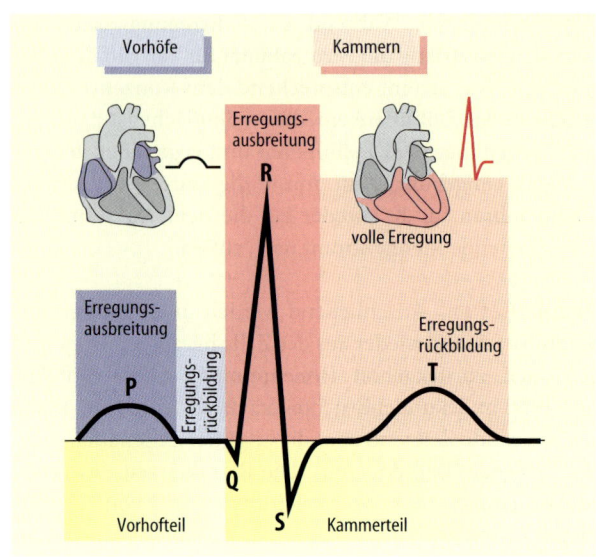

☐ Abb. 11.27. **EKG (Erklärungen der Abkürzungen s. Text)**

Potenzialgrößen, die eine Ableitung an der Körperoberfläche ermöglichen. Mit dem Elektrokardiogramm (EKG) leitet man die Summe dieser Einzelspannungskurven ab (☐ Abb, 11.27).

Die Erregungspotenziale des Sinusknotens sind so schwach, dass sie mit dem normalen EKG nicht aufgezeichnet werden.

▬ **Vorhofteil**
– P-Welle: Erregungsausbreitung in beiden Vorhöfen, in der Regel positiv, d. h. Ausschlag nach oben.
– PQ-Strecke: (Ende P bis Q-Beginn) Vorhöfe sind als Ganzes erregt, z. T. Anfangsschwankung des Kammerteils.

▬ **Kammerteil**
– QRS-Komplex: (Q-Beginn bis S-Ende) Erregungsausbreitung in beiden Ventrikeln.
– Q-Zacke: erster negativer Ausschlag der Kammerhauptschwankung.
– R-Zacke: immer positiv.
– **S-Zacke:** stets negative Zacke, die einer positiven R-Zacke folgt.
– **ST-Strecke** und **T-Welle**: Kammerendteil; entspricht zunächst der vollen Erregung und anschließend der Erregungsrückbildung in den Ventrikeln.

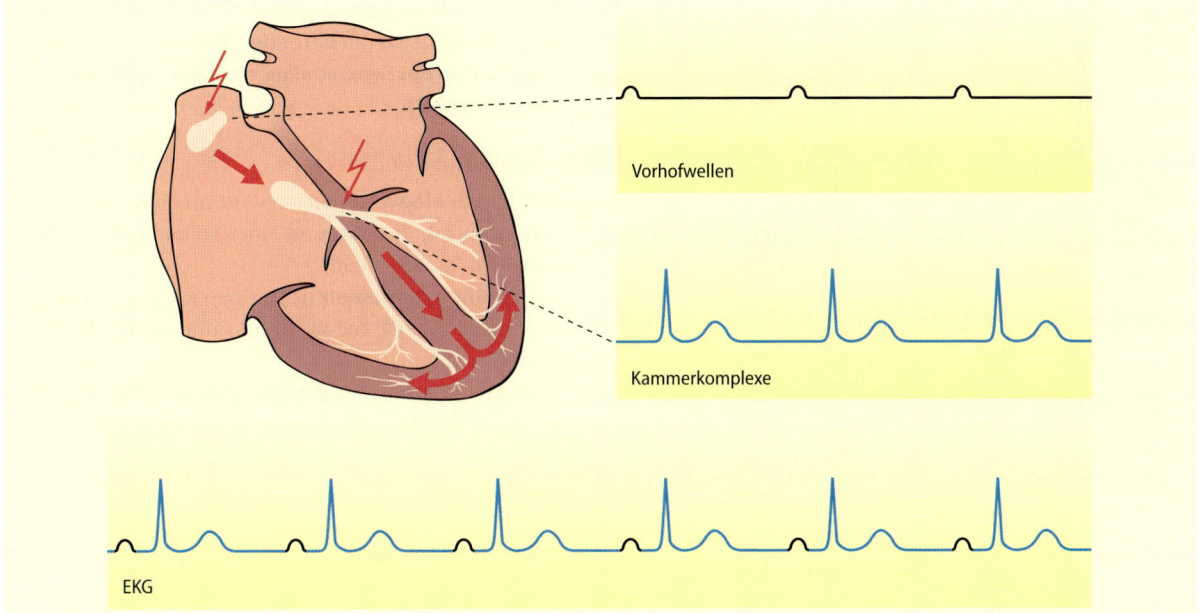

Vorhofwellen

Kammerkomplexe

EKG

◘ Abb. 11.28. **Normaler Sinusrhythmus**

EKG-Ableitung

▶ Abschn. 11.3.4.

Das EKG des Herzgesunden registriert einen **Sinusrhythmus** (◘ Abb. 11.28). Der Sinusrhythmus, d. h. die sinusknotengesteuerte Herztätigkeit, ist im EKG zu erkennen

– an der gleichmäßigen Aufeinanderfolge stets gleich aussehender P-Wellen und
– an sich in regelmäßigen Abständen anschließenden gleichförmigen QRS-Komplexen.

✚ Praxistipp

Zeichen des akuten Myokardinfarktes:
– **hohe, spitze T-Welle, das »Erstickungs-T« (Dauer: Minuten) und**
– **ST-Hebung (Dauer: Stunden bis Tage; ▶ Kap. 23.4).**

Schädigungen des Herzmuskels wie der Herzinfarkt führen meist zu typischen Veränderungen des EKG. Infarktzeichen sind von der Lokalisation des Infarktes abhängig. Ein Teil der Ableitungen zeigt einen relativ unauffälligen Kurvenverlauf, über die Ableitungen mit infarktspezifischen Veränderungen lässt sich der Infarkt lokalisieren.

Nervale Kontrolle der Herzfunktion

Die Vielfalt von Lebensvorgängen und Funktionsabläufen, Denken, Fühlen, körperliche Bewegung, Nahrungsaufnahme, Verdauung etc. setzt ein kompliziertes Steuersystem voraus.

Diese Steuerfunktionen werden durch das Nervensystem wahrgenommen (▶ Kap. 10.3.5).

Im Zusammenhang mit Kontrollvorgängen des Herzens interessiert hier das autonome oder vegetative Nervensystem (▶ Kap. 10.3.5). Es setzt sich aus verschiedenen Kontrollzentren zusammen und reguliert die nicht dem Willen unterworfenen (vegetativen) Körperfunktionen. Es besteht aus dem N. sympathicus und dem N. parasympathicus bzw. vagus (◘ Abb. 11.29).

Parasympathikuswirkung am Herzen

Vagusfasern greifen in erster Linie am Sinus-Knoten, in zweiter Linie am AV-Knoten und in geringem Umfang am His-Bündel an.

Verstärkte Vagustätigkeit führt zu
– Frequenzminderung am Sinusknoten,
– Überleitungserschwerung am AV-Knoten,
– Erregbarkeitsminderung nur im Vorhof,
– Leistungsminderung nur im Vorhof.

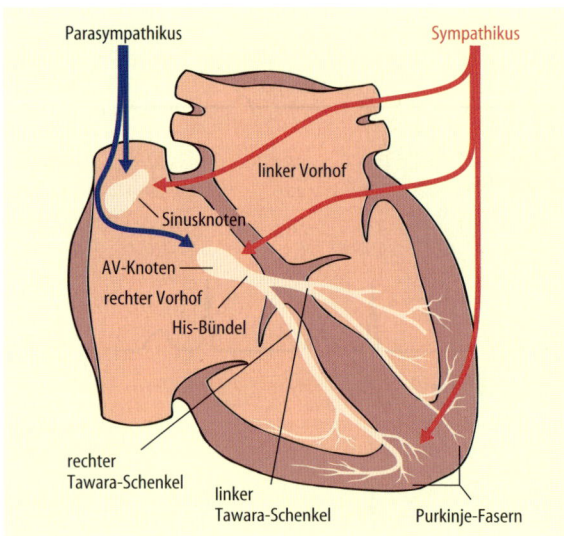

◙ Abb. 11.29. **Ansatzpunkte des vegetativen Nervensystems am Herzen**

Bei Reizung des Vagus wird ein »Vagusstoff«, das **Azetylcholin**, freigesetzt.

Azetylcholin wirkt nicht nur am Herzen und an anderen Erfolgsorganen des Parasympathikus. Es hat auch Überträgerfunktion bei der Weiterleitung von Erregungen vom Nerv zur Muskulatur (motorische Endplatte).

Sympathikuswirkung am Herzen

Sympathikusfasern erreichen das gesamte Erregungsleitungssystem und die Arbeitsmuskulatur.

Verstärkte Sympathikustätigkeit führt zu

- Frequenzerhöhung,
- Verkürzung der Erregungsleitung,
- Steigerung der Erregbarkeit,
- Erhöhung der Herzkraft.

Auch an sympathischen Nervenendigungen wird bei Erregung eine Überträgersubstanz freigesetzt, ein Gemisch von Noradrenalin und Adrenalin.

Adrenalin wird außerdem im Nebennierenmark bei starker körperlicher und seelischer Anspannung (Stress) und in akuten schwerwiegenden Notfallsituationen ausgeschüttet. Es hat dann im Herz-Kreislauf-System die gleiche Wirkung wie eine Stimulierung des Sympathikus.

> ❯ Viele Medikamente, die in der Notfallmedizin angewendet werden, sind Überträgerstoffe des vegetativen

Nervensystems, oder sie sind ihnen in ihrer Wirkung sehr ähnlich. Dies gilt besonders für die Überträgersubstanzen des Sympathikus, die Katecholamine (► **Kap. 39.2.2**).

Förderleistung des Herzens

Unter dem **Schlagvolumen** versteht man die Blutmenge, gemessen in ml, die während einer Herzaktion weitergepumpt wird (◙ Abb. 11.30).

Herzminutenvolumen nennt man die Blutmenge, gemessen in ml oder l, die während 1 min in den Kreislauf gepumpt wird.

Die Herzleistung reagiert auf den jeweiligen Durchblutungsbedarf des Organismus durch ständigen Wechsel von

- Pulsfrequenz,
- Blutdruck,
- Herzminutenvolumen.

Das Herzminutenvolumen kann unter Belastung um das 5- bis 6fache des Wertes unter Ruhebedingungen zunehmen. Diese Zunahme kommt durch einen Anstieg des Schlagvolumens auf 200 ml bei einer Pulsfrequenz von 180 als normale Reaktion des Körpers auf einen hohen O_2-Bedarf und einen Anstieg des CO_2-Spiegels zustande. Eine Erhöhung des Blutvolumens oder des Füllungsdrucks in den Herzkammern bewirkt in normalen Grenzen eine Zunahme der Auswurfleistung, da die Herzmuskelfasern

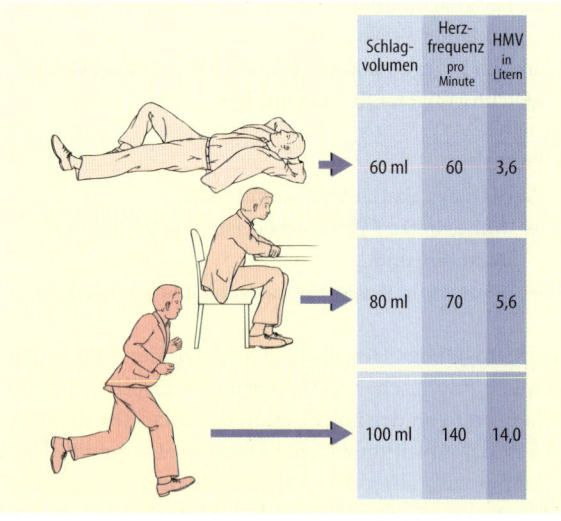

◙ Abb. 11.30. **Veränderungen der Herzleistung bei unterschiedlicher Belastung am Beispiel eines ca. 70 kg schweren Mannes**

unter diesen Umständen stärker ausgedehnt sind und sich kraftvoller zusammenziehen können.

Herztöne

Die bei jeder Herzaktion dicht aufeinander folgenden Herztöne, die der Arzt zur Erkennung eines Herzfehlers oder einer akuten Herzschädigung abhört, kommen durch 2 Mechanismen zustande:

Der **1. Herzton** ist ein Muskelton. Er entsteht bei der Kontraktion des Myokards und bei Anspannung der Segelklappen.

Der sich anschließende **2. Herzton** ist ein Schwingungston. Er entsteht durch Schwingung der Herzklappen und der vorgelagerten Blutsäule.

Da das Abhören der Herztöne (die Auskultation des Herzens) besonderer ärztlicher Erfahrungen bedarf, fällt dieses Verfahren nicht in den Aufgabenbereich des Rettungspersonals.

> **Bei Verdacht auf Kreislaufstillstand ist das Abhören der Herztöne grundsätzlich kein Verfahren zur Überprüfung der Herzfunktion oder zur Feststellung des biologischen Todes. An seine Stelle sind in der Notfallmedizin die Prüfung der Tastbarkeit des Karotispulses und andere Zeichen, insbesondere die Ableitung eines EKG, getreten.**

Kreislauf

Die wesentliche Funktion des Kreislaufs besteht darin, das Durchströmungsvolumen des Gesamtkreislaufs und der einzelnen Kreislaufbereiche zu dosieren.

Eine stets dem Bedarf angepasste Dosierung ist erforderlich, da die einzelnen Organe wegen ihrer unterschiedlichen Stoffwechselsituation unterschiedlich stark durchblutet werden und sich außerdem der Blutbedarf unter wechselnder Belastung erheblich ändern kann.

Der Blutkreislauf wird im Wesentlichen durch die Pumpaktion des Herzens aufrechterhalten. Ergänzend wirken die Muskeln des Bewegungsapparates, die bei Anspannung die Venen »auspressen«. Der Blutstrom wird durch die an Beinen und Armen befindlichen Venenklappen herzwärts gelenkt.

Lungenkreislauf. Der Lungenkreislauf, wegen seiner kürzeren Strombahn auch »kleiner Kreislauf« genannt, beginnt am rechten Herzen (◘ Abb. 11.31). Dem Vorhof des rechten Herzens fließt O_2-armes, CO_2-reiches Blut aus der Körperperipherie über 3 Zugangswege zu:

— über die obere Hohlvene (V. cava superior) wird das Blut der oberen Körperhälfte zugeführt,
— über die untere Hohlvene (V. cava inferior) strömt das Blut aus der unteren Körperpartie zurück,
— über die Venen des Herzkranzgefäßsystems fließt das venöse Blut aus dem Herzmuskel zurück.

◘ Abb. 11.31. **Lungenkreislauf**

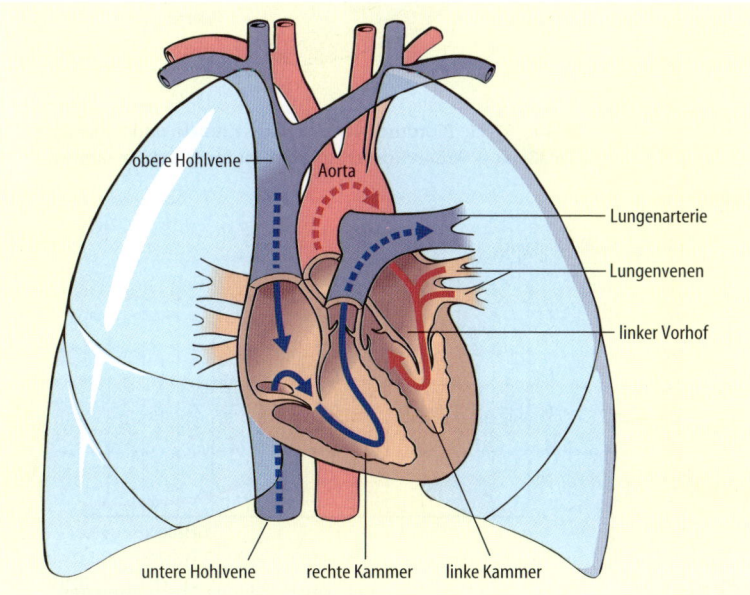

obere Hohlvene — Aorta

Lungenarterie

Lungenvenen

linker Vorhof

untere Hohlvene   rechte Kammer   linke Kammer

Das venöse Blut fließt durch die Trikuspidalklappe in die rechte Kammer und wird von dort durch die Pulmonalklappe in die Lungenschlagader (Pulmonalarterie) gepumpt. Rechte und linke Lungenschlagader teilen sich auf in das Kapillarbett der Lunge. In den feinen Haargefäßen, die die Alveolen umgeben, findet der Gasaustausch statt. Das venöse Blut gibt Kohlendioxid ab und nimmt aus der Atemluft Sauerstoff auf.

Das mit Sauerstoff aufgesättigte Blut fließt durch die Lungenvene (Pulmonalvene) zum linken Vorhof.

> **Da nicht der Gasanteil des Blutes, sondern die Stromrichtung für die Bezeichnung Vene und Arterie entscheidend ist, enthalten die Pulmonalarterien »venöses« (= O_2-armes, CO_2-reiches) Blut, die Pulmonalvenen »arterielles« (= O_2-gesättigtes) Blut.**

Körperkreislauf. Aus dem linken Vorhof fließt das Blut durch die Mitralklappe in die linke Kammer (■ Abb. 11.32).

Die Wand des linken Ventrikels (Pumpe im Hochdrucksystem) ist der muskelstärkste Teil der 4 Abteilungen des Herzens. Von der linken Kammer wird das Blut in die Hauptschlagader (Aorta) gepresst. Die Aorta und die sich in ihr abzweigenden Arterien wandeln den rhythmischen Strom des Blutes zunehmend zu einem ununterbrochenen, gleichmäßigen Fluss zu den Gewebskapillaren. Die Blutgeschwindigkeit in der Aorta beträgt in Ruhe ca. 30–40 cm/s, in den Kapillaren nimmt sie mit der Vergrößerung des Gesamtquerschnitts ab, sie liegt nur noch bei ca. 0,5 mm/s.

Hier am Scheitelpunkt des großen Kreislaufs bzw. des Hochdrucksystems geben die roten Blutkörperchen Sauerstoff ab und nehmen Kohlensäure auf. Die Verweildauer des einzelnen Erythrozyten innerhalb der Kapillarregion des Kreislaufs beträgt ca. 1–2 s.

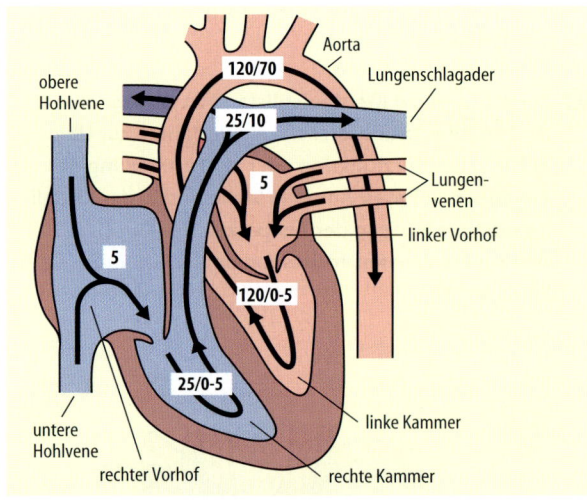

■ Abb. 11.33. **Blutdruckwerte in Herzkammern und herznahen Gefäßen (→ Strömungsrichtung des Blutes, Drücke in mmHg)**

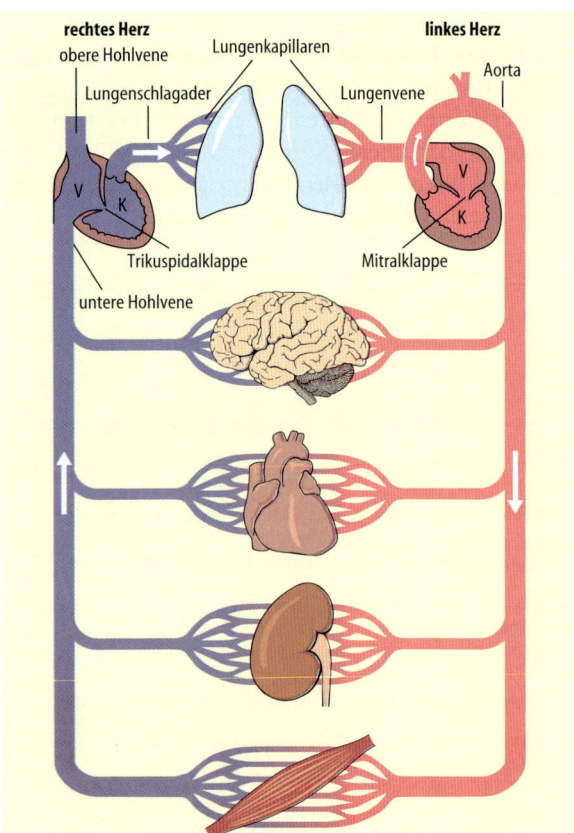

■ Abb. 11.32. **Lungen- und Körperkreislauf (V Vorhof, K Kammer)**

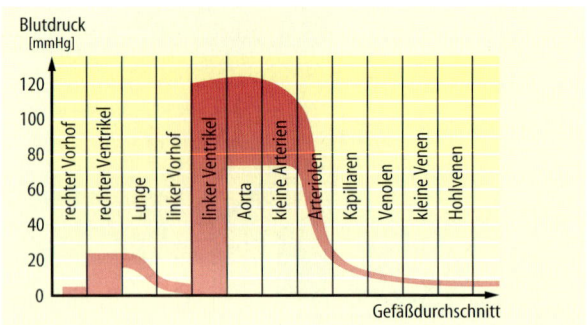

■ Abb. 11.34. **Blutdrücke in verschiedenen Abschnitten des Kreislaufs**

Wenn man von den unterschiedlichen Drücken im Gesamtkreislauf ausgeht, so bietet sich eine Unterteilung in Hochdrucksystem und Niederdrucksystem an (🔲 Abb. 11.33, 11.34).

Hochdrucksystem

Das Hochdrucksystem reicht vom linken Ventrikel bis zum Kapillarsystem des großen Kreislaufs. Die linke Herzkammer als Pumpe des Hochdrucksystems erzeugt Drücke über 100 mmHg.

Die Gefäßrohre des Hochdrucksystems, die Arterien, sind

- relativ wandstark,
- wenig dehnbar,
- relativ eng im Innendurchmesser.

> ❱ **Gefäße des Hochdrucksystems, deren Verletzung wegen des höheren Blutverlustes gefährlicher ist, liegen geschützt in der Tiefe der Gewebe. Daher sind Blutungen aus Arterien wesentlich seltener als Blutungen aus Kapillaren und Venen.**

Niederdrucksystem

Das Niederdrucksystem beginnt im Kapillarbereich, es schließt das rechte Herz mit Vorhof und Kammer sowie den Lungenkreislauf ein und endet mit dem linken Vorhof.

Die Gefäßrohre des Niederdrucksystems, Kapillaren und Venen, sind

- relativ wandschwach,
- stark dehnbar,
- relativ weit im Innendurchmesser.

Die rechte Herzkammer als Pumpe des Niederdrucksystems erzeugt Drücke, die in der Regel unter 25 mmHg liegen.

Blutbedarf verschiedener Organe

Der Anteil am Herzminutenvolumen und die Durchblutung pro Gramm Organgewicht und Minute sind bei verschiedenen Organen relativ hoch, während sie bei anderen Geweben vergleichsweise niedrig sind (🔲 Abb. 11.35). Von einer Ausnahme (Niere) abgesehen, ist dieser Bedarf durch einen hohen Energieumsatz mit entsprechend hohem O_2-Verbrauch hervorgerufen.

Aus dem unterschiedlichen Durchblutungs- bzw. O_2-Bedarf der Organe und Gewebe lässt sich auch das unterschiedliche Ausmaß der akuten Gefährdung bei lebensbedrohlichen Zwischenfällen ableiten.

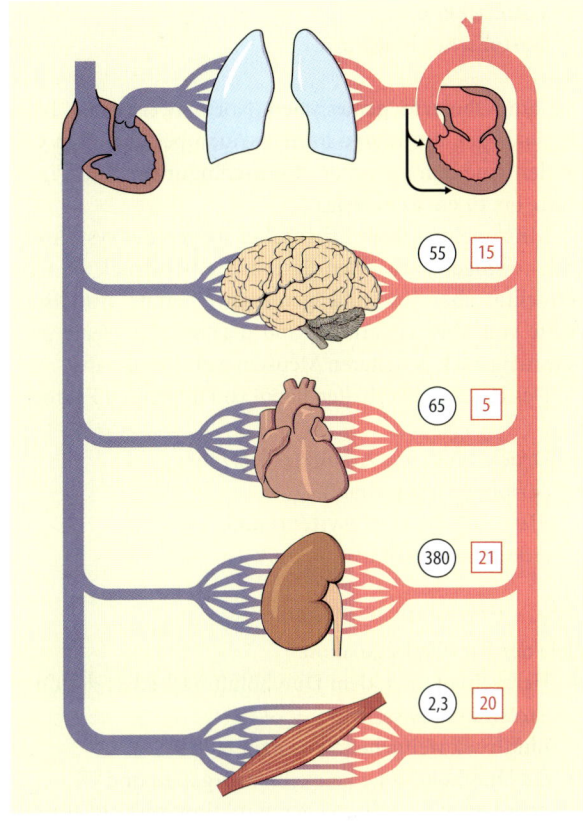

🔲 **Abb. 11.35. Blutbedarf verschiedener Organe (rote Kästen Anteil des Herzzeitvolumens in %, schwarze Kreise Durchblutung in ml/100 g Organgewebe und min)**

> ❱ **Irreversible Zellschädigungen treten am schnellsten an Herz und Gehirn auf, da hier der O_2-Bedarf am größten ist.**

Blutdruck

Die durch die Tätigkeit der linken Herzkammer hervorgerufenen rhythmischen Druck- und Volumenschwankungen im arteriellen System werden durch die Windkesselfunktion der Aorta und der großen Arterien gedämpft. Die Wände dieser Gefäße werden während der Austreibungsphase gedehnt, speichern dabei etwa 50% des Schlagvolumens und geben diese Blutmenge bei nachlassendem Gefäßinnendruck während der Diastole an die sich anschließenden Gefäßabschnitte weiter.

Diese Druckschwankungen in den Gefäßen des Hochdrucksystems werden registriert durch Angabe der Extremwerte als

- systolischer und
- diastolischer Blutdruck.

Die am Oberarm gemessenen Normalwerte des Blutdrucks liegen um 120/80 mmHg. Auch bei manchen Gesunden findet man unter Ruhebedingungen niedrigere Werte bis zu 90/50 mmHg.

Mit zunehmendem Lebensalter steigen der systolische und – weniger stark – der diastolische Blutdruck an, man betrachtet aber (in Ruhe gemessen) bereits systolische Werte von über 145 mmHg und diastolische Werte über 85 mmHg auch bei älteren Menschen als krankhaft.

Das Blutdruckverhalten hängt von folgenden Faktoren ab:
- Druck-Volumen-Arbeit des Herzens,
- peripherer Widerstand,
- Elastizität des Gefäßsystems und
- zirkulierendes Blutvolumen.

Kreislaufregulation

Ziele der Kreislaufregulation:
- Herzzeitvolumen dem Durchblutungsbedarf des Organismus anpassen,
- Blutdruck weitgehend konstant halten,
- die Durchblutung in einzelnen Organen und Gewebsregionen auf den jeweiligen Funktionszustand einstellen.

Zu diesem Zweck werden das Kreislaufvolumen, die Gefäßweite und die Gefäßelastizität dem wechselnden Bedarf angepasst durch
- lokal-chemische Regelmechanismen,
- nervale Regelmechanismen und
- spezielle Überträgersubstanzen

Lokal-chemische Selbststeuerung der Gefäße

Folgende Faktoren führen über eine Gefäßerweiterung zu einer Mehrdurchblutung:
- Anstieg des CO_2-Drucks,
- pH-Abfall,
- Absinken des O_2-Drucks in einzelnen Organen.

Dies bewirkt eine verstärkte O_2-Zufuhr und einen entsprechend erhöhten Abtransport von CO_2 und anderen Säuren.

Nervale Steuerung

Druckfühler (Pressorezeptoren) im Aortenbogen und in einer Erweiterung der A. carotis interna (Sinus caroticus) wirken auf das in der Medulla oblongata liegende Kreislaufzentrum. Ein an den Druckfühlern registrierter Blutdruckanstieg führt reflektorisch zu einem Blutdruckabfall und zu einem Nachlassen der Sympathikuswirkung. Weitere Druckfühler im Herzen haben ähnliche Wirkungen. Verschiedene Messstellen, die auf chemische Reize reagieren, haben zusätzliche Steuerungsfunktionen.

Darüber hinaus sind der Wasser-Elektrolyt-Haushalt, die blutbildenden Organe sowie Niere und Nebenniere an der langfristigen Kreislaufregulation beteiligt.

> **Langes, starkes Pressen auf die A. carotis bei der Karotispulskontrolle kann wegen der erwähnten Reflexbahnen unerwünschte Reaktionen an Herz und Kreislauf (z. B. Bradykardie und/oder Blutdruckabfall) auslösen. Pulskontrolle und Pulsüberwachung durch gefühlvolles Palpieren der A. carotis sollten auf absolute Notfälle beschränkt bleiben.**

Überträgersubstanzen

Bei Aktivierung des Sympathikus bewirken Noradrenalin und Adrenalin in der Regel über die Zunahme des Gefäßtonus eine Gefäßverengung.

Die in Notfällen verstärkte Ausschüttung von Noradrenalin durch das Nebennierenmark führt im gesamten Organismus zu einer Erhöhung des Sympathikustonus.

11.2.3   Pathophysiologie

Störungen des zirkulatorischen Systems können an verschiedenen Funktionsbereichen einsetzen. Schematisch lassen sich die in ◻ Abb. 11.36 dargestellten Störstellen festlegen.

Die von einer Störstelle ausgehende Beeinträchtigung greift je nach Schwere auf alle anderen Bereiche des Herz-Kreislauf-Systems über.

Über Querverbindungen zum respiratorischen System führen bedrohliche Zustandsbilder auch zu schwerwiegenden Störungen der Atmung.

Herzkraft
Normale Funktion

Das Herz als Motor der Blutbewegung passt seine Pumpleistung durch rhythmischen Wechsel von Systole und Dia-

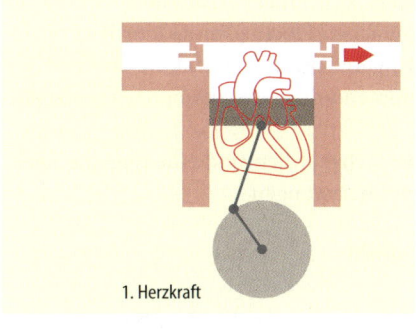

1. Herzkraft

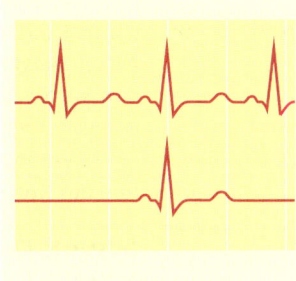

2. Herzfrequenz

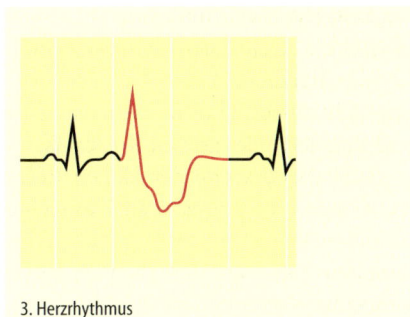

3. Herzrhythmus

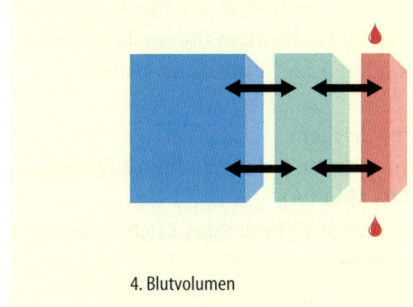

4. Blutvolumen

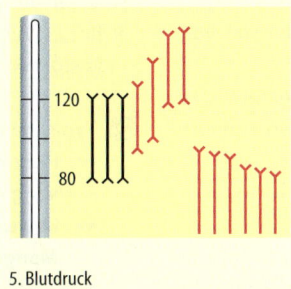

5. Blutdruck

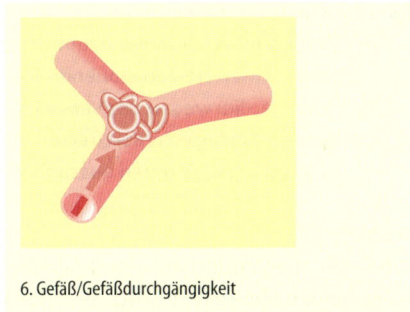

6. Gefäß/Gefäßdurchgängigkeit

◻ Abb. 11.36. **Störstellen des zirkulatorischen Systems**

stole den ständig wechselnden Bedürfnissen der Organe und Gewebe des Körpers an.

Gestörte Funktionen

Der Begriff **Herzinsuffizienz** bedeutet Leistungseinschränkung des Herzens, ein Nachlassen der Pumpleistung bei genügendem venösem Blutangebot.

Man unterscheidet chronische, d. h. sich langsam über Wochen entwickelnde Formen und akute, sich schnell über Minuten oder Stunden entwickelnde Formen der Herzinsuffizienz, deren wichtigste im Folgenden dargestellt werden.

Akute Linksherzinsuffizienz

Bei der akuten Linksherzinsuffizienz entsteht durch die noch normale Funktion des rechten Herzens eine zunehmende Lungenstauung, da das linke Herz das vom rechten Herz vorgegebene Pumpvolumen nicht mehr bewältigen kann.

Ursachen der akuten Linksherzinsuffizienz, z. B.:
- Herzinfarkt: Schädigung von Muskelgewebe des linken Herzens;
- Hochdruckkrise: Überbelastung der linken Herzkammer (Pumpe des Hochdrucksystems);
- Volumenüberfüllung: Überbelastung des Herzens, besonders der Pumpe des Hochdrucksystems.

❯ **Typische klinische Zeichen sind**
- **Herzfrequenz über 100/min (Tachykardie) wegen des Versuchs des linken Herzens, das geringe Schlagvolumen (links) durch eine höhere Zahl von Herzaktionen auszugleichen.**
- **Blutdruckabfall, Zentralisationszeichen, z.T. kardiogener Schock.**
- **Blaurote Färbung von Haut und Schleimhäuten (Zyanose) durch verminderte O₂-Sättigung des Blutes in der gestauten Lunge.**
- **Atemnot (Dyspnoe) durch Lungenstauung; Patienten atmen schnell mit aufgerichtetem Oberkörper; je nach Schwere sind Rasselgeräusche zu hören; beim Lungenödem wird zunächst weißer, später fleischwasserfarbiger Schaum abgehustet.**

Eine besonders schwere Form der akuten Linksherzinsuffizienz ist der kardiogene Schock.

Akute Rechtsherzinsuffizienz

Eine akute Rechtsherzinsuffizienz findet man insgesamt seltener. Bei dieser Form staut sich das vom rechten Herzen nicht ausreichend weitertransportierte Blut in Venen und Kapillaren des großen Kreislaufs.

Typische **Ursache** der akuten Rechtsherzinsuffizienz ist der schwere Asthmaanfall. Das rechte Herz muss – besonders während der verlängerten und erschwerten Ausatemphase – das Blut mit erheblich höherem Druck in den Lungenkreislauf pumpen.

> **Typische klinische Zeichen:**
> — Pulsierende Halsvenenstauung: durch das sich vor dem rechten Herzen stauende Blut.
> — Tachykardie: wegen des Versuchs des Herzens, das geringe Schlagvolumen (rechts) durch eine höhere Zahl von Herzaktionen auszugleichen.

Globalinsuffizienz

Eine sich eher chronisch entwickelnde Leistungsminderung beider Herzseiten wird als Globalinsuffizienz bezeichnet. Meist beginnt sie mit einer Insuffizienz des linken Herzens. Die dadurch bedingte mäßige Stauung in der Lunge überträgt sich auf das rechte Herz und verursacht eine Leistungseinschränkung auch der rechten Seite.

Typische Ursachen sind die chronische Linksherzinsuffizienz, z. B. länger bestehender hoher Blutdruck.

> **Typische klinische Zeichen:**
> — Kombination der Symptome von Links- und Rechtsherzinsuffizienz.
> — Ödeme in den Geweben durch Austritt von Flüssigkeit aus den gestauten Kapillaren (Beinödeme).
> — Flüssigkeitsansammlung in Bauchhöhle und Pleuraspalt aus den gleichen Gründen (im Rettungsdienst nicht direkt erkennbar).

Herzfrequenz

Normale Funktion

Das gesunde Herz des Erwachsenen schlägt unter Ruhebedingungen 60–80/min, um Organe und Gewebe entsprechend oft mit O_2-reichem Blut zu versorgen.

> Fällt die Herzfrequenz unter 60/min, spricht man von **Bradykardie.**
> Ein Frequenzanstieg über 100/min wird als **Tachykardie** bezeichnet.

Eine physiologische, d. h. nicht krankhafte Bradykardie tritt nur bei manchen Hochleistungssportlern in Ruhe auf, die die geringere Zahl der Herzaktionen durch ein höheres Schlagvolumen und andere komplizierte Vorgänge ausgleichen.

Physiologische Tachykardien sind eine typische Reaktion des Körpers auf Belastungen.

Gestörte Funktionen

Bradykardie

Bei Bradykardie besteht die Gefahr, dass besonders Organe mit hohem O_2-Verbrauch (Gehirn, Herz) durch zu »seltene« Versorgung mit O_2-reichem Blut in ihrer Funktion gestört werden und in ihrer Leistung nachlassen.

> **Typische klinische Zeichen:**
> — Herzfrequenz <60/min (Erkennbar durch Pulsmessung oder EKG-Monitor),
> — Bewusstseinsverlust als indirektes Zeichen für O_2-Mangel des Gehirns.

Tachykardie

Bei jeder über Tage anhaltenden Tachykardie droht ein Herz-Kreislauf-Versagen.

Das Herz selbst durchblutet sich über die Herzkranzgefäße während jeder Systole und Diastole. Da die Herzkranzgefäße bei jeder Systole durch den Muskeldruck eingeengt werden, ist eine ausreichend lange Diastole für die Durchblutung und damit eine ausreichende O_2-Versorgung des Myokards von Bedeutung.

Bei jeder Tachykardie ist aber die Diastole verkürzt. Die Verkürzung der Diastole vermindert zusätzlich auch die Zeit für die Ventrikelfüllung. Bei hoher Tachykardie gehen daher das Schlagvolumen und letztlich auch das Herzminutenvolumen – trotz hoher Frequenz – zurück, da sich die Kammern nicht ausreichend mit Blut füllen konnten.

> **Typische klinische Zeichen:**
> — Herzfrequenz >100/min (Pulsmessung oder EKG-Monitor),
> — Abfall des Blutdrucks,
> — evtl. Zeichen der Linksherzinsuffizienz.

Extreme Frequenzänderungen sind häufig mit Rhythmusstörungen gekoppelt.

Herzrhythmus

Normale Funktionen

Normalerweise gehen die Impulse, die eine geordnete Herzaktion auslösen, in regelmäßigen Abständen vom »Schrittmacher des Herzens«, dem Sinusknoten, aus. Der Sinusknoten ist durch die enge Kopplung an das vegetative Nervensystem in der Lage, sofort auf besondere Belastungen mit einer Zunahme seiner Impulse und auf Entlastung mit einer Frequenzabnahme zu reagieren.

Bei der Pulskontrolle fühlt man Pulswellen in regelmäßigen Abständen. Auf dem EKG-Monitor sieht man die gleichmäßige Aufeinanderfolge stets gleich aussehender P-Wellen und sich anschließender Kammerkomplexe.

Gestörte Funktionen

Supraventrikuläre Extrasystolie

Supraventrikuläre Extrasystolen werden durch Herzaktionen verursacht, die außerhalb der normalen Erregungsbildungsregionen im Vorhofgebiet ausgelöst werden und den normalen Rhythmus durchbrechen. In der Regel treten sie anfallsweise auf und führen zu einer Tachykardie (■ Abb. 11.37).

> **Typische klinische Zeichen:**
> - Puls: Tachykardie, Arrhythmie.
> - EKG-Monitor: P-Wellen sind meist verändert oder nicht erkennbar, normal aussehender Kammerkomplex.

Ventrikuläre Extrasystolie

Durch Erregungsbildung im Kammerbereich kommt es zu einer vorzeitigen Erregung der Ventrikel. In Abhängigkeit vom Zeitpunkt während der Diastole (Füllungsphase der Ventrikel) und der bereits eingeflossenen Blutmenge führen die vorzeitig einfallenden Extrasystolen zu Herzaktionen **mit** oder **ohne** Auswurfleistung (■ Abb. 11.38).

Monotope Extrasystolen haben stets den gleichen Kurvenverlauf, da sie vom gleichen Erregungsursprung ausgehen.

Polytope Extrasystolen gehen von verschiedenen Erregungsherden aus und haben ein wechselndes Aussehen.

> **Typische klinische Zeichen:**
> - Puls: die zusätzlichen Systolen sind als »vorzeitiger« Pulsschlag fühlbar, oder es kommt zu einer wahrnehmbaren Pause, da die nächste Herzaktion mit Auswurfleistung verspätet einsetzt.

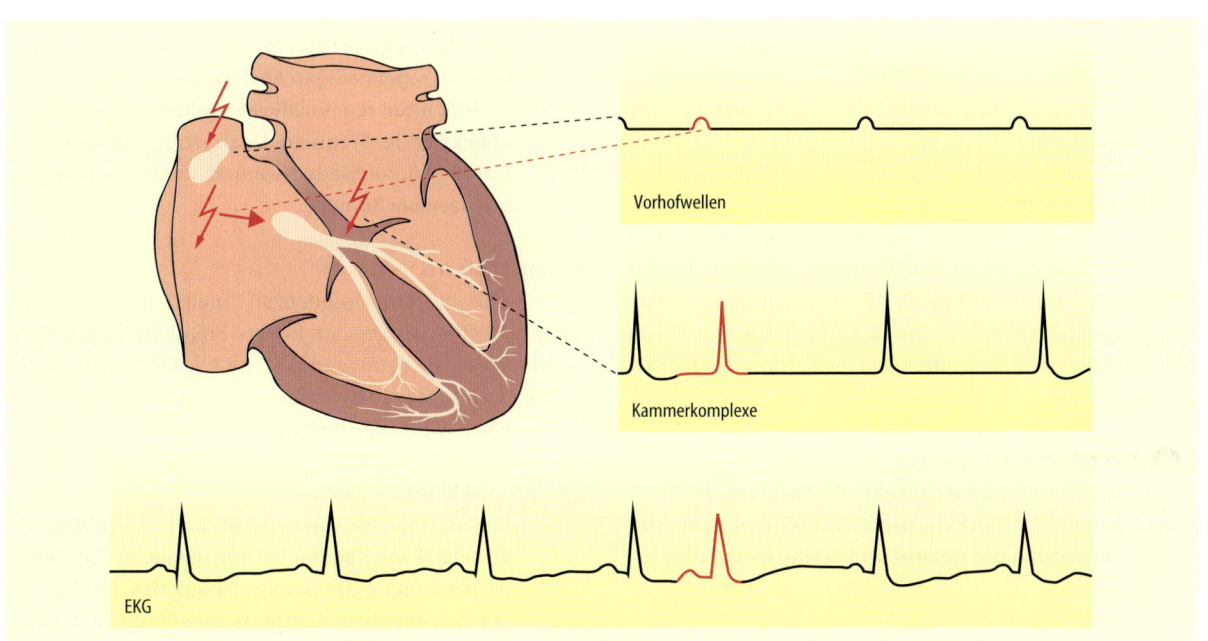

Vorhofwellen

Kammerkomplexe

EKG

■ Abb. 11.37. **Supraventrikuläre Extrasystolie**

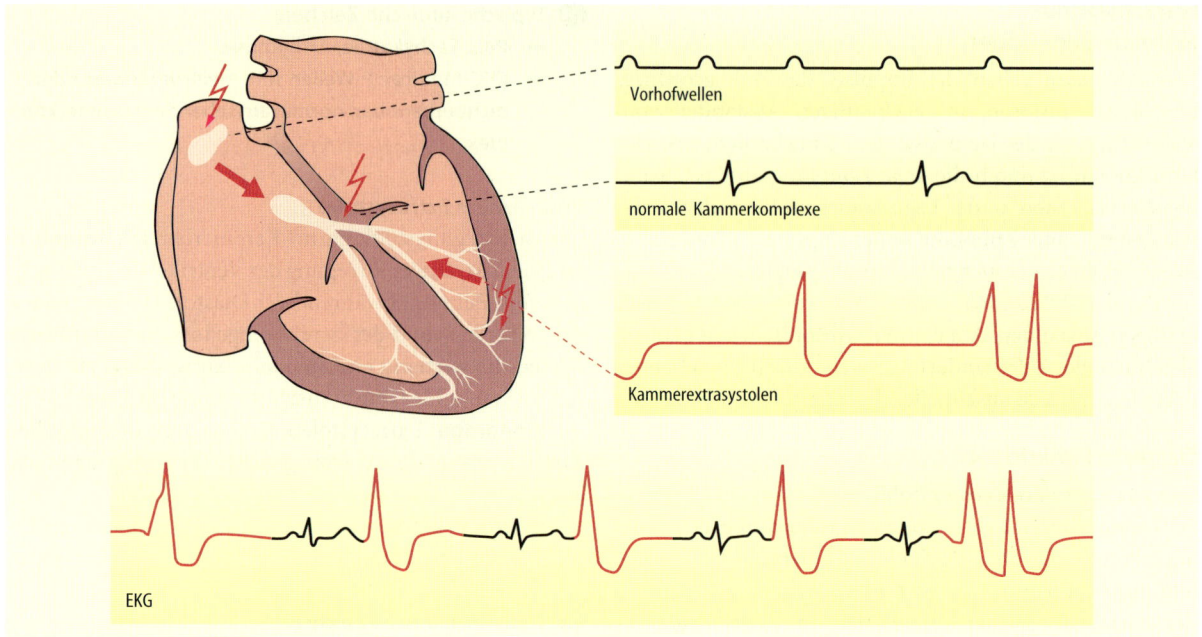

■ Abb. 11.38. **Ventrikuläre Extrasystolie**

- EKG-Monitor: vorzeitig einfallende breite Kammeraktionen mit meist stärkeren Ausschlägen, die sich von normalen QRS-Komplexen deutlich unterscheiden.
- Monotope Extrasystolen: alle Extrasystolen haben den gleichen Kurvenverlauf.
- Polytope Extrasystolen: wechselndes Aussehen der Extrasystolen.

AV-Block III. Grades

Bei einer Blockierung der normalen Erregungsübertragung zwischen Vorhöfen und Kammern schlagen die Vorhöfe regelmäßig weiter (■ Abb. 11.39). Nach Einsetzen der Erregungsbildungszentren in den Kammern kommt es **unabhängig** von der Vorhoftätigkeit zu Kammerfrequenzen von 25–30/min.

❯ Typische klinische Zeichen:
- Bewusstsein: häufig werden die Patienten bei Eintritt des AV-Blocks III. Grades wegen der O_2-Minderversorgung des Gehirns schlagartig bewusstlos.

Die Förderleistung des Herzens reicht bei stark erniedrigten Frequenzen nicht mehr aus, um eine normale Hirndurchblutung und damit eine genügende O_2-Zufuhr sicherzustellen.
- Puls: Pulsfrequenz von 25–30/min, Schläge folgen meist in regelmäßigen Abständen.
- EKG-Monitor: regelmäßige P-Wellen mit normaler oder erhöhter Frequenz. Unabhängig von den P-Wellen deformierte Kammerkomplexe mit Frequenzen um 30/min.

Kammerflattern

Sehr hohe Kammerfrequenzen meist über 220/min (■ Abb. 11.40). Wegen der hohen Frequenz können die Kammern nicht genügend mit Blut gefüllt werden, die Herzkontraktionen bewirken daher nur einen geringen Blutauswurf. Minimale Pumpleistung!

❯ Typische klinische Zeichen:
- Bewusstsein: meist werden die Patienten nach Einsetzen von Kammerflattern wegen der O_2-Minderversorgung des Gehirns bewusstlos. Häufig entwickelt sich im Anschluss ein Kreislaufstillstand!

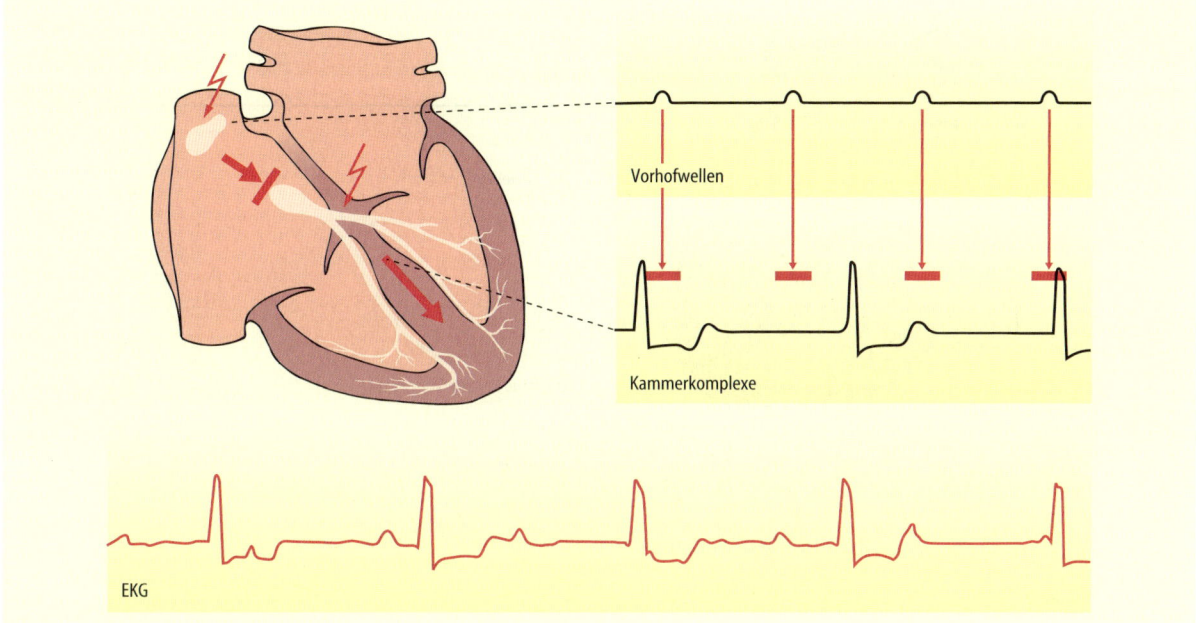

◨ Abb. 11.39. **AV-Block III. Grades**

- Puls: an der A. radialis und im Bereich der Karotiden meist nicht mehr tastbar.
- EKG-Monitor: »haarnadelförmige« Wellen großer Amplitude mit Frequenzen über 220/min.

Kammerflimmern

Unkoordinierte Kontraktionen **einzelner** Herzmuskelfasern ohne Steuerungseinflüsse des Erregungsleitungssystems (◨ Abb. 11.41). **Keine** Pumpleistung, da nur das synchronisierte Zusammenwirken aller Myokardfasern zum Auswurf von Blut führt. Kammerflimmern ist eine Form des Kreislaufstillstands!

❯ Typische klinische Zeichen:
- Bewusstsein: Bewusstlosigkeit durch Unterbrechung der Hirndurchblutung.
- Puls: kein Karotispuls tastbar.
- EKG-Monitor: schnelle Folge völlig unregelmäßiger Wellen mit »Frequenzen« über 500/min.

EKG-Veränderungen beim Myokardinfarkt

Einschränkungen oder Unterbrechungen der Koronardurchblutung führen zu typischen Veränderungen des EKG. Sie werden in ▶ Kap. 23.2 und 23.3 ausführlich dargestellt (◨ Abb. 11.42).

Blutdruck
Normale Verhältnisse

In Abhängigkeit vom Lebensalter liegen die Normwerte für den systolischen und diastolischen Blutdruck zwischen 100:60 und 145:95. Die Regel: »100 + Lebensalter = systolischer Blutdruckwer« ist überholt bzw. nur als sehr grober Hinweis anzusehen.

Gestörte Verhältnisse

Zu hoher Blutdruck (Hypertonie) und hypertone Krise
Die altersbedingte Erhöhung des Blutdrucks ist durch den Elastizitätsverlust des arteriellen Windkessels verursacht. Akute hypertone Krisen mit systolischen Blutdruckwerten über 220–250 mmHg und diastolischen Werten über 130 mmHg haben andere komplizierte Ursachen, die hier nicht dargestellt werden sollen.

❯ Typische klinische Zeichen:
- Hochroter Kopf.
- Blutdruckmessung: Werte über 160:95 mmHg bedeuten Hypertonie.
  Werte über 220:130 mmHg stellen u. a. wegen der Gefahr einer Hirnblutung oder eines Herzversagens eine akute Lebensbedrohung dar.

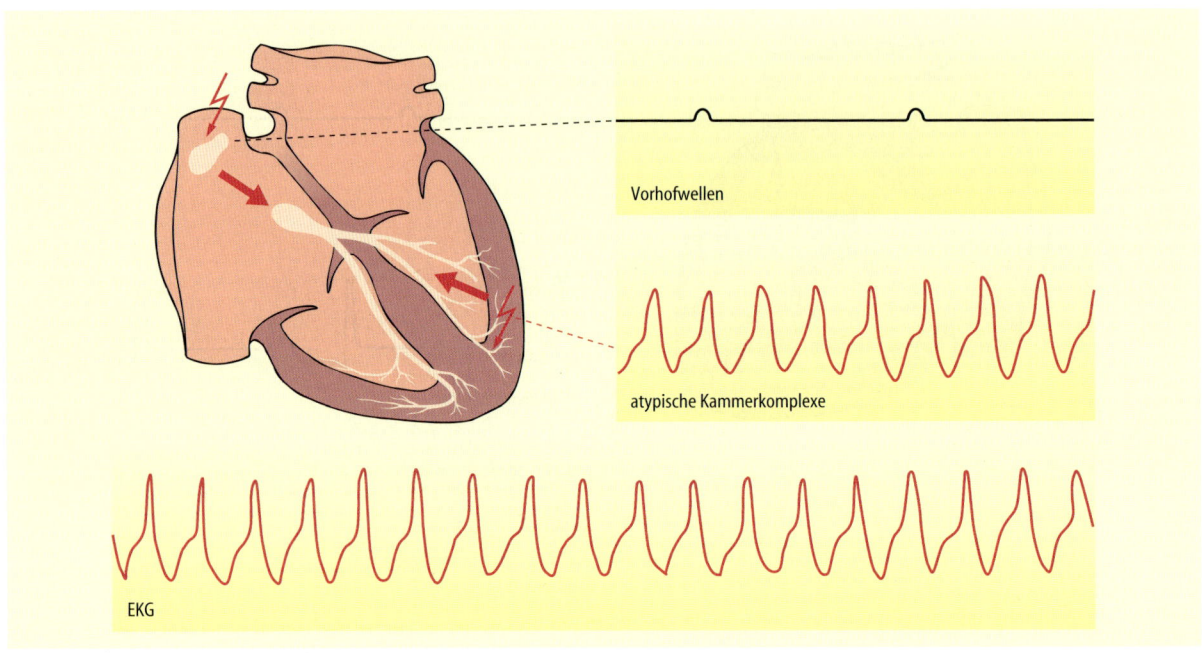

■ Abb. 11.40. **Kammerflattern**

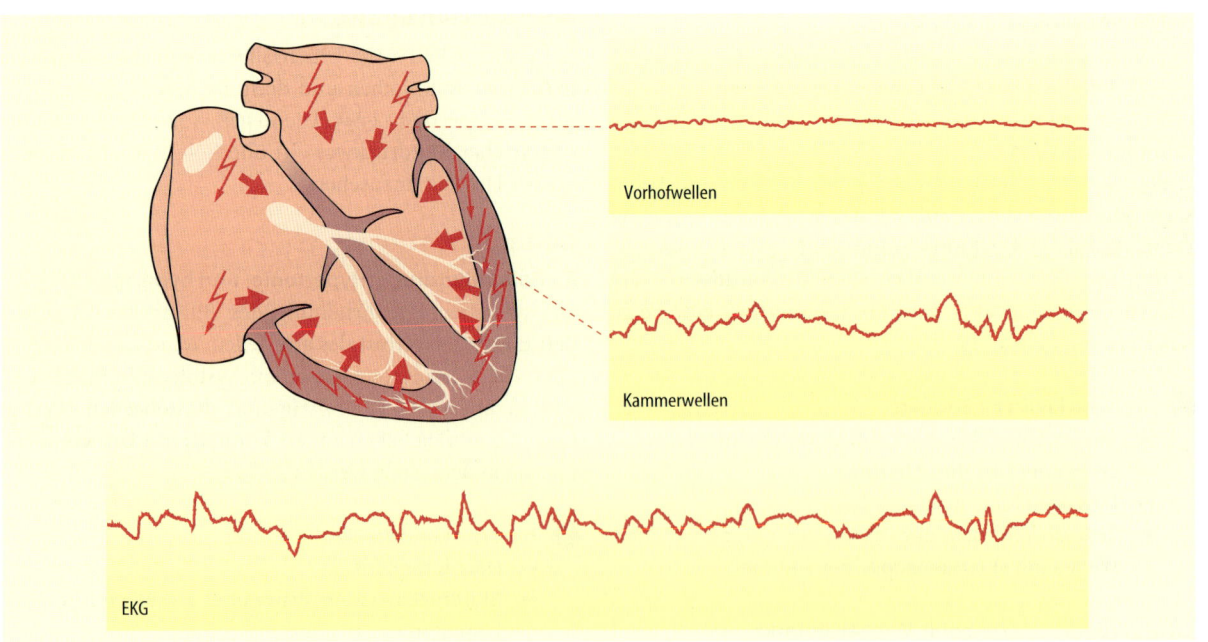

■ Abb. 11.41. **Kammerflimmern**

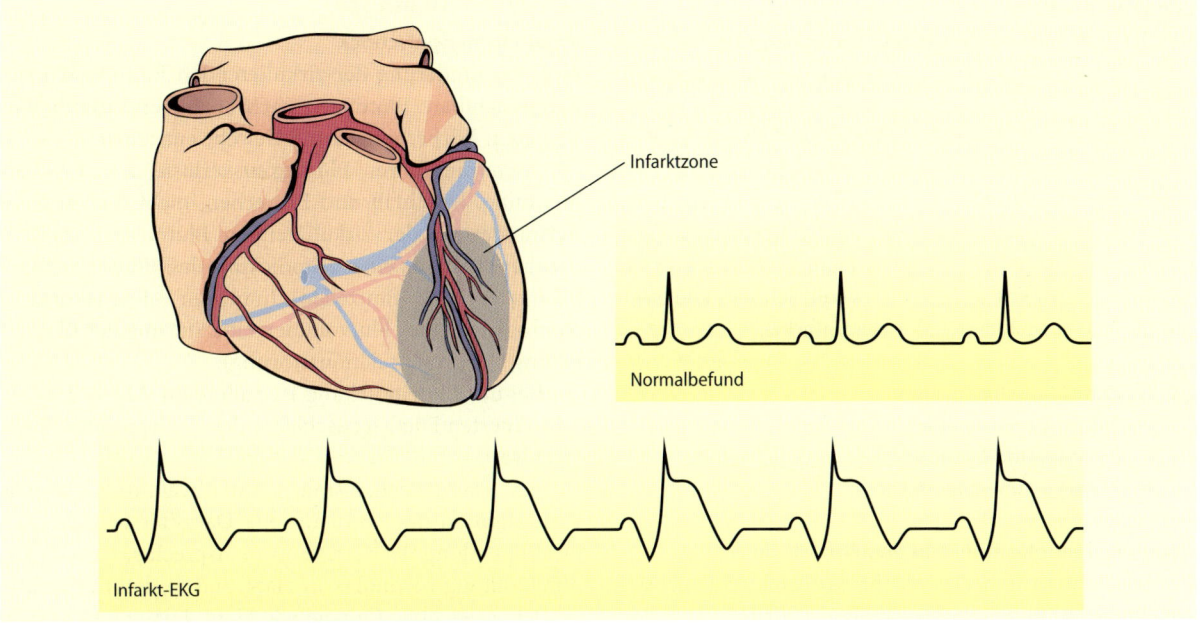

Infarktzone

Normalbefund

Infarkt-EKG

▪ Abb. 11.42. **Vorderwandspitzeninfarkt (Ableitung III)**

Zu niedriger Blutdruck (Hypotonie)

Systolische Blutdruckwerte unter 100 mmHg bei Gesunden sind Ausnahmen. Sieht man vom Blutdruckabfall beim Volumenmangelschock ab, so sind hypotone Zustände in erster Linie bei der durch einen überschießenden Vaguseinfluss ausgelösten Kreislaufreaktion, dem **vagalen Schock**, zu finden. Der vermehrte Vaguseinfluss, ausgelöst durch Schmerz, Schreck oder Angst, bewirkt eine Weitstellung der Gefäße bei gleichzeitiger Bradykardie.

Obwohl kein Blut verloren geht, »versackt« die vorhandene Blutmenge in den Gefäßen. Das am Kreislauf teilnehmende Volumen reicht nicht mehr für eine Durchströmung aller Gewebe aus. Eine Hypotonie kann auch infolge einer direkten Gifteinwirkung auf das Kreislaufzentrum entstehen.

❯ **Typische klinische Zeichen:**
  – **Ohnmacht** bei plötzlichem Versacken des Blutes.
  – **Blässe** als Zeichen der verminderten Durchblutung.
  – **Puls** beim vasovagalen Schock im Gegensatz zu anderen Schockformen langsam bzw. nicht deutlich erhöht.
  – **Blutdruck:** systolische Werte unter 100 mmHg.

Gefäßwand und Gefäßdurchgängigkeit
Normale Verhältnisse

Bei völlig gesunden Menschen sind die Gefäßwände der Arterien glatt, elastisch, ohne in ihrem Inneren durch Ablagerungen eingeengt zu sein.

Gestörte Verhältnisse

Arteriosklerose

Schon bei 20- bis 30-Jährigen können besonders im Bereich der Herzkranzgefäße Veränderungen der Gefäßwand gefunden werden, die durch Ablagerungen von fettähnlichen Substanzen, Eiweißstoffen und Mineralien entstehen. Es kommt zu Verdickung, Verhärtung und Elastizitätsverlust der Gefäßwand, der Innendurchmesser wird eingeengt. Diese Vorgänge verstärken sich mit zunehmendem Alter und führen zu verschiedenen Folgeerkrankungen wie Hypertonie, Apoplexie, Herzinfarkt etc.

Die Arteriosklerose ist kein akutes Geschehen. Sichere Anzeichen dieser Erkrankung sind im Rettungsdienst nicht erkennbar.

Es müssen aber Patienten mit bedrohlichen Folgeerkrankungen der Arteriosklerose wie Herzinfarkt oder Apoplexie sachgerecht versorgt werden.

Lungenembolie

Bei der Lungenembolie werden Thromben meist aus den tiefen Bein**venen** losgerissen und gelangen über das rechte Herz in die Pulmonalarterie. Je nach Größe und Sitz des Embolus in den Pulmonalgefäßen entwickelt sich akut eine lebensbedrohliche Situation. Das Geschehen führt über ein Versagen des rechten Herzens, das gegen einen zu hohen Druck pumpen muss, und über reflektorische Vorgänge zum Sinken des Schlagvolumens im linken Herzen. Dadurch entwickelt sich ein schwerer Schock. Die Symptome ähneln auch denen des Herzinfarkts.

❯ **Typische klinische Zeichen:**
  − Schocksymptomatik,
  − Zyanose und Dyspnoe,
  − häufig Schmerzen im Thorax.

Arterielle Embolie einer Gliedmaßenarterie

Bei Herzfehlern und Herzrhythmusstörungen kann sich ein Blutgerinnsel (Embolus), meist aus dem linken Vorhof, losreißen und eine Gliedmaßenarterie verstopfen.

❯ **Typische klinische Zeichen:**
  − Schmerz,
  − Bewegungsunfähigkeit,
  − Gefühlsstörung,
  − Blässe,
  − Pulsverlust im Bereich der betroffenen Extremität.

Thrombotischer Venenverschluss

Durch Veränderungen in der Blutgerinnung, Gefäßwandschädigung und Verlangsamung der Strömungsgeschwindigkeit (Bettlägerigkeit) bilden sich Thromben in Bein- und/oder Beckenvenen, die die betroffenen Gefäße völlig verschließen können (▶ Kap. 35.5).

❯ **Typische klinische Zeichen:**
  − Zyanose,
  − Schwellung,
  − Hitze und Spannungsgefühl im Bereich der betroffenen Extremität.

Blutvolumen
Normale Verhältnisse

Die Gesamtblutmenge des Menschen entspricht ungefähr 9% seines Körpergewichts, über 6 l bei einem normalgewichtigen Erwachsenen.

Gestörte Verhältnisse
Volumenmangelschock

Eine Verminderung der zirkulierenden Blutmenge kann durch sichtbare Blutungen nach außen und durch Blutungen in Körperhöhlen und Gewebe entstehen.

Weiterhin führen Flüssigkeitsverluste, z. B. bei Verbrennung, Durchfall und Erbrechen, nicht nur zu einer Verminderung der zirkulierenden Blutmenge, sondern darüber hinaus zu einer »Eindickung des Blutes« (weniger Flüssigkeit, mehr Blutzellen). In beiden Fällen verursacht ein ungenügendes Blutvolumen eine Störung der Blutverteilung (Makrozirkulationsstörung).

Bei der Bluteindickung ist außerdem wegen der verschlechterten Fließeigenschaften der Transport des Blutes erschwert.

Als Schutzmechanismus (Notfallreaktion) tritt eine Zentralisation des Kreislaufs ein. Darunter versteht man die Engstellung der Gefäße mit entsprechender Minderdurchblutung besonders in Haut und Skelettmuskulatur, um lebenswichtige Organe wie Herz, Lunge und Gehirn ausreichend mit Blut zu versorgen.

Mit anderen Worten: das verminderte Blutvolumen bewirkt eine Verkleinerung des Kreislaufs und eine Verkleinerung des Versorgungsgebietes. Gleichzeitig wird das Herz stimuliert (Sympathikus), um über eine Tachykardie die verminderte Blutmenge schneller durch den Kreislauf zu pumpen. Nur so lässt sich im verkleinerten Kreislauf der O_2-Bedarf der lebenswichtigen Organe sichern.

In der Folge entwickelt sich eine akute Minderdurchblutung der Gewebe (Mikrozirkulationsstörung) mit zunehmendem O_2-Mangel der einzelnen Zellen. Je nach Ausmaß der Hypoxie treten zunächst noch rückbildungsfähige (reversible), später irreversible Schädigungen auf.

Typische **klinische Zeichen**:
− Blutverluste von 15%, das entspricht bei dem zuvor definierten Menschen (70 kg schwerer Mann) weniger als 750 ml, werden ohne eindrucksvolle Reaktionen vertragen.
− Blutverluste von 30%, das entspricht 1500 ml, lösen einen Herzfrequenzanstieg über 100/min bei – noch – normalem Blutdruck und eine Steigerung der Atemfrequenz aus. Wegen beginnender Zentralisation kommt es zu einer Verzögerung der kapillaren Reperfusion.

> — Blutverluste über 1/3 des Gesamtvolumens führen zum Vollbild des Volumenmangelschocks:
>   – Herzfrequenz deutlich >100/min,
>   – deutlicher Blutdruckabfall,
>   – Atemfrequenz >35/min,
>   – erhebliche Zentralisation,
>   – psychische Veränderungen bis zur Lethargie.
> — Grundsätzlich gilt: Je höher der Puls über 100, je tiefer der Blutdruck unter 100, umso bedrohlicher ist der Schock. Die 100/100-Regel gilt als Anhalt.
> — Besonders bei jugendlichen Patienten ist die Tachykardie oft das eindrucksvollste Schockzeichen, der Blutdruckabfall erfolgt relativ spät, dann aber häufig sehr dramatisch.

Akute Volumenüberfüllung

Gerade im Rettungsdienst kann es bei der Schockbehandlung in der allgemeinen Hektik zu einer über dem Bedarf liegenden Zufuhr von Volumenersatzmitteln kommen, da die Pulsfrequenzerhöhung und die Minderdurchblutung der Haut häufig – auch **nach** ausreichender Volumenzufuhr – zunächst noch erhalten bleiben. Der Blutdruck steigt jedoch, wenn die Blutungen gestillt werden konnten, in der Regel wieder an. Auch aus diesem Grund sind während der Volumenzufuhr häufige Blutdruckkontrollen erforderlich.

> Typische klinische Zeichen:
> — Sehen: verstärkte Füllung herznaher Venen, am deutlichsten sichtbar an der V. jugularis externa.
> — Abschätzung des ZVD, Venendruck über 14 cm H_2O (bei zentralvenösem Katheter).
> — Evtl. Entwicklung eines Lungenödems als Zeichen einer schweren Volumenbelastung insbesondere des linken Herzens.

11.2.4 Schock

Der Schock als gemeinsame Endstrecke verschiedener Störmechanismen ist – neben dem Kreislaufstillstand – die bedrohlichste Störung der zirkulatorischen Vitalfunktion (➲ Essay Schock).

Definition

Schock ist primär ein die Makrozirkulation betreffendes Versagen der zirkulatorischen Vitalfunktion. In der Folge kommt es zu einer kapillären Minderdurchblutung vi-

taler Organe, zu einem Missverhältnis zwischen O_2-Angebot und O_2-Bedarf und zu einem unzureichenden Abtransport von Stoffwechselprodukten der Zellen.

Trotz unterschiedlicher Schockursachen und primär uneinheitlicher Auswirkungen auf die Herz-Kreislauf-Funktion münden alle Schockformen in ein gemeinsames, folgenschweres pathophysiologisches Reaktionsgeschehen.

Pathophysiologische Gemeinsamkeiten aller Schockformen

Die Verminderung des Blutvolumens, ein Abfall der Förderleistung des Herzens und durch unterschiedliche Ursachen ausgelöste Störungen auf kapillärer Ebene sind die wesentlichen Ursachen, die letztlich über die Mangeldurchblutung auf zellulärer Ebene ein Missverhältnis zwischen O_2-Angebot und O_2-Bedarf hervorrufen.

Die schockbedingte Zellschädigung löst eine Aktivierung verschiedener Mediatorensysteme aus. Mediatoren wie Histamin, Kallikrein, Tumornekrosefaktor, Prostaglandine sind hormonähnliche, in verschiedenen Zellen und Geweben gebildete Wirkstoffe, die ihrerseits Entzündungsreaktionen auslösen, Membranen schädigen, die Kapillarpermeabilität erhöhen, das Gleichgewicht im Gerinnungssystem stören. Unabhängig von der auslösenden Ursache führt der unbehandelte, bzw. unzureichende therapierte Schock über einen – am Beispiel des Volumenmangelschocks dargestellten - Circulus vitiosus häufig zum Tod (◙ Abb. 11.43).

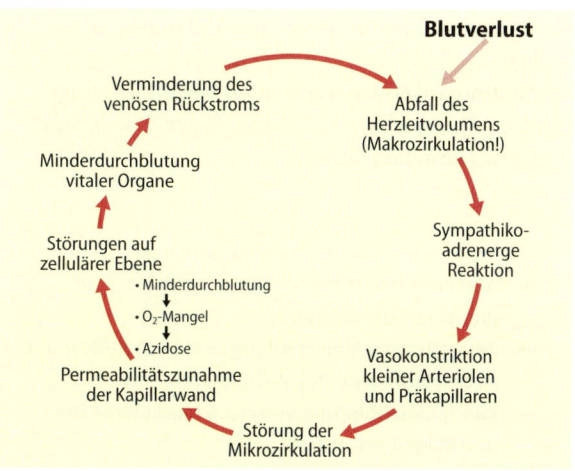

◙ Abb. 11.43. **Circulus vitiosus des hypovolämischen Schocks**

Die schon in der Frühphase eines Schockgeschehens einsetzenden pathophysiologischen Reaktionen können letztlich über komplexe Mechanismen bei jedem schweren Schockgeschehen später in der klinisch-intensivmedizinischen Phase das gefürchtete Multiorganversagen verursachen.

Folgen für Funktionssysteme und Einzelorgane

- **Atmung:** primär gesteigert; über eine Erhöhung des Atemminutenvolumens soll die O_2-Versorgung aufrechterhalten werden; pCO_2 erniedrigt, pO_2 zunächst noch normal.
- **Kreislauf:** kompensatorischer Pulsanstieg, Erhöhung des peripheren Widerstands (Ausnahme: septischer Schock), arterieller Blutdruck primär »normal«, später abfallend.
- **Bewusstsein:** Eintrübung bei O_2-Minderversorgung des Gehirns.
- **Vegetatives System:** Schwitzen, Zentralisation (Ausnahme: septischer Schock), verzögerte Kapillarreperfusion.
- **Säure-Basen-Haushalt:** metabolische Azidose durch im anaeroben Stoffwechsel anfallendes Laktat.
- **Nierenfunktion:** Zentralisation verursacht Minderdurchblutung → Abnahme der glomerulären Filtrationsrate → Oligurie → Anurie.
- **Blutgerinnung:** Störung der Mikrozirkulation durch intravasale Gerinnungsvorgänge, Thrombozytenaggregation und Fibrinniederschläge.
- **Leber:** auf O_2-Mangel empfindlich reagierendes Stoffwechselorgan.
- **Darm:** Übertritt von Bakterien und Toxinen aus dem Darmlumen in die Darmwand und in den Blutkreislauf.
- **Multiorganversagen vorrangig betroffen:** Lunge, Herz-Kreislauf-System, Niere, Magen-Darm-Trakt sowie Gerinnungssystem.

Wichtige Kompensationsmechanismen
- Adrenalin und Noradrenalin steigern Frequenz und Pumpkraft des Herzens
- Zentralisation: Umverteilung des Herzzeitvolumens zu den lebenswichtigen Organen
- Minderdurchblutung von Haut, Muskulatur, Niere und Magen-Darm-Trakt

- Intravasaler Flüssigkeitseinstrom aus dem Extravasalraum und letztlich auch aus der Zelle
- Aktivierung des Renin-Angiotensin-Aldosteron-Systems führt zur gesteigerten Rückresorption von Natrium und Wasser in der Niere

Wenn diese Kompensationsmechanismen nicht ausreichen und die Schockursachen und deren Folgen nicht oder nur unzureichend behandelt werden, entwickelt sich der **dekompensierte Schock**.

Dekompensierter Schock
- O_2-Minderversorgung
- Auswärtsfiltration von Wasser und Eiweiß in den Extravasalraum
- Einschränkung der Zellfunktion und Schädigung der Zellstruktur
- Zusammenbruch des (aeroben und anaeroben) Funktionsstoffwechsels
- Ungenügende Zufuhr von Glykogen
- Anhäufung von Stoffwechselprodukten

Grundprinzipien der Schockbehandlung

Unabhängig vom zugrundeliegenden Leiden muss die Schockbehandlung grundsätzlich 2 Ziele verfolgen:
- Therapie der auslösenden Schockursache,
- Therapie der pathophysiologischen Vorgänge im Schockgeschehen.

Eine kausale Therapie des Schockgeschehens ist im präklinischen Bereich nicht immer möglich, für alle Schockformen gelten aber unabhängig vom zugrundeliegenden Leiden für die Belange der präklinischen Versorgung folgende **Behandlungsprinzipien**:
- Normalisierung des Blutdrucks zur Sicherung einer ausreichenden Organdurchblutung (sofern möglich),
- O_2-Anreicherung der Atemluft, ggf. Beatmung mit hohen inspiratorischen O_2-Konzentrationen, zur Sicherung der Zelloxygenierung auch bei reduzierter Blutversorgung.

Schockformen

Die wesentlichsten Schockformen sind: hypovolämischer, kardiogener, anaphylaktischer, septischer und neurogener

◼ Tabelle 11.1. Blutverluste und typische Symptomatik					
Blutverlust [ml]	Anteil am Gesamtvolumen [%]	ZNS	Atemfrequenz [1/min]	Herzfrequenz [1/min]	Blutdruck [mmHg]
<800	Ca. 15	Unruhe	Normal	<100	normal
800–1500	15–30	Auffällige Unruhe	Erhöht	100–120	normal
1500–2000	30–40	Extreme Unruhe, Desorientiertheit	30–40, Dyspnoe	120–140	Ca. 100 systolisch
>2000	>40	Lethargie	30–40, deutliche Dyspnoe	>140	<100 systolisch

Schock. Sie werden einzeln unter Berücksichtigung der diagnostischen und therapeutischen Möglichkeiten des Rettungsdienstes im Überblick dargestellt.

Hypovolämischer Schock

Im rettungsdienstlichen Alltag sind vergleichsweise häufig Patienten im hypovolämischen oder Volumenmangelschock in erster Linie nach Verletzungen zu versorgen (◼ Tabelle 11.1).

Definition

Abnahme des zirkulierenden Blutvolumens in erster Linie durch akute Blutungen, seltener durch schwere Plasma- oder Wasserverluste.

Ursachen

- Traumatische Blutverluste, nach außen, in Körperhöhlen, in Muskulatur und sonstige Gewebe, gastrointestinale Blutung, pulmonale Blutungen,
- Plasmaverluste nach Verbrennungen,
- Wasserverluste nach Erbrechen, schweren Durchfällen, Ileus, Nierenerkrankungen.

Schockindex

Der Schockindex wird aus Herzfrequenz und systolischem Blutdruck errechnet:

Schockindex= Herzfrequenz/RRsyst.

Normwert: 60/120=0,5.

Werte um 1 oder darüber sprechen für einen erheblichen Volumenmangel.

Aussagekraft: Nur bei gleichbleibender Tendenz über einen längeren Beobachtungszeitraum unter **klinischen**

Bedingungen als Indikator für die Schwere des Schocks **brauchbar**.

Spezifische Symptomatik

- In der Regel Tachykardie (seltener Bradykardie durch Vagusreizung bei intraabdominaler Blutung),
- niedriger arterieller Blutdruck (in der Frühphase, z. B. nach Traumen, normale oder sogar mäßig erhöhte systolische Werte durch sympathoadrenale Stimulation),

❗ daher ist der Schockindex als Indikator für die Schwere des Blutverlustes in der frühen präklinischen Phase in der Regel ungeeignet,

- Halsvenen kollabiert,
- Zentralisation und Blässe,

Spezifischer Therapieansatz

- Stillung der Blutung (soweit möglich)
- Schocklagerung
- Volumenersatz:
  - eher Kolloide beim hämorrhagischen Schock und bei Plasmaverlust
  - eher Kristalloide bei Wassermangel
- O_2-Anreicherung der Atemluft → Beatmung
- ggf. Katecholamine

Kardiogener Schock

Der Herzinfarkt, dekompensierende Herzklappenfehler (Vitien), seltener eine Lungenembolie oder eine Perikardtamponade sind Ursachen für kardiozirkulatorische Störungen, die eine spezifische, bereits präklinisch einzuleitende Therapie erforderlich machen.

Neben tödlichen Herzrhythmusstörungen (Kammerflimmern) ist der kardiogene Schock die häufigste Todesursache beim akuten Herzinfarkt. Die Sterblichkeit liegt bei 50–80%.

Definition
Versagen der Pumpleistung des Herzens bei normalem intravasalem Volumen.

Ursachen
- Akuter Myokardinfarkt
- schwere brady- oder tachykarde Rhythmusstörung
- Lungenembolie
- Herzbeuteltamponade

Spezifische Symptomatik
- Symptomatik der auslösenden Ursache, z. B. Zeichen des Herzinfarktes, schwere Bradykardie oder Kammerflattern
- niedriger arterieller Druck
- gestaute Halsvenen
- Zentralisation und Blässe
- Lungenödem bei Linksherzversagen

Spezifischer Therapieansatz
- Beseitigung der auslösenden Ursache (soweit möglich)
- Lagerung mit leicht erhöhtem Oberkörper
- O_2-Anreicherung der Atemluft → Beatmung
- Katecholamintherapie zur Verbesserung der Herzkraft
- Nitroglyzerin zur myokardinalen Entlastung

Anaphylaktischer Schock

Rettungseinsätze wegen »allergischer Zwischenfälle« sind vergleichsweise selten, der Zustand der Betroffenen ist aber oft außerordentlich bedrohlich (▶ Kap. 23.8).

Definition
Bedrohliche, durch Interaktion von Antigenen und zirkulierenden Antikörpern ausgelöste Unverträglichkeitsreaktionen unter Mitbeteiligung des Kreislaufs sowie ähnlich verlaufende Reaktionen ohne (später nachweisbare) zirkulierende Antikörperreaktion, die aber in beiden Fällen durch die Freisetzung von Mediatoren, in erster Linie Histamine, Kinin, Serotonin, hervorgerufen werden.

Folgen der Mediatorenfreisetzung sind eine erhöhte **Gefäßdurchlässigkeit**, ausgeprägte **Gefäßweitstellung** und ein **Brochospasmus**.

Ursachen
- Medikamente (z. B. Antibiotika, bestimmte Analgetika)
- Latex
- jodhaltige Kontrastmittel
- Fremdeiweiß (z. B. Nahrungsmittel)
- Insekten- und Schlangengifte
- Allergenextrakte

Spezifische Symptomatik
- Hautreaktion, Rötung, Quaddeln
- Schleimhaut, Ödem
- Blutdruckabfall und Tachykardie
- Bronchospastik
- Zeichen eines Glottisödems
- Übelkeit, Erbrechen, Durchfälle

Spezifische Therapie
- Stoppen der Allergenexposition (soweit möglich)
- Antihistaminika
- O_2-Anreicherung der Atemluft → Beatmung
- Kolloidinfusion
- Kordikoide
- Katecholamine

Septischer Schock

Harnwegsinfekte dauerkatheterisierter Patienten, eine schwere Lungenentzündung oder infizierte Wunden können eine derartige Verschlechterung im Gesamtzustand der Erkrankten auslösen, dass ein Kliniktransport erforderlich wird. Bei einem Teil dieser Patienten lässt sich in der Klinik durch zusätzliche Untersuchungen die Verdachtsdiagnose »septischer Schock« bestätigen.

Der septische Schock ist daher eher ein **klinisches Problem**.

Definition
Durch die Einschwemmung von Bakterienendotoxinen **primär** durch Störung der Kapillardurchblutung ausgelöste Mikrozirkulationsstörung mit nachfolgender Störung der zellulären O_2-Versorgung, die **sekundär** über eine hyperdyname und eine sich anschließende hypodyname Kreislaufsituation das makrozirkulatorische Bild, d. h. das messbare Blutdruckverhalten bestimmt.

Ursachen
- Einschwemmung von Bakterienendotoxinen in die Blutbahn bei Formen schwerer Wund- oder Organinfektion.

Spezifische Symptomatik
- Bei äußerlich sichtbaren Ursachen: Zeichen der Entzündung
- Warme, rosige Haut in der hyperdynamen Phase
- Erniedrigte bis normale Blutdruckwerte in der hyperdynamen Phase
- Bild des hypovolämischen Schocks in der hypodynamen Phase

Spezifische Therapie
- Infusion von Volumenersatzmitteln
- O_2-Anreicherung der Atemluft → Beatmung
- Katecholamine

Der septische Schock wird in der Regel definitiv erst in der Klinik diagnostiziert. Sanierung des »Herdes« und gezielte antibiotische Therapie sind der entscheidende therapeutische Ansatz.

Neurogener Schock

Nach Schädel-Hirn- und Wirbelsäulentraumen kann sich allein durch Gefäßweitstellung (Vasodilatation) und »Versacken von Blut« in der Peripherie ein Schockbild entwickeln. Ursache ist – ohne jegliche Veränderung des Blutvolumens – eine Imbalance zwischen sympathischen und parasympathischen Einflüssen auf das Gefäßsystem.

Bei Schädel-Hirn-Traumen des Kindes kann allein die intrakranielle Blutung zum Volumenmangelschock führen, bei Erwachsenen mit Traumen des ZNS und Schocksymptomatik sollte dagegen stets auch nach einer traumatischen Mitbeteiligung anderer Regionen mit größeren Blutverlusten gefahndet werden.

Definition
In erster Linie durch Traumen des Gehirns und des Rückenmarks ausgelöste **neurale Kreislaufregulationsstörung** mit Abnahme des venösen Rückstroms bei normalem intravasalem Volumen, in erster Linie durch Verletzung des bulbären Kreislaufzentrums.

Spezifische Symptomatik
- Zeichen für traumatische Schädigung des ZNS

- Bild des Schocks ohne Hinweise auf schwere innere oder äußere Blutungen
- Bradykardie

Spezifische Therapie
- Infusion von Volumenersatzmittel Cave: neurogenes Lungenödem!
- O_2-Anreicherung der Atemluft → Beatmung
- Katecholamingabe

11.2.4 Erkennen von Störungen

Im Rettungsdienst wird der Funktionszustand des zirkulatorischen Systems durch eine Kombination von Sinneswahrnehmungen überprüft. Dabei werden routinemäßig das Gerät zur Blutdruckmessung und der EKG-Monitor eingesetzt. Die Überprüfung des Kreislaufs erfolgt durch
1. Sehen:
   - Farbe von Haut und Schleimhäuten
   - Pupillenverhalten
   - EKG-Monitor
   - Pulsoxymetrie
   - Kapnometrie, arterielle Druckmessung
2. Fühlen:
   - Puls
   - Hauttemperatur
   - Hautfeuchtigkeit
   - systolischer Blutdruck
3. Hören:
   - systolischer und diastolischer Blutdruck

Sehen

Häufig geben optische Wahrnehmungen schon während der Annäherung an den Patienten wichtige Hinweise auf Störungen des zirkulatorischen Systems. Neben der Wertung der Gesamtsituation, z. B. dem Zustandekommen einer Verletzung, gibt es wichtige Einzelmerkmale, die zu überprüfen sind.

Farbe von Haut und Schleimhäuten
Rosige Farbe von Haut und Schleimhäuten
Haut und Schleimhäute werden mit O_2-reichem Blut durchströmt.

Wertung: Hinweis für ungestörte Kreislaufverhältnisse.

Zyanose

In den Hautkapillaren sind <50% des Hämoglobins mit Sauerstoff beladen (Oxyhämoglobin).

Wertung: Ausschöpfungszyanose durch zu langsamen oder unterbrochenen Blutfluss in den Geweben. Die Zyanose kann auch Zeichen eines arteriellen O_2-Mangels durch Störungen des respiratorischen Systems sein.

Blässe

Verminderte Durchblutung von Haut und Schleimhäuten.

Wertung: Hinweis für Zentralisation und/oder geringes zirkulierendes Blutvolumen.

Pupillenverhalten

Normale Funktion

Pupillen je nach Lichteinfall eng bis mittelweit, reagieren prompt auf Licht.

Wertung: keine schwerwiegende Durchblutungsminderung des Gehirns.

Pupillen weit; träge oder nicht feststellbare Reaktion auf Licht

Das zentrale Nervensystem hat seine Funktion, auf unterschiedliche Reize zu reagieren, verloren.

Wertung:
- akute lebensbedrohliche Durchblutungsminderung des Gehirns,
- Kreislaufstillstand.

EKG-Monitor (▶ 11.3)

Normaler Befund

Sinusrhythmus, Frequenz zwischen 60 und 100/min.

Pathologische Befunde
- Tachykardie
- Bradykardie
- Rhythmusstörungen
- Infarktzeichen
- Kammerflattern
- Kammerflimmern
- Asystolie

Pulsoxymeter (▶ 11.3)

Normale Werte

Normalwerte liegen bei 98%.

Pathologischer Befund

Unter 90% i.E. L. als Zeichen einer respiratorischen Störung.

Kapnometer (▶ 11.3)

Normale Werte

Normalwerte für CO_2 sind: 35–45 mmHg bzw. 5%.

Pathologischer Befund

Plötzlicher kontinuierlicher Abfall der CO_2-Konzentration als Zeichen einer schweren kardiopulmonalen Störung; in erster Linie:
- erheblicher Blutdruckabfall,
- Lungenembolie (Luft, Fett, Thromben),
- Kreislaufstillstand.

Fühlen

Sofort nach Annäherung an den Patienten und Ansprache/Kontaktaufnahme werden gleichzeitig während des Betrachtens Puls, Hauttemperatur und Hautfeuchtigkeit gefühlt. Je nach Zustand wird durch Tasten (Palpation) der Blutdruck überprüft.

Puls

Das Fühlen des Pulses (■ Abb. 11.44) gibt **direkten** Aufschluss über
- Herzfrequenz,
- Herzrhythmus.

Die Unterdrückbarkeit des Pulses gibt einen **indirekten** Hinweis auf die Höhe des Blutdrucks.

Normalerweise wird der Puls an der A. radialis getastet. In kritischen Situationen (niedriger Blutdruck, schwerer Schock, Zentralisation) ist der A.-radialis-Puls allerdings unzuverlässig. Dann wird im Bereich der Karotiden oder – insbesondere unter Reanimationsbedingungen – am entkleideten Patienten an der A. femoralis (■ Abb. 19.12) palpiert.

Bei Säuglingen fühlt man in kritischen Situationen den Puls der A. brachialis an der Innenseite des Oberarms, bei Kindern bis zum 8. Lebensjahr auch an der Karotis.

> ❶ **Im Bereich der Karotisgabel liegt ein kompliziertes Reflexzentrum der Vitalfunktionen Atmung und Kreislauf. Aufgrund der Gefahr der Unterbrechung der Hirndurchblutung und Auslösen von Reflexmechanismen darf nie die Karotispulskontrolle auf beiden Seiten gleichzeitig erfolgen!**

Die periphere Pulskontrolle kann in besonderen Fällen auch Aufschluss über das Vorliegen eines arteriellen Gefäßverschlusses geben.

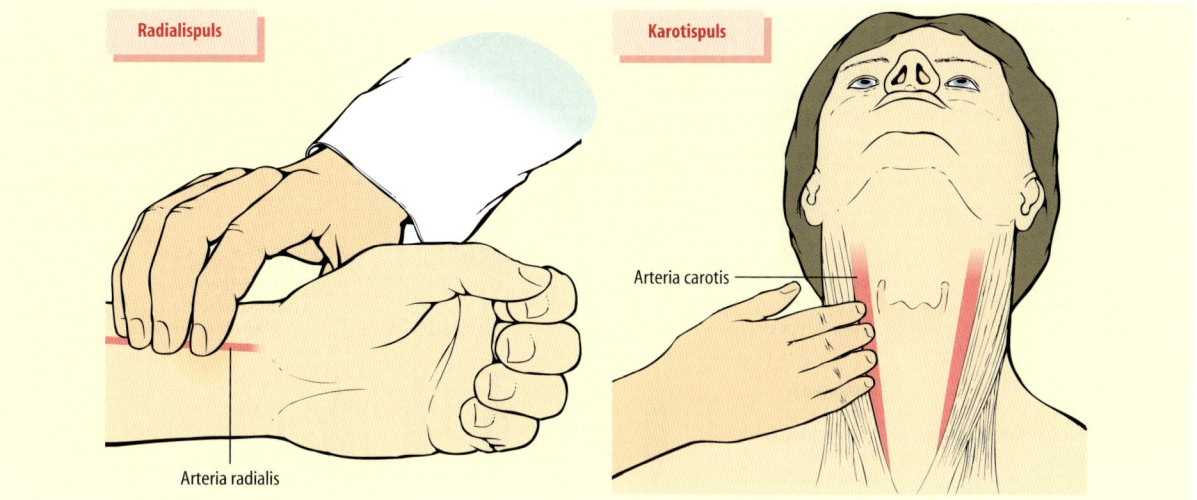

Radialispuls

Karotispuls

Arteria carotis

Arteria radialis

🔴 Abb. 11.44. **Fühlen des Pulses**

Korrekte Meldung über das Ergebnis der Pulskontrolle

Bei nicht akut lebensbedrohten Patienten wird auch in der Klinik bei der Pulskontrolle häufig nur die Frequenz registriert, da sie unter Normalbedingungen als Kontrolle des zirkulatorischen Systems ausreicht.

Da neben Frequenzänderungen bei Notfallpatienten besonders häufig Rhythmusstörungen und Abweichungen des Blutdrucks vorzufinden sind, werden in der Notfallmedizin stets 3 Pulsqualitäten überprüft und ggf. dem Arzt weitergemeldet:

- Frequenz,
- Rhythmus,
- Unterdrückbarkeit.

Beispiele:

Meldung:

Frequenz 84, Puls rhythmisch, gut tastbar.

Meldung:

Frequenz 58, Puls arrhythmisch, kaum tastbar.

Hauttemperatur

Haut warm

Gute Durchblutung von Muskulatur und Haut (meist verbunden mit rosiger Hautfarbe).

Wertung: Hinweis für ungestörte Kreislaufverhältnisse.

Haut kalt

Eingeschränkte Durchblutung von Muskulatur und Haut.

Wertung:

- Kreislaufzentralisation beim Schock;
- Verminderung der Oberflächendurchblutung zur Erhaltung der Körperkerntemperatur;
- je nach Umständen:
  - unbedenklich, z. B. nach Bad in kaltem Wasser,
  - indirektes Zeichen für Unterkühlung, z. B. nach Auffinden eines Bewusstlosen im Schnee.

Hautfeuchtigkeit

Haut trocken

Trockene Haut ist ein bedingter Hinweis für ungestörte Kreislaufverhältnisse.

Haut feucht/Schweißabsonderung

Je nach Umständen sicheres Zeichen, z. B. für schweren Schock (aber auch schwere Hypoglykämie bei einem Diabetiker). Evtl. auch nur Hinweis auf körperliche Anstrengung. Bei der Wertung unbedingt äußere Umstände mitbeurteilen!

Bestimmung des systolischen Blutdrucks durch Palpation

Bei starkem Lärm und Vibrationen, die die auskultatorische Blutdruckmessung (Abhören der Pressstrahlgeräusche mit dem Stethoskop) unmöglich machen, oder bei Fehlen eines Stethoskops wird der systolische Blutdruck durch das Fühlen des wieder einsetzenden Radialispulses bei nachlassendem Manschettendruck bestimmt (🔴 Abb. 11.45).

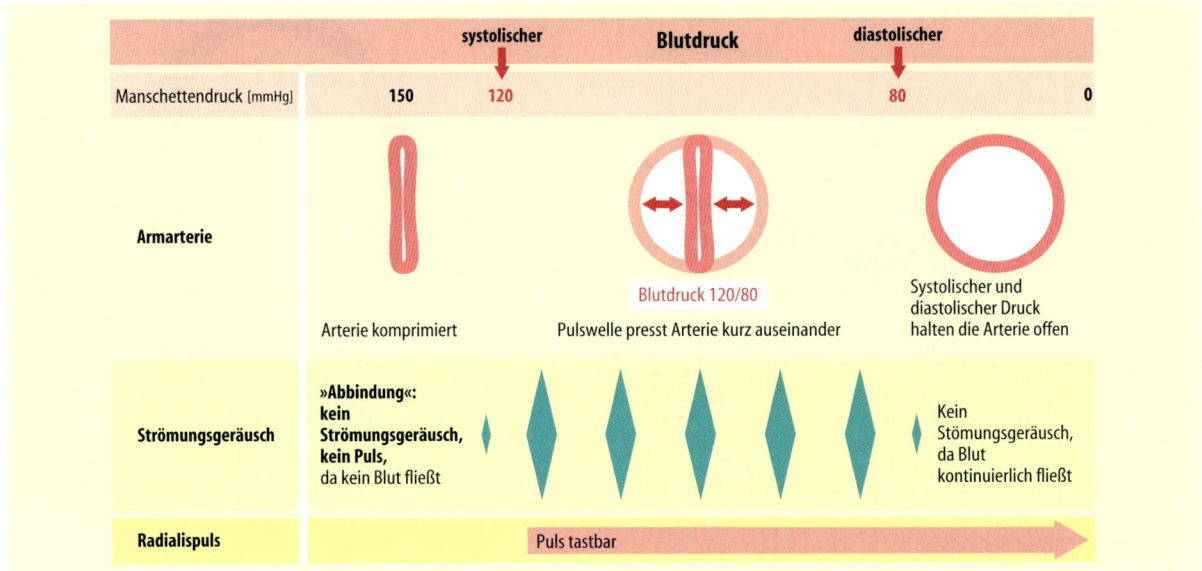

Manschettendruck [mmHg]	150	120		80	0

Blutdruck

systolischer   diastolischer

Armarterie

Arterie komprimiert   Pulswelle presst Arterie kurz auseinander   Systolischer und diastolischer Druck halten die Arterie offen

Blutdruck 120/80

Strömungsgeräusch

»Abbindung«: kein Strömungsgeräusch, kein Puls, da kein Blut fließt

Kein Stömungsgeräusch, da Blut kontinuierlich fließt

Radialispuls

Puls tastbar

◘ Abb. 11.45. **Prinzip der Blutdruckmessung**

Hören
Systolischer und diastolischer Blutdruck

Prinzip der Blutdruckmessung nach Riva-Rocci

Der systolische Blutdruck wird während der Pumpaktion (Systole) der linken Herzkammer erzeugt.

Durch das elastische Zusammenziehen der bei der Systole zuvor gedehnten großen Arterien während der Pumppause (Diastole) des linken Ventrikels wird ein Absinken des Druckes auf Null verhindert. Der in dieser Phase messbare Druck wird diastolischer Blutdruck genannt. Solange der Manschettendruck zwischen systolischem und diastolischem Wert die Armarterie nach jeder Pulswelle zusammenpresst und die nächste Pulswelle die Arterie wieder kurzzeitig gegen den Manschettendruck öffnet, hört man mit dem Stethoskop ein systolisches Pressstrahlgeräusch (◘ Abb. 11.46).

Technik

Vorbereitungen. Benötigt wird eine Manschette geeigneter Breite mit Druckmanometer, Pumpbällchen und Ventil sowie ein Stethoskop.

Entfernen der Kleidung am Oberarm. Der Bizepsbereich des Messarms wird am sitzenden oder liegenden Patienten ungefähr in Herzhöhe gelagert.

Die luftleere Manschette wird straff, ohne zu stauen, um den entblößten Oberarm gelegt.

Messung. Das Ventil ist geschlossen. Die Manschette wird aufgeblasen. Bei gleichzeitiger Radialispulstastung wird der Druck rasch 30–40 mmHg über den beim Verschwinden des Pulses feststellbaren Wert erhöht.

Die Armarterie ist nun völlig zusammengepresst; der Manschettendruck ist höher als der Druck in der Arterie: »Abbindung«.

Die Stethoskopmembran wird nun direkt über den Verlauf der Armarterie an der Innenseite der Ellenbeuge aufgesetzt oder an dieser Stelle unter den Rand der Blutdruckmanschette geschoben.

Das Ventil wird geöffnet. Während des langsam sinkenden Manschettendrucks (2–3 mmHg/s) wird bei Erreichen des systolischen Drucks über das Stethoskop plötzlich ein Pressstrahlgeräusch hörbar: **Systolischer Blutdruck!** Die Armarterie öffnet sich kurz (∅ Pressstrahlgeräusch) und wird dann wieder durch den Manschettendruck zusammengepresst.

Das Pressstrahlgeräusch bleibt bis zum Erreichen des diastolischen Wertes eindeutig hörbar. Danach wird es deutlich leiser und verschwindet in der Regel nach weiteren 5–10 mmHg Druckabfall vollständig: **diastolischer Blutdruck.**

Die Arterie bleibt auch in der Diastole offen. Das Pressstrahlgeräusch entfällt. Schnelles Ablassen des Manschettendrucks.

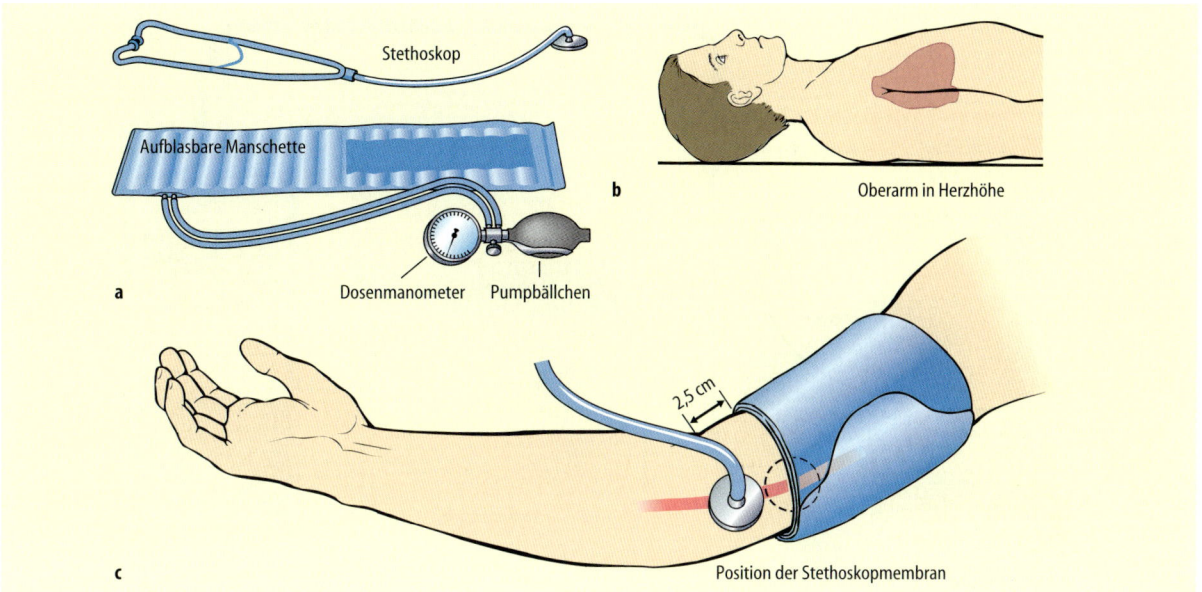

Abb. 11.46a–c. Technik der Blutdruckmessung; **a** Material, **b** Positionierung des Patienten, **c** Positionierung der Geräte

Wertung: Die Messgenauigkeit für den systolischen und diastolischen Blutdruck liegt bei dieser Methode bei etwa ±3 mmHg. Daher werden die Angaben immer auf 5 mmHg ab- bzw. aufgerundet. (Bei einer Messung von z. B. 123 mmHg werden 125 mmHg angegeben.)

Die systolischen Blutdruckwerte, die durch Auskultation gemessen werden, liegen im Durchschnitt (5–10 mmHg) über dem durch Fühlen des Pulses palpatorisch bestimmten.

Überwachungsgeräte
Blutdruckmessgerät nach Riva-Rocci

Blutdruckmessgeräte sind in allen Rettungsfahrzeugen vorhanden; sie müssen auch für die Versorgung von Notfallpatienten vor Ort in Notfallkoffern oder Taschen mitgeführt werden.

Wann wird Blutdruck gemessen? Bei jedem Notfallpatienten wird zumindest vor Antritt des Transportes der Blutdruck gemessen, um das Ausmaß der Gefährdung zu erkennen und um die an den Zustand angepasste Lagerung durchführen zu können.

❗ Bei Verwendung zu schmaler Manschetten (ideale Manschettenbreite beträgt 6/5 des Oberarmdurchmessers) oder nicht straff sitzender Manschetten werden zu hohe Werte gemessen, die Messung mit zu breiter Manschette ergibt zu niedrige Werte.

11.3   Apparative Überwachung der Vitalfunktionen

11.3.1   Pulsoxymetrie

Die Pulsoxymetrie (❑ Abb. 11.47) ist ein universell einsetzbares Verfahren, um einen objektiven Messwert über die aktuelle periphere, arterielle O_2-Sättigung des Blutes zu erhalten. Respiratorische Störungen werden bereits pulsoxymetrisch erfasst, lange bevor klinisch erkennbare Symptome, in erster Linie eine Zyanose, auftreten.

Die O_2-Sättigung (S_aO_2) gibt den prozentualen Anteil an oxygeniertem, d. h. mit O_2-beladenem Hämoglobin (HbO_2) am Gesamthämoglobin wieder.

Messprinzip

Hämoglobin verändert seine Farbe in Abhängigkeit von der O_2-Sättigung. Mit Sauerstoff beladenes (Oxy)hämoglobin (HbO_2) absorbiert weniger Licht im roten Bereich als O_2-freies desoxygeniertes Hämoglobin (Hb). Zwei Wellenlängen des Lichtes (rot und infrarot) werden gesendet, um HbO_2 und Hb zu unterscheiden.

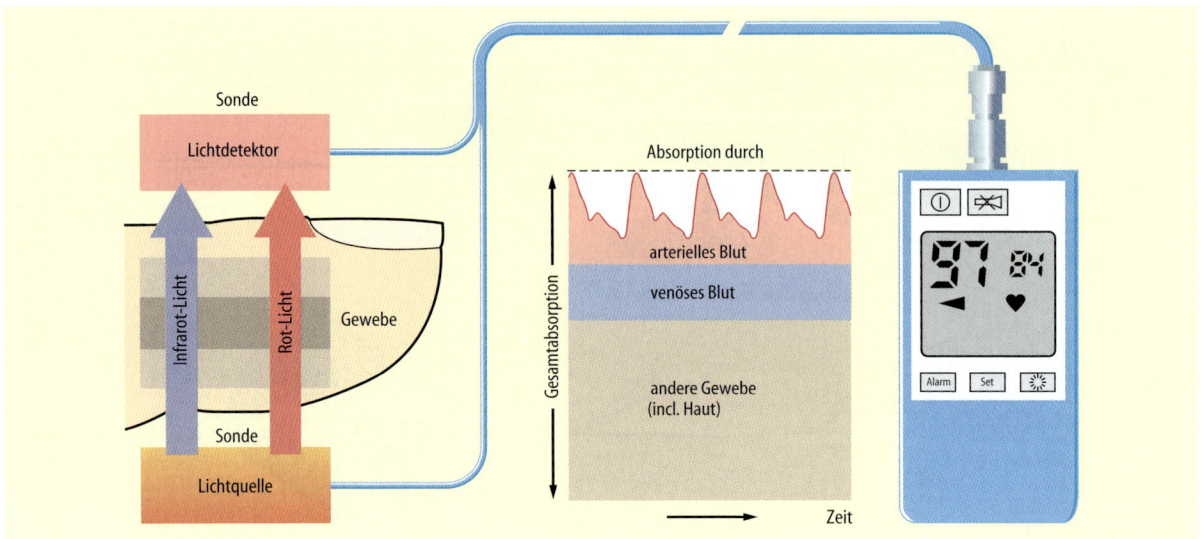

■ Abb. 11.47. **Pulsoxymetrie**

Gerät

Zwei Leuchtdioden senden das Licht durch das Messorgan, z. B. einen Finger (Gewebe, venöses Blut, arterielles Blut). Der gegenüberliegende Photodetektor als Lichtempfänger misst die Lichtintensität. Die Absorbtionen durch Gewebe und venöses Blut werden herausgefiltert. Nur die Signale des arteriellen Blutes werden im Gerät verstärkt und in Werte für die O_2-Sättigung (und die Pulsrate) umgewandelt. Pulsoxymeter geben also die O_2-Sättigung und in der Regel als Nebenprodukt die Pulsfrequenz wieder.

Sensor- und Platzierungsmöglichkeiten

Der Sensor wird je nach Beschaffenheit an Fingerspitze, Ohrläppchen oder Nasenseptum angeklemmt oder angeklebt.

Grenzen der Methode

Heutige mit 2 Wellenlängen arbeitende Pulsoxymeter können nur zwischen reduziertem Hb (Hb) und den restlichen Hämoglobinen unterscheiden. Restliches Hämoglobin ist in der Regel
- vorrangig Oxyhämoglobin (HbO_2),
- in Spuren Karboxyhämoglobin (COHb) und
- ggf. Methämoglobin.

COHb und Methämoglobin werden vom Pulsoxymeter erfasst und verfälschen das Ergebnis, d. h. es wird ein falsch hoher Wert ermittelt. Bei starken Rauchern kann das CO-Hämoglobin bis zu 18% betragen, die dann als Oxyhämoglobin fehlgedeutet und in dieser Höhe miterfasst werden.

Beeinträchtigung der Messgenauigkeit durch
- Kälte,
- Blutdruckabfall,
- Zentralisation,
- Bewegungsartefakte.

➕ **Praxistipp**
- Bei Zentralisation und Unterkühlung muss der Sensor von den Extremitäten (Körperschale) zum Nasenseptum oder zum Ohrläppchen (Körperkern) verlagert werden. Die Notwendigkeit einer solchen Verlagerung und der Ausfall der Messung auch körperkernnah ist ein bedeutsames Kriterium für eine bedrohlich eingeschränkte Durchblutung.
- Unter den Bedingungen des Rettungsdienstes sollte ein Abfall der O_2-Sättigung unter 95% durch situationsangepasste Maßnahmen (O_2-Gabe, Beatmung) in jedem Fall vermieden werden.
- Bei Früh- und Neugeborenentransporten sollten Werte zwischen 90 und 95% angestrebt werden, um eine durch zu hohe O_2-Konzentration ausgelöste Augenschädigung (retrolentale Fibroplasie) zu vermeiden.

- In allen rettungsdienstlichen Situationen, in denen insbesondere eine CO-Vergiftung (z. B. Rauchgas, Suizidversuch mit Autoabgasen) nicht sicher ausgeschlossen werden kann, und in vitalbedrohlichen Situationen, bei denen der Patient zuvor – möglicherweise stark – geraucht hat, ist die pulsoxymetrisch gemessene Sättigung evtl. höher als der echte Anteil an Oxyhämoglobin. Daher muss hier auch bei scheinbar normalen Sättigungswerten vorsichtshalber Sauerstoff verabreicht und ggf. beatmet werden.

11.3.2 Kapnometrie

Kapnometer sind derzeit in der Regel noch in größere, für den klinischen Einsatz konzipierte, (ggfs. im Rettungswagen stationär nutzbare) Multifunktionsgeräte eingeaut, sie können für eine sichere Messung nur beim intubierten Patienten angeschlossen werden.

Durch die Kapnometrie (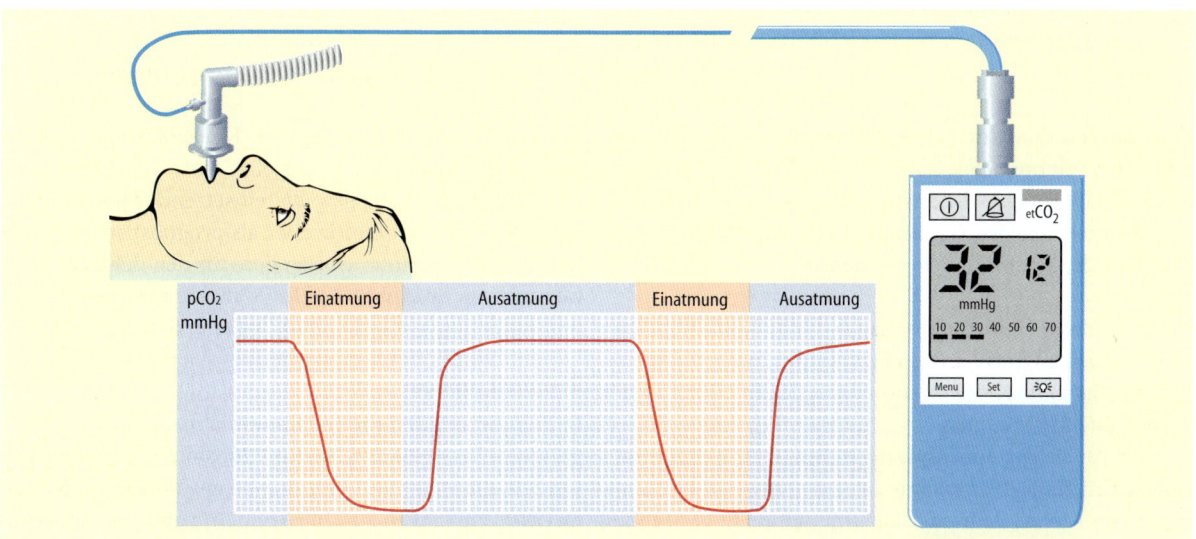 Abb. 11.48) wird bei intubierten Patienten der Partialdruck bzw. der prozentuale Anteil des CO_2 im ausgeatmeten Gasgemisch bestimmt. Wegen der zentralen Bedeutung der Kohlensäure im Organismus lässt die Messung in erster Linie unverzügliche Schlüsse zu über die

- Ventilation,

- in bestimmten Situationen über die Zirkulation und
- unter Notfallbedingungen meist vernachlässigbar – über
- die Stoffwechselsituation.

Unter physiologischen Bedingungen entspricht der am Ende der Ausatmungsphase gemessene CO_2-Partialdruck – mit einer shuntbedingten Differenz – dem um 2–6 mm höheren arteriellen CO_2-Partialdruck.

Bei schwerwiegenden Störungen von Atmung und Keislauf können alveolär und arterielle CO_2-Werte aber erheblich größere Differenzen aufweisen. Trotzdem lassen sich auch unter diesen Umständen über die kapnometrische Verlaufskontrolle wichtige Erkenntnisse ableiten.

Messprinzip

In kontinuierlich aus dem Atemgas abgesaugten Proben wird infrarotspektrometrisch die CO_2-Konzentration gemessen und in Vol.-% oder pCO_2 umgerechnet.

Gerät

Im Gerät werden infrarotspektrometrisch der prozentuale Anteil oder Partialdruck des CO_2 bestimmt und die gesamte kontinuierliche Messung auf einer Kurve dargestellt.

Kapnometer geben in der Regel kapnographisch den Gesamtverlauf wieder und werfen als Zahl den CO_2-Parti-

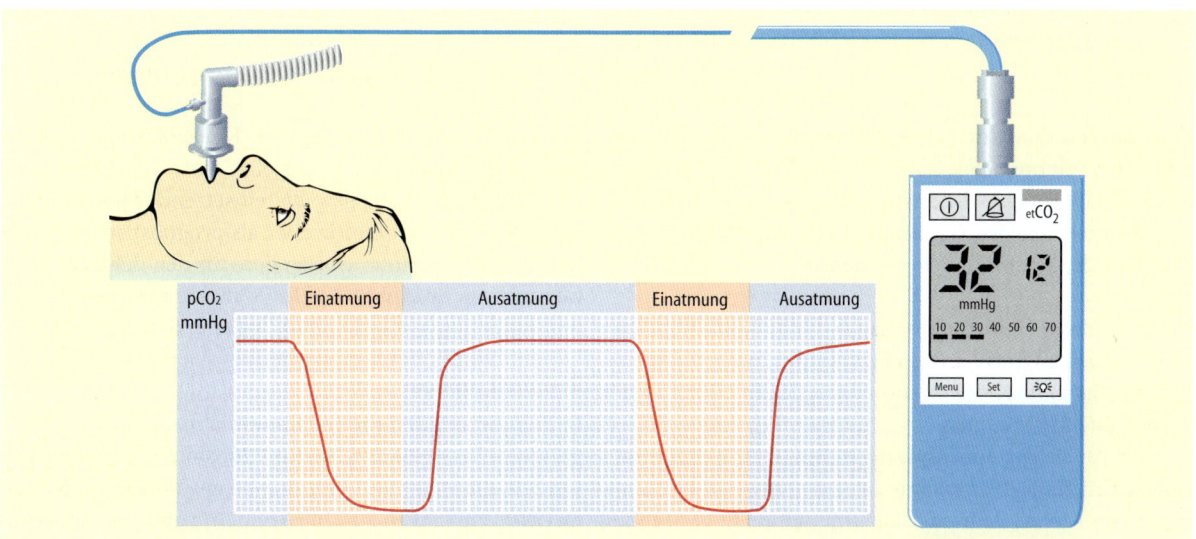

Abb. 11.48. Kapnometrie

aldruck bzw. den prozentualen Anteil am Ende der Exspiration aus. Meist wird auch die Atemfrequenz dargestellt.

Sensor

Im **Seitenstromverfahren** wird das Probengas patientennah am Tubus abgesaugt und über eine Saugleitung dem Messfühler im Gerät zugeführt.

Grundsätzlich besteht auch die Möglichkeit, bei nichtintubierten spontanatmenden Patienten CO_2 im Rachenraum über Rachensonden oder durch die Nase ausgeatmetes CO_2 über Schlauchsensoren – ähnlich bzw. in Kombination mit einer Sauerstoffbrille – zu messen.

Diese Verfahren eignen sich aber nicht für den rettungsdienstlichen Routineeinsatz. Rachensonden können durch Sekret verstopfen, bei unruhigen, durch den Mund atmenden Notfallpatienten am Rande der respiratorischen Dekompensation fehlt jegliche Messgenauigkeit.

Beim **Hauptstromverfahren** befindet sich die Messzelle direkt am Tubus. Dieses Verfahren ist daher nur bei intubierten Patienten einsetzbar.

Vorteile der Methode

In der aufgezeichneten Kurve des ausgeatmeten CO_2 können Inspiration und Exspiration deutlich unterschieden werden.

Die endexspiratorische CO_2-Konzentration ist die höchste Konzentration, die während des Atemzyklus gemessen wird.

❯ **Normalwert der endexspiratorischen CO_2-Konzentration ca. 35–45 mmHg Partialdruck bzw. CO_2-Konzentration 5%.**

Die Konzentration des endexspiratorischen CO hängt von folgenden Faktoren ab:
- Ausmaß der CO_2-Produktion des Körpers (z. B. gesteigert bei Fieber, vermindert bei Unterkühlung),
- Höhe des Atemminutenvolumens.

Eine niedrige endexspiratorische CO_2-Konzentration weist auf ein zu hoch eingestelltes Atemminutenvolumen hin, eine zu hohe Konzentration dagegen auf ein zu niedrig eingestelltes Volumen.

Ein Abfall der endexspiratorischen CO_2-Konzentration auf niedrige Werte kann auf eine teilweise Undichtigkeit im Atemsystem oder auf eine teilweise Verlegung des Tubus hinweisen. Der kontinuierliche Abfall der CO_2-Konzentration innerhalb kurzer Zeit ist in der Regel durch

eine schwere kardiopulmonale Störung oder gravierende Gerätefehler bedingt:
- plötzlicher Blutdruckabfall,
- Lungenembolie,
- Abfall des Herzzeitvolumens,
- Schock,
- Herzstillstand,
- vollständige Diskonnektion des Atemsystems,
- Ausfall des Beatmungsgerätes.

Im **rettungsdienstlichen Einsatz** bietet die Kapnometrie in erster Linie folgende wichtige Informationen:
- Schneller, sicherer Nachweis der endotrachealen Intubation.
  Bei Patienten, die zuvor größere Mengen kohlesäurehaltiger Getränke zu sich genommen haben, kann nach der versehentlichen Intubation des Ösophagus für wenige Beatmungszyklen eine falsch-positive aber abfallende CO_2-Anzeige auftreten. Da die CO_2-Werte in der Regel sehr schnell gegen Null wandern, wird diese Fehlintubation trotzdem schnell erkannt.
- Bei verlängerter Diffusionsstrecke, z. B. einem Lungenödem, erhöhtem Totraum und/oder erhöhtem Shunt und anderen pathophysiologischen Abläufen, insbesondere auch schweren Störungen der Hämodynamik, kann die physiologische Differenz zwischen arteriellem CO_2-Partialdruck und kapnometrischen Werten (2–6 mmHg) erheblich zunehmen. Bei Notfallpatienten wurde eine Abweichungsbandbreite zwischen 4 und 26 mmHg gemessen. Unter diesen Umständen verlieren absolute Werte ihre Aussagekraft. Trotzdem ist die Kapnometrie als Trendanzeige tauglich.

Je früher und je höher die CO_2-Konzentration im Rahmen einer Reanimation ansteigt, umso effektiver sind Herz-Druck-Massage bzw. der einsetzende Spontankreislauf. Ob die Kapnometrie aber als prognostischer Faktor bei der Reanimation insbesondere für den definitiven Erfolg oder einen Abbruch aller Maßnahmen genutzt werden kann, hängt vom Ergebnis weiterer Studien ab.

Zukunftsvision

In Zukunft müssen speziell für notfallmedizinische Belange kleine, kompakte Mehrfunktionsmonitore entwickelt werden, die leicht und netzunabhängig bereits am Notfallort die Möglichkeit zur Pulsoxymetrie und zur kapnographischen Kontrolle des Intubationsvorgangs und anschließenden CO_2-Messung bieten.

Auf der anderen Seite müssen alle im präklinischen Bereich Tätigen weiterhin in der Lage sein, auch ohne Pulsoxymetrie und ohne Kapnometrie notwendige Maßnahmen zur Sicherung und Wiederherstellung der respiratorischen Funktionen einzuleiten.

11.3.3 Arterielle Blutdruckmessung

Die arterielle (blutige) Druckmessung ist kein Überwachungsverfahren der Primärversorgung im Rettungsdienst (☐ Abb. 11.49). Rettungsassistenten und Rettungssanitäter sind aber häufig an Interhospitaltransporten von Intensivpatienten beteiligt, bei denen der Blutdruck kontinuierlich blutig gemessen wird. Aus diesem Grund wird diese Technik in einem kurzen Überblick beschrieben.

Am häufigsten ist die A. radialis kanüliert, seltener die A. ulnaris, die Fußrücken- oder Leistenarterie. Das gesamte System besteht aus Kanüle, Schlauchanschluss, Drei-Wege-Hahn, Zuleitung zum Druckaufnehmer, Druckaufnehmer, Druckbeutel des Spülsystems und dem eigentlichen Monitor. Der Monitor zeigt je nach Einstellung den systolischen und diastolischen oder den arteriellen Mitteldruck an. Oszillographisch wird kontinuierlich Schlag für Schlag der Druck im arteriellen System wiedergegeben. Diese Wiedergabe ermöglicht ein rasches Erkennen hämodynamischer Störungen.

Auf die Darstellung weiterer Einzelheiten, wie Nullabgleich, Kalibrierung, wird hier verzichtet, da Rettungsassistenten und Rettungssanitäter, die nicht in einer speziellen Schulung mit diesem Verfahren und seinen Risiken vertraut gemacht wurden, solche Intensivpatienten auf keinen Fall ohne Arztbegleitung oder Unterstützung durch erfahrenes Intensivpflegepersonal transportieren dürfen.

> **❶ Auf 2 typische Gefahren soll aber trotzdem hingewiesen werden:**
> — **Die bei korrekter Versorgung rot markierte und mit »Arterie« beschriftete Kanüle des Druckmessungssystems darf keinesfalls versehentlich als »venöser Zugang« benutzt werden.**
> — **Besonders bei den bei Verlegungen häufiger notwendig werdenden Umlagerungen ist darauf zu achten, dass keine Diskonnektion mit schwerer arterieller Blutung auftritt.**

11.3.4 EKG im Rettungsdienst

Die Ableitung des EKG gehört standardmäßig zur Überwachung der Herzaktivität bei jedem Notfallpatienten im Rettungsdienst. Neben dem Monitoring der Herzfrequenz erfolgt dabei auch eine einfache Beurteilung von Störungen der Erregungsbildung und -leitung des Herzens.

Da in zunehmendem Umfang über die »Dreipol-Kabel-Ableitung« hinausgehende Ableitungsverfahren eingeführt werden bzw. schon wurden, muss das Personal im Rettungsdienst über ausreichende theoretische Kenntnisse der korrekten Platzierung der Elektroden verfügen.

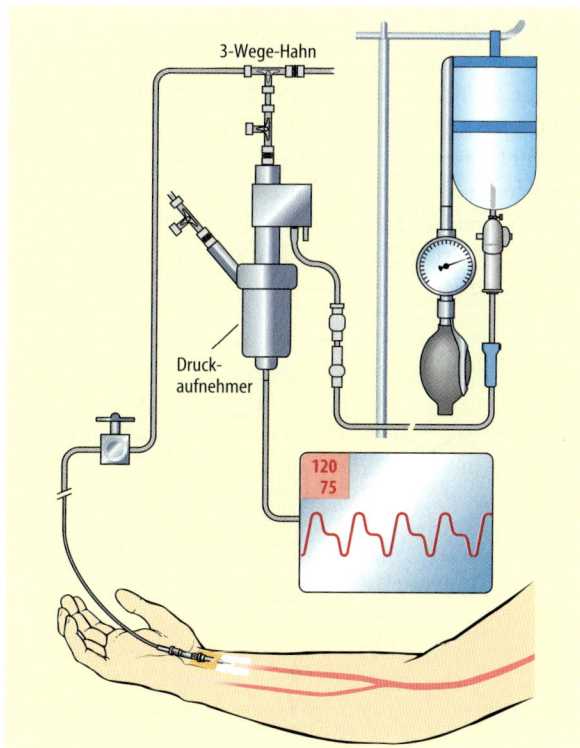

3-Wege-Hahn

Druckaufnehmer

120
75

☐ Abb. 11.49. **Blutige arterielle Druckmessung**

> **Ziele der EKG-Ableitung bei internistischen Notfällen**
> — Diagnostik und Differenzierung
>   – von Rhythmusstörungen
>   – bei Angina pectoris bzw.
>   – des akuten Koronarsyndroms (AKS)
>   – der Formen des Kreislaufstillstandes
> — Monitoring und Überwachung

Ableitungstechniken

Unterschiedliche Ableitungsverfahren erfassen unterschiedliche Ebenen des Herzens. Für die Belange des Rettungsdienstes sind von besonderer Wichtigkeit die Ableitungen nach:

- Einthoven,
- Goldberger,
- Wilson,
- Nehb.

Ableitungen nach Einthoven

Diese **bipolaren Ableitungen** erfassen jeweils die Spannungsunterschiede zwischen zwei gleichberechtigten Ableitungspunkten an den Extremitäten. Die Ableitungspunkte entsprechen den Eckpunkten eines gleichseitigen Dreiecks, dem Einthoven-Dreieck, an rechtem und linkem Handgelenk und linkem Fußgelenk. Hinzu kommt zur Verbesserung der Qualität, eine vierte Elektrode als Erdung am rechten Fußgelenk, respektive Oberbauch, die nicht zwingend erforderlich ist.

➕ **Praxistipp**

Aus Gründen der Praktikabilität werden diese Eckpunkte im Rettungsdienst näher an das Herz geführt und im Bereich der Schultern bzw. des Oberbauchs geklebt.

Typischer Weise sind diese Elektroden mit folgenden Farben belegt:

- rechter Arm im Schulterbereich: rot
- linker Arm im Schulterbereich: gelb
- linker Oberbauch: grün
- rechter Oberbauch: schwarz (Erdung/Masse)

Es ergeben sich so 3 Ableitung nach Einthoven, die mit großen römischen Ziffern bezeichnet werden: I, II, III (◾ Abb. 11.50).

Da die Ableitung Einthoven II (neben der Ableitung aVR) beim gesunden Erwachsenen den größten Ausschlag bietet und technisch am einfachsten herzustellen ist, wird sie als **Standardableitung im Rettungsdienst** herangezogen.

➕ **Praxistipp**

In diesem Sinne funktioniert eine Schnellableitung über Defi-Paddles und die Analyse des Herzrhythmus über Klebeelektroden bei halbautomatischen Defibrillatoren (AED) im Rettungsdienst. AED detektieren nach

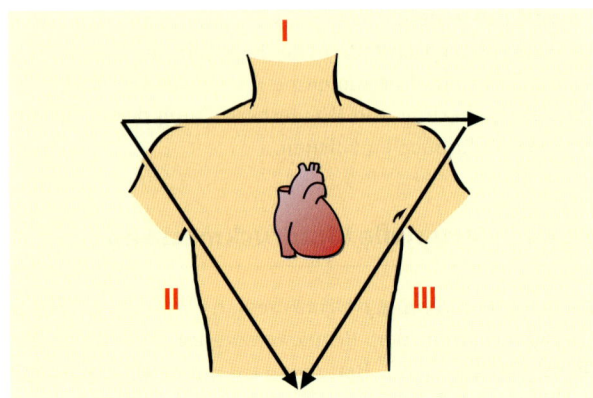

◾ Abb. 11.50. **Einthoven-Ableitungen. (Aus Schmidt, Lang, Thews 29. Aufl. [2005] Physiologie des Menschen. Springer, Heidelberg)**

Einthoven II bei Kreislaufstillständen den vorliegenden Herzrhythmus und empfehlen im geeigneten Fall (Kammerflimmern oder Kammertachykardie) eine Defibrillation.

Ableitungen nach Goldberger

Bei dieser Ableitungstechnik werden zwar die identischen Elektrodenpositionen verwendet, allerdings handelt es sich um **unipolare Ableitungen** mit nicht gleichwertigen Elektroden. Somit sind die Ableitungen nach Goldberger nur mit bestimmten Geräten, die diese technischen Möglichkeiten bieten, durchzuführen. Abgeleitet wird von einer indifferenten (zusammengeschaltet aus zwei) Elektrode auf eine dritte Elektrode. Die sich ergebenden Ableitungen sind:

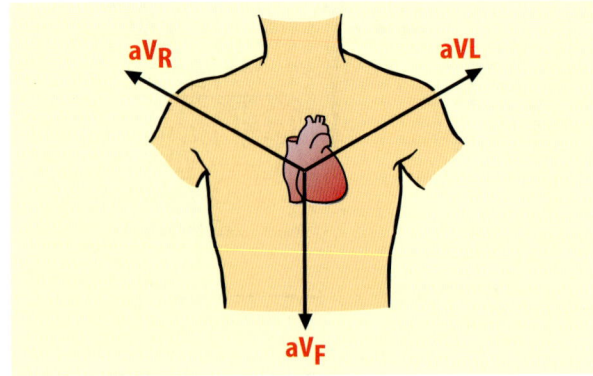

◾ Abb. 11.51. **Goldberger-Ableitungen. (Aus Schmidt, Lang, Thews 29. Aufl. [2005] Physiologie des Menschen. Springer, Heidelberg)**

- aVR: zum rechten Arm,
- aVL: zum linken Arm,
- aVF: zum (linken) Fuß,

(wobei die Abkürzung aV für verstärkte (augmented) Voltage steht), die wie ein Y angeordnet sind (🔲 Abb. 11.51).

Summe der Extremitäten- (Frontal-)Ableitungen: Bringt man alle 6 Extremitätenableitungen in einem Mittelpunkt zusammen, entsteht der sog. Cabrera-Kreis (🔲 Abb. 11.52), mit dessen Hilfe sich der sog. **Lagetyp** bestimmen lässt. Der größte Ausschlag entsteht in der Ab-

leitung, die der elektrischen Herzachse am nächsten liegt, also bei normal gesunden Erwachsenen in Ableitung II bzw. aVR. Findet sich im EKG eine Abweichung von dieser Norm, lassen sich daraus Rückschlüsse auf chronische bzw. bisweilen akute Herzerkrankungen ziehen. Eine Verschiebung der elektrischen Herzachse nach rechts bei einer Rechtsherzüberbelastung, würde zu einem sog. Rechtstyp (🔲 Abb. 11.53) mit höchstem Ausschlag in III führen.

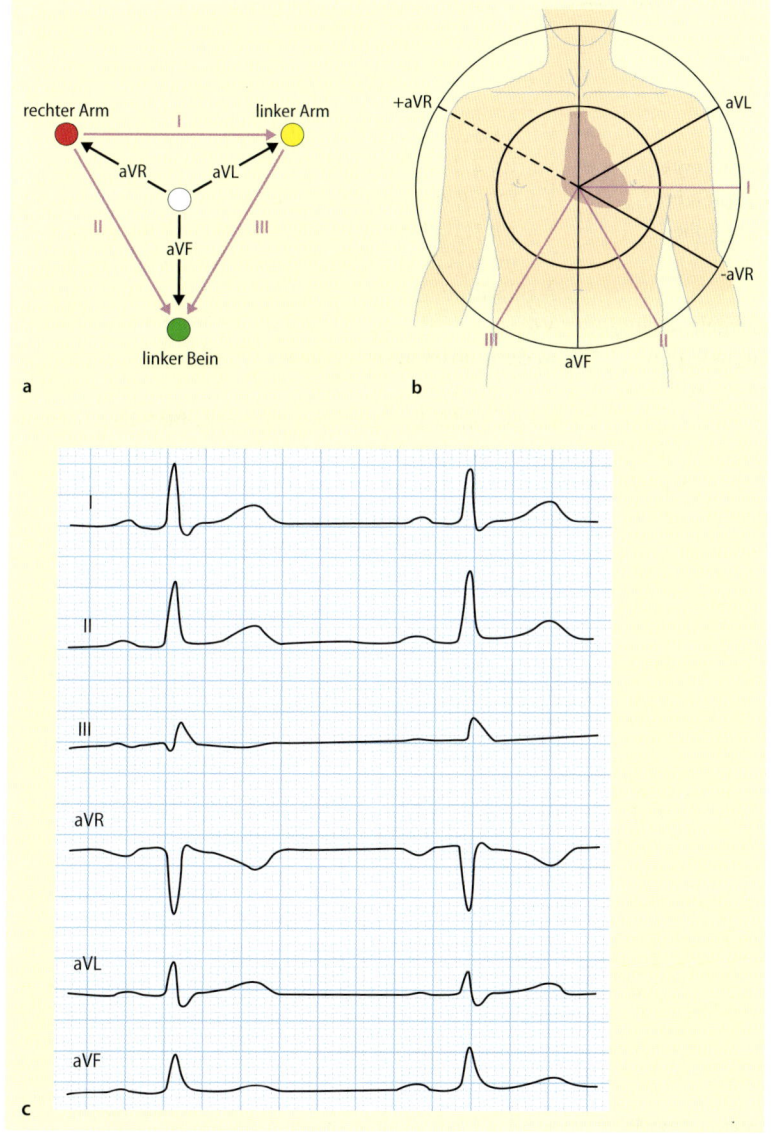

🔲 Abb. 11.52a-c. **Cabrera-Kreis: Kombination von Einthoven- und Goldberger-Ableitungen. a** Elektrodenanlegepunkte und Vektorrichtungen; **b** Projektion der Extremitätenableitungen auf die Frontalebenedes Körpers; **c** Darstellung im EKG

◘ Abb. 11.53. **Rechtstyp im EKG**

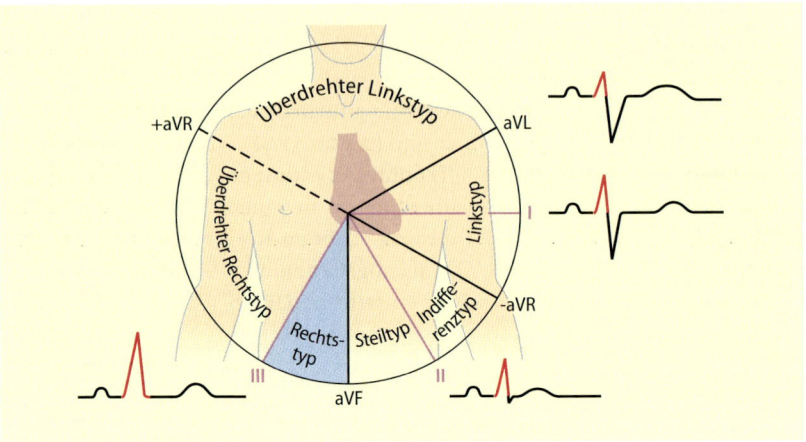

➕ **Praxishinweis**

Die Bestimmung des Lagetyps ist für die Kardiologie ein wesentliches diagnostisches Hilfsmittel, spielt im Rettungsdienst aber nur eine untergeordnete Rolle.

Ableitungen nach Wilson

Diese **unipolaren Brustwandableitungen** spiegeln elektrische Potenzialänderungen in der Horizontalebene wider. Ähnlich wie bei den Goldberger-Ableitungen wird eine differente Brustwandelektrode gegen eine indifferente (hier Zusammenschluss der drei Extremitätenelektroden) geschaltet. Es ergeben sich die EKG-Ableitungen V1 bis V6. Um eine korrekt auswertbare Darstellungen zu erhalten, müssen die Elektroden an definierten Positionen auf der Brust angelegt werden (◘ Abb. 11.54):

— V1: im 4. ICR rechts parasternal
— V2: im 4. ICR links parasternal
— V3: mittig zwischen V2 und V4
— V4: im 5. ICR links, in der Medioklavikularlinie
— V5: im 5. ICR zwischen V4 und V6, in der vorderen Axillarlinie
— V6: im 5. ICR, von V4 und V5 horizontal nach dorsal, in der mittleren Axillarlinie

In ◘ Abb. 11.55 ist ein **normales EKG-Bild der 6 Brustwandableitungen** zu sehen. Typisch für den normal gesunden Erwachsenen ist ein **Umschlagen der R-Zackenamplitude** im Bereich zwischen V3 und V4.

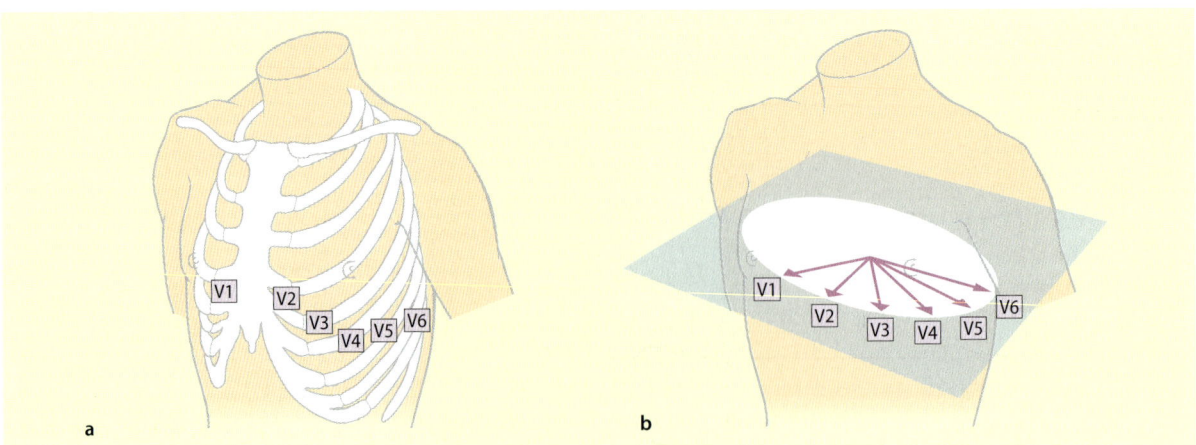

◘ Abb. 11.54a,b. **Brustwandableitungen: a am Patienten , b Modell**

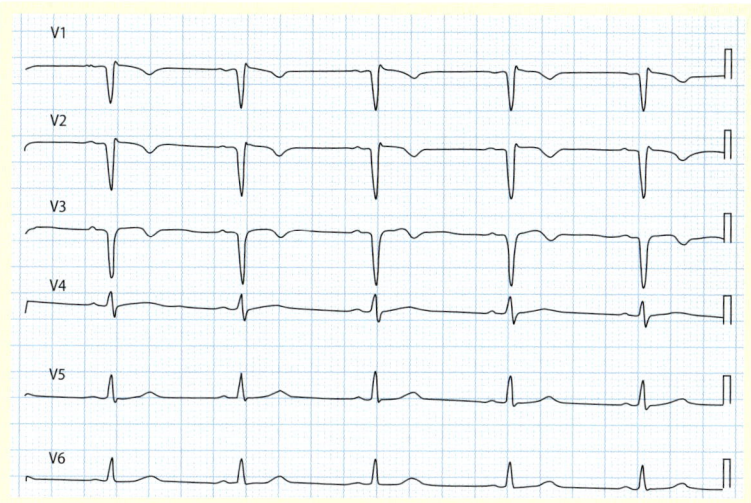

◨ Abb. 11.55. **Normales EKG eines Erwachsenen**

✚ **Praxistipp**

Im Rettungsdienst existieren 2 Varianten von Ableitungskabeln bei EKG-Geräten:
- **die Standardversion mit 4 Extremitäten- und 6 Brustwandkabeln, mit denen im Prinzip alle oder zumindest jeweils 3 Ableitungen zeitgleich geschrieben werden können und**
- **eine Art »Sparversion« mit nur einem Brustwandkabel, bei dem die 6 Ableitungen nach einander, also zeitlich versetzt, geschrieben werden müssen.**

Das **12-Kanal-EKG** ist die **Summe aller Ableitungen nach Einthoven, Goldberger und Wilson**. Dieses komplette »große EKG« lässt eine gute Auswertung und Diagnostik der elektrischen Aktivität des Herzens zu.

Das 12-Kanal-EKG ist Voraussetzung für die Durchführung einer präklinischen Lyse beim Herzinfarkt. In diesem Sinne ist die Ausstattung der mit einem Notarzt besetzten Rettungsmittel mit einem 12-Kanal-EKG unverzichtbar; nach Schätzungen ist diese Voraussetzung z. Zt. (2007) allerdings nur bei ca. 60% der Stützpunkte realisiert!

Ableitungen nach Nehb

Diese bipolare Darstellungsform der Herzerregung ist im Rettungsdienst eher unüblich und stellt eine Art Kombination aus Extremitäten und Brustwandableitungen dar (◨ Abb. 11.56).

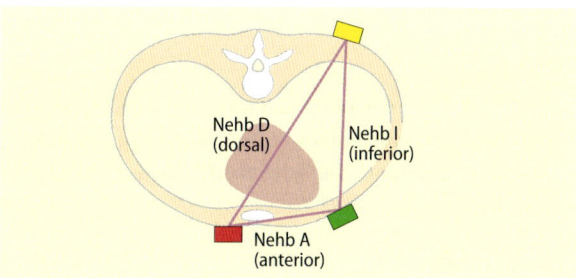

◨ Abb. 11.56. **Ableitung nach Nehb-Ableitung**

Geräte

Im Rettungsdienst werden fast ausschließlich transportable **EKG-Defibrillator-Einheiten** (◨ Abb. 11.57) eingesetzt, die neben einer schnellen Erstdiagnostik ggf. eine unverzügliche elektrische Intervention sicherstellen (▸ Kap. 19).

✚ **Praxistipp**

Die Möglichkeit, bereits im Notarztdienst mit einem geeigneten EKG-Gerät über ein 12-Kanal-EKG als Voraussetzung für eine gezielte Therapie, insbesondere die Thrombolyse, Formen der akuten koronaren Erkrankungen zu differenzieren, hat zunehmend die Einführung komplexer Monitore zur Folge.

Der **Standardpapiervorschub** beträgt **25 mm/s** im Rettungsdienst. Viele Geräte lassen sich zur genauen Beurteilung auf **50 mm/s** und zur Platz sparenden Dokumentation auf **12,5 mm/s** umschalten.

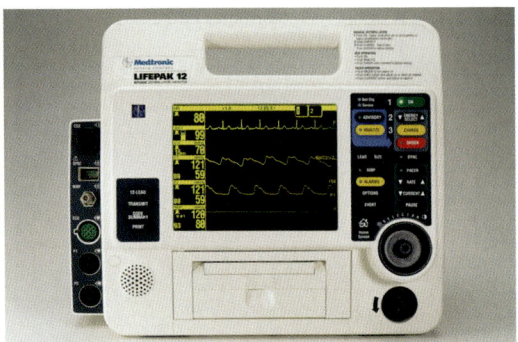

🔲 Abb. 11.57. **Defibrillator (Medtronic LIFEPAK 12). (Mit freundl. Genehmigung der Fa. Medtronic)**

Nahezu alle Geräte verfügen über ein regelbares **QRS-Tonsignal**. Dies ermöglicht in Phasen der Versorgung eine zusätzliche kontinuierliche Kontrolle von Frequenz und Rhythmus.

➕ **Praxistipp**

Bei der Versorgung und beim Transport von Notfallpatienten sollte immer der QRS-Ton (leise) angeschaltet sein, um eine kontinuierliche akustische Kontrolle des Rhythmus sicherzustellen.

EKG-Befundung

Für die schnelle Beurteilung einer **Vitalbedrohung durch Rhythmusstörungen** lassen sich folgende Grundregeln zusammenfassen:

- Ein EKG-Bild umfasst im Notfall mindestens die Ableitung II (Einthoven).
- Nach Anlegen und Anschalten des Gerätes ist umgehend eine Pulskontrolle mit Vergleich der beiden Ergebnisse durchzuführen (sog. Querpulsen).
  - Im Normalfall ist mit jeder R-Zacke, die am Monitor erscheint, eine tastbare Pulswelle verknüpft.
  - Erscheinen weniger Pulswellen, spricht man von Pulsdefizit.
- Erscheinen Extraaktionen (vorzeitig einfallende Komplexe = Extrasystolen) sind diese hinsichtlich ihres Auftretens zu prüfen: Entspringen sie dem supraventrikulären oder dem ventrikulären Bereich? Wie nahe liegen sie an der vorausgehenden regulären Aktion?
- Ein Ausdruck macht erst eine feinere Analyse möglich und ist Bestandteil der Dokumentation.

Das EKG-Bild sollte nach folgenden Kriterien schnell geprüft werden:

- Ist das Bild rhythmisch oder arrhythmisch?
- Wie ist die Frequenz?
  - Bradykard?
  - Normofrequent?
  - Tachykard?
- Ist der Schrittmacher (Taktgeber) dieses EKG-Bildes der Sinusknoten?
  - Sind wohlgeformte P-Wellen sichtbar? → Dann ja.
  - Sind keine wohlgeformten P-Wellen sichtbar? → Dann nein und es folgt die Frage:
- Wer ist dann der Schrittmacher des EKG-Bildes?
  - Unförmige P-Wellen: Vorhof → Hinweis auf Vorhofextrasystolen (supraventrikuläre Extrasystolen [SVES] und Vorhoftachykardien verschiedener Formen).
  - Flimmerwellen bei existierenden QRS-Komplexen: Vorhof → Hinweis auf Vorhofflimmern.
  - Negative P-Wellen, auch an unlogisch anmutenden Stellen im zeitlichen Ablauf: AV-Knoten → Hinweis auf Sinusausfall und Knotenersatzrhythmus oder Knotenextrasystolen (ebenfalls SVES).
  - Keine P-Wellen sichtbar bei normal schmalen QRS-Komplexen: AV-Knoten → Hinweis auf Sinusausfall und Knotenersatzrhythmus oder Knotenextrasystolen (ebenfalls SVES).
  - Keine P-Wellen sichtbar bei verbreiterten und verformten QRS-Komplexen: Kammer → Hinweis auf Kammerextrasystolen (ventrikuläre Extrsytolen, VES) oder Kammerersatzrhythmus.
  - Sehr schmale Anstriche (Spikes): implantierter Pacemaker.
- Sind P-Wellen vorhanden: Ist die Überleitung zur Kammer in Ordnung?
  - Normales PQ-Zeitintervall (<0,2 s = 5 mm bei 25 mm/s)?
  - Verlängertes PQ-Zeitintervall (>0,2 s) → Hinweis auf AV-Block I° oder II°.
  - Folgt jeder P-Welle auch gekoppelt ein QRS-Komplex? → Hinweis auf AV-Block II° oder Vorhofflattern.
  - Besteht keine Kopplung mehr zwischen P-Wellen und QRS-Komplexen? → Hinweis auf AV-Block III°.
- Sind die QRS-Komplexe wohlgeformt schmal und nicht länger als 0,1–0,13 s (= ca. 2,5 mm bei 25 mm/s)?

– Verbreiterung und Verformung der QRS bei normalem Sinusrhythmus Hinweis auf Schenkelblock.
– Verbreiterung und Verformung bei fehlender P-Welle: Hinweis auf VES.
– Verbreiterung und Verformung ohne P-Wellen: Kammerrhythmus.
– Sind nur Flimmerwellen zu erkennen? → Hinweis auf Kammerflimmern.
– Sind keinerlei Komplexe zu erkennen? → Hinweis auf Asystolie.
━ Gibt es Veränderungen an ST-Strecke und T-Welle?
  – Ist die ST-Strecke abgesenkt?
  – Ist die ST-Strecke angehoben?
  – Ist die T-Welle ganz oder teilweise negativ?
  – Ist die T-Welle auffallend hoch positiv? → Hinweise auf Sauerstoffmangel, Elektrolytstörungen und Infarkt.

Fehlerquellen und Fehldeutungsmöglichkeiten

Fehlerquellen können durch unsachgemäße Bedienung, Tücken beim Umgang mit dem Gerät oder durch verschiedene Umwelteinflüsse entstehen. Im Rahmen der Geräteeinweisung nach MPG ist auf mögliche Fehlerquellen hinzuweisen. Die auf den Fahrzeugen befindlichen EKG-Geräte müssen von allen Anwendern sicher beherrscht werden.

Die folgende Abbildung (◘ Abb. 11.58) zeigt 4 wichtige und häufige Fehlerquellen:
━ Amplitudeneinstellung ist zurückgedreht
  Fehldeutung: Nulllinie (Asystolie) bei normalem Sinusrhythmus oder bei bestehendem Kammerflimmern.
━ Muskelzittern oder Bewegungsartefakte des Patienten
  Fehldeutung: Vorhofflimmern bei normalem Sinusrhythmus, Kammerflimmern
━ Wechselstromüberlagerung:
  Fehldeutung: Vorhofflimmern bei normalem Sinusrhythmus, Kammerflimmern
━ Lockere Elektrode:
  Fehldeutung: träge Kammeraktionen, z. B. AV-Block III° oder Kammerersatzrhythmus, PEA bei normalen Herzrhythmen

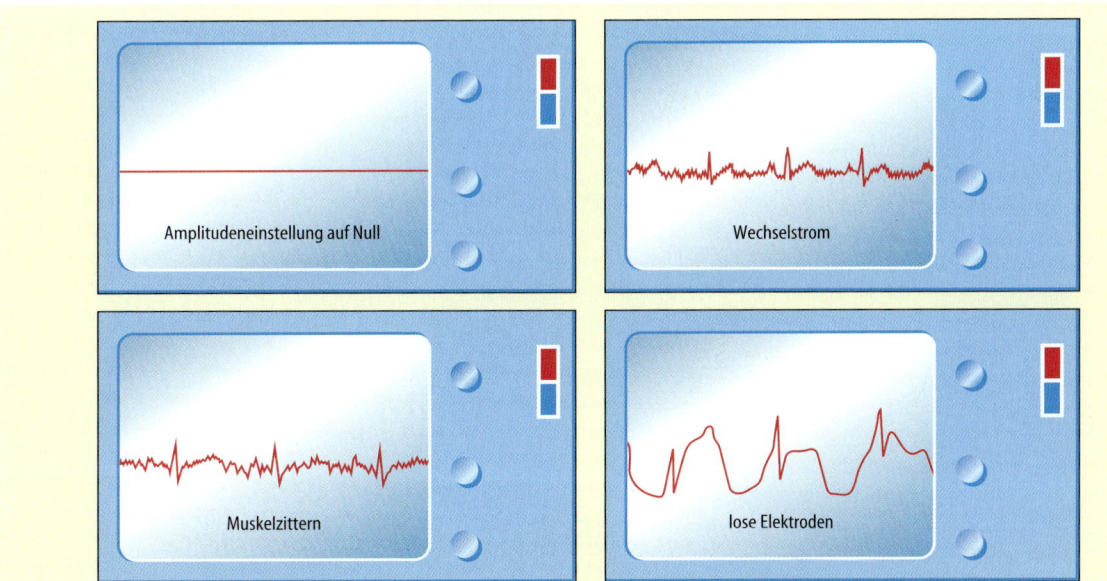

◘ Abb. 11.58. **Fehldarstellungen und Fehldeutungen des Monitor-EKG**

Regelkreise mit direktem Einfluss auf die Vitalfunktionen

Wichtige Regelkreise haben einerseits einen direkten Einfluss auf die Vitalfunktionen, sie beeinflussen sich aber auch gegenseitig. Gleichzeitig unterliegen sie jedoch auch den Einflüssen der Vitalfunktionen Atmung und Kreislauf. Die grundsätzlichen Möglichkeiten der überwiegend symptomatischen Behandlung von Störungen dieser komplexen Systeme im Rettungsdienst werden aufgezeigt.
Typische durch schwerwiegende Störungen der Regelkreise verursachte Notfälle und ihre rettungsdienstliche Versorgung werden in ▶ Abschn. V **Spezielle Notfallmedizin** in den ▶ Kap. 22-29 ausführlich dargestellt.

Lernziele

Rettungsassistent und Rettungssanitäter sollen

— die 5 Regelkreise mit direktem Einfluss auf die Vitalfunktionen benennen und ihre physiologische Funktion beschreiben,
— Störungen der Regelkreise mit ihren Ursachen und ihrer Symptomatik beschreiben,
— Störungen der einzelnen Regelkreise und ihre Auswirkung auf die Vitalfunktion erklären,
— die präklinischen Behandlungsmöglichkeiten bei Störungen der 5 Regelkreise aufzählen und erläutern können.

12

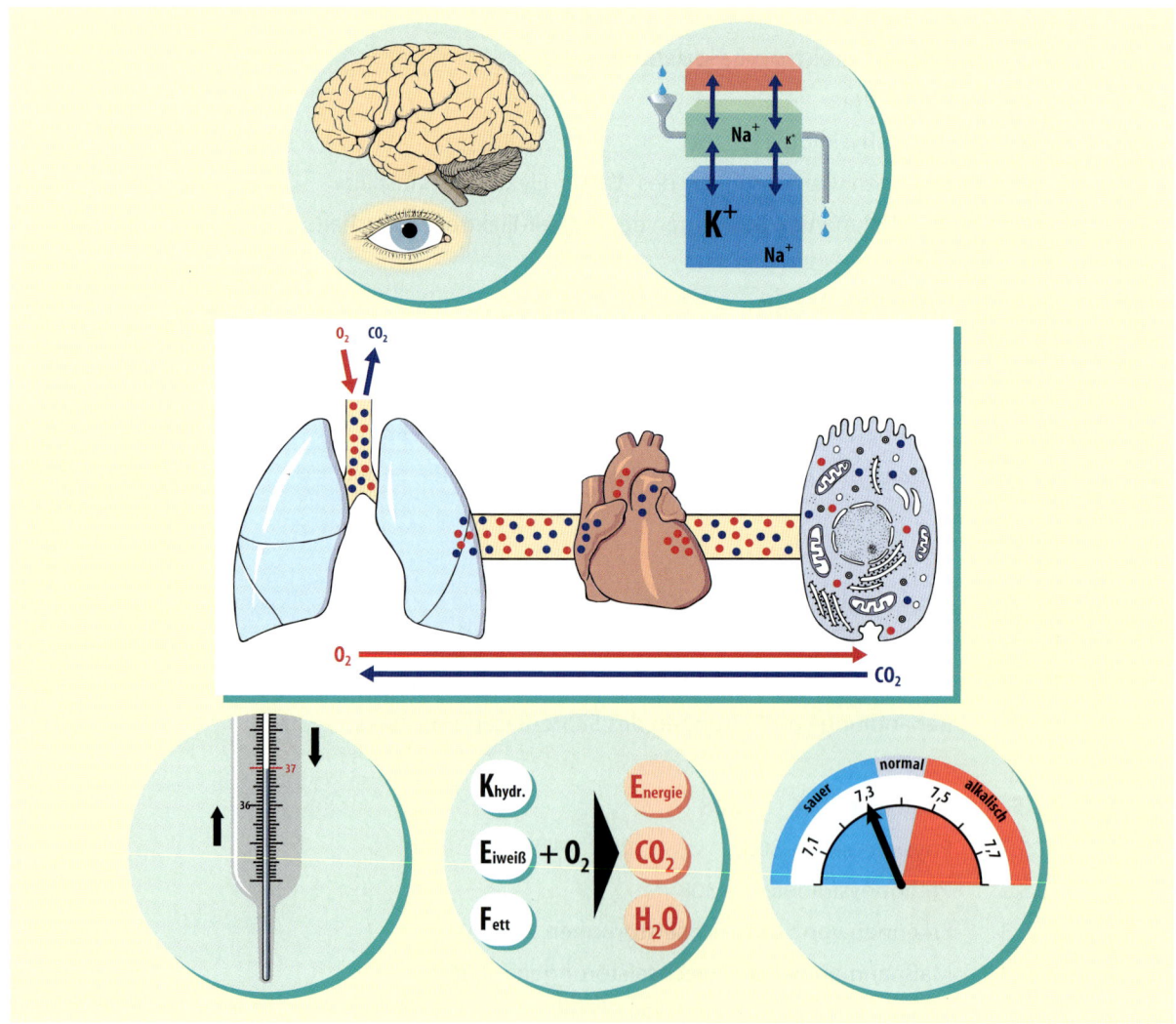

☐ Abb. 12.1. **Funktionskreise und Vitalfunktionen: Bewusstsein, Wasser-Elektrolyt-Haushalt, Wärmehaushalt, Säure-Basen-Haushalt, Stoffwechsel**

12.1   Bewusstsein

12.1.1   Physiologie

Bewusstsein setzt ein ungestörtes Zusammenwirken verschiedener Bereiche des Hirnstamms und der Großhirnrinde voraus. Dabei laufen außerordentlich komplizierte Regel- und Steuerungsvorgänge ab (◘ Abb. 12.2).

Das voll erhaltene Bewusstsein versetzt den Menschen in die Lage, Vorgänge seiner Umgebung zu erkennen und zu werten. Er wird sich seiner Gedanken und seiner Erinnerung »bewusst«, er kann seine Aufmerksamkeit steuern und nach eigenem Willen handeln.

Bewusstsein ist Voraussetzung für gezielte Reaktionen auf unterschiedliche Gefahren, z. B. Schwimmbewegungen bei Versinken im Wasser oder Weglaufen bei Brand- oder Explosionsgefahr.

Lebenswichtig ist aber auch das unbewusste (reflektorische), regelgerechte, verzögerungslose Einsetzen wichtiger Abwehr- und Schutzreflexe, wie das Anziehen eines Arms bei starken Schmerzreizen an der Hand oder Husten und Schlucken bei Ansammlung von Flüssigkeiten oder Fremdkörpern im Rachen. Auch diese Reflexe funktionieren unbeeinträchtigt nur bei erhaltenem Bewusstsein.

12.1.2   Pathophysiologie

Störmöglichkeiten des Bewusstseins

Erkrankungen, Vergiftungen oder umweltbedingte Einflüsse können zu Veränderungen des Bewusstseins führen.

> ❯ Das Gehirn ist das Organ, das am empfindlichsten auf Hypoxie, Ischämie und Hypoglykämie reagiert.

In ◘ Abb. 12.2 werden 3 Einflussmöglichkeiten auf das Bewusstsein hervorgehoben.

Durchblutungsveränderung/ Blutzusammensetzung

Jede schwere Durchblutungsverminderung des Gehirns oder auch der Durchfluss von Blut, das in seiner Gas- oder Glukosekonzentration krankhaft verändert ist, führt über Störungen des Zellstoffwechsels zur Bewusstlosigkeit.

Druckerhöhung

Alle physikalischen Einflüsse auf das Gehirn, die über eine Blutung im Schädelinneren und/oder durch den Eintritt eines Hirnödems zu einer Druckerhöhung im Schädelinneren führen, verursachen Bewusstlosigkeit.

Giftwirkung

Verschiedene Gifte haben einen direkten Angriffspunkt in den Gehirnregionen, deren normale Funktion Voraussetzung für erhaltenes Bewusstsein ist. Der Antransport dieser Gifte auf dem Blutweg und ihre Wirkung als Zellgifte verursachen Bewusstlosigkeit.

> ❯ In vielen Notfallsituationen treten mehrere Störmöglichkeiten gleichzeitig auf und überlagern sich.

Stadien der Bewusstlosigkeit

Leider sind bis heute die Definitionen und Abstufungen der Bewusstseinsstörungen *uneinheitlich* und z. T. verwirrend. Aus diesem Grund sollen – ursprünglich gut definierte – Begriffe wie Somnolenz und Sopor möglichst vermieden werden.

Rettungsassistent und Rettungssanitäter unterscheiden bei der Beurteilung von Notfallpatienten in jedem Fall zwischen

- Bewusstseinsklarheit:
  Normalzustand eines Menschen;
- Bewusstseinstrübung:
  verminderte Wahrnehmung, aber Öffnen der Augen auf Anruf und Schmerzreiz;
- Bewusstlosigkeit (Koma):
  Augen bleiben auch auf Schmerzreize anhaltend geschlossen.

Die z. T. wechselnde Symptomatik nach Komagraden (1–5; ◘ Tabelle 12.1) sollte besser mit den jeweiligen Symptomen beschrieben werden, da Übergänge der Schweregrade uneinheitlich bewertet werden und fließend sind.

Die **Glasgow Coma Scale** (GCS) hat sich als Bewertungsverfahren unter den Bedingungen des Rettungsdienstes durchgesetzt (◘ Tabelle 12.2). Daher muss auch nichtärztliches Personal im Einsatz vor Ort, aber auch in Leitstellen, z. B. zur Befundübermittlung in Kliniken, Bewertungskriterien und die Bedeutung niedriger und hoher Punktzahlen für die Intensität der Bewusstseinsstörung kennen.

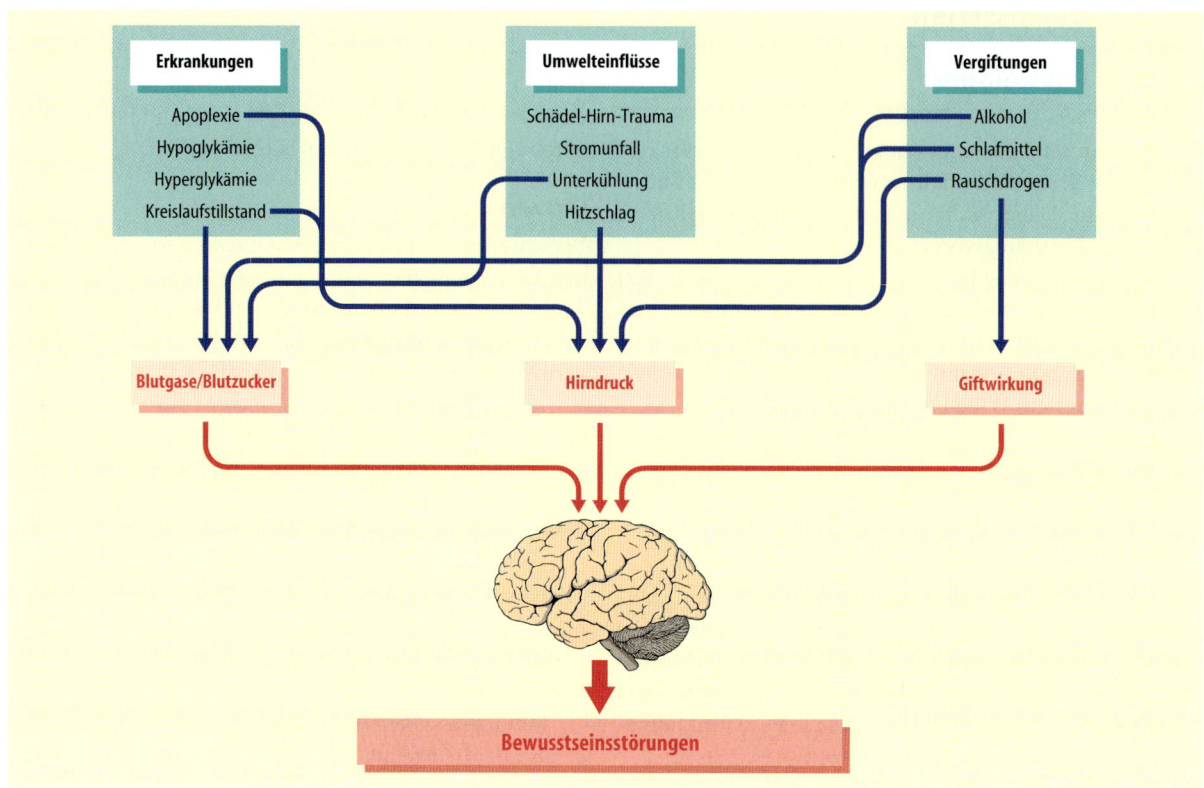

🔲 Abb. 12.2. **Ursachen von Bewusstseinsstörungen**

12

🔲 Tabelle 12.1. **Komagradeinteilung**

Grad 1	Gezielte Abwehrbewegung auf Schmerzreize
Grad 2	Ungezielte Abwehrbewegung auf Schmerzreize, Lähmungszeichen (Paresen), Pupillenstörungen/-differenzen
Grad 3	Keine Reaktion auf Schmerzreize
Grad 4	Schutzreflexe (wahrscheinlich) erloschen
Grad 5	Ausfall der Spontanatmung und Störung der Kreislaufregulation

Es ist für viele Krankheits-, Vergiftungs- und Verletzungsbilder typisch, dass sich die Tiefe der Bewusstlosigkeit auch nach der Übernahme des Patienten durch den Rettungsdienst verändert, häufig nimmt sie weiter zu.

Folgen der Bewusstseinsstörungen für die Vitalfunktionen

Eine Bewusstlosigkeit mit Ausfall der Schutzreflexe führt unabhängig von der Ursache, die häufig auch direkt die Vitalfunktionen Atmung und Kreislauf beeinträchtigt, in erster Linie über eine Verlegung der oberen Atemwege und/oder Aspiration zur akuten Lebensgefahr durch schwerwiegende Störungen des respiratorischen Systems.

■ Tabelle 12.2. **Glasgow Coma Scale**	Punkte
Öffnen der Augen	
Spontan	4
Auf Ansprache	3
Auf Schmerzreiz	2
Fehlt	1
Verbale Reaktion	
Orientiert	5
Verwirrt	4
Einzelne Worte	3
Laute	2
Fehlt	1
Motorische Antwort	
Folgt Aufforderungen	6
Gezielte Schmerzreaktion	5
Beugemechanismen	4
Atypische Beugereaktionen	3
Streckmechanismen	2
Fehlt	1

Die höchste erreichbare Punktzahl von 15 gilt bei normalen Verhältnissen, die minimale Punktzahl von 3 entspricht tiefer Bewusstlosigkeit.

12.1.3 Erkennen von Bewusstseinsstörungen

In Abhängigkeit von der Situation, in der das Rettungspersonal den Notfallpatienten antrifft, lassen sich aus einer Vielzahl von Anzeichen die entsprechenden Hinweise auf das wahrscheinliche Vorliegen und auf die Tiefe der Bewusstlosigkeit ableiten.
a) Situation:
– Art der Erkrankung (z. B. bekannter Diabetes)
– Unfallgeschehen (z. B. Motorradunfall, Aufprall des unbehelmten Kopfes, Sturz aus großer Höhe)
– Selbstmordverdacht (z. B. Tablettenpackungen und Alkohol am Bett des Notfallpatienten)
b) Informationen durch Augenzeugen oder Familienangehörige
c) Sichtbare Verletzungen:
– schwere Kopfplatzwunde
– Brillenhämatome
– Austritt von Hirnmasse
d) Reaktion des Patienten auf Reize:
– reagiert verzögert/nicht auf Anruf

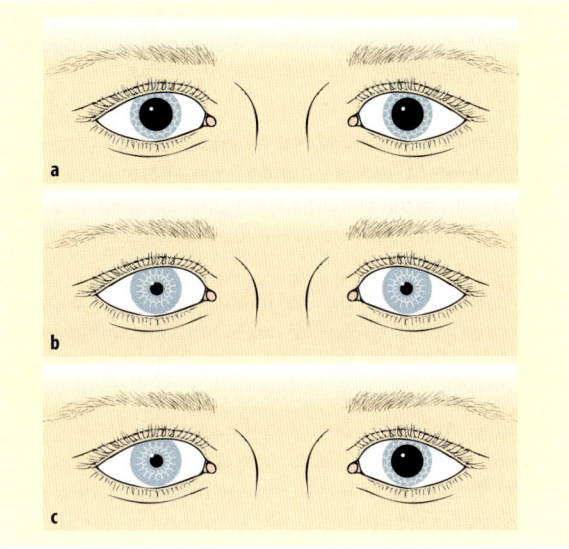

■ Abb. 12.3a–c. **Pathologische Pupillenbefunde; a beidseits weite Pupillen, b beidseits verengte Pupillen, c Pupillendifferenz**

– reagiert verzögert/nicht auf starke symmetrische Schmerzreize (z. B. Kneifen in die Muskulatur des Armes)
e) Augensymptome (je nach Ursache und Tiefe der Bewusstlosigkeit, ■ Abb. 12.3):
– Augenlider geschlossen
– Pupillen seitengleich bei verzögerter Lichtreaktion
– Pupillen unterschiedlich weit
– Pupillen weit, mit nicht feststellbarer Reaktion auf Licht

Selten können schwer hysterische Patienten eine tiefe Bewusstlosigkeit simulieren. Es ist nicht zulässig, dass Rettungsassistenten oder Rettungssanitäter diese »Verdachtsdiagnose« stellen oder gar deswegen den Transport des Patienten zum Arzt bzw. in die Klinik unterlassen.

12.1.4 Behandlung Bewusstloser

Maßnahmen des Rettungsassistenten und des Rettungssanitäters

Gegen die **Ursache** der Bewusstlosigkeit kann das Rettungspersonal in der Regel keine gezielten Maßnahmen einleiten. Ausnahmen sind Gas- oder Erstickungsunfälle,

bei denen die Betroffenen möglicherweise das Bewusstsein wiedererlangen, sobald sie in eine andere Umgebung
gebracht werden.

> ❯ Die wichtigste Maßnahme zur Behandlung Bewusst-
> loser besteht – ausreichende Spontanatmung voraus-
> gesetzt! – in der Durchführung einer stabilen Seitenla-
> gerung unter Beachtung der Kreislaufsituation.

In stabiler Seitenlage ist die Gefahr geringer, dass bei Bewusstlosen, die nach Ausfall der Schutzreflexe nicht mehr
»reflektorisch« abhusten oder schlucken, Blut, Schleim
oder Erbrochenes in die Luftröhre und in die Bronchien
eindringt. Auch das Zurücksinken von Unterkiefer und
Zungengrund ist bei richtiger Lagerung vermeidbar.

Die Sicherung freier Atemwege bei Bewusstlosen und
ein **absoluter** Schutz vor einer Aspiration sind nur durch
die Intubation der Trachea erreichbar.

Maßnahmen des Notarztes

Sieht man von der Glukosegabe beim hypoglykämischen
Schock, von der Injektion des Benzodiazepinantagonisten
Anexate bei Benzodiazepinvergiftungen und der Infusion
hochprozentiger Glukoselösung bei Alkoholisierten ab, ist
auch die notärztliche Behandlung Bewusstloser in der Regel nur symptomatisch, d. h. die eigentliche Ursache kann
nicht direkt beseitigt werden.

12.2   Wasser-Elektrolyt-Haushalt

12.2.1   Physiologie

Wasserhaushalt

Das Köpergewicht des Menschen besteht zu ca. 60% aus
Wasser, bei Säuglingen ist der Wasseranteil noch höher
(75%). Etwa 40% des Gewichtsanteils liegen als Wasser in
der Gesamtheit aller Körperzellen, ca. 15% im Gewebe zwischen den Zellen und nur (!) ca. 5% intravasal, d. h. im Gefäßsystem, vor (◼ Abb. 12.4). Diese Flüssigkeitsräume stehen untereinander in Verbindung. An den Grenzflächen
laufen geregelte Austauschvorgänge ab.

Tägliche Wasseraufnahme

Die Trinkmenge jedes Menschen ist unterschiedlich, sie
wird normalerweise durch das Durstgefühl genau auf den
Bedarf abgestimmt (ca. 1500 ml). Die täglich aufgenommenen halbfesten und festen Nahrungsbestandteile ent-

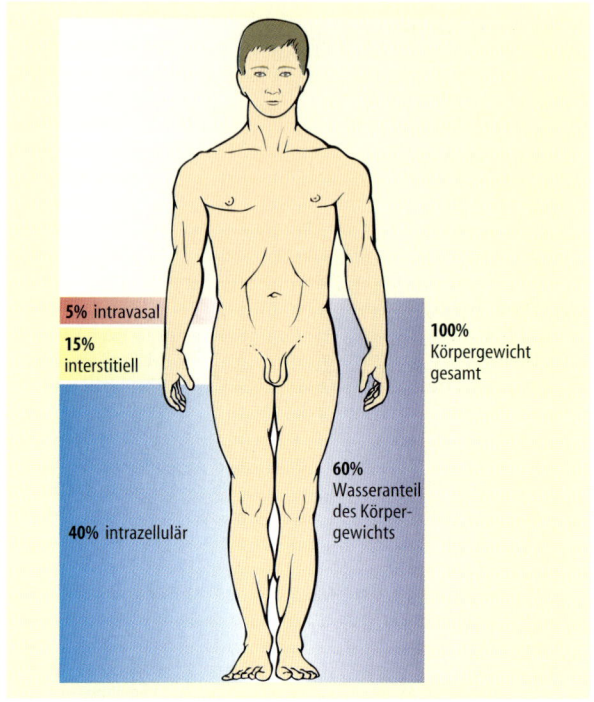

◼ Abb. 12.4. **Flüssigkeitsanteile des Organismus**

halten ca. 700 ml Wasser. Bei der Verbrennung von Fett,
Kohlenhydraten und Eiweiß im Stoffwechsel entsteht u. a.
auch Wasser, das bei normaler Nahrungsmenge nochmals
ca. 300 ml pro Tag beträgt (◼ Abb. 12.5).

Tägliche Wasserabgabe

Das entscheidende Organ für die Regulation des Wasserhaushalts und die Wasserausscheidung ist die Niere. Die
durchschnittliche Urinmenge liegt bei ca. 1500 ml, sie wird
aber stets wechselnd der Aufnahme und dem Gesamtbe-
stand an Wasser angepasst. Ohne erkennbares Schwitzen
gibt der Mensch täglich bereits ca. 500 ml Wasser über
die Haut ab. Mit der feuchten, aus der Lunge zurückströmenden Ausatemluft verliert der Mensch ca. 400 ml. Über
den Stuhlgang werden ca. 100 ml pro Tag abgegeben.

Mit dieser Bilanz sind bereits alle möglichen Störstellen, die bei krankhaften Vorgängen die Zufuhr oder die
Abgabe von Wasser beeinflussen können, dargestellt.

Elektrolythaushalt

In den Körperflüssigkeiten finden sich die Elektrolyte,
elektrisch positiv oder negativ geladene Ionen. Ihre Konzentrationen in der extrazellulären und intrazellulären

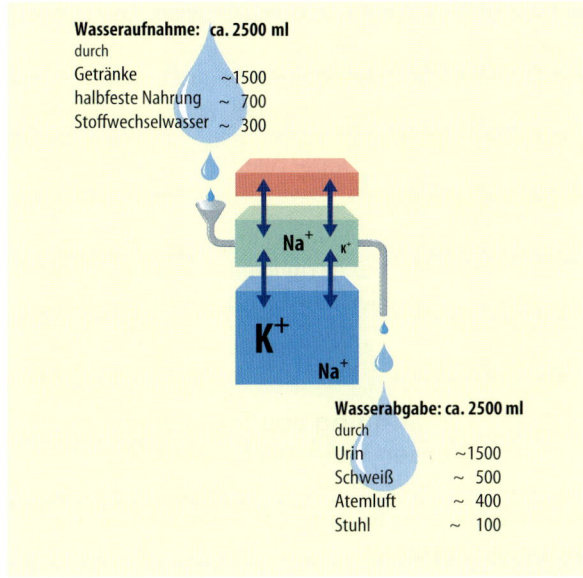

■ Abb. 12.5. Wasseraufnahme und Wasserabgabe

■ Tabelle 12.3. Elektrolytkonzentrationen

	Plasma [mmol/l]	Intrazelluläre Flüssigkeit [mmol/l]
Kationen (elektrisch positiv geladene Teilchen)		
Natrium	142	33
Kalium	5	136
Kalzium	5	–
Magnesium	3	26
Kationen gesamt	**155**	**195**
Anionen (elektrisch negativ geladene Teilchen)		
Chlorid	103	–
Bikarbonat	27	10
Phosphat	2	110
Sulfat	1	1
Organische Säuren	6	–
Proteine	16	74
Anionen gesamt	**155**	**195**

Flüssigkeit sind unterschiedlich (■ Tabelle 12.3). Natrium liegt in der extrazellulären Flüssigkeit in hoher, Kalium in geringer Konzentration vor. In den Zellen ist das Verhältnis umgekehrt. Die Natriumkonzentration im extrazellulären Raum spielt eine wesentliche Rolle für den Wasserhaushalt, da der Natriumgehalt den osmotischen Druck entscheidend bestimmt. Eine normale Kaliumkonzentration im intra- und extrazellulären Raum ist eine wichtige Voraussetzung für die Bildung und Fortleitung normaler Reize (▶ Kap. 10.3.5).

Die Elektrolytaufnahme und -abgabe ist mit entsprechenden Vorgängen des Wasserhaushalts gekoppelt.

12.2.2   Pathophysiologie

Die durch Veränderungen im Wasser-Elektrolyt-Haushalt bedingten Notfälle entstehen meist durch chronische Störungen, seltener kurzfristig durch extreme Belastungen.

Für die Notfalltherapie sind in erster Linie hohe Wasserverluste (Dehydratation) von Bedeutung, da sie letztlich auch eine Verminderung des Plasmavolumens bewirken.

❯ **Säuglinge und Kleinkinder mit ihrem hohen Wasseranteil sind bei Durchfällen und Erbrechen besonders stark gefährdet und geraten schneller als Erwachsene in einen lebensbedrohlichen Zustand.**

Der Zustand einer Überwässerung (Hyperhydratation), der in der Klinik bei verschiedenen Erkrankungen oder Fehlern in der Infusionsbehandlung zu beachten ist, spielt im präklinischen Bereich – von Ausnahmen abgesehen – keine Rolle.

Störungen des Wasser-Elektrolyt-Haushalts
Dehydratationsursachen
- Starkes Erbrechen
- starke Durchfälle
- starkes Schwitzen
- zu geringe Trinkmenge bei alten sowie längerzeitig bewusstlosen Menschen

Hyperhydratationsursachen
- Feuchtes Süßwasserertrinken
- intensive Magenspülung ohne Kochsalzzusatz
- übermäßiges Trinken
- Störungen der Nierenfunktion

Störungen des Elektrolythaushalts

Die in der Regel mit Störungen des Wasserhaushalts gekoppelten Veränderungen im Elektrolytgleichgewicht werden nicht dargestellt, da sie meist erst in der Klinik über Laboruntersuchungen festgestellt werden können, zum größten Teil sehr kompliziert sind und daher im Rettungsdienst auch nicht gezielt behandelt werden können.

Folgen der Störungen im Wasser-Elektrolyt-Haushalt

Alle Formen der Dehydratation bewirken letztlich auch eine Verminderung des Plasmavolumens und damit eine Beeinträchtigung des zirkulatorischen Systems. Die Hyperhydratation belastet besonders das linke Herz.

Krankhafte Veränderungen der Elektrolytkonzentrationen im extra- und intrazellulären Raum lösen u. a. Störungen in der Entstehung und Fortleitung von Reizen aus. Dadurch ist die normale Herztätigkeit gefährdet.

12.2.3   Erkennen von Störungen des Wasser-Elektrolyt-Haushalts

Wasserhaushalt
Dehydratation

Typische Symptome
- Trockenheit von Haut und Schleimhäuten
- Stehenbleiben einer abgehobenen Hautfalte
- Muskelschwäche
- Fieber
- Verwirrtheit, Unruhe, evtl. Krämpfe
- Pulsanstieg und Blutdruckabfall
- bei Säuglingen und Kleinkindern: graue faltige Haut, eingefallene Augen, greisenhaftes Aussehen, Lethargie

Zusätzlich zu den Schlüssen, die sich aus der Situation, den eigenen Angaben des Patienten oder Fremdinformationen ableiten lassen, sprechen die Trockenheit der Haut, insbesondere der Schleimhäute, für einen Wassermangel. Die Sprache der Patienten ist wegen der Trockenheit der Zunge häufig lallend. Fieber – besonders bei Kindern – kann Ursache, aber auch Folge des Wassermangels sein, da die Temperaturregulation bei einer Dehydratation gestört ist.

Bei längerfristig bestehendem Wassermangel verliert die Haut durch den Wasserverlust im subkutanen Fettgewebe ihre Elastizität, aufgehobene Falten verstreichen nur langsam.

Durch den intrazellulären Wassermangel in Zellen des zentralen Nervensystems entwickeln sich Abgeschlagenheit, Unruhe, Verwirrtheitszustände und Krämpfe.

Puls und Blutdruck verändern sich wie beim Volumenmangelschock.

Hyperhydratation

Eine akute Hyperhydratation kann je nach Situation und Fremdinformation nur vermutet werden. Die Entwicklung eines Lungenödems (▶ Kap. 22) kann den Verdacht bestätigen.

12.2.4   Behandlung von Störungen des Wasser-Elektrolyt-Haushalts

Maßnahmen des Rettungsassistenten und des Rettungssanitäters
Dehydratation

Man wird schwere Formen der Dehydratation, die zu einer schockähnlichen Störung des zirkulatorischen Systems führten, in gleicher Weise wie den Schock durch entsprechende Lagerung behandeln. In Abhängigkeit von der Transportdauer und der Gesamtsituation wird, wenn der Patient bei Bewusstsein ist und trinken kann, Flüssigkeit angeboten. Sie sollte zumindest mit Kochsalz (1 Teelöffel/l) angereichert sein.

➕ **Praxistipp**

Noch zweckmäßiger ist die orale Verabreichung von im Handel befindlichen Elektrolytlimonaden, da mit dem Wasserverlust praktisch immer Elektrolytverluste gekoppelt sind.

Hyperhydratation

Für die sehr selten vorkommenden Notfälle der Hyperhydratation gibt es außer der an die Kreislaufsituation angepassten Lagerung keine speziellen Maßnahmen, die für nichtärztliches Personal im Rettungsdienst anwendbar wären (Maßnahmen beim Lungenödem, ▶ Kap. 22).

Maßnahmen des Notarztes
Dehydratation

Der Notarzt wird nach Abschätzen der Ursache der Dehydratation, falls verfügbar, Elektrolytlösungen unterschiedlicher Konzentrationen und Zusammensetzung verabreichen. Als überbrückende Universallösung eignet sich Ringer-Laktatlösung.

Hyperhydratation

Die Gabe von Medikamenten, die die Urinproduktion anregen und damit eine Ausschwemmung von Wasser bewirken, ist indiziert.

12.3   Wärmehaushalt

12.3.1   Physiologie

Zur Aufrechterhaltung der normalen Lebensvorgänge ist der menschliche Körper auf eine Regeltemperatur von ca. 37°C eingestellt. Diese Temperatur wird, unabhängig von der Umgebungstemperatur, durch Wärmeproduktion oder Wärmeabgabe weitgehend konstant gehalten.

Man unterscheidet
- Körperkern:
    - Gehirn,
    - Thorax,
    - Bauchorgane;
- Körperschale:
    - Muskulatur,
    - Haut des Stammes,
    - Extremitäten.

Im Körperkern (Organe mit hohem Stoffwechsel) wird das Blut erwärmt, in der Schale wird es durch Wärmeabgabe nach außen gekühlt. Die Körperschale hat normalerweise die Funktion eines »Kühlers« für den »Motor« Körperkern. Die Stärke der Schalendurchblutung bestimmt das Ausmaß der Wärmeabgabe.

Drohende Unterkühlung

Der Körper des Gesunden reagiert auf einen drohenden Abfall der Körperkerntemperatur infolge niedriger Außentemperaturen, besonders bei hoher Luftfeuchtigkeit und starker Luftbewegung oder nach einem Sturz ins kalte Wasser, mit einer Drosselung der »Kühlerdurchblutung«. Außerdem wird der Stoffwechsel auf hormonalem Wege gesteigert. Durch körperliche Bewegung, starke Muskelarbeit (Laufen, Schwimmen) entsteht zusätzliche Wärme. Auch der Schüttelfrost und die Gänsehaut (Tätigkeit der Hautmuskeln, die die Härchen aufstellen) sind Muskelarbeit zur Erzeugung von Wärme (◘ Abb. 12.6).

Drohender Anstieg der Körpertemperatur

Besonders bei starker körperlicher Arbeit unter hoher Umgebungstemperatur und hoher Luftfeuchtigkeit wird

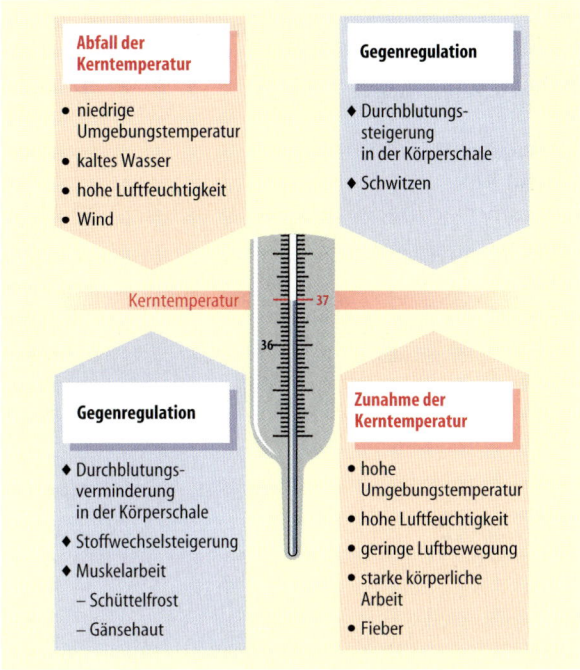

◘ Abb. 12.6. **Konstanterhaltung der Körperkerntemperatur**

die Körperschale verstärkt durchblutet, um möglichst viel Wärme aus dem Körperkern nach außen abzutransportieren. Ein zusätzlicher Mechanismus ist das Schwitzen. Beim Schwitzen entsteht Verdunstungskälte. Diese physikalische Erscheinung ist aus dem täglichen Leben bekannt (z. B. schnell verdunstender Alkohol auf der Haut kühlt).

12.3.2   Pathophysiologie

Die Grenzen der normalen Körpertemperatur liegen bei 36,4° bzw. 37,4°C.

Unterkühlung

Unterkühlung entsteht, wenn die Wärmeproduktion des Körpers (und die Wärmezufuhr) kleiner sind als die Wärmeverluste. Kleinkinder (große Körperoberfläche) und alte Menschen (unzureichende Nahrungszufuhr) sind besonders gefährdet.

Bei der allgemeinen Unterkühlung werden 3 Phasen – Abwehrstadium, Erschöpfungsstadium, Scheintod – unterschieden (◘ Tabelle 12.4).

□ Tabelle 12.4. **Stadien der Unterkühlung**	
Phase/Kernkomptenz	**Auswirkungen**
Abwehrstadium 36,4–34°C	— Unruhe — Steigerung des Energiestoffwechsels — Drosselung der Schalendurchblutung — Muskelzittern — Schmerzen an den Extremitäten — Zunahme der Herzfrequenz **Atmung und Kreislauf sind noch intakt!**
Erschöpfungsstadium 34–27°C	— Aufhören des Kältezitterns — Muskelstarre — Somnolenz bzw. Sopor — Bradykardie und Arrhythmien — Flacherwerden der Atmung **Atem- und Kreislauffunktion erheblich gestört!**
»Scheintod« 27–22°C	— Puls nicht mehr fühlbar — Koma — Reflexe erloschen — Kaum feststellbare Atembewegung — Schlaffe Lähmung der Muskulatur **Höchste Lebensgefahr!**

Auswirkungen auf Vitalfunktionen und Regelkreise

Atmung. Die Atembewegungen werden bei Temperaturen unter 34°C flacher, bei 20–16°C Kerntemperatur kommt es zum Atemstillstand durch Lähmung des Atemzentrums.

Kreislauf. Nach einer vorübergehenden Steigerung der Kreislauftätigkeit durch Puls- und Blutdruckanstieg geht die Herzleistung bei Temperaturen unter 34°C zurück. Ab 25°C nimmt die Flimmerneigung des Herzens erheblich zu.

Bewusstsein. Bei Körperkerntemperaturen unter 30°C wird der Unterkühlte tief bewusstlos.

Stoffwechsel. Mit abfallender Körpertemperatur nimmt der O_2-Bedarf der Gewebe ab. Nicht zuletzt wegen des erhöhten O_2-Verbrauchs in der Abwehrphase besteht aber letztlich doch O_2-Mangel, da die Stoffwechselvorgänge nicht in gleichem Maße abnehmen wie das O_2-Angebot.

❯ Wiederbelebungsversuche werden bei Unterkühlten auch nach weit länger als 5 min bestehendem klinischem Tod mit einer höheren Erfolgswahrscheinlichkeit als bei Patienten mit normaler Körpertemperatur durchgeführt, da der O_2-Verbrauch der Gewebe (Gehirn, Herz) bei Senkung der Temperatur niedriger ist und eine längere Zeit der Unterversorgung ohne irreversible Schäden überstanden wird.

Diese Tatsache macht man sich in der Medizin z. B. bei der gezielten Hypothermie von Patienten, die am Herzen operiert werden, zunutze.

Hitzeschäden

Bei Anstieg der Körperkerntemperatur über 37,5°C treten zunehmend Störungen auf, die zum einen durch den Temperaturanstieg der Gewebe und zum anderen durch Wasser- und Elektrolytverluste während des Schwitzens verursacht werden.

Je nach Ausgangssituation der Betroffenen, Art und Ausmaß ihrer körperlichen Arbeit und je nach Umgebungsbedingungen können sich verwandte Krankheitsbilder mit z. T. unterschiedlichen Erscheinungsformen entwickeln.

Hitzschlag

Bei hohen Außentemperaturen, meist verbunden mit hoher Luftfeuchtigkeit, kommt es zum Anstieg der Körperkerntemperatur über 41°C. Die Schweißabsonderung wird bei Körpertemperaturen um 39°C eingestellt, es entwickelt sich zunehmend Bewusstlosigkeit.

- »**Rotes Stadium**«: Der Körper versucht durch starke Schalendurchblutung die Kerntemperatur zu halten bzw. zu senken.
- »**Graues Stadium**«: Kreislaufzusammenbruch.
- Tod bei ca. 43,5°C.

Hitze und/oder Salzmangelerschöpfung

Erhebliche Wasser- und Salzverluste durch länger anhaltendes Schwitzen, meist bei körperlicher Belastung, führen bei nur mäßig erhöhten, um 39°C liegenden Körpertemperaturen zu Erschöpfungszuständen, in ausgeprägten Fällen entwickeln sich Schocksymptome.

Hitzekrämpfe

Die Ursache ähnelt denen der Hitze- und Salzmangelerschöpfung. Plötzlich einsetzende, durch Kochsalzmangel bedingte Krämpfe befallen Muskelgruppen, die zuvor besonders belastet waren. Hitzekrämpfe treten bei Arbeiten in hoher Umgebungstemperatur (Hochöfen), aber auch bei stärkster sportlicher Betätigung auf, wenn Schweißverluste nicht rechtzeitig ausgeglichen werden.

12.3.3 Erkennen von Störungen des Wärmehaushalts

Die entscheidenden Hinweise für die Art der Störung des Wärmehaushalts lassen sich aus der Situation ableiten, in der der Notfallpatient angetroffen wird. Die am Patienten feststellbaren Befunde geben zusätzliche Hinweise über die Schwere der Störung.

Hypertherme Zustände sind mit üblichen Fieberthermometern zu messen. Bei Zuständen von Unterkühlung ist mit dem normalen Thermometer lediglich feststellbar, dass die Körperkerntemperatur 35°C nicht übersteigt.

Eine genauere Abschätzung der vermutlichen Temperatur ist über die Wertung der Symptome möglich, aber nicht vorrangig wichtig, da die Maßnahmen bei allen Stadien der Unterkühlung relativ einheitlich sind.

Auch bei sehr niedrigen Außentemperaturen können nach dem Zwiebelschalenprinzip Bekleidete (mehrere Kleidungsschichten, äußere Schicht luft- und feuchtig-

keitsundurchlässig) nach stärkerer körperlicher Anstrengung eine Hitzestauung erleiden! Dies ist eine Ausnahme von der Regel, dass von der Umgebungstemperatur auf die Art der Störung des Wärmehaushalts geschlossen werden kann.

 Praxistipp

In Bereichen, in denen häufig Unterkühlte zu behandeln sind, wie z. B. bei der Berg- und Seerettung, sollten Spezialthermometer zur Messung tiefer Körpertemperaturen verfügbar sein.

12.3.4 Behandlung von Störungen des Wärmehaushalts

Neben der direkten Behandlung der Störungen der Vitalfunktionen wird bereits im Rettungsdienst versucht, das Ausmaß der Temperaturabweichung zu vermindern. Ein Unterschied ist allerdings zu beachten:

Bei Hitzegeschädigten soll bereits im präklinischen Bereich **massiv gekühlt** werden, da bedrohliche Reaktionen des Organismus auf diese Behandlung kaum zu befürchten sind.

Bei Unterkühlten liegt der Behandlungsschwerpunkt im Rahmen des Rettungsdienstes in der **Verhinderung einer weiteren Senkung der Körperkerntemperatur** und bei einer vorsichtigen langsamen Erwärmung, da bei schneller Erwärmung von außen tödliche Kreislaufkomplikationen ausgelöst werden können.

Maßnahmen des Rettungsassistenten und des Rettungssanitäters

Situationsgerechte Lagerung des Patienten und ggf. Beatmung und Herzdruckmassage.

Hyperthermie

- Entfernen der Kleidung,
- Kühlung durch Anfeuchten des Körpers mit Wasser oder Desinfektionsspray,
- Gabe von kochsalzangereicherten Getränken, Elektrolytlimonaden (bei erhaltenem Bewusstsein),
- O_2-Gabe,
- Infusion, z. B. Ringer-Laktat-Lösung.

Hypothermie

- Entfernen nasser Kleidung (bei erhaltenem Bewusstsein),

- nasse Kleidung bei Bewusstlosen belassen, nur bei langer Transportzeit Kleidung aufschneiden,
- Einhüllen in warme Decke (s. Hibler-Packung, ► Kap. 27),
- Gabe von heißen Getränken (bei erhaltenem Bewusstsein),
- O_2-Gabe (nach Möglichkeit vorgewärmt)
- Infusion erwärmter Lösungen.

Maßnahmen des Notarztes
Hyperthermie
- Infusion von Elektrolytlösungen
- ggf. Behandlung des Hirnödems

Hypothermie
- Infusion vorgewärmter Lösung.

Die immer noch anhaltende Diskussion, ob in der Klinik die Verfahren einer *verzögerten* oder einer *raschen* Erwärmung angewendet werden sollten, ist für die Belange des Rettungsdienstes von geringer Bedeutung.

12.4   Säure-Basen-Haushalt

12.4.1   Physiologie

Der ungestörte Ablauf der vitalen Funktionen Atmung und Kreislauf sowie viele andere Vorgänge im Organismus, insbesondere des Stoffwechsels, sind an einen bestimmten »Säurewert« der Körperflüssigkeiten gebunden (s. auch ► Kap. 9).

Pufferung
Chemische Puffer sind Substanzgruppen, die Säuren (H^+-Ionen) oder Basen abfangen, chemisch binden und dadurch pH-Änderungen verhindern. Puffersubstanzen im menschlichen Körper sind u. a.:
- Hämoglobin,
- Eiweiß,
- Kohlensäure-Bikarbonat-System.

Säureausscheidung durch Lunge und Nieren
Lunge. Bei vermehrtem Anfall von CO_2, das sich leicht mit Wasser zu Kohlensäure bindet,

$$CO_2 + H_2O \leftrightarrow H_2CO_3,$$

wird die Säure kurzfristig als CO_2-Gas durch Zunahme der Atemtätigkeit abgeatmet. H_2O = Wasser bleibt im Organismus zurück.

Nieren. Die Ausscheidung saurer (oder basischer) Substanzen über die Niere ist ein Vorgang von großer Bedeutung für die Aufrechterhaltung normaler pH-Werte; der Ausgleich über die Niere erfolgt jedoch langsamer.

12.4.2   Pathophysiologie

Unter krankhaften Bedingungen kann der pH-Wert durch Störeinflüsse nach der sauren oder alkalischen Seite verschoben werden (◘ Abb. 12.7).

Von einer **Azidose**, einer Verschiebung zur sauren Seite, spricht man beim Absinken des pH-Wertes der extrazellulären Flüssigkeit unter 7,35.

Den Anstieg des pH-Wertes über 7,45, die Verschiebung zur alkalischen Seite, nennt man **Alkalose**.

Entstehungsmechanismen
Je nach Entstehungsursache unterscheidet man die Arten der Entgleisung:
- **Metabolisch:** die Störung ist durch Vorgänge im Stoffwechsel hervorgerufen.

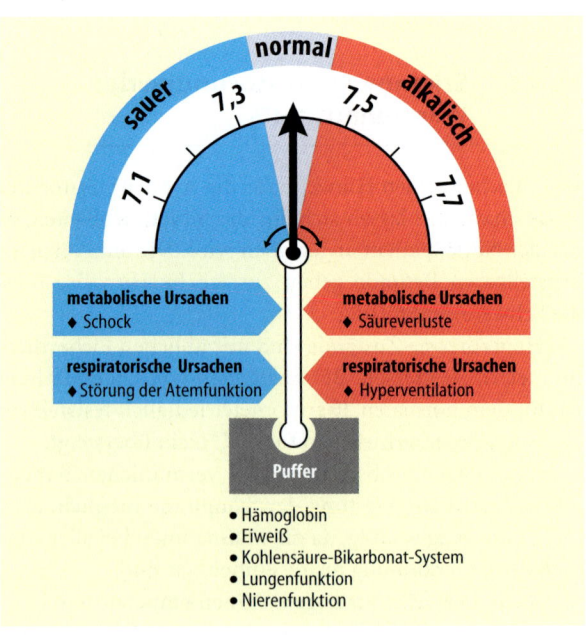

◘ Abb. 12.7. **Azidose und Alkalose**

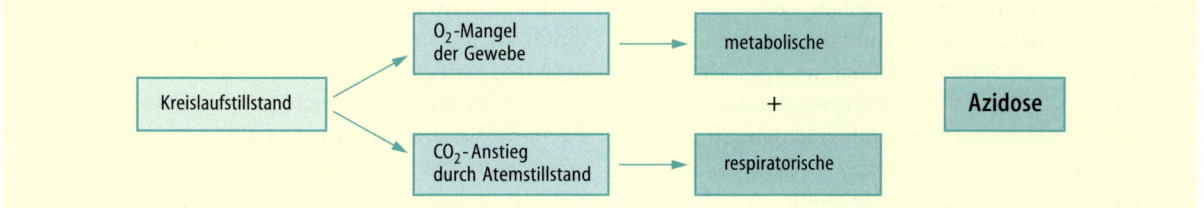

🔴 Abb. 12.8. **Azidoseformen bei Kreislaufstillstand**

— **Respiratorisch:** die Störung geht von Veränderungen der Atmung aus.

❯ **Bei akuten im Rettungsdienst zu versorgenden Notfällen findet man meist schwere Azidosen.**

Diese Azidosen entwickeln sich innerhalb weniger Minuten, da im Stoffwechsel bei O_2-Mangel vermehrt Milchsäure und Brenztraubensäure anfallen. Man spricht dann von einer **metabolischen Azidose**.

Bei einem Anstieg des Kohlensäuredrucks im Blut durch Störungen der Atemtätigkeit oder der Lungenfunktion entwickelt sich eine **respiratorische Azidose**.

Bei Notfällen überlagern sich häufig beide Formen der Azidose (🔴 Abb. 12.8).

Auswirkungen der Azidose auf die Organfunktionen

Schwere Azidosen wirken sich in erster Linie schädigend auf das zirkulatorische System aus.

Herz. Abnahme des Schlagvolumens durch Abnahme der Herzkraft. Das Auftreten von Rhythmusstörungen ist meist durch Verschiebungen im Kaliumhaushalt bedingt.

Die Wiederbelebbarkeit des Herzens ist herabgesetzt.

Gefäße. Gefäßmuskelzellen reagieren vermindert auf die Wirksubstanzen Adrenalin und Noradrenalin.

Atmung. Je nach Ursache tritt eine Kußmaul-Atmung auf (Versuch einer vermehrten Abatmung von Kohlensäure).

Niere. Verschlechterung der Nierenfunktion.

12.4.3 Erkennen von Störungen des Säure-Basen-Haushalts

Störungen des Säure-Basen-Haushalts müssen im präklinischen Bereich, ohne die Möglichkeit, spezielle Laborwerte zu erhalten, praktisch immer von der jeweiligen Notfallsituation abgeleitet werden.

Beispiel: Schocksymptomatik → Minderversorgung der Gewebe mit Sauerstoff → metabolische Azidose.

Bei bewusstlosen Diabetikern kann die tiefe Kußmaul-Atmung (verstärkte Abatmung von CO_2 zum Ausgleich für die im Stoffwechsel vermehrt anfallenden Säuren) ein Hinweis auf das Vorliegen einer Azidose und die Art der Stoffwechselentgleisung geben.

12.4.4 Behandlung von Störungen des Säure-Basen-Haushalts

Vermutete Störungen des Säure-Basen-Haushalts werden im Rettungsdienst nach Möglichkeit indirekt durch Behandlung der **Störungsursache** angegangen, bei einer Ateminsuffizienz mit nachfolgender respiratorischer und metabolischer Azidose z. B. durch Beatmung und O_2-Zufuhr.

Maßnahmen des Rettungsassistenten und des Rettungssanitäters

Von der Behandlung der Ursachen abgesehen, gibt es für Rettungsassistenten und Rettungssanitäter keine weitere **direkte** Möglichkeit, Störungen des Säure-Basen-Haushalts selbstständig zu behandeln.

Maßnahmen des Notarztes

Auch der Notarzt wird bei allen schwerwiegenden Notfallsituationen, insbesondere beim Kreislaufstillstand, in erster Linie alle Maßnahmen zur Erhaltung und Wiederherstellung der Vitalfunktionen durchführen, da auf diesem

Wege am ehesten und wirksamsten die gestörten Verhältnisse im Säure-Basen-Haushalt auszugleichen sind.

Der früher als Standardmaßnahme praktizierte präklinische Einsatz einer »Puffertherapie« durch i.v.-Zufuhr von Natriumbikarbonat bleibt nur noch absoluten Ausnahmesituationen (z. B. der Neugeborenenreanimation) vorbehalten. In wissenschaftlichen Studien wird heute die Frage diskutiert, ob eine Puffertherapie bei der Reanimation überhaupt gerechtfertigt ist.

12.5   Stoffwechsel

12.5.1   Physiologie

Durch eine Vielzahl verschiedener, z. T. sehr komplizierter chemischer Vorgänge werden in der Zelle unter Verbrauch von Sauerstoff zugeführte Nahrungsmittel ab- bzw. umgebaut. Umfang und Art dieser »Verbrennungsvorgänge« stehen daher in enger Beziehung zu O_2-Bedarf und O_2-Zufuhr (▶ Kap. 9.2.4).

Kohlenhydrate

Die Bezeichnung **Kohlenhydrate** ist darauf zurückzuführen, dass diese Kohlenstoffverbindungen Sauerstoff und Wasserstoff im gleichen Verhältnis enthalten wie Wasser. Als Kohlenhydrate bezeichnet man Zucker, Stärke und Zellstoff. Brot, Kartoffeln und Reis enthalten zum überwiegenden Teil Kohlenhydrate.

Sie werden im Darm durch spezielle Wirkstoffe, Diastase und Saccharase, in einfache Zucker zerlegt, die von der Darmwand aufgenommen werden, durch die Pfortader in die Leber gelangen und dort zu Glykogen umgewandelt und abgelagert werden. Durch ein feines Regulationssystem gibt die Leber so viel Zucker in das Blut ab, dass der Blutzuckerwert des Gesunden auch ohne Nahrungsaufnahme bei etwa 100 mg% liegt. Dadurch steht den Gehirn-, Muskel- und Körperzellen immer Zucker zur Verfügung, den sie unter Wärmebildung über viele Zwischenstufen zu Kohlendioxid (CO_2) und Wasser (H_2O) oxidieren.

Eiweiß

Eiweißstoffe sind als wesentliche Bestandteile des Protoplasmas und des Kerns in jeder tierischen und pflanzlichen Zelle vorhanden. Fleisch und Käse enthalten zum überwiegenden Teil Eiweiß.

Das Eiweiß der Nahrung wird in Magen und Darm durch die Enzyme Pepsin, Trypsin und Erepsin in Aminosäuren zerlegt, die in den einzelnen Organen im Stoffwechsel der Zellen zu verschiedenen Eiweißkörperchen zusammengesetzt werden. Der Körper baut täglich 30–40 g Organeiweiß auf, während die gleiche Menge durch Zellenzyme abgebaut wird. Dabei entstehen als stickstoffhaltige Endprodukte Harnstoff, Harnsäure und Kreatinin, die über die Nieren ausgeschieden werden.

Fett

Die Fette werden im Darm mit Hilfe der Galle und durch die Lipase der Bauchspeicheldrüse in Fettsäuren und Glyzerin gespalten und als solche aufgenommen. In der Darmwand werden aus beiden Bestandteilen wieder Neutralfette gebildet. Dann gelangt das Fett über die Lymphbahnen in das Blut und wird besonders in den Fettdepots abgelagert. Die Fettsäuren und das Glyzerin werden mit Hilfe von Sauerstoff unter Wärmebildung zu Kohlendioxid (CO_2) und Wasser (H_2O) oxidiert.

12.5.2   Pathophysiologie

Stoffwechselerkrankungen

Stoffwechselerkrankungen treten meist als Folge von Defekten an Enzymen – speziellen Wirkstoffen, die den Stoffwechsel steuern – oder bei Störungen der Produktion verschiedener Hormone auf.

Stoffwechselerkrankungen, wie z. B. Fettsucht oder und Gicht, haben chronischen Charakter. Sie spielen in der präklinischen Notfallmedizin keine besondere Rolle, da diese Erkrankungen selbst nur selten zu akuten lebensbedrohlichen Zuständen führen. Im Gegensatz dazu besteht bei Stoffwechselentgleisungen der häufig vorkommenden Volkskrankheit **Diabetes mellitus** akute Lebensgefahr.

Stoffwechselstörungen bei O_2-Mangel

Bei plötzlichem O_2-Mangel in den Geweben kommt es zu schwerwiegenden Störungen der zuvor angedeuteten Stoffwechselvorgänge. Insbesondere der Kohlenhydratstoffwechsel wird entscheidend gestört. Die Energieausbeute ist um ein Vielfaches geringer als unter normalen Umständen. Es wird erheblich mehr Milch- und Brenztraubensäure gebildet. Der sich entwickelnde akute Energiemangel und die metabolische Azidose haben eine hochgradige Gefährdung des Organismus zur Folge.

12.5.3 Erkennen von Stoffwechselstörungen

Direkte Messmöglichkeiten zur Erfassung der Folgen von Stoffwechselstörungen stehen im Rettungsdienst nicht zur Verfügung. Stoffwechselstörungen können aber in gewissem Umfang aus der Gesamtsituation des Notfallpatienten abgeleitet werden. Auf die diabetische Stoffwechselentgleisung wurde bereits hingewiesen.

12.5.4 Maßnahmen bei Stoffwechselstörungen

Auch bei Stoffwechselstörungen können im Rahmen der präklinischen Versorgung in der Regel nur die Ursachen der Entgleisung, nicht die Entgleisung selbst, behandelt werden.

Maßnahmen des Rettungsassistenten und des Rettungssanitäters

Mit Ausnahme von Traubenzuckerzufuhr oder kohlenhydrathaltiger Nahrung (Brot, Kekse) bei Hypoglykämie sind gezielte Maßnahmen zur Beseitigung der Stoffwechselstörungen selbst nichtärztlichem Personal im Rettungsdienst nicht gegeben.

Maßnahmen des Notarztes

Sieht man von der gezielten Behandlung der Hypoglykämie (ggf. durch Gabe von Glukose) und des diabetischen Komas (durch Gabe von Insulin) ab, verfügt auch der Notarzt über keine Möglichkeiten zur gezielten Behandlung von Stoffwechselstörungen.

Allgemeine Krankheitslehre und pflegerische Betreuung von Verletzten und Erkrankten

Alle in Krankentransport und Rettungsdienst zu versorgenden Patienten sind unabhängig von Ausmaß, Ursache und Bedrohlichkeit der gesundheitlichen Beeinträchtigung Kranke in einem umfassenden Sinn des Wortes.
Der Schwerpunkt dieses Kapitels liegt neben der allgemeinen Krankheitslehre auf relativ typischen, während des Transportes anfallenden pflegerischen Aufgaben und Problemen.

Lernziele

Rettungsassistent und Rettungssanitäter sollen

— den Begriff Krankheit definieren und wichtige Krankheitsursachen benennen,

— Krankheitszeichen, Diagnosestrategien und allgemeine Therapieprinzipien aufzählen,

— die grundsätzlich möglichen Verlaufsformen einer Krankheit erläutern,

— die während des Transportes anfallenden Maßnahmen der allgemeinen pflegerischen Betreuung Verletzter und Erkrankter aufzählen und beschreiben,

— die Hilfeleistungen beim Erbrechen und bei der Verrichtung der Notdurft detailliert beschreiben,

— die Besonderheiten und pflegerischen Maßnahmen beim Transport von Patienten mit Tracheostoma, Sonden, Drainagen, Kathetern und künstlichen Darmausgängen erläutern können.

13.1   Begriffsklärung

13.1.1   Krankheit

Im **alltäglichen Sprachgebrauch** versteht man unter Krankheit eine von der leichten Störung bis zu lebensbedrohlichen Zuständen reichende Abweichung vom Idealzustand Gesundheit. Jedem einsichtigen Menschen ist aber wohl bewusst, dass – insbesondere unter Beachtung des Phänomens Alter – Gesundheit und Krankheit nicht als sich gegenseitig ausschließende, statische Lebensbedingungen betrachtet werden dürfen; fließende Übergänge sind eher die Regel.

Im **sozialversicherungsrechtlichen Sinn** ist Krankheit das Vorhandensein von Störungen, die Krankenpflege und Therapie erfordern sowie Arbeitsunfähigkeit zur Folge haben.

Die **Weltgesundheitsorganisation (WHO)** klassifiziert den Menschen als krank, der nicht alle Bedingungen der WHO-Gesundheitsdefinition erfüllt: **Gesundheit ist der Zustand körperlichen, seelischen, geistigen und sozialen Wohlbefindens.**

13.1.2   Pflegerische Betreuung

Mit dem Begriff pflegerische Betreuung werden im folgenden Verhaltensweisen und Maßnahmen zusammengefasst,

— die im Rahmen menschlicher Zuwendung zum Patienten,

— bei kompensatorischen Hilfeleistungen und

— bei sachgerechtem Umgang mit Sonden, Drainagen, Kathetern etc.

bei Verletzten und Kranken notwendig werden.

13.2   Allgemeine Krankheitslehre

Die Krankheitslehre befasst sich mit der systematischen Beschreibung der Krankheiten, ihren Ursachen, den therapeutischen Strategien und den Formen und Verläufen.

13.2.1   Krankheitsursachen

Krankheiten werden durch verschiedene Störfaktoren ausgelöst, **äußere** Krankheitsursachen lassen sich von **inneren** Krankheitsursachen unterscheiden.

Innere Krankheitsursachen

Die wichtigsten inneren Krankheitsursachen sind Erbkrankheiten, Fehlbildungen, Disposition und das Alter.

Erbkrankheiten. Krankheiten wie z. B. Down-Syndrom (Mongolismus), Bluterkrankheit (Hämophilie) oder Mukoviszidose, eine Krankheit, deren Träger durch die Produktion eines abnorm zähen Schleims in der Lunge leiden, sind Erbkrankheiten. Es liegen Veränderungen auf der Ebene der Gene (Genmutation) oder der Chromosomen (Chromosomenaberration) zugrunde (▶ Kap. 10). Erbkrankheiten werden nach unterschiedlichen Vererbungsmustern an die Nachfahren weitergegeben.

Fehlbildungen. Fehlbildungen basieren auf Entwicklungsstörungen des ungeborenen Kindes. Beispiele sind:

- Agenesie (vollständiges Fehlen einer Organanlage),
- Aplasie (unzureichende Organanlage) und
- Dysplasie (Fehlentwicklung oder Fehlbildung).

Disposition. Disposition bedeutet Anfälligkeit für bestimmte Erkrankungen. Man unterscheidet zwischen

- Geschlechtsdisposition:
  z. B. Brustkrebs der Frau, Prostatakrebs des Mannes;
- Altersdisposition:
  Pseudokrupp des Kleinkindes, Dickdarmkrebs des älteren Menschen;
- erworbene Disposition:
  manifester Altersdiabetes mellitus disponiert zu Gefäß-, Nerven-, Nieren- und Entzündungskrankheiten.

Alter. Altern ist ein multifaktorielles Geschehen, sicherlich durch den Verschleiß von Organsystemen und wahrscheinlich zusätzlich durch einen programmierten biologischen Steuerungsmechanismus bedingt (▶ Kap. 33.1). Der Ausgangspunkt dieses Prozesses liegt letztlich auf zellulärer Ebene.

Viele sogenannte Alterskrankheiten wie

- Osteoporose,
- Sehstörungen,
- Herzinsuffizienz

lassen sich relativ lange mit geeigneten Mitteln therapieren bzw. kompensieren. Dagegen entzieht sich die in der Regel zunehmende Beeinträchtigung der geistigen Leistungsfähigkeit, z. B. bei

- Zerebralsklerose,
- Altersdemenz,
- Alzheimer-Krankheit

z. Zt. noch einer wirklich erfolgreichen Behandlung.

Äußere Krankheitsursachen

Bei äußeren Krankheitsursachen denkt man in erster Linie an **Traumen, physikalische Schädigungsmechanismen** und **lebende Krankheitserreger.** Aber auch **psychosoziale und zivilisationsbedingte Krankheitsursachen** spielen in der heutigen Zeit eine zunehmende Rolle.

Traumen. Der Anteil traumatisierter Patienten, die im Rettungsdienst zu versorgen sind, nimmt im Vergleich zu nicht verletzungsbedingten Kranken ab. Ungeachtet dessen bleibt die hohe Bedeutung der Versorgung Verletzter nach Unfällen

- im Straßenverkehr,
- im Arbeitsleben,
- im häuslichen und Freizeitbereich

bestehen, da diese Verletzten nach »Heilung ihrer Krankheit« als tendenziell eher jüngere, zuvor gesunde Menschen grundsätzlich wieder völlig genesen können – im Gegensatz zu den vielen Kranken, die an chronischen oder irreversiblen Störungen leiden.

Physikalisch-chemische Schädigungsmechanismen. Ähnliches gilt für viele (akute) Erkrankungen, die durch Hitze, Kälte, Strom, Gifte aber auch durch Medikamentennebenwirkungen ausgelöst wurden (s. entsprechende Kapitel in Teil 5 »Spezielle Notfallmedizin«).

Lebende Krankheitserreger. Infektionskrankheiten, ausgelöst durch Eindringen und Vermehrung von Mikroorganismen, sind klassische Geißeln der Menschheit. Die optimistische Einschätzung zurückliegender Jahrzehnte, als man nach der Einführung von Chemotherapeutika (Antibiotika, Tuberkulostatika, Mittel gegen Parasiten etc.) glaubte, bakterielle Infekte, die Tuberkulose oder die Malaria ausrotten zu können, ist verflogen. Resistenzentwicklungen und das Auftreten neuer Erreger, wie z. B. neuer/seltenerer Hepatitis- und HIV-Viren sind eine medizinisch-ökonomische Herausforderung für hochzivilisierte Länder und bedrohen die Gesamtbevölkerung ärmerer Regionen (▶ Kap. 8).

Psychosoziale und zivilisationsbedingte Störfaktoren. Die zuvor angeführten Krankheitsursachen beziehen sich in erster Linie auf somatische Störungen, d. h. Erkrankungen des Körpers. Der Mensch in seiner umfassenden Einheit aus Körper, Geist und Seele unterliegt aber auch Störfaktoren, die primär nicht die Körpersphäre tangieren, sondern sein geistig-seelisches Befinden beeinträchtigen und in der Folge auch körperliche Schädigungen hervorrufen. Die Psychosomatik befasst sich mit psychischen Einflüssen auf körperliche Vorgänge und deren Umkehrung.

Psychosoziale und zivilisationsbedingte Störfaktoren wie

- gestörte Eltern-Kind-Beziehung,
- Partnerschaftskonflikte,
- »Mobbing« am Arbeitsplatz,
- Armut und Überfluss,
- Reizüberflutung

führen häufig über seelische Störungen zu körperlichen Erkrankungen wie körperlichen Leistungseinbrüchen, abnormem Essverhalten, Hunger, Alkohol- und Drogen-missbrauch (▸ Kap. 14 und 25).

13.2.2   Krankheitszeichen

Begleiterscheinungen der Erkrankung nennt man Symptome. Man unterscheidet unspezifische, spezifische, subjektive und objektive Symptome. Die Erkennung typischer Symptome ermöglich die Diagnose einer Krankheit.

Unspezifische Symptome. Abgeschlagenheit, Gliederschmerzen oder ähnliches, sind in vielen Situationen ohne Krankheitswert, sie können aber auch als Vorboten z. B. einer Virusgrippe oder noch schwerwiegenderer Erkrankungen auftreten.

Spezifische Symptome. Diese treten nur als eindeutige Zeichen einer ganz bestimmten Krankheit auf, z. B. ein massiv erhöhter Blutzuckerwert bei einem diabetischen Koma.

Subjektive Symptome. Dies sind Krankheitszeichen, die der Patient selbst empfindet, die der Helfende, Behandelnde aber nicht durch einen eindeutigen Nachweis bestätigen kann, z. B. Kopfschmerzen bei Verdacht auf Schädel-Hirn-Trauma.

Objektive Symptome. Offensichtliche Krankheitszeichen wären z. B. im Falle eines Schädel-Hirn-Traumas Prellmarken, Schürfwunden und als besonders bedeutsames Zeichen eine sich entwickelnde Pupillendifferenz.

13.2.3   Diagnosestrategien

Die Diagnostik gliedert sich in
- Notfalldiagnostik,
- Anamnese,
- körperliche Untersuchung,
- apparative Diagnostik,
- Labordiagnostik sowie
- bildgebende Verfahren.

Notfalldiagnostik

Bei Notfallpatienten, die im Rettungsdienst zu versorgen sind, muss in einem ersten Schritt im Sinne einer Notfalldiagnostik überprüft werden, ob eine Vitalbedrohung

vorliegt. Alle lebensbedrohlichen Krankheitsbilder münden in eine gemeinsame Endstrecke ein, in ein respiratorisches und/oder zirkulatorisches Versagen. Für den »ersten Check« reichen unsere Sinnesorgane aus. Diese Überprüfung der Vitalfunktionen, der in vielen Fällen unverzüglich Verfahren der symptomatischen Therapie folgen müssen bzw. parallel zur Notfalldiagnostik anzuwenden sind, wird in den jeweiligen Kapiteln, insbesondere ▸ Kap. 15, ausführlich dargestellt.

Die im Vergleich zur Klinik relativ beschränkten apparativen und labortechnischen Verfahren des Rettungsdienstes werden an dieser Stelle nur beiläufig erwähnt, da sie den notfallmedizinischen Rahmen überschreiten; hier können nur grundsätzliche Diagnosestrategien geschildert werden.

Anamnese

Bei der Anamneseerhebung wird die Vorgeschichte des Patienten erforscht. Dabei geht es um seine Beschwerden, Vorerkrankungen und alle Umstände, die mit der aktuellen Erkrankung in einem Zusammenhang stehen könnten. Ist der Patient in der Lage, selbst zu berichten, spricht man von der **Eigenanamnese**, stammen die Angaben von Dritten, Angehörigen, Freunden oder z. B. Unfallzeugen handelt es sich um **fremdanamnestische Angaben**.

Unter den Bedingungen der präklinischen Notfallmedizin ist es aber auch Aufgabe von Rettungsassistent und Rettungssanitäter, möglichst viele Fakten zu erfahren, die für die unverzügliche Notfalldiagnostik und für eine spätere definitive, ggf. klinische Diagnosefindung wichtig sein könnten.

Ein Sturz aus großer Höhe oder Aufprall des Thorax auf das Steuerrad, ein Atemstillstand im »Fixermilieu« sind zielführende Hinweise auf die Art der Verletzung oder Erkrankung und zu befürchtende, schwerwiegende Störungen der Vitalfunktionen. In diesem Sinne enthält eine angemessene **Situationsanalyse am Notfallort** wichtige Komponenten der Anamnese eines Notfallpatienten.

Körperliche Untersuchung

Bei der körperlichen Untersuchung ohne größeren technischen Aufwand lassen sich wesentliche Erkenntnisse durch **Inspektion**, **Palpation**, **Perkussion** und **Auskultation** gewinnen.

Die **Inspektion**, das sorgfältige Betrachten, gibt in vielen Fällen wichtige Hinweise zur Akutsituation eines Patienten, z. B.

- rosiges Aussehen oder Zyanose,
- physiologische Atembewegungen oder Dyspnoe,
- normaler Bewegungsablauf oder Fehlstellung von Extremitäten.

Die **Palpation**, das Tasten des Pulses, ist ein alltägliches Routineverfahren, das Erspüren der Härte der Bauchdecke, z. B. bei einem akuten Abdomen, setzt Erfahrung voraus.

Die **Perkussion**, das Beklopfen von Körperoberflächen über Hohlräumen, lässt über Veränderungen des Schalls bestimmte Schlüsse zu. Die Perkussion des Thorax, z. B. zur Bestimmung der Herzgröße oder zur Diagnostik von Lungenerkrankungen, spielte unter klinischen Bedingungen früher eine herausragende Rolle. Die Perkussion wird hier zunehmend durch moderne bildgebende Verfahren verdrängt.

➕ **Praxistipp**
Unter den Bedingungen des Notfallortes ist sie weiterhin zur Bestätigung bzw. zum Ausschluss eines Pneumothorax von großer Wichtigkeit.

Für die **Auskultation**, das Abhorchen von im Körper entstehenden Schallphänomenen, wird das Stethoskop benutzt. Wegen der großen Bedeutung auskultatorischer Erkenntnisse gerade unter notfallmedizinischen Bedingungen hat das Stethoskop seinen Nimbus als Statussymbol des (Not)arztes verloren. Die Auskultation des Atemgeräusches eines spontan atmenden Notfallpatienten über dem Kehlkopf, Überprüfung der Gleichheit der Atemgeräusche über beiden Lungen nach Intubation gehören auch zur Kompetenz von Rettungsassistenten und entsprechend ausgebildeten Rettungssanitätern (▶ Kap. 15).

Apparative Diagnostik

Die Schilderung aller heute verfügbaren klinisch-apparativen diagnostischen Verfahren würden den vorgegebenen Rahmen sprengen. Apparative diagnostische Verfahren, die in KTW und RTW Anwendung finden können, sind in erster Linie
- Pulsoxymetrie und
- Kapnometrie

zur Überprüfung der respiratorischen Funktionen;
- Blutdruckmessung und
- EKG-Ableitung

zur Kontrolle der zirkulatorischen Vitalfunktionen.

Labordiagnostik

Die Laboruntersuchung von Körperflüssigkeiten und Geweben auf ihre Bestandteile spielt unter klinischen Bedingungen eine sehr große Rolle. Zum gegenwärtigen Zeitpunkt erlaubt »das Minilabor im präklinischen Bereich« nur die – allerdings sehr wichtige – Bestimmung des Blutzuckers.

In wenigen Rettungsdienstbereichen befinden sich auch auf den Fahrzeugen des Rettungsdienstes die sonst nur von den Feuerwehren mitgeführten Gasspürgeräte zum Aufspüren und zur Identifikation gefährlicher Gase.

Bildgebende Verfahren

Unter klinischen Bedingungen sind für Diagnostik und Therapie vieler Erkrankungen bildgebende Verfahren heute unverzichtbar:
- Sonographie (Ultraschall),
- Röntgen,
- Ultraschall,
- Computertomographie,
- Kernspintomographie,
- nuklearmedizinische Untersuchungsverfahren.

Die Ultraschalluntersuchung, ein nicht-invasives Verfahren, bei dem elektrische Energie in Schallwellen umgesetzt wird, nennt man Sonographie.

Ultraschallgeräte gehören als Standard zur klinischen Erstdiagnostik in der zentralen Notaufnahme oder im Schockraum.

Aus heutiger Sicht wäre der Einsatz mobiler Ultraschallgeräte auch im präklinischen Bereich grundsätzlich denkbar. Da aber vielen Notärzten die entsprechende Ausbildung fehlt, ist eine grundsätzliche Verbesserung der präklinischen Diagnostik durch dieses Verfahren z. Zeit nicht zu erwarten.

Für die rettungsdienstliche Entscheidung, in welches Krankenhaus ein Patient, z. B. mit Schädel-Hirn-Trauma, eingeliefert werden sollte, kann es von Bedeutung sein, dass das nächste geeignete Krankenhaus über einen einsatzbereiten Computertomographen verfügt.

➤ **Abschließend bleibt festzustellen:**
Die angemessene Diagnosestrategie im Rettungsdienst besteht darin, bei der Überprüfung der Vitalfunktionen durch das schnelle Erkennen entscheidender Kardinalsymptome, die in erster Linie Hinweise auf den Zustand der Vitalfunktionen Atmung und Kreislauf und

der Funktionskreise geben, Maßnahmen für die akute Überlebenssicherung abzuleiten.

Auch der Notarzt wird – wenn überhaupt möglich und sinnvoll – erst in zweiter Linie versuchen, eine definitive Diagnose zu finden, die auch der klinischen Überprüfung standhält.

Eigenständig tätige Rettungsassistenten und Rettungssanitäter sollten sich stets neben der angemessenen Patientenbetreuung am Notfallort und während des Transportes um eine umfassende Übermittlung aller relevanten Befunde bemühen. Sie sollten es aber nicht als ihre zentrale Aufgabe betrachten, dem Hausarzt oder der Klinik »durchdiagnostizierte Patienten« mit »definitiven Diagnosen« zu übergeben.

13.2.4 Therapie

Therapie bedeutet Lehre von der Behandlung der Krankheiten und deren praktische Umsetzung.

Therapieformen

Der Begriff Therapie lässt sich nach unterschiedlichen Gesichtspunkten differenzieren.

Durch die **allgemeine Therapie** soll – unabhängig von der eigentlichen Krankheitsursache – der Gesamtzustand des Kranken verbessert werden: durch menschliche Zuwendung, intensive Pflege, Gabe von Vitaminen etc.

Die **spezielle Therapie** orientiert sich an der eigentlichen Krankheitsursache: z. B. durch operative Versorgung von Knochenbrüchen, Lysetherapie beim Herzinfarkt.

Bei der **palliativen Therapie**, in erster Linie im Endstadium von Krebserkrankungen, werden keine Heilungsversuche unternommen. Statt dessen wird der Patient durch teilnahmsvolle Pflege, Zuwendung und durch Schmerzbehandlung begleitet.

Therapiestrategien

Nicht nur für die Belange von Krankentransport und Rettungsdienst ist ein weiterer Therapieansatz von Bedeutung.

Die **kausale Therapie** (von lat. **causa,** Ursache) zielt auf eine direkte Ausschaltung der Krankheitsursache(n). **Beispiele:** die operative Versorgung einer traumatischen Blutung; die gezielte – d. h. nach Austestung – antibiotische Behandlung eines bakteriellen Infekts.

Die **symptomatische Therapie** besteht in der Behandlung der Symptome und der Folgen einer Krankheit. **Beispiele:** die Behandlung des durch Blutungen verursachten Volumenmangelschocks durch Infusion, in der Klinik auch durch Bluttransfusion; Kühlung und Gabe von fiebersenkenden Medikamenten bei einer bedrohlichen Infektion mit hohen Körpertemperaturen.

> Voraussetzung für eine symptomatische Therapie ist die genaue Analyse der Symptome – auch ohne sichere Erkenntnisse über die auslösende Ursache! Voraussetzung für eine kausale Therapie ist die definitive Diagnose!

> Die präklinische Versorgung Kranker, Verletzter und die der Notfallpatienten ist überwiegend symptomatisch – bei mehr oder weniger sicherer Verdachtdiagnose. Für die kausale Therapie im Rettungsdienst stehen in vielen Fällen sowohl die erforderlichen diagnostischen Möglichkeiten (Labor, bildgebende Verfahren) als auch die therapeutischen Voraussetzungen (Operationsmöglichkeiten, Medikamente) nicht zur Verfügung.

13.2.5 Krankheitsverläufe

Die Auseinandersetzung des Organismus mit einer Krankheit mündet letztlich in 4 mögliche Zustandsbilder ein:
- Heilung,
- Chronifizierung,
- Rezidiv,
- Tod.

Heilung

Im günstigsten Fall überwindet der Mensch seine Krankheit, es kommt zur völligen Wiederherstellung der körperlichen, geistigen und seelischen Unversehrtheit, z. B. Heilung eines Knochenbruchs in Idealstellung oder völlige Überwindung einer schweren reaktiven Depression nach dem Tod eines nahen Angehörigen.

Von einer **Defektheilung** spricht man z. B. bei einem Menschen, der einen schweren Herzinfarkt überstanden hat, annähernd voll leistungsfähig ist, aber mit »einer Narbe im Herzen« weiterleben muss, wenn also eine Erkrankung nicht folgenlos ausheilt.

Chronifizierung

Chronifizierung bedeutet: lang anhaltender, schleichender Verlauf, wenn Krankheiten nicht ausheilen bzw. die Krankheitsursache nicht zu beseitigen ist.

Beispiele: Asthma bronchiale, insbesondere wenn der Patient das Rauchen nicht einstellt, oder Herzinsuffizienz nach einem schweren Infarktgeschehen mit bleibender Reduzierung der Pumpfunktion.

Rezidiv

Von Rezidiven spricht man vorrangig bei Tumorkrankheiten, wenn nach vollständiger Tumorbeseitigung Jahre später erneut die gleiche Erkrankung auftritt.

Tod

Auch in Krankentransport und Rettungsdienst sehen wir Sterbende am Ende eines langen Lebens oder nach lang anhaltenden chronischen Krankheiten. In solchen Fällen geht es in der Regel nicht um Rettung, sondern – soweit möglich – um Linderung des Leidens und auch um Sterbebegleitung.

Auf der anderen Seite ist es Kernaufgabe des Rettungsdienstes, den Eintritt des Todes bei akuten Krankheitsverläufen, z. B. bei bedrohlicher Atemnot eines Kindes, schwerer Verletzung oder Herzinfarkt zu verhindern.

13.3 Pflegerische Betreuung Verletzter und Erkrankter in Krankentransport und Rettungsdienst

Auch während der vergleichsweise kurzen Zeitphase, in der kranke und verletzte Patienten übernommen und transportiert werden, von zu Hause aus in Praxen, Pflegeheime und Krankenhäuser oder aus einer dieser Einrichtungen zurück in den häuslichen Bereich, müssen Wünsche, Ängste und Hinweise der Betroffenen, ihre kulturellen Eigenarten und ihr Schamgefühl respektiert werden.

> ❯ Auch alte und/oder chronisch kranke Menschen haben eine umfassende Persönlichkeit als Einheit von Körper, Geist und Seele, ihre Würde ist in keiner Weise reduziert.

Dies soll besonders betont werden, weil viele lang anhaltend oder dauernd auf Hilfe Angewiesene bei sehr persönlichen, z. T. intimen Verrichtungen auf Verletzungen dieser Grundregeln besonders empfindlich reagieren.

Daher sind den Patienten Sinn und Zweck vorgesehener Maßnahmen zu erklären; ihr Einverständnis muss gegeben sein, alle Interventionen sind anzukündigen, ein Entkleiden des Körpers – insbesondere der Genitalregion – darf nur im unbedingt notwendigen Umfange erfolgen.

Bei empathischer Zuwendung (Empathie ist die Fähigkeit sich in den anderen Menschen hineinzuversetzen), unter der Vorstellung: »… wie würde ich als Patient diese Situation empfinden; … wie würde ich vorgehen, wenn dieser männliche Patient mein Vater wäre; … wenn meine Mutter auf ähnliche Weise erkrankt oder verletzt wäre«, machen die meisten Menschen fast alles richtig, was anderen, die eher an festgeschriebenen Regeln hängen, durchaus misslingt. Dieses Mitempfinden bedeutet auf der anderen Seite keinesfalls, dass eine plump vertrauliche Anrede mit »Opa« oder »Oma« gerechtfertigt wäre.

13.3.1 Patienten mit Tracheostoma, Sonden, Drainagen, Kathetern und künstlichen Darmausgängen

Kranke und Leichtverletzte, z. B. nach häuslichen Unfällen wie Stürzen mit Verdacht auf eine isolierte Fraktur, werden in der Regel mit Krankentransportwagen (KTW) zum praktischen Arzt oder in Krankenhäuser transportiert. Es kommt vor, dass Patienten wegen zurückliegender Erkrankungen oder nach Operationen mit Sonden, Drainagen, Urinableitungssystemen oder einem künstlichen Darmausgang versorgt sind. Diese Patienten erwarten – mit Recht –, dass das »medizinische Personal« des Krankenwagens Sinn und Zweck dieser Systeme kennt und ein sachgerechter Umgang während des Transportes gewährleistet ist. Für den Transport solcher Patienten aus medizinischen Einrichtungen nach Hause oder in Pflegeheime gilt grundsätzlich das Gleiche.

Ein begrifflicher Hinweis erscheint angebracht: Das Wort **Stoma** ist griechischen Ursprungs und bedeutet eigentlich »Mund«, wird aber auch im weitesten Sinne für viele operativ hergestellte künstliche Verbindungen ins Körperinnere benutzt. **Beispiele:**

- Tracheostoma: künstliche Öffnung der Luftröhre
- Gastrostoma: äußere Magenfistel (Witzel-Fistel)
- Nephrostoma: Nierenfistel
- Stoma: bedeutungsgleich mit Anus praeter

Grundsatzregeln für den Transport von Patienten mit Tracheostoma, Sonden, Drainagen, Kathetern und künstlichen Darmausgängen

Rettungsassistent und Rettungssanitäter müssen – wenn Sinn und Zweck einer künstlichen Verbindung ins Körperinnere für sie nicht offensichtlich sind – den Patienten bzw. dessen Angehörige oder situationsabhängig Pflegepersonal in Heimen, in Krankenhäusern ggf. das klinische Personal befragen und die notwendigen Erkundigungen einholen.

- Der Transport sollte im Regelfall erst beginnen, wenn alle wichtigen Einzelheiten und technischen Hinweise zum Umgang mit diesen Systemen vermittelt wurden.
- Bei Verlegungen von Frischoperierten oder Intensivpatienten sollten Drainagen und Katheter etc. am besten mit entsprechend beschrifteten Pflastern gekennzeichnet sein.
- Funktionsweise und Sollwerte ggf. eingesetzter Überdruck- (z. B. Nahrungssonden) oder Unterdruck- (z. B. Thoraxdrainage)pumpen oder -systeme müssen ebenfalls geklärt sein.

Tracheostoma

Das Tracheostoma ist eine operativ angelegte, künstliche Verbindung zwischen Luftröhre und Umgebung (■ Abb. 13.1), **passager** zur Langzeitbeatmung in der Regel mit blockbarer Trachealkanüle, **definitiv** nach operativer Entfernung des Kehlkopfes überwiegend mit Kunst-

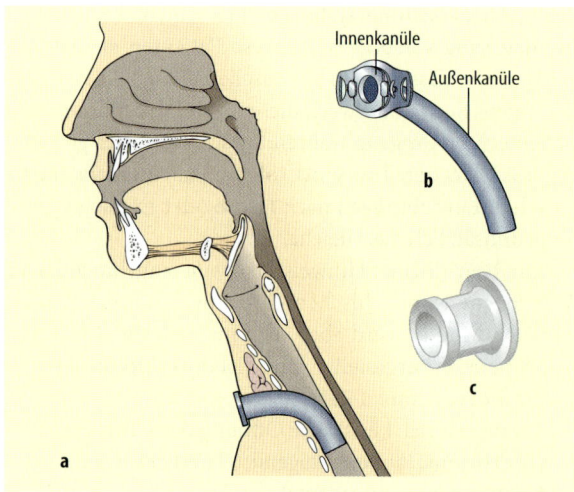

Innenkanüle
Außenkanüle
b
c
a

■ Abb. 13.1a–c. **Tracheostomie; a** Lage der Trachealkanüle, **b** Trachealkanüle (Silber oder Kunststoff), **c** Stoma-Button (Kunststoff)

stoffkanüle, kurzen Röhrchen zum Offenhalten (Stoma-Button) oder ohne Trachealkanüle versorgt (► Kap. 34.5).

Typische Probleme

Insbesondere durch das Fehlen der Anfeuchtungsfunktion des Nasen-Rachen-Raums bildet sich häufig ein besonders zäher, fester Schleim. Dieser zähe Schleim kann nicht immer problemlos durch das Tracheostoma abgehustet werden. Bedrohliche Situationen entstehen, wenn sich Schleimborken bilden und die Atemöffnung einengen oder schlimmstenfalls völlig verlegen.

Maßnahmen bei der Versorgung Tracheotomierter

Langzeittracheotomierte Patienten und deren Angehörige kennen sich in der Regel in der Pflege und Handhabung des Tracheostomas bzw. der verwendeten Kanülen aus. Die Patienten sind aber bei Verschlechterung ihres Allgemeinzustands auf Hilfe angewiesen. Sofern sie nicht mit Sprechkanülen oder einem elektromechanischen Sprechgerät versorgt sind, können dann auch Kommunikationsprobleme auftreten.

Verhalten beim problemlosen Transport

Befeuchtung der Atemluft, z. B. mit künstlicher Nase, fortführen.

Hilfe beim Abhusten und Absaugen

- Absauggerät, steriler Absaugkatheter, sterile Handschuhe
- Bei ausreichendem Hustenantrieb des Patienten, genügt das Absaugen an der Kanüle oder im Stoma
- Andernfalls Einführen des Katheters ohne Sog bis zur Bifikation, dann Zurückziehen unter Sog und leichten Drehbewegungen

❗ **Auf Zyanose achten!**

Hilfe bei akuter Atemnot

Bei liegender Kanüle ggf. Entfernen der wahrscheinlich durch Borkenbildung verlegten Innenkanüle bzw. der gesamten Trachealkanüle. Bei Fortbestehen der Verlegungsproblematik bzw. bei Patienten ohne eingesetzte Trachealkanüle Spreizen des Stomas mit eingesetzter Klemme mit einem Kilian-Nasenspatel.

Ernährungssonde

In erster Linie Patienten mit Tumoren im Mund-Rachen-Raum, die nicht mehr schlucken können, Patienten mit

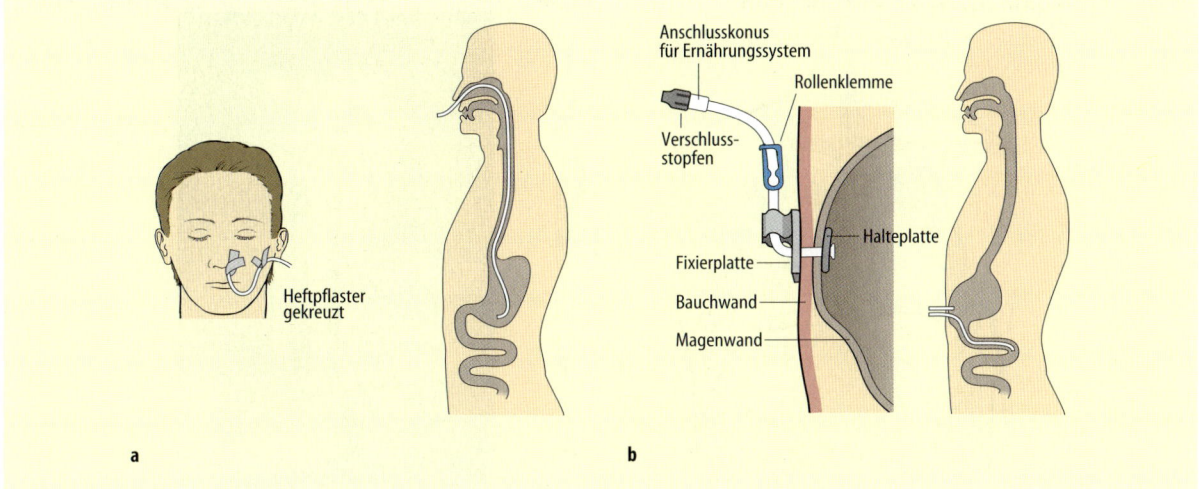

Abb. 13.2a,b. **Ernährungssonden;** a Magensonde, b perkutan-endoskopische Gastrostomie (PEG)

Schlucklähmungen nach neurologischen Erkrankungen und längere Zeit Bewusstlose werden über Ernährungssonden mit Sondenkost künstlich d. h. enteral ernährt.

In Abhängigkeit vom Zugangsweg zum Gastrointestinaltrakt unterscheidet man 2 Sondentypen:
- nasale und
- perkutan-endoskopisch eingelegte.

Die Sondenspitzen können grundsätzlich im Magen, im Duodenum oder im Jejunum platziert werden.

Zur exemplarischen Darstellung sollen hier pflegerische Aufgaben bei Patienten mit 2 sehr verbreiteten Sondentechniken, der nasogastralen Sonde (umgangssprachlicher Begriff »Magensonde«; ◘ Abb. 13.2) und der perkutan-endoskopischen Gastrostomie (PEG; ◘ Abb. 13.2) geschildert werden.

Die typische **Magensonde** kann bei wachen Patienten, aber auch bei bewusstlosen/narkotisierten Patienten ohne deren Mitwirkung appliziert werden. Eine Indikation im Rettungsdienst ist die Blähung des Magens durch Maskenbeatmung (mit zu hohen Drücken). Unter diesen Umständen platziert der Notarzt die Magensonde nach endotrachealer Intubation von nasal blind oder unter Zuhilfenahme von Laryngoskop und Magill-Zange unter Sicht gezielt durch den Ösophagus in den Magen.

Die **perkutan-endoskopische Gastrostomie (PEG)** ist ein rein klinisches Verfahren. Die Sonde wird durch die Bauchhaut und die Magenwand unter gastroskopischer Kontrolle eingeführt.

Typische Probleme und Gefahren

- Insbesondere vor der Umlagerung und während des Transportes müssen die Sonden gegen Herausrutschen durch eine Überprüfung der Fixierung gesichert werden.
- Soll die Sondenernährung während des Transportes fortgeführt werden, muss sichergestellt sein, dass die Sondennahrung nicht längere Zeit geöffnet war und damit ggf. bakteriell kontaminiert wäre.
- Wirkungsweise und Flussraten ggf. mitgeführter Ernährungspumpen müssen eindeutig festgelegt sein.
- Während der Nahrungszufuhr sollte der wache Patient in der Regel eine sitzende Position einnehmen (persönliche Erfahrungen des Patienten respektieren!); der Bewusstlose wird in der Regel halb sitzend gelagert.
- Bei zu schneller Gabe der Sondenkost oder Magenentleerungsstörungen können akut abdominale Schmerzen mit Erbrechen und mit einer Latenzzeit auch Durchfälle auftreten.
- Bei Bewusstlosen ist damit stets das Risiko einer Aspiration gegeben, auch wenn bei diesen Patienten zur Ernährung die Sondenspitze – wegen dieser Gefahr – häufig tiefer im Dünndarm platziert wird.

Thoraxdrainagen

Thoraxdrainagen werden nach Thoraxverletzungen bereits im Rettungsdienst, möglichst bei jedem beatmeten Patienten mit Pneumothorax, unbedingt aber beim Span-

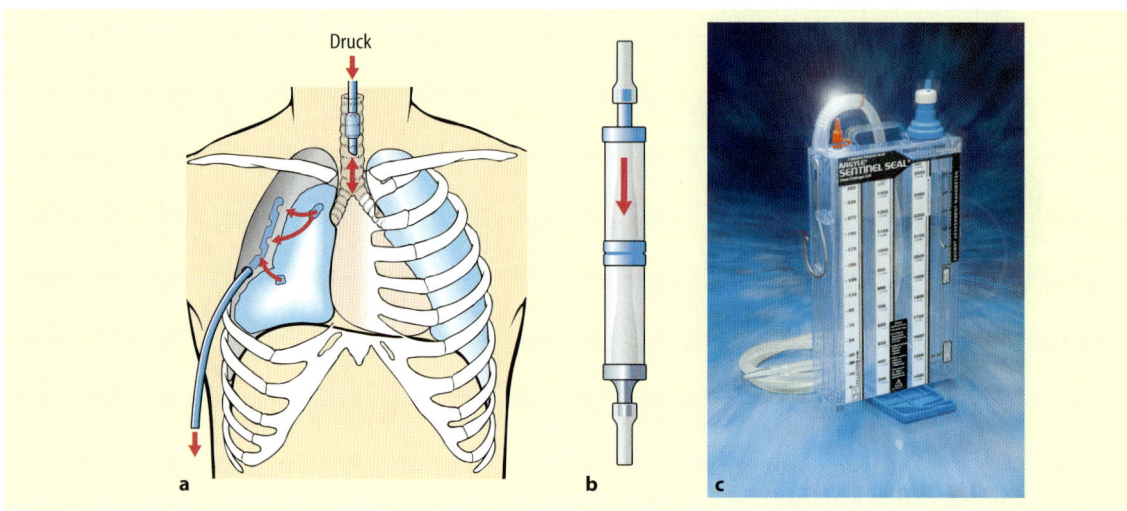

Abb. 13.3a,b,c. Geschlossener Pneumothorax; a Thoraxdrainage, b Heimlich-Ventil, c Geschlossenes Thoraxdrainagesystem (»Sentinel Seal« der Firma Tyco Healthcare Deutschland GmbH) zum

Einmalgebrauch als Vierkammersystem bestehend aus: Unterwasserschloss, Sekretsammelkammer, mechanischem Sogregler und Patienten-Kontrollmanometer.

nungspneumothorax und in der Klinik nach Thoraxoperationen gelegt (Abb. 13.3).

Die Thoraxdrainage dient in bedrohlichen Situationen in erster Linie der Ableitung von Luft zur Vermeidung eines lebensbedrohlichen Spannungspneumothorax (▶ Kap. 30). Nach Operationen werden Blut und Sekrete (Eiter, Ergussflüssigkeit) auf diesem Weg aus der Pleurahöhle drainiert.

Beim Spannungspneumothorax kann im Rettungsdienst auf Sog verzichtet werden, unter diesen Umständen genügt auch das Heimlich-Ventil (Abb. 13.3).

Unter klinischen Bedingungen werden in der Regel geschlossene Absaugsysteme verwendet – mit
- Wasserschlossfunktion,
- Sammelkammern für Sekrete,
- Manometer und Saugkontrollanzeigen etc. und
- Anschlüsse für Saugpumpen.

Typische Gefahren und Probleme
- Typischerweise werden Patienten, die in akuten Notsituationen oder nach Thoraxoperationen transportiert werden müssen, von einem (Not)arzt begleitet, der in den Fällen, in denen moderne geschlossene Absaugsysteme eingesetzt werden, Funktionsweise, Zweck und Sollwerte der auf den ersten Blick recht kompliziert erscheinenden Drainagesysteme kennen muss.

- Insbesondere ist darauf achten, dass diese Systeme senkrecht transportiert werden, um die Funktion des Wasserschlosses aufrechtrecht zu erhalten.
- Bei Thoraxdrainagen, die zur Vermeidung eines Spannungspneumothorax gelegt wurden, darf – auch vor Umlagerung und zum Transport – der Drainageschlauch **nicht abgeklemmt** werden.
- Bei Thoraxdrainagen, bei denen zur Vermeidung oder zur Therapie eines Pneumothorax der Drainageschlauch abgeklemmt ist oder unter Sog steht, muss bei Störungen, beim Wechseln des Systems oder vor Umlagerung und Transport sicherheitshalber mit 2 Klemmen abgeklemmt werden.

Drainagen
Die häufigsten Drainagen sind **Wunddrainagen** nach operativen Eingriffen. In der überwiegenden Zahl der Transporte von Patienten mit solchen Drainagen handelt es sich um Verlegungen von Krankenhaus zu Krankenhaus.
- Gummilaschen, Kurzdrains, Penrose-Drainagen etc. werden bei oberflächlichen Wundhöhlen und Abszessen eingelegt. Sie werden in der Regel durch Hautnähte gesichert.
- Redon-Saugdrainagen (Abb. 13.4) bestehen aus Sekretschläuchen und Vakuumsaugflaschen. Über einfache Ventilmechanismen kann der Sog aufgehoben werden. Volle Flaschen werden unter sterilen Bedin-

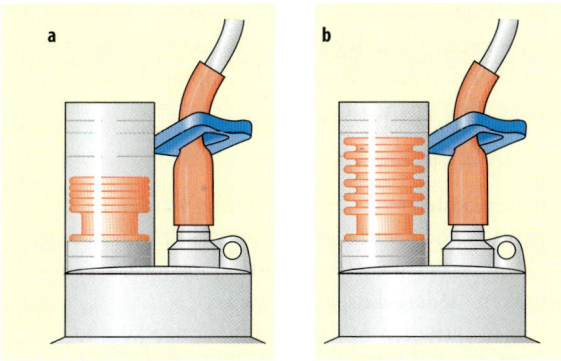

❑ Abb. 13.4a,b. **Redonflaschenventil mit Vakuumindikator;**
a Unterdruck vorhanden, b Unterdruck aufgehoben

gungen gewechselt! Für Transporte muss klar sein, ob
Sog aufrechterhalten werden muss, ggf. ist eine zusätzliche Vakuumflasche mitzuführen.
- Saug-Spül-Drainagen, dienen der kontinuierlichen
Spülung infizierter Wundhöhlen. Es gibt mindestens
einen zuführenden und einen ableitenden Drainageschlauch. Zufuhrrate und Zusammensetzung der
Spüllösung (Antibiotika) müssen für den Transport
festgelegt werden.

Pflegerische Betreuung

- Ausreichende Zusatzfixation der Schläuche distal der
Hautnaht, also außerhalb des Verbands
- Dichtigkeit der Anschlussstellen im System überprü-
fen

- Durchgängigkeit der Systeme überprüfen
- Sogkontrolle bei Saugsystem
- Sekretflasche rechtzeitig auswechseln

Nierenfistel

Bei der Nierenfistel, der Nephrostomie (❑ Abb. 13.5) handelt es sich entweder um eine vorübergehende postope-
rative Harnableitung oder um eine Dauerharnableitung
bei unterhalb der Niere liegenden Abflussstörungen. Da
Nephrostomiekatheter zur Dauerableitung alle 4–6 Wochen gewechselt werden müssen, werden typischerweise
Krankentransporte notwendig.

Die Spitze des Nephrostomiekatheters liegt im Nierenbecken und wird durch die Haut nach außen geleitet.

Pflegerische Betreuung

- Der Katheter muss zusätzlich zu dem im Nierenbecken liegenden Blockerballon distal des Hautaustritts
gesichert sein.
- Der Katheter ist auf Durchgängigkeit zu prüfen. Das
Anspülen mit physiologischer Kochsalzlösung bei
Verstopfung ist in der Regel eine ärztliche Aufgabe.
- Der Katheter darf nie (länger) abgeklemmt werden,
zum einen, um eine Verstopfung zu vermeiden, zum
anderen, um einen Überdruck im Nierenbecken und
einen Harnstau auszuschließen.

Blasenkatheter und suprapubische Fistel

Bei vielen Patienten ist es aus unterschiedlichsten Gründen, z. B. lang dauernde Operationen, Eingriffe an der Blase und Harnröhre, Krankheiten der Prostata, lang anhal-

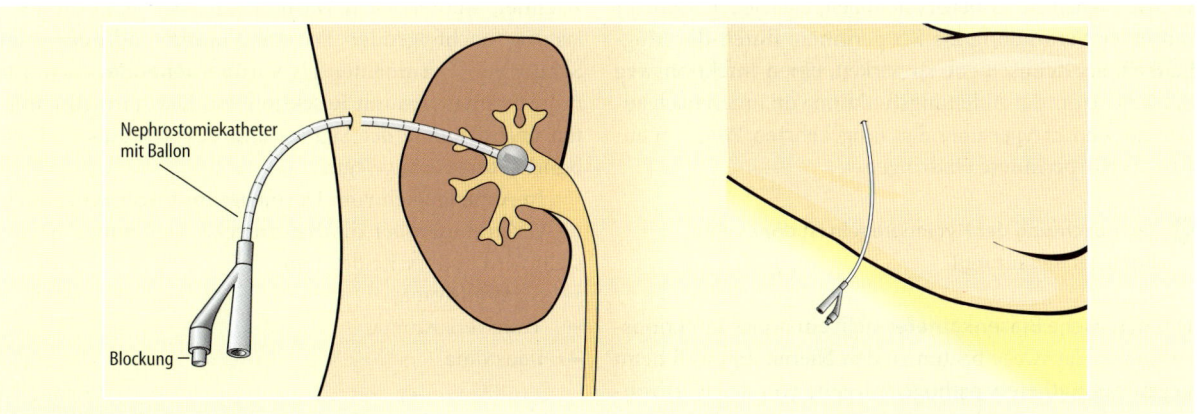

Nephrostomiekatheter
mit Ballon

Blockung

❑ Abb. 13.5. **Nephrostomie**

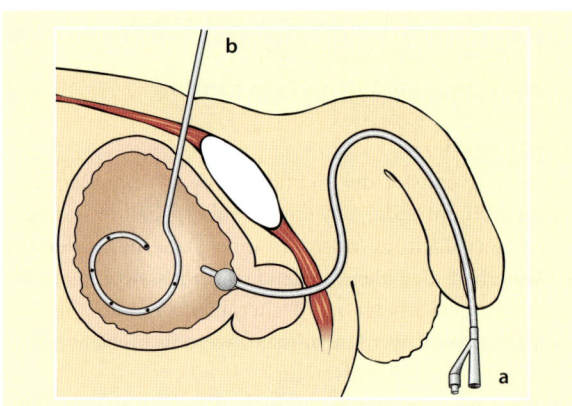

■ Abb. 13.6. **Katheter: a** Blasenkatheter, **b** suprapubische Fistel

tende Bewusstlosigkeit, notwendig, den Harn vorübergehend oder auf Dauer über Katheter nach außen abzuleiten (■ Abb. 13.6).

Zwei Verfahren werden überwiegend angewendet:

- Bei der **transurethralen Harnableitung** wird der Blasenkatheter durch die Harnröhre (transurethral) in die Blase vorgeschoben und dort in der Regel über einen mit destilliertem Wasser gefüllten geblockten Ballon an der Spitze gegen Zug nach außen gesichert.
- Bei der **suprapubischen Fistel** wird der Katheter über eine spezielle Punktionsnadel durch die Bauchdecke hindurch in die zur Punktion aufgefüllte Blase eingeführt und nach dem Entfernen der Nadel mit einer speziellen Fixierungsplatte auf der Bauchdecke gegen Zug gesichert.

Typische Gefahren und Probleme

Grundsätzlich ist zu berücksichtigen, dass jeder Katheter mit einer Verbindung ins Körperinnere durch die Möglichkeit, als Keimschiene zu wirken, einen Infektionsweg darstellt. Trotz der Ableitungsfunktion von innen nach außen können Erreger über den umgekehrten Weg von außen ins Körperinnere eindringen.

> ❯ Die Beachtung der Hygieneregeln ist daher von höchster Bedeutung!

Der **klassische Blasenkatheter** stellt ein hohes Infektionsrisiko für Harnwege bis hin zu den Nieren dar, weil beim Legen des Katheters pathogene Keime von der Harnröhrenmündung in die Blase verschleppt werden oder am Katheter entlang aufsteigen.

Die Traumatisierung der Harnröhre entfällt bei der **suprapubischen Drainage**, die Infektionsrate ist geringer. Wegen dieser Vorteile setzt sich die suprapubische Blasendrainage zunehmend durch.

Pflegerische Betreuung

- Blasenkatheter zur Dauerableitung werden nach 2- bis 6-wöchiger Liegezeit gewechselt. Aus diesen Gründen fallen entsprechende Transporte z. T. in die Praxen niedergelassener Ärzte an.
- Nur in extremen Ausnahmesituationen könnte eine Indikation zum Legen von Blasenkathetern oder gar einer suprapubischen Drainage während des Krankentransportes gegeben sein. Daher wird hier auf die Darstellung der einzelnen Schritte einer Blasenkatheterisierung bei Mann und Frau verzichtet.
- Vor Pflegemaßnahmen am Katheter sind die Hände zu desinfizieren.
- Bei Patienten mit liegenden Harnableitungskathetern sind Durchgängigkeit und Dichtigkeit der Systeme zu prüfen.
- Urinbeutel ohne Rücklaufsperre dürfen nicht über das Blasenniveau angehoben werden, um eine Keimeinschwemmung bei Rückfluss von Urin in die Blase auszuschließen.
- Bei männlichen Patienten ist auszuschließen, dass sich die Vorhaut des Penis hinter dem Eichelkranz einklemmt und eine Stauungsschwellung der Eichel hervorruft (Paraphimose).

Künstliche Darmausgänge

Künstliche Darmausgänge (■ Abb. 13.7), umgangssprachlich als »Anus praeter« (Praeter naturalis = künstlich) bezeichnet, werden nach Darmoperationen u. a. zur Entlastung nachfolgender Darmabschnitte und/oder zum Schutz von Darmnähten als **vorübergehende**, nach Tumorerkrankungen mit Resektion von Dickdarmabschnitten, insbesondere des Sigmas und des Rektums als **bleibende Stomata** angelegt.

In Abhängigkeit vom Darmabschnitt, von dem aus eine Verbindung über die Bauchdecke nach außen hergestellt wird, unterscheidet man

- Sigmoidstoma,
- Transversostoma,
- Ileostoma.

Endständiges Stoma bedeutet, dass nur der zuführende proximale Darm das Stoma bildet.

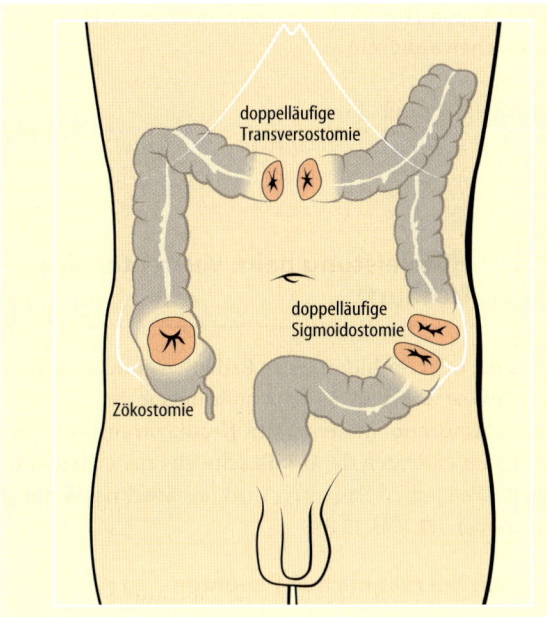

■ Abb. 13.7. **Künstliche Darmausgänge**

Doppelläufiges Stoma (typisch für das nur vorübergehend angelegte Transversostoma) bedeutet, dass die zuführende (proximale) und die abführende (distale) Darmschlinge das Stoma bilden.

Typische Probleme

Neben dem Wissen um die ursächliche Krankheit belasten den Patienten – überlagert durch eine Beeinträchtigung des Selbstbildes, insbesondere wenn der künstliche Darmausgang als notwendige Dauerlösung akzeptiert werden muss – sowohl die Tatsache, dass er seinen Stuhlgang nicht mehr selbst steuern kann, als auch Ängste, ihn umgebende Menschen könnten dies hören und riechen. Bei der Pflege von Menschen mit künstlichem Darmausgang ist daher besonderes Einfühlungsvermögen erforderlich.

Je proximaler das Stoma angelegt werden muss, d. h. je geringer der verbleibende Dickdarmanteil mit seiner Koteindickungsfunktion ist, desto dünnflüssiger und für die Haut aggressiver ist der austretende Stuhl.

Pflegerische Betreuung

Patienten mit künstlichem Darmausgang werden bereits in der postoperativen Phase im Krankenhaus mit der Stomapflege vertraut gemacht, zusätzlich helfen Stomaberatungsstellen.

In Abhängigkeit von der Stomaart (Häufigkeit der Entleerung, Stuhlkonsistenz, Hautempfindlichkeit) und den individuellen Bedürfnissen des Patienten wird die Art des Stomabeutels festgelegt.

Es gibt

– einteilige Systeme (Hautschutzfläche und Beutel sind fest verbunden),
– zweiteilige Systeme (ohne Abnahme der Hautschutzfläche können Beutel gewechselt werden).

Zu Stomasets gehören u. a. Kohlefilter zur Geruchsabsorption, Lösungen zum Entfernen von Kleberestrückständen, Hautpflegemittel, Stomakappen sowie Abdeckpflaster.

❯ **Erläuterungen und Hinweise des Patienten oder pflegender Angehöriger sind unbedingt zu berücksichtigen.**

Bei der überbrückenden Stomapflege sollte vor dem Transportbeginn in Zweifelsfällen in Abstimmung mit dem Patienten prophylaktisch ein neuer Beutel angelegt werden. Dabei ist je nach Modell in besonderem Maße auf Hautschutz zu achten.

13.3.2   Hilfeleistung beim Erbrechen

Bei Rettungs- und Krankentransporten gehört Erbrechen zu den häufigsten Ereignissen, die als Symptom spezieller Erkrankungen und Verletzungen oder als Ausdruck der Transportkrankheit auftreten.

Hilfeleistung beim Erbrechen

Erbrechen ist kein eigenständiges Krankheitsbild sondern Folge von Erkrankungen, Verletzungen, Vergiftungen oder vegetativen Störungen. Bei Erkrankungen und Verletzungen des Gehirns (Tumoren, Hirnhautentzündungen, Schlaganfall und Schädel-Hirn-Trauma) ist von **zentralem Erbrechen** auszugehen, bei Erkrankungen des Magen-Darm-Trakts (in erster Linie Passagestörungen), bei Reizung des Gleichgewichtsorgans (Schwindel) von **reflektorischem**. Viele Gifte, wie z. B. Alkohol, wirken direkt auf das Brechzentrum.

Pflegerische Betreuung von wachen Patienten

Wachen Patienten mit offensichtlich erhaltenen Schutzreflexen

- hilft man aufrecht zu sitzen bzw. stützt sie ggf. an beiden Armen in stehender Position,
- hilft man bei der Entnahme von Zahnprothesen,
- reicht man Auffangbehälter (Nierenschale), Zellstoff etc.,
- hält man zu ruhigem, tiefem Durchatmen an. Des Weiteren:
- Öffnen beengender Kleidung;
- nach dem Erbrechen Mundpflege (Flüssigkeit zum Mundspülen), Reinigung/Ausziehen der verschmutzten Kleidung,
- Beurteilung des Erbrochenen (Art und Menge protokollieren),
- bei Blutbeimischung, Tablettenresten, ungewöhnlichen Gerüchen und sonstigen Auffälligkeiten Asservierung des Erbrochenen für Untersuchungen in der Klinik.

Pflegerische Betreuung von bewusstlosen Patienten

Bewusstlose Patienten sind ggf. unverzüglich zur Aspirationsprophylaxe in stabile Seitenlage zu bringen.

- Entnahme von Zahnprothesen,
- vorsichtiges Absaugen,
- je nach Konsistenz des Erbrochenen vorsichtiges Ausräumen mit einer mit Tupfern versehenen Kornzange (▶ Kap. 18.1).

! Jede Reizung der Rachenschleimhaut kann erneutes Erbrechen auslösen!

Im Idealfall → Intubation

Weiteres Vorgehen entspricht im Wesentlichen den zuvor für wache Patienten geschilderten Schritten.

13.3.3 Hilfeleistung beim Verrichten der Notdurft

Harn- und/oder Stuhldrang des Patienten sind alltägliche Geschehnisse während des Patiententransportes.

Bei **Harndrang** während des Krankentransportes ist männlichen Patienten die **Urinflasche** zu reichen bzw. anzulegen. Weiblichen Patienten wird das **Steckbecken** untergeschoben (□ Abb. 13.8).

Vorgehen bei männlichen Patienten

- Einmalhandschuhe zum Selbstschutz
- Bei Hilfsbedürftigen Penis an der Wurzel fassen und in den Flaschenhals einlegen
- Fixierung der Urinflasche durch Überkreuzen der Beine
- Nach Harnabgang Harnröhrenöffnung mit Toilettenpapier oder Zellstoff abtupfen (lassen), Hände waschen
- Patient nicht unnötig lange aufgedeckt lassen
- Hände des Patienten waschen, sofern er aktiv beteiligt war

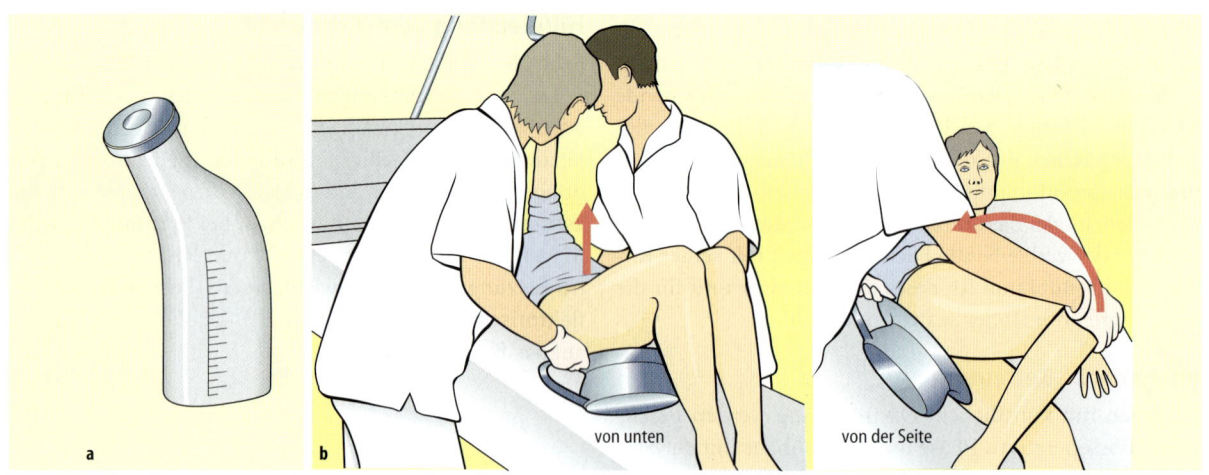

□ Abb. 13.8a–c. **Hilfe beim Urinieren; a** Urinflasche, **b** Unterschieben des Steckbeckens von unten, **c** von der Seite

Vorgehen bei Patientinnen

- Einmalhandschuhe zum Selbstschutz
- Trage flach stellen
- Unterschieben des Steckbeckens bei Schenkelhalsfrakturen und bei Hüftoperierten von der **gesunden** Seite (Ausnahme: Apoplex wegen Trainingseffekten) von unten oder von der Seite
- Richtige Platzierung kontrollieren
- Tragenkopfteil höher stellen
- Nach Harnabgang Tragenkopfteil flach stellen
- Patientin zur Seite drehen, Steckbecken waagerecht halten und entfernen
- Säuberung der Genitalregion mit Toilettenpapier oder Zellstoff, Wischrichtung von genital nach anal

Bei **Stuhldrang** werden beim Mann das Steckbecken untergeschoben und die Urinflasche angelegt, bei Frauen wird das Steckbecken wie zuvor beschrieben verwendet.

Die übrige Vorgehensweise und die Hygieneregeln entsprechend den zuvor beschriebenen Einzelschritten.

13.3.4 Überbrückende Körperpflege

Während regulärer Krankentransporte oder im Rettungsdienst spielen Maßnahmen, die der üblichen Körperpflege zuzuordnen sind, nur eine untergeordnete Rolle. Auf die Durchführung von Maßnahmen der Mund-, Augen-, Nasen- und Ohrenpflege oder Ganzkörperwaschungen wird im Regelfall verzichtet.

Am häufigsten wird situationsangepasstes Waschen, z. B. nach Erbrechen oder nach Verrichten der Notdurft, erforderlich.

Pflegerische Maßnahmen bei Besonderheiten
Mundpflege

Bei Patienten mit **trockener Mundschleimhaut** durch Mundatmung, in den Mund eingeleiteten Sauerstoff und allgemeiner Exsikkose wird mit einer mit einem feuchten Tupfer versehenen Klemme der Mund von hinten nach vorne vorsichtig ausgewischt.

Bei Bewusstlosen ohne Schutzreflexe darf sich wegen der Aspirationsgefahr kein Flüssigkeitssee im Rachenraum bilden.

Ggf. Einfetten der Lippen mit Salbe oder Fettstift.

Bei Bewusstlosen sind **Zahnprothesen** zu entnehmen (zuerst die obere, dann die untere). Reinigung der Zahn-

prothese, z. B. nach Erbrechen, unter fließendem Wasser (Wiedereinsetzen ggf. in umgekehrter Reihenfolge).

Augenpflege

Bei Patienten mit **fehlendem Lidschlag**, z. B. nach Apoplex oder tiefer Bewusstlosigkeit/Narkose, muss ein Austrocknen der Hornhaut verhindert werden. Einbringen von Augensalbe und Zukleben der Lider mit Pflaster (kein Pflaster direkt auf die Wimpern kleben!).

Verklebungen und Verkrustungen der Lider werden mit einem mit physiologischer Kochsalzlösung befeuchteten Tupfer von außen nach nasal ausgewischt, ohne auf der Hornhaut zu reiben.

Augenprothesen werden, wenn der Patient zum Einsetzen und Herausnehmen in der Lage ist, in lauwarmem Wasser gereinigt. Der Unerfahrene sollte die Augenprothese während der Transportphase in der Augenhöhle belassen.

Nasenpflege

Bei Patienten mit O_2-Sonde oder anderen nasalen Sonden wird die Fixierung ggf. entfernt, Klebereste werden mit benzingetränktem Tupfer abgerieben, die Sonde wird mit Pflaster an einer neuen Stelle befestigt.

Borken in der Nase werden mit befeuchteten Watteträgern aufgeweicht und entfernt. O_2-Sonden sollten nach der Nasenpflege in das andere Nasenloch gelegt werden.

Körperwaschung

Beim situationsangepassten Waschen nach Erbrechen, nach Verrichten der Notdurft und bei den seltenen Fällen, in denen eine Ganzkörperwaschung während eines Transportes notwendig wird, sind folgende Grundregeln zu beachten:
- Wünsche des Patienten – soweit möglich – respektieren
- Bei der Ganzkörperwaschung im Gesicht oder an den Händen beginnen
- Seifenreste sind zu entfernen, die Haut muss trockengerieben werden
- Intimsphäre schützen, z. B. Genitalbereich nur zum eigentlichen Waschen aufdecken
- Um eine Keimverschleppung zu vermeiden, wird der Intimbereich stets von der Symphyse zum Anus hin gereinigt
- Infizierte Areale zum Schluss waschen

Besondere Hinweise zur Hygiene

(Siehe auch ▶ Kap. 8)

- Handdesinfektion des Rettungspersonals
  - vor Waschbeginn,
  - nach Kontakt mit Ausscheidungen,
  - nach Waschen der Genitalregion,
  - am Ende des Waschvorgangs.
- Besser ist das Tragen von Einmalhandschuhen.
- Falls nicht mit fließendem Wasser gewaschen wird, sind Waschwasser, in jedem Fall aber die zum Waschen und zum Abtrocknen verwendeten Materialien vor dem Waschen der Genitalregion und danach zu wechseln.

13

Psychologische Probleme im Rettungsdienst

Auch im Rettungsdienst ist der Mensch in seiner umfassenden Personalität als Einheit aus Körper, Geist und Seele zu sehen, zu versorgen und nicht zum Objekt notfallmedizinischer Verfahren zu reduzieren. Wechselbeziehungen zwischen der psychischen Situation der Helfenden und den Einflüssen auf den Patienten werden erläutert ebenso wie rettungsdienstspezifische psychologische Probleme der Einsatzkräfte.

Lernziele

Rettungsassistent und Rettungssanitäter sollen
- den Menschen in seiner umfassenden Personalität als Einheit von Körper, Geist und Seele beschreiben,
- typische psychische Reaktionsmuster von Notfallpatienten erklären und angemessene Verhaltensweisen der Mitglieder des Rettungsteams benennen,
- das psychologische Beziehungsgeflecht der neben dem Patienten und dem Rettungsteam am Einsatzgeschehen Beteiligten erläutern,
- Beispiele für die Probleme sekundär Betroffener aufzählen und Bewältigungsstrategien aufzählen,
- Symptome posttraumatischer Belastungsstörungen aufzählen und die Möglichkeiten der psychischen Traumaverarbeitung für Rettungsdienstpersonal benennen können.

Die heutige naturwissenschaftliche Medizin ist vorrangig ein Ergebnis der Industriekultur, die seit dem Beginn des 19. Jahrhunderts das Denken der europäischen Völker prägte. Die moderne Medizin sah ihre Aufgabe lange Zeit weitgehend nur als Biotechnik und reduzierte den kranken Menschen im Wesentlichen auf seinen Organismus, dessen Funktionen und Störungen nach dem Modell des Mechanismus gedeutet und behandelt wurden. Mit diesem Ansatz gelangen für die Menschheit unschätzbare, segensreiche Entwicklungen: die Ausrottung fast aller Seuchen, die Entwicklung wirksamer Impfstoffe und Medikamente, die Etablierung raffinierter hoch technisierter diagnostischer und therapeutischer Verfahren zur Überbrückung des Ausfalls von Organfunktionen bis hin zur Organtransplantation.

Mit dem Bemühen, die von dem Psychoanalytiker Freud in die Medizin eingeführte Lehre von »seelischen Kräften« mit der »biotechnischen Medizin« zu verknüpfen, entwickelte sich die sog. psychosomatische Medizin. Die Psychosomatik (Psyche = Seele; Soma = Körper) befasst sich mit den psychischen Einflüssen auf körperliche Vorgänge und umgekehrt, da die Psychosomatik sich auch mit den psychischen Konsequenzen aus Erkrankungen und Funktionsstörungen des Körpers beschäftigt. Sie geht von einer ganzheitlichen, seelisch-körperlichen Betrachtungs- und Heilweise aus. Bei sog. psychogenen (seelisch bedingten) Erkrankungen berücksichtigt die Psychosomatik neben Organschädigungen und Funktionsstörungen auch die emotionalen und sozialen Ursachen, insbesondere auch die gesamte Persönlichkeit und das individuelle Schicksal des Patienten. Krankheiten, bei denen auch nach psychogenen Ursachen zu fahnden ist,

sind z. B. das Asthma bronchiale und Essstörungen (z. B. Magersucht).

Im Rahmen eines allgemeinen Wertewandels in unserer Gesellschaft schließen sich auch heute noch viele der Beschreibung des Psychosomatikers Th. von Uexküll an, der 1980 formulierte, wir betreiben ein dualistisches Gesundheitssystem mit »**einer mächtigen Medizin für Körper ohne Seelen und einer schmächtigen Medizin für Seelen ohne Körper.**«

Unterschiede und Gegensätze zwischen biotechnischer Medizin und einer psychologisch-psychotherapeutischen Richtung sind zwar noch nicht überwunden, es setzt sich aber in der gesamten Medizin zunehmend eine ganzheitliche Betrachtung durch, die den Menschen in seiner umfassenden Personalität als Einheit von Körper, Geist und Seele sehen und heilen will.

14.1 Der Mensch in seiner umfassenden Personalität als Einheit von Körper, Geist und Seele

Personalität findet ihren Ausdruck darin, dass ein Mensch »Ich bin« sagen kann, »Ich bin ein geistiges Einzelwesen mit ureigenen Eigenschaften, mit der Fähigkeit des Fühlens, des Erlebens, des Handelns, der Erkenntnis und der Selbsterkenntnis.« Jeder Mensch ist in seiner Personalität einmalig und einzigartig auf dieser Welt (◘ Abb. 14.1).

Nach den bisherigen Kapiteln unseres Lehrbuchs ist der Körper für das weitere Verständnis hinreichend beschrieben. Erheblich schwieriger ist es, vom Körper abge-

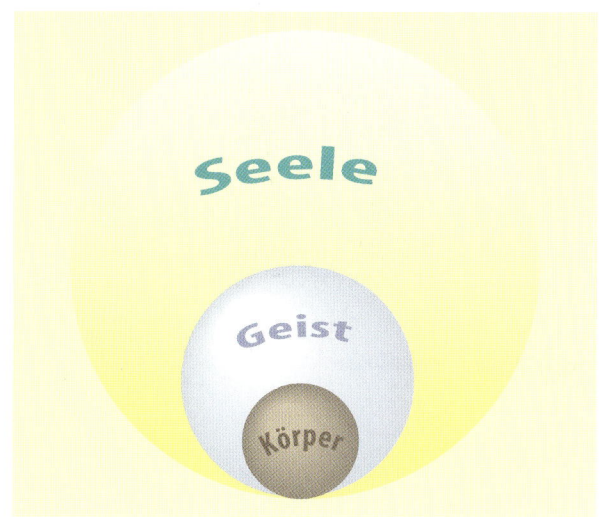

■ Abb. 14.1. **Personalität als Einheit von Körper, Geist und Seele**

setzt Geist und Seele begrifflich zu fassen. In der Psychologie wird je nach Richtung nicht zwischen Geist und Seele unterschieden bzw. **die Psyche gilt als der nichtkörperliche Anteil, der objektiviert und naturwissenschaftlich erfasst werden kann.** Dies sind vorrangig die Leistungen der Sinne, des Denkens, des Bewusstseins. **Die Seele gilt als der nichtkörperliche Anteil, der nur subjektiv empfunden, aber nicht objektiv erfasst werden kann,** da es sich bei Fühlen und Empfinden um innere, von anderen Menschen nicht direkt nachvollziehbare Erlebnisqualitäten handelt.

Hier soll ein einfacherer Ansatz gewählt werden, um über eine Beschreibung geistiger und seelischer Merkmale des Menschen die für Notfallpatienten ableitbaren Bedürfnisse aufzeigen zu können.

Geist. Mit diesem Begriff wollen wir in erster Linie die verstandesmäßigen Fähigkeiten des Menschen erfassen: Denken, Vernunft, Bewusstsein, Intelligenz, Befähigung zur Abstraktion.

Seele. Als seelische Funktionen sehen wir vorrangig Empfindungen wie Freude, Leid, Vertrauen, Hingebung, Liebe, Angst und Religiosität.

Seele ist zwar wissenschaftlich nicht fassbar, aber dieser Begriff ist ein zentraler Glaubensinhalt vieler Religionen: die Seele sei unsterblich und überdaure den Tod, ein Aspekt, der auch in der Notfallmedizin beachtet und in den Umgang mit den Patienten eingebracht werden kann.

Da der Mensch eine **Einheit aus Körper, Geist und Seele** bildet, ist es erforderlich, auch oder gerade im Rettungsdienst in der existentiellen Not des Patienten nicht nur seine körperlichen Funktionen zu sichern und zu erhalten, sondern auch auf seine geistigen und seelischen Bedürfnisse angemessen einzugehen.

Gleichzeitig müssen Rettungsassistenten und Rettungssanitäter verinnerlichen, dass auch sie selbst Menschen mit körperlichen, geistigen und seelischen Bedürfnissen sind. Über ihre rein medizinisch-technischen Leistungen hinaus wirken sie auch durch ihre eigene Befindlichkeit auf den Patienten und auf andere am Notfallgeschehen Beteiligte (■ Abb. 14.2).

14.2   Die psychische Situation des Patienten im Einsatzgeschehen

Jeder Bürger kennt den Begriff der »ersten Hilfe«. Dabei denkt man vorrangig an die Laienhilfe, die bei körperlichen Verletzungen oder Erkrankungen zu leisten ist. Diese Hilfe schließt – wie bereits in der Bibel beschrieben (Erzählung vom barmherzigen Samariter; Lukas 17, 11–19) – intuitive menschliche Zuwendung ausdrücklich ein.

Notfallpatienten leiden vorrangig an somatischen Erkrankungen und Verletzungen. Einer Vitalbedrohung liegen – bis auf die akute Selbstgefährdung Suizidaler – zu über 90% somatisch-pathophysiologische Prozesse zugrunde. Diese Beeinträchtigungen der Körperlichkeit bei wachen, aber auch oberflächlich Bewusstlosen werden jedoch zwangsläufig begleitet von schwerwiegenden Auswirkungen auf die Psyche.

In einer Zeit, in der Bereitschaft und Fähigkeit zur spontanen umfassenden Hilfe nachzulassen scheinen, brauchen wir auch eine »erste Hilfe« für Geist und Seele und ein differenzierteres psychologisches Wissen sowie Verhaltensregeln für das Personal im Rettungsdienst.

14.2.1   Psychische Begleitreaktionen bei schweren körperlichen Erkrankungen und Verletzungen

Als psychische Begleitreaktionen können auftreten (■ Abb. 14.3):
- Gefühl der Hilflosigkeit,
- Furcht,
- Angst,

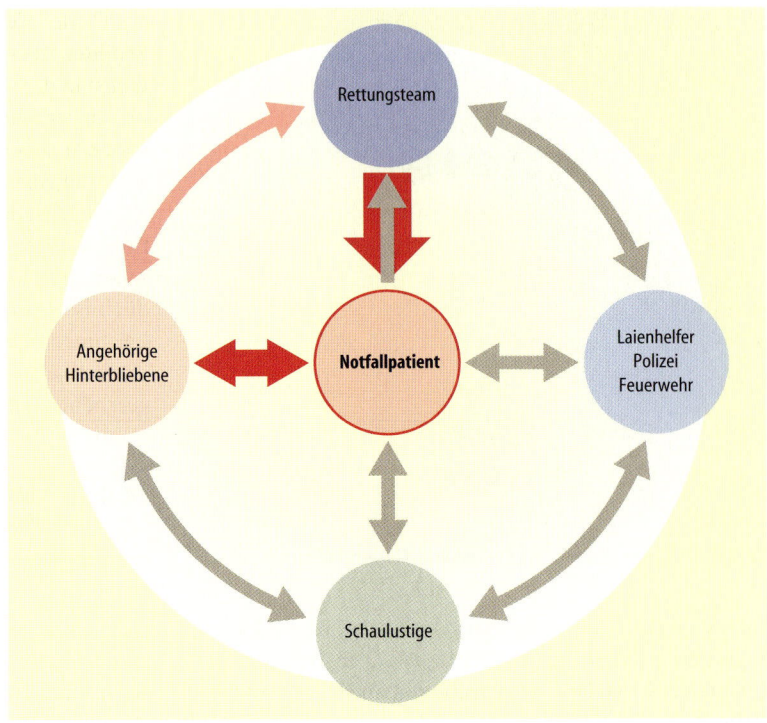

◘ Abb. 14.2. **Psychologisches Beziehungsge-flecht im Rettungsdienst**

- Realitätsverlust,
- unangemessene Reaktionsmuster.

Diese Auflistung beschreibt typische, aber nicht bei jedem Notfallpatienten in gleicher Weise auftretende Notfallfolgen oder -reaktionen. **Psychiatrische Notfälle**, die primär auf seelische Störungen und Krankheiten zurückzuführen sind, werden in ► Kap. 25 dargestellt.

Gefühl der Hilflosigkeit

Ein vital Bedrohter, z. B. ein dynamisch aktiver Mensch mit Infarktsymptomatik oder Verletzungen nach einem Verkehrsunfall, wird aus seinen bisherigen Lebensbeziehungen herausgerissen. Das elementare Bedürfnis nach Selbstbestimmung ist erheblich eingeschränkt.

Möglicherweise schämt er sich, plötzlich und ganz entscheidend auf fremde Hilfe angewiesen und ggf. Schaulustigen ausgesetzt zu sein. Je nach Situation wird er, ohne Einfluss nehmen zu können, von seinen Angehörigen getrennt. Die Entscheidung, welche Klinik angefahren oder angeflogen werden soll, kann er nicht selbst treffen. Er muss sich Vorgängen unterwerfen, deren Sinn und Logik er – zumindest ohne Erklärung der Helfer – häufig nicht nachvollziehen kann. Er muss z. T.

erneut Schmerzen durch die beginnende Therapie (Lagerung, Repositionen, Punktionen) ertragen, die er nur dann als Voraussetzung für eine angemessene Versorgung und den Beginn der Heilung verstehen kann, wenn ihm Notwendigkeit und Ziel der Maßnahmen erklärt werden.

Furcht

Ggf. hat der Betroffene gehört oder gelesen, dass ein zu vermutender Herzinfarkt schnell zum Tod führen kann. Er sieht z. B. nach einem Verkehrsunfall die massiv verformten Fahrzeuge und schließt daraus auf die Schwere eigener Verletzungen, die er häufig in der Primärphase subjektiv nicht erfasst. Er fürchtet die Verletzung der Mitinsassen, möglicherweise Familienangehöriger, und anderer Unfallbeteiligter. Gleichzeitig weiß er, dass notwendige Umlagerungen in das Rettungsfahrzeug wahrscheinlich Schmerzen verursachen werden, er fürchtet einen langen Klinikaufenthalt, berufliche Folgeprobleme, Invalidität und Tod.

Angst

Im Gegensatz zur – für Nichtbetroffene leichter nachvollziehbaren – Furcht ist die Angst unbestimmter, diffuser

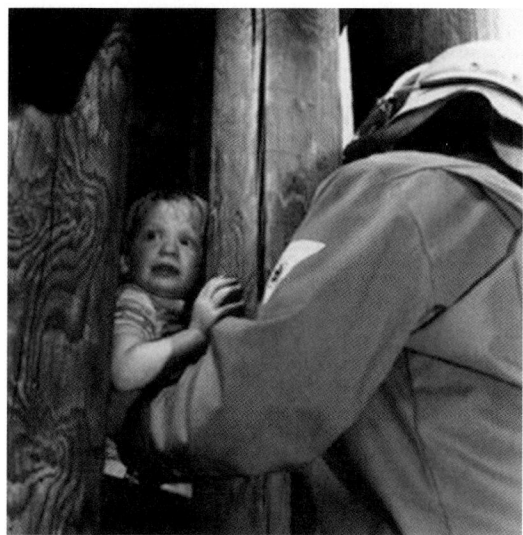

◘ Abb. 14.3. **Angst und Furcht [Foto: Berufsfeuerwehr München]**

und häufig übersteigert. Das Unfallgeschehen, herbeieilende Helfer, Martinshorn und Blaulicht können zur völligen Reaktionslosigkeit, aber auch überschießend zu panikartigen Bedrohungsempfindungen und Verhaltensweisen führen.

Realitätsverlust

Häufig können Notfallpatienten das in ihrem momentanen Umfeld ablaufende Geschehen nicht verstehen. Ihr Wahrnehmungsvermögen ist eingeschränkt. Sie halten den Aufwand an Rettungsfahrzeugen und Personal für übertrieben. Sie möchten in jedem Fall in »**ihre Klinik**« – das möglicherweise mehr als 100 km entfernte Heimatkrankenhaus – transportiert werden, weil sie meinen, dass alles »**nicht so bedrohlich**« ist. In anderen Fällen, etwa bei erheblichen Erkrankungen, wollen die Betroffenen doch »**lieber zu Hause bleiben**«.

Unangemessene Reaktionsmuster

Das nicht situationsangepasste Verhalten kann noch stärkere Formen annehmen. Die akute Lebensbedrohung wird subjektiv nicht empfunden, die Schwere der Verletzung nicht erkannt. Manche Notfallpatienten sind euphorisch, der bedrohliche Zustand wird nicht realisiert, nach dem Prinzip »**Es kann nicht sein, was nicht sein darf**«. Im Gegensatz dazu treffen Notarzt, Rettungsassistent und Rettungssanitäter manchmal auf Notfallpatienten, die sich gegen das akute Geschehen einer Erkrankung, Verletzung

oder den Tod auflehnen und **zornig und aggressiv** reagieren. Es ist wichtig, dass Rettungspersonal und Ärzte wissen, dass solche negativen Gefühlsäußerungen unter diesen Umständen nicht Ausdruck eines »bösen Charakters« sind und keinesfalls ihnen, den Helfern, gelten.

14.2.2   Psychische Bedürfnisse des Notfallpatienten

So wie psychische Akutreaktionen des Notfallpatienten nicht in jedem Fall in vollem Umfang für den Helfer erkenn- und verstehbar sind, sind auch die psychischen Bedürfnisse nicht bei jedem Patienten offensichtlich. Sie umfassen aber vor allem:
- Sicherheitsbedürfnis,
- Bedürfnis nach Anteilnahme,
- Bedürfnis nach Erhalt des Selbstwertgefühls,
- Informationsbedürfnis.

Alle Notfallpatienten, nicht nur objektiv vitalbedrohte, sondern auch nur »subjektiv« schwer beeinträchtigte Menschen, brauchen verständnisvolle menschliche Zuwendung und Wärme.

Laien, Rettungssanitäter, Rettungsassistenten und Ärzte, die in der Lage sind, diese Schlüsselbedürfnisse nachzuempfinden, werden intuitiv richtig handeln und spontan die Inhalte der im Weiteren skizzierten Empfehlungen umsetzen.

Von der bleibenden Bereitschaft, auch die geistig-seelischen Bedürfnisse von Notfallpatienten ernst zu nehmen und auf sie einzugehen, hängt es entscheidend ab, ob Rettungsassistenten und Rettungssanitäter die Tätigkeit im Rettungsdienst als anspruchsvollen Beruf (Beruf im ursprünglichen Sinn von Berufung) ausüben oder nur als »abwechslungsreichen Blaulichtjob durchziehen«.

Sicherheitsbedürfnis, Vertrauen auf eine angemessene medizinische Versorgung

Notfallpatienten haben in ihrer existenziellen Not ein starkes Sicherheitsbedürfnis. Sie wollen schnell und kompetent versorgt werden. Die Bewältigung des eigenen Einsatzstresses im Rettungsteam, einfühlsames Erkunden der Situation, das Vermeiden von zuviel Hektik und das Vermeiden fachlicher Auseinandersetzungen in Gegenwart des Patienten sind wesentliche Voraussetzungen für das notwendige Vertrauen und eine Beruhigung des Patienten. Das dem Patienten vermittelte Verständnis für dessen – der individuellen Notlage entsprechende – subjektive Not, z. B. »Ich weiß, dass Sie im Moment nur schwer Luft bekommen. Wir werden Ihnen aber helfen«, vermitteln fachliche und menschliche Kompetenz.

Bedürfnis nach Anteilnahme, menschlicher Zuwendung und Wärme

❯ Alle an der Versorgung des ansprechbaren, aber auch des scheinbar tief bewusstlosen Patienten Beteiligten, Rettungsassistent, Rettungssanitäter (und Notarzt), sollen sich mit ihrem Namen und ihrer Funktion dem Patienten vorstellen.

Parallel zu den diagnostischen und therapeutischen notfallmedizinischen Verfahren fragen sie in kurzen Abständen nach seinen Bedürfnissen. Sie suchen – nach Möglichkeit nicht über dem Patienten stehend, besser in gleicher Höhe sitzend oder kniend – sensibel Körperkontakt, halten Blickkontakt, verstehen z. B. das Zittern und Frieren – bei möglicherweise hohen Außentemperaturen – als Ausdruck der psychovegetativen Beeinträchtigung. Sie sagen dem Patienten, dass sie seine Not verstehen und bis zur Klinikübergabe bei ihm bleiben etc. Alle notwendigen Maßnahmen, v. a. aber unangenehme und schmerzhafte Eingriffe, z. B. die Venenpunktion, werden erklärt.

❯ Das Bedürfnis nach menschlicher Zuwendung und Wärme ist verständlicherweise bei Kleinkindern besonders stark ausgeprägt. In der Regel wirken Angehörige, in erster Linie die Mutter, beruhigend. Selten ist es angebracht, eine Trennung von Bezugspersonen herbeizuführen.

Der angemessene Umgang mit kindlichen Notfallpatienten stellt an alle Beteiligten des Rettungsdienstes besonders hohe Anforderungen an Sensibilität und Einfühlungsvermögen (▶ Kap. 32).

Bedürfnis nach Achtung, Erhalt des Selbstwertgefühls und der Individualität

Ansprechbaren Notfallpatienten müssen die diagnostischen und therapeutischen notfallmedizinischen Maßnahmen zumindest in dem Maße erklärt werden, wie die Patienten zu einer Anteilnahme fähig sind. Auch Patienten wollen nach Möglichkeit mit ihrem Namen persönlich angesprochen werden. Sie wollen nicht von Schaulustigen angestarrt werden. Dies gilt auch bei den z. T. mit

hohem organisatorischem und technischem Aufwand verbundenen Einsätzen mit extrem übergewichtigen Patienten. Sie wollen nach Möglichkeit auch auf anstehende Entscheidungen, z. B. Einlieferung in Krankenhaus A oder Krankenhaus B, Einfluss nehmen. Sie sollten sich – wenn es die Umstände erlauben – von Angehörigen verabschieden können bzw. besprechen, wie Ehepartner und/oder Kinder in die Klinik nachkommen etc.

Informationsbedürfnis

Aufnahmefähige Patienten sollten erfahren, was mit ihnen geschieht, ohne aufklärerische Härte, aber soweit sie es wollen. Daher wird ihnen in ruhiger Form erläutert, was im weiteren Rettungsablauf erfolgen soll. Das Bedürfnis nach Information richtet sich meist nur auf die unmittelbare Situation und die damit verbundenen Umstände.

❯ Allerdings sollte einem selbst schwer verletzten wahrscheinlichen »Unfallverursacher« auch auf dessen Nachfrage zu diesem frühen Zeitpunkt nicht vom Tod anderer Unfallbeteiligter berichtet werden.

14.3   Die psychische Situation sekundär betroffener Personen

Die klassische notfallmedizinische Ausbildung von Rettungsassistent und Rettungssanitäter beschränkte sich lange Zeit auf die rein körperlichen Auswirkungen von Erkrankungen und Verletzungen des Notfallpatienten unter Vernachlässigung der akuten geistig-seelischen Begleitreaktionen der primär betroffenen Person. Sie ließ auch die psychische Situation sekundär betroffener Personen außer Acht, wie z. B.:

- Laien- und Ersthelfer,
- einsatzbeteiligter Fachkräfte (Polizei, Feuerwehr),
- Angehöriger (kleine Kinder, erschütterte Lebenspartner oder hilflose, alte Personen),
- Hinterbliebener,
- Schaulustiger.

Der Hauptauftrag von Rettungsassistent und Rettungssanitäter besteht zwar in der umfassenden überwiegend somatischen Versorgung von Notfallpatienten, es ist aber schon ein Gebot der Menschlichkeit, wenn immer nur möglich, auch auf die psychische Situation sekundär betroffener Personen einzugehen.

14.3.1   Laien- und Ersthelfer

Wir leben in einer Zeit, in der trotz der demographischen Entwicklung (zunehmende Überalterung der Bevölkerung) oder gerade deswegen die Ideale Jugend, Schönheit, Sportlichkeit und Gesundheit weite Bereiche des gesellschaftlichen Alltags bestimmen. Krankheit, Tod und Sterben werden dagegen tabuisiert. Gleichzeitig sind fast alle Leistungen, u. a. auch die des Rettungsdienstes, professionalisiert.

Der professionelle Rettungsdienst macht aber die erste Hilfe keinesfalls überflüssig; im Gegenteil, eine wesentliche Voraussetzung des Rettungsdienstes ist das Funktionieren der Rettungskette, bei der Laienhelfer als erstes Glied besonders wichtig sind.

Aus diesem Grund ist es schon etwas Besonderes, wenn ein Laie erste Hilfe leistet. Ein Erst- oder Laienhelfer sollte anerkannt und gelobt werden, um seine Motivation, bei der nächsten Gelegenheit wieder aktiv zu werden, zu erhalten oder sogar zu erhöhen. Es darf beim Eintreffen des professionellen Teams nicht der Eindruck erweckt werden: »Das war alles nichts, aber wir werden es jetzt schon richten.« Statt sich dem Vorwurf der Arroganz auszusetzen, sollten Rettungsassistenten und Rettungssanitäter erkennen lassen, dass nun auf der Leistung der Ersthelfer aufbauend der Patient auf einer weiteren Stufe versorgt werden kann. Lob, wenn immer möglich; berechtigte Kritik dagegen, wenn überhaupt sinnvoll, dann verständnisvoll und eher zurückhaltend.

14.3.2   Einsatzbeteiligte Fachkräfte

Nur in der Vorstellung Unbeteiligter wird noch ein falsches Bild aufrechterhalten: das Bild des stets routinierten, durch nichts zu erschütternden, gelassen agierenden Notarztes, Rettungsassistenten, Rettungssanitäters, Polizeibeamten, Feuerwehrmanns, an dem auch schlimmste Einsatzerfahrungen spurlos vorübergehen.

Auch Menschen in Berufen, die zu einem erheblichen Anteil und regelmäßig mit Krankheit, Gewalt, Sterben und Tod befasst sind, leiden zumindest bei (und nach) besonderen Einsatzvorkommnissen (s. unten). Auch Polizisten und Feuerwehrleute reagieren bei solchem Geschehen anders als nach Routineeinsätzen. Sie erfahren ihre eigene Hilflosigkeit, sie erleben eigenes Versagen, und sie erkennen, dass auch ihnen Fehler unterlaufen. Neben körperlichen Reaktionen, z. B. Schwitzen, Herzrasen, Muskelver-krampfungen, Übelkeit, manchmal Erbrechen, machen sich eine Einschränkung der Konzentrationsfähigkeit und emotionale Veränderungen wie Furcht und Traurigkeit bemerkbar.

Es ist wichtig, dass Rettungsassistenten und Rettungssanitäter wissen, dass sie im Einsatz auf Polizisten und Feuerwehrleute treffen können, die unter akuten Stressreaktionen leiden, dafür Verständnis empfinden und durch ein gutes »kollegiales« Wort und ein gutes notfallmedizinisches Management der Situation stabilisierend wirken und helfen können.

14.3.3   Angehörige

Angehörige von Notfallpatienten sind wegen der großen emotionalen Nähe zu den Primärgeschädigten häufig genauso, gelegentlich noch stärker, psychisch und in der Folge auch physisch betroffen. Sie leiden ebenfalls durch die plötzliche, schockierende Konfrontation mit Krankheit, Verletzung, Unglück und Hilflosigkeit. Die psychischen Akutreaktionen, deren körperliche Symptome und ihre emotionalen Bedürfnisse entsprechen in vielen Fällen denen des Notfallpatienten.

Das Rettungsteam muss sich der emotionalen Herausforderung stellen und sich in dem Maße auch den seelischen Bedürfnissen der Angehörigen annehmen, wie es ohne Beeinträchtigung der Primäraufgabe »Erstversorgung von Notfallpatienten« möglich ist.

Sofortige emotionale Zuwendung am Notfallort brauchen in ganz besonderem Maße kleine Kinder, tief erschütterte Lebenspartner oder zuvor schon hilfsbedürftige alte Menschen, die das Notfallgeschehen ihres/ihrer Angehörigen miterleben. Sie möchten beruhigt, vielleicht sogar in den Arm genommen oder auch weggeführt werden.

> Zumindest muss aber die unverzügliche Information von Nachbarn oder Verwandten erfolgen, denn diese Angehörigen dürfen keinesfalls allein zurückgelassen werden.

14.3.4   Hinterbliebene

Es gehört zu den Zwangsläufigkeiten der Notfallmedizin, dass Patienten trotz maximaler Bemühungen des Rettungsteams immer wieder bereits am Ort des Geschehens sterben. Anwesende Angehörige werden zu Hinterbliebenen.

Nach den bisherigen Schilderungen bedarf es keiner weiteren Erklärung dafür, dass die Konfrontation mit dem plötzlichen Tod eines Nahestehenden in der Regel die extremste Form der emotionalen Belastung darstellt.

Alle möglichen Ausprägungen psychischer Betroffenheit, die für den Notfallpatienten selbst und für andere sekundär beteiligte Personen beschrieben wurden, können – in auch das Rettungspersonal belastender Intensität – schlagartig einsetzen. Über das Gefühl der Hilflosigkeit hinaus treten ggf. Furcht und Angst, begleitet von Realitätsverlusten, Nichtwahrhabenwollen und scheinbar unangemessene Reaktionsmuster wie Zorn und Aggressivität auf.

Der Notarzt wird anwesenden Hinterbliebenen mitteilen, dass der Erkrankte oder Verletzte gestorben sei: »Sind Sie die Frau von …?«; »Der Vater von …?«; »Ich muss Ihnen leider sagen, dass …«; »Sie haben gesehen, dass wir alles nur Mögliche versucht haben, aber …«; »Trotz aller unserer Bemühungen ist leider …«

Diese Übermittlung verlangt besonders viel Einfühlungsvermögen, eine ganz besondere Sensibilität für die Signale, die der Hinterbliebene aussendet. Spätestens hier wird die Hierarchie im Rettungsdienstteam aufgelöst. Der Empfindsamste, der menschlich Gereifteste, Erfahrenste (nicht der Routinierteste) wird diese Signale am ehesten aufnehmen und angemessen reagieren. Dies kann ebenso wie der Notarzt der Rettungsassistent oder auch der Rettungssanitäter sein. Er wird

- einem verhaltenen, wildfremden Menschen stumm die Hand drücken,
- einen hemmungslos weinenden Menschen in den Arm nehmen,
- aggressive Ausbrüche und Vorwürfe »Warum musste er sterben, konnten Sie ihm nicht helfen?« schweigend hinnehmen,
- auf Fragen »Ist er wirklich tot?« geduldig und verständnisvoll immer wieder antworten.

Wenn vom Einsatzgeschehen her möglich, wird das Team den Hinterbliebenen nicht allein lassen, sondern Angehörige und Freunde informieren.

Bei Unfällen, z. B. mit mehreren Verletzten, wenn sich das Rettungsteam ggf. der Versorgung anderer Notfallpatienten zuwenden **muss**, müssen Polizeibeamte, aber auch mitempfindende Augenzeugen gebeten werden, sich bis auf Weiteres um verstörte Hinterbliebene zu kümmern,

denn leider können derzeit nicht in allen Regionen unseres Landes in den Rettungsdienst integrierte Betreuungsdienste, SEG »Betreuung« und Notfallseelsorger mit- bzw. nachalarmiert werden.

Tiefes menschliches Einfühlungsvermögen ist notwendig, Routine darf es bei der Übermittlung einer Todesnachricht nicht geben. Wegen der starken emotionalen Mitbeteiligung der Mitglieder des Rettungsteams ist es nachvollziehbar, dass Einsatzort und Hinterbliebene nach der Todesfeststellung, der Information der Angehörigen und den notwendigen Aufräumungsarbeiten (Koffer verstauen, Spuren beseitigen) häufiger auch ohne zwingende einsatztaktische Gründe relativ schnell verlassen werden.

14.3.5   Schaulustige

So mancher »Schaulustige«, dem generell Sensationslust unterstellt wird, ist in Wirklichkeit auch erschüttert, ein ernsthaft betroffener Mitleidender, der allerdings ohne die Kraft und den Mut, aktiv und helfend eingreifen zu können, in Passivität verfällt. Das Spektrum reicht von Menschen mit echter Betroffenheit und Anteilnahme bis zu Zuschauern aus reiner Sensationslust.

Hier kann eine ruhige klare Anweisung zu einer bestimmten Hilfeleistung (z. B. Halten der Infusionsflasche, über ein Telefon eine Information weitergeben, ein nachfolgendes Rettungsfahrzeug einweisen, die Unfallstelle absichern etc.) befreiend wirken und manchen »Schaulustigen« in einen engagierten Helfer verwandeln.

14.4   Die psychische Situation des Personals im Rettungsdienst

Bisher wurde in diesem Kapitel erläutert, welche **Forderungen** sich an Rettungsassistenten und Rettungssanitäter aus den psychischen Bedürfnissen von Patienten und sekundär Betroffenen ableiten lassen. Nun sollen **Bedürfnisse und Nöte** des nichtärztlichen Personals im Rettungsdienst beschrieben und geprüft werden, wie bzw. ob Rettungsassistenten und Rettungssanitäter, ebenfalls Menschen mit Körper, Geist und Seele, stets diese hohen Anforderungen erfüllen können.

Obwohl in vielen medizinischen Bereichen für Gesundheit und Leben der Patienten wichtige diagnostische Verfahren angewendet oder z. B. in der Thorax-, Herz- oder Neurochirurgie an für das (Über)leben so zentralen

Organen operative Maßnahmen durchgeführt werden, entwickelt sich dort Routine in einem stärkeren Maße als im Rettungsdienst. Gleiche z. T. äußerst schwierige Methoden kommen dort in einer weitgehend einheitlichen, straff geregelten Arbeitsteilung und Organisation entsprechend hochspezialisierter Teams zur Anwendung.

Für die präklinische Notfallmedizin gelten andere Bedingungen.

14.4.1 Besonderheiten des Rettungsdienstes

In der Wartephase nach einem Einsatz »Verkehrsunfall mit mehreren Schwerverletzten« kann der nächste Alarm für ein »Frühgeborenes nach Hausgeburt« ausgelöst werden, und ca. 1 h später fährt das gleiche Team zur »Reanimation eines ca. 55jährigen Mannes«, bei dem nach typischer Infarktsymptomatik ein Kreislaufstillstand eingetreten ist.

Entgegennahme des Alarmauftrags, konzentrierte Überlegungen zur wahrscheinlich bevorstehenden Aufgabe, Alarmfahrt oder schneller Flug zum Notfallort und die jeweilige medizinische Problematik vor Ort sind jeweils anders und erfordern den jeweiligen Bedingungen individuell angemessene, z. T. maximale Anstrengungen bis zur Beseitigung der Lebensgefahr. Die Bemühungen mit voller Kraft dauern häufig bis zur Patientenübergabe in der Klinik an. Die skizzierten Besonderheiten prägen alle Teammitglieder.

Positive Auswirkungen der Tätigkeit im Rettungsdienst

Hohe Qualifikation, zunehmende Einsatzerfahrung und das Erleben, ständig als – zumindest potenzielle – Lebensretter gerufen und gefordert zu werden, bestätigen das notwendige gesunde Selbstvertrauen. Schwierige, aber erfolgreiche Interventionen sind Grundlage ausgewogener Zufriedenheit im Team. Oft rufen sie berechtigterweise Glücksgefühle hervor. All dies verstärkt die Motivation, immer mehr zu lernen, zu wissen und sensibler zu reagieren, um noch besser helfen zu können.

Gefahren der Tätigkeit im Rettungsdienst

Die genannten positiven Reaktionen und Gefühle können aber auch in Selbstüberschätzung übergehen, Omnipotenzansprüche auslösen, Desinteresse an nicht so spektakulären, nichtlebensbedrohlichen Krankheits- und Verlet-

zungsbildern hervorrufen, die Sensibilität für das alltägliche Leiden vieler Patienten schwinden lassen. Rettungssassistenten, Rettungssanitäter und auch Notärzte würden dann zu routinierten »**Rettungstechnokraten**«, zu vermeintlich »**omnipotenten Machern**«, ja zu »**Rettungsrambos**«.

Zum einen fällt es solchen Notärzten und Sanitätern schwer, gegenüber Patienten, Angehörigen, Alarmierenden und Zuschauern in den Situationen ihre Enttäuschung zu verbergen, in denen nicht ihr »**besonderes, maximales Können**« gefordert ist. Zum anderen wird der nicht erfolgreich »abgewickelte« Einsatz, z. B. die frustrane Reanimation, »**nur als Betriebsunfall**« gewertet oder als Niederlage empfunden oder aber auch scheinbar emotionslos verdrängt.

Belastungen im rettungsdienstlichen Alltag

Im rettungsdienstlichen Alltag werden die Teammitglieder häufig durch das Miterleben und Mitempfinden der Verletzungen und Erkrankungen ihrer Notfallpatienten an die eigene Verletzlichkeit und die eigener Angehöriger erinnert. Rettungsassistenten und Rettungssanitäter sind sich der Problematik der ständigen Konfrontation mit Tod und Krankheit nicht immer bewusst. Gelegentlich drängen sich aber Gedanken auf wie

- »… dieser Mann mit Herzinfarkt ist ja jünger als ich …«,
- »… diese junge schwerverletzte Frau könnte meine Partnerin gewesen sein…«,
- »… ich habe ein Kind gleichen Alters, hoffentlich passiert ihm nicht Ähnliches wie …«.

Überforderung und Motivationsverlust

Rettungsassistenten und Rettungssanitäter sind wie andere Arbeitnehmer in den Heilhilfsberufen auch alltäglichen Belastungen ausgesetzt. Die überdurchschnittliche Intensität, in der sie mit den Tabubereichen schwere Krankheit, schwere Verletzungen und Tod konfrontiert werden, entspricht der des Personals auf Intensivstationen, phasenweise ist sie noch bedrückender, u. a. weil die Konfrontation mit den Angehörigen direkter und häufiger ist.

Frustration

Diese Belastungen treffen auf Rettungsassistenten und Rettungssanitäter, die auch hinsichtlich ihrer Ausbildung und ihrer sozialen, berufspolitischen und rechtlichen Absicherung überdurchschnittliche Beeinträchtigungen ertragen müssen. Über Dauerstress und Frustration kann

◘ Tabelle 14.1. **Typische Ursachen des Motivationsverlustes**
Häufig psychisch belastende Einsätze
und
— subjektiv (und objektiv) unzureichende Ausbildung   — ungeklärte berufsrechtliche Fragen   — Schichtdienst und als unzureichend empfundene Bezahlung   — Komptenzprobleme in der Kooperation mit Notärzten   — demotivierender Führungsstil der Vorgesetzten   — mangelnde gesellschaftliche Anerkennung   — keine/geringe Aufstiegsmöglichkeiten und drohender sozialer Abstieg im Alter

◘ Tabelle 14.2. **Typische Folgen des Motivationsverlustes**

— Leistungsabfall
 — Lustlosigkeit bei der Arbeit
 — Enttäuschung, Ärger, depressive Verstimmung
 — psychosomatische Störungen:
   · Dauermüdigkeit
   · Rückenschmerzen
   · Magen-, Darmerkrankungen usw.
 — Suchttendenzen
 — Störungen im Sozialverhalten
   · am Arbeitsplatz
   · im Freundeskreis
   · in der Familie

diese Belastungskombination sehr schnell zu einem erheblichen Motivationsverlust führen (◘ Tabelle 14.1).

Die vielfältigen Faktoren sollen hier nicht weiter erläutert werden. Es ist aber klarzustellen, dass zum Abbau der nicht zwangsläufigen rettungsdienstspezifischen Ursachen der Motivationsverluste in erster Linie Arbeitgeber, Rettungsorganisationen, ärztliche Leiter Rettungsdienst, Kostenträger und die Gesetzgebung in Bund und Ländern beitragen müssen.

Folgen des Motivationsverlustes

Es müssen verstärkt bei Hilfsorganisationen und Feuerwehr strukturelle Veränderungen erfolgen, verbunden mit der Etablierung von Programmen für Rettungsassistenten und Rettungssanitäter zur Bewältigung der besonderen Belastungen des Einsatzes im Rettungsdienst, bevor bei Einzelnen oder ganzen Gruppen die Folgen des Motivationsverlustes offen zu Tage treten (◘ Tabelle 14.2).

Notwendig sind spezielle Trainingsprogramme, die bereits in der Ausbildung beginnen, vertieft und in speziellen Schulungen, Kursen oder Seminaren, in denen Rettungsassistenten und Rettungssanitätern mit rettungsdienstspezifischen Belastungssituationen und deren psychischen Folgen vertraut gemacht werden. In der sympathoadrenal geprägten Einsatzphase werden lähmende Selbstzweifel, Trauer und Grauen in der Regel nicht zugelassen und von vielen auch anschließend unterdrückt. Rettungsassistenten und -sanitätern muss in ihrer Aus- und Fortbildung klargemacht werden, welche Symptome für ein **posttraumatisches Stresssyndrom** sprechen, z. B.:

— bohrende Erinnerung an das Einsatzgeschehen,
— Schuldgefühle,
— Alpträume, Schlafstörungen,
— Trauer, Depression,
— Zynismus.

Die in den bisher rein notfallmedizinisch orientierten Aus- und Fortbildungsplänen in der Regel nicht vermittelten lang anhaltenden Folgen des posttraumatischen Stresssyndroms müssen z. B. herausgestellt werden:

— Abfall der Leistungsfähigkeit,
— psychosomatische Erkrankungen,
— Zunahme von Nikotin- und Alkoholkonsum,
— Störung der Erlebnisfähigkeit,
— Veränderung des Sozialverhaltens.

Rettungsassistenten und Rettungssanitäter brauchen Gelegenheit, unter Supervision ihre eigenen Gefühle und Empfindungen während und nach Rettungseinsätzen offenbaren zu können. Bei aller fachlicher Kompetenz von Rettungsassistent und Rettungssanitäter gilt es zu erkennen, dass auch der scheinbar so unerschütterliche, kühle, routinierte Notarzt und der erfahrene Rettungsassistent psychisch verletzbar sind, dass Sensibilität notwendig ist und dass der »Rambo-Notarzt« oder der »Überrettungsassistent« schon primär ungeeignet sind oder ihr inadäquates unangemessenes Verhalten erst im Sinne einer pathologischen Kompensation im Nachhinein entwickelt haben.

❯ Allgemeine notfallmedizinische Aus- und Fortbildungsdefizite, die vor, während und nach einem Einsatz Überforderungsängste auslösen, müssen ebenfalls klar ausgesprochen werden, denn fachliche Kompetenz ist eine entscheidende Voraussetzung zur »Selbsttherapie« nach belastenden Einsätzen.

Erfolgreiche organisatorisch und medizinisch souverän durchgeführte Einsätze helfen dem Patienten, stabilisieren das Selbstwertgefühl aller Beteiligten, den Teamgeist und das gesamte Arbeitsklima. Eine Einsatznachbereitung und die Diskussion aller taktischen, medizinischen, aber auch psychologischen Probleme bei großer Einsatzerfahrung und natürlicher Autorität des Notarztes sind aus medizinischer und psychologischer Sicht außerordentlich hilfreich und wichtig.

Burn-out-Syndrom

Strukturveränderungen und solche bisher noch nicht in allen Regionen etablierten Supervisionsprogramme müssen flächendeckend umgesetzt werden, um die »innere Kündigung«, das sog. Burn-out-Syndrom, im Rettungsdienst der Bundesrepublik Deutschland auf breiter Ebene zu verhindern.

> In der Psychologie wird der Begriff des »burn-out« verwendet. Burn-out-Syndrom (übersetzt: Bild des »Ausgebranntseins«) beschreibt den Zustand erheblicher psychisch-physischer Erschöpfung durch anhaltende Überforderung und massive Frustration (◘ Abb. 14.4).

Das Burn-out-Syndrom ist in allen sozialen Schichten und Berufen zu finden. Die geschilderten psychischen Belastungen und das sozioökonomische Umfeld des nichtärztlichen Personals im Rettungsdienst stellen aber ein besonderes, überdurchschnittliches Bedrohungsmoment dar.

14.4.2 Besonders belastende Einsätze

Bisher wurde erklärt, dass es notwendig ist, den psychischen Dauerbelastungen von Rettungsassistenten und Rettungssanitätern durch eine entsprechende Aus- und Fortbildung und durch berufsbegleitende Seminare Rechnung zu tragen; nun geht es darum aufzuzeigen, welche Konsequenzen besonders belastende und extreme Einsatzgeschehnisse erfordern.

Umfassende repräsentative Erhebungen zu diesem Komplex stehen zwar noch aus, unstrittig ist jedoch, dass die folgenden Geschehnisse erhebliche psychische Belastungen für das Rettungsdienstpersonal mit sich bringen:

- Großunfälle mit vielen Toten und Verletzten,
- Tod am Notfallort, erfolglose Reanimation, insbesondere bei Kindern,
- Einsätze mit bedrohlich erkrankten oder verletzten Kindern,
- Versorgung Verletzter mit schweren Verstümmelungen,
- lang dauernde Einsätze mit unzureichenden Hilfsmöglichkeiten, z. B. während der technischen Rettung Eingeklemmter,
- Meinungsverschiedenheit/Streit am Notfallort in Gegenwart des Patienten,
- Einsätze, bei denen eigene Fehler oder Insuffizienz des Teams zu diskutieren sind/wären.

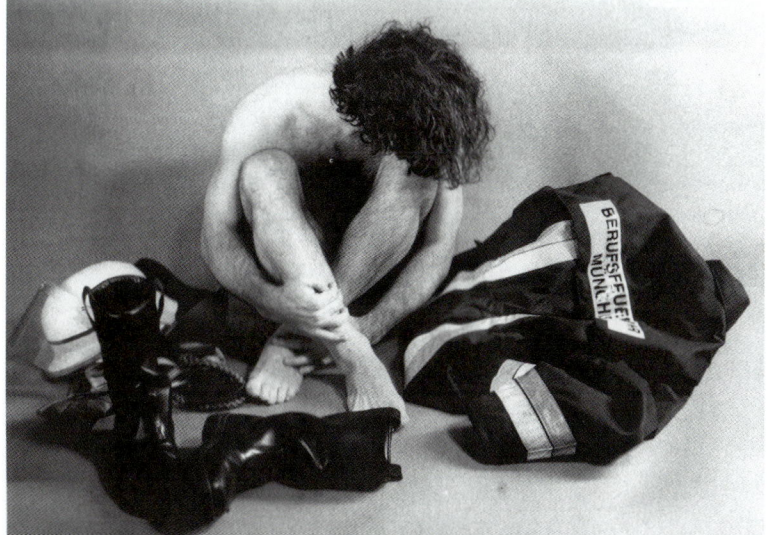

◘ Abb. 14.4. »Ausgebrannt« [Foto: Robert Sebastian, München]

Es ist nachvollziehbar, dass nach solchen traumatisierten Erfahrungen, aber auch nach einer Serie unterschiedlichster, letztlich nicht erfolgreicher Einsätze Rettungsassistenten und Rettungssanitäter, die zuvor nicht burn-outgefährdet waren, akut psychisch bzw. psychovegetativ dekompensieren können. Folgende Symtomkomplexe sprechen für eine posttraumatische Belastungsstörung:

- Wiederkehrende Erinnerung an das Ereignis/Träume von diesem Geschehen,
- Vermeidungsverhalten, d. h. dass Meiden ähnlich traumatisierender Situationen,
- Überreagibilität, Reizbarkeit, Schlafstörungen, Konzentrationsstörungen.

Kriseninterventionsteams

Die Betroffenen entwickeln posttraumatische Belastungsstörungen, die dem Burn-out-Syndrom ähnlich sind, in der Regel aber subjektiv als noch schwerer empfunden und objektiv als noch bedrohlicher zu werten sind. Erfolgreiche Ansätze bei Polizei und Feuerwehr zeigen, dass durch psychologisch geschulte »Kriseninterventionsteams« diese Störungen durch Gespräche, Rollenspiele etc. mit der Gruppe und mit dem einzelnen am Einsatz Beteiligten aufgearbeitet werden, wobei v. a. auch die in der Regel unbegründete Schuldgefühle der Teammitglieder auszuräumen sind. Dabei ist es besonders wichtig, bei den primär Betroffenen für die weitere Entwicklung frühzeitig herauszufinden, wer der größeren Nichtrisikogruppe und wer einer Hochrisikogruppe zuzuordnen ist.

Das **Angebotsspektrum der Kriseninterventionsteams** umfasst:

- Hilfe und Unterstützung durch Vorortpräsenz,
- strukturierte Einsatznachbesprechungen,
- Einzel- und Gruppengespräche sowie
- Informationsveranstaltungen.

Nach besonders schwerwiegenden Ereignissen, wie der Zugkatastrophe von Eschede litten ca. 50% aller Beteiligten an akuten Belastungsstörungen, aber »nur noch« 6% ein halbes Jahr nach dem Ereignis.

Ein großer Teil der Betroffenen baut die Probleme im Sinne der »Selbstheilung« ab. Zwanghaft angebotene Krisenbewältigungstechniken bergen auch die Gefahr einer Retraumatisierung.

14.5   Betreuung Sterbender

Es ist banales Grundwissen jedes Menschen, dass auch er sterben wird. Dieser »Wissensvorrat« hält viele Gesunde aber nicht davon ab, **gefühlsmäßig** dieses Faktum zu verdrängen, die Möglichkeit des Todes zumindest weit hinauszuschieben:

- »… möglicherweise gilt das für mich nicht …« oder
- »… ich sterbe ja viel später als alter Mensch, bis dahin ist noch viel Zeit …«.

Rettungsassistent und Rettungssanitäter unterliegen in der Regel den gleichen Verdrängungsmechanismen wie der größte Teil unserer Gesellschaft.

14.5.1   Ethische Fragen

Ethik bestimmt den Rahmen menschlichen Handelns, meist ohne bewusste Wahrnehmung oder überlegte Entscheidungen nach moralischen Prinzipien. Dabei spielen kulturelle Traditionen, individuelle soziale Herkunft, religiöse Werte, familiäre Prägungen und die Erziehung zu Recht, Ordnung, Pflicht, Freiheit, Solidarität und ganz besonders Achtung vor dem Nächsten eine entscheidende Rolle.

Art und Weise, Intensität und Dauer der Auseinandersetzung mit diesen Einflussfaktoren bestimmen das Handeln, besonders in kritischen Situationen, wenn rasches Abwägen zwischen verschiedenen Werten und Gütern erforderlich ist.

Die meisten ethikberührenden Entscheidungen im Rettungsdienst sind zwangsläufig dynamisch und unter Zeitdruck, unter reduzierten Informationsbedingungen nach eher medizinisch-pragmatischen Kriterien zu fällen.

Mit den Begriffen »Hilfe zum Leben« und »Hilfe beim Sterben« werden ethische Grundprobleme berührt, besonders bei den Fragen

- Einleitung einer Reanimation?
- Verzicht auf Reanimation?
- Abbruch der Reanimation?
- Sterbebegleitung?

Noch ist es eher selten, dass Patienten schriftliche Vorsorgeregelungen getroffen und eine Patientenverfügung formuliert haben, aus der sich konkrete Handlungsanweisungen für den Rettungsdienst ableiten lassen. Bei eindeutiger schriftlich fixierter Ablehnung einer Wiederbelebung sind entsprechende Bemühungen zu unterlassen bzw. unverzüglich zu beenden.

> **Der Tod kommt zu manchen alten oder schwerkranken Menschen als helfender Freund und nicht mehr als gefürchteter Feind.**

Wenn es Hinweise dafür gibt, dass durch Wiederbelebungsmaßnahmen das in Kürze bevorstehende unaufhaltsame Sterben unterbrochen würde, muss man sie unterlassen.

Beispiel: kardiogener Schock bei einem chronisch bettlägerigen Patienten, der bereits mehrere Herzinfarkte erlitten hat.

In den meisten Fällen finden wir aber nur unvollkommene Kriterien, die uns anzeigen könnten, ob der Patient zwangsläufig sterben wird. Eine Reanimation sollte abgebrochen werden, wenn nach relativ sicheren Erfahrungswerten unter Berücksichtigung aller Umstände, besonders des zeitlichen Verlaufs, das Wiedereinsetzen eines suffizienten spontanen Kreislaufs nicht mehr zu erwarten ist. Absolut richtige und eindeutig falsche Entscheidungen gibt es aber in dieser Frage in den meisten Fällen **nicht**.

Unter solchen Bedingungen sind der Beginn einer letztlich erfolglosen Reanimation oder der Verzicht bzw. der Abbruch einer Wiederbelebung in Situationen, von denen andere behaupten, sie hätte vielleicht doch zumindest zu einem Teilerfolg führen können, nicht auf einen Mangel an ethischen Zielvorstellungen zurückzuführen.

Neben dem in der Regel nicht vom Rettungsdienst zu verantwortenden objektiven Informationsmangel sind es auch häufig unzureichende notfallmedizinische Kompetenz und unzureichendes Wissen um die Pathophysiologie des akuten Todes.

Die Einleitung einer Reanimation, auch wenn – mehr oder weniger eindeutig – kein Erfolg zu erwarten ist, kann für den Verantwortlichen heute keine straf- oder zivilrechtlichen Konsequenzen zur Folge haben, eher die unterlassene Wiederbelebung. Die Aussichtslosigkeit entsprechender Bemühungen kann im Nachhinein nicht mit absoluter Sicherheit nachgewiesen werden.

Geringe fachliche Erfahrung, unzureichender Informationsstand und – ohne den juristischen Selbstschutz überbewerten zu wollen – rechtliche Sicherheit sprechen im Rettungsdienst bei Rettungsassistenten und Rettungssanitätern noch mehr als beim Arzt eher für den Reanimationsbeginn als für die Unterlassung. Dabei darf davon

ausgegangen werden, dass ggf. im Anschluss in der Klinik unter besseren diagnostischen und therapeutischen Bedingungen der Entschluss zur Beendigung der Maximaltherapie breiter und fundierter abzusichern ist.

Dieses Vorgehen schließt aber zwangsläufig ein, dass ein Teil der primär erfolgreich Reanimierten mit schwersten neurologischen Ausfällen bis hin zum apallischen Syndrom auf der Intensivstation langzeitbeatmet und danach mit erheblichem Aufwand weiter betreut werden muss.

14.5.2 Rechtliche Probleme

Im juristischen Sinne wird man sich ggf. nur bei der **Unterlassung** einem Schuldvorwurf aussetzen, auf einer anderen, vom Recht nicht fassbaren Ebene ist von der Unauflösbarkeit eines ethischen Dilemmas auszugehen, solange wissenschaftlich fundierte und kurzfristig ableitbare Kriterien für Erfolg oder Misserfolg einer Reanimation fehlen. Für alle Zeiten(?), zumindest aber für die überschaubare Zukunft muss man unter ethischen Gesichtspunkten grundsätzlich auch über mögliche Schuld durch das **Nichtunterlassen** einer Reanimation nachdenken!

Letztlich kann nur die Bereitschaft zur Verantwortungsübernahme den Notarzt und den Rettungsassistenten davon abhalten, jeden klinisch Toten in »bloßem Aktionismus« oder wegen des juristischen Selbstschutzes zu reanimieren und jede Reanimation erst in der Klinik nach Weitergabe der Verantwortung an mehrere andere Personen zu beenden.

Um Missverständnisse zu vermeiden: Nichtärztliches Personal sollte eine unter üblichen Bedingungen begonnene Reanimation nur in Abstimmung mit einem Notarzt beenden. (Der Notarzt sollte allerdings im Regelfall eigenständig über den Abbruch am Notfallort entscheiden. ▶ Kap. 21.2).

14.5.3 Beistand beim Sterben

Religiöse Bedürfnisse

Wenn Patienten beten wollen oder geistlichen Beistand wünschen, müssen – auch vielleicht nichtgläubige – Rettungsassistenten oder Rettungssanitäter die persönlichen religiösen Handlungen akzeptieren und unterstützen und nach Möglichkeit die Benachrichtigung eines Geistlichen veranlassen.

Es ist wünschenswert, dass das Personal im Rettungsdienst außer über die christlichen Riten in der Nähe des Todes auch von der Sterbekultur anderer Religionen, z. B. des Islam, etwas weiß.

Notfallseelsorge

In manchen Regionen können über die Leitstelle Seelsorger alarmiert werden. Obwohl unsere moderne Gesellschaft kaum noch von religiösen Inhalten geprägt ist, kann der entsprechend geschulte Geistliche – in vielem ähnlich wie der Krankenhausseelsorger – Beistand leisten und auch auf religiöse Bedürfnisse des Notfallpatienten eingehen (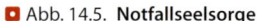 Abb. 14.5).

14.5.4   Fehlreaktionen der Helfer

Innerer Rückzug

In Situationen, in denen alle notfallmedizinischen Bemühungen versagen und das Sterben eines Patienten nicht mehr aufzuhalten ist, kann es vorkommen, dass sich Notarzt und Rettungsassistent, die alle ihre Kraft und das gesamte System des modernen Rettungsdienstes für das Ziel »Hilfe zum Leben« einsetzen, aufgeben und sich dann statt solidarischer Teilnahme als »nicht mehr zuständig« zumindest innerlich zurückziehen.

Verdrängungsmechanismen

Verdrängungsmechanismen und verlorene religiöse Bezüge sind sicherlich die wesentlichen Ursachen für Schwierigkeiten, in solchen Grenzsituationen des Lebens im Rettungsdienst die »Hilfe beim Sterben« als mit ihrer Hauptfunktion untrennbar verbundene Aufgabe zu akzeptieren.

Ohne eine persönliche Auseinandersetzung mit der Zwangsläufigkeit des eigenen Sterbens und ohne echte Akzeptanz des Todes ist jede Wiederbelebung zwar der bewusste Versuch, das Leben des Patienten zu retten, möglicherweise aber eher unbewusst das Bemühen, den eigenen Tod zu verdrängen oder das Sterben alters- und geschlechtsentsprechender Angehöriger aufzuhalten.

14.6   Ausblick

1. Der klassische Ausbildungsansatz für Rettungsassistenten und Rettungssanitäter, in dessen Zentrum der Notfallpatient mit seinen in erster Linie somatischen Störungen steht, erscheint weiterhin stimmig.
2. Moderner Rettungsdienst muss aber den Notfallpatienten auch als Persönlichkeit mit geistig-emotionalen Bedürfnissen sehen, die über eine Sicherung der Vitalfunktionen und der Regelkreise hinausgehen.
3. Präklinische Notfallmedizin spielt sich in einem Beziehungsgeflecht ab, in dessen Zentrum der Notfallpatient steht. Bedürfnisse von Beteiligten bzw. psychodynamische Interaktionen zwischen ihnen allen (das sind neben dem Notfallpatienten in erster Linie dessen Angehörige, das Rettungsteam und sonstige am Einsatz beteiligten Kräfte) werden aber bisher – wenn überhaupt – bestenfalls intuitiv erfasst. In der Aus- und Fortbildung wurden sie bisher – von Ausnahmen abgesehen – nicht genügend berücksichtigt.
4. Wissenschaftliche Untersuchungen, die diese Beziehungen und Probleme exakter belegen, so wie wir es für viele klassische notfallmedizinische Verfahren kennen, stehen im Wesentlichen noch aus.

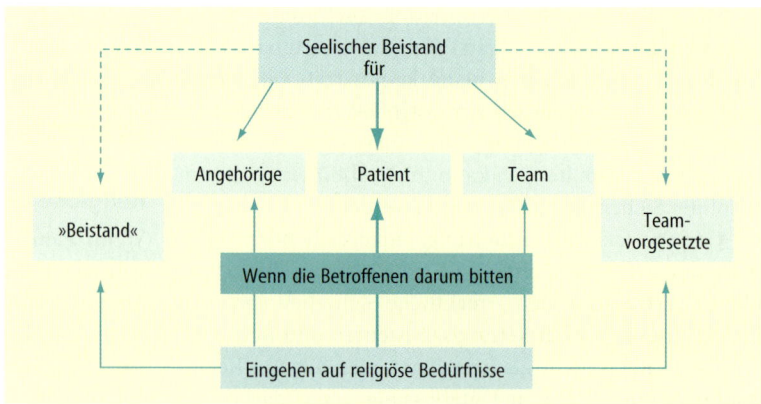

■ Abb. 14.5. **Notfallseelsorge**

Beurteilung von Verletzten und Erkrankten

Dieses Kapitel beschreibt ein konsequentes Vorgehen zur Beurteilung von Patienten in Rettungsdienst und Krankentransport. Alle bisher beschriebenen Einzeluntersuchungen werden in ein Schema integriert und um weitere wichtige Verfahren ergänzt. Checklisten und das Vorgehen anhand des Notfallprotokolls vereinfachen die Verfahrensweise für den Auszubildenden.

Lernziele

Rettungsassistent und Rettungssanitäter sollen
— allgemeine Vorgehensweise bei einer Untersuchung beschreiben,
— alle einzelnen Untersuchungstechniken in ein komplettes Ablaufschema einbetten und die richtige Reihenfolge der Untersuchungen benennen,
— wesentliche Kriterien der (Fremd)anamnese benennen,
— Grundsätze und wesentliche Kriterien der körperlichen Untersuchung bei Patienten beschreiben,

— in der Vorgehensweise zwischen akutvitalbedrohten und nichtlebensbedrohlich erkrankten und verletzten Patienten unterscheiden,
— wesentliche Aspekte der Dokumentation der Untersuchungsergebnisse beschreiben,
— Kriterien für eine korrekte Notfalldokumentation benennen können.

Der Rettungsassistent soll darüber hinaus weiterführende Untersuchungstechniken für die Beurteilung von Patienten anwenden können, insbesondere:
— Interpretation pulsoxymetrischer und kapnometrischer Werte ▶ Kap. 11,
— Beschreiben typischer EKG-Befunde von Notfallpatienten ▶ Kap. 11.

15.1   Bedeutung der Beurteilung

Voraussetzung für eine adäquate Versorgung ist eine umfassende Untersuchung und Befragung des Patienten, im Bedarfsfall auch eine Einbeziehung des Umfeldes. Der Umfang von Untersuchung und Beurteilung unterscheidet sich bei Patienten im Krankentransport und bei Notfallpatienten im Rettungsdienst. Untersuchungsschwerpunkt und -umfang werden durch den Zustand des Patienten bestimmt, trotzdem gibt es grundsätzliche Gemeinsamkeiten.

Zum Kliniktransport Erkrankter und (Leicht)verletzter – nach hausärztlicher Diagnose – sind in der Regel nur wenige Untersuchungsschritte des nichtärztlichen Personals für einen angemessenen Umgang mit dem Patienten erforderlich. Dagegen ist bei der Versorgung von Notfallpatienten im Rettungsdienst, insbesondere von traumatisierten, eine Ganzkörperuntersuchung anzustreben. Die sich aus der Situationsanalyse ergebenden Erkenntnisse sind die Basis für die notwendige Erstbehandlung der Notfallpatienten und ggf. notwendig werdende Rückmeldungen an die Leitstelle.

Bei der Beurteilung in der täglichen Rettungsdienstpraxis muss dem Rettungsteam bewusst sein, dass sich durch Ursachen verschiedenster Art auch Fehler mit gravierenden Folgen einschleichen können. Daher muss das Rettungsteam eine Verfahrensweise beherrschen, die die nötige Sicherheit und eine entsprechende Handlungsfähigkeit gewährleistet.

Mögliche Gründe für Fehler in der Beurteilung

— Fehleinschätzung durch Notfallzeugen
— Rasanter Verlauf des Notfallgeschehens
— Ungenaue Angaben bei Fremdanamnese
— Bewusstseinseinschränkung des Patienten
— Einschränkung der Eigenwahrnehmung des Patienten
— Vorurteile des Teams gegenüber dem Patienten
— Psychische Beeinträchtigung der Teammitglieder

Begrifflichkeit

Sinn der Notfalluntersuchung ist das Erheben wichtiger Befunde. Verschiedene Stufen im Verlauf der Befunderhebung führen zum gewünschten Ergebnis. Arbeits- oder Verdachtsdiagnose strukturieren die mentale Bereitschaft des Teams (▶ Kap. 13). Die Stellung einer Diagnose ist ärztliche Aufgabe, daher sind die Feststellungen bei der Notfalluntersuchung durch nichtärztliches Personal Arbeits- oder Verdachtsdiagnosen.

Allgemeine Grundregeln

— Geräusche, Gerüche, Atemtiefe etc. des gleichen Patienten werden von 2 Menschen gelegentlich unterschiedlich eingestuft. Deshalb ist es grundsätzlich hilfreich, wenn bei einer Diagnose unterschiedliche Eindrücke gegeneinander abgewogen werden.

- Wichtig ist es, einzelne Schritte zu wiederholen.
- Eine Grundregel der Befundung lautet: vom Hauptproblem zum Nebenproblem. Es hat sich bewährt, einen Patienten generell am Kopf beginnend zu untersuchen.
- Die kleinste Beeinträchtigung am Patienten ist als erster Schritt durchzuführen – somit steht die **Inspektion vor der Palpation**, die Sensibilitätskontrolle vor der Kontrolle der Motorik.

In Abhängigkeit vom Einsatz ist das Entkleiden des Patienten – zumindest an den betroffenen Körperregionen – eine wichtige Voraussetzung; Kleidungsstücke sollten nur in Ausnahmesituationen aufgerissen oder aufgeschnitten werden. Abhängig von der Situation muss das Team entscheiden, ob auf die Intimsphäre des Patienten Rücksicht genommen werden kann.

15.2   Grundsätzliche Vorgehensweise

Gerade der in der Ausbildung Befindliche benötigt ein allgemeingültiges Schema, von dem nur in begründeten Ausnahmefällen abgewichen werden sollte. Die Untersuchung eines Patienten gliedert sich in mehrere Schritte, die von Maßnahmen der Versorgung unterbrochen werden können oder müssen. Sie kann in Abschnitte eingeteilt werden, die sich allerdings auch – zumindest teilweise – zeitlich überlappen können. So wird es sich z. B. automatisch ergeben, dass bestimmte Fragen der (Fremd)anamnese bereits während des Erstüberblicks gestellt werden.

Einschätzung der Gesamtsituation

- Situation
    - Ort/Lage entspricht der Notfallmeldung?
    - Was ist geschehen?
- Erster Überblick
    - Art der Erkrankung, des Unfallmechanismus
    - Zahl der Patienten
    - Ausmaß der Lebensbedrohung auf den ersten Blick
- Besondere Gefahrenmomente
    - Kriminelle Handlung/Gewalttat
    - Feuer
    - Straßenverkehr etc (▶ Kap. 5)
- Weitere Kräfte, andere Fachdienste erforderlich?

▼

Beurteilung eines Notfallpatienten und allgemeiner Ablauf einer Versorgung

- Notfallart
    - Internistisch? Traumatisch? Unklar?
- Erstüberblick
    - Schritt 1: Primärkontrollen
      (Lebensrettende) Maßnahmen erforderlich?
      Notarzt erforderlich? Umlagerung erforderlich?
    - Schritt 2: Sekundärkontrollen
      (Lebensrettende) Maßnahmen erforderlich?
      Notarzt erforderlich? Umlagerung erforderlich?
      Schneller Transport erforderlich? Notarzt im
      Rendezvous-System?
    - Anamnese (Eigen- und/oder Fremdanamnese)
      Notarzt erforderlich? Maßnahmen erforderlich?
- Zweitüberblick
    - Schritt 1: Vitalkontrollen
    - Schritt 2: körperliche Untersuchung
      Notarzt erforderlich? Maßnahmen erforderlich?
- Versorgung: Verbände, Immobilisation etc.
- Transport
- Dokumentation

Wesentliche Aufgabe des **Erstüberblicks** ist die Informationsbeschaffung, um das weitere Vorgehen festzulegen. Hier muss das Team in einer extrem kurzen Zeit alle wesentlichen Informationen sammeln, um auf Anzeichen einer Vitalbedrohung sofort reagieren zu können. Die Anamnese soll wesentliche Angaben erbringen, die zu Verdachtdiagnosen führen bzw. wichtige Zusatzinformationen liefern, die für die weitere Versorgung von großer Wichtigkeit sein können, z. B. Grunderkrankungen, Allergien.

Der **Zweitüberblick** bringt schließlich alle Informationen von nicht unmittelbar lebensentscheidender Bedeutung, die ebenfalls nicht übersehen werden dürfen.

❯ Das wesentliche Prinzip dieses abgestuften Vorgehens bei einer Notfalluntersuchung: Kontrolle der lebenswichtigen Körperfunktionen hat Vorrang. Sie ist nicht abgeschlossen und muss ggf. mehrfach wiederholt werden.

15.3 Erstüberblick

Die empfohlene Abfolge entspricht der Logik; die zeitlichen Vorgaben basieren auf fundierten Erfahrungen. Die gewonnenen Informationen bestimmen unter Beachtung der vorliegenden **Leitsymptomatik** die nachfolgenden Maßnahmen und den körperlichen Untersuchungsgang. Sie müssen letztlich zu einer Differenzierung zwischen nichtvitalbedrohten und vitalbedrohten Patienten führen.

Je nach Ausmaß der Vitalbedrohung werden unverzüglich – z. T. parallel – elementare Maßnahmen folgen, z. B. Beatmung, Herzdruckmassage, Intubation, massive Volumentherapie, Blutstillung.

In Abhängigkeit von der Dramatik des Geschehens muss ggf. – primär – auf die Durchführung weiterer Untersuchungsschritte verzichtet werden, um durch wichtige therapeutische Verfahren das Überleben zu sichern. Die grundsätzlich zu fordernde orientierende schnelle Untersuchung des gesamten Körpers – im Sinne der Sekundärkontrollen (▶ 15.3.2) – darf keinesfalls vernachlässigt werden.

15.3.1 Schritt 1: Primärkontrollen

Die Primärkontrollen beziehen sich auf 3 Fragestellungen:
1. Ansprechbarkeit?
2. Hinweise für Störungen der Atmung?
3. Hinweise für Störungen des Kreislaufs?

Die Kontrollen dieser Funktionen erstrecken sich über sämtliche Aspekte z. B. Frequenz, Qualität, Rhythmus. Die jeweiligen Überprüfungstechniken sind in ▶ Kap. 11 und 12 ausführlich besprochen.

> ❯ **Die Primärkontrollen sind bei jedem im Rahmen des Krankentransports oder Rettungsdienstes transportierten oder versorgten Patienten erforderlich.**

Korrekt durchgeführte Primärkontrollen dauern bei einer bewusstlosen Person ca. 30 s, bei ansprechbarer Person etwas länger (höchstens 1 min; ◘ Abb. 15.1). Gleichzeitig werden, allgemeine Informationen aufgenommen, z. B.
- Position des Patienten
- Körperhaltung
- Erscheinungsbild
- Umgebungsgeruch oder Geruch in der Ausatemluft
- Gesichtsfarbe, wie fühlt sich die Haut an?
- Starke Blutung und/oder Verletzung sichtbar?

15.3.2 Schritt 2: Sekundärkontrollen

Alle Fragen, die für das weitere dem Einsatzanlass bzw. der Art des Notfalls angepasste Vorgehen von Bedeutung sind, müssen jetzt geklärt werden. Dafür steht bei bedrohlichen Zustandsbildern nur wenig Zeit zur Verfügung. Der Vorgang soll im Regelfall nicht länger als 1,5–2 min dauern.
- Handelt es sich vom weiteren Verlauf der Untersuchung her um einen vordergründig traumatischen oder nichttraumatischen/internistischen Patienten
- Weitere Fragen nach dem **8-W**-Schema (s. unten)
- Erneut Orientierung beurteilen (ggf. **POST**- Schema, s. nächste Seite)
- Erscheinungsbild
- Hautfarbe, -feuchtigkeit, -beschaffenheit: an Gesicht, Hals und Händen (dazu Anamnese)
- Stauungszeichen: Halsvenenstauung, Ödeme (Gesicht, Hals)
- Nagelbettprobe
- Blutdruck- und Pulsfrequenz ermitteln (dazu Anamnese: Normalwerte?), erneut Qualität und Rhythmus beurteilen
- Pulsoxymetrie, Auskultation der Lunge (dazu Anamnese: bekannte Vorerkrankungen?), erneut Frequenz, Tiefe und Rhythmus beurteilen
- Blutzuckerteststreifen (dazu Anamnese: Diabetes?)
- Grobes Abtasten aller Körperregionen, um schwere Verletzungen, Schmerzen auszuschließen
- EKG-Befund

> **8-W-Schema**
> - **W**as ist Ihr Problem?
> - **W**ann ist das Problem aufgetreten?
> - **W**elche Umstände führten zu dem Problem?
> - **W**ie fühlt es sich an?
> - **W**ie ist der Schmerz?
> - **W**o ist der Schmerz?
> - **W**elche Veränderungen haben sich ergeben?
> - **W**as haben Sie dagegen unternommen?
>
> ▼

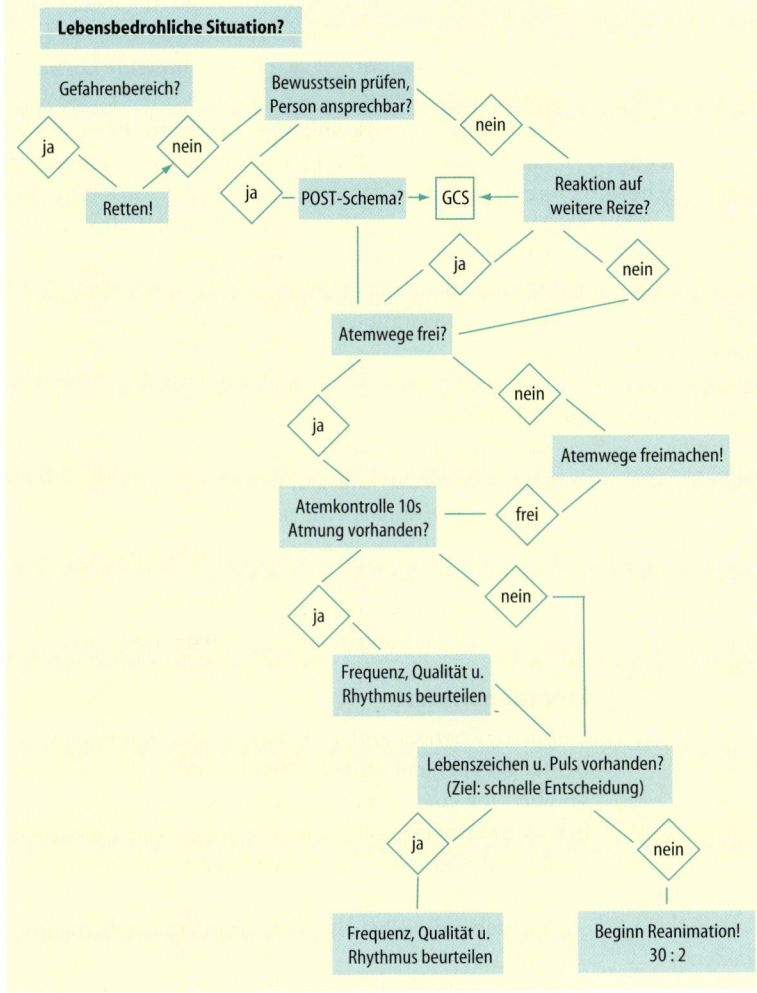

■ Abb. 15.1. **Primärkontrolle (Leitlinien 2006 für erfahrenes Personal)**

POST-Schema

- Orientierung zu **P**erson: Name, Alter
- Orientierung zu **O**rt/Raum: Wo befinden wir uns hier?
- Orientierung zur **S**ituation /derzeitiges Problem: Warum haben Sie uns gerufen bzw. rufen lassen?
- Orientierung zur Zeit (**T**empus): Welche/n/s Uhrzeit, Tag, Monat Jahr haben wir?

- Besteht eine Vitalgefährdung?
- Ist ein Notarzt erforderlich?
- Handelt es sich um eine Load-and-go-Situation?
- Welche Sofortmaßnahmen müssen ergriffen werden?
- Ist eine Umlagerung erforderlich bzw. gefahrlos möglich?

❯ Grundsatz: »Ohne akute Lebensgefahr keine Umlagerung vor dem Erstüberblick!«

Nach der Klärung der im individuellen Fall notwendigen Fragen werden alle Informationen zu einer Arbeitsdiagnose zusammengefasst, die den weiteren Fortgang der Versorgung nachhaltig bestimmen muss.

15.4   Anamnese

Bei der **Eigenanamnese** schildert der Patient selbst seine akuten Beschwerden und beantwortet selbst gezielte Nachfragen.

Als **Fremdanamnese** bezeichnet man entsprechende von Dritten stammende Informationen, z. B. von Angehörigen, Nachbarn oder Augenzeugen (▶ Kap. 13).

Neben Erkenntnissen, die sich aus der Einschätzung der Gesamtsituation ergeben, ist in vielen Fällen die Anamnese die wichtigste Informationsquelle. Wenn der betroffene Patient (Eigenanamnese) keine Angaben machen kann, wird auf die Fremdanamnese zurückgegriffen. In all den Fällen, in denen keine (not)ärztliche Diagnose vorliegt, müssen Rettungsassistent und Rettungssanitäter – sofern dies sinnvoll und möglich ist – eine gezielte Anamnese erheben.

Die wesentlichen Gesichtspunkte der Anamnese können in verschiedene Schritte gegliedert werden, deren Reihenfolge der Logik der Vorgehensweise im Rahmen der Gesamtuntersuchung entspricht (s. 15.3.1 und 15.3.2), aber den mittlerweile gewonnenen Erkenntnissen angepasst werden muss.

Eigenanamnese

Frageschema der umfassenden Anamnese

— Medizinische Vorgeschichte
— Bekannte Allergien
— Normale Medikation
— Aktuell zusätzlich eingenommene Medikamente
— Aktuelle medizinische Probleme
— Risikofaktoren
— Alkoholkonsum
— Magen-Darm-Probleme
— Letzte Mahlzeit/Getränke/Zigarette
— Letzter Arztbesuch und dessen Ergebnisse
— Schwangerschaft bekannt oder möglich

Außerdem sollte immer nach Notfallausweisen bzw. ähnlichen Dokumenten gefragt werden (z. B. Mutterpass, Marcumarausweis, Schrittmacherpass etc.). Das Fragen nach den »individuellen Normalwerten« von Blutzucker, Puls und Blutdruck kann in Einzelfällen hilfreich sein.

Beispiele für wichtige anamnestische Angaben:
— Art und Dauer der akuten Problematik: z. B. schwerste Atemnot seit ca. 1 h, zunehmende Eintrübung über Stunden
— Wesentliche Vorerkrankungen: Herzinfarkt vor 4 Wochen, chronisches Asthma bronchiale, insulinpflichtiger Diabetes
— Dauermedikation: Broncholytika, Acetylsalicylsäure (ASS), Sekretolytika, Injektion von Insulin
— Sonstige Beeinträchtigungen: versteiftes Schultergelenk, Hüftoperation mit Luxationsneigung vor 6 Wochen

➕ **Praxistipp**

Bei Anforderung zum Transport Erkrankter oder Verletzter durch den Hausarzt entfällt – sofern sich nicht nachträglich dramatische Befundänderungen ergeben oder sich mittlerweile eine Vitalgefährdung entwickelte – jede sachliche und rechtliche Basis für eine umfassende Anamneseerhebung oder eine komplette körperliche Untersuchung durch das nichtärztliche Personal.

Fremdanamnese

Durch die Fremdanamnese ergibt sich bei bestimmten Patientengruppen ein unverzichtbarer Informationsfluss. Es sei aber vor einem unkritischen Umgang mit den Angaben Angehöriger oder Umstehender gewarnt, denn für unrichtige oder unwahre Aussagen gibt es eine Fülle von Ursachen, z. B.:
— Umstehende selbst alkoholisiert oder unter Drogeneinfluss
— Mangelndes medizinisches Wissen der Umstehenden
— Vorurteile der Umstehenden
— Notfall ist Folge einer moralisch problematischen Handlung
— Notfall ist Folge einer juristisch problematischen Handlung
— Eltern sind von Annahmen über ihre Kinder felsenfest überzeugt, z. B.: »Mein Kind nimmt keine Drogen!«

➕ **Praxistipp**

Gerade die für Umlagerung und Transport wichtigen Informationen über Beeinträchtigungen müssen in jedem Fall – auch bei bereitliegendem Einweisungsschein mit ärztlicher Diagnose – eingeholt werden, da der einweisende Arzt in der Regel auf die »alten«/chronischen Leiden nicht ausdrücklich hinweist.

15.5 Zweitüberblick: Körperliche Untersuchung

Das wesentliche Ziel des Zweitüberblicks ist die genauere körperliche Untersuchung. Der Zweitüberblick bei Patienten nach einem Unfallgeschehen ist wesentlich bedeutungsvoller als bei den meisten nichttraumatisierten Patienten. Bei einem großen Teil der Patienten in Krankentransport und Rettungsdienst ergibt bereits eine körperliche Untersuchung – ohne weitere apparative Hilfsmittel – die entscheidenden diagnostischen Hinweise.

Der Zeitpunkt, an dem der Zweitüberblick beginnt bzw. durchgeführt wird, ist von der einzelnen Notfallsituation abhängig. In einigen Fällen (z. B. akute Lebensbedrohung) muss diese Untersuchung entfallen oder wird behandlungsbegleitend erst auf dem Transport zum Krankenhaus durchgeführt.

Untersuchungsverfahren, die in der rettungsdienstlichen Praxis sehr häufig parallel, d. h. körperbereichsbezogen, angewendet werden, sind im Folgenden systematisch beschrieben.

Es sei daran erinnert, dass im Rahmen des Zweitüberblicks für die lückenlose Überwachung die Kontrollen der Vitalfunktionen erneut durchgeführt werden müssen.

Die wesentlichen Kriterien, die bei der körperlichen Untersuchung beurteilt werden, sind:

- Hautfarbe, Hautbeschaffenheit, Hauttemperatur
- Farbliche Veränderungen wie Hämatome, Prellmarken
- Wunden, Blutungen, Austritt von Flüssigkeiten
- Schmerz
- Sensibilitätsstörung
- (Periphere) Durchblutungssituation
- Formveränderungen wie Ödeme, Schwellungen
- Fehlstellung
- (In)stabilität
- Bewegungsfähigkeit, Funktionseinschränkung

15.6 Untersuchungstechniken

Bei der eigentlichen körperlichen Untersuchung kommen grundsätzlich unter Berücksichtigung der jeweiligen medizinischen Problematik – mit unterschiedlicher Wertigkeit – folgende Techniken zur Anwendung:

- Inspektion
- Palpation
- Auskultation
- Perkussion

- Geruchswahrnehmungen
- EKG-Beurteilung

15.6.1 Inspektion

Zur Inspektion gehört der **erste optische Eindruck** der Umgebungsbedingungen sowie die Beurteilung des Erscheinungsbildes des Patienten:

- Wie ist der Notfallort beschaffen (Raum, Wohnung etc.)? Gibt es Hinweise auf Gifte, auf Suizid, auf soziale Verhältnisse, auf Suchterkrankungen, auf Straftaten etc?
- Lage/Position?
- Aussehen: altersentsprechend bzw. vorgealtert?
- Adipositas, Kachexie etc.?
- Abnorme Körperhaltung?
- Hautbeschaffenheit und -farbe wie Zyanose, Ikterus, Blässe, Rötung etc.?
- Farbliche Veränderungen einzelner Körperstellen wie Hämatome, Prellmarken, Wunden, Blutungen?
- Austritt von Flüssigkeiten?
- Formveränderungen wie Ödeme, Schwellungen, Fehlstellung?
- Anscheinend ungestörte Atmung oder Dyspnoe? Pathologische Atemmuster, keine sichtbaren Atembewegungen?

Die intensive Inspektion mit Leuchte umfasst
- Pupillenverhalten (☐ Abb. 15.2 und 15.3)
- Mundrauminspektion, Inspektion von Nasen- und Ohrlöchern
- Allgemeine Kriterien an zuvor noch bekleideten Körperteilen, Blutungen in den Rachenraum, Stuhlabgang, Urinabgang etc.

15.6.2 Palpation

Durch die Palpation, die Untersuchung durch Betasten, fahndet man nach allgemeinen Kriterien, z. B.
- Druckschmerzhaftigkeit bestimmter Regionen
- Krepitation (Knirschen beim Aneinanderreiben der Bruchenden)
- Abnorme Beweglichkeit, unter den Weichteilen liegende Vertiefungen (Impressionen) oder knöcherne Vorwölbungen

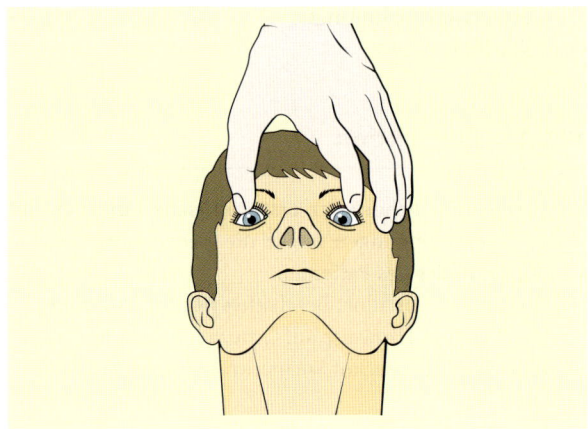

🔲 Abb. 15.2. **Kontrolle der Pupillenweite bei normalen Lichtverhältnissen**

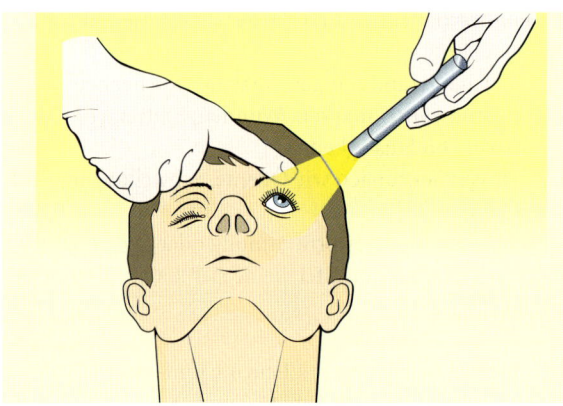

🔲 Abb. 15.3. **Kontrolle der Lichtreaktion zunächst einzeln, dann im Seitenvergleich**

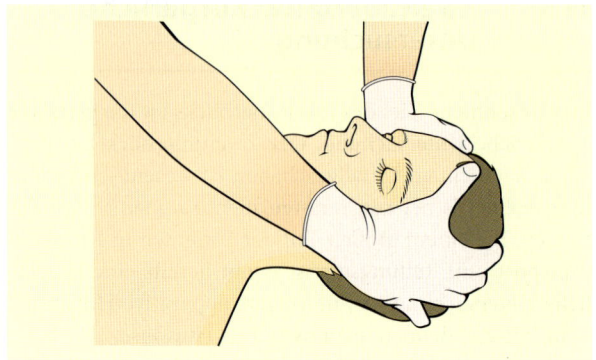

🔲 Abb. 15.4. **Palpation des Schädels**

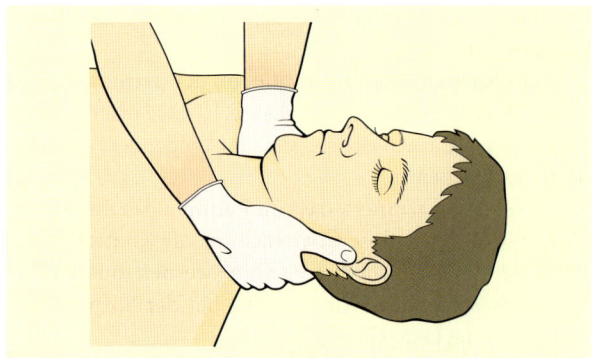

🔲 Abb. 15.5. **Palpation des Nackens – erfolgt nur, wenn der Unfallmechanismus nicht ein sofortiges Anlegen eines HWS-Immobilisationskragens erfordert**

Da bei einem bewusstlosen Patienten die konsequente Befragung entfällt, muss die Palpation umso gründlicher durchgeführt werden.

Je nach Leitsymptomatik ergibt die Palpation des gesamten Körpers im Hinblick auf die Verletzungen des knöchernen Stützapparates, die Palpation des Abdomens und die palpatorische Kontrolle der arteriellen Durchblutung der Extremitäten wichtige diagnostische Erkenntnisse (🔲 Abb. 15.4 bis 15.12).

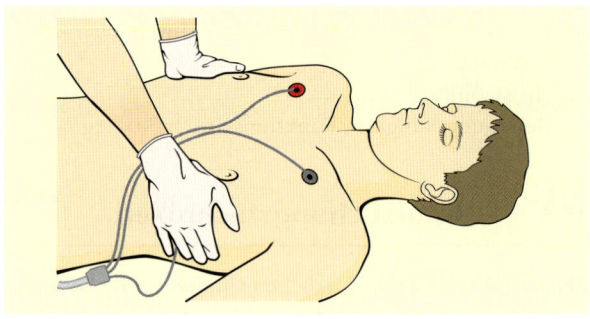

🔲 Abb. 15.6. **Thoraxkompression: Kontrolle der seitlichen Stabilität**

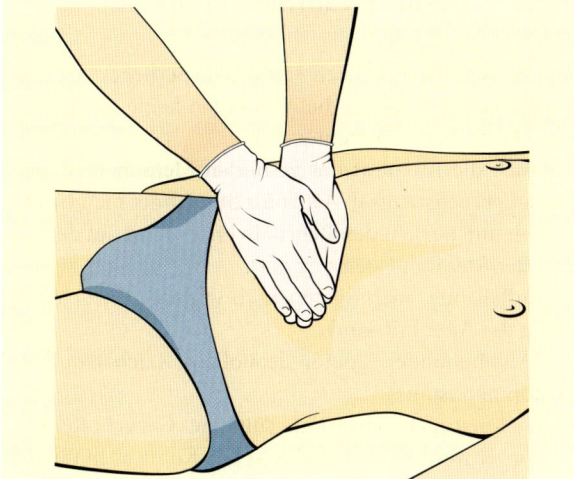

☐ Abb. 15.7. **Palpation des Abdomens: Palpation der 4 Quadranten nacheinander**

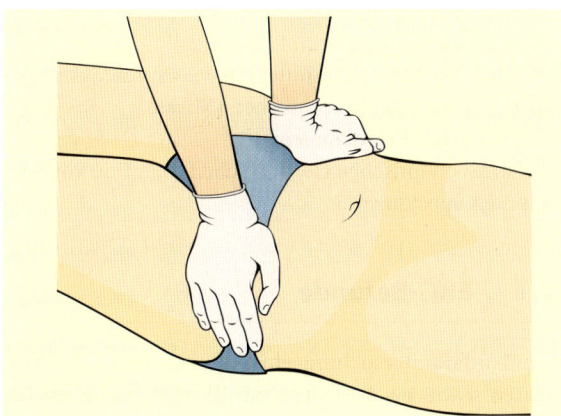

☐ Abb. 15.8. **Kompression des Beckens**

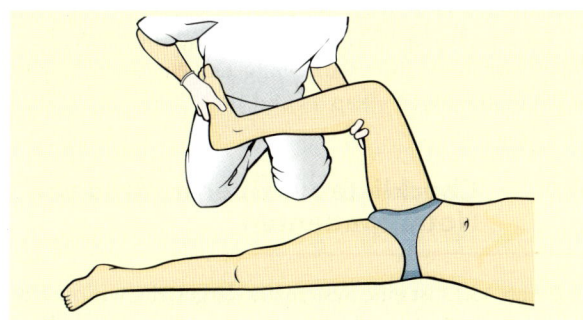

☐ Abb. 15.9. **Palpation und Funktionskontrolle des Beines bei Bewusstlosen**

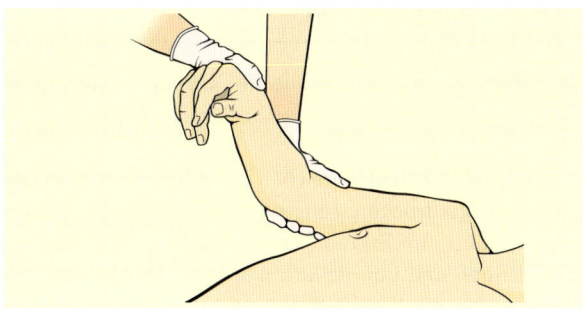

☐ Abb. 15.10. **Palpation und Funktionskontrolle des Armes bei Bewusstlosen**

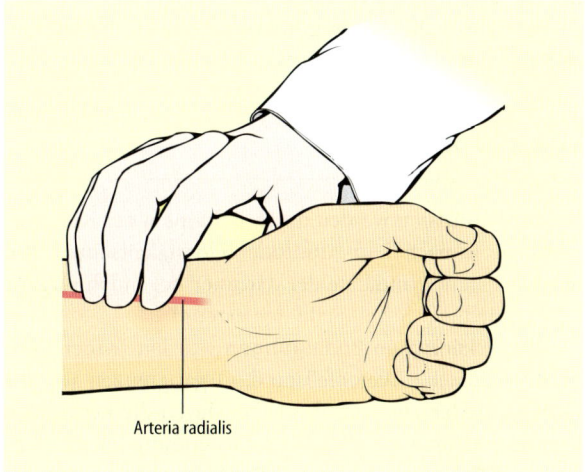

Arteria radialis

☐ Abb. 15.11. **Radialispuls**

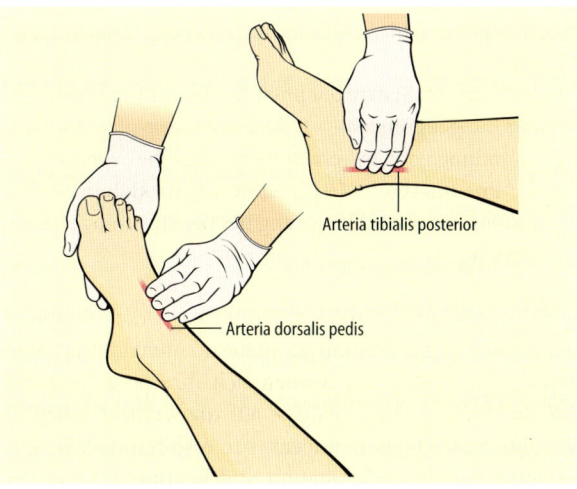

Arteria tibialis posterior

Arteria dorsalis pedis

☐ Abb. 15.12. **Fußpulse**

15.6.3   Auskultation

Grundsätzlich lassen sich alle im Körper entstehenden Schallphänomene mit dem Stethoskop auskultieren, d. h. abhorchen.

Im **präklinischen Bereich** wird neben der auskultatorischen Blutdruckmessung weit überwiegend die Lunge auskultiert, um Erkrankungen und/oder Verletzungen zu erkennen und um die korrekte Lage des Endotrachealtubus zu kontrollieren (◘ Abb. 18.20). In einzelnen Fällen ist die Auskultation des Herzens und des Abdomens erforderlich.

Über ein am Kehlkopf des spontan atmenden Patienten platziertes Stethoskop lässt sich auch über das Atemgeräusch die Atmung überprüfen und überwachen (▸ Kap. 11; ◘ Abb. 11.15).

15.6.4   Perkussion

Bei der Perkussion werden durch Beklopfen der Körperoberfläche je nach Luft- und/oder Flüssigkeitsanteil und je nach Parenchymdichte der darunter liegenden Organe unterschiedliche Schallqualitäten erzeugt.

Unter **klinischen Bedingungen** wurden früher Lungenkrankheiten, Zwerchfellstand, Organgrenzen wie die Größe des Herzens oder der Leber durch die Perkussion bestimmt. Durch die alltägliche Anwendung klinisch-apparativer Routineverfahren wie Röntgen und Sonographie ging die Bedeutung der Perkussion und damit auch die ärztliche Erfahrung in diesen Techniken stark zurück.

Unter **Notfallbedingungen** wird der Notarzt in der Regel in erster Linie die Lunge zu folgenden Zwecken perkutieren:

- Prüfung der Seitengleichheit der Belüftung und Tiefe der Lungengrenzen
- Fahndung nach hypersonorem Schall bei Verdacht auf Pneumothorax (ergänzend zur Auskultation)
- Erkennung einer Dämpfung bei Blutungen oder Ergüssen

Wegen der erforderlichen Erfahrung, die Rettungsassistenten und Rettungssanitätern nicht ohne Weiteres zu vermitteln ist, werden sich ihre perkutorischen Möglichkeiten – bestenfalls – auf die Verdachtsdiagnose (Spannungs)pneumothorax bei respiratorischer Verschlechterung nach Intubation und Beatmung beschränken.

15.6.5   Geruchswahrnehmung

Vom Schweißgeruch nach starker körperlicher Anstrengung abgesehen, gibt es bei Gesunden keine wahrnehmbaren Geruchskomponenten.

Auch die Atemluft des gesunden Menschen ist weitgehend geruchsneutral. Als Fötor bezeichnet man (üblen) Geruch und bezieht den Begriff in erster Linie auf den Geruch der Atemluft (foetor ex ore).

Auffallende, auch diagnostisch wichtige Geruchsqualitäten der Atemluft, sind

- »Alkoholfahne« (Foetor alcoholicus; Zeichen des Alkoholkonsums)
- Azetongeruch: obstartiger süßlicher Geruch; Ketonkörper werden beim diabetischen Koma auch mit der Atemluft ausgeschieden
- Urinöser Geruch (Foetor uraemicus) der Atemluft (und der Haut) tritt bei Patienten im Stadium des Nierenversagens auf
- Lehm- oder leberähnlicher Geruch (Foetor hepaticus) entwickelt sich beim Leberzerfall
- »Stuhlgeruch der Atemluft«: Hinweis auf Ileus mit Gegenperistaltik; Koterbrechen (Misere)
- Geruch nach Erbrochenem
- Scharfe »chemische« Gerüche nach Ingestion von toxischen Substanzen

15.6.6   EKG-Befunde

Bei der Notfalluntersuchung eines internistischen Notfallpatienten sowie bei Patienten mit Thoraxtrauma hat die Beurteilung des EKG-Bildes einen besonderen Stellenwert. Primär geht es hierbei um Ausschluss oder Erkennen einer Vitalbedrohung, die ohne ein EKG nicht hätte erfasst werden können.

Ausdrucke der EKG-Kurven sind ggf. Bestandteil der Dokumentation. Zur Beurteilung der einzelnen Rhythmusveränderungen ▸ Kap. 11 und 19.

15.7   Checkliste zur Überprüfung von Notfallpatienten

In ◘ Abb. 15.13 ist eine Systematik dargestellt, wie die Untersuchung eines nichttraumatischen (internistischen) bzw. traumatisierten Patienten aussehen sollte.

Kranker

Zweitüberblick

Gesicht
- Gesichtsausdruck
- Gesichtsfarbe
- Skleren
- Spider naevi
- Stauungszeichen
- Halbseitenlähmung

Zunge
- Motorik
- trocken/feucht
- Farbe
- Foetor ex ore

Pupillenverhalten
- weit/eng
- seitengleich/different
- Reaktionsgeschwindigkeit

Lähmungserscheinungen
- eingeschränkte Zungenmotorik
- Mundwinkel herabhängend
- Händedruckprobe

Stauungszeichen
- Halsvenen
- Adern im Gesicht
- Varizen/
  Umgehungskreisläufe

Essen/Trinken
- Appetit/Durst

Inspektion und Palpation des Abdomens
- Schmerzen
- Blähungsgefühl
- gespannt/prall

Verdauung/Harnausscheidung

Ödeme
- generalisiert
- Gesicht/Schleimhäute (Quincke)
- Unterschenkel/Knöchel
- aufliegende/abhängige Partien

Exsikkosezeichen
- halonierte Augen
- stehende Hautfalten
- trockene Haut/Schleimhäute

Periphere Durchblutung
- Nagelbettprobe/Kapillarfüllung
- arterielle Pulse
- Farbe und Temperatur

Bei allen Patienten

Erstüberblick

Primärkontrollen:
Bewusstsein vorhanden
- POST-Schema/GCS
Atemwege frei
Atmung vorhanden
- Frequenz
- Rhythmus
- Tiefe
- Gesichtsfarbe/Zyanose
Kreislauf/Lebenszeichen vorhanden
- Pulsfrequenz
- Pulsqualität
- Rhythmik
- starke Blutung

Sekundärkontrollen:
- Nagelbettprobe
- RR-Messung
- Pulsoxymetrie
- Atemgeräusche/Auskultation
- Thoraxexkursion/Thoraxform
- EKG
- BZ-Test
- grobes Abtasten d. Körperregionen

Anamnese
- POST-Schema
- 8-W-Schema zu Schmerzen
- Frageschema der umfassenden Anamnese

Notfallausweise etc.

Spontane Körperhaltung
Lage/Position des Patienten

Notfallort/Umgebung

Verletzter

Zweitüberblick

Inspektion u. Palpation d. Schädels
- frontal
- lateral
- Processus mastoideus

Inspektion und Palpation von Gesichtschädel und Hals
- Ohren
- Nase und Nasenwurzel
- Auge und Orbita
- Jochbeine
- Kiefer
- Kehlkopf und Trachea
- Halsvenen

Pupillenverhalten
- weit/eng
- seitengleich/different
- Reaktionsgeschwindigkeit

Inspektion des Mundraums
- Wunden/Blutungen
- Schwellungen
- Frakturzeichen

Palpation des Nackens

Inspektion, Palpation und Kompression (Perkussion) d. Thorax
- frontal/lateral
- Sternum
- Schlüsselbeine

Inspektion u. Palpation d. Abdomens

Inspektion, Palpation und Kompression des Beckens
- frontal/lateral
- Symphyse
- Kotabgang/Urinabgang

Palpation und DSM-Kontrolle der oberen Extremitäten

Palpation und DSM -Kontrolle der unteren Extremitäten

DSM-Kontrolle = Überprüfen von **D**urchblutung, **S**ensorik und **M**otorik

◾ Abb. 15.13. **Checkliste der wichtigsten Untersuchungsinhalte**

Die gezielte körperliche Untersuchung des Notfallpatienten macht es für Rettungsassistenten und Rettungssanitäter notwendig, sich auf »Patientenniveau zu begeben«. Rettungsassistent und Rettungssanitäter werden aus diesem Grund kniend, hockend oder im Fahrzeug – nach Möglichkeit – sitzend Blick- und vorsichtigen Körperkontakt suchen (▶ Kap. 14).

> ❯ Den geistigen und seelischen Bedürfnissen des wachen und oberflächlich bewusstseinsgetrübten Patienten nach Anteilnahme, menschlicher Zuwendung und angemessener Information kann nicht von »oben herab« entsprochen werden.

15.8   Monitoring von Notfallpatienten

Beim weiteren Transport von Patienten wird eine mehr oder weniger lückenlose Überwachung des Patienten nötig. Akute Notfallpatienten mit gravierenden Störungen der Vitalfunktion müssen über den gesamten Transportweg lückenlos überwacht werden. Das Monitoring schließt die Pulsoxymetrie und bei Intubierten die Kapnometrie ein (▶ Kap. 11.3). Die dabei festgestellten Daten werden dem ursprünglichen Notfallprotokoll beigefügt (▶ Kap. 5).

15.9   Dokumentation

Alle erhobenen Ergebnisse, alle Daten und Patientenangaben müssen möglichst zeitnah dokumentiert werden. Da bei vielen Notfällen keine Zeit ist, die mehr oder weniger unübersichtlichen Teile eines Notfallprotokolls auszufüllen, bieten sich hier auch Zwischenlösungen an. Unabhängig davon, ob sofort in das Notfallprotokoll eingetragen oder auf Notizzettel geschrieben wird, am Ende eines Einsatzes muss ein Einsatzprotokoll vorliegen, das in einem Exemplar an den weiterbehandelnden Arzt im Krankenhaus übergeben werden kann. Zusätzlich sollten ggf. Ausdrucke des gesamten präklinischen Monitorings – ggf. auch über Defibrillationen – beigefügt werden. Zu Form und Inhalten eines korrekt ausgefüllten Protokolls ▶ Kap. 5.

15

Allgemeine Traumatologie

In diesem Kapitel werden die Formen von Verletzungen, Wunden, Knochenbrüchen und Gelenkverletzungen sowie moderne Konzepte der Versorgung lokaler Verletzungsfolgen dargestellt.

Lernziele

Rettungsassistent und Rettungssanitäter sollen
- Grundsätze der präklinischen Wundversorgung erläutern,
- spezifische Probleme verschiedener Wundarten erklären und die jeweils erforderlichen Versorgungsmaßnahmen benennen,
- das zur Verfügung stehende Verbandmaterial benennen,
- Grundsätze der Blutstillung beschreiben,

- Symptomatik der Knochenbrüche beschreiben und einschätzen,
- Symptomatik von Gelenkverletzungen beschreiben,
- präklinische Versorgungsprinzipien von Knochen und Gelenkverletzungen beschreiben können.

Darüber hinaus soll der Rettungsassistent
- definierte Grundbegriffe der Traumatologie erklären,
- wesentliche Unfallmechanismen und deren Verletzungsmuster beschreiben,
- Folgeprobleme von Weichteilverletzungen beschreiben,
- Folgeprobleme von Frakturen beschreiben,
- Symptomatik und Maßnahmen bei Gefäßverletzungen beschreiben können.

16.1   Wundlehre

Trauma. Das griechische Wort **Trauma** bedeutet Verletzung. Die Traumatologie befasst sich – als Teilgebiet der Chirurgie – mit der Versorgung von Wunden und Frakturen und mit der Behandlung der den Gesamtorganismus beeinträchtigenden Verletzungsfolgen.

Wunde. Eine traumatische Kontinuitätsunterbrechung der Haut, der übrigen das Skelett umgebenden Weichteile und des Knochens bezeichnet man als Wunde. Wunden sind Folge lokaler Gewalteinwirkung auf den menschlichen Körper.

16.1.1   Wundarten

Wunden lassen sich nach verschiedenen Gesichtspunkten unterscheiden:
- Beschaffenheit des die Verletzung verursachenden Gegenstandes:
  - spitz/stumpf
  - glatt, regelmäßig/unregelmäßig
  - stabil, nicht verformbar/instabil, verformbar
- Wundeinteilung nach vorrangig betroffenen Strukturen:
  - Hautdefekt
  - Muskelverletzung
  - Gefäßverletzung
  - Organverletzung
  - Knochenverletzung

- Entstehungsmechanismus und Wundbeschaffenheit (◘ Abb. 16.1):
  - **Schnittverletzungen:** glattrandige Schnittwunde bei senkrechtem, bzw. Lappenwunde bei schrägem, tangentialem Auftreffen scharfer Gegenstände
  - **Stichwunde:** glattrandige, meist kleine, tiefreichende Wunde durch Eindringen spitzer Gegenstände
  - **Risswunde:** Wundränder unregelmäßig, ggf. zerfetzt, zusätzliche Traumatisierung der Wundumgebung bei schräg tangentialem Auftreffen spitzer Gegenstände
  - **Quetschwunde** durch Auftreffen stumpfer Gegenstände, wobei das Aufplatzen der Haut an den Spaltlinien zu einer Platzwunde führt. Zusätzlich zu den unregelmäßigen Wundrändern mit starkem Blutaustritt kommt es zu Einblutungen in tiefere Gewebsschichten
  - **Schürf- und Kratzwunde:** tangentiale Gewalteinwirkung auf die Haut bei der es zu keiner oder nur minimaler Blutung kommt, wohl aber zu Austritt von Gewebsflüssigkeit. Kleine spitze Gegenstände führen zu Kratz-, großflächigere Gegenstände mit unregelmäßiger Oberfläche zu Schürfwunden
  - **Bisswunde:** Kombination von Riss-, Stich- und Quetschwunde, z. T. zeigt sie die Gebissformation des beißenden Tieres (Hund, Schlange), z. T. tiefere Gewebszerstörungen und Gewebsablederungen

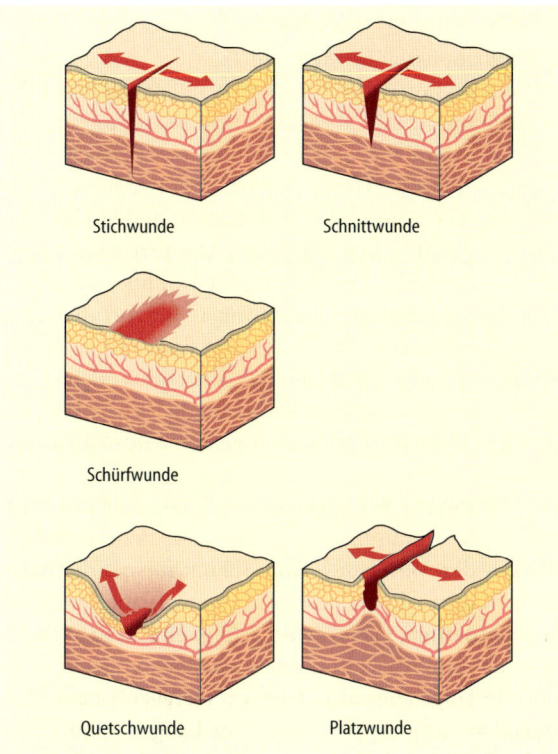

Stichwunde   Schnittwunde

Schürfwunde

Quetschwunde   Platzwunde

◨ Abb. 16.1. **Wundarten**

– **Ablederung:** großflächiger Gewebsdefekt durch Abtrennen der Haut z. B. Skalpierung, große Lappenwunden
– **Amputation:** Abtrennung eines Körperteils vom restlichen Körper. Totale oder subtotale Kontinuitätsunterbrechung mit Schädigung aller Gewebe
– **Pfählung/Einspießung, Fremdkörperverletzung:** Eindringen und Verbleiben von spitzen aber z. T. unregelmäßigen Fremdkörpern in die Haut oder tiefer gelegenen Weichteile
– **Bluterguss** (Hämatom)/**Prellung:** stumpfe Gewalteinwirkung ohne Kontinuitätsunterbrechung der Haut (äußere Wunde) führt zur subkutanen Verletzung mit Bluterguss ins Gewebe und Ablösung der obersten Hautschicht
– **Thermische**, **chemische** und durch **Strahlungen** verursachte Wunden (▸ Kap. 32)
– **Schusswunde** (▸ Kap. 30)

16.1.2   Wunde und Gesamtorganismus

Die Wunde hat je nach Umfang und betroffenen Strukturen – in unterschiedlichem Maße – Auswirkungen auf den Gesamtorganismus:
– Sympathoadrenerge Reaktion
– Schmerz
– Blutung
– Schock
– Lokale Infektion
– Traumakrankheit → Multiorganversagen → Tod

Die **sympathoadrenerge Reaktion** des Organismus ist eine Notfallreaktion, die durch maximale Ausschüttung körpereigener Katecholamine – entwicklungsgeschichtlich wichtige – Fluchtreaktionen ermöglichen soll. Insbesondere werden z. T. überschießende oder scheinbar stabile Blutdruckwerte – für eine begrenzte Zeit – aufrechterhalten. **Beispiel:** Verletzte nach Anschlägen mit schweren Bauchverletzungen erreichten zu Fuß erste Notfallversorgungsstellen.

Der **Akutschmerz** verstärkt diese Reaktion bzw. wird dann – für eine begrenzte Zeit – häufig nicht bewusst wahrgenommen.

Blutungen können – insbesondere bei Verletzungen größerer Gefäße, bei Mehrfachverletzungen über einen längeren Zeitraum – in ihrer Summation einen hämorrhagischen **Schock** auslösen (▸ Kap. 11.2.5).

Verletzungswunden sind als potenziell infiziert zu betrachten (▸ Kap. 8). Ein Hauptziel der präklinischen Wundversorgung besteht darin, eine zusätzliche Keimbelastung oder eine Keimverschleppung in die Tiefe der Wunde zu vermeiden, denn eine – sich in der klinischen Phase entwickelnde – lokale **Infektion** gefährdet schlimmstenfalls den gesamten Organismus.

Vielfachverletzte, die neben der direkten Gewebszerstörung eine Schockphase mit einer Minderdurchblutung innerer Organe, insbesondere des Bauchraums, durchlaufen haben, sind später im Rahmen der klinischen Versorgung durch eine bakterielle Invasion aus dem Wundgebiet, aber auch – in einer Phase der Immunsuppression – durch den Übertritt von Bakterien und Endotoxinen aus dem Darm ins Pfortaderblut und in das Lymphgefäßsystem massiv gefährdet. Das als **Traumakrankheit** bezeichnete Geschehen mündet häufig über eine Sepsis in ein **Multiorganversagen**.

16.1.3   Wundheilung, klinische Wundbehandlung und Infektionen

Die Wundheilung ist ein spontaner Vorgang, der zur dauerhaften Wiederherstellung der Kontinuität der betroffenen Gewebe führt. Eine sich selbst überlassene Wunde bildet entweder Schorf unter dem die Wundheilung vonstatten geht, oder – bei klaffenden Wundrändern – kapillarreiches körniges Bindegewebe (Granulationsgewebe). Von **primärer Wundheilung** spricht man, wenn die Wundränder eng und glatt an einander liegen und ein Wundverschluss ohne Auftreten von Infektion oder Granulationsgewebe erfolgt.

Die Primärheilung geht in 3 aufeinanderfolgenden Phasen vor sich:

- **Abräumung:** geprägt von Leukozytenansammlung und Fibrinausscheidung.
- **Proliferation:** Ansammlung von Fibroblasten, als Grundlage für neue Gewebsfasern (ab 4. Tag).
- **Zell- und Faserreifung** (ab 6. Tag): Reifung der kollagenen Fasern und Epithelisierung.

Am Ende der Wundheilung befindet sich an der Wundstelle eine Narbe, der alle Anhangsgebilde fehlen. Bei klaffenden, offenen Wunden mit gequetschten oder nekrotischen Wundrändern und zwangsläufigen Wundinfektionen, die über längere Zeit mit stärkerer Bindegewebsentwicklung und ungünstiger Narbenbildung heilen, spricht man von **sekundärer Wundheilung**.

Klinische Wundbehandlung

Ziel der **klinischen** Wundbehandlung ist die Vermeidung der Infektion und die rasche Primärheilung der Wunde durch eine exakte Wundnaht innerhalb der ersten 6 h nach Verletzung. Mit gezielter Antibiotikagabe kann die Zeitspanne für die Wundversorgung auch über die 6-h-Grenze hinaus erweitert werden.

Bei bestimmten Wundursachen wird die Naht zur primären Wundheilung unterbleiben müssen: Bisswunden, Schussverletzungen, Wunden mit Taschenbildung und stark verschmutzte Wunden durch Fremdkörper mit ausgedehnter Zerstörung des Gewebes stellen ein großes Risiko dar und werden über Sekundärheilung behandelt.

Neben der allgemeinen chirurgischen Wundtoilette zur Keimreduzierung typischer Wundinfekte wie Staphylokokken (▶ Kap. 8.7), Streptokokken oder Kolibakterien, kommt anaeroben Wundinfektionen nach wie vor Bedeutung zu; in sehr geringerem Maße der Tollwut.

Tetanus (Wundstarrkrampf)

Die Inkubationszeit beträgt 1–40 Tage.

Die Infektion wird durch sporenbildende Bakterien (Clostridium tetani) ausgelöst. Das Bakterium kommt überall vor, vermehrt aber in Humus, organischem Dünger und Tiermist. Das Infektionsrisiko hängt nicht von der Größe der Wunde ab. Die Infektion findet nach Narbenbildung statt (Inkubationszeit!). Der Erreger gibt beim Stoffwechsel Toxine ab, die von der Lymphe geleitet, an Nervenzellen typische Veränderungen hervorrufen: tetanische Krämpfe (tonisch-klonische Muskelstarre, besonders der Rücken-, Nacken- und Kiefermuskulatur) wie Kieferklemme, Gesichtmuskelspannung (Risus sardonicus), Opisthotonus (Überstreckung der Wirbelsäule). Die Letalität ist hoch.

Die **klinische Prophylaxe** der Tetanusinfektion besteht in der Immunisierung des Patienten. Unmittelbar nach der Verletzung zum Schutz für ca. die nächsten 14 Tage wird eine passive Immunisierung mit Tetagam erforderlich. Gleichzeitig erfolgt eine aktive Immunisierung durch Injektion eines aktiven Impfstoffes (Tetanol). In Folge kommt es nach ca. 10 Tagen zu einer ansteigenden Antikörperbildung. Der Langzeitschutz wird durch 2 Wiederholungsdosen nach ca. 2–4 Wochen und nach 8–12 Monaten erreicht. Eine Wiederauffrischungsimpfung wird durch das Ausmaß einer erneuten Verletzung bestimmt. Sie wird normalerweise aber nicht vorgenommen, wenn in den letzten 5 Jahren davor eine Auffrischung erfolgte.

Gasbrand (Gasödem)

Die Inkubationszeit beträgt in der Regel 1–2 Tage.

Eine zweite, ebenfalls durch sporenbildende Bakterien (Clostridium perfringens) ausgelöste Wundinfektion ist der Gasbrand, früher eine klassische Infektion bei Kriegsverletzungen. In den letzten Jahrzehnten wurden nur vergleichsweise wenige Fälle beschrieben. Verletzung in der Landwirtschaft haben ein erhöhtes Risiko. Lokal imponiert beim Gasbrand eine außergewöhnliche Schmerzhaftigkeit der Wunde, die ödematöse Schwellung, bläulichschmutzige Hautverfärbung, bräunliches Wundsekret und die bei Palpation auffallende Gasansammlung im Gewebe. Die Wunde strömt einen typischen Fäulnisgeruch aus.

Der Allgemeinzustand des Patienten ist von der Schwere der Intoxikation geprägt: Kreislaufreaktionen, periphere Zyanose, Fieber, fahle Hautfarbe, Ikterus bei Hämolyse. Eine Impfmöglichkeit besteht nicht. Die Therapie bezieht sich vorrangig auf die chirurgische Versorgung des Infektionsgebietes und allgemeinen intensivmedizinischen Therapie.

Verdacht auf Tollwut (Lyssa, Rhabies)

Die Inkubationszeit beträgt 15 Tage bis zu 4 Monaten.

Tollwut wird in der Regel über den Speichel durch einen Biss eines erkrankten Tieres übertragen. Tollwut ist eine in unseren Breiten sehr selten gewordene virale Infektion. Insgesamt entspricht die Erkrankung einer akuten Enzephalitis mit hoher Letalität. Wegen der langen Inkubationszeit ist eine aktive Immunisierung bei Tollwutverdacht noch möglich.

In der Klinik wird eine tollwutverdächtige Wunde unter Zusatz von quartären Seifen (Kernseife) oder geeigneter desinfizierender Lösung mechanisch gereinigt (Ausnahme zu sonstiger Grundregel). Bei begründetem Verdacht auf eine Bissverletzung durch ein tollwutkrankes Tier ist die Polizei bzw. das Forstamt sofort zu informieren. Außerdem besteht Meldepflicht (► Kap. 8).

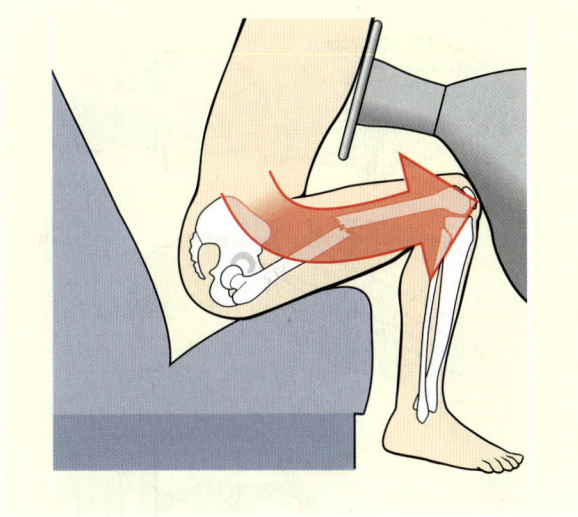

⬛ Abb. 16.2. **Verletzungen des Beins an der Armatur eines Pkw**

16.2   Unfallmechanik und Verletzungsmuster

Ursache traumatischer Notfälle sind klassische Unfälle im Straßenverkehr oder im Alltag. Da es sich also häufig um Unfalltypen mit ähnlichem Charakter handelt, ist es sinnvoll, klassische Unfallmechanismen und deren Verletzungsmuster genauer zu analysieren.

Unfälle basieren theoretisch auf dem Energieerhaltungssatz der Mechanik (► Kap. 9). Die kinetischen Energie (E_{kin}) berechnet sich aus dem Produkt der halben Masse des bewegten Körpers mit der Geschwindigkeit im Quadrat ($E_{kin}=1/2 \; m \times v^2$). Daraus ist ersichtlich, welche Rolle die Geschwindigkeit (v^2) für die Schwere eines Unfallgeschehens spielt.

Fahrzeugkollisionen

Bei einem Zusammenprall unterscheidet man 3 Phasen der Kollision.

Die **erste Kollision** ist der sichtbare Aufprall des Fahrzeugs auf das Hindernis. Bei diesem Aufprall wird die kinetische Energie der Bewegung des Fahrzeugs in Wärmeenergie und Verformungsenergie umgewandelt (sichtbare Zerstörung am Fahrzeug).

Da der Insasse mit der gleichen Geschwindigkeit fährt wie sein Fahrzeug, wird auch er ebenso abgebremst. Dies geschieht kurze Zeit später durch den Aufprall im Gurt

oder auf den Airbag als **zweite Kollision**. Der Körper trifft auf ein Hindernis. Auch hier wirken analoge Energien und Kräfte. Die Verformung des Körpers ist an Prellmarken, Schwellungen und Knochenbrüchen sichtbar. Der Schädel schnellt durch die plötzliche Dezeleration nach vorn gegen die Windschutzscheibe (Glasbruch in Form einer Spinnwebe), Gesichtsschädel und Halsbereich treffen gegen die obere Lenkradkante. Der Brustkorb schlägt auf das Lenkrad auf, der Oberbauch gegen die untere Lenkradkante. Die Knie stoßen an die Kanten der Armaturen, und die Schuhe rutschen von den Pedalen, sodass die Sprunggelenke überdehnt werden können (⬛ Abb. 16.2). Für den Beifahrer gilt ein ähnliches Verletzungsmuster.

Die **dritte Kollision** ist die unscheinbarste – aber häufig die gefährlichste. Wie der Insasse im Pkw verhalten sich auch die inneren Organe zum Körper. Wichtige Organe werden erst Bruchteile später an einem »Hindernis« abgebremst (Dezelerationstrauma) oder überdehnt (Überdehnungstrauma). So kann z. B. das Herz gegen die Innenseiten der Rippen und das Sternum prallen und dadurch schwere Schäden nehmen (⬛ Abb. 16.3).

Wenn keine geeignete Kopfstütze der peitschenartigen Rückbewegung des Kopfes entgegenwirkt, liegt eine höhere Wahrscheinlichkeit für eine HWS-Verletzung vor. Gleiche Probleme treten auch bei Auffahrunfällen auf (⬛ Abb. 16.4).

Die moderne Sicherheitstechnik (elektronisch gesteuerte Gurte mit Straffung und die Airbagtechnologie) in

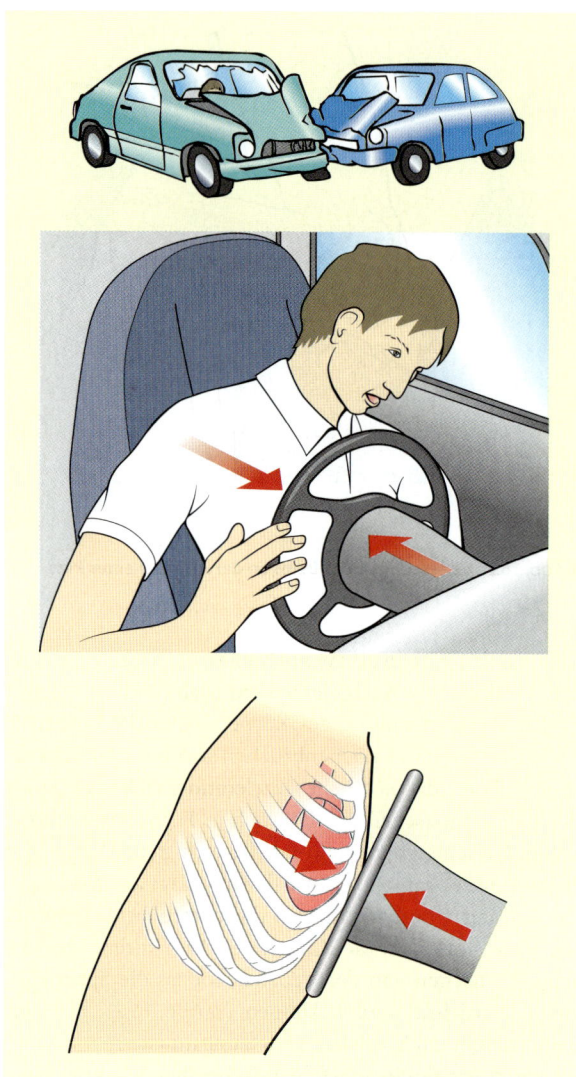

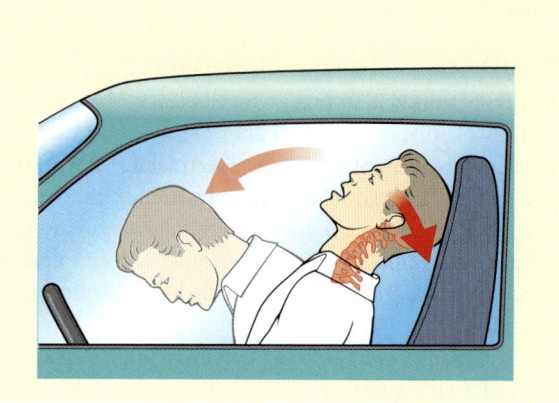

■ Abb. 16.4. **Peitscheneffekt der HWS bei Auffahrunfällen**

In Fällen, in denen nur ein Bauchgurt angelegt war, kann es zu Wirbelsäulenverletzungen kommen. Hierbei sind insbesondere Th1 bis Th12 betroffen.

➕ **Praxistipp**

Die Patienten sind an der Klappmesserposition erkennbar, oder daran, dass der Insasse unter dem Gurt hinweggerutscht ist.

Der Mittelplatz der Rückbank birgt zusätzlich das Risiko von Beckenverletzungen.

Unfälle mit Zweiradfahrern

Die gesamte kinetische Energie, die bei Pkw-Unfällen in Verformungsenergie der Karosserien umgewandelt wird, wird hier direkt am Menschen frei. Daher ist bei diesen Unfällen mit schwereren Verletzungen zu rechnen.

Seitliches Umkippen eines Zweiradfahrers, z. B. beim unachtsamen Öffnen einer Fahrzeugtür, führt meist zu knöchernen Verletzungen der Seite, wobei der Arm unterschiedlich stark mitbeteiligt ist.

Wird der Zweiradfahrer seitlich erfasst, verstärkt sich das Verletzungsmuster deutlich. Beim frontalen Aufprall des Zweirades gegen ein Hindernis kommt es meist zum freien Flug des Zweiradfahrers gegen oder über das Hindernis. In diesem Fall kann der Lenker erhebliche Verletzungen an Abdomen, Becken oder den beiden Oberschenkeln (beidseitige Oberschenkelschaftfraktur) bewirken (Polytraumaverdacht, ► Kap. 30.8). Durch Tankdeckel, Hebel etc. können schwere offene Riss- und Quetschwunden der Weichteile vorliegen. Je nach Auftreffwinkel und Ener-

■ Abb. 16.3. **Fahrzeugkollision – Körperkollision – Organkollision**

16

Fahrzeugen liefert – besonders bei Frontalzusammenstößen – wesentliche Schutzmaßnahmen gegen diese klassischen Verletzungen. Die schweren Verletzungen und Todesfolgen dieses Unfalltyps sind daher zurückgegangen. Etwa 2/3 der Unfalltoten in Pkw resultieren heutzutage aus seitlichem Aufprall und schrägem Anprallwinkel, bei denen die Sicherheitstechnik vieler Fahrzeuge nicht ausreichend ist und Rotationskräfte zusätzlich eine erhebliche Rolle spielen.

gie kann es zu schweren Folgeverletzungen der Knochen, der Organe und Weichteile kommen. Wirbelsäulenverletzungen sind anzunehmen. Zweiradfahrer ohne Helm ziehen sich besonders häufig schwere Verletzungen des Schädels zu. (Zur Helmabnahme ▶ Kap. 30.4.)

Fahrzeugkollisionen mit Fußgängern

Die hohe kinetische Energie, die sich hier am Menschen direkt entwickelt, führt zu schweren und schwersten Verletzungen. Grundsätzlich ist bei einem Unfall »Pkw gegen Fußgänger« immer von einem Polytrauma (▶ Kap. 30.8) auszugehen.

Ein Fußgänger erleidet seine Verletzungen in 3 kurz aufeinanderfolgenden Phasen:

1. Unmittelbarer Aufprall des Fahrzeugs: es kommt zur Verletzung einer oder beider unteren Extremitäten durch die Stoßstange.
2. Abknicken und Aufschlagen auf der Motorhaube: Verletzungen durch das Aufschlagen auf der Motorhaube bzw. der Kante zum Kühlergrill. Hier sind stumpfe Traumata des Abdomens und des Thorax bzw. knöcherne Verletzungen von Becken und Wirbelsäule zu erwarten.
3. Die Wucht schleudert den Fußgänger weg (seitlich über die Motorhaube oder frontal als Abprallen), der Fußgänger schlägt auf dem Boden auf. Dabei sind SHT und Wirbelsäulentrauma, aber auch Verletzungen ähnlich dem seitlich umkippenden Zweiradfahrer zu erwarten. Die stumpfen Gewalteinwirkungen können zu schweren inneren Verletzungen führen.

Bei Kindern ist der Unfallmechanismus identisch, aber aufgrund ihrer Körpergröße ist das Verletzungsmuster ungleich schwerwiegender.

Sturz aus größerer Höhe

Bei Stürzen oder Sprüngen aus größerer Höhe ist zu eruieren:

1. Mit welchem Körperteil kommt der Mensch auf dem Boden auf?
2. Fallhöhe?
3. Oberflächenbeschaffenheit der Aufschlagstelle?

Aufprall auf dem Gesäß führt zur Weiterleitung der Energiewelle die Wirbelsäule entlang nach oben. Neben der Steißverletzung kann es zu einer Gehirnerschütterung kommen.

Auftreffen auf den gestreckten Beinen führt zu Schäden an den Sprunggelenken bzw. Fersen und Fortpflanzen der Energiewelle in den Lendenwirbelbereich. Typisches Verletzungsmuster ist die (offene) Sprunggelenkluxationsfraktur und die Verletzung der Lendenwirbelsäule.

Bei allen anderen Körperteilen ist mit komplexen Verletzungsmustern zu rechnen. Frakturen der Füße und der Beine, Verletzungen der Hüfte insbesondere der Hüftgelenke, Wirbelsäulenverletzungen, Dezelerationsverletzungen der Organe, Verletzungen der Handgelenke (Colles-Fraktur).

❯ Bei Sturzverletzungen von Kindern ist immer ein Schädel-Hirn-Trauma (SHT) anzunehmen.

16.3 Grundsätze der präklinischen Wundversorgung

16.3.1 Blutstillung

Ziel der Versorgung stärker blutender Wunden ist die Blutstillung. Druck ist das wesentliche Grundprinzip mit dem nahezu alle Blutungen zum Stillstand gebracht werden können.

An allen Körperstellen ist durch direkten Druck auf die Verletzung in der Regel eine Blutstillung zu erreichen. Sinnvoll ist das Aufpressen einiger Kompressen auf die Wunde. Bei stärkeren Blutungen (seltenen stark spritzenden arteriellen Blutungen, lebensbedrohlichen Mischblutungen) an den Extremitäten und im Gesichtsbereich muss sofort an der geeigneten Stelle abgedrückt werden.

Die wichtigsten Abdruckstellen (◨ Abb. 16.5) sind:
- A. femoralis,
- A. brachialis.

Danach ist ein Druckverband anzulegen. An den Extremitäten kann mit Hilfe eines korrekt gewickelten Druckverbandes fast jede Blutung stauungsfrei gestillt werden (◨ Abb. 16.6). **Technik:**
- Keimfreie Wundauflage bei Verwendung geeigneter Verbandpäckchen
- Nichtsaugendes Druckpolster in Größe der Wunde
- Wickeln in Achtergängen auf dem Druckpolster schmal auf der gegenüberliegenden Seite breit
- Kontrolle: ob die Blutung steht und ob ggf. eine Stauung vorliegt
- Bei Durchbluten: weiterer Druckverband

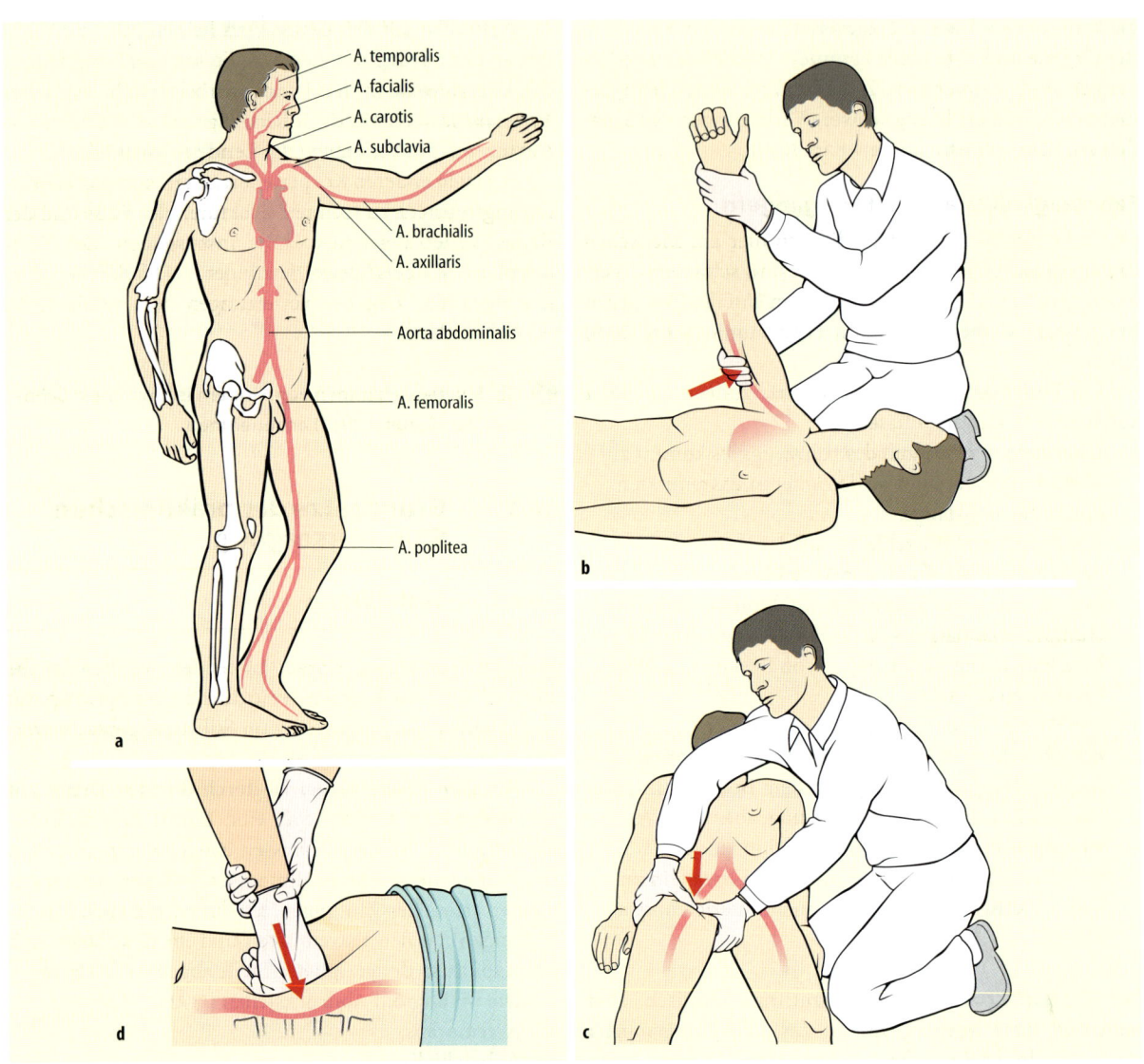

● Abb. 16.5a–d. **Die wichtigsten Abdruckstellen: a** Abdruckstellen, **b** Kompression der A. brachialis, **c** Kompression der A. femoralis, **d** Kompression der Aorta abdominalis

Weitere Möglichkeiten der Blutstillung:
- Abbindung
- Abklemmen eines freiliegenden Blutgefäßes
- Ununterbrochene manuelle Wundkompression

Abbindungen sind meist überflüssig, da Druckverbände in der Regel zur Blutstillung ausreichen.

In den extrem seltenen Fällen, in denen eine Abbindung erforderlich ist, werden Rettungsassistent und Ret-tungssanitäter bei Blutungen am Oberarm, am Unter-schenkel und je nach Dicke auch am Oberschenkel eine Blutdruckmanschette als schonendes Hilfsmittel statt der sonst üblichen Verfahren (Abbindung mit Dreiecktuch-krawatte) anwenden. Das Aufpumpen der Manschette 20–30 mmHg über den systolischen Blutdruck hinaus erzeugt eine weitgehend schmerzfreie und kontrollierbare Abbin-dung (● Abb. 16.7). Bei jeder Form der Abbindung ist an der Abbindung selbst die Uhrzeit zu notieren, um einem

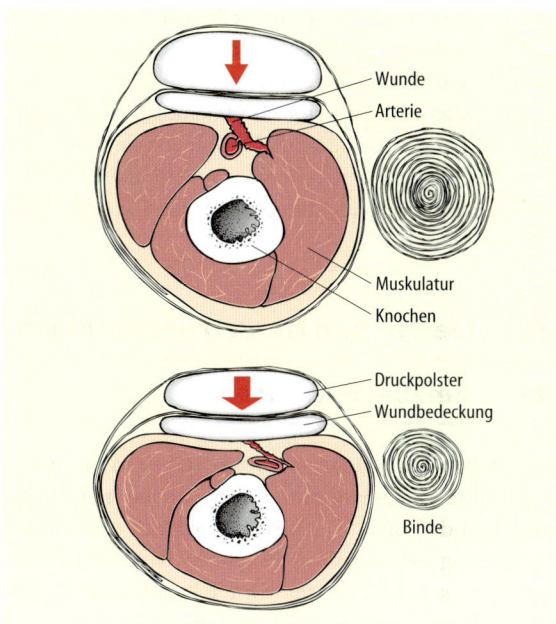

Wunde
Arterie

Muskulatur
Knochen

Druckpolster
Wundbedeckung

Binde

■ Abb. 16.6. **Druckverband, Querschnitt**

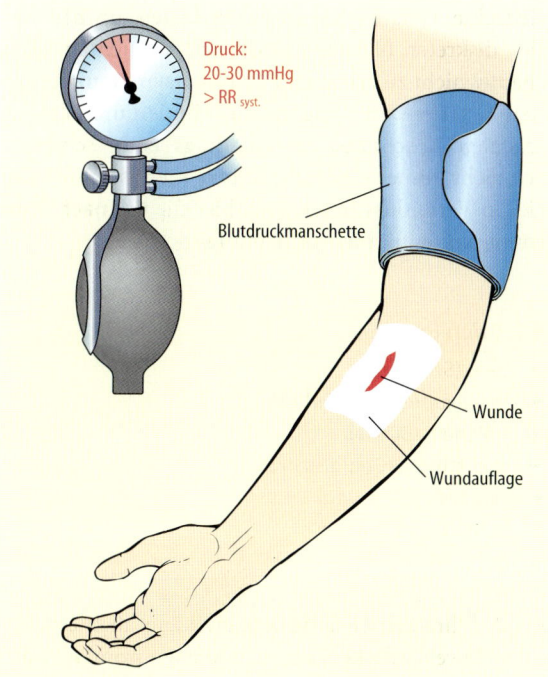

Druck:
20-30 mmHg
> RR syst.

Blutdruckmanschette

Wunde

Wundauflage

■ Abb. 16.7. **Abbindung mit der Blutdruckmanschette**

fehlerhaften Öffnen nach zu langer Zeitdauer vorzubeugen.

⊕ Praxistipp

Nichtkorrekt angelegte Abbindungen sind meistens Stauungen, d. h. der Schnürdruck ist niedriger als der arterielle Blutdruck. Blut fließt dann in die Wunde, kann aber nicht auf normalem Wege zum Herzen zurückfließen, da die Venen proximal zusammengepresst sind. Durch falsche Technik können also bei relativ harmlosen Wunden starke, z. T. lebensbedrohliche Blutungen hervorgerufen werden!

Das Setzen von Klemmen bei freiliegenden Gefäßen gilt wegen der Gefahr der Zerstörung der Wundränder als sehr problematisch. Es ist eine notärztliche Maßnahme, die nur in absoluten Notfällen angewandt wird. Eine Abbindung ist ggf. vorzuziehen.

Bei Extremitätenabrisswunden und großflächigen Weichteilzerreißungen ist ununterbrochene manuelle Wundkompression notwendig: **Technik:**

— Sofortige **Tamponade** mit sterilem Verbandmaterial, danach großflächige Abdeckung, z. B. mit Brandwundenverbandtuch
— Ununterbrochene **manuelle Wundkompression** bis zur klinischen Versorgung
— Bei schweren Verletzungen der Hüfte und der Leistenregion evtl. Blutstillungsversuch durch Kompression der Aorta abdominalis

16.3.2 Wundversorgung und Verbände im Rettungsdienst

Grundregeln der Wundversorgung:

— Wunden nicht berühren und zusätzlich kontaminieren.
— Auf Eigenschutz entsprechend achten (Handschuhe)!
— Wunden grundsätzlich nicht reinigen. Ausnahmen: Lose Glassplitter und ähnliches Material müssen vor einem Verband vorsichtig entfernt werden.
— Keine farbigen Desinfektionsmittel einsetzen oder sonstige »lokale« Mittel der Wundbehandlung.
— Sterile Wundauflage!
Wundauflagen: Verbandpäckchen, Mullkompressen und Verbandtücher dienen als direkte Wundauflage, die je nach Wundgröße und Lokalisation mit dem geeigneten Fixiermaterial befestigt werden.

- Die Grundrichtung für die Fixierung mit Binden: von der Peripherie Richtung Herz wickeln.
- Keine Rückverlagerungsversuche bei aus Wunden ausgetretenen Strukturen, z. B. Gehirn oder Eingeweide. Solche Organteile sollten mit steriler NaCl-Lösung feucht gehalten und anschließend steril mit einem Verbandtuch abgedeckt werden.
- Fremdkörper in der Wunde belassen (Stichwerkzeuge, Pfählungsgegenstände) und ggf. mit geeigneten Hilfsmitteln stabilisieren, bzw. wenn nicht anders möglich: kontinuierlich festhalten.
- Verbände im Rettungsdienst müssen den prinzipiellen Forderungen der Wundversorgung entsprechen, haben aber nur eine überbrückende Funktion bis zur klinischen Wunddiagnostik und definitiven Wundversorgung.

Das ggf. zusätzlich erforderliche Polstermaterial und die zur Fixierung der Wundauflage benötigten Binden, Dreiecktücher und Pflaster dagegen sollten sauber, müssen aber nicht steril sein. Sie müssen daher auch nicht wie steriles Material gehandhabt werden.

Da die Prinzipien der klassischen Verbandlehre nur bei der klinischen Versorgung von Bedeutung sind, werden hier nur einige typische Verbände durch Abbildungen gezeigt (◘ Abb. 16.8).

16.3.3   Amputatversorgung

- Suche des Amputats und sachgerechte Versorgung im Replantatbeutel (Inhalt der DIN EN 1789).
- Abgetrennte Glieder werden – ohne weitere Reinigungsversuche – trocken und steril eingepackt (vorzugsweise in ein steriles Verbandtuch) und in den wasserdichten Innenbeutel gelegt. In den Außenbeutel werden nun Wasser und einige Eiswürfel, ggf. auch Kühlakkus gegeben (gewünschte Temperatur ca. +4°C). Beide Beutel werden sicher verschlossen, wobei die verschnürte Öffnung des Innenbeutels so herausstehen muss, dass sicher kein Wasser eindringen kann (◘ Abb. 16.9).

➕ Praxistipp

- **Ein direkter Kontakt zwischen Amputat und Wasser oder Eis bzw. Kühlakku ist unbedingt zu vermeiden, um eine zusätzliche Gewebsschädigung auszuschließen.**

- **Für ausgebrochene Zähne sollte eine spezielle Transportbox mit antiseptischer Lösung vorgehalten (z. B. Dento-Safe) werden.**
- **Auch scheinbar zerstörte, vermeintlich »wertlose« isolierte Haut- und/oder Knochenanteile sind unbedingt zu konservieren, da sie für die klinische Replantation oder Stumpfversorgung wichtig sein können.**

16.4   Gefäß- und Nervenverletzungen

16.4.1   Gefäßverletzungen

Grundsätzlich kann man Gefäßverletzungen in offene und gedeckte Ereignisse unterteilen (◘ Tabelle 16.1). Bei offenen Wunden muss wie oben beschrieben eine schnelle Blutstillung erfolgen. Das Erkennen der Gefäßverletzung ist nur scheinbar leicht. Eine lokale frische Gefäßverlegung führt in manchen Fällen zum vorübergehenden Sistieren der Blutung, dieses Phänomen kann auch bei glatten Quertrennung (z. B. bei Amputationen) beobachtet werden. Zwei Faktoren führen hierzu: Einrollen der Intima bzw. Media mit Verlegen des Lumens und Thrombosierung der Wundöffnung.

Gedeckte Gefäßverletzungen verlaufen primär wesentlich diskreter. Blutungsaustritt und Verletzung selbst sind häufig nicht zu erfassen. Das Hauptsymptom der gedeckten Arterienverletzung ist die Minderdurchblutung des distalen Abschnitts, die allerdings beim schweren Schock nicht immer eindeutig zu erkennen ist. Wie beim arteriellen Verschluss treten auch hier die **6-P nach Pratt** als Symptomkomplex in Erscheinung.

6-P nach Pratt

- pain (Schmerz)
- pulslessness (Pulsverlust)
- paleness (Blässe)
- paresthesia (Gefühlsstörung)
- paralysis (Lähmung)
- prostration (Schock)

Neben der direkten Gefäßverletzung kann auch ein Anstieg des Gewebedrucks (Kompartmentsyndrom, ▶ 16.6.2) v. a. an Unterschenkel und Unterarm zu Minderdurchblu-

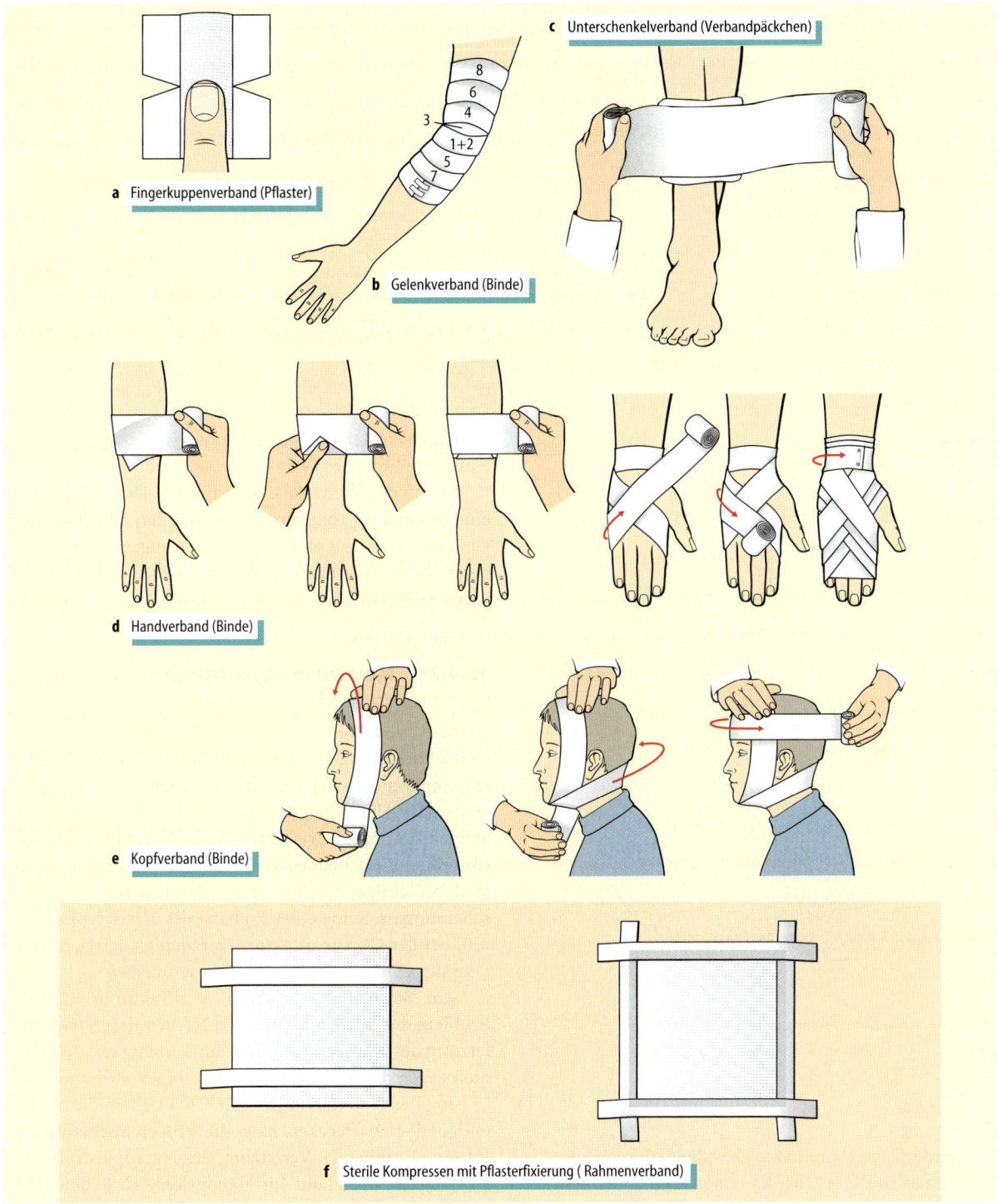

a Fingerkuppenverband (Pflaster)

b Gelenkverband (Binde)

c Unterschenkelverband (Verbandpäckchen)

d Handverband (Binde)

e Kopfverband (Binde)

f Sterile Kompressen mit Pflasterfixierung (Rahmenverband)

◻ Abb. 16.8. **Einfache Verbände**

■ Tabelle 16.1. Einteilung von Gefäßverletzungen (scharf und stumpf)

Grad	Scharf	Probleme	Grad	Stumpf	Probleme
1	Seltene Form; nur Adventitia verletzt	Keine Blutung	1	Quetschung oder Einriss der Intima	Keine Blutung, Aneurysmagefahr
2	Teildurchtrennung: Spalt oder Loch in der Gefäßwand	Starke Blutung	2	Über längere Abschnitte Mitverletzung der Media	Keine Blutung, traumatische Thrombose, Aneurysmagefahr
3	Totaldurchtrennung; durch Längselastizität Einrollen der Wundenden	Anfangs Blutung, dann Sistieren; Thrombosierung	3	Vollständige Zerquetschung des Gefäßes, Einrollen von Intima und Media	Thrombose und periphere Ischämie, lokale innere Blutung

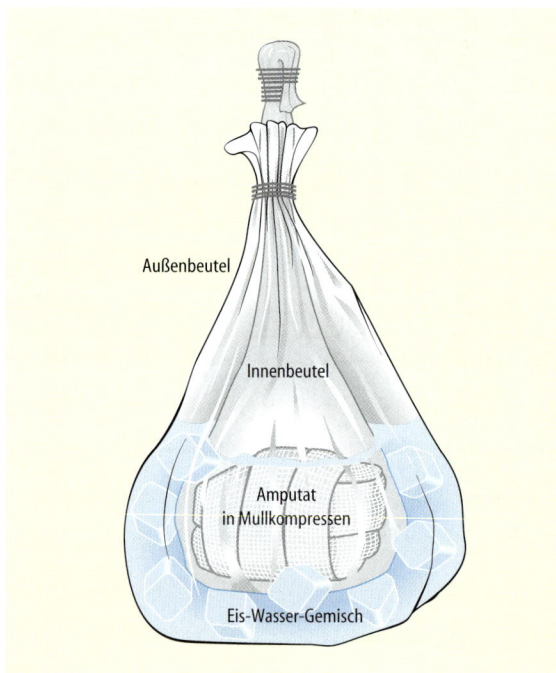

■ Abb. 16.9. Amputatversorgung

tung führen. Eine Differenzierung am Unfallort ist nicht immer möglich.

Sonderformen (indirekte Gewalteinwirkung) des Gefäßtraumas sind das Überdehnungstrauma, bei dem Gefäßabschnitte teilweise einreißen, was zu einer peripheren Ischämie führen kann, das Dezelerationstrauma, das bei plötzlichem Abbremsen durch die folgende mechanische Belastung entsteht, sowie der Gefäßspasmus, z. B. als Folge einer Erhöhung des Gewebedrucks.

Neben der Kontrolle der peripheren Durchblutung ist eine besonderes Augenmerk auf Wunden bzw. Prellmarken, ggf. auch zunehmende Schwellungen in unmittelbarer Nähe von größeren Gefäßen zu legen. Die Maßnahmen zur Blutstillung sind bereits oben beschrieben.

16.4.2   Nervenverletzungen

Nervenverletzung im Bereich größerer Nervenstämme sind an den sensiblen und/oder motorischen Ausfällen zu erkennen; diese sind z. T. sehr diskret und fallen nur bei genauester Untersuchung auf. Wie bei den Gefäßverletzungen kann man zwischen scharfer Durchtrennung und stumpfer, quetschender Verletzung unterscheiden. Dabei sind bei einigen Frakturen vorübergehende Ausfallserscheinung im Sinne einer Prellung des Nervs typisch, wie z. B. bei der Oberarmfraktur (N. radialis oder N. ulnaris) oder der Oberschenkelfraktur (N. peronaeus).

Am Beispiel der häufigen Armfrakturen wird das Problem der Mitbeteiligung von Nerven dargestellt: Verletzung des N. medianus führt zur Unfähigkeit den Daumen gegen den Ringfinger zu führen (Schwurhand); Verletzung des N. ulnaris führt zur Unfähigkeit, die Fingerendglieder zu strecken bzw. die Finger aneinander zu führen (Krallhand); Verletzung des N. radialis führt zur Unfähigkeit die Hand im Handgelenk zu heben (Fallhand).

Es ist sehr wichtig, die Ausfallerscheinungen richtig zu bewerten. Eine Verletzung der Wirbelsäule mit einer zentralnervösen Störung muss ausgeschlossen werden (▶ Kap. 30).

16.5   Gelenkverletzungen

Bei Gelenkverletzungen werden mehrere Schweregrade unterschieden, eine Differenzierung am Notfallort ist nicht in allen Fällen möglich (▶ Kap. 10):

- Zerrung
- Überdehnung
- Ruptur (Bänderriss)
- Subluxation (Verrenkung)
- Luxation (vollständige Verrenkung bzw. Ausrenkung)
- Luxationsfraktur

Gelenkverletzungen entstehen offen, z. B. durch Stichverletzungen, oder geschlossen durch einen Distorsionsmechanismus.

Bei der **Zerrung** kommt es lediglich zu einer Dehnung des elastischen Gelenkapparates mit Hämatombildung, Schwellung und Druckschmerz, während die Überdehnung bereits zu einer Teilruptur der kollagenen Fasern führt.

Der **Ruptur** liegt ein vollständiger Bänderriss zugrunde. Dieser Riss kann in jeder Höhe des Bandes erfolgen; im Ansatz, wenn knöcherne Teile betroffen sind, spricht man von Ausriss (ligamentäre Fraktur). Symptome sind größere Hämatombildung, Schwellung, geringe Schmerzen und Stabilitätsverlust.

Kommt zur Bandruptur eine Kapselverletzung hinzu, spricht man von **Subluxation.** Besteht ein dauernder Kontaktverlust der gelenkbildenden Teile nach vollständiger Verrenkung, handelt es sich um eine schwere Verletzung des Gelenks, eine **Luxation.**

Die schwerste Form ist die **Luxationsfraktur,** bei der zusätzlich zum Schaden am Gelenkapparat eine Fraktur im knöchernen Gelenkteil vorliegt. Symptomatik der Luxationsverletzungen: Deformierung des Gelenks, leere Gelenkpfanne, federnde Fixation, Ruhe- und Bewegungsschmerz bei aufgehobener Beweglichkeit.

Zusätzlich Probleme sind Störung der distalen Durchblutung sowie der peripheren Sensibilität und Motorik. Bei massiver Überdehnung der Weichteile kann es zu einer offenen Luxationsfraktur kommen. Die Häufigkeit von Luxationen einzelner Gelenke ist verschieden; mit über 45% liegt das Schultergelenk an der Spitze, gefolgt von 18%

Ellbogen-, knapp 10% Finger- und knapp 6% Sprunggelenkluxationen.

Neben der Verletzung der Gelenkkapsel und Gelenkbänder drohen bei anhaltender Luxation sekundäre Gelenkknorpel- und Weichteilschäden.

16.6   Knochenverletzungen

16.6.1   Frakturarten

Alle Unterbrechungen der Kontinuität eines Knochens bezeichnet man als Fraktur, d. h. Knochenbruch. Zwischen den entstandenen **Knochenfragmenten** liegt der sog. Bruchspalt. Eine Kontinuitätsunterbrechung kann traumatisch bedingt oder nichttraumatisch durch krankhafte Prozesse (pathologische oder Spontanfrakturen) entstehen. Osteoporose in höherem Alter, zystische Knochenveränderungen und gut- oder bösartige Tumoren können die Knochensubstanz auflösen bzw. Substanzdefekte verursachen, sodass ein nichtiger Anlass, ggf. nur eine normale Bewegung der betroffenen Extremität – aber auch der Wirbelsäule – eine spontane, daher auch als pathologisch bezeichnete Fraktur zur Folge hat. Für den Bereich des Rettungsdienstes stehen traumatische Frakturen im Vordergrund.

Ursache und Erscheinungsbild

Traumatisch bedingte Frakturen werden durch direkte oder indirekte Gewalteinwirkungen verursacht. Quer- und Trümmerfrakturen findet man häufiger nach **direkter Gewalteinwirkung**, z. B. dem Aufprall bei Verkehrsunfällen. Bei **indirekter Gewalteinwirkung** entstehen andere Frakturbilder: z. B. Umkippen älterer Menschen → Schenkelhalsfraktur oder Skiunfall (Nichtöffnen der Skibindung) → Torsions- bzw. Spiralbrüche. Daneben kommt es zu sog. Ermüdungsbrüchen insbesondere im Fußbereich, z. B. bei langen Märschen.

Bei Kindern findet sich eine Sonderform der Kontinuitätsunterbrechung, **die Grünholzfraktur oder Wulstfraktur.** Dabei handelt es sich um eine Form, bei der nur der knöcherne Anteil frakturiert ist, die den Knochen umgebende Knochenhaut (Periost) aber intakt bleibt und Verschiebungen der Bruchenden verhindert (Bild des geknickten Astes).

Haut- und Weichteilbeteiligung

Für die Prognose, die klinische Therapie, aber auch für die Erstversorgung im Rettungsdienst ist es von eminenter Bedeutung, ob

- eine offene oder
- eine geschlossene

Fraktur vorliegt (■ Abb. 16.10).

Bei der **offenen Fraktur** besteht eine direkte Verbindung zwischen der – nach außen offenen – Weichteilwunde und der Bruchstelle. Die Weichteilverletzungen können von einer Durchspießung von Knochenfragmenten von innen nach außen bis zu einer Ablederung von Haut- und Weichteilen reichen (■ Tabelle 16.2).

Bei **geschlossenen Frakturen** findet man keine sichtbare Wunde, die Haut ist unverletzt. Trotzdem können unter der Haut schwere Schädigungen der Weichteile in Nähe der Bruchregion vorliegen, deren Ausmaß primär nicht oder nur als Hämatom zu erkennen ist.

Zur primären, präklinischen Versorgung gehört die sterile Abdeckung der Wunde. Sollten Knochenteile aus der Wunde stehen, ist ein Fremdkörperverband anzulegen (s. oben). Die Ruhigstellung kann in vielen Fällen nur unter Analgesie erfolgen. Nach einer Reposition in die natürliche Achse kann im Prinzip jede Schiene verwendet werden. Schienen, die eher zu einem Druckanstieg im Gewebe führen, sind weniger geeignet. Sinnvoll ist es, die steril abgedeckte Wunde für weitere Kontrollen (Blutung!) zugänglich zu halten.

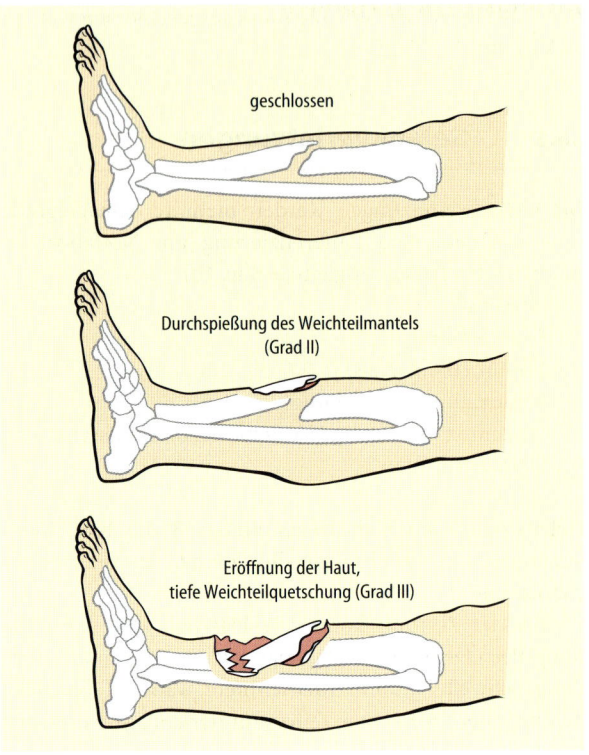

■ Abb. 16.10. **Geschlossene und offene Frakturen**

■ Tabelle 16.2. **Gradeinteilung offener Frakturen**

Grad	Schwere	Probleme
I	Geringer Weichteilschaden – verursacht durch eine Durchspießung von innen nach außen (spitzes Knochenfragment). Hinweis: Wegen der schweren Beurteilbarkeit gilt jede Wunde im Bereich einer Fraktur primär als Grad 1	Blutung (geringe), Infektionsrisiko, nicht jede Schiene geeignet
II	Kontusionierung und Eröffnung der Haut, Schädigung der Weichteile, Muskulaturverletzung, Knochenfragment deutlich sichtbar	Stärkere Blutung, Instabilität, hohes Infektionsrisiko, nicht jede Schiene geeignet
III	Breite Eröffnung der Haut, Schädigung und Zerstörung der Weichteile, Gefäße mit betroffen, meist stark fragmentierter oder zertrümmerter Knochen	Starke Blutung, hohe Instabilität, hohes Infektionsrisiko, nicht jede Schiene geeignet, Probleme mit Blutstillung
IV	Subtotale oder totale Amputation, wichtigste anatomische Strukturen durchtrennt, peripheres (abgetrenntes) Teil ischämisch	Blutung, Instabilität, Infektionsrisiko, Probleme mit Blutstillung, Amputatversorgung

Wichtigste Frakturformen

Typische Frakturformen sind in ◘ Abb. 16.11 dargestellt:
- Querfraktur
- Schrägfraktur
- Torsions- oder Spiralfraktur
- Meißelfraktur und Flake-fracture (Absplitterung von Knochenteilen)
- Kompressionsfraktur an Gelenkköpfen oder Wirbelkörpern
- Biegungsfraktur mit einem Biegungskeil in Form eines dritten Fragments
- Stückfraktur (<6 Fragmente) z. B. auch die 2-Etagen-Fraktur
- Trümmerfraktur (≥6 Fragmente) und Defektfrakturen bei Durchschüssen

Nach der Kontinuitätstrennung des Knochens kommt es infolge des Stabilitätsverlustes und unter der Wirkung der Muskelzüge zu einer unterschiedlich ausgeprägten Verschiebung der Fragmente (Dislokation). Unterschieden werden 4 Dislokationsmöglichkeiten (◘ Abb. 16.12):
- Seitenverschiebung
- Längenverschiebung
- Achsenknick
- Verdrehung

Je nach Dislokation der Bruchenden kommt es zu einer mehr oder weniger deutlichen Verformung der Extremität oder der anatomischen Region: z. B. Verkürzung, Verbreiterung, Fehlstellung, Achsenknick mit dem Eindruck eines dritten Gelenks etc.

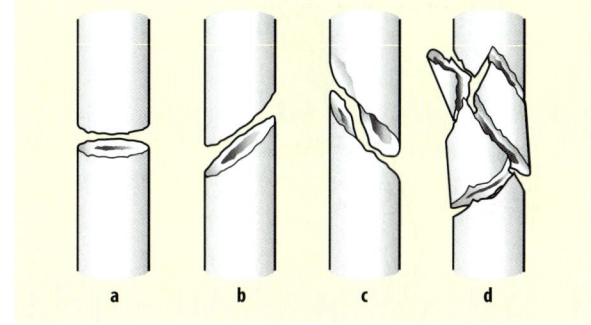

◘ Abb. 16.11a–d. **Frakturen; a** Querfraktur, **b** Schrägfraktur, **c** Torsionsfraktur, **d** Stückfraktur

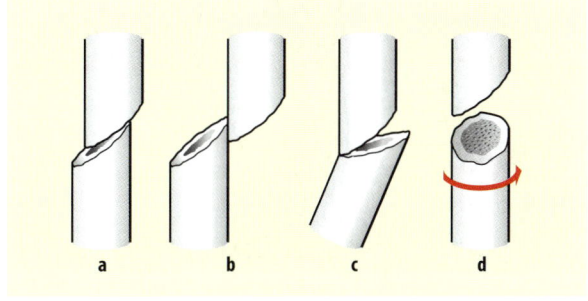

◘ Abb. 16.12a–d. **Verschiebungsmöglichkeiten bei Frakturen. a** Seitenverschiebung, **b** Längenverschiebung, **c** Achsenknick, **d** Verdrehung

16.6.2 Komplikationen bei Frakturen

Frakturen und Gesamtorganismus

Ähnlich wie Wunden haben Frakturen (diese in noch stärkerem Maß) Auswirkungen auf den Gesamtorganismus. Für die beim Thema Wunden bereits beschriebenen Reaktionsmuster des Gesamtorganismus **sympathoadrenerge Reaktion und Schmerzen** gelten als Frakturfolgen grundsätzlich die gleichen Phänomene.

Begleitverletzungen spielen eine erheblich größere Rolle. Es gibt viele Wunden ohne Verletzungen des knöchernen Skeletts, aber nur wenige Frakturen ohne begleitende Weichteilschäden. Bei Extremitätenfrakturen werden neben dem Knochen anliegendes Muskelgewebe, z. T. auch größere Gefäße und begleitende Nerven primär – oder sekundär! – geschädigt. Bei Frakturen des Schädels, der HWS, des Thorax und des Beckens kommt es neben der eigentlichen Fraktur sehr häufig zu zusätzlichen Verletzungen von Geweben und Organen, weil die Schutzfunktion der sie umgebenden knöchernen Strukturen durchbrochen wurde.

Hämorrhagischer Schock

Blutungen bei offenen Frakturen sind offensichtlich. Besonders bei geschlossenen Frakturen wird aber das Ausmaß des Volumenverlustes aus dem Gefäßsystem in die Gewebe häufig unterschätzt, da kein Blut nach außen abfließt. Bei Verdacht auf eine Fraktur ist mit dem in ◘ Abb. 16.13 dargestelltem Blutverlust zu rechnen.

Die Angaben verdeutlichen, dass bei Patienten, bei denen auf den ersten Blick bei geschlossenen Frakturen keine Blutung feststellbar ist, in Wirklichkeit wegen der Entstehung von Hämatomen im Frakturbereich eine erhebliche Schockgefahr besteht. Bei offenen Brüchen kann der

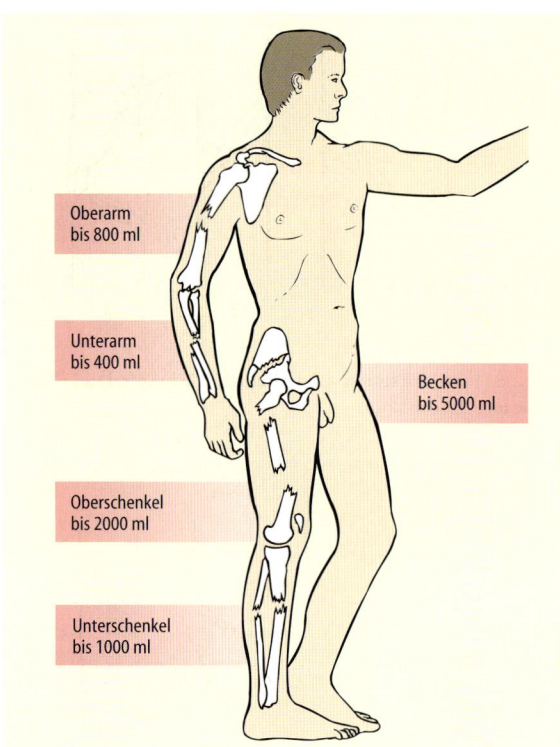

Oberarm
bis 800 ml

Unterarm
bis 400 ml

Becken
bis 5000 ml

Oberschenkel
bis 2000 ml

Unterschenkel
bis 1000 ml

⬛ Abb. 16.13. **Blutverlust bei Frakturen**

Blutverlust noch höher sein, wenn nicht schnell und sachgerecht verbunden und damit die Blutung gestillt wird. Schockvorbeugende Maßnahmen sind also frühzeitig zu ergreifen.

Fettembolie

Nach schweren Traumen kann sich bereits wenige Stunden später – in der Regel aber erst während der klinischen Versorgung – eine **Fettembolie** entwickeln. Früher glaubte man, die entscheidende Ursache bestünde in der Einschwemmung von Fett aus dem Knochenmark frakturierter langer Röhrenknochen über verletzte Venen der Frakturzone und leitete daraus v. a. den hohen Stellenwert der Ruhigstellung durch Schienung und/oder Extension ab. Heute vertritt man überwiegend die Auffassung, bei dieser Komplikation schwerer Traumen handele es sich um ein sehr komplexes Geschehen, das durch Veränderungen der Fließeigenschaften des Blutes, Gerinnungs- und Stoffwechselstörungen, Hypoxie und nicht in erster Linie durch Einschwemmung von Fettpartikeln in die Lunge verursacht wird. Ungeachtet dessen werden durch

eine sachgerechte Versorgung Schwertraumatisierter – aggressive Therapie des Volumenmangelschocks, Schmerzbehandlung, Narkose und Beatmung und auch Ruhigstellung der Fraktur – bereits im Rettungsdienst entscheidende Verfahren zur Prophylaxe des »Fettemboliesyndroms« eingeleitet.

Infektion

Eine besonders schwerwiegende Frakturkomplikation ist der **Knocheninfekt**, dessen Behandlung trotz moderner Antibiotika erhebliche Probleme bereiten kann. Insbesondere bei offenen Frakturen kann die Infektionsrate des Knochens, die posttraumatische Ostitis bis zu 25% betragen. Der Rettungsdienst muss durch strenge Einhaltung der Versorgungsregeln (sterile Abdeckung der Wunde) und durch zügigen Transport in geeignete Krankenhäuser einen entscheidenden Beitrag zur Senkung dieses hohen Anteils komplizierter Heilungsverläufe leisten.

Kompartmentsyndrom

Beim Kompartmentsyndrom kommt es zu einem erheblichen Druckanstieg innerhalb eines Kompartments (Faszienloge) im Bereich einer Extremität.

Der normale Gewebedruck in den Faszienlogen des Armes und des Beines beträgt bis 5 mmHg. Kommt es in Folge einer Weichteilverletzung zu einer ausgeprägten Ödembildung kann der Druck erheblich ansteigen, der durch eine folgende venöse Stase verstärkt wird. Ein andauernder Druck von >40 bzw. >60 mmHg führt zu schweren Druckschäden der betroffenen Extremität. Begünstigt wird dieser Druckanstieg durch zu fest anliegende Verbände oder Schienen oder abschnürende Kleidungsstücke etc. Die klinischen Folgen eines zu spät oder nicht behandelten Kompartmentsyndroms sind schwerwiegend: Durch eine arterielle Minderperfusion entsteht ein schwerer Schaden der kontraktilen Fasern. Außerdem kommt es zu Sensibilitätsstörungen, im späteren Verlauf zu Kontrakturen oder Krallenzehen, Hebeschwäche der peripheren Extremitätenteile, Ischämie mit folgender Amputation.

Symptomatik des Kompartmentsyndroms:
– Sich steigernder, bohrender krampfartiger Schmerz (Leitsymptom)
– Steinharte Gewebskonsistenz der betroffenen Extremität
– Parästhesien bis zur Gefühllosigkeit
– Störungen der Muskelfunktion

= Äußerste Druckschmerzempfindlichkeit
= Periphere Durchblutung im Frühstadium nachweisbar, später Minderperfusion

16.6.3 Symptomatik

Bei den Symptomen, die auf eine Fraktur schließen lassen, unterscheidet man sichere und wahrscheinliche Frakturzeichen.

Unsichere/ wahrscheinliche Zeichen	Sichere Zeichen
Schmerz	Sichtbare Knochenfragmente (offener Bruch)
Funktionsausfall/ -störung	Fehlstellung/Dislokation
Schonhaltung	»Drittes Gelenk«
Hämatom und Hautverfärbung	Abnorme Beweglichkeit
Schwellung	Sichtbarer bzw. tastbarer Bruchspalt
Stufenbildung/ Verdickung	Krepitation (Knochenreiben) außerhalb eines Gelenks

Ergänzende Diagnostik

In Abhängigkeit von der anatomischen Situation und der Dislokation der Knochenfragmente können in erster Linie bei Extremitätenfrakturen größere Gefäße und Nerven verletzt sein. Daher müssen in solchen Fällen im Rahmen der orientierenden bzw. genauen körperlichen Untersuchung Frakturkomplikationen möglichst erkannt bzw. ausgeschlossen werden, durch (▶ Kap. 15):
= Kontrolle der peripheren Pulse (◘ Abb. 16.14) und der Durchblutung der Peripherie im Seitenvergleich (Hautfarbe, Hauttemperatur und Nagelbettprobe);
= Kontrolle der peripheren Sensibilität und Motorik. Diese Überprüfung von Durchblutung, Sensibilität und Motorik (DSM-Kontrolle) ist vor und nach Ruhigstellung einer Fraktur mehrfach durchzuführen.

Die gedeckte Verletzung größerer arterieller Gefäße bei Extremitätenfrakturen ist überwiegend durch eine **Minderdurchblutung** oder eine **völlig aufgehobene Durchblutung** erkennbar (6-P-Kriterien), wobei ein hämorrha-

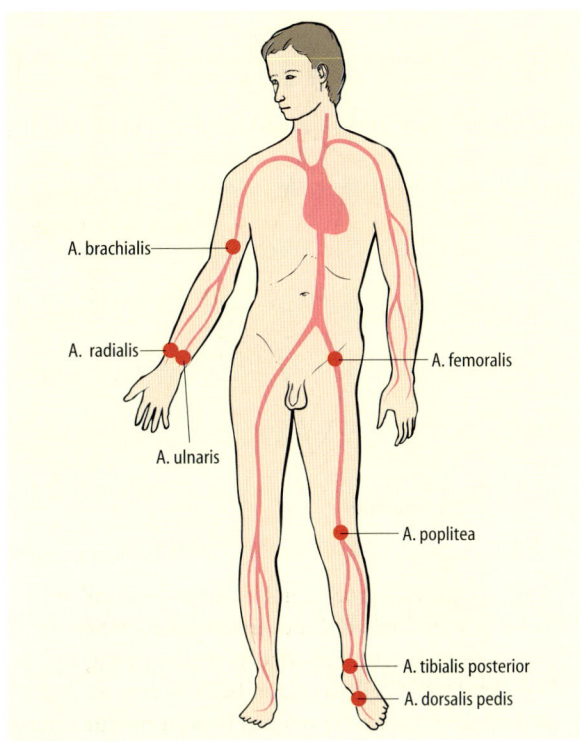

◘ Abb. 16.14. **Überprüfen peripherer Pulse**

gischer Schock, Unterkühlung und Zentralisation und eine ausgiebige Kühlung der Fraktur bei blass/grau/lividen Akren die Diagnostik erschweren.

16.7 Versorgungsprinzipien und Ruhigstellung

16.7.1 Grundsätze

Folgende Grundsätze sind bei der Versorgung von Knochenbrüchen besonders zu beachten:
= Bei akuter Vitalbedrohung des Verletzten tritt eine gezielte Frakturversorgung – bis auf sterile Abdeckung offener Frakturzonen – primär zugunsten lebensrettender Maßnahmen wie aggressive Volumentherapie, Intubation und Beatmung in den Hintergrund. Eine Lagerung des Patienten z. B. in Vakuummatratze wird erst nach entsprechender Stabilisierung vorgenommen.
= Offene Frakturen müssen möglichst umgehend mit einem sterilen, ausreichend wirksamen (Blutung!)

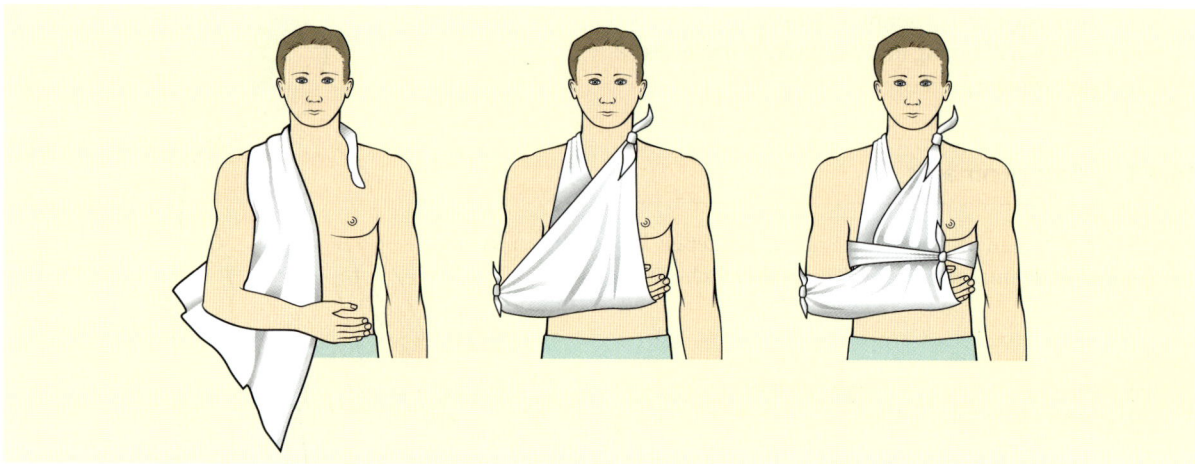

🔲 Abb. 16.15. **Armtragetuch**

und ausreichend großen, gut fixierten Verband versorgt werden. Stehen Knochenteile erhaben hervor muss ein geeigneter Fremdkörperverband angelegt werden. Danach gilt der Grundsatz: »Keine weiteren Manipulationen an der offenen Fraktur bis zur definitiven operativen Versorgung!«

— Dislozierte – auch offene »verschmutzte« – Frakturen werden z. T. nach Injektion von Analgetika durch den Notarzt reponiert und danach durch Schienung ruhiggestellt. Nach einer entsprechenden Reposition kann jede Schiene eingesetzt werden, wobei Schienen zu bevorzugen sind, die eine Kontrolle der Wunde bzw. Frakturstelle zulassen.

— Eine notärztliche Analgesie ist vor der Ruhigstellungen indiziert.

— Schienen sind so anzulegen, dass sie zu keiner Druckerhöhung in einem Kompartment führen.

— Vor dem Anlegen von Schienen ist die Kleidung zu entfernen. Insbesondere Socken, Schuhe, aber auch Schmuck kann zu gefährlichen Einschnürungen führen.

— Vor und mehrmals nach dem Anlegen der Schiene ist eine DSM-Kontrolle durchzuführen.

— Bei der Schienung sind auch beide der Fraktur benachbarte Gelenke ruhig zu stellen. Eine Schienung erfolgt nach Möglichkeit in Funktionsstellung bzw. Neutralposition.

— Zum Anlegen der Schiene sollte ein achsengerechter mäßiger Längszug aufgenommen werden. Die Extremität muss zusätzlich stabilisiert werden bevor

sie angehoben werden kann. Das Vorgehen differiert bei unterschiedlichen Schienungssystemen. Einfache Schienen erfüllen oft den gleichen Zweck (🔲 Abb. 16.15).

— Bei Wirbelsäulen-, Oberschenkel- und Beckenfrakturen erfolgen Ruhigstellung und Schienung in der Vakuummatratze. Die Vakuummatratze ist außerdem Immobilisationsgerät der Wahl bei Polytraumatisierten und Patienten mit mehreren Frakturen.

— Primäre Maßnahmen im Sinne der ersten Hilfe: Der Laie wird im Rahmen der Breitenausbildung unterwiesen, bei Knochenbrüchen unter regulären Alltagsbedingungen, d. h. bei kurzfristig alarmierbarem, schnell eintreffendem Rettungsdienst, auf alle umfangreicheren Schienungsversuche zu verzichten und sich durch angemessene Lagerung und durch menschliche Zuwendung um eine allgemeine Ruhigstellung des Patienten zu bemühen. Ein prinzipiell ähnliches Vorgehen gilt auch für Rettungsassistenten und Rettungssanitäter, wenn der Notarzt nachalarmiert wurde. Es ist dann nicht sinnvoll, vor Analgesie und Wundinspektion etc. zu schienen (🔲 Abb. 16.16).

Maßnahmen bei Luxation

— Repositionsversuche in der Regel unter Analgesie.

— Insbesondere Patella- und Sprunggelenkluxationen sollen schon präklinisch reponiert werden. Auch bei fehlender Durchblutung oder sensorischem/motorischem Ausfall ist die Reposition zu erwägen.

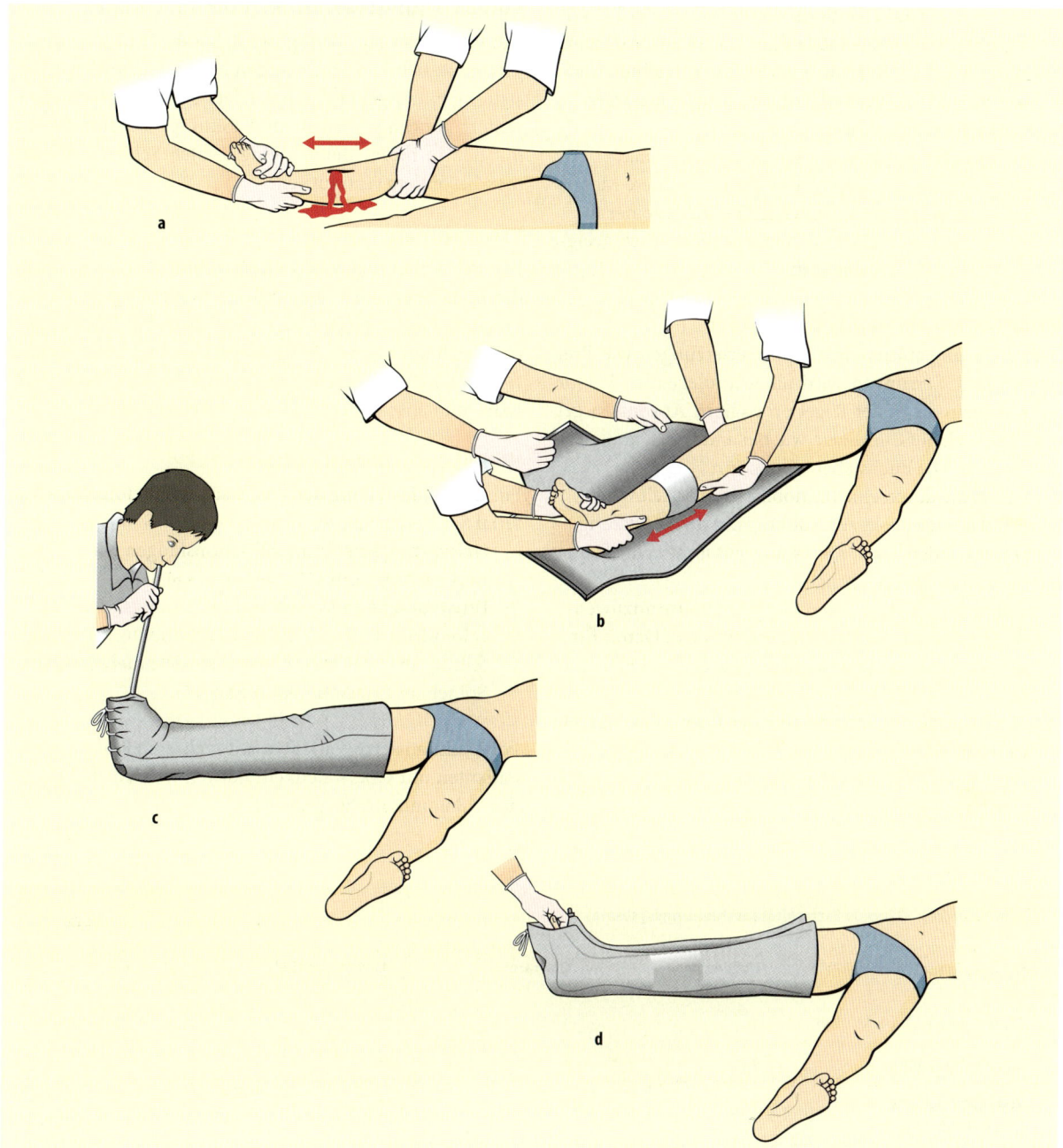

◘ Abb. 16.16a–d. Ruhigstellung einer offenen Unterschenkelfraktur 1. Grades in einer Luftkammerschiene; **a** Reposition, **b** Anlegen der Schiene unter Beibehaltung des Zugs, **c** Aufblasen der Kammerschiene, **d** Kontrolle auf venösen Staus und Durchblutung sowie Sensorik und Motorik der Zehen

- Bei Verdacht auf **Luxationsfraktur** (neben der Luxation liegt gleichzeitig eine Fraktur im Gelenk vor) wird in der Regel auf Repositionsversuche verzichtet, um sekundäre Weichteilverletzungen und Gefäß-/Nervenschäden zu vermeiden.
- Bei **fixierter Luxation** großer Gelenke sind nach einem erfolglosen Repositionsversuch weitere Manöver zu unterlassen. Das Gelenk wird in seiner fixierten Stellung belassen, die Extremität durch geeignete Maßnahmen abgestützt.

Maßnahmen bei Sportverletzungen

Bei den häufig auftretenden Sportverletzungen wie Prellungen und Zerrungen wird als grundlegendes Versorgungsprinzip die **PECH**-Regel propagiert. Ansonsten gelten die gleichen Grundsätze wie bei anderen Unfallereignissen auch. Die Buchstaben stehen für:

P Pause, die durch eine Immobilisation erzielt wird

E Eis, das eingepackt zur Kühlung auf die Verletzung gelegt werden kann. Kältespray (Eisspray) gilt als unbrauchbar und gefährlich

C Kompression, die nur bei klarer Diagnose anzuwenden ist (Gefahr: Kompartmentsyndrom). Damit für den Rettungsdienst unwichtig, da keine klare Diagnose zu stellen ist

H Hochlagern, nach entsprechender Immobilisation gut möglich.

Ruhigstellungsverfahren (Immobilisation)

Die Palette der zur Verfügung stehenden Ruhigstellungsgeräte hat sich – über die in den Normen geforderte Ausstattung hinausgehend – in den letzten Jahren deutlich erweitert. Rettungsassistent und Rettungssanitäter müssen mit den in ihrem Bereich eingesetzten Schienungssystemen besonders vertraut sein.

Extremitäten

Für die Schienung von Extremitätenfrakturen kommen die in ☐ Tabelle 16.3 aufgeführten Schienungssysteme in Frage. Bei der Auswahl ist zusätzlich zu berücksichtigen, ob es sich um offene oder geschlossene Frakturen handelt (▶ 16.6.1). Die wichtigsten Prinzipien der Anwendung von Extremitätenschienen sind oben bereits genannt.

Wirbelsäule, Becken, Oberschenkel

Für die Ruhigstellung der Wirbelsäule steht folgendes Material zur Verfügung:

- **Halswirbelsäule:** Immobilisationskragen wie z. B. Stifneck (☐ Abb. 16.17)
- **Brust- und Lendenwirbelsäule:** Rettungskorsett (KED = Kendrick Extrication Device; ☐ Abb. 16.18), Schaufeltrage und Vakuummatratze sowie zunehmend das Spineboard (☐ Abb. 17.6; ▶ Kap. 17).

Polytraumatisierte, Patienten mit mehreren Frakturen und Patienten mit Oberschenkelfrakturen werden ebenfalls in der Vakuummatratze gelagert.

☐ Tabelle 16.3. **Gängige Extremitätenschienungssysteme**

Schiene (gängige Beispiele)	Unterarm	Oberarm	Unterschenkel	Oberschenkel
Armtragetuch/Dreiecktücher	+	+	–	–
Cramer-Schienen	+	+	+	(+)
Volkmann-Schiene (Dachrinne)	–	–	+	–
Sam-Splint	+	+	(+)	–
Pneumatische Schienen	+	(+)	+	–
Vakuumschienen	+	(+)	+	–
Prosplint-Schienen	+	–	+	–
Extensionsschienen	–	–	+	–

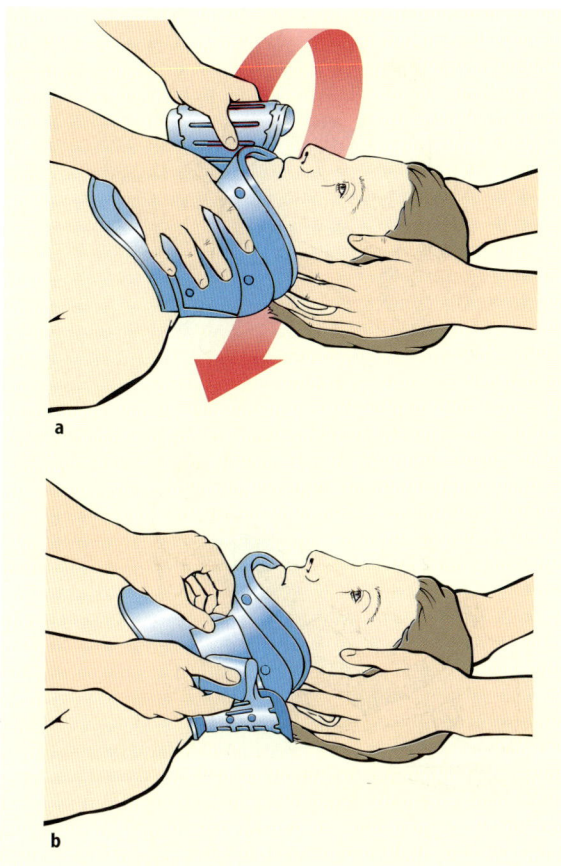

■ Abb. 16.17. **HWS-Kragen (Stifneck): a** Anlegen mit 2 Helfern,
b Schließen des Stifneck

Anlegen eines HWS-Immobilisationskragens. Vor dem
Anlegen ist der Schultergürtel und Hals des Verletzen auf
mögliche Verletzungen zu prüfen. Schmuck und störende
Kleidung müssen entfernt (ggf. weggeschnitten) werden.
Während eine Person des Rettungsteams den Kopf des Patienten in Neutralposition fixiert, misst das zweite Team-
mitglied die Höhe zwischen Kinnlinie und Schulterspitze
(s. Gebrauchsanleitungen). Mittels Größenvergleich mit
dieser ermittelten Höhe (Fingerzahl) wird die korrekte
Größe ausgewählt. Beim Anlegen wird zunächst das Kinn-
teil korrekt platziert und anschließend das Nackenteil angebracht. Abschließend auf korrekten Sitz hin prüfen.

Anlegen des Rettungskorsetts (KED). Erster notwendiger
Schritt ist die Immobilisation der HWS mit einem Kragen.
Das Korsett wird anschließend vorsichtig am Rücken ent-
lang geschoben und so platziert, dass die Seitenteile kor-

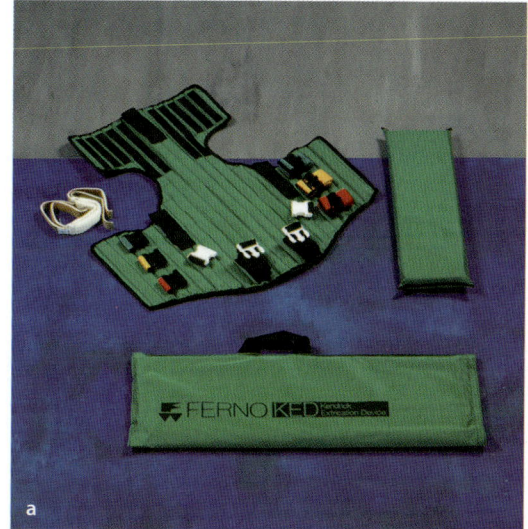

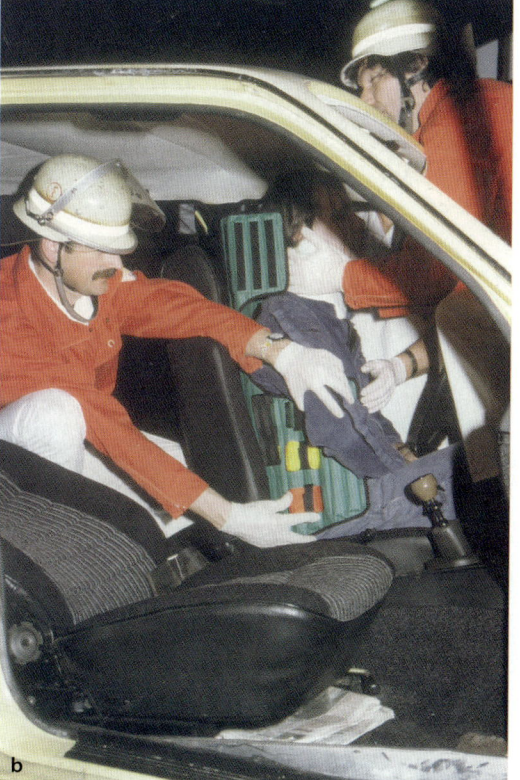

■ Abb. 16.18. **a** Rettungskorsett zerlegt, **b** Rettungskorsett im
Einsatz (Pkw)

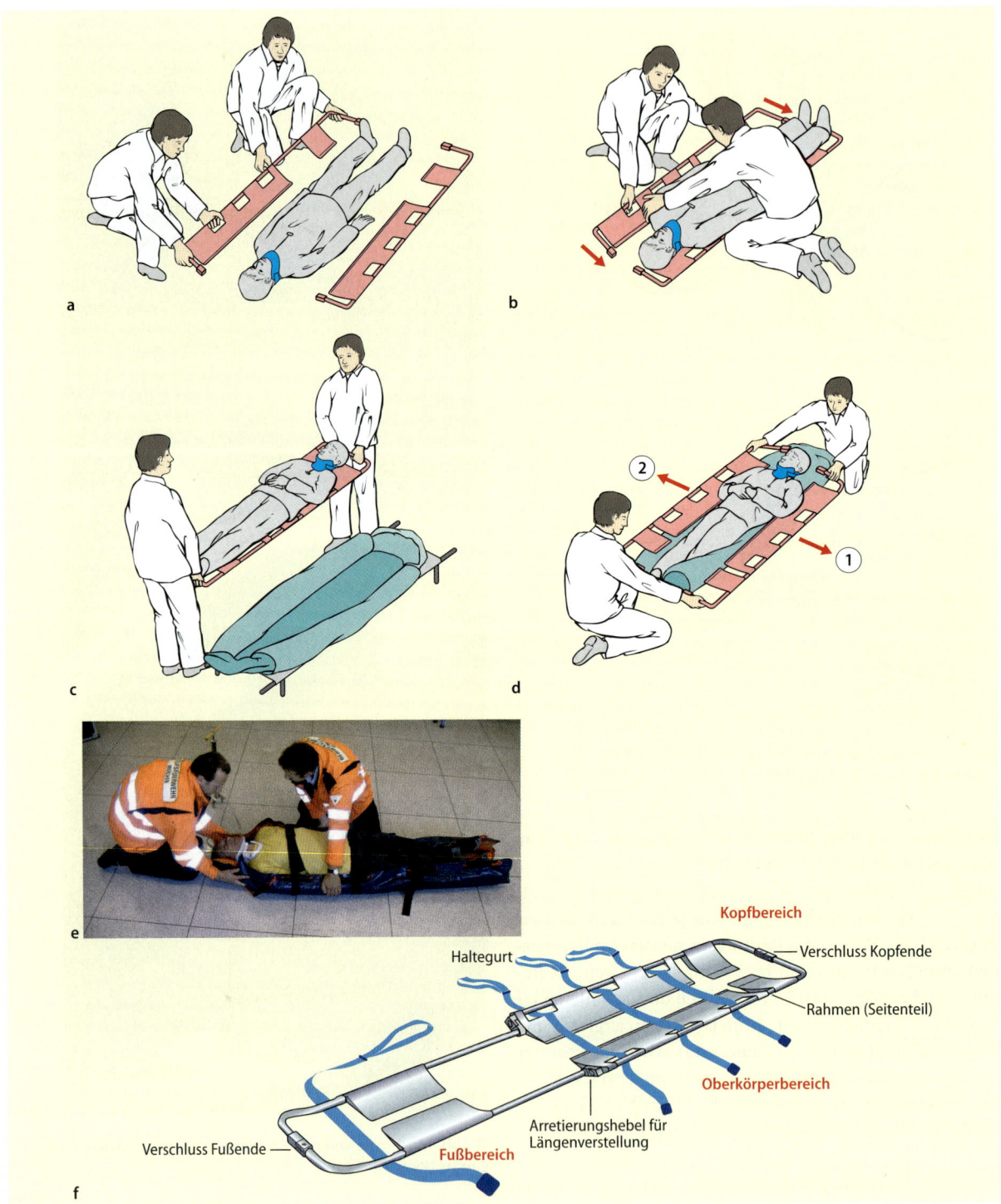

16

□ Abb. 16.19a–f. **Einsatz von Schaufeltrage und Vakuummatratze: a** Ausgangsposition, **b** Unterschieben der Schaufeltrage, **c** Patient mit Schaufeltrage auf Vakuummatratze, **d** eine Seite nach der anderen entfernen. **e** Foto einer Vakuummatratze im Einsatz, **f** Details der Schaufeltrage

rekt zwischen Achselhöhle und Beckenschaufel sitzen. Die Bauch- und Brustgurte werden von unten nach oben festgezogen; allerdings bleibt der oberste Gurt bis kurz vor dem Transport locker, um die Atmung nicht zu behindern. Die Beckengurte werden angebracht (s. Gebrauchsanleitungen) und festgezogen. Das Kopfpolster wird platziert und der Nackenteil mit Gurten um Kinn und Stirn befestigt.

Einsatz der Schaufeltrage. Das Abmessen der Schaufeltrage in der Länge sollte grundsätzlich im geschlossenen Zustand erfolgen. Es ist immer auf ein sicheres Einrasten aller Verschlüsse zu achten. Nach Trennung der beiden Seitenteile werden sie nacheinander zu beiden Seiten des Patienten platziert. Um ein Unterschieben des Schaufelteils zu erleichtern, kann der Patient von der gegenüberliegenden Seiten ganz leicht angehoben werden. Erst Kopf-, dann Fußteil schließen. Für das Anheben und den Transport ist die Sicherung mit Gurten vorgegeben (s. Gebrauchsanleitungen). Das Entfernen der Schaufeltrage verläuft analog in umgekehrter Reihenfolge.

Einsatz der Vakuummatratze. Vor dem Einsatz ist die Vakuummatratze so weit abzusaugen, dass eine plane und feste Oberfläche entsteht. Das Unterlegen eines Stofflakens empfiehlt sich aus mehreren Gründen: leichteres Reinigen, Schutz, besseres Umlagern. Nach dem Ablegen des Patienten (in der Regel mit Schaufeltrage) wird das Ventil geöffnet und die Matratze belüftet. Der Patient sinkt einige Millimeter ein, die Matratze nimmt die individuelle Form an. Es folgen Anformen der Seitenteile und erneutes Absaugen. Da sich die Vakuummatratze beim Absaugen verkürzt, ist darauf zu achten, dass der Scheitel und die Fußsohlen frei bleiben, um ein Stauchen zu vermeiden. Speziell die Frakturbereiche müssen besonders sorgsam eingeformt werden. Es ist darauf zu achten, dass während des Transportes nachgesaugt werden kann.

Lagerung, Begleitung und Patiententransport

Dieses Kapitel beschreibt die wichtigsten Techniken in Rettungsdienst und Krankentransport, die zum Führen und Begleiten, zum Anheben, Umlagern und Lagern sowie zur Rettung und zum Tragen zur Anwendung kommen (◘ Abb. 17.24 am Ende dieses Kapitels). Dabei werden auch wichtige ergonomische Prinzipien des Hebens und Tragens im Sinne des Gesundheitsschutzes für Rettungsassistent und Rettungssanitäter dargestellt.

Lernziele

Rettungsassistent und Rettungssanitäter sollen
- wichtige Basistechniken »Lagerung, Begleitung und Patiententransport« beschreiben und durchführen,
- Bedeutung einer strukturierten Vorgehensweise bei all diesen Techniken beschreiben,
- allgemeine Regeln für die Kommandos beschreiben,
- alle Lagerungsarten für Notfallpatienten beschreiben und durchführen können.

In erster Linie im Krankentransport werden viele Patienten mit vorbestehenden Erkrankungen und bleibenden körperlichen Einschränkungen nach z. T. länger zurückliegenden Verletzungen und/oder Operationen befördert. Bei vielen Einsätzen müssen Notfallpatienten – ohne Selbstgefährdung des Rettungsteams – aus ungünstigen räumlichen Bedingungen oder besonderen Gefahrensituationen gerettet werden, bevor eine umfassende Überprüfung der Vitalfunktionen vorgenommen und gezielte medizinische Maßnahmen erfolgen können. Rettungsassistent und/oder Rettungssanitäter wenden zu diesem Zweck einfache Rettungshandgriffe an.

17.1 Begleiten und Führen des Patienten

Viele Patienten, die mit Krankentransportwagen befördert werden, können und wollen gehen. Sie sind zwar gehfähig, z. T. aber gangunsicher. Viele von ihnen sollten daher im Einvernehmen aus Sicherheitsgründen durch Untergreifen des Unterarms und Umfassen des Thorax begleitet und gestützt werden (◘ Abb. 17.1). Liegt eine einseitige Behinderung vor, z. B. nach einem Schlaganfall, erfolgt die Hilfeleistung stets auf der betroffenen Seite des Patienten.

Bei einer weiteren Möglichkeit des Begleitens und Führens wird der Patient von 2 Personen in die Mitte genommen, wobei beide Helfer Thorax oder Becken des Patienten umfassen, seine Unterarme stützen und ihm so von beiden Seiten Halt geben. In engen Treppenhäusern

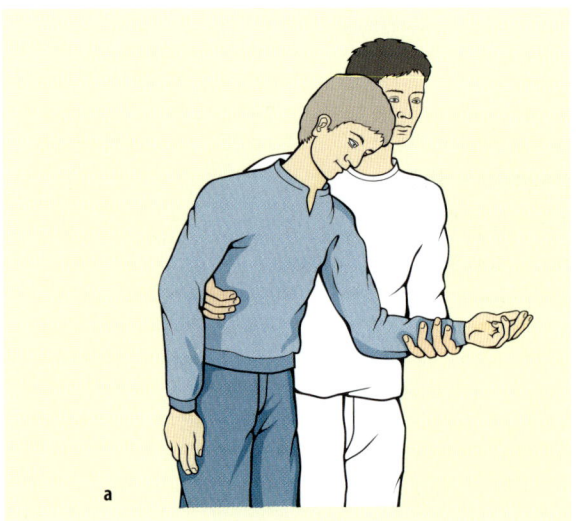
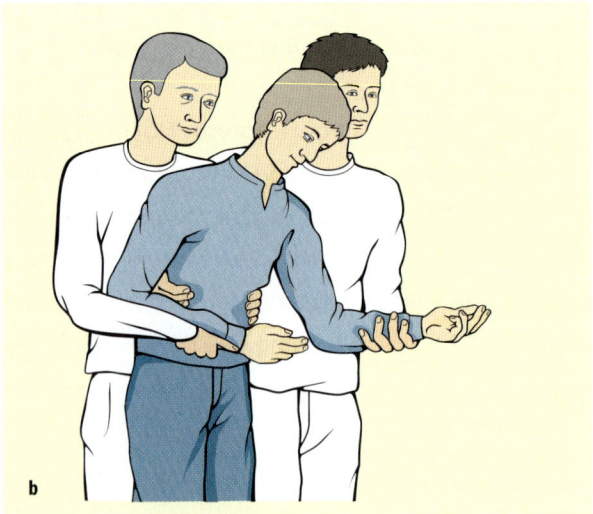

◘ Abb. 17.1a,b. **Begleiten eines Patienten: a mit 1 Helfer; b mit 2 Helfern**

geht ein Helfer voraus, um einen stürzenden Patienten ggf. abfangen zu können.

17.2 Einsatz von fahrbaren Stühlen

17.2.1 Einsatz des Tragestuhls

In engen Räumen und Treppenhäusern können Gehbehinderte sowie Gehunfähige, die aber keinesfalls liegend transportiert werden wollen, mit dem Tragestuhl getragen und auf glattem Untergrund gefahren werden. Beim geringsten Zweifel an der Sitzfähigkeit des Patienten und immer bei ungünstigen äußeren Bedingungen (steile, enge Treppen, unebenes Gelände) sollte der Patient mit Sicherheitsgurten fixiert werden.

Für das Überheben von sitzfähigen hemiplegischen Patienten, z. B. von einem Bett in den Tragestuhl, hat sich folgendes Vorgehen bewährt (◘ Abb. 17.2):

– Der Überhebende stellt sich vor den sitzenden Patienten, seine Unterschenkel und Knie stützen dessen Beine seitlich ab, um deren Wegrutschen während der Aufstehphase zu vermeiden.

– Der Überhebende greift unter den Achselhöhlen des Patienten hindurch nach hinten zu dessen Becken, während der Patient mit dem Arm der gesunden Seite den Hals des Überhebenden umfasst.

– Nach entsprechender Ankündigung hebt und zieht der Überhebende durch Verlagerung seines Gewichts nach hinten den Patienten zu sich heran, wobei der

Patient – soweit möglich – mit seinem gesunden Bein mithilft.

– Danach steht der Überhebende gerade, zieht das Becken des Patienten zu sich heran und verhindert mit seinen Knien ein seitliches Wegrutschen der Beine des Patienten, wobei er das gelähmte Kniegelenk nach hinten durchdrückt.

– Nun wird der Patient zur Seite gedreht und nach der gleichen Technik – in umgekehrter Reihenfolge – in den Tragestuhl gesetzt.

– Wichtig ist, dass der Überhebende mit seinen Knien ununterbrochenen Kontakt zu denen des Patienten aufrechterhält.

17.2.2 Einsatz des Rollstuhls

In vielen Krankenhäusern und Pflegeeinrichtungen stehen für den Transport sitz-, aber nicht bzw. nicht voll gehfähiger Patienten Rollstühle zur Verfügung. Wenn Rettungsassistenten oder Rettungssanitäter diese Rollstühle zum Patiententransport von oder zum KTW benutzen, müssen sie einige grundsätzliche Regeln des Rollstuhlgebrauchs kennen:

– Das Überwinden einzelner Stufen erfordert generell ein Ankippen des Stuhls nach hinten. Bei Rollstühlen, bei denen das kleinere Rad hinter dem großen angebracht ist, wird der Patient rückwärts die Stufen herabgefahren (◘ Abb. 17.3).

– Bei stehendem Rollstuhl die Bremsen anziehen.

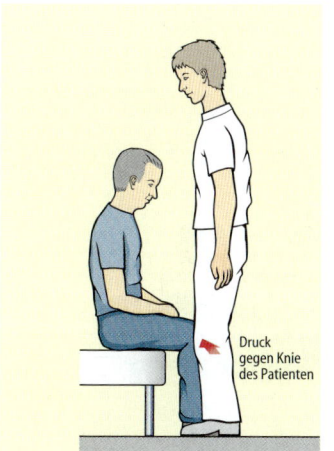 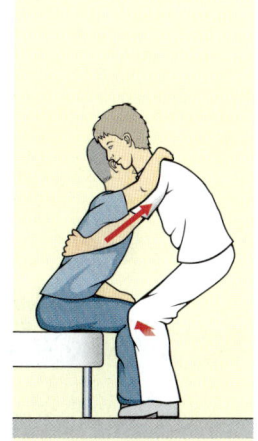 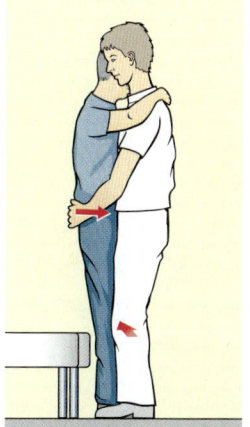 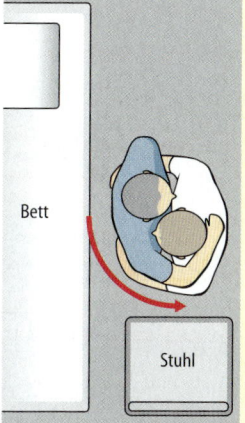

Druck gegen Knie des Patienten

Bett

Stuhl

◘ Abb. 17.2. **Umlagern von sitzfähigen hemiplegischen Patienten in den Tragestuhl**

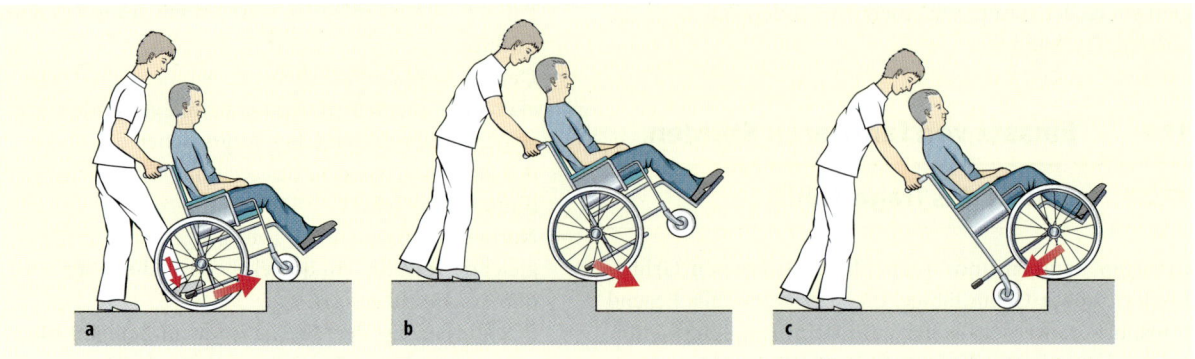

■ Abb. 17.3a–c. **Überwindung von Stufen mit dem Rollstuhl; a Stufe aufwärts, b Stufe abwärts, c Stufe abwärts bei Rollstuhl mit kleinem Rad hinten**

— Unruhige Patienten können mit dem Rollstuhl nach vorn kippen.
— Zum Hinsetzen und Aufstehen der Patienten die Fußstützen zur Seite klappen.
— Für das Überheben gelten ggf. die zuvor für den Tragestuhl beschriebenen Empfehlungen.

17.3   Umlagerung

Liegende Kranke müssen zum Transport auf die Trage und danach auf Praxisliegen, Röntgentische oder in ein Bett des Krankenhauses bzw. des Pflegeheims umgelagert werden (■ Abb. 17.4). Rettungsgriffe – wie etwa der Rautek-Griff – dürfen unter solchen Umständen nicht angewandt

werden, da bei alten, gebrechlichen Patienten – z. T. mit Kontrakturen im Schulter- oder Ellbogenbereich oder mit Osteoporose – erhebliche zusätzliche Schäden bis hin zur Unterarmfraktur verursacht werden könnten. Hier kommen im Wesentlichen 2 Techniken in Betracht:
— Tragen des Patienten durch Unterfassen durch 3, notfalls 2, ggf. 4 Personen,
— Überheben unter Benutzung von bereits liegenden Laken oder des untergeschobenen Rettungstuches.

Der Patient ist in jedem Fall auf die bevorstehenden Maßnahmen hinzuweisen und nach persönlichen Besonderheiten, wie Lähmungen, Kontrakturen oder besonders schmerzhaften Beeinträchtigungen, die bei der Umlagerung ggf. zu beachten wären, zu befragen.

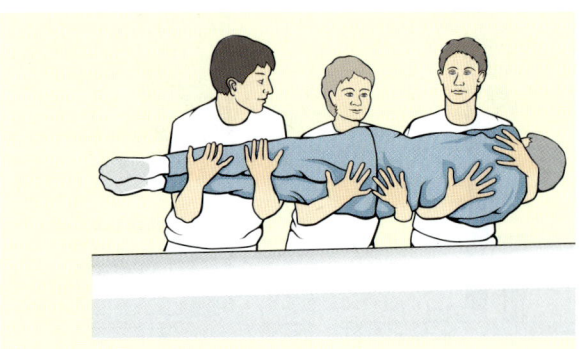

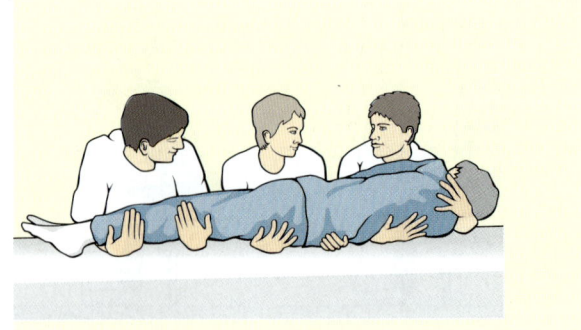

■ Abb. 17.4. **Umlagerung mit 3 Helfern von der Seite**

17.3.1   Umlagern durch Unterfassen

Bett und Trage bzw. Trage und vorgesehene Auflagefläche sollten möglichst auf eine Höhe gebracht werden.

- Das aus 2 Personen bestehende Team, sinnvollerweise ergänzt durch eine 3., bei schweren Patienten auch eine 4. Person, unterfasst den auf dem Rücken liegenden Patienten,
- kippt ihn dann auf ein Kommando zur Seite, zieht in möglichst körpernah heran.
- Je nach räumlichen Gegebenheiten geht man mit dem Patienten zur möglichst nah positionierten neuen Auflage
  - kopf- oder fußwärts, wenn Trage und Bett hintereinander stehen,
  - mit einer Drehung zur neuen Auflagefläche, wenn die Helfer zwischen nebeneinander positionierten Betten oder der Trage stehen,
- oder man lässt nach Anheben vom Bett oder vom Röntgentisch von zusätzlichen Helfern die Trage unter den so angehobenen Patienten schieben.

Wichtig ist, dass die erfahrenste Person am Kopfende auch das Kommando übernimmt und alle Beteiligten wissen, nach welcher Technik vorgegangen werden soll!

17.3.2   Überheben unter Benutzung eines Lakens oder eines Rettungstuches

Insbesondere wenn mehr als 4, sinnvollerweise 6 Helfer zur Verfügung stehen, kann ein bereits liegendes stabiles Betttuch als Umlagerungshilfe benutzt werden. Das Rettungstuch lässt sich in gleicher Weise benutzen. Dazu wird der Patient primär auf eine Seite gedreht, das mit einer Hälfte zusammengerollte Rettungstuch angelegt, der Patient dann auf die andere Seite gedreht und die zuvor gerollte Seite des Rettungstuchs ausgebreitet. Danach wird der Patient wieder auf den Rücken gedreht.

Laken bzw. Rettungstuch können auf jeder Seite von 3 Personen gefasst werden. Diese Technik ist für den Patienten besonders schonend und für die Helfer ergonomisch, wenn alle Auflageflächen nebeneinander positioniert werden können und der Patient nur hinübergehoben/vorsichtig gezogen werden muss. Dieses Verfahren funktioniert aber auch unter den unter 17.3.1 beschriebenen Bedingungen.

17.3.3   Angemessene Lagerung des Patienten nach der Transferaktion

Viele Kranke bevorzugen – aus ernst zu nehmenden Gründen – eine bestimmte Lagerung im Bett, die zumindest bei Langstreckentransporten auch auf der schmalen Trage wieder angestrebt werden sollte. Ein Beispiel ist die **Lagerung bei Hemiplegie**.

- Der Patienten wird möglichst auf seiner **betroffenen Seite** gelagert (🔴 Abb. 17.5), weil dadurch die Wahrnehmung und Tonusregulierung dieser Seite besonders gefördert wird. Außerdem bleibt der »gesunde« Arm frei für Aktivitäten.
- Es werden 3–4 Kissen, im Krankentransport Decken oder andere polsterähnliche Gegenstände benötigt.
- Die Trage flach stellen.
- Das Kopfkissen liegt nur unter dem Kopf, nicht unter der Schulter.
- Der Patient muss so weit an eine Tragenseite gelagert werden, dass auch in Seitenlage der ausgestreckte Arm und die Hand auf einer Unterlage ruhen können.

Da die Rückenlage als weniger günstig zu sehen ist, wird die gezielte Lagerung auf der **nichtbetroffenen Seite** gewählt (🔴 Abb. 17.5).

- Der betroffene Arm wird mit flacher Hand nach vorn gestreckt auf ein Kissen gelagert, der nichtbetroffene Arm bequem angewinkelt. Das betroffene Bein wird leicht gebeugt vor dem gestreckten nichtbetroffenen Bein auf ein Kissen gelagert.

Dies Beispiel soll erläutern, dass es durchaus krankheits-, verletzungs- oder patientenspezifische Lagerungen gibt, die auch für den Krankentransport nach Möglichkeit aufrechterhalten werden sollten. Rettungsassistent/Rettungssanitäter erklären Patienten, die auf solche Lagerungsarten fixiert sind, dass die Lagerung während des Transportes zu den Fahrzeugen nicht in vollem Umfange aufrechterhalten werden kann; in KTW, RTW, Hubschrauber oder Flächenflugzeug – aber mit Improvisationen annähernd – wieder hergestellt werden soll.

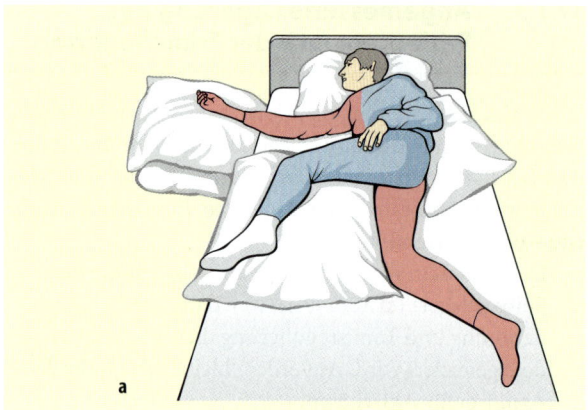
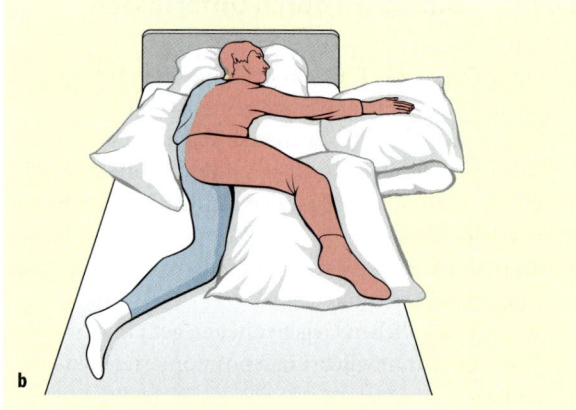

◘ Abb. 17.5a,b. **Lagerung bei Hemiplegie nach der Transferaktion: a** Lagerung auf der betroffenen Seite, **b** Lagerung auf der gesunden Seite

17.3.4   Verletzungsangepasste Umlagerungstechniken

Einsatz der Schaufeltrage

Zur näheren Erläuterung ▶ Kap. 16.

Sandwichmethode

Die Sandwichmethode, bei der die Vakuummatratze auf den Rücken eines bäuchlings liegenden Patienten, gelegt und die Schaufeltrage unter den Verletzen geschoben wird, ist sehr umstritten. Sowohl das Problem, die Schaufeltrage ohne Verletzungen unter der Brust und dem Bauch des Verletzten zu schließen, als auch die psychische Belastung und die Schwierigkeit der anschließenden Drehung sprechen gegen diese Methode. Sinnvoller ist eine kontrollierte achsengerechte Drehung auf den Rücken.

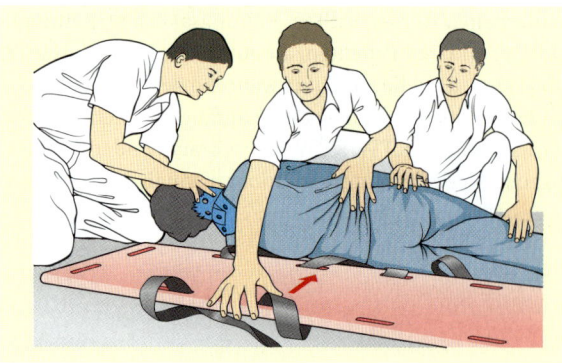

◘ Abb. 17.6 **Umlagerung auf ein Spineboard mit 3 Helfern**

Einsatz eines Spineboards

Alternativ zur Lagerung auf einer Vakuummatratze kommt in den USA und auch zunehmend in Deutschland das Spineboard zum Einsatz. Dabei wird der Patient wie folgt auf das Board gebracht:

2 oder 3 Personen drehen den Verletzten achsengerecht auf die Seite, eine 4. Person stellt das Spineboard parallel an den Rücken des Patienten an. Gemeinsam werden Patient und Board jetzt in die Waagrechte gedreht (◘ Abb. 17.6).

17.4   Tragen

Bei allen Umlagerungs-, Hebe- und Tragetechniken sind unabhängig von den eingesetzten Hilfsmitteln (Trage, Rettungstuch, Tragenstuhl etc.) im **gesundheitlichen Eigeninteresse des Rettungspersonals** wichtige ergonomische Prinzipien zu beachten.

17.4.1   Grundsätzliches zur Hebetechnik

 − Breitbeiniges Stehen
 − Knie- und Hüftgelenke stark beugen → tiefe Verlagerung des Körperschwerpunkts
 − Tragen des eigenen Schwerpunkts und der Last innerhalb oder nahe der Unterstützungsfläche, d. h. in der Regel der Füße
 − Bei gerader Wirbelsäule möglichst kurzer Lastarm durch rumpfnahes Tragen (◘ Abb. 17.7).

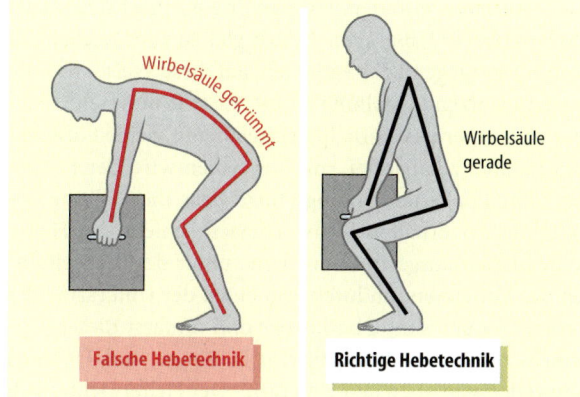

Wirbelsäule gekrümmt

Wirbelsäule gerade

Falsche Hebetechnik

Richtige Hebetechnik

■ Abb. 17.7. **Ergonomische Hebetechnik**

Effekt: geringer Kraftaufwand und Schonung der Wirbelsäule (▶ Kap. 9.1).

17.4.2 Tragen mit dem Rettungstuch

In engen Wohnungen und Treppenhäusern, in denen die Fahrzeugtragen nicht benutzt werden können, müssen liegende Patienten mit dem Rettungstuch getragen werden. Das Rettungstuch verfügt über jeweils 3 seitliche Griffschlaufen, sodass im Idealfall 6 Helfer den Transport durchführen. Tragevarianten mit 4 oder 3 Trägern sind ebenfalls akzeptabel (■ Abb. 17.8). Der Helfer rechts am Kopf des Patienten übernimmt das Kommando.

Ein weiterer wesentlicher Vorteil des Rettungstuches besteht darin, dass es bei unmittelbarer Gefahr am Notfallort, ebenso bei der Evakuierung bettlägeriger Patienten wegen seines geringen Gewichts – und der Flexibilität sehr schnell und wirkungsvoll auch von weniger erfahrenem Personal eingesetzt werden kann.

17.5 Rautek-Rettungsgriff

Mit dem Rautek-Rettungsgriff lassen sich relativ schwere Patienten notfalls über eine längere Strecke verlagern, da nicht so sehr die Kraft des Helfers als vielmehr die Technik durch Gewichtsverlagerung und Hebelwirkung die entscheidende Rolle spielt. Rautek empfiehlt diesen Griff als eine Hilfestellung, »wo unter Verzicht auf fremde Hilfe und ohne Verwendung von technischen Hilfsmitteln Verunglückte in kürzester Zeit zu retten sind, soweit es die Art der Verletzung zulässt«.

17.5.1 Liegender Patient

Der Helfer stellt sich mit leicht gespreizten Beinen bei paralleler Fußstellung an den Kopf des Notfallpatienten (■ Abb. 17.9). Falls der Verletzte nicht ausgestreckt auf dem Rücken liegt, bringt der Helfer ihn zunächst in diese Lage. Er beugt sich zum Verletzten hinunter, umfasst mit den ausgestreckten Händen den Nacken und den Hinterkopf und richtet den Betroffenen vorsichtig (HWS) auf, damit er in eine sitzende Stellung kommt, wobei der Oberkörper leicht nach vorn geneigt ist.

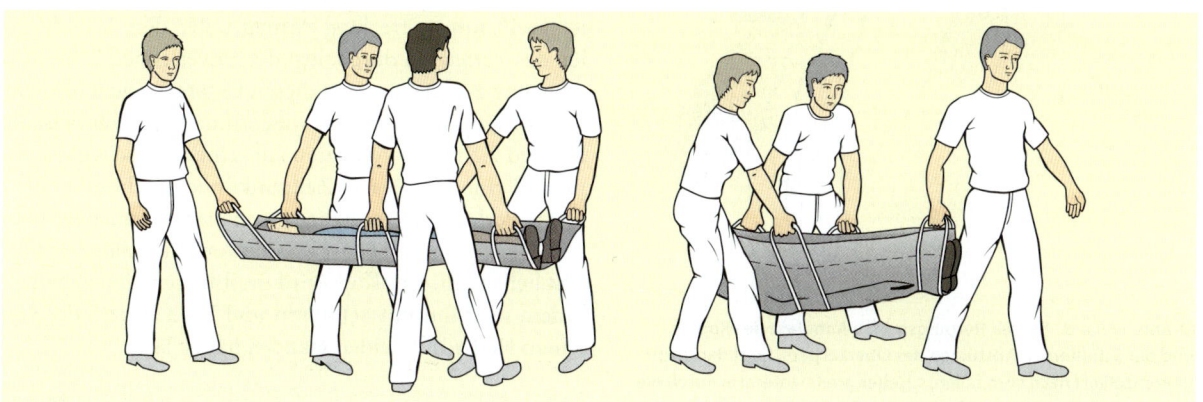

■ Abb. 17.8. **Patiententransport mit dem Rettungstuch**

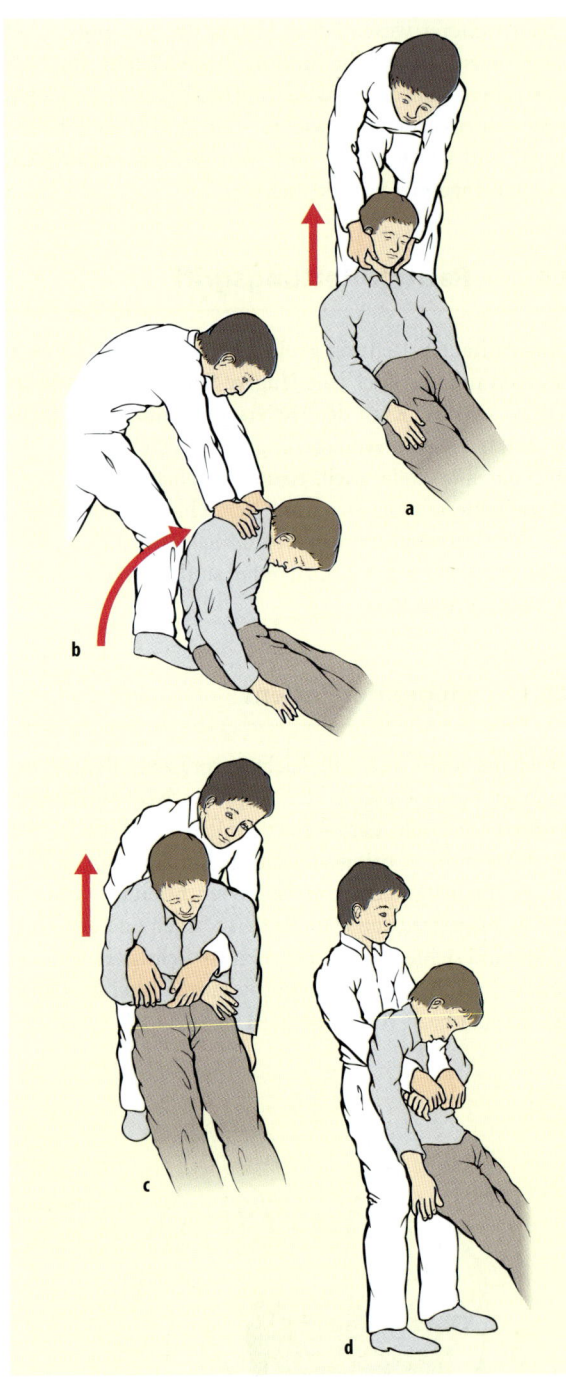

17

○ Abb. 17.9a–d. **Rautek-Rettungsgriff; a** Anheben des Kopfes und der Schultern, **b** Abstützen des Oberkörpers, Kopf darf nicht unkontrolliert nach vorn fallen, **c** Helfer greift Unterarm durch die Achseln, **d** Gewicht ruht auf den Oberschenkeln

Der Helfer verändert in dieser Phase zunächst nicht die Stellung seiner Füße, seine Hände gleiten vom Nacken auf die Schultergegend des Patienten; auf diese Weise wird die erreichte sitzende Stellung fixiert. Er tritt nunmehr dicht an den Körper des Notfallpatienten heran, beide Füße stehen parallel zueinander, mit den Knien wird der Körper des Notfallpatienten so abgestützt, dass die Stellung des Oberkörpers erhalten bleibt. Danach schiebt der Helfer seine beiden ausgestreckten Arme unter den Achselhöhlen des Verletzten hindurch, legt einen der Unterarme des Patienten quer zum Oberkörper und umfasst diesen Unterarm mit dem »Affengriff«, d.h. Finger und Daumen umgreifen von oben den Unterarm. Der Helfer richtet sich in der Wirbelsäule auf, die Knie bleiben gebeugt, er verlagert sein Körpergewicht nach hinten und zieht dabei den Bewusstlosen mit ausgestreckten Armen auf seine Oberschenkel. Mit kleinen Schritten geht er rückwärts und bewegt den Notfallpatienten aus räumlicher Enge oder dem Gefahrenbereich.

17.5.2   Sitzender Patient

Bei sitzenden Patienten, z.B. nach einem Autounfall, kommt eine Modifikation des Rautek-Rettungsgriffs zur Anwendung (○ Abb. 17.10). Der Helfer überprüft zunächst, ob der Betroffene z.B. an den unteren Extremitäten eingeklemmt ist (Cave: Airbag, ▶ Kap. 5). Durch geeignete Maßnahmen, u.a. durch das Zurückstellen des Sitzes, werden die Voraussetzungen für die Rettung geschaffen. An den Kleidungsstücken umgreift der Helfer die Hüftpartien des Verletzten und dreht ihn soweit herum, dass der Rücken frei wird. Dann folgen die bereits beschriebenen Phasen des Rettungsgriffs. Der Helfer greift mit gestreckten Armen unter den Achselhöhlen des Verletzten durch, legt den unverletzten Unterarm quer zum Körper, umfasst diesen Unterarm, geht in leichte Kniebeuge, richtet sich wiederum in der Wirbelsäule auf und zieht den Verletzten auf seine Oberschenkel, damit bei einer zu diesem Zeitpunkt noch nicht erkannten HWS-Verletzung zusätzliche Schäden vermieden werden. Kopf, Hals und Brust werden vorsichtshalber als Einheit behandelt. Der Kopf wird in Mittelposition gehalten, indem man ihn mit Schultern und Kinn stützt oder von einem Helfer mit beiden Händen halten lässt.

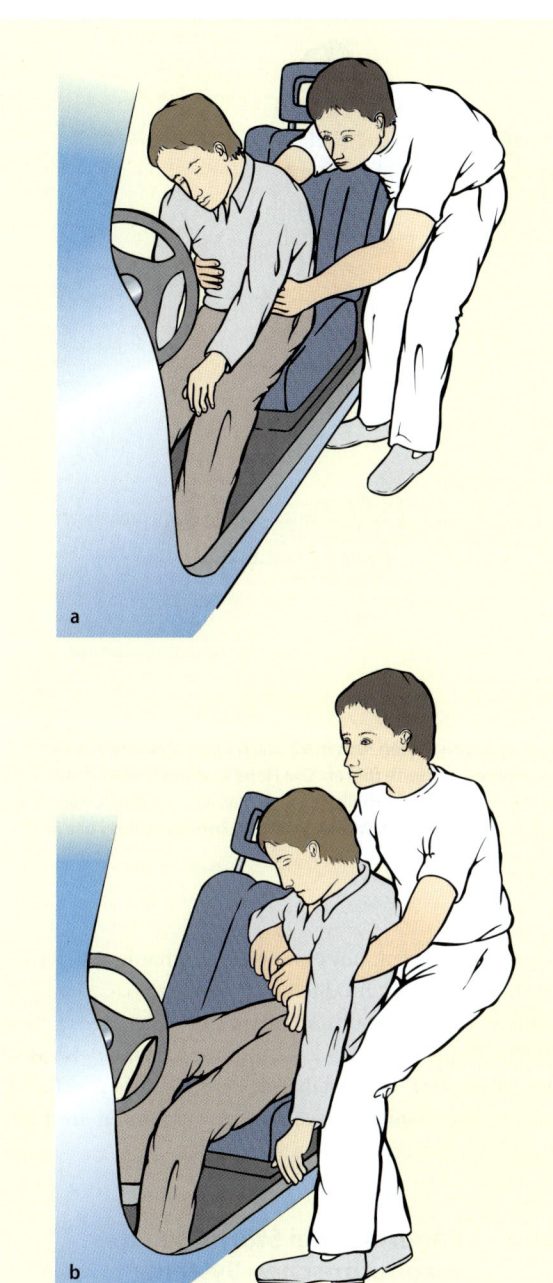

◘ Abb. 17.10a,b. **Rautek-Rettungsgriff bei sitzendem Patienten; a** Herumziehen des Patienten an den Hüften, **b** Herausziehen

➕ **Praxistipp**

— Der Rautek-Rettungsgriff dient ausschließlich zur Rettung vital bedrohter Menschen.

— Bei Patienten ohne Vitalbedrohung sind andere Techniken anzuwenden. Stehen für die Umlagerung nur 2 Personen zur Verfügung ist eine Tragehilfe nachzufordern.

— Kann die Vitalbedrohung durch ärztliche Maßnahmen abgewendet werden (z. B. beim Bewusstlosen durch Intubation), sind schonendere Techniken, z. B. mit Immobilisation der HWS, anzuwenden.

17.6   Lagerung von Notfallpatienten

Die an die jeweilige Erkrankungen oder Verletzungen des Patienten angepasste Lagerung gehört zu den Basisverfahren, die ohne Einschränkung in den Zuständigkeitsbereich des nichtärztlichen Personals im Rettungsdienst fallen. Die Lagerung wird durch den sachgerechten Einsatz der Trage, bei Verletzten nach Verwendung der Schaufeltrage (falls verfügbar) und der Vakuummatratze bereits am Notfallort durchgeführt.

In den bodengebundenen Rettungsfahrzeugen können verschiedene Auflagewinkel für die Trage durch Rastung der Tragentische eingestellt werden.

➕ **Praxistipp**

Patienten mit erhaltenem Bewusstsein nehmen häufig spontan die Haltung ein, die für sie unter den bestehenden Umständen die geeignetste ist. Daher Vorsicht mit Zwang!

17.6.1   Lagerung bei Störungen des Bewusstseins

Bewusstlose sind nach Ausfall der Schutzreflexe durch das Eindringen von Erbrochenem, Blut oder Schleim in die Luftröhre gefährdet. Sie sind in die stabile Seitenlage zu bringen (◘ Abb. 17.11).

❯ **Voraussetzung für stabile Seitenlagerung ist die ausreichende Spontanatmung!**

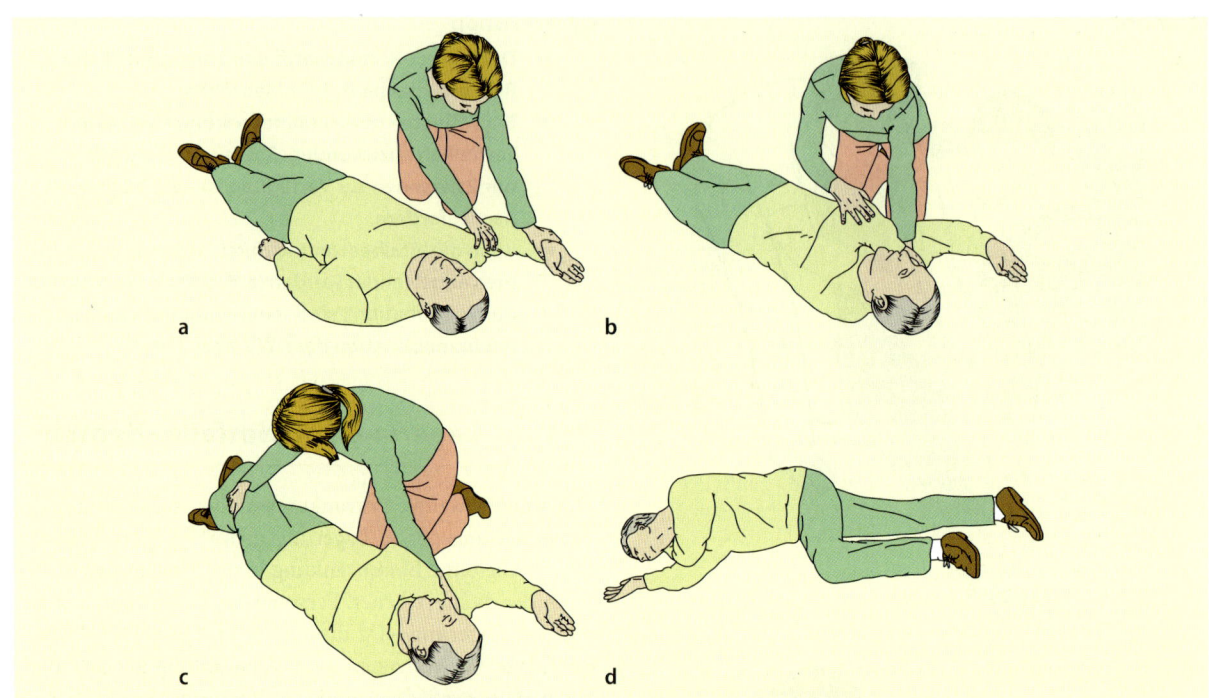

■ **Abb. 17.11. Stabile Seitenlagerung: a** Seitlich neben den Patienten knien, den zugewandten Arm in 90° nach oben abwinkeln. **b** Die Hand des abgewandten Arms fassen und den Handrücken zur gegenüberliegenden Kinnseite führen. Die Hand in dieser Position mit der eigenen fixieren. **c** Mit der freien Hand den Oberschenkel des abgewandten Beines knapp oberhalb des Knies fassen und die Person zu sich drehen. **d** Der Kopf des Bewusstlosen ruht auf seinen Fingerspitzen, der Hals ist überstreckt, der Mund geöffnet. Zum Abschluss das jetzt zugewandte Bein abwinkeln, damit die Lagerung stabilisiert wird. (ERC-Leitlinien 2005)

Stabile Seitenlage

Ziel

In Seitenlage können Blut und Erbrochenes abfließen, auch bei Bewusstlosen ist die Aspirationsgefahr vermindert. Zungengrund und Unterkiefer sind nach vorn verlagert.

Technik

Seit Ende 2005 wird für Deutschland eine neue Technik der stabilen Seitenlage empfohlen. Das Vorgehen ist in der ■ Abb. 17.11 beschrieben.

Bei langer Liegedauer sollte der Bewusstlose nach 20 min zurück und dann auf die andere Seite gedreht werden.

Gefahren

Bei bewusstlosen Patienten, bei denen eine Querschnittsschädigung bekannt oder hochwahrscheinlich ist (z. B. Sturz aus großer Höhe), muss die stabile Seitenlagerung von mindestens 2 Personen besonders vorsichtig, d. h. in

Absprache erfolgen, um eine weitere Schädigung des Rückenmarks – soweit möglich – zu vermeiden.

Bleibt ein bewusstloser Patient in Rückenlage (z. B. assistierte Beatmung), ist eine ununterbrochene Überwachung und eine bereitstehende Absaugeinheit erforderlich, um die Aspirationsgefahr zu vermeiden und eine Verlegung der Atemwege zu vermindern.

17.6.2   Lagerung bei Störungen des respiratorischen Systems

Bei folgende Störungen des respiratorischen Systems ist eine gezielte Lagerung erforderlich:

- Atemnot,
- Thoraxverletzungen,
- Lungenödem.

Atemnot

Bei allen Erkrankungen, in denen die Ein- und/oder die Ausatmung erschwert ist, wird der Oberkörper des Patienten hoch gelagert. Typische Beispiele sind asthmatische Erkrankungen und Schwellungen im Bereich der Luftwege (◘ Abb. 17.12).

Ziel

Durch die erhöhte Lagerung des Oberkörpers wird die Beweglichkeit der Atemmuskulatur, der Zwischenrippenmuskulatur, der Atemhilfsmuskulatur, besonders aber des Zwerchfells verbessert.

Technik

Am Notfallort: Unterschieben von Kissen oder sonstigen geeigneten Gegenständen unter den Rücken.

   Nach Lagerung auf Trage: Anheben des »Kopfteils« oder entsprechende Unterpolsterung des Rückens in einem Winkel von ca. 45–60°. Bei stärkster Atemnot wünschen Patienten häufig eine sitzende Position (ca. 90°) mit von der Trage seitlich herabhängenden Beinen. Dies gilt nicht nur für die Lagerung von Patienten mit Lungenödem (◘ Abb. 17.14).

Gefahren

Keine.

Thoraxverletzung

Thoraxverletzungen lösen oft eine schmerzbedingte Hemmung der Atembewegungen des betroffenen Bereichs aus. Die klassische Lagerungsempfehlung für Thoraxverletzungen lautet: Lagerung auf die **verletzte** Seite (◘ Abb. 17.13).

Ziel

Es soll eine zusätzliche Ruhigstellung und Schmerzlinderung der verletzten Seite und Verbesserung der Ventilation der gesunden Lunge erreicht werden. Bei Blutungen im Bronchialsystem einer Lunge soll durch Lagerung auf die entsprechende Seite ein »Überlaufen« von Blut in die gesunde Lunge vermieden werden.

Technik

Lagerung des Patienten auf die verletzte Brustkorbseite, weiteres Vorgehen wie oben beschrieben.

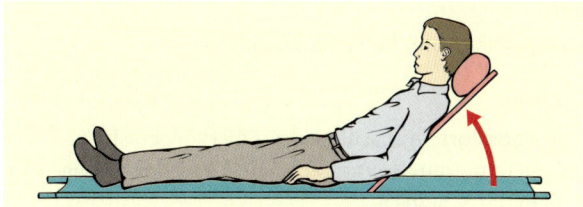

◘ Abb. 17.12. **Lagerung bei Atemnot**

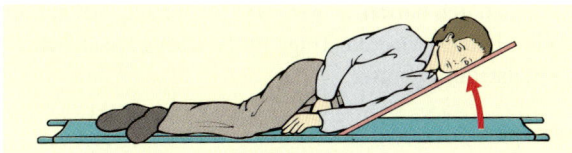

◘ Abb. 17.13. **Lagerung bei Thoraxverletzungen**

Gefahren

In der Praxis zeigt sich häufig, dass je nach Art der Verletzungen die Schmerzen bei Lagerung auf die verletzte Seite erheblich zunehmen. Daher sollte die Seitenlagerung nicht erzwungen werden. In jedem Einzelfall muss individuell auf Befundänderungen und Schmerzäußerungen des Patienten eingegangen werden.

Lungenödem

Das Lungenödem entwickelt sich als Folge einer schweren Stauung in der Lunge oder nach Schädigung der Alveolen durch Reizgase. Patienten mit einem Lungenödem sind sitzend, nach Möglichkeit mit herabhängenden Beinen, zu lagern (◘ Abb. 17.14).

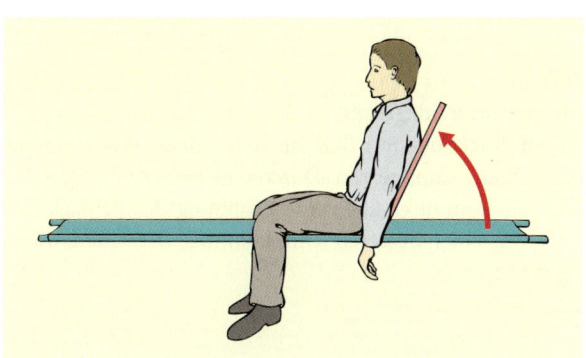

◘ Abb. 17.14. **Lagerung bei Lungenödem**

Ziel

Drucksenkung im Lungenkreislauf.

Technik

Am Notfallort: Aufrichten des Oberkörpers in 80°- bis 90°-Stellung durch entsprechende Unterpolsterung oder Halten der Schultern.

Nach Lagerung auf Trage: Hochstellen des Kopfteils (80–90°). Der Patient lässt möglichst beide Beine von der Trage herunterhängen. Dabei ist an eine gute Unterpolsterung an den harten Tragekanten zu denken. Bei aufliegenden Beinen wird die Trage im Fahrzeug zusätzlich in Beintiefstellung gerastet.

Gefahren

Verminderung des venösen Rückflusses zum Herzen, möglicherweise Minderdurchblutung des Gehirns bei Schocksymptomatik.

17.6.3   Lagerung bei Störungen des zirkulatorischen Systems

Schwerwiegende Störungen der Herz-Kreislauf-Tätigkeit verlangen unterschiedliche Lagerungsformen. Besonders wichtig sind unterschiedliche Lagerungstechniken bei

— Volumenmangelschock,
— kardiogenem Schock,
— Cavakompressionssyndrom.

Volumenmangelschock

Bei allen drohenden oder bereits vorliegenden Schock-situationen, die nicht durch ein akutes Linksherzversagen oder durch ein Hängetrauma ausgelöst werden, sind die Beine über die Herzebene des Patienten anzuheben (◙ Abb. 17.15).

Ziel

Ziel der Schocklagerung ist die Autotransfusion, der verstärkte Rückfluss von Blut aus den Beinen und aus dem Bauchraum zum Herzen. Durch eine bessere Füllung des Herzens kommt es über eine Erhöhung des Schlagvolumens zu einer besseren Durchblutung der lebenswichtigen Organe.

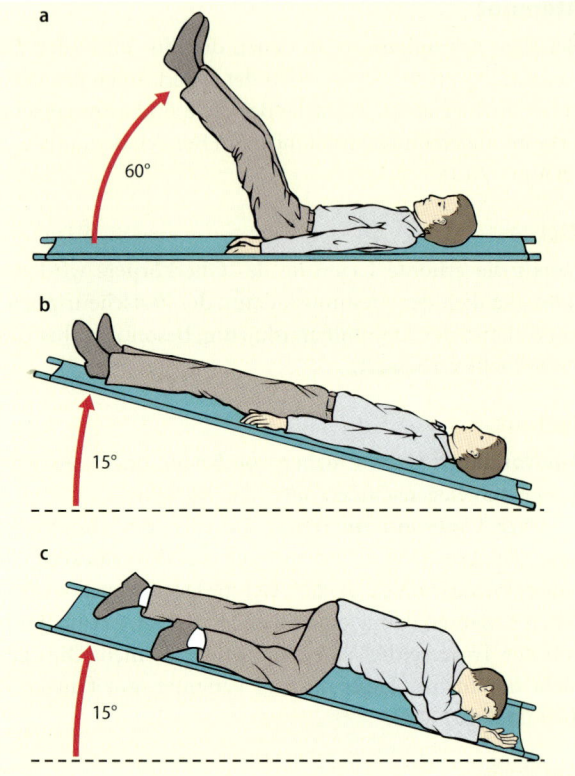

◙ Abb. 17.15a–c. Lagerung bei Volumenmangelschock; **a** Taschenmesserposition bei schwerem Schock, **b** Lagerung der Trage, **c** stabile Seitenlagerung bei zusätzlich bewusstlosem Patienten

Technik

Patient bei Bewusstsein
Am Notfallort ohne Hilfsmittel: Anheben der Beine in 20- bis 30°-Position, Unterlegen von geeigneten Gegenständen.

Nach Lagerung auf Trage: 10- bis 15°-Kopftieflage durch Unterlegen eines 20–30 cm hohen Gegenstandes am Fußende; im Rettungs- oder Notarztwagen durch entsprechende Rastung des Tragentisches (◙ Abb. 17.15).

Schwerer Schock: Kurzzeitig Taschenmesserposition, d. h. Anheben beider Beine in einem Winkel von 60°, um die noch in den Gliedmaßen vorhandene Blutmenge dem Körperkern zufließen zu lassen und um den arteriellen Einstrom in die Beine zu vermindern (◙ Abb. 17.15) anschließend Schocklage.

Patient zusätzlich bewusstlos
Am Notfallort: stabile Seitenlagerung.

Nach Lagerung auf Trage: stabile Seitenlagerung und 10°- bis 15°-Kopftieflage (■ Abb. 17.15).

Gefahren

Ein zu steiler Winkel bei der Schocklagerung bei gleichzeitig bestehenden respiratorischen Störungen behindert zusätzlich die Einatemphase durch Druck der Bauchorgane auf das Zwerchfell. Die Durchführung der Schocklage beim kardiogenen Schock belastet das linke Herz durch ein zusätzliches Blutangebot. Dadurch kommt es in den meisten Fällen zu einer Verschlechterung des Zustandsbildes.

Kardiogener Schock

Wird ein Schockbild durch ein akutes Linksherzversagen, z.B. einen Herzinfarkt, ausgelöst, entwickelt sich häufig Atemnot durch eine Lungenstauung. Die betroffenen Patienten müssen – trotz erniedrigter Blutdruckwerte – mit mäßig erhöhtem Oberkörper (ca. 45°) bei flacher Position der Beine gelagert werden (■ Abb. 17.16).

Ziel

Über eine Verminderung des venösen Rückflusses wird eine Reduzierung der Blutstauung in der Lunge und dadurch eine Entlastung des linken Herzens herbeigeführt. Dabei werden die Eigendurchblutung des Herzens und die Blutversorgung des Gehirns nicht bzw. nur unwesentlich vermindert.

Technik

Rückenlage, flache Position der Beine. Das Hochstellen des Tragenkopfteils muss unter Beachtung von Befundänderungen des Patienten erfolgen.

Gefahren

Bewusstseinsverlust durch Unterversorgung des Gehirns.

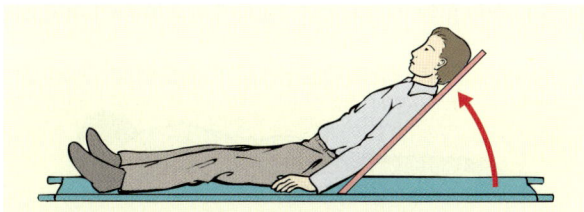

■ Abb. 17.16. **Lagerung bei kardiogenem Schock**

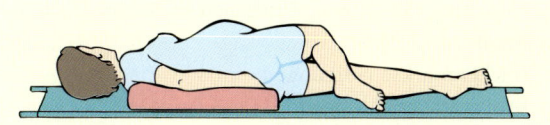

■ Abb. 17.17. **Lagerung bei Cavakompressionssyndrom**

Hinweis

Auch beim Hängetrauma stellt diese Lagerungsart in der Primärphase der Behandlung einen Kompromiss zwischen der Notwendigkeit einer angemessenen Hirndurchblutung und der Gefahr einer akuten Überlastung des Herzens dar.

Cavakompressionssyndrom

Schwangere Frauen in der zweiten Hälfte der Schwangerschaft könnten in Rückenlage durch eine Kompression der V. cava inferior (untere Hohlvene) einen deutlichen Blutdruckabfall erleiden. Sie sind deshalb in Linksseitenlage zu transportieren (■ Abb. 17.17).

Ziel

Durch die Linksseitenlagerung wird verhindert, dass der schwangere Uterus auf die rechts von der Wirbelsäule verlaufende untere Hohlvene (V. cava inferior) drückt und den venösen Rückfluss zum Herzen vermindert.

Technik

Die Schwangere wird aufgefordert, sich auf die linke Seite zu legen oder Halbseitenlage nach links einzunehmen und das rechts oben liegende Bein anzuziehen. Der Rücken wird durch ein Kissen, Polster oder dergleichen unterstützt.

> ❯ Hochschwangere dürfen – wenn es nicht durch wichtige Umstände ausgeschlossen ist (Trauma, Geburt) – nur in dieser Lage transportiert werden.

17.6.4   Verletzungsangepasste Lagerungen

Folgende Verletzungen erfordern eine spezielle Lagerung des Patienten:

- Becken-, Wirbelsäulen- und schwerste Extremitätenverletzungen
- Schädel-Hirn-Traumen

- Gesichtsverletzungen, Blutungen im Mund-Rachen-Raum
- Rückenmarkschädigungen
- Brustkorbverletzungen
- Bauchverletzungen

Schädel-Hirn-Traumen

Schädelverletzte werden – sofern nicht gleichzeitig ein schwerer Volumenmangelschock vorliegt und der systolische Blutdruck bei dieser Maßnahme unter 100 mmHg abfällt – mit leicht erhöhtem Oberkörper gelagert. Dabei muss besonders darauf geachtet werden, dass Abdomen, Thorax und Kopf (ohne seitliche Kopfdrehung) in einer Linie bleiben. Durch ein Abknicken der Achse Kopf–Hals–Thorax–Abdomen würde der venöse Abfluss zum Herzen behindert und u. U. ein Anstieg des Hirndrucks hervorgerufen (■ Abb. 17.18). Grundsätzlich bietet sich hier das Anlegen einer HWS-Immobilisationskrause an (■ Abb. 16.17).

Ziel

Verminderung der Hirndurchblutung und damit des sich entwickelnden Hirndrucks.

Technik

Anheben des Kopfteils der Trage, ggf. Unterpolsterung. Der Knickwinkel liegt im Bereich der Hüftgelenke.

Gefahren

Bereits bei systolischen Blutdruckwerten zwischen 80 und 100 mmHg reicht der arterielle Druck – je nach Druckerhöhung im Schädelinneren – nicht mehr für die notwendige Hirndurchblutung aus. Unter diesen Umständen stellt die waagerechte Position von Kopf und Oberkörper den besten Kompromiss zwischen Verbesserung des Rückflusses zum Herzen zur Vermeidung einer massiven Schädelinnendruckerhöhung und der Notwendigkeit einer ausreichenden Hirndurchblutung dar.

Gesichtsverletzungen, Blutungen im Mund-Rachen-Raum

Bei Nasenbluten und weniger dramatischen Verletzungen sollte der Betroffene aufrecht sitzen (90°), damit das Blut ungehindert herauslaufen und abtropfen kann.

Bei Kiefer- und Gesichtsverletzungen kann in Ausnahmesituationen je nach Lokalisation und Schwere der Blutung auch die **Bauchlage** des Patienten notwendig werden (■ Abb. 17.19).

Ziel

Bei nichtintubierten Patienten Abfluss des Blutes, ohne dass es in die Luftröhre eindringt.

Technik

Bauchlage. Stirn- und Brustregion müssen unterpolstert werden.

Gefahren

Die Überprüfung der Vitalfunktionen, insbesondere der Atmung, ist erschwert.

Wirbelsäulenverletzung/Beckenverletzung/Polytrauma

Bei Verdacht auf Schädigung des Rückenmarks und bei Beckenfrakturen muss der Verletzte auf fester Unterlage flach gelagert werden.

Ziel

Durch flache Lagerung auf harter Unterlage soll eine weitere bzw. erneute Verschiebung der betroffenen Wirbel mit nachfolgender zusätzlicher Schädigung des Rückenmarks verhindert werden.

Technik

Am Unfallort wird der Patient vor der Transportlagerung nach Möglichkeit nicht bewegt. Nur in absoluten Ausnahmefällen, wenn keine Schaufeltrage verfügbar ist, erfolgt die Umlagerung durch mehrere Helfer, die auf Kommando gleichzeitig den Patienten anheben und ge-

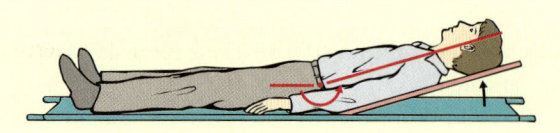

■ Abb. 17.18. **Lagerung bei Schädel-Hirn-Trauma**

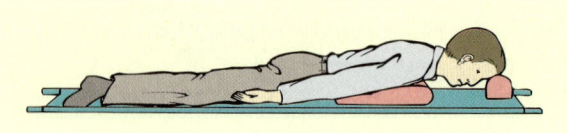

■ Abb. 17.19. **Lagerung bei Gesichtsverletzungen**

streckt auf die Trage umlagern. Der Kopf wird dabei in einer Achse mit dem Körper fixiert angehoben.

Gefahren

Zusätzliche Rückenmarkschädigung bei unsachgemäßer Umlagerung.

Brustkorbverletzungen

Siehe ▶ Abschn. 17.6.2.

Bauchverletzungen/akutes Abdomen

Patienten mit Verletzungen des Bauchraums oder akutem Abdomen werden mit Knierolle und gleichzeitig erhöhtem Kopf gelagert (◘ Abb. 17.20).

Ziel

Entspannung der Bauchdecken, dadurch Verminderung der Schmerzen.

Technik

Unterlegen von Kissen unter Kopf und Nacken; Unterlegen einer Knierolle, z. B. aus einer oder mehreren zusammengerollten Decken.

Je nach Kreislaufsituation (typischerweise Schock) wird die Trage in den Rettungsfahrzeugen in Schocklage eingerastet.

17.6.5   Lagerung bei speziellen Notfällen

Bei besonderen Notfällen müssen spezielle Lagerungsgrundsätze beachtet werden, die im folgenden näher beschrieben werden:

- Einsetzende Geburt
- Arterieller Gefäßverschluss
- Venöser Gefäßverschluss

Einsetzende Geburt

Bei plötzlich einsetzender Geburt wird die Gebärende in Rückenlage mit aufgestellten und angewinkelten Beinen gelagert (◘ Abb. 17.21).

Ziel

Erleichterung des Austrittsmechanismus.

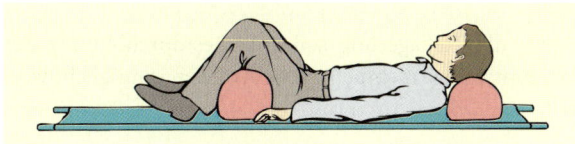

◘ Abb. 17.20. **Lagerung bei akutem Abdomen**

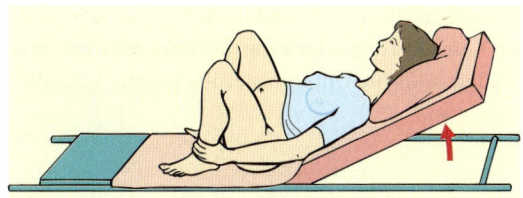

◘ Abb. 17.21. **Lagerung bei einsetzender Geburt**

Technik

Rückenlage mit aufgestellten und angewinkelten Beinen; Kreuzgegend der Gebärenden muss auf der Trage flach und fest aufliegen, kein Hohlkreuz!

Je nach Fahrzeug und Trage kann es notwendig sein, schwangere Frauen, bei denen es zu einer Geburt während des Transports kommen kann, entsprechend auf der Trage verkehrt herum zu lagern, um ausreichend Platz zu haben.

Arterieller Gefäßverschluss

Häufig peitschenhiebartiger Schmerz, Blässe, Gefühlsstörung und Pulsverlust, Bewegungsunfähigkeit und Kühle, z. T. auch Schocksymptomatik der betroffenen Extremität. Die Extremität muss tief gelagert werden, um die noch möglicherweise vorhandene Durchblutung unterstützen zu können (◘ Abb. 17.22).

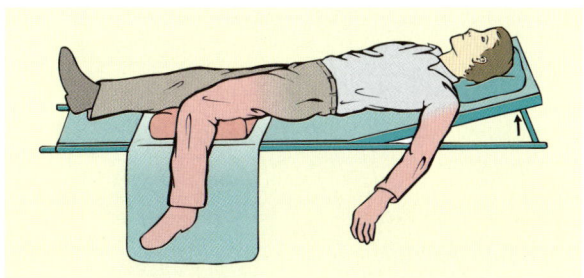

◘ Abb. 17.22. **Lagerung bei arteriellem Gefäßverschluss**

Ziel

Durch die Tieflagerung soll eine Restdurchblutung der Extremität über nichtbetroffene Arterien ermöglicht werden.

Technik

Herunterhängenlassen der Extremität von der Trage. Das Rettungspersonal muss den betroffenen Arm oder das Bein während des Transports halten und vor Verletzungen schützen. Günstig ist ein **lockerer** Verletzungsschutzverband (Watte!) und eine Unterpolsterung gegen Druckstellen.

Gefahr

Verschlechterung des Zustandsbildes durch straffe zirkuläre Verbände.

Venöser Gefäßverschluss

Der in der Regel weniger dramatisch verlaufende venöse Gefäßverschluss ist nicht immer leicht erkennbar. Typische Zeichen sind bläuliche oder ödematöse Schwellungen, Hautüberwärmung und Schmerzlinderung bei Hochlagerung der Extremität (◘ Abb. 17.23).

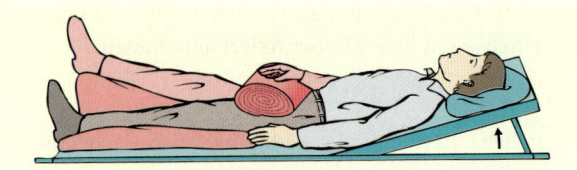

◘ Abb. 17.23. **Lagerung bei venösem Gefäßverschluss**

Ziel

Durch Hochlegen wird die arterielle Durchblutung vermindert, dies führt dann zu einem weniger starken Strömungsdruck auf das verschlossene Gefäß bzw. die gesamte Extremität.

Technik

Hochlagerung und Unterpolsterung.

Gefahren

Der Patient soll die betroffene Extremität nicht bewegen – er darf keinesfalls laufen –, damit kein Abreißen des venösen Thrombus und damit eine Embolie ausgelöst wird.

Leitsymptom/Notfalldiagnose	Lagerung	Besonderheiten
Störungen des Bewusstseins	stabile Seitenlagerung	bei Verdacht auf WS-Verletzung mit 2 Helfern
Störungen des respiratorischen Systems • Atemnot • Thoraxverletzung • Lungenödem	• erhöhter Oberkörper • Lagerung auf verletzte Seite • sitzend, Beine hängend	sofern Patient keine andere Position vorzieht
Störungen des zirkulatorischen Systems • Volumenmangelschock • kardiogener Schock • Hängetrauma • Cavakompressionssyndrom	• 10-15° Kopftieflage bzw. Beinhochlage • mäßig erhöhter Oberkörper • Linksseitenlage	bei Bewusstlosigkeit zusätzlich stabile Seitenlage Standardlagerung jeder Hochschwangeren
Verletzungsangepasste Lagerungen • Polytrauma • Schädel-Hirn-Trauma • Gesichtsverletzungen, Blutung im Mund-Rachenraum • Rückenmarksschädigung • akutes Abdomen	• Schaufeltragentechnik • leicht erhöhter Oberkörper • Bauchlage • Flachlagerung auf harter Unterlage • Knierolle und erhöhter Kopf	besonders indiziert bei Becken-, Wirbelsäulen- und schweren Extremitätsverletzungen kein Abknicken der Achse Kopf-Hals-Thorax! bei Abfall des syst. Blutdrucks unter 100mmHG: Flachlagerung! Achtung: kontinuierliche Über- prüfung der Vitalfunktionen! Schaufeltrage – Vakuummatratze
Spezielle Notfälle • einsetzende Geburt • arterieller Gefäßverschluss • venöser Gefäßverschluss	• Rückenlage mit aufgestellten und angespreizten Beinen • Tieflagerung der betroffenen Extremität • Hochlagerung der betroffenen Extremität	

■ Abb. 17.24. **Übersicht der Lagerungen in Notfallsituationen anhand der Leitsymptome bzw. Notfalldiagnose**

Maßnahmen zur Behandlung respiratorischer Störungen

Bei der Darstellung von Maßnahmen zur Behandlung von Störungen des respiratorischen Systems wird besonders ausführlich auf die typischen Verfahren von Rettungsassistent und Rettungssanitäter eingegangen. Notärztliche Maßnahmen werden ebenso erläutert, damit Rettungsassistent und Rettungssanitäter als mitdenkende und mithandelnde Teammitglieder unverzüglich und gezielt assistieren können.

Lernziele

Rettungsassistent und Rettungssanitäter sollen

— Indikationen und Verfahren zum Freimachen der Atemwege aufzählen und beschreiben,

— Applikationstechniken zur Platzierung von Pharyngealtuben detailliert erklären,

— Ursachen und Folgen der Magenblähung bei der Beatmung nichtintubierter Patienten erklären,

— Voraussetzungen und Technik der Larynx-Masken-Platzierung erklären,

— Einzelschritte der endotrachealen Intubation detailliert erklären,

— die jeweiligen Risiken und Gefahren bei der Platzierung der Atem-/Beatmungshilfen ausführlich benennen,

— Möglichkeiten der O_2-Gabe im präklinischen Bereich benennnen,

— Sicherheitshinweise für den Umgang mit Sauerstoff und Gefahren der O_2-Applikation aufzählen,

— Verfahren der Atemspende, der Beutel-Masken-Beatmung und der Beatmung mit Notfallrespiratoren beschreiben und erklären können.

Alle Maßnahmen, die bei der Behandlung von Störungen des respiratorischen Systems zur Anwendung kommen, lassen sich mit folgenden Schlagworten zusammenfassen:

— Freimachen und

— Freihalten der Atemwege,

— O_2-Gabe und

— Beatmung.

18.1   Freimachen der Atemwege

Für das Freimachen der Atemwege werden folgende Verfahren angewendet:

1. Überstrecken des Kopfes,
2. Absaugen des Rachenraums,
3. Ausräumen des Rachenraums,
4. Koniotomie.

18.1.1   Überstreckung des Halses

Indikation

Verlegung der Atemwege durch den zurückgesunkenen Zungengrund.

Bei jedem Bewusstlosen muss zur Überprüfung der Vitalfunktion Atmung sofort der Kopf im Nacken überstreckt werden. Dies ist besonders wichtig, wenn der Patient in Rückenlage aufgefunden wird. Nach Verbringen in Seitenlage wird erneut die Überstreckung des Halses

durchgeführt. Durch diese Maßnahmen werden Unterkiefer und Zungengrund angehoben und vorverlegt.

Technik

— Mit einer Hand Fassen der Stirn-Haar-Grenze des Patienten

— Andere Hand umgreift das Kinn und hebt den Unterkiefer an.

— Beide Hände wenden den Kopf stark nackenwärts (▪ Abb. 18.1)

— Bei Seitenlagerung wird diese Kopfstellung durch eine unter das Kinn geschobene Hand des Patienten fixiert

Gefahren

Bei Verdacht auf hohen Querschnitt (z. B. bei Sturz aus großer Höhe, Motorradunfall mit Schleudertrauma des behelmten Kopfes und entsprechender neurologischer Symptomatik) sollte eine Überstreckung zur Vermeidung zusätzlicher Schäden am Rückenmark unterbleiben, solange die Atemfunktion ausreichend erscheint. Unter diesen Umständen ist es wichtiger, dass ein Helfer während der gesamten Zeit bis zur endgültigen klinischen Versorgung durch seitliches Umfassen des Kopfes einen kontinuierlichen Zug in Verlängerung der Längsachse des Patienten aufrechterhält (▪ Abb. 18.2). Sprechen aber typische Zeichen für eine Verlegung im Rachenraum, so ist allerdings auch bei dieser Verletzung eine vorsichtig durchgeführte Überstreckung, z. B. zur Intubation, unter Beibehaltung des Zuges nicht zu umgehen!

18

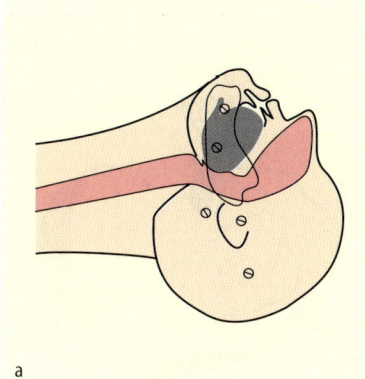 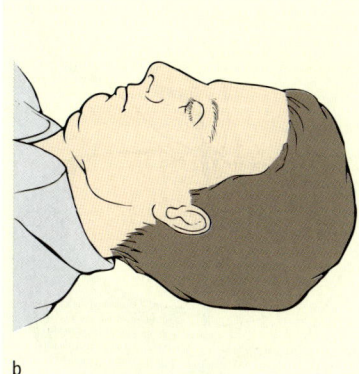 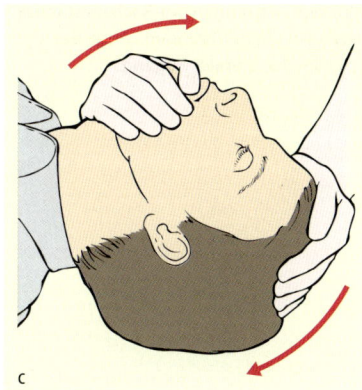

a   b   c

■ Abb. 18.1a-c. **Überstrecken des Halses. a** Schematische Darstellung, **b** Ausgangslage, **c** Endstellung

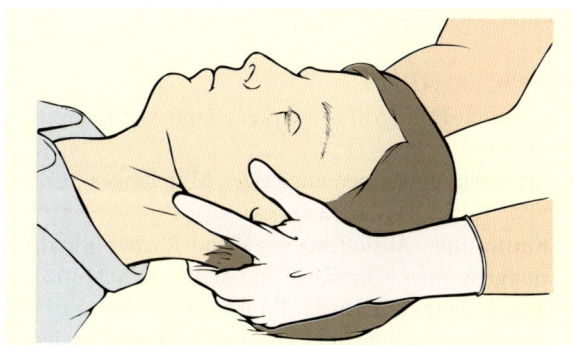

■ Abb. 18.2. **Kontinuierlicher Zug bei Verdacht auf hohen Querschnitt**

Hinweise

Es muss darauf hingewiesen werden, dass nach Überstreckung des Halses in der beschriebenen Weise der gewünschte Effekt bei einem Teil der Betroffenen nicht eintritt. Dies gilt

- besonders bei dicken, kurzhalsigen Patienten (zusätzlich Einlegen von Pharyngealtuben erforderlich!),
- bei unruhigen Bewusstlosen, bei denen die Überstreckung häufig nachkorrigiert werden muss.

18.1.2   Absaugen des Rachenraums

Indikation

Ansammlung von Blut und Schleim im Rachenraum.

Blut- und Schleimansammlungen im Rachenraum müssen bei nicht ausreichend schluckenden und husten-

den Bewusstseinsgetrübten und Bewusstlosen in Rückenlage – nach Verbringen in Seitenlage – mit den im Rettungsdienst verfügbaren Pumpen abgesaugt werden. Nach Möglichkeit ist der Absaugkatheter über den Mund einzuführen. Treten beim Öffnen des Mundes Schwierigkeiten, wird der nasale Zugang gewählt.

Technik

- Festlegen der einzuführenden Länge des Absaugkatheters (Entfernung Nasenspitze-Ohrläppchen; ■ Abb. 18.3)

Oraler Zugang

- Öffnen des Mundes ggf. mit dem Esmarch-Handgriff
- Einführen des Absaugkatheters in der festgelegten Länge ohne Sog
- Zurückziehen unter Sog bis zur Zungenmitte, Wiedereinführen in den Rachenraum ohne Sog

Nasaler Zugang

- Anheben der Nasenspitze und Einführen des Katheters parallel zum Nasenboden, evtl. leichte Drehung bei Kontakt der Spitze mit der Rachenhinterwand, danach weiteres Vorschieben
- Absaugtechnik wie zuvor beschrieben

Gefahren

- Schleimhautverletzungen an der Rachenhinterwand durch starre Absaugkatheter
- Blutungen durch Verletzungen der Nasenschleimhaut (bei nasalem Zugang)

🔴 Abb. 18.3a,b. **Absaugen des Rachenraumes;
a** Festlegen der einzuführenden Länge des
Absaugschlauchs, **b** oraler Zugang

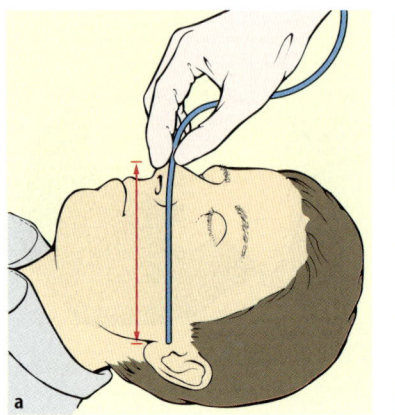 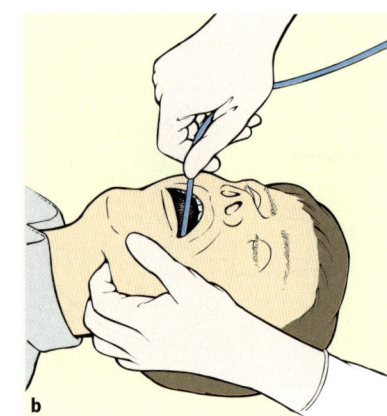

— Auslösen von Erbrechen durch Reizung der Rachenhinterwand (selten)
— Auslösen eines Stimmritzenkrampfes (Laryngospasmus) durch Reizung des Kehlkopfes bei zu tiefem
Einführen des Absaugkatheters (sehr selten)

Hinweise

Die heute von der Industrie für die Notfallversorgung an-
gebotenen Hand- und Fußpumpen, aber auch batterie-,
gas- und O_2-betriebene Absaugeinheiten erfüllen in ihrer
Sogleistung (minimaler Sog 300 cm H_2O = 29,4 kPa) die
an sie zu stellenden Forderungen. Ihnen ist andererseits
der entscheidende Nachteil gemeinsam, dass Absaugver-
suche bei Ansammlung von geronnenem Blut (Blutkoagel), zähem Schleim und nichtflüssigen Speiseresten wegen des geringen Querschnitts der Absaugstutzen, Schläuche und Verbindungsstücke scheitern.

Dieser Mangel üblicher Absaugpumpen wird bei neueren Entwicklungen (Suction Booster, Weinmann-Manu-
vac, Ambu-Twin-Pumpe) durch Verwendung großlumiger
Schläuche mit einem Durchmesser von 10 mm und besonderen Auffangbehältern ausgeglichen. Bei plötzlichem Erbrechen kann durch den großlumigen Schlauch abgesaugt
werden. Das Material fällt in den Auffangbehälter und verstopft nicht mehr Absaugschlauch oder Pumpmechanik.

18.1.3   Ausräumen des Rachenraums

Indikation

Verlegung im Rachenraum durch Blut oder Erbrochenes.

In allen Fällen, in denen Absaugpumpen nicht sofort
greifbar sind oder ihr Einsatz nicht sinnvoll erscheint,
muss manuell oder mit Hilfe von gebogenen Korn- oder
Magill-Zangen ausgeräumt werden.

Technik

— Esmarch-Handgriff bei starkem Tonus der Kaumuskulatur
— **Manuell:** Ausräumen mit Zeige-, Mittelfinger, Tuch
oder Tupfer (🔴 Abb. 18.4)
— **Kornzange:** »Auslöffeln« des Mund-Rachen-Raums
mit gebogener Kornzange und Tupfer (🔴 Abb. 18.5)
— **Magill-Zange:** Der in der Intubation Erfahrene kann
unter Verwendung des Laryngoskops mit Hilfe der
Magill-Zange, die ebenfalls mit einem Tupfer versehen ist, ausräumen. Fremdkörper, z. B. Prothesen,
werden ggf. mit den beiden Branchen der Zange gefasst und zurückgezogen (🔴 Abb. 18.6)

Gefahren

Auslösung von Würgereizen mit nachfolgendem erneuten
Erbrechen.

Hinweise

Einklemmen der Finger bei zunehmender Kieferspannung
verursachen Bissverletzungen! Durch das Einschieben der
Wangenschleimhaut zwischen die Zähne von Ober- und
Unterkiefer des Patienten kann man sich relativ sicher vor
Bissverletzungen schützen.

Nur sichtbare Fremdkörper manuell entfernen.

⚠️ **Durch zunehmenden O_2-Mangel und gleichzeitige CO_2-
Anreicherung im Blut verstärkt sich häufig vorübergehend die Spannung der Kiefer- und Kaumuskulatur so
sehr, dass der Esmarch-Handgriff – auch doppelseitig**

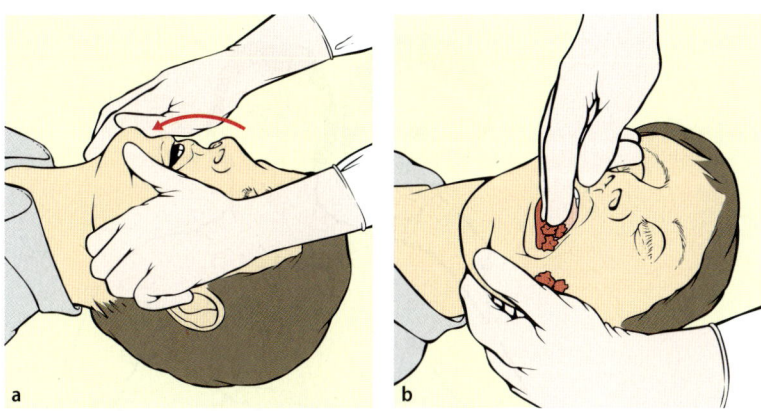

■ Abb. 18.4a,b. Freihalten der Atemwege; a Es-march-Handgriff und b manuelle Ausräumung

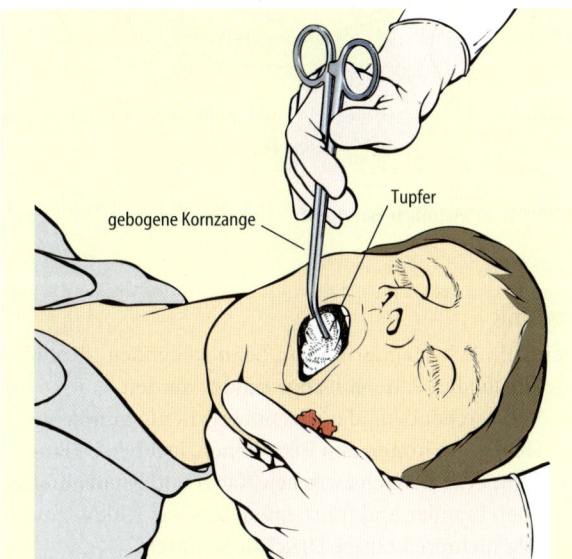

gebogene Kornzange   Tupfer

■ Abb. 18.5. Ausräumung mit Kornzange

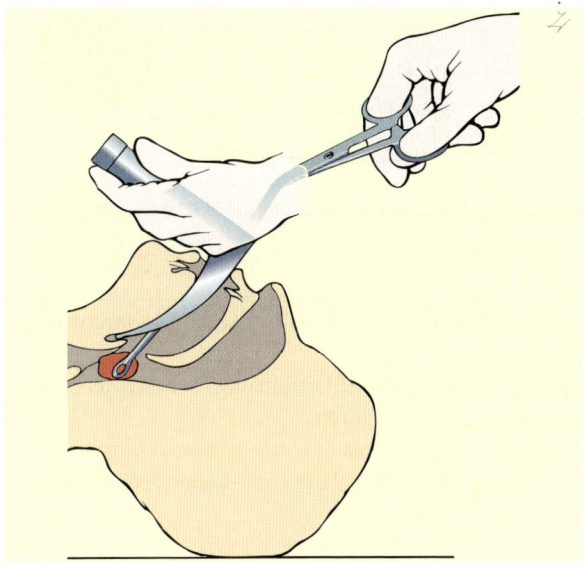

■ Abb. 18.6. Ausräumung mit Magill-Zange

angewendet – nicht zum Erfolg führt. Bei weiterer Zu-nahme des O$_2$-Mangels kommt es in der Regel wieder zu einer Erschlaffung der betroffenen Muskelgruppen. **Es besteht höchste Lebensgefahr!**

18.1.4 Maßnahmen bei Atemwegsverlegung durch Fremdkörper

Eine Atemwegsverlegung durch Fremdkörper ist ein rela-tiv seltenes aber dann häufig lebensbedrohliches Ereignis.

Bei einer leichteren d. h. inkompletten Verlegung sollen die betroffenen Patienten, Erwachsene ebenso wie Kinder ermutigt werden, mit Husten fortzufahren.

Bei einer schwereren Verlegung, bei der der ansprech-bare Patient nur noch keuchend oder nicht mehr atmen und nicht mehr sprechen kann, Zyanose einsetzt und Be-wusstseinsverlust droht,

- sollen **5 Rückenschläge** mit dem Handballen verab-reicht werden, wobei die andere Hand den nach vorne gebeugten Brustkorb hält (■ Abb. 18.7).
- Wenn dadurch die Atemwegsverlegung nicht beseitigt werden kann, sind bis zu **5 abdominelle Kompressi-**

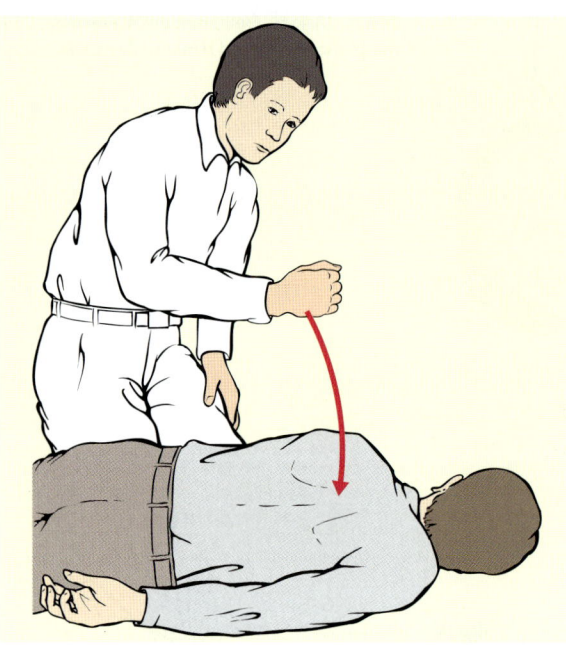

◼ Abb. 18.7. **Fremdkörperentfernung durch Rückenschläge**

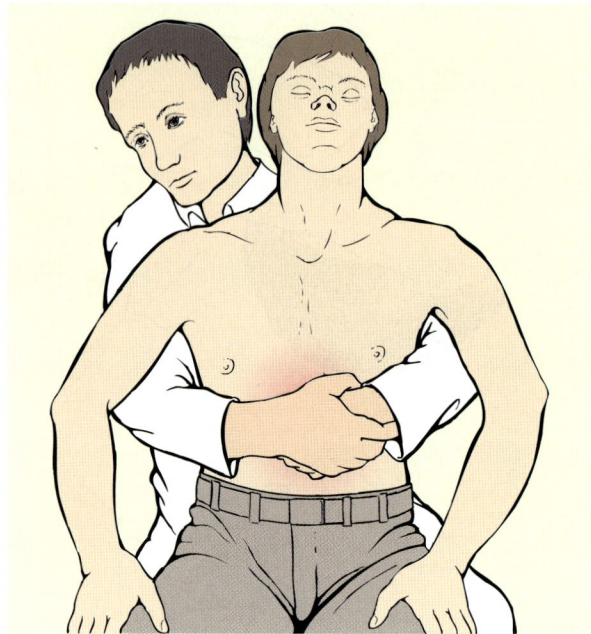

◼ Abb. 18.8. **Heimlich-Handgriff**

onen (Heimlich-Handgriff; ◼ Abb. 18.8) durchzufüh-ren.
 – Ggf. Wiederholung/Fortführung im beschriebenen Wechsel der Verfahren.
 – Nach dem Bewusstseinsverlust **Thoraxkompressionen** ähnlich wie bei der Herz-Lungen-Wiederbelebung allerdings
   – kräftiger und
   – mit niedriger Frequenz.

Bei Säuglingen: nur Thoraxkompressionen

Indikation

Bolusgeschehen, d. h. Aspiration von großen Fremdkörpern, z. B. Fleischstücken oder festen Nahrungsbestandteilen.

Die sich im Anschluss entwickelnde Erstickung (Asphyxie) ist von einer »absoluten Stille« begleitet. Der Betroffene kann nicht sprechen. Nach dem Bild der inversen Atmung kommt es zum Atemstillstand, begleitet von schwerer Zyanose. Es droht der respiratorisch bedingte Kreislaufstillstand.

Technik

Der Heimlich-Handgriff kann beim stehenden, sitzenden oder liegenden Patienten angewendet werden.
 – Beim stehenden oder sitzenden Patienten umfasst der Helfer von hinten den Betroffenen, legt beide Hände in dem Bereich zwischen Nabel und Rippenbogen übereinander und führt einen, bzw. bei fehlendem Erfolg mehrere kräftige Druckstöße durch.
 – Beim liegenden Patienten kniet der Helfer über dem Patienten, bringt seine übereinander gelegten Hände wiederum an der gleichen Stelle in Position und drückt senkrecht. Der Bolus soll sich bei der Anwendung dieses Handgriffs durch die Druckerhöhung im Thorax lösen (◼ Abb. 18.8).
 – Besonderheiten des Heimlich-Handgriff bei Kindern finden sich in ▶ Kap. 32 (◼ Abb. 32.8 u. 32.9).

Gefahren

Umständliche, zeitraubende und gefährliche Anwendung bei Patienten, bei denen andere Ursachen als ein Bolus die schwerwiegende respiratorische Störung oder den Atemstillstand verursachten. Selbst bei richtiger Methodik können innere Organe verletzt werden.

18

❯ Rettungsdienstliche Maßnahme: Einstellen des Kehlkopfes mit dem Laryngoskop und Extraktion der Fremdkörpers mit Magill-Zange oder Klemme.

18.1.5   Koniotomie

Indikation

Nicht behebbare Verlegung im Rachen-Kehlkopf-Bereich, Glottisödem, Insektenstiche etc.

Wenn nach einer bedrohlichen Zunahme des Stridors, starker Unruhe und schwerer Zyanose eine komplette Verlegung der oberen Luftwege eintritt und – aus welchen Gründen auch immer – eine Intubation unmöglich ist, muss **jeder** Arzt eine Koniotomie durchführen.

❯ Die Koniotomie ist kein reguläres Verfahren des nichtärztlichen Rettungspersonals, sie darf auch kein notärztliches Routineverfahren werden, denn auch im Rettungsdienst ist die Intubation der Trachea auf üblichem Weg das Verfahren der Wahl.

Technik

- Mäßiges Überstrecken des Kopfes, mit Daumen und Mittelfinger einer Hand wird der Kehlkopf fixiert.
- Die V-förmige Einkerbung am oberen Rand des Schildknorpels wird als Orientierungspunkt mit dem Zeigefinger ertastet.
- ▶ Kap. 40.9. Der Zeigefinger wandert abwärts in die querverlaufende Vertiefung zwischen Schild- und

Ringknorpel. Es erfolgt ein 0,8–1 cm langer Querschnitt durch die Haut; anschließend Querdurchtrennung des Ligamentum conicum (◘ Abb. 18.9).
- Einführen eines röhrenförmigen Gegenstandes, am besten eines Trachealtubus, in die bereits durch den elastischen Zug der Trachea klaffende Öffnung (◘ Abb. 18.10).

Es gibt spezielle Koniotomiesets verschiedener Hersteller, die u. E. technisch keine bestechenden Vorteile bieten. Unter Berücksichtigung des relativ hohen Preises und der Problematik des Verfalls bei sehr seltener Anwendung ohne wesentlichen Sicherheitsgewinn sehen wir keine Beschaffungsnotwendigkeit für Notfallkoffer und -fahrzeuge.

Gefahren

Bei unsachgemäßer Durchführung Verletzung der Schilddrüse mit nachfolgender Blutung. Eine Verletzung von großen Blutgefäßen des Halses (A. carotis) kann bei entsprechender Ausbildung und Beachtung der beschriebenen Technik ausgeschlossen werden.

Hinweise

Das Verfahren ist bei Kindern technisch schwieriger, da der weiche kindliche Kehlkopf nicht so leicht wie der des Erwachsenen getastet werden kann.

Das Ligamentum conicum liegt bei Jugendlichen und Erwachsenen ca. 0,5 mm unter der Haut.

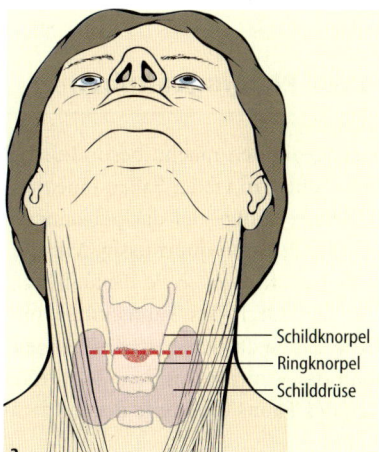
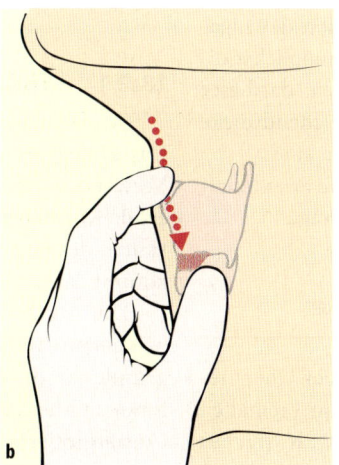
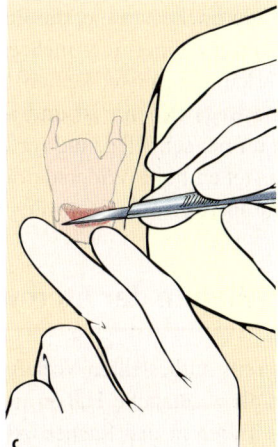

Schildknorpel
Ringknorpel
Schilddrüse

a   b   c

◘ Abb. 18.9a–c. **Koniotomie;** **a** Anatomie, **b** Tasten, **c** Schnittführung

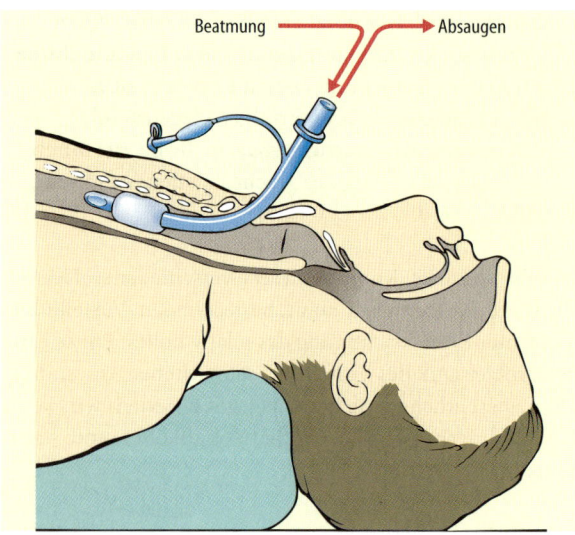

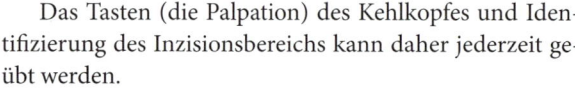

🔲 Abb. 18.10. **Ergebnis nach erfolgreicher Koniotomie**

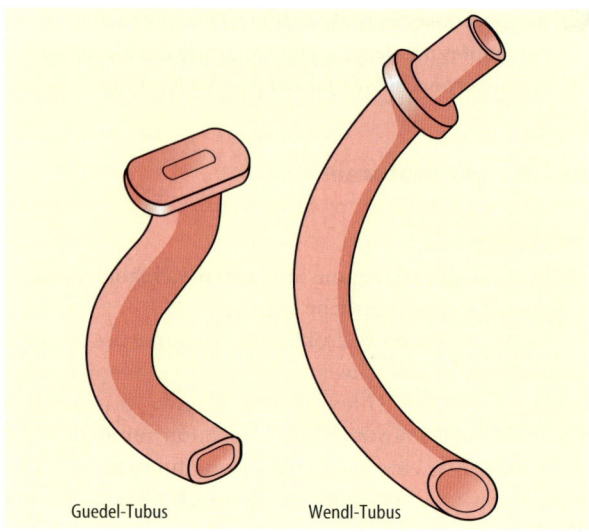

🔲 Abb. 18.11. **Pharyngealtuben**

Das Tasten (die Palpation) des Kehlkopfes und Identifizierung des Inzisionsbereichs kann daher jederzeit geübt werden.

Nur wenige Instrumente, Einmalskalpell oder spitze Schere und Tubus, sind erforderlich. Da keine großen Blutgefäße durchtrennt werden, treten auch keine schwerwiegenden Blutungen auf.

Der Durchmesser der Öffnung ist so groß, dass die betroffenen Patienten ohne wesentliche Atemwegwiderstände spontan atmen oder im Bedarfsfall beatmet werden können. Über einen eingelegten Tubus kann abgesaugt werden.

Die sog. Nadeltracheostomie, die Punktion des Ligamentum conicum mit einer oder mehreren möglichst dicken Punktionskanülen, bietet keinen Vorteil, da dieses Vorgehen keineswegs sicherer ist und ausreichend dicke Kanülen nicht immer schnell genug verfügbar sind.

Außerdem stellen hohe Widerstände eine Spontanatmung oder eine ausreichende Beatmung in Frage.

18.2   Freihalten der Atemwege

Neben dem bereits dargestellten Verfahren der Überstreckung werden als zusätzliche Hilfsmittel zum Freihalten der Atemwege Tuben in den Rachen oder in die Trachea eingeführt, um das Zurücksinken des Zungengrundes zu verhindern.

In Abhängigkeit von der Lage der Tubusspitzenöffnung und vom Zugangsweg unterscheidet man folgende Tuben:
- Pharyngealtuben (Rachentuben) (🔲 Abb. 18.11):
  - Oropharyngealtuben werden durch den Mund in den Rachen geschoben
  - Nasopharyngealtuben werden über die Nase in den Rachen geschoben
- Trachealtuben (Tuben, die in die Luftröhre geschoben werden):
  - Tuben zur oralen Intubation
  - Tuben zur nasalen Intubation

18.2.1   Einlegen von Pharyngealtuben

Das Einlegen von Pharyngealtuben macht, besonders bei Verwendung des Wendl-Tubus, in vielen Fällen eine dauernde Korrektur der Überstreckung oder das permanente Halten des Kopfes in dieser Position überflüssig. Man bekommt dann »die Hände frei« für weitere Maßnahmen.

Die Ausatemluft strömt durch das Tubuslumen und neben dem Tubus, da die Tuben das Anlegen des Zungengrundes an die Rachenhinterwand verhindern und freier Raum auf beiden Seiten des Tubus die Breite der Luftbrücke vergrößert.

Pharyngealtuben (Guedel-Tubus)

Indikation

Schaffung einer Luftbrücke im Rachenraum nur bei tief Bewusstlosen, deren Zungengrund zurücksinkt.

Technik

- Öffnen des Mundes durch Esmarch-Handgriff.
- Einführen des Tubus mit Wölbung zur Zunge und Öffnung gaumenwärts bis zur Hälfte der Mundhöhle.
- Drehung um 180°, damit sich die Tubuswölbung der Form des Gaumens und des Zungengrundes anlegt.
- Vorsichtiges Weiterschieben, bis die Gummiplatte an den Lippen abschließt (◘ Abb. 18.12).

Gefahren

Auslösung von Würgereizen, u. U. sogar Erbrechen, bei oberflächlicher Bewusstlosigkeit durch Reizung an Zungengrund, Gaumen, Zäpfchen und Rachenhinterwand.

Bei Verwendung **zu großer** Tuben wird der Kehldeckel auf den Kehlkopfeingang gedrückt. In diesen Fällen wird der Luftstrom behindert oder unterbrochen (◘ Abb. 18.13b).

Bei Verwendung **zu kleiner** Tuben kann der Zungengrund gegen die Rachenhinterwand gedrückt werden und dadurch den Rachenraum verlegen (◘ Abb. 18.13c).

Hinweise

Zur Bestimmung der richtigen Tubuslänge kann die Entfernung zwischen Mundwinkel und Ohrläppchen des Patienten herangezogen werden (◘ Abb. 18.13a, ◘ Tabelle 18.1).

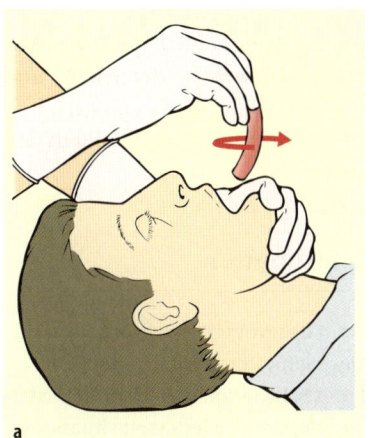
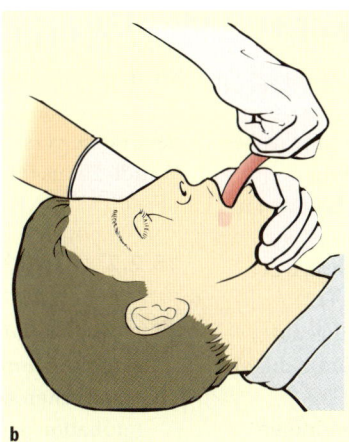

◘ Abb. 18.12a,b. **Einlegen des Guedel-Tubus; a Einführen des Tubus, b Drehung um 180°**

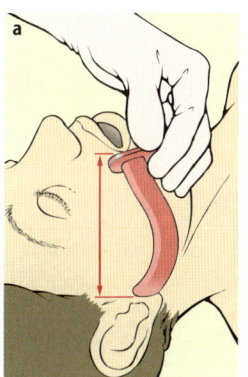
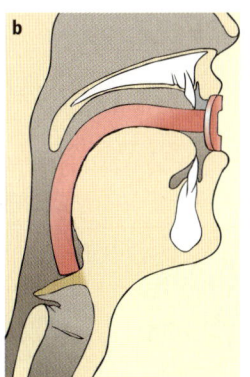
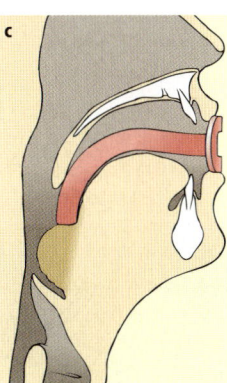

◘ Abb. 18.13a–c. **Guedel-Tubus; a Maß für Tubuslänge, b zu großer Tubus, c zu kleiner Tubus**

Patient	Guedel-Größe
Erwachsene sehr groß	5 (selten erforderlich)
Erwachsende normal	4
Erwachsene klein	3
Jugendliche	2
Kinder	1
Kleinkinder	0
Säuglinge	00

◘ Tabelle 18.1. Richtwerte zur Bestimmung der Guedel-Größe

Nasopharyngealtuben (Wendl-Tubus)
Indikation
Schaffung einer Luftbrücke auch bei oberflächlich Bewusstseinsgetrübten; Verlegung des Rachenraums durch zurückgesunkenen Zungengrund.

Technik
- Anheben der Nasenspitze, Einführen des mit Gel bestrichenen Tubus in den unteren Nasengang.
- Sanftes Vorschieben parallel zum harten Gaumen in Richtung Rachenhinterwand.
- Drehung des Tubus um 90°, damit die Schräge der Tubusspitze zur hinteren Rachenwand weist.
- Anheben des Unterkiefers, um ein Abdrängen des Zungengrundes durch die Tubusspitze zum Kehlkopf zu verhindern.
- Weiteres gefühlvolles Vorschieben bei **kontinuierlicher Kontrolle des Atemgeräusches!**

- Liegt die Tubusspitze kurz vor dem Kehlkopf, ist das Atemgeräusch am lautesten (◘ Abb. 18.14). In dieser Position wird der Tubus belassen.
- Ist die ringförmige Scheibe beweglich, wird sie nun als zusätzliche Sicherung gegen zu tiefes Eindringen des Tubus gegen die äußere Nasenöffnung geschoben.

Gefahren
Bei groben Manipulationen mit zu dicken, nicht gleitfähigen Tuben: Verletzungen der Nasen- und Rachenschleimhaut.

Auslösen von Würgereizen und Erbrechen (sehr viel unwahrscheinlicher als bei Verwendung von Guedel-Tuben).

Bei Einführung ohne Kontrolle des Atemgeräusches kann die Spitze in die Speiseröhre eindringen. Bei anschließender Beatmung kommt es dann zur Blähung des Magens!

Hinweise
Die Tubusdicke sollte die Klein- bis Ringfingerdicke des Patienten nicht überschreiten. Im Bedarfsfall ist bei korrekter Lage der Tubusspitze eine modifizierte Mund-Nasen-Beatmung möglich. Dabei werden der Mund und das zweite Nasenloch des Patienten mit den Fingern beider Hände verschlossen, die Beatmung erfolgt durch den Wendl-Tubus (◘ Abb. 18.35).

18.2.2 Tracheale Intubation

❯ **Als Helfer und Assistent des Notarztes müssen Rettungsassistent und Rettungssanitäter Gerätschaften, den technischen Ablauf und Schwierigkeiten der trachealen Intubation genau kennen, um sich jederzeit situationsgerecht zu verhalten.**

◘ Abb. 18.14a,b. Wendl-Tubus; a Einlegen, b Lage der Tubusspitze im Rachenraum

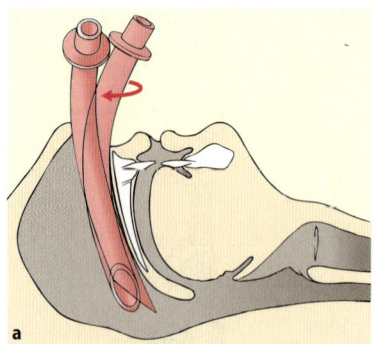
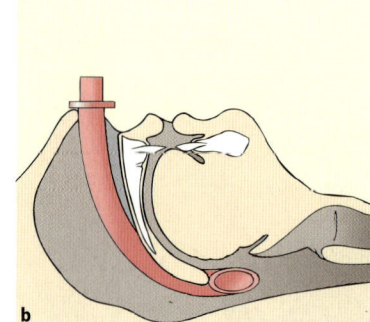

Bei der Durchführung von Sekundärtransporten intubierter Patienten ohne Transportbegleitung durch einen Notarzt müssen sie durch Veränderungen der Tubuslage oder Obstruktionen plötzlich auftretende Komplikationen erkennen und beseitigen.

Wegen der Bedeutung der Intubation für die Erstversorgung von Notfallpatienten ist davon auszugehen, dass der Rettungsassistent nach einer **qualifizierten** Ausbildung die tracheale Intubation in vielen Fällen tiefer Bewusstlosigkeit auch selbstständig durchführen sollte, wenn

- er die Indikationen kennt und
- ein Notarzt nicht erreichbar ist.

Indikationen

- Aspirationsgefahr durch Blut und Erbrochenes
- Zustand nach Aspiration zur gezielten endotrachenen Absaugung
- Ateminsuffizienz bei gleichzeitigen Schwierigkeiten, in der Mund-Nase-, Mund-Mund- oder Beutel-Masken-Beatmung

Das Freimachen und Freihalten der Atemwege wird idealerweise durch die tracheale Intubation verwirklicht. Die Beatmung kann über den richtig platzierten Trachealtubus mit der geringsten Gefahr von Komplikationen durchgeführt werden.

Bei den relativen Indikationen wie
- Narkoseeinleitung und/oder
- prophylaktische Frühbeatmung Polytraumatisierter, die für einen modernen Notarztdienst zu Recht gefor-

dert werden, muss die Intubation weiterhin dem Arzt vorbehalten bleiben

Technik

Die Geräte zur Durchführung der Intubation zeigt ☐ Abb. 18.15.
- Notintubation:
  - Tubus
  - Blockerspritze
  - Klemme
  - Laryngoskop
- Weitere Hilfsmittel:
  - Gebogene Kornzange, mit Tupfer versehen
  - Guedel-Tubus
  - Gel zum Einstreichen des Tubus
  - Befestigungspflaster
- Spezielle Geräte
  - Biegbarer Mandrin, dessen Spitze bei nichteinsehbarer Stimmritze als Leitschiene für den Tubus blind unter der Epiglottis in die Trachea vorgeschoben werden kann. Der Mandrin wird außerdem verwendet, um Magill- oder ähnlich geformten Tuben bei Intubationsschwierigkeiten eine stärkere Krümmung zu geben.
  - Magill-Zange zur Führung des Tubus bei der nasalen Intubation; wird auch zur Entfernung von Fremdkörpern aus dem Kehlkopf-Rachen-Raum verwendet.

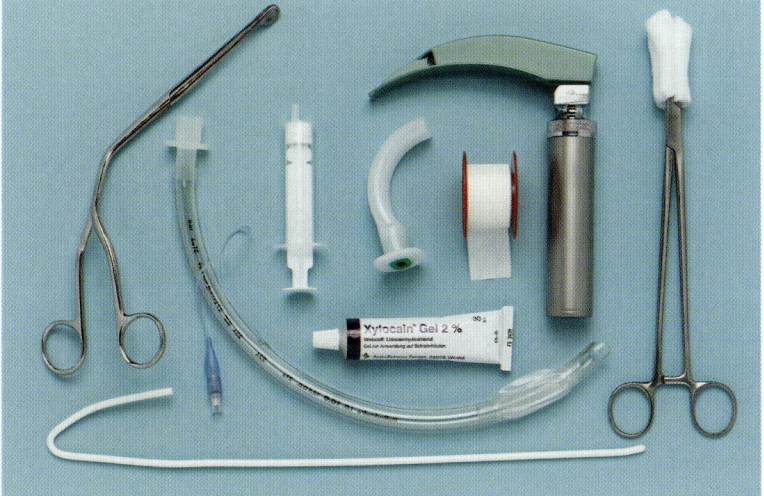

☐ **Abb. 18.15. Geräte zur Durchführung der Intubation (s. Text) [Mit freundlicher Genehmigung der Fa. Weinmann]**

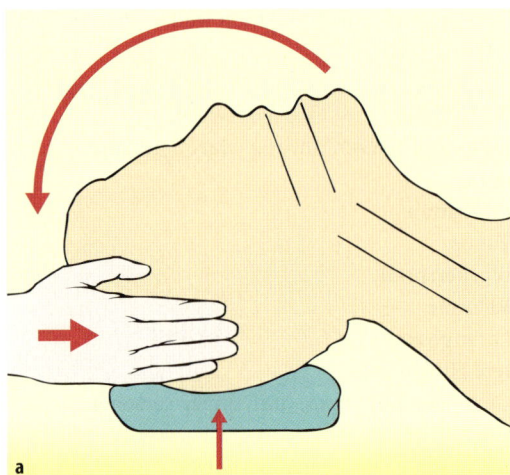
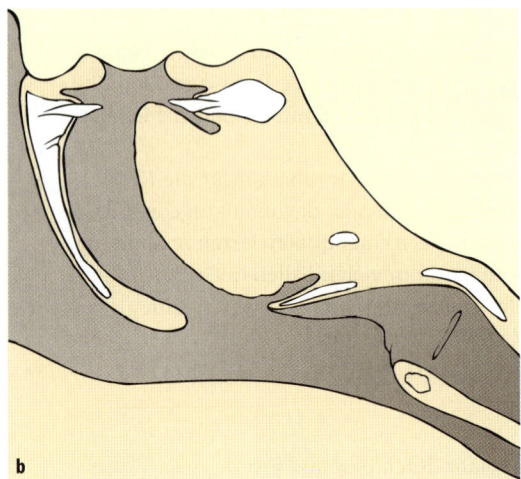

◨ Abb. 18.16a,b. **Lagerung zur Intubation; a** schematisch, **b** anatomischer Schnitt

Orale Intubation

— Lagerung
Der Kopf wird in Überstreckung und durch Unterlegen geeigneten Polstermaterials ca. 10 cm höher als der Oberkörper gelagert, damit nach Einführen des Laryngoskops eine gerade Linie zwischen dem Auge des die Intubation Durchführenden (durch Mundhöhle und Rachenraum) bis zur Stimmritze entsteht (◨ Abb. 18.16).

— Einführen des Laryngoskops
Die linke Hand führt das Laryngoskop und setzt es im rechten Mundwinkel an, die rechte Hand schützt durch einen Kreuzgriff von Zeigefinger und Daumen Ober- und Unterlippe vor Verletzungen durch Einklemmen zwischen Zähnen bzw. Kiefer und Laryngoskopspatel. Während des vorsichtigen Tieferschiebens wird die Zunge durch das rechteckige Profil des Laryngoskopspatels nach links gedrängt, wobei die Spatelspitze über den Zungengrund bis in den Winkel zwischen Zungengrund und Epiglottis gelangt (◨ Abb. 18.17).

> ✚ **Praxistipp**
> **Der häufigste Anfängerfehler beim Einführen des Laryngoskops mit gebogenem Spatel (Macintosh) ist das Aufladen der Zunge statt des Abdrängens nach links. Intubationen bei unproblematischen Patienten gelingen zwar auch bei aufgeladener Zunge; bei eingeschränkter Mundöffnung, vorstehenden Schneidezähnen, insbesondere bei kurzhalsigen Patienten**

lässt sich aber in vielen Fällen dann die Stimmritze nicht einstellen.

— Einstellen der Stimmritze
Zunge und Unterkiefer werden dann – ohne Winkelbewegungen gegen den Oberkiefer – in Rich-

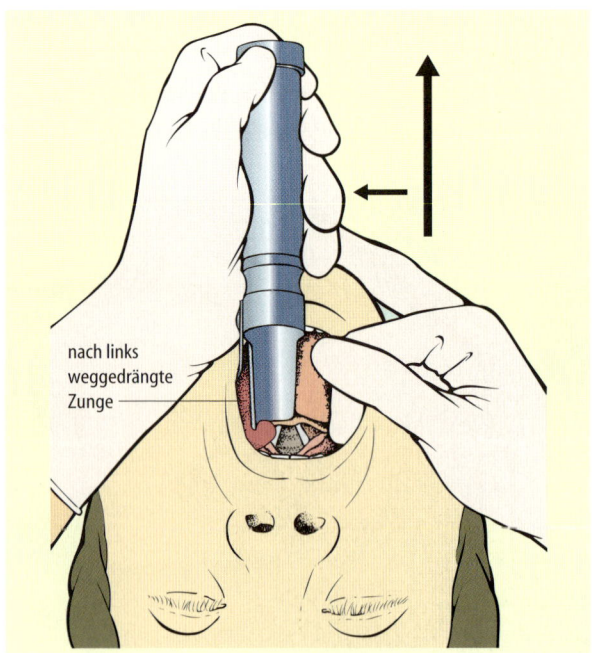

nach links weggedrängte Zunge

◨ Abb. 18.17. **Einführung des Laryngoskops**

18

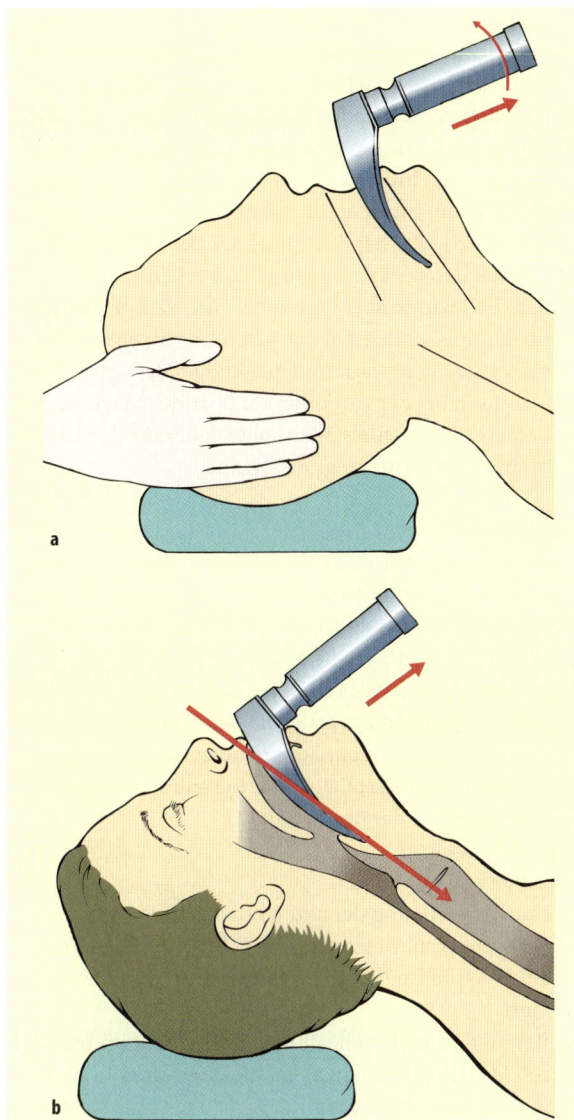

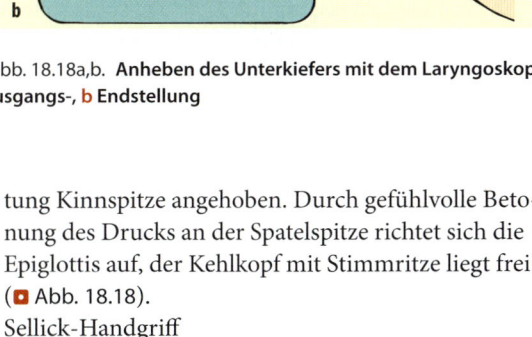

◘ Abb. 18.18a,b. **Anheben des Unterkiefers mit dem Laryngoskop;** a Ausgangs-, b Endstellung

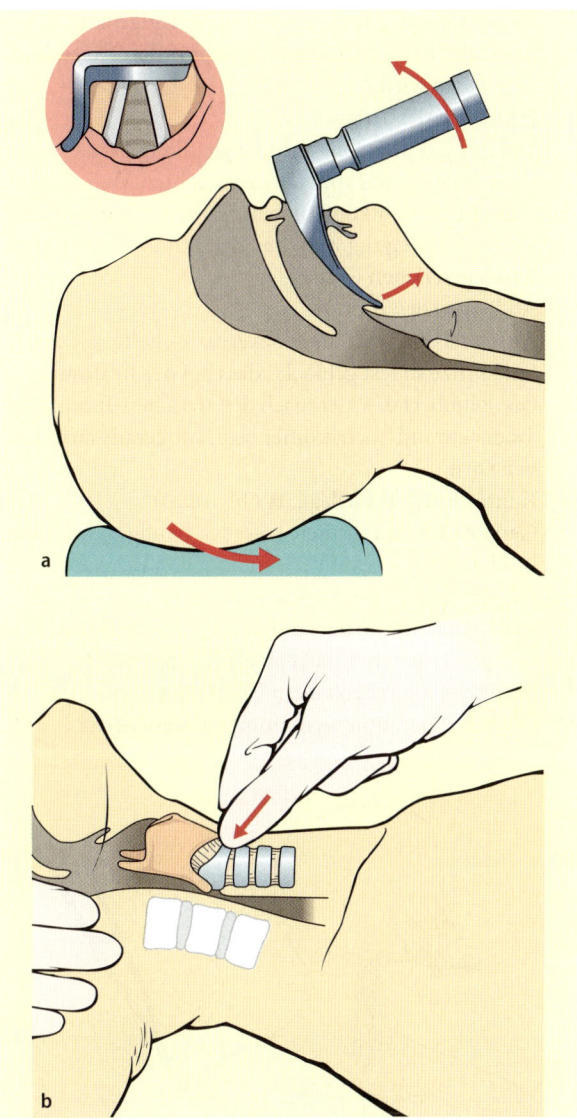

◘ Abb. 18.19a,b. **Einstellen der Stimmritze mit dem Laryngo-skop;** a Betonung der Laryngoskopspitze (mit Detaildarstellung), b Sellick-Handgriff

tung Kinnspitze angehoben. Durch gefühlvolle Betonung des Drucks an der Spatelspitze richtet sich die Epiglottis auf, der Kehlkopf mit Stimmritze liegt frei (◘ Abb. 18.18).

– Sellick-Handgriff
Bei schwierigen Intubationen kann ein von einem Helfer ausgeübter Druck von außen die Einstellung der Stimmritze erleichtern. Beim **Sellick-Handgriff**

wird der Kehlkopf durch stärkeren Druck auf den Ringknorpel (»Krikoiddruck«) gegen die Wirbelsäule verschoben und verschließt so den Ösophagus. Dadurch lässt sich außerdem bei plötzlich einsetzendem **Reflux** von Mageninhalt dessen Eindringen in den Rachenraum und damit die Gefahr der Aspiration vermindern (◘ Abb. 18.9b).

Bei schwerem Erbrechen darf der Handgriff nicht angewendet werden, damit eine Ruptur der Speiseröhre vermieden wird.

- Einführen des Tubus
Der mit Gel oder Silikonspray gleitfähig präparierte Tubus muss vom äußeren rechten Mundwinkel schräg zum Kehlkopf hin geführt und mit einer leichten Drehbewegung zwischen den Stimmbändern hindurch geschoben werden.

- Abdichten des Tubus
Anschließend wird die Blockermanschette mit einer Luftspritze so fest geblockt, dass bei der Beatmung das »blubbernde« Geräusch der zwischen Tubus und Trachealwand hochströmenden Luft gerade aufgehoben wird.

- Kontrolle der Tubuslage (◘ Abb. 18.20)
Gerade im Rettungsdienst werden häufig schwierige Intubationen – ohne Verwendung von Relaxanzien – erforderlich. Unter diesen Umständen sind das Einstellen der Stimmritze und die eigentliche Intubation schwieriger. Bei starrem Thorax, Spastik der Lunge und häufig erheblichem Umgebungslärm ist die sichere Auskultation nicht immer gewährleistet.

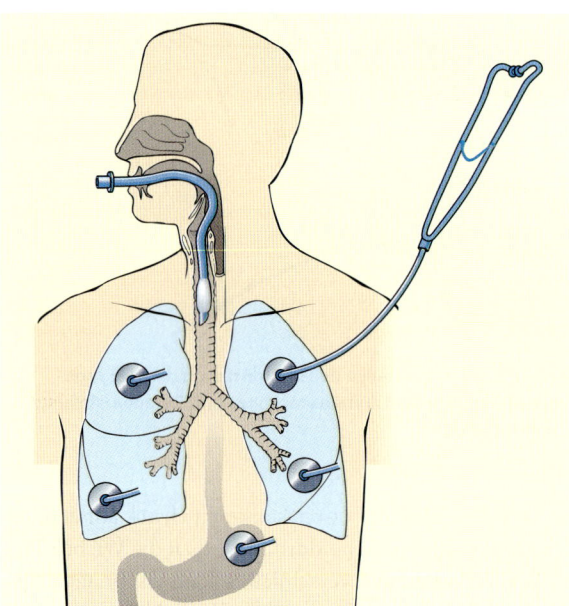

◘ Abb. 18.20. **Kontrolle der Tubuslage. Sofort vergleichendes Abhören des Atemgeräusches über dem rechten und linken Lungenflügel und über der Magenregion. Über beiden Lungen müssen gleich starke Atemgeräusche hörbar sein**

Da bei Beatmung mit Beatmungsbeuteln, bei denen die Exspirationsluft nicht in den Beutelkörper gelangt, auch das »Gefühl für die Lunge« fehlt, ist unter solchen Umständen die routinemäßige auskultatorische Kontrolle über der Magenregion dringend anzuraten. Die Intubation des Ösophagus ist auch bei geblocktem Tubus meist – aber nicht immer – am »Blubbern« der bei Beatmung aus der Speiseröhre in den Rachen rückströmenden Luft erkennbar. In jedem Fall würde aber eine zuvor unerkannte Intubation der Speiseröhre bei der Beatmung an einem charakteristischen, stark und hell klingenden, gurgelnden Geräusch bei der Auskultation über der Magenregion bemerkt. In Zweifelsfällen sollte daher die Auskultation über der Magenregion beginnen.

➕ **Praxistipp**

Durch die zunehmende Verfügbarkeit kleiner, handlicher Kapnometer kann bereits unter den schwierigen Bedingungen des Rettungsdienstes am Ort der Erstversorgung (Unfallstelle, Wohnung etc.) die Kapnometrie als sicherstes Verfahren zum Ausschluss einer fraglichen – nicht unverzüglich bemerkt, tödlichen – Intubation des Ösophagus genutzt werden. Achtung: Niedrige pCO_2-Werte bei endotrachealer Intubation bei der Reanimation!

- Sicherung des Tubus
Nach Beseitigung der akuten Bedrohung wird als Beißschutz meist ein Guedel-Tubus eingelegt. Trachealtubus und Beißschutz werden dann mit Pflaster fixiert.

- Bei modernen Trachealtuben finden sich im mittleren Drittel Längenangaben, die über Markierungen in cm Rückschlüsse auf die Tiefe der Tubusspitze zulassen. Die Entfernung von den Lippen zur Trachealmitte beträgt beim Erwachsenen durchschnittlich 22 cm. Bei Beachtung dieser Markierung wird eine einseitige Intubation unwahrscheinlich.

Gefahren

- Abgleiten der Tubusspitze in den Ösophagus. Tödliche Komplikationen bei Patienten mit Atemstillstand, wenn diese Fehllage nicht sofort erkannt wird (◘ Abb. 18.21).

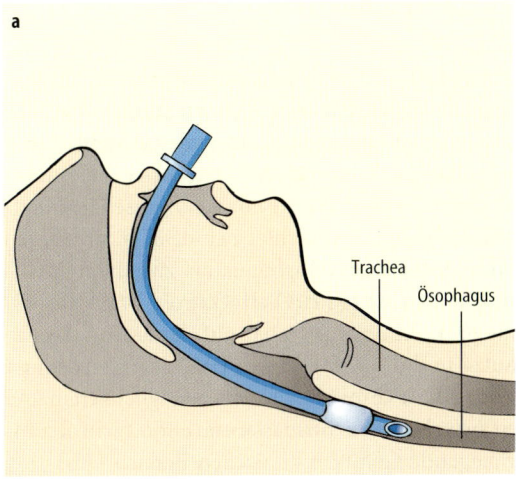

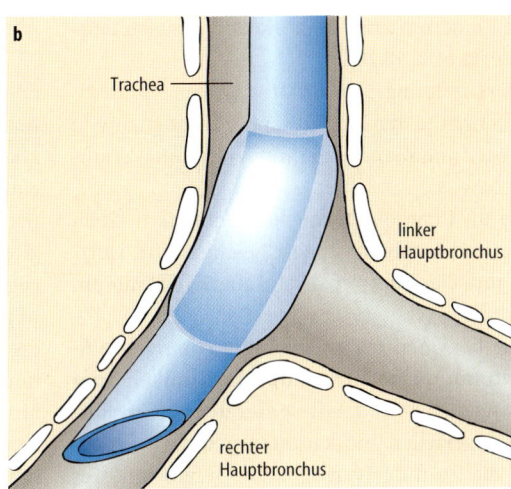

◼ Abb. 18.21a,b. **Fehllagen: a Intubation des Ösophagus, b Intubation des rechten Hauptbronchus**

- Intubation des rechten Hauptbronchus bei zu tiefem Vorschieben (▶ Kap. 10) führt zum Ausfall der gesamten linken Lunge für die Ventilation.
- Abknicken des Tubus außerhalb des Respirationstraktes (relativ leicht erkennbar).
- Schleimhautverletzungen an Lippen, Zunge und Rachenhinterwand.
- Ausbrechen von Schneidezähnen des Oberkiefers, besonders bei Patienten, die nicht ausreichend entspannt sind.

Hinweise

Die zweckmäßige Lagerung des Kopfes ist eine entscheidende Voraussetzung für die erfolgreiche Intubation, eine falsche Lagerung kann die Intubation erheblich erschweren, ja sogar unmöglich machen. Bei nicht im Nacken überstrecktem Kopf oder am hängenden Kopf mit zu starker Überstreckung ist die Intubation in der Regel nicht durchführbar (◼ Abb. 18.22).

Zentimeterangaben im konnektornahen Tubusbereich geben einen orientierenden Hinweis auf die richtige Intubationstiefe (bei Erwachsenen: 22-cm-Marke im Bereich

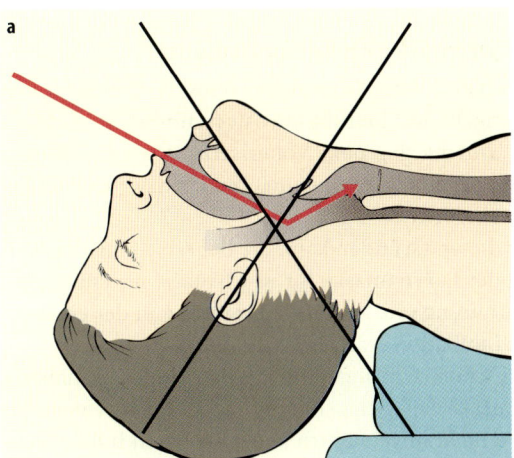

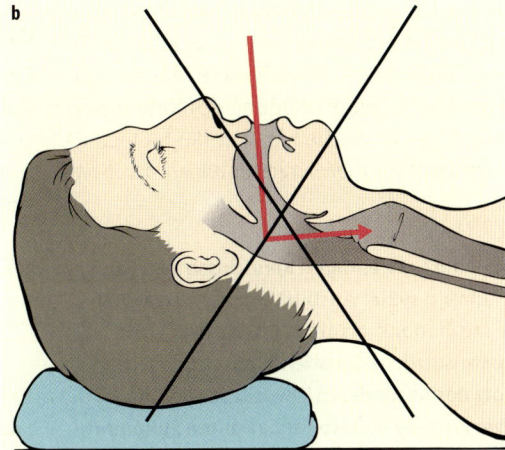

◼ Abb. 18.22a,b. **Falsche Kopfpositionen: a zu starke Überstreckung, b zu geringe Überstreckung**

der Zahnreihe), ersetzen aber keinesfalls die auskultatorische Kontrolle (◘ Abb. 18.20).

Auf die Beschreibung der nasotrachealen Intubation unter Zuhilfenahme der Magill-Zange, eines auch von Notärzten seltener angewandten komplizierteren Verfahrens, wird hier bewusst verzichtet.

Einweisung an Phantomen mit konsequentem Üben der Handgriffe und Intubationen an Leichen sind wertvolle **Vorübungen**. Das **Erlernen** der Intubation ist nur am Patienten möglich.

Mittlerweile kommen netzunabhängig einsetzbare **fiberoptische Intubationsbronchoskope** in Kliniken zum Einsatz. Grundsätzlich könnten diese Geräte auch im Rettungsdienst bei speziellen Indikationen genutzt werden. Noch ist aber die Zahl der verfügbaren Geräte und der Anteil der Notärzte mit entsprechenden Erfahrungen zu gering, um eine generelle Verwendung fiberoptische Intubationsbronchoskope im präklinischen Bereich zu propagieren.

Mindestkatalog für das Erlernen der trachealen Intubation

– Konsequentes Üben der Handgriffe an Phantomen bis zur korrekten Durchführung.
– Etwa 20 selbstständige Intubationen am relaxierten Patienten unter Operationsbedingungen und unter narkoseärztlicher Aufsicht.
– Etwa 10 Intubationen an nichtrelaxierten bewusstlosen Patienten (unter Notfallbedingungen), davon mindestens 3 Intubationen bei Patienten mit Blutungen bzw. Blutansammlungen im Rachenraum.

Dieser Mindestkatalog lässt erkennen, welches Trainingsprogramm unabdingbar notwendig erscheint. Es fehlen gesicherte Erkenntnisse, ob sich dieser Mindestkatalog während der klinischen Ausbildung des Rettungsassistenten (Gesamtdauer 14 Wochen, davon 180 h Operationsbereich/Anästhesie) in allen Krankenhäusern umsetzen lässt.

> ❯ Derjenige, der die notwendigen Kenntnisse und Fähigkeiten während seiner Ausbildung nicht erreichen kann, sollte Intubationsversuche unterlassen, da in diesen Fällen zusätzliche Schäden befürchtet werden müssen. Trotz des besonderen Wertes, der der Intubation bei der Versorgung von Notfallpatienten zukommt, kann die Sicherung des Überlebens in der akuten Situation häufig auch ohne Intubation gelingen.

18.2.3   Larynxmaske

Die in den 1980er-Jahren in England entwickelte Larynxmaske besteht aus einem ovalen, maskenähnlichen Silikonkörper mit aufblasbarem Cuffrand, verbunden mit einem weitlumigen Tubus (◘ Abb. 18.23). Der Silikonkörper, eine »luftkissengepolsterte Maske«, umschließt Epiglottis und Kehlkopf und dichtet bei idealem Sitz diesen gegen Mundhöhle und Ösophagus bis zu einem Atemwegsdruck von ca. 20 cm H_2O ab. Obwohl Brain, der diese Kehlkopfmaske entworfen hat, auf »fehlenden Aspirationsschutz« und die »Möglichkeit des Laryngospasmus« hinwies, wird dieses hinsichtlich seiner Möglichkeiten und Gefahren zwischen Gesichtsmaske und endotrachealer Intubation liegende Gerät im klinischen Bereich (Anästhesiebetrieb) vielerorts erfolgreich eingesetzt.

Vor Antworten auf die Frage der Verwendbarkeit der Larynxmaske in der Notfallmedizin sollen bewusst die Voraussetzungen für den klinischen Einsatz dargestellt werden, um dann im Vergleich zu prüfen, ob und ggf. unter welchen Bedingungen sie im präklinischen Einsatz von Nutzen sein kann.

Klinischer Einsatz
Voraussetzungen für den Einsatz der Larynxmaske zur Anästhesie

1) Nüchternheit des Patienten
2) (Annähernd) normale Lungenfunktion
3) (Annäherndes) Normalgewicht
4) Ausreichend tiefe Narkose (ggf. auch Relaxation)
5) Bedingungen eines Anästhesiearbeitsplatzes
6) Ausreichende Erfahrung des Anwenders

Die Larynxmaske im Rettungsdienst?

Die klinischen Voraussetzungen 1) und 5) sind unter den Bedingungen des Rettungsdienstes zumindest nicht in vollem Umfang gegeben, Voraussetzung 4) nur bei tief Komatösen und bei zu Reanimierenden bzw. nach Sedierung/Narkoseeinleitung.

Aus diesen Gründen kann die Beherrschung der Platzierung der Larynxmaske für den Notarzt nie ein umfassendes Training und fundierte Erfahrung in der endotrachealen Intubation ersetzen.

Klinische Erfahrungen zeigen aber eindeutig, dass die Larynxmaske bei vielen überraschenden, auch vom Erfahrenen nicht unverzüglich beherrschbaren Intubationsschwierigkeiten im Sinne einer Überbrückung (bzw. als Ersatz für die invasive Koniotomie) eingesetzt werden

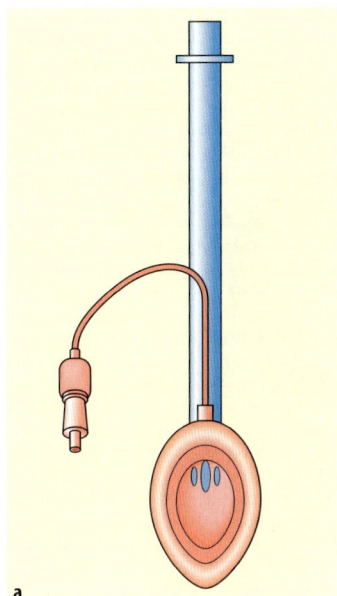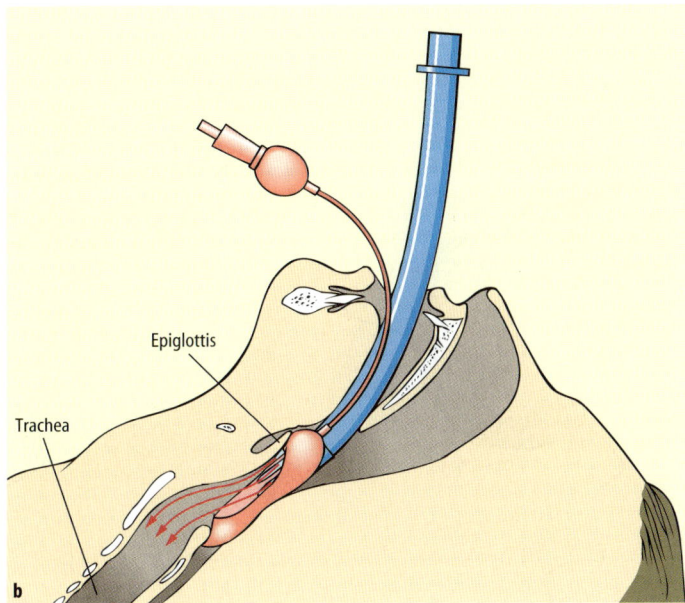

Epiglottis

Trachea

a   b

⬛ Abb. 18.23. **Larynxmaske**

kann. Daher sollte jeder Notarzt für solche auch im Rettungsdienst auftretende Situationen die Technik der Larynxmaskenplatzierung beherrschen.

In vorangehenden Abschnitten dieses Kapitels wurde eindeutig herausgestellt, dass nur die endotracheale Intubation den »golden standard« der Sicherung des respiratorischen Systems darstellt. Die Möglichkeiten der Larynxmaske im Rettungsdienst dürfen daher nicht unkritisch überschätzt werden.

Auf der anderen Seite muss davon ausgegangen werden, dass in all den Situationen, in denen eine Intubation – aus welchen Gründen auch immer – notwendig, aber nicht zu realisieren ist, die Platzierung der Larynxmaske durch einen trainierten Anwender und die nachfolgende Beatmung günstiger ist als die Beatmung über die Gesichtsmaske.

Dabei darf ein Erschwernis nicht unerwähnt bleiben: Unter den Bedingungen des Rettungsdienstes wird in der Regel nicht mit dem dünnwandigen und dadurch »sensibleren« Beutel eines klinischen Narkosegerätes beatmet, sondern meist mit dickwandigeren und dadurch »unsensibleren« Handbeatmungsgeräten. Daher ist eine sofortige Auskultation, Beobachtung der Thoraxbewegungen, Pulsoxymetrie (und Kapnometrie) zur Lageüberprüfung notwendig.

Voraussetzungen für die Verwendung der Larynxmaske im Rettungsdienst

1. Intubation nicht durchführbar
2. Tief komatöser/sedierter/narkotisierter/ggf. relaxierter Patient
3. Erfahrung des Anwenders

Larynxmaskenausbildung für Rettungsassistenten und Rettungssanitäter?

Zur Zeit kann nicht abschließend beurteilt werden, ob es möglich ist, jedem Rettungsassistenten (und Rettungssanitäter) die Technik der endotrachealen Intubation und die Beherrschung ihrer Komplikationen zu vermitteln.

Erfahrungen aus dem klinischen Einsatz zeigen, dass die Technik der Larynxmaskenplatzierung leichter zu erlernen ist als die Technik der Intubation.

Es ist keine Frage, dass bei Nichtverfügbarkeit eines Notarztes die **überbrückende Platzierung der Larynxmaske** bei

– tief Komatösen und
– zu Reanimierenden

durch **entsprechend ausgebildete** Rettungsassistenten und Rettungssanitäter die Risiken der Gesichtsmaskenbeatmung reduzieren kann.

Es muss in notärztlich begleiteten Ausbildungsprogrammen geklärt werden, ob Rettungsassistenten und

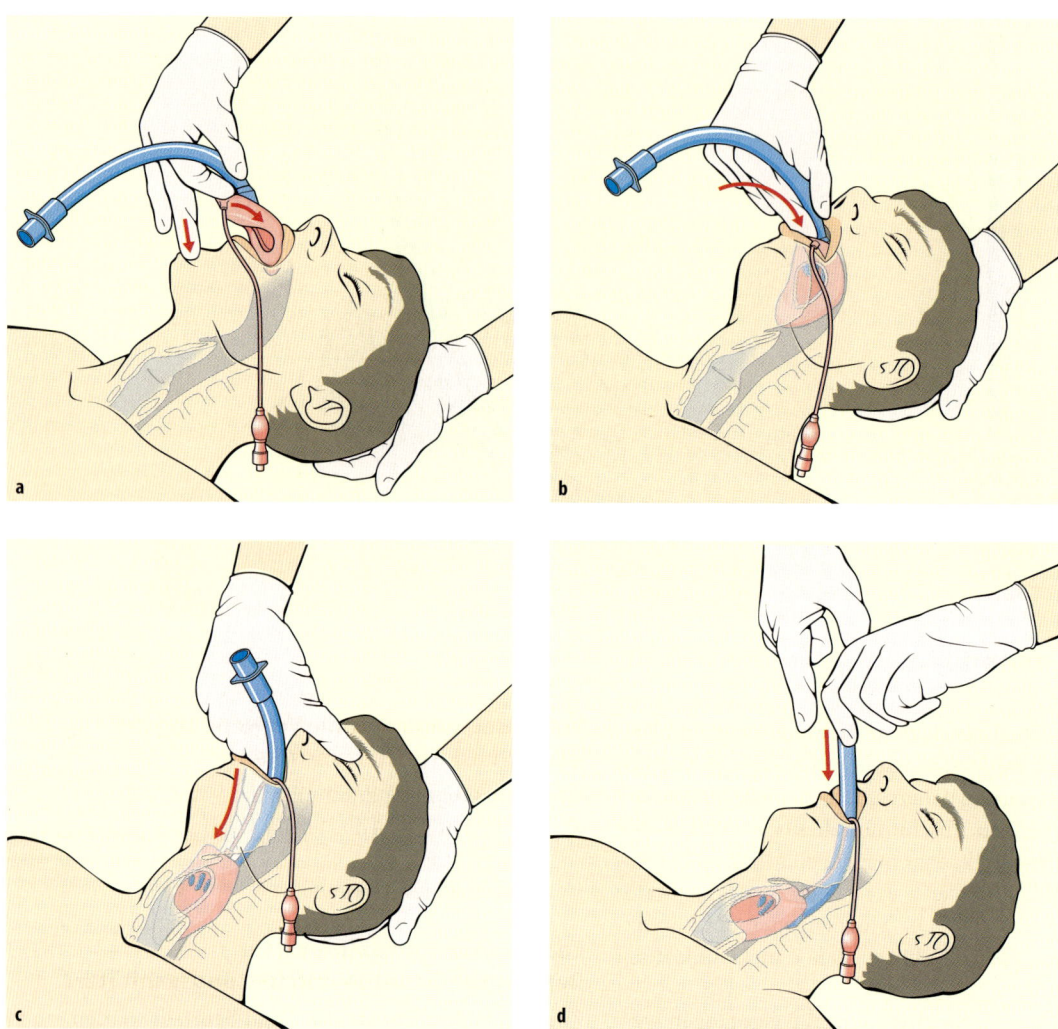

◘ Abb. 18.24a–d. **Einführen der Larynxmaske**

Rettungssanitäter in der Kinik die Platzierung der Larynxmaske so sicher erlernen können, dass die Vorteile dieses Verfahrens in bestimmten Fällen die auch bei der Verwendung der Larynxmaske vorhandenen Risiken deutlich überwiegen.

Technik

Das Einführen der Larynxmaske ist in ◘ Abb. 18.24 dargestellt:

a) Unterkiefer nach unten schieben, Maske einführen
b) Maskenspitze gegen den harten Gaumen drücken und weiterschieben
c) Vorschieben bis zum Zungengrund
d) Tubus und Maske bis zu einem fühlbaren Widerstand vorschieben

18.3 Sauerstoffgabe

Zur Sicherstellung des O_2-Bedarfs aller Organe und Gewebe ist neben einer ausreichenden Durchblutung als Leistung des kardiozirkulatorischen Systems in erster Linie die vollständige O_2-Beladung des arteriellen Blutes erforderlich.

18.3.1 Ursachen für O_2-Mangel in der Zelle

Einem O_2-Mangel in der Zelle können 4 unterschiedliche Störungen zugrunde liegen:

- Verminderung der O_2-Beladung im arteriellen Blut:
    - unzureichende O_2-Konzentration in der Umgebungs- oder Beatmungsluft, z. B. Fremdgase
    - Ventilationsstörungen, z. B. Schnappatmung
    - Gasaustauschstörungen, z B. Lungenödem
- Verminderung/Schädigung des O_2-Transporters Hämoglobin:
    - Blutverlust
    - CO-Vergiftung
- Störung des O_2-Antransportes zur Zelle:
    - Blutdruckabfall
    - Schock
    - Gefäßverschluss
- Störung der O_2-Verwertung in der Zelle:
    - Zellgifte, z. B. Blausäure

Trotz verschiedener Ursachen muss bei diesen unterschiedlichen Störungsmöglichkeiten – neben einer möglichst ursächlichen Behandlung – Sauerstoff als universelles Notfallmedikament verabreicht werden. Allerdings ist nur die Verminderung der O_2-Beladung im arteriellen Blut in der Regel an der Zyanose, teilweise auch an indirekten Zeichen wie Dyspnoe, Unruhe und/oder Hyperventilation zu erkennen.

18.3.2 O_2-Verbrauch, Speicherkapazität und Präoxygenierung vor der Intubation

Für das individuelle Leistungsvermögen der Zelle, zur Energiegewinnung des gesamten Organismus und zum Überleben der Organe ist die kontinuierliche Zufuhr von Sauerstoff eine unabdingbare Voraussetzung. Schon unter Ruhebedingungen verbraucht der Mensch ca. 250–300 ml Sauerstoff/min. Eine kontinuierliche Zufuhr ist wegen der im Vergleich zum Verbrauch geringen Speicherkapazität des Organismus erforderlich (Tabelle 18.2).

Bei einer Unterbrechung der O_2-Zufuhr, aber **primär funktionierendem Kreislauf** reicht die O_2-Speicherkapazität des Organismus ohne vorherige O_2-Applikation für maximal 5 min (1550/300) aus.

> Bei kritischen Situationen ist es also in jedem Fall sinnvoll, zusätzlich Sauerstoff anzubieten, im Idealfall mit einer 100%igen inspiratorischen Konzentration.

Den entscheidenden Gewinn bringt kurzfristig der Austausch des in der Lunge – wie in der Umgebungsluft – befindlichen Stickstoffs (▶ Kap. 11.1.3), der bereits nach 1–3 min reiner O_2-Atmung zu 95% durch Sauerstoff ersetzt ist.

Hinweise

Bei einem **Kreislaufstillstand** stehen nur die gewebeeigenen Reserven zur Verfügung. Organe mit besonders hohem O_2-Bedarf, wie Gehirn und Herz, reagieren dann besonders schnell mit Funktionsstörungen oder Ausfällen, z. B. das Gehirn mit Bewusstlosigkeit nach 5–10 s.

Praxistipp

Präoxygenierung vor jeder Intubation!
Dies gilt in ganz besonderem Maße vor jeder geplanten Intubation im Rettungsdienst. Jedem Notfallpatienten muss – wenn immer nur möglich – einige Minuten 100% O_2 über Maske angeboten werden, denn das Auswaschen des Stickstoffs schafft einen intrapulmonalen O_2-Speicher von 2500–3000 ml. Diese Menge reicht – zumindest rechnerisch (3000:300) – aus, den O_2-Verbrauch in körperlicher Ruhe (250–300 ml) für 10 min sicherzustellen.

Tabelle 18.2. Speicherkapazität bei Raumluftatmung und nach Atmung von reinem Sauerstoff

	Raumluft [ml]	100%ige O_2-Konzentration [ml]
Lunge	~ 450	~ 3000
Blut	~ 850	~ 950
Gewebsflüssigkeit und Muskulatur	~ 250	~ 300
Gesamt	~ 1550	~ 4250

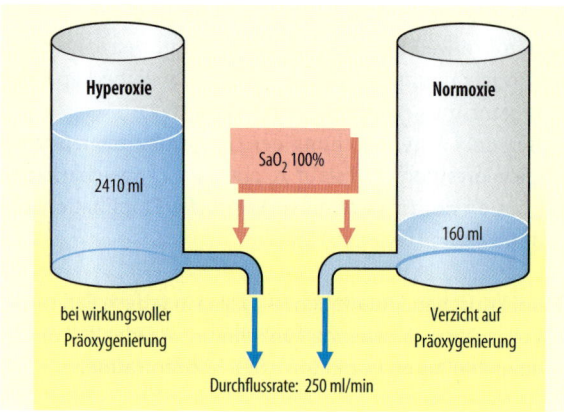

Hyperoxie

Normoxie

SaO₂ 100%

2410 ml

160 ml

bei wirkungsvoller
Präoxygenierung

Verzicht auf
Präoxygenierung

Durchflussrate: 250 ml/min

◻ Abb. 18.25. **Pulsoxymetrie und primär effektiver O₂-Pool**

Stellenwert der Präoxygenierung. Auf eine wirkungsvolle Präoxygenierung wird im Rettungsdienst häufig – ähnlich wie in manchen Kliniken im Rahmen der Narkoseeinleitung – verzichtet.

Typische Gründe:

– Man geht – zu Unrecht – davon aus, stets sicher ohne eine Pause unzureichender Beatmung intubieren zu können.
– Man glaubt – zu Unrecht –, wenn die Pulsoxymetrie Werte von 99 oder 100% O₂-Sättigung anzeige, brauche man nicht bzw. nicht weiter zu präoxygenieren.

Die Pulsoxymetrie gibt einen Hinweis über die aktuelle periphere arterielle O₂-Sättigung des Blutes. Der primär effektive O₂-Pool des Erwachsenen beträgt ca. 160 ml. Dies reicht bei einem Verbrauch von ca. 250 ml O₂/min für eine Apnoeüberbrückung von 40 s. Ist der Intubationsvorgang innerhalb dieser Zeit abgeschlossen, zeigt die Pulsoxymetrie auch dann noch normale Werte und gibt nicht zu erkennen, wie sehr die noch vorhandene Menge des primär effektiven O₂-Vorrates bereits abgeschmolzen ist (◻ Abb. 18.25).

Durch den Einsatz der Pulsoxymetrie im Rettungsdienst lässt sich aber eindrucksvoll nachweisen, dass nach ausreichender Präoxygenierung in vielen Fällen die Intubation in aller Ruhe ohne einen (bedeutsamen) Abfall der O₂-Sättigung durchgeführt werden kann. Eine ausreichende Präoxygenierung setzt voraus, dass Druckminderer verfügbar sind, die einen Flow von 8–15 l abgeben.

18.3.3   Möglichkeiten der O₂-Applikation

In kritischen Situationen, in denen zur Funktions- und Überlebenssicherung des Organismus Sauerstoff als universelles Notfallmedikament verabreicht werden soll, ist zu prüfen, ob eine O₂-Anreicherung der **Spontanatmungsluft** ausreicht, oder ob eine **Beatmung** mit erhöhter O₂-Konzentration notwendig ist (◻ Tabelle 18.3).

O₂-Insufflation bei erhaltener Spontanatmung
Indikation

O₂-Mangelzustände bei ausreichender Spontanatmung oder bei Hyperventilation des Patienten. Typische Ursachen sind Diffusionsstörungen in der Lunge, z. B. bei Lungenentzündung, Lungenstauung, Lungenödem.

Technik

Insufflation durch Nasenkatheter und Sauerstoffbrillen:

– Festlegung der Einführlänge (Nasenspitze–Ohrläppchen).
– Einführen durch die Nase; Katheterspitze soll in der Gegend des weichen Gaumens liegen (◻ Abb. 18.26).
– O₂-Sonden mit Schaumgummikissen haben Vorteile. Sie werden nur ca. 1 cm über das Kissen hinausragend in eine Nasenöffnung eingeführt.
– Bei der Verwendung von O₂-Brillen strömt Sauerstoff über 2 kurze, in die Nasenöffnungen eingeführte Kunststoffstutzen.

◻ Tabelle 18.3. **Möglichkeiten der O₂-Applikation**

Atmung	O₂-Applikation
Ausreichende Spontanatmung und Tachypnoe	→ O₂-Anreicherung der **Spontanatmungsluft**
Unzureichende Spontanatmung und Atemstillstand – Präoxygenierung bzw. – Intubation und Auswaschen des Stickstoffs bei Atemstillstand	→ O₂-Anreicherung der **Beatmungsluft** → 100 % O₂-Konzentration im **O₂-Reservoir**

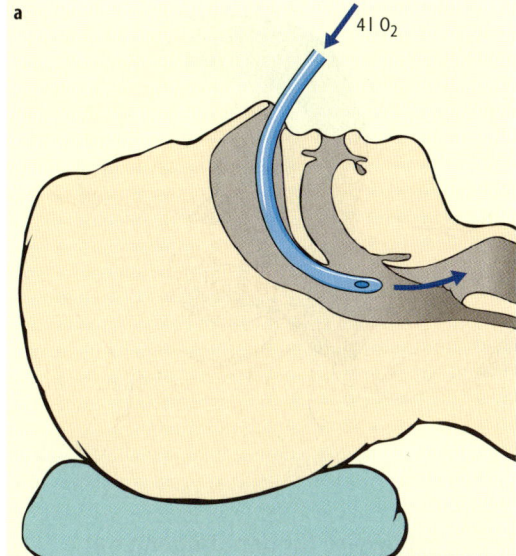
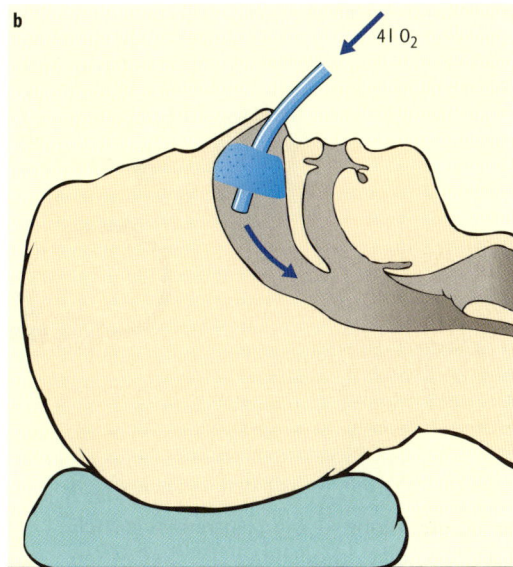

◘ Abb. 18.26a,b. **O₂-Insufflation: a** durch Nasenkatheter, **b** mit Schaumgummikissen

— Anschluss an die O₂-Versorgung des Notfallkoffers oder des Rettungswagens. Dosierung ca. 4 l O₂/min. Damit lassen sich inspiratorische O₂-Konzentrationen von 30–40 Vol.-% erzielen.

— Bei Verwendung von Systemen, die aus Maske, Nichtrückatemventil und O₂-Reservoir bestehen, und einer Einstellung des Flow von 8–15 l/min lassen sich inspiratorische O₂-Konzentrationen bis 90% erreichen.

Apnoische Oxygenierung

In Notfallsituationen, bei denen eine – möglicherweise – besonders schwierige Intubation vorgesehen ist und genügend Zeit für eine optimale Präoxigenierung gegeben ist, kann die Dauer eines Atemstillstands ohne Hypoxiegefahr deutlich verlängert werden (Apnoische Oxygenierung). Details 🔴.

Beatmung mit einem Handbeatmungsgerät mit O₂-Zufuhr ohne Reservoir
Indikationen

Nicht ausreichende Spontanatmung und Atemstillstand (◘ Abb. 18.27).

Technik

— Assistierte oder kontrollierte Beatmung.
— Eine O₂-Zufuhr von 4–6 l/min erhöht die inspiratorische O₂-Konzentration auf 40–80%.

Beatmung mit einem Handbeatmungsgerät mit O₂-Zufuhr und Reservoir
Indikationen

Hochgradige Vitalbedrohung oder CO-Vergiftung.

Technik

— Bei einem Flow von 10 l/min werden annähernd 100%ige O₂-Konzentrationen im Beatmungsgas erreicht (Beatmung über Narkosekreisteil: Flow 50% des Atemminutenvolumens).

18.3.4   Gefahren der O₂-Applikation

Besonders bei der längeren O₂-Applikation in hohen Konzentrationen unter **klinischen** Bedingungen sind gewisse toxische Gefahren zu beachten und mögliche pathophysiologische Reaktionen des Atemzentrums zu bedenken.

❶ Bei Langstreckentransporten Früh- und Neugeborener besteht grundsätzlich die Gefahr einer durch zu hohe O₂-Konzentrationen ausgelösten, zur Erblindung führenden Augenschädigung, der retrolentalen Fibroplasie. Daher sollten pulsoxymetrische Werte zwischen 90 und 95% angestrebt werden.

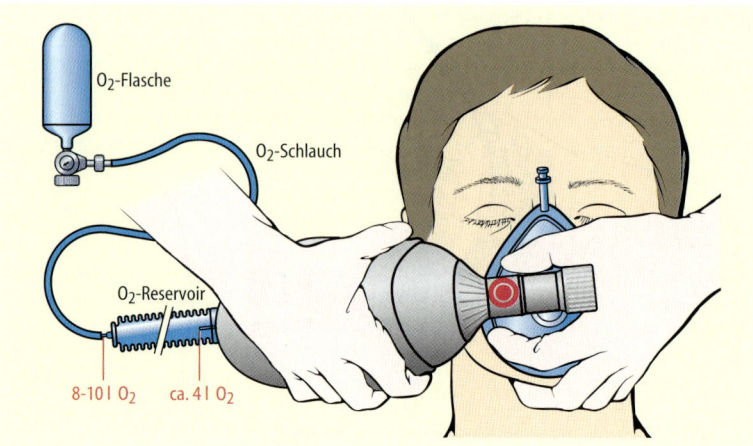

Möglicherweise können hohe O_2-Konzentrationen auch eine Vasokonstriktion, eine Engstellung der Gefäße an Herz, Hirn und Niere des Erwachsenen hervorrufen. Für die **Akutbehandlung im Rettungsdienst** haben aber die Gefahren des **O_2-Mangels** dieser Organe weitaus größere Bedeutung.

❯ Generell ist bei allen lebensbedrohlichen Notfällen eine O_2-Applikation notwendig, um Sicherheitsreserven gegenüber drohendem O_2-Mangel zu schaffen. Dabei gilt der Grundsatz: Je schwerer die Vitalgefährdung, desto höher die anzustrebende inspiratorische Konzentration des Sauerstoffs.

Die Notwendigkeit einer angemessenen O_2-Versorgung des Organismus bei jeder lebensbedrohlichen Erkrankung und Verletzung und die gefahrlosen Applikationsmöglichkeiten bereits am Notfallort und während des Kliniktransports machen Sauerstoff zu »**einem universell anzuwendenden Medikament in der Notfallmedizin**«.

Sicherheitshinweise für den Umgang mit Sauerstoff

— Sauerstoff fördert jeden Oxidationsvorgang, insbesondere die Verbrennung von Kohlenwasserstoffverbindungen.
— Beim schnellen Öffnen des Flaschenventils strömt mit hoher Geschwindigkeit hochkomprimierter Sauerstoff durch das Ventil und die Eingänge des Druckminderers. Durch den hohen Druck und die dadurch verursachte Geschwindigkeit entsteht im Inneren der Armaturen Reibungswärme. Wenn sich an diesen Punkten Öl, Fett oder Schmutzteilchen mit einem niedrigen Flammpunkt befinden, kann es zu einer Zündung mit explosionsartiger Verbrennung kommen.
— Absolute Sauberkeit an den Armaturen, die mit Sauerstoff in Berührung kommen, schon geringste Fett- und Ölspuren wären äußerst gefährlich!

18.4   Beatmung

Wegen der Selbstgefährdung des Rettungspersonals durch Hepatitis-B-Viren, zunehmend aber auch durch Aids-Erreger, sehr selten durch Kontaktgifte, sollte im Rettungsdienst grundsätzlich – nach entsprechender Ausbildung – über Maske oder Endotrachealtubus und Handbeatmungsgerät beatmet werden. Wenn diese Möglichkeiten – aus welchen Gründen auch immer – nicht gegeben sind, müssen ersatzweise spezielle Tuben oder ggf. andere Beatmungshilfen benutzt werden.

Obwohl Infektionen mit HIV-Viren, den Erregern der Krankheit Aids, über Speichel bisher nicht nachgewiesen sind, sollte die klassische Atemspende im organisierten Rettungsdienst nur in absoluten Ausnahmefällen angewendet werden.

Zumindest im familiären Rahmen und im überschaubaren Bekanntenkreis werden aber Rettungsassistenten und Rettungssanitäter, die außerdienstlich mit lebensbedrohlichen Notfällen konfrontiert werden, weiterhin auch die Beatmung ohne Hilfsmittel anwenden.

Ein weiterer Grund, die Beatmung ohne Hilfsmittel auch in diesem Buch ausführlich zu beschreiben, liegt darin, dass erfahrene Rettungsassistenten und Rettungssanitäter in der Laienausbildung eingesetzt werden. Zur Vorbereitung ihrer Lehrtätigkeit werden sie sicherlich auch auf dieses Buch zurückgreifen.

Um die beiden unterschiedlichen Beatmungstechniken bei erhaltener, aber nicht ausreichender Spontanatmung und bei Atemstillstand deutlich zu kennzeichnen, ist es sinnvoll, 2 Begriffe aus der klinischen Beatmungstherapie auch auf präklinische Verhältnisse zu übertragen:

1. Assistierte Beatmung
   Anpassung der Beatmung an die normale oder mäßig erhöhte Spontanatemfrequenz eines Patienten, dessen Atemzugvolumen aber für die erforderliche Belüftung der Alveolen nicht ausreicht.
2. Kontrollierte Beatmung
   Beatmung in der vom Helfer oder einem Beatmungsgerät vorgegebenen Frequenz bzw. »Durchbrechen« einer Schnappatmung mit zu geringer Frequenz.

Indikationen

Alle Formen der Hypoventilation, wie Totraumatmung und finale Schnappatmung, Atemstillstand.

Es soll nochmals hervorgehoben werden, dass man nicht erst nach Eintritt bzw. nach sicherem Erkennen eines Atemstillstands beatmet, sondern bereits zu einem Zeitpunkt, an dem unterschiedliche Anzeichen auf eine **lebensbedrohliche Einschränkung der Spontanatmung** hinweisen:

- Zyanose
- Sichtbar verminderte Atembewegungen
- Zu geringe Atemfrequenz
- Abgeschwächtes Atemgeräusch
- Abgeschwächter Atemstoß

Besonderer Hinweis
Problematik hoher Atemzugvolumina

Ein Atemzugvolumen von 1000 ml (frühere Empfehlungen) führt bei nichtintubierten, bzw. nicht mit einer Larynxmaske versorgten Patienten nachweislich zu einer (stärkeren) Magenblähung. Dies ist der entscheidende Grund, die Zielvorgabe für einen Beatmungsvorgang auf 500 ml zu begrenzen.

Es ist davon auszugehen, dass das resultierende, relativ niedrige Atemminutenvolumen zumindest während der Wiederbelebung eine ausreichende O_2-Versorgung sichert.

18.4.1   Beatmung ohne Hilfsmittel: Atemspende

Ist bei überraschenden Notfällen die Hilfsmittel der Standardausstattung der Rettungsfahrzeuge nicht sofort greifbar, muss die Atemspende ohne Hilfsmittel durchgeführt werden.

Da auch diese wechselnden Empfehlungen in der Regel nicht auf umfangreichen vergleichenden Studien am Notfallpatienten beruhen, sondern Auffassungen von Notfallmedizinern wiedergeben, bleiben wir bei der Empfehlung, aus Praktikabilitätsgründen mit der Mund-zu-Nase-Beatmungsmethode zu beginnen.

Vor Beginn der Atemspende ist der Mund-Rachen-Raum zu inspizieren; Fremdkörper, in erster Linie Prothesen(teile), sind zu entfernen.

Mund-zu-Nase-Beatmung
Technik

- Der Anwender kniet seitlich am Kopf des Patienten.
- Überstrecken des Halses wie in ▶ Abschn. 18.1.1 beschrieben. Der Daumen der am Kinn liegenden Hand dichtet den Mund durch Druck der Unterlippe gegen die Oberlippe ab.
- Man atmet etwas tiefer als normal ein und bläst seine Ausatemluft mit geringem Druck in beide Nasenlöcher des Patienten (◻ Abb. 18.28; Atemfrequenz und Atemzugvolumen s. oben).
- Dauer: 1 s.
- Während der passiven Ausatemphase blickt man zur Brust des Patienten, sieht das Senken des Thorax, während man gleichzeitig das Strömen der Ausatemluft hört.

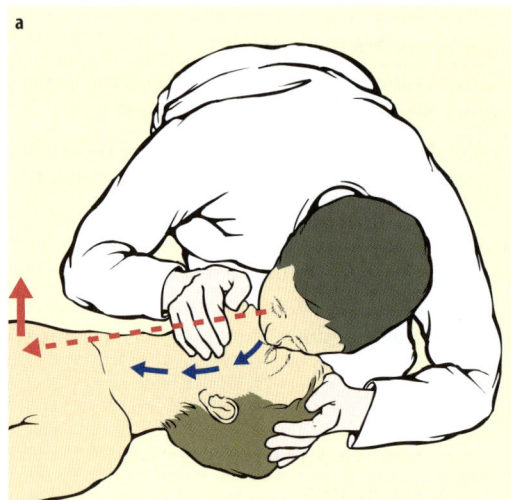
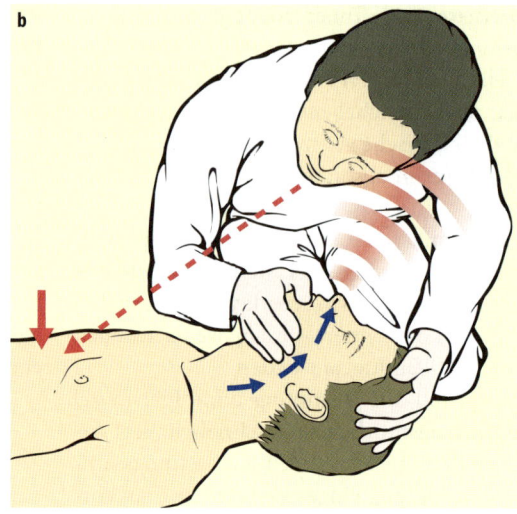

◻ Abb. 18.28a,b. **Mund-zu-Nase-Beatmung: a Durchführung, b Wirksamkeitskontrolle**

Hinweise

Die ERC-Richtlinien 2005 sehen in der Mund-zu-Nase-Beatmung eine effiziente Alternative zur bevorzugten Mund-zu-Mund-Beatmung, insbesondere bei Verletzungen des Mundes oder, wenn der Mund nicht geöffnet oder nicht abgedichtet werden kann.

Die Mund-zu-Nase-Methode ist in der Regel hygienischer als die Atemspende von Mund zu Mund; auch die Abdichtung ist leichter.

Durch völligen Mundschluss und Anheben des Unterkiefers ist eine Einengung der Atemwege durch den Zungengrund weniger wahrscheinlich.

Außerdem wird durch den längeren Weg und den größeren Raum bis zum Kehlkopfeingang eine Reduzierung der Beatmungsdruckspitzen erreicht.

Mund-zu-Mund-Beatmung
Technik

- Der Anwender kniet seitlich am Kopfende des Patienten.
- Überstrecken des Kopfes in der beschriebenen Form (▶ Abschn. 18.1.1).
- Daumen und Zeigefinger der an der Stirn liegenden Hand verschließen die Nase, man atmet etwas tiefer als normal ein und bläst seine Ausatemluft mit geringem Druck in den Mund des Patienten (◻ Abb. 18.29).
- Dauer: 1 s.

- Während der passiven Ausatemphase blickt der Anwender zur Brust des Patienten, er sieht das Senken des Thorax, während er gleichzeitig das Strömen der Ausatemluft hört.

Hinweise

Bei Verlegung oder Verletzung der Nase wird die Mund-zu-Mund-Beatmung durchgeführt.

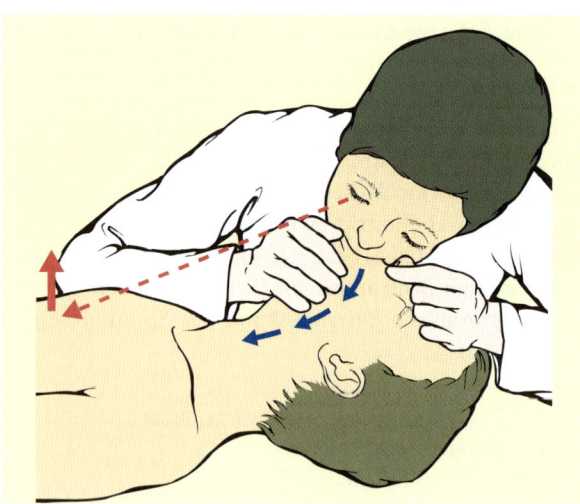

◻ Abb. 18.29. **Mund-zu-Mund-Beatmung**

Mund-zu-Mund-zu-Nase-Beatmung bei Neugeborenen, Säuglingen und Kleinkindern
Technik

- Nur leichte Überstreckung des Kopfes.
- Der Anwender deckt Mund und Nase des Kindes mit seinem geöffneten Mund ab.
- Mit leichtem Druck bläst er die Luftmenge ein, die sich ohne zusätzliche Einatmung in seiner Mundhöhle befindet (Atemfrequenz und Atemzugvolumen s. oben.)
- Während der passiven Ausatemphase blickt man zur Brust des Kindes und sieht das Senken des Thorax, während man gleichzeitig das Strömen der Ausatemluft hört (◘ Abb. 18.30).

18.4.2 Beatmung mit Hilfsmitteln

Bei einer isolierten Störung des respiratorischen Systems, die eine assistierte oder kontrollierte Beatmung notwendig macht, setzen Rettungsassistenten und Rettungssanitäter im Regelfall Handbeatmungsgeräte, also Beatmungsbeutel mit Maske ein.

Beutel-Masken-Beatmung
Indikationen

Hypoventilation oder Atemstillstand im Rahmen einer isolierten Störung des respiratorischen Systems oder bei Reanimationen, bei denen eine Person nur mit der Durchführung der Beatmung befasst werden kann.

Technik

- Freimachen und Freihalten der Atemwege.
- Überstrecken des Kopfes, nach Möglichkeit Einlegen eines Pharyngealtubus in der zuvor beschriebenen Technik.
- Aufsetzen und Halten der Maske:
  Die Maske wird mit Daumen und Zeigefinger einer Hand, in der Regel der linken, bei seitengleichem Druck auf Maskenbasis und Maskenspitze über Mund und Nase des Patienten aufgesetzt (C-Griff). Gleichzeitig umfassen Mittel-, Ring- und Kleinfinger den Unterkiefer des Patienten und heben ihn an. Alle 5 Finger der Maskenhand halten den Kopf in Überstreckung (◘ Abb. 18.27 u. ◘ Abb. 3.1).

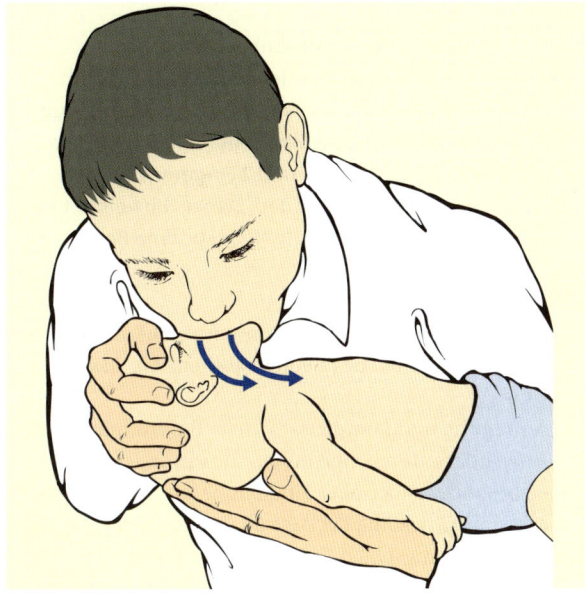

◘ Abb. 18.30. **Mund-zu-Mund-Nase-Beatmung**

- Beutelbetätigung:
  Die rechte Hand umgreift den mit der Maske verbundenen Beatmungsbeutel und drückt ihn zur Beatmung zusammen. Dabei strömt die im Beutel befindliche Luft über Ventil und Maske in die Lungen des Patienten.
  Nach jedem Zusammendrücken werden die Finger der rechten Hand sofort entspannt, sodass der sich selbsttätig füllende und ausdehnende Beutel locker in der Hand liegt.
- O_2-Anschluss:
  Bei Anschluss von 4–6 l O_2/min an den O_2-Stutzen lässt sich bei physiologischen Atemfrequenzen in Abhängigkeit von den konstruktiven Merkmalen der einzelnen Beatmungsbeutel ein Anteil von ca. 40–70 Vol.-% Sauerstoff in der Einatemluft des Erwachsenen erreichen.
  Entsprechendes gilt für den Anschluss von 2 l O_2/min an den Beatmungsbeutel bei Neugeborenen.
  Soll eine noch höhere inspiratorische O_2-Konzentration appliziert werden, wird ein Faltenbalg als O_2-Reservoir verwendet (◘ Abb. 18.27 u. ◘ Abb. 3.1).

➕ **Praxistipp**

— **Sonderfall Neugeborenenbeatmung:**
Bei der Beatmung des Neugeborenen mit dem
Beatmungsbeutel darf der Beutel zur Vermeidung
zu hoher Beatmungsdrücke nur mit einem Finger,
allenfalls mit Daumen und 2 Fingern der rechten
Hand komprimiert werden. Dieser Hinweis hat ins-
besondere für intubierte Neugeborene Bedeutung.

Gefahren

— Bei nicht dichtsitzender Maske entweicht ein unkal-
kulierbarer Anteil des Beutelvolumens am Masken-
wulst.

— Aufregung und kompensatorische Bemühungen des
Anwenders, durch eine höhere Beatmungsfrequenz,
insbesondere aber über einen höheren Beutelkom-
pressionsdruck, die Leckage auszugleichen, gefährden
den Beatmungspatienten zusätzlich durch Blähung
des Magens (◘ Abb. 18.31).

— Die Einmündung der Speiseröhre in den Magen
nennt man Sphinkter. Dieser Sphinkter hat eine Ver-
schlussfunktion nach beiden Richtungen, die im Normalfall Drücken bis 20 mbar standhält (◘ Abb. 18.32).
Da die meisten Beutelbeatmungsgeräte über eine
Druckbegrenzung verfügen, die 20 mbar überschreitet, öffnet sich dann der Ösophagussphinkter und ein
Teil der Luft geht auf diesem Weg in den Magen.
Die Blähung des Magens durch eindringende Luft
führt zu einem Zwerchfellhochstand, erschwert zunehmend die Einatemphase der Zwerchfelltätigkeit,
macht dann höhere Beatmungsdrücke notwendig, leitet also einen Teufelskreis ein, der eine wirksame Beutel-Masken-Beatmung zunehmend erschwert.

— Die Beatmung Nichtintubierter mit sehr hohen Drücken kann insbesondere in Kombination mit der Herz-
Druck-Massage einen Längsriss der Trachealhinterwand verursachen.

◘ Abb. 18.31. **Gefahren bei der Beatmung**
Nichtintubierter

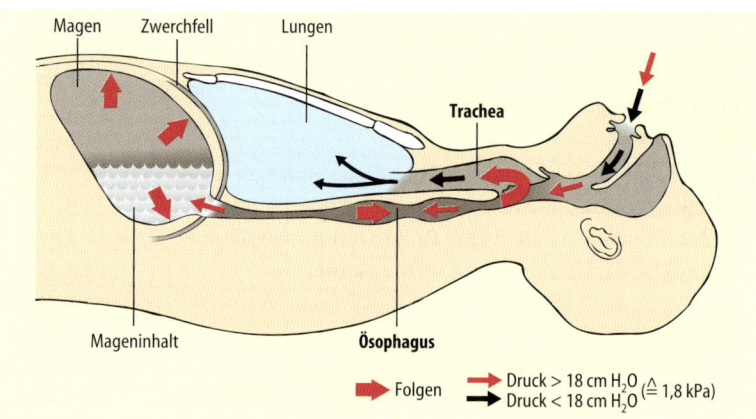

◘ Abb. 18.32. **Aufhebung der Sphinkterfunkti-**
on der Kardia bei hohen Beatmungsdrücken

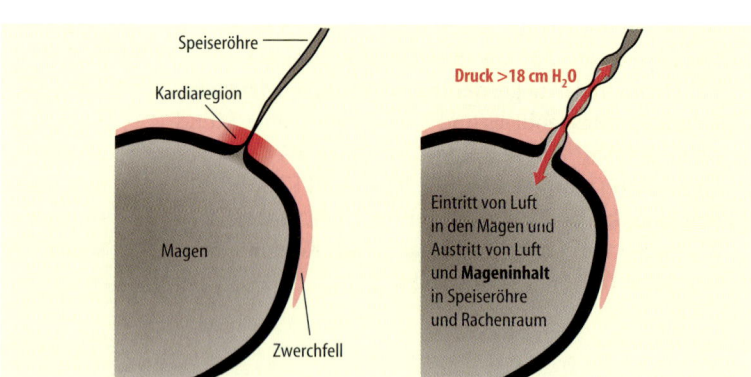

18

– Sonderfall Neugeborene
Im Allgemeinen kann nur bei Früh- und Neugeborenen durch unsachgemäße Atemspende oder eine Beutelbeatmung mit zu hohem Druck die Lunge reißen, sodass sich im Anschluss ein Pneumothorax entwickelt.

Hinweise

Wegen des Problems der Magenblähung und der Gefahr der Regurgitation und anschließenden Aspiration wurde ein neues Handbeatmungsgerät (»Combibag«) mit einem 2-stufigen Sicherheitsventil entwickelt. Über dieses Sicherheitsventil des »Combibag« wird für die Maskenbeatmung eine Druckbegrenzung von 20 mbar, für die Beatmung über Trachealtubus eine Druckbegrenzung von 60 mbar eingestellt.

Neben einer Beatmung mit zu hohen Drücken findet man häufig auch eine zu hohe Beatmungsfrequenz. Eine mäßige Frequenzerhöhung ist in vielen Situationen sinnvoll, sie sollte die physiologischen Werte nicht zu stark überschreiten, da bei zu schneller Inspiration Turbulenzen entstehen und eine gleichmäßige Belüftung der Alveolen nicht mehr gewährleistet ist.

Eine Beutel-Masken-Beatmung kann nur vom Kopfende des Patienten durchgeführt werden!

Beatmung Intubierter

Intubierte Patienten werden im Rettungsdienst zuerst über Beutelbeatmungsgeräte, später je nach verfügbarer Ausstattung mit Notfallrespiratoren beatmet.

Plötzliches Erbrechen, Blutungen in den Rachenraum etc. können das respiratorische System praktisch nicht mehr beeinträchtigen und die zuvor geschilderten Probleme des Beatmungsdrucks sind unter diesen Bedingungen zu vernachlässigen.

Ausnahmen bestätigen jedoch die Regel. Bei einer vorgeschädigten Lunge (Emphysem) oder nach Verletzungen kann sich ein zu hoher Beatmungsdruck nachteilig auswirken. Das Beatmungsvolumen soll daher beim Erwachsenen 800 ml nicht übersteigen.

Jeder muss sich mit den Beatmungsgeräten, die er im Notfall einsetzt, in ausreichender Weise vertraut machen. Bei einem Teil der Geräte ist eine automatische Druckbegrenzung eingebaut oder sie ergibt sich aus der speziellen Konstruktion. Falls nicht sofort ein Beatmungsgerät zur Verfügung steht, ist notfalls auch eine Mundbeatmung über einen Trachealtubus möglich.

Beatmung mit positiv endexspiratorischem Druck (»positive endexpiratory pressure«, PEEP)

Nach Intubation kann

– bei Beatmungsbeuteln und tragbaren Notfallbeatmungsgeräten durch Adaptation eines speziellen PEEP-Ventils

ein positiv endexspiratorischer Druck aufrechterhalten werden. Nur so kann bei vielen schweren respiratorischen Störungen auch nach Erhöhung der O_2-Konzentration eine ausreichende O_2-Anreicherung des arteriellen Blutes erreicht werden.

PEEP vermindert den Kollaps der Alveolen während der Ausatmung und fördert ggf. deren Wiedereröffnung, er vermindert auch die Atemarbeit durch Verbesserung der Lungendehnbarkeit.

Typische **Indikationen für PEEP** (5 cm H_2O= 490 Pa):
– Polytrauma
– Schädel-Hirn-Trauma und schwerwiegende Lungenschädigung (bei stabilem arteriellen Druck)
– Lungenödem
– Zustand nach Reanimation (arterieller Druck!)
– Beinahe-Ertrinken

Dem Vorteil der PEEP-Beatmung können in Abhängigkeit von der Gesamtsituation des Patienten allerdings auch Nachteile bzw. Gefahren gegenüberstehen, insbesondere die Beeinträchtigung der zirkulatorischen Funktionen, da der venöse Rückfluss des Blutes zum Herzen durch die anhaltende intrathorakale Druckerhöhung reduziert wird.

Obwohl in der Klinik nach besserer Abklärung der wichtigsten Patientenparameter häufig mit höheren Werten beatmet wird, hat man sich für den Rettungsdienst auf ein Kompromiss-PEEP-Niveau von 5 cm H_2O geeinigt.

Wegen der zu berücksichtigenden Nachteile bleibt die Indikationsstellung für eine PEEP-Beatmung dem Notarzt vorbehalten.

Notfallrespiratoren
Indikationen

Im Gegensatz zur Beatmung mit Beatmungsbeutel ermöglichen Notfallrespiratoren eine sichere Ventilation von Patienten, ohne den Beatmenden manuell zu blockieren.

In vielen Situationen, z. B. nach Reanimationen oder beim Transport beatmeter Polytraumatisierter, ist es daher äußerst wünschenswert, wenn die eingeleitete Beatmung von einem geeigneten Notfallrespirator übernommen werden kann. Wegen der Fülle der notwendigen Maßnahmen wird jede freie Hand gebraucht.

Verfügbare Geräte

Die Forderungen der Notfallmedizin, kleine und kompakte Bauweise, übersichtliche Bedienelemente, hohe Gerätesicherheit, bei Druckgasbetrieb geringer Gasbedarf, Möglichkeit der PEEP-Anwendung für die kontrollierte Beatmung werden derzeit von Geräten unterschiedlicher Kategorien der Firmen Dräger und Weinmann erfüllt.

In der **Katastrophenmedizin** werden Behandlungskonzepte auf eine größere Anzahl von Patienten ausgelegt. Beim so genannten **MANV** (**M**assen**an**fall von **V**erletzten) ist es besonders wichtig, die personellen und materiellen Ressourcen optimal einzusetzen.

Ein erstes **sprechendes Beatmungsgerät**, der »Medumat Easy« führt in einem solchen Massenanfall den Anwender **sprachgesteuert** durch die Beatmungssituation. Solche Geräte verbessern erheblich die Effizienz, da unter den Umständen des MANV Helfer mit niedrigerem Ausbildungsstand und fehlender Beatmungsroutine eingesetzt werden müssen.

»Medumat Standard a« arbeitet wie die Notfallrespiratoren anderer Hersteller ebenfalls nach dem Prinzip der intermittierenden positiven Druckbeatmumg (IPPB), zeitgesteuert und volumenkonstant, und ermöglicht bei geringer Baugröße und geringem Gewicht eine assistierte Beatmung.

Kontrollierte Beatmung

Das Einstellen physiologischer Beatmungsparameter, insbesondere von Atemfrequenz, Atemzugvolumen, O_2-Konzentration, ggf. Zeitverhältnis von Inspiration zu Exspiration (I:E) und Druckbegrenzung, erfolgen entsprechend den jeweiligen Bedienungsanleitungen.

Assistierte Beatmung

Ein nicht unerheblicher Anteil von Notfallpatienten mit **noch erhaltener oder wieder eingesetzter, aber unzureichender Spontanatmung**, die bisher in solchen kritischen Phasen sediert und/oder relaxiert werden mussten, **können nun** risikolos **assistiert beatmet werden** (z. B. mit dem Medumat Standard a; ◘ Abb. 18.33).

Zunächst erfolgt die Einstellung einer physiologischen Atemfrequenz und der Triggerempfindlichkeit (der durch die spontanen Einatembewegungen des Patienten entstehende Unterdruck löst dann die Inspirationsphase des Gerätes aus) sowie der I/E-Kontrolle bzw. -Anpassung und eines »Sicherheitsminutenvolumens«, d. h. des Atemminutenvolumens, mit dem der Patient auch nach Aussetzen der Eigenimpulse in jedem Fall beatmet wird. Das Einstel-

len des Beatmungsdrucklimits wird entsprechend der Bedienungsanleitung durchgeführt.

Beatmungsmuster

Entscheidend für eine angemessene Beatmung ist letztlich das Atemminutenvolumen (AMV), das sich als Produkt aus Atemfrequenz (AF) und Atemzugvolumen (AZV) ergibt. Für das AMV gelten wiederum Anhaltswerte, die von Interesse sind, wenn an Beatmungsgeräten, wie z. B. dem Medumat oder Oxylog, Atemminutenvolumina eingestellt und/oder gemessen werden können.

Bei der Beatmung Lungengesunder wird in der Regel – physiologische Beatmungsfrequenzen vorausgesetzt – ein Atemminutenvolumen von ca. 100 ml/kgKG (Körpergewicht) benötigt (◘ Tabelle 18.4).

Beispiel: 70 kg schwerer Patient:
70×100 ml = 7000 ml oder 7 l/min AMV.

Die Beatmung lungengesunder Patienten mit einem auf dieser Basis kalkulierten AMV wird in der Klinik durch sichere klinische Zeichen, v. a. aber durch Blutgasanalysen überprüft und ggf. korrigiert.

In der Notfallmedizin, zumindest im präklinischen Bereich, lassen sich zum einen Zeichen für O_2-Mangel und ggf. einen CO_2-Anstieg nicht oder nur schwer erken-

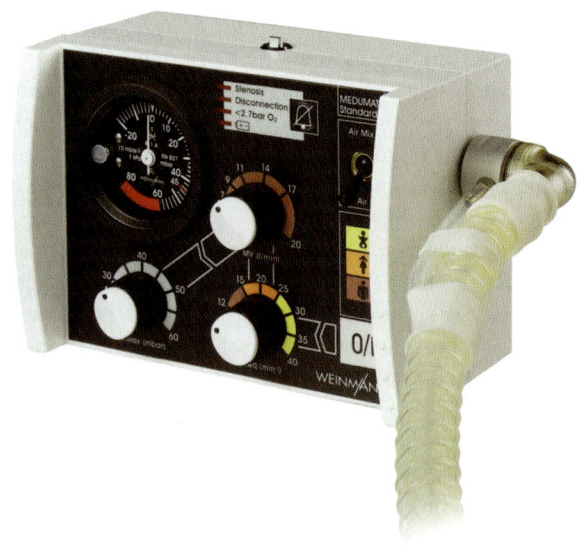

◘ Abb. 18.33. **Medumat Standard a. (Mit freundl. Genehmigung der Fa. Weinmann)**

18

Tabelle 18.4. **Richtwerte für die Beatmung**				
	Körpergewicht [kg]	Frequenz [min]	Atemzugvolumen [ml]	Atemminutenvolumen [l/min]
Früh- und Neugeborene	1–4	20–40	3,5–4,7	0,95–1,5
Kleinkinder	5–15	20–30	30–90	1,0–2,7
Kinder	15–40	12–20	90–400	3,0–6,0
Jugendliche	40–60	10–20	400–600	5,0–8,0
Erwachsene	50–100	10–18	500–900	6,0–12,0

nen. Zum anderen muss bei primär respiratorischen Störungen, insbesondere während und nach Reanimation, wegen maximal erniedrigter O_2- und stark erhöhter CO_2-Drücke von folgenden Erfordernissen ausgegangen werden:

– 50- bis 100%ige O_2-Konzentration in der Inspirationsluft und
– deutlich erhöhtes AMV.

Unter diesen Umständen soll man überschlagsmäßig von einem Bedarf von 150 ml/kgKG als Atemminutenvolumen ausgehen.

Beispiel: 70 kg schwerer Patient:
70×150 ml = 10,5 l/min AMV.

Da insbesondere bei **Säuglingen** ein noch höheres AMV erforderlich ist, sind die Anhaltswerte in der Kleinkindertabelle vorsichtshalber auf der Basis

AMV = 200–150 ml/kgKG vorgegeben.

Beispiele: 5 kgKG×200 ml = 1000 ml AMV.
Beispiele: 15 kgKG×150 ml = 2250 ml AMV.

Werden bei Säuglingen und Kleinkindern – wie üblich – ungeblockte Tuben verwendet, muss die hohe Leckage durch neben dem Tubus abströmendes Atemgas beachtet werden. Unter diesen Umständen gelten die in der ◘ Tabelle 18.4 angeführten Anhaltszahlen nicht. Es müssen vielmehr klinische Zeichen wie Ausmaß der Thoraxexkursionen, die Hautfarbe und die Pulsoxymetrie als entscheidende Kriterien für die Einstellung des ggf. noch höheren AMV herangezogen werden. Bei zu hoher Leckage kann statt einer ggf. risikoreichen Umintubation der Rachenraum austamponiert werden. Derzeit (2004) wird erneut diskutiert, ob bei Säuglingen und Kindern bis zum 8. Lebensjahr in Rettungsdienst und Anästhesie nur unge-

blockte Tuben verwendet werden sollten. Empfehlungsänderungen sind für die Zukunft nicht auszuschließen.

Besondere Hinweise

– Der Einsatz von Notfallrespiratoren im Rettungsdienst setzt eine fundierte Schulung aller Mitarbeiter und eine hohe Anwendungshäufigkeit voraus, denn ohne fundierte Ausbildung und ohne erhebliches Training bereiten bereits allgemein übliche Techniken wie die Beutel-Masken-Beatmung Probleme.
– Eine Maskenbeatmung von Notfallpatienten ist schon wegen der Gefahr der Überblähung des Magens und wegen des fehlenden Aspirationsschutzes problematisch. Im Vergleich zur vermeintlich sicheren assistierten Beatmung über Beutel-Maske gibt es aber einen entscheidenden Vorteil der assistierten Beatmung mit dem »Medumat« über Maske:

> **Der Beatmende kann sich mit beiden Händen mit besseren Erfolgsaussichten bemühen, die Maske dicht zu halten, denn die Inspirationsphase übernimmt der Respirator.**

– Die Beamtungsmuster in ◘ Tabelle 18.4 sind nur als Anfangseinstellung gedacht. Danach muss im Regelfall das Atemminutenvolumen (AMV) entsprechend den durch Kapnometrie, wie z. B. im »Modul Capno-Vol« ermittelten CO_2-Werten korrigiert werden. Die Einstellung der inspiratorischen O_2-Konzentration (FiO_2) orientiert sich an der über Pulsoxymetrie gemessenen O_2-Sättigung.
– Spezielle Beatmungsmuster, wie sie in der klinischen Intensivmedizin angewendet werden, lassen sich für Transporte von Intensivpatienten heute im Rettungs-

dienst mit den Notfall- und Transportrespiratoren »Oxylog 3000« und dem »Medumat Transport« realisieren. Damit sind für den Transport vieler Intensivpatienten keine klinischen Beatmungsgeräte mehr erforderlich, die oft auch nicht den geforderten mechanischen Ansprüchen der Rettungsdienstnormen genügen. Bei diesen Patienten gelten häufig nicht die in ◘ Tabelle 18.4 angegebenen Werte für Frequenz bzw. Atemzug- und Atemminutenvolumen. Die Einstellung erfolgt bei Intensivpatienten primär nach den Vorgaben der Klinik.

Mund-zu-Masken-Beatmung

Mit den im Rettungsdienst verfügbaren Mitteln kann professionelles Personal auch eine Mund-zu-Masken-Beatmung anwenden. Ein grundsätzlicher Vorteil liegt darin, dass die Maske mit beiden Händen (doppelter C-Griff) angepresst und damit dichter gehalten werden kann.

Eine funktionell und ästhetisch besonders bemerkenswerte Verbesserung besteht darin, an eine gebräuchliche Maske einen Beatmungsfilter mit O_2-Zuleitungskonnektor anzuschließen. Bei einer O_2-Zuleitung von 10 l/min wird zum einen der O_2-Anteil in der Beatmungsluft deutlich erhöht, zum anderen bleibt der Anwender über das Filtersystem vor bakteriellen und viralen Infektionen geschützt.

Seltener eingesetzte Beatmungshilfen

Im organisierten Rettungsdienst seltener angewandte Beatmungstechniken, wie die Beatmung über
- Wendl-Tubus
- Ösophagustubus und Ösophagus-Tracheal-Doppellumen-Tubus

können ⊖ nachgelesen werden.

> ❯ Eine Erstanwendung am Notfallpatienten – als Regelfall – ist nicht zu vertreten!

Voraussetzungen für alternative Beatmungshilfen

Beutel-Masken-Beatmung, Applikation der Larynxmaske und Intubation werden im klinischen Routinebetrieb, v. a. in Anästhesieabteilungen regelmäßig durchgeführt. Die Verfahren lassen sich dort bei Nichtnotfallpatienten unter fachlicher Anleitung durch Erfahrene sicher erlernen.

Alternativen wie Kombitubus, Larynxtubus oder EasyTube sind nur dann zu empfehlen, wenn der Anwender ihre sachgerechte Platzierung und das Wissen um ihre

Nachteile und Gefahren ebenfalls unter den Ruhebedingungen einer Klinik erlernt hat.

18.5   Behandlung respiratorischer Störungen

Die Behandlung respiratorischer Störungen ist in ◘ Tabelle 18.5 zusammengefasst, s. auch ▶ Kap. 22.

18.6   Ausblick

Die endotracheale Intubation ist weiterhin unbestrittener »golden standard« der Sicherung der Atmung. Aufgrund ihrer relativ leichten Platzierbarkeit – allerdings nur bei tief bewusstlosen, sedierten oder narkotisierten Patienten – und ihrer vergleichsweise hohen innerklinischen Anwendungsfrequenz lässt sich – wenn eine Intubation aus welchen Gründen auch immer nicht möglich ist – am ehesten die Larynxmaske empfehlen.

Unter Berücksichtigung der Begrenzung klinischer Praktikumsplätze muss in notarztbegleiteten Modelllehrgängen geprüft werden, ob Rettungssanitäter und Rettungsassistenten generell in der Platzierung der Larynxmaske ausgebildet werden können; die Gruppe der Rettungsassistenten auch in der endotrachealen Intubation.

Zunehmend werden neben der Larynxmaske weitere Alternativen zur endotrachealen Intubation diskutiert. Unabhängig von der Frage, ob sie gegenüber der Larynxmaske funktionelle Verbesserungen aufweisen, ist ein prinzipielles Problem zu beachten: Voraussetzung für eine sichere Verwendung von Alternativen für das Atemwegsmanagement ist ihre Eignung unter klinischen Bedingungen zu prüfen. Anästhesiologische Abteilungen unserer Krankenhäuser sind gefordert, ggf. die sichere Anwendung durch den regelmäßigen Einsatz dieser Hilfsmittel unter klinischen Bedingungen einzuüben. Nur die Schulung des gesamten, an der präklinischen Notfallversorgen beteiligten Personals kann eine routinemäßige Anwendung alternativer Methoden ermöglichen.

Neuere Untersuchungen belegen eindeutig, dass Patienten, die nach optimaler Präoxygenierung intubiert werden, voll relaxiert, ohne Atembewegungen aus einem auf den Tubus angesetzten, mit reinem O_2-gefüllten Reservoir Sauerstoff »saugen«, ohne dass eine **Beatmung** erforderlich ist (apnoische Oxygenierung, Diffusionsatmung). Es ist noch nicht nachgewiesen, ob diese Möglichkeit der O_2-

◻ Tabelle 18.5. Behandlung respiratorischer Störungen

Erfordernis	Maßnahme	Besonderheiten
Freimachen der Atemwege	Übersteckung des Halses	Vorsicht bei Verdacht auf hohen Querschnitt
	Absaugen des Rachenraumes	Bei geronnenem Blut (Koagel) und festen Speiseresten sind Absaugsysteme erforderlich
	Ausräumen des Rachenraumes	
	— Manuell	Vorsicht Bissverletzung
	— Kornzange	
	— Magill-Zange	Voraussetzung: Intubationserfahrung
	— Heimlich-Handgriff	Nur bei offensichtlichem Bolusgeschehen indiziert
	Koniotomie	Indiziert bei akuter Erstickungssymptomatik ohne Möglichkeit der Intubation und Beatmung
		Kein reguläres Verfahren des nichtärztlichen Rettungspersonals
Freihalten der Atemwege	Einlegen von Pharyngealtuben	
	— Guedel	Würgereize/Erbrechen bei oberflächlich Bewusstlosen
	— Wendl	Klinisch/auskultatorische Lagekontrolle erforderlich
	Larynxmaske	Im Regelfall keine Alternative zur endotrachealen Intubation
		Anwendung muss unter klinischen Bedingungen erlernt werden
	Tracheale Intubation	Technik muss unter klinischen Bedingungen erlernt und geübt werden Vorsicht: Abgleiten der Tubusspitze
		— in den Ösophagus,
		— in den rechten Hauptbronchus
Sauerstoffgabe		Technische Sicherheitsregeln beachten
		bei Früh- und Neugeborenentransporten pulsoxymetrische Werte von 90–95 % (retrolentale Fibroplasie)!
	Präoxygenierung	100 % O_2 über Maske mehrere Minuten
	O_2-Insufflation	Vorraussetzung: erhaltene Spontanatmung
	— Nasenkatheter	
	— Sauerstoffbrille	
	apnoische Oxygenierung	Effizienz unter Notfallbedingungen (noch) nicht erwiesen
Beatmung	Atemspende	Vorsicht: Kontaktgifte
	— Mund-zu-Nase	
	— Mund-zu-Mund	
	— Mund-zu-Mund-zu-Nase	Gefahr der Überblähung des Magens
	— Beatmung mit Hilfsmitteln	
	— Beutel-Maske	
	— Beatmung Intubierter	
	— PEEP	bei spezieller Indikation
	— Notfallrespirator	Voraussetzung: fundierte Ausbildung

Applikation auch bei Kranken und Verletzten ausreichend wirksam ist.

Trotzdem kann nicht ausgeschlossen werden, dass diese Erkenntnisse in Zukunft das respiratorische Management in der Notfallmedizin und auch die Rhythmik von Beatmung und Herzdruckmassage bei Intubierten mit reiner O_2-Zufuhr verändern werden.

18

Maßnahmen zur Behandlung zirkulatorischer Störungen

Alle im Rettungsdienst anfallenden Maßnahmen zur Behandlung zirkulatorischer Störungen werden ausführlich beschrieben. Notärztliche Verfahren werden ebenfalls dargestellt, da entsprechendes Grundwissen bei Rettungsassistent und Rettungssanitäter eine wichtige Voraussetzung für die gezielte Versorgung der Patienten dargestellt.

Lernziele

Rettungsassistent und Rettungssanitäter sollen
- die Technik der Punktion peripherer Venen detailliert erklären,
- das Vorgehen bei der Punktion zentraler Venen beschreiben und ihre vorbereitenden und assistierenden Maßnahmen erläutern,
- alternative Zugangstechniken zum Gefäßsystem aufzählen und beschreiben,
- die Verfahren der Infusionsvorbereitung und Überprüfung auf Verwendbarkeit detailliert erklären,
- die Technik des unblutigen Aderlasses, des präkordialen Schlages und der Herzdruckmassage detailliert beschreiben,
- das Prinzip der Defibrillation, die Wirkungsweise des AED und die Vorgehensweise bei der manuellen Defibrillation erklären,
- die Besonderheiten bei der Defibrillation von Patienten mit implantiertem Schrittmacher und implantiertem Kardioverter-Defibrillator (ICD) aufzählen,
- das Prinzip der nichtinvasiven Schrittmacheranwendung erklären können.

Zur Notfallbehandlung von Patienten mit Störungen des zirkulatorischen Systems werden folgende Verfahren abgehandelt:
- Punktion peripherer Venen
- Assistenz bei der Punktion zentraler Venen
- Alternative Zugangstechniken zum Gefäßsystem
- Infusion und Druckinfusion, unblutiger Aderlass
- Präkordialer Schlag
- Externe Herzmassage
- Defibrillation
- Schrittmacheranwendung

➕ Praxistipp

Es ist wichtig, dass während der Ausbildung die beschriebenen Techniken nicht nur ausschließlich am Phantom, sondern unter qualifizierter Anleitung v. a. während des Anästhesiepraktikums, – soweit medizinisch vertretbar i.e. die Venenpunktion – aber auch gegenseitig an Mitauszubildenden, erlernt und geübt werden.

19.1   Punktion peripherer Venen

Rettungsassistenten und Rettungssanitäter müssen die Punktion peripherer Venen beherrschen, um im Notfall ohne Notarzt eine Schockbehandlung durch Infusion einleiten und möglichst frühzeitig den Zugang zum venösen Gefäßsystem sichern zu können.

Indikation

Im Notfall prophylaktische Herstellung eines venösen Zugangswegs (Offenhalten einer Vene).

Zufuhr von Infusionslösungen und intravenöse Injektion von Medikamenten durch den Notarzt bzw. in dessen Auftrag und Verantwortung.

Technik

Geeignete Venen

Von absoluten Ausnahmen abgesehen, werden nur die oberflächlich liegenden peripheren Venen der **oberen** Extremitäten punktiert (◧ Abb. 19.1). Bevorzugt werden
- Handrücken,
- Unterarm,
- Ellenbeuge.

Es sollte zuerst möglichst herzfern, d.h. am Handrücken punktiert werden, um beim Durchstechen der Vene notfalls das gleiche Gefäß proximal, d.h. weiter oberhalb nochmals punktieren zu können.

Die Venen des Handrückens sind auch bei normalen Kreislaufverhältnissen häufig relativ dünn, sodass besonders in kritischen Situationen nur die Unterarmvenen oder die der Ellenbeuge geeignet sind. Im Ellbogenbereich ist die Punktion der V. mediana cubiti und der V. cephalica der Punktion der V. basilica vorzuziehen, da unterhalb der V. basilica die Armarterie und ein Nerv verlaufen (◧ Abb. 19.2).

19

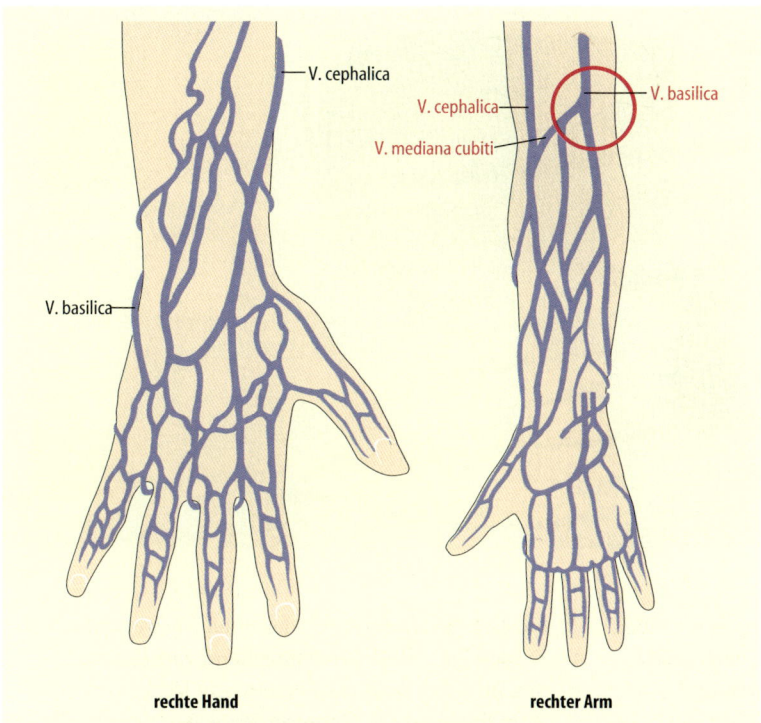

◘ Abb. 19.1. **Venen von Handrücken und Unterarm**

rechte Hand   rechter Arm

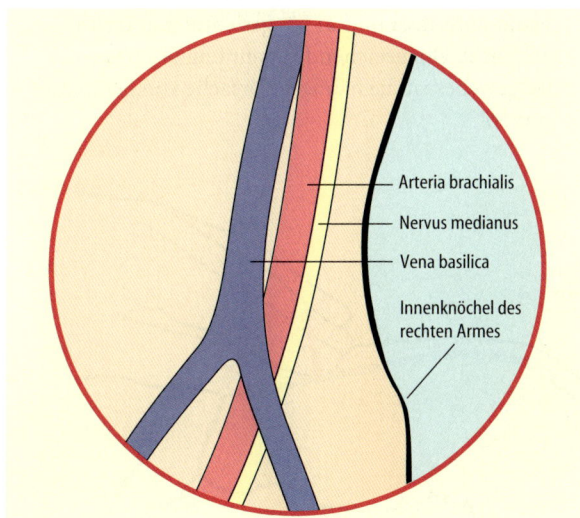

◘ Abb. 19.2. **Anatomie im Bereich der V. basilica rechts**

Durchführung

— Erforderliches Material:
Blutdruckmanschette oder Staubinde, Desinfektions-
spray oder Alkoholtupfer, Venenverweilkanüle
(◘ Abb. 19.3 u. 19.5).

— Position des Punktionsarmes:
Der Punktionsarm muss – besonders bei Zentralisation und niedrigem Blutdruck – zur besseren Venenfüllung am liegenden oder sitzenden Patienten unter
die Herzebene abgesenkt werden.
— Stauung:
Es empfiehlt sich – besonders bei niedrigen Blutdruckwerten – zur Venenpunktion die Blutdruckmanschette statt einer üblichen Staubinde zu verwenden, um den Blutdruck zu messen und danach sofort
mit einem **eindeutig unterhalb des systolischen Wertes** liegenden Druck zu stauen. Nun ist der venöse
Rückstrom unterbrochen, der arterielle Zustrom jedoch nicht behindert.

➕ **Praxistipp**

**Der Radialispuls muss tastbar sein. Diese Kontrolle ist
bei Verwendung üblicher Stauschläuche bzw. Binden
besonders wichtig, da bei niedrigen Blutdruckwerten
versehentlich eine »Abbindung« herbeigeführt werden
kann. In diesen Fällen füllen sich die Venen nicht.**

■ Abb. 19.3. **Material zur Venenpunktion (mit freundlicher Genehmigung der Fa. Weinmann)**

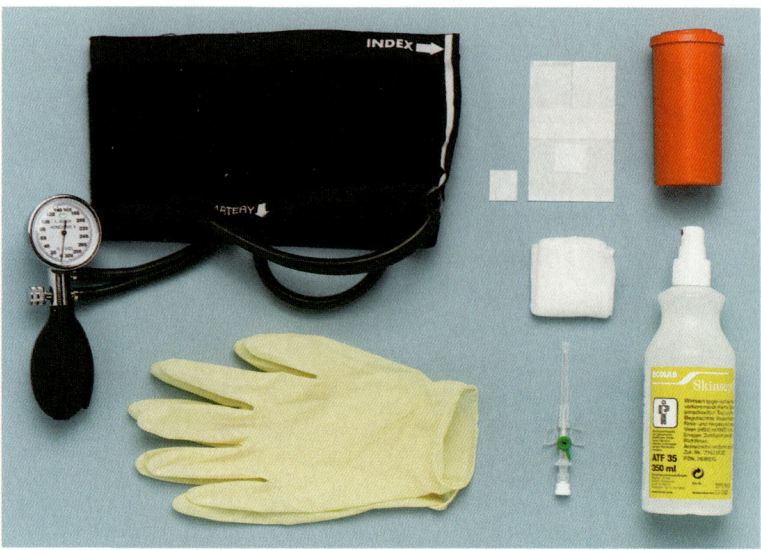

– Weitere Maßnahmen zur besseren Füllung der Venen: Ist der Patient in der Lage, den Arm mehrfach kräftig zu beugen und die Faust dabei zu öffnen und zu schließen, füllen sich die Venen besonders gut (■ Abb. 19.4). Gefühlvolles Beklopfen der Punktionsstelle hat die annähernd gleiche Wirkung.
– Desinfektion der Punktionsstelle: An der vorgesehenen Punktionsstelle beginnend wird das Hautgebiet 2-mal mit einem Alkoholtupfer

(70 Vol.-%) abgerieben oder unter Verwendung eines Desinfektionssprays entsprechend vorbereitet.
– Spannen der Haut zur Fixation der Vene: Zum Spannen der Haut werden je nach Punktionsstelle Hand, Unterarm oder Ellenbeuge mit einer Hand unterfasst und in Längsrichtung und zirkulär gespannt. Unzureichende Spannung des Unterhautfettgewebes ist die häufigste Ursache von Fehlpunktionen!

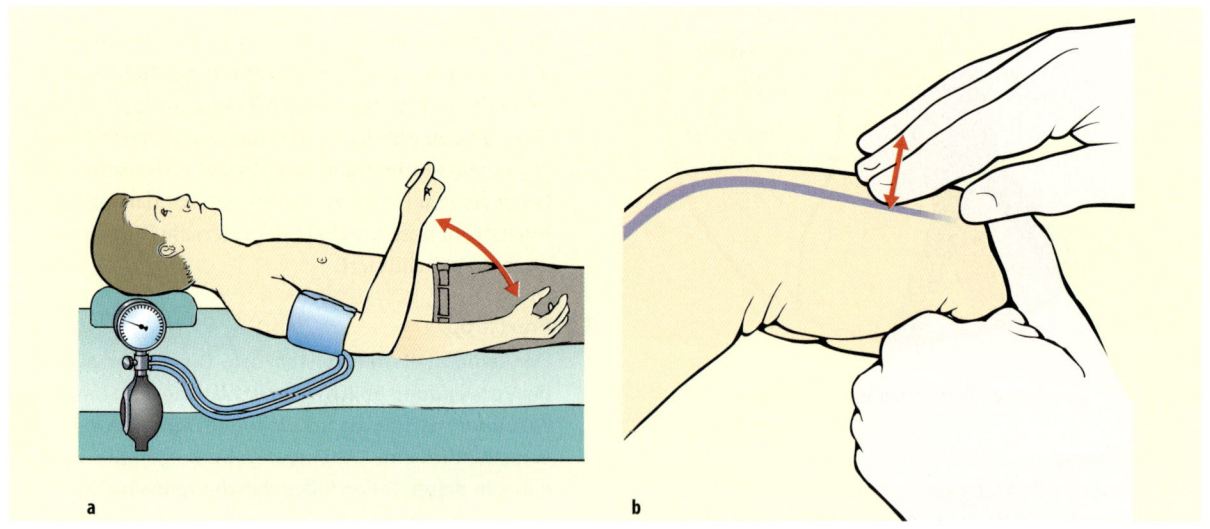

a   b

■ Abb. 19.4a,b. **Maßnahmen zur besseren Venenfüllung;** **a** mehrfaches Beugen im Ellbogen, dabei Öffnen und Schließen der Hand, **b** Beklopfen der Punktionsstelle

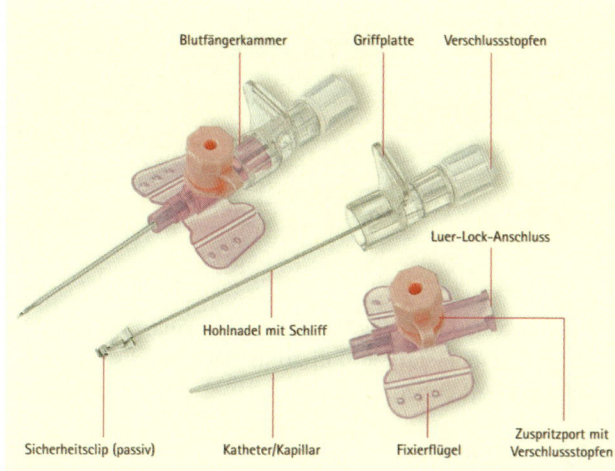

G	Durchmesser in mm	Länge in mm	Flowrate ml/min	Indikation
24G	0,7	19	22	Pädiatrie, Geriatrie, Onkologie, kleine Venen
22G	0,9	25	36	Pädiatrie, Geriatrie, Onkologie, kleine Venen
20G	1,1	33	61	Standardanwendung bei Erwachsenen und Pädiatrie, größere Volumina
20G	1,1	25	65	Standardanwendung bei Erwachsenen und Pädiatrie, größere Volumina, Kurze Variante für Dorsalvene
18G	1,3	33	103	Standardanwendung bei Erwachsenen und Pädiatrie, größere Volumina, Kurze Variante für Dorsalvene
18G	1,3	45	96	Standardanwendung bei Erwachsenen und Pädiatrie, größere Volumina, Blutübertragung
17G	1,5	45	128	Notfalleinsatz / schnelle Volumensubstitution
16G	1,7	50	196	Notfalleinsatz / schnelle Volumensubstitution
14G	2,1	50	343	Notfalleinsatz / schnelle Volumensubstitution

◘ Abb. 19.5. **Venenverweilkanüle: a** Vasofix: Aufbau und Bestandteile, **b** Farbkodierung, Durchmesser, Flowraten und Indikationen der einzelnen Kanülen (mit freundlicher Genehmigung der Fa. B. BRAUN Melsungen)

❯ **Es gibt keine » Rollvenen« sondern nur unzureichend fixierte Venen!**

– Punktion:
Die bereitliegende Punktionsnadel (◘ Abb. 19.5), z. B. Braunüle, wird mit Daumen, Zeigefinger und Mittelfinger der rechten Hand erfasst und auf der Vene – besser noch einige Millimeter seitlich – in einem stumpfen Winkel zur Hautoberfläche eingestochen

(◘ Abb. 19.6). Danach wird die Kanüle flach auf die Vene zugeführt. Sobald die Nadelspitze das Gefäßlumen erreicht hat, fließt Blut zurück. Der Stahlmandrin wird zurückgezogen und die Plastikhohlnadel vorsichtig weiter vorgeschoben. Anschließend wird die Venenstauung beseitigt.

– Fixation:
Venenverweilnadeln werden nach Anschluss der Infusion mit einem Schlitzpflaster fixiert (◘ Abb. 19.7).

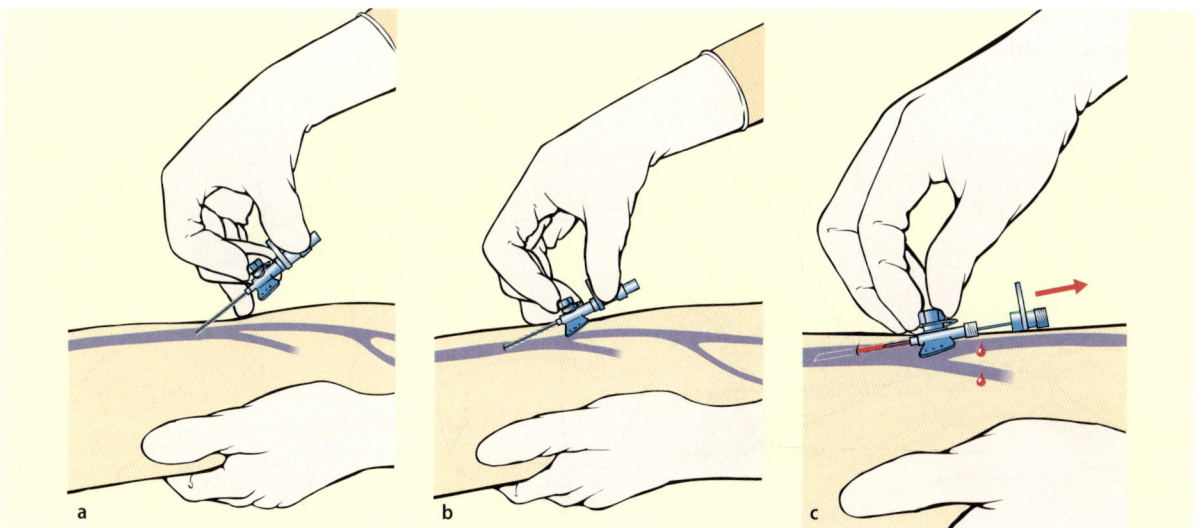

◘ Abb. 19.6a–c. **Punktion; a** Anstich im stumpfen Winkel, **b** Vorschieben im spitzen Winkel, **c** weiteres Vorschieben nach Zurückziehen des Mandrins

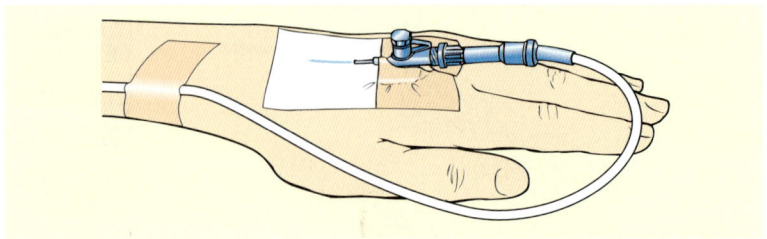

◘ Abb. 19.7. **Fixation einer Venenverweil-kanüle**

Besondere Zugangswege bei Säuglingen und Kleinkindern

Aufgrund der Größenverhältnisse kann bei Säuglingen und Kleinkindern die Kopfvenenpunktion mit einer Stahlnadel (Butterfly) oder die Punktion der V. saphena im Knöchelbereich mit einer Kunststoffkanüle durchgeführt werden (◘ Abb. 19.8).

Gefahren

- Perforation der Vene während des Vorschiebens der Nadel.
- Versehentliche Punktion der **A. brachialis** bei Punktionsversuchen der V. basilica in der Ellenbeuge.

Hinweise

Nach der Punktion schlecht gefüllter Venen wird sofort die Infusion angeschlossen und die Nadel zweckmäßigerweise bei hoher Tropfgeschwindigkeit vorgeschoben (◘ Abb. 19.9). Durch dieses Vorgehen ist die Gefahr des Durchstechens der Venenwand geringer, da das Gefäß aufgefüllt wird.

Die versehentliche Punktion der Armarterie ist in der Regel an der starken Pulsation des zurückströmenden Blutes zu erkennen.

➕ Praxistipp

Die Diagnose aufgrund der Farbe des Blutes ist bei schlechter O$_2$-Sättigung des arteriellen Blutes unzuverlässig. Bei niedrigen Blutdruckwerten (schwerer Schock) sind die arteriellen Pulsationen weniger eindrucksvoll.

19.2 Assistenz bei der Punktion zentraler Venen

Die Punktion zentraler Venen ist ein ausschließlich notärztliches Verfahren, das die früher gelegentlich auch im Rettungsdienst angewandte Venae sectio (die operative Freilegung und Eröffnung einer peripheren Vene) weitgehend abgelöst hat.

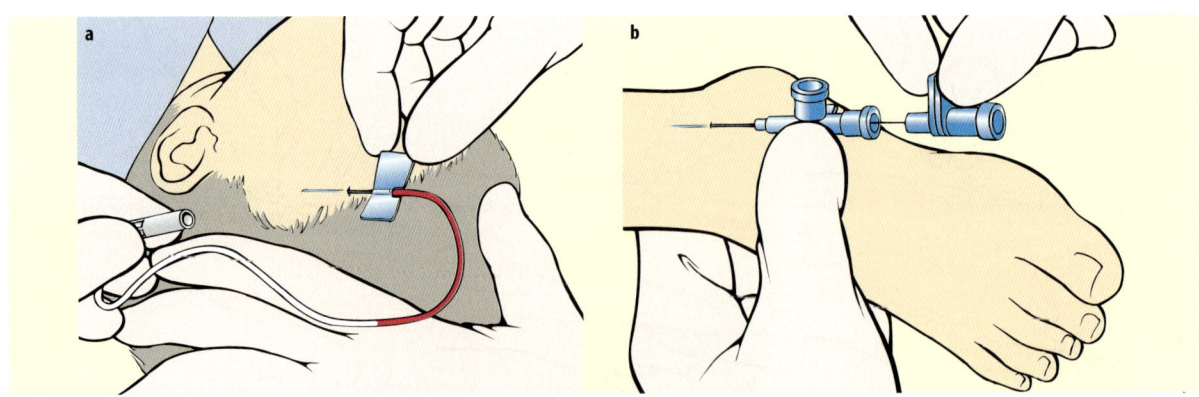

◘ Abb. 19.8a,b. **Besondere Zugangswege zum Venensystem bei Säuglingen und Kleinkindern; a Kopfvenenpunktion, b Punktion der V. saphena**

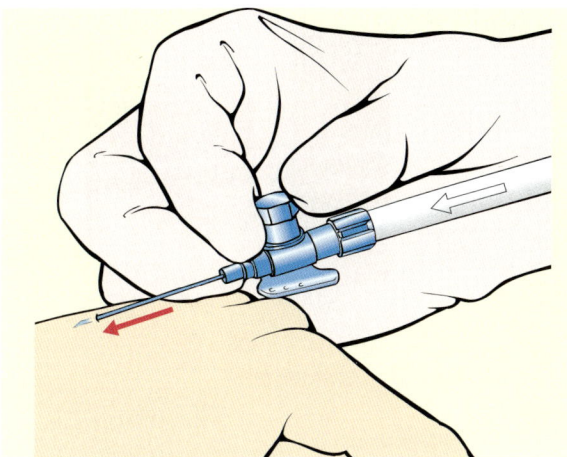

■ Abb. 19.9. **Vorschieben bei laufender Infusion**

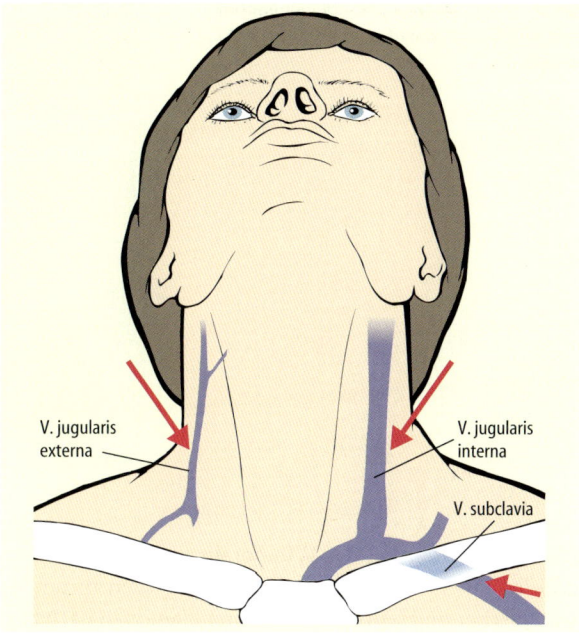

■ Abb. 19.10. **Zugangswege zu zentralen Venen**

Kommentar

Der zentralvenöse Zugang wurde in den ERC-Richtlinien 2005 als weniger geeignet eingestuft.

Für den Rettungsdienst der Bundesrepublik gilt, dass zur Zeit nur wenige Notärzte über Erfahrungen in der Durchführung der durchaus realistischen und effektiven intraossären Applikation (s. unten) insbesondere beim Erwachsenen verfügen, viele Ärzte dagegen bei gegebener Indikation die klinische Routinemaßnahme »zentraler Zugang« mit vertretbarem Zeitaufwand und geringer Komplikationsrate auch unter Reanimationsbedingungen im Rettungsdienst durchführen können.

Rettungsassistenten und Rettungssanitäter müssen – ähnlich wie OP-Pflegepersonal bei Operationen im Krankenhaus – den technischen Ablauf, typische Probleme und Gefahren dieser Maßnahmen kennen, um dem Notarzt schnell und gezielt assistieren zu können.

Technik

Geeignete Venen

Zentrale Venen werden in der Regel bei der präklinischen Versorgung von Notfallpatienten nur dann als Zugangsweg zum Gefäßsystem gewählt, wenn periphere Venen kollabiert sind und ihre Punktion nicht gelingt. Typische Zugangswege sind (■ Abb. 19.10):

- V. subclavia,
- V. jugularis interna,
- V. jugularis externa,
- V. femoralis (■ Abb. 19.11).

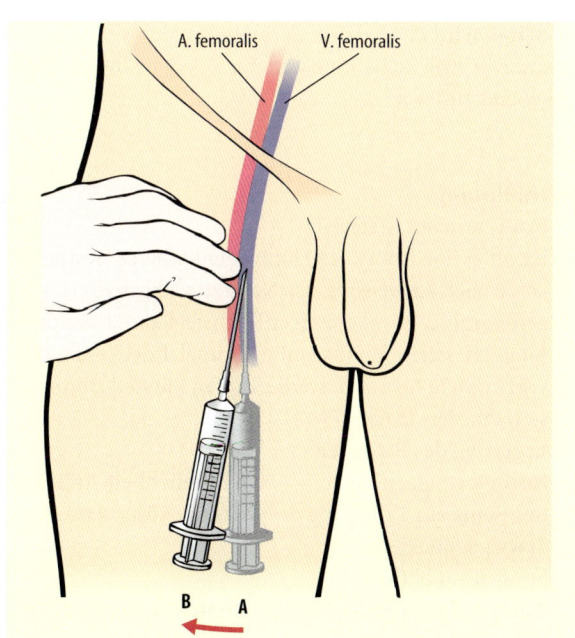

■ Abb. 19.11a,b. **Vena-femoralis-Punktion: a** Ansetzen und **b** Endstellung der Kanüle

◼ Abb. 19.12. **Material zur Hohlvenenpunktion (mit freundlicher Genehmigung der Fa. Weinmann)**

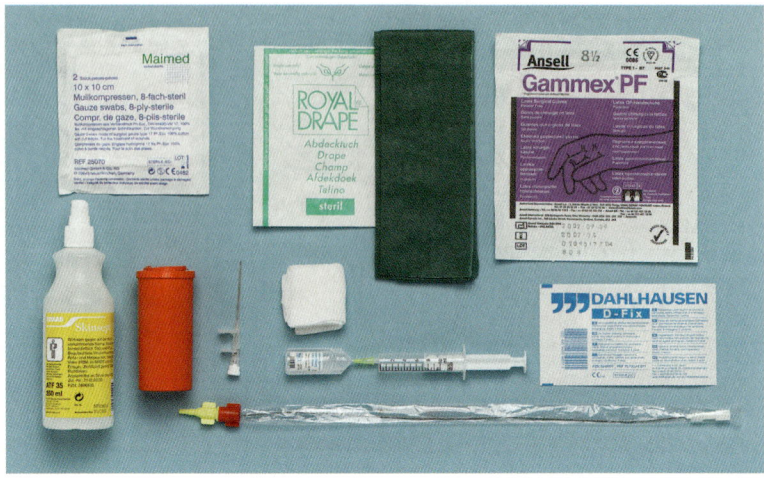

Die Katheterisierung der **V. femoralis** in der Leistenbeuge wird unter klinischen Bedingungen wegen thromboembolischer und septischer Spätkomplikationen nach längerer Liegedauer des Katheters in der Regel umgangen. Wenn andere periphere oder zentrale Zugangswege – aus welchen Gründen auch immer – nicht in Frage kommen, wird der Notarzt im Rettungsdienst wegen der klaren anatomischen Gegebenheiten die medial der tastbaren A. femoralis verlaufende Vene punktieren (◼ Abb. 19.11). In der Klinik wird dann der in der unteren Hohlvene liegende Katheter nach Schaffung anderer Zugänge in der Regel umgehend entfernt.

Durchführung

— Erforderliches Material:
Desinfektionsspray, Set Hohlvenenkatheter (Katheterlänge nach Anweisung des Notarztes), Spritze (10 ml), gefüllt mit ca. 8 ml 0,9%iger Kochsalzlösung, wenn möglich: sterile Handschuhe, Einmalabdecktücher, vorbereitete Infusion, sterile Tupfer, kleine Kompressen, Pflaster (◼ Abb. 19.12).
— Lagerung des Patienten:
Notfallort: Flachlagerung, nach Möglichkeit Anheben der Beine zur Erhöhung des zentralvenösen Drucks.
Trage: Schocklage.
— Spraydesinfektion:
Nach Anweisung des Notarztes wird die Punktionsregion mit Spray desinfiziert.
— Abdeckung mit sterilen Einmalabdecktüchern.

— Punktion durch den Notarzt (◼ Abb. 3.2):
Ggf. halten Rettungsassistent oder Rettungssanitäter während der Punktion auf Anweisung des Notarztes Kopf und/oder Arm des Patienten in der gewünschten Position.
— Vorschieben des Katheters:
Treten beim Vorschieben des sich nach Gefäßpunktion in der Regel mit Blut füllenden Katheters Hindernisse (Venenklappen, Venenabgänge) auf, wird entweder Kochsalzlösung zügig injiziert oder die Infusion angeschlossen.
Bei negativem Venendruck fließt nach Punktion des Gefäßes wegen des bestehenden Sogs spontan kein Blut in den Katheter zurück. Auch in diesen Fällen benötigt der Notarzt die bereitliegende Spritze. Sie wird aufgesetzt und Blut aspiriert. Zur Kontrolle der Katheterlage wird dann die Kochsalzlösung injiziert.
— Anschluss der Infusion:
Nach Einführen des Katheters in der geschätzten erforderlichen Länge wird die Infusion angeschlossen.

Gefahren

Der zentrale Venendruck (ZVD) liegt – gemessen an gesunden, liegenden Patienten – bei ungefähr 5 cm H_2O, sodass Blut in den Katheter einfließt. Bei schwerem Volumenmangel wird der Venendruck – besonders bei sitzenden Patienten (z. B. eingeklemmte Verletzte bei Autounfällen) – negativ, d. h. es besteht ein Sog!

Läuft bei korrekter Lage der Katheterspitze nach Abnahme des Infusionssystems kein Blut aus dem Katheter zurück, liegt ein negativer Venendruck vor. In diesem Fall

19

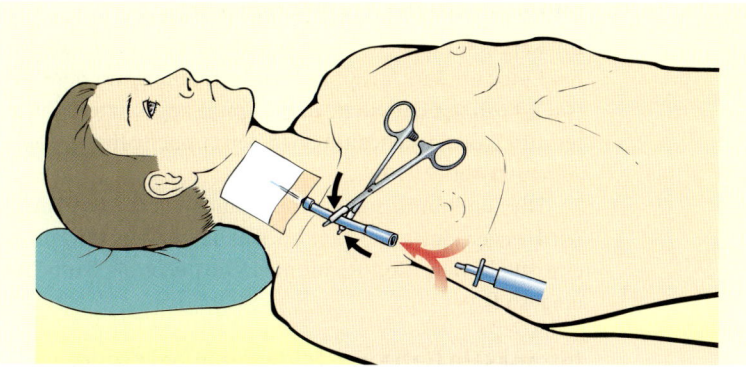

◘ Abb. 19.13. **Luftemboliegefahr bei nega-tivem Venendruck**

besteht die Gefahr einer Luftembolie (◘ Abb. 19.13)! Die Durchgängigkeit des Katheters muss andernfalls vor und während der Abnahme des Infusionssystems durch Setzen einer Klemme unterbrochen werden. Sinnvoller sind Katheter mit einem Ventilmechanismus oder die Verwendung von Dreiwegehähnen.

Hinweise

Die V. subclavia kollabiert aufgrund anatomischer Gegebenheiten auch bei schwererem Volumenmangel nicht. Der Füllungszustand der V. jugularis interna lässt sich durch Kopftieflage verbessern.

Werden Hohlvenenkatheter vom Arm aus (V. basilica) gelegt, so gleicht das Vorgehen in der 1. Phase der normalen Venenpunktion, in der 2. Phase dem Vorschieben des Katheters bei der Punktion zentraler Venen.

Im Rettungsdienst werden immer fertige Venenpunktionsbestecke verwendet, bei denen der gesamte Katheter in einer Schutzmanschette steril verpackt ist. Unter Klinikbedingungen sind generell höhere Ansprüche bezüglich der Sterilität des Verfahrens zu stellen (sterile Handschuhe, Abdecktücher, sorgfältigste Desinfektion der Haut, etc.). Im Rettungsdienst sind diese Auflagen nicht immer in gleichem Umfang zu erfüllen, dennoch muss die Asepsis ausreichende Beachtung finden.

19.3   Alternative Zugangstechniken zum Gefäßsystem

In besonders kritischen Situationen können alternative Zugangswege zum Gefäßsystem gewählt werden.

Intraossärer Zugang

Der intraossäre Zugang wurde früher nur als Alternative bei Kindern empfohlen. Er ist aber bei Erwachsenen ebenso effektiv.

❯ Hinsichtlich seiner Wirksamkeit für Medikamenten-/Volumenapplikation ist er wegen der Struktur und der guten Durchblutung des Knochenmarks dem zentralvenösen Zugang ebenbürtig, ggf. ist auch eine Druckinfusion durchführbar.

Technik

Man benötigt allerdings spezielle mit einem Handgriff versehene Punktionskanülen um die feste Außenzone des Knochens zu durchbohren (◘ Abb. 19.14).

Mittlerweile sind **besondere Geräteentwicklungen** (BIG Bone Injection Gun) verfügbar, die für Erwachsene und Kinder jeweils mit der erforderlichen Penetrationslänge der Trokarnadel und einer der unterschiedlichen Dicke der Knochenkompakta angepassten Federspannung die Punktion ohne Kraftaufwand ermöglichen (◘ Abb.19.15).

Mögliche Punktionsorte

An erster Stelle steht die **Punktion des Schienbeins** unter der Innenseite des Knies:
— Bei Erwachsenen 1-2 cm medial und 1 cm **proximal** der Tuberositas.
— Bei Kindern ebenfalls 1-2 cm medial aber zum Schutz der Wachstumsfuge 1-2 cm **distal** der Tuberositas.

Weitere Punktionsstellen sind:
— **Am Bein** oberhalb des Innenknöchels (medialer Malleolus) bei Kindern und Erwachsenen sowie
— **distaler Radius** und **Humeruskopf** bei Erwachsenen.

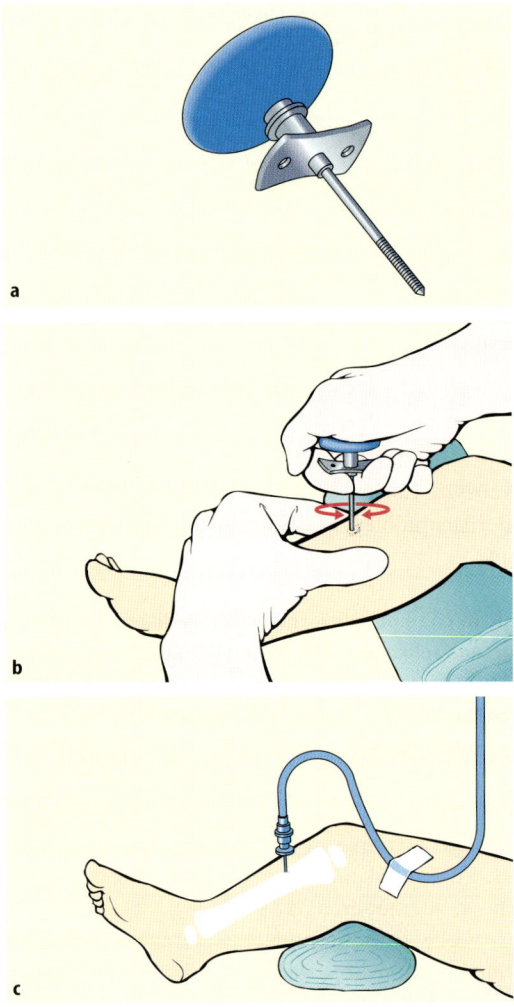

Endobronchialer Applikationsweg

Im Rahmen der Reanimation kann der Notarzt Adrenalin, Lidocain und Atropin nach Verdünnung mit 0,9%iger NaCl-Lösung über einen an die Spitze angesetzten Katheter durch den Trachealtubus in den Bronchialraum applizieren (◘ Abb. 21.10).

Die endobronchiale Appliklation nach Intubation wird wegen des schlechter zu kalkulierenden Wirkungseintritts in den ERC-Richtlinien 2005 eher als Notbehelf eingestuft.

Intranasale Gabe von Midazolam bei Kindern

Bei unruhigen Kleinkindern, bei denen eine Venenpunktion unter diesen Umständen besonders schwierig ist, kann Midozolam (Dormicum aus der Injektionsampulle) als einziges dafür geeignetes Benzodiazepinpräparat mit einer Spritze unverdünnt langsam in beide Nasenlöcher instilliert werden. Die Resorption erfolgt über die Nasenschleimhaut. Eine Beruhigung tritt innerhalb von 5–10 min ein (Dosierung 0,2–0,4 mg/kgKG).

Rektaler Applikationsweg

Die rektale Gabe von Medikamenten ist unter Notfallbedingungen wegen der vergleichsweise langsamen und unsicheren Resorption in der Regel nicht sinnvoll.

> **Sonderfall: Chloralhydrat rektal bei Kleinkindern.**

Intralinguale Injektion

Die intralinguale Injektion ist ein selten genutzter Zugangsweg. Details ↻.

◘ Abb. 19.14a-c. **Intraossäre Injektion: a** Punktionsnadel; **b** Punktionstechnik, **c** Fixation

◘ Abb. 19.15. **BIG Bone Injection Gun:**
a Geräte-Abbildung: rote Kennzeichnung für Kinder, blaue Kennzeichnng für Erwachsene, **b** Röntgenbild: Spitze der Knochenpunktionskanüle im Markraum des Schienbeins mit Kontrastmittelabfluss (mit freundlicher Genehmigung der Fa. Helbig Medizintechnik)

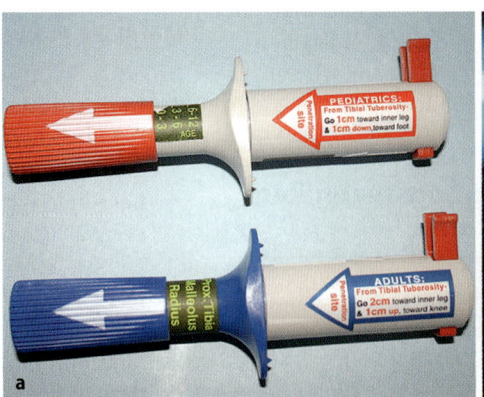
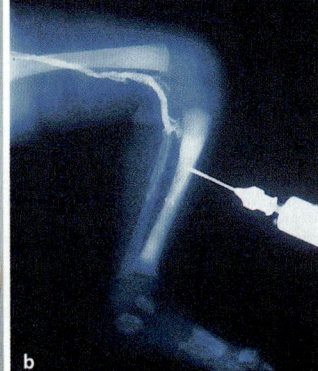

19.4 Infusion

Bei Notfallpatienten muss bereits vor der Einlieferung in die Klinik, also unmittelbar am Ort des Geschehens, die Infusionstherapie begonnen werden.

Die Vielfalt der verschiedenen Infusionsbehälter sowie die unterschiedlichen Belüftungsarten einzelner Infusionsgeräte erschweren gelegentlich die schnelle Vorbereitung einer Infusion und das richtige Vorgehen bei Störungen, insbesondere der Tropfgeschwindigkeit.

Es ist zu unterscheiden zwischen

- Tropfinfusion und
- Druckinfusion

Indikationen, Wirkungen und Nebenwirkungen der im Rettungsdienst eingesetzten Infusionslösungen, Infusionen mit vorwiegender Kreislaufwirkung und Infusionen mit Wirkung auf den Wasser-Elektrolyt-Haushalt werden in ▶ Kap. 39.2.3 u. ▶ Kap. 39.2.4 ausführlich dargestellt.

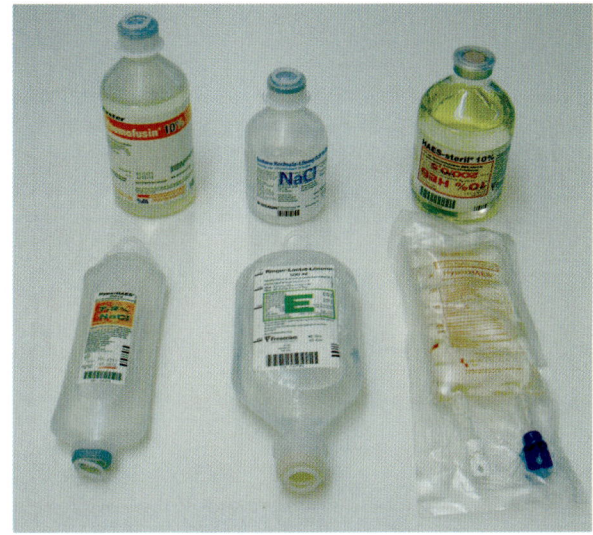

▯ Abb. 19.16. **Verschiedene Infusionsbehälter (mit freundlicher Genehmigung der Fa. Weinmann)**

19.4.1 Vorbemerkungen zur Infusionstechnik

Infusionslösungen stehen in unterschiedlichen Verpackungen zur Verfügung (▯ Abb. 19.16):

- Glasflaschen,
- Plastikstandflaschen und
- Plastikbeuteln (Flachbeutel, Combiflac).

Bei **Glasflaschen** muss pro Flüssigkeitstropfen die entsprechende Luftmenge in die Flasche gelangen (▯ Abb. 19.17). Bei **Plastikbeuteln** läuft die Flüssigkeit allein durch die Schwerkraft in das Infusionssystem, und der Beutel fällt zusammen. Bei den halbstarren **Plastikstandflaschen** entspricht das Funktionsprinzip zu Beginn der Infusion dem der Plastikbeutel. Bei teilweise entleerter Flasche ist aber in der Regel eine Belüftung erforderlich.

Infusionsgeräte (▯ Abb. 19.18) bestehen aus

- Einstechteil,
- Tropfkammer, z. T. mit Flüssigkeitsfiltern,
- Schlauch,
- Durchflussregler,
- elastischem Verbindungsstück,
- Anschlussstück (Konus).

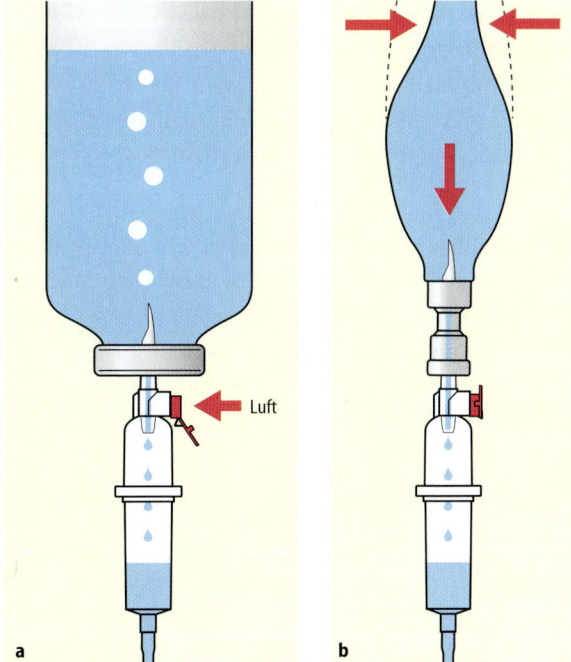

▯ Abb. 19.17a,b. **Funktionsprinzip von a Glasflasche und b Plastikbeutel**

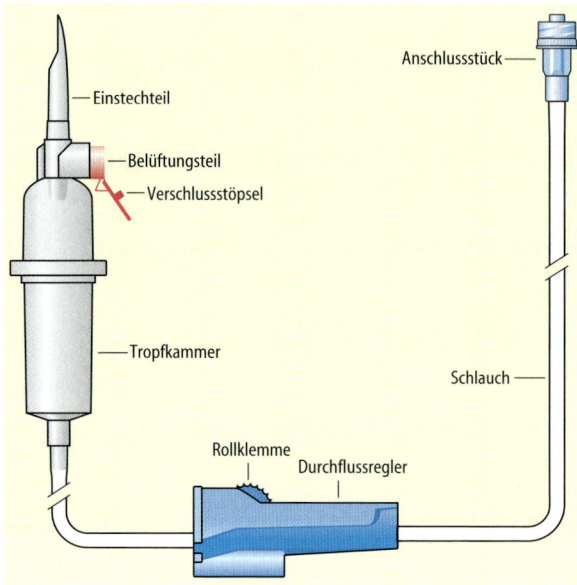

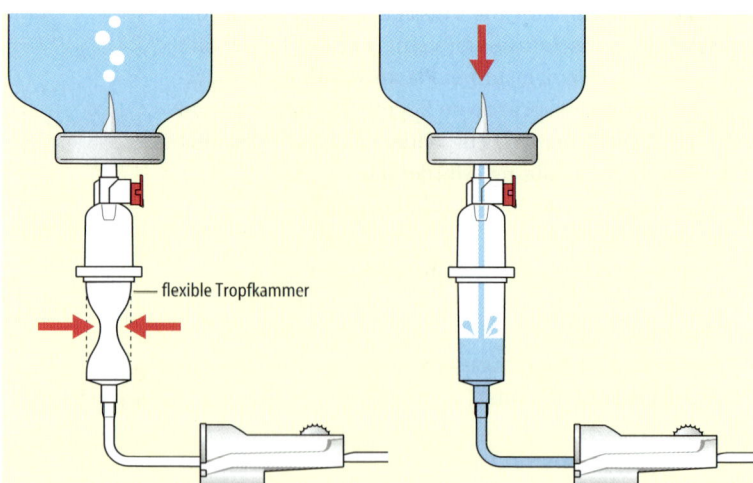

Anschlussstück

Einstechteil

Belüftungsteil

Verschlussstöpsel

Tropfkammer

Schlauch

Rollklemme

Durchflussregler

◘ Abb. 19.18. **Infusionsgerät mit eingebautem Belüftungsteil**

Unterschiede bei Infusionsgeräten
Tropfkammer

Flexible Tropfkammer. Tropfkammern mit flexibler Wand werden bei geschlossenem Durchflussregler nach Anstechen des Infusionsbehälters durch **rhythmisches Zusammenpressen** gefüllt (◘ Abb. 19.19).

Starre Tropfkammer. Tropfkammern mit starrer Wand werden nach Anstechen des Infusionsbehälters und Be-

◘ Abb. 19.19. **Füllung der Tropfkammer durch rhythmisches Zusammendrücken bei flexibler Tropfkammer**

lüftung durch wechselseitiges »**Heben**« und »**Senken**« von Schlauchende und Infusionsbehälter gefüllt.

Belüftung

Tropfkammer mit eingebautem Belüftungsteil. Infusionsgeräte mit Tropfkammern, bei denen die Belüftung über einen mit der Tropfkammer verbundenen Belüftungsschlauch oder über ein spezielles Belüftungsteil erfolgt, können sofort nach Anstechen des Flaschenverschlussstopfens gefüllt werden (◘ Abb. 19.20).

Tropfkammer ohne eingebaute Belüftung. Werden ausnahmsweise bei Glasflaschen Infusionsgeräte ohne eingebaute Belüftung verwendet, muss zusätzlich eine Belüftungskanüle eingestochen werden.

Überprüfung der Infusionsbehälter und -lösungen auf ihre Verwendbarkeit

— Ist Behälter unversehrt?
— Etikett lesbar?
— Lösung klar, unverfärbt und frei von Ausflockungen?

---

❶ **Bei beschädigtem Behälter (z. B. Verschlusskappe bereits perforiert), unlesbarem Etikett, Trübungen, Verfärbungen oder Ausflockungen darf die Lösung nicht infundiert werden!**

flexible Tropfkammer

19

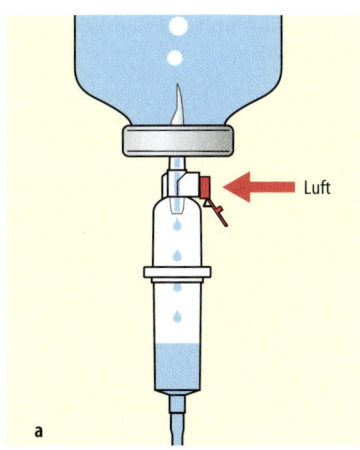

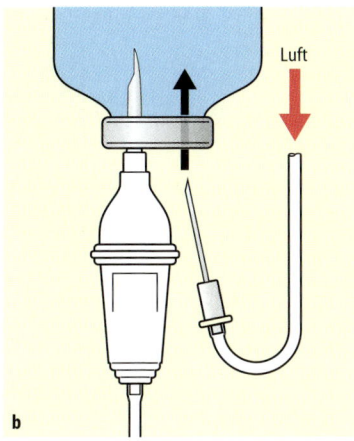

■ Abb. 19.20a,b. **Belüftung; a eingebaut, b separat**

19.4.2   Technik

Im zentraleuropäischen Rettungsdienst werden überwiegend Plastikflaschen als Infusionsbehälter und Infusionsgeräte mit eingebauter Belüftung verwendet. Da bei Einsätzen in Krisengebieten häufiger mit anderen Materialien improvisiert werden muss, werden hier bewusst sog. »veraltete Techniken« erwähnt.

Tropfinfusion
Materialien

- Plastikflasche:
  Infusionsgerät mit getrennter oder eingebauter Belüftung (■ Abb. 19.21)
- Plastikbeutel:
  Infusionsgerät ohne Belüftung.
  Falls Infusionsgeräte mit eingebauter Belüftung verwendet werden, ist darauf zu achten, dass der Belüftungsteil verschlossen bleibt.

Durchführung
Anstechen des Infusionsbehälters

Die Flaschenöffnung zeigt nach oben. Verschlusskappe des Infusionsbehälters entfernen. Bei getrennter Belüftung zuerst die Belüftungskanüle einstechen, danach wird der Einstechdorn der Kammer mit einer kräftigen Drehbewegung in den Verschlussstopfen eingesteckt (■ Abb. 19.22). Bei eingebauter Belüftung wird nur der Einstechdorn in der beschriebenen Weise eingesteckt.

Füllung von Tropfkammer und Schlauch

Die Flaschenöffnung zeigt nach unten.
- Starre Tropfkammer – Glasflasche:
  Entfernen der Schutzkappe am Anschlussstück, Öffnen des Tropfreglers, Schlauchende senken, bis der Schlauch mit Infusionslösung gefüllt ist. Anheben des Schlauchendes und Senken der Flasche, bis rückfließende Infusionslösung die Kammer füllt, dann Anheben der Flasche und Senken des Schlauchendes, da-

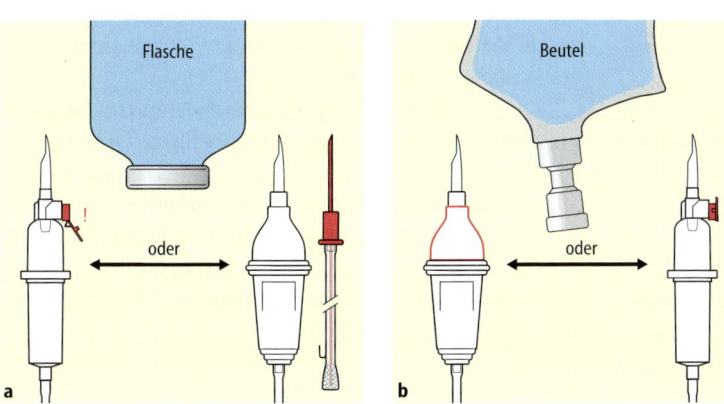

■ Abb. 19.21a,b. **Infusionsgerät und Infusionsbehälter; a Plastikflasche mit eingebauter (links) oder getrennter (rechts) Belüftung, b Plastikbeutel ohne (links) bzw. mit verschlossenem (rechts) Belüftungsteil**

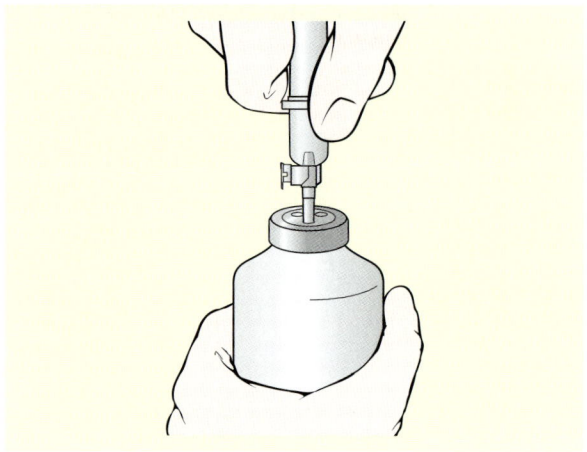

🔲 **Abb. 19.22.** Anstechen des Infusionsbehälters

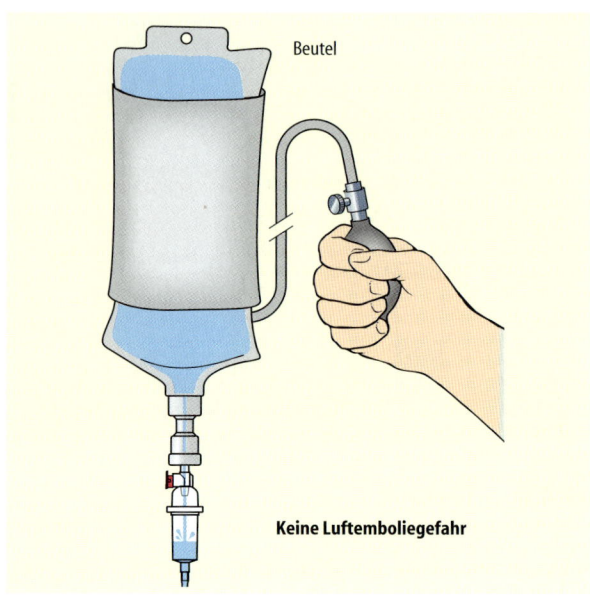

Beutel

Keine Luftemboliegefahr

🔲 **Abb. 19.23.** Druckinfusion

mit weitere Flüssigkeit in das Infusionsgerät einfließt. 2- bis 3-malige Wiederholung dieses Vorgangs, bis die Tropfkammer zur Hälfte und der Schlauch bis zum Anschlussstück gefüllt sind. Tropfregler schließen.
— Starre Tropfkammer – Plastikflasche oder -beutel: Schließen des Durchflussreglers. Füllen der Tropfkammer durch Druck auf Plastikbeutel oder -flasche. Öffnen des Durchflussreglers. Infusionslösung in das Schlauchsystem bis zum Anschlussstück einlaufen lassen. System schließen.
— Flexible Tropfkammer: Schließen des Tropfreglers. Füllen der Tropfkammer durch rhythmisches Zusammenpressen. Öffnen des Durchflussreglers. Entfernen der Schutzkappe am Anschlussstück, Einlaufenlassen der Lösung in den Schlauch bis zum Anschlussstück. System schließen.

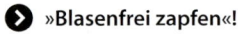 »Blasenfrei zapfen«!

Druckinfusion

Müssen zum Ausgleich schwerer Volumenverluste kurzfristig größere Mengen eines Volumenersatzmittels infundiert werden, kommt die Druckinfusion zur Anwendung (🔲 Abb. 19.23).

❯ Bei Verwendung von **Plastikbeuteln** oder **Plastikflaschen** wird die Durchlaufgeschwindigkeit durch äußeren Druck auf den Beutel erhöht: **Keine Gefahr einer Luftembolie!**

Materialien
Plastikbeutel:
— Infusionsgerät ohne eingebaute Belüftung (bei eingebauter Belüftung muss das Belüftungteil geschlossen werden),
— Druckinfusionsgerät.

Durchführung
Einlegen des Plastikbeutels in das Druckinfusionsgerät und Einhängen in die Schlaufen. Anschließen des Infusionsgerätes. Aufblasen des Druckinfusionsgerätes. Ist kein Druckinfusionsgerät verfügbar, kann die Durchlaufgeschwindigkeit auch durch eine um den Plastikbeutel gelegte Blutdruckmanschette, durch manuellen Druck oder durch Unterlegen des Beutels unter Rücken oder Gesäß des Patienten erhöht werden.

Zur **Vermeidung einer Luftembolie** muss im Drucksystem eine mit dem Daumen verschließbare Öffnung vorhanden sein. Dadurch wird sichergestellt, dass der Durchführende die Druckinfusion ständig unter Kontrolle hat. Gegen Infusionsende muss die Öffnung freigegeben werden, damit der Überdruck entweichen kann.

Druckinfusionskanülen verfügen zu diesem Zweck über einen speziellen Seitenarm.

 19

Hinweise

Man sollte sich in einem Rettungsdienstbereich auf 1 oder 2 Infusionsgeräte beschränken, sinnvollerweise mit flexibler Tropfkammer. Bei einem plötzlichen Zusammentreffen mit einer anderen Ausrüstung (Massenunfall, Katastrophe) muss aber jeder Rettungsassistent und jeder Rettungssanitäter sofort mit dem verfügbaren Material arbeiten können. Sie müssen daher die unterschiedlichen, und z. T. noch im Gebrauch befindlichen Systeme kennen.

Geräte mit Filternetzen in der Tropfkammer sind zwar für Bluttransfusionen vorgesehen, sie können aber im Rettungsdienst auch zur Infusion verwendet werden.

19.5   Unblutiger Aderlass

Indikation

Lungenödem bei normalen oder erhöhten Blutdruckwerten.

Durch Unterbrechung des venösen Rückflusses aus den Extremitäten wird der Druck im Lungenkreislauf gesenkt.

Technik

- In halb sitzende Position (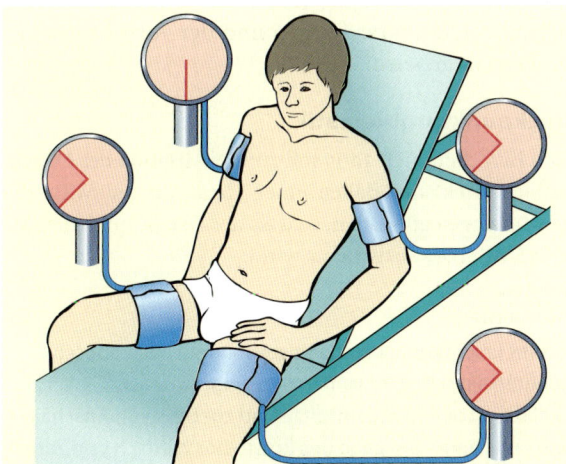 Abb. 19.24) erfolgt das Anlegen von Blutdruckmanschetten an beiden Oberarmen und beiden Oberschenkeln.
- Jeweils 3 Extremitäten werden mit einem zwischen dem diastolischen und systolischen Wert liegenden Druck gestaut.

❑ Abb. 19.24. **Unblutiger Aderlass**

- Jeweils eine Extremität wird durch Öffnung der Stauung 10 min ohne Rückflussbehinderung durchblutet. Die Extremitäten werden im Uhrzeigersinn gewechselt.

Hinweise

Zwei normale Blutdruckmanschetten sollten in jedem Rettungswagen vorhanden sein.

In Notarztwagen und Rettungswagen muss zusätzlich mindestens eine Spezialmanschette (lang) zur Verwendung am Oberschenkel verfügbar sein.

➕ **Praxistipp**
Notfalls kann die Stauung beim unblutigen Aderlass auch durch Verwendung elastischer Binden (ca. 10 cm breit) angelegt werden.

Das **kardiale Lungenödem** wird im Notarztdienst vorrangig durch die Gabe von Vasodilatatoren (Nitroglycerin), Diuretika und Katecholamine behandelt. Vasodilatatoren stellen das venöse System weit und erhöhen so dessen Speicherkapazität (»innerer Aderlass«). Diuretika bewirken eine schnelle Wasserausscheidung über die Niere. Katecholamine verbessern die »Herzkraft« (▸ Kap. 39).

Durch die Kombination dieser Verfahren wird der **blutige** Aderlass nur noch in wenigen Ausnahmesituationen erforderlich.

19.6   Präkordialer Schlag

Der präkordiale Schlag ist am ehesten wirksam, wenn Ärzte oder ärztliches Hilfspersonal während der EKG-Überwachung oder während der Versorung eines Notfallpatienten an klinischen Zeichen den plötzlich eintretenden Kreislaufstillstand oder eine schwere Rhythmusstörung erkennen und diese Maßnahme sofort zur Anwendung kommen kann.

Indikation

Bei schweren Arrhythmien (Bradykardie unter 40/min, Tachyarrhythmie, Kammerflattern und -flimmern) und sofort nach Eintritt eines Kreislaufstillstands, der nicht als Folge einer respiratorischen Störung, z. B. durch Erstickung, eintrat, kann ein Schlag auf die Brustbeinmitte zu einer Normalisierung der Herztätigkeit führen.

Ein präkordialer Faustschlag sollte unmittelbar nach Feststellung des Kreislaufstillstands und nur von in der

Technik geschultem medizinischem Personal abgegeben werden.

Die zeitliche Einengung der Indikation ist notwendig: das Ausmaß des sich in allen Geweben, besonders am Herzmuskel, schlagartig entwickelnden O_2-Mangels und das Ausmaß der nachfolgenden Azidose sind noch gering. Dies ist der Fall, wenn der Eintritt des Kreislaufstillstands weniger als 30 s zurückliegt. Durch diesen Schlag wird elektrische Energie freigesetzt. Auf das Herz wirken etwa 10 Joule ein.

Technik

- Freimachen des Brustkorbes durch Aufreißen der Kleidung.
- Fester Schlag aus einer Höhe von ca.20 cm mit der ulnaren Kante der fest geschlossenen Faust auf die untere Sternumhälfte, wobei die Faust sofort zurückgezogen wird, um nur einen kurzen, impulsartigen Reiz zu setzten (◘ Abb. 19.25).

Gefahren

Bei einem durch akuten O_2-Mangel geschädigten, noch schlagenden Herzen kann der durch den präkordialen Schlag ausgelöste Niederspannungsimpuls möglicherweise Kammerflimmern hervorrufen.

❗ **Bei allen akuten Notfallsituationen, die durch O_2-Mangel hervorgerufen wurden, ist der präkordiale Schlag nicht anzuwenden.**

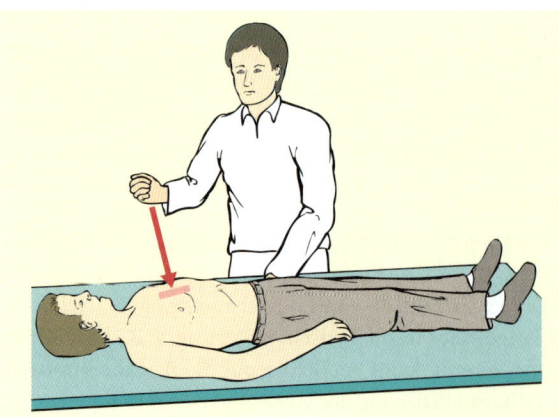

◘ Abb. 19.25. **Präkordialer Schlag**

Hinweise

Im Rettungswagen sollte nach Abschluss aller Versorgungsmaßnahmen, generell der EKG-Monitor zur Überwachung gefährdeter Patienten eingesetzt werden, um beim Eintritt eines Kreislaufstillstands sofort gezielt eingreifen zu können.

19.7 Externe Herzmassage

Die Durchführung der Herzdruckmassage liegt nach Erkennen des Kreislaufstillstands selbstständig oder auf notärztliche Anweisung ohne Einschränkung im Zuständigkeitsbereich des nichtärztlichen Rettungspersonals.

Die Wirksamkeit der Herzdruckmassage beruht auf 2 unterschiedlichen, aber sich ergänzenden Mechanismen. Zum einen kommt der notwendige Minimalkreislauf durch direkte Kompression in erster Linie des linken Herzens zwischen Brustbein und Wirbelsäule zustande (◘ Abb. 19.26). Zum anderen führen aber auch globale Druckschwankungen innerhalb des gesamten Brustkorbs zu einer Blutzirkulation, deren Richtung durch Herzklappen und durch den Venenkollaps, besonders im oberen Thoraxeingang, bestimmt wird. Bei diesem Wirkungsprinzip arbeitet der **gesamte** Brustkorb ähnlich wie eine Druckpumpe (◘ Abb. 19.27).

Dieser Effekt wird wahrscheinlich durch den Einsatz einer Saugglocke verstärkt. Mit dieser auf dem Thorax aufgesetzten ACD-Pumpe (»active compression and decompression«, ACD) lassen sich im Vergleich mit der zuvor beschriebenen geschlossenen Herzdruckmassage eine Verbesserung des systolischen Blutdrucks, der Durchblutung der Herzkranzgefäße und der Auswurfleistung des Herzens erzielen.

Druckpunktproblematik

Nach ERC-Leilinien 2005 soll zur Lokalisation des Druckpunktes direkt der Ballen einer Hand auf die Mitte des Brustbeins gelegt werden, so dass der Druck auf dem mittleren Drittel des Brustbeins wirkt.

Kommentar

Unseres Erachtens kann aber insbesondere bei adipösen Patienten ein schneller Griff in den epigastrischen Winkel zur Lokalisation der Brustbeinspitze und zur besseren Abschätzung von Länge und Lage des Brustbeins hilfreich sein,zumal die Xiphoidlokalisation als Vorgehen zur Festlegung des Druckpunktes bei Kindern empfohlen wird (s. dort).

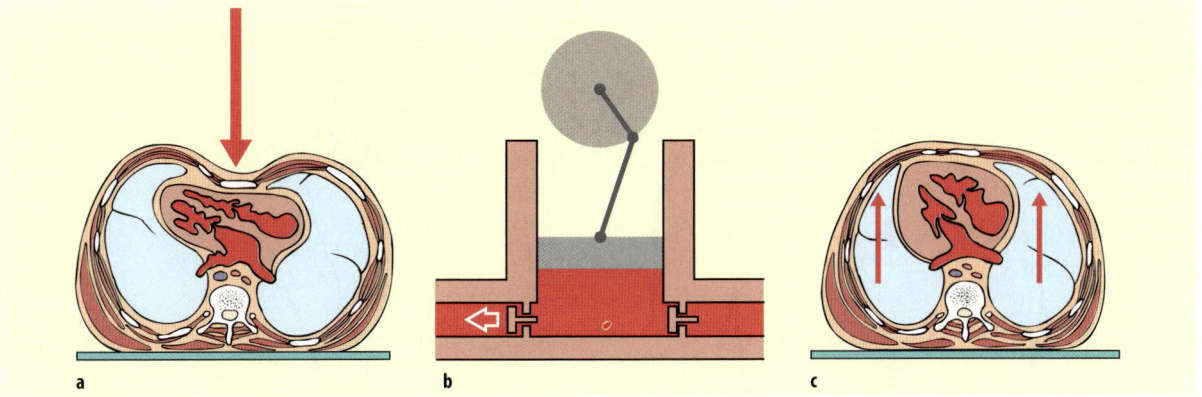

◻ Abb. 19.26a–c. **Direkte Herzkompression; a** Druckphase, **b** Modellvorstellung Druckpumpe, **c** Entlastungsphase

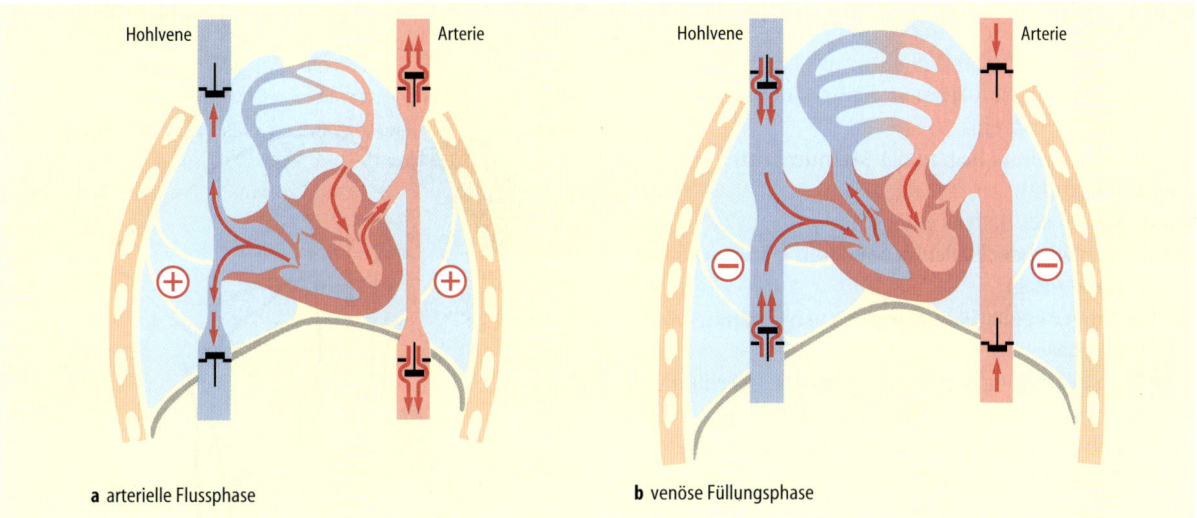

a arterielle Flussphase

b venöse Füllungsphase

◻ Abb. 19.27a,b. **Thoraxpumpmechanismus; a** Druckphase, **b** Entlastungsphase

Indikation

— Alle Formen des Kreislaufstillstands.
— Bei Kindern Bradykardien <60/min.

Technik

Jugendlicher oder erwachsener Patient

— Position des Patienten:
Der Patient liegt flach auf fester Unterlage. Sind genügend Helfer verfügbar, werden die Beine in 30°-Position angehoben.

— Position des Anwenders:
Dicht seitlich am Brustkorb des Patienten. Knieend, wenn der Patient auf dem Boden oder auf der Trage liegt. Stehend, wenn der Patient in einem Bett mit starrer Unterlage oder auf dem Tragetisch liegt.

— Freimachen des Oberkörpers:
Aufreißen der Kleidung des Patienten.

— Lokalisation der Xiphoidspitze:
Griff in den epigastrischen Winkel. Fingerspitzen wandern brustwärts, bis sie den Schwertfortsatz ta-

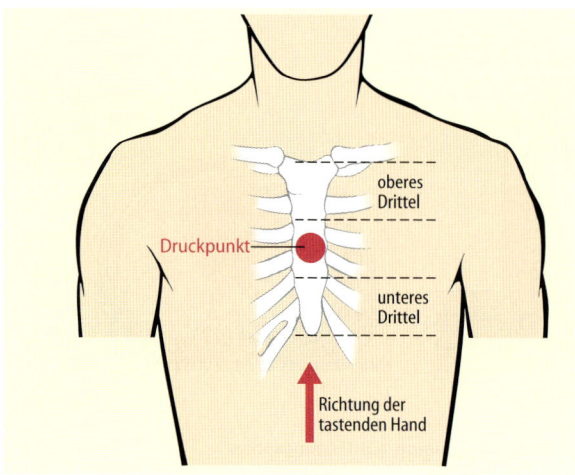

■ Abb. 19.28. **Lokalisation des Druckpunktes für die Herzdruck-massage**

sten. Zeigefinger lokalisiert die Vereinigung von Rippen und Brustbein.
Der Druckpunkt liegt in der **Sternummitte**
(■ Abb. 19.28).
Aufsetzen des Ballens einer Hand.
Danach wird der Ballen der anderen Hand auf die erste Hand gelegt.
Die Finger beider Hände werden verschränkt.
— Druckphase:
Mit in den Ellbogengelenken gestreckten Armen und senkrecht über dem Druckpunkt befindlichen Schultern übt der Durchführende den Druck aus. Drehpunkt ist das Hüftgelenk. Das Brustbein wird dabei der Wirbelsäule genähert.
Der Druck wird durch Gewichtsverlagerung im Kopf-Hals- und Oberkörperbereich des Helfers, also unter Einsatz des eigenen Körpergewichts erzeugt!
Kompressionstiefe: 4–5 cm.
Kompressionsfrequenz: 100/min d. h. etwas weniger als 2 Kompressionen/s.
— Entlastungsphase:
Ohne die Handballen vom Druckpunkt zu entfernen wird der Druck für ungefähr eine halbe Sekunde unterbrochen. Beim Standardverfahren der Herzdruckmassage bleibt die Dekompression **passiv**, d. h. weitgehend abhängig von der elastischen Rückstellkraft des Brustkorbs.

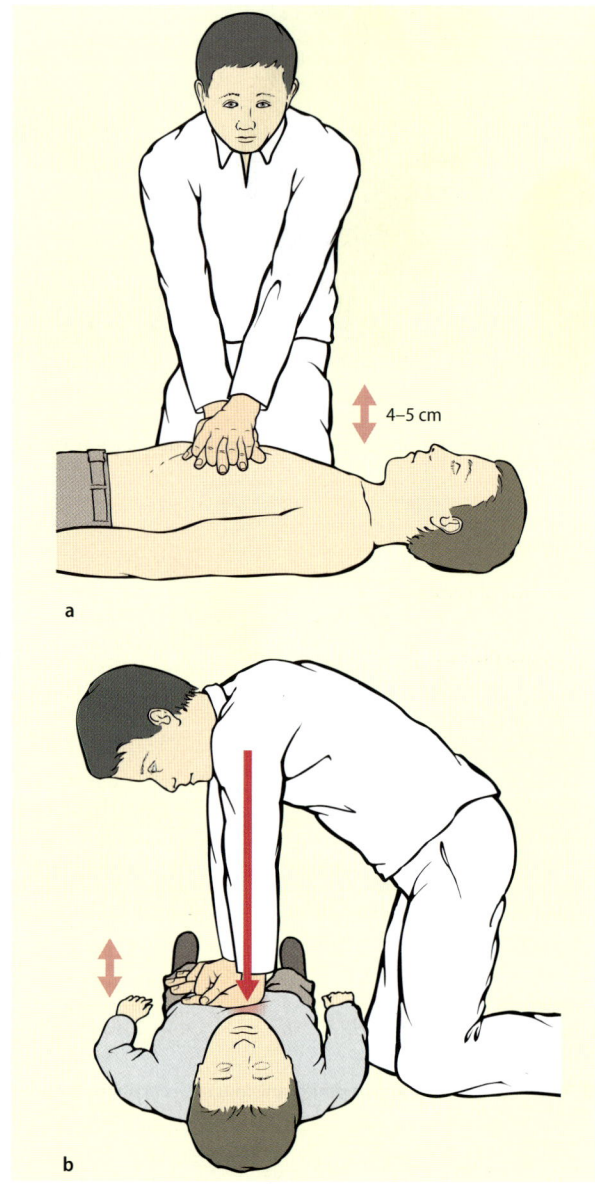

■ Abb. 19.29a,b. **Herzdruckmassage; a** Positionierung der Hände, **b** Druckphase

ACD-Methode

Die Herzdruck-Massage über die ACD-Methode (active compression decompression) erfolgt über eine Art modifizierte Saugglocke. Da sich in Studien letztlich keine günstigeren Wiederbelebungsergebnisse erzielen ließen, wird die Methode zunehmend seltener angewandt. Anwendung und Handhabung ●.

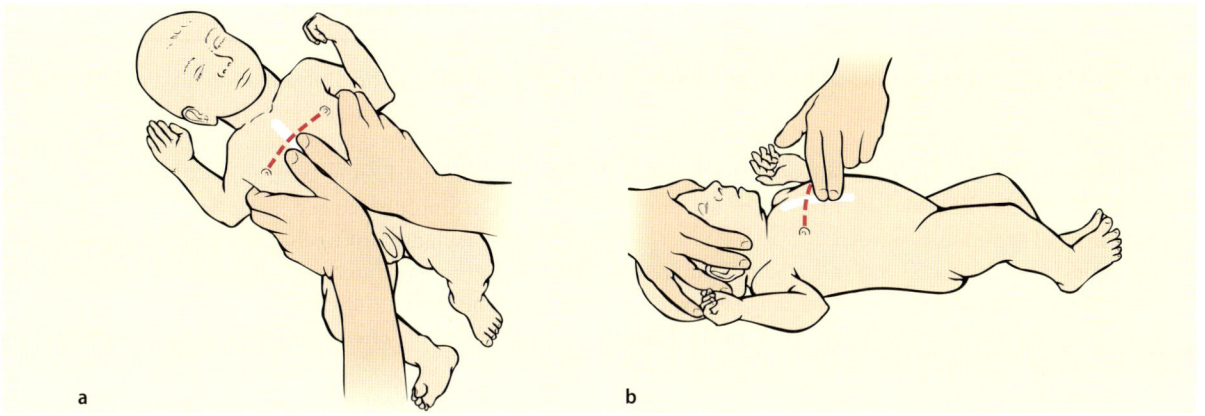

🔲 Abb. 19.30a,b. **Herzdruckmassage bei Neugeborenen und Kleinkindern; a** beidhändig mit den Daumen, **b** mit 2 Fingern einer Hand

Variationen bei Neugeborenen und Kleinkindern

– Position am Kind:
  Der Anwender kniet oder steht am Kopf des Kindes.
– Druckpunkt:
  Nach **Xiphoidlokalisation** eine Fingerbreite darüber
  im **unteren** Drittel des Brustbeins.
– Kompression:
  Säuglinge: mit den Spitzen zweier Finger oder beiden
  Daumen (🔲 Abb. 19.30).
  Kindern über 1 Jahr: mit dem Ballen einer Hand.
  Auch bei Neugeborenen sollte die Frequenz der Herz-
  druckmassage nicht über 120/min gesteigert werden,
  da sonst kein venöser Rückfluss stattfindet.

Gefahren

Zu **hoch** gewählter Druckpunkt: zu geringe Wirksamkeit
der Herzdruckmassage, Bruch des Brustbeins, da das Sternum nach oben hin zunehmend starrer wird.

Zu **tief** gewählter Druckpunkt: Abbrechen der Schwertfortsatzspitze und Verletzung der Leber.

Druckpunkt **seitlich** und/oder Druckrichtung **nicht
senkrecht:** Rippenbrüche im Rippenbogenbereich mit
Folgeverletzungen (🔲 Abb. 19.31):

– Pneumothorax
– Hämoperikard
– Milzverletzungen
– Leberzerreißungen

🔲 Abb. 19.31. **Komplikationen der Herzdruckmassage**

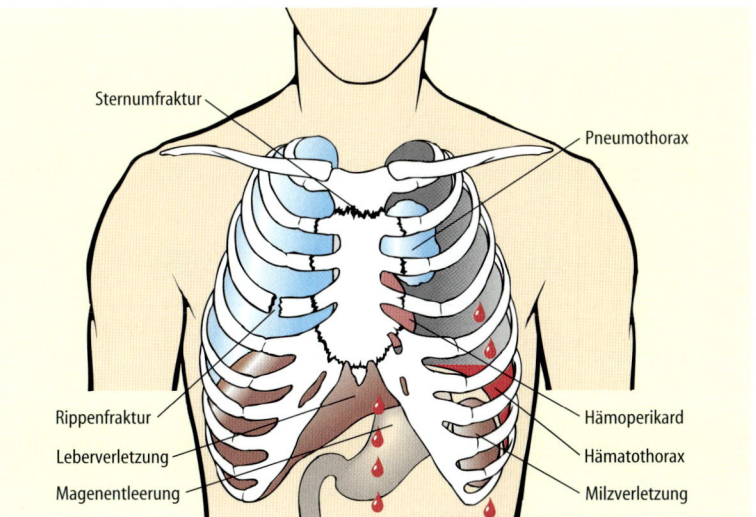

- Magenentleerung → Aspiration
- Trachealruptur (in Kombination mit hohen Beatmungsdrücken, bei z. B. Beutel-Masken-Beatmung!)

Hinweise

Rippenbrüche dicht am Brustbein müssen je nach vorbestehender Starre des knöchernen Brustkorbs als unvermeidbar in Kauf genommen werden.

Bei jeder Herzdruckmassage muss die Kompressionsphase als künstliche Systole ebenso lang sein wie die künstliche Diastole in der Entlastung. Da aber die Koronardurchblutung hauptsächlich in der Diastole stattfindet, sollte die Kompressionsphase nicht mehr als 50% eines Massagezyklus betragen.

Vielfältige, in erster Linie bei Tierversuchen gewonnene wissenschaftliche Erkenntnisse über positive Effekte von **Variationen der Herzdruckmassage** und der Reanimation, wie z. B. die manuelle abdominelle Gegenpulsaktion, sind hinsichtlich ihrer Vor- und Nachteile (noch) nicht abschließend gewertet und so abgesichert, dass sie für die normale rettungsdienstliche Praxis empfohlen werden könnten.

Die **interne direkte Herzdruckmassage** bei zuvor durch Thorakotomie eröffnetem Brustkorb ist möglicherweise wirksamer, sie bleibt aber in der Regel der Klinik vorbehalten (► Kap. 21).

19.8   Defibrillation

Durch die elektrische Defibrillation in Form verschiedener mono- und biphasischer Schockimpulse werden die in unkoordinierten Einzelaktionen flimmernden Herzmuskelfasern gleichzeitig kontrahiert. Danach kann wieder die vom Sinusknoten gesteuerte Spontanaktion einsetzen, wenn auch die Stoffwechselsituation der Herzmuskelzelle, insbesondere durch ein verbessertes O_2-Angebot, eine Rhythmisierung zulässt.

Optimal ist die **Energiemenge**, die für die erfolgreiche Defibrillation die geringste Schädigung des Herzmuskels verursacht. Die Wahl einer **angemessenen Energiestufe** verringert die Zahl der erforderlichen Schocks.

Monophasische Defibrillatoren geben einen unipolaren Strom ab, d. h. der Strom fließt nur in eine Richtung (◘ Abb. 19.32 a).

Biphasische Defibrillatoren liefern einen Strom, der zunächst in eine positive Richtung fließt bevor er die Richtung wechselt und ins Negative wandert (◘ Abb. 19.32 b).

Die biphasische Defibrillation ist wirksamer und schonender als der monophasische Impuls. Vorteile der biphasischen Defibrillation:

- Geringere schockinduzierte Dysfunktion der Herzmuskelzellen
- Defibrillationserfolg mit vergleichsweise geringerer Energie und Spannung
- Biphasische Impulsform als Vorraussetzung für weitere Miniaturisierung der Geräte

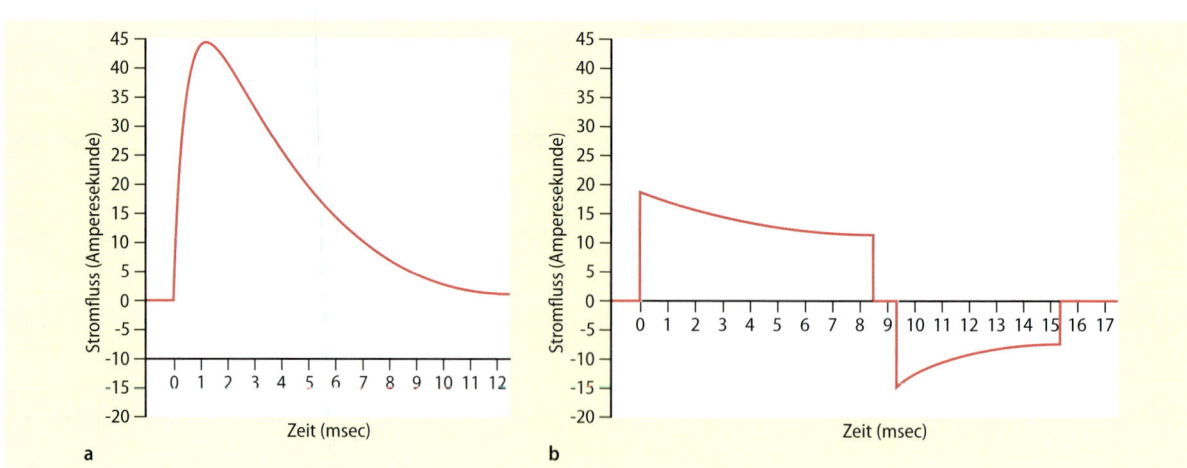

◘ Abb. 19.32a,b. **Entladungscharakteristik der Defibrillation. a** monophasisch, **b** biphasisch

- Monophasische Defibrillatoren werden daher nicht mehr hergestellt, befinden sich aber noch in großer Zahl im Einsatz.

Man unterscheidet

Automatisierte externe Defibrillatoren (AED), die nach dem Ankleben der Elektroden durch den Helfer und einer automatischen Rhythmusanalyse mit dem Retter verbal und optisch interagieren und zur Abgabe eines vom Rechner vorgegeben Schockimpulses auffordern.

Manuelle Defibrillatoren, bei denen nach Rhythmusanalyse und Aktivierung des Ladevorgangs die Defibrillation durch den ärztlichen Anwender erfolgt.

19.8.1 Automatisierte externe Defibrillation (AED)

Die Überlebenschance eines Patienten mit Kammerflimmern nimmt mit jeder Minute therapiefreien Intervalls – also vor der Defibrillation – um ca. 10 % ab.

Dagegen lassen sich durch frühzeitige Defibrillation und HLW in den ersten 3-5 min Überlebensraten zwischen 50 und 70 % erzielen.

Da zu diesem frühen Interventionszeitpunkt nach Eintritt des Kreislaufstillstandes nur ausnahmsweise durch den überwiegend später eintreffenden Rettungsdienst eingegriffen werden kann, hängt das Überleben des Notfallpatienten davon ab, das Angehörige oder zufällig anwesende Mitmenschen (»Public Acess Defibrillation«) mit Ziel führenden Maßnahmen beginnen.

> Die Möglichkeit der frühen Schockabgabe ist einer der wichtigsten Faktoren, die über das Überleben nach Kreislaufstillstand entscheiden.

Daher findet die Möglichkeit der Defibrillation durch geschulte Laienhelfer vor Eintreffen des organisierten Rettungsdienstes zunehmende Verbreitung.

Gleiches gilt für die Frühdefibrillation durch »Helfer vor Ort«, »First Responder«, Rettungsassistenten und Rettungssanitäter vor dem Eingreifen des – später eintreffenden oder nachalarmierten – Notarztes.

AED sind verlässliche, hoch entwickelte Geräte, die bei Patienten im Kreislaufstillstand eine exakte, computergestützte Rhythmusanalyse durchführen. Sie verfügen über Mikroprozessoren, die mehrere EKG-Parameter wie Frequenz und Amplitude analysieren. Danach leiten sie die

Anwender, Laien und medizinisches Personal durch akustische und visuelle Anweisungen zum sicheren Defibrillationsversuch an (◻ Abb. 19.33).

Die Aktivierung erfolgt durch Anheben des Gerätedeckels oder durch Knopfdruck, danach gibt das Gerät Informationen und Anweisungen:
- »Elektroden aufkleben« (◻ Abb. 19.34),
- z. T. »Analyse starten«,
- ggfs. »Schock empfohlen«,
- ggfs. »Herz-Lungen-Wiederbelebung starten«.

> AED detektieren bei der Schnellableitung über die Defibrillatorklebeelektroden nach Einthoven II (▸ Kap. 11.3) den vorliegenden Herzrhythmus und empfehlen bei Kammerflimmern die Defibrillation.

AED mit speziellen Kinderelektroden oder -programmen, die die Energieabgabe auf 50–75 Jahre begrenzen, werden für Kinder zwischen dem 1. und 8. Lebensjahr empfohlen.

19.8.2 Manuelle Defibrillation

Bei klassischen Defibrillatoren wird nach der Diagnose Kammerflimmern der Ladevorgang mit einer zu wählenden Energie eingeleitet und danach der Stromstoß durch Druckschalter ausgelöst.

Technik
- Aufladen des Kondensators im Defibrillator: Während der Fortführung der Herz-Lungen-Wiederbelebung wird der Kondensator nach Anweisung des Notarztes geladen. Meist zeigt ein Anzeigeinstrument die gewünschte Energie.

> Empfohlene Energiestufen für Erwachsene:
> – Biphasische Geräte 150 J, ggfs. Steigerung auf 300 J
> – Monophasische Geräte immer 360 J

> Empfohlene Energiestufen für Kinder:
> Mono- oder biphasisch: 4 J/kgKG für den ersten und alle weiteren Schocks.

- Vorbereitung und Aufsetzen der Elektroden: In der Zwischenzeit sind beide Elektroden mit Elektroden-Gel zu bestreichen sofern keine Klebeelektroden verwendet werden.

■ Abb. 19.33. **AED-Defibrillator (Weinmann CARDIOMAT)**

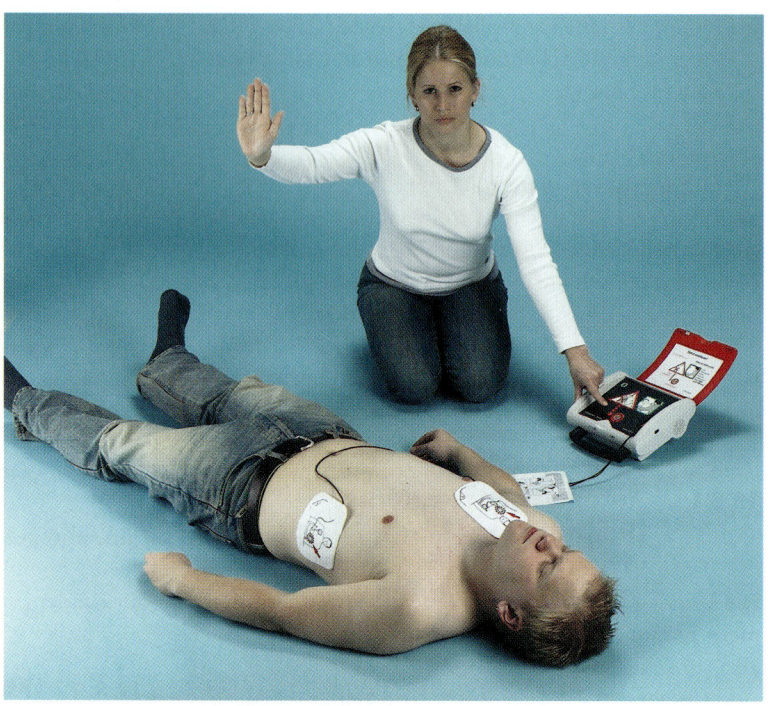

■ Abb. 19.34. **Positionierung der Elektroden (mit freundlicher Genehmigung der Fa. Weinmann)**

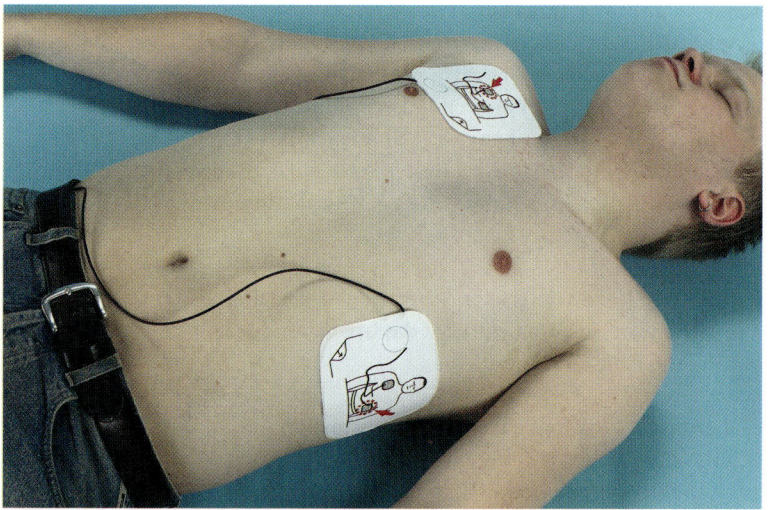

Eine Elektrode wird ganzflächig mit mäßigem Druck im Winkel zwischen oberer Brustbeinhälfte und rechtem Schlüsselbein, die andere entsprechend im Bereich der Herzspitze aufgesetzt (■ Abb. 19.34). Das Anpressen der gelbestrichenen Elektroden ist Voraussetzung für einen optimalen Stromfluss durch das Myokard.

— Unterbrechung der übrigen Wiederbelebungsmaßnahmen, **Unterbrechung aller Körper- und Metallkontakte mit dem Patienten** (Flüssigkeitssee, Trage, Bett, etc.)!
— O_2-Sonde (Nasenbrille) oder Maske in 1 m Abstand von der Brust des Patienten platzieren.

- Schockabgabe je nach Gerätetyp/Auslösung des Stromstoßes durch Druckschalter an einem oder an beiden Elektrodengriffen.
- Erfolgskontrolle: EKG-Ableitung und/oder Karotispulskontrolle.
- Erfolglosigkeit:
Thoraxkompressionen und Beatmung im Verhältnis 30:2 für 2 min.
Erneute Schockabgabe.

19.8.3 Sicherheitsregeln und Gefahren

- Zur Vermeidung von Bränden durch Funkenschlag in Sauerstoff angereicherter Atmosphäre sind die Sauerstoffmaske oder die Nasenbrille zu entfernen und in mindestens 1 m Entfernung von der Brust des Patienten abzulegen.
- Der Beatmungsbeutel (die Larynxmaske) kann belassen werden.
- Die Defibrillationselektroden sind bei einem Teil der Geräte nach der Stelle gekennzeichnet, an der sie beim Patienten platziert werden sollen (Sternum, Apex), oder sie tragen als Kennzeichen der Polarität ein Plus- (+) oder ein Minuszeichen (–). Im Hinblick auf den Defibrillationserfolg ist das Vertauschen der Elektroden ohne Bedeutung. Nur wenn die Elektroden auch zur EKG-Ableitung verwendet werden, führt eine Vertauschung zu einer negativen R-Zacke. Die Verwendung der Defibrillationselektroden nach der empfohlenen Bezeichnung ermöglicht die EKG-Ableitung annähernd nach Ableitung II. Die Bezeichnung nach Polarität (+ oder –) bezieht sich also in erster Linie auf die Ableitungen des EKG.
- Bei der Defibrillation von Patienten mit implantiertem Schrittmacher muss der Abstand der Defibrillationselektroden, in der Regel der »Sternumelektrode«, mindestens 10 cm vom Schrittmacheraggregat betragen, um die Schrittmacherfunktion nicht zu beeinträchtigen. Am günstigsten ist das Anlegen einer Defibrillationselektrode am Rücken in Herzhöhe – links neben der Wirbelsäule – und das Anlegen der anderen links neben dem Brustbein.
- Bei Patienten mit implantiertem Kardioverterdefibrillator (ICD, s. unten) darf keine externe Defibrillationselektrode (Apex) direkt über dem im linken Oberbauch oder unter der Brustmuskulatur implantierten ICD-Aggregat platziert werden. Statt dessen muss

bei einer externen Defibrillation anterior-posterior oder mit links und rechts seitlich an den Thorax angepressten Elektroden die Defibrillation versucht werden.
- Gefahren für den Anwender:
Asystolie oder Kammerflimmern bei versehentlichem Kontakt und daraus resultierender Stromeinwirkung.
- Gefahren für den Patienten:
Schädigung des Herzmuskels direkt proportional der abgegebenen Energie.

19.9 Schrittmacheranwendung

Bei nicht behebbaren Asystolien bereits in der frühen Phase des klinischen Todes und bei behandlungsbedürftigen Bradykardien um 40/min und darunter kann bereits im Notarztdienst eine Schrittmacheranwendung erwogen werden. Der Schrittmacher übernimmt dann die Funktion des Sinusknotens (◘ Abb. 19.35). Voraussetzung für einen erfolgversprechenden Einsatz ist ein funktionsfähiger Herzmuskel.

Die elektrische Stimulation des Herzen ist bei symptomatischer, auf Medikamentengabe nicht reagierender Bradykardie oder bei erkennbaren P-Wellen zu erwägen.

Die elektrische Stimulation (Reizung) des Herzmuskels kann grundsätzlich auf 5 unterschiedlichen Wegen erfolgen:
- externer Schrittmacher mit großflächigen Klebeelektroden,
- interner Schrittmacher mit transvenös applizierbarer, bipolarer Schrittmacherelektrode,

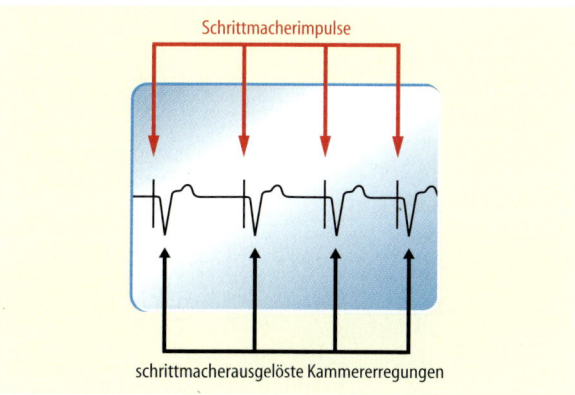

◘ Abb. 19.35. **Schrittmacher übernimmt die Funktion des Sinusknotens**

- transthorakaler Schrittmacher über Nadelelektroden,
- Ösophagusschrittmacher mit in der Speiseröhre hinter dem Herzen platzierter Sonde,
- implantierter Kardioverterdefibrillator (ICD) (▸ Kap. 34.4).

> ❯ Bei eindeutiger Asystolie ist ein Stimulationsversuch zu unterlassen!

Wegen geringer Erfolge wurden in den zurückliegenden Jahren im Notarztdienst vergleichsweise selten Schrittmacher angewendet.

Die Reizung des Herzens über Nadelelektroden war nur vereinzelt wirksam. Auch die Erfolge des technisch relativ leicht anwendbaren Ösophagusschrittmachers überzeugten letztlich nicht. Die invasive Technik der transvenösen Platzierung der Schrittmachersonde setzt umfangreiche spezifische Erfahrungen des Notarztes voraus, hat eigenständige Risiken, und außerdem ist im Rettungsdienst eine röntgenologische Kontrolle der Sondenlage nicht möglich.

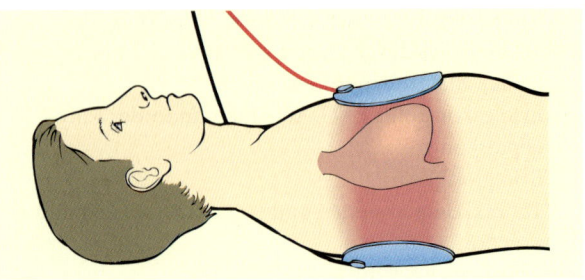

◻ Abb. 19.36. **Transthorakaler Schrittmacher**

Erst in jüngster Zeit wurden nichtinvasive Herzschrittmacher, nun mit speziell konzipierten, großflächigen Klebeelektroden und Modifikationen des elektrischen Ausgangsimpulses, entwickelt, die am Erfolgsorgan Herzmuskel wirksam und ohne starke Kontraktion der Brustmuskulatur sogar am wachen Patienten angeschlossen werden können (◻ Abb. 19.36).

Die Zahl der derzeit im Rettungsdienst der Bundesrepublik Deutschland eingesetzten Geräte ist gering.

◻ Tabelle 19.2. **Behandlung zirkulatorischer Störung**

Erfordernis	Maßnahme	Besonderheitenl
Reduzierung des venösen Rückflusses bei massivem Lungenödem	unblutiger Aderlass	- Blutdruckmanschette an allen vier Extremitäten - durch Nitrogabe im Notarztdienst weitestgehenst ersetzt
Zugänge zum venösen Gefäßsystem	Punktion peripherer Venen	- sicherste Technik des Venenstaus in kritischen Situationen: Blutdruckmessung und Einstellen des Staudrucks unterhalb des systolischen Wertes - Herzferne Punktion zu bevorzugen! - Vorsicht bei Punktion der Vena basilica!
	Assistenz bei der Punktion zentraler venen	- Hygieneerfordernisse beachten! - Luftemboliegefahr bei negativem Venendruck und längerer Diskonnektion
alternative Zugangstechniken	- intraossäre Injektion/ Infusion	in erster Linie für Medikamente unter Reanimationsbedingungen
	- endobronchialer Applikationsweg - Vena-femoralis-Punktion - intralinguale Injektion	(Not-)ärztliche Verfahren

◻ Tabelle 19.2. **Behandlung zirkulatorischer Störung (Fortsetzung)**

Erfordernis	Maßnahme	Besonderheitenl
Infusion	Schwerkraftprinzip Druckfusion	Luftemboliegefahr nur bei Verwendung von Gasflaschen!
antiarrhytmische Maßnahmen technischer Hilfsmittel	präkordiale Schlag	am ehesten erfolgreich als direkte Reaktion auf »miterlebte« schwerwiegende Rhythmusstörungen, setzt elektrische Energie frei
Herstellung eines Minimalkreislaufs bei Kreislaufstillstand	externe Herzdruckmassage — manuell — ACD-Methode — Variationen bei Neugeborenen und Kleinkindern	 auf korrekte »ermüdungsarme« Technik achten! Überlegenheit gegenüber manuellen Verfahren nicht eindeutig belegt beidhändige Technik mit dem Daumen 2 Finger einer Hand
antiarrhythmische Maßnahmen mit speziellen Geräten	Defibrillation — AED — manuell	**Gefahren:** *für den Anwender* »Stromunfall«, in erster Linie schwere Rhythmusstörungen bei versehentlichem Kontakt *für den Patienten* vermeidbare Myokardschäden bei primär zu hoher Defibrillationsenergie Verbrennungsgefahr bei O_2-Sonde bei implantierten Schrittmacher anterior-posterior bzw. Mindestabstand der »Sternumelektrode« 10 cm! bei implantiertem Kardioverterdefibrillator (ICD) werden die Elektroden anterior-posterior oder links und rechts *seitlich* an den Thorax angepresst technische Voraussetzung für das Prinzip der »Frühdefibrillation« Verfahren des Rettungsdienstes
Stimulation des Herzens bei bedrohlicher Bradykardie	Schrittmacheranwendung — externe Schrittmacher mit großflächigen Klebeelektroden	 nur wirksam bei Bradykardie oder eindeutigen p-Wellen

Anästhesiologische Verfahren im Rettungsdienst

Narkosen im Rettungsdienst sind für die Ausschaltung schwerer Schmerzzustände und in vielen Fällen für die Überlebenssicherung von Notfallpatienten von entscheidender Bedeutung. Bei der Durchführung dieser Narkosen greifen Verfahren zur Sicherung der respiratorischen Funktion, O_2-Gabe, Beatmung, Intubation, und Verfahren zur Sicherung der zirkulatorischen Funktion, Venenpunktion, Infusionstherapie etc., ineinander. Für Details wird auf die entspechenden Kapitel verwiesen.

Nach klinischen Kriterien würde jeder nichtnüchterne Notfallpatient, der unter erschwerten Bedingungen narkotisiert werden muss, als Risikopatient eingestuft. Risikopatient bedeutet, dass erhöhte Sicherheitsanforderungen zu stellen sind. Daraus lässt sich ableiten, dass Narkosen im Rettungsdienst auch mit Gefahren verbunden sind. Da es unter solchen Umständen ganz entscheidend auf eine qualifizierte Assistenz von Rettungsassistent und Rettungssanitäter ankommt, werden neben der ausführlichen Schilderung der narkosetechnischen Einzelschritte auch Überlegungen erläutert, die weit in den notärztlichen Bereich gehen. Dieses Wissen um Hintergründe und Zusammenhänge ist Voraussetzung dafür, dass das nichtärztliche Personal im Rettungsdienst die situationsabhängigen Entscheidungen des Notarztes zur Narkose verstehen und angemessen (re)agieren kann.

Lernziele

Rettungsassistent und Rettungssanitäter sollen

— die Begriffe Vollnarkose, Regionalanästhesie, Analgesie, und Sedierung definieren,

— typische Indikationen für eine Narkoseeinleitung im präklinischen Bereich benennen,

— Besonderheiten und Gefahren der Narkose im Rettungsdienst erklären,

— die einzelnen Schritte der vorbereitenden Maßnahmen für eine Narkoseeinleitung im Rettungsdienst schildern können.

Darüber hinaus sollen Rettungsassistenten

— zentralwirksame Analgetika, Ketamine, Benzodiazepine und Einleitungsnarkotika einschließlich wichtiger Nebenwirkungen benennen,

— die besondere Problematik der Verwendung von Relaxanzien im Rettungsdienst aufzeigen können.

20.1   Definitionen

In der klinischen Anästhesie zu operativen Zwecken kommen zwei grundsätzlich unterschiedliche Verfahren der Betäubung zur Anwendung, die allgemeine Betäubung, die sog. **Vollnarkose**, und die örtliche Betäubung, die **Regionalanästhesie**.

Vollnarkose

Vollnarkose ist ein Zustand, in dem verschiedenartige Substanzen und Einflüsse im **zentralen Nervensystem** zu reversiblen Veränderungen führen. Es kommt zum Erlöschen des Bewusstseins, der Organismus wird in einen Zustand versetzt, in dem chirurgische Eingriffe ohne Schmerzempfinden und Abwehrreaktionen durchführbar werden. Man kennt zwar spezifische Wirkorte der Anästhesie im ZNS, die Vorgänge auf zellulärer Ebene, die die narkotische Wirkung hervorrufen, sind aber letztlich auch heute noch nicht exakt erklärt.

Regionalanästhesie

Regionalanästhesie ist eine örtlich begrenzte, reversible Ausschaltung der Schmerzempfindung. **Beispiele:** Spinal-, Peridural- und Plexusanästhesien. Hier wird z. T. rückenmarknah die Schmerzleitung größerer Nervenfasern vorübergehend ausgeschaltet.

Lokalanästhesie

Daneben werden Lokalanästhesien im engeren Sinne, z. B. bei Wundversorgung durch Um- und Unterspritzen des Gewebes nahe am Operationsgebiet mit Lokalanästhetika, durchgeführt.

Bei regional- bzw. lokalanästhetischen Verfahren bleibt das Bewusstsein erhalten. Bei gesicherter Schmerzausschaltung können aber in Absprache mit dem Patienten häufig zusätzlich Sedativa für einen oberflächlichen Schlaf verabreicht werden. Regionalanästhesien kommen im präklinischen Bereich praktisch nicht zur Anwendung, sodass aus gegenwärtiger Sicht – für die Belange der Notfallmedizin – auf eine Darstellung verzichtet werden kann.

Klinische Vollnarkosen und Narkoseverfahren im Rettungsdienst

Bei klinischen Vollnarkosen werden in großem Umfang Lachgas und Dämpfe, sog. Inhalationsnarkotika, eingesetzt, die in der Regel über Geräte und ein Narkosekreisteil appliziert werden. Da solche Narkosekreisteile, die früher auch vielerorts im Notarztwagen eingesetzt wurden, in erster Linie wegen eines verbesserten, bereits im präklinischen Bereich durchführbaren Monitorings, aber auch aus logistischen und einsatztaktischen Gründen (beim Rendezvoussystem müssten alle Rettungswagen mit Kreisteilen versorgt sein) nicht mehr mitgeführt werden, sollen Fragen der klinischen Routinenarkose hier nicht weiter dargestellt werden.

❯ **Das Klinikpraktikum Anästhesie für Rettungsassistenten und Rettungssanitäter ist aber in jedem Fall von zentraler Bedeutung. Nur hier können so wichtige Verfahren wie Maskenbeatmung, Assistenz bei der Intubation, Intubation unter ärztlicher Kontrolle, Platzierung der Larynxmaske, Verhalten bei (Masken)beatmungs- und/oder Intubationsschwierigkeiten, das endotracheale Absaugen, die Technik der Extubation, angemessenes Monitoring etc. gelehrt und unter Ruhebedingungen am Nichtnotfallpatienten erlernt werden.**

In diesem Kapitel sollen schwerpunktmäßig Möglichkeiten, Verfahren – aber auch Risiken – der Analgesie, der Sedierung und der Narkose im Rettungsdienst dargestellt werden.

Analgesie und Sedierung werden der Behandlung der eigentlichen Narkosethemen aus 2 Gründen vorangestellt:

- Analgesie und Sedierung sind wichtige Komponenten der Vollnarkose.
- Schon allein Analgesie und Sedierung können beim instabilen, hinsichtlich seiner Reaktionen auf deren Gabe schwer kalkulierbaren Notfallpatienten respiratorische und kardiozirkulatorische Nebenwirkungen hervorrufen, die letztlich einen narkoseähnlichen Zustand oder bedrohliche Zustandsverschlechterungen zur Folge haben und dann Techniken der Narkose, in erster Linie mittels Intubation und Beatmung, erforderlich machen.

Die Dosierungen in diesem Kapitel sind entweder körpergewichtsbezogen oder beziehen sich auf den »75 kg schweren Durchschnittspatienten«.

20.2   Analgesie

Die psychischen und vegetativen Komponenten des Schmerzgeschehens bewirken eine Katecholaminausschüttung, die über eine periphere Vasokonstriktion eine Verstärkung der Eigengesetzlichkeit pathophysiologischer Abläufe im Schock zur Folge hat. Die Stoffwechselwirkung des vermehrt anfallenden Adrenalins führt neben anderen komplexen Vorgängen zu einer Erhöhung des O_2-Verbrauchs aller Organe. Meist löst Schmerz über eine gesteigerte Sympathikusaktivität primär Blutdruck- und Herzfrequenzanstiege aus, die durchaus Fehlbewertungen hinsichtlich der zirkulatorischen Stabilität des Notfallpatienten provozieren können.

Grundsätze der Schmerzbehandlung

Zur Analgesie stehen 2 unterschiedliche Gruppen von Analgetika zur Verfügung:
- periphere (Nichtopioid)analgetika,
- Opioidanalgetika.

Das klassische Stufenschema der allgemeinen Schmerztherapie spielt im Rettungsdienst eine untergeordnete Role, da überwiegend schwere, »opioidbedürftige« Schmerzen zu behandeln sind.

Analgetika werden in der Notfallmedizin in der Regel intravenös verabreicht, um einen schnellen sicheren Wirkungseintritt zu erzielen und um ggf. auftretende Nebenwirkungen sofort erkennen und sachgerecht behandeln zu können.

20.2.1   Periphere (Nichtopioid)analgetika

Analgetische Substanzen dieser Gruppe wirken in erster Linie über eine periphere (und/oder zentrale) Hemmung der Prostaglandinsynthese, akute Nebenwirkungen sind **vergleichsweise** unbedeutend. Sie eignen sich zur Behandlung weniger starker Schmerzen, z. B. nach Frakturen oder oberflächlichen Verletzungen.

Entscheidender Nachteil: Ihre analgetische Wirkung ist zur Behandlung schwerer, rettungsdiensttypischer Schmerzzustände zu gering.

Typische periphere Analgetika
Acetylsalicylsäure (Aspisol)
- **Dosierung:** 500–1000 mg i.v.
- **Analgetische Wirkung:** begrenzt

- **Nebenwirkungen:** Thrombozytenaggregationshemmung
- **Bemerkung:** Diese Nebenwirkung wird bei der akuten Behandlung des Myokardinfarktes gezielt genutzt

Metamizol (Novalgin, Baralgin, Novaminsulfon)

- **Dosierung:** 1–2,5 g i.v.
- **Analgetische Wirkung:** begrenzt
- **Nebenwirkungen:** Blutdruckabfälle, anaphylaktoide Reaktion
- **Bemerkungen:** zusätzliche spasmolytische Wirkung

Paracetamol-Infusionslösung (Perfalgan)

- **Dosierung:**
  - **Erwachsene:** 1 g in 100 ml
  - **Kinder ab 33 kg KG:** 15 mg/kgKG
- **Analgetische Wirkung:** ausgeprägt
- **Nebenwirkungen:** Überempfindlichkeitsreaktionen (selten)
- **Bemerkungen:** Gebrauchsfertige infundierbare Darreichungsform von Paracetamol mit opioidsparendem Effekt.

Paracetamol (Benuron u. a.)

- **Dosierung:** ca. 10 mg/kgKG als Suppositorium
- **Analgetische Wirkung:** schwach
- **Nebenwirkungen:** Überempfindlichkeitsreaktionen (selten)
- **Bemerkungen:** Als Suppositorium bei Kindern zur Fiebersenkung und zur Behandlung leichter Schmerzen wegen der problemlosen Applikationsform besonders geeignet.

20.2.2   Zentral wirkende Opioidanalgetika

Opioide sind die Schmerzmittel, die in der Notfallmedizin am häufigsten eingesetzt werden, da nur diese Substanzen bei schweren Schmerzen eine ausreichende Wirkung zeigen.

Alle Opioide und synthetischen Opioidabkömmlinge haben neben einem analgetischen Effekt Einfluss auf den Bewusstseinszustand und die Stimmungslage. In ihren Nebenwirkungen auf das respiratorische und zirkulatorische System scheinen sie sich bei gleicher schmerzlindernder Dosis nicht bzw. nur unwesentlich zu unterscheiden. **Dolantin** besitzt gegenüber Morphin eine gewisse spasmolytische Komponente.

Übelkeit und Erbrechen als Nebenwirkung beeinträchtigen ggf. das Befinden des Notfallpatienten zusätzlich.

❗ **Besonders bedrohlich sind aber eine plötzlich einsetzende Atem- und/oder eine Kreislaufdepression.**

Die **Atemdepression** kommt durch direkte dämpfende Wirkung auf das Atemzentrum zustande, dessen Reaktion auf CO_2-Anstiege und O_2-Abfälle im Blut wird eingeschränkt. Die Atemdepression wird primär durch einen Abfall der Atemfrequenz, dann auch durch einen Abfall des Atemzugvolumens erkennbar. Gleichzeitig kommt es zur Dämpfung des Hustenreflexes, bedeutsam bei gleichzeitigem Erbrechen im Hinblick auf die Aspirationsgefahr.

Die **Kreislaufdepression** der Opoide beruht auf einer arteriellen Gefäßweitstellung durch Dämpfung des Vasomotorenzentrums in der Medulla oblongata und durch Senkung des venösen Rückstroms.

❗ **Bei Notfallpatienten im Volumenmangelschock, deren Blutdruckwerte nur durch schmerzbedingten maximalen Sympathikotonus in vermeintlichen Normalbereichen liegen, kann die Schmerzausschaltung durch Opoidgabe – ohne angemessene Volumenzufuhr – im Sinne einer Demaskierung einen bedrohlichen »Kreislaufzusammenbruch« auslösen.**

Die aktuelle Fassung der Betäubungsmittelverschreibungsverordnung (BtMVV) von 1993 regelt in § 8a die Ausrüstung der Rettungsmittel mit Betäubungsmitteln.

Typische zentrale Analgetika
Tramadol (Tramal)

- **Dosierung:** 50–100 mg i.v.
- **Nebenwirkungen:** Übelkeit und Erbrechen bei rascher Injektion
- **Bemerkungen:** In Dosierungen von 1–2 mg/kgKG relativ geringe Beeinträchtigung der Spontanatmung

Morphin

- **Dosierung:** 2,5–10 mg i.v.
- **Nebenwirkungen:** Typisches Nebenwirkungsspektrum aller Opioide
- **Kontraindikation:** spastische Schmerzzustände

Dolantin (Pethidin)

- **Dosierung:** 10–50 mg i.v.
- **Nebenwirkungen:** Typisches Nebenwirkungsspektrum aller Opoide
- **Bemerkungen:** Geringe Tonuserhöhung der glatten Muskulatur, daher auch bei spastischen Krankheitsbildern eher geeignet

20.2.3   Ketamin als analgetische Substanz

Ketamin ist eine chemisch den Halluzinogenen nahe stehende Substanz (Nebenwirkungen!).

In **analgetischer, subnarkotischer** Dosierung hebt es sich durch folgende Eigenschaften positiv ab:

- Es löst bei ungestörter Hirnfunktion keine klinisch relevante Atemdepression und keine Kreislaufdepression aus, sondern hat eher eine sympathikomimetische Wirkung, verbunden mit einer Blutdrucksteigerung.
- Wegen seiner kreislaufstimulierenden Eigenschaften ist Ketamin zur Analgesie → Sedierung → Narkose beim hämorrhagischen Schock in der Regel Mittel der Wahl.
- Ketamin hat keine emetischen Eigenschaften.

Während das klassische Ketanest aus einer 1:1-Mischung der beiden spiegelbildlichen S- und R-Moleküle der Substanz Ketamin besteht, ist mittlerweile die **in ihrer Wirkung günstigere S-Form** isoliert. Die Substanz mit doppelt so großer analgetischer Wirkung und deutlich weniger Nebenwirkungen steht als Ketanest S zur Verfügung.

Zur Vermeidung möglicher Hirndruckanstiege sollten Patienten mit SHT im Regelfall nur dann Ketamin erhalten, wenn sie (anschließend) endotracheal intubiert und kontrolliert beatmet werden.

S-Ketamin (Ketanest S)

- **Indikation:** schwere Schmerzzustände, insbesondere bei kardiozirkulatorisch instabilen Patienten
- **Dosierung:** 0,25–0,5 mg/kgKG Ketamin S i.v.
- **Analgetische Wirkung:** zentral ausgelöst
- **Nebenwirkungen:** Tachykardie, Blutdruckanstieg, Salivation, Träume
- Kontraindikationen: massive Hypertonie, Herzinfarkt, Schädel-Hirn-Trauma ohne Beatmungsmöglichkeiten

> In extremen Ausnahmesituationen, z. B. bei Eingeklemmten, kann Ketamin noch am ehesten, d.h. im Vergleich mit anderen wirksamen Analgetika (Narkotika) mit der geringsten Nebenwirkungsrate ggf. auch intramuskulär als Analgetikum in subnarkotischer Dosierung injiziert werden.

20.3   Sedierung

Auch Angst kann neben der schweren physischen Betroffenheit des Patienten ähnliche vegetative somatische Reaktionen im Sinne der Stoffwechselsteigerung und des dadurch erhöhten O_2-Bedarfs auslösen wie der Schmerz.

Häufig sind die durch das akute Geschehen, z. B. das Trauma oder die Infarktsymptomatik, hervorgerufenen Schmerzen von Unruhe und Angst begleitet. Entsprechend ist auf den angemessenen therapeutischen Ansatz zu achten.

> Schmerzen als primäre Ursache der Angst oder gar Hypoxie als Ursache der Unruhe oder Erregung sind nicht durch Gabe von Sedativa zu behandeln.

In solchen Fällen ist sorgsam zu prüfen, ob nach ausreichender Analgesie und nach Beseitigung der Hypoxie noch eine Sedierung erforderlich ist.

> Es ist zu beachten, dass Sedativa die Nebenwirkungen der Opoide, insbesondere den atemdepressorischen Effekt, verstärken können.
> Sedativa sind Psychopharmaka mit dämpfender Wirkung auf das ZNS!

20.3.1   Benzodiazepine

Die wichtigste Gruppe der im Rettungsdienst eingesetzten Sedativa ist die der Benzodiazepine.

Neben Diazepam (Valium) hat sich im Rettungsdienst v. a. Midazolam (Dormicum) wegen seiner kürzeren Wirkungsdauer durchgesetzt. Typische **Nebenwirkung:** Bei instabilen Patienten muss neben der Atemdepression – insbesondere nach Opioidvorgabe – auch mit Blutdruckabfällen gerechnet werden.

Diazepam (Valium)

Dosierung: 5–10 mg i.v.

Midazolam (Dormicum)

Dosierung: 0,15 mg/kgKG i.v.

20.3.2   Neuroleptika

Neuroleptika wie Haloperidol wirken durch eine Rezeptorblockade (Dopaminrezeptoren) vorrangig im Gehirn, haben eine antipsychotische Wirkung und reduzieren daher Wahnvorstellungen, Halluzinationen und Denkstörungen, ohne in gleicher Weise wie Benzodiazepine zu sedieren.

Haloperidol (Haldol-Janssen)

- **Dosierung:** 5–10 mg i.v.
- **Indikation:** Psychomotorische Erregungszustände, z. B. bei Zerebralsklerose, Alkoholkrankheit, Übelkeit

20.4   Besonderheiten der Anästhesie im präklinischen Bereich

Anders als im anästhesiologischen Routinebetrieb einer Klinik beeinflussen 5 nachteilige Komponenten den regulären Ablauf insbesondere der Narkoseeinleitung, aber auch deren Weiterführung und damit letztlich die Sicherheit des zu narkotisierenden Patienten.

20.4.1   Der Narkotiseur und sein Assistenzpersonal

Während heutzutage im klinischen Betrieb aller Fachabteilungen »Facharztstandard« sichergestellt sein muss, verfügt nur ein Teil der im Notarztdienst eingesetzten Ärzte über diese Qualifikation. Die anästhesiologische Erfahrung der als Notärzte eingesetzten Ärzte anderer Fachgebiete ist zwangsläufig noch niedriger anzusetzen.

Bei besonderen Schwierigkeiten während der Narkose(einleitung) kann in der Regel nicht kurzfristig ein Erfahrener, z. B. ein Chef- oder Oberarzt, zugezogen werden.

Beim **Assistenzpersonal** ist im Regelfall von einer ähnlichen Qualifikationsdifferenz auszugehen. Der typische, engagierte, durchaus auch mehrjährig im Rettungsdienst tätige Rettungsassistent oder Rettungssanitäter kann nicht auf die Erfahrungen eines über 3 Jahre aus- und über 2 Jahre weitergebildeten Anästhesiepflegers zurückgrei-

fen. Notarzt und Rettungsassistent oder Rettungssanitäter führen u. U. ihre erste **gemeinsame** Narkose durch und kennen daher ihre wechselseitige Qualifikation nicht.

20.4.2   Der unbekannte, in der Regel vitalbedrohte, nichtnüchterne Patient

Ein unbekannter, vitalbedrohter, nichtnüchterner, zur Narkose anstehender Patient stellt im Klinikbetrieb eine bemerkenswerte Ausnahme dar, der man typischerweise durch besondere Vorkehrungen, in erster Linie personelle Verstärkung Rechung trägt.

Unbekannte Vorerkrankungen, anatomische Varianten, z. B. erschwerte Intubationsbedingungen, Allergien etc. erhöhen das Narkoserisiko.

> ❯ In das Gesamtrisiko geht in besonderem Maße die akute Vitalbedrohung, die eine sofortige Narkose erforderlich macht, ein.

Der nichtnüchterne Patient ist zusätzlich aspirationsgefährdet.

20.4.3   Materielle Einschränkungen

Die Tatsache, dass nicht alle in der Klinik verfügbaren, im Rahmen des Anästhesiebetriebes eingesetzten Substanzen (Narkotika, Relaxanzien) im Rettungsdienst verfügbar sind, stellt meist kein besonderes Problem dar, wenn die Crew im Umgang mit dem Vorhandenen trainiert ist.

Schwerwiegender sind Lücken auf apparativer Seite, insbesondere beim Monitoring. Während EKG-Ableitung und Pulsoxymetrie weitgehend als Standard – auch für die Versorgung vor Ort – gesichert sind, muss man noch in vielen Regionen auf die für spezielle Situationen im Rettungsdienst besonders wichtige Kapnometrie verzichten.

20.4.4   Ungewohnte Arbeitsbedingungen

An die im Vergleich zu klinischen Arbeitsbedingungen am Intensivbett oder am OP-Tisch **eingeengten räumlichen Bedingungen** der Versorgungskabine der bodengebundenen Rettungsmittel oder der Hubschrauber mit ihrer zwangsläufig eingeengten Zugänglichkeit zum Patienten sind erfahrene Notärzte und auch das nichtärztliche Personal im Rettungsdienst gewöhnt.

Die stets neue Umgebung bei der Versorgung von Notfallpatienten **vor Ort**, z. B. in engen Wohnräumen, im Straßengraben und bei Eingeklemmten z. B. am Arbeitsplatz, auf Baustellen oder in verunfallten Fahrzeugen stellen erhebliche Erschwernisse dar.

20.4.5   Widrige äußere Umstände

Bei vielen solcher Einsätze werden die Versorgungsmaßnahmen durch **Lärm** erschwert, z. B. die Auskultation des Thorax nach Intubation, oder durch **schlechte Lichtverhältnisse**, z. B. das Aufziehen, Kontrollieren und Anreichen der benötigten Medikamente. Gleichzeitig werden Teammitglieder – für sie spürbar oder auch unbewusst – durch **Zuschauer**, deren Anwesenheit sich, aus welchen Gründen auch immer, nicht in jedem Fall vermeiden lässt, einem zusätzlichen psychischen Druck ausgesetzt.

❯ **Die Schilderung dieser 5 nachteiligen Gesichtspunkte soll eindrücklich darstellen,**
— **dass praktisch jede Narkose(einleitung) unter den Bedingungen des Rettungsdienstes aus anästhesiologischer Sicht als eine Risikonarkose zu bewerten ist und**
— **dass das Ausmaß nachteiliger Gesichtspunkte die Indikationsstellung zur Narkose mitbestimmen muss.**

20.5   Indikation für eine Narkose(einleitung) im präklinischen Bereich

Als **Narkose(einleitung) im präklinischen Bereich** bezeichnet man die Summe der Maßnahmen, die notwendig werden, um bei Patienten zur Sicherung der Vitalfunktionen durch die Gabe von analgetischen → sedativen → narkotischen Substanzen – ggf. auch Relaxanzien – die notwendigen Voraussetzungen für die Intubation und die anschließende Beatmung zu schaffen.

Bei vielen Patienten, die im präklinischen Bereich unverzüglich intubiert und beatmet werden müssen, z. B. tief Komatöse und zu Reanimierende erübrigt sich – zumindest primär – die Gabe von Narkotika.

Das Indikationsspektrum für eine Narkose(einleitung) im Rettungsdienst reicht von »absoluten« bis zu »relativen Indikationen«.

Absolute Indikationen

Bei **absoluten Indikationen**, z. B. einem Kehlkopftrauma mit Erstickungssymptomatik, geht es darum, eine ganz konkrete, akute Lebensgefahr vor Ort abzuwenden und das Überleben des Patienten bis zum Erreichen der Klinik mit ihren erweiterten Möglichkeiten sicherzustellen.

Relative Indikationen

Bei **relativen Indikationen** wird der – anästhesiologisch sehr erfahrene – Notarzt, wenn alle übrigen Umstände es angemessen erscheinen lassen, bei einem nicht akut vitalbedrohten Notfallpatienten z. B. mit isolierten, aber sehr schmerzhaften Extremitätenverletzungen eine Narkose im Sinne einer vorgezogenen klinischen Erstversorgung einleiten, in erster Linie, um so eine sichere und voll wirksame Analgesie zu erzielen. Dies kann insbesondere auch dann sinnvoll sein, wenn dieser Patient erfahrungsgemäß nach Klinikeinlieferung unverzüglich operativ versorgt wird.

Unter Berücksichtigung der unter 20.4 erläuterten Besonderheiten und Gefahren der Narkose im Rettungsdienst sind die Grenzen zwischen »klassischen« oder »absoluten Indikationen« auf der einen und »relativen Indikationen« auf der anderen Seite fließend. Die Entscheidung ist vom konkreten Einzelfall, vorrangig der Qualifikation des Notarztes, und den jeweiligen Begleitumständen abhängig zu machen.

❯ **Es darf nicht sein, dass ein Polytraumatisierter, dessen Zustand sich bis zur Klinikeinlieferung ohne Intubation und Beatmung möglicherweise verschlechtert hätte, von einem anästhesiologisch unerfahrenen Team unter ungünstigen Bedingungen narkotisiert werden soll und bei diesem Versuch durch massive Hypoxie bei frustranen Intubationsversuchen zusätzlich akut gefährdet wird.**

Indikationen mit abnehmender Dringlichkeit:
— Akute respiratorische Insuffizienz
 – Erstickungssymptomatik
 – Inhalationstrauma nach Verbrennungen
 – Massives Lungenödem
 – »Atemstillstand« im Status asthmaticus
 – Zunehmender Stridor (Stridor bei Kleinkindern ▶ Kap. 32)

- Allgemeine Vitalgefährdung
  - Schädel-Hirn-Trauma (GCS <8)
  - Polytrauma
  - Schwere Schockzustände
  - Thoraxtrauma
  - Bewusstlosigkeit
  - Zustand **nach** Reanimation
- Aspirationsschutz und Frühbeatmung
  - Chirurgische Intervention am Notfallort, z. B. Amputation
  - Bewusstseinstrübung mit zunehmender Tendenz, z. B. beim Apoplex
  - Status epilepticus
  - Vorgezogene Narkoseeinleitung zur unverzüglichen klinischen operativen Versorgung

20.6   Vorbereitende Maßnahmen

Da misslungene Narkoseeinleitungsversuche – insbesondere nach Gabe von Relaxanzien – den Notfallpatienten auf das Schwerste gefährden, ist eine optimale Vorbereitung des gesamten Vorgangs von eminenter Bedeutung.

Bei keinem Einsatz, z. B. einer Narkoseeinleitung am Notfallort in größerer Entfernung vom Rettungsfahrzeug, darf auf wichtiges Material bzw. auf die Prüfung der Funktionsfähigkeit einzelner Komponenten verzichtet werden (❒ Abb. 20.1). Das nachträgliche Herbeischaffen des Erforderlichen erst nach auftretenden Schwierigkeiten in Aufgeregtheit oder gar Panik muss unter allen Umständen vermieden werden.

Grundlagen der präklinischen Narkoseeinleitung

1. Wahl des Einleitungsortes
   - RTW, NAW, RTH
   - »vor Ort«
2. Eindeutige Aufgabenzuteilung
   - Notarzt: Beatmung und Intubation
   - RASS 1: Assistenz bei der Intubation, Fixation und Beatmung
   - RASS 2/RS: Injektion auf Anweisung, Kontrolle des Monitorings

   ▼

---

3. Vorbereiten des Patienten
   - Sicherer venöser Zugang und laufende Infusion
   - Information des ansprechbaren Patienten
   - Lagerung
   - Präoxygenierung
4. Bereitstellung und Funktionsüberprüfung des Monitorings
   - EKG
   - Pulsoxymetrie
   - Kapnometrie
5. Bereitstellung und Funktionsüberprüfung der Beatmungsgeräte
   - ausreichender O_2-Vorrat
   - Handbeatmungsgerät mit O_2-Reservoir
   - Ggf. Notfallbeatmungsgerät
6. Bereitstellung und Funktionsüberprüfung des Intubationszubehörs
   - Laryngoskop (Spatel, Ersatzakku, Batterien, Birnchen)
   - Endotrachealtubus und Mandrin
   - Pharyngealtuben (Guedel, Wendl)
   - Larynxmaske, Combitubus, Bronchoskop (wenn vorhanden)
   - Fixationsmaterial
   - Magill-Zange
7. Bereitstellung und Funktionsüberprüfung der Absaugeinheit
   - Elektrisch, pneumatisch, manuell
   - Absaugkatheter
   - Gebogene Kornzange
8. Bereitstellung spritzfertiger Narkotika

20.6.1   Wahl des geeigneten Einleitungsortes

Nach Möglichkeit wird der Notarzt als Einleitungsort den RTW/NAW mit seinen vergleichsweise gewohnten räumlichen und apparativen Bedingungen wählen. Wenn aus zwingenden Gründen am Notfallort außerhalb der Fahrzeuge eingeleitet werden muss, spielt eine sorgsame Vorbereitung eine noch größere Rolle.

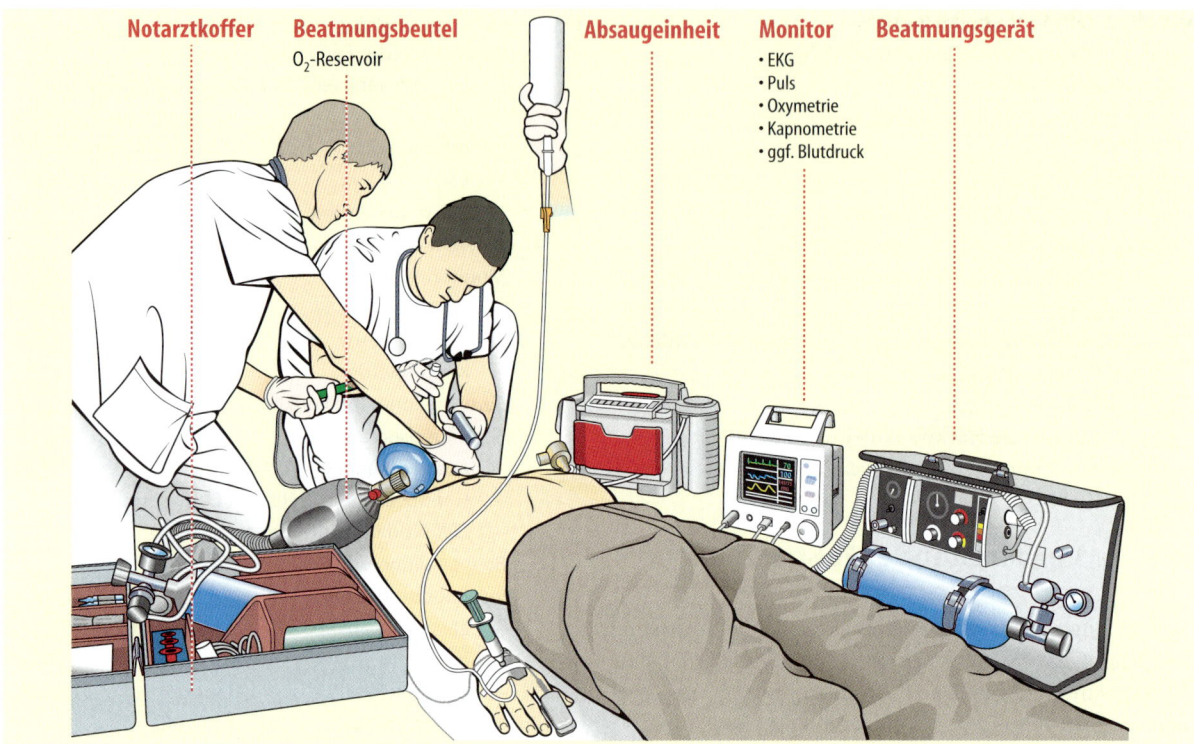

Notarztkoffer   **Beatmungsbeutel**   **Absaugeinheit**   **Monitor**   **Beatmungsgerät**
O₂-Reservoir

- EKG
- Puls
- Oxymetrie
- Kapnometrie
- ggf. Blutdruck

🔴 Abb. 20.1. **Narkoseeinleitung im präklinischen Bereich**

20.6.2   Eindeutige Aufgabenzuteilung

Im Regelfall wird der Notarzt präoxygenieren, intubieren und die primäre Beatmung mit dem Beatmungsbeutel durchführen.

Der erfahrenste Rettungsassistent wird Gerät und Material für Absaugung, Intubation und Beatmung anreichen.

Die zweite Assistenz injiziert auf Anweisung, kontrolliert den Blutdruck und kümmert sich um die Infusion.

Wenn eine solche – eigentlich selbstverständliche – Aufgabenzuteilung unterbleibt, »machen schlimmstenfalls alle alles« und manches Wichtige wird vergessen, übersehen oder erfolgt ohne notwendige Koordination.

20.6.3   Vorbereitung des Patienten

Ansprechbaren Patienten wird erklärt, warum eine Narkose erforderlich ist. Nach Problemen bei früheren Narkosen und nach Allergien etc. ist zu fragen. Die Weite der

Mundöffnung und die Reklinationsfähigkeit des Kopfes sind zu prüfen, Zahnteile sind ggf. zu entnehmen.

➕ **Praxistipp**

Nur ein sicherer venöser Zugang und eine laufende Infusion garantieren das schnelle »Einschwemmen« der injizierten Narkotika.

Lagerung des Notfallpatienten mit leicht erhöhtem Oberkörper (Nichtnüchternheit), der Kopf wird durch Unterstützung ca. 10 cm höher als der Oberkörper positioniert.

Möglichst frühzeitiger Beginn der Präoxygenierung.
Platzierung des Monitorings:

- EKG,
- Pulsoxymetrie,
- RR-Messung.

20

20.6.4 Bereitstellung und Funktionsüberprüfung des Monitorings

EKG-Ableitung und **Pulsoxymetrie** müssen auch am Notfallort sichergestellt werden. Die Verfügbarkeit der **Kapnometrie** am Notfallort ist ein erheblicher Sicherheitsgewinn v. a. zur Bestätigung der endotrachealen Lage des Tubus nach schwierigen Intubationen – bzw. beim sofortigen Erkennen der Fehllage – unter allgemein erschwerten Bedingungen, z. B. unsicherer Auskultation.

20.6.5 Bereitstellung und Funktionsüberprüfung der Beatmungsgeräte

Das Handbeatmungsgerät muss über die technische Möglichkeit verfügen, mit hohen inspiratorischen O_2-Konzentrationen zu präoxygenieren und zu beatmen (Reservoir/Spezialventil).

Nach Absprache sollte evtl. eine vorbereitete Einstellung am Notfallrespirator für die anschließende Beatmung erfolgen: primär 100% O_2, Atemfrequenz 10, AMV 8.

Es muss regelmäßig geprüft werden, ob der O_2-Vorrat ausreichend ist.

20.6.6 Bereitstellung und Funktionsüberprüfung des Intubationszubehörs

Ein nicht funktionierendes Laryngoskop kann nach Narkoseeinleitung, insbesondere nach Gabe von Relaxanzien und ohne vorherige suffiziente Präoxygenierung den Tod des Patienten zur Folge haben. Daher muss das Laryngoskop direkt vor dem Gebrauch auf volle Funktion – einschließlich Helligkeit! – geprüft werden.

> ✚ **Praxistipp**
>
> Ersatzakkus bzw. -batterien und -leuchtmittel sind bereitzuhalten; sicherer ist die Verfügbarkeit eines zweiten funktionsüberprüften Laryngoskopgriffes.

Zum gegenwärtigen Zeitpunkt stehen für den Einsatz in Klinik und Rettungsdienst konventionelle, d. h. lampenbeleuchtete **Warmlichtlaryngoskope** mit eingeschraubtem Leuchtmittel und neuere, **fiberoptische Kaltlichtlaryngo-** skope mit in den Griff integrierter Halogenlampe zur Verfügung. Bei konventionellen Laryngoskopen können neben der Batterie-/Akkuentladung den Ausfall bzw. Störung hervorrufen:

- Kontaktstörungen zwischen Griff und Spatel,
- kompletter Defekt des im Spatel verschraubten Leuchtmittels,
- eine Alterung (Graufärbung) im Glasteil des Leuchtmittels.

Kontaktstörungen (Wackelkontakte) und »Altersschwächen« des – noch funktionierenden – Leuchtmittels werden bei täglichen Routinefunktionsprüfungen nicht immer mit letzter Sicherheit erkannt. Im Rettungsdienst sollten daher – zumindest wenn nur ein Laryngoskop mitgeführt wird – **fiberoptische Kaltlichtlaryngoskope** wegen ihrer höheren Anwendungssicherheit beschafft und eingesetzt werden.

Vorteile der Kaltlichtlaryngoskope: höhere Lichtausbeute ohne freiliegende Schraubverbindungen, keine **externen** Lichtleiter, verschmutzungsresistent.

Das übrige Intubationszubehör ist obligat und bedarf keiner weiteren Erläuterung.

Im Gebrauch der **Magill-Zange** geübte Intubateure setzen sie zur Entfernung von Fremdkörpern, z. B. in den Rachen gerutschten Prothesenteilen, oder von Klumpen besonders zähen Schleims oder Blutkoageln im Rachenraum ein.

20.6.7 Bereitstellung und Funktionsüberprüfung der Absaugeinheit

Mit einer mit einem Tupfer versehenen gebogenen Kornzange (»Katastrophentupfer«) können ebenfalls feste Bestandteile (Erbrochenes, Blut und Schleim) ausgewischt werden, wenn wegen des vergleichsweise dünnen Lumens der Absaugkatheter bzw. die Absaugpumpen trotz voller Leistung versagen.

20.6.8 Bereitstellung injektionsbereiter Narkotika

Der Notarzt legt vor der Narkoseeinleitung fest, ob er

- Atropin vorgeben,

- mit Sedativa, Opioiden und/oder Hypnoanalgetika einleiten,
- ggf. Relaxanzien einsetzen will.

Die benötigten Substanzen sind in **ausreichender Dosierung, verwechslungssicher, spritzfertig** bereitzulegen.

20.7 Medikamente zur Durchführung von Narkosen im Rettungsdienst

Es hat sich bewährt, für die Durchführung von Narkosen im Rettungsdienst grundsätzlich ein – im Vergleich zur Klinik – **kleines Arsenal von Substanzen** in den Fahrzeugen mitzuführen, damit sich Notärzte ohne fundierte anästhesiologische Erfahrungen relativ schnell mit den jeweiligen Wirkungsprofilen vertraut machen können.

Im Gegensatz dazu sollte man in rein anästhesiologisch besetzten Notarztdiensten kontinuierlich prüfen, welche in der Klinik neu eingeführten Narkotika sich wegen besonderer vorteilhafter Eigenschaften für eine generelle Einführung im Rettungsdienst eignen.

20.7.1 Opioide und Sedativa in narkotischer Dosierung

❯ Unabhängig von durch das Notfallgeschehen verursachten Schmerzen ist bei der Narkoseeinleitung Folgendes zu berücksichtigen:
Die endotracheale Intubation ist ein schmerzhafter Vorgang!

Da reine Sedativa, aber auch ein Teil der im Rettungsdienst eingesetzten Narkotika über keine oder nur geringe analgetische Eigenschaften verfügen, werden in erster Linie hoch **wirksame Opioide** zur zentralen Schmerzausschaltung während der Einleitung verabreicht.
- Fentanyl: 0,05–0,1 mg i.v.
- Rapifen: 0,5–1 mg i.v.

❯ Wegen ihrer ca. 200- bzw. 20fach stärkeren Wirkung im Vergleich zum Morphin ist der durch ihre Injektion bedingte Atemstillstand einzukalkulieren.

Bei schon primär bewusstseinseingeschränkten und/oder kreislaufinstabilen Notfallpatienten reicht häufig die re-

aktionsabhängige, titrierte Verabreichung reiner Sedativa wie **Diazepam** oder **Midazolam**, ggf. durch Opioide ergänzt, um eine ausreichende Narkosetiefe zu erzielen.

20.7.2 Hypnoanalgetika

Etomidate

Hypnotikum weitgehend ohne kardiozirkulatorische Nebenwirkungen, insbesondere im Sinne des Blutdruckabfalls. Wegen fehlender analgetischer Potenz (und wegen seiner sehr kurzen Wirkdauer) muss Etomidate (z.B. Hypnomidate) mit einem Opioidanalgetikum kombiniert werden.

Dosierung: 0,3 mg/kgKG i.v.

Barbiturate

Das im Rettungsdienst am häufigsten verwendete Barbiturat ist **Trapanal**, ein klassisches Einleitungsnarkotikum; allerdings mit negativ-inotroper Wirkung; reduziert zusätzlich den venösen Rückstrom, sodass insbesondere bei Hypovolämie und Hämorrhagie mit Blutdruckabfällen zu rechnen ist.

Wegen geringer analgetischer Potenz ist in der Regel eine Supplementierung mit Opioiden erforderlich.

Trapanal

Dosierung: Bei kardiozirkulatorisch stabilen Patienten 3–5 mg/kgKG i.v.

Bei Notfallpatienten müssen Barbiturate in erster Linie nach Wirkung dosiert werden, um schwere Kreislaufdepressionen zu vermeiden.

Ketamin

Ketamin (z.B. Ketanest S) ist ein Hypnotikum mit stark analgetischer Potenz und stimulierenden Wirkungen auf das kardiovaskuläre System. Daher nicht nur in niedriger Dosis als Analgetikum, sondern in höherer Dosierung auch zur Narkoseeinleitung geeignet.

Dosierung: S-Ketamin 0,5–1,0 mg/kgKG i.v.; in Ausnahmefällen 2–4 mg/kgKG i.m.

❯ Ein Teil der Patienten schließt nach Narkoseeinleitung mit Ketamin nicht die Augen, sondern beeindruckt durch eine fahle Gesichtsfarbe und einen starren Blick. Das Unerfahrene erschreckende Bild ist aber kein Hinweis für eine bedrohliche Verschlechterung der Vitalfunktionen.

Bei Ketaminnarkosen ist die Gabe von Atropin zur Einleitung sinnvoll, da es andernfalls zu einer erheblichen Speichelsekretion kommt.

Zur Vermeidung unerwünschter psychischer Reaktionen und zur Vermeidung von unerwünschten Blutdruckanstiegen ist die begleitende Gabe von Benzodiazepinen indiziert.

Propofol

Schnell wirkendes Hypnotikum mit kurzer Wirkungsdauer ohne analgetische Potenz.

Wegen deutlicher Tendenz, die Myokardkontraktilität, den systemischen Gefäßwiderstand sowie den venösen Rückstrom zu reduzieren, zeigt das als Teil der **klinischen** Palette von Einleitungsnarkotika bewährte Propofol (z. B. Disoprivan) keine bestechenden Vorteile für die Anwendung in der Notfallmedizin, insbesondere auch für eine Anwendung durch nicht narkoseerfahrene Notärzte.

Vorteilhaft ist allerdings die besonders starke Dämpfung pharyngealer Reflexe, die die Platzierung der Larynxmaske und eine Intubation ohne Gabe von Relaxanzien ggf. erleichtert.

20.7.3 Muskelrelaxanzien zur Narkoseeinleitung

Muskelrelaxanzien sind Substanzen, die an der motorischen Endplatte wirken, also an der Stelle, an der der Impuls des motorischen Nervs an den Muskel übertragen wird. Muskelrelaxanzien unterbrechen letztlich die Erregungsübertragung zum Muskel, die quergestreifte Muskulatur bleibt – je nach Substanz unterschiedlich – für eine gewisse Zeit reversibel relaxiert. Somit kommt es zu einer peripheren Atemlähmung.

Depolarisierende Relaxanzien

Typischer Vertreter ist das Succinylcholin (z. B. Succinyl, Pantolax). Es löst wie die physiologische Überträgersubstanz Acetylcholin primär eine Muskelerregung aus – ohne Vorgabe eines nicht depolarisierenden Relaxans an Faszikulationen erkennbar –, blockiert dann aber bis zu ihrem Abbau die Acetylcholinrezeptoren.

Während dieser 4–6 min bleibt die quergestreifte Muskulatur auch das Zwerchfell als wichtigster Atemmuskel unerregbar.

Succinyl

Dosierung: 1,5 mg/kgKG,
Anschlagzeit: 30–40 s.
Nebenwirkungen mit notfallmedizinischer Relevanz: Insbesondere bei Kindern treten selten schwere Rhythmusstörungen auf, Bradykardien und maligne Hyperthermie.

Solange noch keine neuen und nichtdepolarisierenden Relaxanzien mit gleicher oder kürzerer Anschlagzeit und notfallmedizinisch weniger bedeutsamen Nebenwirkungen entwickelt werden, bleibt Succinylcholin – wie in der Klinik – im präklinischen Bereich das Relaxans der Wahl bei der Narkoseeinleitung nichtnüchterner Notfallpatienten, sofern überhaupt Relaxanzien eingesetzt werden.

Nichtdepolarisierende Relaxanzien

Nichtdepolarisierende Relaxanzien, z. B. Norcuron und Tracrium blockieren primär die Acetylcholinrezeptoren an der motorischen Endplatte, ohne zuvor eine Muskelerregung ausgelöst zu haben.

Unter klinischen Bedingungen haben diese Substanzen, die hinsichtlich ihrer Wirkungsdauer als kurzwirksame, mittellang und langwirksame eingeteilt werden, eine definierte Funktion.

Auch bei der klinischen Narkoseeinleitung nichtnüchterner Patienten bleibt Succinylcholin aber weiterhin »Mittel der Wahl«, weil es über die kürzeste Anschlagzeit verfügt, d. h. der reflux- und/oder erbrechens- und damit aspirationsgefährdete Patient kann innerhalb von 30–50 s intubiert werden.

Indikationen für nichtdepolarisierende Relaxanzien im Rettungsdienst

Präkurarisierung vor Succinylgabe, um intraabdominale Druckerhöhungen (und spätere Muskelschmerzen) durch die primäre Muskelerregung zu vermeiden und ggf. zur Erleichterung der sich anschließenden maschinellen Beatmung.

Muskelrelaxanzien zur Narkoseeinleitung im Rettungsdienst – ein Dilemma

Obwohl die Gabe von Relaxanzien zur Narkoseeinleitung allein in der Verantwortung des Notarztes liegt, sollen die Probleme bei deren Einsatz, aber auch beim Verzicht auf diese Substanzen wegen ihrer Wichtigkeit auch für Rettungsassistäter – insbesondere aber für Rettungsassistenten – klar beschrieben werden.

Vorteile der Succinylgabe:

- Bessere Intubationsbedingungen durch Muskelerschlaffung,
- in der Regel schnellere Platzierung des Tubus in der Trachea,
- geringere vegetative Stimuli durch Verkürzung der Manipulationen in der Kehlkopfregion,
- geringere Blutdruck- und Herzrhythmusirritationen,
- geringere Irritationen bei zuvor bestehender zerebraler Läsion mit erhöhtem intrakraniellem Druck.

Gefahren und Nachteile der Succinylgabe:

- Hypoxie durch periphere Atemlähmung bei erfolglosen Intubationsbemühungen,
  - wenn auch eine überbrückende Maskenbeatmung nicht gelingt und
  - eine vorherige suffiziente Präoxygenierung nicht durchführbar war oder unterlassen wurde,
- Rhythmusstörungen.

❗ **Die schlimmste aller durch den Notarzt hervorgerufenen Gefährdungen des Notfallpatienten ist: »Can't intubate, can't ventilate.«**

Diese Aufzählung der Vorteile auf der einen Seite sowie der Gefahren und Nachteile der Gabe von Succinyl zur Narkoseeinleitung im Rettungsdienst auf der anderen Seite beschreibt ein Dilemma und erklärt gleichzeitig, warum die Diskussion weiterhin kontrovers geführt wird, mit einer deutlichen Tendenz, eher auf die Gabe von Relaxanzien zu verzichten.

Der anästhesiologisch und/oder intubationstechnisch Erfahrene wird eher den nichtrelaxierten Patienten intubieren, für den weniger Erfahrenen erleichtert die Vollrelaxation den Intubationsvorgang.

Die gelungene Intubation des relaxierten Patienten ist schonender und nebenwirkungsärmer als länger dauernde oder gar erfolglose Intubationsversuche.

Der versierte Notarzt kann die kritische Phase bei misslungenen Intubationsversuchen nach Gabe von Succinyl durch Maskenbeatmung und/oder durch die Anwendung von Alternativtechniken besser überbrücken als der weniger Erfahrene.

20.8   Narkoseeinleitung

Nach der Vorbereitung des Patienten, Bereitstellung aller funktionsbereiten Geräte und Instrumente, Positionierung des Notarztes und des Assistenzpersonals sollte mit einer Präoxygenierung begonnen werden.

20.8.1   Präoxygenierung

Als Präoxygenierung bezeichnet man die Verabreichung einer erhöhten inspiratorischen O_2-Konzentration zur Aufsättigung der körpereigenen O_2-Speicher, um eine Phase mit sistierender Ventilation d. h. einen Atemstillstand zu überbrücken.

Die normale Inspirationsluft besteht zu 78 Vol.-% aus Stickstoff. Präoxygenierung bedeutet Denitrogenisierung, d. h. Auswaschen des intrapulmonalen Stickstoffanteils, der auch dort 78 Vol.-% beträgt.

Der intrapulmonale O_2-Speicher des Menschen bei Raumluftatmung (ungefähr 160 ml) reicht bei einem O_2-Verbrauch von 250 ml/min für eine Apnoezeit von 40 s, danach fällt die O_2-Sättigung sehr schnell ab.

Wird durch eine wirksame Präoxygenierung der in der Lunge vorhandene Stickstoff vollständig eliminiert, vergrößert sich der intrapulmonale O_2-Speicher auf 2500 bis 3000 ml (► Kap. 18). Dadurch wird die Zeit für eine folgenlose, d. h. ungefährliche Intubationsapnoe rechnerisch (2500:250) auf 10 min erhöht! Innerhalb dieser Zeit wäre eine succinylbedingte periphere Atemlähmung überwunden.

Warum wird – auch unter klinischen Bedingungen – nicht oder sehr häufig unzureichend präoxygeniert?

- Das Wissen um die Wirksamkeit ist noch nicht Allgemeingut.
- Die Pulsoxymetrie als O_2-Monitoring lässt den Sicherheitsgewinn einer vorherigen Präoxygenierung bei problemloser Intubation nicht erkennen. Vielfach glaubt man, wenn die pulsoxymetrischen Werte 99 oder 100% anzeigen, brauche man nicht bzw. nicht weiter zu präoxygenieren.

Die Pulsoxymetrie gibt aber nur einen Hinweis über **die aktuelle periphere arterielle O_2-Sättigung** des Blutes. Der primär effektive O_2-Pool des Erwachsenen reicht bei einem Verbrauch von ca. 250 ml O_2/min bei problemloser Intubation aus, die Pulsoxymetrie zeigt am Ende dieses Vorgangs normale Werte und gibt nicht zu erkennen, wie sehr die noch vorhandene Menge des primär effektiven O_2-Vorrates ohne Präoxygenierung bereits abgeschmolzen ist.

> Im Normbereich liegende puloxymetrische Werte lassen keinerlei Schlüsse auf Effektivität oder Sinnhaftigkeit einer Präoxygenierung zu.

> Unter den Bedingungen des Notfallortes kann/sollte mit Handbeatmungsgeräten eine Präoxygenierung durchgeführt werden.

Erste Möglichkeit: Anschluss eines O_2-Demand-Ventils maskennah am Beutelventil. Der Patient atmet **spontan** 100% O_2 bei dichtsitzender Maske.

Zweite Möglichkeit: Verwendung eines Reservoirs mit hohem Frischgasflow von 15 l, vorsichtige assistierende Maskenbeatmung mit reinem Sauerstoff. Beatmungshübe sind allerdings wegen der Nichtnüchternheit zu unterlassen.

20.8.2 Eigentliche Narkoseeinleitung

- Injektion von Hypnotikum und Opioid,
- Sellik-Handgriff bis zur Platzierung des Trachealtubus,
- orotracheale Intubation,
- möglichst umgehende **Bestätigung** der endotrachealen Lage des Tubus durch **Kapnometrie**,
- Auskultation: **Atemgeräusch seitengleich, gurgelndes Geräusch über dem Magen?**,
- Fixation des Tubus.

Auch vor der Gabe von Succinylcholin kann – zumindest nach suffizienter Präoxygenierung – auf eine Zwischenbeatmung zur Klärung der Frage, ob der Patient mit Maske zu beatmen wäre, verzichtet werden. Die Gefahr der Blähung des Magens ist zu bedenken. Das »Prüfergebnis« ist nicht immer repräsentativ für die Schwierigkeiten der Maskenbeatmung **nach** Relaxierung.

Unter den Ruhebedingungen der Klinik sollte sich im Regelfall auch ohne kapnometrische Kontrolle feststellen lassen, ob der Intubationstubus endotracheal platziert wurde.

Unter den erschwerten Bedingungen des Rettungsdienstes – unbekannter Patient, anästhesiologisch/intubationstechnisch weniger erfahrener Notarzt, Verzicht auf

Relaxierung, schwierige anatomische Bedingungen, Lärm erschwert die sichere auskultatorische Kontrolle, Pulsoxymetrie zeigt ggf. lang anhaltend niedrige O_2-Sättigung – ist die Kapnometrie das sicherste Überwachungsverfahren, um zu verhindern, dass der richtig platzierte Tubus unnötigerweise entfernt oder länger über einen im Ösophagus liegenden Endotrachealtubus »beatmet« wird (► Kap. 18.2.2).

20.9 Alternativen zur endotrachealen Intubation

20.9.1 Wache laryngoskopische Intubation

Für eine wache laryngoskopische Intubation wäre eine ausreichende Oberflächenanästhesie des Mundes, des Pharynx, der Kehlkopfregion und der oberen Trachea erforderlich, um massive Abwehrbewegungen und bedrohliche vegetative Reaktionen wie Tachykardie, Bradykardie, massive Blutdruckanstiege zu vermeiden. Daher ist die wache laryngoskopische Intubation kein etabliertes Verfahren der präklinischen Versorgung.

20.9.2 Alternative Ersatztechniken der konventionellen endotrachealen Intubation

Weitere alternative Ersatztechniken der konventionellen endotrachealen Intubation (◻ Abb. 20.2) weichen hinsichtlich der Sicherheit für den Notfalpatienten vom »golden standard« der klassischen endotrachealen Intubation ab (► Kap. 18.2):

- Platzierung der Larynxmaske
- Verwendung des Combitubus
- Fiberoptische Intubation

All diesen Verfahren ist aber gemeinsam, dass diese Techniken (fast) nur von anästhesiologisch geprägten Notärzten (aber nicht von allen) beherrscht werden und auch – bis auf die Larynxmaske – unter klinischen Bedingungen im Narkosebetrieb zur Zeit nicht mit der für eine breite Ausbildung erforderlichen Häufigkeit durchgeführt werden. Es wäre unverantwortlich, wenn sich ein Notarzt ohne vorherige persönliche Erfahrung in der Durchführung von Alternativtechniken der Intubation entschließen würde, eine der Möglichkeiten im Rettungsdienst am Not-

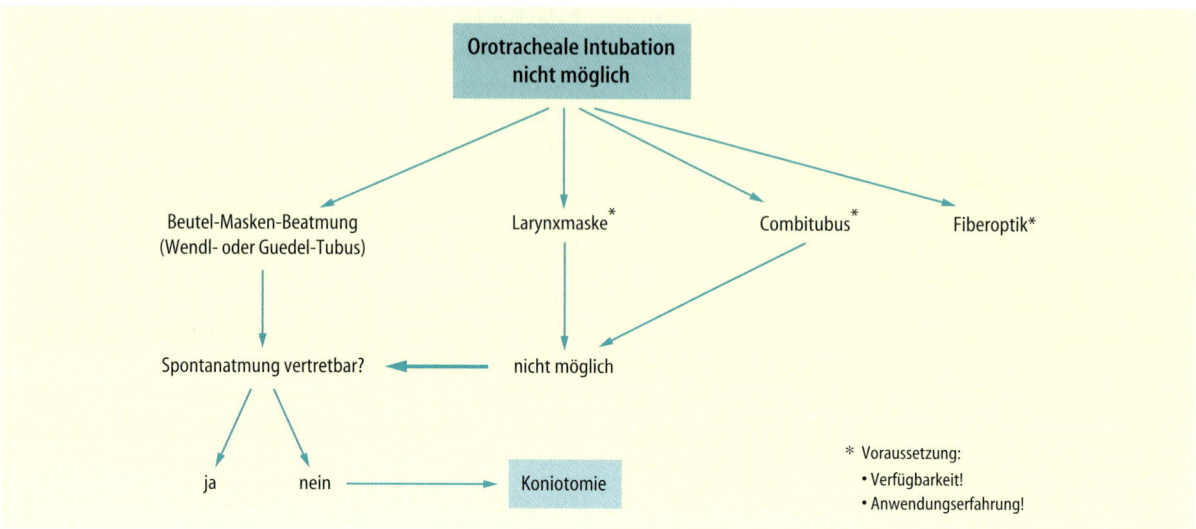

Abb. 20.2. **Sicherung der Atemwege**

fallpatienten erstmals selbstständig anzuwenden. Dies gilt aber in gleicher Weise auch für die »schlichte« endotracheale Intubation.

20.9.3   Koniotomie

▶ Kap. 40.9. Die Technik der Koniotomie dagegen wird zwar – unter klinischen Bedingungen – ebenfalls nicht geübt, kann aber durch eine ausreichende mentale Vorbereitung im Ernstfall mit einer hohen Erfolgsrate praktiziert werden (▶ Kap. 18.2.3).

20.10   Narkoseführung und Dokumentation

Der intubierte und narkotisierte Patient wird im präklinischen Bereich in jedem Fall beatmet. Je nach Beatmungsgerät (Handbeatmungsgerät, Notfallrespirator) kontrolliert oder ggf. assistiert.

Neben dem Monitoring (Pulsoxymetrie, Kapnometrie, EKG, Blutdruckmessung) ist der Patient selbst intensiv zu beobachten.

Die Kapnometrie erleichtert die Einstellung der Beatmungsparameter, solange pulmonaler Gasaustausch und Hämodynamik ungestört sind. Die Abweichungen zwi-

schen arteriellem und alveolärem pCO_2 liegen dann bei 3–8 mmHg.

Bei verlängerter Diffusionsstrecke, z. B. beim Lungenödem, erhöhtem Totraum und/oder erhöhtem Shunt und anderen pathophysiologischen Abläufen, insbesondere auch schweren Störungen der Hämodynamik, verlieren die absoluten Werte ihre sichere Aussagekraft.

Bei Patienten im Rettungsdienst wurde eine mögliche Differenz von über 20 mmHg nachgewiesen.

Trotzdem ist die Kapnometrie als Trendanzeige tauglich. Für eine **sichere** Vermeidung einer Hyper- oder Hypoventilation sind die kapnometrischen Werte dann, d. h. in solchen kritischen Situationen, nicht voll geeignet. Hier bedürfte es weiterhin der Blutgasanalyse.

20.10.1   Kriterien für die Weiterführung der Narkose

Blutdruckanstiege, zunehmende Tachykardie, Schwitzen oder motorische Reaktionen des Patienten erfordern auf der einen Seite Nachinjektionen zur Aufrechterhaltung der Narkose. Standardisierte Applikationsintervalle auf der anderen Seite ohne nachvollziehbares Erfordernis unter Missachtung in erster Linie einer zunehmenden kardiozirkulatorischen Depression sind zu unterlassen. In ◘ Tabelle 20.1 werden Empfehlungen gegeben.

◻ Tabelle 20.1. Anhaltsempfehlungen für Applikationsintervalle

Gruppe	Substanz	Dosierung	Intervall
Sedativa	Diazepam	2,5–10 mg	10–15 min
	Midazolam	2–5 mg	10–15 min
Analgetika	Morphin	2,5–5 mg	10–15 min
	Fentanyl	0,1 mg	20–30 min
	Rapifen	0,5–1 mg	15–20 min
Hypnotika	Trapanal	80–150 mg	10–15 min
	Ketamin	20–50 mg	10–15 min
Relaxanzien	Norcurcon	1–2 mg	20–30 min

20.10.2 Dokumentation

Aus nachvollziehbaren medizinischen – aber auch aus rechtlichen – Gründen sind Narkoseeinleitung und Verlauf auf dem **Notarzteinsatzprotokoll** zu protokollieren.

❯ Da die Einleitung einer Narkose im präklinischen Bereich das Zustandsbild des Patienten erheblich verändert und die Erhebung von Befunden in der Klinik, z. B. des neurologischen Status, erschwert, ist auch die genaue Dokumentation des Primärzustands von großer Wichtigkeit.

Kreislaufstillstand und Wiederbelebung

Das Erkennen des Kreislaufstillstands und die sachgerechte Einleitung von Wiederbelebungsmaßnahmen setzen eine hohe Qualifikation des Rettungsdienstpersonals voraus. Die Kenntnis der Symptomatik schwerer Störungen der Vitalfunktionen und der Regelkreise sowie die Beherrschung der Techniken zu deren Stabilisierung münden in den Versuch das Überleben eines Menschen an der Schwelle des Todes zu sichern.

Lernziele

Rettungsassistent und Rettungssanitäter sollen
- den Begriff Kreislaufstillstand definieren und die Symptomfolge bei primär zirkulatorischer Ursache beschreiben,
- die Einzelschritte des diagnostischen Blocks zur Feststellung eines Kreislaufstillstands erläutern,
- den aktuellen Leitlinien des Europäischen Reanimationsrates (ERC) entsprechend die Vorgehensweise des

Rettungsdienstpersonals beim Kreislaufstillstand vor dem Eintreffen des Notarztes detailliert beschreiben,
- typische EKG-Befunde beim Kreislaufstillstand benennen und die Ursachen für die hämodynamische Wirkungslosigkeit erklären,
- die Begriffe »klinischer« und »biologischer Tod« erklären können.
- Rettungsassistenten sollen darüber hinaus
- den aktuellen ERC-Leitlinien entsprechend den gesamten Ablauf der mechanischen und medikamentösen Reanimationsmaßnahmen im Notarztdienst detailliert aufzählen und erläutern,
- wichtige Besonderheiten und Abweichungen bei der Wiederbelebung von Säuglingen und Kleinkindern aufzählen,
- Gründe und Voraussetzungen für den Verzicht auf und den Abbruch von Wiederbelebungsmaßnahmen benennen können.

Bei der Wiederbelebung geht es primär um Leben oder Tod des Patienten.

Während der sachgerechten Durchführung der Reanimationsmaßnahmen gilt es aber zugleich, bei den Überlebenden Dauerschäden zu vermeiden. Unabdingbare Voraussetzungen für die Einleitung dieser schicksalhaften Handlungen sind die Kenntnis und die korrekte Umsetzung der jeweils aktuellen, sich in internationalen Empfehlungen, Leitlinien und Algorithmen niederschlagenden wissenschaftlichen Erkenntnisse.

Das internationale Komitee zur Zusammenarbeit in Fragen der Reanimation (International Liasion Committee on Resuscitation, ILCOR) ein multinationaler Zusammenschluss anerkannter Institutionen und Organisationen erarbeitet seit 1992, dann 2000 und zuletzt 2005 Stellungnahmen und Empfehlungen zur kardiopulmonalen Reanimation.

Auf diesen Stellungnahmen und Empfehlungen der Dachorganisation basierend, werden von den beteiligten Organisationen für die jeweiligen Zuständigkeitsbereiche für Europa und damit auch Deutschland vom Europäischen Reanimationsrat (European Resuscitation Council, ERC) Richtlinien definiert. Diese europäischen Richtlinien können von denen anderer Kontinente, z. B. denen Amerikas (American Heart Association, AHA) – geringfügig – abweichen.

Die 2005 vom ERC aktualisierten und konkretisierten Handlungsanweisungen sind nun in der 8. Auflage unseres Lehrbuchs in diesem Kapitel wiedergegeben.

Kommentar

Für die meisten Modifikationen der bisher empfohlenen Wiederbelebungsverfahren liegen nur unzureichende Ergebnisse aus Studien am Menschen vor, stattdessen werden Erkenntnisse aus Tierversuchen oder mathematischen Modellen sowie klinische Eindrücke zugrunde gelegt. Daher ist davon auszugehen, dass auch diese aktuellen Empfehlungen in einigen Jahren aufgrund neuerer wissenschaftlicher Studien und differenzierterer Erkenntnisse angepasst werden müssen. **Aktuelle wichtige Änderungen international abgestimmter Reanimationsregeln finden Sie** ↻.
Die Erarbeitung neuer Behandlungsempfehlungen bedeutet auch nicht, dass die bisher empfohlenen Techniken nun völlig unzureichend oder unsicher wären.

21.1 Pathophysiologische Grundlagen des Kreislaufstillstands

Früher wurden die Begriffe »**Herzstillstand**«, »**Kreislaufstillstand**« und »**Herz-Kreislauf-Stillstand**« **unterschiedslos verwendet**, wenn bei einem »leblosen Patienten« **kein**

21

Puls mehr tastbar und für den Arzt keine Herztöne mehr hörbar waren.

Wie im Anschluss ausführlich dargestellt werden soll, gibt es aber **Formen des akuten Kreislaufstillstands**, bei denen das Herz nicht völlig stillsteht. Die **Formen** des Kreislaufstillstands lassen sich allerdings nur **durch** die Ableitung eines **EKG unterscheiden**.

21.1.1 Definition

Plötzliche **Pulslosigkeit im Bereich der Karotiden** zeigt an, dass die Pumpfunktion des Herzens ausgesetzt hat, der **Kreislauf steht still.** Neben dem Herzen selbst (Durchblutungsstopp der Koronararterien!) reagiert bereits nach wenigen Sekunden auch das für einen Durchblutungsausfall besonders empfindliche Gehirn auf den sich ergebenden Sauerstoffmangel.

Es folgen dem kardialen Ereignis innerhalb 1 min Bewusstlosigkeit, Schnappatmung → Atemstillstand, Verfärbung von Haut und Schleimhäuten und eine Pupillenerweiterung, die in eine Pupillenstarre übergeht.

21.1.2 Ursachen

Schwerwiegende Störungen beider Vitalfunktion, der Atmung und des Kreislaufs können einen Kreislaufstillstand auslösen (◨ Abb. 21.1). Primäre Ursachen sind z. B.:

- Störungen der Atmung
  - Atemwegsverlegung
  - Ertrinken
  - Asthma bronchiale
- Störungen des Herzens
  - Akutes koronares Syndrom
  - ausgeprägte Rhythmusstörungen
  - Kammerflattern/Kammerflimmern
  - Asystolie
- Störungen des Kreislaufs
  - Schockzustände durch absoluten oder relativen Volumenmangel
  - Hämorrhagie
  - Anaphylaxie
  - Sepsis

21.1.3 Symptomfolge

Vorboten des Kreislaufstillstands

Bei **primär zirkulatorischen** Störungen, die überwiegend **Erwachsene** betreffen, kündigen Frequenzänderungen, schwere Brady- oder Tachykardien und/oder Rhythmusstörungen, häufig salvenartige Extrasystolen den drohenden Kreislaufstillstand an (◨ Tabelle 21.1).

Bei **primär respiratorischen** Störungen, eher typisch für schwere Notfälle bei **Kindern** deutet in der Regel die schwere Zyanose auf den bedrohlichen O_2-Mangel des gesamten Organismus hin.

◨ **Tabelle 21.1. Symptomfolge bei Kreislaufstillstand**

Symptom	Wann feststellbar?
1. Pulslosigkeit	sofort
2. Bewusstlosigkeit (Krämpfe)	nach ~ 6 s
3. Atemstillstand (Schnappatmung)[a]	nach ~ 15 s
4. graublaue Hautfarbe[b]	nach ~ 15 s
5. Erweiterung der Pupillen	nach ~ 45 s
6. Wiedereinsetzende Spontanatmung	nach ~ 60 s
7. Pupillenstarre	nach ~ 90 s

[a] Falls nicht Ursache des Kreislaufstillstands.
[b] Die bei primärem Atemstillstand bereits vor Eintritt des Kreislaufstillstands bestehende Zyanose geht z.T. in eine graue, fahle Hautfarbe über.

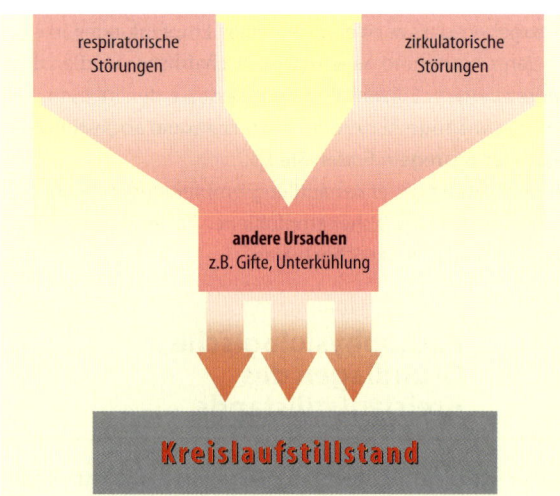

◨ Abb. 21.1. **Ursachen des Kreislaufstillstands**

Pulslosigkeit

Bei vitalbedrohten Patienten zeigt plötzliche Pulslosigkeit der A. carotis, beim entkleideten Patienten auch an der A. femoralis feststellbar, dass die Pumpleistung des Herzens unterbrochen ist: **Kreislaufstillstand.**

Bewusstlosigkeit (Krämpfe)

Ungefähr 6 s nach Einsetzen des Kreislaufstillstands tritt der Bewusstseinsverlust ein, da die für O_2-Mangel besonders empfindliche Großhirnrinde ihre Funktion drosselt.

Seltener treten zu diesem Zeitpunkt Krämpfe als Zeichen des O_2-Mangels im Gehirn auf.

Atemstillstand (Schnappatmung)

Bei primär zirkulatorischer Störung setzt nach ungefähr 15 s die Spontanatmung aus.

Ursache ist der O_2-Mangel des Atemzentrums

Seltener geht die normale Atmung direkt in eine Schnappatmung über.

Grau-blaue Hautfarbe

Ungefähr zum gleichen Zeitpunkt deuten sich auch in den Geweben mit niedrigerem O_2-Bedarf in Haut und Schleimhäuten durch die Entwicklung einer grau-blauen Farbe O_2-Mangel und Durchblutungsstopp als **Ausschöpfungszyanose** an.

Bei **primär respiratorischer Ursache** des Kreislaufstillstands geht die zuvor als Leitsymptom erkennbare Zyanose typischerweise in graue, fahle Haut über.

Erweiterung der Pupillen

In der Regel erweitern sich ca. 45 s nach Eintritt des Kreislaufstillstands die Pupillen.

> **Das Wiederengerwerden der Pupillen unter der Reanimation ist ein Zeichen für die Wirksamkeit der eingeleiteten Maßnahmen!**

(Wieder)einsetzende Schnappatmung

Nach ungefähr 60 s setzt bei vielen Patienten nochmals eine Schnappatmung ein. Durch diese krampfartigen Bewegungen, die in erster Linie vom Zwerchfell ausgelöst werden und in langen zeitlichen Abständen wiederkehren, **werden die Lungen kaum belüftet.**

> **Diese Form der Atmung ist als letzte unzureichende Notfallreaktion des noch wiederbelebaren Organismus**

zu sehen und darf keinesfalls mit ausreichender Spontanatmung verwechselt werden!

Pupillenstarre

Etwa 90 s nach Eintritt des Kreislaufstillstands werden die Pupillen starr und reaktionslos.

> **Man darf keine Zeit für langwieriges Prüfen dieser Reaktionslosigkeit mit Lampen etc. verlieren, sondern muss vielmehr die Gesamtheit der zuvor erwähnten Zeichen erkennen, werten und im Regelfall unverzüglich mit Reanimationsmaßnahmen beginnen.**

Wenn all die zuvor erläuterten Zeichen sichtbar sind, meist 90 s nach Eintritt des Kreislaufstillstands ist der **klinische Tod** eingetreten.

21.1.4 Formen des Kreislaufstillstands

Das Rettungspersonal muss bereits nach Sicherung der Diagnose »Kreislaufstillstand« mit der Herz-Lungen-Wiederbelebung beginnen, um einen **Notkreislauf** aufzubauen, **Sauerstoff in die Lungen** zu bringen und ggfs. das **Frühdefibrillationsprogramm** zu starten.

> **Die Überlebenschance eines Patienten mit Kammerflimmern nimmt pro Minute therapiefreien Intervalls, also vor der Defibrillation, um ca. 10 % ab!**

Im Notarztdienst muss in jedem Fall versucht werden durch gezielte ärztliche Maßnahmen den **Spontankreislauf** wieder herzustellen. Der Notarzt kann aber nur dann gezielt vorgehen, wenn zuvor durch EKG-Diagnostik die Form des Kreislaufstillstands festgestellt wurde (■ Abb. 21.2).

Im Hinblick auf das unterschiedliche therapeutische Vorgehen werden zwei Gruppen unterschieden:

- Gruppe 1: Pulslose ventrikuläre Tachykardie, Kammerflattern und Kammerflimmern
  Therapie: Primäre Defibrillation!
- Gruppe 2: Asystolie und pulslose elektrische Aktivität
  Therapie: Primär medikamentös!

Gruppe 1
Pulslose ventrikuläre Tachykardie

Die pulslose ventrikuläre Tachykardie, das Kammer**flattern**, ist häufig Vorbote eines Kammer**flimmerns**. Im EKG

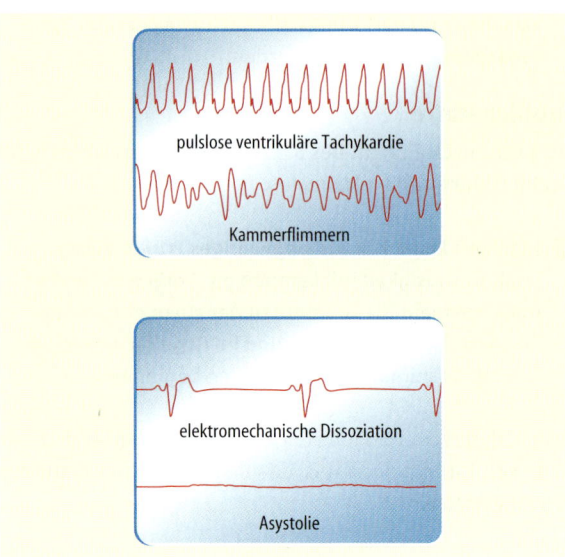

◼ Abb. 21.2. **Formen des Kreislaufstillstands**

lassen sich noch verbreiterte Kammerkomplexe mit Frequenzen zwischen 200 und 300/min abgrenzen. Tachykardien mit primär noch fühlbarem Puls gehen bei Frequenzsteigerungen in die Pulslosigkeit über, da sich das Herz in der kurzen Diastole nicht mehr füllen kann → die Pumpleistung geht gegen 0 → Pulslosigkeit.

Kammerflimmern

Fehlende bzw. nicht erkennbare Impulse des Reizleitungssystems, ungesteuerte Kontraktionen einzelner Muskelfasern der Kammern wird als Kammerflimmern bezeichnet. Die Oberfläche des Herzens wird von feinen Erregungswellen überzogen. Zugrunde liegen unkoordinierte Kontraktionen einzelner Herzmuskelfasern, die nur eine minimale, im Regelfall aber **keine effiziente Pumpwirkung** haben. Im EKG ist die schnelle Folge völlig unregelmäßiger Wellen in Frequenzen über 500/min sichtbar.

> ❯ Beim Kammerflimmern laufen am Herzen elektrische und minimale mechanische Aktionen ab, es liegt im strengen Wortsinne kein Herzstillstand vor, aber wegen fehlender wirksamer Auswurfleistung besteht funktionell ein Kreislaufstillstand.
> Kammerflimmern ist die häufigste Form des plötzlichen Kreislaufstillstands bei zuvor Gesunden, z. B. beim Herzinfarkt, beim Stromunfall oder bei der Unterkühlung.

Gruppe 2
Herzstillstand (Asystolie)

Das **Reizleitungssystem** des Herzens sendet **keine Impulse** aus, das Myokard ist bewegungslos, im EKG ist eine gerade Linie die »0-Linie«erkennbar. Asystolie ist die Form des Kreislaufstillstands, die häufig bei längeren Krankheitsprozessen auftritt.

Pulslose elektrische Aktivität (PEA) bzw. elektromechanische Dissoziation (EMD)

Diese vergleichsweise seltene Form des Kreislaufstillstands ist gelegentlich bei Patienten mit chronisch vorgeschädigtem Herz-Kreislauf-System zu finden. Das Reizleitungssystem sendet weiterhin Impulse aus, die **elektrischen** Vorgänge an den Herzmuskelfasern laufen – im Gegensatz zu den muskulären – in annähernd normaler Weise ab. **Die Muskelfasern kontrahieren sind aber nur noch schwach oder gar nicht.**

Da die Überlebenszeit der **elektrischen Funktion** des Herzens größer sein kann, als die der **mechanischen Funktion**, ist die sonst zwangsläufige Koppelung von elektrischen und mechanischen Aktionen aufgehoben.

Im EKG sieht man grob geformte Kammerkomplexe, manchmal sogar dem Normal-EKG ähnliche Bilder. Es handelt sich also nur um elektrische Aktionen des Herzens – ohne mechanische Pumpleistung – ein Zustand der als elektromechanische Dissoziation (Entkoppelung) bezeichnet werden kann.

Ein ähnliches Phänomen sieht man auch bei Schrittmacherpatienten im Kreislaufstillstand. Nach deren Tod bleiben im EKG die Schrittmacherimpulse sichtbar.

21.2   Tod und Sterben im Rettungsdienst

21.2.1   Todesbegriffe

Im medizinischen Sprachgebrauch werden verschiedene Todesbegriffe verwendet.

Klinischer Tod

Der 90 s nach dem Kreislaufstillstand eingetretene Zustand
- der Pulslosigkeit,
- der Bewusstlosigkeit,
- des Atemstillstands,

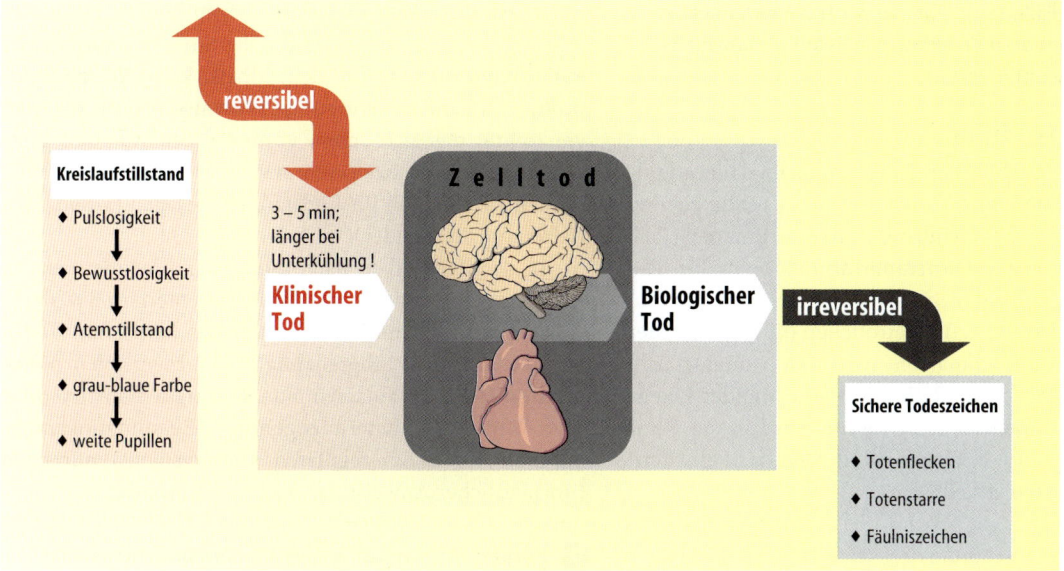

Abb. 21.3. **Klinischer und biologischer Tod**

— der grau-blauen Verfärbung von Haut und Schleimhäuten,
— der weiten lichtstarren Pupillen
wird als klinischer Tod bezeichnet. Die für O_2-Mangel
besonders empfindlichen Organe Gehirn und Herz sind
noch wiederbelebbar (Abb. 21.3)!

> In Abhängigkeit von zahlreichen Gegebenheiten wie
> Alter, Ursache und äußere Umstände, im Allgemeinen
> aber bereits 5 min nach Eintritt des Kreislaufstillstands
> sind erfolgreiche Wiederbelebungen nicht mehr mög-
> lich. Überlebende erleiden ggfs. schwerste Dauerschä-
> den.

Verwertbare **Zeitangaben** zum eindeutigen **Eintritt** des
Kreislaufstillstands und zu einem völlig therapiefreien Intervall vor der **Einleitung** von Reanimationsmaßnahmen
sind aber im Rettungsdienst **absolute Ausnahmen.**

Daher ist im Regelfall eine Wiederbelebung einzuleiten!

Durch gezielte Herz-Lungen-Wiederbelebungen muss
umgehend versucht werden, einen Notkreislauf aufzubau-
en und Sauerstoff in die Lunge zu bringen. Bei Verfügbarkeit eines AED-Defibrillators ist dieser unverzüglich
einzusetzen. Ziel ist die Verhinderung des biologischen
Todes, da die Erfolgsaussichten der Wiederbelebung entscheidend vom Zeitpunkt ihres Beginns abhängen.

Biologischer Tod

Vergehen mehr als 5 min nach Eintritt des Kreislaufstillstands ohne die Einleitung wirksamer Wiederbelebungsmaßnahmen, kann der Organismus im Regelfall nicht
mehr erfolgreich wiederbelebt werden. Durch O_2-Man-
gel besonders an den Organsystemen mit hohem O_2-Ver-
brauch (Gehirn und Herz) sind schwere unwiderrufliche
Schäden eingetreten. Ausnahmen sind Kreislaufstillstände
bei Unterkühlung und bei (Klein)kindern (▶ Kap. 27.2)

Gelegentlich lässt sich bei diesem Zustandsbild, insbesondere durch medikamentöse Maximaltherapie doch
noch ein Spontankreislauf aufbauen. Das Herz überlebt
dann im Grenzbereich zwischen klinischem und biolo-
gischem Tod. Der später unter klinischen Bedingungen
erkennbare Hirntod oder ein apallisches Syndrom lassen
sich in der akuten Situation am Notfallort aber nicht vo-
raussehen.

In Abhängigkeit von verschiedenen Umständen entwickeln sich sog. sichere Todeszeichen mit unterschiedlicher Schnelligkeit:
— **Totenflecke** in der Regel nach 25-60 min, bei länger dauerndem Sterbeprozess bereits **vor** Eintritt des
Todes,
— **Totenstarre**, in der Regel nach 30-120 min,
— **Leichenfäulnis** bei hohen Umgebungstemperaturen
bereits nach Stunden.

> In solchen Fällen sind ebenso wie bei mit dem Leben nicht vereinbaren Verletzungen Reanimationsmaßnahmen zu unterlassen!

Apallisches Syndrom

Ein Teil der wiederbelebten Patienten bleibt dauernd pflegebedürftig ohne jemals das Bewusstsein wiederzuerlangen. Beim apallischen Syndrom ist der Hirnmantel (Pallidum) **funktionell vom Hirnstamm abgekoppelt**. Der Patient ist bewusstlos und reagiert nicht gezielt bzw. nicht angemessen auf Reize. Da die Betroffenen die Augen öffnen, häufig kauen und schmatzen, wird der – unglückliche, weil irreführende – Begriff **Wachkoma** verwendet. Die Arbeitsdiagnose »**apallisches Syndrom**« wird in der Klinik – in Abhängigkeit von Ursache und Alter des Patienten – erst nach Monaten gestellt.

> ❶ Das apallische Syndrom darf keinesfalls mit dem Hirntod gleichgesetzt werden.

Hirntod

Der Hirntod wird als Zustand der **irreversibel erloschenen Gesamtfunktion** des Großhirns, des Kleinhirns und des Hirnstamms definiert. Dabei wird durch kontrollierte Beatmung die **Herz- und Kreislauffunktion künstlich aufrechterhalten.**

Die Diagnose »**Hirntod**« erfordert die Erfüllung bestimmter, nur in der Klinik zu leistender Voraussetzungen (Irreversibilitätsnachweis, Zeitdauer und z. T. aufwendige neurologische Diagnostik).

> ❶ »Hirntod« ist keine präklinische Diagnose!

21.2.2 Pflicht zur Einleitung von Wiederbelebungsmaßnahmen, Verzicht, Dauer und Abbruch der Reanimation

Rettungsassistenten und Rettungssanitäter müssen bei Notfallpatienten, die sie vor dem Eintreffen des Notarztes unter dem Bild des **akuten Atem- und/oder Kreislaufstillstands** antreffen, grundsätzlich mit Wiederbelebungsmaßnahmen beginnen.

Nur bei sicheren Todeszeichen oder bei mit dem »Überleben« nicht vereinbaren Verletzungen, z. B. Schädel-Hirn- oder Thoraxzerreißungen/-zertrümmerungen sind Reanimationsmaßnahmen zu unterlassen.

In seltenen Ausnahmefällen liegen bei Eintreffen des Rettungsdienstes eine klare für die Situation zutreffende **Patientenverfügung** mit dem Inhalt »**keine Wiederbelebung**« oder andere **eindeutige Hinweise** vor, die **die Irreversibilität des sich schon vorher abzeichnenden Sterbevorgangs**, z. B. bei einem nachgewiesenen metastasierenden Krebsleiden im Endstadium, belegen (▸ Kap. 14.5, Betreuung Sterbender).

In der Regel, d. h. nach indizierter Alarmierung des Rettungsdienstes findet das Team Patienten im Kreislaufstillstand häufig mit den Zeichen des **klinischen** Todes vor, die aber eine Abgrenzung zum irreversiblen **biologischen** Tod nicht zulassen. Von Rettungsassistenten und/ oder Rettungssanitätern begonnene Reanimationsmaßnahmen dürfen im regulären Rettungsdienst nur nach (not)ärztlicher Anweisung abgebrochen werden.

> Körperliche Ermüdung des Reanimationsteams und eine Dauer von z. B. über 30 min, sind keine Kriterien für einen eigenverantwortlichen Abbruch der Maßnahmen vor Eintreffen des Notarztes.

Dies gilt in ganz besonderem Maße für die **Wiederbelebung unterkühlter Patienten** (▸ Kap. 27.2) und die **Wiederbelebung von (Klein)kindern**, bei denen sich nach primär erfolgreicher Reanimation – im Gegensatz zu häufigen Verläufen bei Erwachsenen – komatöse Zustände letztlich ohne bleibende neurologische Schäden zurückbilden können.

Dagegen muss der Notarzt unter Berücksichtigung verschiedener patientenspezifischer, situativer und systembedingter Gesichtspunkte über den Abbruch vor Ort entscheiden. Dabei wird er abwägen

- Kammerflimmern oder Asystolie als primär- oder fortbestehender Befund,
- Dauer bis bzw. kein Einsetzen eines Spontankreislaufs,
- Sichere/ verwertbare Aussagen über Dauer des Kreislaufstillstands vor Reanimationsbeginn,
- Normo- oder Hypothermie des Patienten,
- Rektaltemperatur bei Säuglingen unter 34°C, SID-Verdacht! (▸ Kap. 32.7),
- Multimorbidität des Patienten,
- Lebensqualität des Patienten vor Eintritt des Kreislaufstillstands,
- numerisches/biologisches Lebensalter,
- Höhe und Anstieg der kapnometrisch gemessenen CO_2-Konzentration während der Herz-Druck-Massage bzw. nach wiedereinsetzendem Spontankreislauf (derzeit noch nicht gesichertes Kriterium).

❶ Im Notarztdienst ist ein Kliniktransport unter Reanimationsbedingungen in der Regel nicht sinnvoll!

Ausnahmen:
- klinischer Lyseversuch bei akutem koronarem Syndrom,
- Thoraxtrauma,
- Verdacht auf Perikardtamponade,
- Hypothermie.

Klinischer Lyseversuch bei akutem Koronarsyndrom (STEMI-Infarkt), wenn eine präklinische Lyse – aus welchen Gründen auch immer – nicht durchführbar ist (▶ Kap. 23.3).

Bei **Thoraxtraumen** als Ursache des Kreislaufstillstands kann mit einer minimalen Chance durch eine **schnelle operative Intervention**, d. h. Thorakotomie, in der klinischen Notaufnahme eines nahe gelegenen Krankenhauses, das Leben gerettet werden (▶ Kap. 30.5).

Ähnliches gilt für die vermutete aber präklinisch durch den Notarzt nicht behobene **Perikardtamponade** (▶ Kap. 30.5).

Bei **Hypothermie** als vermuteter Ursache des Kreislaufstillstands erfolgt im Regelfall die **Todesfeststellung in der Klinik** (▶ Kap. 27.2).

21.3   Der vital bedrohte Patient

Auch bei einem reversibelem Kreislaufstillstand verursacht die Durchblutungsunterbrechung an Herz und Gehirn und an weiteren für O_2-Mangel besonders empfindlichen Organen zumindest vorübergehend **schwere, häufig bleibende Schäden**. Daher ist die **Verhinderung eines Kreislaufstillstands wichtigste Aufgabe aller im Rettungs**dienst Tätigen.

Die bereits bei schwerwiegenden Störungen der Vitalfunktion Atmung erforderlichen Maßnahmen zum **Freihalten der Atemwege** und zur **Beatmung** kommen in weitgehend unveränderter Form auch bei Vorliegen eines Kreislaufstillstands zur Anwendung.

Die Herz-Druck-Massage zur **Herstellung eines Notkreislaufs** dagegen wird nur in dieser besonderen Situation durchgeführt. Es wird hier unterschieden zwischen
- Maßnahmen zur Sicherung der noch funktionierenden Vitalfunktionen und
- Wiederbelebungsverfahren im engeren Sinne.

21.3.1   Maßnahmen zur Sicherung der noch funktionierenden Vitalfunktionen

Häufig geht die akute Lebensbedrohung von schweren Störungen einer Vitalfunktion aus. Zur Verhinderung des Kreislaufstillstands – mit überwiegend schlechter Prognose – müssen daher Maßnahmen durchgeführt werden, die die **Ursache** der Lebensbedrohung berücksichtigen.

In erster Linie sind dies
- Verfahren zur Behandlung respiratorischer Störungen und
- Verfahren zur Behandlung zirkulatorischer Störungen.

Wegen ihrer Bedeutung werden sie hier nochmals aufgezählt und auf ihre ausführliche Darstellung in den ▶ Kap. 18 und 19 verwiesen!

Rettungsassistenten und Rettungssanitäter können – in Abhängigkeit vom Ausbildungsstand – zur Behandlung von Atemstörungen weitgehend die gleichen Verfahren wie der Notarzt anwenden.

Dagegen bleibt die medikamentöse Therapie zur Behandlung zirkulatorischer Störungen im Regelfall dem Notarzt vorbehalten.

21.3.2   Maßnahmen bei lebensbedrohlichen Störungen des respiratorischen Systems

Primärmaßnahmen: Respiratorisches System
- Lagerung
- Schaffung und Sicherung freier Atemwege
  - Überstrecken des Kopfes
  - Ausräumen des Rachenraums
  - Einlegen von Pharyngealtuben
  - Larynxmaske, Intubation
- O_2-Gabe
- Beatmung
  - ohne/mit Hilfsmitteln
  - assistierte
  - kontrollierte

21

Zusätzliche Verfahren des Notarztes sind:
- medikamentöse Therapie,
- Broncholytika,
- osmotisch wirksame Substanzen, z. B. Lasix,
- Kortikoide,
- spezielle Beatmungsverfahren, ggfs. PEEP.

21.3.3   Maßnahmen bei lebensbedrohliche Störungen des zirkulatorischen Systems

> **Primärmaßnahmen: Respiratorisches System**
> - Blutstillung
> - Lagerung
> - O_2-Gabe
> - Flüssigkeits-/Volumenersatz

Zusätzliche Verfahren des Notarztes sind:
- medikamentöse Therapie, z. B.
  - Medikamente gegen Frequenzabweichungen, z. B. Atropin, Alupent, Isoptin und Betablocker,
  - Substanzen gegen Rhythmusstörungen, z. B. Lidocain, Betablocker,
  - Vasodilatanzien.
  - Nitrate, z. B. Nitrospray,
  - Diuretika, z. B. Lasix,
  - Katecholamine.
  - Lysetherapie beim Herzinfarkt

21.4   Auffinden fraglich vital bedrohter, nicht bewusstseinsklarer Patienten

Zum Ausschluss oder zur Sicherung der Diagnose »Kreislaufstillstand« werden unmittelbar hintereinander kontrolliert (◘ Abb. 21.4):
- Bewusstsein,
- Atmung,
- Kreislauf.

Bewusstseinskontrolle

Lautes, deutliches Ansprechen, vorsichtiges Schütteln an den Schultern, keine massiven Schmerzreize, insbeson-

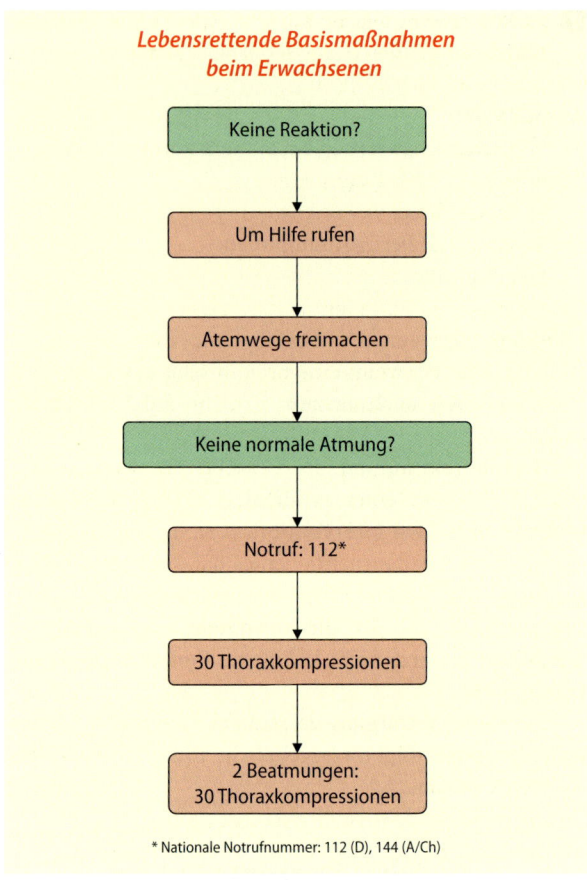

◘ Abb. 21.4. **Basismaßnahmen (Nach ERC-Leitlinie 2005)**

dere auch kein Hin- und Herbewegen des Kopfes wegen möglicher Schädigungen im Bereich der HWS.

Atmung

Freimachen der Atemwege durch Überstrecken, Kontrolle durch Sehen und Hören über **maximal** 10 s.

Funktionell ist eine Schnappatmung dem Atemstillstand gleichzusetzen!

Kreislauf

In internationalen Studien ließ sich belegen, dass auch **Rettungsdienstpersonal** zum Teil erhebliche **Schwierigkeiten** hat, mit hinreichender Sicherheit festzustellen, ob **Pulslosigkeit** vorliegt oder ein Puls vorhanden ist.

Professionelle Helfer sollen daher für den Pulscheck **nicht mehr als 10 s** aufwenden, um die Einleitung von Basismaßnahmen der Wiederbelebung nicht zu verzögern.

❯ **Karotispulskontrolle nur an einer Halsseite!**

Nie Karotispulskontrolle auf beiden Seiten gleichzeitig! Durch die Kontrolle des Karotispulses besteht die Gefahr der Unterbrechung frt noch funktionierenden Hirndurchblutung und des Auslösens von Reflexmechanismen!
Bei entkleideten Patienten ggfs. Kontrolle an der A. femoralis, bei Säuglingen an der A. brachialis durchführen.

❯ **Die Reanimationseinleitung bei Patienten mit einem – nicht erkannten – Minimalkreislauf gilt als weniger nachteilig als verzögert begonnene oder gar unterlassene Reanimationsmaßnahmen beim Kreislaufstillstand.**

21.5 Aktuelle Richtlinien der Wiederbelebung

In den aktuellen Leitlinien (2005) des europäischen Reanimationsrates (European Resuscitation Council, ERC) werden wichtige, teilweise **gravierende Änderungen** einiger z. T. über viele Jahre gültiger Reanimationsregeln formuliert. Da diese Änderungen nicht nur **für die Wiederbelebung durch Laien** gelten, sondern **auch die Reanimationsdurchführung durch professionelle Helfer** beeinflussen, werden die aktualisierten Grundsätze besonders hervorgehoben.

21.5.1 Rettungsdienst – bzw. Notarztalarmierung und Reanimationseinleitungen

Früher Notruf: Ersthelfer sollen bereits in kritischen Situationen, insbesondere
- bei nicht reagierenden Patienten und
- bei nicht normal atmenden Menschen
unverzüglich einen Notruf absetzen, d. h. den Rettungsdienst alarmieren.

❯ **Bei offensichtlichen Kreislaufstillstand primär Reanimationseinleitung danach Notruf!**

Begründung:
- Frühes wirksames Eingreifen des Rettungsdienstes kann den Kreislaufstillstand verhindern.

- Frühzeitig eingeleitete Reanimationsmaßnahmen durch Ersthelfer und Rettungsdienst können die Überlebenswahrscheinlichkeit bei Kreislaufstillstand verdoppeln oder verdreifachen.
- Frühzeitige Defibrillation durch First Responder und/oder den alarmierten Rettungsdienst erhöht die Überlebenschancen.
- Bei bis zu 40% der Patienten im Kreislaufstillstand findet man primär eine – wirkungslose – Schnappatmung. Sie darf kein Grund sein, eine Wiederbelebung zu verzögern.

21.5.2 Herz-Druck-Massage oder Beatmung zu Reanimationsbeginn?

❯ **Die Erwachsenen-Reanimation beginnt grundsätzlich mit 30 Herz-Druck-Massagen!**
Begründung:
- Während der ersten Minuten eines Kreislaufstillstands aus kardialer Ursache verbleibt in der Lunge primär ein Sauerstoffspeicher.

Dieser Speicher sichert einen relativ hohen O_2-Gehalt im Blut, die myokardiale und zerebrale O_2-Versorgung wird eher von der verringerten kardialen Auswurfleistung als von einem primären O_2-Mangel in den Lungen begrenzt.
Ausnahmen hiervon sind:
- eindeutig respiratorisch bedingter Kreislaufstillstand sowie
- Kinder und Neugeborene (▶ Abschn. 21.7).

21.5.3 Verhältnis Herz-Druck-Massage und Beatmung

❯ **Nun gilt ein einheitliches Kompressions-Beatmungsverhältnis von 30:2 bei Erwachsenen und bei Kindern, wenn nur ein einzelner Helfer eingreift (◻ Abb. 21.5). Rhythmus 30:2 beim Erwachsenen gilt für Ein- und Zwei-Helfer-Methode! Bei gesicherten Atemwegen (nach Intubation) werden 10 Beatmungen pro Minute ohne Unterbrechung der Herz-Druck-Massage appliziert.**

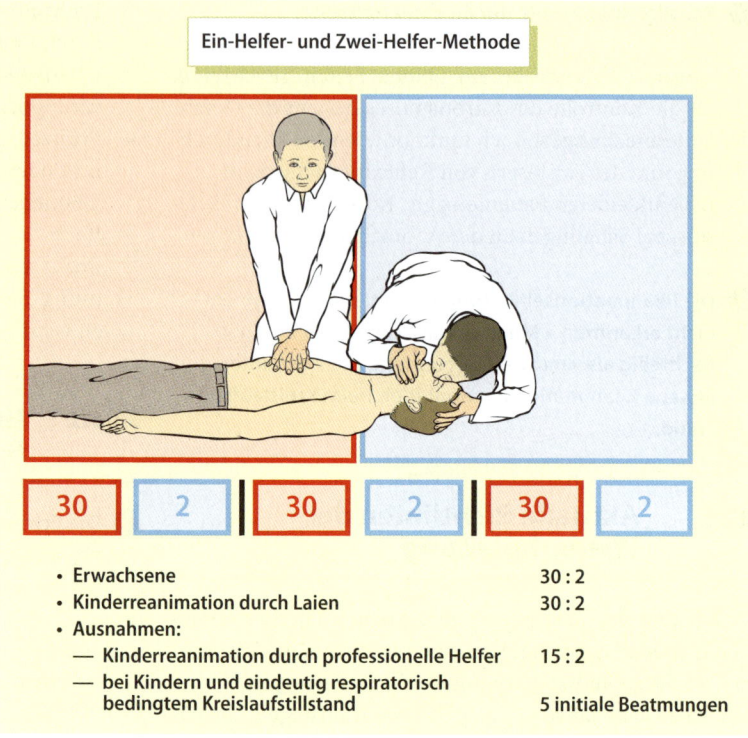

☑ Abb. 21.5. **Wiederbelebung: Einheitliches Verhältnis von Kompressioin und Beatmung bei der Ein- und bei der Zwei-Helfer-Methode**

Ein-Helfer- und Zwei-Helfer-Methode

| 30 | 2 | 30 | 2 | 30 | 2 |

- Erwachsene   30 : 2
- Kinderreanimation durch Laien   30 : 2
- Ausnahmen:
  — Kinderreanimation durch professionelle Helfer   15 : 2
  — bei Kindern und eindeutig respiratorisch
     bedingtem Kreislaufstillstand   5 initiale Beatmungen

Begründung:

- Steigerung der Kompressionsfrequnez, um einen Abfall des koronaren und zerebralen Blutflusses zu vermeiden,
- Reduktion der Beatmung zur Verkürzung der sog. »No-Flow-Zeiten« (Zeiten, in denen kein Flutfluss stattfindet),
- Vermeidung einer Hyperventilation,
- Vereinheitlichung der Ausbildung,
- leichtere Merkbarkeit der einheitlichen Regel.

Allerdings gibt es keine Ergebnisse aus Studien am Menschen, die eindeutig für ein bestimmtes Kompressions-Ventilations-Verhältnis sprechen! Relation 30:2 basiert auf Tierversuchen und mathematischen Modellen.

Ausnahmen hiervon gelten in der pädiatrischen Reanimation (▶ Kap. 21.7).

❯ Wechsel in der Durchführung von Herz-Druck-Massagen und Beatmung nach 2 min. Voraussetzung: Minimale Verzögerung beim Wechselvorgang!

Begründung:

- Vermeidung von Ermüdungserscheinungen.

21.5.3   Herz-Druck-Massage

❯ Beginn der Herz-Druck-Massage bereits bei Schnappatmung!

Begründung:

- Bei bis zu 40 % der Patienten im Kreislaufstillstand findet man primär eine – wirkungslose – Schnappatmung (▶ Abschn. 21.1). Sie ist daher kein Grund eine Wiederbelebung zu verzögern. Folgeschwere Fehleinschätzungen der Schnappatmung als suffiziente Spontanatmung müssen vermieden werden.

❯ Festlegen des Druckpunktes: Direktes Aufsuchen der Mitte der Brust, so dass der Druck auf das mittlere Drittel des Brustbeins ausgeübt wird (☑ Abb. 19.29).

Begründung:

- Anwendung der bisherigen Empfehlungen (Querfinger auf unteres Brustbeinende, Anlegen der anderen Hand dauert länger und soll zu keinen besseren Ergebnissen führen.

Ältere Technik kann aber alternativ praktiziert werden! Ausnahmen hiervon gelten in der pädiatrischen Reanimation (► Kap. 21.7).

❯ **Frequenz der Herz-Druck-Massage: 100/min (etwas weniger als 2 Kompressionen/s)**

Steigerung der Kompressionsfrequenz, um einen Abfall des koronaren und zerebralen Blutflusses zu vermeiden.

❯ **Für Ersthelfer ist eine Reanimation mit ausschließlicher Herz-Druck-Massage akzeptabel!**

Begründung:

- Unfähigkeit und/oder Vorbehalte des Anwenders gegen künstliche Beatmung.

In Tierversuchen wurde nachgewiesen, dass alleine die Herz-Druck-Massage in den ersten Minuten nach kardial bedingtem Kreislaufstillstand ebenso wirksam sein kann, wie die Kombination von Thoraxkompressionen und Beatmung.

21.5.5   Beatmung

❯ **Die Atemkontrolle zur Diagnosestellung »Atemstillstand« darf nicht länger als 10 s dauern.**

Begründung:

- Verkürzung der Zeit bis zum Reanimationsbeginn.

❯ **Dauer der Einzelbeatmung: Reduktion von 2 auf 1 s!**

Begründung:

- Aus der Verkürzung der einzelnen Beatmung resultiert eine kürzere Unterbrechung der Herz-Druck-Massage.
- Die trotz der Verkürzung erzielbaren Atemzug- und Atemminutenvolumina können während der Wiederbelebung eine ausreichende O_2-Versorgung sicherstellen.
- Die Zeit wird reduziert, in der kein Blutfluss stattfindet.

21.5.6   Initiale Herz-Lungen-Wiederbelebung oder Defibrillation?

Die anzustrebende frühe Defibrillation steht nicht mehr in jedem Falle an erster Stelle!

❯ **Bei nicht beobachtetem Kreislaufstillstand soll eine etwa 2-minütige Herz-Lungen-Wiederbelebung (mit 5 Zyklen 30: 2) vorgeschaltet werden (◻ Abb. 21.6).**

Begründung:

In Tierversuchen ließ sich zeigen, dass sich durch Herz-Lungen-Wiederbelebung vor der Defibrillation Hämodynamik und Überlebensrate verbessern lassen.

◻ **Abb. 21.6.** Zweiminütiger Reanimationszyklus

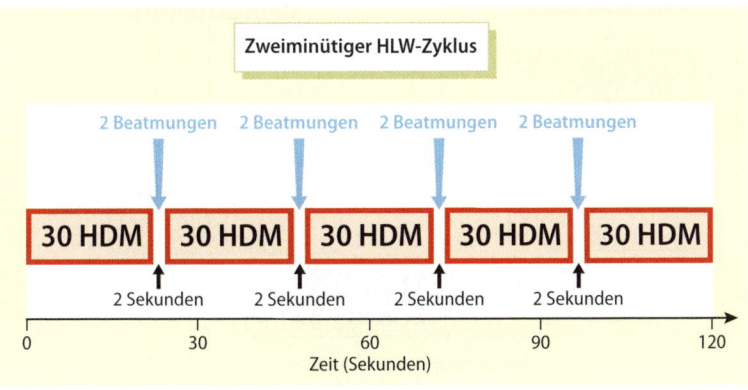

21

21.5.7   AED und Defibrillation

❯ Nach Abgabe eines einzelnen Schocks soll sofort die Herz-Lungen-Wiederbelebung über 2 min fortgesetzt werden (◘ Abb. 21.7).

Die früheren Empfehlungen einer Schockfolge aus 3 Schockabgaben besteht nicht mehr.

Begründung:

— Auch nach erfolgreicher Defibrillation setzt nicht sofort ein hämodynamisch wirksamer Kreislauf ein.

— Bei der Gabe von 3 Schocks würde wegen der Rhythmusanalyse die Herz-Lungen-Wiederbelebung zu lange unterbrochen.

❯ Empfohlene Energiestufen für Erwachsene:
— Biphasische Geräte 150-200 J, ggfs. Steigerung auf 360 J.
— Monophasische Geräte stets 360 J.

Hierzu gibt es keine sichere Datenlage. Die empfohlenen Energiestufen sind das Ergebnis eines Konsensus des ERC.

Steht kein Defibrillator zur Verfügung, sollte bei beobachtetem Kreislaufstillstand und nur von in der Technik geschultem medizinischem Personal der **präkordiale Faustschlag** angewendet werden (▶ Kap. 19.6).

Studien zur Anwendung des präkordialen Faustschlags liegen nicht vor.

Verschlechterung des Herzrhythmus, etwa Anstieg der Herzfrequenz bei Kammertachykardie oder Wechsel von Kammertachykardie in Kammerflimmern, AV-Block oder Asystolie sind beschrieben.

◘ Abb. 21.7. **Algorithmus beim Gebrauch eines AED** (Nach ERC-Leitlinien 2005)

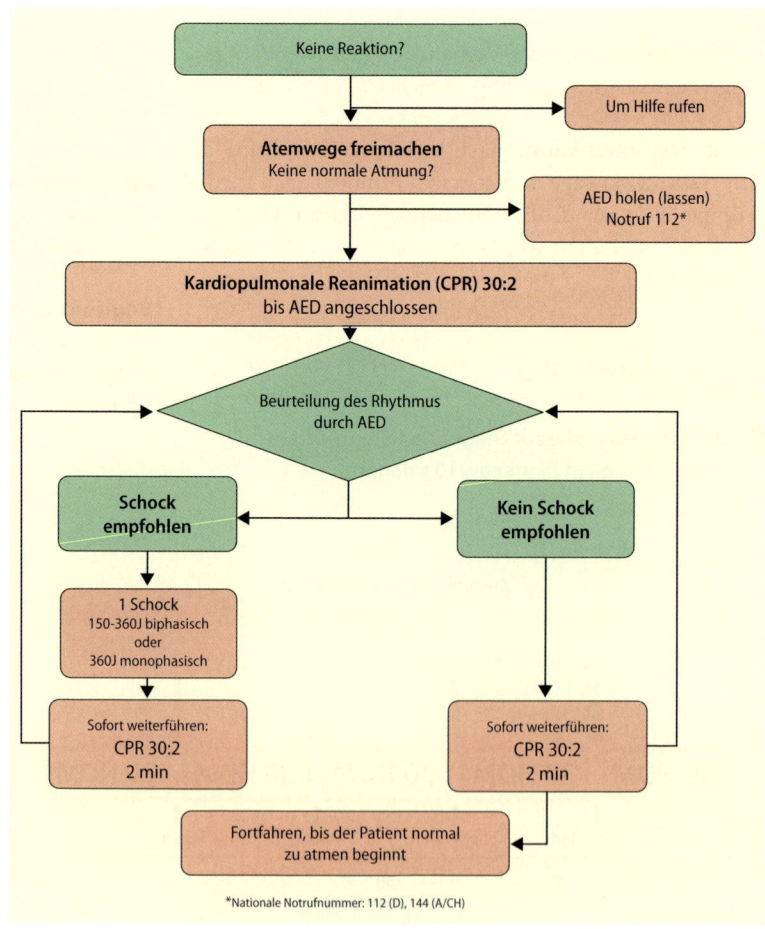

> **Sicherheitshinweise für Defibrillation bei O$_2$-Applikation:**
> Vor der Schockabgabe sollen O$_2$-Maske (Nasenbrille) in einem Meter Abstand von der Brust des Patienten platziert werden. Der Beatmungsbeutel kann bei geeigneter Fixierung an Trachealtubus/Larynxmaske belassen werden.

Bei Nichtbeachtung dieser Regel besteht das Risiko eines Funkenschlags mit Verbrennungen.

21.6 Ablauf der Wiederbelebung im Rettungsdienst

Unter Wiederbelebung, Herz-Lungen-Wiederbelebung (**HWL**) oder Reanimation sind die Maßnahmen zu verstehen, die nach Eintritt des Atem- und Kreislaufstillstands angewendet werden.

Wiederbelebung Stufe I

Die Basismaßnahmen der Wiederbelebung, die auch als **lebensrettende Sofortmaßnahmen** bezeichnet werden, entsprechen im Wesentlichen den Verfahren, die im internationalen Sprachgebrauch als **Basic Life Support (BLS)** bekannt sind.

Wiederbelebung Stufe II

Die Stufe II umfasst **erweiterte lebensrettende Sofortmaßnahmen**, die von professionellen Helfern im Rettungsdienst in der Bundesrepublik im Regelfall in Teamarbeit mit dem Notarzt durchgeführt werden, im internationalen Sprachgebrauch **Advanced Cardiac Life Support (ACLS)**.

Kommentar
Bei internationalen Empfehlungen werden z. T. Verfahren, die fundierte klinische Erfahrungen voraussetzen, zurückhaltend bewertet, weil in vielen Ländern allein Paramedics ohne längere klinische Ausbildung tätig werden. Für eine notärztliche Versorgung gelten diese generellen Einschränkungen nicht in gleichem Maße. Bei bestimmten Maßnahmen soll dies in einem Kurzkommentar begründet werden.

Selbständig tätig werdende Rettungsassistenten führen in der Bundesrepublik Deutschland im Regelfall Maßnahmen der Stufe I (BLS) durch. Durch den Aufbau eines Notkreislaufs (Herz-Druck-Massage) und die Belüftung der Lunge mit Sauerstoff erreichen sie eine Mindestversorgung vitaler Organe. Ein ausreichender zerebraler und kardialer Blutfluss ist dabei für das Überleben von entscheidender Bedeutung.

Bei Verfügbarkeit eines AED muss das Rettungsteam frühzeitig dessen diagnostische und therapeutische Möglichkeiten nutzen.

Ein nachalarmierter/später eintreffender Notarzt wird auf Stufe I aufbauend in Stufe II durch Verfahren der erweiterten lebensrettenden Sofortmaßnahmen (ACLS), insbesondere durch medikamentöse und ggfs. eine differenziertere Elektrotherapie, im Regelfall bereits am Notfallort versuchen, den Spontankreislauf wiederherzustellen.

21.6.1 Reanimation vor Eintreffen des Notarztes (Stufe I, BLS)

Bei Patienten, die das Rettungsdienstteam im akuten Kreislaufstillstand auffindet, werden folgende Maßnahmen durchgeführt:
- Notarztalarmierung,
- präkordialer Schlag (bei beobachtetem Eintritt des Kreislaufstillstands),
- 2-minütiger HLW-Zyklus,
- danach (sofern verfügbar) sofortiger AED-Einsatz.

Bei all diesen Verfahren muss darauf geachtet werden, v. a. die unmittelbar einzuleitende **Herz-Druck-Massage**, danach aber auch die **Beatmung nur kurzfristig** und aus begründetem Anlass zu **unterbrechen**.

Notarztalarmierung
Ziel ist die möglichst frühzeitige Einleitung erweiterter lebensrettender Sofortmaßnahmen, v. a. eine **frühe Defibrillation** und Ergänzung der Basismaßnahmen durch **medikamentöse Verfahren**.

Präkordialer Faustschlag
Bei beobachtetem Eintritt des Kreislaufstillstands müssen Rettungsassistenten und entsprechend ausgebildete Rettungssanitäter innerhalb der ersten 30 s versuchen, durch einen präkordialen Faustschlag den Spontankreislauf wiederherzustellen.

21

Herz-Druck-Massage

- **Druckpunkt:** Beim Suchen des Druckpunktes soll direkt der Ballen einer Hand auf die Mitte des Brustbeins gelegt werden, so dass der Druck auf dem mittleren Drittel des Brustbeins wirkt.

Kommentar

Unseres Erachtens kann aber insbesondere bei adipösen Patienten ein schneller Griff in den epigastrischen Winkel zur Lokalisation der Brustbeinspitze und zur besseren Abschätzung von Länge und Lage des Brustbeins hilfreich sein, zumal die Xiphoidlokalisation als Vorgehen zur Festlegung des Druckpunktes bei Kindern empfohlen wird.

- **Kompressionstiefe:** 4–5 cm. Zur Technik ► Kap. 19.7)
- **Rhythmus in Beziehung zur Beatmung:**
  - bei nicht intubierten Erwachsenen : 30:2 (Thoraxkompressionen:Beatmungen),
  - bei Intubierten (bzw. Patienten mit Larynxmaske) bewusster Verzicht auf Synchronisation (◘ Abb. 21.8).
- **Frequenz:** 100/min,
- **Beendigung der Herz-Druck-Massage:** erst nach Kreislaufstabilisierung und ggfs. Wiedereinsetzen der Spontanatmung

Beatmung

Freimachen der Atemwege durch Anheben des Unterkiefers

- Zeitverluste vermeiden
- Inspektion des Mund-Rachen-Raums nur bei offensichtlichem Widerstand in den Atemwegen, ggfs. Entfernung offensichtlicher Fremdkörper
- kein extensives Überstrecken bei Verdacht auf Verletzung der HWS
- Einlegen von Pharyngealtuben

Beatmungsverfahren

- Im Rettungsdienst: typischerweise **primär Beutel-Masken-Beatmung;** ggf. überbrückend Mund-zu-Mund (Mund-Nase-Beatmung möglich).
- Applikation eines **Endotrachealtubus** (einer Larynxmaske) **durch** den in der Technik **Erfahrenen**, nur wenn dies verzögerungslos/mit kurzen Unterbrechungen der Herzdruckmassage möglich ist.

❯ **Intubationsversuche dürfen nicht länger als 30 s dauern!**

Beatmungsvolumina (als zu schätzende Zielvorgabe)

- Atemspende :10 ml/kgKG,
- bei Oxygenierung des Beatmungsgases: 6–7 ml/kgKG

◘ Abb. 21.8. **Wiederbelebung nach Intubation**

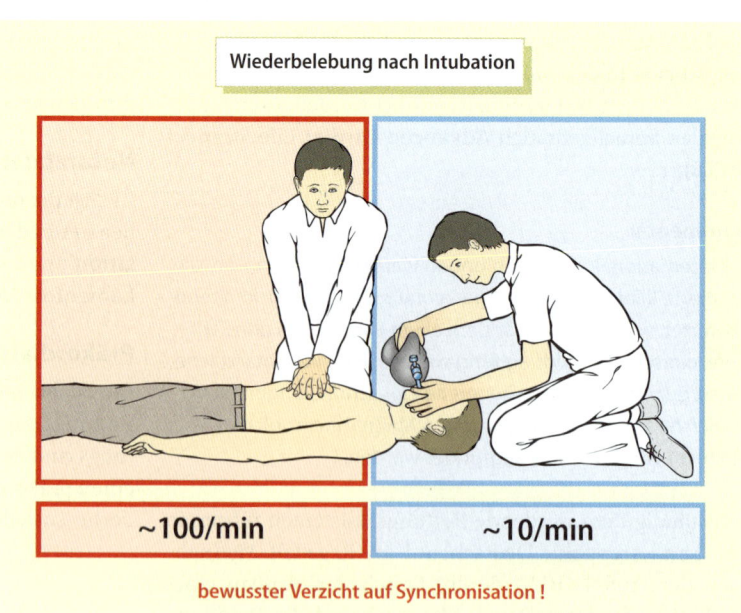

In den ersten Minuten eines Kreislaufstillstands aus **kardialer** Ursache ist der **Verzicht** auf eine **Beatmung** wegen des noch in der Lunge vorhandenen O_2-Speichers **vertretbar**.

AED-Einsatz

Bei Verfügbarkeit eines vor Ort installierten oder mitgeführten AED muss das Gerät wegen des hohen Stellenwertes einer **frühen Defibrillation** unmittelbar nach **beobachtetem** Eintritt eines Kreislaufstillstands eingesetzt werden.

Bei nicht beobachtetem Eintritt eines Kreislaufstillstands soll der AED-Analyse aber ein 2-minütiger Herz-Lungen-Wiederbelebungszyklus vorgeschaltet werden (▶ Abschn. 21.5.7).

Nach Abgabe eines einzelnen Schocks muss – sofern der Patient nicht unmittelbar durch Aufwachreaktionen und mit ausreichender Spontanatmung reagiert – die Herz-Lungen-Wiederbelebung über 2 min fortgesetzt werden.

21.6.2 Reanimation im Notarztdienst (Stufe II, ACLS)

Die notärztlichen Maßnahmen bauen auf den Basismaßnahmen, den Bemühungen der Stufe I, auf, verbessern deren Wirksamkeit und ergänzen sie durch eine gezielte medikamentöse Intervention, individuell abgestimmte Defibrillation und in seltenen Fällen durch die Einsatz eines Schrittmachers (◻ Abb. 21.9).

— Weiterführung der Basismaßnahmen,
— ggf. Anweisung zur korrekten kontinuierlichen Durchführung der HLW-Zyklen – insbesondere ohne vermeidbare Unterbrechung der Herz-Druck-Massage,
— Wechsel in der Durchführung von Herz-Druck-Massage und Beatmung sowie Kreislaufkontrolle alle 2 min,
— ggf. Optimierung des Beatmungswegs,
— nach Intubation: 10 Beatmungen pro Minute ohne Unterbrechung der Herz-Druck-Massage,
— ggf. sicherer Zugang zum Gefäßsystem i.v., intraossär, zentralvenös,
— medikamentöse Therapie,
— Defibrillation,
— Lysetherapie bei Lungenembolie,
— Lysetherapie ggf. auch beim Herzinfarkt als zu vermutender Ursache des Kreislaufstillstands,
— ggf. Schrittmachertherapie.

Optimierung des Beatmungsweges

Für eine endotracheale Intubation als sicheren Beatmungsweg, v. a. zur Vermeidung einer Magenblähung, dürfen für das **Einstellen** der Stimmritze die Thoraxkompressionen grundsätzlich **nicht unterbrochen** werden!

Nur für die **endotracheale Platzierung** des Tubus ist eine kurze Unterbrechung der Thoraxkompressionen zulässig.

❗ **Keine länger als 30 s dauernde Intubationsversuche!**

Die **Kapnometrie** zur Verifizierung der korrekten Tubuslage wird empfohlen.

Larynxmaske, Larynxtubus und Combitube gelten als akzeptable Alternativen falls eine Intubation nicht durchgeführt werden kann.

Kommentar

Unabdingbare Voraussetzung für den Einsatz von Larynxmaske, Larynxtubus oder Combitube sind ausreichende klinische Anwendungserfahrungen!

Sicherer Zugang zum Gefäßsystem

Ein sicherer Zugang zum Gefäßsystem ist elementare Voraussetzung für die Wirksamkeit der medikamentösen Reanimationstherapie.

Anzustreben ist ein **peripher venöser Zugang**.

In den ERC-Empfehlungen gilt als wichtigste Alternative – auch bei Erwachsenen! – der **intraossäre Zugang** (◻ Abb. 19.14 und 19.15). Der intraossäre Zugang wurde früher nur als Alternative bei Kindern empfohlen. Er ist aber bei Erwachsenen ebenso effektiv.

➤ **Hinsichtlich seiner Wirksamkeit für Medikamenten- bzw. Volumenapplikation ist der intraossäre dem zentral venösen Zugang ebenbürtig, ggf. ist auch eine Druckinfusion durchführbar.**

Die **endobronchiale Applikation** nach Intubation wird wegen des schlechter zu kalkulierenden Wirkeintritts eher als Notbehelf eingestuft (◻ Abb. 21.10).

Der **zentralvenöse Zugang** gilt wegen seiner Komplikationsmöglichkeit vor allem aber wegen der notwendigen Unterbrechung der Herz-Druck-Massage in den ERC-Leitlinien als weniger geeignet.

21

■ Abb. 21.9. **ALS-Algorithmus
bei Erwachsenen.**
(Nach ERC-Leitlinien 2005)

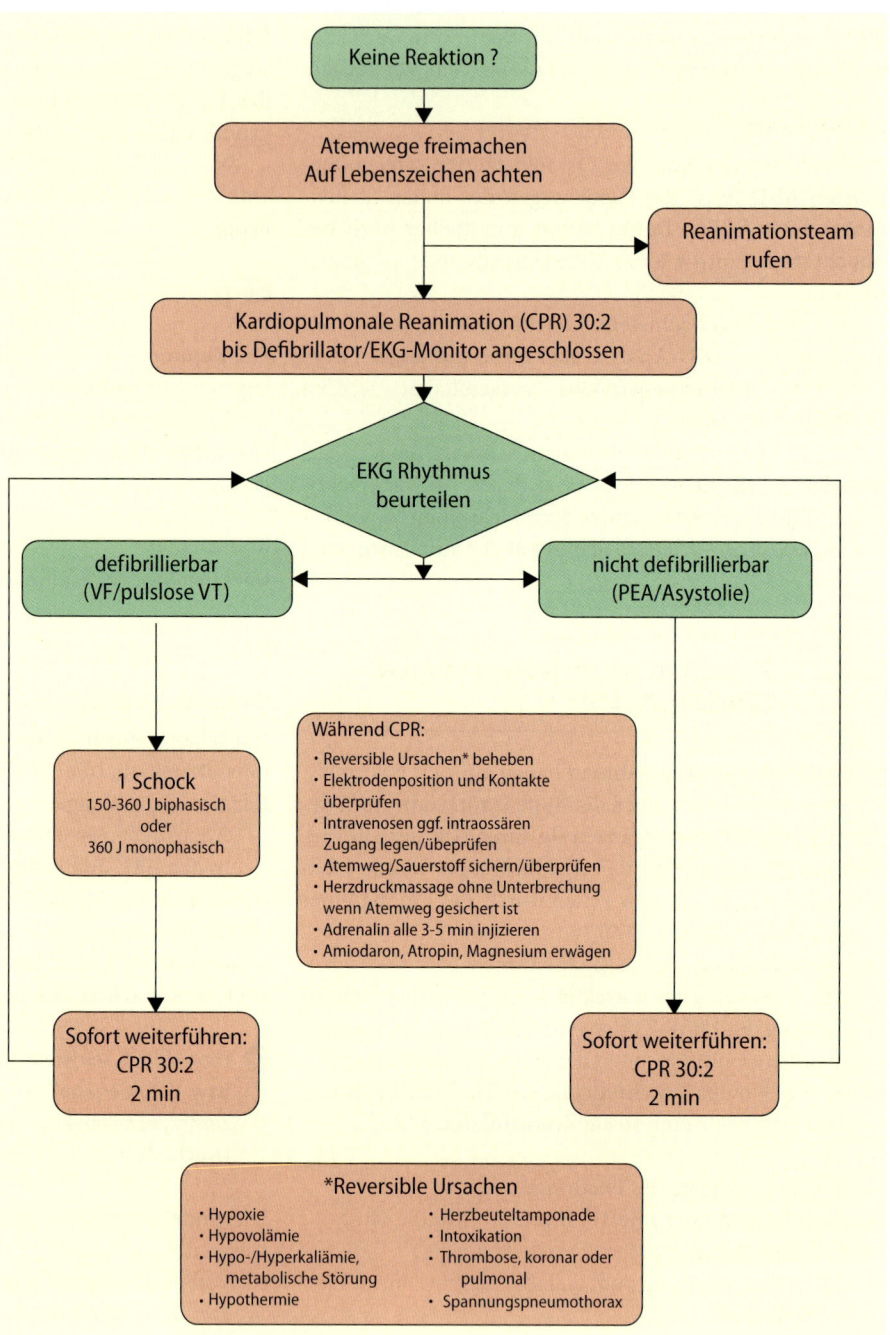

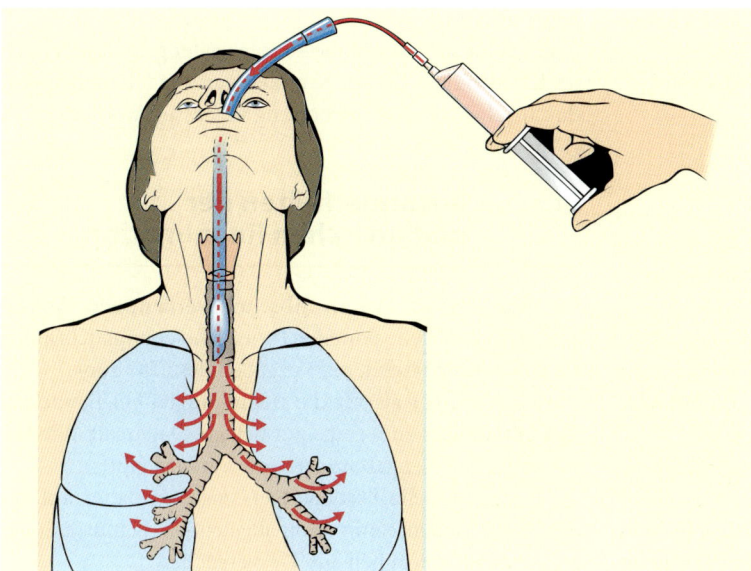

Abb. 21.10. Endobronchialer Applikationsweg für Adrenalin, Lidocain, Atropin; Dosieraerosole

Kommentar

Bei internationalen Empfehlungen werden z. T. Verfahren, die fundierte klinische Erfahrungen voraussetzen zurückhaltend bewertet, weil in vielen Ländern allein Paramedics ohne längere klinische Ausbildung tätig werden. Für eine notärztliche Versorgung gelten diese generellen Einschränkungen nicht in gleichem Maße.

Für den Rettungsdienst der Bundesrepublik gilt, dass z. Zt. nur wenige Notärzte über Erfahrungen in der Durchführung der intraossären Applikation, insbesondere beim Erwachsenen, verfügen. Viele Ärzte können dagegen bei gegebener Indikation die klinische Routinemaßnahme »zentraler Zugang« mit vertretbarem Zeitaufwand und geringer Komplikationsrate auch unter Reanimationsbedingungen im Rettungsdienst durchführen.

Medikamentöse Therapie

❯ Bei der periphervenösen Injektion von Medikamenten wird eine Bolusgabe von mindestens 20 ml Flüssigkeit erforderlich.

Begründung:
Einschwemmen der Medikamente in die zentrale Zirkulation, am sinnvollsten laufende Infusion, z. B. Ringer-Laktat.

Adrenalin

- 1 mg bis zum Erreichen eines Spontankreislaufs unabhängig vom EKG-Rhythmus **i.v.** oder **intraossär** ggf. **zentralvenös.**
- Wiederholung alle 3–5 min,
- **alternativ** 2–3 mg verdünnt auf 10 ml Aqua injektabile über den Endotrachealtubus.

Begründung:
Es gibt keine Anhaltspunkte für die Wirksamkeit höherer Adrenalin-Dosen bei Patienten im therapierefraktären Kreislaufstillstand.

❗ **Vasopressin als Alternative oder Ergänzung zu Adrenalin wird nicht mehr empfohlen.**

Begründung:
- Die Datenlage zur Zweckmäßigkeit der Gabe von Vasopressin beim Kreislaufstillstand ist insgesamt unsicher.
- Derzeit liegen noch ungenügende Daten vor, um Vasopressin als Alternative zur Adrenalin zu empfehlen oder abzulehnen.

Amiodaron

Bei **defibrillationsrefraktärem Kammerflimmern** ist Amiodaron (Cordarex) **nach der dritten** erfolglosen **Defibrillation** zu verabreichen.

- Dosierung: 300 mg (6 ml) Amiodaron in 1 min bei laufender Infusion direkt i.v.
- ggfs. Wiederholung mit einer weiteren Dosis von 150 mg i.v.

Lidocain

Vergleichende Studien mit Amiodaron haben Lidocain als Antiarrhytmikum der Wahl verdrängt. Lidocain wird nur noch empfohlen, wenn Amiodaron nicht verfügbar ist.

Atropin

Bei pulsloser elektrischer Aktivität mit EKG-Frequenzen <60/min können 3 mg Atropin i.v. oder 6 ml endotracheal verabreicht werden.

Pufferlösung

Eine routinemäßige Applikation von Pufferlösung beim Kreislaufstillstand oder nach Eintritt eines Spontankreislaufs wird nicht empfohlen. (Ausnahme: ▶ 21.7)

Defibrillation

Es gelten die in ▶ Absch. 21.5.7 aufgeführten Richtlinien.

Lysetherapie

Bei Symptomen und anamnestischen Angaben, die für eine **Lungenembolie** sprechen (▶ Kap. 22.5) sollte eine **präklinische Lyse** am Reanimationsort erwogen werden.

Kommentar

Hoffnungen, auch die Überlebenschancen von Patienten mit – wahrscheinlich – **kardialer Ursache** des Kreislaufstillstands, in erster Linie **Myokardinfarkt**, mit höherer Erfolgsquote durch eine Thrombolyse erfolgreich wiederbeleben zu können, haben sich in großen Studien nicht bestätigt.

Nach der Gabe eines Thrombolytikums beim Kreislaufstillstand müssen die Reanimationsmaßnahmen für mindesten 60-90 min fortgesetzt werden!

Schrittmachertherapie

Die elektrische Stimulation des Herzen ist bei **symptomatischer**, auf **Medikamentengabe nicht reagierender Bradykardie** oder bei **erkennbaren P-Wellen** zu erwägen.

❗ **Bei eindeutiger Asystolie ist ein Stimulationsversuch zu unterlassen!**

Begründung:

Bei Patienten mit Asystolie konnte weder präklinisch noch im Krankenhaus die im Krankenhaus die Überlebensrate durch Schrittmacheranwendung verbessert werden.

21.7   Besonderheiten der pädiatrischen Reanimation

Ein Teil der in diesem Abschnitt erläuterten Abweichungen von den aktuellen Wiederbelebungsrichtlinien für Erwachsene fußen auf Vorgaben des ERC 2005.

Noch stärker als für die Bedingungen bei Erwachsenen gilt, dass es zu wenige gut belegte Daten zur Wiederbelebung von Neugeborenen und Kindern gibt.

Einige aktuelle Festlegungen basieren daher auf aus der Erwachsenenreanimation abgeleiteten Schlüssen oder auf Schlussfolgerungen aus Tierversuchen.

Altersdefinitionen

- **Neugeborenes:** unmittelbar nach der Geburt
- **Säugling:** Jünger als 1 Jahr
- **Kind:** Kind von über 1 Jahr bis zur Pubertät

Begründung:

Die Einführung einheitlicher Kompressions-Ventilationsverhältnisse für Kinder jeden Alters sowie die Änderung der empfohlenen unteren Altersgrenze zur Benutzung automatischer Defibrillatoren (AED) hat die bisherige Unterscheidung der Leitlinien für Kinder über und unter 8 Jahren überflüssig gemacht.

Es ist nach wie vor notwendig, zwischen **Neugeborenen**, **Säuglingen** und **älteren Kindern** zu differenzieren, da es **wichtige Unterschiede** zwischen diesen Altersgruppen gibt.

Beatmung

Die Atemspende erfolgt altersabhängig:
- bei Neugeborenen und Säuglingenals Mund-zu-Mund-und-Nasenbeatmung,
- bei Kindern >1 Jahr als Mund-zu-Mund-Beatmung.

Auch die Beatmung von Neugeborenen, Säulingen und Kindern lässt sich am sichersten über einen Endotrachealtubus durchführen. Anhaltspunkte über die Größe des zu verwendenden Tubus sind in ▫ Tabelle 21.2 dargestellt.

Die Dauer einer Beatmung sollte 1,0-1,5 s betragen.

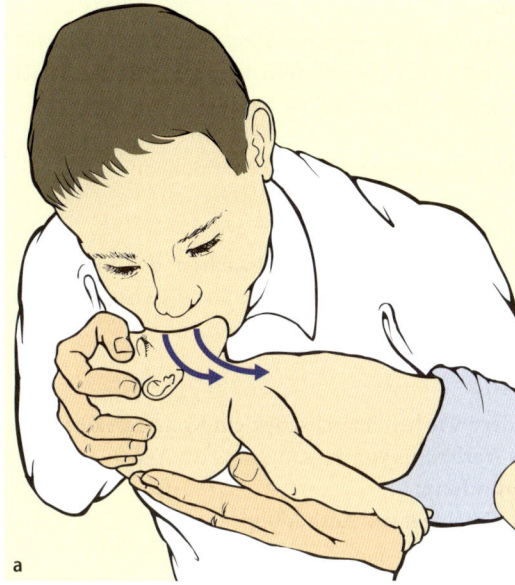

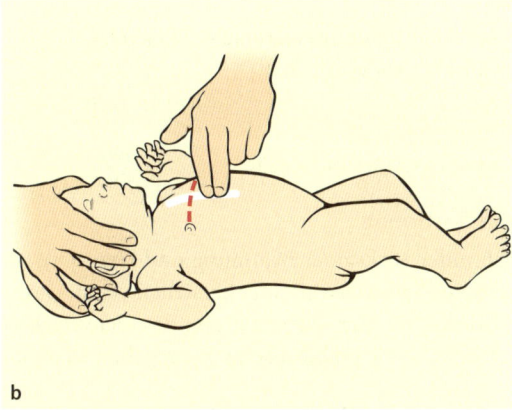

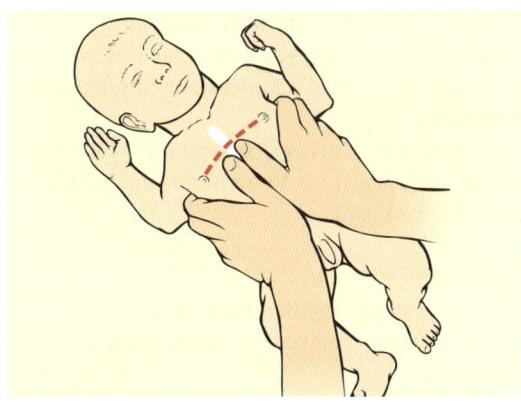

■ Abb. 21.11a–c. Besonderheiten der Neugeborenenreanimation;
a Beatmung, b, c Herzdruckmassage

■ Tabelle 21.2. Endotracheale Intubation		
Lebensalter	**Durchmesser innen[mm]**	**außen[Charr]**
Neugeborene < 2,5 kg	2,5	12
Neugeborene > 2,5 kg	3,0	13
Säuglinge 1/2 Jahr	3,5	16
Kleinkind 1 Jahr	4,0	18
2. Lebensjahr	4,5	20
ab 3. Lebensjahr	18 + Alter = Außenumfang in Charr	

Sauerstoff sollte in 100%iger (höchstmöglicher) Konzentration verabreicht werden.

Druckpunkt der Herz-Druck-Massage

Der Druckpunkt befindet sich bei allen Kindern im unteren Drittel des Brustbeins eine Fingerbreite über dem Xiphoid (Erwachsene mittleres Drittel!!).

Er wird durch Suche des epigastrischen Winkels aufgefunden.

Die Kompression erfolgt altersabhängig:
- Kompression bei **Säuglingen**: mit 2 Fingerspitzen oder thoraxumgreifende Technik eine Fingerbreite über der Schwertfortsatzspitze.
- Kompression bei **Kindern**: Ballen einer Hand auf das untere Brustbeindrittel.

Begründung:
Vermeidung von Druck auf den Oberbauch.

Herz-Druck-Massage oder Beatmung zu Reanimationsbeginn?

Abweichend von den Empfehlungen für Erwachsene gilt für Kinder (■ Abb. 21.12):

🛑 **5 initiale Beatmungen vor der kardiopulmonalen Reanimation und vor der Alarmierung des Rettungsdienstes.**

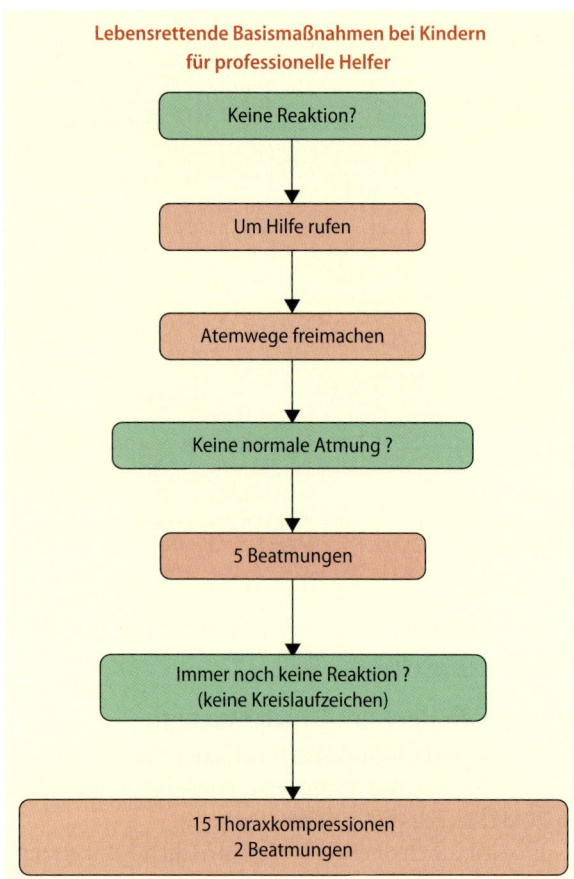

Lebensrettende Basismaßnahmen bei Kindern
für professionelle Helfer

Keine Reaktion?

↓

Um Hilfe rufen

↓

Atemwege freimachen

↓

Keine normale Atmung ?

↓

5 Beatmungen

↓

Immer noch keine Reaktion ?
(keine Kreislaufzeichen)

↓

15 Thoraxkompressionen
2 Beatmungen

◘ Abb. 21.12. **Pädiatrischer BLS-Algorithmus (Nach ERC-Leitlinien 2005)**

Begründung:
Im Gegensatz zu den bei Erwachsenen vorherrschenden kardial bedingten Kreislaufstillständen überwiegen bei Neugeborenen und Kindern respiratorische Ursachen.

Abweichungen im Kompressions-Ventilations-Verhältnis
Professionelle Helfer
Neugeborene unmittelbar nach der Geburt:
- **3 Herz-Druck-Massagen zu 1 Beatmung** in einer Frequenz von 120 Maßnahmen/min (90 Kompressionen und 30 Beatmungen).
- Eine **Reanimation mit Herz-Druck-Massage** wird bereits bei einer **Herzfrequenz von unter 60/min empfohlen**.

Begründung:
Überwiegend respiratorische Ursachen des kindlichen Kreislaufstillstands. Bei **Kindern** wird ein Kompressions-Beatmungs-Verhältnis angestrebt von:

❗ **15 Herz-Druck-Massagen zu 2 Beatmungen**

Begründung:
Überwiegend **respiratorische Ursachen** des kindlichen Kreislaufstillstands sowie Vorteile in wissenschaftlichen Studien an Phantomen (◘ Abb. 21.13).

Laienhelfer
Bei Kindern wie bei Erwachsenen ein Kompressions-Ventilations-Verhältnis von 30:2.
> **Begründung:**
> Einheitlichkeit der Ausbildung.

Medikamentöse Therapie
Adrenalin
10-30 μg/kgKG i.v. oder intraossär.
> 10-fach höher endobronchial.

Atropin
0,02 mg/kgKG i.v. oder intraossär.

Natriumbikarbonat
Wenn sich unter wirksamer Beatmung und Herz-Druck-Massage kein Spontankreislauf herstellen lässt, können zur Beseitigung der Übersäuerung des Herzmuskels 1–2 mmol/kgKG Natriumbikarbonat i.v. gegeben werden.

AED-Einsatz bei Kindern
AED mit speziellen Kinderelektroden oder -programmen, die die Energieabgabe auf 50–75 J begrenzen, werden für Kinder zwischen dem 1. und 8. Lebensjahr empfohlen.
> **Begründung:**
> Die gegenwärtige Datenlage unterstützt keine Empfehlungen für oder gegen die Verwendung von AED's bei Kindern unter einem Jahr.

Defibrillationsenergie
Manueller Defibrillator: für den ersten wie für alle weiteren Schocks **4 J/kgKG** (mono- oder biphasisch).
> **Begründung:**
> Die ideale Energiedosis für eine sichere und wirksame Defibrillation ist nicht bekannt.

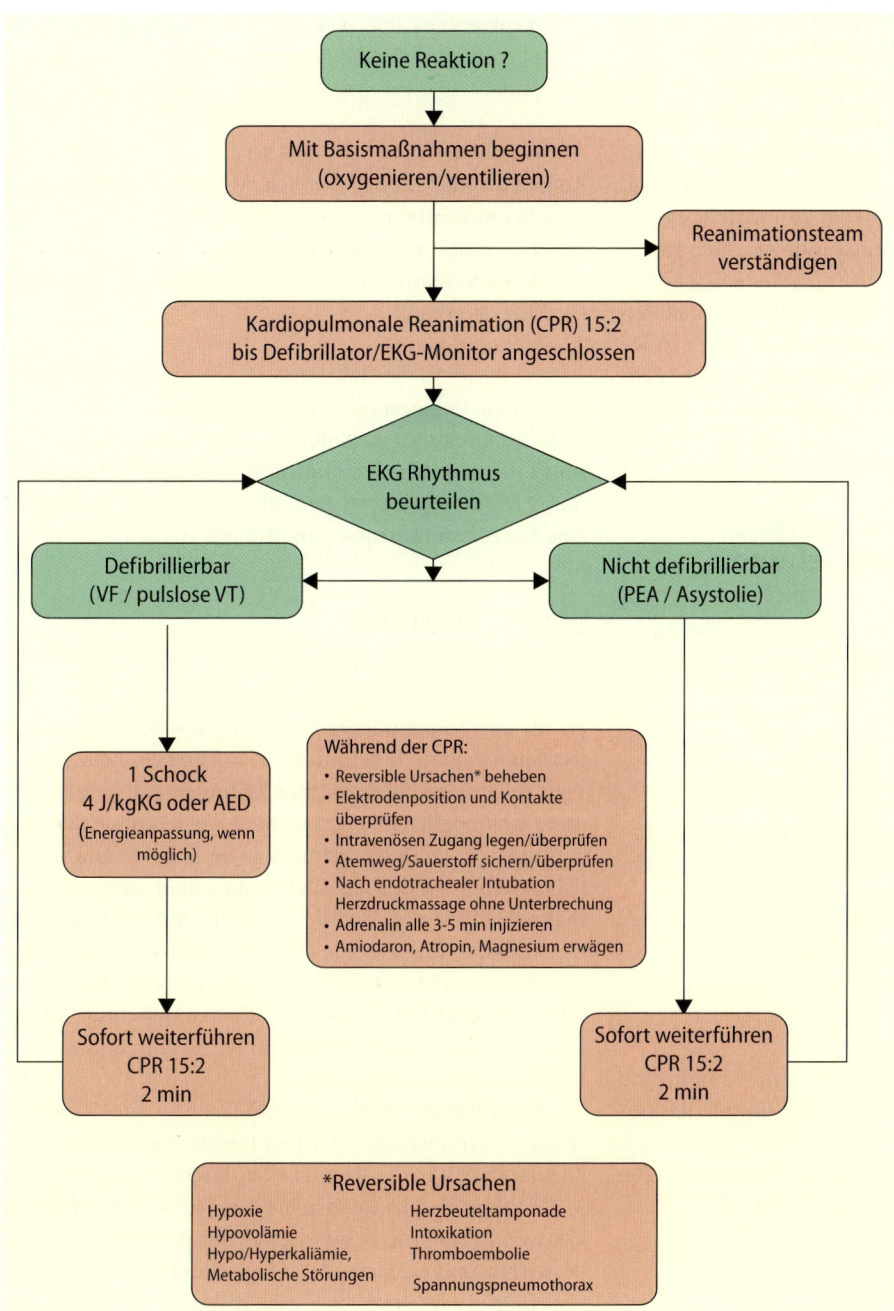

■ Abb. 21.13. **Pädiatrischer ALS-Algorithmus (Nach ERC-Leitlinien 2005)**

Keine Reaktion ?

Mit Basismaßnahmen beginnen (oxygenieren/ventilieren)

Reanimationsteam verständigen

Kardiopulmonale Reanimation (CPR) 15:2 bis Defibrillator/EKG-Monitor angeschlossen

EKG Rhythmus beurteilen

Defibrillierbar (VF / pulslose VT)

Nicht defibrillierbar (PEA / Asystolie)

1 Schock 4 J/kgKG oder AED (Energieanpassung, wenn möglich)

Während der CPR:
- Reversible Ursachen* beheben
- Elektrodenposition und Kontakte überprüfen
- Intravenösen Zugang legen/überprüfen
- Atemweg/Sauerstoff sichern/überprüfen
- Nach endotrachealer Intubation Herzdruckmassage ohne Unterbrechung
- Adrenalin alle 3-5 min injizieren
- Amiodaron, Atropin, Magnesium erwägen

Sofort weiterführen CPR 15:2 2 min

Sofort weiterführen CPR 15:2 2 min

*Reversible Ursachen

Hypoxie	Herzbeuteltamponade
Hypovolämie	Intoxikation
Hypo/Hyperkaliämie, Metabolische Störungen	Thromboembolie
	Spannungspneumothorax

21.8 Erlernen und Training der Wiederbelebungstechniken

Besonders empfehlenswert ist das Training des Zusammenspiels aller Wiederbelebungsmaßnahmen an speziellen Übungsmodellen im Team mit besonderen Möglichkeiten, befundorientiert reagieren zu müssen, um die Leistungen des Teams am Monitor objektiv messen zu können (**Megacode-Training**).

Megacodes werden in erster Linie für Standardsituationen entwickelt. Sie bieten in den entsprechenden Fällen dem Lernenden oder wenig Erfahrenen eine sichere Leitschiene, ermöglichen so schnelles Handeln und erleichtern die Arbeit im Team.

21.9 Komplikationen der Herz-Lungen-Wiederbelebung

In ▶ Kap. 18 und 19 sind typische Gefahren der Maßnahmen zur Behandlung respiratorischer und zirkulatorischer Störungen dargestellt.

21.9.1 Beatmung

Bei der Beatmung Nichtintubierter mit zu hohem Druck kommt es zur Blähung des Magens, dies bewirkt:
- Magenblähung → Zwerchfellhochstand → Verschlechterung der Beatmungsbedingungen,
- Regurgitation von Mageninhalt mit nachfolgender Aspiration.

Bei Beatmung mit sehr hohen Drücken in Kombination mit der Herzdruckmassage kann es zur Ruptur der Trachealhinterwand kommen.

Bei Neugeborenen oder Kleinkindern kann durch Beatmung mit sehr hohen Drücken
- die Lunge zerreißen und
- sich im Anschluss ein Pneumothorax entwickeln.

21.9.2 Herzdruckmassage

Bei zu tief gewähltem Druckpunkt besteht die Gefahr von:
- Schwertfortsatzfraktur mit Gefahr einer Leberverletzung,

- Magenentleerung → Aspiration,
- selten Ruptur des Magens nach Blähung durch Beatmung.

Bei seitlichem Druck oder falscher Druckrichtung brechen Rippen im Rippenbogenbereich. Mögliche Folgen sind:
- Pneumohämatothorax,
- Spannungspneumothorax,
- Hämoperikard,
- Milzverletzung,
- Leberverletzung.

Unter den Bedingungen des regulären Rettungsdienstes ist keine Situation vorstellbar, bei der beim Kreislaufstillstand – aus welchen Gründen auch immer – eine Beatmung nicht möglich ist; ggf. sollten **Laien** aber **zumindest** eine **Herzdruckmassage** durchführen können.

21.10 Ausblick

Auch die aktuellen ERC-Leitlinien-2005 sind keinesfalls als für alle Zeiten gültige Dogmen zu bewerten, auch sie werden neueren Erkenntnissen anzupassen sein. Leitlinien geben stets nur den zum Zeitpunkt der Verabschiedung bestmöglichen Wissensstand wieder, ohne dass alle Aussagen durch Untersuchungen oder Studien unumstößlich gesichert sind. Man schätzt, dass über 20.000 Reanimationsfälle wissenschaftlich begleitet und analysiert werden müssen, um Vorteile wesentlicher Neuerungen mechanischer oder medikamentöser Wiederbelebungsverfahren zweifelsfrei belegen zu können. Wichtige Änderungen international abgestimmter Reanimationsregeln finden sie gegebenenfalls 🔴.

Algorithmen werden sinnvollerweise für Standardsituationen entwickelt. Darüber hinausgehende Versuche, zu komplexe – in der Realität aber durchaus anzutreffende – Abläufe ebenfalls in ausufernden Flussdiagrammen zu erfassen, scheitern, da sie wegen Unübersichtlichkeit eher verwirren und eigenständiges logisches Denken erschweren. Es gibt Hinweise, dass eine milde Hypothermie von ca. 33°C bei reanimierten Patienten die neurologische Ergebnisqualität verbessert. Es ist derzeit nicht zu entscheiden, ob sich Maßnahmen zur Absenkung der Körpertemperatur als Routineverfahren im Rettungsdienst durchsetzen werden. Eine mäßige passive Absenkung der Körpertemperatur des normothermen Patienten ist aber in jedem Falle zu tolerieren.

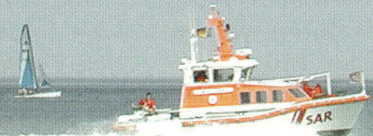

Spezielle Notfallmedizin

22

Hinweise zu Teil V »Spezielle Notfallmedizin«

In Teil V »**Spezielle Notfallmedizin**« wird eine Auswahl medizinischer Notfälle dargestellt. In der Regel handelt es sich um im Rettungsdienst häufiger vorkommende oder für das Grundverständnis und die medizinische Allgemeinbildung des Personals im Rettungsdienst wichtige Krankheiten, Verletzungen, Vergiftungen oder andere Notfallsituationen. Bei der Beschreibung der Notfälle geht es im besonderen Maße darum, den Lernenden für den Notfall umsetzbare Kenntnisse zu vermitteln und nicht durch Zuviel an klinisch/theoretischem Wissen zu überfordern.

Die jeweiligen Notfallsituationen werden – soweit es das Thema zulässt – aus didaktischen Gründen nach einem einheitlichen Schema beschrieben:

Terminologie

Erläuterung der im medizinischen Sprachgebrauch üblichen Begriffe

Pathophysiologie

Darstellung der Krankheitsvorgänge und Funktionsstörungen in den Organsystemen

Symptomatik

Beschreibung der jeweils typischen Krankheitsbilder

Therapie

1. **Maßnahmen der ersten Hilfe**
   Hier werden die Techniken aufgezählt, die Rettungssassistenten und Rettungssanitäter jederzeit – auch unabhängig von einem rettungsdienstlichen Einsatz und ohne besondere Hilfsmittel – anwenden müssen.

Die unter **Maßnahmen der ersten Hilfe** angeführten Punkte sollen gleichzeitig dem Disponenten in der Leitstelle als **Anhaltspunkt für** die **Empfehlungen** dienen, die er situationsabhängig an den **Anrufer** übermittelt, der den Notfall meldet.

2. **Erweiterte lebensrettende Sofortmaßnahmen** des Rettungspersonals
3. **Therapie des Notarztes**

Besondere Hinweise

Hinweise auf medizinisch verwandte Themen, besondere Gefahren, erforderliche organisatorische und technische Maßnahmen und die Eigengefährdung des Rettungspersonals werden besonders hervorgehoben.

Bei den **allgemeinen Behandlungsmaßnahmen** wird auf die ausführliche Darstellung in den entsprechenden Kapiteln von **Teil IV** verwiesen.

Zu Fortbildungszwecken kann bei Fragen der **medikamentösen notärztlichen Therapie** in Teil VI nachgeschlagen werden.

Für ein **vertieftes Eigenstudium der Lernenden** oder als **Hintergrundwissen für Lehrende** wird bei einigen besonders wichtigen Krankheitsbildern auf Essays auf der **Homepage** www.lehrbuch-rettungsdienst.de dieses Buches verwiesen.

In den einzelnen Darstellungen werden – soweit Zahlen vorliegen – Häufigkeitsangaben zur Notarztalarmierung aus der Analyse der Kassenärztlichen Vereinigung Bayern aufgenommen (▶ Kap. 1.7).

Lernziele

Die kapitelübergreifenden Lernzielvorgaben für die Einzelthemen des Teils V »Spezielle Notfallmedizin« sind nachfolgend aufgeführt. Rettungsassistent und Rettungssanitäter sollen bei den dargestellten Krankheits- oder Verletzungsbildern und Notfallsituationen:
— Begriffe der medizinischen Umgangssprache erklären**,**
— pathophysiologische Zusammenhänge nachvollziehen**,**
— typische Symptome und Befunde benennen,
— Erste-Hilfe-Maßnahmen aufzählen,

— die jeweils angemessenen rettungsdienstlichen Sofortmaßnahmen detailliert erklären,
— die wesentlichen Schritte der notärztlichen Therapie benennen können.

Rettungsassistenten sollen darüber hinaus
— spezifische Gefahrenmomente und Probleme erklären,
— einsatztaktische Besonderheiten herausstellen,
— Grundzüge der jeweiligen medikamentösen Therapie benennen können.

Störungen der Atmung

22

Unterschiedliche Erkrankungen und Störmechanismen beeinträchtigen die Vitalfunktion Atmung (ca. 10% aller Erstdiagnosen nach KVB-Analyse). Im Rettungsdienst wichtige Krankheitsbilder werden im Folgenden dargestellt.

22.1   Asthma bronchiale

Asthma bronchiale () und eng verwandte Krankheitsbilder sind die häufigsten Lungenerkrankungen, die mit zunehmender Tendenz zu akut bedrohlichen Störungen des respiratorischen Systems führen (Alarmierungshäufigkeit nach KVB-Analyse 3,9%). In Deutschland leidet bereits jedes 10. Schulkind an trockenem Husten, Kurzatmigkeit, Luftnot und Engegefühl in der Brust.

Terminologie

Im griechischen Stamm des Wortes **Asthma** ist die Bedeutung von Keuchen enthalten; **bronchiale** heißt, dass dieses »Keuchen« von **Erkrankungen des Bronchialsystems** ausgeht (im Gegensatz zum selteneren Asthma cardiale).

Definition Asthma bronchiale. Akuter Anfall von hochgradiger Atemnot mit besonders stark erschwerter und verlängerter Ausatmung durch Engstellung der Bronchialäste, Schleimhautschwellung und Absonderung eines zähen, glasigen Schleims Die überwiegend chronisch verlaufende Erkrankung der Atemwege beruht auf einer **Über**empfindlichkeit des Bronchialsystems gegenüber verschiedenen Umweltfaktoren, in erster Linie Reizstoffen, Stäuben und an erster Stelle **Allergenen** () (Abb. 22.1).

Pathophysiologie

Wegen des **erhöhten Strömungswiderstands** reicht die Lungen- und Brustkorbelastizität nicht für eine ausreichende Ausatmung aus. Die **Ausatmung** ist normalerweise die passive Phase der Atmung. Durch verstärkte Betätigung der Ausatmungsmuskulatur und der **Atemhilfsmuskulatur** wird der **Druck im Brustkorb erhöht**. Dies führt zu einer **Belastung des rechten Herzens**, das nun plötzlich auch höhere Drücke für die Durchströmung der Lungen erzeugen muss. Außerdem kommt es zu einer zusätzlichen Einengung der primär nicht betroffenen größeren Bronchialäste durch den Druck von außen.

Symptomatik

Leitsymptome des Asthma bronchiale
- Kurzatmigkeit bis schwerster Atemnotanfall
- Pfeifendes, brummendes Atemgeräusch
- Engegefühl im Brustkorb
- Husten

Weitere typische Symptome:
- Unruhe, Angst, aufrechte Haltung des Oberkörpers, Einsatz der Atemhilfsmuskulatur

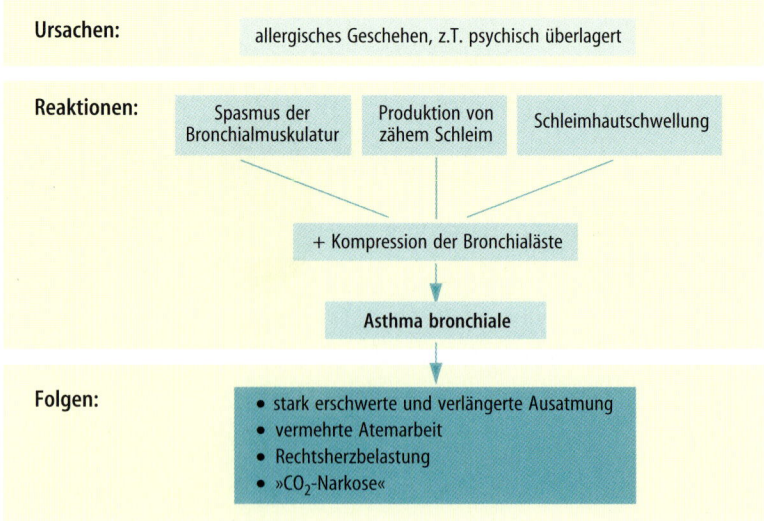

■ Abb. 22.1. **Asthma bronchiale**

Ursachen: allergisches Geschehen, z.T. psychisch überlagert

Reaktionen: Spasmus der Bronchialmuskulatur | Produktion von zähem Schleim | Schleimhautschwellung

\+ Kompression der Bronchialäste

Asthma bronchiale

Folgen:
- stark erschwerte und verlängerte Ausatmung
- vermehrte Atemarbeit
- Rechtsherzbelastung
- »CO_2-Narkose«

- Blaugraue Hautfarbe, Haut schweißnass, kalt
- Ausatemphase keuchend/pfeifend, zeitlich deutlich verlängert
- Tachykardie
- Prall gefüllte Halsvenen
- Im Extremfall sind Atemgeräusche nicht mehr auskultierbar (»silent lung«)

Therapie

Therapie: Asthma bronchiale

1. Erste Hilfe
   - Lagerung mit erhöhtem Oberkörper, nach Möglichkeit sitzend
   - Aufstützen der Arme ermöglichen
   - Beruhigender Zuspruch
2. Sofortmaßnahmen des Rettungspersonals
   - Fortführung von 1.
   - Unterstützung bei der Anwendung eigener Dosieraerosole
   - Absaugen des Rachenraums
   - O_2-Gabe bei fortlaufender Kontrolle der Atemtätigkeit
3. Notärztliche Therapie
   - Sedativa
   - Broncholytika
   - Kortikosteroide
   - Evtl. Alupent
   - Maskenbeatmung (PEEP, CPAP)
   - Notfalls Intubation und Beatmung

Besondere Hinweise

- Die **endotracheale Intubation** sollte beim Asthmatiker möglichst **umgangen werden**, da sich der spätere **Extubationsvorgang** in der Klinik typischerweise als **sehr schwierig und langwierig** gestaltet. Auf der anderen Seite ist der **Endotrachealtubus** beim schwersten Asthmaanfall in der Regel **der einzige Weg**, eine Beatmung durchzuführen.

> Besonders schwere, (über Stunden bis Tage) anhaltende Asthmaanfälle bezeichnet man als Status asthmaticus. Akute Lebensgefahr!

- Asthma bronchiale gehört zur Gruppe der **chronisch-obstruktiven Lungenerkrankungen** (**COPD** = chronic obstructive pulmonary disease). Kennzeichen sind:

- Emphysem,
- chronische Bronchitis,
- erhöhter Atemwegswiderstand.

- Das **Emphysem**, die Erweiterung der Lufträume am Ende der Bronchiolen mit Zerstörung der Alveolarsepten, entwickelt sich als Folge oder gleichzeitig mit einer chronischen Bronchitis, weit überwiegend ausgelöst durch Zigarettenrauchen.

> Bei Patienten mit chronisch-obstruktiver Lungenerkrankung und chronisch erhöhten CO_2-Spiegeln im Blut kann durch Zufuhr von Sauerstoff in höheren Konzentrationen eine lebensbedrohliche Atemdepression mit weiterem Anstieg des p_aCO_2 ausgelöst werden.

22.2   Aspiration

Die Aspiration ist eine wichtige Form der Verlegung der Atemwege. Aspirationen werden nach KVB-Analyse in 0,8% aller Notarzteinsätze registriert.

Terminologie

Der lateinische Wortstamm im Begriff **Aspiration** bedeutet **Ansaugen, Einatmen**. In diesem Zusammenhang ist unter Aspiration das **Einatmen/Eindringen von flüssigen oder festen Bestandteilen** aus dem Rachen in **Trachea und Lunge** zu verstehen.

Definition Aspiration. Flüssige oder feste **Bestandteile**, die über den Mund oder durch Rückfluss aus dem Magen in den Rachenraum gelangen, werden während der **Inspiration** in das **Bronchialsystem** eingesogen oder fließen unabhängig von Atembewegungen in die Trachea ein (◘ Abb. 22.2).

Pathophysiologie

Mit zunehmender Tiefe der Bewusstlosigkeit fallen die wichtigen **Schutzreflexe** Schlucken und Husten aus. Der **Brechreflex** kann aber noch funktionieren, sodass Mageninhalt in den Rachen gelangt, nicht abgehustet und nicht geschluckt wird. Er dringt dann in die Trachea ein.

> Erbrechen ist ein aktiver Reflexvorgang. Regurgitation ist ein passives Geschehen.

Geformte Bestandteile können je nach Festigkeit und Größe zu einer sofortigen völligen Verlegung der Luftwege

22

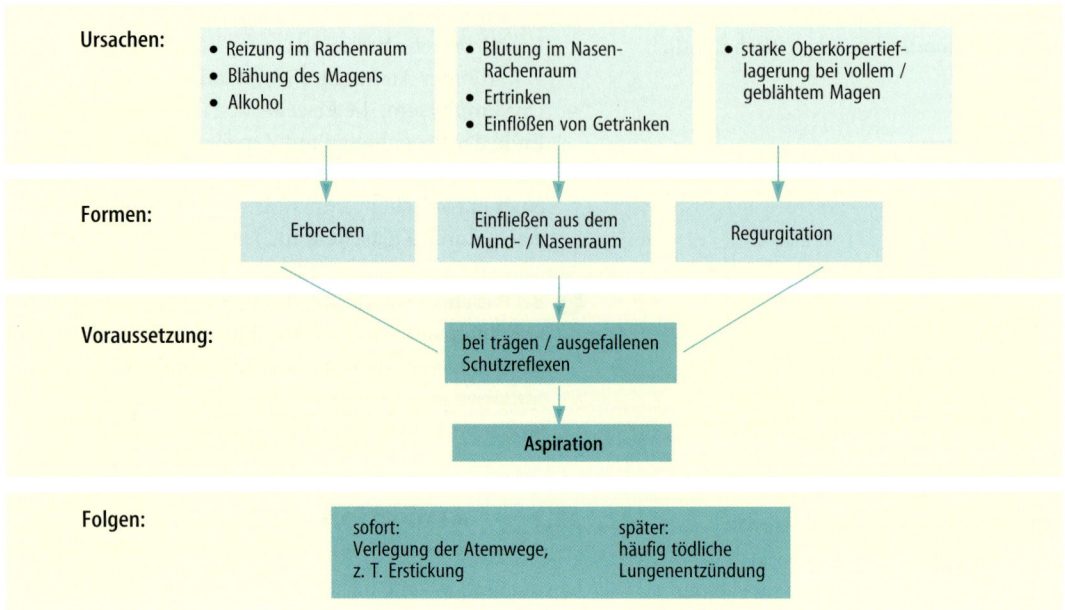

Ursachen:
- Reizung im Rachenraum
- Blähung des Magens
- Alkohol

- Blutung im Nasen-Rachenraum
- Ertrinken
- Einflößen von Getränken

- starke Oberkörpertieflagerung bei vollem / geblähtem Magen

Formen:

Erbrechen

Einfließen aus dem Mund- / Nasenraum

Regurgitation

Voraussetzung:

bei trägen / ausgefallenen Schutzreflexen

Aspiration

Folgen:

sofort:
Verlegung der Atemwege, z. T. Erstickung

später:
häufig tödliche Lungenentzündung

D Abb. 22.2. **Aspiration**

führen (Speisebrocken). Gelangen flüssige Bestandteile in die Lunge, so hängt das Ausmaß der sich anschließenden Komplikationen in erster Linie von der Menge und dem pH-Wert der Flüssigkeit ab. **Saurer Magensaft** (pH-Wert unter 2,5) kann im Anschluss eine **tödliche Lungenentzündung** verursachen.

Symptomatik
Aspiration nach Erbrechen

- Würgevorgang deutet Erbrechen an
- In Abhängigkeit von der Tiefe der Bewusstlosigkeit:
  - teilweises Abhusten
  - danach brodelndes, pfeifendes Atemgeräusch
  - zunehmende Zyanose
  - evtl. inverse Atmung
  - evtl. Atemstillstand

Aspiration bei Einfließen von Blut, Schleim, Getränken aus dem Mund-Rachen-Raum

- Kann bei Bewusstseinsgetrübten »stumm« verlaufen, d. h. sie bleibt unbemerkt
- Häufig Symptome wie bei Aspiration nach Erbrechen.

Aspiration nach Regurgitation (besonders im Rahmen der Reanimation)

- Typischerweise »stumme« Aspiration

Therapie

Therapie: Aspiration

1. Erste Hilfe
   - Ausräumen des Mundes, z. B. mit einem Tuch auswischen
   - Stabile Seitenlagerung
   - Überprüfung der Überstreckung des Kopfes
2. Sofortmaßnahmen des Rettungspersonals
   - Absaugen/Ausräumen des Rachenraums
   - Möglichst Intubation
   - Beatmung
   - Ggf. endotracheales Absaugen nach Intubation
   - Ggf. Heimlich-Handgriff
   - Bei festen Fremdkörpern:
     5 Rückenschläge und 5 Heimlich-Manöver im Wechsel
     bei Bewusstseinsverlust 5 Thoraxkompressionen

▼

3. Notärztliche Therapie
   - Fortführung von 2.
   - Intubation obligatorisch
   - Je nach Art des aspirierten Materials Spülung des Bronchialsystems mit physiologischer Kochsalzlösung (0,9% NaCl), ggf. mehrfache Wiederholung
   - Broncholytika und Kortikosteroide
   - PEEP-Beatmung

Besondere Hinweise

- Bei einer **Beatmung nichtintubierter Patienten** kann durch die Anwendung zu **hoher Beatmungsdrücke Luft in den Magen** einströmen und Regurgitation von Mageninhalt hervorrufen. Die dadurch ausgelöste

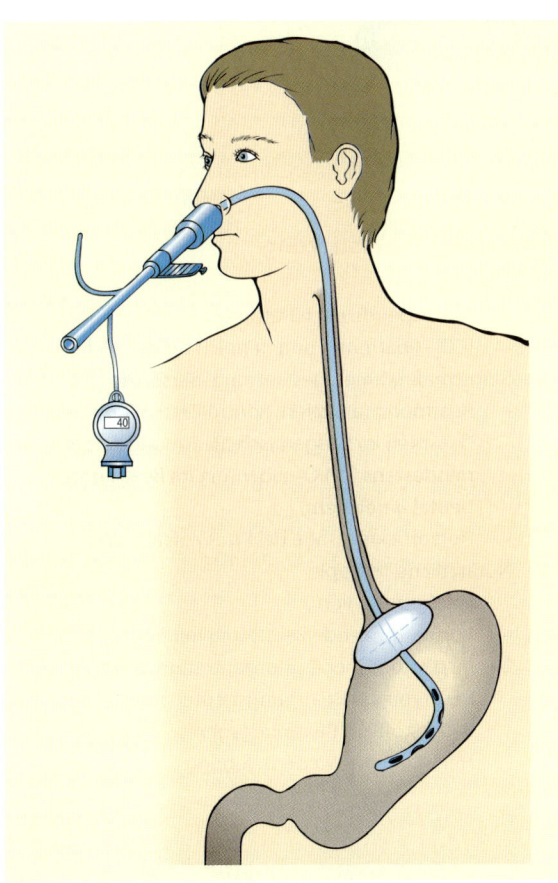

Abb. 22.3. **Spezielle Magensonde als Aspirationsschutz**

Aspiration ist eine der im Rettungsdienst häufigsten Komplikationen.

- Bei Notfallpatienten muss grundsätzlich mit einem vollen Magen und schon allein deswegen mit einer deutlich erhöhten Aspirationsgefahr gerechnet werden. Ob sich der Einsatz einer speziellen, als **Aspirationsschutz** entwickelten und in die Klinik eingeführten Magensonde bei allen bewusstlosen und zu beatmenden Patienten auch im Rettungsdienst durchsetzen wird (Kostenfrage!), lässt sich zum gegenwärtigen Zeitpunkt nicht entscheiden. Über die durch eine Nasenöffnung platzierte, mit einem Magenballon versehene Sonde wird zuerst abgesaugt. Danach wird der Magenballon gebläht. Dieser Ballon legt sich durch Zug dem Mageneingang an und verhindert so das Eindringen flüssiger und fester Bestandteile aus dem Magen in den Ösophagus. Zug ereicht man über einen mit Schaumstoff gepolsterten, verschiebbaren Nasenstopper. Zugspannung und der entsprechende Ballondruck auf den Mageneingang lassen sich durch ein Digitalmanometer kontrollieren (Abb. 22.3).

22.3   CO₂-Erstickung

Die CO₂-Erstickung ist ein Beispiel für Störungen des respiratorischen Systems als Folge einer Veränderung in der Zusammensetzung der Umgebungsluft.

Terminologie

CO_2 ist das Gas Kohlendioxid, das bei Mensch, Tier und Pflanze als ein Stoffwechselendprodukt anfällt.

CO_2, die ungiftige Kohlensäure darf nicht mit **CO, dem Kohlenmonoxyd**, einem Gas **mit bedrohlicher Giftwirkung** verwechselt werden (▶ Kap. 36.7).

Erstickung bedeutet bei diesem Krankheitsbild **Abfall des pO₂** im arteriellen Blut und in der Folge O₂-Mangel an den Geweben.

Definition CO₂-Erstickung. Das an sich ungiftige Gas CO_2 **verdrängt durch sein hohes spezifisches Gewicht** das normale, 21 Vol.-% O₂ enthaltende Luftgemisch nach oben. Durch Einatmen der Umgebungsluft in geschlossenen Räumen entsteht dann akuter O₂-Mangel (Abb. 22.4).

Pathophysiologie

Bei Konzentrationen unter 10 Vol.-% CO_2 in der Umgebungsluft dauert der Erstickungsvorgang länger. Er geht

22

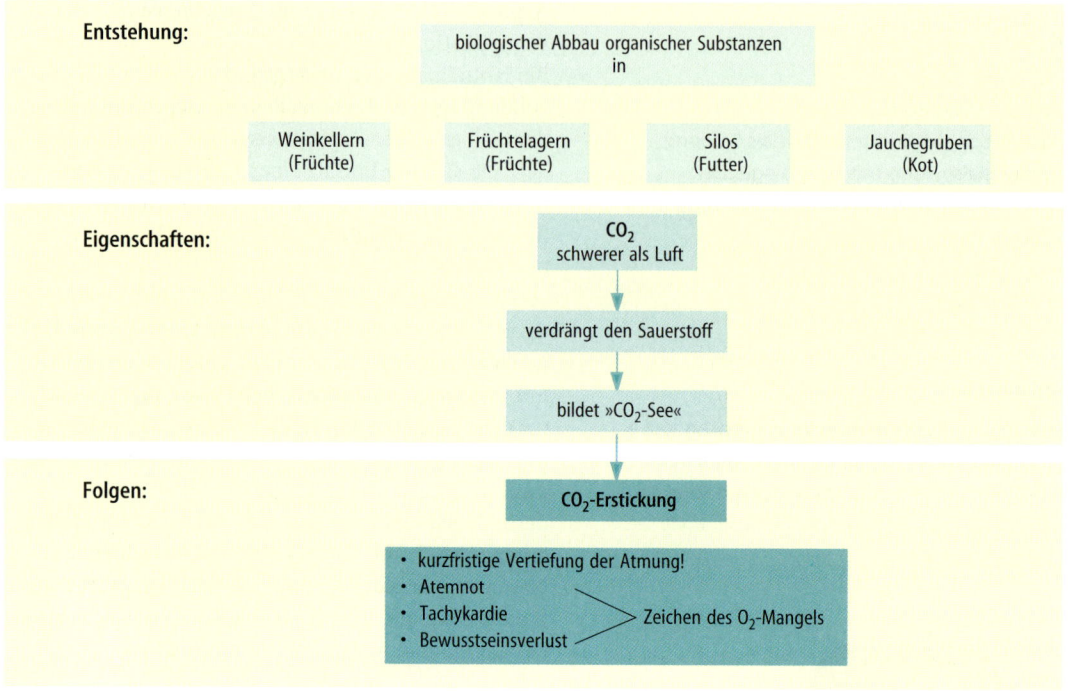

Entstehung:

biologischer Abbau organischer Substanzen
in

| Weinkellern (Früchte) | Früchtelagern (Früchte) | Silos (Futter) | Jauchegruben (Kot) |

Eigenschaften:

CO_2
schwerer als Luft

verdrängt den Sauerstoff

bildet »CO_2-See«

Folgen:

CO_2-Erstickung

- kurzfristige Vertiefung der Atmung!
- Atemnot
- Tachykardie   Zeichen des O_2-Mangels
- Bewusstseinsverlust

⬛ Abb. 22.4. **CO_2-Erstickung**

über die Vertiefung der Atmung, Kopfschmerzen und Schwindelgefühle in eine Bewusstlosigkeit über. Bei hoher Konzentration tritt Bewusstlosigkeit schnell und plötzlich ein.

Symptomatik

- Vertiefung der Atmung
- Tachykardie
- Schwindel/Kopfschmerzen
- Zyanose
- Unruhe, krampfartige Zuckungen
- Bewusstlosigkeit
- Atem- und Kreislaufstillstand

Therapie

Technische Rettung. Rettung aus dem Gefahrenbereich ggf. unter Verwendung von schwerem Atemschutz!

Therapie: CO_2-Erstickung

1. Erste Hilfe
   - Atemspende nach Rettung (CO_2-Abatmung ungefährlich für den Helfer)
2. Sofortmaßnahmen des Rettungspersonals
   - Beatmung (assistiert, kontrolliert) mit hohem O_2-Anteil im Gasgemisch (Beatmungsluft mit mindestens 15 l O_2-Flow/min im Beatmungsbeutel anreichern)
   - Herzdruckmassage bei Kreislaufstillstand
3. Notärztliche Therapie
   - Fortführung von 2.
   - Vorübergehende Beatmung mit hoher inspiratorischer O_2-Konzentration und O_2-Reservoir am Beatmungsbeutel oder 100% Sauerstoff am Beatmungsgerät
   - Herz-Lungen-Wiederbelebung

Besondere Hinweise

➕ **Praxistipp**

Beim Eingang von Notfallmeldungen über wahrscheinliche oder mögliche CO_2-Erstickungen in Silos, Weinkellern oder Jauchegruben ist die sofortige(!) Alarmierung der Feuerwehr die vordringlichste Rettungsmaßnahme. Schwerer Atemschutz liefert den für die Atmung der Rettungsmannschaft erforderlichen Sauerstoff. ABC-Schutzmasken und sog. Rettungshauben ersetzen nicht den fehlenden Sauerstoff!

- CO_2-Erstickung ist nicht zu verwechseln mit CO-Vergiftung!
- Zur Verwendung von Gasspürgeräten ▶ Kap. 36.7 »CO-Vergiftung«!

22.4   Lungenödem

Das Lungenödem, meist kardialer Ursache, ist eine im Rettungsdienst relativ häufig zu behandelnde bedrohliche Atemstörung.

Das Lungenödem kardialer Ursache ist ein wichtiges Krankheitsbild, das die enge funktionelle Verknüpfung der beiden Vitalfunktionen Atmung und Kreislauf verdeutlicht.

Terminologie

Das griechische Wort **Ödem** bedeutet Schwellung. In der Medizin bezeichnet man den **Eintritt überreichlicher Flüssigkeitsmengen** aus den Gefäßen in Zellen, Gewebespalten und Körperhöhlen als Ödem.

Definition Lungenödem. Austritt von **Flüssigkeit aus der Lungenstrombahn** in das Zwischenzellgewebe, dann in die **Alveolen** der Lunge bei unterschiedlichen Ursachen (◘ Abb. 22.5).

Pathophysiologie

Das Personal des Rettungsdienstes muss häufig Patienten versorgen, bei denen mit einer gewissen Häufung in den frühen Morgenstunden ein Lungenödem auftritt; es entwickelt sich über den nächtlichen Einstrom des tagsüber in den Geweben versackten Wassers in die Blutbahn. Das vorgeschädigte linke Herz ist nicht in der Lage, das erhöhte Blutangebot weiterzupumpen (**kardiales Lungenödem**).

Neben komplizierteren weiteren Formen des Lungenödems spielt die durch **Reizgase** verursachte erhöhte Durchlässigkeit der Wand der Alveolen und der sie umgebenden Lungenkapillaren eine wichtige Rolle. Nach Einatmung von Chlor- oder Nitrosegasen und anderen chemischen Verbindungen entwickelt sich das **toxisch-ent-**

◘ Abb. 22.5. **Lungenödem**

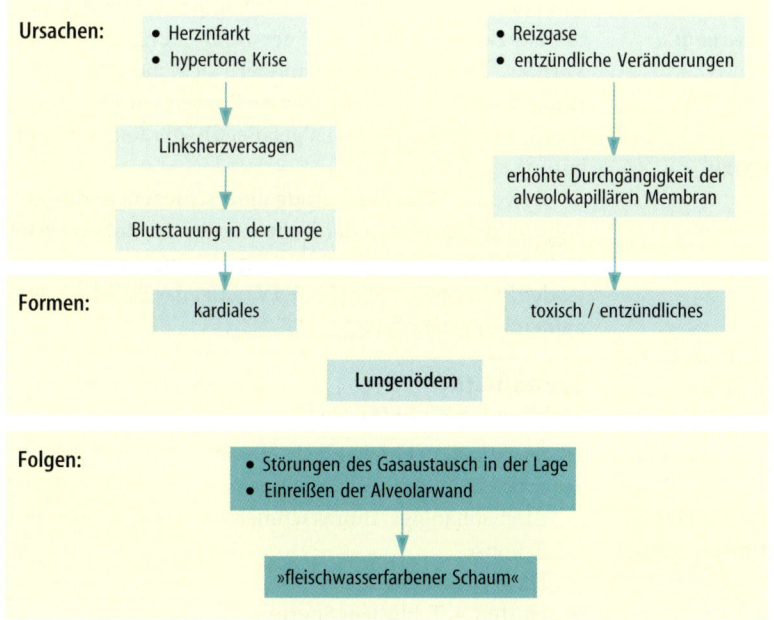

zündliche **Lungenödem** z. T. Stunden nach dem Unfallereignis: »sekundäres Ertrinken«.

Symptomatik

- Unruhe, aufrechte Haltung des Oberkörpers, Einsatz von Atemhilfsmuskulatur
- Zyanose, Haut schweißnass, kalt
- Dumpfes Brodeln/Rasseln bei Ein- und Ausatmung
- Schaum aus den Alveolen sammelt sich in Trachea und Rachen
- Austritt von »fleischwasserfarbenem Schaum« aus dem Mund (schwerste Form)

Therapie

Therapie: Lungenödem

1. Erste Hilfe
   - Lagerung mit erhöhtem Oberkörper, nach Möglichkeit sitzend
   - beruhigender Zuspruch
2. Sofortmaßnahmen des Rettungspersonals
   - Fortführung von 1.
   - Bei erhaltenem Bewusstsein O_2-Überdruckbeatmung mit Beatmungsbeutel und Maske
   - Unblutiger Aderlass
3. Notärztliche Therapie
   - Fortführung von 2.
   - PEEP-Beatmung
   - notfalls Intubation
   - Medikamente zur Diurese (hohe Dosierung)
   - Vasodilatanzien (Nitroglycerin)
   - Kortikosteroide
   - Medikamente zur Sedierung
   - Evtl. Medikamente zur Verbesserung der Herzkraft
   - Ausnahmsweise blutiger Aderlass

Besondere Hinweise

Wenn die Transportbedingungen es zulassen, sollte bei kardial bedingter Lungenstauung im Notarztdienst versucht werden, durch eine **Maskenbeatmung** mit Beatmungsbeutel oder besser mit Beatmungsgerät mit positiv-endexspiratorischem Druck (PEEP oder CPAP) eine **noninvasive Beatmung** durchzuführen, um die **Nebenwirkungen des Intubations- und Extubationsvorgangs** zu vermeiden.

22.5   Lungenembolie

Die Lungenembolie ist ein Krankheitsbild, bei dem die enge Verknüpfung der Vitalfunktionen Atmung und Kreislauf durch einen pathologischen Prozess ein lebensbedrohliches Zustandsbild auslöst. Ein hoher Anteil der Todesfälle ereignet sich innerhalb der ersten Stunde nach Symptombeginn.

Terminologie

In die Blutbahn verschleppte, im Plasma nichtlösbare **Bestandteile** (Thromben, Fett, Luft) nennt man **Embolus** (🔾 Abb. 22.6).

Definition   Lungenembolie. Embolischer **Verschluss** eines oder mehrerer Äste der **Lungenarterien**, weit überwiegend durch verschleppte Thromben, die zu über 90% aus dem Einzugsgebiet der V. cava inferior stammen.

Pathophysiologie

Bettlägerigkeit, Adipositas, Schwangerschaft, Exsikkose, Krankheitsbilder, die v.a. mit einer Verlangsamung der Blutzirkulation einhergehen, führen zu einer Thrombenbildung, vorrangig in der Beckenregion und den unterem Extremitäten (Venenthrombose ▶ Kap. 35.5). Ein sich lösender Thrombus wird zum Embolus. In Abhängigkeit von der Schwere des plötzlichen **Anstiegs des Lungenwiderstands** kommt es wegen der Verlegung der Ausflussbahn des rechten Herzens zur **Dekompensation der rechten Herzkammer** und zu einer Ausweitung des rechten Vorhofs. Zwangsläufig vermindert sich die Auswurfleistung des linken Herzens. Dieser Prozess wird überlagert von Spasmen der Pulmonalgefäße, die die Rechtsherzbelastung steigern.

Es werden **4 Schweregrade** unterschieden: Kleine Embolie in kleinen Ästen der Lungenarterien (Stufe I) verursachen leichte Dyspnoe, die Verlegung eines gesamten Astes der Pulmonalarterie (Stufe IV) zeigt das Bild der fulminanten Lungenembolie.

Symtomatik
Massive Embolie (Stufe III)

- Ängstlich, unruhiger, kaltschweißiger Patient
- Schwere Dyspnoe/Tachypnoe
- Atemabhängige Thoraxschmerzen
- Zyanose
- Halsvenenstauung
- Husten, z. T. blutiges Sputum

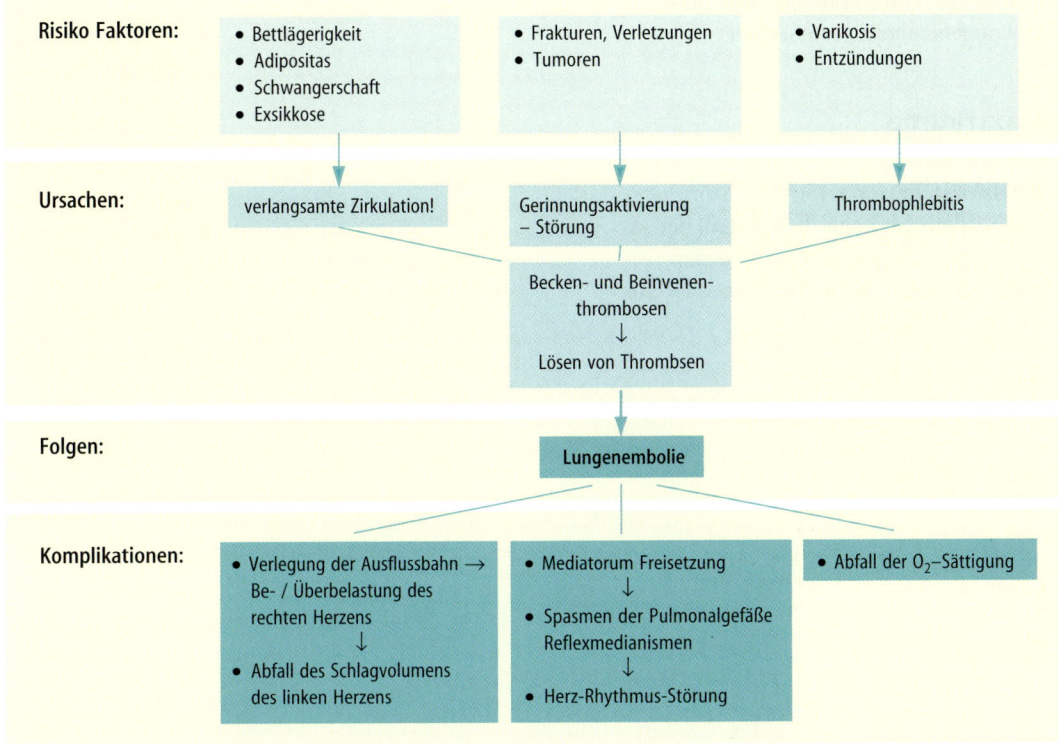

Risiko Faktoren:
- Bettlägerigkeit
- Adipositas
- Schwangerschaft
- Exsikkose

- Frakturen, Verletzungen
- Tumoren

- Varikosis
- Entzündungen

Ursachen:

verlangsamte Zirkulation!

Gerinnungsaktivierung – Störung

Thrombophlebitis

Becken- und Beinvenen-thrombosen
↓
Lösen von Thrombsen

Folgen:

Lungenembolie

Komplikationen:
- Verlegung der Ausflussbahn → Be- / Überbelastung des rechten Herzens
  ↓
- Abfall des Schlagvolumens des linken Herzens

- Mediatorum Freisetzung
  ↓
- Spasmen der Pulmonalgefäße Reflexmedianismen
  ↓
- Herz-Rhythmus-Störung

- Abfall der O_2–Sättigung

◘ Abb. 22.6. **Lungenembolie**

Fulminante Lungenembolie (Stufe IV)

- Zusätzlich schwere Kreislaufreaktion
- Massiver Abfall der O_2-Sättigung
- Ggf. Kreislauf- und Atemstillstand

Therapie

Therapie: Lungenembolie

1. Erste Hilfe
   - Halbsitzende Lagerung
   - Notarztalarmierung
   - Beruhigung
2. Sofortmaßnahmen des Rettungspersonals
   - O_2-Gabe
   - Venöser Zugang
   - Reanimationsbereitschaft

▼

3. Notärztliche Therapie
   - Morphin zur Schmerzbehandlung
   - Ggf. Sedierung
   - Bolusgabe von 5.000–10.000 IE Heparin
   - Kreislauftherapie: Dobutamin, Dopamin
   - Wiederbelebung
   - Ggf. präklinischer Lyseversuch (► Kap. 23.4 u. 24.1)

Besondere Hinweise

- Eine **sichere Unterscheidung** von **Lungenembolie** und **Herzinfarkt** ist wegen z. T. ähnlicher Symptome präklinisch **nicht immer möglich**. Auch die Therapie bis zur Herz-Lungen-Wiederbelebung ist weitgehend identisch.
- Unter besonderen Umständen, **bei stark negativem Venendruck** im Volumenmangelschock und aufrechter Position des Patienten, bei längerer Dekonnektion eines ZVK, kann Luft in das Gefäßsystem

einströmen und so eine **Luftembolie** als eine besondere Form der Lungenembolie verursachen.

22.6 Thoraxtrauma

Das Thoraxtrauma als Ursache respiratorischer Störungen, die von der Brustwand, dem mechanischen System der Atmung und der Lunge selbst ausgehen, wird in seinen Formen und Komplikationsmöglichkeiten in ▶ Kap. 30.5 dargestellt.

Störungen des Herz-Kreislauf-Systems

23

Störungen des Herz-Kreislauf-Systems gehören zu den häufigsten Notfallsituationen, die eine Alarmierung des Rettungsdienstes zur Folge haben (35% nach KVB-Analyse). Das Spektrum reicht von – in ihrer Bedrohlichkeit für den medizinischen Laien nicht differenzierbaren – vergleichsweise banalen Anlässen wie der vasovagalen Synkope bis zu lebensbedrohlichen Rhythmusstörungen und zum Herzinfarkt. Die akuten Formen der koronaren Herzerkrankung spielen wegen ihrer Bedrohlichkeit, ihrer Häufigkeit und der Möglichkeit, unter definierten Bedingungen bereits präklinisch neben der symptomatischen eine kausale Therapie einleiten zu können, eine herausragende Rolle. Hinzu kommt die

Notwendigkeit wichtiger Weichenstellungen für die klinische Therapie. Den Bedingungen des Rettungsdienstes entsprechend, die bei verwandten Symptomkomplexen und präklinischen Untersuchungsbefunden nur zum Teil eine definitive Diagnose zulassen, hat man auf internationaler Ebene den Begriff »Akutes Koronarsyndrom – AKS« eingeführt. Der Notarzt und sein Team sind überwiegend im Rahmen der Primärversorgung von Patienten mit akutem koronaren Syndrom gefordert, sie müssen ggf. aber auch beim Transport eines Teils dieser Hochrisikopatienten vom primär aufnehmenden Krankenhaus in einer Interventionszentrum sachgerecht agieren.

23.1   Akutes Koronarsyndrom – AKS

Terminologie

Mit dem Begriff akutes Koronarsyndrom (AKS) werden nach der neuen Terminologie unterschiedliche, akut lebensbedrohliche Ausprägungen der koronaren Herzerkrankungen zusammengefasst.

Dies sind:
- der plötzliche Herztod,
- die instabile Angina pectoris und
- der akute Myokardinfarkt.

Für die Akuttherapie im Notarztdienst und für strategische Überlegungen hinsichtlich der klinischen Therapie wird beim Herzinfarkt eine wichtige Differenzierung vorgenommen.
- »Klassischer Herzinfarkt« mit ST-Hebung (**STEMI**)
- Herzinfarkt ohne ST-Hebungen aber – erst in der Klinik feststellbaren – positiven biochemischen Markern (**NSTEMI**)

Der Begriff AKS stellt eine Arbeitsdiagnose für ein akutes, lebensbedrohliches Zustandbild dar.

Pathophysiologie

Eine Einengung der Herzkranzgefäße überwiegend auf den Boden einer **koronaren Herzkrankheit** ist die allen Formen des AKS zugrunde liegende Gemeinsamkeit. Sie verursacht im Herzmuskel ein **Missverhältnis zwischen Sauerstoffangebot und Sauerstoffbedarf**.

❯ O$_2$-Mangel verursacht Schmerz!

Eine **relative** Mangeldurchblutung löst einen **Angina-pektoris**-Anfall aus.

Verschließt dagegen ein Thrombus ein oder mehrere Herzkranzgefässe, kommt es bei einem **20 min überschreitenden schweren O$_2$-Mangel** von Teilen der von der Blutversorgung abgeschnittenen Herzmuskulatur zum Gewebsuntergang, zum Zelltod, zum **Herzinfarkt**. In ca. 90% der Infarkte ist ein Blutgerinnsel die auslösende Ursache.

Vier bis sechs Stunden nach Beginn dieses »Absterbevorganges« treten zelluläre Eiweißstoffe aus der geschädigten Myokardregion ins Blut über und lassen sich als sehr spezifische biochemische Marker nachweisen.

CK-MB und v. a. die Troponine sind gegenwärtig die wichtigsten klinischen Laborbestimmungen.

Symptomatik des AKS
- **Leitsymptom** des AKS ist der akute Thoraxschmerz, häufig mit Ausstrahlung in die den Brustkorb umgebenden Regionen.
- Luftnot zum Teil als hervorstechendes Primärsymptom.
- Vegetative Beeinträchtigungen.

❗ **Thoraxschmerz und die vegetative Symptomatik sind häufiger bei Frauen als bei Männern, bei alten Menschen und ganz besonders bei Diabetikern atypisch und maskiert.**

Therapie

Therapie: Präklinische Basistherapie bei AKS

1. Erste Hilfe
   - Lagerung mit erhöhtem Oberkörper (30°)
   - Beruhigender Zuspruch
   - Jede Anstrengung des Patienten ist zu vermeiden
2. Sofortmaßnahmen des Rettungsdienstpersonals
   - Fortführung von 1.
   - O_2-Gabe (4–8 l/min)
   - Nitropräparate: 0,4–0,8 mg s.l.
   - Venöser Zugang (Ringer-Laktat-Infusion zum Offenhalten der Vene)
   - Ununterbrochene Puls-/EKG-/Monitor-Kontrolle
   - Vorbereitung der 12-Kanal-EKG-Ableitung (wenn verfügbar)
3. Notärztliche Therapie
   - Fortführung von 2.
   - Infusion obligatorisch
   - Schmerzbekämpfung (3–5 mg Morphin i.v.)
   - Bei Bradykardie: Frequenzerhöhende Medikamente (Atropin 0,5 mg i.v.)
   - Bei Übelkeit/Erbrechen (z. B. Paspertin 10 mg i.v.)

▼

   - bei Tachykardie (CAVE: Kontraindikationen): β-Blocker (Metroprolol 5 mg langsam i.v.)
   - Bei niedrigen Blutdruckwerten: Dopamin/Dobutrex
   - Acetylsalicylsäure 250–500 mg i.v.)
   - Heparin 70 U/kgKG i.v.
   - Ggf. **präklinische Lyse**
   - Zügiger Transport in das nächst gelegene **Krankenhaus mit Herzkatheterlabor,** zumindest aber in ein Krankenhaus in dem eine **Lysetherapie** durchgeführt werden kann.

Differenzierungen der Formen des AKS

Das klinische Bild des akuten Thoraxschmerzes, der Dyspnoe und der vegetativen Störungen allein lässt keine ausreichend sichere Differenzierung der Formen des AKS zu.

Von wesentlicher Bedeutung ist daher die **sofortige bzw. frühestmögliche Registrierung eines 12-Kanal-EKG**, denn Herzmuskelgewebe, das durch die Einengung eines Koronargefäßes minderversorgt ist oder durch einen Gefäßverschluss von der O_2-Versorgung abgeschnitten ist, wird

– elektrisch instabil oder
– elektrisch inaktiv.

Diese Veränderung zeigt – nicht immer aber häufig – bereits in der Frühphase das 12-Kanal-EKG (■ Abb. 23.1).

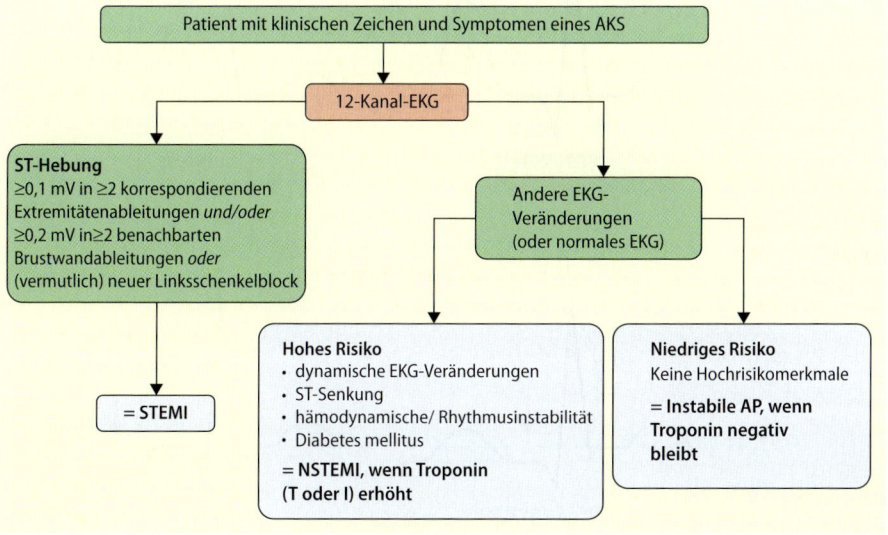

■ Abb. 23.1. **Differenzierung der Formen des AKS** (Nach ERC-Leitlinien 2005)

ST-Streckenhebungsinfarkt (STEMI)

Am eindruckvollsten ist das Bild des »klassischen« Herzinfarktes des STEMI (**ST**-segment **e**levation **m**yocardial infarction)

Der ST-Streckenhebungsinfarkt gilt als sicher, wenn
- eine ST-Hebung (>0,1 mV) in mindestens 2 zusammengehörigen Extremitäten oder
- eine ST-Hebung (>0,2 mV) in mindestens 2 zusammenhängenden Brustwandableitungen

nachgewiesen werden kann (◘ Abb. 23.2)

Da die präklinische Einleitung der Fibrinolyse wegen ihrer zeitlichen Nähe zum auslösenden Ereignis der klinischen überlegen ist, soll unter bestimmten Voraussetzungen bei jedem STEMI-Infarkt bereits im Notarztdienst eine Lyse eingeleitet werden

Herzinfarkt ohne ST-Hebung (NSTEMI)

Der **N**on-STEMI-Infarkt ist dagegen eine **klinische Diagnose,** denn das **frühe EKG** zeigt ein **unspezifisches Bild.** Bei ca. 25% dieser Patienten lässt sich aber über die Bestimmung **biochemischer Marker** (CK-MB und Troponine) 4–12 h später ein Infarkt nachweisen.

Instabile Angina pectoris

Die instabile Angina pectoris mit schwerer, zunehmender auch in Ruhe auftretender bedrohlicher Symptomatik zeigt im EKG häufig eine **ST-Streckensenkung** oder **T-Negativierungen** (◘ Abb. 23.3)

Eine **definitive Abgrenzung** zwischen instabiler Angina pectoris und NSTEMI-Infarkt ist aber erst anhand der Biomarker, insbesondere der Troponine **unter klinischen Bedingungen** möglich.

> **❯** Ohne ein aussagekräftiges 12-Kanal-EKG kann der Notarzt nicht mit angemessener Sicherheit über die Basisversorgung des AKS hinausgehende therapeutische Maßnahmen einleiten und bei vertretbaren Alternativen das geeignete Zielkrankenhaus auswählen.

Klinische Akutdiagnostik und klinische Therapie

Zum besseren Verständnis der engen Beziehung zwischen präklinischer und klinischer Versorgung von Patienten mit AKS sollen – in geraffter Form – die wichtigsten **diagnostischen und therapeutischen Verfahren des Aufnahmekrankenhauses/der Zielklinik** erklärt werden.

Klinische Diagnostik

- 12-Kanal-EKG-Ableitung in symptom- und befundabhängigen Intervallen.
- Wiederholte Bestimmung biochemischer Marker, die bei erhöhten Werten einen myokardialen Zelltod, also

◘ Abb. 23.2. **EKG eines STEMI**

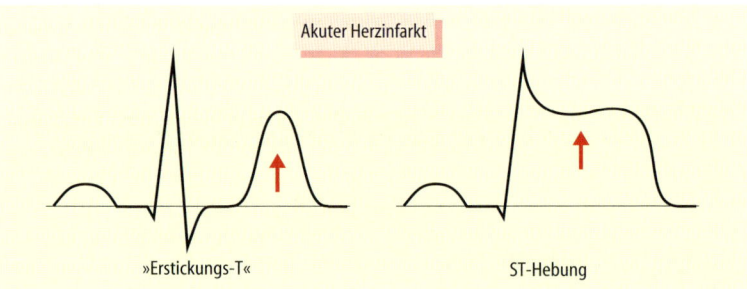

◘ Abb. 23.3. **EKG einer instabilen Angina pectoris**

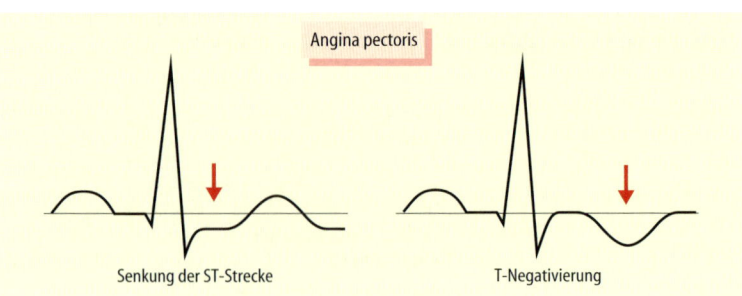

einen Infarkt, nachweisen. Bei diesen Markern handelt es sich um Eiweißstoffe, die aus den abgestorbenen Zellen der Infarktregion ins Blut übertreten.

– CK-MB-Kreatininkinase vom Herzmuskeltyp
– Troponine: mit der Bestimmung kardialer Troponine lassen sich auch kleinere Bereiche abgestorbenen Herzmuskelgewebes nachweisen.

> **Wichtig für die Abgrenzung von instabile Angina pectoris und N-STEMI-Infarkt!**

Koronarangiographie im Herz-Katheter-Labor: Nach Platzierung eines dünnen Katheters über eine Arterie oder – je nach Untersuchungsziel – eine Vene, i.d. R. in der Leistenregion in die Herzkammern (**PCI** = perkutane Intervention) lassen sich über Kontrastmittelinjektionen Einengungen der Koronararterien darstellen.

Klinische Therapie

– Die so lokalisierten Verschlüsse lassen sich durch Ballonkatheter aufedenen (**PTCA** = Perkutane transluminale Koronarangioplastie). Je nach Befund wird ein **Stent**, eine Spezialprothese zum Offenhalten der Koronararterie eingesetzt.
– Alternativ: **Lysetherapie**, genauer **Fibrinolyse**: durch Injektion spezieller Medikamente, sog. Fibrinolytika, wird das Fibrin des Blutgerinnsls und damit auch das Druchblutungshindernis aufgelöst.

Strategische Gesichtspunkte

Zum besseren Verständnis notärztlicher Entscheidungen sollen hier für Rettungsassistenten und Rettungssanitäter stichwortartig wichtige strategische Gesichtspunkte angeführt werden.

– Wichtigsten Therapieziel beim ST-Hebungsinfarkt (STEMI) ist die **schnellstmögliche Wiederherstellung des Blutflusses** im Infarktgefäß.
– Bei **optimaler Krankenhausinfrastruktur**, d. h. kurzen präklinischen Transportwegen und einem Interventionszentrum mit 24-Stunden-Herzkatheterbereitschaft ist eine **Akut-PCI innerhalb von 90 min** zu bevorzugen.
– Bei weniger günstigen Bedingungen ist im Notarztdienst – unter Beachtung der Kontraindikation – sofort eine **präklinische Fibrinolyse** des koronaren Thrombus einzuleiten.
– STEMI-Patienten mit **Kontraindikationen** gegen eine Fibrinolyse oder Infarktpatienten mit **kardiogenem**

Schock sollten in jedem Fall in ein Zielkrankenhaus mit **24-Stunden-Herzkatheterbereitschaft** eingeliefert werden.
– **Vorinformation** der Klinik zur Alarmierung der **Herzkatheterbereitschaft** – insbesondere außerhalb der regulären Dienstzeit – ist zwingend geboten.
– Bei allen Formen des akuten Koronarsyndroms – also nicht nur beim STEMI-Infarkt – ist eine **Klinikeinweisung zwingend** erforderlich.

Logistische Voraussetzungen

Für eine, den aktuellen medizinischen Möglichkeiten entsprechende, präklinische Diagnostik mit sich daraus ergebenden therapeutischen Konsequenzen des Notarztes sind wenige aber wichtige logistische Voraussetzungen zu beachten.

– **12-Kanal-EKG**: Die Ausstattung der mit einem Notarzt besetzten Rettungsmittel mit einem 12-Kanal-EKG ist **unverzichtbar** (nach Schätzungen ist diese Voraussetzung z. Z. (2007) allerdings nur bei ca. 60% der Stützpunkte realisiert.
– **Fibrinolytika**: In gleicher Weise ist die Vorhaltung eines mit dem lokalen Interventionszentrum (Zielkrankenhaus) abgestimmten Fribrinolytikums auf allen notarztbesetzten Rettungsmitteln unabdingbar.
– **Biomarker**: Dagegen ist das **Mitführen** biochemischer Infarktmarker (CK-MB und/oder Troponine) **nicht zwingend** erforderlich, da im frühem Zeitfenster die präklinische Bestimmung zu keinem Ergebnis führt. Erst 4–12 Stunden nach dem Verschluss entfalten diese Marker ihre höchste Aussagekraft.

Qualifikationsvoraussetzungen des präklinischen Teams

Das 12-Kanal-EKG-Gerät und die Verfügbarkeit eines Fibrinolytikums machen aber nur Sinn, wenn bestimmte Qualifkationsmerkmale erfüllt werden.

1. Rettungsassistenten auf notarztbesetzten Rettungsmitteln müssen über **Grundkenntnisse in den Ableitungsverfahren** und in den **Aussagemöglichkeiten des EKG** verfügen. Sie müssen sich zusätzlich über die »3-Pol-Ableitung« hinausgehende praktische Kenntnisse in der Ableitung des 12-Kanal-EKG aneignen (▶ Kap. 12).
2. Der Notarzt muss bei Verdacht auf AKS die Ableitung eines 12-Kanal-EKG anordnen/durchführen. Er muss weiterhin in der Lage sein, dieses **EKG zu interpretieren**, denn nur so kann er die notwendigen **Entschei-**

23

dungen über die präklinische Versorgung, ggf. eine **Lysetherapie** fällen und das geeignet **Zielkrankenhaus** auswählen.

23.2   Angina pectoris

Terminologie

Im Hinblick auf die in ▸ Abschn. 23.1 (AKS-Syndrom) aufgezeigten strategischen notärztlichen Entscheidungszwänge (Klinikeinweisung zwingend, Einweisung in ein Interventionszentrum mit Herzkatheterlabor) ist eine weitere terminologische **Unterscheidung** wichtig.

–   **Stabile Angina pectoris**: Häufig bereits mehrfach aufgetretene retrosternale Schmerz-/Drucksymptomatik, die nach Wegfall akuter Auslöseursachen und/oder nach Gabe von Nitropräparaten innerhalb weniger Minuten abklingt (◘ Abb. 23.4).

–   **Instabile Angina pectoris**: In der Regel eindruckvolleres länger anhaltendes Symptombild, das auch aus Ruhe heraus auftritt und auf Nitrogabe nur verzögert oder gar nicht anspricht. Die instabile Angina pectoris wird dem AKS-Syndrom (▸ Abschn. 23.1) zugeordnet.

Definition

Bei Patienten mit Vorschädigung des Herzens, insbesondere der Herzkranzgefäße, auftretende **anfallsartige**, häufig durch körperliche oder seelische Belastung ausgelöste **Schmerzsymptomatik** in der Herzgegend.

–   Stabile Angina pectoris: belastungsabhängig weniger bedrohlich als die

–   instabile Angina pectoris, die als schwerer kardiologischer Notfall stets einer stationären Behandlung bedarf.

Pathophysiologie

Die koronare Herzerkrankung als eine besonders gefährliche Komponente der allgemeinen Arterienverkalkung, Arteriosklerose, verursacht besonders bei zusätzlichen Störungen der Herzfunktion, z. B. bei Tachykardien oder durch zusätzliche Einschränkungen des koronaren Blutflusses ein Missverhältnis zwischen Sauerstoffbedarf des Herzens und Sauerstoffangebot.

Die Arbeit des Herzens lässt sich mit der Formel

$$\text{Arbeit} = \text{Druck} \times \text{Volumen}$$

vereinfacht beschreiben.

Bei körperlicher und seelischer Belastung nehmen Blutdruck und Schlagvolumen des Herzens meistens zu. Der mehr arbeitende Herzmuskel benötigt mehr Sauerstoff. Ist eine ausreichende Mehrdurchblutung über krankhaft veränderte Herzkranzgefäße nicht möglich, treten Schmerzen auf.

Bei der **stabilen Angina pectoris** handelt es sich in der Regel letztlich um eine Beeinträchtigung des Herzgefäßdurchflusses durch eine **langsam fortschreitende artereosklerotische Wandveränderung** (◘ Abb. 23.5).

Bei der **instabilen Angina** pectoris kommt es zusätzlich zu noch geringen **thrombotischen Auflagerung** auf die vorbestehende artereosklerotische Einengung des Blutflusses.

◘ Abb. 23.4. **Schmerzsymptomatik bei akuter Angina pectoris**

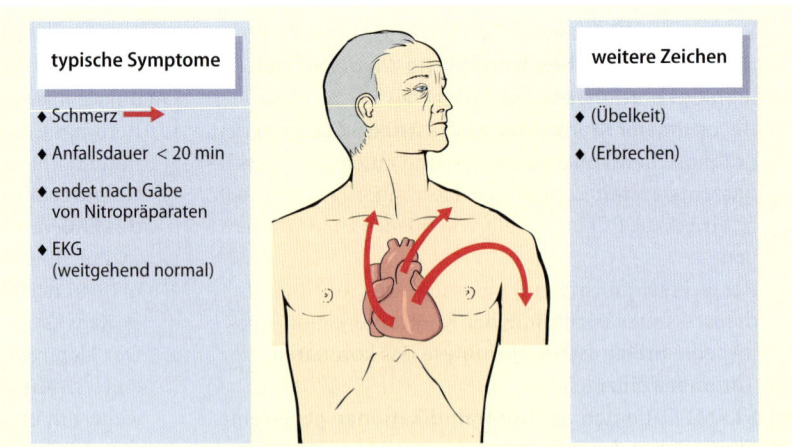

typische Symptome	weitere Zeichen
◆ Schmerz ➡	◆ (Übelkeit)
◆ Anfallsdauer < 20 min	◆ (Erbrechen)
◆ endet nach Gabe von Nitropräparaten	
◆ EKG (weitgehend normal)	

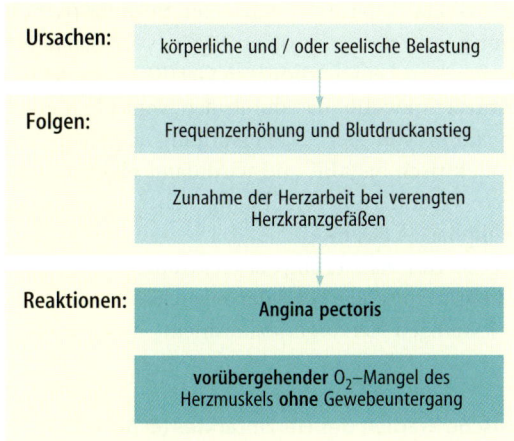

Ursachen:	körperliche und / oder seelische Belastung
Folgen:	Frequenzerhöhung und Blutdruckanstieg
	Zunahme der Herzarbeit bei verengten Herzkranzgefäßen
Reaktionen:	Angina pectoris
	vorübergehender O_2–Mangel des Herzmuskels **ohne** Gewebeuntergang

◻ Abb. 23.5. **Angina pectoris**

Symptomatik

❗ **Bei Frauen, alten Menschen und Diabetikern kommt es häufig zu einem abgemilderten Beschwerdebild!**

Stabile Angina pectoris

- Starker Schmerz und/oder Engegefühl im Bereich des Brustbeins (retrosternale Schmerzen), z. T. mit Ausstrahlung in den linken Arm.
- Dauer der Symptomatik kürzer als 20 min.
- Patienten geben z. T. an, regelmäßig oder häufiger derartige Anfälle zu erleben.
- Anfall geht nach Gabe von Nitropräparaten zurück.

Instabile Angina pectoris

- Stärkere retrosternale Schmerzen mit zusätzlicher Ausstrahlung in Oberbauch, Schultern, Hals und Kieferregion, langanhaltend (>20 min) ohne oder nur mäßiges Nachlassen nach der Gabe von Nitrokörpern.
- Luftnot ist gelegentlich das primär führende Symptom
- Angst
- Starke vegetative Beteiligung: Schwitzen, Übelkeit/Erbrechen
- 12-Kanal-EKG: ST-Streckensenkung, T-Negativität (◻ Abb. 23.3).

Therapie

Therapie: Angina pectoris

Siehe Basistherapie des AKS (▶ Kap. 23.1).
1. Erste Hilfe
   - Lagerung mit erhöhtem Oberkörper (30°)
   - Beruhigender Zuspruch
2. Sofortmaßnahmen des Rettungsdienstpersonals
   - Fortführung von 1.
   - O_2-Gabe (4–8 l/min)
   - Unterstützung bei der Einnahme eigener Nitropräparate (Kapsel aufstechen bei Beißschwierigkeiten, Sprayapplikation unter die Zunge)
3. Notärztliche Therapie
   - Fortführung von 2.
   - Sedierung
   - Kliniktransport

Beim Beschwerdebild Angina pectoris ist auch **vor Eintreffen des Notarztes** die **Gabe von** (»patienteneigenen«) **Nitrokörpern** durch Rettungsassistenten **zulässig**.

Besondere Hinweise

- Es ist eine (not)**ärztliche Funktion**, bei einem typischen Anfall von **stabiler** Angina pectoris in Absprache mit dem Patienten auf eine **Klinikeinweisung zu verzichten.**
- Bei einem bedrohlichen Bild, bei dem präklinisch – auch mit 12-Kanal-EKG – **nicht zwischen** instabiler **Angina pectoris** oder einem **Non-STEMI-Infarkt unterschieden** werden kann, muss der Patient in Notarztbegleitung einer **klinischen Diagnostik und Behandlung** zugeführt werden.

23.3   Herzinfarkt

Ausführliche Informationen zum Thema siehe auch 🔄

Der Herzinfarkt ist wie in anderen vergleichbaren westlichen Ländern auch in der Bundesrepublik die häufigste Todesursache (Alarmierungshäufigkeit nach KVB-Analyse 8,2%).

Terminologie

Im Begriff **Infarkt** steckt das lateinische Wort für »hineinstopfen«. In der Medizin spricht man von Infarkt, wenn

23

Gefäße (Arterien) durch Blutgerinnsel o. Ä. verstopft werden und der durch das betroffene Gefäß versorgte Gewebsbereich abstirbt.

Definition

Durch das 12-Kanal-EKG lässt sich bereits präklinisch eine Ausprägungsform sicher diagnostizieren.

Der **STEMI-Infarkt** (**ST**-segment **e**levation **m**yocardial **i**nfarction) zeichnet sich durch eine im Anschluss definierte **ST-Streckenhebung** in mindestens 2 Extremitäten und/oder 2 zusammengehörigen Brustwandableitungen aus.

Der **NSTEMI (Non-STEMI-Infarkt)** ist dagegen eine klinische Diagnose, denn das frühe EKG zeigt ein unspezifisches Bild und auch laborchemische Infarktnachweise (Troponine) liefern erst in einer späteren Phase sichere Ergebnisse.

Pathophysiologie

Erhebliche thrombotische Einengungen, Totalverschlüsse seltener embolischer Ursache auf dem Boden einer vorbestehenden koronaren Herzerkrankung verursachen einen derart schwerwiegenden O_2-Mangel, dass es im Gegensatz zur Angina pectoris beim Herzinfarkt zum **Gewebsuntergang** zur Myokardnekrose kommt (◻ Abb. 23.6).

Dem **STEMI**-Infarkt liegt ein **kompletter thrombotischer Verschluss** einer oder mehrerer Koronararterien zugrunde.

Beim **NSTEMI**-Infarkt ist von einer **thrombotischen Auflagerung** auf die arterosklerotische vorgeschädigte und verengte Wand eines koronaren Gefäßes auszugehen.

Herzmuskelgewebe, das durch den Verschluss eines Koronargefäßes von der O_2-Versorgung abgeschnitten wird, ist **elektrisch instabil** und wird dann **elektrisch inaktiv.** Diese Veränderung zeigt häufig – aber nicht immer in der Frühphase – das EKG.

Bei definierter Platzierung der Elektroden und Projektion der infarkttypischen Veränderungen lässt sich der Infarkt der jeweiligen Herzregion zuordnen.

Klassische Stadien des Herzinfarktes (◻ Abb. 23.7)

a **Stadium 0**: akutes Stadium: Erstickungs-T, nur in den ersten Minuten sichtbare, in der Infarktableitung die zugehörige Herzzacke überragende T-Welle

b **Stadium 1**: rückläufiges Erstickungs-T, zunehmende ST-Hebung, oft Verschmelzung der ST-Strecke mit der T-Welle

c **Stadium 2**: intermediäres Stadium: z. T. noch vorhandene ST-Hebung dann Negativierung der T-Welle

d **Stadium 3**: chronisches Stadium: Ausprägung von Q-Zacken

---

◻ Abb. 23.6. **Myokardinfarkt**

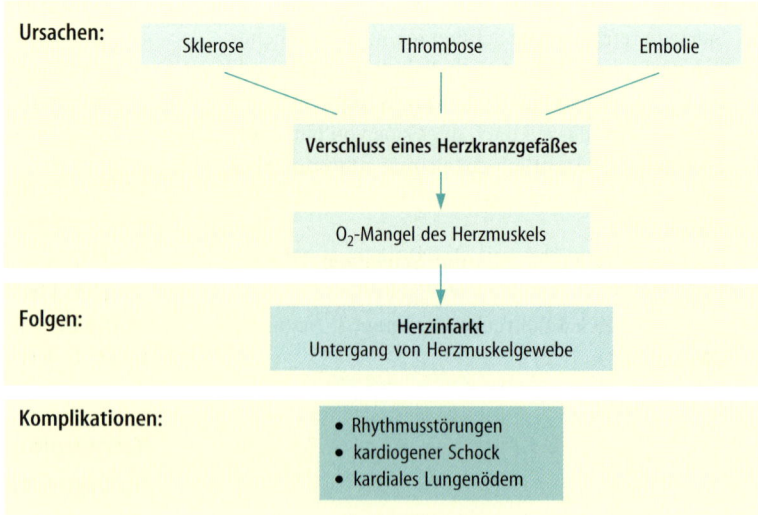

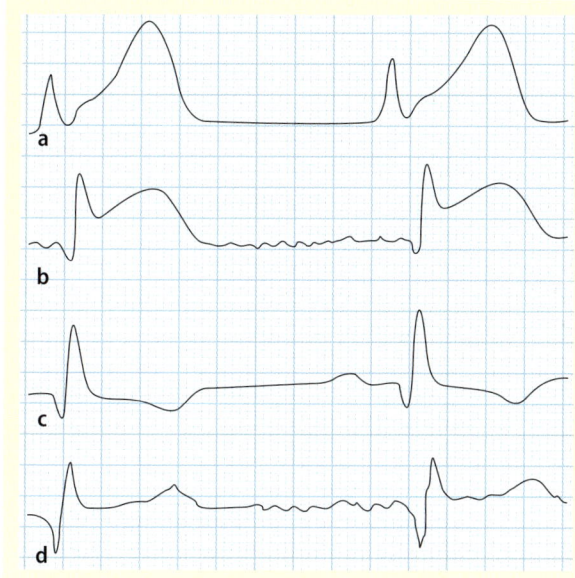

Symptomatik

Die in der Regel die Vitalbedrohlichkeit offenbarende Symptomatik allein – retrosternaler Schmerz mit Ausstrahlung in benachbarte Regionen, Luftnot, vegetative Entgleisung, Todesangst – lässt aber eine sichere präklinische Differenzierung der Formen des AKS nicht zu (◻ Abb. 23.8).

⊘ **Schlüsseldiagnostikum für den Notarzt ist das 12-Kanal-EKG.**

- EKG-STEMI-Infarkt: ST-Streckenhebung über 0,1 mV in mindestens 2 zusammengehörige Extremitätenableitungen und/oder über 0,2 mV hinausgehend in mindestens 2 zusammenhängenden Brustwandableitungen (◻ Abb. 23.9 und 23.10).
- EKG-Non-STEMI-Infarkt: (klinische Diagnose nur durch Bestimmung biochemischer Marker)
- Unspezifisches Bild und/oder ST-Streckensenkung oder T-Negativität

Frühsterblichkeit bei Herzinfarkt

Von den Patienten, die innerhalb von 24 h nach dem Infarkt sterben, tritt der Tod in folgenden Zeitspannen nach dem Infarkt ein:
- bei ca. 50% innerhalb der ersten 15 min,
- bei ca. 30% zwischen 15 und 60 min,
- bei ca. 19% in der Zeit von 1–24 h.

Etwa 80% dieser Patienten erleiden also einen Kreislaufstillstand innerhalb der 1. Stunde nach dem Geschehen. Dies ist der Zeitraum, in dem der Notfallpatient in der Regel durch den Rettungsdienst versorgt und transportiert wird.

⊘ **Der akute Kreislaufstillstand wird bei ca. 90% der Betroffenen durch ein Kammerflimmern ausgelöst.**

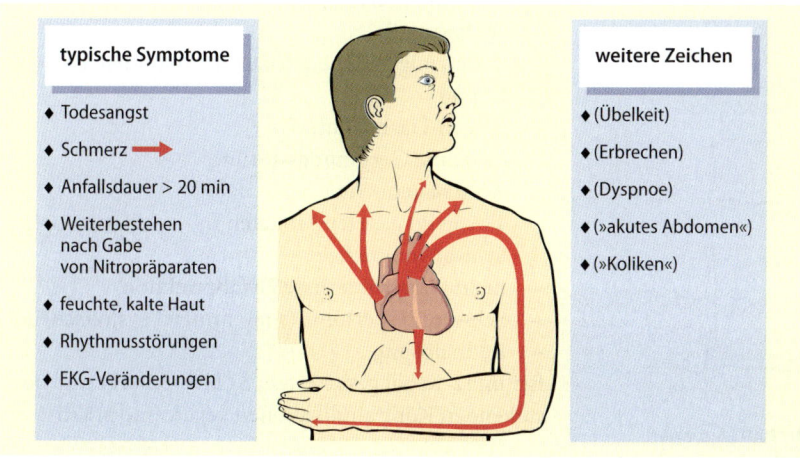

typische Symptome
- ◆ Todesangst
- ◆ Schmerz ➡
- ◆ Anfallsdauer > 20 min
- ◆ Weiterbestehen nach Gabe von Nitropräparaten
- ◆ feuchte, kalte Haut
- ◆ Rhythmusstörungen
- ◆ EKG-Veränderungen

weitere Zeichen
- ◆ (Übelkeit)
- ◆ (Erbrechen)
- ◆ (Dyspnoe)
- ◆ (»akutes Abdomen«)
- ◆ (»Koliken«)

23

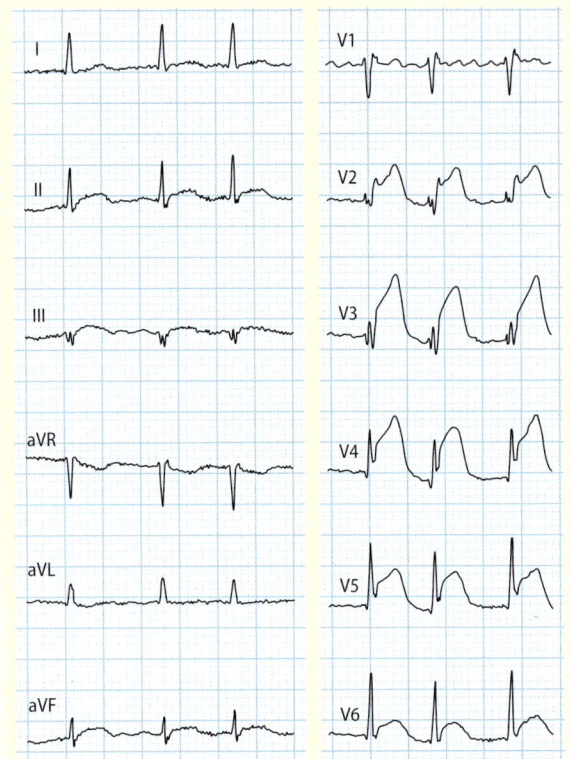

■ Abb. 23.9. **Vorderwandinfarkt. (Aus: Gertsch [2007] Springer)**

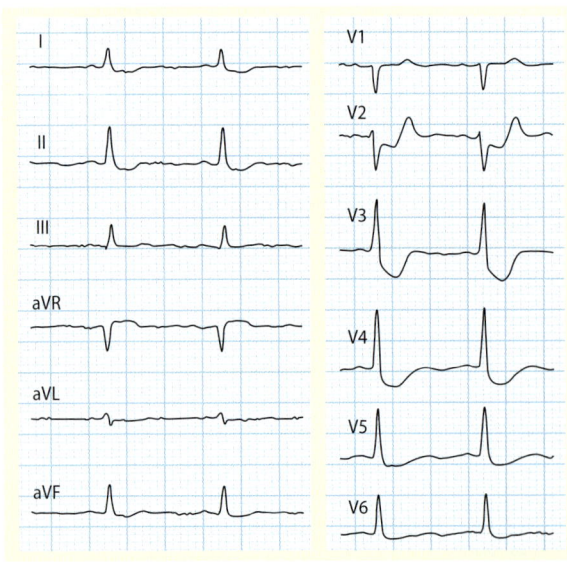

■ Abb. 23.10. **Hinterwandinfarkt. (Aus: Gertsch [2007] Springer)**

Therapie: Herzinfarkt

Siehe Basistherapie des AKS (▶ Kap. 23.1).

1. Erste Hilfe
   - Lagerung mit mäßig erhöhtem Oberkörper
   - Beruhigender Zuspruch
2. Sofortmaßnahmen des Rettungspersonals
   - Fortführung von 1.
   - Jede Anstrengung des Patienten vermeiden
   - Venöser Zugang (Ringer-Laktat-Infusion zum Offenhalten der Venen)
   - O_2-Gabe
   - Ununterbrochen Puls-/EKG-Monitorkontrolle
3. Notärztliche Therapie
   - Fortführung von 2.
   - Infusion obligatorisch
   - Gabe von Schmerz- und Beruhigungsmitteln
   - Bei Bradykardie: frequenzerhöhende Medikamente
   - Bei Extrasystolie: Substanzen gegen Rhythmusstörungen
   - Bei niedrigem Blutdruck blutdruckerhöhende Substanzen
   - Dopamin und Dobutrex
   - Injektion von 250—500 mg Acetylsalicylsäure als Thrombozytenaggregationshemmer
   - Bei STEMI-Infarkt: **Einleitung einer Lysetherapie** zum frühestmöglichen Zeitpunkt
   - Kliniktransport in ein **Interventionszentrum** mit Herzkatheterbereitschaft

Besondere Hinweise

- Kontraindikationen Thrombolyse:
  - Schlaganfall
  - Verletzungen, Operationen insbesondere des Kopfes
  - Magen-Darm-Blutung
  - bekannte Gerinnungsstörung
  - Aortenaneurysma
  - TIA in den letzten Monaten
  - Schwangerschaft
  - nicht komprimierbare Gefäßpunktion
  - Schwere Hypertonie (>180 mmHG systolisch)
  - Retinalösung
- Bei im 12-Kanal gesichertem STEMI-Infarkt und bestehenden Kontraindikationen gegen eine präkli-

nische Lyse ist in jedem Fall ein Interventionszentrum mit Herzkatheterlabor anzusteuern
- Gleiches gilt für Patienten im schweren kardiogenen Schock

23.4   Hypertensive Krise

Die hypertensive Krise ist eine lebensbedrohliche Fehlregulation des Herz-Kreislauf-Systems; sie macht 4,4% aller Notarztalarmierungen nach KVR-Analyse aus.

Terminologie

Krise bedeutet akute bedrohliche Situation. Das Wort hyperton weist darauf hin, dass diese Krise durch extrem hohe Blutdruckwerte ausgelöst wurde.

Definition

Überschreiten des diastolischen Wertes von 120 mmHg oder plötzlicher Anstieg beider Werte, auch des sytolischen auf >250/140 mmHg, der zu bedrohlichen Folgezuständen an Herz und Gehirn führt (Abb. 23.11).

Pathophysiologie

Beim **anfallartigen Anstieg** der systolischen und diastolischen Blutdruckwerte ist neben der Höhe des Blutdrucks, die auch 300/150 mmHg erreichen kann, die **Anstiegsgeschwindigkeit** von Bedeutung.

Ursachen für die Entstehung einer hypertonen Krise sind in erster Linie akute oder chronische Nierenerkrankungen, Herz- und Gefäßerkrankungen, Tumoren der Nebenniere (Phäochromzytom), die Überträgersubstanzen des Sympathikus produzieren, Hirntumoren und Hirnblutungen. Meist sind Patienten, die als Hypertoniker bekannt sind, betroffen, seltener Menschen, deren Blutdruck zuvor im Normalbereich lag.

Wegen der akuten Folgen an Herz und Gehirn ist die hypertone Krise lebensgefährlich. Das Herz muss wegen des Blutdruckanstiegs plötzlich eine erhebliche Mehrarbeit leisten.

$$\text{Herzarbeit} = \text{Druck} \times \text{Volumen}$$

Wenn der O_2-Antransport über die Durchblutung der Herzkranzgefäße für diese Mehrleistung nicht mehr ausreicht, macht sich der O_2-Mangel im Herzmuskel durch Herzschmerzen (**Angina pectoris**) bemerkbar. Ist der O_2-Mangel so schwerwiegend, dass Herzmuskelgewebe untergeht, entwickelt sich ein **Herzinfarkt**. Zusätzlich droht ein muskuläres Pumpversagen, da das linke Herz (»Pumpe des Hochdrucksystems«) die vermehrte Arbeit häufig nicht mehr bewältigen kann. Dann entwickelt sich ein **kardiales Lungenödem**.

Der massive Druckanstieg im Gehirn führt zu schwerwiegenden Störungen, die sich durch starke Kopfschmerzen, Schwindelanfälle, Krämpfe und Bewusstseinsstörungen bemerkbar machen. Bei der Zerreißung eines

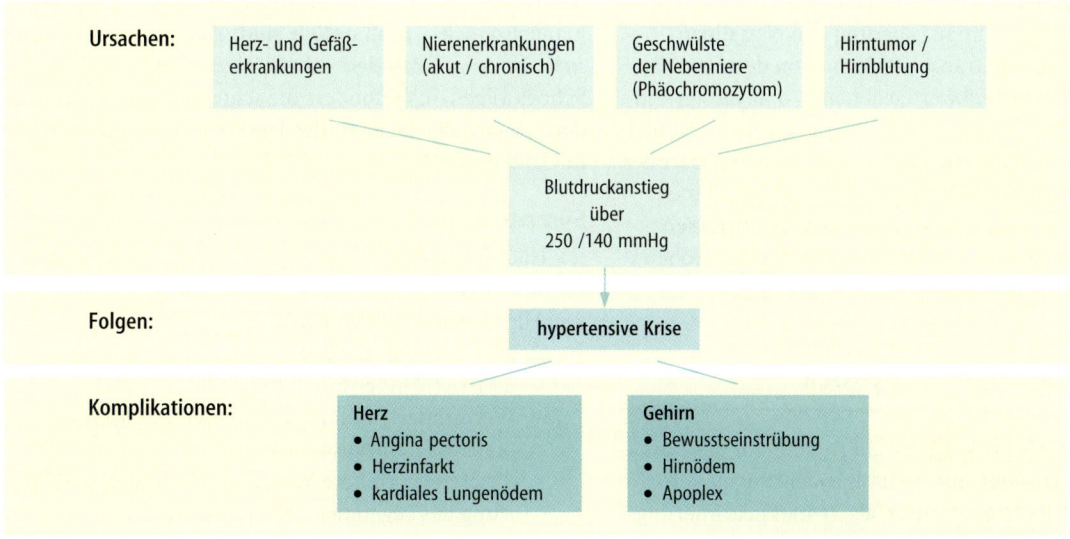

Abb. 23.11. **Hypertensive Krise**

23

Gefäßes im Gehirn infolge des hohen Drucks kommt es zur Gehirnblutung (**Apoplex**).

Symptomatik

- Kopfschmerz, Sehstörungen, Schwindelanfälle
- Erbechen
- Verwirrtheit, Bewusstseinstrübungen, Krämpfe
- Evtl. Bild der Apoplexie
- Herzklopfen, Angstgefühle
- Angina pectoris
- Infarktsymptomatik
- Lungenödem
- Hohe Blutdruckwerte bei Messung an beiden Armen!

Therapie

Therapie: Hypertensive Krise

1. Erste Hilfe
   - Lagerung mit erhöhtem Oberkörper, bei Bewusstseinsverlust in Seitenlagerung
2. Sofortmaßnahmen des Rettungspersonals
   - Fortführung von 1.
3. Notärztliche Therapie
   - Medikamente zur kontrollierten Blutdrucksenkung
   - Ggf. Behandlung der Komplikationen

Besondere Hinweise

- Die hypertensive Krise ist ein eindrucksvolles Beispiel dafür, dass die richtige Lagerung von Notfallpatienten bereits vor Transportbeginn von den zuvor bestimmten Blutdruckwerten abhängt, d. h. also grundsätzlich: Die Lagerung und der Transport von Notfallpatienten erfolgen erst nach sorgfältiger, umfassender Überprüfung der Vitalfunktionen und Regelkreise.
- Bei einer zu starken und zu raschen Blutdrucksenkung von mehr als 50% des Ausgangswertes drohen bleibende ischämische Hirnschädigungen.

23.5   Kardiogener Schock

Der kardiogene Schock (◑) ist ein Beispiel für das Pumpversagen des Herzens mit nachfolgenden Regulationsstörungen (Linksherzinsuffizienz als Notarztalarmierungsanlass 4,2% nach KVB-Analyse).

Terminologie

Schock bedeutet im medizinischen Sinne, dass ein fortschreitender pathologischer Vorgang in Gang gesetzt wird, der zu einer unzureichenden Durchblutung der Gewebe mit O_2-angereichertem Blut führt. Kardiogen bedeutet, dass diese Form des Schocks durch Störungen am Herzen, Überlastung oder Leistungseinschränkungen ausgelöst ist.

Definition

Bedrohliche Abnahme der Förderleistung des Herzens mit nachfolgenden Regulationsstörungen der peripheren Durchblutung, die zu **lebensbedrohlichen O_2-Mangelzuständen** an den verschiedenen Organsystemen führen (◘ Abb. 23.12).

Pathophysiologie

Der starke Abfall des Herzzeitvolumens – häufig im Rahmen eines Herzinfarktes – und die Schwere des Schocks sind nicht, wie beim Volumenmangelschock, über den Schockindex (▶ Kap. 11.2.5) zu erkennen. Die Gegenregulationsvorgänge, insbesondere die Engstellung der Gefäße in der Peripherie, halten den systolischen Blutdruck noch relativ lange über 100 mmHg. Alle übrigen allgemeingültigen Schockzeichen, wie Blässe, Kühle der Haut und kalter Schweiß, z. T. **Tachykardie** sowie die Hinweise auf den Ursprung der akuten Erkrankung, lassen aber auf die Bedrohlichkeit des Schockgeschehens schließen.

Eine weitere **Besonderheit** besteht darin, dass die **herznahen Venen** – wieder im Gegensatz zum Volumenmangelschock – **prall gefüllt** sind. Das venöse Blut staut sich vor der vermindert arbeitenden Pumpe. Allgemeine Schockfolgen, insbesondere die schwere Azidose, vermindern zusätzlich die Kraft des Herzens: ein Teufelskreis ist in Gang gesetzt!

Symptomatik

1. Häufig Hinweise auf eine vom Herzen ausgehende Störung.
2. Allgemeine Schockzeichen
- Sichtbare Schockzeichen:
  - Blässe (Minderdurchblutung der Peripherie)
  - Verminderte Füllung peripherer Venen/Venenkollaps (Zentralisation)
  - Frieren (periphere Minderdurchblutung und Störung des vegetativen Nervensystems)

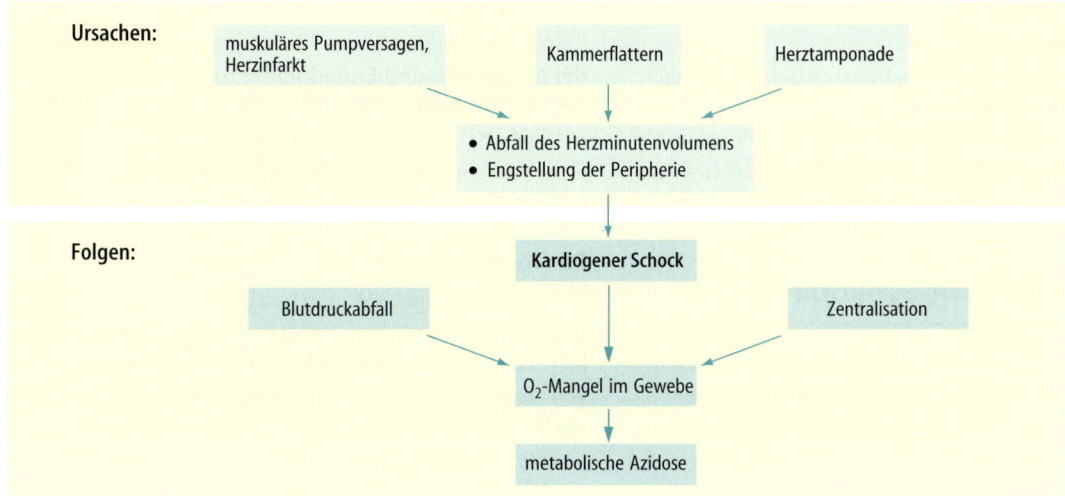

■ Abb. 23.12. **Kardiogener Schock**

– Ungewöhnliches Verhalten, Unruhe, Starre (Störung des nervalen und vegetativen Gesamtsystems)
▬ Fühlbare Schockzeichen:
– Schneller, flacher Puls um 100 (Ausgleichstachykardie)
– Puls leicht unterdrückbar (indirektes Zeichen für niedrigen Blutdruck und für Zentralisation)
– Kalte Haut (Minderdurchblutung der Peripherie)
– Zirkulationsverzögerung am Nagelbett (Zentralisation)
– Kalter Schweiß (Störung des vegetativen Systems)
– Messbare Schockzeichen:
– Arterieller Blutdruck abgefallen
▬ Besonderheiten
– Gestaute Halsvenen (meist erhöhter zentralvenöser Druck)
– Schockindex bietet keine Sicherheit
– Schwere der Zentralisation entscheidend (z. B. kein fühlbarer Puls an der A. radialis, Blutdruck am Oberarm gemessen ergibt systolische Werte um 100 mmHg)!

Therapie

> **Therapie: Kardiogener Schock**
>
> 1. Erste Hilfe
>   – Keine Schocklagerung, sondern eher Lagerung mit erhöhtem Oberkörper
>   – Beruhigender Zuspruch
> 2. Sofortmaßnahmen des Rettungspersonals
>   – Zusätzlich O_2-Gabe
>   – Venöser Zugang (Ringer-Laktat zum Offenhalten der Vene)
> 3. Notärztliche Therapie
>   – Entsprechende Behandlung von Tachykardien, Bradykardien, Arrhythmien
>   – Von Fall zu Fall zusätzlich erforderliche Medikamente
>   – Dopamin und Dobutrex
>   – Kortikosteroide
>   – Im Gegensatz zur Therapie im Volumenmangelschock: keine Infusion von Volumenersatzmitteln!
>   – Ggf. Transport in eine Klinik mit Herzkatheterbereitschaft

Besondere Hinweise

▬ Die Durchführung der klassischen Lagerung wie beim Volumenmangelschock wäre falsch, sie würde

23

dem bereits überlasteten Herzen zusätzliches Blut anliefern.
- Die Schwere der Zentralisationszeichen ist aussagekräftiger als der Schockindex.
- Weit mehr als 60% der Patienten mit kardiogenem Schock sterben trotz aller Bemühungen, auch wenn sie die Klinik noch lebend erreicht haben.

23.6   Vasovagale Synkope

Die vasovagale Synkope ist ein Beispiel für bedrohlich erscheinende, in der Regel aber harmlose, kurzfristige Störungen des Herz-Kreislauf-Systems (Alarmierungshäufigkeit nach KVB-Analyse 5,5%).

Terminologie
Der Stamm des griechischen Wortes Synkope beschreibt den Zustand des plötzlichen Zusammenbrechens. Vasovagal bedeutet Störung am Gefäßsystem (lat. vas, Gefäß) bei Beteiligung des Vagus. Vasovagaler Kollaps, vasovagaler Schock und Vasomotorenkollaps bezeichnen den gleichen Vorgang.

Definition
Durch Vagusstimulation hervorgerufene **Weitstellung der Blutgefäße** und **Erniedrigung der Herzfrequenz** führen zur Minderdurchblutung des Gehirns und zum kurzfristigen Bewusstseinsverlust im Gegensatz zum Schock ohne sonstige funktionelle oder strukturelle Veränderungen.

Pathophysiologie
Je nach Schnelligkeit, mit der sich die vasovagale Umstellung des Herz-Kreislauf-Systems entwickelt, werden Übelkeit, Schweißausbruch und Schwarzwerden vor den Augen als **Vorboten einer Ohnmacht** empfunden, häufig tritt die Bewusstlosigkeit aber schlagartig auf (◨ Abb. 23.13).

Meist kommen die Betroffenen nach dem Umsinken/Umfallen spontan wieder zu Bewusstsein, da in waagrechter Position mehr Blut zum Herzen zurückfließt und danach das Gehirn wieder besser durchblutet wird.

Symptomatik
- Blasse, kaltschweißige Haut
- Bradykardie von 40–60/min
- Hypotonie (systolische Blutdruckwerte um/unter 80 mmHg)

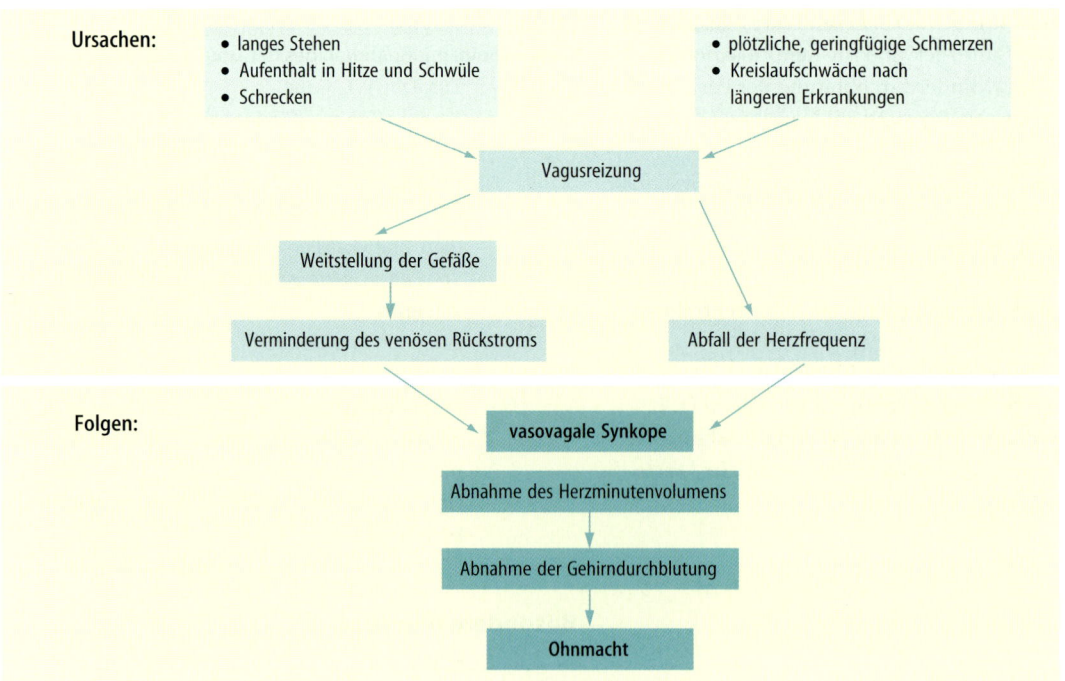

◨ Abb. 23.13. **Vasovagale Synkope**

Therapie

Therapie: Vasovagale Synkope

1. Erste Hilfe
   - Flachlagerung
   - Schocklagerung, falls erforderlich Taschenmesserposition
2. Sofortmaßnahmen des Rettungspersonals
   - Fortführung von 1.
   - Selten O$_2$-Gabe erforderlich
3. Notärztliche Therapie
   - Typischerweise Maßnahmen wie unter 2.
   - Selten blutdrucksteigernde Substanzen i.v.

Besondere Hinweise

– Kardial, in erster Linie durch Rhythmusstörungen ausgelöste Synkopen und entsprechende Zwischenfälle neurologischer Ursache sind besonders bei alten, multimorbiden Patienten im präklinischen Bereich nicht immer sicher von vasovagalen Synkopen abzugrenzen. Sie bedürfen einer umfassenden **klinischen** Diagnostik, da diese Ereignisse auf potenziell lebensbedrohliche Erkrankungen hinweisen.

– Auf vielfältige Sekundärverletzungen, die durch Sturz entstehen, z. B. Kopfplatzwunden, unter denen sich auch ein Schädelbruch verbergen kann, ist zu achten.

23.7   Tachykarde Herzrhythmusstörungen

Herzrhythmusstörungen sind keine eigenständige Krankheit, sondern multifaktorielle Geschehen, in erster Linie **Folge koronarer Herzerkrankungen**. Bei bedrohlichen Störungen handelt es sich zu ca. **80% um tachykarde Rhythmusstörungen**; schwere Bradykardien spielen eine vergleichsweise untergeordnete Rolle.

Terminologie

Herzfrequenzen >100/min bezeichnet man als **Tachykardie**.

Tachykarde Rhythmusstörungen, die ihren Ursprung oberhalb des His-Bündels (Vorhof, AV-Knoten, His-Bündel) haben bezeichnet man als **supraventrikuläre Tachykardien**.

Ventrikuläre Tachykardien haben ihren Ursprung distal des His-Bündels (Tawara-Schenkel bzw. im Myokard).

Paroxysmal: Sekunden bis Stunden anhaltend

Dauertachykardie: ununterbrochen anhaltend oder mehr als 50 Tachykardieepisoden/24 h.

Pathophysiologie

Siehe ◘ Abb. 23.18.

Supraventrikuläre Tachyarrhythmie

Vorhofflimmern. Frequenzen über **300–600/min**; in der Regel keine akute Lebensgefährdung; **Ausnahme**: schnelle Kammerüberleitung führt zu reduzierter diastolischer Ventrikelfüllung und in der Folge zu unzureichendem Schlagvolumen (◘ Abb. 23.14).

Vorhofflattern. Frequenzen um 280/min; erzeugt meist Kammerfrequenzen von 130–150/min (2:1 bis 4:1-Überleitung; ◘ Abb. 23.15).

AV-Knoten-Reentrytachykardie. Häufigste Form der paroxysmalen Tachykardie (pathologische Leitungsbahnen innerhalb des AV-Knotens, WPW-Syndrom; ◘ Abb. 23.16).

Supraventrikuläre Tachykardien werden in der Regel gut toleriert, solange keine hämodynamischen Beeinträchtigungen auftreten.

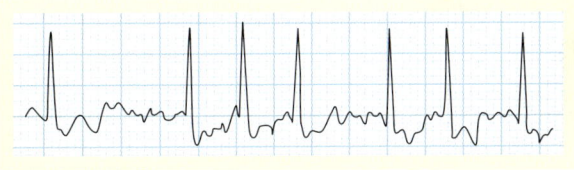

◘ Abb. 23.14. **Vorhofflimmern. (Aus Schneider et al. [2006] Springer)**

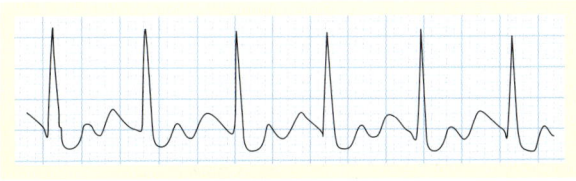

◘ Abb. 23.15. **Vorhofflattern. (Aus Schneider et al. [2006] Springer)**

23

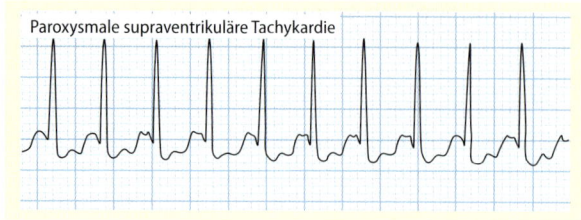

● Abb. 23.16. **Paroxysmale supraventrikuläre Tachykardie. (Aus: Dirks [2007] Springer)**

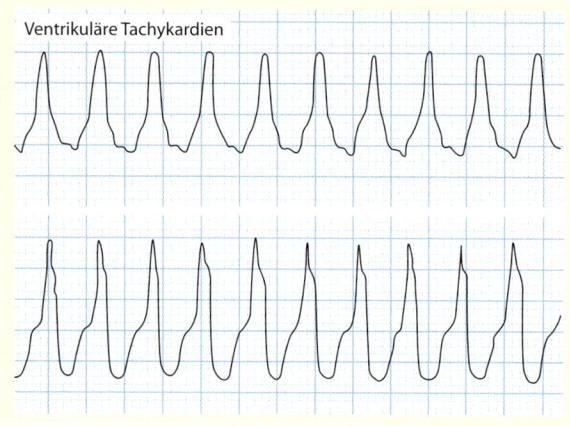

● Abb. 23.17. **Ventrikuläre Tachykardie. (Aus: Dirks [2007] Springer)**

● Abb. 23.18. **Tachykarde Herzrhythmus-störungen**

Ventrikuläre Tachyarrhythmien

Komplexe kardiale oder extrakardiale Ursachen; Frequenzen 100–250/min; werden z. T. hämodynamisch toleriert, z. T. Beeinträchtigung bis zum kardiogenen Schock; bei Frequenzen >250/min Kammerflattern; Gefahr: Übergang zum Kammerflimmern (● Abb. 23.17).

> ❯ Ventrikuläre Tachyarrhythmien manifestieren sich häufiger wegen der kardialen Grunderkrankung und der tachykardiebedingten Verminderung des Herz-Zeit-Volumens als bedrohliches Bild.

Alle tachykarden Rhythmusstörungen erhöhen den O2-Bedarf des Herzens bei häufig reduzierter Myokarddurchblutung (● Abb. 23.18).

Symptomatik

- Plötzlich auftretende Tachyarrhythmien werden in der Regel als bedrohlich empfunden
- Unwohlsein, Unruhe, Angst
- Druckgefühl über der Brust
- Ggf. Halsvenenstauung
- Palpatorisch und EKG: Tachyarrhythmie
- Blutdruckabfall
- Ggf. Dyspnoe
- Ggf. kardiogener Schock
- Ggf. Kammerflimmern

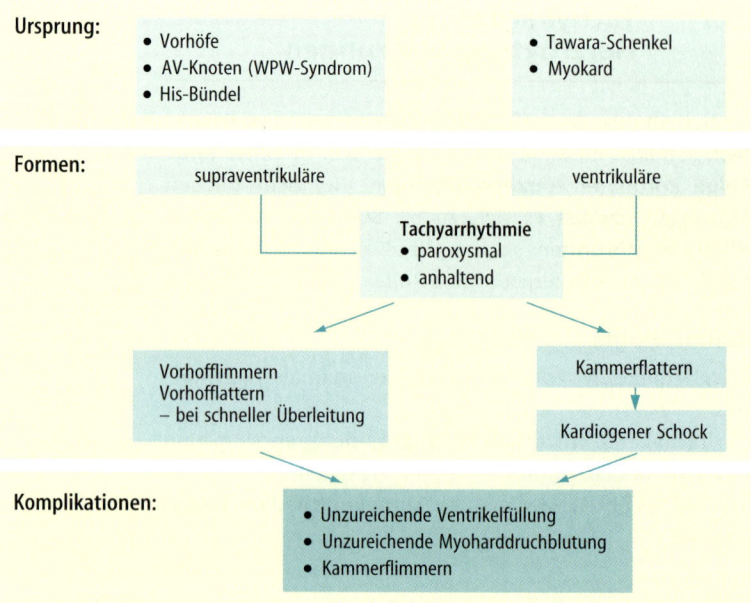

Therapie
Grundsätze

- Bei allen tachykarden Rhythmusstörungen, die zu einer massiven Beeinträchtigung der Hämodynamik führen, sollte unabhängig vom Arrhythmietyp bereits präklinisch kardiovertiert werden.
  Kardioversion: Die Kardioversion ist eine mit der R-Zacke des Patienten-EKG synchronisierte Defibrillation mit niedriger Energie (100 J) unter Kurznarkose.
  Indikation im Rettungsdienst: hämodynamisch instabile Situationen bei tachykarden Rhythmusstörungen.
- Eine **paroxysmale supraventrikuläre Tachykardie** und die **WPW-Tachykardie** können bei stabilen Kreislaufverhältnissen oftmals mittels Karotissinusmassage beendet werden.
  Karotissinusmassage:
  Vagusdruckversuch durch manuelle Kompression der Druckrezeptoren im Bereich des Karotissinus. **Technik:** einseitiger, für maximal 5 s andauernder, massierender, fester Druck im Bereich einer A. carotis bewirkt eine Stimulation des N. vagus. Die Druckstelle ist dieselbe, an der auch der Karotispuls kontrolliert wird.
- Für eine differenzierte notärztliche Therapie ist die Ableitung eines 12-Kanal-EKG wichtig. Es muss zwischen schmalen und breiten QRS-Komplexen unterschieden werden.

Differenzierte Therapie: Tachykarde Herzrhythmusstörungen

1. Erste Hilfe
   - Befundangepasste Lagerung
   - Notarztalarmierung
   - Beruhigung
2. Sofortmaßnahmen des Rettungspersonals
   - Fortführung von 1.
   - O_2-Gabe
   - Venöser Zugang
   - 12-Kanal-EKG

▼

3. Notärztliche Therapie
Vorhofflimmern
   - Kalziumantagonisten
   - β-Blocker
   - Digitalis
   - AV-Knoten-Reentrytachykardie und ektopische atriale Tachyarrhythmie
   - Ajmalin
   - Lidocain
   - Reanimation bei Übergang in Kammerflimmern
   - Amiodaron bei ausbleibendem Defibrillationserfolg

23.8   Adams-Stokes-Anfall

Adams-Stokes-Anfälle treten als häufig lebensbedrohliche Frequenz- und Rhythmusstörungen auf, besonders bei älteren Leuten mit vorgeschädigtem Herzen. Rhythmusstörungen führen nach KVB-Analyse zu Alarmierungshäufigkeit von 6,6%.

Terminologie

Für die Bezeichnung dieses Krankheitsbildes wurden die Eigennamen von 2 Ärzten verwendet, die diese Störung ausführlich beschrieben haben.

Definition

Zustandsbilder, bei denen es über **extreme Frequenz- und Rhythmusabweichungen** des Herzens zu einer Minderdurchblutung des Gehirns mit nachfolgenden Bewusstseinsstörungen (Krämpfen) kommt. Ursachen sind typischerweise Störungen der Erregungsüberleitungen von den Vorhöfen zu den Kammern (◘ Abb. 23.19).

Pathophysiologie

Beim **AV-Block II. Grades** werden einzelne Vorhofaktionen nicht mehr zur Kammer weitergeleitet. Die Pulsfrequenz kann **unter 40/min** abfallen. Der Puls ist rhythmisch oder arrhythmisch.

Beim **AV-Block III. Grades** werden keine Vorhoferregungen zu den Kammern weitergeleitet. Bis die Kammerfrequenz von **30–40/min** einsetzt, tritt eine besonders kritische Phase ein. Es kann zum vorübergehenden völligen Stillstand der Kammer oder zur ersatzweisen Entwicklung

23

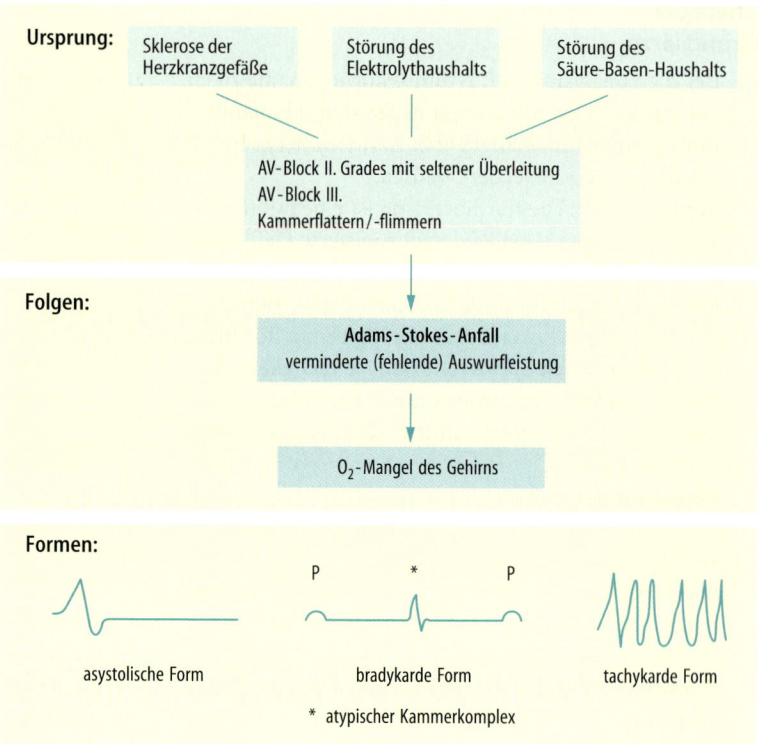

🔴 Abb. 23.19. **Adams-Stokes-Anfall**

Ursprung: Sklerose der Herzkranzgefäße | Störung des Elektrolythaushalts | Störung des Säure-Basen-Haushalts

AV-Block II. Grades mit seltener Überleitung
AV-Block III.
Kammerflattern/-flimmern

Folgen: Adams-Stokes-Anfall
verminderte (fehlende) Auswurfleistung

O_2-Mangel des Gehirns

Formen:
asystolische Form | bradykarde Form | tachykarde Form

P   *   P

* atypischer Kammerkomplex

von Kammerflattern oder Kammerflimmern kommen. In allen geschilderten Fällen ist die **Herzauswurfleistung** so **gering** (oder fehlend), dass sich primär Störungen des für O_2-Mangel besonders empfindlichen Gehirns zeigen. Auf O_2-Mangel zurückzuführende Krämpfe sind besonders häufig, wenn das Gehirn zwar noch durchblutet wird, die antransportierte O_2-Menge aber für eine **normale** Funktion nicht ausreicht.

Symptomatik

- Langsamer rhythmischer oder arrhythmischer Puls
- Schwirrender Puls (Kammerflattern)
- Pulslosigkeit
- Schwindel, Verwirrtheitszustände
- Ohnmacht, Krämpfe
- Blässe
- Je nach Dauer und Art des Anfalls: Atemstillstand und Zyanose

Therapie

Therapie: Adams-Stokes-Anfall

1. Erste Hilfe
   - Stabile Seitenlagerung, ggf. Atemspende
2. Sofortmaßnahmen des Rettungspersonals
   - Ggf. präkordialer Schlag
   - O_2-Gabe
   - Bei weiter bestehendem Kreislaufstillstand und einsetzendem Atemstillstand: Herz-Lungen-Wiederbelebung
3. Notärztliche Therapie
   - Fortführung von 2.
   - nach EKG-Diagnostik:
   - Bei **Bradykardie:** Frequenz erhöhende Medikamente
   - Bei **Kammerflattern:** Defibrillation und Medikamente gegen Flimmerneigung
   - Bei **Asystolie** oder **Kammerflimmern:** Wiederbelebung
   - Ggf. externer Schrittmacher

Besondere Hinweise

- Adams-Stokes-Anfälle sind häufig der Anlass zur Alarmierung des Rettungsdienstes. Der anrufende Laie hält den Anfallbeginn je nach Symptomatik für den Eintritt des Todes. Wiederbelebungsbemühungen durch das Personal des Rettungsdienstes sollten aber auch dann eingeleitet werden, wenn rein rechnerisch (Zeit: Eingang Notfallmeldung bis Ankunft am Notfallort) bereits der »biologische Tod« eingetreten sein könnte.

- In vielen Fällen erfolgreicher Wiederbelebung nach überraschend langer Zeit des »klinischen Todes« lag wahrscheinlich ein Adams-Stokes-Anfall mit schwerer Bradykardie oder Kammerflattern vor. Herz und Gehirn wurden für eine im Nachhinein nicht bestimmbare Zeit über einen Minimalkreislauf weiter durchblutet.

23.9   Anaphylaktischer Schock

Geschehnisse des alltäglichen Lebens, Insektenstiche, Kontakt mit latexhaltigen Gegenständen, die Aufnahme bestimmter Nahrungsmittel, oder die Verabreichung von Medikamenten wie Antibiotika, Impfstoffen, Seren, können plötzlich sehr bedrohliche Reaktionen des menschlichen Organismus und dann eine Alarmierung des Rettungsdienstes auslösen (☉). In der Regel werden Patienten aus völligem Wohlbefinden heraus betroffen. Anaphylaktoide Reaktionen machen nach KVB-Analyse 1% aller Notarztalarmierungen aus.

Auch im Rettungsdienst können solche Reaktionen während der Gabe von Medikamenten oder nach dem Anlegen einer Infusion auftreten. Es setzen Symptome ein, die sich je nach Schwere der Reaktion allein in Veränderungen der Haut manifestieren oder über eine Mitbeteiligung aller wichtigen Organe in den Kreislaufstillstand einmünden können.

Terminologie

Der anaphylaktische Schock gehört in den großen Komplex der Allergie. Allergie bedeutet: veränderte Reaktionslage des Organismus nach einer **Antigen-Antikörper-Reaktion**.

Antigene sind Fremdstoffe, meist Proteine, die den Körper zur Bildung von Reaktionsprodukten veranlassen. Diese Reaktionsprodukte nennt man Antikörper.

Antikörper sind Immunglobuline, die von speziellen weißen Blutkörperchen (Lymphozyten und Plasmazellen) gebildet werden.

Antigene können durch die Haut, den Respirationstrakt, den Gastrointestinaltrakt oder intravenös in den Körper gelangen.

Anaphylaxie bedeutet **übersteigerte Reaktion** des Organismus gegen geringste Mengen eines Fremdstoffes, gegen den **nach einem früheren Kontakt** Antikörper gebildet wurden.

Anaphylaktoidie ist eine in ihren Folgen und Symptomen dem Bild der Anaphylaxie ähnliche **Reaktion, ohne** dass **Antikörper** nachweisbar sind. Dabei werden ohne Beteiligung des Immunsystems Überträgerstoffe (Mediatoren) durch physikalische oder biochemische Reize in Gang gesetzt.

Definition

Ein akut eintretender Schockzustand, der durch anaphylaktische oder anaphylaktoide Reaktionen ausgelöst wird. Der Blutdruckabfall infolge Vasodilatation mit relativer Hypovolämie kann einhergehen mit Larynxödem, Bronchospasmus, Angioödem, Urtikaria, Erythemen und Myokardepression.

Pathophysiologie

In beiden Fällen werden Überträgerstoffe im menschlichen Organismus freigesetzt, die eine Weitstellung im Kapillarbereich, eine erhöhte Durchgängigkeit der Kapillaren und Spasmen der glatten Muskulatur auslösen.

Überträgerstoffe sind in erster Linie Histamine, Kinine, die Gerinnung beeinflussende Faktoren, Enzyme und Serotonin. In der Folge entwickelt sich je nach Schwere des Bildes ein anaphylaktischer Schock (☐ Abb. 23.20).

Symptomatik

Die Symptomatik (☐ Tabelle 23.1) beginnt sofort nach intravenöser Gabe von Medikamenten, zu Beginn der Infusion, nachdem wenige Milliliter eingelaufen sind, oder plötzlich aus primär unbekannter Ursache.

- **Haut:** Juckreiz, Brennen, Flush, Urtikaria
- **Gastrointestinaltrakt:** Übelkeit, Erbrechen, abdominale Schmerzen, Diarrhö
- **Zentralnervensystem:** Unruhe, Kopfschmerzen, Bewusstseinstrübung, Krämpfe
- **Respiratorisches System:** Schleimhautschwellung, Bronchokonstriktion, Asthma bronchiale

23

■ Abb. 23.11. **Anaphylaktischer Schock**

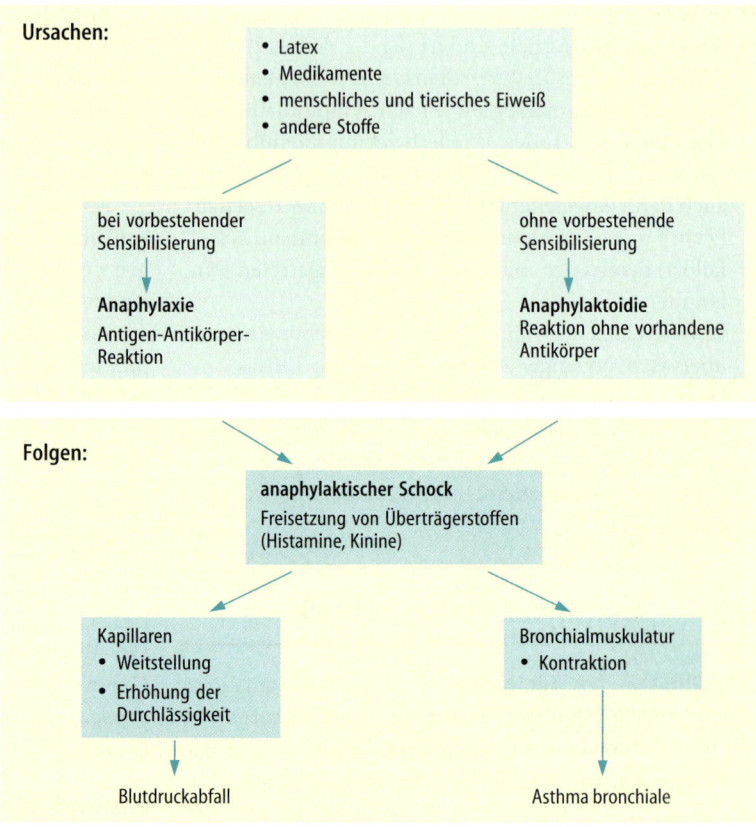

Ursachen:
- Latex
- Medikamente
- menschliches und tierisches Eiweiß
- andere Stoffe

bei vorbestehender Sensibilisierung

Anaphylaxie
Antigen-Antikörper-Reaktion

ohne vorbestehende Sensibilisierung

Anaphylaktoidie
Reaktion ohne vorhandene Antikörper

Folgen:

anaphylaktischer Schock
Freisetzung von Überträgerstoffen (Histamine, Kinine)

Kapillaren
- Weitstellung
- Erhöhung der Durchlässigkeit

Bronchialmuskulatur
- Kontraktion

Blutdruckabfall

Asthma bronchiale

■ Tabelle 23.1. **Stadieneinteilung und Symptomatik anaphylaktischer und anaphylaktoider Sofortreaktionen***

Stadium	Symptomatik
0 lokal (am Ort des Kontaktes mit dem Auslöser)	lokal begrenzte kutane Reaktion
I leichte Allgemeinreaktion	disseminierte kutane Reaktionen (z.B. Flush, generalisierte Urtikaria, Pruritus) Schleimhautreaktionen (z.B. Nase, Konjunktiven) Allgemeinreaktionen (z.B. Unruhe, Kopfschmerz)
II ausgeprägte Allgemeinreaktion	Kreislaufdysregulation (Blutdruck-, Pulsveränderung) Luftnot (leichte Dyspnoe, beginnender Bronchospasmus) Stuhl- bzw. Urindrang
III bedrohliche Allgemeinreaktion	Schock (schwere Hypotension, Blässe) Bronchospasmus mit bedrohlicher Dyspnoe Bewusstseinstrübung, -verlust, ggf. mit Stuhl- bzw. Urinabgang
V vitales Organversagen	Atem-, Kreislaufstillstand

* Consensuskonferenz (1994)

– **Herz-Kreislauf-System:** Hypotonie durch relativen und absoluten Volumenmangel (Vasodilatation, Plasmaverlust), Verminderung der koronaren Durchblutung, verminderte Herzauswurfleistung

Therapie

Therapie: Anaphylaktischer Schock

1. Erste Hilfe
   – Soweit erkennbar Unterbrechung des Auslösemechanismus, d. h. Entfernung des Allergens von der Eintrittspforte, z. B. Abstellen der Infusion bei sich andeutenden Nebenreaktionen
   – Gezielte Meldung an die Rettungsleitstelle
2. Sofortmaßnahmen des Rettungspersonals
   – Wenn möglich Allergenzufuhr stoppen, evtl. Resorption verhindern
   – Sicherung freier Atemwege, O_2-Zufuhr
   – Venöser Zugang, Infusion
   – Engmaschige Überwachung von Bewusstseinslage, Atmung und Kreislauf
   – Bei respiratorischer Insuffizienz: Beatmung mit 100% Sauerstoff (nach endotrachealer Intubation)
   – Bei Kreislaufstillstand: kardiopulmonale Reanimation
3. Notärztliche Therapie
   – Fortführung von 2.
   – Symptomangepasste medikamentöse Therapie
   – Bei beginnender Schocksymptomatik:
   – **Adrenalin** (initial 0,05–0,1 mg=0,5–1 ml der auf 10 ml verdünnten Suprareninampulle i.v.), ggf. alle 3–5 min wiederholen
   – **Volumenzufuhr** (initial 500–1000 ml, z. B. HÄS 6%)
   ▼

   – Bei Bronchospasmus:
   – **Theophyllin** (initial 5 mg/kgKG i.v., dann 0,5 mg/ kgKG/h)
   – β_2-**Sympathomimetika**
   – **Kortikoide** lokal
   – Ergänzende medikamentöse Maßnahmen:
   – **Kortikosteroide** (z. B. 10–15 mg/kgKG Prednisolon i.v.)
   – **Antihistaminika** (H_1- und H_2-Blockade, z. B. 0,1 mg/kgKG Dimetindenmaleat + 5 mg/ kgKG Cimetidin i.v.)
   – Bei Patienten unter β-Blocker-Therapie:
   – **Glukagon** (initial 10 mg i.v., dann 2 mg/h)

Besondere Hinweise

– Für die Zwischenfallvermeidung bzw. eine unverzügliche angemessene Reaktion im Rettungsdienst gilt: Nach jeder Medikamentenapplikation und bei jeder Infusion von Volumenersatzmittel muss der Patient, besonders in den ersten Minuten sorgfältig beobachtet werden.
– Bei vermeintlich nichtbedrohlichem Nesselfieber, d. h. der Quaddelbildung der Haut, muss stets kritisch bedacht werden, dass auch Schleimhäute – in erster Linie die der oberen Atemwege – mit betroffen sein könnten.
– Bei der Leichenöffnung im anaphylaktoiden Schock Verstorbener findet man ein Ödem der oberen Luftwege, besonders des Larynx und der Epiglottis, ein Lungenödem, und Schwellungen der inneren Organe und der Haut.

Störungen des Bewusstseins

Transitorische ischämische Attacken, Schlaganfälle und zerebrale Blutungen, die typischerweise Bewusstseinsstörungen zur Folge haben, sind nach der KVB-Analyse mit ca. 10% aller Einsätze die häufigsten Krankheitsbilder, die eine Notarztalarmierung auslösen.

24.1   Schlaganfall

In hoch zivilisierten Ländern ist der Schlaganfall die Erkrankung mit der größten **sozialmedizinischen Bedeutung**, denn Schlaganfälle sind die häufigste Ursache für **bleibende Behinderung** und **dauerhafte Pflegebedürftigkeit**.

Zugleich ist die sachgerechte Versorgung der akut betroffenen Patienten eine **besondere Herausforderung** für den Rettungsdienst.

Ähnlich wie beim Herzinfarkt gibt es bei der Behandlung des Schlaganfalls ein **kurzes Zeitfenster für eine Lysetherapie** bei dessen verzögerungsloser Nutzung die Chancen des Patienten, das Geschehen ohne oder mit geringen bleibenden Behinderungen zu überleben, entscheidend zu verbessern sind.

Terminologie

Der klassische Begriff »**Schlaganfall**« oder »**Apoplex(ie)**« stammen aus Zeiten, in denen keine Unterscheidung der Ursachen durch bildgebende Verfahren möglich war. Das Wort Schlaganfall beschreibt das **schlagartige Auftreten** neurologischer Ausfälle und Störungen.

Das Wort **Apoplexie** ist griechischen Ursprungs und bedeutet »plötzliches Zusammenbrechen, **schlagartiges Hinstrecken**«. Das Wort **Insult** (lat. insulto) »hineingesprungen« bezeichnet den häufig anfallsartigen Charakter: »apoplektischer Insult«.

Als **transitorische ischämische Attacke (TIA)** bezeichnet man eine **vorübergehende**, regionale **Minderdurchblutung** von Hirnregionen mit entsprechenden neurologischen Ausfällen, die weniger als 24 Stunden anhalten.

Stroke-Unit

Stroke im englischen Schlag (Anfall), **Unit** bedeutet Station, stationäre Einrichtung.

Die Stroke unit ist eine **Spezialstation** zur Versorgung von Patienten mit Schlaganfällen.

Definition

Durch verschiedenartige Formen der akuten zerebralen Durchblutungsstörung, vorrangig Ischämien, verursachte Hirnausfallserscheinungen bezeichnet man als Schlaganfall.

Pathophysiologie

Über 80% der Schlaganfälle werden durch zerebrale **Ischämien**, d. h. Unterbindung der arteriellen Blutzufuhr verursacht. Der Pathomechanismus entspricht bei ähnlichen Risikofaktoren dem des Myokardinfarktes (◘ Abb. 24.1).

Hauptrisikofaktoren des **ischämischen** Schlaganfalls sind:
- Bluthochdruck,
- Rauchen,
- Diabetes mellitus,
- erhöhte Blutfette.

In 15 bis 20% der Schlaganfälle liegt eine **Hirnblutung** zugrunde.

Hauptursachen dieser Blutungen sind:
- Bluthochdruck,
- Antikoagulantientherapie.

Die **Antikoagulantientherapie**, die Behandlung mit gerinnungshemmenden Substanzen dient der Verminderung von Thrombosen und Embolien.

Im unmittelbaren Versorgungsbereich der verschlossenen Gefäßes kommt es zum kompletten Durchblutungsausfall. Die **Überlebensfähigkeit** der Zellen in diesem **Kernbereich** liegt nur **bei wenigen Minuten**.

Im **Randgebiet** des Apoplexes mit verminderter Durchblutung folgt – bei noch erhaltenen Zellstrukturen – ein **Funktionsverlust** und erst **nach Stunden** anhaltender Minderdurchblutung ein **bleibender Ausfall** (◘ Abb. 24.2).

Alle präklinischen Behandlungsmaßnahmen konzentrieren sich darauf, durch eine sachgerechte Basistherapie und eine schnelle Reperfusion in einer geeigneten Klinik

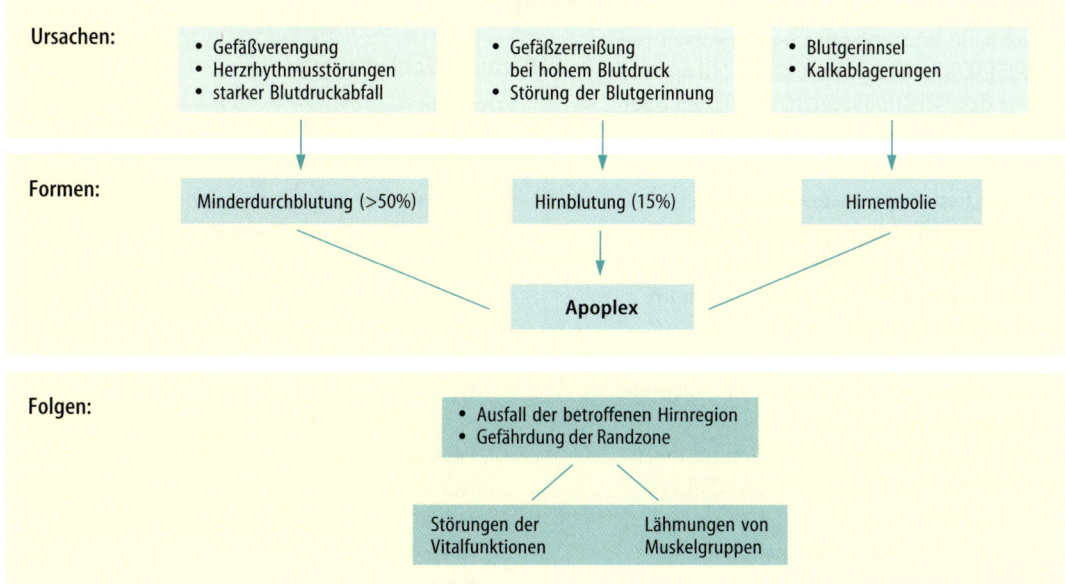

Abb. 24.1. **Apoplex**

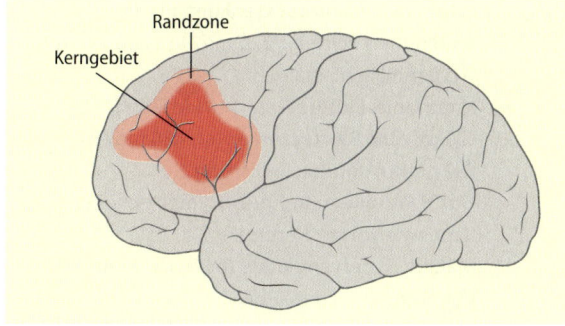

Abb. 24.2. **Apoplex: Im Kernbereich abgestorbene Zellen, im Randgebiet primär nur Funktionsverlust**

die Funktionsfähigkeit dieses Randbereiches wiederherzustellen.

Eine Hirndruckerhöhung als Ödemfolge beginnt in aller Regel erst nach 24–28 h nach dem akuten Ereignis.

Symptomatik

Viele Schlaganfälle sind nicht schmerzhaft. Daher wird das **nächtliche Auftreten im Schlaf primär nicht bemerkt**. Beim wachen Patienten treten aber häufiger im Vorfeld über Minuten bis Stunden Kopfschmerzen auf.

> **Die Lokalisation des ischämischen (oder durch Blutung geschädigten Areals) bestimmt das Bild der neurologischen Ausfälle.**

Trotz aller Vielfalt dieser neurologischen Symptomatik sind **Leitsymptome** hervorzuheben:
– Halbseitenschwäche,
– Gefühlsstörungen und
– Sprachstörungen.

Häufige Befunde sind:
– z. T. schlagartige auftretende Kopfschmerzen,
– Übelkeit,
– Hinfallen,
– Bewegungseinschränkungen,
– Sprachstörungen,
– hängender Mundwinkel,
– einseitiges Fehlen von Abwehrbewegungen,
– Halbseitenlähmungen,
– Sehstörungen,
– Bewusstseinsverlust.

Strategische Gesichtspunkte

Im internationalen Sprachgebrauch beschreibt man das Kernziel der Schlaganfallbehandlung mit »**Time is brain**«, d. h. »Zeit ist Gehirn«. Diese saloppe Bezeichnung soll

24

ausdrücken, dass eine schnelle zielführende Therapie durch möglichst schnelle Wiedereröffnung des verschlossenen Gefäßes die Funktionsfähigkeit, v. a. des Hirngewebes in der Randzone des Ischämiebereiches, erhalten oder wiedergewinnen kann.

> **⊗** **Mit den Mitteln des Rettungsdienstes lassen sich Ischämien von Blutungen nicht abgrenzen. Daher kann – anders als beim Herzinfarkt – beim Apoplex nie eine Lysetherapie von CT- bzw. MRT-Diagnostik bereits im präklinischen Bereich eingeleitet werden.**

Die Rettungskette muss beim Schlaganfall folgende Leistungen sichern (⊡ Abb. 24.3):

— Patienten, Angehörige, Mitmenschen sollen im Zweifelsfall, d. h. bei Verdacht auf einen Schlaganfall verzögerungslos reagieren.
— Direkte Alarmierung des Rettungsdienstes (sofern der Hausarzt nicht unverzüglich, d. h. binnen weniger Minuten vor Ort sein kann).
— Nach Basistherapie vor Ort direkter Transport in ein Krankenhaus mit CT-/MRT-Diagnostik.
— Unverzügliche klinische Diagnostik: Differenzierung zwischen Ischämie und Blutung.
— Innerhalb von 3 h: Lysetherapie bei Ischämien.
— Weiterversorgung auf einer Stroke-Unit.

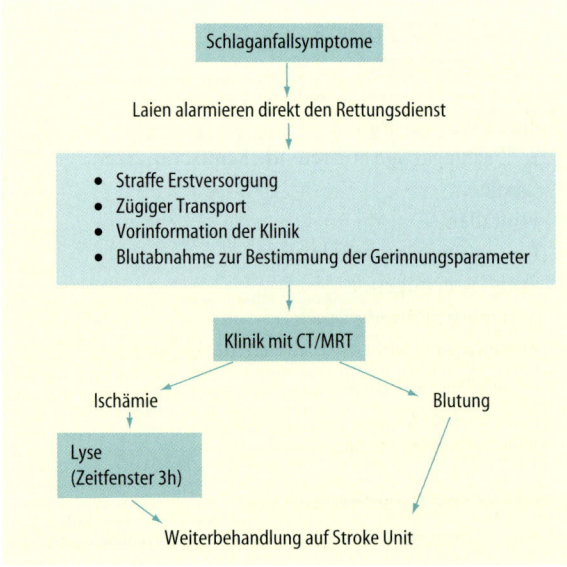

⊡ Abb. 24.3. **Versorgungsstrategie beim Schlaganfall**

Therapie

> **Therapie: Schlaganfall**
>
> 1. Erste Hilfe
>   – Lagerung des Bewusstlosen in stabiler Seitenlage
>   – Atemspende bei unzureichender Spontanatmung oder Atemstillstand
> 2. Sofortmaßnahmen des Rettungspersonals
>   – Lagerung unter Beachtung des gemessenen Blutdrucks (30° Oberkörperhochlagerung bei normalen oder erhöhtem Blutdruck)
>   – O_2-Gabe
>   – Sicherung freier Atemwege
>   – Beatmung: assistiert oder kontrollier je nach Notwendigkeit
>   – Monitoring mit den Möglichkeiten des Rettungsdienstes
>   – Blutzuckerkontrolle
> 3. Notärztliche Therapie
>   – Fortführung von 2.
>   – Komplettes präklinisches Monitoring
>   – Schrittweise Blutdrucksenkung nur bei anhaltend hohen Werten >220 mmHg systolisch und >120 mmHg diastolisch.
>   – Hypotonie: Blutdrucksteigernde Substanzen
>   – Glukose bei Blutzuckerwerten <80 mg%
>   – Bei starker Unruhe: Sedierung
>   – Ggf. Beatmung unter pulsoxymetrischer und kapnometrischer Kontrolle
>   – Mäßige Hyperventilation (pCO_2 ca. 35 mmHG)
>   – Vorinformation der Klinik
>   – Blutabnahme zur Bestimmung der Gerinnungsparameter

Besondere Hinweise

— Geeignete Kliniken für die Aufnahme eines Patienten mit frischem Schlaganfall sind v. a. Krankenhäuser mit **CT-Bereitschaft** und **Stroke-Unit**.
— **TIA-Patienten** sind bis zur Klärung der Ursache ebenso als **Notfälle** zu behandeln, in die Klinik zu transportieren, wie Patienten mit manifestem Schlaganfall.
— Eine **tiefe Bewusstlosigkeit** mit Ausfall der Schutzreflexe ist für den in der Intubation Erfahrenen – auch bei ausreichender Spontanatmung – eine **Intubationsindikation**. Nur durch endotracheale Intubation ist

eine »stumme«, d. h. unbemerkte Aspiration sicher auszuschließen.

24.2 Hirnödem

Störungen des Bewusstseins werden bei Notfallpatienten besonders häufig durch die Entwicklung eines Hirnödems hervorgerufen.

Terminologie

Das griechische Wort **Ödem** bedeutet Schwellung. In der Medizin bezeichnet man den **Eintritt überreichlicher Flüssigkeitsmengen** aus den Gefäßen in Zellen, Gewebsspalten und Körperhöhlen als Ödem.

Definition Hirnödem. Durch verstärkte Wasseransammlung in den Gehirnzellen und im Zellzwischengewebe verursachte Erhöhung des Hirndrucks (□ Abb. 24.4).

Pathophysiologie

Das Hirngewebe reagiert auf verschiedene schädigende Einflüsse relativ einheitlich mit Ödembildung. Das Gehirn ist im Schädel von einem schützenden Flüssigkeitspolster umgeben. Nach Auspressen dieses Polsters stößt es mit seiner Oberfläche gegen die starre, hohlkugelartige Schädelkapsel, die einer Volumenerhöhung enge Grenzen setzt. Durch den Widerstand des knöchernen Schädels entwickelt sich ein **gesteigerter Hirndruck** mit Bewusstseinsverlust. Teile des Kleinhirns können in die einzige Öff-

nung der »Hohlkugel«, in das Hinterhauptloch gepresst werden und durch **Druck auf die Medulla oblongata** (Sitz wichtiger Nervenstränge und verschiedener Zentren der vitalen Funktionen Atmung und Kreislauf) **schwerste lebensbedrohliche Störungen** auslösen. Die durch erhöhten Innendruck verursachte Minderdurchblutung des Gehirns kann zum Hirntod führen.

Das örtliche (einseitige) Hirnödem beim Schädel-Hirn-Trauma führt zu einseitigen Verdrängungsvorgängen im Gehirn mit entsprechenden neurologischen Seitenzeichen an Pupillen und Extremitäten.

Das **generalisierte Hirnödem** nach Vergiftung, schwerstem O_2-Mangel etc. ist an tiefer Bewusstlosigkeit und am Auftreten **seitengleicher krankhafter Befunde** erkennbar.

Symptomatik

- Bewusstseinsverlust
- Hyperventilation
- Periodisch an- und abschwellende vertiefte Atemtätigkeit (Cheyne-Stokes-Atmung)
- Atemstillstand
- Abweichung von normalen Puls- und Blutdruckwerten
- Seitensymptomatik, d. h. eine Seite betreffend, auf einer Seite beginnend, z. B. bei Schädel-Hirn-Traumen und Tumoren
- Zunehmend weit und reaktionslos werdende Pupillen
- Lähmungen, Streckkrämpfe

□ Abb. 24.4. **Hirnödem**

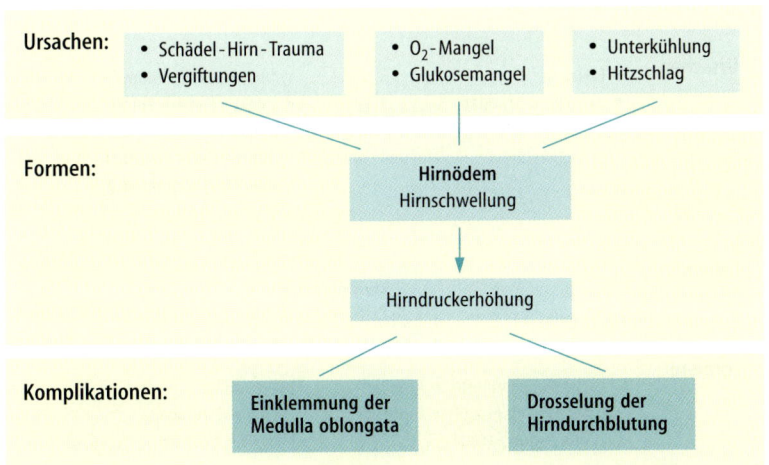

Ursachen:
- Schädel-Hirn-Trauma
- Vergiftungen
- O_2-Mangel
- Glukosemangel
- Unterkühlung
- Hitzschlag

Formen:
Hirnödem
Hirnschwellung

Hirndruckerhöhung

Komplikationen:
Einklemmung der Medulla oblongata
Drosselung der Hirndurchblutung

Therapie

> **Thearpie: Hirnödem**
>
> 1. Erste Hilfe
>   - Stabile Seitenlagerung.
> 2. Sofortmaßnahmen des Rettungspersonals
>   - Lagerung unter Mitberücksichtigung der Ursache und der Blutdruckwerte
>   - Assistierte/kontrollierte Beatmung, mäßige Hyperventilation
>   - Blutzuckerbestimmung
> 3. Notärztliche Therapie
>   - Fortführung von 2.
>   - Fallweise osmotisch wirksame Medikamente und Infusionen
>   - Hyperventilation, ggf. kapnometrische Kontrolle (pCO_2 ~35 mmHg)

24.3   Krampfanfälle

Krampfanfälle sind eine besondere, mit Bewusstseinsveränderungen einhergehende Reaktionsform des Gehirns auf unterschiedliche Störungen (Anlasshäufigkeit für Notarztalarmierungen nach KVB-Analyse 7,1% aller Einsätze).

Terminologie

Krampfanfälle (□ Abb. 24.5) sind motorische Reizerscheinungen, die durch akute Störungen oder chronische Erkrankungen des Gehirns ausgelöst werden (⟳).

Wichtige Unterscheidungen
Form der Krämpfe

a) Art des Krampfes
   - **Tonische** Krämpfe beruhen auf lang dauernden Muskelkontraktionen
   - **Klonische** Krämpfe beruhen auf schnell aufeinanderfolgenden Muskelzuckungen
b) Betroffene Regionen
   - **Fokale** Krämpfe: einseitig auf einzelne Muskeln oder Muskelgruppen beschränkte Krämpfe (**fokal** von Fokus, Herd)
   - **Generalisierte** Krämpfe: sich über den ganzen Körper ausbreitende Krämpfe (**Grand mal**: franz. großes Übel; □ Abb. 32.3).

Ursachen der Krampfanfälle

a) **Symptomatische Krämpfe:** Krampfanfälle, die als Symptom, als Folge einer selbstständigen Erkrankung des Gesamtorganismus oder des Gehirns auftreten
b) **Epilepsie** im engeren Sinne: eine selbstständigen Krankheit des Gehirns, bei der chronische bzw. sich wiederholend Anfälle auftreten. Das griechische Wort **Epilepsie** bedeutet Fallsucht.

Pathophysiologie

Ähnlich wie das Hirnödem sind Krampfanfälle kein nur für eine Erkrankung spezifisches Symptom, sondern eine **unspezifische krisenhafte Reaktion des Gehirns** auf Störungen sehr unterschiedlicher Ursachen.

Erbliche und/oder erworbene Erkrankungen (Epilepsie) können – ebenso wie fieberhafte Infekte bei Kleinkindern, schwere Bilder des akuten O_2-Mangels im Ge-

□ Abb. 24.5. **Krampfanfälle**

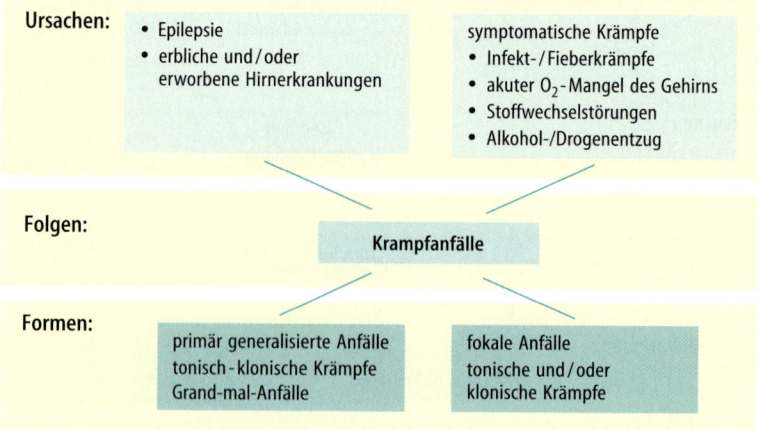

hirn (Erstickungsvorgänge) oder Stoffwechselstörungen (Hypoglykämie) – Krampfanfälle auslösen.

Für die notärztliche Therapie und die Befundübermittlung in die Klinik ist es wichtig, zwischen generalisierten und fokalen Krämpfen zu unterscheiden.

Der **generalisierte Anfall** ist durch die Beteiligung der gesamten willkürlichen Muskulatur und an **tonisch-klonischen Krämpfen** zu erkennen. Die betroffenen Patienten sind während dieser Zeit bewusstlos. Der Krampfanfall geht im Anschluss in der Regel in das **Erschöpfungsstadium**, einen schlafähnlichen Zustand über. Auch wenn der Patient erweckbar ist, besteht **Erinnerungslosigkeit**. Es ist daher nicht sinnvoll, während dieser Zeit, z. B. während des Transports in die Klinik, eine gezielte Befragung anzustellen.

Bei jedem Krampfanfall kommt es zur Schädigung von Hirnzellen, letztlich durch O_2-Mangel, da während des Krampfes auch die Funktion der Atemmuskulatur (Zwerchfell) gestört ist.

Symptomatik
Generalisierter tonisch-klonischer Anfall

Nach **uncharakteristischen Vorzeichen**, z. B. Kopfdruck, Schwindel, folgt ein einige Sekunden dauernder, **bewusst erlebter Anfallsbeginn** mit optischen und akustischen Störungen: Patienten sehen Sterne, hören Brausen oder Dröhnen. Unter plötzlichem Bewusstseinsverlust und einem Aufschrei stürzen die Patienten auf den Boden. Typischer Ablauf:

- Tonische Krämpfe
- Atemstillstand, Zyanose
- Gesicht verzerrt, Pupillen weit und lichtstarr, oft Blickwendung auf eine Seite
- Nach ca. 30 s Übergang in klonische Krämpfe
- Durch Zungenbewegung Schaumbildung im Mund
- Muskelerschlaffung nach 1–2 min, Erschöpfungsstadium, Wiedereinsetzen der Atmung, Nachschlafphase

Fokale Anfälle

- Beginnen z. B. als Krämpfe des Daumens auf einer Seite
- Breiten sich bei erhaltenem Bewusstsein auf andere Partien der gleichen Körperseite aus
- Übergang in generalisierten Krampfanfall möglich

Status epilepticus

Anfälle, die länger als 15 min anhalten oder in dichtem zeitlichem Abstand (weniger als 1 h) folgen, bzw. es wie-

derholen sich Anfälle, ohne dass der Patient zwischenzeitlich das Bewusstsein wiedererlangt. Der Status epilepticus ist ein lebensbedrohliches Zustandsbild.

Therapie

> ### Therapie: Krampfanfälle
> 1. Erste Hilfe
>   - Lagerung zur Vermeidung von Selbstverletzungen (z. B. Anstoßen des Kopfes an Gegenständen)
> 2. Sofortmaßnahmen des Rettungspersonals
>   - Fortführung von 1.
>   - Absaugen des Rachenraums
>   - Blutzuckerkontrolle
>   - Je nach Schwere der Zyanose O_2-Beatmung
> 3. Notärztliche Therapie
>   - Fortführung von 2.
>   - Glukose bei Hypoglykämie
>   - Medikamente zur Unterbrechung von Krämpfen

Besondere Hinweise

- Die Empfehlung, dem Krampfenden während des Anfalls einen **Beißkeil** oder einen anderen harten Gegenstand zwischen die Zähne zu schieben, um einen Zungenbiss zu vermeiden, **gilt heute als überholt**. Zum Zungenbiss kommt es typischerweise zu Beginn eines Anfalls, danach haben Beißkeile o. Ä. keine Schutzfunktion; entsprechende Bemühungen führen eher zu Schäden an Zähnen bzw. Zahnprothesen.

❗ Der Krampfanfall eines Diabetikers im hypoglykämischen Schock unterscheidet sich nicht grundsätzlich vom epileptischen Anfall. Vorsicht mit der »Diagnose« Epilepsie!

- Auch bei **bekannter Epilepsie** ist besonders nach einem Anfall mit Sturz auf den Kopf ein Transport in die Klinik oder eine Untersuchung durch einen Arzt notwendig, um Folgeverletzungen auszuschließen. Außerdem sollte die medikamentöse krampfvermeidende Einstellung überprüft werden.

▶ Anfälle, die länger als 15 min anhalten oder in dichtem zeitlichem Abstand (weniger als 1 h) folgen, nennt man Status epilepticus. Dies ist ein lebensgefährlicher Zustand.

24

24.4 Koma

Bei vielen Einsätzen des Rettungsdienstes werden Patienten mit Störungen des Bewusstseins angetroffen. In Abhängigkeit von der Dauer und der Tiefe der Bewusstseinsstörung spricht man vom Koma (▸ Kap. 12.1).

Terminologie

Eine **anhaltende Bewusstlosigkeit**, bei der der Patient die Augen nicht öffnet, nicht ansprechbar und nicht erweckbar ist und auf Schmerzreize nicht oder nur ungezielt reagiert, bezeichnet man als Koma.

Pathophysiologie

Jede massive Beeinträchtigung oder gar der Ausfall einer Vitalfunktion, z. B. der sich anbahnende Atem- und/oder Kreislaufstillstand, führt im Sinne einer gemeinsamen Endstrecke zum Bewusstseinsverlust und droht über den höchsten Schweregrad des Komas in den klinischen Tod überzugehen. In diesen Fällen ist der auslösende Mechanismus in der Regel erkennbar und eine kausale Therapie erforderlich, z. B. Beatmung bei primär respiratorischer Störung oder der präkordiale Schlag bis hin zur Herz-Lungen-Wiederbelebung beim Kreislaufstillstand.

Im klinischen Alltag verwendet man den Begriff **Koma** in erster Linie bei Patienten, bei denen neben der häufig **noch unbekannten auslösenden Ursache** die tiefe Bewusstlosigkeit mit ihren Folgeproblemen als Krankheitszeichen im Vordergrund steht.

Als wesentlichste **Komaursachen** lassen sich **primär zerebrale** Schädigungen und **exogene** Einflüsse von **endogenen** Erkrankungen unterscheiden (◘ Abb. 24.6).

Neben dem das Koma verursachenden »Primärschaden«, z. B. dem Schädel-Hirn-Trauma, der Vergiftung oder der diabetischen Stoffwechselentgleisung, gefährdet die tiefe Bewusstlosigkeit selbst mit Ausfall der Schutzreflexe die Vitalfunktionen, vorrangig das respiratorische System durch Aspiration und unzureichende Spontanatmung. Letztlich kommt es aber auch zur Kreislaufdepression.

Symptomatik

Für die Belange des Rettungsdienstes erscheint es am sinnvollsten, das Komabild nach der **Glasgow Coma Scale** – ergänzt durch Pupillenbefunde und sonstige Besonderheiten – zu beschreiben und im Bedarfsfall die sich ergebenden Zahlenwerte dem Notarzt, der Leitstelle bzw. der Klinik zu melden (▸ Kap. 12.1; ◘ Tabelle 12.2). Dieses Bewertungsschema hat sich auf breiter Ebene durchgesetzt,

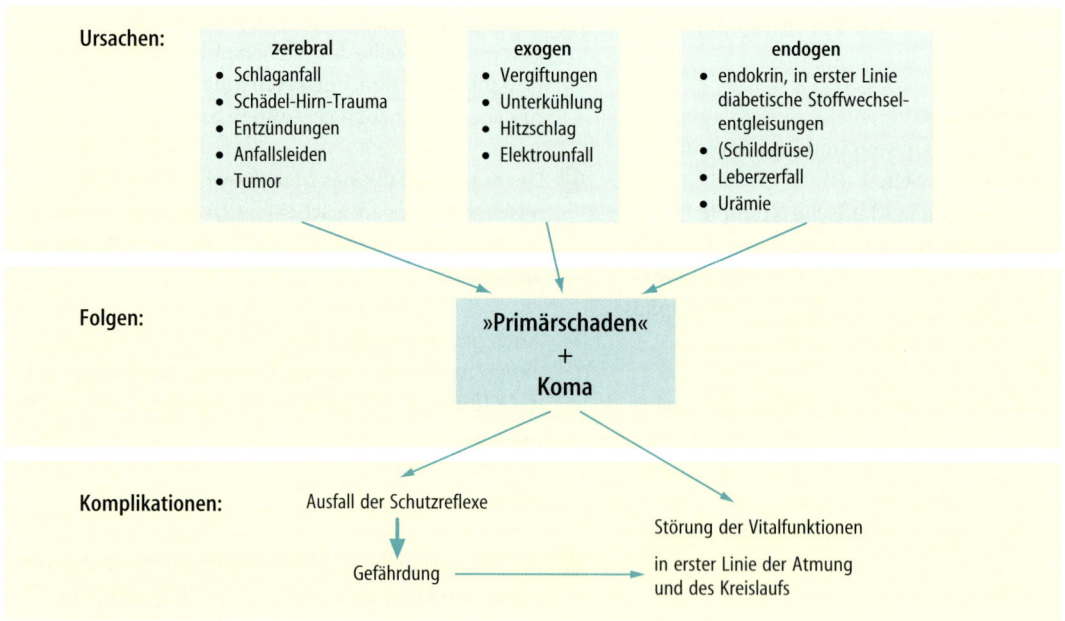

◘ Abb. 24.6. **Koma**

die Klassifizierung ist weniger missverständlich als die Verwendung von Begriffen wie Somnolenz, Sopor, tiefe Bewusstlosigkeit etc.

Neben diesen **Aussagen zur Komatiefe**, die an sich keine Rückschlüsse auf die auslösende Ursache zulassen, gibt es bei manchen komatösen Patienten Symptome oder fremdanamnestische Angaben, die als Hinweis auf die Grunderkrankung oder die verursachende Verletzung erkannt werden müssen. Die sorgsame Analyse solcher spezifischer Leitsymptome, die Beachtung ggf. zugänglicher anamnestischer Angaben und gezielte Zusatzdiagnostik bei jedem bewusstlosen Patienten, in erster Linie die Blutzuckerbestimmung, sind Voraussetzung für die bei einigen Patienten mögliche und auch medizinisch dringend gebotene präklinische **Kausaltherapie**.

Leitsymptome

- Situation
  - Unfallort → Schädel-Hirn-Trauma?
  - Drogenmilieu → Intoxikation?
  - Trinkerszene → Alkoholintoxikation?
  - Diabetische Erkrankung → Hypoglykämie? Hyperglykämie?
  - Kalte/heiße Umgebung → Unterkühlung? Hitzschlag?
- Aussehen des Patienten
  - Gerötetes Gesicht → Coma diabeticum? Hyperthermie? Apoplex?
- Fötor
  - Alkohol → Alkoholintoxikation?
  - Azeton → Coma diabeticum?
  - Harn → urämisches Koma?
  - Erdgeruch → Leberkoma?
- Atmung
  - Tiefe (Kußmaul-)Atmung → Azidose? Coma diabeticum?
  - Cheyne-Stokes Atmung → Intrazerebraler Prozess?
- Pupillenverhalten
  - Pupillendifferenz → Intrazerebrales Geschehen?
  - Enge Pupillen → Opiatintoxikation?
  - Weite Pupillen → Alkohol-/Atropinintoxikation?
- Neurologische Auffälligkeiten
  - Motorische Seitendifferenz
  - Differenter Muskeltonus → Intrazerebrales Geschehen?
  - Lähmungen

- Blutzuckerbestimmung
  - >400–1000 mg/dl → Coma diabeticum
  - <50 mg/dl bis nichtmessbar → Hypoglykämie.

Therapie
Symptomatische Therapie

Die Maßnahmen zur Sicherung der Vitalfunktionen werden weitgehend **unabhängig** vom unbekannten/vermuteten/sicher erkennbaren **auslösenden pathophysiologischen Geschehen** von der Komatiefe bzw. der Gefährdung oder Beeinträchtigung der Atmung oder des Kreislaufs bestimmt.

Kausale Therapie

Bis auf die vergleichsweise seltenen Indikationen für die Gabe spezieller Antidote beschränkt sich die präklinische Kausaltherapie weitgehend auf Maßnahmen bei Entgleisungen des diabetischen Stoffwechsels.

Therapie: Koma

1. Erste Hilfe
   - Freimachen/Freihalten der Atemwege
   - Stabile Seitenlagerung
2. Sofortmaßnahmen des Rettungspersonals
   - Fortführung von 1.
   - O_2-Gabe
   - In der Regel Intubation und Beatmung
   - Venöser Zugang und Elektrolytinfusion
   - Ggf. intravenöse Gabe von Glukose 40% bei gesicherter Hypoglykämie
3. Notärztliche Therapie
   - Fortführung von 2.
   - Umfassende neurologische Dokumentation
   - Auswahl der geeigneten Klinik

24.5   Schädel-Hirn-Trauma

Das Schädel-Hirn-Trauma, das am häufigsten im Rettungsdienst vorkommende Verletzungsbild mit Bewusstseinsstörungen, wird in ▶ Kap. 30.2 dargestellt.

24.6   Schlafmittelintoxikation

Die Schlafmittelvergiftung führt typischerweise zu tiefer Bewusstlosigkeit; sie wird in ▶ Kap. 36.6 besprochen.

Psychiatrische Notfälle

Obwohl hinsichtlich ihrer Häufigkeit durch körperliche Erkrankungen oder Verletzungen verursachte vital bedrohliche Situationen im Rettungsdienst überwiegen, stellen psychiatrische Notfallsituationen Rettungsdienstpersonal und Notärzte vor besondere Probleme, in erster Linie deshalb, weil sich einige Patienten den Behandlungsbemühungen entziehen und weil die Routinetechniken zur Sicherung der Vitalfunktionen in diesen Fällen – zumindest primär – nicht indiziert sind.

Gesicherte psychiatrische Diagnosen sind bei der Versorgung auffälliger Patienten eher die Ausnahme, häufiger geht es um die angemessene symptomatische Behandlung psychisch gestörter Menschen.

Nach einer gerafften Übersicht über psychiatrische Erkrankungen werden einige häufigere psychiatrische Notfallsituationen exemplarisch dargestellt. Häufigkeit nach KVB-Analyse: 3,6%; bei Hinzurechnung von Alkohol- und Drogennotfällen (4,8 bzw. 0,7%) werden annähernd 10% erreicht!

25.1   Einführung in die Psychiatrie

Psychiatrie ist das Fachgebiet der Medizin, das sich mit der Diagnostik und der Heilung seelischer Störungen und Krankheiten befasst.

Zum besseren Verständnis werden wichtige Begriffe dieses Fachgebietes zu relevanten Notfallsituationen für den Rettungsdienst vorangestellt.

25.1.1   Psychosen

Als Psychose bezeichnet man schwere psychische, d.h. geistig-seelische Erkrankungen mit phasen-, schubweisem oder chronisch fortschreitendem Verlauf (☉).
Wichtigste Symptome sind:
- Veränderung oder Verlust des Realitätsbezugs,
- wahnhafte Vorstellungen,
- Störungen des Gefühlslebens,
- Antriebsstörungen nach beiden Extremvarianten.

Psychosen werden in endogene und exogene Psychosen unterteilt.

Endogen bedeutet: pathologische Verhaltens- und Reaktionsmuster, die weder durch äußere Einflüsse bzw. zwischenmenschliche Krisen noch durch körperliche Ursachen zu erklären sind. **Beispiele** sind Schizophrenie, Manie und Depression.

Als **exogen** bezeichnet man Psychosen, die sich als **Ausdruck einer körperlichen Erkrankung** erklären lassen. **Beispiele** sind Hirntumor, Infektion des ZNS, Demenzerkrankungen, Entzugssymptomatik (Alkohol, Drogen).

25.1.2   Schizophrenie

Die Schizophrenie (»Spaltungsirresein«), eine Form der endogenen Psychose, ist durch ein Nebeneinander gesunder und veränderter Empfindungen gekennzeichnet. Die Symptome beziehen sich auf Denken, Fühlen und Wahrnehmung:
- Stimmungsschwankungen von Depression bis Heiterkeit,
- wahnhafte Verfolgungsängste,
- Vergiftungsängste,
- Stimmenhören, Handeln im Auftrag höherer Mächte,
- Hochgradige motorische Erregung und motorischer Stupor.

25.1.3   Depression und Manie

Depression und Manie, auch als affektive Psychosen bezeichnet, sind Erkrankungen, die ebenfalls den endogenen Psychosen zugerechnet werden. Während man die Schizophrenie als **Geisteskrankheit** bezeichnen kann, handelt es sich bei Depression und Manie eher um Erkrankungen der **Affektivität, der Stimmung.**

Manie zeichnet sich durch extreme Antriebssteigerungen aus, begleitet von Ideenflucht, Selbstüberschätzung, Realitätsverlust, Störungen vegetativer Funktionen, Schlafstörungen.

Depressionen reichen von reduziertem Selbstwertgefühl, Mut-, Rat-, Schwung- und Freudlosigkeit, besonders morgendlichem Stimmungstief, Schlafstörungen, autoaggressiven Impulsen bis hin zur Suizidalität.

25.1.4   Persönlichkeitsstörungen

Persönlicheitsstörungen sind Verhaltensauffälligkeiten, die man auf Störungen der psychischen Entwicklung in Kindheit und Jugend zurückführt. Krankheitsbilder im Grenzbereich zwischen psychotischer und neurotischer Symptomatik (Borderlinesyndrom).

Wichtige Symptome sind:
- affektive Instabilität,
- Erregungs- und Angstzustände,
- mangelndes Selbstwertgefühl,
- Beziehungskonflikte,
- Vorübergehende psychotische Phasen (Minipsychosen).

25.1.5   Neurosen

Neurosen sind psychische Störungen, die durch eine unangemessene Verarbeitung bereits in der Kindheit oder später aufgetretener länger anhaltender Konfliktsituationen entstehen (☉).

Beispiele sind Angstneurosen, Hypochondrie und Organneurosen, Essstörungen, Waschzwang, Phobien.

25.1.6   Suizidalität

Suizidalität ist ein wichtiger Begriff, aber kein einheitliches Krankheitsbild, dem immer eine klar erkennbare/ nachvollziehbare Ursache zugrunde liegt. Depressive, Vereinsamte, Alte, Entwurzelte, Alkohol- und Drogenabhängige, Menschen, die »mit sich und der Welt nicht zurechtkommen«, werden als »suizidal« eingestuft, wenn sie eine Selbsttötung ankündigen oder einen – anscheinend – untauglichen Selbsttötungsversuch unternommen haben.

25.1.7   Behandlungsmethoden der Psychiatrie

- Therapeutische Gespräche
- Gezielter Einsatz von Psychopharmaka
- Ergotherapie
- Hilfe zur Rückführung ins tägliche Leben

Diese therapeutischen Ansätze der (klinischen) Psychiatrie basieren überwiegend auf einer Tage bis Wochen dau-

ernden, umfangreichen Diagnostik und gesicherten Diagnosen im Sinne einer Abgrenzung von Persönlichkeitsstörungen, Entzugsnotwendigkeit, Neurosen und Psychosen.

25.1.8   Versorgung psychiatrisch auffälliger Notfallpatienten im Rettungsdienst

Im Gegensatz dazu ist die Behandlung psychiatrisch auffälliger Notfallpatienten im Rettungsdienst **weitgehend symptomorientiert**. Die in der Regel schwierige Befund- und Anamneseerhebung führt häufig – aber nicht immer – bestenfalls zu einer **Verdachtsdiagnose**.

Weitere Besonderheiten:
- Bis auf Fälle mit starker vegetativer Mitbeteiligung, psychotischen Reaktionen im Entzugsdelir, autoaggressivem oder suizidalem Verhalten geht es bei diesen Patienten nicht vorrangig um die Behandlung körperlicher, somatischer Beschwerden mit den im Rettungsdienst überwiegend praktizierten diagnostischen Möglichkeiten und Versorgungsstrategien.
- Stattdessen spielen die Art der **Kontaktaufnahme** mit dem Patienten, Gesprächsführung und das der Situation des Patienten angemessene **Verhalten** von Notarzt und nichtärztlichem Assistenzpersonal für den Ablauf der notwendigen Interventionsmaßnahmen eine entscheidende Rolle.
- Bei relativ vielen Einsätzen sind Gesichtspunkte des **Selbstschutzes des Rettungsteams** von Bedeutung, ähnlich wie nach Alarmierung bei Straftaten oder Patientenversorgung im kriminellen Milieu: **primär körperlicher Abstand** zum Patienten, ununterbrochene Beobachtung, personelle Unterstützung im Nahbereich/Sichtbereich, eigene Fluchtwege bedenken, Nachforderung der Polizei, Entfernung gefährlicher Gegenstände (potenzieller Schlag- oder Wurfwaffen) im Nahbereich des Patienten, keine körperliche Auseinandersetzung, solange der Patient über Waffen oder über waffenähnliche Gegenstände verfügt.
- Zur Legalisierung und zur Durchführung des Kliniktransportes ist bei häufig fehlender Einsicht des Patienten in dessen Notwendigkeit die **Polizei entscheidend** zu beteiligen bzw. ist die Klinikeinweisung in deren Auftrag durchzuführen.
- Bei **aggressiv-unruhigen Patienten** muss bei Injektionen und zur **Fixierung** zumindest eine Person für

jede Extremität und eine Person zur Sicherung des Kopfes bereitstehen und ggf. unverzüglich eingreifen.

25.2   Verwirrtheitszustände mit schizophrener Symptomatik

Bei manchen Einsätzen, die primär oder auch definitiv dem psychiatrischen Bereich zuzuordnen sind, treffen Rettungsassistent und Rettungssanitäter auf verwirrte Patienten, bei denen aber auf den ersten Blick keine akute Lebensgefahr zu bestehen scheint.

Terminologie

Bei verwirrten Patienten mit **Wahnvorstellungen** und **akustischen Halluzinationen** als auffallendster Symptomatik spricht man von **schizophrener Symptomatik** (◘ Abb. 25.1).

Das griechische Wort **Schizophrenie** bedeutet wörtlich übersetzt »Spaltung des Verstands«. Es beschreibt das wechselnde Nebeneinander von normalen Empfindungen und wahnhaften Vorstellungen/Verhaltensweisen.

Pathophysiologie

Eine mögliche – namensgebende – Ursache für solche Verwirrtheitszustände ist die **Schizophrenie** als **endogene Psychose**. Die gleiche Symptomatik kann aber auch durch **organische** Erkrankungen hervorgerufen werden; dabei stehen Erkrankungen des Gehirns, Infektionen, Tumoren und Demenzen im Vordergrund. Letztlich treten in vielen Fällen unter Alkohol-, Drogen- und Medikamenteneinflüssen und/oder dem Entzug die gleichen Auffälligkeiten in den Vordergrund.

Symptomatik

- Wahrnehmungsstörung: z. B. Herausschmecken von Giftbeimischungen
- Akustische Halluzinationen: fremde Stimmen mit Befehlen oder Beschimpfungen
- Optische Halluzinationen: Farbbilder (sprechen eher für Drogeneinflüsse)
- Wahnideen: Verfolgungsängste, wegen »fremder Mächte«, von anderen gelenkt werden
- Affektstörungen: Angst, Depressivität, unangemessene Heiterkeit, extreme Befindlichkeitsschwankungen
- Kontaktscheu: Abkapselung

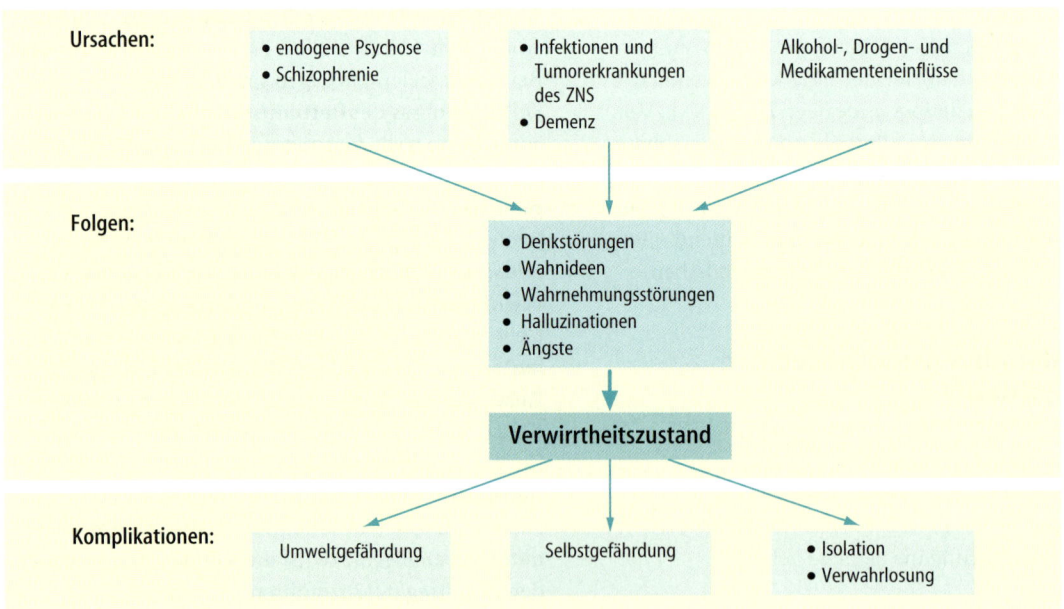

◘ Abb. 25.1. **Verwirrtheitszustände mit schizophrener Symptomatik**

Therapie

Therapie: Schizophrene Symptomatik

1. Erste Hilfe
   - Zuhören, Beruhigen, keine Versuche Wahnvorstellungen durch »logische Hinweise« auszureden
2. Sofortmaßnahmen des Rettungspersonals
   - In jedem Fall Notarztalarmierung
   - Kontinuierliche Beobachtung
   - Gutes Zureden
   - Ruhiges Erklären der erforderlichen Maßnahmen
3. Notärztliche Therapie
   - Erheben eines orientierenden psychiatrischen Status
   - Erheben einer möglichst zielführenden **Fremdanamnese** (organische Erkrankung, Medikamenteneinnahme etc.)
   - Medikamentöse Therapie: typischerweise Neuroleptika, z.B. Haloperidol 5–10 mg i.v.
   - Begleitung des Patienten auf dem Transport zur Klinik.

Besondere Hinweise

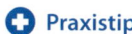 **Praxistipp**

Bei zunehmender Unruhe und Erregung oder plötzlicher Gewalttätigkeit des Patienten muss das Rettungsteam auf die eigene Sicherheit achten: ausreichende Zahl von Helfern, Fluchtwege, Polizeialarmierung.

- Patienten mit schizophrener Symptomatik müssen zur weiteren diagnostischen Abklärung und gezielten Therapie stationär eingewiesen werden.
- Eine schizophrene Symptomatik spricht nicht zwingend für zugrundeliegende Schizophrenie. Erst die ausführliche klinische Diagnostik, bei der organische Ursachen und Persönlichkeitsstörungen, wie z.B. Borderlinesyndrom, ausgeschlossen wurden, lenken die Diagnose in Richtung endogene Psychose.

25.3   Erregungs- und Angstzustände

Akute Erregungs- und Angstzustände sind die häufigsten mit einer Veränderung der normalen Bewusstwusstseinslage verbundenen psychiatrischen Notfälle im Rettungsdienst.

Terminologie

Krankhaft veränderte Bewusstwusstseinslagen, bei denen der Patient redet, schreit oder tobt, z.T. für seine Umgebung und für sich selbst gefährlich wird, werden als **akute Erregungszustände** bezeichnet.

Bei akuten **Angstzuständen** überwiegt bei den Betroffenen das qualvolle Gefühl, ohnmächtig und ausweglos einer Bedrohung ausgeliefert zu sein.

Beide Formen können ineinander übergehen.

Pathophysiologie

Jede seelische, viele körperliche Erkrankungen, v.a. die Wirkung mancher Medikamente, Gifte und die große Zahl der Rauschdrogen können akute Erregungs- und Angstzustände auslösen.

Bei Erregungszuständen, die durch Gifte oder Drogen hervorgerufen wurden, kann dieser Zustand eine akute Lebensgefahr anzeigen, da Atmung und Kreislauf während dieses Anfalls aussetzen können.

Durch stürmische Bewegungsunruhe oder durch gezielte Selbstschädigung bringt sich der Notfallpatient Verletzungen bei, z.T. besteht Selbsttötungsabsicht. Schwierig wird das Eingreifen dadurch, dass sich Angst und/oder Erregung des Kranken häufig auch gegen die alarmierten Helfer richtet (■ Abb. 25.2).

Symptomatik

- Veränderung der normalen Bewusstwusstseins- oder Stimmungslage
- Bewegungsdrang, z.T. wechselnd mit Bewegungslosigkeit
- Reden, Schreien, Schimpfen
- Wahnzustände
- Tobsucht, Zerschlagen aller erreichbaren Gegenstände, Angriff auf andere Personen
- Selbstverletzungen (Schmerzempfindung ist herabgesetzt)
- z.T. schwerste körperliche Begleitsymptome wie z.B. Schweißausbrüche, Zittern, Kreislaufversagen

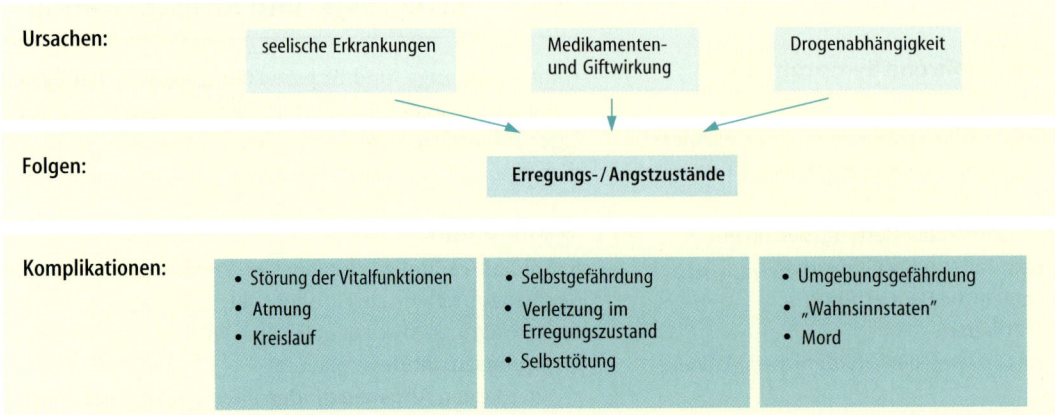

Abb. 25.2. **Erregungs- und Angstzustände**

Therapie

Therapie: Erregungs- und Angstzustände

1. Erste Hilfe
   – Versuch, mit dem Notfallpatienten ein beruhigendes Gespräch zu führen
   – Wegnahme gefährlicher Gegenstände
2. Sofortmaßnahmen des Rettungspersonals
   – Fortführung von 1.
   – Körperliche Auseinandersetzungen vermeiden
   – Bei akuter Lebensgefahr für den Patienten oder andere Personen Alarmierung der Polizei
   – Alarmierung des Notarztes
3. Notärztliche Therapie
   – Medikamente zur Beruhigung (Auswahl nach Möglichkeit unter Beachtung der Anfallsursache)

Besondere Hinweise

– Bereits Rettungsassistenten und Rettungssanitäter können bei Notfallpatienten mit unklaren Bewusstseinsstörungen, Erregungszuständen und Krämpfen – nach Sicherung der Vitalfunktionen –, auch wenn keine diabetische Erkrankung bekannt ist, eine orientierende **Blutzuckerbestimmung** vornehmen, da eine Entgleisung des Zuckerstoffwechsels, insbesondere die **Hypoglykämie**, solche Zustandsbilder hervorruft. Spätestens der Notarzt muss dann gezielt reagieren. Bei einer Hypoglykämie wird er sofort Glukose zuführen, um Dauerschäden am Gehirn zu vermeiden.

+ Praxistipp

Je nach vermutlicher Ursache der Bewusstseinsstörung (Gift-, Medikamenten-, Drogeneinnahme), sollten die entsprechenden Substanzen oder verdächtigen Gebrauchsgegenstände (Spritzen, Löffel usw.) zur Giftbestimmung in die Klinik mitgenommen werden.

– Die **Zwangseinweisung** von Patienten, die sich oder ihre Umwelt akut gefährden, ist in den einzelnen Bundesländern **unterschiedlich geregelt**. In keinem Bundesland liegt die Entscheidung über eine Einweisung in eine psychiatrische Klinik – gegen den Willen des Patienten – in der Zuständigkeit von Rettungsassistent und Rettungssanitäter! Rettungspersonal ist für den Transport in eine entsprechende Klinik im **ärztlichen, polizeilichen oder richterlichen Auftrag** unter Beachtung der landesspezifischen Bestimmungen zuständig.

25.4   Suizidalität

In der Bundesrepublik Deutschland sterben ca. 15.000 Menschen pro Jahr durch Selbsttötung (Abb. 25.3). Der Anteil der Männer ist höher als der der Frauen. Die Zahl der **Selbsttötungsversuche** ist mehr als 10-mal so hoch. Männer neigen eher zu »harten« Suizidmethoden, z. B. Erschießen, Sprung aus großer Höhe, Erhängen, Selbstverstümmelungen; Frauen wählen sog. »weiche« Methoden, z. B. Alkohol- und andere Intoxikationen.

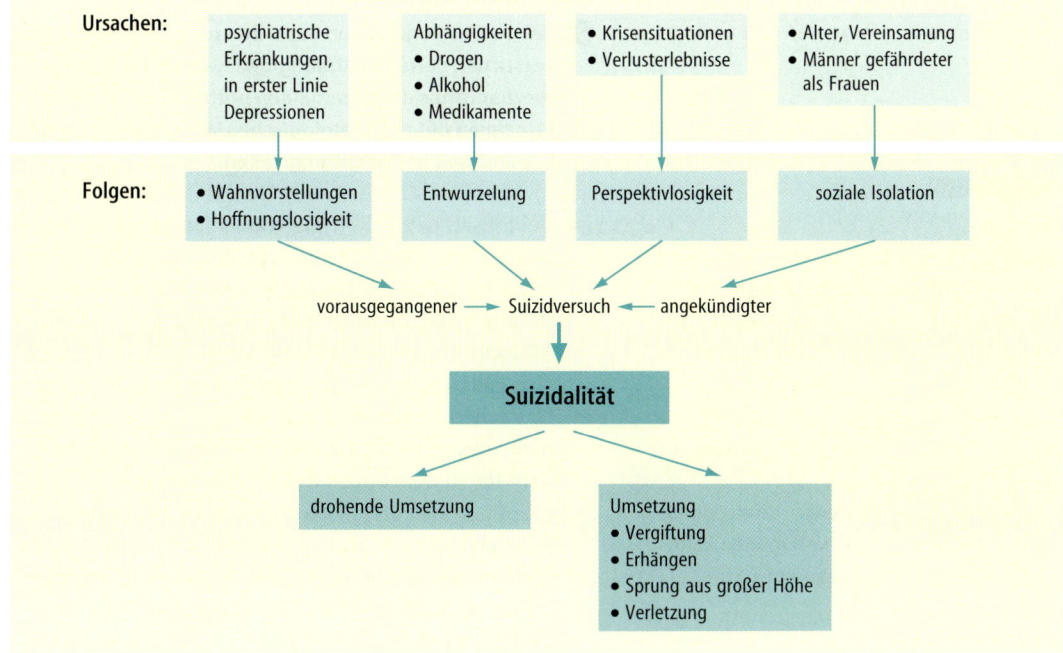

Ursachen:
- psychiatrische Erkrankungen, in erster Linie Depressionen
- Abhängigkeiten
  - Drogen
  - Alkohol
  - Medikamente
- Krisensituationen
- Verlusterlebnisse
- Alter, Vereinsamung
- Männer gefährdeter als Frauen

Folgen:
- Wahnvorstellungen
- Hoffnungslosigkeit
- Entwurzelung
- Perspektivlosigkeit
- soziale Isolation

vorausgegangener → Suizidversuch ← angekündigter

Suizidalität

- drohende Umsetzung
- Umsetzung
  - Vergiftung
  - Erhängen
  - Sprung aus großer Höhe
  - Verletzung

◻ Abb. 25.3. **Suizidalität**

Etwa 80% der Selbsttötungen bzw. der Selbsttötungsversuche wurden zuvor in unterschiedlicher Eindeutigkeit angekündigt!

Terminologie

Das lateinische Wort **Suizid** bedeutet »Selbsttötung«.

Das früher gebräuchlichere Wort »Selbstmord« tritt gegenüber »Selbsttötung« oder »Freitod« in den Hintergrund, da der Begriff »Mord« im juristischen Sinne Heimtücke und niedrige Beweggründe als Motiv voraussetzt.

Definition Suizidalität. Neigung zur Selbsttötung: Nach entsprechenden Ankündigungen bzw. Drohungen mit einem Selbsttötungsversuch, verdeckten Hinweisen oder offensichtlichen Vorkehrungen zum Suizid ist grundsätzlich von einer akuten Gefahr der Selbsttötung auszugehen.

Pathophysiologie

Das Suizidrisiko ist bei psychisch Kranken, insbesondere mit endogenen Psychosen, deutlich erhöht. Ähnliches gilt für Drogen-, Alkohol- und Medikamentenabhängige. Vereinsamte alte Menschen ohne Lebensziel mit zunehmenden Gebrechen neigen ebenfalls eher zur Suizidali-

tät. Am wenigsten kalkulierbar und am häufigsten ohne deutliche Vorzeichen ist die Suizidalität zuvor als unauffällige Normalpersonen im alltäglichen Leben stehender Menschen, die negative Lebensereignisse als eine unüberwindliche Krise werten. Der Tod Nahestehender, der Verlust des Arbeitsplatzes, schwere berufliche oder gesellschaftliche Kränkungen werden nicht von allen ertragen oder konstruktiv verarbeitet.

Suizidale Patienten leiden an **Hoffnungslosigkeit, innerer Leere**, ggf. auch **Wahnvorstellungen** bei Psychosen, Entwurzelung (insbesondere in sozialen Randgruppen), **Perspektivlosigkeit** und **sozialer Isolation**. Personen mit einem Suizidversuch in der Anamnese sind eine besondere Risikogruppe, da fast 30% von ihnen einen erneuten Selbsttötungsversuch unternehmen werden.

Der **Entschluss zur Selbsttötung** wird – auch aus rechtlicher Sicht – als Ausdruck einer psychiatrischen **Erkrankung** gewertet, der in der Regel nicht mehr in freier Selbstbestimmung vollzogen wird.

Symptomatik

In Abhängigkeit von den unterschiedlichen Ursachen der Suizidalität kann das Bild wechseln. Es überwiegen Freudlosigkeit, Hoffnungslosigkeit, Apathie, aber auch Agitiertheit unter Drogeneinfluss. Wahnphänomene und innere Unruhe geben in erster Linie Patienten mit endogenen Psychosen an.

Therapie

Therapie: Suizidalität

1. Erste Hilfe
   - Zuwendung, Überwachung, möglichst Verhinderung eines Selbsttötungsversuchs
2. Sofortmaßnahmen des Rettungspersonals
   - Falls noch nicht erfolgt, sofortige Notarztalarmierung
   - Teilnahmsvolles Erfragen der aktuellen Probleme und der Ursachen für die Selbsttötungsabsichten
   - Möglichst Entfernen aller Gegenstände, die der Betroffene zur Selbsttötung verwenden kann (Waffen, Messer, Glas, Medikamente, Strick, Gürtel)
   - Permanente Überwachung zur Verhinderung plötzlicher Selbsttötungsaktionen (Sprung aus dem Fenster, Stich in die Herzgegend etc.)
3. Notärztliche Therapie
   - Erheben eines orientierenden psychiatrischen Status
   - Veranlassung/Fortsetzung der Maßnahmen unter 2.
   - Medikamentöse Therapie:
     nichtpsychotischer Patient: Benzodiazepine, z. B. Valium 5–30 mg i.v.
     psychotischer Patient: Neuroleptika, z. B. Haloperidol 5–10 mg i.v.

Besondere Hinweise

> Bei der Versorgung von Patienten nach Selbsttötungsversuchen gelten in Abhängigkeit vom Schädigungsmechanismus die allgemeinen notfallmedizinischen Prinzipien der traumatologischen Versorgung oder der Behandlung bei Vergiftungsfällen.

- Bei Einsätzen zur Rettung von Patienten, die an exponierten Positionen (Brückenpfeiler, Turm, Hochspannungsmasten) Selbstmordabsichten äußern, darf das Rettungsteam **keinesfalls** durch draufgängerischen **Aktionismus** die Umsetzung der Suizidabsicht, in diesem Fall den Sprung aus großer Höhe, provozieren.
- In solchen Situationen muss eine geeignete Person – nicht zwangsläufig der Notarzt – einen **Gesprächskontakt** zu dem Suizidalen suchen, was in der Regel mit hohem organisatorischem, technischem und personellem Aufwand verbunden ist. Diese Funktion können – abweichend von den regulären Zuständigkeiten im Rettungsdienst – z. B. der zum Notfallort gebrachte behandelnde Psychiater, ein Notfallseelsorger oder ein Angehöriger des Patienten übernehmen.
- Bei offensichtlicher **Suizidalität** ist der Notarzt in jedem Fall verpflichtet, den Patienten in eine **psychiatrische Klinik** einzuweisen. Das Einverständnis des Suizidalen ist wünschenswert. Bei fehlender Einsicht ist die **Hilfe der Polizei** erforderlich, die dann unter Berücksichtigung der Empfehlungen des Notarztes die Einlieferung veranlasst und auch den Transport begleitet. Der Notarzt hat gegenüber den Beamten der Polizei keine Weisungsbefugnisse.

Störungen des Wasser-Elektrolyt-Haushalts

Dehydratation ist das durch unterschiedliche Ursachen bedingte Bild des Flüssigkeitsmangels. Mit der Überinfusion oder der Überwässerung wird eine mögliche Komplikation der Notfallbehandlung erläutert.

26.1   Dehydratation

Die für das Personal im Rettungsdienst erkennbaren Störungen des Wasser-Elektrolyt-Haushalts sind überwiegend durch verstärkte Ausscheidung oder verminderte Zufuhr von Flüssigkeiten bedingt.

Terminologie

Der Begriff **Dehydratation** beschreibt den Zustand des **Wasserentzugs/Wassermangels**.

Definition Dehydratation. Durch verstärkte Ausscheidung oder verminderte Zufuhr ausgelöster **Wassermangel in den 3 Flüssigkeitsräumen** des menschlichen Körpers.

Exsikkose ist ein anderer Ausdruck für Austrocknung des Organismus (◨ Abb. 26.1).

Pathophysiologie

Aufgrund der Notfallsituation, extremer körperlicher Belastung bei unzureichender Flüssigkeitszufuhr, der Angaben des Patienten selbst und/oder Fremdangaben kann in vielen Fällen auf Flüssigkeitsmangel geschlossen werden. Auch die Einnahme von Psychostimulanzien wie Ec-

stasy mit anschließender Dauerbelastung führt zum gleichen Bild.

Der Wassermangel in den Zellen selbst, im Zwischenzellgewebe und in den Blutgefäßen führt zu erheblichen **Funktionsstörungen des gesamten Organismus**. Diese Funktionsstörungen lassen sich in erster Linie an auffallenden Zeichen des Zentralnervensystems, am Kreislaufverhalten und an Veränderungen von Haut, Schleimhäuten und Geweben erkennen (◨ Abb. 26.2).

Komplizierte Unterscheidungen der Dehydratation nach unterschiedlichen Elektrolytkonzentrationen im Blut, die nur über umfangreiche Laborbestimmungen in der Klinik erkennbar werden, spielen für die erste Behandlung im Rettungsdienst keine wichtige Rolle.

Symptomatik

- Durstgefühl (in der Regel)
- Allgemeine Schwäche und Abgeschlagenheit
- »Stehende Hautfalte«
- Trockene Zunge, erschwertes Schlucken
- Tachykardie, niedriger Blutdruck (Schocksymptome)
- Evtl. heiße, trockene Haut, Fieber
- Krämpfe, Delirium, Koma

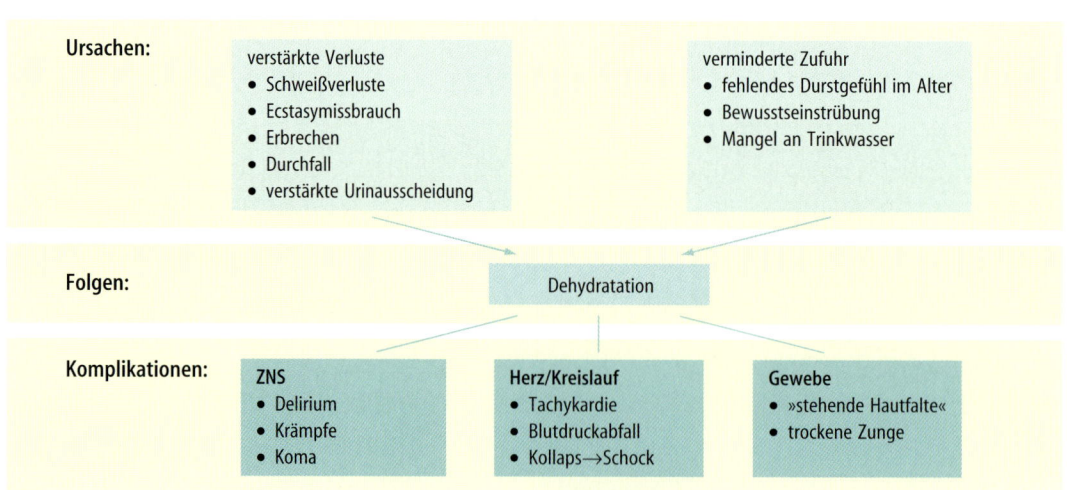

◨ **Abb. 26.1. Dehydratation**

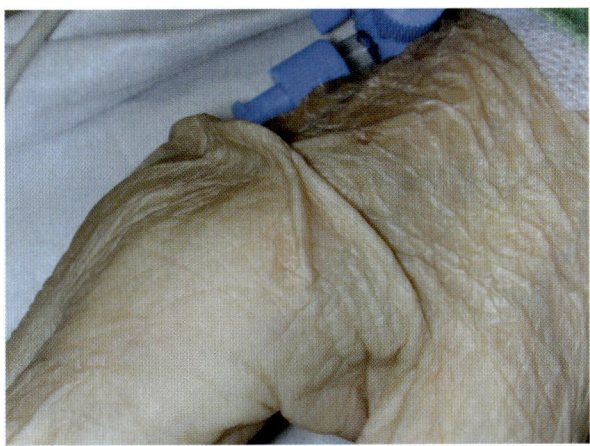

☐ Abb. 26.2. **Stehende Hautfalte bei Exsikkose** (Rücker, 2004, Springer)

Therapie

> **Therapie: Dehydratation**
>
> 1. Erste Hilfe
>   - Flachlagerung
>   - Bei erhaltenem Bewusstsein Flüssigkeit unter Ausnahmebedingungen (unmittelbare Alarmierung des organisierten Rettungsdienstes nicht möglich) selbsthergestellte Salzlösungen (ca. 1 Teelöffel Salz in 1 l Wasser aufgelöst)
> 2. Sofortmaßnahmen des Rettungspersonals
>   - Fortführung von 1.
>   - Infusion von Ringer-Laktat-Lösung 500 ml sofort, evtl. weitere 500 ml während des Transports
> 3. Notärztliche Therapie
>   - Infusion von Elektrolytlösung, ggf. unter Beachtung der Ursache und der vermutlichen Form der Dehydratation
>   - Maßvolle Flüssigkeitszufuhr bei alten und kardial eingeschränkten Patienten

Besondere Hinweise

- Kleinkinder und alte Menschen sind in besonderem Maße dehydrationsgefährdet.
- **Kleinkinder** verfügen im Verhältnis zu ihrem relativ großen Körperoberfläche über einen vergleichsweise **niedrigen Flüssigkeitsvorrat**.

- Alte Menschen mit **verminderter Durstwahrnehmung** leiden häufig an einer latenten Dehydratation, insbesondere bei der Einnahme von Diuretika und Angst vor dem Trinken bei Inkontinenzproblemen (► Kap. 33).

26.2   Überinfusion/Überwässerung

Bei unkritischer Zufuhr von Volumenersatzmitteln, Elektrolyt- oder Zuckerlösungen, drohen Überinfusion bzw. Überwässerung.

Terminologie

Man verwendet den Begriff **Überinfusion**, wenn eine weit über den Volumen- oder Wasserverlust hinausgehende Flüssigkeitsmenge infundiert wurde. Ein anderer Begriff für den Vorgang der Überwässerung ist **Hyperhydratation** (☐ Abb. 26.3).

Pathophysiologie

Bei einem Volumenmangelschock, der durch Gabe von Volumenersatzmitteln behandelt wird, erfolgt die **Normalisierung der Puls- und Blutdruckwerte** nach ausreichender Infusionsmenge **häufig erst mit** einer gewissen **Verzögerung**. Auch die Zentralisationszeichen bestehen noch für eine bestimmte Zeit weiter. Wenn in dieser Phase – wegen einer Überschätzung der Blut- oder Flüssigkeitsverluste unkritisch und insbesondere per Druckinfusion – weiter infundiert wird, kommt es zur Überfüllung des Kreislaufs.

Bei anderen Schockformen (🔴), v. a. dem **kardiogenen Schoc**k, und bei chronischer **Herzinsuffizienz** reichen oft schon relativ geringe Infusionsvolumina aus, um eine Mehrbelastung des Herzens zu verursachen.

Dialysepatienten neigen wegen der renalen Ausscheidungsstörung in besonderem Maße zur Überwässerung.

In allen Fällen kann das Herz, besonders das linke Herz, als Pumpe des Hochdrucksystems die intravasale Flüssigkeitsmenge nicht mehr bewältigen. Es entwickelt sich eine **Stauung der Lunge**. Je nach Stärke der Stauung kommt es zum Übertritt von Plasma aus den Gefäßen in die Alveolen, zum **Lungenödem** (► Kap. 22.4 und 33).

Symptomatik

- Zeichen des Lungenödems
- Halsvenenstauung

◻ Abb. 26.3. **Überinfusion**

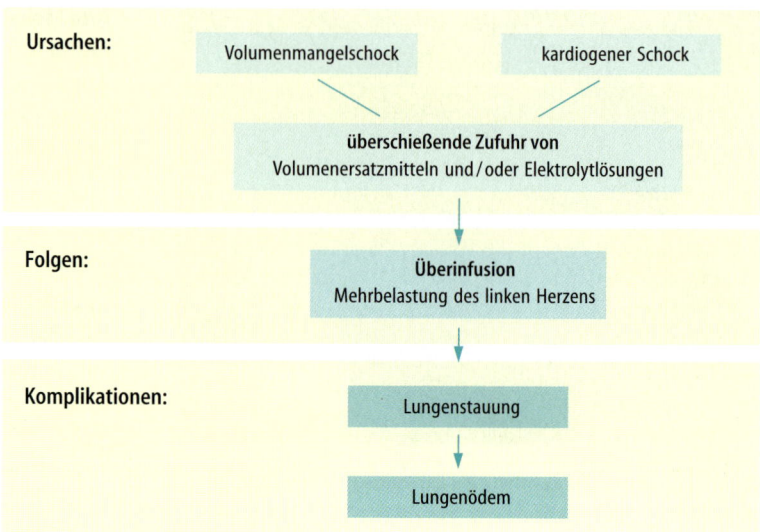

Therapie

Therapie: Überinfusion/Überwässerung

1. Erste Hilfe
   - Unterbrechung der Infusion
   - Hochlagerung des Oberkörpers
2. Sofortmaßnahmen des Rettungspersonals
   - Fortführung von 1.
   - O_2-Überdruckbeatmung
   - Unblutiger Aderlass
3. Notärztliche Therapie
   - Fortführung von 2.
   - Gabe von Diuretika
   - Nitrogabe
   - Maskenbeatmung bei stauungsbedingter Dyspnoe

Besondere Hinweise

Insbesondere bei **Dialysepatienten** (▶ Kap. 34.7 und 33), aber auch bei vielen alten **kardial vorgeschädigten Menschen** ist auch in Notfällen eine **Infusionstherapie** besonders **vorsichtig** durchzuführen, um das Herz nicht zu überlasten

Störungen des Wärmehaushalts

Mit jahreszeitlichen Häufigkeitsgipfeln oder abhängig von besonderen Umgebungsbedingungen wird der Rettungsdienst bei Hitzeerschöpfungen und Hitzschlag oder wegen Unterkühlung von Patienten alarmiert.

27.1   Hitzeerschöpfung und Hitzschlag

Besonders während schwülheißer Witterungsperioden sind relativ häufig Patienten zu versorgen und in die Klinik zu transportieren, deren Zustand sich unter Hitzebelastung in der Regel aus völligem Wohlbefinden heraus dramatisch verschlechterte.

Terminologie

Definition Hitzeerschöpfung. Erhebliche Wasser- und Salzverluste durch länger anhaltendes Schwitzen – meist bei körperlicher Belastung – führen bei nur mäßig erhöhten Körpertemperaturen zu Erschöpfungszuständen.

Definition Hitzschlag. Anstieg der **Körpertemperatur über 41°C** nach Zusammenbruch der körpereigenen Aus-

gleichsreaktionen unter hohen Umgebungstemperaturen (◘ Abb. 27.1).

Pathophysiologie

Bei der **Hitzeerschöpfung** stehen nach länger anhaltendem Schwitzen unter körperlicher Belastung Wasser- und Salzverluste im Vordergrund.

Bei **kardial vorgeschädigten**, überwiegend älteren Menschen kann die die Hitzebelastung mit der lang anhaltenden kompensatorischen **Tachykardie** und einer **Hypertonie** zur Wärmeabgabe an der Körperschale letztlich in ein **Herzversagen mit Lungenstauung** einmünden (► Kap 22.4).

Der **Hitzschlag** entwickelt sich unter ähnlichen Umständen. Hier versagt zu einem früheren Zeitpunkt die Gegenregulationen des Körpers gegen die Temperaturerhöhung (Schwitzen und verstärkte Durchblutung der Haut zur Wärmeabgabe). Die Körpertemperatur steigt über

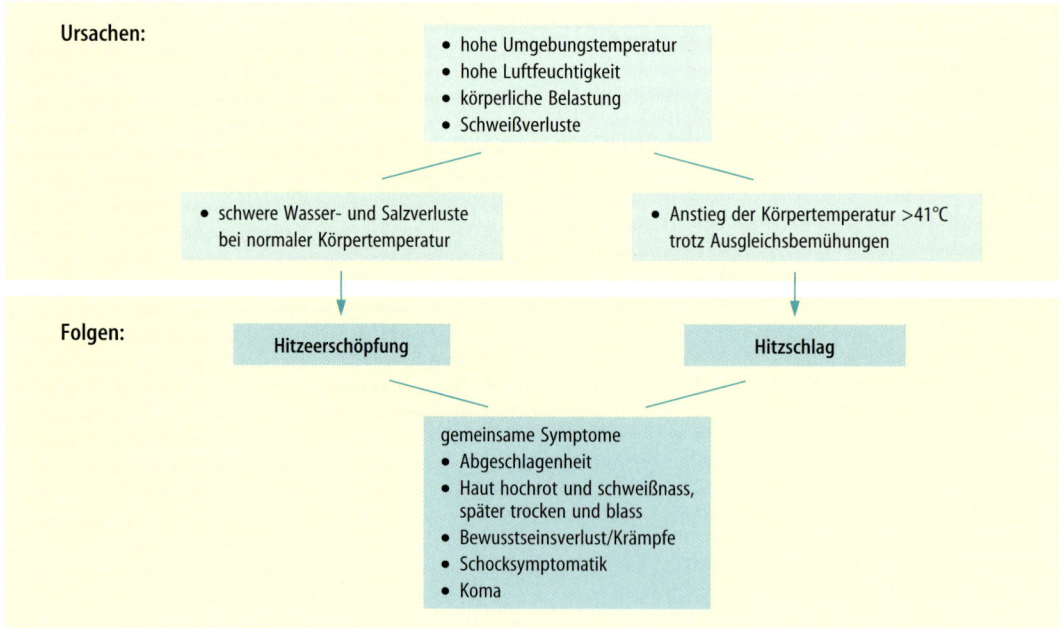

◘ Abb. 27.1. **Hitzeerschöpfung und Hitzschlag**

41°C an. Zu diesem Zeitpunkt wird auch die Schweißproduktion eingestellt. Es bahnt sich ein Kreislaufversagen an. Die Bewusstseinsstörungen sind durch ein sich zusätzlich entwickelndes Hirnödem verursacht.

Symptomatik

Die weitgehend einheitlichen Symptome sind ◘ Abb. 27.1 zu entnehmen. Als Zusammenfassung gilt:
- Schocksymptome ohne Temperaturanstieg zeigen **Hitzerschöpfung** an.
- Schocksymptome mit Temperaturanstieg über 41°C zeigen **Hitzschlag** an.

Therapie

> **Therapie: Hitzerschöpfung und Hitzschlag**
> 1. Erste Hilfe
>   - Flachlagerung in Anpassung an den Bewusstseinszustand
>   - Entfernung dicht sitzender Kleidungsstücke
>   - Kühlung durch Luft und kalte Umschläge
>   - Flüssigkeitsangebot bei erhaltenem Bewusstsein (Anreicherung durch Salze)
> 2. Sofortmaßnahmen des Rettungspersonals
>   - Fortführung von 1.
>   - Kühlung z. B. mit (Desinfektions)sprays (hier können hohe Mengen des enthaltenen Alkohols über die Haut aufgenommen werden)
>   - Lagerung in Anpassung an gemessene Blutdruckwerte
>   - Infusion von Ringer-Laktat (500 ml sofort, evtl. weitere 500 ml während des Transports)
>   - In Abhängigkeit vom Atemzugvolumen: O_2-Insufflation oder O_2-Beatmung
> 3. Notärztliche Therapie
>   - Fortführung von 2.
>   - Infusionstherapie mit Elektrolytlösungen

Besondere Hinweise

- Dem **Sonnenstich** (Insolation) liegt eine **Reizerscheinung der Hirnhäute** nach längerer, direkter Sonneneinstrahlung auf den ungeschützten (wenig behaarten) Kopf zugrunde. Die relativ unspezifische Symptomatik – bei primär normaler Körpertemperatur – Rötung des Kopfes, Kopfschmerzen, Schwindel, Übelkeit werden durch Verbringen in den Schatten, Oberkörperhochlagerung, Kühlung des Nackens weitgehend symptomatisch behandelt.
- Bei schwereren Verläufen mit Auftreten von **Nackensteifigkeit** und weiteren neurologischen Symptomen (Hirnödem?) sind Notarztalarmierung und Kliniktransport erforderlich.

27.2 Unterkühlung

Unter kalten Umgebungsbedingungen werden häufiger Notfallpatienten aufgefunden, die allein durch Unterkühlung oder durch einen Verletzungen bzw. Erkrankungen begleitenden Abfall der Körperkerntemperatur in einen lebensbedrohlichen Zustand geraten sind.

Terminologie

Den Abfall der **Körperkerntemperatur unter 36°C** bezeichnet man als Unterkühlung. Das griechische Wort **Hypothermie** hat die gleiche Bedeutung (◘ Abb. 27.2).

Pathophysiologie

Sind die Wärmeverluste größer als die Wärmeerzeugung, sinkt die Körperkerntemperatur unter 36°C. Dies ist der Beginn der Unterkühlungskrankheit. Da die Wärmeleitfähigkeit des Wassers um das 10- bis 15fache größer ist als die der Luft, tritt eine Unterkühlung unter entsprechenden Umständen (Sturz ins Wasser, völlig durchnässte Kleidung) wesentlich schneller auf als in kalter Luft. Bei Schwimmbewegungen wird die Wärmeabgabe durch Konvektion (Wärmeleitung durch den Blut- und Lymphstrom) nochmals verstärkt. Ähnliches gilt für Verletzte und Erkrankte, die mit völlig durchnässter Kleidung aufgefunden werden.

Der Verlauf der Unterkühlungskrankheit ist in 4 Stadien einzuteilen:
1. In der Phase der **Erregungssteigerung** während des Temperaturabfalls von 36,5°C auf 34°C versucht der Körper, einen weiteren Temperaturabfall durch verstärkte Muskelarbeit wie Kältezittern zu verhindern. Der Betroffene ist erregt. Äußerlich sind Zeichen der Zentralisation zu erkennen – ähnlich wie beim Volumenmangelschock. Die Extremitäten schmerzen.
2. In der Phase der **Erregungsabnahme** (34–30°C) machen sich Erschöpfungszeichen bemerkbar. Der Betroffene wird teilnahmslos, schläfrig, Herztätigkeit und Atmung werden langsam und unregelmäßig. Die Atemzüge werden flacher, es kommt zur Bildung einer Azidose, der Blutzuckerspiegel fällt ab.

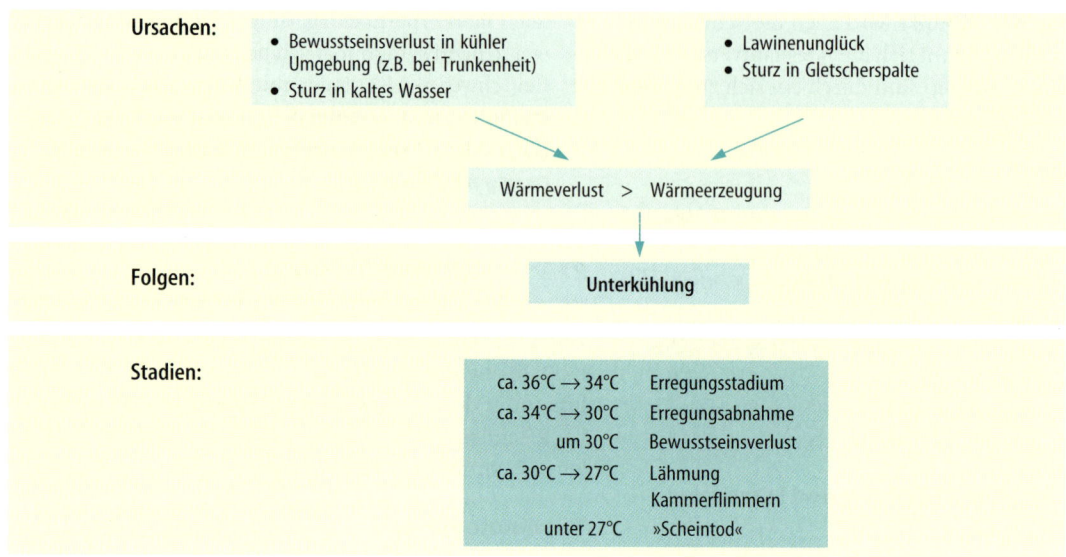

Ursachen:
- Bewusstseinsverlust in kühler Umgebung (z.B. bei Trunkenheit)
- Sturz in kaltes Wasser

- Lawinenunglück
- Sturz in Gletscherspalte

Wärmeverlust > Wärmeerzeugung

Folgen: **Unterkühlung**

Stadien:

ca. 36°C → 34°C	Erregungsstadium
ca. 34°C → 30°C	Erregungsabnahme
um 30°C	Bewusstseinsverlust
ca. 30°C → 27°C	Lähmung
	Kammerflimmern
unter 27°C	»Scheintod«

■ Abb. 27.2. **Unterkühlung**

3. Bei einer Kerntemperatur um 30°C tritt **Bewusstlosigkeit** ein. Die Ausfallerscheinungen des Herz- und Kreislaufsystems und der Atmung nehmen zu; ggf. kommt es zu therapieresistentem Kammerflimmern.
4. Unter 27°C findet man das Bild des »**Scheintoten**«.

❯ **Auf eine Gefahr muss besonders hingewiesen werden. Aktive und passive Bewegungen können durch den plötzlichen Zufluss von kaltem Blut aus der Körperschale in den Körperkern den »Bergungstod« verursachen.**

Der Unterkühlte darf sich daher nach Möglichkeit nicht mehr bewegen. Sogar passive Bewegungen, wie überflüssiges Umlagern, müssen unterbleiben (■ Abb. 27.3).

Bei tieferen Temperaturen des Körperkerns sinkt durch Stoffwechseldrosselung der O_2-Bedarf des Körpers deutlich ab. Er beträgt bei 30°C nur noch 50% der Norm. Diese Tatsache wird bei der **gezielten Hypothermie** in der Klinik, z. B. bei **Herzoperationen** ausgenutzt.

Bei der unfallbedingten Unterkühlung aber, bei der die Gegenregulationen der Patienten, wie z. B. das Muskelzit-

■ Abb. 27.3. **»Bergungstod« durch Zufluss von kaltem Schalenblut**

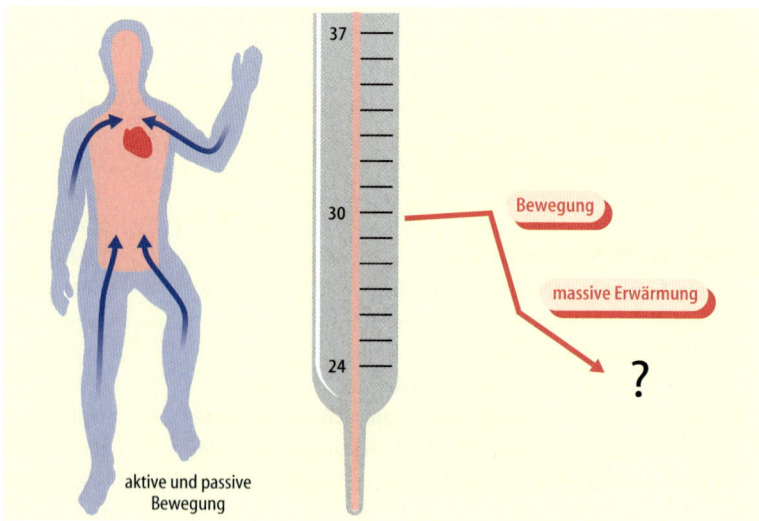

aktive und passive Bewegung

37

30   Bewegung

massive Erwärmung

24   ?

tern, nicht gezielt medikamentös ausgeschaltet wurden, ist der O_2-Bedarf deutlich erhöht. Zusätzlich verschlechtert sich die O_2-Abgabe im Gewebe bei Temperaturen um 28°C.

Symptomatik

1. **36,5°–34°C**
   - Kältezittern, Erregungszustand
   - Schmerzen an den Extremitäten
   - Blass-bläuliche Verfärbung der Haut
   - Tachykardie
   - Tiefe Atemzüge
2. **34°–30°C**
   - Zunehmende Teilnahmslosigkeit, Somnolenz
   - Muskelstarre
   - Nachlassen der Schmerzempfindung
   - Bradykardie, Bradyarrhythmie
   - Atmung unregelmäßig und flach
3. **30°–27°C**
   - Tiefe Bewusstlosigkeit, keine Reaktion auf Schmerzreize
   - Weitung der Pupillen
   - Puls kaum tastbar, arrhythmisch
   - Atmung unregelmäßig, Kammerflimmern
4. **27°–24°C**
   - Koma
   - Kreislauf- und Atemstillstand
   - Klinischer Tod

Therapie

Therapie: Unterkühlung

1. Erste Hilfe
   - Bei bewusstseinsklaren Patienten heiße, gezuckerte Getränke
   - Verhinderung von aktiven und passiven Bewegungen
   - Weitere Wärmeverluste verhindern
   - In speziellen Situationen (Berg- und Seerettung) Wärmepackung nach Hibler (■ Abb. 27.4)
   - Ggf. Beatmung
2. Sofortmaßnahmen des Rettungspersonals
   - Fortführung von 1.
   - Wenn möglich warme Infusionen (bis zu 1000 ml Ringer-Laktat, gut körperwarm)
   - Ggf. Herz-Lungen-Wiederbelebung
   - Anwärmung der Beatmungsluft (Atemspende)
3. Notärztliche Therapie
   - Fortführung von 2.
   - Infusion
   - Gabe von Kortikosteroiden
   - Ggf. Herz-Lungen-Wiederbelebung

Besondere Hinweise

5 **Normale Fieberthermometer** zeigen nur Temperaturen **>34,5° oder 35°C** an. Meist ist bei Unterkühlungsverdächtigen eine Temperaturmessung während

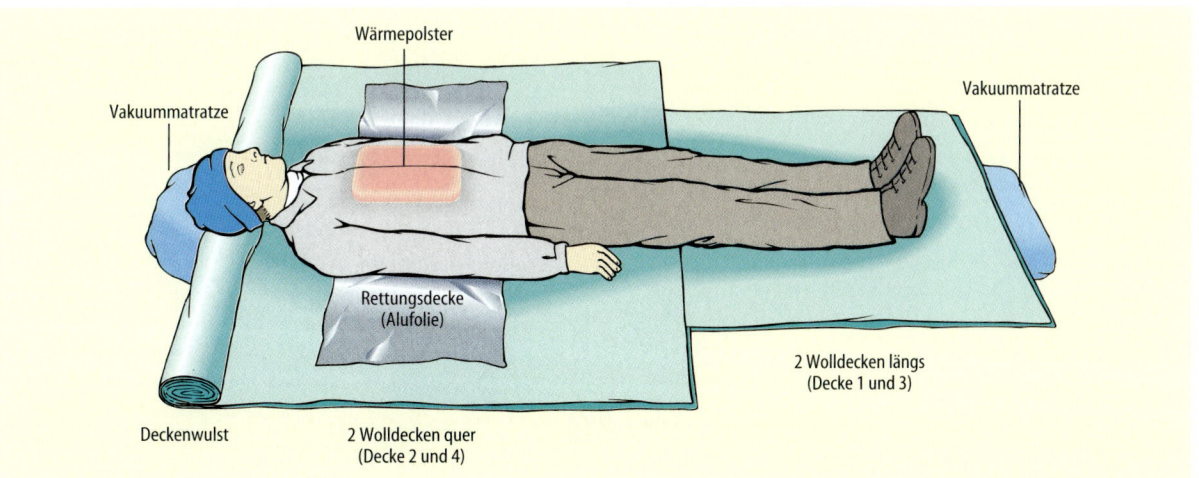

■ Abb. 27.4. **Hibler-Wärmepackung**

der Erstversorgung umständlich und überflüssig. Einen groben Anhalt gibt die Regel: bei Körpertemperaturen <30° wird der Notfallpatient bewusstlos.

— Im regulären Rettungsdienst ist ein relativ zügiger Kliniktansport sinnvoll, da eine kausale Therapie präklinisch kaum möglich ist.

— Hibler-Packung: Bei längeren Transportzeiten, z. B. in der **Berg- und Seerettung**, wird dem Unterkühlten ein mehrfach gefaltetes, von innen mit heißem Wasser angefeuchtetes Leinentuch auf die Unterwäsche von Brust und Bauch – nicht auf die nackte Haut – gelegt. Darüber wird eine **Aluminiumfolie** gepackt, die die Abgabe von Wärme nach außen verhindern soll. Arme und Beine bleiben außerhalb der Aluminiumfolie. Eine weitere Auskühlung der Extremitäten soll aber durch Decken verhindert werden (Abb. 27.4).

— Die früher üblichen Verfahren der schnellen peripheren Aufwärmung durch Reiben und Bürsten der Haut werden heute nicht mehr angewandt.

— Wenn ein Unterkühlter aufgefunden und sofort in eine ausreichend warme Umgebung (deutlich wärmer als die kalte Haut, z. B. in einen gut temperierten Rettungswagen) verbracht werden kann, ist das Einwickeln in Aluminiumfolie nicht nur überflüssig, sondern sogar schädlich. Die **Aluminiumfolie ist nur bei weiter bestehenden niedrigen Außentemperaturen** notwendig, um eine weitere Unterkühlung der bereits kalten Körperschale zu verhindern. In warmen Räumen stört sie die wünschenswerte **langsame Erwärmung** über Haut und Muskulatur von außen.

— Bei Unterkühlten, die längere Zeit in Folie eingewickelt waren, hat sich Feuchtigkeit in den Zwischenräumen angesammelt. Diese Feuchtigkeit muss beim Auswickeln in warmer Umgebung unverzüglich von der Körperoberfläche abgewischt werden, um die Auswirkungen der **Verdunstungskälte möglichst gering** zu halten.

— Eine Todesfeststellung bei offensichtlich unterkühlten Patienten darf nur nach Wiederbelebungsversuchen in einer Klinik erfolgen. Dabei wird hinsichtlich der Wiederbelebungsdauer die Schutzwirkung der niedrigen Körpertemperatur mit gedrosseltem Stoffwechsel berücksichtigt. In der Klinik wird aktiv intern aufgewärmt u. a. durch

  – Zufuhr warmer Infusionslösungen in den Bauchraum (Peritoneallavage),
  – Magenspülung und Einläufe mit warmem Wasser,
  – ggf. Einsatz der Herz-Lungen-Maschine, sofern ein Herzzentrum in vertretbarer Entfernung erreichbar ist.

> «Nobody is dead until warm and dead.»

Störungen des Stoffwechsels

Stoffwechselerkrankungen liegen in der Regel sehr komplexe Störungen zugrunde. Sie werden daher auch während der relativ kurzen Versorgungsphase im Rettungsdienst häufig nicht erkannt und nicht gezielt behandelt. Eine wichtige Aus-

nahme stellt die Volkskrankheit Diabetes mellitus dar, zum einen, weil sie sehr häufig vorkommt, zum anderen, weil die beiden typischen Entgleisungsformen schon am Notfallort behandelt werden müssen.

28.1   Diabetes mellitus

Man schätzt, dass bei 10–25% der gesamten Bevölkerung eine erbliche Anlage zur Entwicklung eines Diabetes mellitus vorliegt (🔴). Entgleisungen des Blutzuckers machen nach KVB-Analyse 3% aller Notarztalarmierungen aus.

Terminologie

Das griechische Wort **Diabetes** bezeichnet die starke Harnflut; der Stamm des Wortes **mellitus** bedeutet honigsüß (die Kennzeichnung stammt aus der Zeit, in der zur Erkennung von Krankheiten der Geschmack des Urins geprüft wurde).

Die deutsche Bezeichnung lautet »Zuckerkrankheit«.

Definition Diabetes mellitus. Langdauernde, mit erhöhten Blutzuckerwerten einhergehende **Regulationsstörung des Stoffwechsels**, die durch Mangel an Insulin, dem Produkt der β-Zellen der Bauchspeicheldrüse, oder dessen verminderter Wirkung hervorgerufen wird. Das Hormon Insulin steuert in erster Linie den Zuckerstoffwechsel, aber auch den Fettstoffwechsel des Organismus, und sichert einen nur gering schwankenden Blutzuckerspiegel (🔲 Abb. 28.1).

Pathophysiologie
Diabetes mellitus Typ I

Dem juvenilen Diabetes liegt eine **Autoimmunerkrankung** zugrunde. Typ-I-Diabetiker sind nach der autoimmunen Zerstörung der Insulin produzierenden β-Zellen im endo-

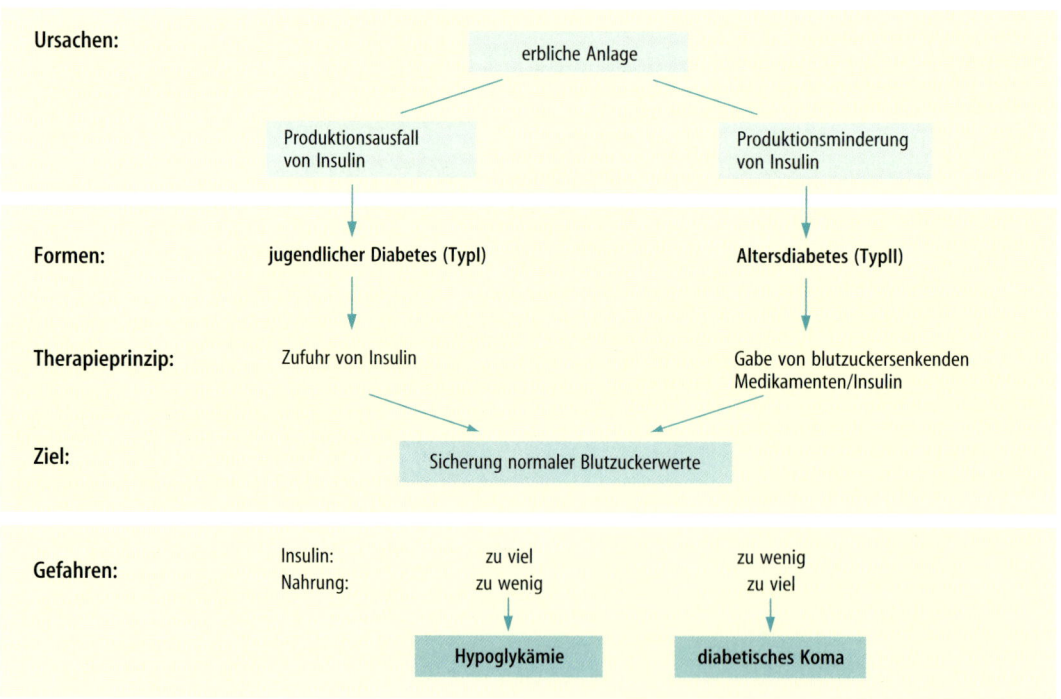

🔲 Abb. 28.1. **Diabetes mellitus**

krinen Pankreas – wegen des **absoluten Insulinmangels** – lebenslang auf dessen Substitution angewiesen.

Diabetes mellitus Typ II

Bei sog. Altersdiabetes – an dem aber wegen Übergewicht und Bewegungsmangel immer mehr junge Menschen erkranken-, besteht eine **verminderte Empfindlichkeit der Rezeptoren** für das Insulin. Trotz vermehrter Insulinausschüttung der β-Zellen entwickeln sich bei hohen Insulinspiegeln hohe Blutzuckerwerte. Nach Jahren kommt es zusätzlich zu einer Erschöpfung der Insulinproduktion. Aus diesen Gründen besteht die Therapie des Typ-II-Diabetikers vorrangig in Ernährungsumstellung, Bewegung und der Gabe blutzuckersenkender Medikamente.

Trotz moderner Therapieformen gelingt eine kontinuierliche Kontrolle des Blutzuckers nur bedingt.

Kohlenhydratstoffwechsel

Das Hormon Insulin hat die Aufgabe, beim Abbau der Nahrungsstoffe, insbesondere der Kohlenhydrate, einen übermäßigen Anstieg des Blutzuckerspiegels durch den Transport von Glukose in die Muskelzelle und den Aufbau von Stärke (Glykogen) zu verhindern.

Bei unbehandelten Diabetikern kommt es nach jeder Mahlzeit wegen des Mangels an Insulin zu einem erheblichen Blutzuckeranstieg, der auch eine Ausscheidung von Zucker in einer deutlich vermehrten Urinmenge auslöst.

Durch Insulinmangel wird der Abbau von Fett nicht mehr ausreichend gehemmt. Die freigesetzten Fette werden zu Ketonkörpern verstoffwechselt und verursachen/verstärken die metabolische Azidose.

Es ist verständlich, dass das angestrebte Gleichgewicht durch Diätfehler, Erkrankungen, Stress und Arbeitsbelastung relativ leicht gestört wird.

Ein Zuviel an Insulin bzw. blutzuckersenkenden Medikamenten, zuviel körperliche Arbeit, die den Blutzucker insulinunabhängig senkt, oder eine zu geringe Nahrungszufuhr führen zur **Unterzuckerung**. Zu wenig Insulin, zu wenig körperliche Bewegung und zuviel Nahrung haben eine **Überzuckerung** zur Folge.

▶ Kap. 34.2; Notfälle bei Patienten mit Insulinpumpen.

Symptomatik des unbehandelten Diabetes

- Vermehrter Durst
- Vermehrtes Wasserlassen
- Hohe Urinmengen
- Ermüdbarkeit und Abgeschlagenheit

- Azetongeruch in der Ausatemluft
- In einigen Fällen Heißhunger oder Appetitlosigkeit
- Schleichende Entwicklung tiefer Bewusstlosigkeit
- Blutzuckerbestimmung ergibt Werte um/über 600 mg%

Therapie

Therapie: Diabetes mellitus

1. Erste Hilfe
   – Keine gezielte Behandlung möglich
   – Bei Bewusstlosigkeit stabile Seitenlagerung
2. Sofortmaßnahmen des Rettungspersonals
   – Fortführung von 1.
   – Infusion von Ringer-Laktat-Lösung (500 ml)
3. Notärztliche Therapie
   – Fortführung von 2.
   – Bei bekanntem Diabetes Zuweisung zur hausärztlichen oder klinischen Blutzuckereinstellung
   – Bei hypoglykämischem Schock oder diabetischem Koma gezielte Therapie (▶ Abschn. 28.2 bzw. 28.3)

28.2   Diabetisches Koma

Das diabetische Koma ist eine der beiden Entgleisungsformen des Diabetes mellitus.

Terminologie

Definition diabetisches Koma. Durch Insulinmangel über einen erheblichen Blutzuckeranstieg hervorgerufene Bewusstlosigkeit eines Diabetikers (◘ Abb. 28.2).

Pathophysiologie

Infektionskrankheiten, Stresssituationen, Aufregungen des täglichen Lebens, **Diätfehler**, eine zu **geringe Insulindosis** bzw. **Verzicht auf Einnahme** der blutzuckersenkenden Medikamente verursachen einen erheblichen Blutzuckeranstieg. Die danach einsetzenden komplizierten Stoffwechselstörungen, die häufig mit einer schweren Azidose einhergehen, führen über starke Wasserverluste durch die Nierenausscheidung und die tiefe Kußmaul-Azidose-Atmung bis zur Entwicklung eines Komas. Die Bewusstlosigkeit wird in erster Linie durch den Wasserverlust in den Gehirnzellen hervorgerufen.

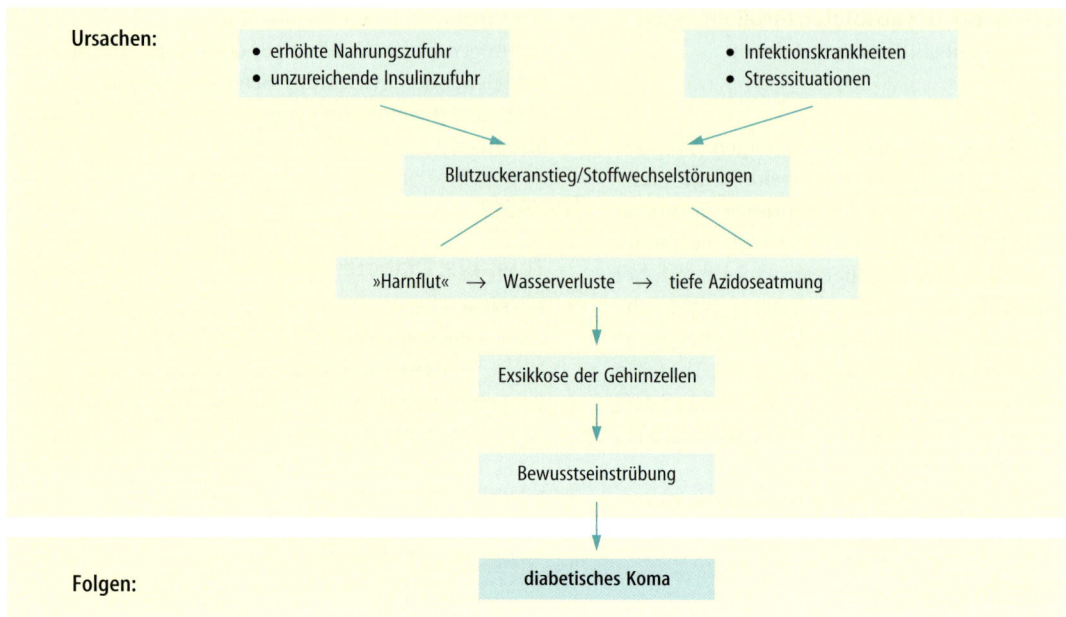

Ursachen:

- erhöhte Nahrungszufuhr
- unzureichende Insulinzufuhr

- Infektionskrankheiten
- Stresssituationen

Blutzuckeranstieg/Stoffwechselstörungen

»Harnflut« → Wasserverluste → tiefe Azidoseatmung

Exsikkose der Gehirnzellen

Bewusstseinstrübung

Folgen:

diabetisches Koma

◘ Abb. 28.2. **Diabetisches Koma**

Das diabetische Koma des Typ-I-Diabetikers ist bevorzugt ein **ketoazidotisches** Koma. Der hochgradige Insulinmangel führt neben der Hyperglykämie mit Blutzuckerwerten zwischen 300–700 mg/dl auch zum Fettabbau, zur Lipolyse mit Ketonkörperproduktion.

Zum **hyperosmolaren** Koma kommt es häufiger beim Typ-II-Diabetiker. Der extreme Blutzuckeranstieg, meist über 700 mg/dl, führt über die Glukosurie zu besonders hohen Flüssigkeits- und Elektrolytverlusten und damit zu einer **besonders starken Exsikkose**. Die vom Körper selbst produzierten Insulinmengen reichen in der Regel noch zur Hemmung der Lipolyse.

Symptomatik
Entwicklung über Stunden bis Tage!
- Starke Urinausscheidung (Fremdhinweis)
- Trockenheit von Haut und Schleimhäuten
- Tachykardie
- Meist Azidoseatmung, Kussmaul-Atmung
- Meist Azetongeruch in der Ausatemluft
- Somnolenz
- Koma
- Blutzuckerbestimmung ergibt Werte um/über 600 mg%

Therapie

> **Therapie: Diabetisches Koma**
> 1. Erste Hilfe
>   - Stabile Seitenlagerung
> 2. Sofortmaßnahmen des Rettungspersonals
>   - Lagerung in Anpassung an den Blutdruck
>   - Infusion von Ringer-Laktat-Lösung (500 ml)
> 3. Notärztliche Therapie
>   - Fortführung von 2.
>   - Ringer-Laktat (1000 ml)

Besonder Hinweise
- Notfälle bei Patenten mit Insulinpumpen werden in ► Kap. 34.2 dargestellt.
- Eine **präklinische** Insulingabe ist bei üblicherweise kurzen Transportzeiten in der Regel nicht erforderlich. Im Vordergrund steht die Behandlung der Exsikkose.
- Tiefe Kussmaul-Atmung und Azetongeruch sind Kennzeichen der Ketoazidose.

28.3   Hypoglykämischer Schock

Der hypoglykämische Schock ist – im Gegensatz zum Coma diabeticum – die sich rasch, meist **innerhalb von Minuten** entwickelnde Stoffwechselentgleisung des Diabetikers.

Terminologie

Das griechische Wort **Hypoglykämie** bedeutet Unterzuckerung; die Bezeichnung **hypoglykämischer Schock** beschreibt z. T. die Symptomatik, die wegen der kalten, schweißbedeckten Haut dem Erscheinungsbild des Volumenmangelschocks ähnelt (◘ Abb. 28.3).

Pathophysiologie

Besonders bei älteren – sich selbst Insulin injizierenden – Diabetikern sind versehentliche Unter- oder Überdosierungen möglich. Eine **Überdosierung** von **Insulin** oder **blutzuckersenkenden Medikamenten**, eine ausgefallene Mahlzeit oder unvorhersehbare **starke körperliche Belastung** können schnell eine Unterzuckerung herbeiführen. Diabetiker, die sich mit Insulinspritzen behandeln, erleiden erfahrungsgemäß deutlich häufiger hypoglykämische Schocks als Patienten, die Antidiabetika oral einnehmen.

Erfahrene Diabetiker bemerken diese Entwicklung oft an **Vorzeichen** wie Heißhunger, Muskelzittern, Schwarzwerden vor den Augen und nehmen dann schnell Würfelzucker zu sich bzw. trinken Zuckerwasser.

Die eindrucksvollsten Symptome des hypoglykämischen Schocks sind durch eine **Funktionsstörung des Gehirns** zu erklären. Das Gehirn mit seinem besonders hohen Stoffwechsel benötigt normale Blutglukosewerte und eine ausreichende O_2-Zufuhr. Es ist daher verständlich, dass es auch auf Glukosemangel empfindlich und am frühesten reagiert.

Symptomatik

- Allgemeinsymptome: Gesichtsblässe, veränderte Mimik, Benommenheit, Taubheit, Sprachstörungen
- Psychische Symptome: Müdigkeit, Apathie, Angst, Aggressivität
- Motorische Symptome: Unruhe, gestörte Koordination, Unbeholfenheit
- Wahrnehmung und Denken: Konzentrationsschwäche, Halluzinationen, Verwirrtheit, Doppelbilder
- Bewusstlosigkeit: Koma

Therapie

> **Therapie: Hypoglykämischer Schock**
>
> 1. Erste Hilfe
>   - Hilfe bei der Zufuhr von Kohlenhydraten, Zucker, Brot, Zwieback, sofern Ursache bekannt und Bewusstsein des Patienten erhalten
>   - Bei Unruhe und Verwirrtheit Selbstgefährdung verhindern
>   - Bei Bewusstseinsverlust stabile Seitenlagerung
> 2. Sofortmaßnahmen des Rettungspersonals
>   - Fortführung von 1.
>   - Blutzuckerbestimmung
>   - Infusion von 500 ml Glukose 5%
>
> ▼

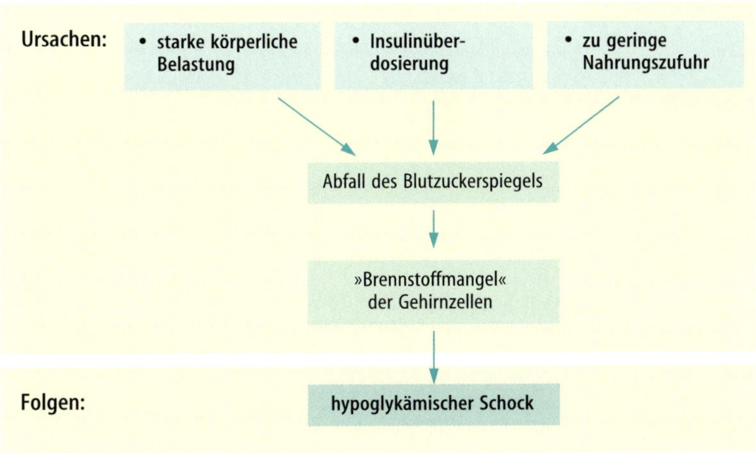

◘ Abb. 28.3. **Hypoglykämischer Schock**

3. Notärztliche Therapie
    –   Fortführung von 2.
    –   In Abhängigkeit vom Ergebnis der Blutzucker-
        bestimmung und dem klinischen Bild weitere
        Injektionen bzw. Infusion höher konzentrierter
        Glukoselösung

Besondere Hinweise

–   Hypoglykämien treten gelegentlich auch bei nichtdia-
    betischen Patienten auf, z. B. nach erheblichem Alko-
    holgenuss und nach Magenoperationen. Die erforder-
    lichen Maßnahmen entsprechen den bei der Hypo-
    glykämie des Diabetikers üblichen.

❶ **Wegen der »bunten« Symptomatik werden hypoglykämische Patienten häufiger fälschlicherweise als
Betrunkene oder geistig Verwirrte eingestuft.**

–   In anderen Fällen wird die hypoglykämiebedingte
    Aggressivität des Patienten als Zeichen eines »bösen
    Charakters« fehlgedeutet.

28

Störungen des Säure-Basen-Haushalts

Bei 2 häufigen respiratorischen Krankheitsbildern werden deren typische Symptomatik und Therapie, aber auch die physiologischen und pathophysiologischen Beziehungen zwischen Säure-Basen-Haushalt und Atmung erläutert.

29.1   Hyperventilationssyndrom

Das Hyperventilationssyndrom ist eine häufige, für die Betroffenen selbst und für die Umgebung bedrohlich erscheinende respiratorische Störung, die u. a. Veränderungen im Säure-Basen-Haushalt hervorruft (Anlasshäufigkeit für Notarztalarmierungen nach KVB-Analyse 2,1% aller Einsätze).

Terminologie

Das Wort **Hyperventilation** bedeutet »erhebliche Steigerung der Atemtätigkeit«, in erster Linie über eine Erhöhung der Atemfrequenz. Das Atemminutenvolumen wird dabei um mehr als das Doppelte erhöht.

Syndrom heißt: Zusammenfassung verschiedener Krankheitszeichen.

Definition Hyperventilationssyndrom. In der Regel durch seelische Ursachen ausgelöste Hyperventilation (s. oben), die weit über den jeweiligen Stoffwechselbedarf hinausgeht und unter **Erstickungsgefühl** zu **Missempfindungen an Händen und Füßen** führt (◘ Abb. 29.1).

29

◘ Abb. 29.1. **Hyperventilationssyndrom**

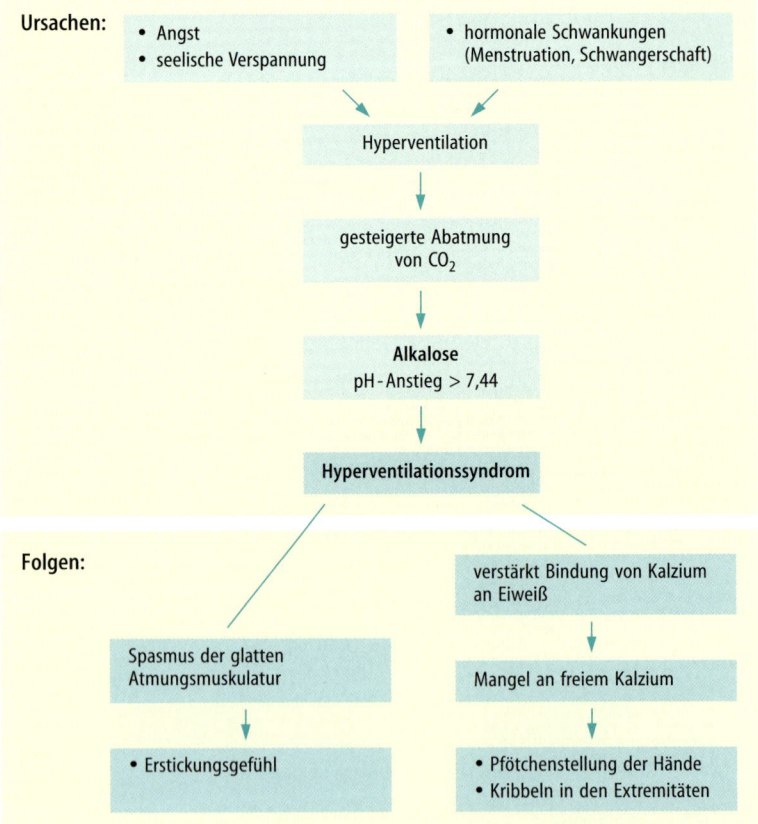

Pathophysiologie

Ein ausreichender Spiegel an Kalzium in nichtgebundener Form ist Voraussetzung für eine normale Nerven- und Muskeltätigkeit. Bei der durch **CO₂-Abatmung** verursachten **respiratorischen Alkalose** fällt der Kohlensäurespiegel im Blut (pH-Wert >7,44) und es wird verstärkt Kalzium an Eiweiß gebunden. Der Kalziummangel führt dann zu den typischen krampfartigen Veränderungen der Muskulatur, die meist an den Händen beginnen.

❯ Der durch Hyperventilation verursachte Spasmus der glatten Muskulatur der Bronchien führt zum Erstickungsgefühl und zu akuten Angstzuständen, sodass viele Patienten von sich aus den Anfall nicht mehr unterbrechen können.

Progesteron, ein weibliches Hormon, soll das Atemzentrum stimulieren. Dies könnte die Erklärung dafür sein, dass Frauen erheblich häufiger von einem Hyperventilationssyndrom betroffen sind als Männer.

Symptomatik

- Tiefes und besonders schnelles Atmen
- Erregungszustand, Angst
- Erstickungsgefühl
- Pfötchenstellung der Hände
- Karpfenmund
- Kribbeln in den Extremitäten, besonders in Finger- und Fußspitzen

➕ **Praxistipp**
Eine echte Atemnot mit schneller flacher Atmung darf nicht mit einem Hyperventilationssyndrom verwechselt werden.

Therapie

Therapie: Hyperventilationssyndrom

1. Erste Hilfe
   - Versuch, durch Aufforderung zu ruhigem, langsamen Atmen den Anfall zu durchbrechen
   - Bei bekanntem Krankheitsbild Rückatmungsversuch mit Plastikbeutel
2. Sofortmaßnahmen des Rettungspersonals
   - Fortführung von 1.
3. Notärztliche Therapie
   - Medikamente zur Beruhigung
   - Kalzium

Besondere Hinweise

- Durch Rückatmung von CO₂ steigt der Kohlensäureanteil im Blut wieder an, die Alkalose wird beseitigt. Kalzium löst sich von der Eiweißbindung, die Symptome gehen zurück.

❗ **Der Rückatmungsversuch durch Vorhalten eines Plastikbeutels vor Mund und Nase darf nicht so lange erzwungen werden, bis der O₂-Anteil im Beutel verbraucht ist und der Patient durch O₂-Mangel gefährdet wird.**

- Trotz der Hyperventilation bei **sportlichen Ausdauerleistungen oder schwerer körperlicher Arbeit** kommt es durch eine erhöhte Laktatbildung (verstärkten Milchsäureanfall) zu einer **metabolischen Azidose**.

29.2   Respiratorische Azidose

Jede Form der Hypoventilation verursacht kurzfristig eine respiratorische Azidose.

Terminologie

Definition Respiratorische Azidose. Durch **CO₂-Anstieg** bei unzureichender Atemtätigkeit verursachter Abfall des pH-Werts unter 7,35 (◨ Abb. 29.2).

Pathophysiologie

Alle Störungen der Atmung, die eine Minderbelüftung der Alveolen zur Folge haben, führen zum Anstieg des Kohlensäureanteils im Blut

$$CO_2 + H_2O \rightleftharpoons H_2CO_3$$

und damit zu einer respiratorischen Azidose. H_2CO_3 ist die chemische Bezeichnung für Kohlensäure!

Symptomatik

Die respiratorische Azidose kann nur durch Wertung der Notfallursachen vermutet werden.

Direkte, am Patienten erkennbare Zeichen für die Azidose gibt es nicht (Laborbestimmungen erforderlich).

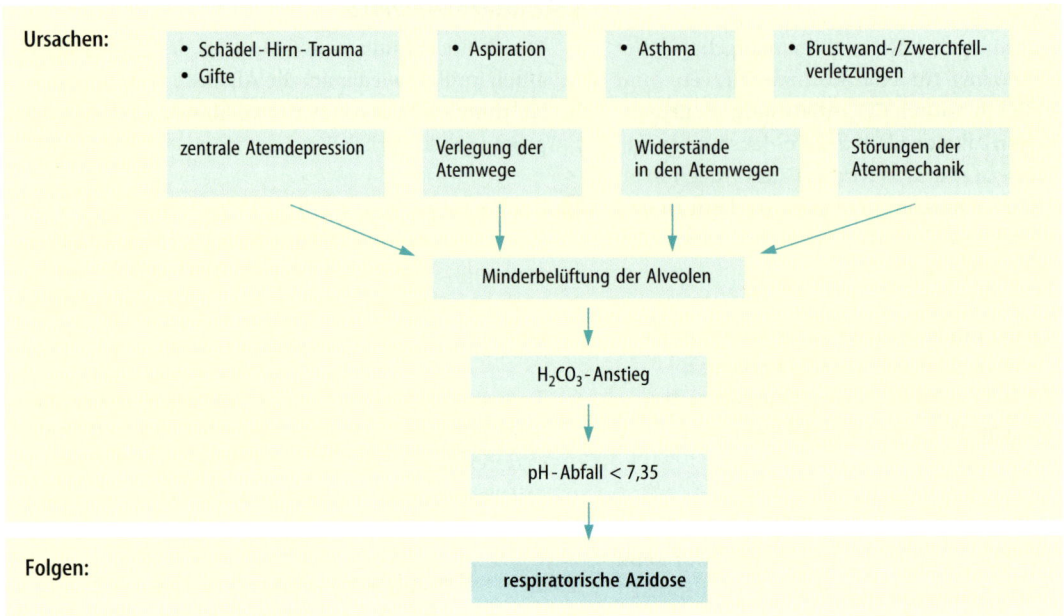

Ursachen:

- Schädel-Hirn-Trauma
- Gifte

- Aspiration

- Asthma

- Brustwand-/Zwerchfell-verletzungen

| zentrale Atemdepression | Verlegung der Atemwege | Widerstände in den Atemwegen | Störungen der Atemmechanik |

Minderbelüftung der Alveolen

H_2CO_3-Anstieg

pH-Abfall < 7,35

Folgen:

respiratorische Azidose

■ Abb. 29.2. **Respiratorische Azidose**

Therapie

Therapie: Respiratorische Azidose

1. Erste Hilfe
   - Beseitigung der Ursache
   - Ggf. Atemspende
2. Sofortmaßnahmen des Rettungspersonals
   - Fortführung von 1.
   - Beatmung mit Geräten, ggf. Intubation
3. Notärztliche Therapie
   - Fortführung von 2.
   - Auch der Notarzt kann bei dieser Form der Azidose nur durch Beseitigung der Atemstörung und ausreichende Beatmung eingreifen, um die Abatmung der im Organismus vermehrt vorhandenen Kohlensäure zu erreichen.

Besondere Hinweise

❯ O_2-Inhalation ist kein Ersatz für unzureichende Abatmung von CO_2!

In vielen Fällen wird sogar der notwendige Atemanreiz genommen (▶ Kap. 34.6). Im Gegensatz zur respiratorischen Azidose kommt es bei der **metabolischen Azidose stoffwechselbedingt** zu einer Anhäufung nichtflüchtiger bzw. fixer Säuren oder zum Abfall von Bikarbonat. Die metabolische Azidose beim Kreislaufstillstand, beim Schock, beim ketoazidotischen Koma und vielen Vergiftungen (Alkohol) wird präklinisch überwiegend symptomatisch behandelt.

29

Traumatologische Notfälle

Der Darstellung einzelner Verletzungsbilder werden Erläuterungen und Begründungen für das rettungsdienstliche Ziel präklinischer Bemühungen vorangestellt. Ziel ist die **angemessene Erstversorgung vor** Ort, ggf. ergänzt durch

weitere lebensrettende Maßnahmen während des Transports. Mögliche Fehlentwicklungen, die Negativvarianten »Scoop and run« und »Stay and play« werden erläutert.

30.1   Strategische Fragen der präklinischen Traumaversorgung

In den USA, in denen – anders als in den meisten Ländern Europas – der gesamte Rettungsdienst letzlich nur von Rettungsdienstpersonal (EMT's und Paramedics) durchgeführt wird, gibt es immer wieder Studien, die das gesamte Prinzip der zum Notfallort vorverlagerten intensivmedizinischen Versorgung und damit auch – mehr oder weniger offensichtlich – Sinn und Zweck notärztlichen Einsatzes im präklinischen Bereich in Frage stellen.

Die deutlichsten Hinweise zu Fehlentwicklungen beziehen sich dort auf eine zu lange dauernde, zögerliche und daher letztlich ineffektive Primärtherapie Traumatisierter statt eines unverzüglichen schnellen Transports zur klinischen Versorgung.

Auch in Deutschland stehen allein verantwortliche Rettungsassistenten und Rettungssanitäter in noch stärkerem Maße als der qualifizierte Notarzt bei der Erstversorgung Schwerverletzter immer wieder vor Fragen wie (◘ Abb. 30.1):

❯ — Wieviel Primärdiagnostik und Elementartherapie ist notwendig und daher sinnvoll?
— Besteht weiterhin akute Vitalbedrohung bzw. nimmt die Vitalbedrohung zu?
— Ist nach der zügigen Durchführung erster therapeutischer Maßnahmen auf weitere Verfahren vor Ort zu verzichten und der Patient schnellstmöglich zur operativen Versorgung in die Klinik zu transportieren?

30.1.1   Ziel der präklinischen Versorgung Traumatisierter

Es ist nicht vorrangige Aufgabe des Rettungsdienstes, bei jedem Schwertraumatisierten umfassende exakte Diagnosen zu stellen.

In einigen Fällen müssen bedrohliche Symptome wie:
— **schwerer (therapieresistenter?) Schock** und/oder
— **massive (therapieresistente?) Hypoxie**
als **Zeichen der Vitalbedrohung** erkannt und unverzüglich entsprechende Entscheidungen herbeigeführt werden.

Ausnahmen vom grundsätzlich richtigen Prinizip der sorgsamen Primärdiagnostik und anschließenden Stabilisierung vor dem Transportbeginn werden von verschiedenen Faktoren bestimmt (◘ Abb. 30.2). Man spricht von der »**goldenen Stunde**« in der Traumaversorgung.

❯ Jede Aktion am Unfallort muss zwingend erforderlich sein, denn es werden Minuten dieser »goldenen Stunde« verbraucht.

»Scoop and run« und »Stay and play« – zwei Negativvarianten

In jüngster Zeit werden zunehmend die Unterschiede der präklinischen Versorgungssysteme in den USA und in den mitteleuropäischen Ländern – nicht zuletzt auch unter Kostengesichtspunkten – diskutiert.

In den **Rettungsdiensten der USA** (aber auch einiger europäischer Staaten) betreiben Paramedics (reduzierte) Notfalldiagnostik und Elementartherapie – bis hin zur Re-

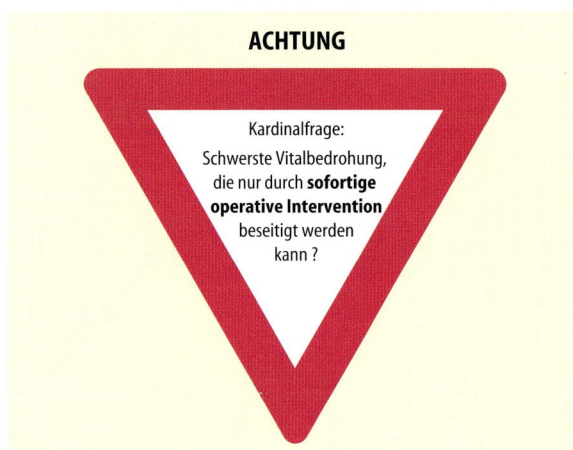

ACHTUNG

Kardinalfrage:
Schwerste Vitalbedrohung, die nur durch **sofortige operative Intervention** beseitigt werden kann ?

◘ Abb. 30.1. **Kardinalfrage**

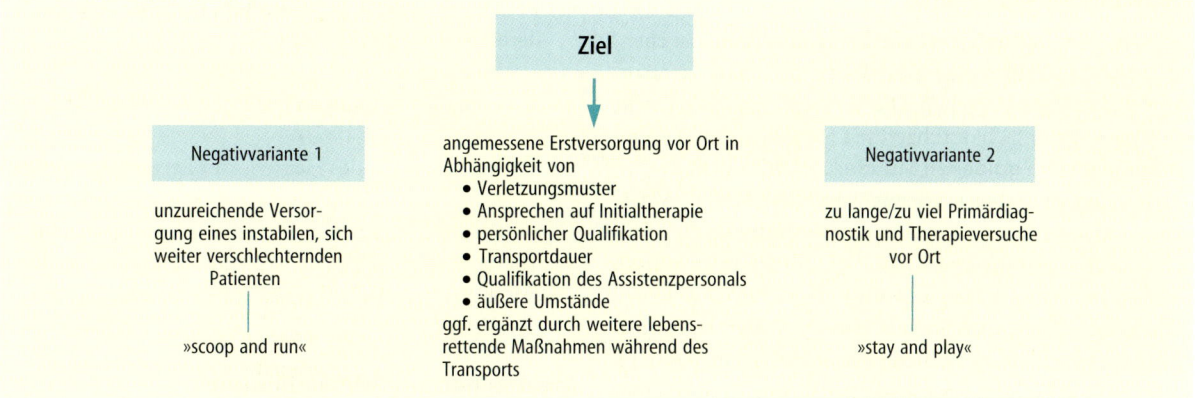

Abb. 30.2. Präklinische Versorgung Traumatisierter

animation – vor Ort, häufig nach vorgegebenen Algorithmen, und transportieren die Patienten möglichst schnell in die Notaufnahmeeinheiten der nächstgelegenen Klinik. Dort beginnen die ärztlichen Maßnahmen, die im Gegensatz dazu im **Rettungswesen der Bundesrepublik Deutschland** durch den Notarztdienst am Notfallort im Sinne einer »vorverlagerten Notaufnahme- oder Intensivmedizin« bereits eingeleitet werden.

Mit einer gewissen Überzeichnung werden dabei das amerikanische Prinzip mit »Scoop and run« und die mitteleuropäische Alternative als »Stay and play« charakterisiert.

Diese Begriffe beschreiben keine tauglichen Alternativen, sondern zwei mögliche Negativvarianten unterschiedlicher Versorgungsstrategien.

Scoop and run

Scoop and run (wörtlich: Aufschaufeln und losrennen) bedeutet sinngemäß: **sofortiges Einladen** des Patienten nach Durchführung elementarer **Erste-Hilfe-Maßnahmen** und **Alarmfahrt** zur Klinik, ohne vorherige Einleitung erweiterter notfallmedizinischer Maßnahmen zur Sicherung der Vitalfunktionen. Dies ist die Versorgungsstrategie z. B. in vielen Regionen der USA, in denen weniger intensiv ausgebildetes Rettungsdienstpersonal den gesamten präklinischen Bereich abdeckt und für die Durchführung invasiver ärztlicher Maßnahmen schnellstmöglich die klinischen Notaufnahmeeinheiten (»emergency department«) anfahren muss.

Reduziert ausgebildete und daher schneller überforderte Sanitäter müssen in einem Land, in dem man typischerweise keinen Notarzt zum Notfallort nachalarmieren

kann, häufiger dem Scoop-and-run-Prinzip folgen, auch bei Patienten, bei denen eine sorgsame Elementardiagnostik und eine angemessene Erstversorgung das physische, das psychische Befinden und den weiteren Verlauf positiv beeinflusst hätten.

Stay and play

»Stay and play« beschreibt den anderen negativen Eckpunkt differierender Versorgungsstrategien: **zu langer Aufenthalt am Notfallort aufgrund unnötiger oder wirkungsloser Maßnahmen**, wobei man in Kauf nimmt, dass durch Verzögerung der klinischen, in der Regel operativen Interventionen das Leben des Patienten aufs Spiel gesetzt wird.

Der weit überwiegende Teil unserer Notfallpatienten profitiert durch die Anwendung angemessener Maßnahmen am Notfallort.

Bis auf Sonderfälle, in erster Linie schwere Körperhöhlentraumen, besteht die Gefahr des »Stay and play« in unserem Rettungsdienst normalerweise nicht, sofern alle die Grenzen der präklinischen Versorgung kennen und respektieren. Wenn bei der Versorgung der Patienten die wichtige Kardinalfrage nicht gestellt bzw. nicht richtig beantwortet wird und Rettungsassistenten, Rettungssanitäter und/oder Notarzt bei einem akut vitalbedrohten Patienten, bei dem am Notfallort keine Stabilisierung oder Befundverbesserung erreicht werden kann, alle diagnostisch-therapeutischen Schemata und Algorithmen bis hin zur Wundversorgung und Schienung kritiklos abspulen, dann wäre dies schlechter als »Scoop and run«. Dieses Team müsste es sich gefallen lassen, dass sein Vorgehen genauso abwertend als »Stay and play« bezeichnet würde.

Load-and-go-Situationen

Der Begriff »Load and go« (wörtlich: Laden und losgehen) beschreibt also für einige Situationen der Traumaversorgung das richtige Vorgehen. Die Versorgung vor Ort sollte so zügig wie möglich durchgeführt werden, um nur wenige Minuten der »**goldenen Stunde**« zu verbrauchen.

Bei jedem Schwerverletzten müssen unter Abwägung verschiedener Gesichtspunkte individuelle Entscheidungen getroffen werden. Ausnahmen vom grundsätzlich richtigen Prinzip der sorgsamen Primärdiagnostik und anschließenden Stabilisierung vor dem Transportbeginn werden von verschiedenen Faktoren, in erster Linie aber **vom Verletzungsmuster bestimmt**. Eine zu lange dauernde, zögerliche und ineffektive Primärtherapie statt eines unverzüglichen schnellen Transports zur klinischen Versorgung ist ebenso falsch, wie »Scoop and run«.

> ❱ **Es ist nicht vorrangige Aufgabe des Rettungsdienstes, bei jedem Schwertraumatisierten umfassende exakte Diagnosen zu stellen.**

30.1.2   Die Entscheidung beeinflussende Faktoren

Verletzungsmuster

- Eindrucksvolle, offensichtlich **schwerste Extremitätenverletzungen** mit massiven Blutungen lassen sich vergleichsweise leicht beherrschen. Hier ist, wenn eine sichere Blutstillung – wie auch immer – möglich ist, in der Regel zumindest auch eine Stabilisierung vor Ort, in erster Linie durch Volumenersatz zu erreichen.
- Erheblich schwieriger ist die Einschätzung der Bedrohlichkeit von **Körperhöhlenverletzungen**, da hier Lokalisation und Ausmaß der Schädigung nicht eindeutig zu erkennen sind. Auch kleine äußere Verletzungen, z. B. bei Pfählungen, bei Stichwunden und besonders bei Schussverletzungen, verursachen z. T. schwerste Schädigungen innerer Organe.
- Für isolierte, auch schwerste **Schädel-Hirn-Traumen**, gilt das Prinzip der stabilisierenden Erstversorgung, in der Regel durch Intubation, Beatmung und Volumenersatz vor Transportbeginn in vollem Umfange, da traumatische zerebrale Blutungen innerhalb der ersten Stunden nicht erfolgreich operativ behandelt werden können.

- Bei **Thorax- und Bauchtraumen**, v. a. aber auch bei deren Kombination können
  - Blutungen,
  - Lungenverletzungen mit Pneumo-/Hämatothorax,
  - Verletzungen des Herzens mit Perikardtamponade

  ein Ausmaß annehmen, dass die »symptomatische« Therapie am Notfallort – schlimmstenfalls zögerlich durchgeführt – den Tod des Patienten nicht verhindern kann.

Ansprechen auf Primärtherapie

Typischerweise lenken das Nichtansprechen der spezifischen Therapie oder gar eine Symptomverstärkung in die Richtung schneller Transport (»Load and go«).

> ❱ **Wenn nach der Schnellinfusion von rund 2000 ml Volumenersatz innerhalb von 5 min keine positiven Kreislaufreaktionen erkennbar sind, ist zu befürchten, dass die Blutungsrate größer ist als die maximal mögliche Infusionsmenge.**

- Wenn nach Einlage einer (ggf. mehrerer) Thoraxdrainage(n) die Zeichen für einen Spannungspneumothorax zunehmen, ist zu befürchten, dass über die Verletzung der Pleura visceralis mehr Luft in den Pleuraraum gepresst wird, als über die Drainage(n) abgeleitet werden kann.
- Wenn sich bei einem **Thoraxtrauma** trotz massiver Volumenzufuhr und Beatmung Zeichen des kardiogenen Schocks und eine obere Einflussstauung verstärken, ist eine **Herzbeuteltamponade** zu unterstellen.

> ❱ **Bei solchen begründeten Verdachtsdiagnosen ist unverzüglich zu realisieren, dass hier nur eine schnellstmögliche operative klinische Therapie das Leben des Verletzten retten kann.**

Der unverzügliche Transport in die operative Klinik unter Fortführung und ggf. Ergänzung der bereits eingeleiteten Maßnahmen (zusätzlicher Volumenersatz, weitere Thoraxdrainagen) sind in solchen Situationen die angemessene präklinische Therapie.

Transportdauer

Bei akuter Vitalbedrohung durch Thorax- und oder Abdominaltraumen mit ungeklärten Verletzungsmustern ist unbedingt ein vernünftiges Verhältnis anzustreben

- zwischen Zeitbedarf und Umfang der einzuleitenden Versorgungsmaßnahmen vor Ort auf der einen
- und der Dauer des Transports zur nächsten geeigneten Klinik auf der anderen Seite.

Vernünftig bedeutet in diesem Zusammenhang: Die Dauer der diagnostischen und elementartherapeutischen Verfahren darf die Transportdauer keinesfalls überschreiten.

Qualifikation

Es gibt »klassische« oder »absolute« Indikationen für die Durchführung bestimmter Verfahren.

Bei solchen Klassifizierungen wird stets von einer einheitlich hohen Qualifikation – das bedeutet auch ausreichende Durchführungserfahrung der Anwender – ausgegangen. Eine solche einheitlich hohe Qualifikation für die bei Körperhöhlenverletzungen zu diskutierenden Verfahren ist aber in unserem Rettungsdienst weder bei allen Rettungsassistenten bzw. Rettungssanitätern noch bei jedem Notarzt gegeben.

> Alleinverantwortlich tätige und nicht »hochtrainierte« Rettungsassistenten und Rettungssanitäter dürfen z. B. bei schwer zentralisierten Schockpatienten bei zu vermutender Körperhöhlenblutung nicht durch längere – vergebliche? – Punktionsversuche peripherer Venen den unverzüglichen Kliniktransport verzögern.

Ein Notarzt, der die Technik der Thoraxdrainage nur theoretisch kennt, das Verfahren aber noch nicht einmal unter klinischen Bedingungen selbst durchgeführt hat – solche Notärzte gibt es! –, muss sich auch bei offensichtlichem Pneumo- und fraglichem Spannungspneumothorax eher zum Verzicht auf diese Maßnahme vor Ort und zum schnellen Kliniktransport entschließen. Unter zeitkritischen Umständen ist zu prüfen/abzufragen, ob Rettungsassistenten und/oder Rettungssanitäter bei einem anstehenden Verfahren, z. B. dem Legen einer Thoraxdrainage, qualifiziert assistieren können, weil sie

- Technik und Prinzip des Verfahrens kennen,
- wissen, wo das erforderliche Material deponiert ist.

Bei negativen Antworten des Assistenzpersonals, hoher Vitalgefährdung des Patienten und kurzen Transportzeiten ist der unverzügliche Kliniktransport einzuleiten.

Äußere Umstände

Unter ungünstigen Umständen, z. B. bei starkem Regen, Kälte, Wind, hereinbrechender Dunkelheit bei einem RTH-Einsatz, bei dem kein bodengebundenes Rettungsfahrzeug mit seiner größeren Versorgungskabine genutzt werden kann, muss bei einem extrem zentralisierten Patienten auf die zentrale Venenpunktion vor dem Transportbeginn verzichtet werden, ggf. sollte **intraossär** infundiert werden oder die Venenpunktion während des Flugs nachgeholt werden.

Aufgaben eines zeitgemäßen Rettungsdienstes

Bei bestimmten Ausnahmefällen, in erster Linie

- **schwerem Thoraxtrauma,**
- **schwerem Abdominaltrauma,**
- **schwerem Polytrauma**

jeweils mit akut vitalbedrohlichen Zustandsbildern ist in jedem Einzelfall unter Berücksichtigung der zuvor geschilderten Faktoren individuell zu entscheiden:

- Was ist in diesem Fall eine **angemessene Erstversorgung vor Ort** und muss unbedingt geleistet werden?
- Auf welche grundsätzlich indizierten Verfahren muss – vorerst – verzichtet werden?
- Was lässt sich ggf. an ergänzenden lebensrettenden Maßnahmen während des Transportes durchführen?

Besondere Hinweise

Bei Nichtverfügbarkeit eines Notarztes (in angemessener Zeit) müssen Rettungsassistenten und Rettungssanitäter selbstkritisch und in der Regel noch früher als der erfahrene Notarzt den **schnellen Kliniktransport** einer in solchen Fällen häufig ineffektiven und daher unangemessenen Primärtherapie **vorziehen**.

30.2.   Schädel-Hirn-Trauma

Nach KVB-Analyse erleiden 44% aller Verletzten ein Schädel-Hirn-Trauma (SHT).

Terminologie

Definition   Schädel-Hirn-Trauma. Gewalteinwirkungen auf den Kopf, die zusätzlich zu den nicht immer vorhandenen Hautwunden und zu den Frakturen des knöcher-

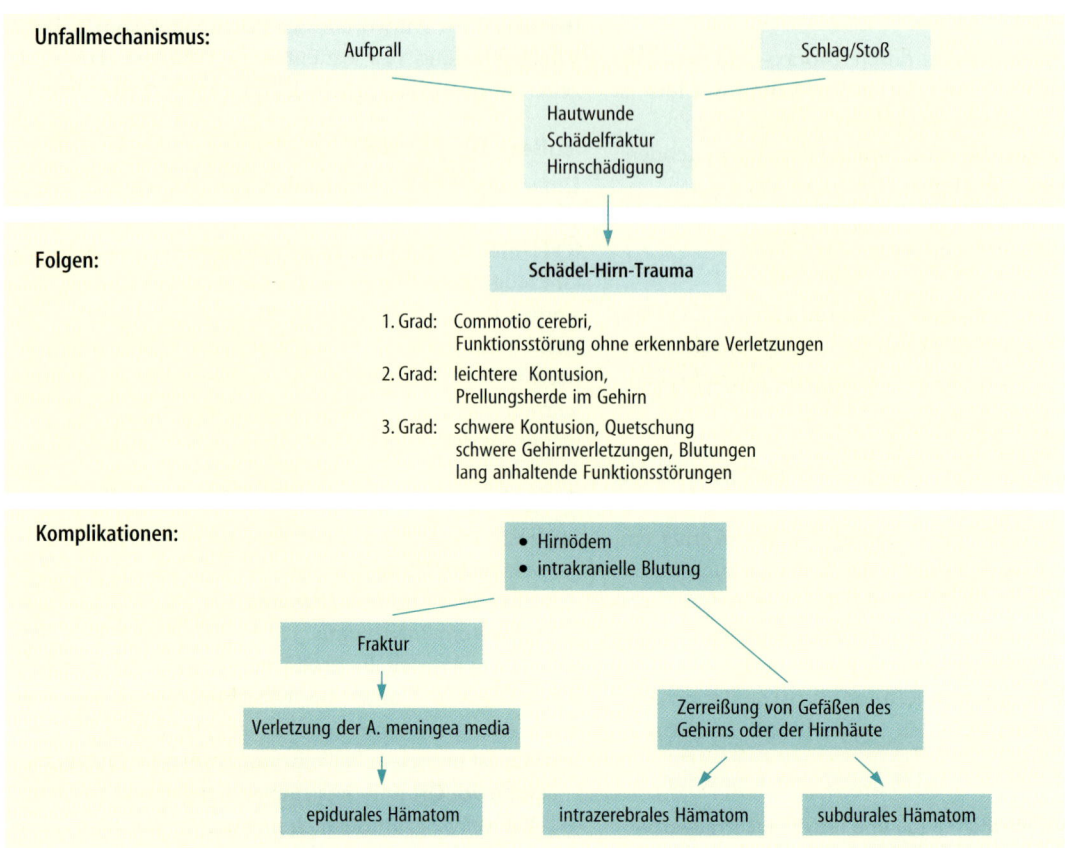

Unfallmechanismus:

Aufprall

Schlag/Stoß

Hautwunde
Schädelfraktur
Hirnschädigung

Folgen:

Schädel-Hirn-Trauma

1. Grad: Commotio cerebri,
Funktionsstörung ohne erkennbare Verletzungen

2. Grad: leichtere Kontusion,
Prellungsherde im Gehirn

3. Grad: schwere Kontusion, Quetschung
schwere Gehirnverletzungen, Blutungen
lang anhaltende Funktionsstörungen

Komplikationen:

- Hirnödem
- intrakranielle Blutung

Fraktur

Zerreißung von Gefäßen des
Gehirns oder der Hirnhäute

Verletzung der A. meningea media

epidurales Hämatom

intrazerebrales Hämatom

subdurales Hämatom

□ Abb. 30.3. **Schädel-Hirn-Trauma**

nen Schädels Funktionsstörungen und Verletzungen des Gehirns hervorrufen (□ Abb. 30.3).

Pathophysiologie

Verletzungen der Kopfschwarte gehen mit starken Blutungen einher und können durch die entstehende Unübersichtlichkeit (Blutkoagel, verklebte Haare) in jeder Hinsicht über die Schwere des Geschehens hinwegtäuschen. So können kleine, wenige Zentimeter große Hautrisse extrem starke, klaffende Lappenwunden, die eine knöcherne Verletzung überdecken, dagegen wesentlich geringere Blutungen hervorrufen. Die schwerste Form der Schwartenverletzung ist eine **Skalpierungsverletzung** (Ablederung der Schwarte in Teilen oder als Ganzes).

Schädelprellungen sind sehr schmerzhafte Folgen einer stumpfen Gewalteinwirkung auf den knöchernen Schädel ohne eine Schädigung des Hirngewebes. Bei einer **Fraktur der Kalotte** lassen sich folgende Formen unterscheiden:

Fissur (Rissbruch), Berstungsfraktur, Impressionsfraktur (Nach-innen-Brechen von Knochenfragmenten), Lochfraktur oder Schussbruch. Daneben kann es auch zu einer knöchernen **Verletzung der Schädelbasis** kommen.

Für die Belange des Rettungsdienstes wird die Schwere eines SHT nach der Glasgow Coma Scale bestimmt:

Grad	Schwere	GCS
1	Leichtes SHT	15–13
2	Mittleres SHT	12–9
3	Schweres SHT	8–3

Die **Schwere eines Schädel-Hirn-Traumas** lässt sich nur bedingt von den äußerlich sichtbaren Verletzungen der Kopfschwarte oder des Gesichts ableiten. Oft werden in

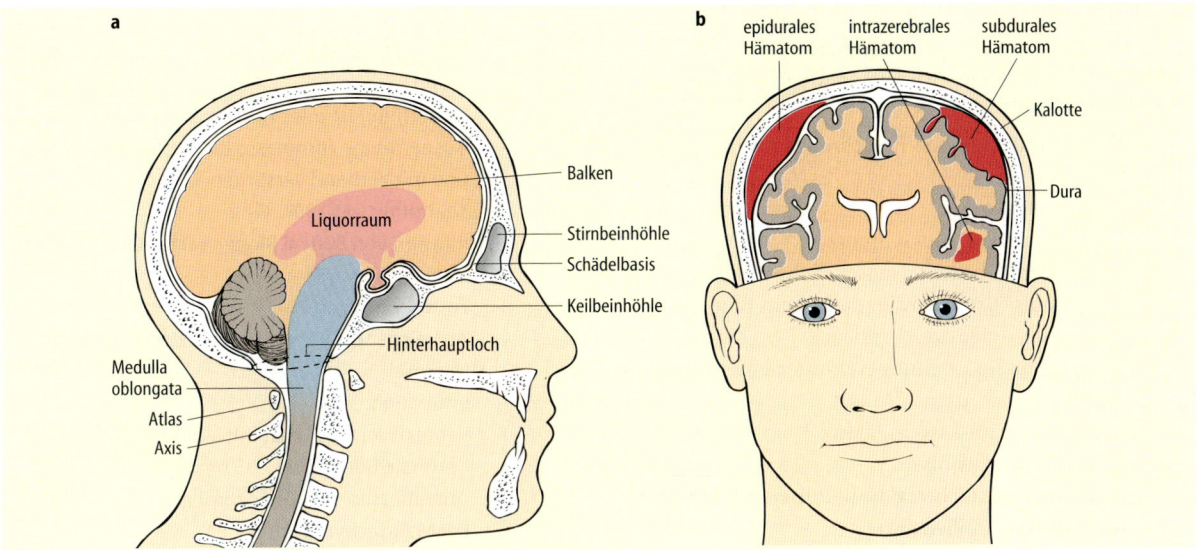

🔲 Abb. 30.4a,b. **Schädel-Hirn-Trauma; a Anatomie des Schädels, b intrakranielle Blutungen**

der Klinik Frakturen des knöchernen Schädels festgestellt, ohne dass entsprechende Weichteilwunden vorliegen. Die Schädigung des Gehirns und der sich hieraus ergebende Zustand des Patienten für die nachfolgende Zeit lassen sich nur ausnahmsweise über äußere Merkmale erkennen.

Neben den zum Zeitpunkt der Erstversorgung im Rettungsdienst bereits vorhandenen, nicht mehr beeinflussbaren Verletzungen, den sog. **Primärschäden**, können durch gezielte Maßnahmen **Sekundärschäden** vermieden oder eingegrenzt werden (🔲 Abb. 30.4). Sekundärschäden sind z. B.:

- **extrakraniell:** Hypoxämie, Hypotonie,
- **intrakraniell:** Hämatom, Hirnödem.

❯ **Wiedereinsetzende Bewusstlosigkeit nach vorübergehender Aufklarung, bei Pupillenerweiterung auf der verletzten Seite und Lähmung auf der anderen Seite (homolaterale Pupillenerweiterung und kontralaterale Hemiparese) sprechen für ein epidurales Hämatom. Wiedereinsetzende Bewusstlosigkeit ohne eindeutige Herdsymptomatik ist ein Zeichen der Hirndruckerhöhung.**

Symptomatik

- Bewusstsein
  - Bewusstseinsstörung bis Bewusstseinsverlust
  - Bewusstsein z. T. primär erhalten, ansprechbar (trotzdem tödlicher Verlauf möglich)
  - Freies Intervall (nach vorübergehender Aufklarung erneute Bewusstlosigkeit: typisch für epidurales Hämatom, auch bei subduralem und entwickelndem Hirndruck)
  - Krämpfe
  - Desorientiertheit und/oder anterograde Amnesie (Erinnerungslücke für die Zeit nach dem Unfall)
  - Retrograde Amnesie (Erinnerungslücke für die Zeit des Unfalls und einen unbestimmt langen Zeitraum davor)
- Verletzungszeichen
  - »Beule« (Hämatom der Haut oder der Kopfschwarte), Kopfplatzwunde
  - »Delle« im Schädeldach (Impressionsfraktur)
  - Instabilität des Schädels
  - Offene Schädelfraktur mit Loch und/oder sichtbarer Dura
  - Austritt von Hirnmasse
  - Liquorausfluss aus Nase oder Ohr (Liquorfistel; feststellbar durch BZ-Stix: schwacher BZ-Wert des Liquors)
  - Sickerblutung aus Ohr, Nase, Mund

- Sickerblutung entlang der Rachenhinterwand
- Hämatombildung am Gaumendach
- Einblutungen in Orbita (Monokel- oder Brillen-hämatom)
- Einblutungen in den Processus mastoideus hinter dem Ohr
- Begleitsymptome
  - Kopfschmerz, Druckschmerz
  - Erbrechen, Übelkeit, Nausea, Schwindel
  - Druckpuls (Bradykardie mit hohem Blutdruck-werten als Folge des Hirndrucks)
  - Unregelmäßige Atmung, veränderte Atemmuster (▶ Kap. 11) → Atemstillstand
  - Lähmungen an Extremitäten
- Untersuchungsergebnisse
  - Verlangsamte Lichtreaktion, Pupillendifferenz
  - Beidseitige Pupillenstarre
  - Blickabweichungen (z. B. Schielen/Herdblick)

Therapie

Im Wesentlichen geht es um die **Verhinderung oder Reduzierung der Sekundärschäden**. d.h. ausreichende O_2-Versorgung und Vermeidung einer CO_2-Anreicherung durch Beatmung mit erhöhtem O_2-Anteil sowie eine Blutdruckstabilisierung (Zielblutdruck: 140 mmHg).

Therapie: Schädel-Hirn-Trauma

1. Sofortmaßnahmen des Rettungspersonals
   - Freimachen der Atemwege
   - Absaugen des Rachenraums (häufig Blutung in den Rachenraum)
   - Bei unzureichender Spontanatmung und Atemstillstand: assistierte bzw. kontrollierte Beatmung
   - Freihalten der Atemwege in Seitenlage; bei noch erhaltenem Bewusstsein Seitenlage mit leicht erhöhtem Oberkörper kombinierbar
2. Weitere Maßnahmen
   - Bei erhaltenem Bewusstsein: korrekte Oberkörperhochlage achsengerade bei 30°
   - Nach Möglichkeit Immobilisation der HWS mit Stützkragen
   - Häufige Kontrollen der Atemwege und der Atmung

   - O_2-Insufflation bei ausreichender Spontanatmung
   - Versorgung (steriles Abdecken) von Wunden
   - Ausgetretene Hirnmasse feucht steril Abdecken und mit Verband versorgen
   - Beatmung mit 100% O_2
   - Infusion von 500 ml Ringer-Laktat-Lösung
3. Notärztliche Therapie
   - Fortführung von 2.
   - Ausreichende Sedierung, Relaxierung und Narkose
   - Intubation
   - Ventilation, möglichst mit kapnometrischer Kontrolle (Ziel-pCO_2: >35 mmHg)
   - Angemessene Volumenzufuhr, insbesondere bei Mehrfachverletzten
   - Bei schwersten Hirndruckerscheinungen bereits auf dem Weg zur klinischen Versorgung osmotisch wirksame Substanzen zur Druckentlastung.

Besondere Hinweise

- Für die Auswahl des Aufnahmekrankenhauses und die Befundvorinformation der aufnehmenden Klinik ist es notwendig, nach der **Glasgow Coma Scale** den **Schweregrad** des Schädel-Hirn-Traumas zu ermitteln.
- Das schnelle Erkennen und die gezielte Versorgung von Notfallpatienten mit Schädel-Hirn-Trauma wird dadurch erschwert, dass bei rund 50% der Betroffenen zusätzlich Verletzungen anderer Körperregionen vorliegen.
- Für isolierte, auch schwerste Schädel-Hirn-Traumen, gilt das Prinzip der stabilisierenden Erstversorgung, in der Regel durch Intubation, Beatmung und Volumenersatz vor Transportbeginn in vollem Umfange, da traumatische zerebrale Blutungen innerhalb der ersten Stunden nicht erfolgreich operativ behandelt werden können. Die Vermeidung von Sekundärschäden und die Prognose auch des relativ zügig zu operierenden epiduralen arteriellen Hämatoms werden entscheidend von der Qualität dieser Erstversorgung zur Sicherung der Vitalfunktionen bestimmt.

30.3. Verletzungen des Gesichts und der Halsregion

Terminologie

Definition **Gesichtsschädelverletzungen.** Gewalteinwirkungen auf den Gesichtsteil des Kopfes, die zu Verletzungen der Weichteile oder der knöchernen Strukturen führen.

Pathophysiologie
Gesichtsschädelverletzungen

Verletzungen des Gesichtes sind häufige Begleitverletzungen von Schädel-Hirn-Traumen, treten aber auch isoliert auf, bei Stürzen (Sport, Spielplatz), Unfällen von Zweiradfahrern ohne Helm und Schlägereien.

Neben meist stark blutenden Weichteilverletzungen findet man Frakturen folgender Knochen, z. T. kombiniert mit Zahnschäden (◧ Abb. 30.5):

- Unterkiefer
- Oberkiefer
- Nasenbein
- Jochbein
- Augenhöhle

> Die größte Gefahr ist eine nicht stillbare Blutung mit Aspiration von Blut und daraus resultierender schwerer Atemstörung (▶ Kap.35.2).

Verletzungen der Halsregion

Verletzungen der Halsregion entstehen durch stumpfe oder penetrierende Gewalteinwirkung. Hier geht es vorrangig darum, eine blutungs- oder schwellungsbedingte Einengung der Atemwege rechtzeitig zu erkennen.

Eine Kehlkopffraktur mit Verlegung der Atemwege, Rupturen von Gefäßen der Halsregion, oder Verletzungen der Schilddrüse sind selten, führen aber zu akut lebensbedrohlichen Zuständen. Bei penetrierenden Halsverletzungen können massiven Blutungen der A. carotis oder der V. jugularis auftreten.

Symptomatik
- Schwellungen
- Deformierung oder Stufenbildung
- Kieferklemme oder Störung des Zahnreihenschlusses
- Brillen- oder Monokelhämatom
- Sehstörungen oder Störungen der Augenbewegungen
- Druck- bzw. Stauchungsschmerz im Bereich der Kiefer

- Blutaustritt aus Nase, Mund, Blutfluss an der Rachenhinterwand
- Prellmarken, Schürfungen oder blutende Wunden
- Schluckbeschwerden und Aphonie (bei Halstraumen)

Therapie

> **Therapie: Verletzungen des Gesichts und der Halsregion**
>
> 1. Sofortmaßnahmen des Rettungspersonals
>   - Freihalten der Atemwege und Sicherung der Atmung
>   - Bei Störungen/Ausfall der Atmung: assistierte bzw. kontrollierte Beatmung
> 2. Weitere Maßnahmen
>   - Blutstillung durch Abdecken, Tamponade, (Druck)verband und lokales Abdrücken
>   - Lagerung, sodass Blut abfließen kann, z. B. Seitenlage oder Bauchlage mit abgestütztem Kopf (▶ Kap. 17)
>   - Standardversorgung von Notfallpatienten mit O_2-Gabe, Monitoring etc.
>   - Asservierung von Zähnen in speziellen Replantatboxen (Dento-safe) als besondere Versorgung (▶ Kap. 16.3). Die Dento-safe-Box enthält eine spezielle antiseptische Nährlösung, die einen Transport von Zähnen und Zahnbruchstücken möglich macht. Steht dies nicht zur Verfügung muss als Notbehelf eine Lagerung in einem NaCl getränktem Verbandtuch (feucht und steril) angestrebt werden
>   - Notarztalarmierung
>   - Venöser Zugang
> 3. Notärztliche Therapie
>   - Ggf. Schockbekämpfung und Kreislaufstabilisierung
>   - Sedierung, ggf. Relaxierung und Narkose
>   - Ggf. Intubation

Besondere Hinweise
- Bei **offenen Gefäßverletzungen der Halsregion** ist sofort eine digitale Kompression der Wunde vorzunehmen. Verletzungen der Halsvenen sollten luftdicht verschlossen werden, da es zu einer Luftembolie kommen kann.

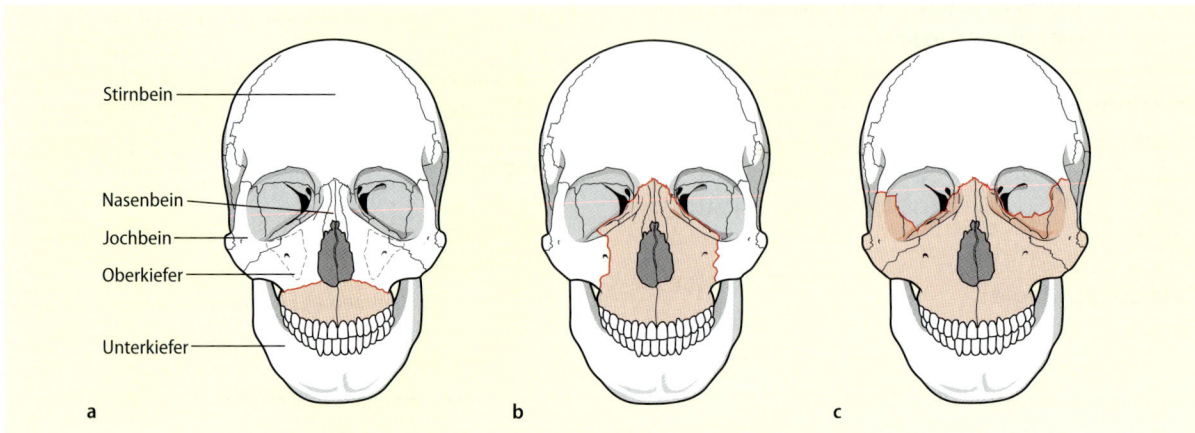

☐ **Abb. 30.5a-c. Gesichtsschädelfrakturen nach LeFort. a** Le Fort I: Frakturverlauf auf Bodenhöhe der Nasen- und Kieferhöle; **b** Le Fort II: Frakturverlauf über Orbita und Nasenrücken; **c** Le Fort III: Absprengung des Mittelgesichts

❶ **Alle Sonden und Katheter, die ohne Sicht in die Nase eingeschoben werden (Nasensonden, Trachealtuben), sind bei Gesichtsschädelverletzungen kontraindiziert, da sie bei Verletzungen der Schädelbasis in das Schädelinnere, ggf. auch in Nebenhöhlen eindringen können.**

— Falls aus welchen Gründen auch immer die Einleitung einer Narkose erforderlich werden sollte, muss man bedenken, dass der Patient größere Mengen Blut verschluckt haben könnte. Es besteht eine erhöhte **Aspirationsgefahr**. Ein gut funktionierendes Absauggerät ist unabdingbar.

— Durch Blutungen in den Rachenraum ist die Intubation häufig erschwert, teilweise extrem problematisch. Die Risiken der Intubation sind gegen die Vorteile eines raschen Klinktransportes abzuwägen.

30.4   Wirbelsäulentrauma

Verletzungen der Wirbelsäule findet man nach KVB-Analyse bei 20% aller Unfallpatienten. Häufig bestehen Mitverletzungen anderer Körperteile. Traumen der Halswirbelsäule treten häufig in Kombination mit Verletzungen der Schädelregion auf.

Terminologie

Definition Wirbelsäulentrauma. Gewalteinwirkungen auf die Wirbelsäule, die zur Verschiebung oder zur Fraktur von Wirbeln mit oder ohne Rückenmarkschädigung führen (☐ Abb. 30.6).

Pathophysiologie

Bestimmte Unfallmechanismen (▶ Kap. 16.2) sind typisch für Wirbelsäulenschädigung:

— Peitschenhiebartige Schleuderbewegungen von Teilen der Wirbelsäule, insbesondere von Kopf und Hals, z. B. bei einem Zusammenprall von Fahrzeugen insbesondere bei nichtadaptierter Kopfstütze

— Achsenstauchung nach Sturz aus großer Höhe oder durch herabfallende Lasten auf den Kopf

— Suizidversuche durch Erhängen

— Unfälle mit einer Extension oder Flexion der HWS (Densfraktur)

— Heftige Rotationsbewegungen bei seitlichem Aufprall mit Sprengung der knöchernen Struktur und Kompression des Rückenmarks

Die Stabilität der Wirbelsäule wird im funktionalen Sinn in **3 Säulen** unterteilt (☐ Abb. 30.7) Im Moment der Gewalteinwirkung kommt der mittleren Säule (mit dorsalem Anteil des Wirbelkörpers, dem hinteren Längsband und der Bandscheibe) die größte Bedeutung zu. Die Form und Heftigkeit der Gewalteinwirkung entscheidet in wie weit eine Wirbelsäulenverletzungen instabil ist.

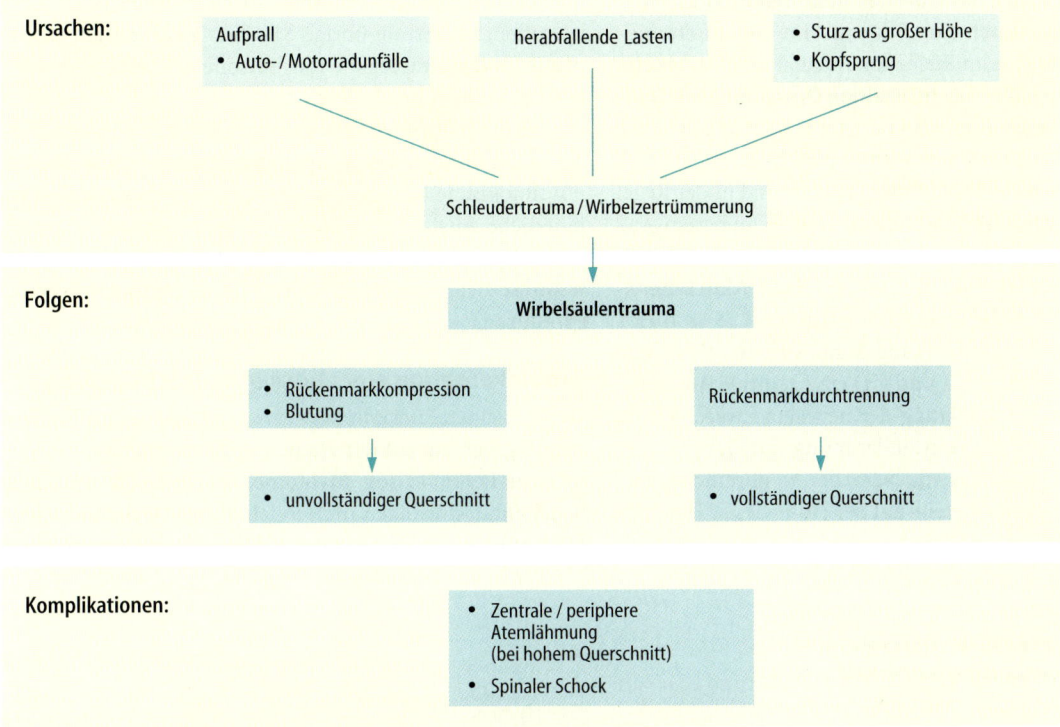

Ursachen:

Aufprall
• Auto-/Motorradunfälle

herabfallende Lasten

• Sturz aus großer Höhe
• Kopfsprung

Schleudertrauma/Wirbelzertrümmerung

Folgen:

Wirbelsäulentrauma

• Rückenmarkkompression
• Blutung

Rückenmarkdurchtrennung

• unvollständiger Querschnitt

• vollständiger Querschnitt

Komplikationen:

• Zentrale / periphere
  Atemlähmung
  (bei hohem Querschnitt)
• Spinaler Schock

◨ Abb. 30.6. **Wirbelsäulentrauma**

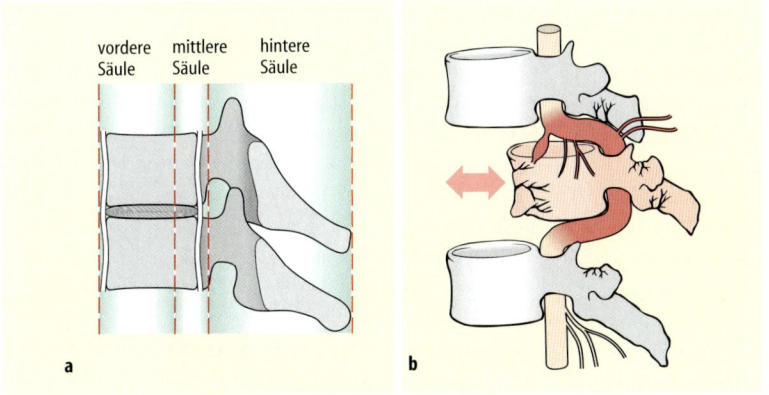

vordere   mittlere   hintere
Säule   Säule   Säule

a   b

◨ Abb. 30.7a,b. **Wirbelsäule a Strukturen der Wirbelsäule, b Kompression des Rückenmarks**

❯ Je nach Schwere der Rückenmarkschädigung entwickeln sich Nervenschädigungen, die in 3 Schweregrade unterteilt werden:
  — **Commotio spinalis** (Rückenmarkerschütterung – reversibel),
  — **Contusio spinalis** (Rückenmarkprellung – nicht vollständig reversibel) und
  — **Compressio spinalis** (Rückenmarkquetschung – meist irreversibel).

Durch schwere Quetschung, Abscherung oder Durchtrennung (◨ Abb. 30.7) kommt es zu einer kompletten Querschnittlähmung; eine Schwellung im Spinalkanal kann zur unvollständigen Querschnittlähmung führen. Entwickelt sich nach dem Unfall das Querschnittlähmungsbild zunehmend, kann dies durch eine Blutung, eine Gefäßunterbindung oder ein Ödem im Rückenmarkkanal verursacht sein. In diesen Fällen kann eine **frühzeitige Operation** eine Dauerschädigung verhindern. Totale Querschnittschäden, die sofort nach dem Unfall auftreten und nicht innerhalb von 24 h Anzeichen einer Rückbildung zeigen, sind in der Regel auch in der weiteren Behandlung nicht mehr zu beseitigen.

Querschnittslähmungen sind in jedem Fall außerordentlich schwerwiegende Verletzungsfolgen. **Akut lebensgefährlich** ist die **hohe** Querschnittslähmung. Je nach Höhe der Rückenmarkschädigung kann sich durch Druck auf das Atemzentrum (C1 und C2) eine zentrale Atemlähmung und durch Schädigung der nervalen Zwerchfellstimulation eine periphere Atemlähmung entwickeln. Der das Zwerchfell stimulierende Nerv, der N. phrenicus, verlässt den Wirbelkanal bereits auf der Höhe des 4. Halswirbels.

Bei Verletzungen unterhalb dieses Wirbels ist er nicht betroffen, sodass die übrige Motilität zwar ausfällt (Paraplegie und Tetraplegie), die Betroffenen aber weiterhin selbstständig atmen können.

Bei einer Querschnittslähmung oberhalb von Th 5 werden auch Bahnen des Sympathikus unterbrochen, die die physiologische Anpassung der Gefäßweite sichern. Der plötzliche Ausfall des peripheren Widerstands bei maximaler Weitstellung kann, ohne Volumenverlust, zu einem teilweise bedrohlichen Blutdruckabfall (**spinaler Schock**; ↻) führen.

Groblokalisation einer Rückenmarkschädigung

Den einzelnen Rückenmarknerven lassen sich sensible Versorgungsgebiete auf der Haut, sog. Dermatome, und motorische Bereiche, sog. Myotome, zuordnen (◘ Abb. 30.8). Sensibilitätsstörungen im Bereich dieser Dermatome und Lähmungen der von entsprechenden Rückenmarknerven

◘ Abb. 30.8. **Austritte der Rückenmarknerven und ihre Verbreitungsgebiete auf der Haut**

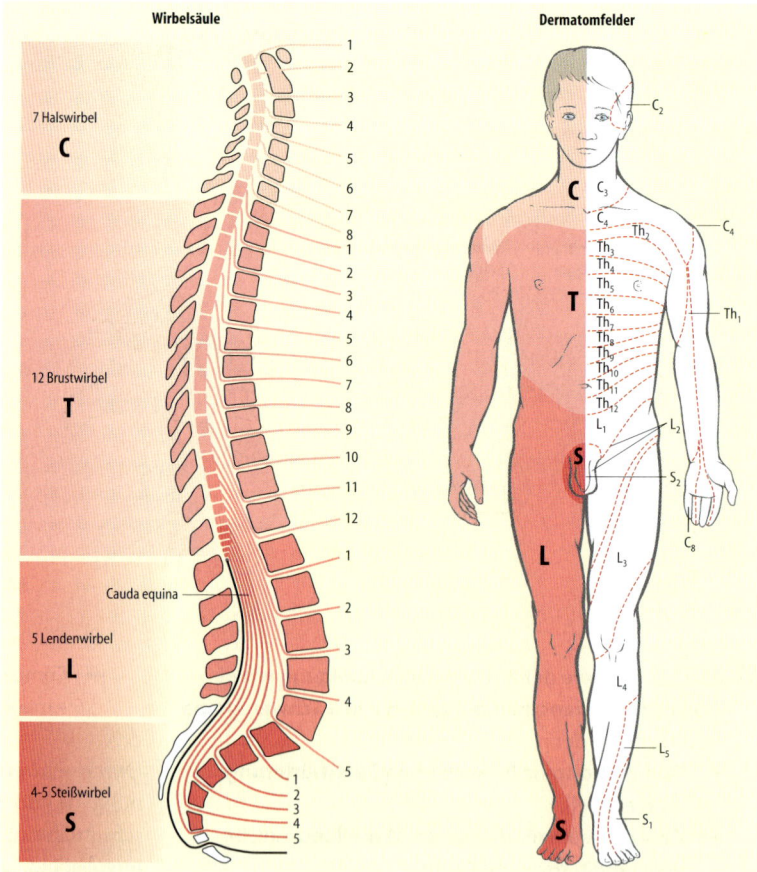

versorgten Muskelgruppen (Myotome) geben Hinweise auf die Höhe der Rückenmarkschädigung.

Symptomatik und Warnzeichen für Wirbelsäulenschädigungen

- Unfallmechanismus
  - Kopfsprung, Sprung aus großer Höhe
  - Sturz aus größere Höhe, Treppensturz, Leitersturz
  - Einklemmung, Verschüttung, Überrolltrauma
  - Stromunfall, Blitzschlag
  - Zweiradunfall, Fußgänger gegen Pkw, bestimmte Pkw-Kollisionen (s. oben)
- Schmerzen im Rücken-/Wirbelsäulenbereich
- Spontane oder bewegungsabhängige Schmerzen im HWS- Bereich
- Ein- oder beidseitig ausstrahlende Schmerzen in den Arm/die Arme
- Gefühlsstörungen und Bewegungseinschränkungen in den Beinen
- Verminderte Schmerzempfindlichkeit der Beine (im Vergleich zu den Armen)
- Schlaffe oder spastische Lähmung der Extremitäten
- Obere HWS
  - Je nach Höhe vollständige Atemlähmung
  - Auxiliaratmung (Einsatz der Atemhilfsmuskulatur)
  - Lähmung und Reflexlosigkeit aller 4 Extremitäten (Tetraplegie)
  - Schluckstörungen, Schmerzen beim Schlucken (retropharyngeales Hämatom)
- Mittlere und untere HWS
  - Sensibilitätsstörungen/Ausfälle im Armbereich
  - Unvollständige Lähmung aller 4 Extremitäten
  - Horner-Trias (Miosis, hängendes Lid, scheinbares Zurücksinken des Augapfels) durch Sympathikuslähmung
- BWS
  - Reaktionslosigkeit auf Schmerzen an der Haut des Rumpfes je nach Höhe
  - Lähmung beider Beine
  - Blasen und Mastdarmstörungen
- LWS
  - Sensible und motorische Ausfallerscheinungen im Bereich der Beine
  - Blasen- und Mastdarmstörungen, Stuhl- und Urinabgang gestört
  - Beim Mann Priapismus (plötzlich einsetzende Dauererektion ohne sexuelle Erregung)

Bei bewusstlosen Zweiradfahrern muss in jedem Fall der Schutzhelm abgenommen werden, damit Atmung und Bewusstseinslage überprüft werden und bei respiratorischen Störungen ggf. gezielte Maßnahmen ergriffen werden können.

Das Entfernen des Schutzhelms in Teamarbeit mit weiteren Helfern muss schrittweise und schonend erfolgen. Dabei ist stets davon auszugehen, dass auch eine (Hals)wirbelsäulenverletzung vorliegen könnte. Eine konsequente Abstimmung der beiden Helfer ist unerlässlich (□ Abb. 30.9).

1. Helfer 2:
   a. Greift um Helm und Kiefer, um die HWS zu stabilisieren
2. Helfer 1:
   a. Klappt Visier hoch und öffnet Helmverschluss und Kinnriemen
   b. Kniet neben dem Brustkorb des Patienten, greift mit beiden Händen seitlich am Hals zum Hinterkopf und hält den Kopf fest fixiert in Mittelstellung (Neutralposition) ohne seitliche Drehung, Beugung oder Überstreckung
3. Helfer 2:
   a. Umgreift die seitliche Helmkante und bewirkt eine Dehnung nach außen
   b. Zieht den Helm ab – ohne Drehbewegung und ohne Anheben des Kopfes
4. Helfer 2 und Helfer 1:
   a. Übernehmen die fixierte achsengerechte Position
   b. Fixieren Kopf und HWS in Neutralposition

Therapie

Therapie: Wirbelsäulentrauma

1. Sofortmaßnahmen des Rettungspersonals
   - Bei Störungen/Ausfall der Atmung: assistierte bzw. kontrollierte Beatmung
   - Wenn keine akuten Störungen der Vitalfunktion vorliegen, keine unnötige Lagewechsel
   - Bei ansprechbaren Personen: immer HWS-Immobilisation

▼

2. Weitere Maßnahmen
   - In jedem Fall Notarztalarmierung
   - Nach Möglichkeit sofort das Rettungsfahrzeug anfordern, das den Transport in die **nächste geeignete Klinik** (RTH, NAW) durchführen kann
   - Genauere Untersuchung der Ausfälle (seitenbezogen) und Dokumentation mit Uhrzeit auf Protokoll und Markierung (mit z. B. Edding) auf der Haut
   - Bei aufsteigendem Querschnitt zügiger Transport
   - Verwendung der Schaufeltrage bzw. des Rettungskorsetts
   - Immobilisation in der Vakuummatratze oder auf dem Spineboard
   - Venöser Zugang
3. Notärztliche Therapie
   - Schockbekämpfung und Kreislaufstabilisierung
   - Sedierung, ggf. Relaxierung und Narkose
   - Ggf. Intubation
   - Hochdosierte Kortikoide

Besondere Hinweise

> In Zweifelsfällen, in denen ein Wirbelbruch und eine Querschnittslähmung aufgrund des Unfallhergangs zu befürchten sind, insbesondere bei Frontalzusammenstößen und Auffahrunfällen im Straßenverkehr und bei jedem Sturz aus großer Höhe, sollte im Rahmen der Erstüberprüfung stets – auch bei Bewusstlosen – vor der Lagerung auf die Trage festgestellt werden, ob Schmerzempfindungen und Abwehrreflexe erhalten sind.

- Vorteile und Anwendungsmöglichkeiten der Schaufeltrage und des Rettungskorsetts ► Kap. 16.
- Wenn keine Schaufeltrage verfügbar ist (Massenanfall Verletzter), werden zum Heben und Lagern Wirbelsäulenverletzter 4 Helfer benötigt. Der Erfahrenste (Notarzt oder Rettungsassistent) gibt die Kommandos, hebt den Kopf des Patienten und stabilisiert dabei die Halswirbelsäule; 3 weitere Helfer heben auf Anweisung gleichzeitig mit der Kopfposition den Patienten an Oberkörper und Hüfte, Oberschenkeln und Unterschenkeln an.

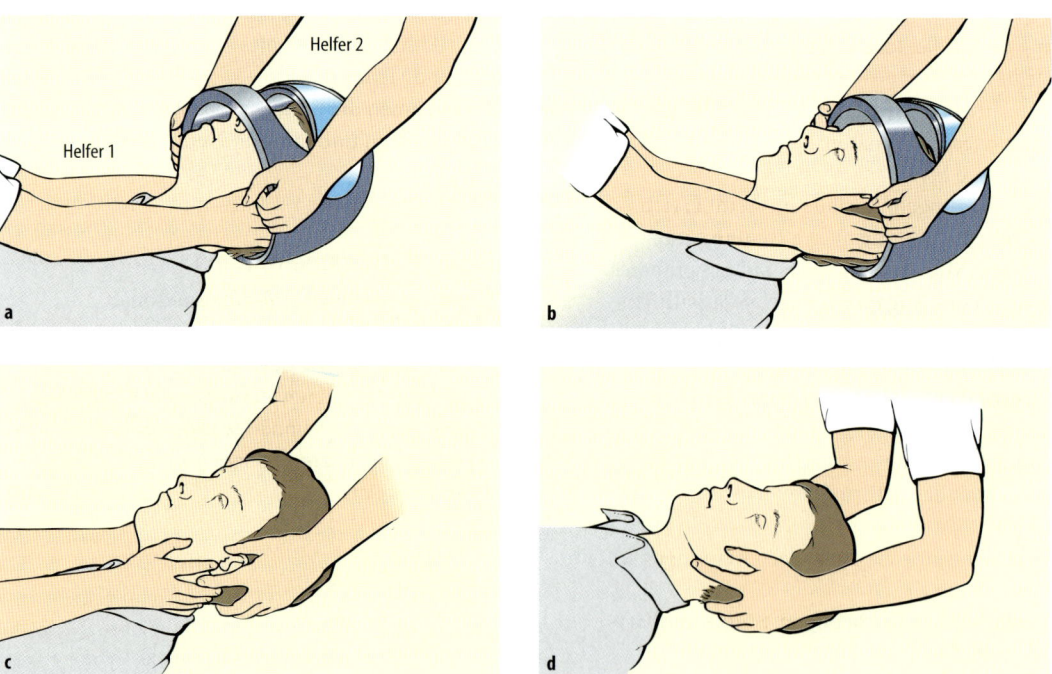

🔴 Abb. 30.9a–d. **Abnahme des Schutzhelms (s. Text)**

– Bei Querschnittschäden im Halsbereich, die nicht sofort das Atemzentrum betroffen haben, muss noch Stunden bis Tage nach dem Verletzungsgeschehen mit der Entwicklung eines aufsteigenden Ödems des Rückenmarks gerechnet werden. Da es dann zur Atemlähmung kommen kann, müssen beim Transport von Notfallpatienten mit hoher Querschnittslähmung ständig alle Vorkehrungen zur Beatmung getroffen sein.

30.5 Thoraxtrauma

Nahezu jeder 2. Verkehrstote ist Opfer eines Thoraxtraumas. Nach KVB-Analyse ist der Thorax mit 15,4% nach dem Schädel die zweithäufigste durch Verletzung betroffene Körperregion. Bei über 50% aller Thoraxtraumen liegen weitere Verletzungen vor. In ◘ Abb. 30.10 sind die **12 akut lebensbedrohlichen Formen des Thoraxtraumas und dessen Komplikationen (»das tödliche Dutzend«)** aufgeführt.

Terminologie

Definition Thoraxtrauma. Stumpfe oder penetrierende Gewalteinwirkung auf den Thorax, die Verletzungen des Brustkorbs und direkt oder als Folge der Brustkorbverletzung Traumen innerer Organe hervorruft.

Der Aufprall des Brustkorbs gegen das Steuerrad eines Fahrzeugs als typisches Beispiel für ein **stumpfes Thoraxtrauma** verursacht meistens Prellmarken, die schwere Verletzungen vermuten lassen.

Besonders bei Kindern und Jugendlichen mit elastischem Brustkorb treten aber gelegentlich auch ohne äußerlich sichtbare Zeichen schwere innere Verletzungen auf (Crushphänomen).

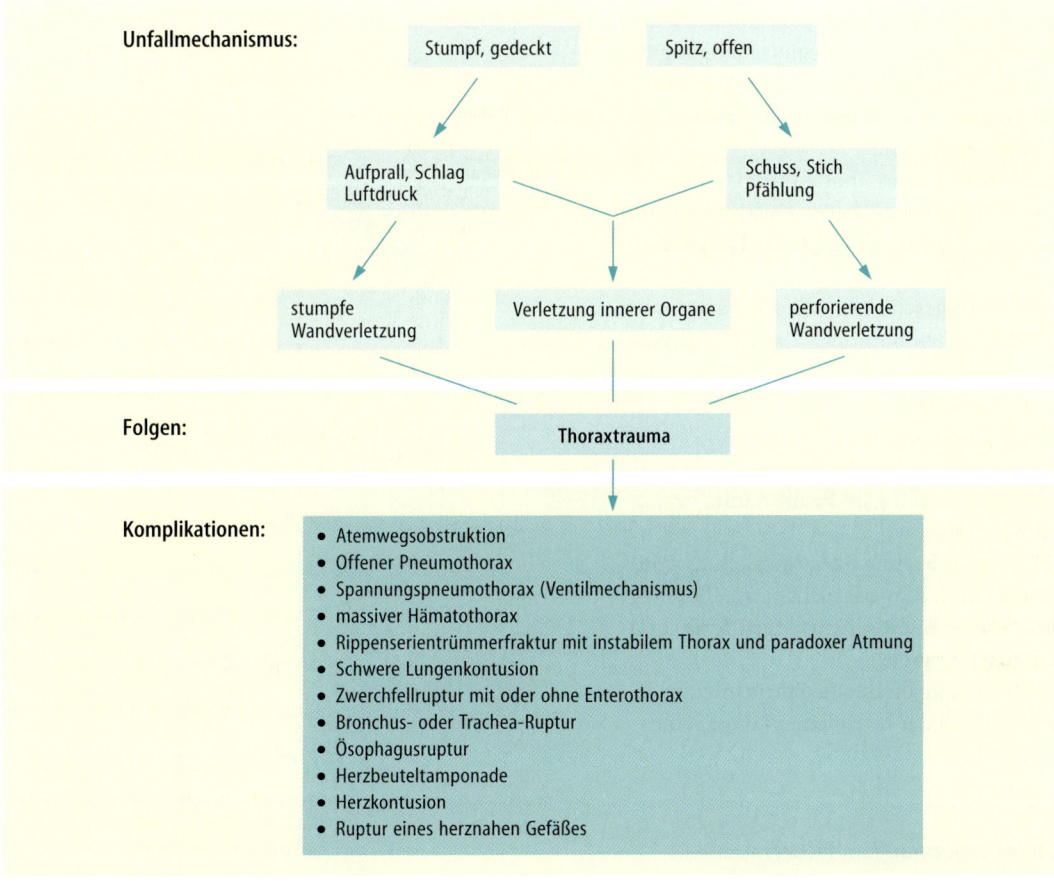

◘ Abb. 30.10. **Thoraxtrauma**

Bei **Messerstich-, Schuss- und Pfählungsverletzungen** wird in der Regel sofort auf eine Mitbeteiligung innerer Organe geschlossen. Schussverletzungen, insbesondere durch Steckschüsse, dürfen wegen ihres meist kleinen Einschusskanals nicht übersehen werden.

Pathophysiologie
Geschlossene Brustkorbverletzungen

Besonders bei stumpfen Thoraxtraumen liegen häufig **Rippenserienfrakturen**, gelegentlich Rippenstückbrüche und eine **Sternumfraktur** vor. Je nach Umfang entwickelt sich eine paradoxe Atmung (◘ Abb. 30.11). In Abhängigkeit von der Schwere des Traumas sind innere Organe direkt verletzt worden (Lungenabriss, Bronchialabriss, Aortenruptur, Herzkontusion etc.). Häufig verursachen aber Rippenbruchstücke, die die Brustwand nach innen durchspießen, Verletzungen der Pleura, der Lunge und des Herzens.

Offene Brustkorbverletzungen

Offene Brustkorbverletzungen sind vergleichsweise selten. Ihre Gefährlichkeit wird neben der Beeinträchtigung der respiratorischen Funktion durch den Umfang der Mitbeteiligung innerer Organe, v. a. der Lunge, der großen Gefäße und des Herzens, bestimmt.

Die einfachsten Formen des Thoraxtraumas sind einzelne, z. T. sehr schmerzhafte knöcherne Verletzungen von Rippen oder Sternum, die ein ruhiges, tiefes Durchatmen erschweren.

Die wichtigsten Folgeschäden bei Thoraxtraumen sind: Hämatothorax, Pneumothorax, Spannungspneumothorax und Lungenkontusion, Herzbeuteltamponade, Herzkontusion und Gefäßruptur.

Hämatothorax
- **Definition:** Blutansammlung im Pleuraraum (◘ Abb. 30.12).
- **Ursachen:** Direkte Verletzung oder Anspießung von Lunge und Herz durch Rippenbruchstücke; Blutung aus der Brustkorbwand (Zwischenrippenarterie) und aus den verletzten Organen.
- **Folgen:** Je nach Umfang direkte Beeinträchtigung der Atmung durch Ausfall der betroffenen Lunge, Volumenmangelschock.

Pneumothorax
- **Definition:** Luftansammlung im Pleuraraum (◘ Abb. 30.13).

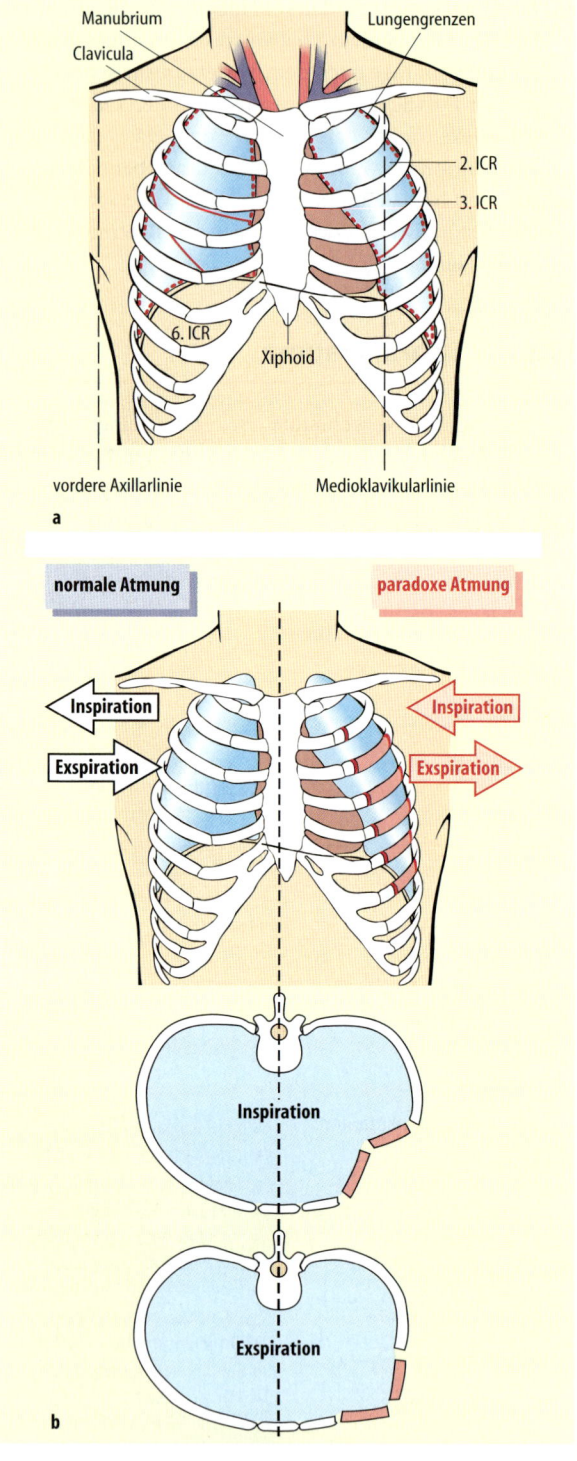

◘ Abb. 30.11a,b. **Geschlossene Brustkorbverletzung: a** Anatomie, **b** normale (**links**) und paradoxe (**rechts**) Atmung

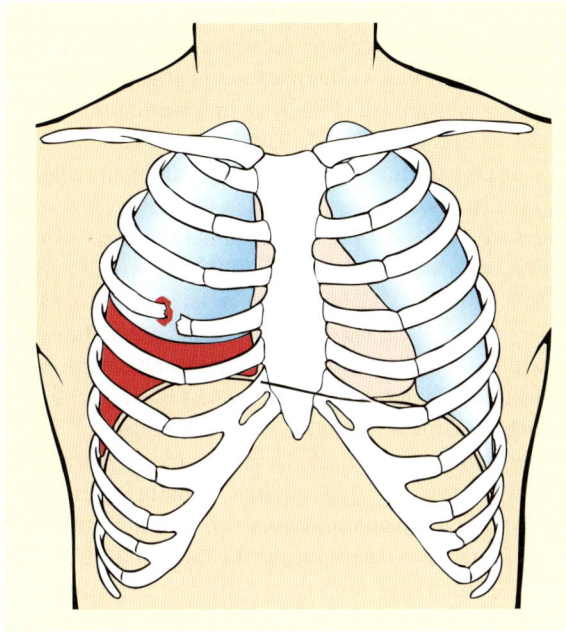

Abb. 30.12. **Hämatothorax**

- **Ursachen:** Zwischen Lungenoberfläche und innerer Thoraxwand, genauer zwischen den beiden Pleu-
rablättern, besteht keine feste Verbindung. Der leere Spalt ist vielmehr mit einem Flüssigkeitsfilm ausgekleidet, der Verschiebungen der Pleurablätter gegeneinander, aber kein Ablösen zulässt.

Durch Dehnung der elastischen Gewebeanteile und
die Oberflächenspannung der Alveolen hat die Lunge das permanente Bestreben, ihr Volumen zu ver-
kleinern.

Durch diese Zugspannung entsteht im Pleuraspalt
gegenüber der Atmosphäre ein negativer Druck mit
einem Maximum am Ende der Inspiration von 6–
8 cm H_2O (5,9–7,9 hPa) und von 3–5 cm H_2O (2,9–
4,9 hPa) am Ende der Exspiration (◘ Abb. 30.14).
Bei Verletzungen der Brustwand strömt von außen
Luft in den Pleuraspalt (**offener Pneumothorax**), bei
Verletzungen der Lungenoberfläche, z. B. nach einer
Durchspießung durch Rippenbruchstücke, über das
Bronchialsystem (**geschlossener Pneumothorax**).

- **Folgen:** Der die Lunge normalerweise im Brustkorb
aufspannende Unterdruck ist aufgehoben, die Lunge zieht sich zusammen; dadurch erhebliche Verminderung des Gasaustauschs in der betroffenen Lunge.
Häufig sind Kombinationen von Hämatothorax und
Pneumothorax zu finden.

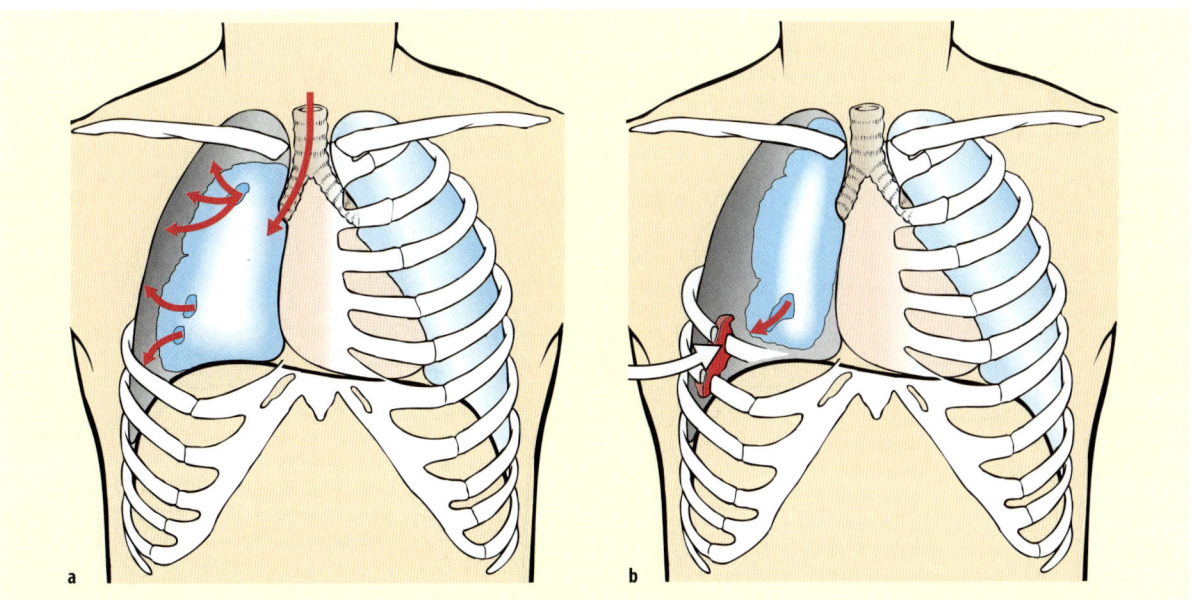

a   b

Abb. 30.13a,b. **Pneumothorax: a geschlossen, b offen**

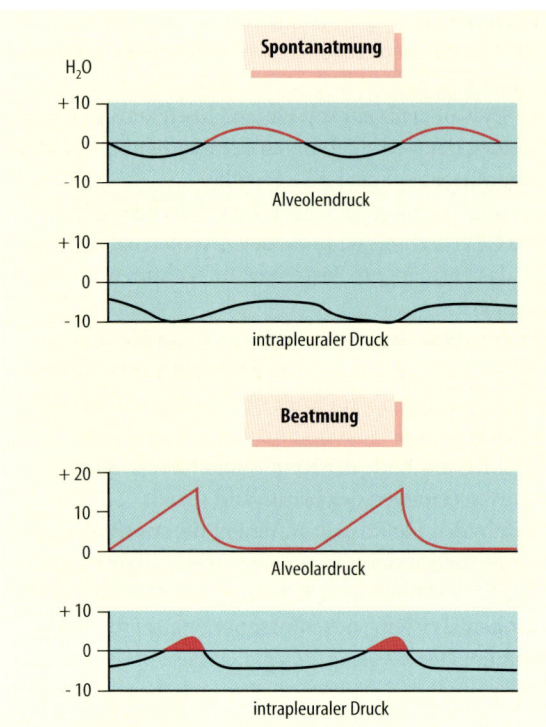

Spontanatmung

H₂O

+ 10
0
- 10
Alveolendruck

+ 10
0
- 10
intrapleuraler Druck

Beatmung

+ 20
10
0
Alveolardruck

+ 10
0
- 10
intrapleuraler Druck

◘ Abb. 30.14. **Druckverhältnisse bei Spontanatmung und Beatmung**

Spannungs- bzw. Ventilpneumothorax

- **Definition:** Durch einen Ventilmechanismus bei einem nach außen oder nach innen offenen Pneumothorax entsteht ein Überdruck im Pleuraraum, der zur Verdrängung des Mediastinums zur gesunden Seite und zu einer Kompression der anderen Lunge führt (◘ Abb. 30.15).

- **Ursachen:** Bei der Einatmung öffnet sich die Verbindung durch die Brustkorbwand (Fleischwunde) oder zum Bronchialsystem (Lungenverletzung), es wird Luft in den Pleuraspalt gesogen. Bei der Ausatmung schließt sich die Öffnung (**Ventilmechanismus**); dabei füllt sich der Pleuraspalt der betroffenen Seite mehr und mehr mit Luft. Der Druck nimmt zu, das Mediastinum wird nach der anderen Seite gedrängt und die gesunde Lunge zusätzlich komprimiert.

  - **Spannungspneumothorax bei Spontanatmung** Unter Spontanatmung ist die Entstehung eines Spannungspneumothorax in erster Linie über Druckerhöhung bei Hustenstößen zu erklären.

❯ Lebensbedrohlich wird ein Spannungspneumothorax bei Spontanatmung durch die Hypoxie, die über eine Kompression auch der primär unverletzten Lunge zu erklären ist.

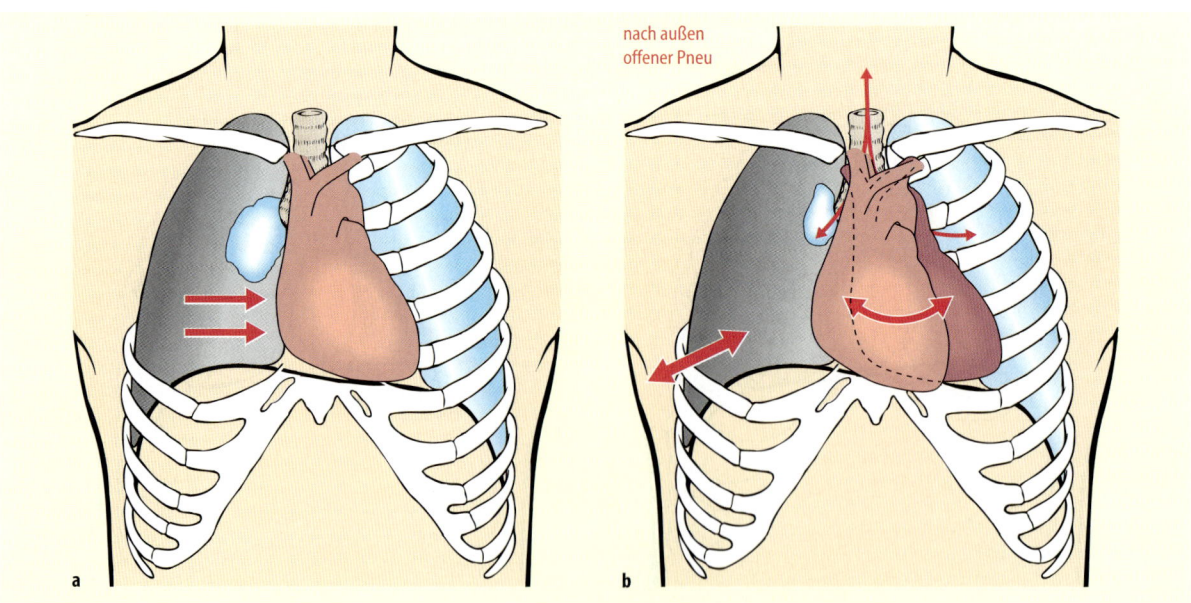

nach außen offener Pneu

a   b

◘ Abb. 30.15a,b. **Komplikationen des Pneumothorax: a Spannungspneumothorax, b Mediastinalflattern**

– **Spannungspneumothorax bei Beatmung**
Bei der Beatmung (»intermittent positive pressure breathing«, IPPB) steigen intrathorakaler und intrapleuraler Druck an. Am Ende der Beatmung werden Werte über Null erreicht (◻ Abb. 30.14). Diese Unterschiede in den Drücken bei Spontanatmung und Beatmung haben bei Verletzungen des Lungenfells zwangsläufig Konsequenzen für die Wahrscheinlichkeit der Ausbildung eines Spannungspneumothorax. Das Folgebild wird im Vergleich zu dem beim Spontanatmenden noch bedrohlicher (◻ Abb. 30.16). In Abhängigkeit von zwangsläufig ansteigenden Beatmungsdrücken werden intrapleural positive Drücke von 50 cm H_2O (49 hPa) und mehr erreicht, Werte, die weit über dem zentralen Venendruck liegen.

> **Hier ist die Behinderung des venösen Rückstroms durch Überdruck und Mediastinalverlagerung von noch größerer Bedeutung als die Hypoxie, bzw. beide lebensbedrohlichen Erscheinungen überlagern sich.**

Mediastinalflattern

▬ **Definitionen:** atemsynchrone Pendelbewegungen des Mediastinums (◻ Abb. 30.15).

▬ **Ursachen:** Bei nach außen offenem Pneumothorax wird das Mediastinum während der Inspiration durch den negativen Druck im unverletzten Pleuraraum zur gesunden Seite gezogen, während der Exspiration treten gegensinnige Bewegungen auf. Das Mediastinum »flattert«.

▬ **Folgen:** Entgegen früher üblichen Vorstellungen tritt keine starke Beeinträchtigung des Herzzeitvolumens oder der venösen Füllung des rechten Herzens auf. Der offene Pneumothorax führt jedoch erwartungsgemäß zu einer Erhöhung des pulmonalen Gefäßwiderstands und über andere Mechanismen zur lebensbedrohlichen Hypoxie.
Im modernen Rettungsdienst ist daher die Beatmung unter Beachtung der anschließend dargestellten Sicherheitsvorkehrungen die adäquate Therapie des Mediastinalflatterns.

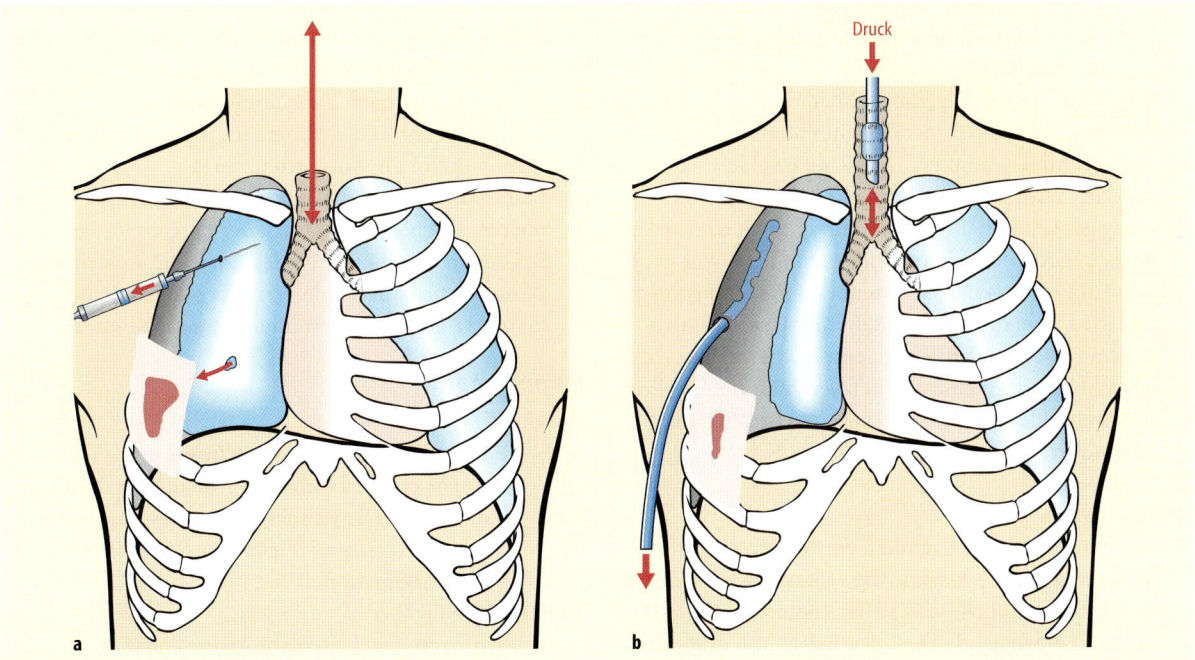

◻ Abb. 30.16a,b. **Offener Pneumothorax; a Spontanatmung, b Beatmung**

Lungenkontusion

- **Definition:** Prellung bzw. Quetschung des Lungengewebes.
- **Ursachen:** Aufprall des Thorax gegen einen harten Gegenstand (z. B. Lenkrad oder Boden), insbesondere bei gleichzeitiger schreckbedingter Einatmung.
- **Folgen:** Blutungen ins Lungengewebe und Ödembildung, führen in vielen Fällen zur Entwicklung eines ARDS (»adult respiratory distress syndrome«; akut auftretendes Lungenversagen) mit nachfolgendem Lungenversagen. Zeichen der Lungenkontusion sind schwere Dyspnoe und Bluthusten (Hämoptysen) sowie Zyanose, Tachypnoe und Tachykardie.

Ruptur im Bereich der unteren Atemwege

- **Ursachen:** Durch massive stumpfe Traumata aber auch penetrierende Verletzungen kann es zu einem Riss oder Abriss im Bereich der unteren Atemwege kommen: Trachealriss, Riss eines Bronchus oder gar Lungenabriss.
- **Folgen:** Neben akuter Dyspnoe und blutigem Auswurf fällt in der Regel ein ausgeprägtes, bedrohlich aussehendes Hautemphysem auf.

Herzbeuteltamponade

- **Definition:** Blutung in den das Herz umhüllenden Herzbeutel mit nachfolgender Kompression des Herzens (■ Abb. 30.17).
- **Ursachen:** Verletzung (Einriss) der Herzwand.
- **Folgen:** Durch zunehmendes Einbluten in den Herzbeutel nimmt der äußere Druck auf das Herz zu; es füllt sich nicht mehr ausreichend. Die Auswurfleistung geht zurück. Im Vollbild finden sich ein kardiogener Schock, eine obere Einflussstauung – sofern bereits im Rettungsdienst ein zentralvenöser Zugang gelegt wird – bei normalem oder erhöhtem zentralvenösem Druck. Im EKG kann eine Niedervoltage (in allen Ableitungen eine deutlich verkleinerte Amplitude) beobachtet werden, da das Herz künstlich durch Blut isoliert wird.

Herzkontusion

- Bei stumpfen Thoraxtraumen entsteht häufig eine Verletzungsart am Herzen, die weitestgehend dem Herzinfarkt ähnlich ist, die Herzkontusion. Gefährlich sind die folgende Herzinsuffizienz mit dem Abfall des arteriellen Blutdrucks und möglichen Rhythmusstörungen.

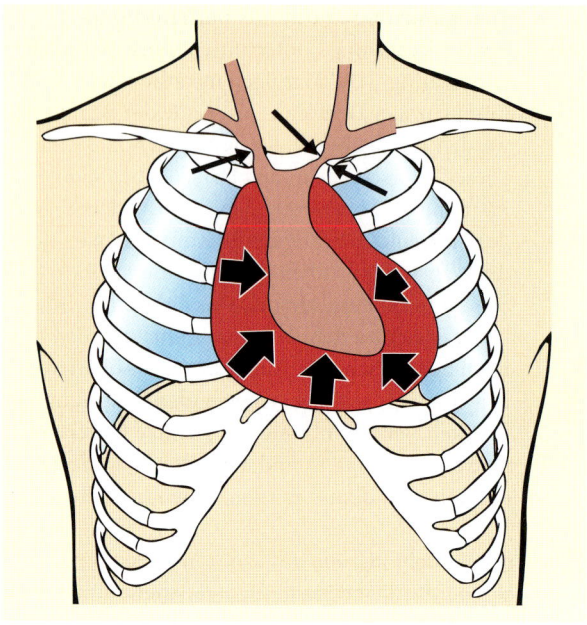

■ Abb. 30.17. **Herzbeuteltamponade**

Ruptur eines herznahen Blutgefäßes

- Verletzungen der Brustaorta gehören zu häufigen Komplikationen des schweren – präklinisch nicht eindeutig erkennbaren – **gedeckten Thoraxtraumas**. Die sonst sehr flexible Aorta ist an 3 Stellen stärker fixiert. Kommt es zu einem Dezelerationstrauma oder zu einer Kompression des Thorax mit Dehnungsmechanismus, kann die Aorta rupturieren.
- **Klassische Symptomatik:** primär Bluthochdruck der oberen und niedriger Druck der unteren Organe. Bei einem totalen Einriss der Aorta mit Austritt des Blutes in die Brusthöhle versterben die Patienten häufig trotz maximaler Bemühungen am Notfallort.

Symptomatik

- Unfall
  - Für die Einschätzung der Schwere eines Thoraxtraumas ergeben sich erste Anhalte aus dem Unfallhergang. Die verschiedenen Ausprägungen des Thoraxtraumas zeigen eine Vielzahl von Symptomkombinationen.
- Patientenangaben
  - Schmerzen, ggf. atemabhängig verstärkt
  - ggf. Stenokardie

- Inspektion
  - Gurtmarke, Prellmarke, Hämatom, Schürfung
  - Offene Wunde, Fremdkörper
  - Seitenungleiche Atembewegung, paradoxe Atmung
  - Schonhaltung, auf verletzter Seite liegend
  - Dyspnoe, Orthopnoe, Tachypnoe
  - Zyanose
  - Einsatz der Atemhilfsmuskulatur
  - Stauungszeichen
    - Halsvenenstauung
    - Petechien im Hals- und Kopfbereich, konjunktivale Einblutungen
    - Bluthusten, blutiger Auswurf (Hämoptysen)
- Palpation
  - Instabilität
  - Krepitation
  - Hautemphysem
  - Veränderungen der Trachealmittelstellung
- Pulsoxymetrie
  - Erniedrigte S_aPO_2-Werte, Hypoxie
- Auskultation
  - Feuchte Atemgeräusche
  - Seitendifferenz
  - Einseitig fehlende Atemgeräusche (Spannungspneu)
  - Darmgeräusche im Thorax (Enterothorax bei Zwerchfellriss)
- Perkussion
  - Hypersonorer Klopfschall (Spannungspneu)
  - Abgeschwächter Klopfschall (Hämatothorax)
- Kreislaufkontrolle
  - Blutdruckabfall
  - Blutdruckdifferenz zwischen oberen und unteren Extremitäten
  - Tachykardie, Tachyarrhythmie
  - Zeichen des kardiogenen Schocks
- EKG
  - Rhythmusstörungen
  - Niedervoltage (Spannungspneu, Herzbeuteltamponade)

Therapie

Therapie: Thoraxtrauma

1. Sofortmaßnahmen des Rettungspersonals
   - Lagerung mit erhöhtem Oberkörper
   - Nach Möglichkeit Lagerung auf die verletzte Thoraxseite
   - Bei offener Verletzung lockeres, keimfreies Abdecken der Wunde
     Wunde **nicht** luftdicht verschließen
     Cave: Spannungspneumothorax
2. Weitere Maßnahmen
   - Bei Spontanatmung O_2-Inhalation: Maske mit einem Flow von 10–15 l/min
   - Beatmung (nur) bei schwerer Hypoxie
     Cave: Spannungspneumothorax
   - Komplettes Monitoring
   - Konsequente körperliche Untersuchung **unter Beachtung der Notfalldynamik!**
3. Notärztliche Therapie
   - Narkose und Intubation mit kontrollierter Beatmung
   - Volumensubstitution bei Hämatothorax und Gefäßverletzungen
a) **Zu vermutender geschlossener Pneumothorax** (Abb. 30.18)
   - Zum sicheren Ausschluss eines Spannungspneumothorax auch bei Spontanatmenden (Hustenstoß!) **Anlegen einer großkalibrigen Ventilnadel** (Heimlich-Ventil) wünschenswert.
   - Beatmung bei bedrohlicher Verschlechterung nach Intubation über Trachealtubus.
   - Bei Beatmung muss das Einlegen einer großkalibrigen Punktionsnadel für den Fall einer weiteren respiratorischen Verschlechterung oder einer eindeutigen Spannungspneusymptomatik einkalkuliert werden.
   - Bei Beatmung ist ein Ventil zur Vermeidung einer weiteren Zunahme des Pneus nicht erforderlich!
b) **Offener Pneumothorax** (Abb. 30.16)
   - Luftdichter Verband kann ggf. angelegt werden, wenn der Notarzt bei der Entwicklung eines Spannungspneumothorax oder einer schweren Hypoxie sofort gezielt reagiert.

▼

- Beatmung: sinnvollerweise über Trachealtubus bei bedrohlicher Verschlechterung. Wunde ist dann in jedem Fall offen zu lassen, bzw. der luftdichte Verband ist zu entfernen.
- Bei nicht permanent klaffender Wunde ist das Einlegen einer großkalibrigen Punktionsnadel in Erwägung zu ziehen.

c) **Thoraxdrainage** (■ Abb. 30.19)
- Unter den verschiedenen Techniken die zur Anwendung kommen, ist das Vorgehen mit einer stumpfen Schere eine der verbreitetsten. Dabei wird ein subkutaner Kanal mit einer stumpfen Schere über den Oberrand der Rippe gebohrt bis die Pleura durchdrungen ist. Am Unterrand der Rippen zieht jeweils ein Gefäß-Nerven-Bün-

▼

del entlang. Eine Verletzung, insbesondere Blutungen aus der Zwischenrippenarterie wird bei der Anlage einer Thoraxdrainage dadurch vermieden, dass nach Präparation einer Rippe die Pleura generell am Rippenoberrand durchdrungen werden muss.
Nach Prüfen des Kanals (mit dem Finger) wird ein Drainagekatheter eingeführt.
- Thoraxdrainagen müssen unter möglichst sterilen Bedingungen (Hautdesinfektion, Lochtuch, sterile Handschuhe) gelegt werden.

d) **Bei fundiertem Verdacht auf Herzbeuteltamponade**
- Ggf. Perikardpunktion bereits am Notfallort durch erfahrenen (!) Notarzt (▶ Kap. 30.1).
- alternativ schnellstmöglicher Kliniktransport

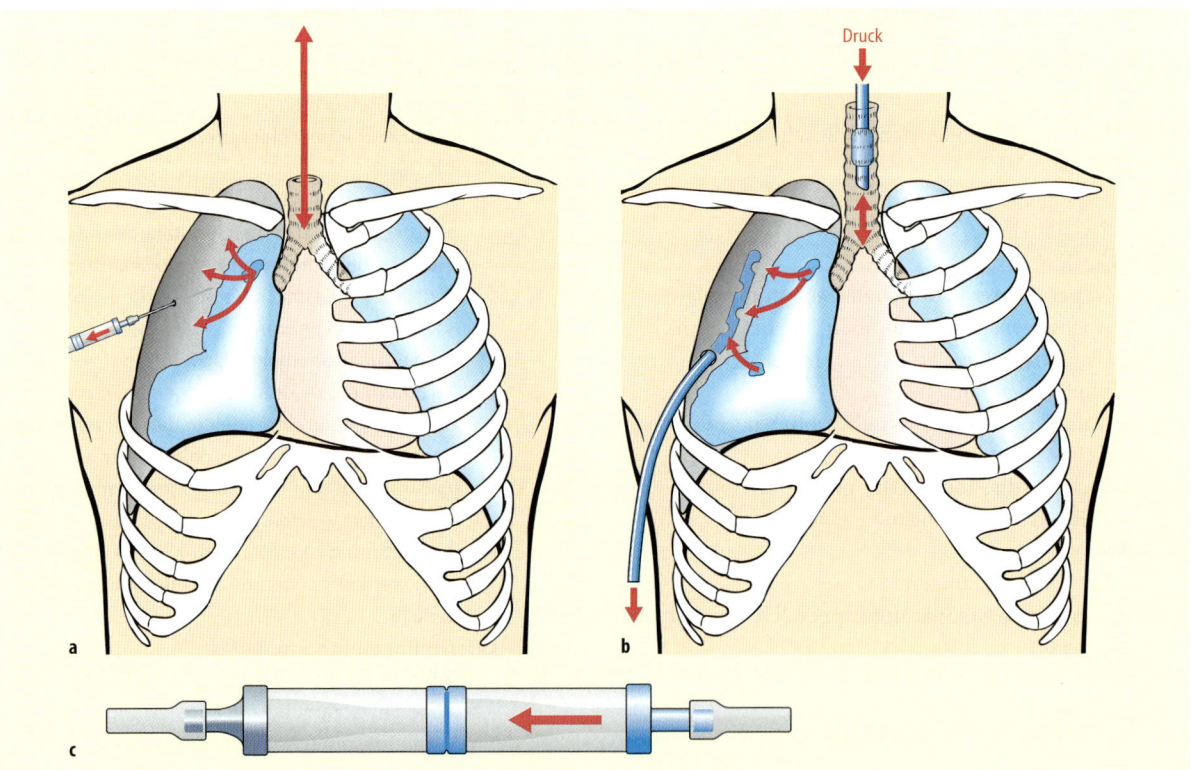

■ Abb. 30.18a–c. **Geschlossener Pneumothorax; a** Spontanatmung, **b** Beatmung, **c** Heimlich-Ventil.
Notfallmäßige Entlastungspunktion: in **a:** medioclavikulär 2. oder 3. ICR oberhalb der Rippe (nach Monaldi); in **b:** Drainage nach Bülau im 4.–6. ICR vordere Axillarlinie oberhalb der Rippe

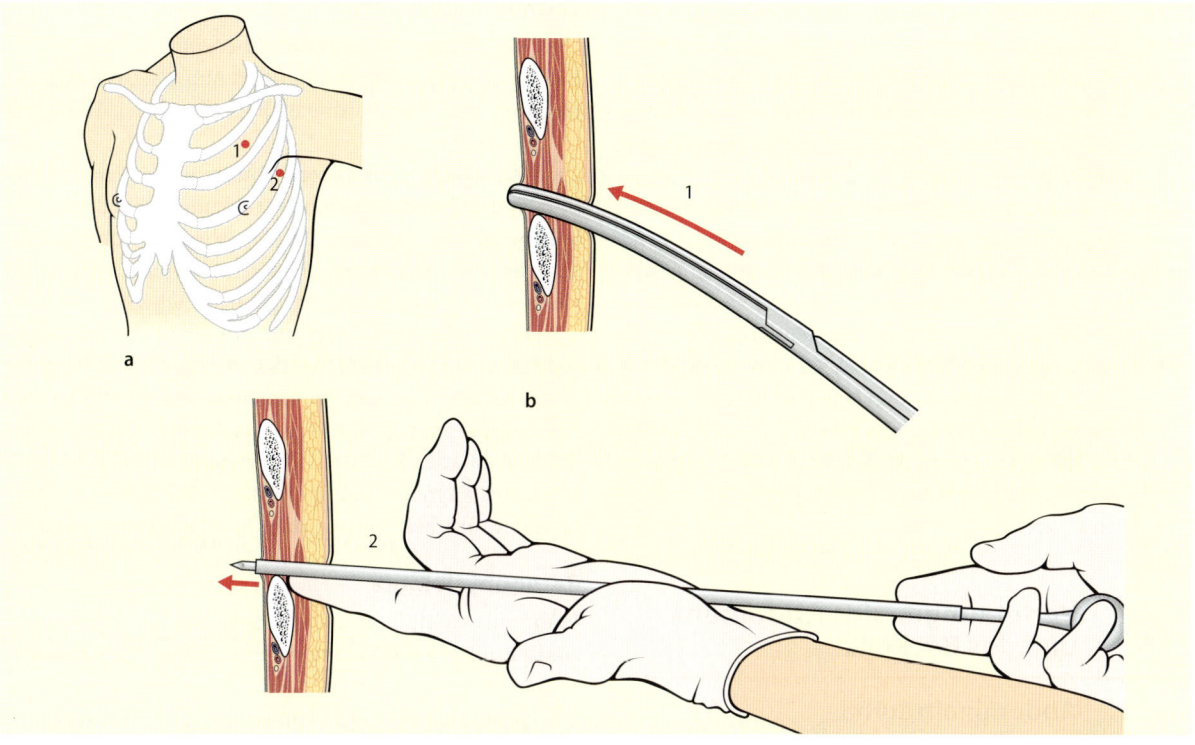

⬛ **Abb. 30.19a,b.** Thoraxdrainage: **a** Punktionsstellen: *1* zweiter Zwischenrippenraum (ICR) in der Medioklavikularlinie zur Entlastung eines Spannungspneumothorax, *2* vierter Zwischenrippenraum vordere Axillarlinie zur Anlage einer Pleuradrainage. **b** Anlagetechnik: *1* Spreizen des Zwischenrippenraums am Rippenoberrand, *2* Einlegen der Drainage auf dem Finger.

Besondere Hinweise

❯ **Schwere Thoraxtraumen mit am Notfallort nicht beherrschbaren Komplikationen gehören zur Gruppe von Notfällen, bei denen durch symptomatische präklinische Therapie das Leben nicht gesichert werden kann. Bei solchen Patienten ist ein eher unverzüglicher Kliniktransport – unter Fortführung/Erweiterung der Behandlung erforderlich!**

❯ **Hypoxie ist das entscheidende Problem. Die sachgerechte Therapie des offenen Pneumothorax besteht daher in Intubation und Beatmung. Die Wunde ist dann keimfrei und locker abzudecken.**

— Die alte, nicht differenzierende Regel, den nach außen offenen Pneumothorax sofort luftdicht zu verbinden, ist zumindest für die Belange des Rettungsdienstes und für die klinische Initialtherapie zu korrigieren. Die Gefahr, durch die bei schweren Thoraxtraumen notwendige Beatmung einen Spannungspneumotho-rax zu verursachen, wird bei unkritischer Übernahme alter Regeln nicht genügend bedacht. Die zirkulatorischen Effekte des Mediastinalflatterns, das durch den luftdichten Verband verhindert werden soll, wurden überschätzt.

— Durch eine relativ dünne Nadel, wie z.B. die Tiegel-Kanüle, kann nicht immer so viel Luft aus dem Pleuraraum entweichen, wie mit der Beatmung über das Leck der Lunge erneut zugeführt wird. So kann der Spannungspneumothorax häufig nicht behoben werden. Das Kaliber des Heimlich-Ventils und entsprechender Drainagen ist sinnvoller.

➕ **Praxistipp**

— **Bei Pfählungsverletzungen sollten die eingedrungenen Gegenstände in der Lunge belassen werden, da sie häufig den Umfang der Blutung gering halten und außerdem dem Chirurgen einen Anhalt über Richtung und Tiefe der Wunde geben.**

– Bei einem Unfallmechanismus wie Verschüttung, Einklemmung oder einem Überrolltrauma können aus dem Thoraxbereich größere Mengen Blut zum Kopf hin zurückgestaut werden Dieser Mechanismus ist an den verschiedenen Zeichen der Einflussstauung erkennbar.

– Als eines der größten Probleme in der weiteren klinischen Versorgung des Thoraxtraumas erweist sich das ARDS (»adult respiratory distress syndrome«). Durch den Primärschaden und die zusätzliche mangelnde Versorgung des Lungengewebes bei schlechter Durchblutungslage (z. B. Schock) kommt es zur Ausbildung eines perivaskulären (interstitiellen) Ödems mit einer zunehmenden Verschlechterung der Lungenfunktion und einem drohenden Lungenversagen.

– Zum Intensivtransport von Patienten mit Thoraxdrainagen ▶ Kap.13.3.

30.6 Verletzungen des Abdomens und des Beckens

30.6.1 Abdominaltrauma

Nach KVB-Analyse findet man bei 6% aller Unfallpatienten ein Abdominaltrauma.

Terminologie

Der Begriff **Abdominaltrauma** bedeutet Verletzung der Bauchregion. Das Bauchtrauma (◘ Abb. 30.20) ist eine Untergruppe des übergeordneten Begriffs »akutes Abdomen« (▶ Kap. 35.3).

Man spricht vom **akuten Abdomen** bei Verletzungen oder plötzlich einsetzenden Erkrankungen, bei denen akute Lebensgefahr besteht oder lebensbedrohliche Zustände zu erwarten sind, wenn nicht schnellstmöglich eine gezielte chirurgische Behandlung eingeleitet wird.

Das große Gebiet der chirurgischen Erkrankungen soll hier nicht dargestellt werden, da Patienten mit chirurgischen Erkrankungen im Gegensatz zu Verletzten dem Rettungspersonal in der Regel **nach** einer Untersuchung des Haus- oder Bereitschaftsarztes, nach Stellung einer Verdachtsdiagnose und überbrückenden ärztlichen Maßnahmen zum Transport in die Klinik übergeben werden.

Pathophysiologie

Während stumpfe Bauchtraumen häufig vorkommen, sind perforierende Verletzungen des Bauches vergleichsweise selten. Prellmarken, z. B. Gurtmarken nach Autounfall, können ein wichtiger Hinweis sein, sie sind aber nicht immer vorhanden. Wenn Schmerzen, Schockzeichen und eine auf bestimmte Felder der Bauchdecke begrenzte oder komplette Abwehrspannung feststellbar sind, liegt ein akutes Abdomen vor. Die Schmerzen sind typischerweise dem verletzten Organ nicht genau zuzuordnen, sie strahlen z. T.

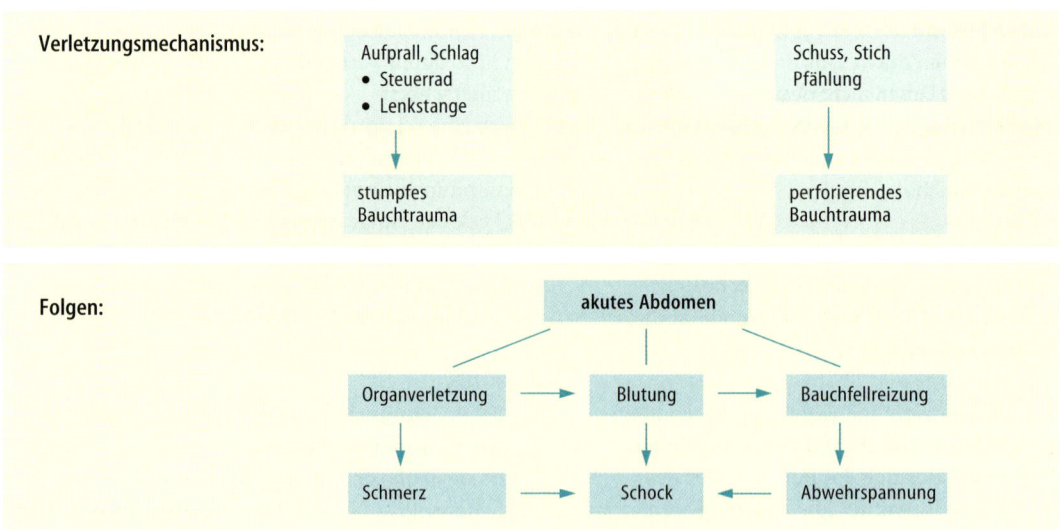

◘ Abb. 30.20. **Abdominaltrauma**

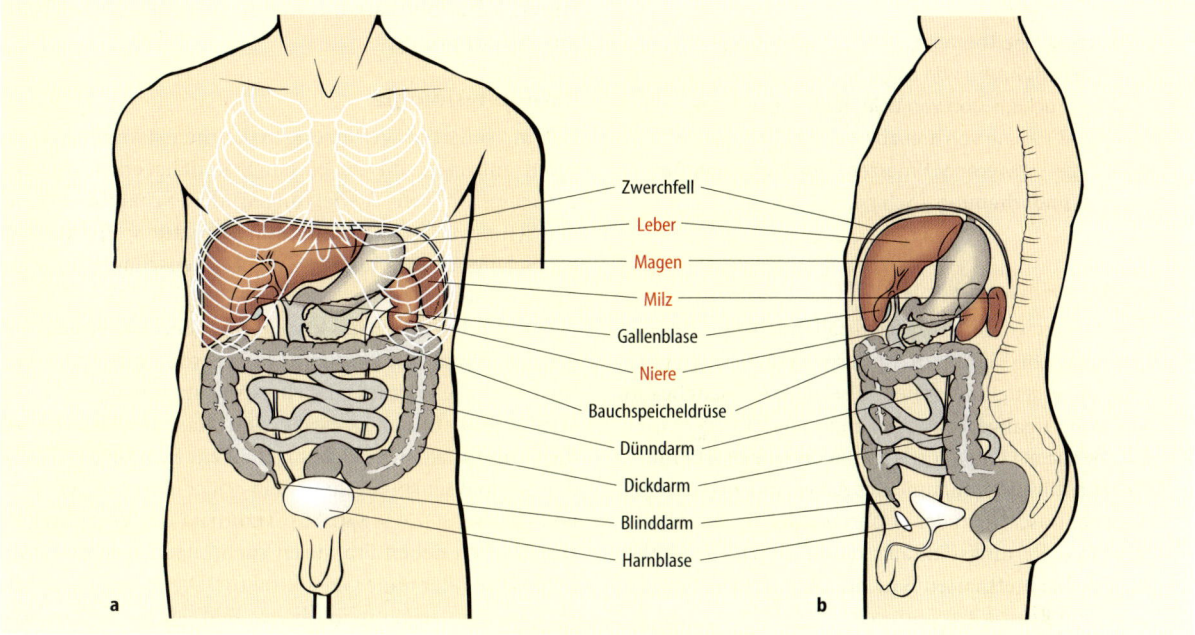

🔲 Abb. 30.21a,b. **Anatomie der Bauchorgane: a** von vorn, **b** von der Seite. Die blutspeichernden Organe (rot) liegen größtenteils unter den Rippen bzw. retroperitoneal

Labels in figure:
Zwerchfell
Leber
Magen
Milz
Gallenblase
Niere
Bauchspeicheldrüse
Dünndarm
Dickdarm
Blinddarm
Harnblase

a   b

in die Schultern aus (Head-Felder). Häufig sind die Zeichen eines schweren Schocks zu finden, da der Blutverlust, z. B. bei Milz- oder Leberverletzungen, über 4000 ml ausmachen kann (🔲 Abb. 30.21). Schnellinfusion von 2000 ml Volumenersatzmittel innerhalb von 5 min führt dann zu keiner anhaltend positiven Kreislaufreaktion. Der Volumenmangelschock wird zusätzlich durch eine Reizung des Bauchfells (peritoneale Reizung) verstärkt.

Bei **Verletzungen der Milz** kann es zu einer zweizeitigen Ruptur kommen. Unmittelbar nach Unfall blutet es aus dem verletzten Gewebe in die Kapsel. Nach einer symptomärmeren Phase (Stunden, Tage) reißt die Kapsel mit nachfolgender schwerer Blutung.

Symptomatik

– Bauchschmerz
– Ausstrahlender Schmerz in die Schulterregion der betreffenden Seite
– Schockzeichen
– Schonung der Bauchwand → Brustkorbatmung
– Abwehrspannung lokal/diffus
– Brettharte Bauchdecken

Therapie

Therapie: Abdominaltrauma

1. Sofortmaßnahmen des Rettungspersonals
   – Schocklagerung mit Knierolle und Unterstützung des Kopfes
   – Seitenlagerung in Schockposition bei Bewusstlosigkeit
   – 1 oder 2 i.v.-Zugänge
2. Weitere Maßnahmen
   – Infusion von Ringer-Laktat (500 ml sofort, 500 ml während des Transports)
   – **Bei schwerem, nichtbeherrschbarem Schock schneller Kliniktransport** (»Load and go«) mit Sondersignal; ggf. im Rendezvous-System Eine Stabilisierung des Kreislaufs ist wegen der weiter bestehenden Blutung, die nur durch eine Operation gestillt werden kann, nicht möglich!
   – Vorinformation der Klinik

▼

3. Notärztliche Therapie
    –   Fortführung von 2.
    –   Druckinfusion von Volumenersatzmitteln
    –   Abnahme von Kreuzblut
    –   Bei schweren Schmerzen – **nach genauer Be-
        funderhebung** – Schmerzmittel!

Besondere Hinweise

–   In Kliniken werden in Zweifelsfällen leistungsfähige diagnostische Verfahren, insbesondere die Sonographie zur Feststellung freier Flüssigkeit im Bauchraum und von Organverletzungen angewendet.
–   Das Betasten (Palpation) der Bauchdecken ist eine Überprüfungsmaßnahme des Arztes zur Erhärtung der Diagnose. Auch der erfahrende Rettungsassistent bzw. Rettungssanitäter kann durch diese Methode, z. B. bei brettharten Bauchdecken, für die Festlegung von Prioritäten und weitere Maßnahmen wichtige Hinweise erhalten (nicht direkt sichtbare Blutung nach innen ist häufig lebensgefährlicher als die eindrucksvolle, häufig aber harmlosere Blutung nach außen!) Auch kleine äußere Verletzungen, z. B. bei Pfählungen, bei Stichwunden und besonders bei Schussverletzungen, verursachen z. T. schwerste Schädigungen innerer Organe.

> **Bei schwerer Schocksymptomatik nach einem Unfall ohne eine deutlich sichtbare Blutung nach außen ist stets auch an ein Abdominaltrauma zu denken!**

–   Bei Abdominaltraumen in der Schwangerschaft (Unfälle, Stürze, Gewaltanwendung) sind neben den in dieser Phase besonders empfindlichen Organen des Bauchraumes der Uterus und das ungeborene Kind gefährdet. Der Verdacht auf Uterusruptur/Plazentalösung und vorzeitige Wehentätigkeit sind Gründe für einen **raschen** Kliniktransport.

30.6.2. Verletzungen des Beckens und der Harnorgane

Terminologie

Beckenverletzungen sind meist Folge einer heftigen direkten Gewalteinwirkung auf den Beckenring z. B. Über-fahren, Überrolltrauma, Aufprall, Sturz aus großer Höhe oder Verschüttung.

Pathophysiologie

Neben isolierten Verletzungen können komplexe Frakturen auftreten, die zu einem Stabilitätsverlust des Beckenrings führen: Verletzungen der Schambeine und der Symphyse (z. B. Schmetterlingsfraktur = Fraktur beider Schambeine), Frakturen der Beckenschaufel und des Kreuzbeinbereichs.

Bei Verletzungen des knöchernen Beckens besteht wegen der **hohen Blutverluste** (bis zu 5000 ml), ein hohes Risiko für die Entwicklung eines Volumenmangelschocks. Häufig mitbetroffene Organe sind Blase und Harnröhre, die in unmittelbarer Nachbarschaft zur Symphyse – bei einer Symphysensprengung – ein- oder durchreißen können (Abb. 30.22; ▶ Kap. 10). Traumata der Beckenregion verursachen neben Frakturen auch Luxationen des Hüftkopfes mit oder ohne Gelenkfraktur. Die seltenere vordere Hüftluxation zeigt ein ähnliches Bild wie die Oberschenkelhalsfraktur.

Symptomatik

–   Prellmarken und Hämatome
–   Asymmetrie des Beckens
–   »Aufklappen« des Beckens
–   Asymmetrie der Beinlängen
–   Außenrotation eines Beines, scheinbare Verkürzung
–   Innenrotation in Beugestellung
–   Druckschmerz bei seitlicher bzw. frontaler Stabilitätskontrolle

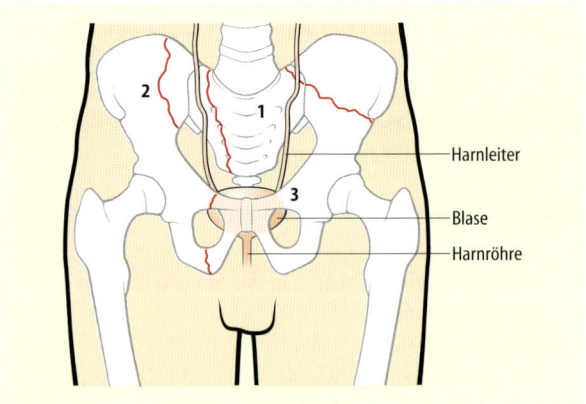

Abb. 30.22. **Becken mit Harnorganen und typischen Bruchstellen** (*rot*). *1* Kreuzbein, *2* Hüftbein, *3* Schambein.

- Tastbare Stufenbildung, Bruchspalt, Krepitation
- Blutaustritt aus der Harnröhrenöffnung
- Blutiger Urin
- Schocksymptomatik
- Fehlende Durchblutung in den unteren Extremitäten
- Perforierende Beckenverletzung z. B. Pfählung des Dammes

Für die Versorgung von **Beckenfrakturen** gelten die allgemeinen Prinzipien der Schockbehandlung. Lagerung und Immobilisation in Vakuummatratze: Vorgehen analog zu Wirbelsäulenverletzungen.

Die Therapie des Beckentraumas ist analog zur Therapie des Abdominaltraumas.

30.7   Extremitätentrauma

Bei Unfallpatienten sind nach KVB-Analyse in 23,4% die oberen und in 25,8% die unteren Extremitäten betroffen.

Terminologie

Verletzungen der Extremitäten umfassen Wunden, Blutungen unterschiedlichen Ausmaßes, Frakturen sowie Luxationen (□ Abb. 30.23). Aus der Fülle der möglichen Einzeltraumata werden in diesem Abschnitt als Ergänzung zu ► Kap. 16 nur einige wesentliche und häufige Verletzungen herausgegriffen und ausführlich dargestellt.

30.7.1.   Typische Verletzungen der oberen Extremitäten

Pathophysiologie

Je nach Stellung des Armes und der Hand kommt es beim Sturz und einer entsprechenden Gewalteinwirkung zu unterschiedlichen Verletzungen der oberen Extremität. Zu genaue Differenzierungen sind für den präklinischen Bereich nicht sinnvoll.

Eine häufige Verletzung des Schulterbereichs ist die Fraktur des Schlüsselbeins oder die Luxation bzw. Luxationsfraktur des Schultergelenks in ihren verschiedenen Variationsmöglichkeiten.

Symptomatik und Therapie
Schlüsselbeinfraktur

Bei der Schlüsselbeinfraktur, die häufig durch Sturz auf den ausgestreckten Arm zustande kommt, ist folgende **Symptomatik** festzustellen:
- Achsenverschobene Bruchenden nach kranial durch Zug des M. sternocleidomastoideus, nach kaudal durch M. deltoideus
- Verkürzung des Schultergürtels auf der betroffenen Seite
- Tastbare Stufe, Bruchspalte, Krepitation
- Schmerzhafte eingeschränkte Beweglichkeit
- Verletzung der A. und V. subclavia und des Plexus brachialis möglich

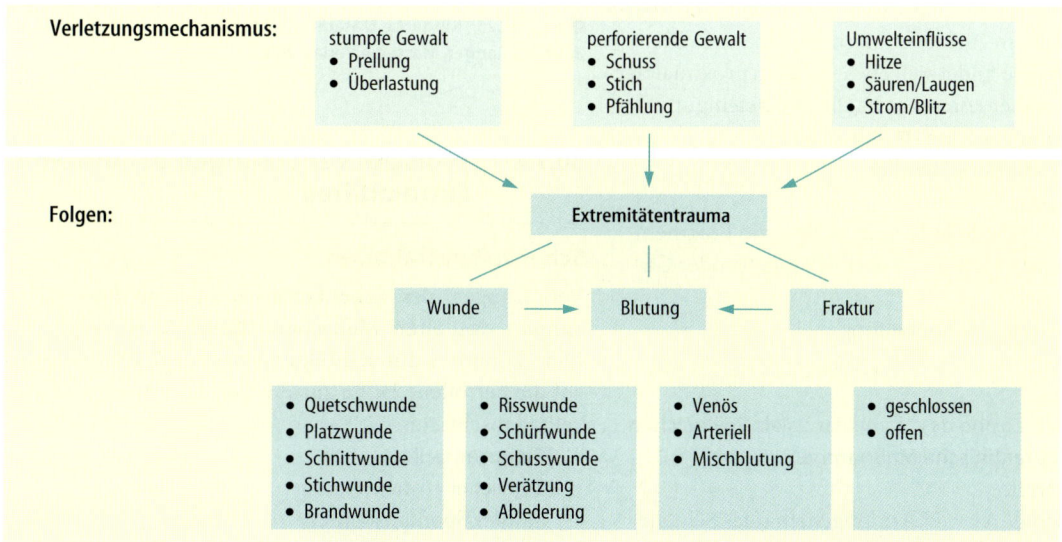

□ **Abb. 30.23. Extremitätentrauma**

Besondere **präklinische Maßnahmen**:

– DSM-Kontrolle des betroffenen Armes!
Diese Überprüfung von **D**urchblutung, **S**ensibilität und **M**otorik (▶ Abschn. 16.6.3) ist vor und auch nach Ruhigstellung einer Fraktur mehrfach durchzuführen.

– Ruhigstellen durch Armtragetuch und Fixieren des Arms am Oberkörper (◘ Abb. 16.15) oder durch behelfsmäßigen Rucksackverband.

Humerusschaftfrakturen

Humerusschaftfrakturen sind meistens Folgen einer direkten Gewalteinwirkung. Die häufigste Frakturstelle des Schaftes liegt im Bereich des Ansatzes des M. pectoralis major, der das proximale Bruchstück nach innen rotiert und adduziert. Deshalb finden sich häufig eine Verkürzung und Verbreiterung des Oberarms, starke Schmerzen, Schwellung und eine blaue Verfärbung.

Größte Gefahr: Verletzung der A. brachialis mit peripherer Minderdurchblutung. Außerdem können Verletzungen des N. radialis und medianus auftreten (▶ Kap. 16.3).

Besondere **präklinische Maßnahmen**:

– DSM-Kontrolle

– Ruhigstellen im Armtragetuch und Fixieren des Arms am Oberkörper (◘ Abb. 16.15).

Radiusfraktur

Die handgelenknahe Radiusfraktur (Colles-Fraktur) ist eine der häufigsten Frakturen überhaupt (◘ Abb. 30.24). Es handelt sich dabei um eine Extensionsfraktur der überdehnten Hand beim Auftreffen nach einem Sturz. Die typische Frakturstelle findet sich etwa 1,5–2 cm proximal der Gelenkfläche. Daher kommt es häufig zur Beteiligung des Handgelenks und der Ulna (◘ Abb. 30.25).

Die **Symptomatik** ist deutlich:

– Unfallhergang

– Charakteristische Fehlstellung: peripheres Fragment ist dorsal und radial verschoben (Bajonett- oder Gabelstellung)

– Schmerzbedingte Schonhaltung

– Hämatom

– Schwellung

– Gelegentlich Läsion des N. medianus als Spätzeichen
Besondere **präklinische Maßnahmen**:

– DSM-Kontrolle

– Ruhigstellen durch z. B. Armtragetuch oder Schiene (▶ Kap. 16)

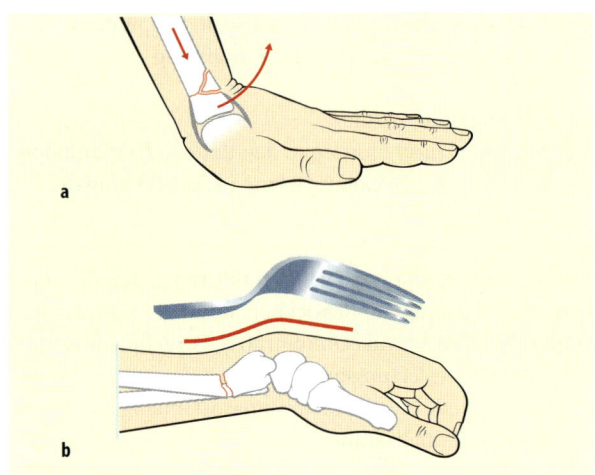

◘ Abb. 30.24a,b. **Radiusfraktur (Colles-Fraktur): a Entstehungsmechanismus, b Gabelstellung**

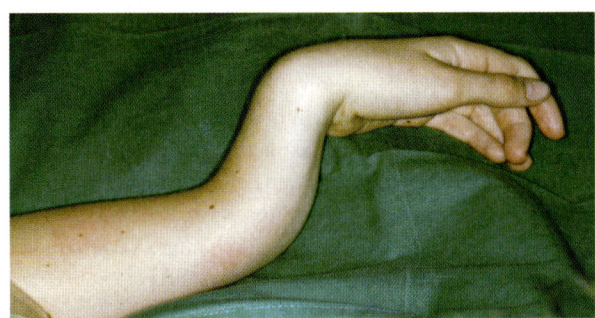

◘ Abb. 30.25. **Kindliche Unterarmfraktur mit massiver Fehlstellung. (Meffert, Langer, Marseille Verlag 2003)**

30.7.2   Typische Verletzungen der unteren Extremitäten

Schenkelhalsfrakturen

Verletzungen des Schenkelhalses sind **häufige Verletzungen des alten Menschen** (◘ Abb. 30.26; ▶ Kap. 33). Meist kommt es durch direkte Gewalteinwirkung bei Sturz auf die betroffene Hüfte zur Fraktur des mittleren Schenkelhalsabschnittes.

Symptomatik:

– Typischer Unfallhergang

– Starker Spontanschmerz

– Starker Bewegungsschmerz bzw. Stauchungsschmerz

– Belastung nicht mehr möglich

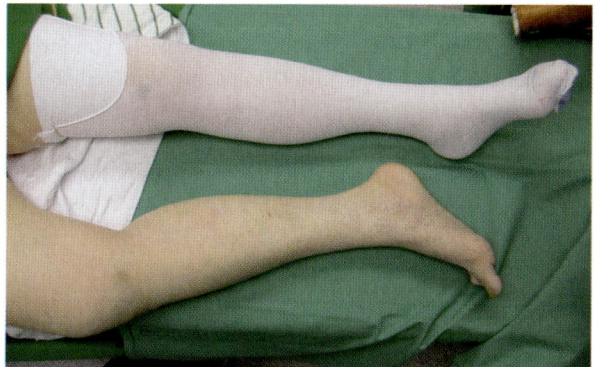

Abb. 30.26. **Schenkelhalsfraktur.** (Rücker, Springer 2005)

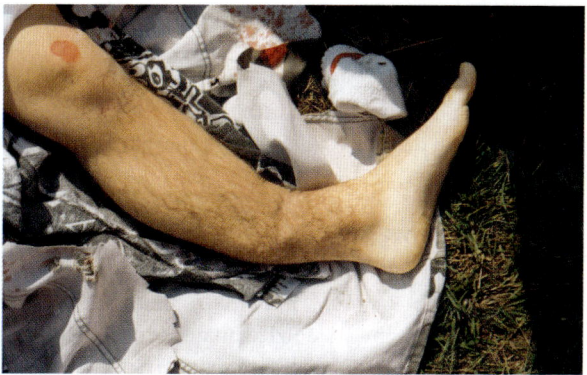

Abb. 30.27. **Unterschenkelfraktur.** (Rücker, Springer 2005)

— Starke Außenrotation
— Sichtbare Verkürzung des Beines

Als Komplikation sind neben der Fettemboliegefahr der große Blutverlust bei Beteiligung des oberen Femurendes zu nennen.

   Besondere **präklinische Maßnahmen:**
— DSM-Kontrolle
— Ruhigstellen durch Lagerung (Schaufeltrage) auf der Vakuummatratze

Oberschenkelschaftfraktur

Diese Fraktur entsteht meist aus einer Kombination von **Biegungs-, Drehungs- oder Stauchungskräften**, sodass Schräg-, Quer- und Biegefrakturen vorliegen können. Der jeweilige Muskelzug sorgt meist für eine Dislokation eines Fragments und sichtbare Verbreiterung des Oberschenkels. Als Gefahren gelten neben dem großen Blutverlust (bis zu 2 l) Fettembolie sowie Nerven- und Gefäßläsionen (A. und V. femoralis).

   Symptomatik:
— Typischer Unfallhergang
— Starker Spontanschmerz
— Starker Bewegungs- bzw. Stauchungsschmerz
— Belastung nicht mehr möglich
— Starke Verkürzung und Verdickung des Oberschenkels
— Deutliche Hämatombildung und Schwellung
   Besondere **präklinische Maßnahmen:**
— DSM-Kontrolle
— Schockvorbeugung und -bekämpfung!
— Ruhigstellen durch Lagerung (Schaufeltrage) auf der Vakuummatratze – Oberschenkel muss besonders gut eingeformt werden.

Unterschenkelfraktur

Verletzungen des Unterschenkels sind sehr häufig. Der Begriff **Unterschenkelfraktur** findet allerdings erst dann Verwendung, wenn beide Knochen frakturiert sind (Abb. 30.27). Eine isolierte **Tibiafraktur** ist oft bei Unfällen im Straßenverkehr und beim Sport anzutreffen. Sie kommt auf Grund der disponierten Lage in etwa 25% als offene Fraktur vor.

   Symptomatik:
— Unfallhergang
— Starker Spontanschmerz
— Starke Deformation
— Falsche Beweglichkeit
— Starke Weichteilschwellung
— Hämatombildung
— Läsionen von Nerven und Gefäßen
   Besondere **präklinische Maßnahmen:**
— DSM-Kontrolle
— Ruhigstellen durch geeignete Schiene z. B. Streckschiene, pneumatische Schiene etc.

Sprunggelenkfraktur

Verletzungen des Sprunggelenkbereichs reichen von einfacher Distorsion bis zu komplexen Luxationsfrakturen. Axiale Stauchungsverletzungen wie z. B. nach einem Sprung aus größerer Höhe können zu Frakturen des unteren Tibiaendes führen. Je nach Gewalt des Umknickens kann es zu Bänderverletzungen oder zu Luxationsfrakturen des oberen Sprunggelenks (OSG) kommen. Außerdem können Talus oder Kalkaneus (Fersenbein) frakturiert und die Achillessehne gerissen sein. Bei Verletzungen des Sprunggelenks kommt es nicht selten zu Läsionen von Nerven, Gefäßen und Weichteilen.

Besondere **präklinische Maßnahmen**:

- DSM-Kontrolle
- Ruhigstellen durch geeignete Schiene z. B. Vakuumschiene, pneumatische Schiene etc.
- Luxationen des OSG sollen zügig reponiert werden – Notarztalarm!

Besondere Hinweise

- Bei Frakturverdacht ist immer mit einem Blutverlust zu rechnen (▶ Kap. 16, ◨ Abb. 16.13). Eindrucksvolle, offensichtlich schwerste Extremitätenverletzungen mit massiven Blutungen lassen sich vergleichsweise leicht beherrschen. Hier ist, wenn eine sichere Blutstillung – wie auch immer – möglich ist, in der Regel zumindest auch eine Stabilisierung vor Ort, in erster Linie durch Volumenersatz, zu erreichen.
- Von den sicheren Zeichen eines Knochenbruchs abgesehen, ähneln sich die Zeichen eines Bruchs, einer Luxation oder einer Weichteilverletzung in vielerlei Hinsicht. Eine Unterscheidung dieser 3 Verletzungsarten setzt z. T. erhebliche Erfahrung und Zeit voraus. Sie ist unter den Bedingungen des Geschehens am Notfallort in vielen Fällen überflüssig.

❯ In Zweifelsfällen muss die betroffene Extremität vorsichtshalber so behandelt werden, als ob eine Fraktur vorläge.

30.8   Schussverletzungen

In den USA sterben jährlich mehrere 10.000 Menschen an Schussverletzungen, dagegen sind Schussverletzungen in Deutschland vergleichsweise selten. Bei Einsätzen in Krisenregionen wird das Rettungs- und Sanitätspersonal häufiger mit der Versorgung Verwundeter nach Schussverletzungen konfrontiert.

Terminologie

Da die Geschossgeschwindigkeit **ein** wesentlicher Faktor für Art und Ausmaß der Traumatisierung darstellt, unterscheidet man in der Wundballistik zwischen

- **Langwaffengeschossen** mit Auftreffgeschwindigkeiten von über 600 m/s (Gewehre, militärische Schusswaffen) und
- **Kurzwaffengeschossen** über 250 m/s (Pistolen und Revolver).

In Abhängigkeit vom Auftreffwinkel und dem Durchschlagvermögen des Geschosses – man spricht von **Streif**- oder **Tangential**-, **Steck**- und **Durchschüssen** – entstehen unterschiedliche Verletzungsbilder:

- **Streifschussverletzungen**: Prellungen, Abschürfungen, Blut aus Haut und oberflächlicher Muskulatur kein(e) Geschoss(teile) im Körper.
- **Eintrittswunde**: Haut- und Gewebeverletzungen an der Geschosseintrittsstelle.
- **Austrittswunde**: In der Regel vergleichsweise große Wunde an der Austrittsstelle des Geschosses oder der Geschossfragmente.
- **Temporäre Wundhöhle**: Gewebeschäden im Körperinneren, deren Ausmaß und Bedrohlichkeit von der Geschwindigkeit und der Art des Geschosses bestimmt wird.

Pathophysiologie

Die Schwere einer Schussverletzung wird von folgenden Faktoren bestimmt (◨ Abb. 30.28).

- Geschwindigkeit des auftreffenden Geschosses, da das getroffene Gewebe die kinetische Energie absorbieren muss.
- Geschwindigkeit bei Austritt aus der Waffe.
- Schussentfernung.
- Verhalten des Geschosses während des Fluges: Drallstabilisierte Geschosse dringen mit der Spitze ein und verursachen kleine Wunden bei hoher Durchschlagskraft, stärker rotierende Geschosse, die schräg oder quergestellt aufprallen, größere Zerstörungen.
- Beschaffenheit des getroffenen Gewebes: Je dichter das getroffene Gewebe, desto schwerwiegender ist die Traumatisierung:
  - **Lunge**: lufthaltig, elastisch, vergleichsweise geringe Gewebeschädigung,
  - **Muskulatur, Leber, Niere, Milz**: hohe Gewebeschädigung,
  - **Knochen**: Zersplitterung (Schussbruch),
  - **Herz, Magen-Darm-Trakt, Blase**: Hohlorgane, Platzen durch Druckwirkung.

Neben den direkten, durch das Geschoss selbst verursachten Gewebezerstörungen, die im weitesten Sinne anderen Perforationsverletzungen, z. B. Stichverletzungen entsprechen und den durch das Geschoss verursachten Stoß- und Druckwellen werden Trauma und Vitalbedrohung maßgeblich von Umfang und Lokalisation der **temporären Wundhöhle** bestimmt.

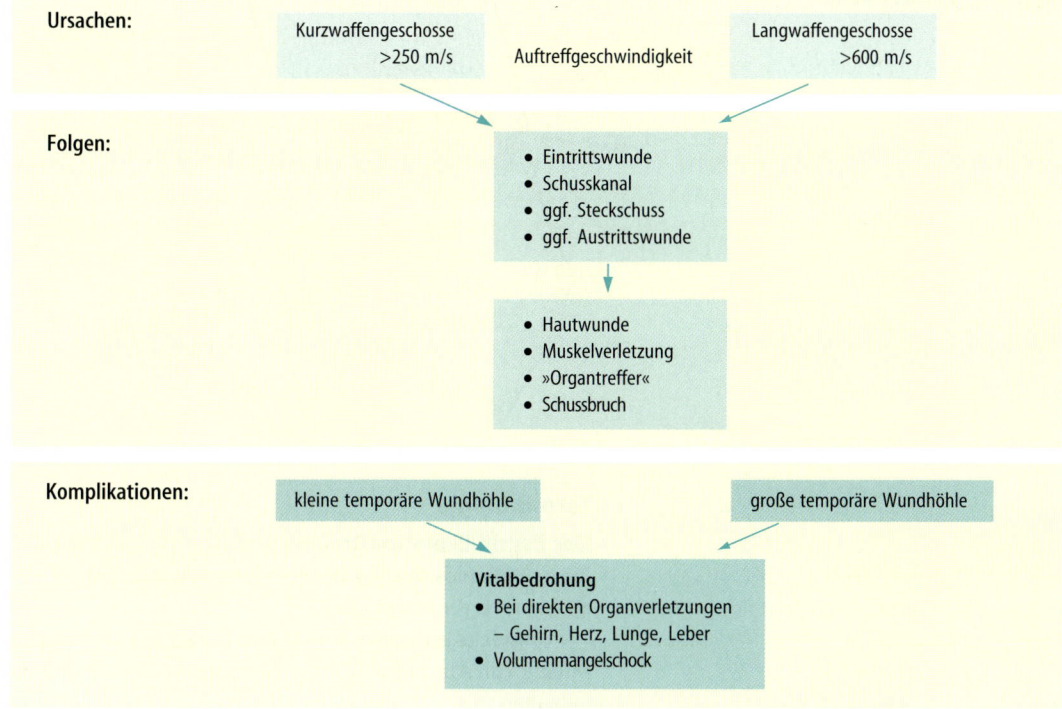

Ursachen:

| Kurzwaffengeschosse >250 m/s | Auftreffgeschwindigkeit | Langwaffengeschosse >600 m/s |

Folgen:

- Eintrittswunde
- Schusskanal
- ggf. Steckschuss
- ggf. Austrittswunde

- Hautwunde
- Muskelverletzung
- »Organtreffer«
- Schussbruch

Komplikationen:

kleine temporäre Wundhöhle   große temporäre Wundhöhle

Vitalbedrohung
- Bei direkten Organverletzungen
  – Gehirn, Herz, Lunge, Leber
- Volumenmangelschock

 Abb. 30.28. **Schussverletzungen**

Hinter dem durchtretenden Geschoss bildet sich vorübergehend Unterdruck aus, der Gewebe aus der Umgebung ansaugt und dadurch zerstört. Diese für wenige Millisekunden andauernde Höhlenexpansion mit nachfolgendem Kollaps führt durch Überdehnung zum Zerreißen aller Strukturen (Parenchym, Nerven, Gefäße), Gewebeschäden, die die Größe des eigentlichen Geschosskanals um ein Vielfaches überschreiten (◘ Abb. 30.29).

Auch bei relativ langsamen Kurzwaffengeschossen entsteht eine temporäre Wundhöhle, allerdings in geringerem Umfang, bei Langwaffengeschossen spielt sie eine bedeutsame Rolle.

> Das Phänomen der temporären Wundhöhle erschwert zum einen präklinisch die Bewertung der Schwere innerer Verletzungen, zum anderen bestimmt sie maßgeblich die Vorgehensweise der späteren klinischen Behandlung.

Diese besteht u. a. darin, das in seinem Umfang das Geschosskaliber und den eigentlichen Schusskanal um ein Vielfaches überschreitende geschädigte (devitale) Gewebe auszuschneiden oder Extremitäten ggf. zu amputieren.

Symptomatik

- Größe und Lokalisation der Eintrittswunde lassen nur bedingt auf die Schwere der nichtsichtbaren Gewebeschädigungen schließen.
- Das Ausmaß primär sichtbarer Schusswunden korreliert nicht mit dem Verletzungsausmaß in Körperhöhlen.
- Im Körperinneren an knöchernen Strukturen abprallende Geschosse können ihre Richtung erheblich verändern und von der Einschussstelle weit entfernt liegende Bereiche schädigen.
- Schwere des Schocks und Bewusstseinsverlust bei peripheren Schussverletzungen scheinbar ohne massiven Blutverlust sind Hinweise auf nichtentdeckte (Schuss)verletzungen oder massive innere Blutungen.

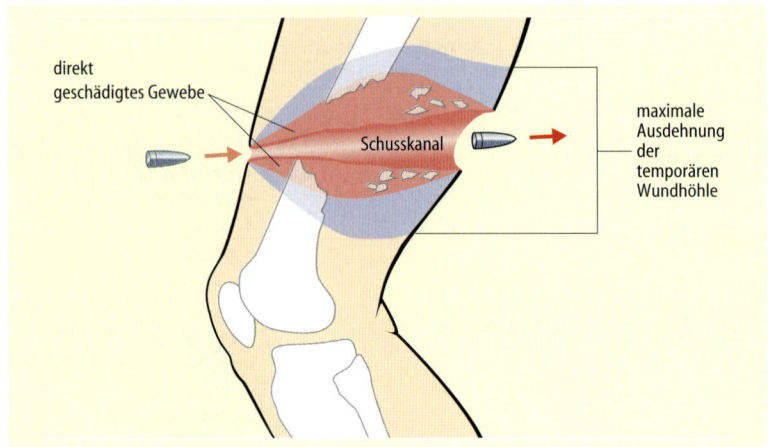

■ Abb. 30.29. **Schusswunde und temporäre Wundhöhle**

Therapie

> ### Therapie: Schussverletzungen
> - Wundversorgung (allgemeines traumatologisches Vorgehen)
> - Schienung von Schussbrüchen
> - Schocktherapie
> - Analgesie
> - Ggf. Beatmung und Narkose

Besondere Hinweise

Patienten mit isolierten Schussverletzungen des Schädels sollten – nach Möglichkeit – primär in eine neurochirurgische Klinik eingeliefert werden.

30.9   Explosionstrauma

Explosionsunglücke in Bereichen der Treibstoffindustrie, der Pyrotechnik (Herstellung von Spreng- und Feuerwerkskörpern) oder im Umgang mit brennbaren Stäuben (Kohle, Holz, Getreide, Harze) sind seltene Ereignisse. Überwiegend sind wenige Beschäftigte oder Einzelpersonen betroffen.

Bei einer zunehmenden Tendenz, wonach terroristische Angriffe über Krisenregionen hinaus auch in Mitteleuropa häufiger werden, gewinnt die Darstellung medizinischer Besonderheiten von Explosionsverletzungen und deren angemessenen Bewältigungsstrategien an Bedeutung.

Terminologie

Der Begriff **Explosionstrauma** umfasst alle Verletzungen, die nach Explosionsunglücken oder auch gezielten Terrorattacken zu versorgen sind.

Unglücke entstehen durch Fahrlässigkeit oder schicksalhaft, von Ausnahmen abgesehen sind wenige Menschen betroffen.

Bei gezielten **Terrorattacken** werden typischerweise mit Nägeln, Bolzen und Schrauben umkleidete Bomben in unauffälligen Behältnissen (Tasche, Koffer, Rucksack) in Bereichen mit dichtem Publikumsverkehr deponiert und in der Regel über Zeituhren oder durch funktechnische Verfahren ferngezündet (■ Abb. 30.30).

Selbstmordattentäter tragen entsprechend präparierte Westen mit Explosionsstoffen. Bei Terrorattacken reicht die Zahl der Verletzten erfahrungsgemäß von 20–50 Betroffenen (begrenzter Massenanfall) bis zum Massenanfall ohne zahlenmäßige Eingrenzung.

Pathophysiologie

Nach **Explosionen** findet man bei Überlebenden aus dem relativen Nahbereich neben offensichtlichen Verletzungen zusätzlich durch die bei den Explosionen entstehende Druckwelle verursachte Barotraumen »lufthaltiger« Körperbereiche. Das schwere Barotrauma der Lunge mit Ruptur der Alveolen, Pneumothorax und zusätzlichen Parenchymschäden steht auch hinsichtlich der Konsequenz »Beatmung« an erster Stelle.

Überlebende nach terroristischen Explosionsattacken mit **Splitterbomben** weisen z. T. über den gesamten Körper verteilt eine Vielzahl von Eintritts- oder Austrittswun-

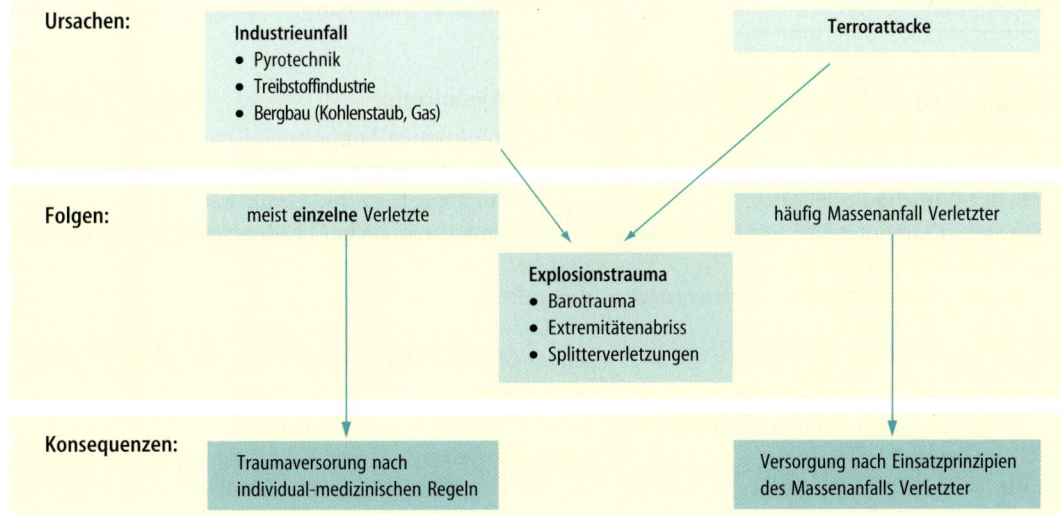

Ursachen:

Industrieunfall
- Pyrotechnik
- Treibstoffindustrie
- Bergbau (Kohlenstaub, Gas)

Terrorattacke

Folgen:

meist **einzelne** Verletzte

häufig Massenanfall Verletzter

Explosionstrauma
- Barotrauma
- Extremitätenabriss
- Splitterverletzungen

Konsequenzen:

Traumaversorung nach individual-medizinischen Regeln

Versorgung nach Einsatzprinzipien des Massenanfalls Verletzter

◩ Abb. 30.30. **Explosionstrauma**

den auf. Es handelt sich also grundsätzlich um eine Vielzahl von Schussverletzungen (▶ Kap. 30.8).

Splitter sind mit einer Geschwindigkeit von mehr als 2000 m/s den Hochgeschwindigkeitsgeschossen zuzurechnen. Da aber keine flugstabilisierenden Kräfte (Drall) einwirken, treffen sie in zufälliger Position auf den Körper auf. Schusskanäle von Splittern haben meist den größten Durchmesser am Einschuss, danach werden sie immer enger.

Neben den der Bombe zugegebenen Splittermaterialien verursachen versprengte Teile wie Kleidung, Erdpartikel, Gewebefetzen, insbesondere Knochenfragmente explosionsnaher Opfer als sog. **Sekundärgeschosse** zusätzliche Verletzungen.

Symptomatik

Bei Überlebenden findet man folgende Verletzungsbilder:
- Barotraumen der Lungen: Dyspnoe, blutiges Sputum, ggf. Hinweise für Pneumothorax
- Extremitätenabriss/-zertrümmerung
- Multiple, z. T. kleine Splittereintritts- und -austrittswunden
- Indirekte Hinweise auf Mitbeteiligung innerer Organe
- Explosions-/Detonationstrauma der Ohren (Hörverlust, Ohrschmerzen, Ohrensausen, ggf. Blut aus den Ohren)
- Ggf. Zeichen für perforierende Augenverletzungen

Therapie

Therapie: Polytrauma
- Sichtung und Kliniktransport erfolgen nach den Einsatzprinzipien des Großunfalls bzw. Massenanfalls von Verletzten.
- Bei einer größeren Zahl schwer bzw. Schwerstverletzter am Explosionsort ist eine Reanimation klinisch tot aufgefundener Verletzter wegen fehlender Erfolgsaussichten (Barotrauma der Lunge, weitere tödliche innere Verletzungen) im Regelfall zu unterlassen.
- Versorgungsmaßnahmen vor Ort und während des Transportes nach allgemeinen Taumaversorgungsregeln.

Besondere Hinweise
- Bei **Terrorattacken** ist auch während der Versorgung der Opfer höchste Vorsicht vor **Zweitanschlägen** in den ersten 15-30 min danach geboten. Die (Selbstmord)attentäter wollen durch diese Taktik die Zahl der Opfer erhöhen und zugleich auf Dauer die Motivation der beteiligten Dienste untergraben.
- Trotz primär fehlender Symptomatik können kleinere Splitter (z. B. Nägel) in Gehirn, Herz und Abdominalorgane eingedrungen sein.
- Das akustische Trauma mit Trommelfellruptur und penetrierende Augenverletzungen werden primär häufiger übersehen.

30.10   **Polytrauma**

Knapp ein Drittel der von Notarzt und Rettungsteam versorgten Unfallpatienten sind Polytraumatisierte. Bei über 60% findet man ein Schädel-Hirn-Trauma, in bis zu 9% mit einer HWS-Beteiligung. Bei 30% liegt ein Thoraxtrauma vor, ein Trauma der Wirbelsäule bei ca. 15%, ein Abdominaltrauma bei ca. 37%, Extremitätenverletzungen – insbesondere Frakturen – bei 75% (◘ Abb. 30.31)

Es überwiegt die Summe von mehr als 5 Einzelverletzungen.

Terminologie

Die Übersetzung des griechischen Begriffs »**Polytrauma**« bedeutet Mehrfachverletzung.

Als **Polytrauma** wird die gleichzeitige Verletzung mehrerer Körperregionen oder Organsysteme, die einzeln oder in Kombination durch direkte traumatische Schädigung und über den Volumenmangelschock und seine Folgen lebensgefährlich sind, bezeichnet (◘ Abb. 30.32). Der Begriff **Mehrfachverletzung** ist weniger üblich und eher verwirrend.

Pathophysiologie

Die Vitalfunktionen Atmung und Kreislauf werden bei Polytraumatisierten durch direkte traumatische Organschädigung an Lunge, Herz und Gefäßen, beim Schädel-Hirn-Trauma durch zusätzliche Schädigung der Steuerzentralen und bei jedem Verletzungsmuster durch den Volumenmangelschock und seine Folgen gestört.

Vor allem Schädel-Hirn-, Thorax- und Abdominalverletzungen, also Verletzungen der **Körperhöhlen**, bestimmen Schweregrad und Prognose des Polytraumas. Körperhöhlenverletzungen sind hinsichtlich ihrer Bedeutung im Rettungsdienst schwerer – häufig nur durch indirekte Hinweise – zu bewerten als nach außen offene Blutungen oder offensichtliche Extremitätenverletzungen.

Das Überleben Polytraumatisierter auf Intensivstationen hängt heute im Wesentlichen von der Beherrschbarkeit der Veränderungen an der Lunge (ARDS), der Sepsis

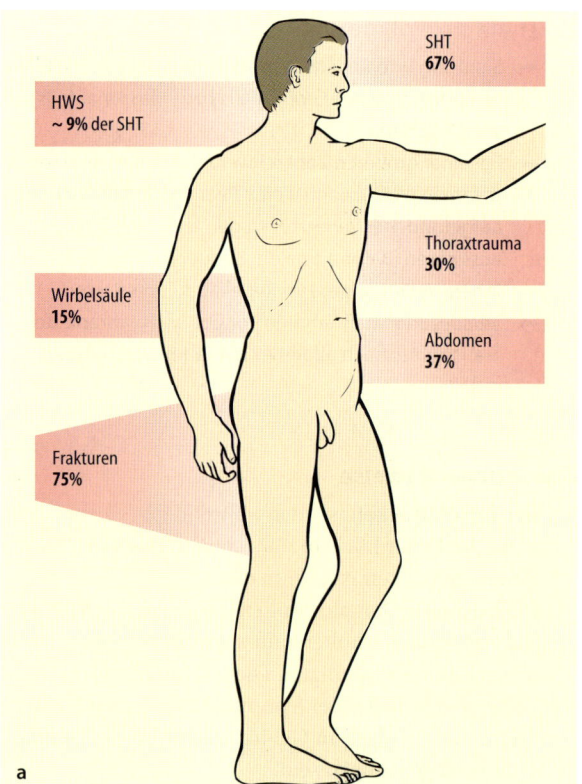
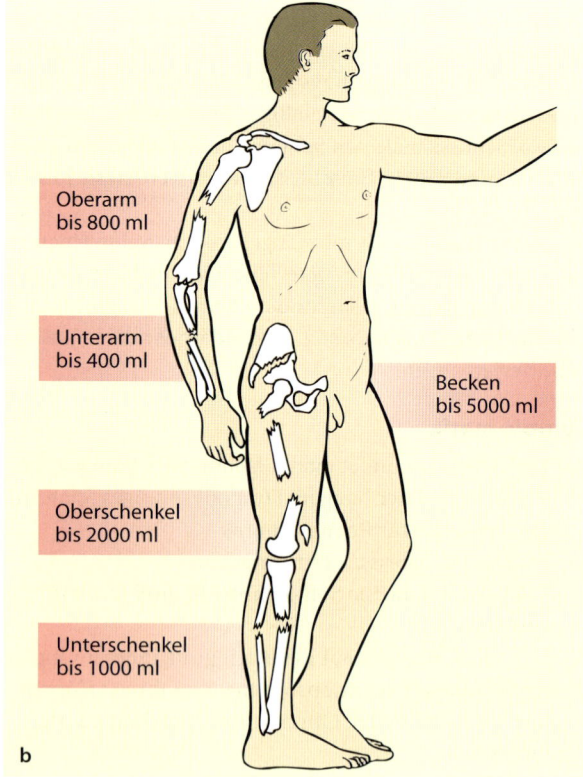

◘ Abb. 30.31a,b. **Polytrauma: a Verletzungshäufigkeiten, b Blutverlust bei Frakturen**

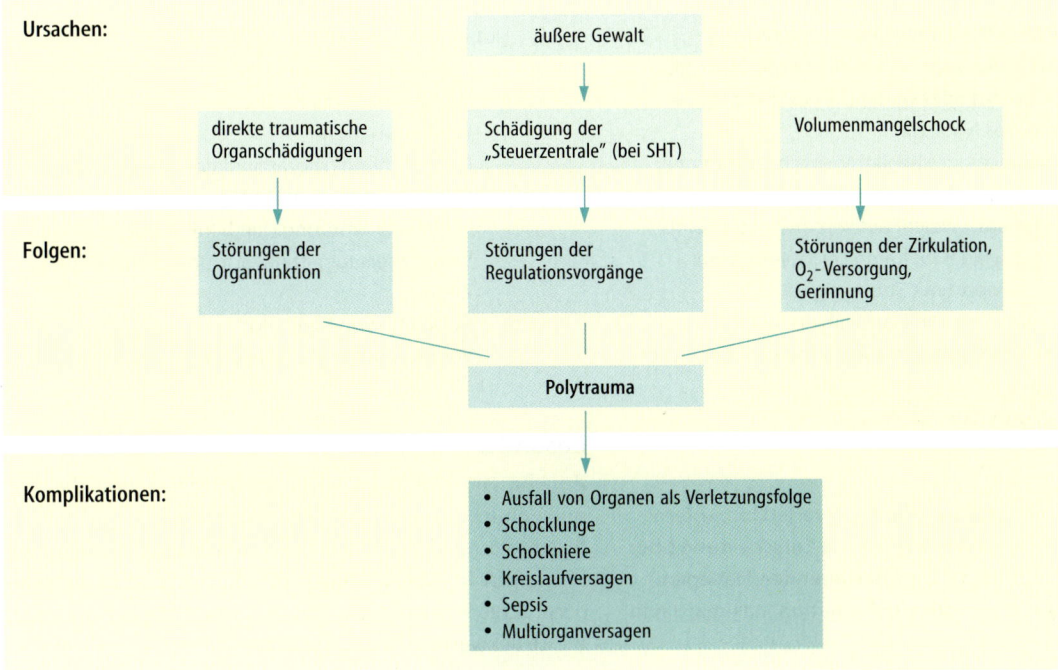

Ursachen:

äußere Gewalt

direkte traumatische Organschädigungen

Schädigung der „Steuerzentrale" (bei SHT)

Volumenmangelschock

Folgen:

Störungen der Organfunktion

Störungen der Regulationsvorgänge

Störungen der Zirkulation, O_2-Versorgung, Gerinnung

Polytrauma

Komplikationen:

- Ausfall von Organen als Verletzungsfolge
- Schocklunge
- Schockniere
- Kreislaufversagen
- Sepsis
- Multiorganversagen

◻ Abb. 30.32. **Polytrauma**

und des Multiorganversagens (MOF) ab, während sich eine »Schockniere« in der Frühphase nach der aggressiven Volumengabe bereits am Notfallort nur noch vergleichsweise selten entwickelt.

Diese Zusammenhänge begründen das Versorgungsprinzip des modernen Rettungsdienstes:

❯ **Stabilisierung der Vitalfunktionen hat Vorrang vor der Behandlung einzelner Verletzungen.**

Symptomatik

Die Symptomatik des Polytraumatisierten entspricht in der frühen Versorgungsphase der Gesamtheit der bereits dargestellten Zeichen einzelner Verletzungen.

❯ **Bei der Vielzahl der Verletzungen ist es aber besonders wichtig, sich nicht in Einzelheiten zu verlieren, während sich der Funktionszustand von Atmung und Kreislauf weiter verschlechtern könnte (▶ Kap. 15 u. ▶ Kap. 30.1).**

Schematisches Vorgehen bei der Erstuntersuchung eines Polytraumatisierten

1. Überprüfung der respiratorischen Funktion
   Sofortige Durchführung der erforderlichen Maßnahmen: Freimachen und Freihalten der Atemwege, hoher F_IO_2, ggf. Maskenbeatmung
2. Überprüfung des Kreislaufs
   Schockzeichen → sofortige Durchführung geeigneter Maßnahmen: Blutstillung, i.v.-Zugänge und ausreichende Volumengabe
3. Feststellung schwerwiegender örtlicher Verletzungen
   Nach Möglichkeit nach dem Aufschneiden aller Kleidungsstücke, besonders im Bereich: Brustkorb und Bauch.

▼

4. Abschätzung der akuten Lebensgefährdung
    – Entscheidung fällen: »Load and go« und ggf.
      Rendezvous oder weitere Versorgung bis Ein-
      treffen des Notarztes
    – Schnelligkeit des Kliniktransports bestimmen;
      z. B. bei wahrscheinlicher Blutung in den
      Bauchraum: Verzicht auf Verbände etc., keine
      Zuladung eines weiteren Leichtverletzten,
      Kliniktransport mit Sondersignal
    – Die geeignete Klinik auswählen (gilt nur bei
      mehreren Kliniken in annähernd gleicher Entfer-
      nung)
    – Vorinformation der Klinik

> ❯ Bei Anfall einer größeren Zahl von Verletzten, sofern
> kein Notarzt verfügbar, angepasste Entscheidung über
> die Reihenfolge der zu Transportierenden festlegen.
> Zeitbedarf für diese Schnellinformation maximal 3 min
> pro Patient!

Therapie

Therapie: Polytrauma

1. Sofortmaßnahmen des Rettungspersonals
    – Sicherung freier Atemwege
    – Bei Bewusstseinsstörung Seitenlagerung unter
      Beachtung der Verletzungen
    – Bei Atemstillstand/insuffizienter Atmung: Beat-
      mung
    – Blutstillung stark blutender Wunden
    – Schocklagerung
2. Weitere Maßnahmen
    – O_2-Gabe
    – Mehrere großlumige i.v.-Zugänge
    – Infusion von Ringer-Laktat (500 ml sofort,
      500 ml während des Transports als Minimum)
    – Blutstillung/Verbände
    – Transport/Umlagerung mit Schaufeltrage, ggf.
      Rettungskorsett
    – Ruhigstellung in Vakuummatratze
    – Ggf. Schienung einzelner Frakturen mit Schie-
      nen

    ▼

3. Notärztliche Therapie
    – Fortführung von 2.
    – Indikationscheck für Thoraxdrainage und dring-
      liche Intubation
    – Entsprechend: Thoraxpunktion oder Drainage
    – Schmerztherapie und Narkose
    – Schockbekämpfung durch Infusion von
      Volumenersatzmitteln, ggf. über intraossären
      Zugang
    – Abnahme von Kreuzblut
    – Vorinformation der Klinik

Besondere Hinweise

Zunehmend diskutiert wird, ob bei der Schocktherapie
mit Volumenersatzmitteln eine Normalisierung des Blutdrucks vermieden werden sollte, um bei unkontrollierten
Blutungen in Körperhöhlen die Blutverluste zu vermindern. Ziel ist dann die Stabilisierung niedrig-normaler
Blutdruckwerte.

Gynäkologische und geburtshilfliche Notfälle

Geburtshilflich-gynäkologische Notfälle spielen hinsichtlich ihres zahlenmäßigen Anteils im Spektrum präklinischer Notfälle eine nachgeordnete Rolle (Häufigkeit nach KVB-Analyse: 0,7%). Eine wichtige Besonderheit ist aber zu beachten: Bei geburtshilflichen Notfällen geht es stets darum, die Einheit von Mutter und Kind im Auge zu behalten. Die Unversehrtheit des Kindes hängt vor und während der Geburt auch entscheidend vom Befinden der Mutter und von der Wirksamkeit der Behandlung mütterlicher Störungen ab.

Dieses Kapitel soll den normalen Verlauf einer Schwangerschaft, mögliche krankhafte Komplikationen, die Unterstützung bei einer Notgeburt und Maßnahmen bei vaginalen Blutungen vermitteln.

31.1   Physiologie der Schwangerschaft

Ovulation. Um den 14. Tag des menstruellen Zyklus der Frau springt der unter FSH(Follikel stimulierendes Hormon)- und LH(luteinisierendes Hormon)-Einfluss stehende Eifollikel (▶ Kap. 10.3.2). Er gibt die Eizelle in die freie Bauchhöhle ab, wo sie vom Eileiter aufgenommen wird und sich im ampullären Tubenabschnitt für ca. 8 h befruchtungsbereit für das Eindringen eines Spermiums verfügbar hält. Nach der Befruchtung wandert das Ei über mehrere Tage durch den Eileiter weiter in die Gebärmutterhöhle und nistet sich dort ein. Die Schwangerschaft beginnt.

Schwangerschaftsdauer. Da sich der erste Tag der letzten Menstruation sicherer bestimmen lässt, rechnet man von diesem Zeitpunkt mit einer Schwangerschaftsdauer von 280 Tagen oder 40 Wochen. Vom Zeitpunkt der Befruchtung an gerechnet beträgt eine Schwangerschaft 266 Tage oder 38 Wochen.

Embryonalperiode. Die Phase zwischen der Befruchtung und dem Ende des 2. Entwicklungsmonats nennt man Embryonalperiode und die sich bildende Frucht Embryo.

In dieser Zeit entwickeln sich die Organe und die Plazenta. In dieser Phase der Organentwicklung ist der Embryo in besonderem Maße missbildungsgefährdet. Viele Medikamente, Strahlen, Alkohol, Nikotin müssen unbedingt gemieden werden; Infektionen können zu schweren Schäden führen.

Fetalperiode. Ab dem 3. Entwicklungsmonat spricht man von der Fetalperiode und bezeichnet den sich weiter entwickelnden Keim als Fetus. Nun kommt es zur Ausdifferenzierung und Funktionsaufnahme der Organe, die Frucht wächst. Die Gefahr schwerster Missbildungen lässt nach, trotzdem ist weiterhin von schädigenden Effekten der in der Embryonalperiode besonders gefürchteten toxischen Einwirkungen auf ZNS, Augen, Zähne, Gaumen und Ohr auszugehen.

Mit dem weiteren Wachstum des Fetus nehmen die Größe der Gebärmutter und das Gewicht (inklusive Blutvolumen) der Schwangeren zu; es kommt zu einer Verschiebung der Bauchorgane durch den Uterus. Kindsbewegungen werden zwischen der 18. und 20. Schwangerschaftswoche fühlbar.

Mutterpass. Der Verlauf einer Schwangerschaft, alle relevanten Vorerkrankungen oder entstandenen Probleme werden durch den behandelnden Arzt (Gynäkologen) oder die Hebamme im Mutterpass verzeichnet. Hier sind v. a. das Gravidogramm und die Liste der Vorerkrankung wichtige Informationsquellen für den Rettungsdienst (◘ Abb. 31.1 und ◘ Tabelle 31.1).

Terminologie

Abtreibung (Abruptio). Eine Abruptio gravitatis, ist ein vorzeitiger medikamentöser oder instrumenteller **Schwangerschaftsabbruch** aus medizinischer, kriminologischer oder sozialer Indikation.

Abort (Fehlgeburt). Eine vorzeitige, spontane (und ungewollte) Beendigung der Schwangerschaft mit Absterben der Frucht (Embryo oder Fetus), wenn diese weniger als 500 g wiegt, bezeichnet man nach deutschem Personenstandsrecht als Abort oder Fehlgeburt.

Frühgeburt. Zeigt das geborene Kind unabhängig vom Gewicht Lebenszeichen (Atmung, Herzschlag, Pulsieren der Nabelschnur oder willkürliche Muskelbewegungen), ist es eine Lebendgeburt (Frühgeburt). Als Frühgeburt bezeichnet man Geburten vor der abgeschlossenen 37. Schwangerschaftswoche (SSW).

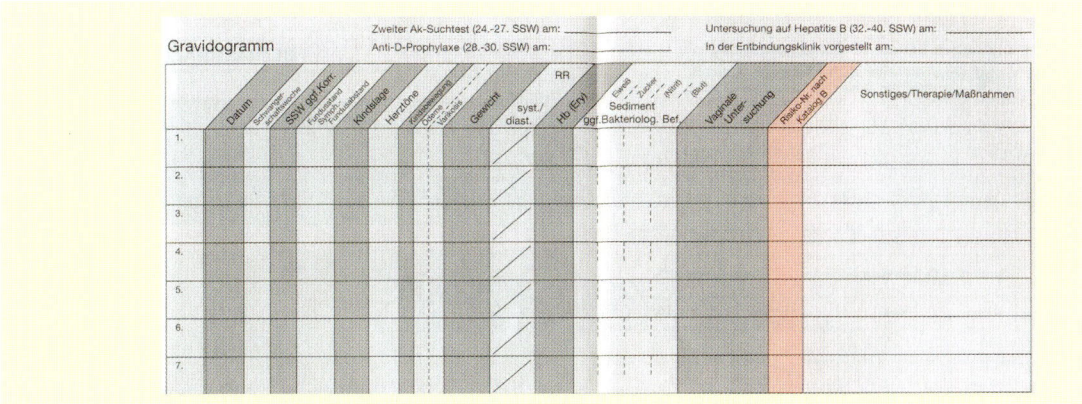

■ Abb. 31.1. **Gravidogramm mit Erläuterungen**

■ Tabelle 31.1. **Besondere Befunde während des Schwangerschaftsverlaufes lt. Mutterpass**	

28. Dauermedikation
29. Abusus
30. Besondere psychische Belastung
31. Besondere soziale Belastung
32. Blutungen vor der 28. SSW
33. Blutungen nach der 28. SSW
34. Placenta praevia
35. Mehrlingsschwangerschaft
36. Hydramnion
37. Oligohydramnie
38. Terminunklarheit
39. Placenta-Insuffizienz
40. Isthmozervikale Insuffizienz
41. Vorzeitige Wehentätigkeit
	42. Anämie
	43. Harnwegsinfektion
	44. Indirekter Coombstest positiv
	45. Risiko aus anderen serologischen Befunden
	46. Hypertonie (Blutdruck über 140/90)
	47. Eiweißausscheidung 1‰
	    (entsprechend 1000 mg/l) oder mehr
	48. Mittelgradige – schwere Ödeme
	49. Hypotonie
	50. Gestationsdiabetes
	51. Einstellungsanomalie
	52. Andere Besonderheiten
	    ggf. welche _____

Termingerechte Geburt. Geburten zwischen der errechneten 38. und 42. SSW werden als **termingerecht** bezeichnet.

31.2 Abort (Fehlgeburt)

Etwa 45% aller gewollten Schwangerschaften enden vorzeitig mit einem Abort, davon 43% oft unbemerkt – als verspätet auftretende Regelblutung.

Pathophysiologie

Über 50% der Spontanaborte liegt ein durch Gifte, erbliche Belastungen oder Infektionen verursachter Chromosomenschaden der Frucht zugrunde. Hormonale Störungen, in erster Linie der Progesteronproduktion des Ovars und der Plazenta sowie Fehlbildungen oder Fehllagen der Gebärmutter, die die Dehnungs- und Anpassungsfähigkeit des Uterus an die wachsende Frucht beeinträchtigen, oder traumatische Umstände sind seltenere Ursachen (■ Abb. 31.2).

Symptomatik

- Plötzlich einsetzende vaginale Blutung
- Abgang von Blutklumpen
- Häufig wehenartige Schmerzen

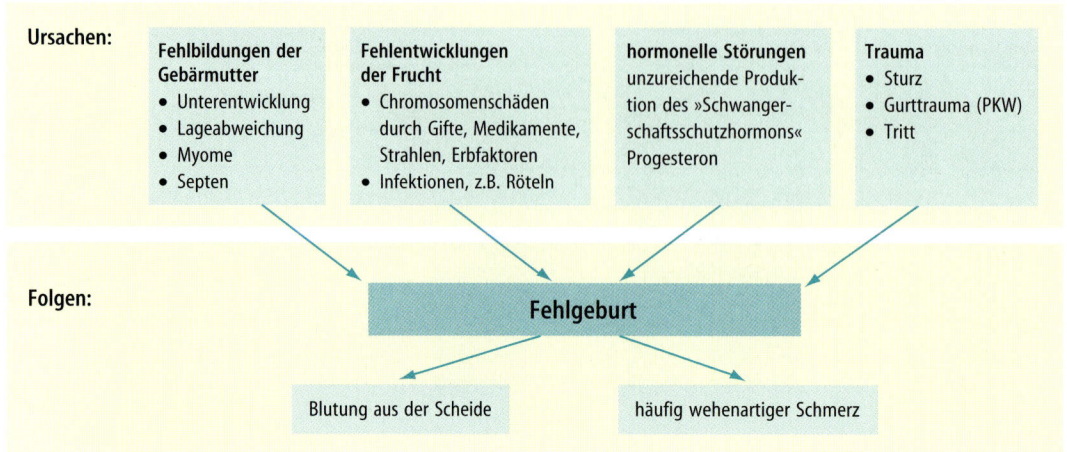

Ursachen:

Fehlbildungen der Gebärmutter	Fehlentwicklungen der Frucht	hormonelle Störungen	Trauma
• Unterentwicklung • Lageabweichung • Myome • Septen	• Chromosomenschäden durch Gifte, Medikamente, Strahlen, Erbfaktoren • Infektionen, z.B. Röteln	unzureichende Produktion des »Schwangerschaftsschutzhormons« Progesteron	• Sturz • Gurttrauma (PKW) • Tritt

Folgen:

Fehlgeburt

Blutung aus der Scheide   häufig wehenartiger Schmerz

Abb. 31.2 Abort und Fehlgeburt

Therapie

Therapie: Abort

1. Erste Hilfe
   - Vorlage steriler Binden bzw. Kompressen
   - Lagerung in Abhängigkeit vom Schmerzbild und von der Kreislaufsituation
2. Sofortmaßnahmen des Rettungspersonals
   - Umfassende psychische Betreuung
   - Zusätzliche Informationen im Mutterpass suchen
   - Fritsch-Lagerung zur Kontrolle etwaiger Blutungsmengen (■ Abb. 31.15)
   - Bei **bedrohlichen Blutungen** allgemeine Schocktherapie (Infusion, O_2-Gabe)
   - Kliniktransport
3. Notärztliche Therapie
   - Fortführung von 2.

31.3   Eileiterschwangerschaft (EU)

Der physiologische Einnistungsbereich für das befruchtete Ei ist – **intra**uterin – die Gebärmutterhöhle. Bei ca. 1% aller Schwangerschaften entwickelt sich die Frucht – **extra**uterin – außerhalb der Gebärmutter. Man spricht dann von einer Extrauteringravidtät.

Terminologie

Jede sich außerhalb des Uterus entwickelnde Schwangerschaft nennt man **Extrauteringravidität (EU)**. Bei der weitaus häufigsten Form der EU (98%) nistet sich das befruchtete Ei im ampullären Teil der Tube, also im Eileiter ein (■ Abb. 31.3. u. 31.4). In diesem Fall spricht man von Eileiterschwangerschaft (**Tubargravidität**).

Viel seltener kommt es zur Einnistung im Ovar, der **Ovarialgravidität** oder in der freien Bauchhöhle, der **Abdominalgravidität**.

Pathophysiologie

Das Ei erlangt ca. 5–6 Tage nach der Befruchtung seine Implantationsfähigkeit und bettet sich dann an der Stelle ein, an der es sich gerade befindet. Zurückliegende Entzündungen der Tuben mit Bildung von Schleimhautfalten oder Verschlüssen behindern die Eiwanderung in die Gebärmutterhöhle bzw. schließen diesen Weg aus. Seltener sind Störungen der Tubenperistaltik oder eine ungewöhnliche Länge der Tuben Ursache für eine extrauterine Einnistung, vorwiegend im ampullären Teil der Tuben.

Typischerweise 6–8 Wochen nach der letzten Regel bzw. 2–4 Wochen nach dem Ausbleiben der Regel können hormonell bedingte Schmierblutungen auftreten, die ein Ausstoßen der Gebärmutterschleimhaut anzeigen.

In dieser Zeit treten gehäuft einseitige Schmerzattacken auf. Bedrohlich wird die Eileiterschwangerschaft, wenn der Eileiter unter dem Druck der wachsenden Frucht einreißt und größere in der Wand verlaufende Gefäße eröffnet werden. In relativ kurzer Zeit, in weniger als

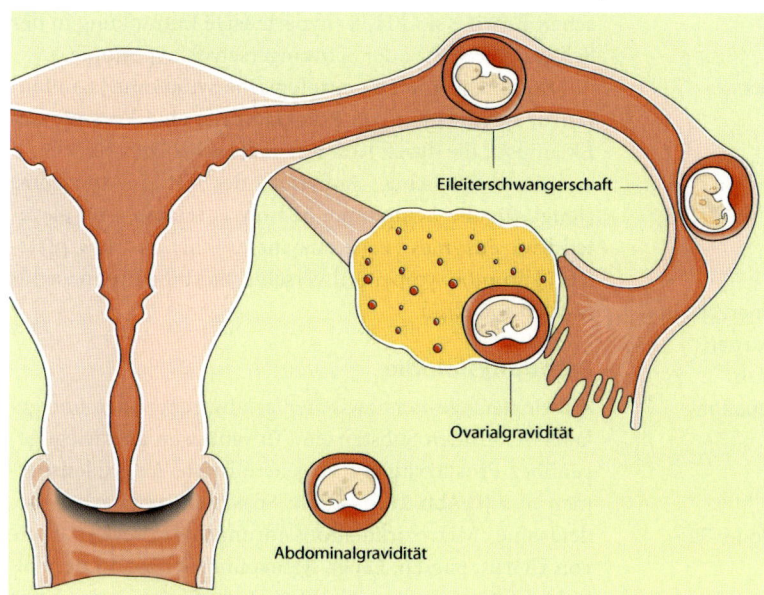

■ Abb. 31.3. **Extrauteringravidität: Eileiterschwangerschaft, Ovarialgravidität, Abdominalgravidität**

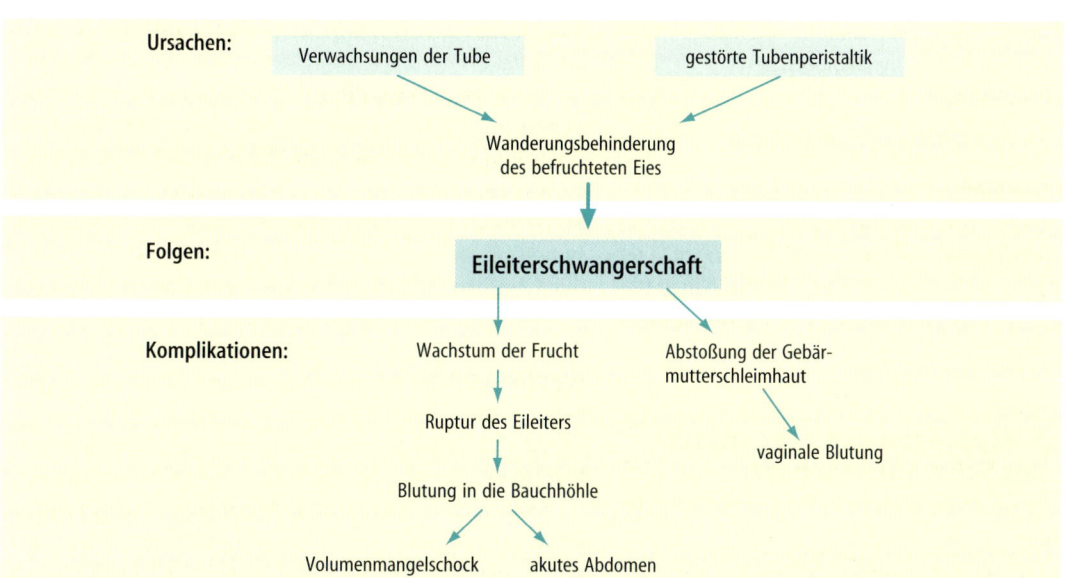

Eileiterschwangerschaft

Ovarialgravidität

Abdominalgravidität

Ursachen: Verwachsungen der Tube · gestörte Tubenperistaltik

Wanderungsbehinderung des befruchteten Eies

Folgen: Eileiterschwangerschaft

Komplikationen: Wachstum der Frucht · Abstoßung der Gebärmutterschleimhaut

Ruptur des Eileiters · vaginale Blutung

Blutung in die Bauchhöhle

Volumenmangelschock · akutes Abdomen

■ Abb. 31.4. **Eileiterschwangerschaft**

1 h, können mehrere Liter Blut in die freie Bauchhöhle fließen, da eine solche Blutung nicht spontan zum Stillstand kommt. Die Tubenruptur mit erheblicher Blutung ist akut bedrohlich für das Leben der Frau, insbesondere wenn das Symptombild nicht richtig gedeutet und primär z. B. als Nierenkolik, Appendizitis oder Gallenblasenentzündung fehlgedeutet wird.

Symptomatik

Bei Tubenruptur:
- Plötzlich auftretender einseitiger »Zerreißungsschmerz« im Unterbauch
- Zunehmend diffuser Schmerz durch Peritonealreizung
- Zunehmend diffuser Druckschmerz

- Bild des akuten Abdomens
- Meist nur geringe vaginale Blutung
- Symptomatik des Volumenmangelschocks

Therapie

Therapie: Eileiterschwangerschaft

1. Erste Hilfe
   - Notarztalarmierung
   - Lagerung in Abhängigkeit von Schmerzbild und Kreislaufsituation (Knierolle, Schocklage)
2. Sofortmaßnahmen des Rettungspersonals
   - In Abhängigkeit von der Kreislaufsituation Infusion bzw. Druckinfusion
   - O_2-Gabe
   - Umfassende Schocktherapie
   - Abwägen: schneller Transport und/oder Rendez-vous mit dem Notarzt.
3. Notärztliche Therapie
   - Fortführung von 2.
   - Je nach Dringlichkeit Abnahme von Kreuzblut
   - Vorinformation der gynäkologischen Klinik(abteilung)

Besondere Hinweise

Wichtigste Fragen an eine Frau im gebärfähigen Alter mit dem zuvor beschriebenen Symptombild bei ungeklärter Ursache: »Könnten Sie schwanger sein? Ist die fällige Regel in der letzten 2–4 Wochen nach dem Termin ausgeblieben?«

31.4   HES (Hypertensive Erkrankung in der Schwangerschaft)

Terminologie

Bei weniger als 1% aller Schwangerschaften treten schwangerschaftsspezifische Komplikationen auf. Solche schwangerschaftsbedingten Erkrankungen werden mit dem Oberbegriff **Gestosen** (von lat. **gestare**, tragen) bezeichnet. Lange Zeit wurde die im letzten Drittel der Schwangerschaft auftretende Spätgestose durch die Abkürzung EPH [engl. für die Symptome: Ödem (**e**dema), **P**roteinurie (Eiweißverluste über den Urin) und **H**ypertonie)] bezeichnet. Da die Hypertonie das zentrale Symptome der Erkrankung ist, wurde die Terminologie in HDP (»hypertensive disorders of pregnancy«) geändert. Die deut-

schen Begriffe sind HES (hypertensive Erkrankung in der Schwangerschaft) oder Schwangerschaftshypertonie.

Kommen zur HES neurologische Symptome (s. unten) hinzu, spricht man von **Präeklampsie**, eine Vorstufe der Eklampsie, die durch Krampfanfälle gekennzeichnet ist.

Ein zusätzliches Auftreten des HELLP-Syndroms ([engl. für die Symptome: **h**emolysis (Hämolyse), **e**levated **l**iver enzymes (Leberenzyme erhöht) und **l**ow **p**latelets (Thrombozytopenie)] verschlechtert die Prognose für Mutter und Kind.

Pathophysiologie

Ein Ungleichgewicht zwischen gefäßverengenden und gefäßerweiternden Substanzen (Thromboxan überwiegt gegenüber Prostazyklin) löst generalisierte Arteriolenspasmen aus (◘ Abb. 31.5). Diese Spasmen verursachen bedeutsame Mikrozirkulationsstörungen, in erster Linie von Uterus, Nieren, Leber, Retina und Gehirn. In der Folge kommt es zu einer erhöhten Durchlässigkeit der Niere für Eiweiß, die Vasokonstriktion führt zur Erhöhung des Blutdrucks und im Gehirn zu einer Senkung der Krampfschwelle.

Beim **HELLP-Syndrom** stehen die Hämolyse durch Zerstörung von Erythrozyten, der Abfall der Thrombozyten und eine Erhöhung der Enzyme der Leber als Folge von Durchblutungsstörungen in deren Mikrozirkulationsarealen im Vordergrund. Das präklinische Kardinalsymptom dieser Gestosemanifestation ist der rechtsseitige Oberbauchschmerz, der als Dehnungs- oder Schwellungsschmerz der akut geschädigten Leber gedeutet werden muss. Bei einer in der Folge eintretenden Leberruptur liegt die mütterliche Sterblichkeit bei 35%, die des Kindes bei 60–70%!

Auch eklamptische Krampfanfälle erhöhen die Mortalität für Mutter und Fetus.

Während bei der HES in Abhängigkeit vom Schwangerschaftsstadium eine Weiterführung der Schwangerschaft angestrebt wird, hält man bei der Eklampsie und beim HELLP-Syndrom die umgehende Entbindung durch Kaiserschnitt in einem geburtshilflich-neonatologischen Zentrum für absolut erforderlich.

Symptomatik
Präklinisch bei HES

- Ödem im Bereich der Unterschenkel
- Ödeme im Gesicht/generalisierte Ödeme
- Erhöhte Blutdruckwerte: 140/90 –260/160 mmHg

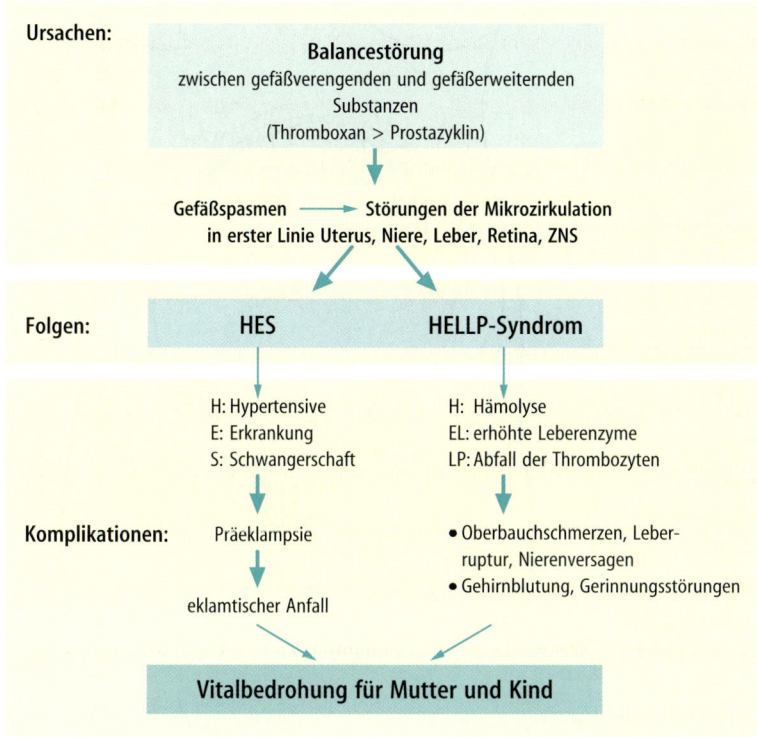

Ursachen:

Balancestörung
zwischen gefäßverengenden und gefäßerweiternden
Substanzen
(Thromboxan > Prostazyklin)

Gefäßspasmen ⟶ **Störungen der Mikrozirkulation**
in erster Linie Uterus, Niere, Leber, Retina, ZNS

Folgen:

HES   **HELLP-Syndrom**

H: Hypertensive   H: Hämolyse
E: Erkrankung   EL: erhöhte Leberenzyme
S: Schwangerschaft   LP: Abfall der Thrombozyten

Komplikationen: Präeklampsie   • Oberbauchschmerzen, Leber-
                                             ruptur, Nierenversagen
                     eklamtischer Anfall   • Gehirnblutung, Gerinnungsstörungen

Vitalbedrohung für Mutter und Kind

Präklinisch bei Präeklampsie

− Übelkeit, Erbrechen
− Kopfschmerzen
− Ohrensausen, **Achtung:** Vorboten für einen eklamp-
  tischen Anfall!
− Augenflimmern
− Erhöhte Sensibilität für optische und akustische Reize

Präklinisch bei Eklampsie

− Vollbild eines Krampfanfalls, vom epileptischen An-
  fall nicht zu unterscheiden, oder tonisch-klonische
  Krämpfe, **Achtung:** Hypoxie bei Mutter und Kind!
− Bewusstseinsverlust

Präklinisch bei HELLP-Syndrom

− Akute rechtsseitige Oberbauchschmerzen als allei-
  niges Symptom oder in Verbindung mit Zeichen der
  HES

Therapie

Therapie: HES

1. Erste Hilfe
   – Oberkörperhochlage
   – Vorgehen wie beim epileptischen Krampfanfall
     (▶ Kap. 24.3)
2. Sofortmaßnahmen des Rettungspersonals
   – Blutdruckabhängige Oberkörperhochlagerung
     in Linksseitenlage (Cavakompression)
   – Notarztalarmierung zwingend
   – Venöser Zugang, Infusion von kristalloiden
     Lösungen
   – Reizabschirmung
3. Notärztliche Therapie
   – Fortführung von 2.
   – Präklinische Blutdruckabsenkung nur bei
     Extremwerten (eine akute Minderdurchblutung
     der Plazenta und des Fetus ist zu vermeiden)

▼

– Zwingende Intervention beim (drohenden) eklamptischen Anfall, Sedierung mit Diazepam oder Magnesium (falls verfügbar)
– Vorsichtige Blutdruckabsenkung mit Dihydralazin
– Ggf. Narkoseeinleitung
– Transport ohne Sondersignal (Reizabschirmung) in ein Perinatalzentrum
– Bei Schocksymptomatik (Leberruptur bei HELLP-Syndrom): Therapie des Volumenmangelschocks

31.5   Transport zur Entbindung

Häufig werden Rettungsassistenten und Rettungssanitäter zu Frauen gerufen, die gerade einen **Blasensprung** hatten und zur Entbindung in die Klinik transportiert werden sollen. Eine solche Transportanweisung wird vom Frauenarzt dann gegeben, wenn die Lage des Kopfes im mütterlichen Becken noch zu hoch ist, oder ein anderer Körperteil führt (z. B. bei Beckenendlage), sodass die Nabelschnur vor den führenden Körperteil vorfallen kann. Durch einen **Nabelschnurvorfall** ist das Kind während des Geburtsvorganges akut bedroht (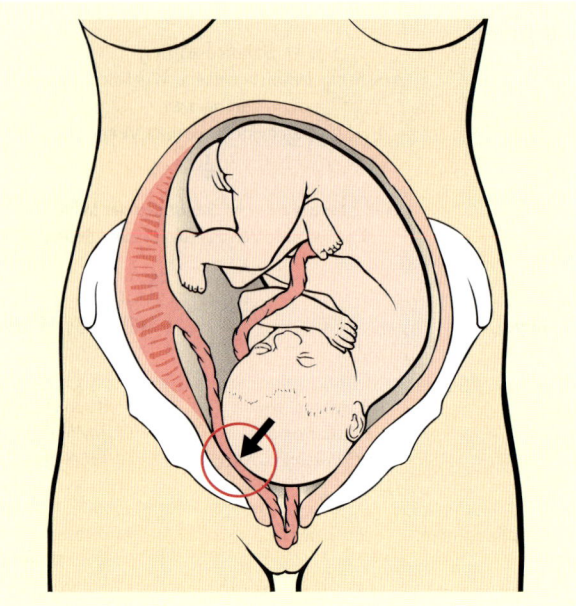 Abb. 31.6), da die versorgende Nabelschnur abgedrückt wird. Um dieses Risiko zu minimieren, dürfen solche Frauen nicht mehr laufen und müssen liegend in die Klinik transportiert werden.

Zusätzlich zur Mutter selbst gibt im Bedarfsfall der Mutterpass dem Team wesentliche Information über den Verlauf der Schwangerschaft bzw. Komplikationen.

> Da der Uterus durch seine Größe und sein Gewicht in der 2. Schwangerschaftshälfte in Rückenlage die V. cava inferior abdrücken kann (Vena-cava- oder kurz Cava-kompressionssyndrom), müssen Schwangere in Linksseitenlage (V. cava inferior verläuft rechts der Wirbelsäule!) transportiert werden (Abb. 31.7).

Abb. 31.6. **Nabelschnurvorfall**

Bei **sichtbarem Vorfall** der Nabelschnur (oder eines Körperteils) ist die Gebärende in **Beckenhochlage** zu transportieren, um den Druck auf die Nabelschnur (Unterbrechung der O_2-Zufuhr des Kindes!) zu vermindern.

1. Maßnahmen beim Transport Schwangerer mit starken Wehen
   – Lagerung der Gebärenden in linker Seitenlage (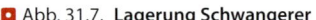 Abb. 31.7)
   – Beruhigender Zuspruch und Unterstützung beim Wegatmen der Wehen
2. Weitere Maßnahmen
   – Aufheizen des Fahrzeugs
   – Bereithalten des Notgeburtsbestecks
   – Bereithalten des Neugeborenenbeatmungsbeutels mit O_2-Anschluss und Reservoir

Abb. 31.7. **Lagerung Schwangerer**

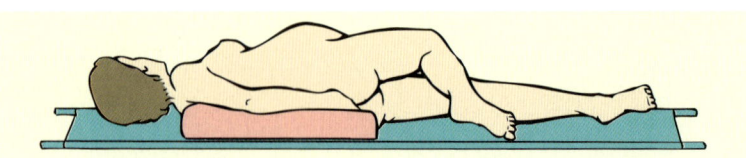

31.6   Notgeburt

Gelegentlich werden Rettungsassistenten und Rettungssanitäter zu Frauen gerufen, die gerade entbunden haben,
weil sich Mutter und/oder Kind in einem schlechten Zustand befinden und in eine Klinik transportiert werden
müssen. Außerdem kann sich die Geburt in der Wohnung oder während des Transports in die Klinik im Ret-
tungs- oder Notarztwagen vollziehen. Die Geburt als Notfall macht nach KVB-Analyse 0,2% aller Einsätze des Notarztes aus.

Terminologie

Definition Notgeburt. Für die Belange des Rettungsdienstes sollen mit diesem Begriff alle Normalgeburten,
die ohne ärztliche Hilfe oder die Unterstützung einer Hebamme außerhalb der Klinik ablaufen, sowie die krankhaften Geburtsverläufe, die zu einer Lebensbedrohung für
Kind und/oder Mutter führen, zusammengefasst werden
(◘ Abb. 31.8).

Ablauf einer normalen Geburt

Eröffnungsphase (Beginn der Geburt)
- Eröffnungswehen
  - Regelmäßige Wehen zur Eröffnung des Mutter-
    mundes (2–3 Wehen in 30 min)
  - Regelmäßige Wehen, wobei sich die Abstände ver-
    kürzen
- Blasensprung: Fruchtwasserabgang (auch ohne regel-
  mäßige Wehentätigkeit)
- »Erstes Zeichnen«: Abgang von blutigem Schleim aus
  der Scheide

Austreibungsphase
- Presswehen
  Durch den Einsatz der Bauchmuskulatur werden die
  Wehen der Gebärmutter zur Austreibung des Kindes
  reflektorisch verstärkt
- Austreibungswehen mit Pressdrang
- Blasensprung (wenn die Blase nicht schon zuvor ge-
  sprungen war)
- Damm und After wölben sich vor
- Schwangere empfindet massiven Stuhldrang
- Kopf des Kindes wird in der Tiefe der Scheide sicht-
  bar
- Bei Beckenendlage (Steißlage) Heraustreten des
  Steißes und/oder der Füße

Nachgeburtsphase
Die Plazenta (Mutterkuchen), das vor der Geburt an der
Gebärmutterwand sitzende Ernährungsorgan des Kin-
des (◘ Abb. 31.9), löst sich von der Uteruswand und wird
durch sog. Nachgeburtswehen geboren. Dabei kann es zu
einer kurzen schwallartigen Blutung kommen.
    Durch Ausschüttung von Oxytozin werden heftige
Kontraktionen ausgelöst, unter denen sich die offene
Wunde der Uteruswand verschließt.

Pathophysiologie

Auch bei einer normal verlaufenden Geburt ist ohne fach-
kundige Hilfe unter ungünstigen äußeren Umständen das
Kind in erster Linie **gefährdet** durch
- Störungen der Atemtätigkeit und
- Unterkühlung,

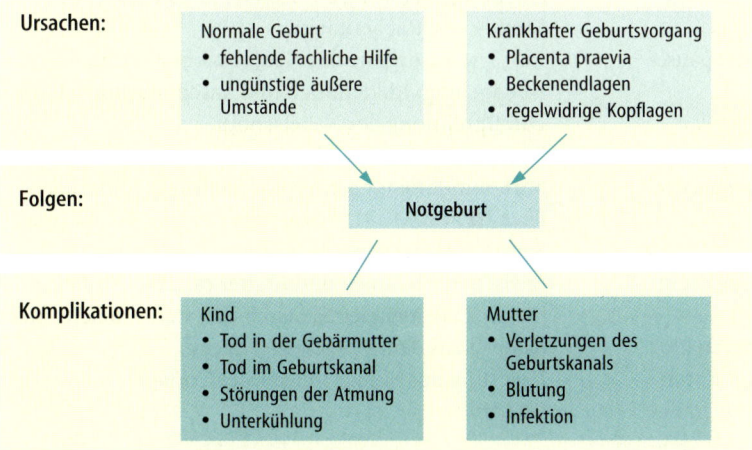

◘ Abb. 31.8. **Notgeburt**

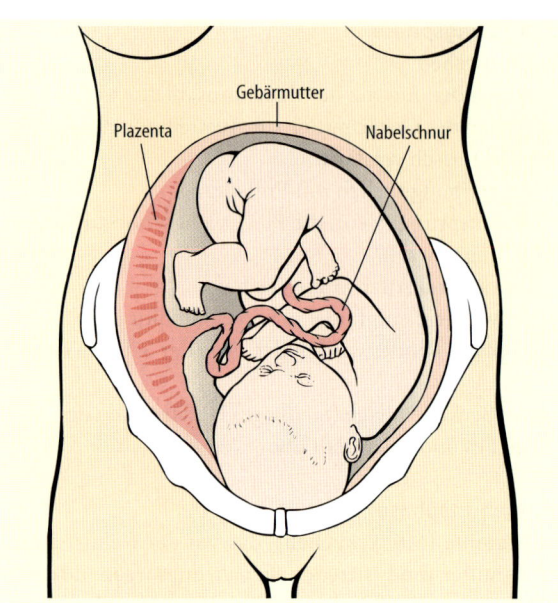

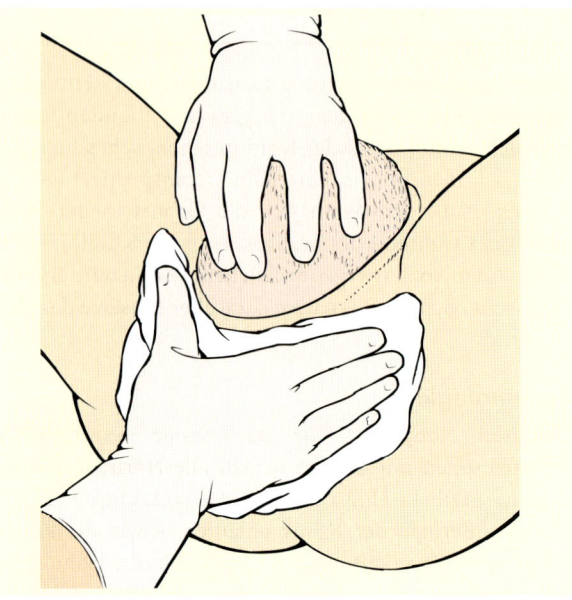

▪ Abb. 31.9. **Normallage des Kindes in der Gebärmutter gegen Ende der Schwangerschaft**

▪ Abb. 31.10. **Dammschutz**

31

die **Mutter** durch

- Verletzung des Geburtskanals (Scheiden- oder Dammriss),
- Infektion und
- atonische Nachblutung.

Plötzliche, aber normale Geburt

✚ **Praxistipp**

> — **Hebamme, Geburtshelfer oder Notarzt sofort auf dem Funkweg anfordern!**

- Lagerung der Gebärenden auf (steriler) Unterlage (▪ Abb. 17.21),
- Dammschutz, sobald der Kopf in der Wehenpause nicht mehr zurückweicht (▪ Abb. 31.10).

❯ **Dammschutz: Spezielle Handhabung zur Verlangsamung des Kopfdurchtritts, Schutz des Damms vor einem Einreißen.**

Abwarten bis sich der Kopf in eine Richtung dreht (▪ Abb. 31.11)

- Kindsentwicklung: Entwicklung der **vorderen** (zur Symphyse der Mutter gerichteten) **Schulter** durch Senken des kindlichen Kopfes (▪ Abb. 31.12) in der nächsten Wehe.

Entwicklung der **hinteren** (zum Damm der Mutter gerichteten) **Schulter** durch Heben des kindlichen Kopfes (▪ Abb. 31.12),
Entwicklung des übrigen Körpers. **Geburtszeitpunkt** ist der Augenblick, an dem das Kind den Geburtskanal vollständig verlassen hat.

❶ **Das Neugeborene ist feucht und glitschig. Einen sicheren Handgriff zeigt ▪ Abb. 31.13.**

Die Kopftiefposition unmittelbar nach der Geburt erleichtert gleichzeitig das Abfließen von Sekret aus Mund- und Rachenraum.
Zur Erstversorgung des Neugeborenen s. unten.

- Abnabelung: Abklemmen und anschließende (sterile) Durchtrennung der Nabelschnur.
Setzen einer sterilen Klemme ca. 1,5 min nach der Geburt, mindestens 20 cm vom kindlichen Nabel entfernt (▪ Abb. 31.14). Ausstreifen der Nabelschnur und Setzen einer weiteren Klemme an die Nabelschnur (zwischen Klemme 1 und Mutter ca. 2 cm Abstand), Durchschneiden der Nabelschnur (sterile Schere oder Skalpell aus dem Notgeburtsbesteck).
- Lagerung der Mutter mit steriler Vorlage (▪ Abb. 31.15).

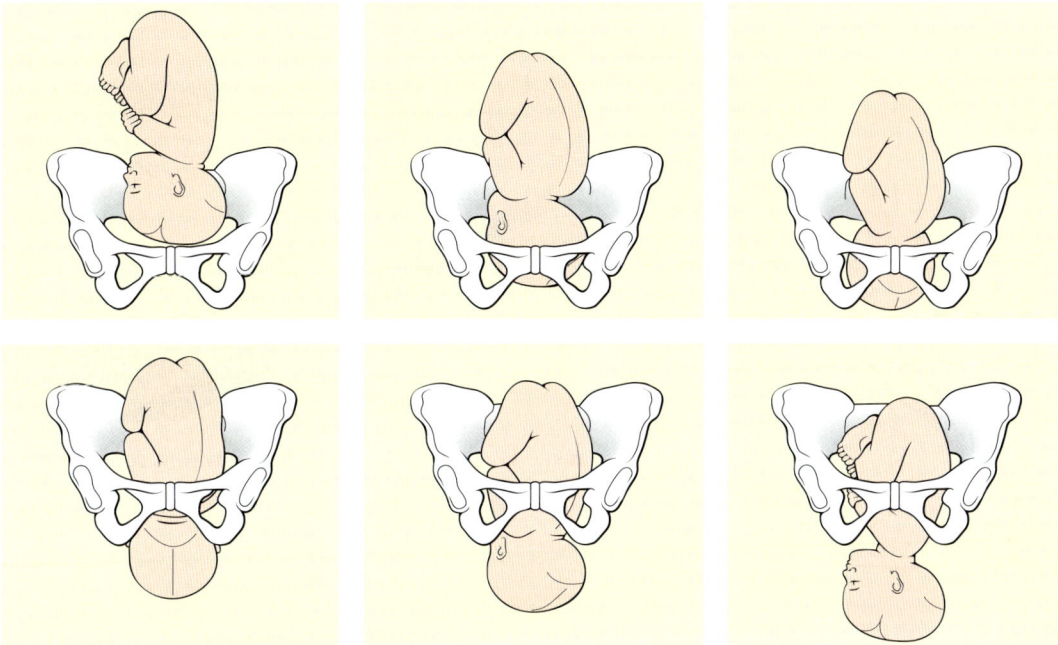

◼ Abb. 31.11. **Drehung des Kindes im Becken**

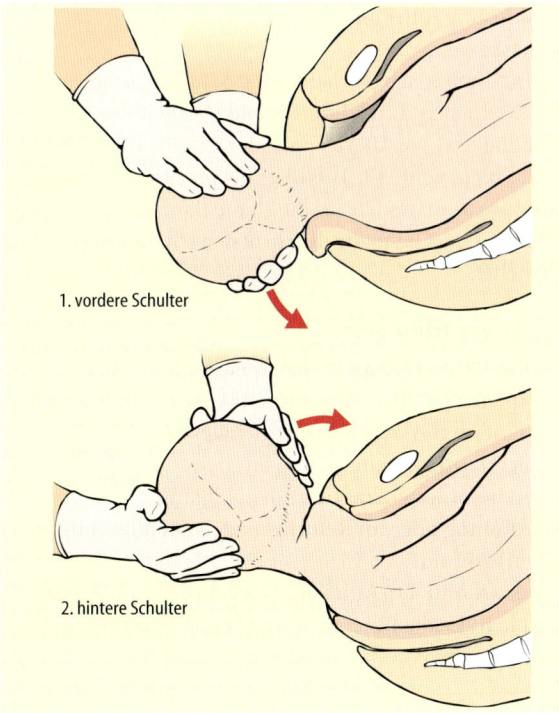

1. vordere Schulter

2. hintere Schulter

◼ Abb. 31.12. **Schulterentwicklung**

◼ Abb. 31.13. **Sicheres Halten eines Neugeborenen**

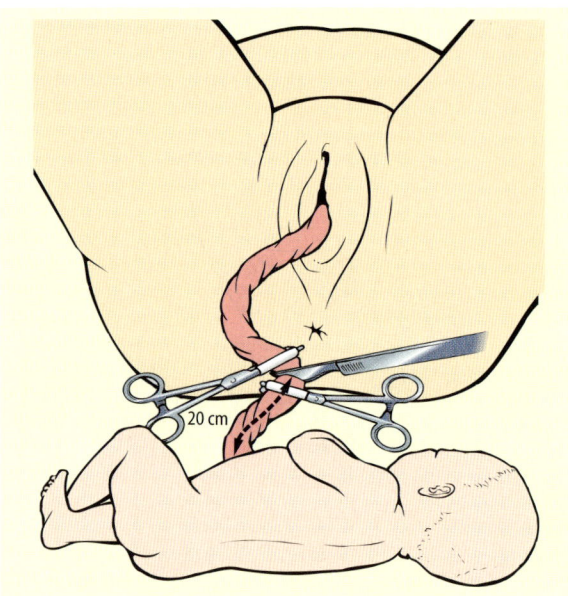

Abb. 31.14. **Abnabelung**

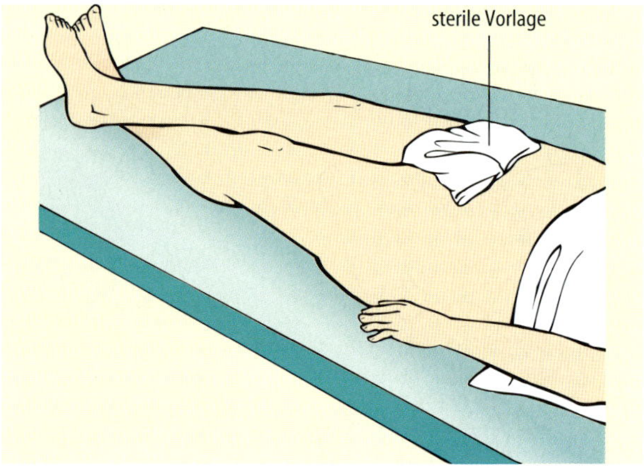

Abb. 31.15. **Lagerung nach der Geburt (Fritsch-Lagerung)**

sterile Vorlage

Beckenendlage

❗ — **Nach der Geburt des Steißes besteht akute Ersti-ckungsgefahr für das Kind!**
— **Dringende Anforderung eines Geburtshelfers auf dem Funkweg!**

— Notfalls, wenn Geburtshelfer (Hebamme) nicht recht-zeitig zur Stelle ist, drückt ein zweiter Rettungsassi-stent den kindlichen Kopf durch die Bauchdecke kräf-tig in das Becken;
der erste Rettungsassistent umfasst den Steiß gür-telförmig mit beiden Händen (❏ Abb. 31.16; Bracht-Handgriff I);
er hebt langsam an, ohne zu ziehen (Bracht-Handgriff II), während der kindliche Kopf von oben durchge-drückt wird;
der Steiß wird langsam an die Symphyse herange-führt und auf den Unterbauch der Mutter gedrückt (Bracht-Handgriff III).

Blutungen unter der Geburt

Akute Lebensgefahr für die Mutter (und das ungeborene Kind) entwickelt sich bei schweren Blutungen während der Geburt, z. B. bei der **Placenta praevia** (❏ Abb. 31.17). Die Placenta praevia sitzt vor dem Kind, sodass sie sich

spätestens beim Beginn der Geburt ablöst. Diese vorzei-tige Ablösung führt meist zu schweren Blutungen aus dem Geburtskanal.

Ein dramatisch verlaufendes Schockgeschehen ent-steht, wenn sich durch eine **Atonie** (Verlust der Kontrak-tionsfähigkeit) des Uterus nach der Geburt die plazentare Wunde nicht schließt. Letztlich helfen hier nur die loka-le Kompression des Uterus durch die Bauchdecke und ggf. die Gabe von Oxytozin durch den nachalarmierten Ge-burtshelfer.

Besondere Hinweise

— Zum RTW-Transport Gebärender mit Presswehen muss die parallele Alarmierung eines in Geburtshilfe erfahrenen Arztes unbedingt angestrebt werden. Der mit Alarmfahrzeug (KTW, Streifenwagen der Poli-zei) beförderte Arzt führt dann ggf. die Geburt in der Wohnung oder im Rettungswagen (Rendezvous-Sys-tem) zu Ende.
— Der erhöhte O_2-Anteil im Neugeboreneninkubator ist kein Ersatz für eine ausreichende **Spontanatmung** des Kindes!

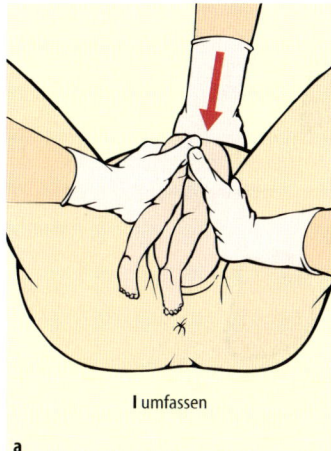
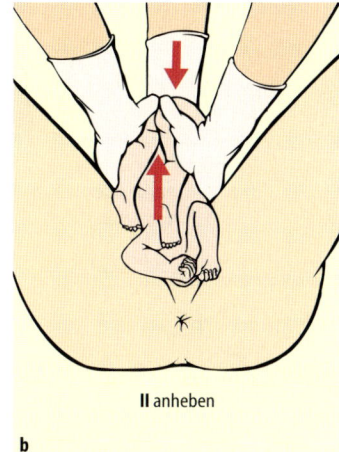
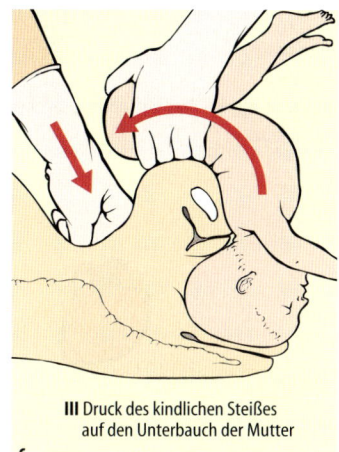

I umfassen   II anheben   III Druck des kindlichen Steißes
                                        auf den Unterbauch der Mutter

a   b   c

🔴 Abb. 31.16a–c. **Bracht-Handgriff: a** I umfassen, **b** II anheben, **c** III Druck des kindlichen Steißes auf den Unterbauch der Mutter

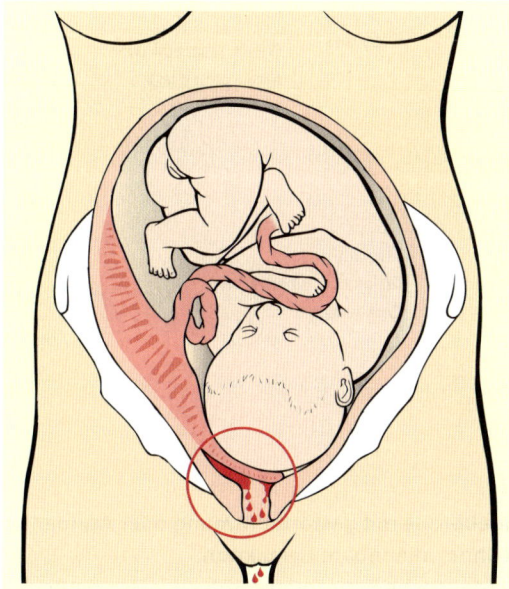

🔴 Abb. 31.17. **Placenta praevia**

31.6.1   Erstversorgung des Neugeborenen

Zustandsbeurteilung unmittelbar nach der Geburt

Die in der Klinik weitgehend übliche Erhebung des Apgar-Score kann unter präklinischen Bedingungen pragmatischer durch eine verkürzte Beurteilung ersetzt werden:

- Spontanatmung
  - Regelmäßiges Schreien ist ein recht sicherer Beweis für ausreichende Spontanatmung
  - Stöhnen, Nasenflügeln und thorakale Einziehungen sind Zeichen allgemeiner Beeinträchtigung
- Herzfrequenz
  - Auskultation mit dem Stethoskop, Palpation z. B. der A. brachialis oder A. femoralis
  - Schlüsselkriterium: Frequenzen über oder unter 100/min?
- Hautfarbe
  - Kind zentral rosig?
  - Primär periphere Zyanose ist (fast) typisch auch für völlig gesunde Neugeborene
  - Kind zentral blass oder zyanotisch?

Therapeutisches Vorgehen

Aufgrund der ersten Einschätzungen werden Neugeborene in 4 Gruppen unterteilt (🔴 Abb. 31.18)

1. **Lebhafte und gesunde Neugeborene**
    - Kräftige und ausreichende Atmung
    - Zentral rosig
    - Herzfrequenz >100/min

    Therapeutische Konsequenz: Abtrocknen, in warme Tücher und Silberwindel einwickeln, der Mutter übergeben.

2. **Neugeborene mit gestörter Atmung oder Apnoe**
    - Zentrale Zyanose
    - Herzfrequenz >100/min

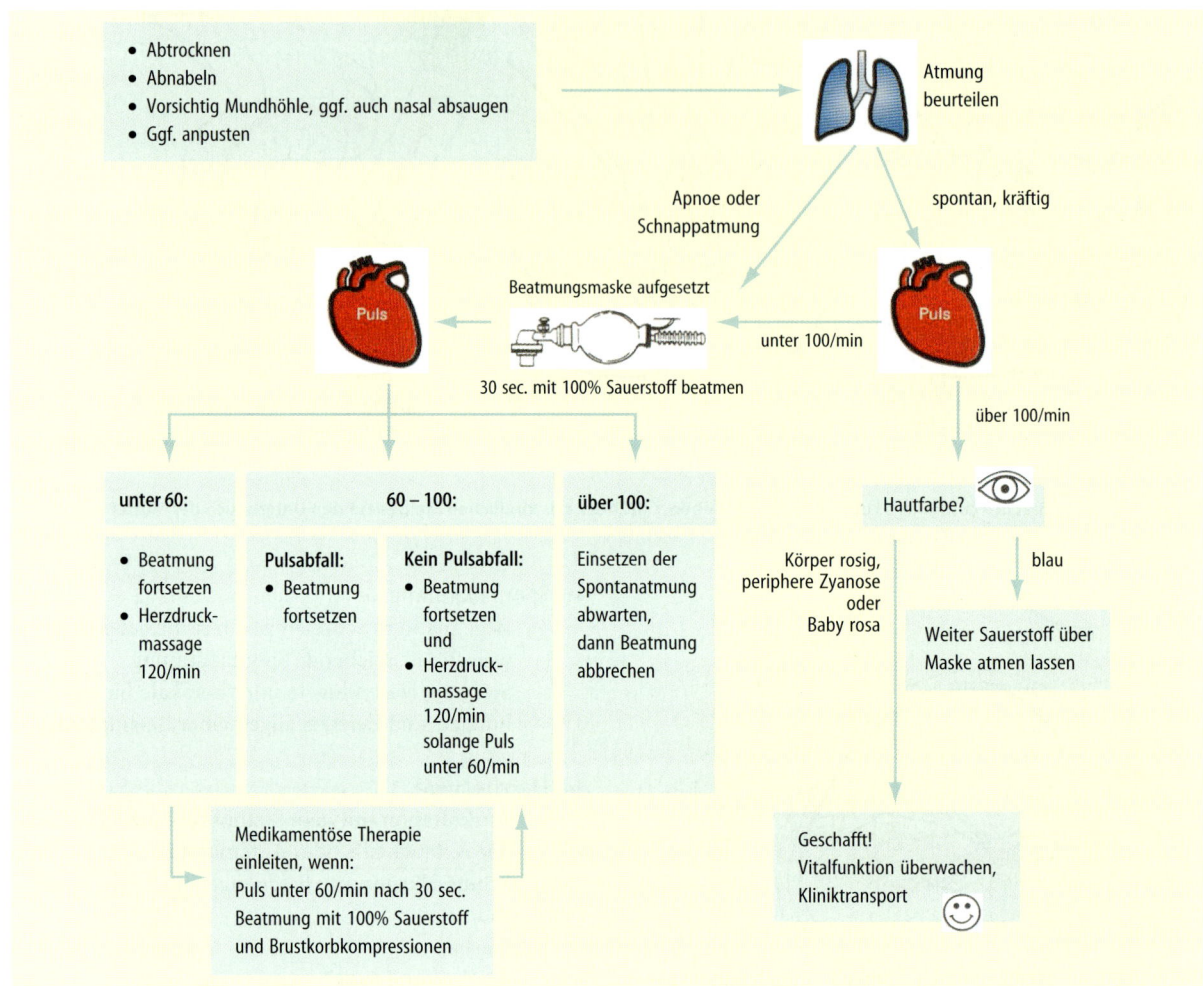

● Abb. 31.18. **Erstversorgung von Neugeborenen**

Therapeutische Konsequenz: Taktile Stimulation (Reiben des Rückens, Klaps auf die Fußsohlen), Vorhalten von Sauerstoff, ggf Beutel-Masken-Beatmung.

3. **Neugeborene mit gestörter Atmung und Apnoe**
    –   Blasses oder weißes Hautkolorit
    –   Herzfrequenz <100/min, schlaffer Muskeltonus

    Therapeutische Konsequenz: Freimachen der Atemwege durch Absaugen (Mund, dann Nase; Maskenbeatmung mit 100% O₂-Anreicherung), ggf. endotracheale Intubation und Beatmung, Herzmassage bei Frequenzen unter 100/min oder ständigem Abfall auf Werte unter 100/min.

4. **Neugeborene mit gestörter Atmung oder Apnoe und ohne erkennbare Herzaktion.**
    Therapeutische Konsequenz: sofortige Beatmung, Herzdruckmassage, vollständige erweiterte lebensrettende Sofortmaßnahmen einschließlich medikamentöser Reanimation.
    Empfohlenes Verhältnis 3 Thoraxkompressionen (120/min) zu 1 Beatmung mit einer Arbeitsfreqenz von 120/min (▶ Kap. 19).

Besondere Hinweis

–   Ein feuchtes Neugeborenes mit seiner instabilen Thermoregulation und einer vergleichsweise großen Körperoberfläche kann nach der Geburt sehr schnell

Tabelle 31.2. Apgar-Schema			
Untersuchung	**0**	**1**	**2**
Atmung	fehlt	langsam, schwach	regelmäßig kräftig schreiend
Puls	fehlt	HF unter 100/min	HF über 100/min
Grundtonus	schlaff	träge Bewegung	spontane Bewegung
Aussehen	blau, blass	Stamm rosig, Extremitäten blau	ganz rosig
Reflex	keine	Grimassen	Schreien, Husten, Niesen

auskühlen. Daher ist Wärmeschutz von großer Bedeutung. Beim Einpacken des Körpers – möglichst in warme Tücher und Silberwindel – ist der Kopf mit seiner vergleichsweise großen Wärmeabstrahlungsfläche mit einzubeziehen.

- Der Vollständigkeit wegen ist in ▫ Tabelle 31.2 auch der **Apgar-Score** dargestellt. Die Punktzahlen der 5 Symptomkomplexe werden addiert. Die Bewertung erfolgt nach 1, 5 und 10 min.:

8–10 Punkte	Lebensfrisches Kind: Abtrocknen, Wärmeschutz
4–7 Punkte	Deutliche Beeinträchtigung: O_2-Gabe, Beatmung
0–3 Punkte	Bedrohliche Störungen: Neugeborenenreanimation

Trotz einer gewissen Subjektivität des Apgar-Scores ist er geeignet, die Babys zu identifizieren, die reanimationspflichtig sind.

31.7   Vaginale Blutung

Eine Alarmierung des Rettungsdienstes beschränkt sich auf seltene – aber wichtige – Ausnahmesituationen.

Terminologie

Blutaustritt aus der Scheide bezeichnet man als vaginale Blutung (▫ Abb. 31.19).

Pathophysiologie

Verstärkte Regelblutungen werden von den betroffen Frauen registriert, führen aber nie zu einer akut bedroh-

lichen Situation. Gleiches gilt für die in der Regel leichten Blutungen nach dem ersten Geschlechtsverkehr einer Frau, bei der das Hymen, eine dünne, den Scheideneingang einengende Haut, einreißt.

Brutale Techniken des Geschlechtsverkehrs, in erster Linie auch bei Vergewaltigungen, sowie **Pfählungsverletzungen der Scheide** können durchaus bedrohliche Blutungen verursachen. Stärkere, von der Regel unabhängige Blutungen, in erster Linie bei Frauen in der Menopause, können durch **Tumorzerfall**, besonders bei Gebärmutterhalskarzinom (Kollumkarzinom) ausgelöst werden.

Aborte (Fehlgeburten) kündigen sich durch vaginale Blutungen an. Bei einer Eileiterschwangerschaft ist die vaginale Schmierblutung eher ein zusätzliches Symptom (s. oben).

Akut bedrohlich – für Mutter und Kind – sind **Blutungen in der Spätschwangerschaft**, denen eine vorzeitige Plazentalösung oder eine Placenta praevia (s. oben) oder seltener eine traumatisch bedingte Uterusruptur zugrunde liegen können.

Symptomatik

- Bei mäßiger Blutung geben die Betroffenen die Zahl der durchbluteten Tampons oder Binden an, bei massivem Blutverlust erfolgt eine Abschätzung der direkt aus der Scheide fließenden Menge, die durch die Fritsch-Lagerung (▫ Abb. 31.15) besser einzuschätzen ist.
- Hinweise für eine Blutung nach innen – insbesondere bei Schocksymptomatik – und Schmerzen, die durch eine vergleichsweise geringe Blutung nach außen nicht zu erklären sind?
- Schocksymptomatik
- Akutes Abdomen

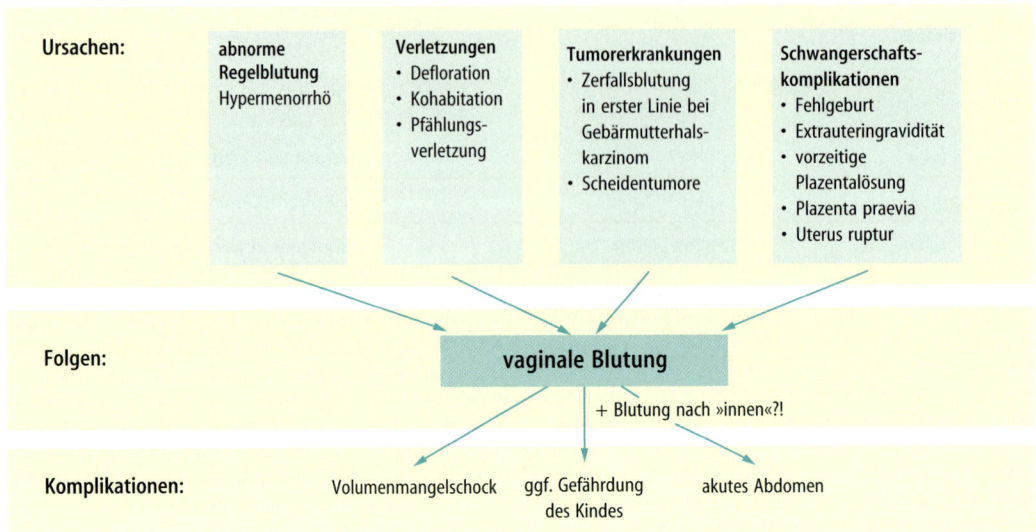

| Ursachen: | **abnorme Regelblutung** Hypermenorrhö | **Verletzungen** • Defloration • Kohabitation • Pfählungs-verletzung | **Tumorerkrankungen** • Zerfallsblutung in erster Linie bei Gebärmutterhals-karzinom • Scheidentumore | **Schwangerschafts-komplikationen** • Fehlgeburt • Extrauteringravidität • vorzeitige Plazentalösung • Plazenta praevia • Uterus ruptur |

Folgen: **vaginale Blutung**

+ Blutung nach »innen«?!

Komplikationen: Volumenmangelschock   ggf. Gefährdung des Kindes   akutes Abdomen

◻ Abb. 31.19. **Vaginale Blutung**

31

Therapie: Vaginale Blutung

1. Erste Hilfe
   - Vorlage steriler Binden/Kompressen
   - Lagerung in Abhängigkeit von Schmerzbild und Kreislaufsituation
2. Sofortmaßnahmen des Rettungspersonal
   - Fritsch-Lagerung
   - Allgemeine Schocktherapie (i.v.-Zugang, Infusion, O_2-Gabe etc.)
3. Notärztliche Therapie
   - Fortführung von 1.
   - Kliniktransport
   - Keine vaginale Untersuchung vor Ort!
   - Keine Scheidentamponade; Gefahr einer Blutungsverstärkung nach innen!

➕ **Praxistipp**

Bei Verdacht auf ein kriminelles Geschehen, z. B. Verge-waltigung, sind mit Blut und Sekreten kontaminierte Kleidungsstücke zu belassen oder im Bedarfsfall in Plastiktüten zu verwahren.

Pädiatrische Notfälle

Worin liegen Besonderheiten pädiatrischer Notfälle? Es gibt grundsätzliche Unterschiede in Anatomie, Physiologie und Psychologie, die für die Erstversorgung von besonderer Bedeutung sind. Aus diesem Grund werden in diesem Kapitel beispielhaft die wichtigsten pädiatrischen Notfälle behandelt (Häufigkeit nach KVB-Analyse 1,2%), auf psychologische Erfordernisse wird besonders hingewiesen.

32.1   Besonderheiten und Vitalparameter im Kindesalter

> ❯ **Kinder sind keine kleinen Erwachsenen!**

> ❗ **Bei akuten Erkrankungen und bei Verletzungen dekompensieren Kinder – in erster Linie wegen ihres höheren Stoffwechsels, ihrer relativ großen Körperoberfläche und des größeren Extrazellulärraums – schneller als Erwachsene.**

Pädiatrische Notfälle werden typischerweise aber auch von psychologischen Besonderheiten überlagert. Die in ▶ Kap. 14 beschriebenen Bedürfnisse des Patienten nach Sicherheit, Anteilnahme und menschlicher Zuwendung sind bei Kindern noch stärker ausgeprägt. Gleichzeitig muss die starke emotionale Betroffenheit der Angehörigen besonders berücksichtigt werden. Sie kann hilfreich genutzt werden, sie kann aber auch überschießende (Fehl)reaktionen auslösen.

Zusätzlich zu den zu beachtenden physiologisch-pathophysiologischen Besonderheiten des Kleinkindes und der Notwendigkeit, auf intensive psychische Bedürfnisse des kleinen Patienten und seiner Angehörigen einzugehen, muss das Rettungsteam eine – die übliche Einsatzroutine erheblich überschreitende – Verantwortlichkeit tragen.

> ❯ **Es geht um die Rettung eines jungen Menschen mit langer Lebenserwartung!**

Wegen des psychischen Drucks der besonderen Verantwortung bei der Versorgung von Kindern im Rettungsdienst, in erster Linie aber wegen mangelnden Trainings von Rettungsassistent, Rettungssanitäter, aber auch der meisten Notärzte für die präklinische Behandlung kleiner Patienten, werden Einsätze mit Kindern allgemein als besonders belastend empfunden (▶ Kap. 14). Hinzu kommen die relative »Kleinheit« der Anatomie und einige physiologische Besonderheiten bei Kindern. Dies alles sind Gründe, warum notfallmedizinische Maßnahmen bei Kindern – dies zeigen Erfahrungen aus dem rettungsdienstlichen Alltag – häufig besonders schwierig sind.

Spezielle »**Kindernotarztdienste**«, die personell von intensivmedizinisch erfahrenen Pädiatern betreut werden, gibt es typischerweise nur in einigen deutschen Großstädten.

Aus diesem Grund sollen hier – abweichend von der sonstigen Systematik in Teil 5 dieses Lehrbuches

1. physiologische Daten des Kindes aufgelistet werden, damit alters- bzw. gewichtsbezogene Maßnahmen abgeleitet werden können;
2. die besonderen bei (Klein)kindern erforderlichen Techniken zur Sicherung der Vitalfunktionen beschrieben werden.

Diese komprimierte Darstellung soll die Voraussetzungen dafür schaffen, dass Rettungsassistent und Rettungssanitäter auch in einem weniger routinierten Team trotz der besonderen psychischen Belastungen mit einem vertieften Grundwissen Einsätze gezielt vorbereiten und sachgerecht dabei assistieren können.

	Ungefähres Körpergewicht
Neugeborenes	3–4 kg
Säugling	5–7 kg
1-jähriges Kind	10–12 kg
2- bis 5-jähriges Kind	16–20 kg
6-jähriges Kind	20–30 kg
12-jähriges Kind	36–40 kg

Aus den Gewichtsangaben lässt sich überschlagsmäßig die Dosis von Medikamenten und Infusionen und das Atemzugvolumen kalkulieren.

Angaben zum respiratorischen System sind in ▪ Tabelle 32.1, zu Beatmungsparametern in ▪ Tabelle 32.2 dargestellt.

Anatomie von Kehlkopf und Trachea

Der Kehlkopf liegt bei Säuglingen und Kleinkindern weiter vorn und steht höher.

Kehlkopfengstelle: Die engste Stelle des kindlichen Kehlkopfes und damit der oberen Atemwege liegt in der Höhe des Ringknorpels.

Länge der Trachea: Die Länge der Trachea vom Kehlkopf bis zur Teilung der Trachea in die Hauptbronchien beträgt beim 2 Jahre alten Kind beispielsweise nur 5 cm.

Abgang der Hauptbronchien: Die Bronchusabgänge sind gleichwinklig, sodass es aufgrund dieser alterstypischen Anatomie sowohl zu rechts- wie auch linksseitigen endobronchialen Intubationen kommen kann.

Normalwerte für das Blutvolumen

Der Normwert beträgt ca. 75–85 ml/kgKG.

Beispiel (10 kg schweres Kind):
Gesamtblutvolumen:
750–850 ml, also weniger als ein Liter!

Schockzeichen

Auf die Auflistung der alterstypischen Blutdruckwerte wird hier bewusst verzichtet, da im regulären Rettungsdienst die verschiedenen Manschetten mit altersentsprechender Breite in der Regel nicht verfügbar sind.

Schockzeichen:
- Reduzierte bis ausbleibende kapilläre Füllungszeit
- Tachykardie, ein bei Kindern unsicheres Schockzeichen (◖ Tabelle 32.3)
- Fahl-graues Hautkolorit
- Reduzierte/fehlende Tastbarkeit peripherer Pulse

32.1.1 Verfahren zur Sicherung der Vitalfunktionen

Respiratorisches System

1. Maskenbeatmung
   Der Kopf darf bei kleinen Patienten nicht ausgeprägt überstreckt werden, da es dadurch – anders als bei Erwachsenen – sogar zu einer Atemwegsverle-

◖ Tabelle 32.1. **Respiratorisches System beim Neugeborenen im Vergleich zum Erwachsenen**

Altersgruppe	O_2-Bedarf /min [ml/kg KG]	Alveoläre Ventilation/min [min/kg KG]
Neugeborenes	7	125
Erwachsene	3,5	60

◖ Tabelle 32.2. **Beatmungsparameter bei Kindern**

Parameter	Neugeborenes	Säugling	Kleinkind	Schulkind
Atemfrequenz	40–60	30–40	25–30	12–20
Atemhubvolumen [ml/kg KG]	8–10 gleichbleibend für alle kindlichen Altersgruppen			

◖ Tabelle 32.3. **Herzfrequenzen im Kindesalter**

Alter	Normfrequenz	Tachykardie	Bradykardie
Neugeborene	100–150	>190	<100
Säuglinge	100–140	>175	<95
Kleinkinder (bis 5. Lj.)	90–120	>150	<80
Schulkinder	80–100	>125	<65

gung kommen kann. Der Kopf bleibt wegen des höher liegenden Kehlkopfes in Neutralposition, der sog. Schnüffelstellung.

2. Endotracheale Intubation
    –   Indikationen
        Schweres Schädel-Hirn-Trauma, Glasgow Coma Scale <7
        Lebensbedrohliche Schocksituation mit Eintrübung
        Respiratorische Insuffizienz
    –   Relative Indikation
        Jede Form der Bewusstseinseinschränkung bei nichtnüchternem Kind.
3. Tubusauswahl
    –   Breite des Fingernagels, des kleinen Fingers oder Größe des Nasenlochs des Kindes
    –   Einige Pädiater empfehlen die Verwendung **ungeblockter Tuben** bis zum 8. Lebensjahr, um eine Schädigung der Trachealschleimhaut und der Ringknorpelregion zu vermeiden.
4. Beatmungsziel
    –   O$_2$-Sättigung über 95% (Pulsoxymetrie)
    –   pCO$_2$ 35–45 mmHg (Kapnometrie)

Zirkulatorisches System

1. Zugänge zum Gefäßsystem (▶ Kap. 19.3)
    –   Übliche periphere Venen
    –   Bei Kleinkindern auch V. saphena an der Innenseite des Fußknöchels (◘ Abb. 19.7)
    –   Bei Säuglingen Punktion der Kopfvenen (◘ Abb. 19.7)
    –   Wenn keine peripheren Venen mehr auffindbar sind: intraossäre Infusion und Medikamentenapplikation (◘ Abb. 19.13 und 19.14)

– Zentrale Venenpunktion nur ausnahmsweise durch den in der Punktion bei Kindern erfahrenen Notarzt/Pädiater.

2. Infusionsmengen bei Blutverlusten
    –   Mäßig ausgeprägte Schocksymptomatik
        Blässe, Tachykardie, periphere Pulse noch tastbar, Vermutungsbefund, Blutverlust >15% des Gesamtvolumens
        30 ml/kgKG Ringer-Laktat i.v.
        Bei Wirkungslosigkeit Wiederholung in dieser Dosierung.
    –   Ausgeprägte Schocksymptomatik
        grau-blasses fahles Hautkolorit, periphere Pulse nicht tastbar, Bewusstseinstrübung
        10 ml/kgKG Kolloid (z. B. Hydroxyethylstärke) + 30 ml/kgKG Ringer-Laktat als Bolus
        Bei weiter bestehender ausgeprägter Schocksymptomatik: Wiederholung des Flüssigkeitsbolus
    –   Zielgrößen
        Systolische Blutdruckwerte >90 mmHg
        Bei zu vermutender Hirndrucksteigerung >120 mmHg

32.1.2 Psychologische Begleitprobleme

Ein solides Grundwissen über die Besonderheiten der rettungsdienstlichen Versorgung von Kindern ist eine wichtige Basis für ein ruhiges gezieltes Vorgehen des nichtärztlichen Personals im Rettungsdienst.

Nicht nur das Kind bedarf während aller diagnostischen und therapeutischen Maßnahmen intensiver emotionaler Zuwendung, des beruhigenden Zuspruchs und vorsichtiger körperlicher Berührung; darüber hinaus

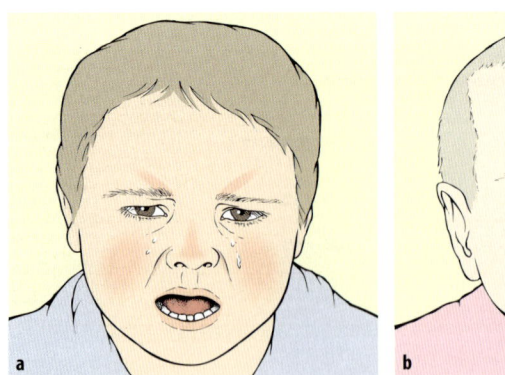 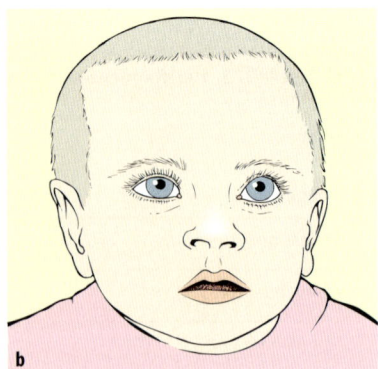

◘ Abb. 32.1a,b. **Kindlicher Gesichtsausdruck:** a Schmerz! b Angst!

müssen auch die ggf. anwesenden Eltern und andere Angehörige des Kindes beruhigt und nach Möglichkeit in die Versorgung integriert werden. Insbesondere die Angst der Mutter wird übertragen und verstärkt ggf. die des Kindes.

Kleinere Kinder sind meist nicht in der Lage, die Art ihrer Beschwerden mitzuteilen. Deshalb ist es im Umgang mit Kleinkindern ganz besonders wichtig, nonverbale Hinweise wie z. B. den Gesichtsausdruck (Abb. 32.1) zu beachten.

Bei einem **ungewöhnlichen Verletzungsbild** (► Kap. 32.2), einem extrem verängstigten, in sich gekehrten oder apathischen Kindes mit aggressiv auffälligen oder unsicher/schuldbewusst wirkenden Eltern/Angehörigen ist an **Kindesmisshandlung** zu denken. Der Verdacht sollte allerdings vor Ort nicht ausgesprochen werden, der Notarzt oder der aufnehmende Klinikarzt müssen aber über alle Auffälligkeiten informiert werden.

32.2   Trauma im Kindesalter

Unfälle sind die häufigsten und bedrohlichsten Notfälle im Kindesalter, sie stehen an erster Stelle der Todesursachen-statistik. Stürze und andere häusliche Unfälle überwiegen bei Säuglingen und Kleinkindern; ältere Kinder erleiden in Deutschland – im internationalen Vergleich – besonders häufig Verletzungen im Straßenverkehr. Dabei finden sich dem Unfallmechanismus entsprechend zu einem hohen Anteil Polytraumen – davon ca. 75% Schädel-Hirn-Traumen (ähnlich wie bei polytraumatisierten Erwachsenen; Abb. 32.2).

Terminologie

Zur Terminologie ► Kap. 30.

Pathophysiologie

Auch die Pathophysiologie der einzelnen Krankheits- und Verletzungsbilder bei Kindern unterscheidet sich nicht grundsätzlich von der der Erwachsenen. Einige Besonderheiten sollen aber hervorgehoben werden:

— Bei einem **Schädel-Hirn-Trauma** des Kindes entwickelt sich aus scheinbar ungestörter Bewusstseinslage häufig besonders schnell ein massiver Hirndruckanstieg mit seinen Folgen: zunehmende tiefe Bewusstlosigkeit, Störungen der Atmung, Beuge- und Streckmechanismen, Krämpfe.

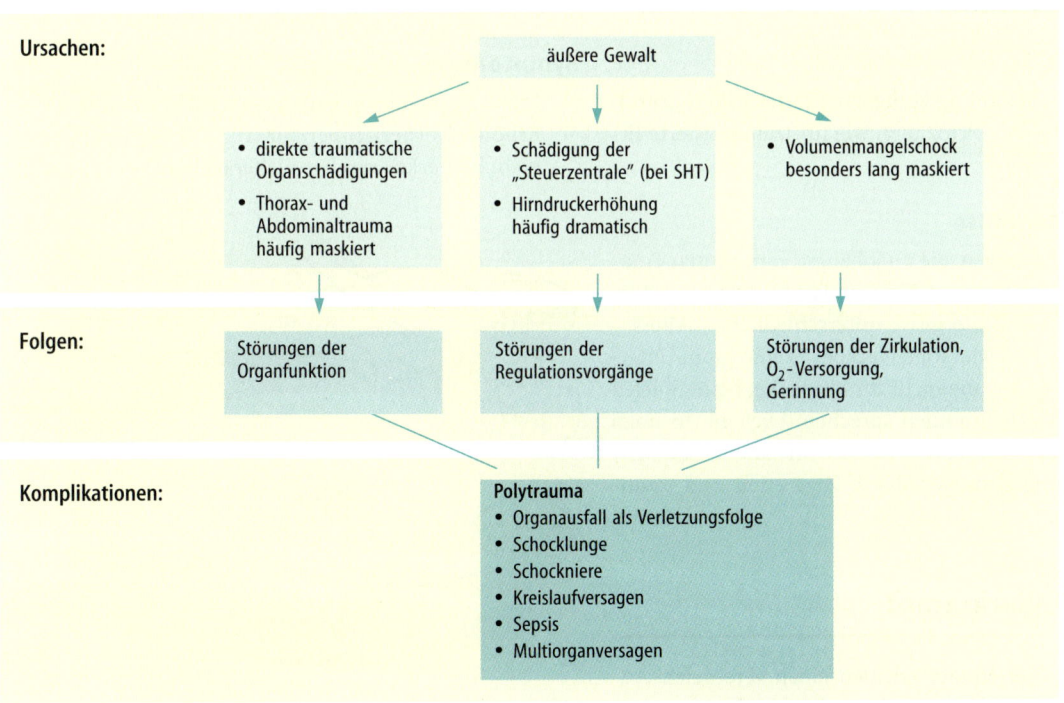

 Abb. 32.2. **Polytrauma des Kindes**

- Auch schwere **Thoraxtraumen** können primär übersehen werden, da die hohe Elastizität des kindlichen Brustkorbs beträchtliche Verformungen ohne eindeutige Prellmarken und knöcherne Verletzungen zulässt, während an der Lunge erhebliche Kontusionen und andere Verletzungen, z. B. des Bronchialbaums, eingetreten sind.
- Bei **Abdominaltraumen** sind die im Vergleich zu Erwachsenen relativ großen inneren Organe durch die ebenfalls im Vergleich dünneren Bauchdecken weniger vor Gewalteinwirkung geschützt. Auch bei Abdominaltraumen werden Prellmarken nicht mit der gleichen Häufigkeit wie bei Erwachsenen gefunden.
- Die **Kompensationsmöglichkeiten des Kindes für Blutverluste** (Umverteilung der Durchblutung, Engstellung der Blutgefäße) sind in einer ersten Phase sehr wirkungsvoll, sodass aus den üblichen Parametern (Puls und ggf. Blutdruck) häufig falsche Schlüsse gezogen werden. Bei 20–30%igem Blutverlust dekompensieren verletzte Kinder dann allerdings plötzlich, ohne weitere Warnzeichen.
- Durch die vergleichsweise **große Körperoberfläche** sind (Klein)kinder nach Unfällen zusätzlich – auch bei für Nichtbetroffene gut erträglichen Außentemperaturen – sehr stark durch **Unterkühlung** gefährdet.

Therapie

Auch für die Versorgung verletzter Kinder gelten grundsätzlich die gleichen Prinzipien wie für traumatisierte Erwachsene.

Besondere Hinweise

Folgende Verletzungen, die unabhängig vom akuten Trauma auffallen, können auf **Kindesmisshandlung** hindeuten: v. a. multiple Blutergüsse unterschiedlichen Alters – an Körperregionen wie Kopf, Nacken-/Analregion, Unterarmen und Händen, die nicht für kindliche, beim Spielen zugezogene Bagatelltraumen sprechen. Dies gilt in noch stärkerem Maße bei (zusätzlichen) Striemen, Bisswunden, Verbrennungsmarken durch Zigaretten und multiplen Frakturen.

32.3   Fieberkrampf

Ungefähr 5% aller Kinder erleiden einen zerebralen Anfall (◼ Abb. 32.3), bevor sie das Erwachsenenalter erreichen (Anlasshäufigkeit für Notarztalarmierungen nach KVB-

Analyse 0,6% aller Einsätze). Grundsätzlich können – wie bei Erwachsenen – Erkrankungen des zentralen Nervensystems, in erster Linie Epilepsie, Verletzungsfolgen und Stoffwechselentgleisungen auch beim Kleinkind Krampfanfälle auslösen. Am häufigsten handelt es sich aber um Fieberkrämpfe, die Kinder mit deutlicher Häufung im Alter zwischen dem 6. Monat und dem 5. Lebensjahr erleiden.

Terminologie

Definition Fieberkrampf. Tonisch-klonische Krämpfe (▶ Kap. 24) von meist wenigen Minuten Dauer mit Bewusstseinsverlust, typischerweise in der Anfangsphase eines fieberhaften Infektes, wenn die Körpertemperatur innerhalb kurzer Zeit stark ansteigt (◼ Abb. 32.4).

Vor dem klinischen Ausschluss anderer Ursachen kann im Rettungsdienst nur von einer **Verdachtsdiagnose** ausgegangen werden.

Pathophysiologie

Krämpfe sind kein für eine Erkrankung spezifisches Symptom, sondern eine uncharakteristische, krisenhafte Reaktion des zentralen Nervensystems auf Störungen unterschiedlichster Ursachen. Ein möglicher – und bei kleinen Kindern häufiger – Auslöser ist der rasche Fieberanstieg im Rahmen eines banalen Infekts.

Symptomatik

- Infekt (in manchen Fällen noch nicht erkennbar)
- Erhöhte Körpertemperatur (typisch >39°C; z. T. noch nicht bemerkt), rascher Fieberanstieg

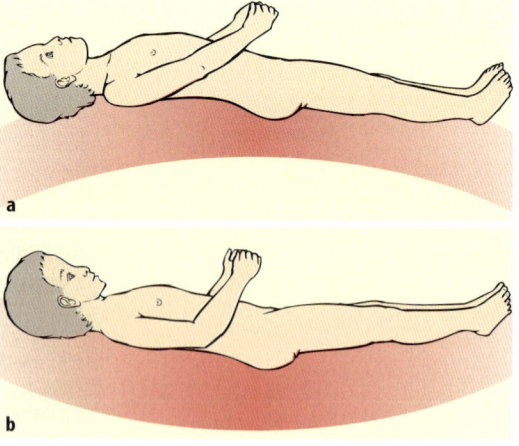

◼ Abb. 32.3a,b. **Generalisierter Krampfanfall eines Kleinkindes;** **a** tonisches, **b** klonisches Stadium

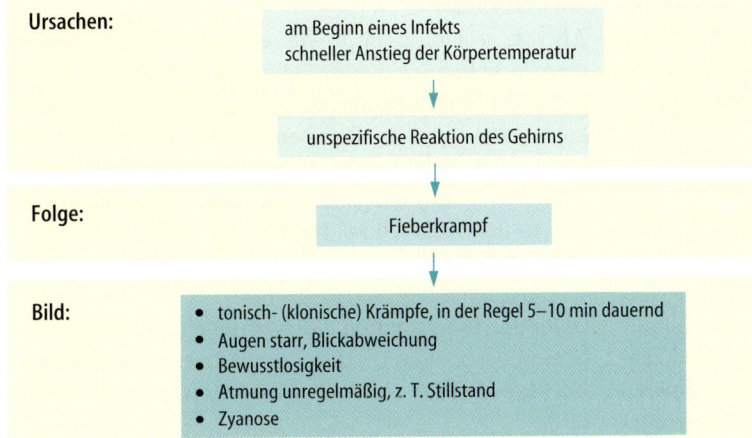

Ursachen:	am Beginn eines Infekts schneller Anstieg der Körpertemperatur
	↓
	unspezifische Reaktion des Gehirns
	↓
Folge:	Fieberkrampf
	↓
Bild:	• tonisch- (klonische) Krämpfe, in der Regel 5–10 min dauernd • Augen starr, Blickabweichung • Bewusstlosigkeit • Atmung unregelmäßig, z. T. Stillstand • Zyanose

— Generalisierte tonisch-klonische Krämpfe typischerweise von 5- bis 10-minütiger Dauer (selten länger anhaltend)

— Starrer Blick, z. T. Blickabweichung nach einer Seite

— Atmung unregelmäßig und oberflächlich → Zyanose

— Bewusstseinsverlust

— Häufig ist der Krampfanfall bei Eintreffen des Rettungsteams bereits vorüber.
Das Kind wach, aber müde und desorientiert, die Atmung wieder regelmäßig, die aufgeregte und verängstigte Mutter (Eltern, sonstige Anwesende) berichtet über das Anfallsgeschehen.

Therapie

Therapie: Fieberkrampf

1. Erste Hilfe
   – Während des Anfalls flache Seitenlagerung
   – Verhinderung von Stürzen (z. B. vom Wickeltisch) und sonstigen Verletzungen durch Anstoßen (Bettkante, Bettgestell, Wand)
   – Genaue Beobachtung des Anfallsbildes
2. Sofortmaßnahmen des Rettungspersonals
   – Fortführung von 1.
   – Während des Anfalls ggf. O_2-Applikation über Maske
   – In jedem Fall Notarztalarmierung
   – Fiebermessung
   – Vorbereitung einer Diazepamrektiole ▼

3. Notärztliche Therapie
   – Fortführung von 2.
   – Benzodiazepinapplikation rektal, ggf. auch nasal oder i.v.
   – Einleitung fiebersenkender Maßnahmen (Wadenwickel, Paracetamolzäpfchen)
   – In jedem Fall Klinikeinweisung zur Bestätigung der Verdachtsdiagnose durch den Ausschluss anderer Krampfursachen.

Psychologische Begleitprobleme

Während des plötzlich einsetzenden Krampfanfalls sind beide Eltern oder die allein anwesende Mutter auf sich gestellt. Zumindest beim erstmaligen Auftreten von Fieberkrämpfen sind sie außerordentlich verängstigt und überfordert. Gefühle der Hilflosigkeit sind erkennbar. Die Eltern müssen beruhigt werden, ihre Angaben über das Geschehen sind ernsthaft zu erfragen, das weitere Vorgehen ist mit ihnen abzustimmen, die elterliche Verantwortlichkeit ist zu respektieren. Den Eltern (der Mutter) ist in Ruhe zu erklären, warum das Kind in jedem Fall in die Klinik transportiert werden muss. Mutter und/oder Vater können das Kind während des Transportes im RTW begleiten.

Besondere Hinweise

Falls ein Notarzt nicht hinzugezogen werden kann, sollten Rettungsassistenten und Rettungssanitäter bei der Mutter (bei den Eltern) oder sonstigen Angehörigen auf eine **Klinikeinweisung** zum Ausschluss eines Schädel-Hirn-

Traumas, einer zerebralen Hypoxie, einer Hypoglykä-
mie (Blutzuckerbestimmung) oder eines epileptischen
Krampfleidens drängen. **Notfalls** ist zumindest ein – im
Idealfall der behandelnde – **Kinderarzt** zu **verständigen.**

32.4   Pseudokrupp

»Atemnot eines Kindes« ist ein relativ häufiger Anlass, den
Rettungsdienst zu alarmieren (Anlasshäufigkeit für Notarztalarmierungen nach KVB-Analyse 0,5% aller Einsätze). Meist ist diese Atemnot Folge anderer Krankheitsbilder, z. B. im Rahmen eines Krampfanfalls. Bei primären
Störungen des respiratorischen Systems im Kindesalter
überwiegt aber eine durch einen akuten Infekt ausgelöste Schwellung am Übergang des Kehlkopfes zur Luftröhre. Das Krankheitsbild wird als Pseudokrupp bezeichnet
(◘ Abb. 32.5).

Terminologie

Als sog. »echten Krupp« (frz./engl. »croup«) bezeichnet
man die früher – vor der Möglichkeit der Schutzimpfung
gegen **Diphtheriebakterien** – häufiger auftretende Kehl-
kopfentzündung im Rahmen einer Diphtherieerkran-
kung. Heute sieht man in erster Linie durch **virale Infekte**
ausgelöste Schwellungszustände an der Übergangsstelle
unterer Kehlkopf/obere Trachea und nennt dieses Syndrom »falscher Krupp« oder »Pseudokrupp«.

Definition Pseudokrupp. Meist in einem Alter vom 6. Lebensmonat bis zum 3. Lebensjahr auftretende, durch virale
Infekte ausgelöste obstruktive Laryngotracheobronchitis.

Pathophysiologie

Die Schleimhautschwellung wird durch einen – typischerweise witterungsbedingten – **Virusinfekt** ausgelöst und
betrifft die untere Kehlkopfregion und den oberen Tra-

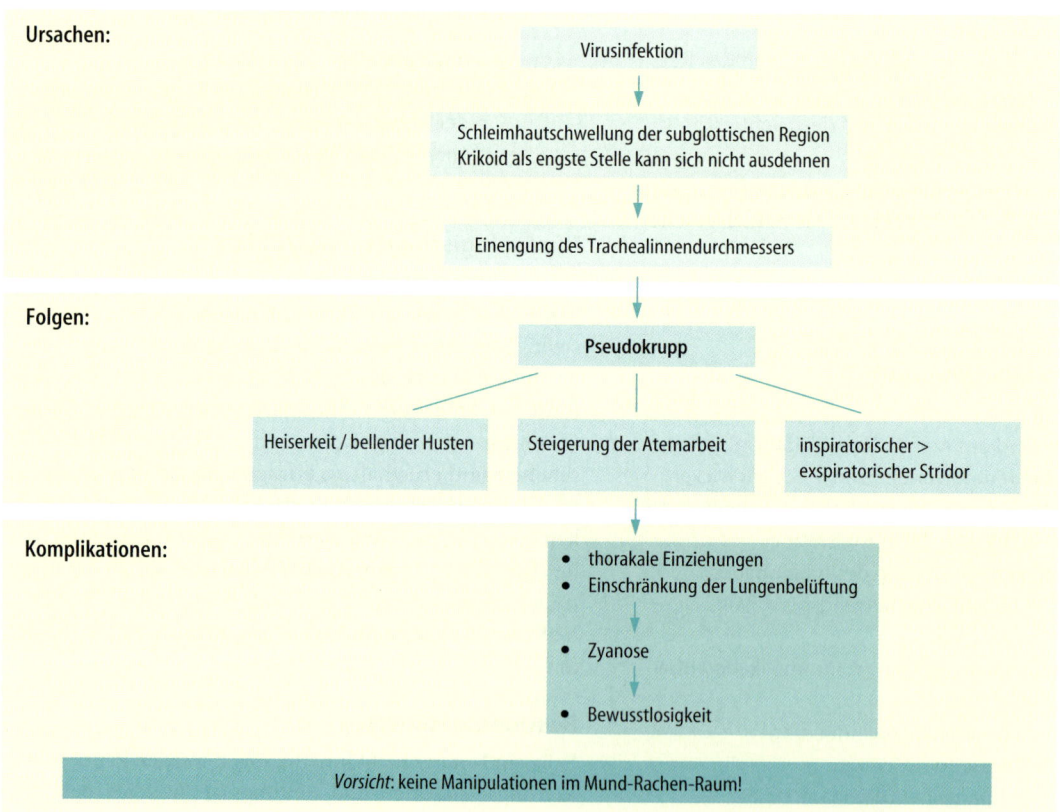

◘ Abb. 32.5. **Pseudokrupp**

chealanteil, insbesondere im Bereich des Ringknorpels (▶ Kap. 11.1), der engsten Stelle der kindlichen unteren Atemwege. Sie führt bei der beim Kleinkind primär schon engen Röhre sehr schnell zu einer erheblichen Wiederstandserhöhung und damit zu einer massiven, ggf. lebensbedrohlichen Beeinträchtigung des Atemgasstroms, die zu Beginn vorrangig die Inspiration beeinträchtigt.

Symptomatik

- Vorausgehender Infekt der Atemwege mit Temperaturerhöhung
- Vorwiegend in den Abend- oder Nachtstunden einsetzender bellender Husten
- Heiserkeit bis hin zum Stimmverlust
- Stridor vorrangig inspiratorisch
- Deutliche Erhöhung der Atemfrequenz (Tachypnoe)
- Inspiratorische Einziehung des Brustkorbs
- Ängstliches, schwitzendes, grau-fahles zyanotisches Kind
- Typischerweise sitzend im Arm oder auf dem Schoß der Mutter

Therapie

> ### Therapie: Pseudokrupp
>
> 1. Erste Hilfe
>   - Versuch der Beruhigung von Mutter und Kind
>   - Verbringung aus trockener Raumluft in ein feuchtes, kühleres Milieu (Badezimmer mit laufender Dusche, Balkon; Aufhängen feuchter Tücher im Raum)
> 2. Sofortmaßnahmen des Rettungspersonals
>   - Fortführung von 1.
>   - Vorsichtige O_2-Applikation, O_2-Sonde vor Mund und Nase halten, evtl. über Maske, aber ohne »Gewaltanwendung« und ohne das Kind dadurch zusätzlich zu verängstigen
>   - Vorbereitung von Kortisonsuppositorien bzw. i.v.-applizierbarem Kortison
> 3. Notärztliche Therapie
>   - Fortführung von 1.
>   - Verabreichung von Kortison
>   - Inhalative Anwendung von Epinephrin (Infectokrupp) über Kaltverneblermaske (Sauerstoffmaske)
>
> ▼

- Kliniktransport, sofern das Krankheitsbild den Eltern von vorherigen Episoden nicht bekannt und/oder akut vitalbedrohlich ist
- Intubation **nur** bei
  - völliger Erschöpfung des Kindes,
  - in- und **exspiratorischem Stridor**,
  - kaum hörbaren Atemgeräuschen,
  - massiver Zyanose und Bewusstseinsverlust.

Psychologische Begleitprobleme

Mutter und Kind bedürfen beruhigender Zuwendung. Jede zusätzliche Verunsicherung und Verängstigung des Kindes erhöht den Stress, den O_2-Bedarf und damit die Vitalgefährdung.

Bei der Untersuchung bleibt das Kind in der Regel auf dem Arm/Schoß der Mutter. Es werden zuerst sichtbare und ohne Stethoskop hörbare Befunde sorgfältig erfasst. Körperlicher Kontakt zum Kind wird ggf. vorsichtig und nach »Schaffung einer Vertrauensbasis« gesucht.

Fast immer hat die körperliche Nähe vertrauter Personen, in erster Linie der Mutter, eine emotional stabilisierende Funktion für das Kind.

In manchen Fällen sind aber auch Mutter und Angehörige völlig überfordert und verstärken mit ihrer überzogenen, panischen Angst die des Kindes. Unter solchen Bedingungen kann es daher sinnvoll sein, die Mutter zu fragen, ob sie den Raum verlassen möchte, und dann ggf. zu prüfen, ob das Weggehen der Angehörigen durch verständnis- und liebevollen Umgang des Rettungsteams mit dem kleinen Patienten kompensiert werden kann.

Besondere Hinweise

 Praxistipp

Rettungsassistent und Rettungssanitäter sind nicht befugt, sich insbesondere beim erstmaligen Auftreten einer Pseudokruppsymptomatik mit den Eltern auf »diese Diagnose zu einigen« und von einer Notarztalarmierung, der Information eines Pädiaters oder dem Kliniktransport abzusehen.

In der Regel können nur in der Klinik andere Ursachen des Symptombildes, wie akute Epiglottitis, Fremdkörperaspiration, Mundbodenabszesse u. a. ausgeschlossen werden.

Die für **Pseudokrupp** und für **Epiglottitis** in diesem Kapitel formulierten Verhaltensregeln gelten weitgehend auch für Kinder mit **Asthma bronchiale**, deren Giemen, Brummen und Pfeifen und deren exspiratorischer Stridor schon auf Distanz, z. B. beim Betreten des Raumes zu hören sind (▸ Kap. 22.1). Bei bekannter Asthmaneigung des Kindes wird – sofern noch nicht von den Eltern durchgeführt – die vorgegebene (Dauer)medikation erhöht. In erster Linie werden Sympathomimetika vernebelt und Berotec-Spray verabreicht. Je nach Schwere des Asthmaanfalls kann Bronchoparat injiziert und das Kind vorsichtig sediert werden. Es muss versucht werden, eine **Intubation** zu **umgehen**.

32.5   Epiglottitis

Erheblich seltener als der Pseudokrupp, aber noch bedrohlicher, ist eine **schwerwiegende Infektion der oberen Atemwege** – die Epiglottitis. Die Unterscheidung beider Krankheitsbilder kann auch für den Erfahrenen schwierig sein. Überwiegend sind Kinder zwischen dem 2. und 7. Lebensjahr betroffen.

Terminologie

Definition Epiglottitis. Entzündung der Epiglottis, des Kehldeckels. Bakteriell entzündliche, z. T. septische Prozesse führen im Bereich des Kehlkopfeingangs und ganz besonders am Kehldeckel, der Epiglottis, zu erheblichen Schwellungen mit Schluckstörungen und inspiratorischem Stridor (◼ Abb. 32.6). Fast ausschließlich ist Hämophilus influenza (HiB) der auslösende Erreger, selten sind es Staphylo- oder Streptokokken.

Symptomatik

- Seit mehreren Stunden bestehendes Krankheitsbild
- Hohes Fieber >39°C
- Halsschmerzen, Schluckbeschwerden, Speichelfluss
- Inspiratorischer Stridor
- Tachypnoe, Atemnot
- Grau-fahle bis zyanotische Hautfarbe
- Schwerkrankes, stark verängstigtes Kind
- Sitzend auf dem Arm oder dem Schoß der Mutter

Durch die bei fast allen Kindern durchgeführte HiB-Impfung treten schwere Verläufe zunehmend seltener auf.

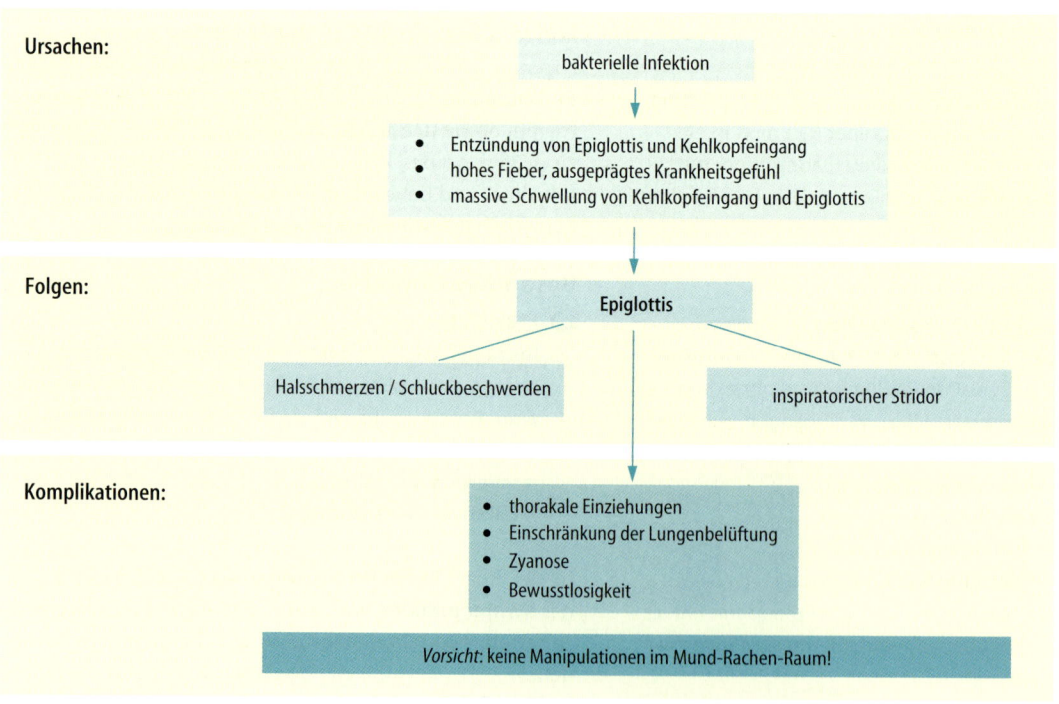

◼ Abb. 32.6. **Epiglottitis**

Therapie

Therapie: Epiglottitis

1. Erste Hilfe
   - Beruhigender Zuspruch
   - Jede weitere Aufregung des Kindes – mit erhöhtem O_2-Bedarf als Folge – ist zu vermeiden
   - Kind keinesfalls flach lagern
2. Sofortmaßnahmen des Rettungspersonals
   - Fortführung von 1.
   - O_2-Inhalation über vorgehaltene Maske (nur in Extremfällen Maskenbeatmung)
   - Keinesfalls überflüssige Manipulationen am kleinen Patienten oder gar Inspektion des Rachenraums
   - In jedem Fall Notarzt(nach)alarmierung.
3. Notärztliche Therapie
   - Fortführung von 2.
   - Weiterführung der O_2-Inhalation über Maske
   - Masken**beatmung** mit O_2-Anreicherung nur bei lebensbedrohlicher Ateminsuffizienz
   - Keine Sedierung, da schon geringe Sedierung einen mechanischen Atemstillstand auslösen kann
   - Intubation bei extremer Ateminsuffizienz **nur durch den besonders erfahrenen Notarzt** (pädiatrischer Intensivmediziner), da die Strukturen des Kehlkopfes wegen erheblicher rötlicher Schwellungen, insbesondere der Epiglottis, kaum/nicht mehr zu erkennen sind
   - In verzweifelten Fällen Koniotomie

Psychologische Begleitprobleme

Die Beachtung der bei der Darstellung des Pseudokrupps hervorgehobenen psychologischen Gesichtspunkte (Beziehung Mutter und Kind, Vermeidung zusätzlicher psychischer Stressoren für das Kind) ist noch wichtiger beim Verdacht auf Epiglottitis, da bei diesem Krankheitsbild die Atmung des Kindes durch zusätzliche Beeinträchtigung, z. B. zusätzliche Aufregung aber auch durch eine mäßige Sedierung, sehr schnell völlig dekompensieren kann.

32.6   Fremdkörperaspiration

Kleinere Nahrungsbestandteile, bereits reduzierte Bonbons oder Erdnüsse, aber auch Gegenstände, die spielerisch in den Mund genommen werden, wie Perlen, demontierte Räder kleiner Spielzeugautos etc., können gerade bei laufenden, tobenden Kindern plötzlich aus dem Mund in die unteren Atemwege gelangen.

80–90% aller aspirierten kleineren Fremdkörper gelangen in den Bronchialbaum, nur wenige größere Fremdkörper, z. B. Fleischbrocken, bleiben vor, im oder unterhalb des Kehlkopfes stecken (◘ Abb. 32.7). Die kindliche Fremdkörperaspiration ist nach dem Pseudokrupp der häufigste primär respiratorische Notfall dieser Altersgruppe und kann akut lebensgefährlich sein!

Terminologie

Der lateinische Wortstamm der Bezeichnung **Aspiration** bedeutet Ansaugen, Einatmen. Allgemein wird unter Aspiration das Einatmen/Eindringen von flüssigen oder festen Bestandteilen aus dem Rachen in Trachea und Lunge verstanden (▸ Kap. 22.2).

Definition Fremdkörperaspiration. Eindringen kleinerer, fester Nahrungsbestandteile oder anderer Gegenstände in die tieferen Atemwege. Dabei gelangen bei Kleinkindern die Fremdkörper zumeist in das Bronchialsystem.

Pathophysiologie

Spielende, laufende, tobende Kinder, die dabei essen oder Gegenstände im Mund haben, holen tief Luft. Dabei können Fremdkörper über Rachen, Kehlkopf und Trachea – begleitet von einem kräftigen Hustenanfall – in das Bronchialsystem gelangen und sich dort festsetzen. Meist wird der Gegenstand durch den **Schutzreflex Husten** aus der Trachea und von der Kehlkopfregion weg wieder in den Mund zurückgetrieben und dann ausgespuckt.

❗ **Das Nachlassen des Hustens und das Wieder-rosig-Werden schließen aber eine Aspiration in das Bronchialsystem nicht aus!**

Nicht beobachtete Aspirationsereignisse werden häufig erst Stunden oder Tage später durch zu Beginn unspezifische Zeichen und im Anschluss daran meist durch eine Lungenentzündung der betroffenen Seite entdeckt.

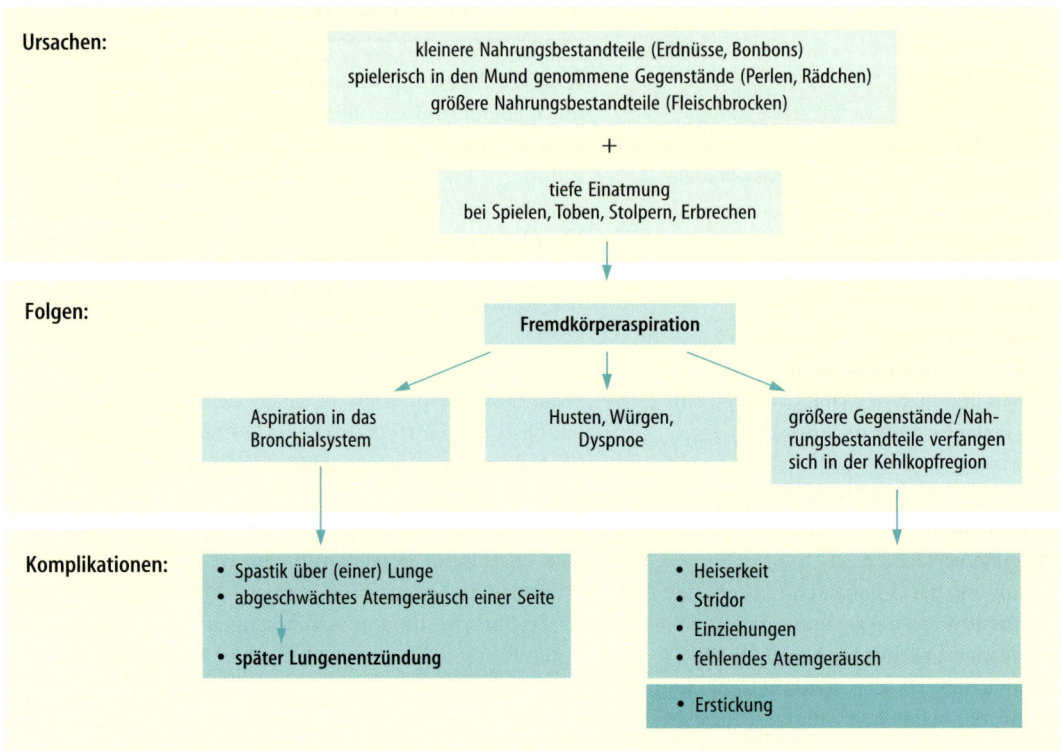

Ursachen:

kleinere Nahrungsbestandteile (Erdnüsse, Bonbons)
spielerisch in den Mund genommene Gegenstände (Perlen, Rädchen)
größere Nahrungsbestandteile (Fleischbrocken)

+

tiefe Einatmung
bei Spielen, Toben, Stolpern, Erbrechen

Folgen:

Fremdkörperaspiration

Aspiration in das
Bronchialsystem

Husten, Würgen,
Dyspnoe

größere Gegenstände / Nahrungsbestandteile verfangen
sich in der Kehlkopfregion

Komplikationen:

- Spastik über (einer) Lunge
- abgeschwächtes Atemgeräusch einer Seite

- später Lungenentzündung

- Heiserkeit
- Stridor
- Einziehungen
- fehlendes Atemgeräusch

- Erstickung

▪ Abb. 32.7. **Fremdkörperaspiration**

Lokalisation der bronchialen Fremdkörper: häufig, aber nicht generell im rechten Bronchialsystem (Anatomie des Bronchialbaums, ▶ Kap. 11.1.1).

Symptomatik

- Akut: Hustenanfall, Atemnot, Zyanose
- Stridor bei Fremdkörperlokalisation im bzw. unterhalb des Kehlkopfs
- Giemen bei Fremdkörperlokalisation in der Trachea oder einem Hauptbronchus
- Einziehung des Brustkorbs
- Bei der Inspektion nachhängende Thoraxseite (rechts häufiger als links)
- Abgeschwächtes fehlendes Atemgeräusch der betroffenen Seite
- Fehlendes Atemgeräusch über beide Lungen bei totaler Verlegung von Kehlkopf oder Trachea

Therapie

Therapie: Fremdkörperaspiration

1. Erste Hilfe
   – Bei Säuglingen: Kopftieflage und Klopfen mit dem Handballen zwischen die Schulterblätter (▪ Abb. 32.8)
   – Heimlich-Handgriff nur bei akuter Erstickungssymptomatik (▪ Abb. 32.9)
2. Sofortmaßnahmen des Rettungspersonals
   – Fortführung von 1.
   – O_2-Inhalation über Maske
   – Beatmung im Extremfall
3. Notärztliche Therapie
   – Fortführung von 2.
   – Ggf. Einstellen des Rachenraums und des Kehlkopfs mit dem Laryngoskop
   – Entfernung sichtbarer Fremdkörper mit Magill-Zange

▼

– Bei extremer Atemnot: endotracheale Intubation und Beatmung mit hohen Drücken, um den Fremdkörper in die »Peripherie«, d. h. aus der Trachea oder einem Hauptbronchus in kleinere Abschnitte zu verlagern
– Koniotomie nur erfolgreich bei hoch – d. h. oberhalb des Ringknorpels – sitzendem Fremdkörper
– Transport in Klinik

Besondere Hinweise

– Schläge auf den Rücken, Thoraxkompressionen und das Heimlich-Manöver steigern den Druck im Brustkorb und können den Fremdkörper aus den Atemwegen ausstoßen.
   Empfehlungen des ERC 2005:
   Kinder: 5 Schläge auf den **Rücken** und 5 Kompressionen des **Abdomens**
   Säuglinge: 5 Schläge auf den **Rücken** und 5 Kompressionen des **Thorax**
– Zur Behandlung erstickender Säuglingen sollten keine abdominellen Kompressionen eingesetzt werden!

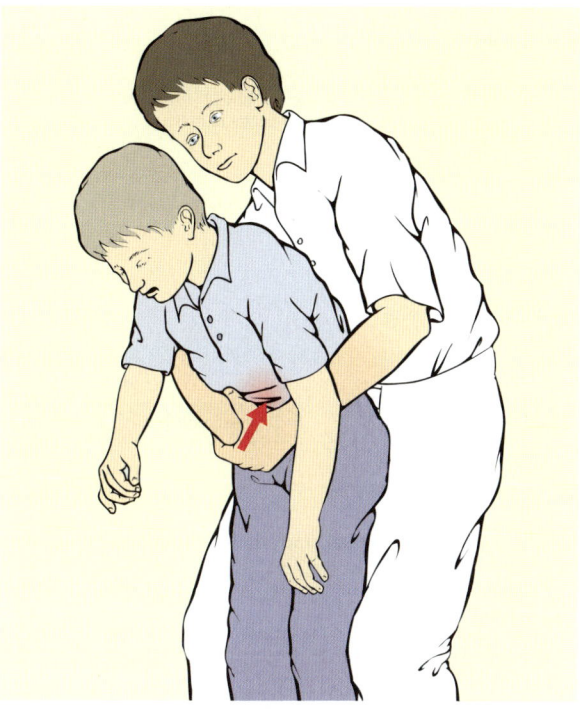

◘ Abb. 32.9. **Heimlich-Handgriff bei stehendem Kind**

32.7 Offensichtlich lebensbedrohliches Ereignis (»near miss SID«) und plötzlicher Kindstod (»SID«)

Vitalbedrohliche Ereignisse bei Säuglingen, die nichtansprechbar und mit Zeichen des drohenden Todes aufgefunden und durch maximale Stimulation – fallweise auch durch Atemspende und Herzdruckmassage – von Anwesenden, in der Regel den Eltern, am Leben gehalten werden können, werden vergleichsweise selten erlebt.

Meist wird das dramatische, schicksalhafte Geschehen erst entdeckt, wenn bereits der plötzliche Kindstod eingetreten ist (◘ Abb. 32.10).

Über 50% aller Säuglingstodesfälle (jenseits des 28. Lebenstags) in Deutschland sind Folge des plötzlichen Kindstodes. **Häufigstes Vorkommen im 2.–4. Lebensmonat.** Nach Angaben des statistischen Bundesamtes verstarben im Jahr 2005 in Deutschland 298 Kinder aufgrund eines SID. Jungen sind häufiger betroffen als Mädchen, eine Häufung wird in den Wintermonaten festgestellt.

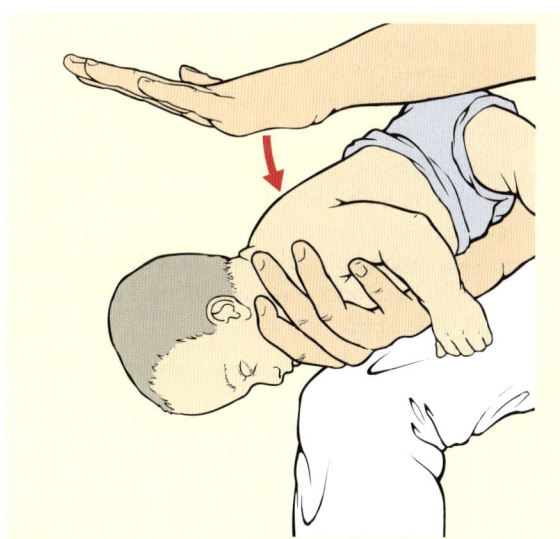

◘ Abb. 32.8. **Klopfen zwischen die Schulterblätter bei Fremdkörperaspiration eines Säuglings**

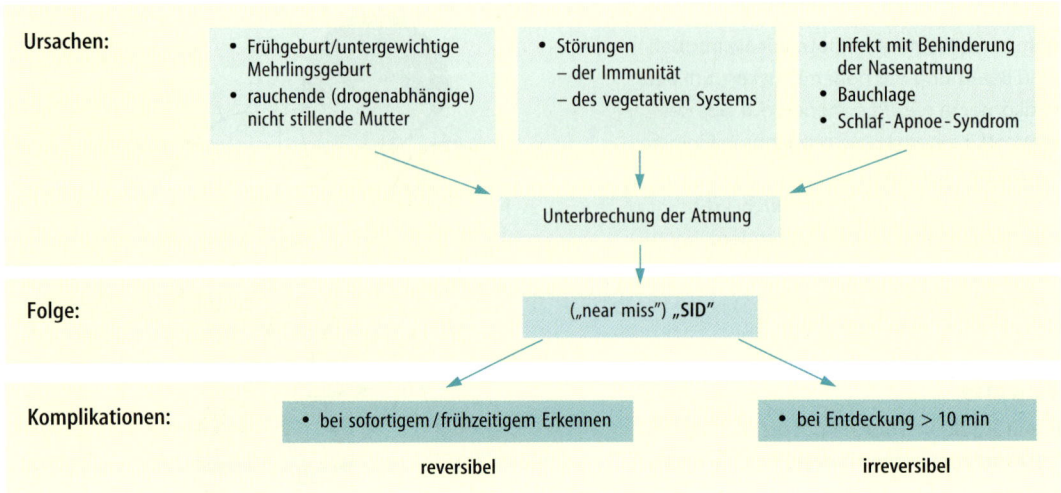

Ursachen:
- Frühgeburt/untergewichtige Mehrlingsgeburt
- rauchende (drogenabhängige) nicht stillende Mutter

- Störungen
  – der Immunität
  – des vegetativen Systems

- Infekt mit Behinderung der Nasenatmung
- Bauchlage
- Schlaf-Apnoe-Syndrom

Unterbrechung der Atmung

Folge: („near miss") „**SID**"

Komplikationen:
- bei sofortigem/frühzeitigem Erkennen

  reversibel

- bei Entdeckung > 10 min

  irreversibel

⬛ **Abb. 32.10. Plötzlicher Kindstod (»sudden infant death«; »SID«) und beinahe eingetretener plötzlicher Kindstod (»near miss SID«)**

Terminologie

»**SID**« ist die Abkürzung der angloamerikanischen Bezeichnung »sudden infant death«: plötzlicher Kindstod.

»**Near miss SID**« bedeutet: beinahe eingetretener plötzlicher Kindstod.

Definition Plötzlicher Kindstod. Tod eines Säuglings oder eines Kleinkindes, der unerwartet oder während einer unbeobachteten Zeitspanne eintritt, wobei sich auch nach dem Tod bei der obligatorischen Obduktion i. d. R. keine eindeutigen Todesursachen feststellen lassen.

Pathophysiologie

Die Ursachen für »offensichtlich lebensbedrohliche Ereignisse« und den plötzlichen Kindstod sind nach wie vor unklar. Letztlich liegt beiden eine Unterbrechung der regulären Atmung zugrunde. Ob Störungen des Gleichgewichts im vegetativen Nervensystem oder/und mechanische Verlegung der Atemwege bei Bauchlage des Säuglings durch Erbrechen oder durch Ersticken unter der Bettdecke wirklich die entscheidenden, auslösenden Ursachen sind, kann derzeit nur vermutet, aber nicht wissenschaftlich bewiesen werden.

Soziale Komponenten scheinen eine bedeutsame Rolle zu spielen: Niedriger Sozialstatus, in der Schwangerschaft rauchende und/oder drogenmissbrauchende, junge Mutter, lückenhafte Schwangerschaftsvorsorge etc.

Andere Risikofaktoren des Kindes sind schicksalhaft, wie Fieber bei besonderen Infekten, Frühgeburt, Mehrlingskind, niedriges Geburtsgewicht.

Symptomatik

1. »Near miss SID«
   - Blasse oder blaue Säuglinge meist in Bauchlage
   - Unregelmäßige Atmung → Atemstillstand
   - Schlaffer Muskeltonus
   - Schweißgebadet, feucht
   - z. T. Erbrochenes sichtbar
   - Restkreislauf → Kreislaufstillstand
   - Schlaffe Muskulatur
2. »SID«
   - Alle Zeichen des klinischen Todes wie Atemstillstand, Kreislaufstillstand, weite lichtstarre Pupillen
   - Je nach Auffindungszeitpunkt auch Zeichen des biologischen Todes wie Auskühlung, Leichenflecken, Totenstarre

Therapie

Sofern keine – auch für den Laien offensichtlich – sicheren Todeszeichen (Totenstarre, Leichenflecken) vorliegen, muss eine Therapie begonnen werden.

Therapie: (Near miss) SID

1. Erste Hilfe
   - Ansprechen und Schütteln des Kindes, möglichst Atemspende und Herzdruckmassage
2. Sofortmaßnahmen des Rettungspersonals
   - Fortführung von 1.
   - In jedem Fall Notarzt(nach)alarmierung
   - Mutter, Eltern, Angehörige möglichst in die Reanimationsbemühungen einbeziehen
   - Maskenbeatmung mit O_2-Anreicherung
   - Bei Bradykardie und fehlenden Herzaktionen Herzdruckmassage
3. Notärztliche Therapie
   - In der Regel **primär** Fortführung von 2., auch wenn ein Reanimationserfolg wahrscheinlich nicht mehr zu erwarten ist
   - Intubation und Reanimation nach Standardregeln
   - Bei primärem Reanimationserfolg: Transport in Klinik
   - Bestimmung der Körpertemperatur mit üblichem Thermometer
   - Letztendlich Abbruch aller Maßnahmen bei Rektaltemperatur unter 34°C (bei Zimmertemperatur der Umgebungsluft!)
   - Einfühlsame Vermittlung der Todesnachricht

Psychologische Begleitprobleme

Nichtärztliches Rettungspersonal, das vor dem Notarzt eintrifft, sollte wohl in jedem Fall bereits eingeleitete Erste-Hilfe-Maßnahmen der Mutter/der Eltern – seien sie auch noch so fragwürdig – zumindest so lange sachgerecht fortsetzen, bis der Notarzt die Gesamtverantwortung übernimmt.

Auch er wird in den meisten Fällen die Reanimation weiterführen, um allen Beteiligten, den Eltern, dem Rettungsteam und sich selbst das Gefühl zu geben, wirklich »alles getan zu haben«. Mutter, Eltern, Angehörige sollten nicht ausgegrenzt, sondern situationsabhängig in alle Bemühungen integriert werden, sofern sie nicht ausdrücklich ihre Überforderung artikulieren und den Raum verlassen möchten.

Besondere Hinweise

 Praxistipp

Das emotionale Einfühlungsvermögen und das Taktgefühl des Rettungsteams nach Feststellen des definitiven Todes werden auch Einfluss darauf haben, wie Eltern das schicksalhafte Ereignis später verarbeiten und über den Verlust des Kindes hinwegkommen werden. In jedem Fall muss der Mutter/den Eltern die Möglichkeit gegeben werden, von ihrem von Reanimationsspuren befreiten, teilnahmsvoll in sauberer Umgebung gelagerten Kind Abschied zu nehmen, es streicheln und auf den Arm nehmen zu können.

Dies ist bei einem solch dramatischen Ereignis besonders wichtig, denn als zusätzliches, extrem belastendes Moment kommt hinzu: bei plötzlichem Kindstod ist die Ursache »ungeklärt«. Es werden daher im öffentlichen Interesse, aber auch letztlich im Sinne unschuldiger Eltern kriminalpolizeiliche Ermittlungen und eine Obduktion notwendig.

Der alte Mensch in der Notfallmedizin

Die demographische Entwicklung führt auch in unserem Land zu einem erheblichen Anstieg des Anteils der Menschen in höherem Lebensalter. Während die Zahl der 80-Jährigen und Älteren in Deutschland 1960 noch bei 1,2 Mio. lag, steigt sie kontinuierlich an, liegt 2004 bei über 3 Mio. und für das Jahr 2010 rechnet man mit 4 Mio. hochbetagter Mitbürger.

Ein dementsprechend hoher Anteil der Einsätze in Krankentransport und Rettungsdienst dient der Versorgung älterer Patienten.

33.1 Physiologie und Besonderheiten des Alterns

Die Versorgung kardialer und zerebraler Erkrankungen wie Herzinfarkt, Apoplex oder diabetischer Störungen gehört zu den alltäglichen Aufgaben des Rettungsdienstes. Kardio- und zerebrovaskuläre Notfälle betreffen auch Menschen im mittleren Lebensalter.

Sich im höheren Alter häufende Notfälle sind aber anders als bei Jüngeren sehr oft kein isoliertes, auf eine einzelne Erkrankung zurückzuführendes Geschehen, sondern haben häufig Syndromcharakter als Folge mehrerer sich überlagernder altersbedingter Störungen.

Trotz erheblicher Unterschiede im **biologischen** Alter **numerisch** Gleichaltriger, insbesondere im Hinblick auf den gesundheitlichen Status, lassen sich einheitliche Tendenzen des biologischen Alterungsprozesses beschreiben.

> ❯ **Alter und Altern sind relative Begriffe. Bereits um das 30. Lebensjahr beginnt primär unmerklich die lebensaltersabhängige Abnahme der allgemeinen Organreserven, zu einer Zeit, in der die meisten Menschen in hochzivilisierten Ländern in der frühen Phase ihres Berufslebens eine Familie gründen und ihr Altern auf spätere Jahrzehnte projizieren.**

In der Geriatrie, der Altersheilkunde, bildet man Altersgruppen und bezeichnet

- 65- bis 79-Jährige als »junge Alte«,
- 80- bis 100-Jährige als »alte Alte«,
- über 100-Jährige als »Hochaltrige«.

Alterungsprozesse betreffen – multifaktoriell bedingt – alle lebenden Organismen.

Die Wissenschaft versucht den Prozess des Alterns im wesentliche über 2 Theorien zu erklären.

- Gen-Regulationstheorie:
  Die Entwicklungs-, Fortpflanzungs- und Alterungsphasen sind durch Gene gesteuert und determiniert.
- Zelluläre Theorie:

Bei den Stoffwechselprozessen der Zelle entstehen Schadstoffe (hochaktive Radikale), beeinträchtigen Zellleistungen (Membranproteine, Enzyme) und zerstören DNA. Dieser – lebenslange – Prozess führt zu einem sich beschleunigenden Funktionsrückgang aller Zellen und Organsysteme.

33.1.1 Physiologische Veränderungen

Trotz großer interindivueller Schwankungen gibt es letztlich Gemeinsamkeiten im irreversiblen körperlichen und geistigen Alterungsprozess. Alle Organsysteme werden von einem Abfall der Leistungsfähigkeit und der Belastbarkeit betroffen.

Kardiozirkulatorisches System
Funktionseinschränkungen

Tendenz zu Bradykardie und Vagotonie; vermindertes Ansprechen auf Sympathikusaktivität; vermindertes Herzminutenvolumen, insbesondere unter Belastung; Rigidität des arteriellen Gefäßsystems; Abnahme der maximalen O_2-Aufnahme.

Klinische Folgen

Bradykardie, Rhythmusstörungen, Hypertonietendenz, Arteriosklerose, Koronarinfarkt, Apoplex, zerebraler O_2-Magel.

Respiratorische System
Funktionseinschränkungen

Erhöhtes Totraumvolumen, Altersemphysem, Elastizitätsverlust der Lungen, verminderte Vitalkapazität, Absenkung des Atemantriebs, Abschwächung des Hustenreflexes.

Klinische Folgen

Abnahme des arteriellen O_2-Partialdrucks, Aspirationsgefahr, pulmonale Infekte.

Zentralnervensystem
Funktionseinschränkungen

Veränderungen im zerebralen Glukosestoffwechsels, Reduktion der Gehirnmasse (Altersatrophie), Abnahme der Nervenleitgeschwindigkeit, Änderungen des Schlafmusters, Abschwächung laryngealer Schutzreflexe, eingeschränkte Kälteempfindlichkeit.

Klinische Folgen

Nachlassen von Gedächtnis und Merkfähigkeit, herabgesetzte Reaktionsfähigkeit, Stimmungslabilität, Sturzneigung, Schlafstörungen, Unterkühlungsgefahr, Verwirrtheit, Demenz, Vereinsamung.

Sinnesorgane
Funktionseinschränkungen

Auge. Verlust der Akkomodationsfähigkeit, verlangsamte Reaktion auf Licht.

Gehör. Hochtonschwerhörigkeit

Geruch/Geschmack. Abnahme der Geruchs- und Geschmackswahrnehmung.

Klinische Folgen

Sehstörungen, Altersweitsichtigkeit, Blendgefährdung.
    Hörverlust, Abnahme des Sprachverständnisses, Unfallgefahr (keine Reaktion auf Brandgeruch), Vereinsamung.

Nieren und Leber
Funktionseinschränkungen

Gewichtsreduktion der Nieren, verminderte Durchblutung, verminderte glomeruläre Filtration, reduzierte Verdünnungs- und Konzentrationsfähigkeit.
    Gewichtsreduktion der Leber, Funktionseinschränkung, verminderte Glukosetoleranz.

Klinische Folgen

Reduzierte Durstempfindung, Exsikkosegefahr, Elektrolytentgleisung, Stoffwechselstörungen; Inkontinenztendenz; reduzierte Elimination der über die Nieren ausgeschiedenen und verzögerter Abbau der in der Leber verstoffwechselten Substanzen und Medikamente (Überdosierungsgefahr).

Bewegungsapparat
Funktionseinschränkungen

Nachlassende Muskelkraft, Knorpel- und Gelenkverschleiß, Osteoporose.

Klinische Folgen

Geringere Belastbarkeit des gesamten motorischen Systems, Bewegungseinschränkungen, erhöhte Knochenbrüchigkeit, Reduktion der Körpergröße.

Multimorbidität

Viele alte Patienten sind multimorbide, d. h. sie leiden gleichzeitig an zwei oder mehr körperlichen, geistigen oder seelischen Erkrankungen. Diese z. T. chronischen Erkrankungen führen durch **komplexe Wechselwirkungen** zu einer weiteren Beeinträchtigung aller Funktionen. Bei Multimorbidität ist eine selbstständige Lebensführung erschwert oder unmöglich und die soziale Integration gefährdet (◘ Abb. 33.1).
    Wegen veränderter Pharmakokinetik und Pharmakodynamik im Alter werden primäre Erkrankungen häufig von Wechselwirkungen mehrerer bei Multimorbidität **verabreichter Medikamente** und **veränderten Arzneimittelwirkungen** mit unspezifischer Symptomatik überlagert und z. T. verstärkt.

33.1.2   Generelle Empfehlungen zum Umgang mit alten und hochbetagten Menschen

Einsatzindikation und Motivationsprobleme des Rettungsdienstpersonals

Alte Menschen werden besonders häufig, z. T. routinemäßig im Rahmen des Krankentransports von ihrem zu Hause oder einem Heim zu diagnostischen oder therapeutischen Interventionen in Arztpraxen oder Kliniken transportiert oder zurückgebracht. Gebrechlichkeit, Art und Ausmaß der körperlichen Erkrankung(en), der Pflegezustand und der äußere Eindruck, insbesondere bei gleichzeitigem geistigem Abbau können bei Rettungsassistent und Rettungssanitäter (auch beim Notarzt) – unterschwellig – Gefühle wie Ablehnung oder Ekel hervorrufen.
    Die Ablehnung hat – in der Regel unterschwellig – mit Verdrängungsmechanismen und der Angst vor dem eigenen Alter zu tun. Bei einer Häufung solcher motivationshemmenden Stimmungen und Gefühle sind Fortbildung-

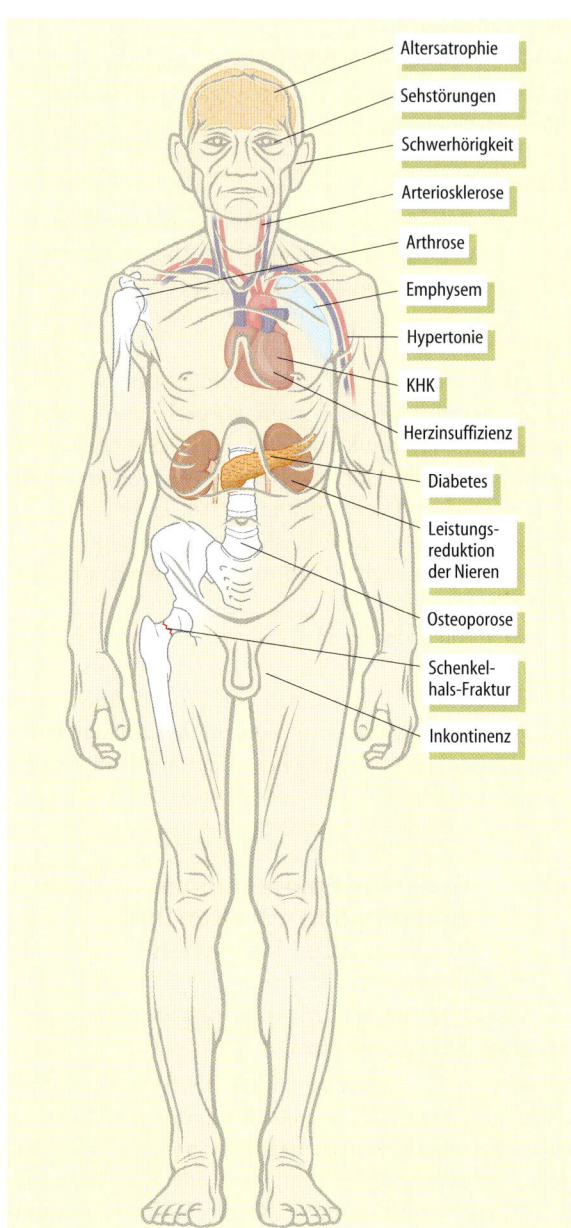

- Altersatrophie
- Sehstörungen
- Schwerhörigkeit
- Arteriosklerose
- Arthrose
- Emphysem
- Hypertonie
- KHK
- Herzinsuffizienz
- Diabetes
- Leistungsreduktion der Nieren
- Osteoporose
- Schenkelhals-Fraktur
- Inkontinenz

⊡ Abb. 33.1. **Einzelerkrankungen und Multimorbidität im Alter**

Aber er ist ein Mensch! Wer weiß, unter welchen Bedingungen ich in diesem Alter lebe. Es ist nicht mein Job, nun Unlustgefühle auszuleben, sondern diesem hilfsbedürftigen alten Menschen – trotz primärer Hemmnisse – teilnahmsvoll, freundlich und professionell zu helfen.

Manche Rettungsassistenten und Rettungssanitäter müssen in solchen Situationen auch erneut verinnerlichen, dass nicht nur » spektakuläre Rettungsaktionen« zu ihrem Aufgabengebiet gehören.

Kontaktaufnahme

Grundsätzlich werden auch bei älteren geistig klaren, normal gestimmten Menschen keine anderen psychologischen Vorgehensweisen als bei jüngeren Menschen erforderlich (► Kap. 14).

Auch bei Hinweisen auf psychische oder kommunikative Störungen des Patienten stellt sich jeder im Rettungsteam mit Namen, Funktion und Auftrag nach Möglichkeit per Handschlag vor.

Es ist zweckmäßig, wenn nur eine Person aus dem Rettungsteam das Gespräch führt und durch eine ruhige zugewandte Haltung eine vertrauensvolle Atmosphäre schafft. Fragen müssen kurz, klar und eindeutig formuliert sein.

Berücksichtigung von Gebrechen

Bei der Versorgung alter Menschen sind also generell mehr Geduld und Zuwendung erforderlich. Dies gilt in besonderem Maße, wenn **sensorische Störungen** des Sehvermögens und des Gehörs vorliegen (eine Abnahme des Visus und des Gehörs von ca. 30% im Alter ist normal!).

✚ **Praxistipp**

Körperkontakt (Halten der Hand), langsames, deutliches und ggf. lautes Sprechen; Nachfrage, ob das Gesagte verstanden wurde.

Blinden Patienten, die sich in ihrer gewohnten Umgebung häufig sicher fühlen, muss in Notfallsituationen jeder »Schritt in eine ungewohnte Umgebung«, z. B. der Einstieg oder das Einladen in den Rettungswagen, Lagerung, diagnostische und therapeutische Maßnahmen in Ruhe erklärt werden. Blindenhunde sind ggf. beim Transport mitzunehmen!

Taube Menschen orientieren sich vorwiegend durch Sehen. Das Erklären der erforderlichen Maßnahmen sollte daher stets im Blickfeld des Patienten erfolgen, denn bei langsamem und deutlichem Artikulieren lesen viele Taube von den Lippen ab.

simpulse zur Selbstwahrnehmung und Selbstreflexion angemessen.

Es sollte in solchen Situationen die Aufgabe eher wie folgt reflektiert werden: **Die äußeren Umstände, z. B. Urin- und Kotgeruch, das Verhalten des alten, ggf. verwirrten oder aggressiven Patienten wirken auf mich abstoßend.**

Seh- und Hörhilfen müssen ggf. angereicht, genutzt, belassen und in jedem Fall auf dem Transport mitgenommen werden, um Unsicherheiten und Ängste des Patienten zu vermeiden und um die Kommunikationsmöglichkeiten für die anschließende Phase zu erhalten.

Bei **Verwirrtheit, Wahnvorstellungen oder Halluzinationen** muss durch einfache Fragen das Ausmaß des Realitätsverlustes ergründet werden. In Abhängigkeit davon spielt die Befragung von Angehörigen, Begleitpersonen, Pflegepersonal des Heims in einer vertrauensvollen, die Würde des Patienten achtenden Atmosphäre eine besondere Rolle.

Begleiten, Führen, Umlagerung und Transport

Gehfähige Patienten werden zum Fahrzeug begleitet, sturzgefährdete Personen werden geführt oder getragen (▶ Kap. 17.1).

⚠ Der Rauteck-Rettungsgriff darf bei alten Menschen ggf. nur als »Rettungsgriff« in besonders bedrohlichen Situationen, sonst aber keinesfalls zur Umlagerung angewendet werden (Osteoporose, Frakturgefahr der Arme und der Rippen).

Vorsichtiges Anheben – unter Nutzung von Tragen- und Umlagerungshilfsmitteln – ist indiziert. Patienten mit Fehlstellungen, Paresen oder Dekubitus müssen besonders vorsichtig gelagert und transportiert werden, um eine Befundverschlechterung oder gar neue Druckstellen zu vermeiden. Je nach Transportziel und Auftrag müssen Gehhilfen oder Rollstühle mittransportiert werden.

Überbrückende medikamentöse Therapie

Viele alte Menschen leiden an Krankheiten, die mit Funktionseinschränkungen der Arzneimittel eliminierenden Organe (Nieren, Leber) verbunden sind. Daher sind relative Überdosierungen oder Medikamenteninteraktionen häufig Ursache einer aktuellen Krise. Wegen dieser Phänomene, z. T. in Kombination mit reduziertem Körpergewicht sollte bei allen zwingend notwendigen Medikamenten – auch Volumenersatz und Flüssigkeit – eher eine niedrige Dosis gewählt werden.

❯ Bis auf Verständnis, Wärme und Zuwendung braucht der alte Mensch von allen »Heilmitteln« eher weniger!

Reanimation

Zu vielen schwerkranken alten Menschen mit weitgehend aufgebrauchten körperlichen und geistigen Ressourcen kommt der Tod als »Helfer« und nicht mehr als »gefürchteter Feind«.

Möglichst **vor** Eintritt des klinischen Todes ist die Sinnhaftigkeit einer Reanimation zu bedenken.

− Alter **allein** ist kein sicherer Indikator für Erfolg oder Zwecklosigkeit einer Reanimation, wichtiger sind Art und Zahl der Vor- und Begleiterkrankungen.

− Eine **eindeutige Patientenverfügung** – soweit vorhanden – ist zu beachten, Angehörige, Pflegepersonal sind in diesem Sinne zu befragen.

Die Wiederbelebungsverfahren bei alten Menschen entsprechen grundsätzlich den allgemein empfohlenen, aktuellen Richtlinien (▶ Kap. 21).

33.2   Exsikkose im Alter

Bei vielen alten Menschen, die in Krankentransport und Rettungsdienst zu transportieren oder zu behandeln sind, liegt ein Flüssigkeitsmangel vor (◨ Abb. 33.2). Dieser Flüssigkeitsmangel ist häufig der auslösende Faktor für die akute Notfallsituation, z. B. beim »Schwächeanfall« oder bei Verwirrtheit. Er ist aber auch als Begleitsyndrom anderer Erkrankungen und Verletzungen, z. B. bei fieberhaften Infekten, Diabetes oder bei Frakturen nach Sturz zu beachten.

Terminologie

Der Begriff **Exsikkose** bedeutet Austrocknung und umfasst alle Formen des Gesamtwassermangels durch unzureichende Flüssigkeitszufuhr oder Flüssigkeitsverluste. Ein anderer Begriff ist **Dehydratation** (▶ Kap. 26.1).

Pathophysiologie

Bei jüngeren Menschen besteht das Körpergewicht zu 60% aus Wasser, bei Älteren nur noch zu 50% (▶ Kap. 12.2). Altersabhängige Veränderungen der Konzentrationsfähigkeit der Nieren, die im Alter **verminderte Durstwahrnehmung**, Angst vor dem Trinken bei Inkontinenzproblemen, die Dauereinnahme von **Diuretika** und andere seltenere Ursachen führen bei vielen älteren Patienten zu einer latenten Dehydratation. Schon banale Ereignisse wie Stimmungsschwankungen (Trinkunlust) oder fieberhafte Infekte können das labile Gleichgewicht erschüttern

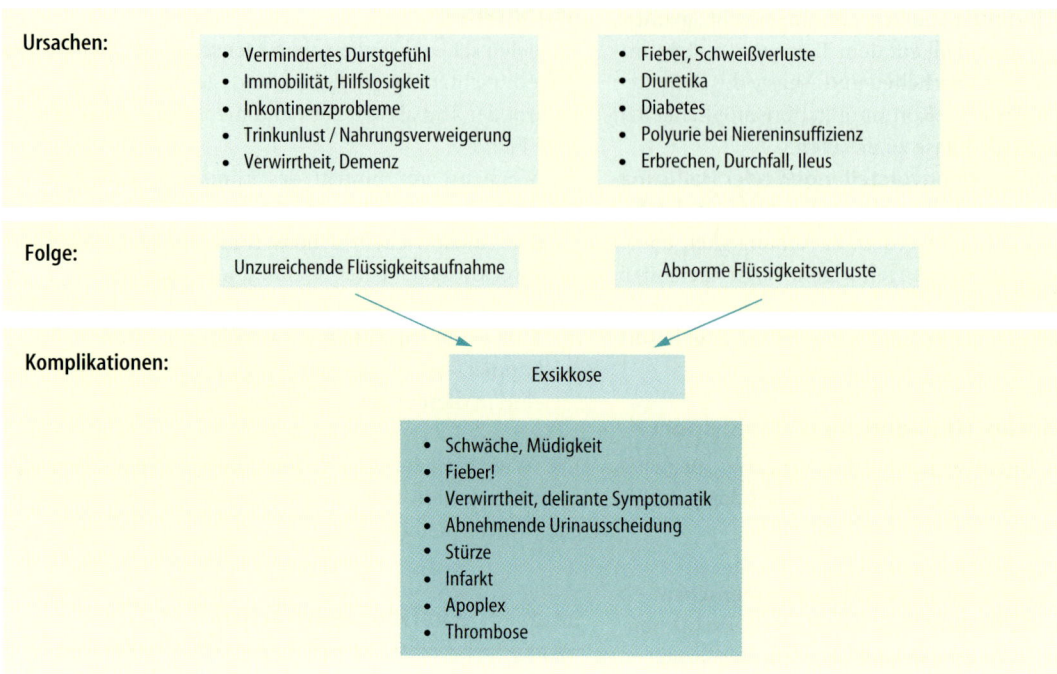

Ursachen:

- Vermindertes Durstgefühl
- Immobilität, Hilfslosigkeit
- Inkontinenzprobleme
- Trinkunlust / Nahrungsverweigerung
- Verwirrtheit, Demenz

- Fieber, Schweißverluste
- Diuretika
- Diabetes
- Polyurie bei Niereninsuffizienz
- Erbrechen, Durchfall, Ileus

Folge:

Unzureichende Flüssigkeitsaufnahme

Abnorme Flüssigkeitsverluste

Komplikationen:

Exsikkose

- Schwäche, Müdigkeit
- Fieber!
- Verwirrtheit, delirante Symptomatik
- Abnehmende Urinausscheidung
- Stürze
- Infarkt
- Apoplex
- Thrombose

■ Abb. 33.2. **Exsikkose im Alter**

und schwere Störungen des Gesamtorganismus auslösen: Schwäche, Verwirrtheit bis zu deliranter Symptomatik, Schwindel, Kreislaufprobleme und Stürze.

Andere Entstehungsmechanismen, die auch bei zuvor hinsichtlich ihres Flüssigkeitshaushalts ausgeglichenen Menschen zu einem bedrohlichen Flüssigkeitsmangel führen, sind:

- Abnorme Flüssigkeitsverluste
  - Erbrechen, Durchfälle, Magen-Darm-Drainagen, Ileus
  - Polyurie bei Niereninsuffizienz
  - Hohes Fieber, massives Schwitzen
- Unzureichende Flüssigkeitsaufnahme
  - Immobilität, Bewusstlosigkeit
  - Erkrankungen des Magen-Darm-Trakts
  - Verweigerung jeglicher Nahrungsaufnahme
  - Auffinden nach längerer, z. B. sturzbedingter Hilflosigkeit

Vitalbedrohlich wird der Flüssigkeitsmangel, wenn er über Störungen des Zellstoffwechsels und der Zellfunktion über eine Verminderung des intravasalen Volumens

zur Minderdurchblutung der Organe und im Extremfall zum Volumenmangelschock führt.

Eine schwere Exsikkose verschlimmert auf diesem Wege auch jede der z. T. ursächlichen Einzelerkrankungen.

Symptomatik

- Allgemeine Schwäche, Müdigkeit
- Sprachschwierigkeiten, rissige Zunge, trockene Schleimhäute
- »Stehende« Hautfalten (■ Abb. 26.2), eingefallene Augenhöhlen
- Aufmerksamkeitsstörungen, Verwirrtheit
- Ggf. delirante Symptomatik
- Fieber als Ursache oder als Folge
- Tachykardie
- Ggf. relativer Blutdruckabfall
- Ggf. wenig, dunkler Urin
- Häufig fehlendes Durstgefühl!

Therapie

Therapie: Exsikkose im Alter

1. Erste Hilfe
   - Zuwendung
   - Situationsangepasste Lagerung (Frakturen?)
   - Bei erhaltenen Schutzreflexen: orale Flüssig-
     keitszufuhr
2. Sofortmaßnahmen des Rettungspersonals
   - Fortführung von 1.
   - Ggf. venöser Zugang
   - Langsame Ringer-Laktat-Infusion
3. Notärztliche Therapie
   - Fortführung von 2.
   - Ggf. angemessene Behandlung der auslö-
     senden Störungen oder Begleiterkrankungen

Besondere Hinweise

- Eine zu rasche parenterale Exsikkosetherapie durch Flüssigkeitsersatz kann bei häufig kardial vorgeschä-digten älteren Menschen – trotz des Flüssigkeitsman-gels – sehr schnell in eine dekompensierte Herzinsuf-fizienz einmünden.

- Die eine Exsikkose begleitenden Störungen des Elek-trolyt- und Säure-Basen-Haushalts spielen in der prä-klinischen Phase in der Regel keine Rolle, die feiner abgestimmte klinische Therapie basiert auf entspre-chenden Laboruntersuchungen.

33.3   Stürze im Alter

Schwere Verletzungen im Alter sind zu über 80% Fol-ge von Stürzen (◻ Abb. 33.3). Deren Häufigkeit steigt mit jedem Lebensjahrzehnt um ca.10%. Sturzangst und be-stehende Gangunsicherheiten führen zu Aktivitätsein-schränkungen und sind Ursache nachlassenden Selbstver-trauens. Bei medizinisch behandlungsbedürftigen Sturz-folgen handelt es sich in 50% der Fälle um Frakturen, der Rest bezieht sich auf Wunden, Prellungen und Schädel-Hirn-Traumen.

> Viele Betroffene, bei denen es nicht zu Frakturen kam, können trotzdem nicht allein aufstehen und werden häufig erst Stunden nach dem Sturz als hilflose Per-sonen aufgefunden.

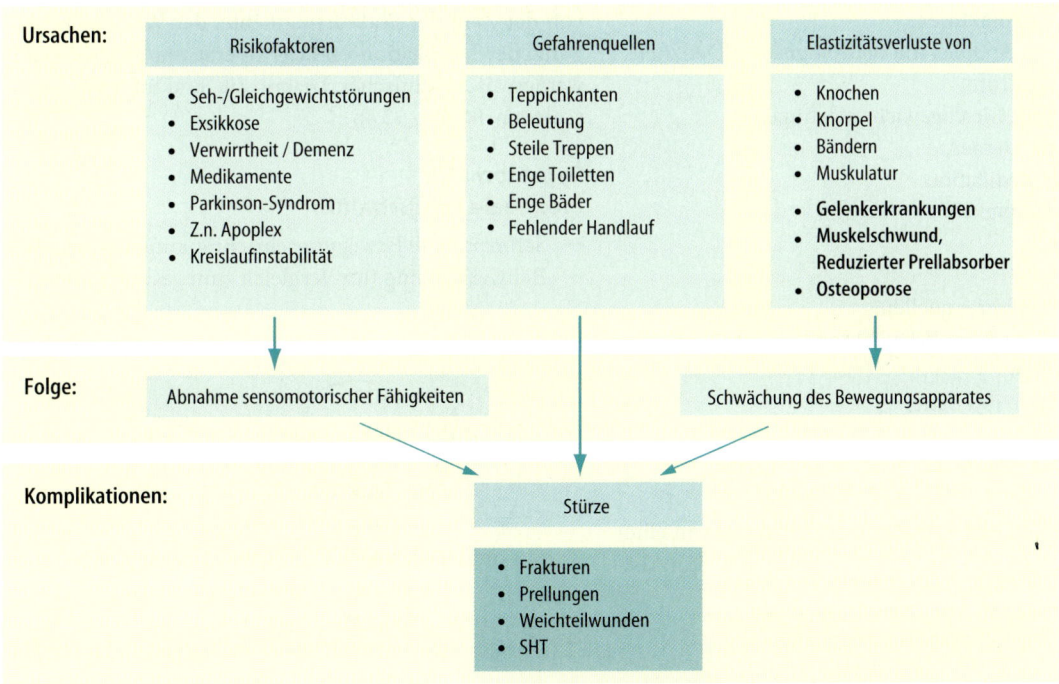

◻ Abb. 33.3. **Stürze im Alter**

Terminologie

Stürze sind ein singuläres Ereignis, das überwiegend folgenlos überstanden wird.

Bei einer Häufung spricht man von der **Sturzkrankheit**, einem Prozess, der bei vielen Patienten letztlich zu dauernder Immobilität, Unselbstständigkeit und Pflegeabhängigkeit führt.

Pathophysiologie

Mit zunehmendem Alter nimmt die Leistungsfähigkeit des Bewegungsapparates aufgrund reduzierter Elastizität von Knochen, Knorpel, Bändern und Muskulatur ab. Sensomotorische Fähigkeiten und die Reaktionsgeschwindigkeit sind altersbedingt beeinträchtigt – z. T. durch Dauermedikation verstärkt –, Muskulatur als »Prellungsabsorber« ist atrophiert und der osteoporotische Knochen in hohem Maße frakturgefährdet.

Sturzursachen

Bei Stürzen handelt es sich überwiegend um **multifaktorielle** Ereignisse. Kardiozirkulatorische Ursachen wie Rhythmus- oder orthostatische Regulationsstörungen, zerebrale Ereignisse wie Ischämie oder Epilepsie sind zwar bedeutsame Ursachen, spielen aber bei Beachtung der Häufigkeiten eine nachgeordnete Rolle.

Wichtige Risikofaktoren:
- Zustand nach Apoplex mit neurologischen Defiziten
- Parkinsonsyndrom
- Seh- und/oder Gleichgewichtsstörungen
- Verwirrtheit, Demenz
- Sedierende Medikation
- Alkoholabhängigkeit
- Depression
- Exsikkose

Besondere Gefahrenquellen:
- Unzureichende Raumbeleuchtung
- Teppichkanten
- Enge Toiletten und Bäder
- Steile Treppen
- Fehlende Handläufe

Beim Vorliegen mehrerer Faktoren ist nicht nur von einer Addition, sondern von einer Potenzierung des Sturzrisikos auszugehen.

Sturzfolgen

Frakturen sind die wichtigsten Sturzfolgen. Frauen sind in absoluten Zahlen aber auch relativ stärker betroffen, wegen des im Vergleich zum Manne früher beginnenden und stärkeren osteoporotischen Knochenabbaus.

Sturzbedingte Frakturlokalisationen (in abnehmender Häufigkeit):
- Proximaler Femur
- Proximaler Humerus
- Radius
- Becken
- Wirbelsäule

Wegen ihrer Häufigkeit und wegen der starken Beeinträchtigung der Patienten werden exemplarisch die proximale Femurfraktur und die proximale Humerusfraktur dargestellt.

Proximale Femurfraktur

Die proximale Femurfraktur stellt den wichtigsten Verletzungstyp im Alter dar. Unter dem (prä)klinischen Bild »proximale Femurfraktur« verbergen sich nach radiologischer Differenzierung Schenkelhalsfrakturen oder pertrochantäre Frakturen (◧ Abb. 33.4a).

Proximale Humerusfraktur

Auch die Fraktur des proximalen Humerus zählt zu den mit Osteoporose assoziierten Frakturen. In Abhängigkeit von der Zahl der Frakturfragmente, der Weichteilbeteiligung, der Dislokation und der operativen Möglichkeiten werden nach klinischer Diagnostik Frakturtypen unterschieden (◧ Abb. 33.4b).

Symptomatik
Proximale Femurfraktur

- Schmerzhafte Bewegungseinschränkung des Beines
- Beinverkürzung (im Vergleich zum gesunden Bein)

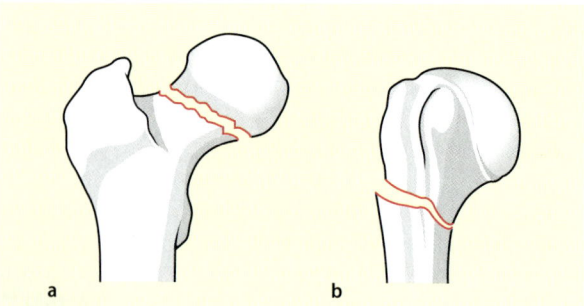

◧ Abb. 33.4a,b. **Frakturen als Sturzfolge: a** mediale Schenkelhalsfraktur, **b** subkapitale Humerusfraktur

- In der Regel Außenrotationsstellung
- Je nach Sturzursache und Liegezeit: Hypothermie

Therapie: Proximale Femurfraktur

1. Erste Hilfe
   - Zuwendung
   - Zudecken
   - Nicht mit Gewalt »auf die Beine stellen«!
2. Sofortmaßnahmen des Rettungspersonals
   - Lagerung des betroffenen Beins mit leicht gebeugtem Hüftgelenk
   - Kniegelenk unterpolstern
   - Venöser Zugang
   - Ringer-Laktat-Infusion
   - Ggf. Analgesie, z. B. Perfalgan
3. Notärztliche Therapie
   - Fortführung von 2.
   - Ggf. Behandlung von Sturzursachen und Begleiterscheinungen

Proximale Humerusfraktur

- Starker Spontan- und Bewegungsschmerz
- Schmerzausstrahlung in Oberarm und Schulterblattregion
- Konturen des Schultergelenks durch Hämatom und Weichteilschwellung verstrichen
- Ggf. fehlender Radialispuls bei Verletzung der A. radialis
- Ggf. neurologische Ausfälle bei Schädigung des Plexus axillaris

Therapie: Proximale Humerusfraktur

1. Erste Hilfe
   - Zuwendung
   - Liegende Patienten zudecken
   - Ruhigstellung des Arms
2. Sofortmaßnahmen des Rettungspersonals
   - Dreiecktuchverband mit zusätzlicher Fixierung (improvisierter Desault-Verband)
   - Ggf. i.v.-Zugang, Infusion
   - Analgesie, z. B. Perfalgan
3. Notärztliche Therapie
   - Fortführung von 2.
   - Ggf. Behandlung von Sturzursachen und Begleiterscheinungen

Besondere Hinweise

In vielen Fällen haben gestürzte Patienten – unfähig, andere zu verständigen – längere Zeit gelegen. Sturzursachen und Begleiterscheinungen der langen Liegezeit wie Verwirrtheit, Exsikkose, Hypothermie, diabetische Entgleisung sind zu beachten.

Patienten mit implantierten oder körpernahen Aggregaten und Geräten

Fortschritte der Medizintechnik, in erster Linie Verbesserungen der Elektronik und der Kleingerätemechanik und die dadurch mögliche Miniaturisierung, waren entscheidende Voraussetzungen dafür, dass heute eine zunehmend größere Zahl Kranker medizinische Kleinaggregate körpernah mitführt oder nutzt.

Noch höher ist der Anteil implantierter technischer Einheiten, deren Sicherheitsprofile und Funktion bei der rettungsdienstlichen Versorgung berücksichtigt werden müssen. Dies gilt für Notfälle jeder Art, unabhängig davon, ob sie auf Störungen des Aggregates selbst oder auf eine andere Ursache zurückzuführen sind.

Während Patienten (und Angehörige) in der Regel »ihr Gerät« kennen, sind Rettungsassistent und Rettungssanitäter, aber auch der Notarzt, z. T. wegen der relativen Seltenheit dieser Aggregate primär uninformiert und ggf. überfordert. Grundsätzlich sollten alle diese Patienten einen speziellen Gerätepass mit sich führen, aus dem wichtige Informationen zu entnehmen sind. Zur Reduzierung von Unsicherheiten und zur Vermeidung schwerwiegender Fehler bei der Veränderung eingestellter Parameter und/oder durch Nichtkenntnis von Sicherheitsregeln werden hier in Grundzügen zum gegenwärtigen Zeitpunkt gängige medizinisch technische Geräte und sich ggf. ergebende Probleme beschrieben.

34.1   Umgang mit Portsystemen

In der Bundesrepublik Deutschland werden jährlich ca. 23.000 sog. Portsysteme implantiert, derzeit (2004) ist von ca. 60.000 Portträgern auszugehen.

Terminologie
Der Kurzbegriff Port (**wörtlich:** Hafen, Ziel) beschreibt ein subkutan implantierbares Langzeitkathetersystem zur intravenösen oder intraarteriellen Medikamentenapplikation und Infusionstherapie.

Indikationen für Portimplantationen
Längerfristige intravenöse (arterielle) medikamentöse Therapie bei Tumorleiden oder anderen chronischen bzw. langwierigen schweren Erkrankungen:
- Langzeittherapie mit Zytostatika und anderen »aggressiven« Medikamenten
- Schmerztherapie, ggf. Selbstinjektion
- Infusionstherapie und parenterale Ernährung
- Transfusionen
- Diagnostische Blutentnahmen

Vorteile
- Reduktion von Angst und Schmerzen vor häufigen schwierigen Venenpunktionen
- Schonung des peripheren Gefäßsystems
- Mehr als 2.000 Portpunktionen sind möglich, Lebensdauer 5 Jahre

Technische Beschreibung
Bestandteile von Portsystemen (◘ Abb. 34.1):

- eigentlicher Port, Infusionskammer mit selbstschließender Silikonmembran,
- Langzeitkatheter, der an den Port angeschlossen ist.

Lokalisation:
- Der Port wird in der Brustwand unterhalb der Schlüsselbeinregion, seltener in der Bauchdecke oder am Oberschenkel im subkutanen Fettgewebe implantiert.
- Der mit dem Port verbundene Katheter liegt im Zustromgebiet der oberen oder ggf. auch in der unteren Hohlvene.

Punktionszubehör
- Zur perkutanen Punktion des implantierten Ports werden **spezielle Punktionskanülen** (19 G bis 22 G), z.B. Hubernadeln oder Surecan-Kanülen, verwendet. Der spezielle Schliff dieser Nadeln verhindert das Ausstanzen von Silikonpartikeln aus der Membran und sichert so deren vollständigen Wiederverschluss nach dem Entfernen der Nadel.
- Gerade Spezialnadeln sind für einmalige Punktionen bestimmt.
- Um 90° abgewinkelte Kanülen mit einer kurzen Luer-Lock-Infusionszuleitung werden für die intermittierende oder dauernde Infusionstherapie eingesetzt.

Allgemeine Anwendungsregeln
- Portpunktion ist grundsätzlich ärztliche Aufgabe.
- Aseptischer/steriler Umgang mit dem Portsystem.
- Ausschließlich Verwendung von Spezialnadeln.
- Keine Injektion mit Spritzen unter 10 ml Inhalt, um zu hohe Drücke auf Kammermembran und Katheter zu vermeiden. Leckagegefahr!

34

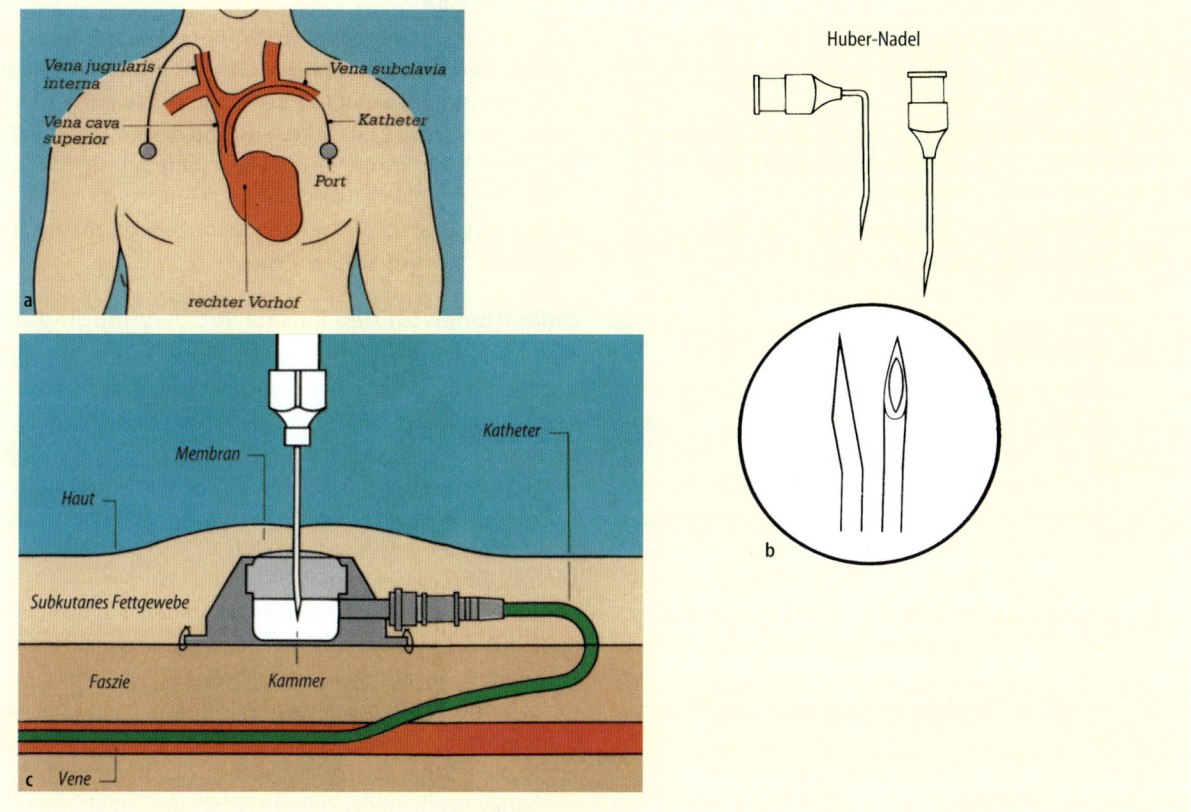

- Nach Anpunktion Kathetersystem zur Duchgängig-keitsprüfung mit 20 ml NaCl 0,9% spülen.
- Bei Verabreichung mehrerer Medikamente über Port muss zwischen den einzelnen Substanzen mit Koch-salzlösung gespült werden, um Ausflockungen und Katheterverstopfung zu vermeiden.
- Zur Vermeidung eines Katheterverschlusses durch Blutgerinnsel wird das System vor dem Ziehen der Nadel mit 5–10 ml heparinisierter Kochsalzlösung ge-spült (100 IE in 1 ml NaCl 0,9%), Heparin-Lock.
- Bei Verwendung von Infusionspumpen: Druckbe-grenzung auf 1,5 bar.

Notfallmedizinische Gesichtspunkte

Primär vom Portsystem ausgehende Probleme wie Infek-tion oder Verstopfung sind meist nicht von notfallmedizi-nischer Relevanz.

Nutzung des Portsystems in Notfallsituationen

- Huber-Nadel liegt!
  Die Huber-Spezialnadel lässt man bis zu 7 Tagen in der Portkammer liegen, um die Punktionshäufigkeit niedrig zu halten. Die liegende Nadel kann bei Notfäl-len genutzt werden.
  - Hygienische Händedesinfektion
  - Verband vorsichtig entfernen, um die liegende Kanüle nicht zu dislozieren
  - Erneute hygienische Händedesinfektion
  - Sterile Handschuhe
  - Zur Durchgängigkeitsprüfung Katheter spülen, s. oben
  - Medikamentengabe, keine Spritzen unter 10 ml Volumen!
  - Ggf. Infusionstherapie
  - Maximale Durchflussmenge in Abhängigkeit von Katheter- und Nadeldurchmesser 600–1000 ml/h

– Nach Beendigung von Injektionen und Infusionen steriler, die Huber-Nadel fixierender Verband
  – Portsystem ohne Nadel
    – Bei ausreichender Erfahrung und Verfügbarkeit einer Hubernadel Portpunktion unter sterilen Kautelen!
    – Bei Fehlen der oben genannten Voraussetzungen Punktion peripherer Venen.

Nur in absoluten Ausnahmesituationen, bei hochgradiger Vitalgefährdung ist die Portpunktion mit einer normalen Stahlkanüle vertretbar.

    – Palpation des subkutanen Ports, zwischen Daumen und Zeigefinger festhalten, senkrechtes Einstechen der Kanüle durch Haut und Portmembran, bis sie den Boden des Ports trifft, Durchgängigkeitsprüfung, Verabreichung der Medikamente.
    – Dies von der Regel abweichende Vorgehen muss in den Patientenpass eingetragen und der nachbehandelnden Klinik ausdrücklich mitgeteilt werden. Es muss danach geprüft werden, ob das Portsystem durch Membranausstanzung undicht wurde.

Besondere Hinweise

❗ **Die selteneren arteriellen Portsysteme zur regionalen Chemotherapie spezieller Tumoren sind für die Verabreichung von Medikamenten nicht geeignet.**

Ähnlich wie Portsysteme werden manchen Patienten **Medikamentenpumpen** überwiegend zur Schmerztherapie mit Morphin implantiert. Überdosierungen sind bei dieser Indikation selten und ggf. mit Narcanti zu antagonisieren. Da hier die Katheterspitze im Rückenmarkkanal (intrathekal) liegt, können diese Pumpen auch in lebensbedrohlichen Notfallsituationen **nicht** für die Applikation von Medikamenten **genutzt werden**!

34.2 Notfälle bei Patienten mit Insulinpumpen

Vorrangig bei Typ-1-Diabetikern werden im Rahmen der intensivierten Insulinsubstituionstherapie Pumpen für eine kontinuierliche subkutane Insulininfusionsbehandlung eingesetzt. Die Zahl dieser Pumpenträger liegt in der Bundesrepublik derzeit (2004) bei ca. 40.000.

Terminologie

Insulinpumpen sind außen am Körper, z. B. am Gürtel, getragene Pumpen, die kontinuierlich Insulin zur Deckung des **Insulingrundbedarfs** abgeben und bei denen der Diabetiker das zu den Mahlzeiten zusätzlich benötigte Insulin gezielt per Knopfdruck abruft. Das Insulin gelangt über einen dünnen Schlauch, dessen Kanüle unter der Haut sitzt, in den Organismus. Insulinpumpen ersetzen die Insulininjektion mit Spritze oder Pen.

Indikationen für den Einsatz von Insulinpumpen

Bei der herkömmlichen, intensivierten Insulintherapie, bei der mindestens 3-mal täglich Insulin gespritzt wird, versucht man, den Biorhythmus der Insulinversorgung zu berücksichtigen. Imbalancen zwischen dem Spiegel injizierten Insulins und dem aktuellen Insulinbedarf führen bei manchen Patienten relativ häufig zu schweren Blutzuckerschwankungen, z. B. nächtlichen Hypo- oder morgendlichen Hyperglykämien.

Vor allem bei Typ-1-Diabetikern, deren Blutzuckerwerte bei der herkömmlichen Therapie mit Spritzen oder Pen starken Schwankungen unterliegen, profitieren von der kontinuierlichen subkutanen Insulininfusion per Insulinpumpen. Dieses Verfahren kommt der physiologischen Funktion der Bauchspeicheldrüse am nächsten:
– basale Insulinabdeckung zwischen den Mahlzeiten und in der Nacht kontinuierlich rund um die Uhr,
– schnelle, zusätzliche Insulinzufuhr zu den Mahlzeiten.

Vorteile
– Stabilere Stoffwechseleinstellung, insbesondere seltenere schwere Hypoglykämien
– Im Vergleich zur konventionellen intermittierenden Technik geringerer Insulinbedarf
– Kurzfristige Anpassung an nicht planbare Unregelmäßigkeiten des Tagesablaufs möglich
– Wegfall der Spritzen- bzw. Peninjektionen

Technik der Insulinpumpentherapie
– Das Insulinpumpensystem besteht aus der ungefähr Zigarettenschachtel großen, Mikroprozessor gesteuerten Pumpe mit Programmierungsmöglichkeiten. Die Pumpe wird in der Regel am Gürtel getragen (◘ Abb. 34.2).
– Es wird nur kurz wirkendes Insulin (Normal- oder Analoginsulin) verwendet.

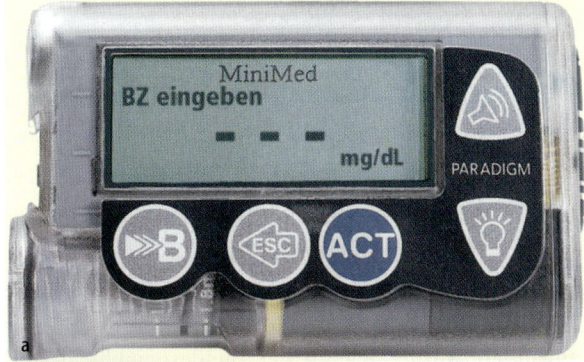

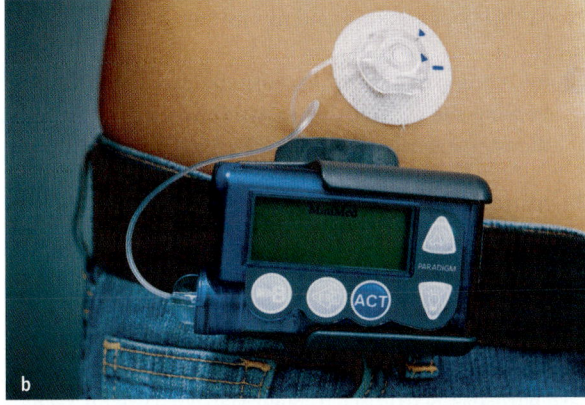

⬛ Abb. 34.2a,b. **Insulinpumpe: a Insulinpumpe Medtronic PARA-DIGM; b Insulinpumpe mit Katheter (mit freundl. Genehmigung der Firma Medtronic)**

– Die vorgegebene Insulinmenge wird kontinuierlich über einen dünnen Schlauch, den mit einer feinen Nadel versehenen Katheter in das subkutane Fett des Bauchraums abgegeben. Zur Vermeidung von Verstopfungen oder von Gewebeveränderungen, z. B. Verhärtungen und Infektionen, muss der Katheter regelmäßig (alle 1–3 Tage) gewechselt werden.

– Der individuelle Insulingrundbedarf (Basalinsulin pro 24 h) wird im Rahmen der klinischen Einstellung ermittelt und als Basalrate in die Pumpe einprogrammiert.

– Der Patient kalkuliert unter Berücksichtigung des gemessenen Blutzuckerwertes vor der Mahlzeit den notwendigen, nahrungsabhängigen Bolus und ruft ihn per Knopfdruck von der Pumpe ab.

– Da die Insulinpumpe ohne einen zusätzlichen Sensor, der automatisch aktuelle Blutzuckerwerte in die Pumpensteuerung eingäbe (ein solches System gibt es bis-

her nicht) –, nicht als geschlossener Regelkreis arbeitet, ist eine häufige, 4- bis 6-mal tägliche Kontrolle der Vorgabeparameter durch Blutzuckermessung erforderlich.

– Die Insulinpumpentherapie setzt Einsicht und Disziplin des Patienten voraus.

Notfallmedizinische Gesichtspunkte

Bei Diät- und Bedienungsfehlern oder Funktionsstörungen des Insulinpumpensystems kann es grundsätzlich zu den gleichen diabetischen Stoffwechselentgleisungen kommen wie bei nicht mit Pumpen versorgten Diabetikern. Es gibt allerdings deutliche Unterschiede in den Häufigkeiten. Hypoglykämien kommen vor; die schwere Form des ketoazidotischen Komas vergleichsweise häufiger, da bei Versagen des Systems (in erster Linie Verstopfen des Schlauchs) im Gegensatz zur konventionellen Therapie kein Gewebedepot angelegt ist, aus dem weiterhin Insulin abgegeben wird. Rasche hohe Blutzuckeranstiege verursachen dann schnell eine Lipolyse (Fettabbau) mit Ketonkörperproduktion und nachfolgender Azidose.

Mögliche Ursachen einer Hypoglykämie

– Programmierungsprobleme:
  – Zu hohe Basalrate
  – Zu hohe Bolusmenge
  – Starke andauernde körperliche Belastung
– Unzureichende Nahrungszufuhr
– Selten:
  – Längerzeitige – diabetesunabhängige – Bewusstlosigkeit bei weiterlaufender Pumpe (nur Basalrate läuft, daher bei Spritzentherapie häufiger)

Mögliche Ursachen einer ketoazidotischen Entgleisung

– Krankheit
– Leck oder Verstopfung im Infusionsset
– Zu lange Tragedauer der Kanüle
– Diätfehler, unzureichende Boluskalkulation
– Wirksamkeitsverlust des Insulins (Verfall, Lagerung)
– Störung der Pumpensteuerung oder der Mechanik

Notfallbehandlung von Insulinpumpenträgern

Häufig sind vom Patienten selbst oder Angehörigen Informationen über die Programmierung der Pumpe und die

Insulindosierung zu erhalten. Nach Möglichkeit ist der Insulinpumpenpass einzusehen.

> **In jedem Fall Blutzuckerkontrolle!**

Unauffällige Blutzuckerwerte und nichtdiabetische Störung
- Insulinpumpentherapie weiterführen. Die Basalrate muss auch in Zeiten ohne Nahrungsaufnahme weiter appliziert werden.
- Behandlung der die Notfallsituation auslösenden Erkrankung/Verletzung.

Diabetische Stoffwechselentgleisung
- Verdachtsdiagnose: ketoazidotisches Koma
  - Schläfriger/nicht ansprechbarer/tief bewusstloser Patient
  - Blutzuckerwerte >300 mg%
  - Ggf. Kußmaul-Atmung
  - Acetongeruch der Ausatemluft
  - Überprüfung des Pumpensystems
  - Ggf. einmaliger Bolusabruf zur Funktionskontrolle
  - Venöser Zugang
  - Ringer-Laktat-Infusion
  - Ggf. alternative Insulingabe (Normal- oder kurz wirksames Analoginsulin) per Spritze oder Pen
  - Kliniktransport
- Hypoglykämie
  - Venöser Zugang
  - Glukoseinfusion
  - Ggf. Reduzierung der Basalrate (aufklarender Patient, Angehörige)
  - Abklemmen des Katheters und/oder Ziehen der Nadel sind üblicherweise nicht erforderlich, da für die körpereigene Gegenregulation nach Glukosezufuhr Insulin benötigt wird
  - Kliniktransport

Besondere Hinweise
- Für die primäre klinische Versorgung ist der Hinweis »**Insulinpumpenträger**« wichtig, da die Insulinpumpe wegen der Gefahr elektromagnetischer Beeinflussung vor Röntgen-, CT- und MRT-Untersuchungen kurzzeitig abgelegt werden muss. Moderne Kathetersysteme können abgekoppelt werden, ohne dass die Nadel gezogen werden muss.

- Sollten in Zukunft störungsfrei/wartungsarm funktionierende Biosensoren zuverlässig und verzögerungslos Blutzuckerwerte automatisch an das Pumpensystem weiterleiten, käme man dem Ziel »künstliche Bauchspeicheldrüse« erheblich näher.

34.3   Notfälle bei Patienten mit Herzschrittmachern

Die Zahl der Patienten, denen ein Herzschrittmacher fest implantiert wurde, liegt in der Bundesrepublik derzeit (2004) bei über 300.000 und nimmt stetig zu.

> **Bei Störung der Schrittmacherfunktion können lebensbedrohliche Zustandsbilder den Einsatz des Rettungsdienstes auslösen; Notarztindikation!**

Terminologie
Elektronische Impulsgeber, die das Myokard stimulieren und elektrische Reizleitungssignale des Herzens wahrnehmen, bezeichnet man als (Herz)schrittmacher. Für den vorübergehenden bzw. überbrückenden Einsatz werden externe Schrittmacher eingesetzt. Für den bleibenden Einsatz wird das Schrittmacheraggregat vorwiegend rechtspektoral implantiert, die Elektroden werden transvenös zum Herzmuskel geführt (⬛ Abb. 34.3).

Wichtige Begriffe der Schrittmachertherapie
- **Wahrnehmung:** Erkennen elektrischer Potenziale der Herzmuskelkontraktion
- **Stimulation:** Abgabe eines Stromimpulses über die Schrittmachersonde zur Erregung des Myokards
- **Inhibition:** Unterdrückung eines Schrittmacherimpulses durch Wahrnehmung einer Eigenaktion des Herzens (bzw. eines Störimpulses)
- **Spike:** Ausschlag im EKG durch den elektrischen Schrittmacherimpuls

Indikationen für den Schrittmachereinsatz
Schwere – dauerhafte oder intermittierende – bradykarde Rhythmusstörungen durch Schädigung des vom Sinusknoten als physiologischem Schrittmacher gesteuerten Erregungsleitungssystems:
- Symptomatische Sinusknotenerkrankung
- (Symptomatische) AV-Blöcke II. oder III. Grades
- Bradyarrhythmie bei Vorhofflimmern
- Karotissinussyndrom und vasovagale Synkopen

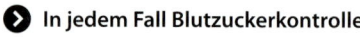

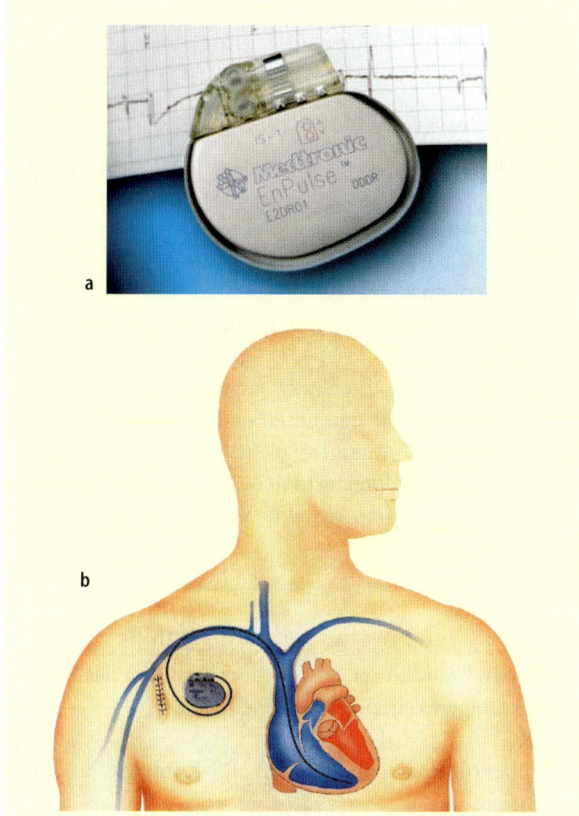

A   Atrium (Vorhof)
D   Dual (Vorhof und Kammer)
O   Keine Stimulation
— Der zweite Buchstabe bezeichnet den Ort der Wahrnehmung:
V   Ventrikel
A   Atrium
D   Dual
O   Keine Wahrnehmungsfunktionen
— Der dritte Buchstabe beschreibt die Reaktion des Schrittmachers auf wahrgenommene Signale:
I   Inhibierung (Schrittmacher gibt keine Impulse ab)
T   Triggerung (Schrittmacher gibt Impulse bezogen auf eine Wahrnehmung ab, z. B. A-V sequenziell)
O   Schrittmacher stimuliert asynchron
— Der vierte optionale Buchstabe R (»rate-response«) bezeichnet eine über einen speziellen Sensor gesteuerte frequenzangepasste Funktionsweise bei unterschiedlicher körperlicher Aktivität bzw. Belastung.

➕ **Praxistipp**

Auch ein Zweikammergerät kann in einer Einkammerbetriebsart programmiert werden. Die aktuelle Schrittmacherprogrammierung sollte dem Gerätepass zu entnehmen sein.

Gängige Schrittmachertypen/-programmierungen

VVI-Schrittmacher. Ventrikuläre Stimulation, ventrikuläre Wahrnehmung, Inhibierung bei Wahrnehmung.

VDD-Schrittmacher. Ventrikuläre Stimulation, doppelte (atriale und ventrikuläre) Wahrnehmung, doppelte Betriebsart (Inhibitions- und Triggerfunktion).

DDI-Schrittmacher. Doppelte (atriale und ventrikuläre) Stimulation, doppelte (atriale und ventrikuläre) Wahrnehmung, Inhibierung bei Wahrnehmung.

DDD-Schrittmacher. Doppelte (atriale und ventrikuläre) Stimulation, doppelte (atriale und ventrikuläre) Wahrnehmung, doppelte Betriebsart (Inhibitions- und Triggerfunktion).

EKG-Erscheinungsbild. In Abhängigkeit vom Aufbau der Schrittmachersonde sieht man im EKG hohe (unipolare Stimulation) oder kaum sichtbare Spikes (bipolare Stimulation). Die überwiegende Mehrzahl der atrialen Son-

🔲 Abb. 34.3a,b. **Schrittmacher: a** Medtronic EnPulse; **b** Standardimplantation (mit freundl. Genehmigung der Fa. Medtronic)

— Bradykardien nach herzchirurgischen Operationen oder Herztransplantationen
— (Herzinsuffizienz)

Die vollständigen Indikationen werden durch die Deutsche Kardiologische Gesellschaft beschrieben und können dort abgerufen werden (http://www.dgkardio.de).

Technische Beschreibung

Die Vielzahl der heute gebräuchlichen implantierbaren Schrittmacher lässt sich entsprechend ihrem Stimulationsort, dem Ort der Wahrnehmung und ihrer Betriebsart in mehrere Gruppen einteilen. Ein international gebräuchlicher Code (NBG-Code) aus 4 Buchstaben gibt über den Schrittmacher Auskunft.
— Der erste Buchstabe gibt den Ort der Stimulation an:
V   Ventrikel (Kammer)

den ist bipolar, die Mehrzahl der ventrikulären Sonden noch unipolar. Ein Hinweis auf einen stimulierten Kammerkomplex bei bipolarer Sonde kann ein Linksschenkelblockbild im EKG sein.

Störmechanismen

- Permanenter Schrittmacher-Ausfall (sog. Exit-Block) durch Batterieerschöpfung, Probleme mit dem Elektrodensystem oder (selten) Funktionsstörung der Elektronik
- Intermittierender Stimulationsausfall durch unvollständigen Elektrodenbruch, fehlerhafte Befestigung der Elektrode im Gerät oder (selten) Störungen der Elektronik
- Ineffektive Stimulation durch partielle oder komplette Elektrodendislokation, Elektrodenbruch, Reizschwellenerhöhung, Batterieerschöpfung
- Fehlende Inhibierung durch fehlende Wahrnehmung bei Elektrodenbruch oder ständige Störsignale: asynchrone Stimulation
- Schrittmacherbedingte Rhythmusstörungen (Umkehrtachykardien) durch gestörte Wahrnehmung bei Herzinfarkt, Hypoxie, Elektrodenstörungen

Notfallmedizinische Gesichtspunkte

Bei Schrittmacherträgern können alle sonstigen – nicht durch den Schrittmacher bedingten – Notfallsituationen auftreten. Sie sind dann nach den gleichen – für nicht Schrittmacher tragende Patienten gültigen – Versorgungsprinzipien zu behandeln.

Schrittmacherdysfunktion und Schrittmacherausfall

Typische Zeichen therapiebedürftiger Störungen:
- Schwindel
- Synkopen
- Bradykardie
- Arrhythmie
- Hypotonie
- Kardiale Dekompensation
- Ggf. tachykarde ventrikuläre Rhythmusstörungen (Kammertachykardie, -flattern, -flimmern)

Störungen des Schrittmachers als Impulsgeber für den Herzrhythmus lassen sich über das EKG-Monitoring erkennen. Eine genaue Analyse der Ursache aufgrund des EKG allein ist oft nicht möglich.

Therapeutische Möglichkeiten

- Überbrückende, passagere medikamentöse Therapie:
  - Atropin
  - Katecholamine
- Magnetauflage:
  ggf. Umschaltung auf starrfrequente Stimulation (VOO/DOO)
  Magnetauflage verändert nicht die abgegebene Energie; bis auf Betriebsart und Frequenz bleiben alle anderen Parameter gleich!
- Stimulation durch externen Schrittmacher
  ggf. externe starrfrequente Stimulation unter Analgosedierung

---

Wichtige schrittmacherbedingte Notfälle

Ineffektive Stimulation. Stimulationsimpulsen des Schrittmachers folgen keine Herzaktionen.
- EKG
  Spikes ohne anschließenden QRS-Komplex
- Symptome
  je nach Grundrhythmus und Eigenfrequenz
  - Bradykardie und ihre Folgen
  - ggf. Asystolie
- Therapie
  - medikamentös: Atropin, Katecholamine
  - ggf. externe Stimulation

Ineffektive Wahrnehmung. P-Wellen bzw. QRS-Komplexe werden vom Schrittmachersystem nicht wahrgenommen.
- EKG
  Spikes, keine Unterdrückung durch spontane Herzaktionen
- Symptome
  - ggf. Kammertachykardie, -flattern, -flimmern
- Therapie
  - Behandlung der Tachykardie ggf. durch Kardioversion/Defibrillation
  - Anschließend ggf. Magnetauflage, um die Stimulationsfrequenz über die Eigenfrequenz anzuheben

– Senkung der Eigenfrequenz durch Gabe von Verapamil, β-Blocker, Amiodaron

Übersteigerte Wahrnehmung, Einfluss von Störsignalen. Fälschliche Wahrnehmung von Störsignalen elektrischer Geräte oder auch Muskelpotenziale inhibieren den Schrittmacher.

- EKG
  Bradykardie ohne Spikes bei externen Störsignalen z. B. Wechselstrom
- Symptome
  – Bradykardie mit ihren Folgen
  – ggf. Asystolie
- Therapie
  – Beseitigung der Störquelle
  – Magnetauflage zur Ausschaltung der Wahrnehmungs- und Inhibitionsfunktion
  – medikamentöse Steigerung der Eigenfrequenz
  – ggf. externe Stimulation

Schrittmachersyndrom. Koordinationsstörung (ventrikuläre Stimulation bei erhaltenem Sinusrhythmus); gleichzeitige Vorhof- und Ventrikelsystolen.

- EKG
  in den QRS-Komplex laufende P-Wellen
- Symptome
  – Palpitationen
  – Blutdruckabfall
  – Schwindel (hervorgerufen durch zerebrale Minderduchblutung)
  – Synkopen
- Therapie
  – medikamentöse Anhebung der Eigenfrequenz über die Schrittmacherfrequenz
  – alternativ: medikamentöse Senkung der Eigenfrequenz unter die Schrittmacherfrequenz (nur bei Zweikammeraggregaten)

Tachykardien. Vorhoftachykardien, -flattern, -flimmern wird bei AV-Block über die Triggerfunktion auf die Kammern übertragen (nur bis zur maximal programmierten Frequenz), oder »kreisende Erregungen« führen zu schneller ventrikulärer Stimulation.

- EKG
  Tachykardie, ggf. Vorhofflattern, -flimmern, Spikes
- Symptome
  – Schwindel
  – Synkopen

– Tachykardie
– Hypotonie
– kardiale Dekompensation
- Therapie
  – Magnetauflage zur Ausschaltung der Wahrnehmungs- und Inhibitionsfunktion
  – Kardioversionsversuch

Besondere Hinweise

Kardioversion und Defibrillation sollten bei Schrittmacherträgern möglichst mit anterior-posteriorer Elektrodenpositionierung erfolgen!

Nach Zwischenfällen und Störungen des Schrittmachers: In jedem Fall Kliniktransport und Funktionsüberprüfung des Aggregates.

34.4   Notfälle bei Patienten mit implantierbarem Kardioverter-Defibrillator (ICD)

Da die Überlebenschancen eines Patienten in jeder Minute unbehandelten Kammerflimmerns um ca. 10 % sinken, werden kardiale Hochrisikopatienten zunehmend mit implantierbaren Kardioverter-Defibrillatoren versorgt. Die Zahl der ICD-Träger in der Bundesrepublik liegt derzeit (2004) bei ca. 80.000.

> **Notfallmeldungen bei ICD-Trägern sind eine Notarztindikation!**

Terminologie

Implantierbare Aggregate, die neben der konventionellen Herzschrittmacherfunktion über eine antitachykarde Funktion verfügen und bei Kammerflimmern automatisch defibrillieren, bezeichnet man als ICD (implantierbare Kardioverter-Defibrillatoren; ■ Abb. 34.4a).

Indikationen für ICD-Implantationen

- Zustand nach erfolgreicher Reanimation bei Kreislaufstillstand durch Kammerflimmern,
- gehäuft auftretende, medikamentöse nicht beeinflussbare Tachykardien,
- hohes Risiko für das Auftreten von Kammerflimmern.

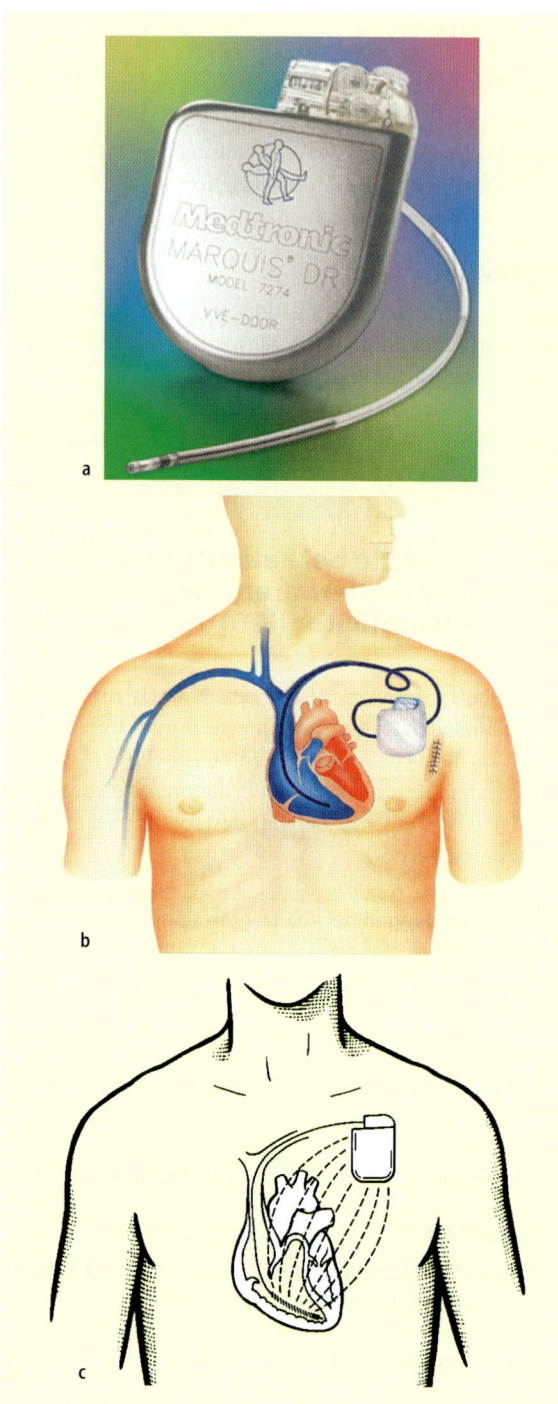

34

◘ Abb. 34.4a,b,c. **ICD: a Kardioverter-Defibrillator ICD Medtronic MARQUIS; b Standardimplantation eines ICD; c Schockpfad eines ICD** (mit freundl. Genehmigung der Fa. Medtronic)

Die vollständigen Indikationen werden durch die Deutsche Kardiologische Gesellschaft beschrieben und können dort abgerufen werden (http://www.dgkardio.de).

Technische Beschreibung

ICD sind mit einem Volumen von ca. 35 cm³ ungefähr 2-mal so groß wie reine Schrittmacheraggregate. Sie werden überwiegend auf der linken Thoraxseite im Bereich des Brustmuskels oder (selten) in der Unterbauchregion implantiert (◘ Abb. 34.4b). Die Sondensysteme werden transvenös über die V. cephalica oder V. subclavia implantiert. Die Wahrnehmung und Stimulation ist rein bipolar und erfolgt im Ventrikel (bzw. bei Zweikammeraggregaten zusätzlich im Atrium). Der Defibrillationsschock wird zwischen dem Gerät und den Hochenergiespulen der Sonden abgegeben (◘ Abb. 34.4c). Bei der internen Defibrillation mit biphasischen Impulsformen ist im Vergleich zur externen, meist noch monophasischen Defibrillation eine deutlich geringere Energieabgabe von ca. 25 J erforderlich.

Funktionen

Nach individueller Programmierung für den jeweiligen Patienten unterscheidet man:
- Antibradykarde Funktion:
  Wie bei konventionellen Schrittmachern
- Antitachykarde Funktion
  Schnelle Kammerarrhythmien werden über die Herzfrequenz detektiert, bei Überschreiten der programmierten Grenzfrequenz wird über verschiedene Algorithmen eine Unterscheidung zwischen ventrikulärer und supraventrikulärer Tachykardie vorgenommen und ggf. eine Therapie eingeleitet.
  Die antitachykarde Überstimulation wird üblicherweise bei Kammertachykardien abgegeben und bis zu Frequenzen von etwa 200 Schläge/min angewandt. Durch mehrere, schmerzlose Schrittmacherimpulse stärkerer Intensität mit hoher Frequenz und unterschiedlicher Ankopplung an die Herzaktionen sollen die Rhytmusstörungen durchbrochen werden.
  Bei Kammerflimmern erfolgt der individuell vorprogrammierte, vom Patienten durchaus als schmerzhaft empfundene Defibrillationsschock.

Notfallmedizinische Gesichtspunkte
Nicht-ICD-bedingte Notfälle

Für nicht-ICD-bedingte Notfallsituationen der Aggregatträger gelten die jeweiligen verletzungs-/erkrankungsspezifischen Versorgungsprinzipien.

Ereignisse bei bestimmungsgemäßer oder gestörter ICD-Funktion

- Einmalige ICD-Defibrillation:
  - Bei Eintreffen des Rettungsdienstes stabiler Patient
  - Problemlos überstandene, frühere Defibrillationen bekannt
  - Telefonische Rücksprache mit kardiologischem Zentrum (ICD-Pass!)
  - Kliniktransport – insbesondere gegen den Willen des Patienten – nicht zwingend erforderlich
- Gehäufte ICD-Defibrillationen:
  - EKG-Monitor
  - Venöser Zugang
  - O_2-Applikation
  - Analgesie und Sedierung gegen Schmerz und Angst bei weiteren Defibrillationen
- Inadäquate Defibrillationen:
  Bei physiologischer supraventrikulärer Tachykardie, z. B. Fieber oder bei Vorhofflimmern im Rahmen einer kardialen Dekompensation (Lungenödem oder hypertensive Krise):
  - EGK-Monitor
  - Medikamentöse Frequenzsenkung (Verapamil, β-Blocker, Amiodaron)
  - Auflage eines Magneten zur passageren Ausschaltung der Tachykardieerkennungsfunktion
  - In jedem Fall Kliniktransport und Funktionsüberprüfung des Aggregates
- Nur kurzfristig zu unterbrechende, wiederkehrende Kammertachykardien:
  - Antiarrhythmika (Gelurytmal, Amiodaron)
  - Magnetauflage und externe Defibrillation (u. U. ist es möglich, mit einer höheren Energie die Tachykardien zu beenden)
  - Kliniktransport
- Dysfunktion durch Sondendislokation oder Batterieerschöpfung:
  - bei Ausfall der Antibradykardiefunktion: ▶ Abschn. 34.3
  - bei Ausfall der Antitachykardiefunktion: ggf. Reanimation

Besondere Hinweise

- Für Helfer ist der Körperkontakt mit dem Patienten während eines Defibrillationsimpulses des ICD ungefährlich.

- Herzdruckmassage kann auch bei ICD-Trägern in der üblichen Technik durchgeführt werden.
- Bei pektoral implantierten ICD-Aggregaten sollte die externe Defibrillation möglichst in anterior-posteriorer Elektrodenpositionierung erfolgen.
- Nach Stromunfällen bei ICD-Trägern Klinikeinweisung zur Aggregatkontrolle!

34.5 Notfälle bei Patienten mit Tracheostoma

In der Bundesrepublik Deutschland leben mehr als 60.000 Menschen, die dauerhaft über ein Tracheostoma atmen. Da die Versorgungsmaßnahmen bei diesen sog. »Halsatmern« in einigen wesentlichen Punkten von den allgemein gültigen notfallmedizinischen Regeln abweichen, müssen Rettungsassistent und Rettungssanitäter mit dieser spezifischen Problematik vertraut sein.

Terminologie

Das Tracheostoma ist eine künstliche Verbindung zwischen Luftröhre und Umgebungsluft an der Vorderseite des Halses. Primär werden nach einem Luftröhrenschnitt stets Trachealkanülen in das Tracheostoma eingeführt.

Definition »Halsatmer«. Allgemein verständlicher Begriff für Tracheostomaträger, da sie – in Abhängigkeit von der Grunderkrankung – überwiegend oder ausschließlich über diese Öffnung atmen.

Indikationen für die Anlage eines Tracheostomas

Eine Gruppe der Dauertracheostomaträger besteht aus Patienten, bei denen wegen eines Larynxkarzinoms der Kehlkopf operativ entfernt werden musste. In diesen Fällen stellt das Tracheostoma die einzige Öffnung der Luftröhre nach außen dar.

Seltener wird z. B. wegen doppelseitiger Stimmbandlähmung, narbiger Kehlkopfveränderungen auf Dauer oder Schluckproblemen in Tracheostoma angelegt. Bei diesen Patienten besteht weiterhin eine Verbindung zu den oberen Luftwegen, dem Nasen-Mund-Rachen-Raum.

Notfallmedizinische Gesichtspunkte

Zumindest bis zur Stabilisierung des Tracheostomakanals, z. T. aber auch auf Dauer, müssen alle betroffenen Patienten Trachealkanülen tragen. Sicherer sind doppellumige Kanülen, weil dann die innere, notfalls schnell he-

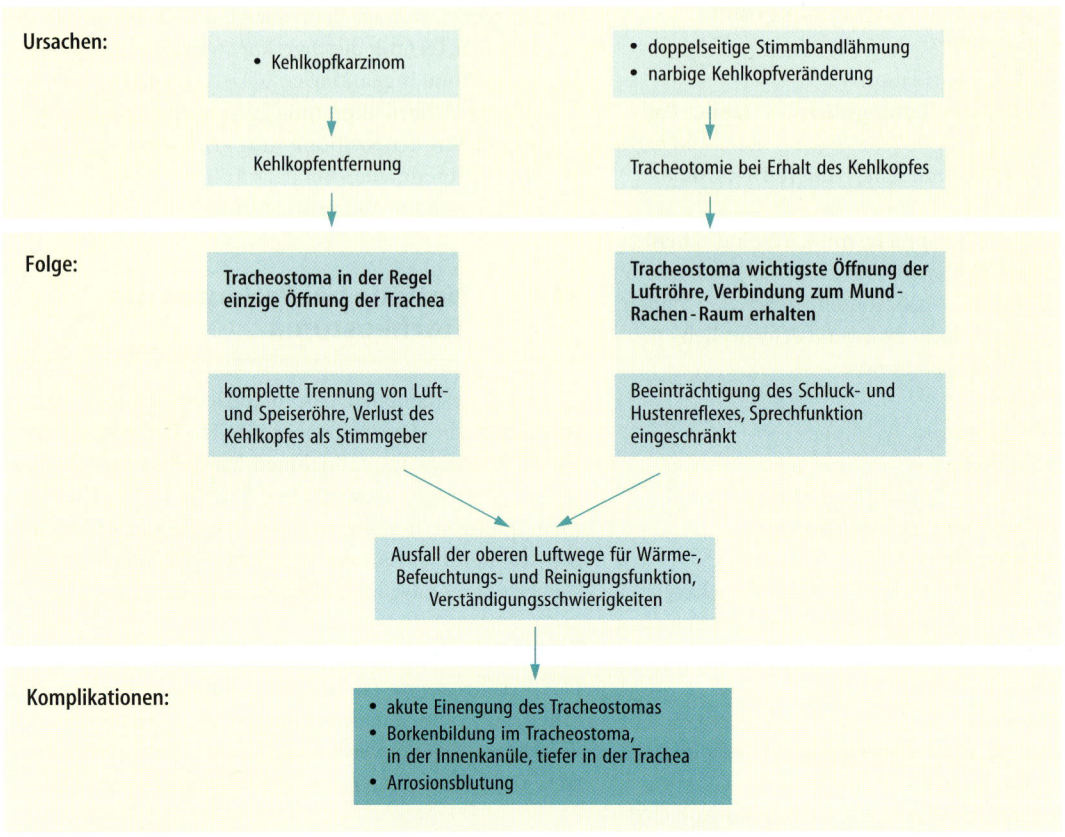

Ursachen:
- Kehlkopfkarzinom

- doppelseitige Stimmbandlähmung
- narbige Kehlkopfveränderung

Kehlkopfentfernung

Tracheotomie bei Erhalt des Kehlkopfes

Folge:

Tracheostoma in der Regel einzige Öffnung der Trachea

Tracheostoma wichtigste Öffnung der Luftröhre, Verbindung zum Mund-Rachen-Raum erhalten

komplette Trennung von Luft- und Speiseröhre, Verlust des Kehlkopfes als Stimmgeber

Beeinträchtigung des Schluck- und Hustenreflexes, Sprechfunktion eingeschränkt

Ausfall der oberen Luftwege für Wärme-, Befeuchtungs- und Reinigungsfunktion, Verständigungsschwierigkeiten

Komplikationen:
- akute Einengung des Tracheostomas
- Borkenbildung im Tracheostoma, in der Innenkanüle, tiefer in der Trachea
- Arrosionsblutung

◻ Abb. 34.5. **Tracheostoma**

rausnehmbare Kanüle gereinigt werden kann, während die äußere als Platzhalter das Tracheostoma offenhält. Außerdem sollen diese Patienten stets 3 verschiedene Trachealkanülen verfügbar halten.

Die bedeutsamsten akut lebensbedrohlichen Situationen entstehen durch den Ausfall der oberen Luftwege für die Befeuchtung und Reinigung der Atemluft, wenn Schleimpfröpfe, Borkenbildung in Tracheostoma, Trachealkanüle oder Trachea den Atemweg verlegen (◻ Abb. 34.5).

Da keine (wenig) Atemluft über die Luftröhre durch den Nasen-Rachen-Raum angesogen wird, ist auch die Riechfunktion eingeschränkt. Daraus ergeben sich für die Betroffenen besondere Gefahren bei giftigen Gasen und Dämpfen in der Umgebungsluft.

Laryngektomierte und Patienten mit Ausfall der Stimmbandfunktion können sich über besondere Techniken und apparative Hilfsmittel verständlich machen

(Ösophagusstimme, elektromechanische bzw. digitale Sprechhilfe, die an den Hals gehalten wird, und Stimmprothese). Bei anderen Betroffenen, bei denen die Möglichkeit der Stimmgebung erhalten ist, werden spezielle Sprechkanülen mit Ventil eingesetzt. Hierbei kann Luft durch Öffnungen im Kanülenbogen die normale Stimmbandfunktion in Gang setzen.

Symptomatik

Erhöhung des Atemwegswiderstands durch Verlegung:
- Stridor und starkes Ziehen nach Luft
- Schlürfendes Inspirationsgeräusch
- Einsatz der Atemhilfsmuskulatur
- Zyanose
- Angst, Unruhe
- Blutung aus dem Tracheostoma

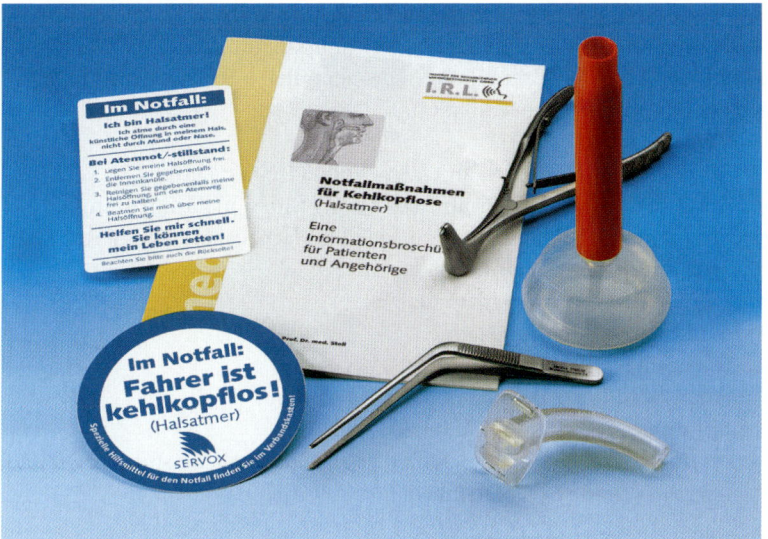

🔴 Abb. 34.6. **Notfallset für Tracheotomierte:**
Notfallausweis und - aufkleber, Informa-
tionsbroschüre der I.R.L. (Institut für die
Rehabilition Laryngektomierter), Spekulum,
Beatmungstrichter nach Stoll, Borkenpinzette,
Ersatzkanüle. (Mit freundl. Unterstützung der
Fa. Servox)

Therapie

Therapie: Tracheostomaverlegung

1. Erste Hilfe
   – Herausnahme der Innenkanüle
   – Tracheostoma freilegen und reinigen
   – Lagerung mit erhöhtem Oberkörper, nach Mög-
     lichkeit sitzend
   – Notfalls unterstützende Beatmung als Mund-zu-
     Hals-Atemspende oder über Beatmungstrichter
     nach Stoll (🔴 Abb. 34.6)
2. Sofortmaßnahmen des Rettungspersonals
   – Herausnahme der Innenkanüle
   – Beatmung über Beatmungsbeutel, der an den
     Beatmungsstutzen des Beatmungstrichters
     nach Stoll angesetzt werden kann
   – Ggf. endotracheale Intubation
3. Notärztliche Therapie
   – Bei entsprechender Information Entfernung der
     Trachealkanüle
   – Ggf. Spreizung des Tracheostomas
   – Einführung einer neuen, vom Patienten bereit-
     gehaltenen Trachealkanüle
   – Spülung und Absaugen der Trachea
   – Ggf. Intubation über Tracheostoma mit einem
     dünnen Spiraltubus

Besondere Hinweise

– Wegen ihrer besonderen Gefährdung sollen die Betroffenen einen rasch auffindbaren Ausweis bei sich
  tragen, der Hilfeleistende über die besondere Behinderung informiert.
– Der Beatmungstrichter nach Stoll besteht aus einem
  maskenähnlichen Trichter, der über die Halsweich-
  teile gesetzt wird, und einem Stutzen, über den durch
  direktes Einblasen oder mittels Beatmungsbeutel beatmet werden kann. Bei Patienten, bei denen weiterhin eine Verbindung zwischen Luftröhre und Nasen-
  Mund-Rachen-Raum besteht, müssen Mund und Nase verschlossen werden.
– Bei Beatmungsbedürftigkeit kann bei länger bestehendem Tracheostoma, ggf. unter Zuhilfenahme des
  vom Patienten bereitgehaltenen Spekulums, ein vergleichsweise dünner (Spiral)endotrachealtubus als
  Beatmungsansatz eingelegt werden. Die auskultatorische Lagekontrolle erfolgt wie nach regulärer endotrachealer Intubation.

34.6   Notfälle unter der Heimbeatmung

Bei etwa 6 Patienten auf 100.000 Einwohner der Bundesrepublik wird die Atmung rund um die Uhr oder in täglichen Intervallen durch eine Heimbeatmung unterstützt.

Bei den in der Regel klinisch stabilen und von spezialisierten Zentren betreuten Patienten können sich aber unter häuslichen Bedingungen akute Notfallsituationen ereignen, die zur Alarmierung des Rettungsdienstes führen.

Terminologie

Den täglichen Einsatz vergleichsweise kleiner, weitgehend in Eigenregie des Patienten oder seiner Angehörigen im häuslichen Umfeld betriebener, speziell zu diesem Zweck entwickelter, Beatmungsgeräte bezeichnet man als Heimbeatmung. Der Beatmungsweg erfolgt entweder nicht-invasiv über Maskensysteme oder invasiv über Trachealkanülen. Die überwiegende Mehrzahl der Patienten wird nicht-invasiv intermittierend, meist über Nacht beatmet.

> **Wichtige Begriffe**
> - **COPD:** chronisch obstruktive (pulmonary disease) Lungenerkrankung
> - **CSA:** Cheyne-Stokes-Atmung
> - **CVI:** chronisch ventilatorische Insuffizienz
> - **EPAP:** expiratory positive airway pressure
> - **IPAP:** inspiratory positive airway pressure
> - **NIV:** nicht-invasive Ventilation
> - **NYHA:** Stadieneinteilung der Herzinsuffizienz nach der New York Heart Association

Indikationen für den Einsatz von Heimbeatmungsgeräten
Chronisch ventilatorische Insuffizienz

Krankheiten, die letztlich zu einer Erschöpfung der Atemmuskulatur führen oder deren dauernde Schwächung hervorrufen, oder Störungen der zentralen Atemregulation sind die Ursachen einer chronisch ventilatorischen Insuffizienz (CVI).

Auslöser einer CVI, die in einer stabilen Phase auch im häuslichen Bereich mit Heimbeatmungsgeräten behandelt werden kann, sind
- Komplexe Lungenerkrankungen unter Beteiligung des Lungengewebes und der Atemwegswiderstände. Wichtigstes Beispiel: die chronisch obstruktive Lungenerkrankung (COPD).
- Veränderungen der thorakalen Atemmechanik, z. B. bei schwerer Thorax- oder Wirbelsäulendeformierung.
- Neuromuskuläre Erkrankungen, wie die amyotrophische Lateralsklerose, eine Erkrankung des Rückenmarks mit Muskelatrophie, Spastik, Krämpfen und Lähmung der Atemmuskulatur.
- Erkrankungen des zentralen Nervensystems mit Hypoventilation.

Menschen mit dem Vollbild einer chronisch, ventilatorischen Insuffizienz (CVI) leiden nicht nur während des Schlafes, sondern auch im Wachzustand und in Ruhe an:
- Atemnot,
- Hyperkapnie,
- Hypoxämie,
- Polyglobulie,
- pulmonaler Hypertension,
- Cor pulmonale
- und in deren Folge an Müdigkeit, Leistungsabfall und Depressionen.

> ❯ Bei vielen dieser Patienten ist die normale zentrale Atemregulation über einen CO_2-Anstieg im Sinne einer verminderten Ansprechbarkeit gestört. Stattdessen reagieren O_2-Rezeptoren im Karotissinus, so dass eine reine Sauerstoffgabe ohne eine Beatmungshilfe über eine Erhöhung des O_2-Spiegels im Blut zu einer Abnahme des Atemantriebs führt und letztlich eine lebensbedrohliche Hyperventilation auslösen kann.

Herzinsuffizienz mit Cheyne-Stokes-Atmung

Etwa 30–40% der Patienten mit schwerer Herzinsuffizienz (NYHA II–IV) leiden während des Schlafes unter einer periodischen Atmung, der sog. Cheyne-Stokes-Atmung (CSA). Dies betrifft rund 500.000 Einwohner in der Bundesrepublik.

CSA steht im Zusammenhang mit der ursächlichen Herzerkrankung, sie geht mit einer schlechten Prognose einher.

Die CSA beschreibt eine zentrale Atmungsstörungen ohne Obstruktionen und Schnarchen, bei dem ein typisches Crescendo-Decrescendo-Muster durch Atemstillstände unterbrochen ist.

Während des Schlafes treten hierdurch zahlreiche Weckreaktionen mit Aktivierung des Sympathikus auf. Sie zerstören die Schlafstruktur und damit den erholsamen Schlaf. Die mit der periodischen Atmung verbundenen Blutdruck- und Herzfrequenzschwankungen, die Minderversorgung mit Sauerstoff und die schlechte Schlafqualität führen zu einer erhöhten Krankheits- und Sterblichkeitsrate.

Therapieziele der Heimbeatmung
Chronisch ventilatorische Insuffizienz

- Entlastung und Erholung der erschöpften Atempumpe, so dass viele Patienten tagsüber – zumindest mehrere Stunden – spontan atmen können.
- Verbesserung der Ventilation und damit der Blutgaswerte sowie Resensibilisierung der Atemrezeptoren.
- Verbesserung der Lebensqualität des Patienten und Senkung der Morbidität und der Sterblichkeit.

Herzinsuffizienz mit Cheyne-Stokes-Atmung

- Beseitigung der periodischen Atmung sowie der zentralen und obstruktiven Ereignisse.
- Normalisierung der gestörten Schlafstruktur.

Technische Grundprinzipien der Heimbeatmung
Chronisch ventilatorische Insuffizienz

Zunehmend wird ein breites Spektrum verschiedener, tragbarer kleiner Geräte (◘ Abb. 34.7) für eine häusliche Beatmung eingesetzt. Die Beatmung erfolgt in der Regel über positiven Druck. Das Gerät verabreicht ein vorgegebenes Volumen oder erzielt einen vorgegebenen Druck.

Auch bei Heimbeatmungsgeräten unterscheidet man zwischen kontrollierten und assistierten Beatmungsformen.

- Bei **rein kontrollierter Beatmung** übernimmt das Gerät die gesamte Atemarbeit und entlastet so das erschöpfte muskuläre Atemsystem.
- Bei **assistierter Beatmung** löst der Patient selbst die Einatmung aus (Triggerung), somit wird weiterhin ein Teil der Atemarbeit vom Patienten erbracht.

Viele Heimbeatmungsgeräte sind mit Vorkehrungen zur Anfeuchtung des Atemgases und der trockenen Atemwege versehen.

Hinsichtlich des **Beatmungszugangs** unterscheidet man zwischen

- invasiver Beatmung über Endotrachealkanüle oder Tracheostoma
- und nichtinvasiven Techniken (NIV) über spezielle Maskensysteme.

In erster Linie bei der NIV besteht das wesentliche Problem darin, einen – weitgehend – dichten Übergang zwischen Beatmungsgerät und Atemwegen des Patienten zu schaffen. Am häufigsten werden Nasenmasken und Nasen-Mund-Masken eingesetzt, seltener Mundstücke, Ganzgesichtsmasken oder Beatmungshelme.

Nasenmasken werden besser toleriert, der Patient kann ohne Behinderung sprechen, nachteilig ist die Leckage (◘ Abb. 34.8).

Nasen-Mund-Masken lassen ein genaueres Monitoring zu, funktionieren auch bei beeinträchtigter Nasenatmung und werden bei Mundatmung (Leakagen) eingesetzt. Die Akzeptanz der aktuellen Nasen-Mund-Masken durch die Patienten hat deutlich zugenommen.

Entscheidende Voraussetzung für den Erfolg einer Heimbeatmung sind eine sorgsame Schulung des Patienten und möglichst auch seiner Angehörigen sowie eine enge Anbindung an ein spezialisiertes klinisches Zentrum. Die betreuenden Zentren versorgen heimbeatmete Patienten auch mit einem Patientenausweis, der neben wichtigen Daten und den Einstellungen des Gerätes auch

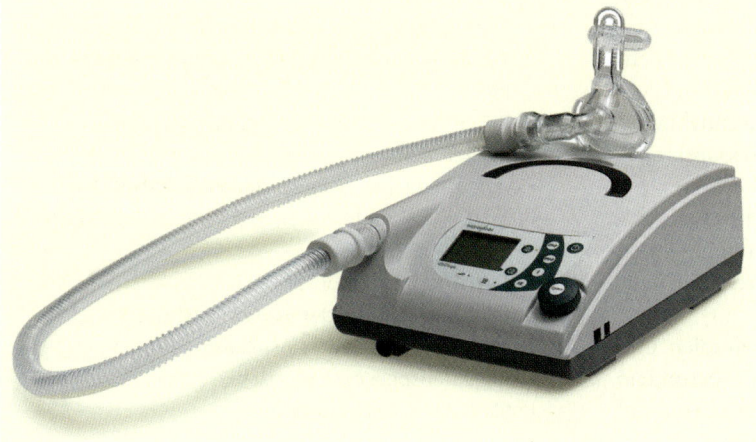

◘ Abb. 34.7. **Heimbeatmungsgerät Ventilogic (Mit freundl. Genehmigung der Fa. Weinmann)**

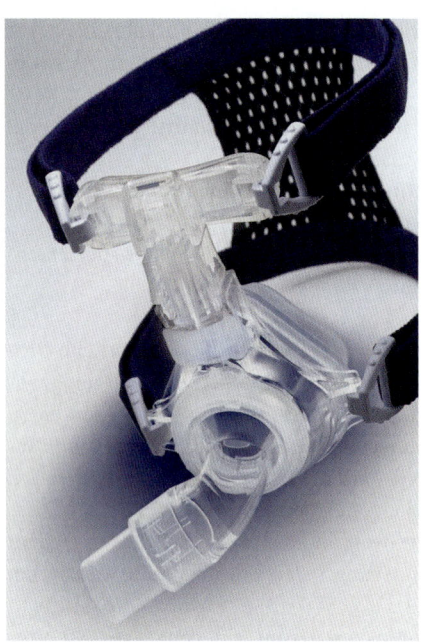

Der Patient erhält während der Nacht einen sich selbst adaptierenden Druck, der das An- und Abschwellen der Atmung ausgleicht, und damit der für diese Patienten typischen Hypokapnie (Hyperventilation) entgegenwirkt. Der Beatmungsdruck erfolgt über eine Nasal- oder Mund-Nasen-Maske. Beide Formen des Beatmungszuganges werden gut akzeptiert. Wichtig ist die gute Passform, da sonst unerwünschte Nebenwirkungen auftreten, die den Erfolg der Therapie gefährden können.

Notfallmedizinische Gesichtspunkte

Trotz dieser Vorkehrungen können unter häuslichen Bedingungen Notfallsituationen auftreten, die eine Alarmierung des Rettungsdienstes zur Folge haben. Bei Patienten mit **schwerer Herzinsuffizienz** handelt es sich in den meisten Fällen um einen Notfall **kardialer Ursache**.

Schwierigkeiten bei der eigentlichen **Respiratortherapie** lassen sich grundsätzlich auf 2 Ursachengruppen zurückführen:

- **unzureichende Wirksamkeit** der Beatmungstherapie bei Veränderungen im Krankheitsbild des Patienten
- **technische Fehler und Defekte** am Gerät und/oder am Beatmungszugang.

■ Abb. 34.8. **Maske Joyce (Mit freundl. Genehmigung der Fa. Weinmann)**

Bei Ausfall eines Beatmungsgerätes für einen Patienten, der lebenserhaltend beatmet wird, muss ein Ersatzgerät vorhanden sein. Der Patient sollte daher umgehend an das Ersatzgerät angeschlossen werden.

Anweisungen für die Vorgehensweise bei Zwischenfällen enthält.

Herzinsuffizienz mit Cheyne-Stokes-Atmung

Als erste Therapieoption bei milden Formen kommt gelegentlich noch die O_2-Inhalation über eine Nasensonde zum Einsatz. Man erzielt hierdurch eine Anhebung der O_2-Konzentration, eine Verbesserung des Schlafes und der körperlichen Leistungsfähigkeit Offensichtlich beruht der positive Effekt des Sauerstoffs auf einer Erhöhung des pCO_2, da bei stabiler O_2-Sättigung die Atemfrequenz und das Atemminutenvolumen abnimmt. Die O_2-Gabe reicht aber bei vielen Patienten nicht aus, so dass weiterhin CSA-Atmung auftritt. Deshalb werden heutzutage zunehmend sog. CPAP (continuous positive airway pressure) oder Bilevel-Geräte eingesetzt.

Die beste Normalisierung der nächtlichen Atmung wird mit intelligenten nicht-invasiven Beatmungsgeräten erzielt, die dem nächtlichen Crescendo-Decrescendo entgegen wirken (■ Abb. 34.7).

Da viele Patienten Mischformen von zentralen und obstruktiven Ereignissen aufweisen, sind insbesondere diejenigen Geräte therapeutisch effizient, die sowohl auf zentrale als auch obstruktive Ereignisse reagieren.

Basismaßnahmen
- Kinn hochhalten
- Oberkörperhochlagerung zur Erleichterung der Spontanatmung
- Konnektion Gerät → Schlauchsystem → Maske bzw. Trachealkanüle überprüfen und ggfs. wiederherstellen
- Bei erhöhter Leckage ggf. Maskensitz straffen
- Rachenraum und Mundhöhle von Schleim befreien
- ggfs. sachgerechte Versorgung der Trachealkanüle
- manuelle Beutel-Masken (ggfs. Trachealkanülen)-Beatmung
- Sedierung ggfs. Morphin
- nach Bewältigung der akuten Notsituation ggfs. Änderung der Geräteeinstellung
- Kliniktransport nach Möglichkeit in ein Zentrum für klinische Heimbeatmung

Eine sofort erkennbare Diskonnektion am Schlauchsystem lässt sich unmittelbar beheben.

Beatmungsprobleme bei tracheotomierten Patienten, die auf eine Verlegung oder Diskonnektion der Trachealkanüle zurückzuführen sind, müssen in der Regel wegen akuter Lebensgefahr unmittelbar am Notfallort gelöst werden (▶ Kap. 34.5).

Bei allen anderen schwerwiegenden patientenseitigen oder gerätebedingten Störungen der Beatmung gilt der Grundsatz:

> ❯ Rettungsassistent, Rettungssanitäter aber auch der Notarzt, die über keine eigenen Erfahrungen mit der Heimbeatmung verfügen, dürfen – bei der Vielfalt der Beatmungsgeräte und Einstellungsmuster – keinesfalls zeitaufwändige Versuche unternehmen, die Geräteeinstellungen selbständig zu ändern.

Die einfachsten und wirkungsvollsten Maßnahmen zur Verbesserung der Ventilation sind die manuelle Beutel-Masken-Beatmung bei O_2-angereichertem Beatmungsgas und einer ggf. notärztlichen medikamentösen Therapie.

In weniger dramatischen Situation oder nach Stabilisierung des Patienten kann ggf. in Abstimmung mit dem geschulten Patienten und/oder dessen »beatmungserfahrenen« Angehörigen sowie nach Einsicht in den Patientenpass versucht werden, das Beatmungsgerät zu adaptieren.

Beispiele:
- Bei totaler Erschöpfung der Atemmuskulatur, Ausfall der Atemstimulation und unzureichender Triggerung, muss eine assistierte Beatmung auf kontrolliert umgestellt werden.
- Bei beschleunigter Spontanatmung und Synchronisationsstörungen zwischen Patient und Gerät kann eine Umstellung von kontrolliert auf assistiert erforderlich werden.
- Nach bedrohlichen Zwischenfällen unter der Heimbeatmung ist – sofern nicht ein technischer Defekt unmittelbar und definitiv beseitigt werden kann – ein Kliniktransport erforderlich. Im Regelfall wird das nächstgelegene Krankenhaus angefahren werden.
- In Regionen, in denen ein Heimbeatmungszentrum in erreichbarer Nähe liegt, und der Zustand des Patienten auch einen etwas längeren Transport zulässt, sollte er dorthin transportiert werden.

Besonderer Hinweis

❗ Eine alleinige (passive) O_2-Zufuhr über Nasensonde oder Nasenbrille ist bei der Versorgung heimbeatmeter Patienten in bedrohlichem Zustand absolut unzureichend. Da bei den Patienten anstelle eines CO_2-Anstiegs der pO_2-Abfall im Blut als entscheidender Atemreiz wirkt und dieser nach O_2-Zufuhr entfällt, kann es zu einer lebensbedrohlichen Hypoventilation oder einen Atemstillstand kommen.

34.7 Notfälle bei Dialysepatienten

Das Krankheitsbild der fortschreitenden chronischen Niereninsuffizienz, die **Urämie**, führt zu einem steigenden Zahl von Patienten, die einer Nierenersatztherapie bedürfen. Derzeit (2007) werden ca. 60.000 Kranke dauerdialysiert, wobei der größte Teil in Praxen und Krankenhäusern hämodialysiert wird, während eine kleinere Zahl von Patienten zu Hause die Peritonealdialyse durchführt.

Terminologie

Verfahren zur Elimination harnpflichtiger Substanzen, von Stoffwechselprodukten und Wasser durch Anwendung extrakorporaler oder intrakorporaler Blutreinigungsverfahren bezeichnet man als Dialyse.
- Bei der **Hämodialyse** wird das Blut des Patienten in einem speziellen Gerät außerhalb des Körpers gereinigt,
- bei der **Peritonealdialyse** findet der Vorgang innerhalb der Bauchhöhle statt.
  - CAPD bedeutet kontinuierliche ambulante Peritonealdialyse.
    Der Patient füllt mehrmals täglich Dialysat aus einem Beutel über einen Peritonealkatheter in die Bauchhöhle und lässt sie später wieder ab.
  - CCPD bedeutet kontinuierliche zyklische Peritonealdialyse:
    Der Patient schließt sich typischerweise nachts an ein Peritonealdialysegerät an, das dann den Wechsel automatisch durchführt.

Wichtige Begriffe
- **Dialysat:** Elektrolytlösung, die an der semipermeablen Kunststoffmembran im Dialysegerät vorbeiströmt bzw. in den Peritonealraum einfließt.

- **Shunt:** Englischer Begriff für Umschaltung/Nebenschluss. Verbindung zwischen einer Arterie und einer Vene, in der Regel am Unterarm als Punktionsmöglichkeit für die Gefäßzugänge während der Hämodialyse.
- **Peritonealdauerkatheter:** In der Bauchwand fixierter Katheter, über den bei der Peritonealdialyse Spülflüssigkeit in die Bauchhöhle ein- und später abfließt.

Indikationen für Dialyseverfahren

Da sich das beste Verfahren der Nierenersatztherapie, die Nierentransplantation, wegen des Mangels an Spenderorganen und wegen schwerwiegender Erkrankungen der potenziellen Empfänger nur bei einem Teil der Betroffenen durchführen lässt, überwiegen Dialyseverfahren.

Urämie ist eine komplexe Störung bei fortschreitender Reduzierung der glomerulären, tubulären und endokrinen Funktion der Nieren. Es kommt zu einer verminderten Exkretion von Stoffwechselabbauprodukten, einer gestörten Ausscheidung von Wasser und Elektrolyten und zu einer beeinträchtigten Hormonsekretion (u. a. Erythropoetin, Renin-Angiotensin-Aldosteron-System). Durch die Dialysebehandlung werden diese Störungen in Intervallen annähernd korrigiert.

Häufige Ursachen der Urämie:
- Diabetische Nierenschädigung
- Chronische Glomerulonephritis
- Chronische Pyelonephritis
- Hochdruckbedingte Nierenschädigung
- Nierenschädigung durch Analgetikaabusus
- Zystische Nierenschädigung

Dialyseverfahren

❯ Alle Dialysepatienten – unabhängig vom Verfahren – stehen mit einem Dialysezentrum (ggf. telefonisch) in Verbindung, in dem ein Arzt in Krisensituationen beratend tätig wird.

Extrakorporale Technik: Hämodialyse

Die Hämodialyse ist die gebräuchlichste Methode der Nierenersatztherapie. Sie erfordert 2 großkalibrige Gefäßzugänge, den Shunt, der operativ durch Verbindung einer Armarterie (z. B. der A. radialis) mit einer Armvene (z. B. der V. cephalica) hergestellt wird. Der erhöhte intravasale Druck führt zu einer Erweiterung der Vene und schafft so gute Punktionsmöglichkeiten. Aus dem zur Dialyse punktierten Shuntgefäß wird Blut entnommen, zum Dialysegerät geleitet, dort in einem System semipermeabler Kunst-

stoffmembranen »gewaschen« und über einen zweiten Gefäßzugang in den Shunt zurückgeleitet (◘ Abb. 34.9a,b). Während der Dialysegerätepassage strömt das Dialysat auf der anderen Seite der semipermeablen Membranen vorbei.

Das Dialysat ist eine Lösung, die hinsichtlich ihrer Konzentration der wichtigsten Elektrolyte auf die Konzentration eingestellt ist, auf die das Patientenblut korrigiert werden soll. Die durch den Konzentrationsunterschied zwischen Dialysat und Blut gegebene Diffusionskraft lässt die auszuscheidenden Substanzen so lange in das Dialysat diffundieren, bis der Konzentrationsunterschied abgebaut ist. Gleichzeit kommt es zum Wasserentzug im Organismus.

- **Dialysehäufigkeit:** In der Regel 3-mal pro Woche über 3–6 h.
- **Begleiterscheinung:** Heparinisierung zur Verhinderung von Blutgerinnseln im Dialysegerät.

Intrakorporale Technik: Peritonealdialyse

Bei der **kontinuierlichen ambulanten Peritonealdialyse (CAPD)** füllt der Patient 3- bis 5-mal täglich Dialysat über den implantierten Peritonealkatheter in die Bauchhöhle. Dort wirkt das Peritoneum, das die gesamte Leibeshöhle auskleidende und die Abdominalorgane überziehende Bauchfell nach dem Prinzip der semipermeablen Membran als Filter für die zu eliminierende Stoffe. Nach 4- bis 6-stündiger Wirkzeit wird die Flüssigkeit mit den abfiltrierten Schadstoffen wieder in den Beutel abgelassen.

Die **kontinuierliche zyklische Peritonealdialyse (CCPD)** ist eine Variante, bei der sich der Patient – in der Regel nachts – an ein Gerät anschließt, das nach entsprechender Programmierung das 1- bis 2-stündige Ein- und Auslaufen des Dialysats regelt.

Vorteile der Peritonealdialyse gegenüber der Hämodialyse

- Kein Shunt erforderlich
- Keine Heparinisierung
- Kann ohne Hilfe zu Hause durchgeführt werden
- Größere zeitliche Unabhängigkeit

Nachteile

- Entzündungen am Peritonealkatheter
- Peritonitisgefahr

34

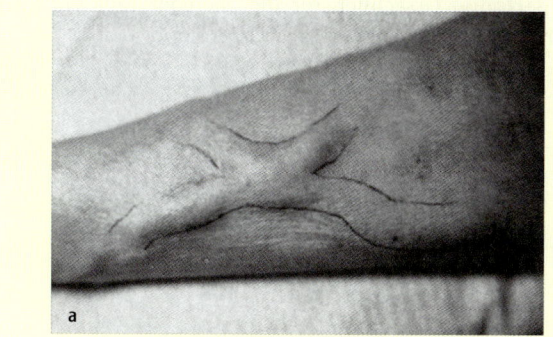

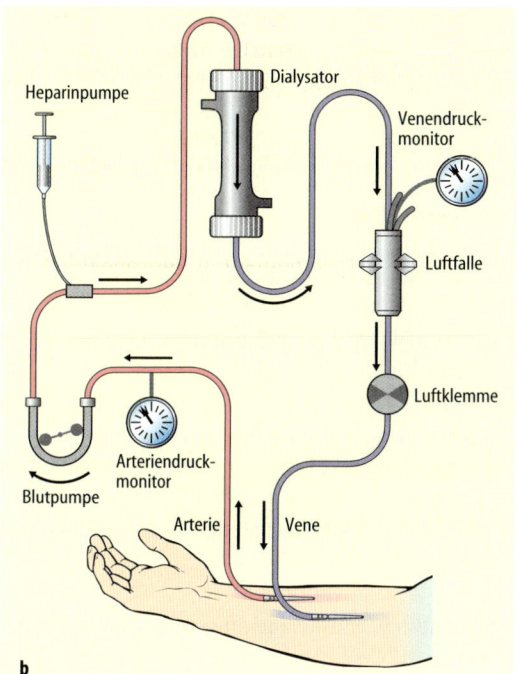

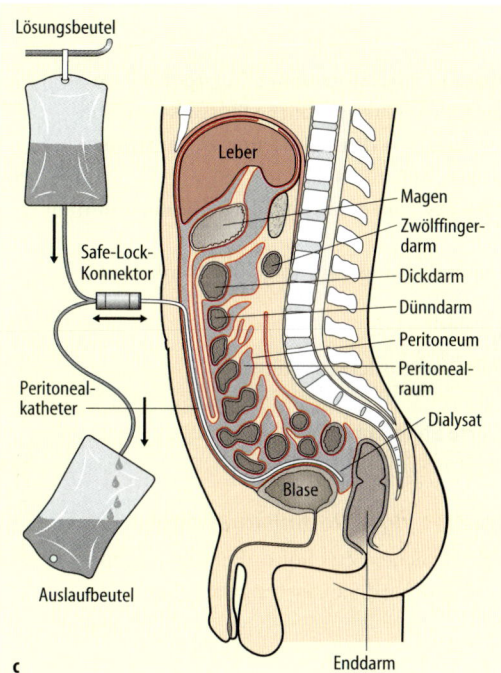

⬛ Abb. 34.9a,b. **a** Beispiel eines Shuntsystem, hier Bresia-Cimi-no-Fistel an üblicher Stelle zwischen A. radialis und V. cephalica (aus: Nowack, Birck, Weinreich: Dialyse und Nephrologie für Pflegeberufe, Springer Heidelberg Berlin New York, 2003); **b** Prinzip der Hämodialyse; **c** Prinzip der Peritonealdialyse

Notfallmedizinische Gesichtspunkte
Der urämische Patient

Die Urämie als systemische Erkrankung beeinträchtigt die Leistungsfähigkeit anderer Organsysteme:

- **ZNS:** Bewusstseinstrübung, Übelkeit
- **Respiratorisches System:** Lungenstauung, Lungenödem
- **Zirkulatorisches System:** Hypertonie, Hypotonie, KHK, Kardiomyopathie, Perikarditis
- **Gastrointestinaltrackt:** Urämische Gastritis, gastrointestinale Blutungen
- **Hämatologisches System:** Anämie, Thrombozytopenie, -pathie

Symptome

Bei einem **nicht ansprechbaren** – primär nicht als Dialysepatient bekannten – Erkrankten weist folgende Symptomatik auf eine hochgradige Störung der Nierenfunktion hin:

- Urämischer Fötor
- Grau-blässliche anämiebedingte Hautfarbe
- Zeichen der Überwässerung
- Hyper- oder Hypotonie
- Ggf. Hyperkaliämiezeichen im EKG (zeltförmiges T, QRS-Verbreiterung)
- Ggf. Shunt oder Peritonealkatheter als Zeichen der Dialysepflichtigkeit

Ansprechbare Patienten klagen typischerweise über:

- Durst
- Schwäche, Konzentrationsstörungen
- Kopfschmerzen, Übelkeit
- Juckreiz
- Ödeme
- Dyspnoe bei Überwässerung

Durch die Dialysetherapie werden die im Rahmen der Urämie gestörten Organfunktionen zumindest teilweise rekompensiert. Das durch Dialyse erzielbare Gleichgewicht ist jedoch nicht mit den Bedingungen beim Gesunden vergleichbar.

> ❯ Der Dialysepatient muss trotz seines Durstgefühls bei Oligurie oder Anurie eine erhebliche Flüssigkeitsrestiktion einhalten, um eine Überwässerung zu vermeiden (Restdiurese + ca. 500 ml/24 h).
> Einschränkung der oralen Natrium- und Kaliumzufuhr!

Bei der Anamneseerhebung sind folgende Punkte zu erfragen:

- Sollgewicht
- Zeitlicher Abstand zur letzten Dialyse
- Diätfehler
- Unkontrollierte Steigerung der Trinkmenge
- Notfallausweis

Häufige, urämiebedingte Notfallsituationen

Überwässerung. Ursache: Zu hohe Flüssigkeitszufuhr und/oder verminderte kardiale Leistungsfähigkeit.

- Symptome
  - Dyspnoe
  - Rasselgeräusche
  - Ggf. schaumiger Auswurf
  - Allgemeine Stauungszeichen
- Therapie
  - Oberkörperhochlagerung
  - Sauerstoffgabe
  - Ggf. unblutiger Aderlass
  - Ggf. bei Restdiurese: Lasix hochdosiert
  - Ggf. Nitrogabe
  - Zügiger Transport zur Dialyseeinrichtung

> ❯ Dialyse ist die wirksamste Therapie!

Hypertonie. Ursächlich für die Nierenerkrankung oder deren Folge; Folge einer Überwässerung.

- Symptome
  - Kopfschmerzen
  - Schwindel, Übelkeit
  - Stauungszeichen
- Therapie
  - Moderate Blutdrucksenkung!
  - Vorsichtige Gabe von Nitropräparaten, Clonidin oder/und ACE-Hemmer.

Hypotonie. Ursachen sind z. B. **Volumenmangel** durch Diuretika oder Dialyse bei verminderter sympathikotoner Gegenregulation, **antihypertensive Therapie** oder **Perikarditis** mit Herzbeuteltamponade.

- Symptome
  - Unspezifisch
- Therapie
  - Flachlagerung
  - Venöser Zugang
  - Vorsichtige (!) Infusion von NaCl 0,9%
  - Unverzüglicher Transport in Klinik zum Ausschluss bzw. zur Behandlung einer Herzbeuteltamponade
  - Dialyse

Herzrhythmusstörungen/Hinweise für Hyperkaliämie. Ursache: Zu hohe Kaliumzufuhr bei Diätfehler; präklinisch ohne aktuelle Elektrolytbestimmung nur als Verdachtsdiagnose.

- Symptome
  - Parästhesien, Muskelzuckungen
  - Paresen
  - EKG: zeltförmige T-Welle, QRS-Verbreiterung, Kammerflattern, -flimmern, Asystolie
- Therapie
  - Symptomatisch
  - Unverzüglicher Transport zur Dialyseeinrichtung
  - Ggf. überbrückend: Infusion von 30–50 ml Natriumbikarbonat 8,4%
  - Ggf. überbrückend: Kalziumglukonatinjektion

Shuntblutung. Ursache ist meist eine Heparinüberdosierung im Anschluss an die Hämodialyse sowie eine Thombozytenfunktionsstörung.

- Therapie
  - Normaler Druckverband

Besondere Hinweise

Die meisten Notfallsituationen bei Dialysepatienten können nur mit den technischen und diagnostischen Möglichkeiten einer Klinik definitiv abgeklärt werden. Da in fast allen kritischen Situationen die Dialyse als einzige Therapie kausal greift, sollten diese Patienten grundsätzlich in **Kliniken mit Dialyseeinrichtungen** transportiert werden!

- Eine Shuntpunktion als venöser Zugang ist zu vermeiden!
- Keine Blutdruckmessung am Shuntarm!

Infektionen des Shunts oder des Peritonealkatheters sind vergleichsweise häufig, eine klinische Abklärung ist dringend erforderlich, da Sepsis- und Peritonitisgefahr besteht!

Störungen einzelner Körperregionen

In diesem Kapitel werden Notfallsituationen bzw. Syndrome beschrieben, bei denen nur zu einem Teil die akute vitale Gefährdung im Vordergrund steht.

Häufiger handelt es sich aber um bedrohliche körperbereichsbezogene Beeinträchtigungen, bei deren Versorgung der Rettungsdienst typischerweise nicht beteiligt ist oder nach einem recht einheitlichen Vorgehen - symptombezogene Grundversorgung und umgehender Transport zur fachärztlichen Behandlung – agiert. Nur nach Durchführung bildgebender klinischer Diagnostik und darauf basierender Therapie lassen sich in vielen Fällen wichtige Funktionen oder gar Organe erhalten.

Hier werden nicht alle in den jeweiligen Fachgebieten definierten Notfälle ausführlich besprochen, sondern nur die wichtigsten exemplarisch dargestellt.

35.1   Notfälle am Auge

Isolierte Notfälle am Auge sind zwar in der Regel nicht lebensbedrohlich, nehmen im Rettungsdienst einen geringen Stellenwert ein, sie können aber den Verlust der Sehkraft und damit den Ausfall einer wichtigen Organfunktion verursachen.

Terminologie

Für die Belange des Rettungsdienstes sollen Augenverletzungen unter der Überschrift »Notfälle am Auge« zusammengefasst werden (die Zahl der Notfälle am Auge ist größer, einzelne Krankheitsbilder sind aber schwerer erkennbar und haben für die Versorgungsmöglichkeit des Rettungspersonals keine Konsequenzen).

Pathophysiologie

Bei jeder **mechanischen Augenverletzung** ist an eine Perforation zu denken und bis zu deren Ausschluss durch einen Augenarzt entsprechend zu behandeln, d. h. keine weiteren Manipulationen, keine Entfernung sichtbarer spießender Fremdkörper (◘ Abb. 35.1).

Die Verätzung erfordert eine sofortige Therapie am Notfallort.

Alle anderen Verletzungen oder Erkrankungen des Auges sind ohne weitere Untersuchungsverfahren vom Nichtaugenarzt in der Regel nicht sicher zu diagnostizieren, nicht zielführend zu behandeln, bedürfen aber in jedem Fall augenärztlicher Therapie.

Verätzungen durch Säuren oder Laugen reichen von der Eintrübung der Hornhaut bis zum Verlust des Auges. **Laugenverätzungen** sind besonders bedrohlich, da sie sehr schnell eine Perforation der Hornhaut herbeiführen können. **Säuren** verursachen auf der Hornhaut eine Ausfällung von Gewebeproteinen mit einer gewissen Schutzwirkung gegen tieferes Eindringen der Säure (◘ Abb. 35.2).

Symptomatik

- Schmerzen
- Lidkrampf
- Fremdkörpergefühl
- Rötung des Auges

◘ Abb. 35.1. **Perforation(sverdacht) des Auges**

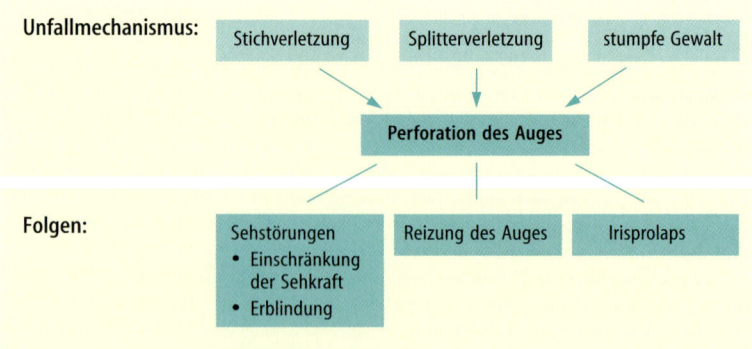

Abb. 35.2. **Verätzung des Auges**

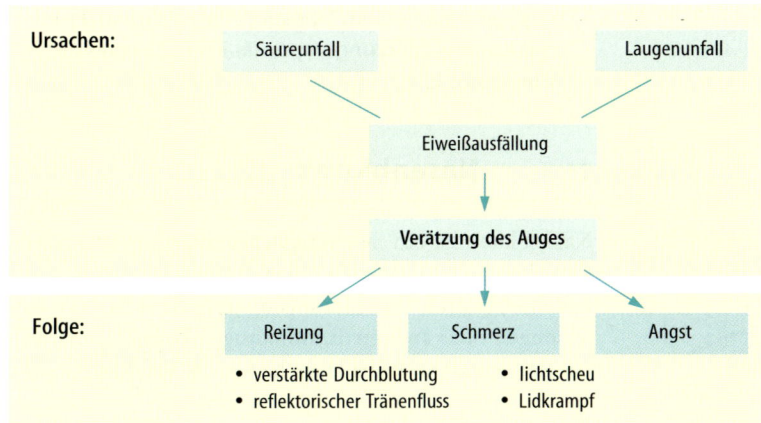

Ursachen: Säureunfall   Laugenunfall

Eiweißausfällung

Verätzung des Auges

Folge: Reizung   Schmerz   Angst

- verstärkte Durchblutung   • lichtscheu
- reflektorischer Tränenfluss   • Lidkrampf

Therapie

Therapie: Notfälle am Auge

1. Erste Hilfe
   - Bei Verätzungen: ca. 30 min lang reichlich spülen mit mindestens 2 l Spülflüssigkeit am liegenden Patienten (Abb. 35.3), im Rahmen der ersten Hilfe mit Wasser
2. Sofortmaßnahmen des Rettungspersonals
   - Versuch, unlösliche Partikel aus den Bindehautsäcken mit Tupfern zu entfernen
   - Bei Perforationen nur lockere Fremdkörper aus dem Auge entfernen
   - Anschließend steriler Augenverband ohne Druck auf den Augapfel
   - Nach Möglichkeit das nichtbetroffene Auge mit abdecken, um Sehbewegungen beider Augen zu unterdrücken
   - Fortführung von 1. unter Verwendung von Ringer-Laktat als Spüllösung
   - Transport in halbsitzender Position zum Augenfacharzt bzw. in eine geeignete Klinik
3. Notärztliche Therapie
   - Genauere Untersuchung und Reinigung des Auges
   - Gabe von Schmerzmitteln
   - Transport in fachärztliche Behandlung

Besondere Hinweise

- Bei Spülungen am liegenden Patienten muss die Flüssigkeit von der nasalen Seite des Auges – entgegen dem physiologischen Tränenfluss – nach außen lau-

fen, um Tränenkanal, Mundschleimhaut und das andere Auge nicht zusätzlich zu belasten. Die Spülung mit Ringer-Laktat ist bis zum Eintreffen in der Augenklinik fortzusetzen.

- Verätzungen mit ungelöschtem Kalk dürfen nicht gespült werden, um weitere Verätzungen und thermische Schäden zu vermeiden. In einem solchen Fall muss eine mechanische Reinigung, z. B. mit der Ecke eines Tupfers, erfolgen (Abb. 35.4).
- Beim **Glaukomanfall** (grünen Star), einer Erkrankung
   - mit erhöhtem Augeninnendruck mit stärksten Schmerzen,
   - Sehbeeinträchtigung, Lichtscheu. rotem Auge,
   - Übelkeit, Erbrechen und

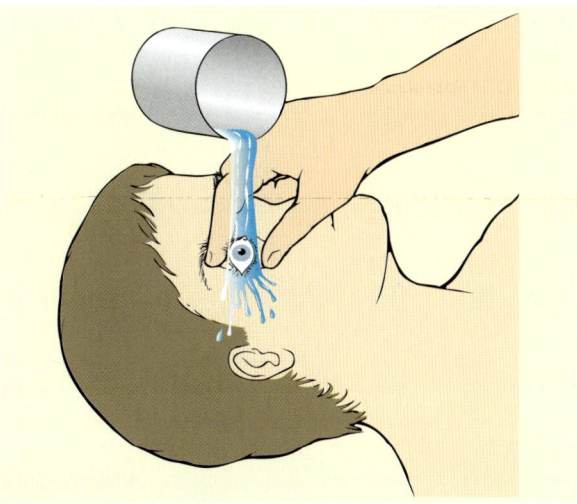

Abb. 35.3. **Augenspülung**

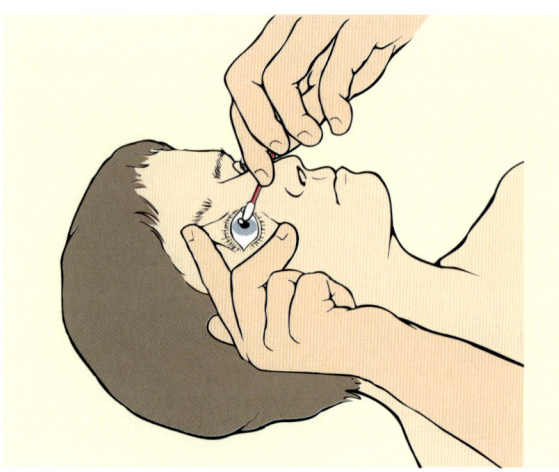

■ Abb. 35.4. **Fremdkörper aus dem Auge entfernen**

– Pupillenstarre
– lässt sich bei seitenvergleichendem Tasten durch das geschlossene Oberlid ein steinharter Bulbus palpieren.
Unbehandelt droht eine irreversible Visusminderung oder ein totaler Sehverlust; deshalb ist ein **umgehender Transport in eine Augenklinik** zwingend erforderlich!
– Polytraumatisierte Patienten mit Augenverletzungen müssen primär unfallchirurgisch versorgt werden. Erst nach Ausschluss bzw. operativer Versorgung lebensbedrohlicher Verletzungen muss die augenärztliche Behandlung in interdisziplinärer Absprache in-

tegriert werden. **Kein Transport Polytraumatisierter mit Augenverletzungen primär in eine – isolierte – Augenklinik!**

35.2   Nasenbluten

Nasenbluten ist ein fast alltägliches, überwiegend harmloses Ereignis. In seltenen Fällen können aber länger anhaltende, bedrohliche Blutungen meist als Folge von Verletzungen oder anderer Erkrankungen eine Alarmierung des Rettungsdienstes zu Folge haben. (■ Abb. 35.5)

Terminologie
Der Begriff Nasenbluten bedarf keiner Erklärung. **Epistaxis** als medizinischer Fachbegriff beruht auf dem griechischen Wort tröpfeln.

Pathophysiologie
Harmloses Nasenbluten

Banale Ursachen, zu 90% Verletzung des Locus Kiesselbachi, einem besonders gefäßreichen Gebiet im vorderen Bereich des Nasenseptums oder Mikrotraumen z. B. durch Nasenbohren, sog. juveniles Nasenbluten ohne erkennbare Ursache oder Begleiterkrankung bei viralen Infekten, z. B. Grippe lösen häufig harmloses Nasenbluten aus der vorderen Nasenöffnung. Bei normaler Gerinnung kommt es in der Regel bald spontan oder nach der Durchführung einfacher Maßnahmen zum Stillstand.

■ Abb. 35.5. **Nasenbluten**

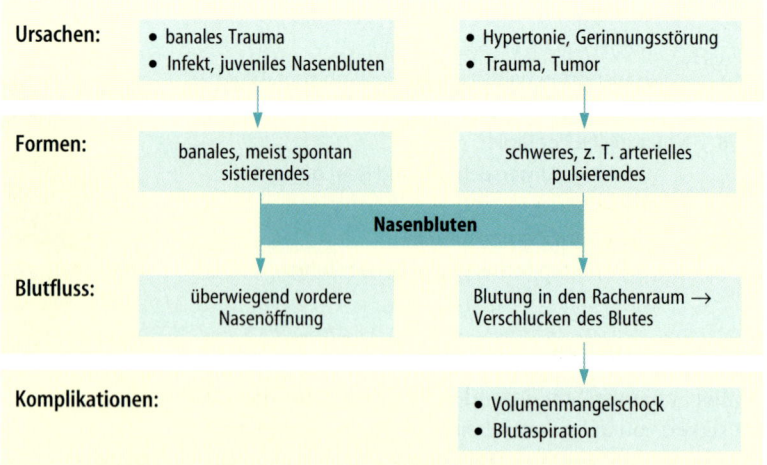

Ursachen:	• banales Trauma • Infekt, juveniles Nasenbluten	• Hypertonie, Gerinnungsstörung • Trauma, Tumor
Formen:	banales, meist spontan sistierendes	schweres, z. T. arterielles pulsierendes
	Nasenbluten	
Blutfluss:	überwiegend vordere Nasenöffnung	Blutung in den Rachenraum → Verschlucken des Blutes
Komplikationen:		• Volumenmangelschock • Blutaspiration

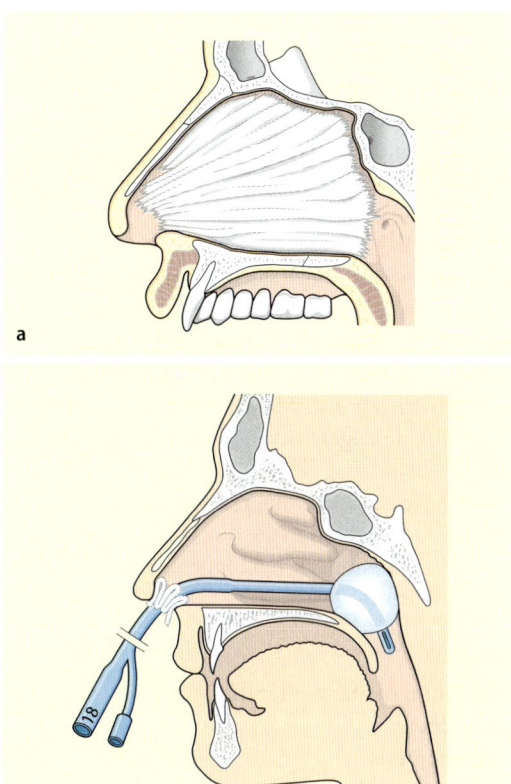

a

b

■ Abb. 35.6a,b. **Nasentamponaden: a** vordere Nasentamponade mit Mullstreifen (aus: Boenninghaus, Lenarz, HNO, Springer 2007), **b** hintere Nasentamponade mit Blasenkatheter (aus: Dirks, Die Notfallmedizin, Springer 2007)

Bedrohliche Blutungen

Hoher Blutdruck, Gerinnungsstörungen (Aspirin- oder Marcumar-Dauermedikation), Gefäßerkrankungen, Traumen, z. B. Frakturen der Nasennebenhöhlen (▶ Kap. 30.3) und der vorderen Schädelbasis oder Tumore verursachen in schweren Fällen z. T. pulsierende, arterielle, mit einfachen Mitteln nichtstillbare Blutungen, die durchaus einen hämorrhagischen Schock auslösen können.

Das Blut kann nach vorn aus den Nasenöffnungen, aber auch nach hinten in den Rachenraum abfließen, wird geschluckt und gelangt so in den Magen.

Symptomatik

- **Leichtes Nasenbluten**: meist einseitig sickernd oder träufelnd.

- **Schweres Nasenbluten**: fließend hellrot z. T. pulsierend aus beiden Nasenöffnungen und in den Rachen.
- Bei länger bestehender Blutung : Erbrechen von Blut und Koageln.

Therapie: Nasenbluten

1. Erste Hilfe
    - Stehende/sitzende vorn übergebeugte Haltung des Patienten senkt den hydrostatischen Druck und lässt das Blut nach vorn abfließen
    - Kompression beider Nasenflügel
2. Sofortmaßnahmen des Rettungspersonals
    - Fortführung von 1.
    - Kalte Umschläge(Eisbeutel/Eiskrawatte) am Nacken führen zu einer reflektorischen Gefäßverengung und können dadurch die Blutung vermindern oder zum Stillstand bringen
    - Bei nicht stillbarer Blutung bzw. Schocksymptomatik: venöser Zugang, Volumenersatz
3. Notärztliche Therapie
    - Fortführung von 2.
    - Bei Hypertonie: Blutdrucksenkung
    - Bei weiter bestehender Blutung: Tamponade des vorderen Nasenraumes mit in Salbe getränkten Tamponadestreifen (■ Abb. 35.6)
    - Ggf. hintere Nasentamponade z. B. mit einem Blasenkatheter

Besondere Hinweise

- Durch die Blutung in den Rachenraum ist die Intubation häufig erschwert, z. T. extrem problematisch. Die Risiken eines invasiven Vorgehens sind gegen die Vorteile eines raschen Kliniktransports abzuwägen.
- Sollte die Einleitung einer Narkose erforderlich werden, ist zu bedenken, dass der Patient größere Mengen Blut verschluckt haben könnte und deswegen eine deutlich erhöhte Aspirationsgefahr besteht. Besonders wichtig: Gut funktionierendes Absauggerät!

35.3 Blutung aus dem Magen-Darm-Trakt (GI-Blutung)

Blutungen aus dem Magen-Darm-Trakt, gastrointestinale Blutungen, führen jährlich zu 50–100 klinischen Notaufnahmen pro 100.000 Einwohner. Auch am Notfallort lassen sich über Anamnese und Bewertung sichtbarer Blutungszeichen Hinweise auf die Blutungsquelle ableiten. Die präklinische Lokalisationsdiagnostik ist aber zweitrangig, wichtiger sind die Stabilisierung der Vitalfunktionen ohne vermeidbare Verzögerungen durch – in erster Linie – Schockbehandlung und der zügige Kliniktransport. Nur dort, nach klinischer Diagnostik und konservativer oder operativer Intervention lässt sich die Blutung stillen und eine kausale Therapie einleiten.

Terminologie

Gastrointestinale Blutung heißt Blutung aus dem Magen (von griech. »gaster«) und/oder dem Darm (von lat. »intestinum«). Die Blutung kann sich unabhängig von der übrigen Symptomatik durch Bluterbrechen oder blutigen Stuhl manifestieren.

Kaffeesatzartiges Erbrechen. Überwiegend geringgradige Blutung; Farbe und Struktur weisen auf längeren Kontakt des Blutes mit Magensäure hin. **Quelle:** überwiegend Magen.

Hämatemesis. Erbrechen von hellrotem Blut; Leitsymptom einer massiven oberen GI-Blutung. **Quelle:** seltener nasopharyngeal, meist zwischen Ösophagus und Duodenum.

Massive, peranale Blutung (Hämatochezie). Abgang von überwiegend hellrotem Blut. **Quelle:** massive Blutung im oberen GI-Trakt! Seltener unterer GI-Trakt, Tumorblutungen, Hämorrhodien.

Melaena. Peranales Absetzen von dunkel gefärbten Blut. **Quelle:** in der Regel ältere Blutung aus dem oberen oder unteren Gastrointestinaltrakt

Pathophysiologie

Bei einer oberen gastrointestinalen Blutung liegt die Blutungsquelle in Ösophagus, Magen oder Duodenum, bei der unteren in Dünndarm, Kolon oder Rektum.

Blutungen aus dem Ösophagus treten am häufigsten bei Ösophagusvarizen auf. Magenschleimhauterosionen, Magen- und Duodenalgeschwüre führen ebenfalls zu Blutungen (◘ Abb. 35.7).

Bei Blutungen aus dem unteren Gastrointestinaltrakt überwiegen bei Erwachsenen die des Dickdarms, seltener Entzündungen, bei Kindern und Jugendlichen aus Polypen oder dem Meckel-Divertikel.

Symptomatik

- Leitsymptom: sichtbare Blutung
  - Erbrechen
  - Hämatemesis
  - Anale Blutung
  - Melaena
- Kreislaufbeeinträchtigung

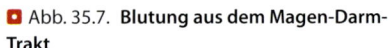

◘ Abb. 35.7. **Blutung aus dem Magen-Darm-Trakt**

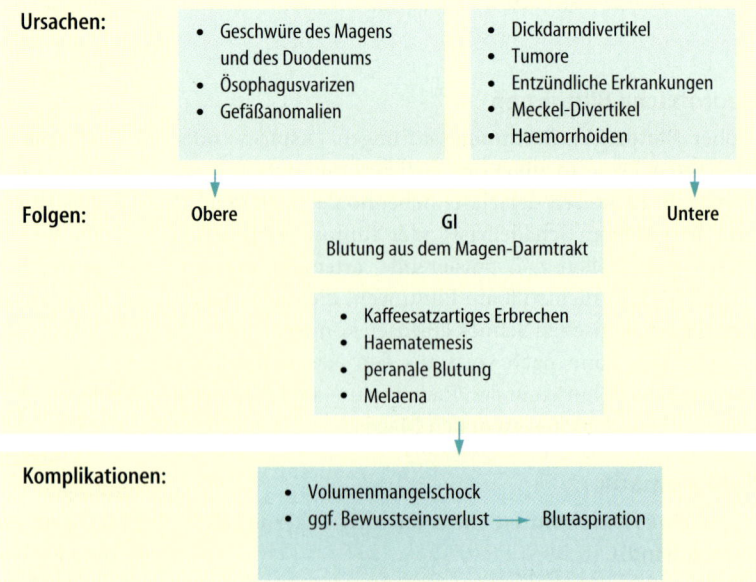

- Schocksymptomatik
- Unwohlsein, Abdominalschmerzen
- Ggf. Bewusstseinstrübung

Therapie

Therapie: GI-Blutung

1. Erste Hilfe
   - Zuwendung
   - Lagerung, ggf. stabile Seitenlagerung
2. Sofortmaßnahmen des Rettungspersonals
   - i.v.-Zugang
   - Volumenersatz
3. Notärztliche Therapie
   - Fortführung von 2.
   - Massive Schocktherapie
   - Inspektion und Mengeneinschätzung des zuletzt Erbrochenen und/oder des peranal abgesetzten Blutes
   - Intubation und Beatmung bei Eintrübung
   - Vorinformation der Klinik

Besondere Hinweise

- Bewusstseinsgetrübte Patienten mit Hämatemesis aspirieren häufig Blut. Am Notfallort kann und muss nicht in jedem Fall die Blutungsquelle – Lunge oder GI-Trakt – lokalisiert werden.
- Eine gezielte Intubation des Ösophagus mit anschließender Intubation der Trachea in bedrohlichen Fällen erleichtert aber ggf. das Absaugen aspirierten Blutes und lässt häufig als Nebeneffekt erkennen, ob die Blutung aus der Lunge oder dem Magen-Darm-Trakt stammt.

35.4   Akutes Abdomen

Es gibt eine Vielzahl unterschiedlichster Erkrankungen, aber auch Verletzungen, die eine plötzliche erhebliche Beeinträchtigung des Allgemeinbefindens bei Patienten verursachen kann, die dann in erster Linie über schwerste Bauchschmerzen klagen (Anlasshäufigkeit für Notarztalarmierungen nach KVB-Analyse 1,5%; Koliken 0,8%).

Terminologie

Das akute Abdomen ist **keine eigenständige Erkrankung**, **sondern ein Syndrom**, d. h. eine Kombination von typischen Symptomen. Diese Symptome werden zwar durch unterschiedliche, klar abgegrenzte Erkrankungen und/oder Verletzungen ausgelöst, spiegeln aber beim akuten Abdomen eine gemeinsame pathophysiologische Endstrecke wider.

Den Begriff **akutes Abdomen** verwendet man zur Klassifizierung eines potenziell lebensbedrohlichen, in der Regel durch Prozesse im Bauchraum ausgelösten Zustands mit schweren abdominalen Schmerzen und schwerer Beeinträchtigung des Allgemeinbefindens, der neben einer angemessenen symptomatischen Therapie eine umgehende diagnostische Abklärung erforderlich macht.

Peritonitis. Entzündung oder starke Reizung des Bauchfells

Ileus. Darmverschluss
- **mechanisch:** durch Verlegung des Darmlumens,
- **paralytisch:** lähmungsbedingt, meist durch entzündliche Erkrankungen.

Pathophysiologie

Die Gesamtheit aller Erkrankungen des Bauchraums, die in das Syndrom akutes Abdomen einmünden können, lassen sich auf 7 pathophysiologische Mechanismen zurückführen (Abb. 35.8):
- Perforation von Hohlorganen
- Organrupturen
- Passagehindernisse und Verschlüsse von Hohlorganen
- Durchblutungsstörungen
- Traumen
- Extraabdominale Ursachen
- Entzündungen

Primär reagieren die schmerzleitenden Fasern der betroffenen Bauchorgane mit einem häufig noch lokalisierbaren Schmerzbild. Meist geht dieser Schmerz, der dann mit einer höheren Sicherheit einem Organ zugeordnet werden kann, in **diffuse Bauchschmerzen** und eine diffuse **Abwehrspannung der Bauchdecke** über. Die ist Ausdruck einer zunehmenden Reizung des gesamten Bauchfells, des Peritoneums.

Neben stumpfen oder offenen Bauchtraumen mit Blutungen in die Bauchhöhle verbergen sich in etwa 5% der Fälle **extraabdominelle Erkrankungen** hinter dem Bild des akuten Abdomens, dabei soll der akute Hinterwandinfarkt wegen seiner Vitalbedrohlichkeit besonders hervorgehoben werden.

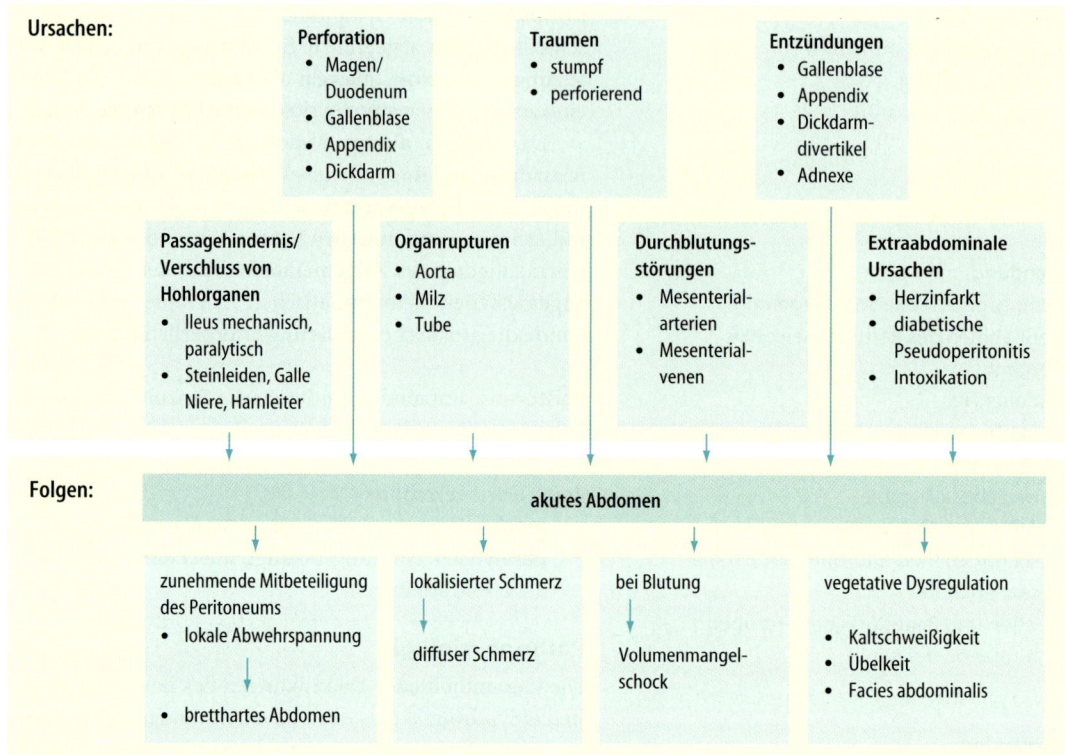

■ Abb. 35.8. **Akutes Abdomen**

Die Reizung viszeraler Nervenfasern des primär betroffenen Organs und/oder des Bauchfells führt über sympathische und parasympathische Impulse zu einer Imbalance des vegetativen Nervensystems, die das Gesamtbefinden erheblich beeinträchtigt.

Symptomatik

— häufig Abwehrspannung der Bauchdecke
— »Brettharter Bauch«
— Blässe, ängstlich-verfallener Gesichtsausdruck (Facies abdominalis)
— Kaltschweißigkeit und Blässe
— Deutlich reduziertes Allgemeinbefinden
  – Motorische Unruhe und häufiger Lagewechsel bei Koliken
  – Ruhig mit angezogenen Beinen liegender, häufig nur oberflächlich atmender Patient bei Peritonitis
— Übelkeit, Erbrechen
— Tachykardie
— Schmerzen (■ Abb. 35.9)
  – Plötzlicher messerstichartiger, dann wieder abklingender Schmerz ist relativ typisch für Per-

forationen und einen akuten Verschluss der den Darm versorgenden Mesenterialarterien.
  – Wellenförmige, kolikartige Schmerzen sprechen für Steinleiden (Galle, Harnwege) und Darmverschluss.
  – Sich langsam steigernde Schmerzen lassen sich am ehesten Entzündungen zuordnen.
— Ggf. Vollbild des Volumenmangelschocks

Therapie

Nur in Einzelfällen lässt sich bei Patienten mit akutem Abdomen über eine gezielte Anamneseerhebung und die Analyse der Symptomatik eine recht sichere Verdachtdiagnose erheben. Beispiele:
— Intraabdominale Blutung bei stumpfem Bauchtrauma
— Tubarruptur bei Hinweisen auf Extrauteringravidität
— Volumenmangelschock in der Spätschwangerschaft (Placenta praevia?)
— Volumenmangelschock bei anamnestisch bekanntem Aortenaneurysma

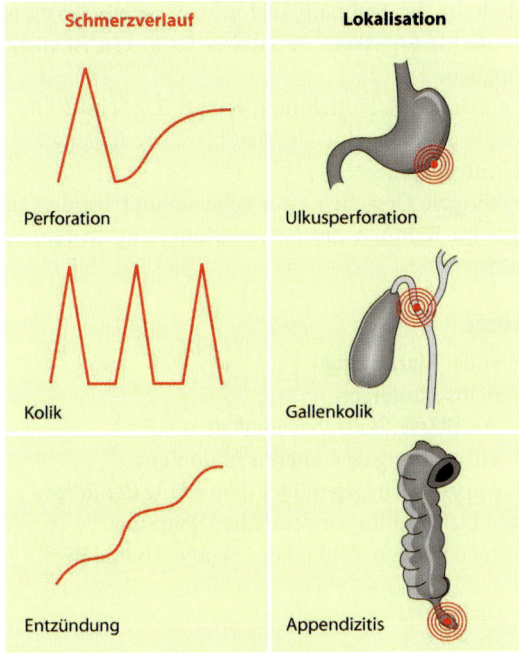

Schmerzverlauf	Lokalisation
Perforation	Ulkusperforation
Kolik	Gallenkolik
Entzündung	Appendizitis

🔴 **Abb. 35.9.** Schmerzsymptomatik beim Akuten Abdomen

2. Sofortmaßnahmen des Rettungspersonals
   – Situationsangepasste Lagerung
   – Venöser Zugang, Infusion kristalloider Lösungen
   – O_2-Gabe
   – Ggf. Hilfe beim Erbrechen
   – Ggf. massive Volumenzufuhr bei Zeichen des Volumenmangelschocks
3. Notärztliche Therapie
   – Fortführung von 2.
   – Anamnese und orientierende Diagnostik
   – Schmerztherapie:
     Butylscopolamin bei kolikartigem Bild
     Opioide bei schweren Dauerschmerzen
   – Magensonde bei Ileussymptomatik
   – Abnahme von Kreuzblut, Vorinformation der (geeigneten) Klinik bei Hinweisen für schwere Blutungen
   – Ggf. Intubation und Narkoseeinleitung zur wirksamen Schmerztherapie und zur Beschleunigung der klinischen Versorgung.

⏩ Für eine unverzügliche kausale Therapie ist es in diesen Fällen hilfreich, wenn die Patienten direkt in die fachlich zuständigen Abteilungen eingeliefert werden, d.h. in die Abdominalchirurgie, in die geburtshilfliche oder gefäßchirurgische Abteilung.

Bei dem weit überwiegenden Teil der Patienten mit akutem Abdomen ergeben sich präklinisch bestenfalls Verdachtsdiagnosen. **Diagnostische Bemühungen dürfen den unverzüglichen Kliniktransport keinesfalls verzögern.** Im Vordergrund steht die angemessene symptomatische Therapie! Die differenzierte, häufig **interdisziplinäre** Diagnostik erfolgt unter Nutzung des gesamten diagnostischen Repertoirs in der Klinik.

Therapie: Akutes Abdomen

1. Erste Hilfe
   – Lagerung mit Knierolle
   – (Not)arztalarmierung

▼

Besondere Hinweise

Bei den heutigen diagnostischen Möglichkeiten im Krankenhaus ist es nicht mehr vertretbar, Patienten mit akutem Abdomen im Rettungsdienst nach Befunderhebung und Dokumentation aller Erstbefunde eine angemessene Schmerztherapie vorzuenthalten, um eine spätere zielführende klinische Schmerzdiagnostik zu ermöglichen.

35.5 Urologische Notfälle – akuter Harnverhalt

Urologische Akutfälle werden weit überwiegend in den Praxen niedergelassener Ärzte oder durch den ärztlichen Bereitschaftsdienst (primär)versorgt.

Bei Nieren- und Harnleitersteinkoliken, Verletzungen des Urogenitaltrakts, Blasentamponaden und Priapismus (schmerzhafte Dauererektion des Penis), typischen **urologischen Notfällen** wird der Rettungsdienst vergleichsweise selten alarmiert. Die meisten Patienten werden vom Krankentransportdienst zur klinischen Versorgung gebracht.

Die Aufgaben des nichtärztlichen Personals im Rettungsdienst beschränken sich bei urologischen Notfällen in der Regel auf eine symptomorientierte angemessene Grundversorgung, die Interventionsmöglichkeiten des Notarztes beschränken sich ebenfalls weitgehend auf eine **symptomatische Therapie**, in erster Linie die Schmerzbehandlung.

Eine **kausale Therapie** ist meist nur unter klinischen Bedingungen möglich, da für die Diagnostik urologischer Notfälle überwiegend bildgebende Verfahren und spezifischen Untersuchungen notwendig sind.

Der häufigste urologische Notfall ist der Harnverhalt.

Terminologie

Die Unfähigkeit, die Harnblase trotz Harndrangs und maximaler Füllung spontan entleeren zu können, bezeichnet man als **akuten Harnverhalt**.

Pathophysiologie

Weit überwiegend sind Männer mit einer Prostatahypertrophie betroffen; die Harnröhre wird eingeengt. Durch eine plötzliche Überfüllung der Blase, z. B. bei Erkältungen, Entzündungen und nach Alkoholgenuss kommt es über eine Erhöhung des Sympathikustonus zu einem Spasmus des Blasenschließmuskels. Spontanes Urinieren ist nicht mehr möglich.

Bei maximaler Überdehnung versagt der Schließmuskel, es entwickelt sich eine Überlaufblase mit Abgang einzelner Urintropfen.

Die übrigen Ursachen sind seltener und werden in der Regel im Rahmen der Grunderkrankung therapiert (◘ Abb. 35.10).

Symptome

- Quälender Harndrang
- Unterleibsschmerzen
- Unruhe, Blässe, Kaltschweißigkeit
- Ggf. Vorwölbung des unteren Abdomens
- Ggf. palpatorisch: gegenüber dem Klang der luftgefüllten Darmschlingen deutliche Dämpfung
- In seltenen Fällen Vollbild des akuten Abdomens

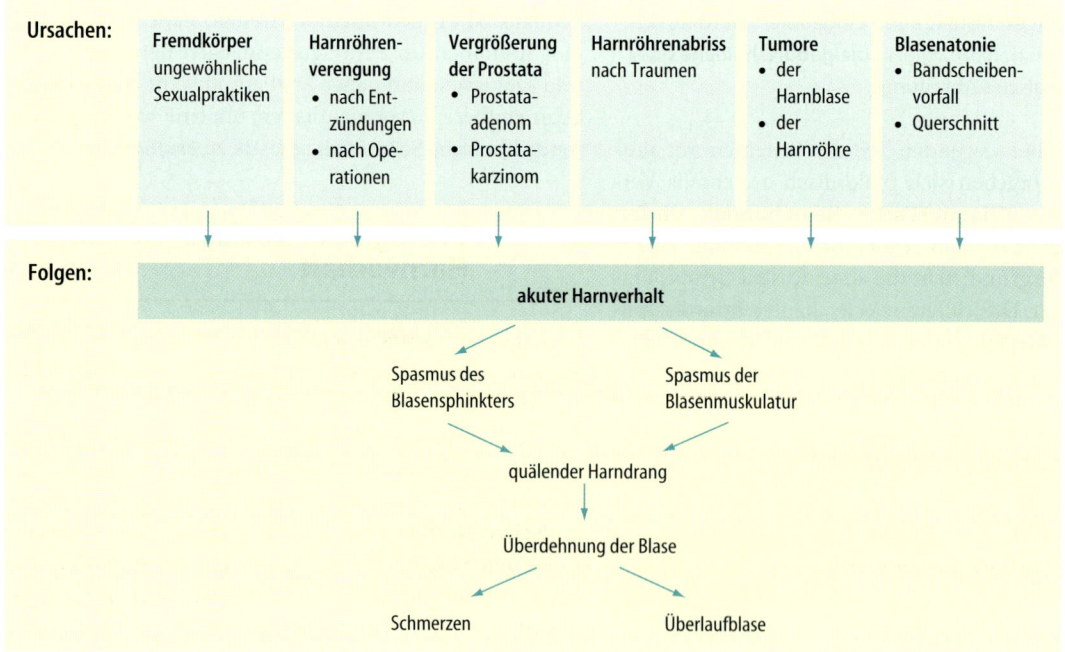

◘ Abb. 35.10. **Akuter Harnverhalt**

Therapie

Therapie: Akuter Harnverhalt

1. Erste Hilfe
   - Lagerung nach Wunsch des Patienten
   - (Not)arztalarmierung
2. Maßnahmen des Rettungspersonals
   - Fortführung von 1.
   - Unverzüglicher Tansport in Klinik, wenn (Not)arzt nicht kurzfristig intervenieren kann
3. Notärztliche Therapie
   - Sofortige transurethrale Blasenkatheterisierung
     - sofern keine Kontraindikationen vorliegen,
     - sofern der Notarzt über ausreichende Erfahrung verfügt,
     - sofern ein Blasenkatheter (14–18 Ch.) verfügbar ist.
   - Suprapubische Blasenpunktion
     - sofern keine Kontraindikation vorliegen,
     - sofern der Notarzt über ausreichende Erfahrung verfügt,
     - sofern ein entsprechendes Set verfügbar ist.
   - Alternativ: sofortiger Transport in eine urologische Praxis/Klinik
   - Spasmolytische Medikation, z. B. Butylscopolamin

Besondere Hinweise

- Die in der Klinik häufiger von erfahrenem Pflegepersonal im Rahmen der **Delegation** durchgeführte transurethrale Katheterisierung der Blase ist in kritischen Situationen, insbesondere im präklinischen Bereich, eine **absolut ärztliche** Maßnahme. Eine Delegation an Rettungsassistenten oder Rettungssanitäter ist nur vertretbar, wenn derjenige, dem die Katheterisierung übertragen werden soll – z. B. als urologischer Krankenpfleger –, über umfangreiche klinische Erfahrungen verfügt.
- Bei der **Hodentorsion**, einer Form des »akuten Scrotums«, hat der Patient einen Hodenhochstand, eine Rötung des Scrotums, starke Schmerzen, z. T. mit abdomineller Symptomatik, Übelkeit, Erbrechen und Kreislaufkollaps. **Umgehender Transport** zur klinischen Abklärung, da ansonsten der Verlust des Hodens droht!
- **Makrohämaturie**, d. h. sichtbare Blutbeimengungen im Urin als Einzelbefund ist zumeist nicht akut le-

bensbedrohlich, bedarf aber in jedem Fall einer urologisch-klinischen Abklärung!

35.6 Arterieller und venöser Gefäßverschluss

Arterielle und venöse Gefäßverschlüsse an Armen und Beinen sind auf verschiedene Entstehungsmechanismen zurückzuführen. Trotz deutlicher Unterschiede im Symptombild können sie aber bei oberflächlicher Befundinterpretation verwechselt werden. Da bereits im Rahmen der Erstversorgungsmaßnahmen im Rettungsdienst zur Erhaltung der Extremitäten z. T. völlig gegensätzliche Maßnahmen erforderlich sind, werden diese vergleichsweise seltenen Notfallsituationen genauer differenziert (▫ Tabelle 35.1).

Terminologie
Arterieller Gefäßverschluss

In die Blutbahn verschleppte Fremdkörper, z. B. Fettpartikel, weit überwiegend aber Blutgerinnsel, sog. Thromben, nennt man Emboli (Einzahl: Embolus), sobald sie mit dem Blutstrom ins Gefäßsystem transportiert werden. Wenn ein Embolus auf der arteriellen Seite des Blutkreislaufs Arterien »verstopft« und den Blutfluss unterbricht, spricht man von einem arteriellen Verschluss.

Venöser Gefäßverschluss

Verschiedene Ursachen, insbesondere Behinderungen des kapillären Blutflusses, können im venösen Gefäßsystem zur Bildung von Thromben führen, die dann den Rückfluss des Blutes distal der Thrombose behindern oder unterbrechen. Ein solches Krankheitsbild bezeichnet man als venösen Gefäßverschluss.

Pathophysiologie
Arterieller Gefäßverschluss

Vom Herzen ausgehende Embolien sind die häufigste Ursache arterieller Verschlüsse, die sich dann als Schlaganfall, als Verschluss der Mesenterialarterien des Bauchraumes oder als Verschluss von Arterien der Extremitäten manifestieren. Insbesondere bei der absoluten Arrhythmie, bei Herzwandaneurysmen und an Schrittmachersonden können sich im Herzen Thromben bilden, die, sobald sie sich lösen, als Embolus mit dem Blutstrom in die arterielle Peripherie verschleppt werden (▫ Abb. 35.11).

⬛ Tabelle 35.1. **Symptomunterschiede bei arteriellem Verschluss und akuter Venenthrombose**

Symptom	Arterieller Verschluss	Akute Venenthrombose
Beginn	akut	schleichend
Puls	fehlt	+
Hautfarbe	blass	zyanotisch
Schmerz	+++ Besserung bei Tieflage	+ bis +++ Besserung bei Hochlage
Schwellung	keine	++ bis +++
Hauttemperatur	kühl/kalt	warm
Hautvenen	kollabiert	gestaut

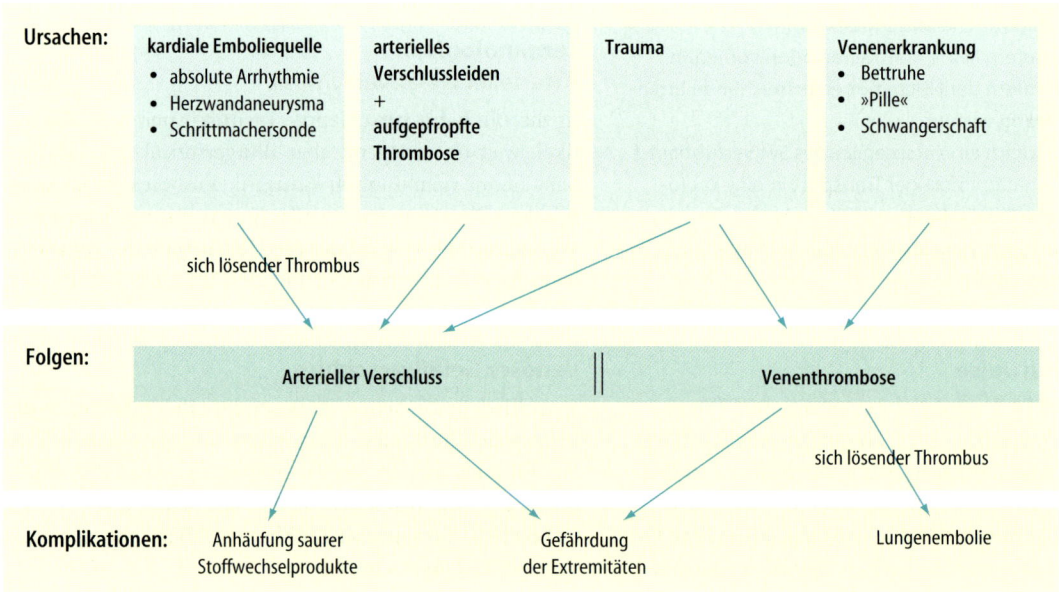

⬛ Abb. 35.11. **Arterieller und venöser Gefäßverschluss**

Gefäßverschlüsse, die durch sich an arteriosklerotisch vorgeschädigte Gefäßwände anlagernde Thromben verursacht werden, sind vergleichsweise selten. Bei dieser Verschlussform spielt auch eine Verschlechterung der Fließeigenschaften durch die Eindickung des Blutes älterer Menschen, die (zu) wenig trinken und/oder mit Diuretika behandelt werden, eine ursächliche Rolle.

Auch Traumen können bei Schädigung der Gefäßintima letztlich einen arteriellen Verschluss verursachen.

Nach einem meist peitschenhiebartig einsetzenden starken Schmerz kommt es dann zu Kraftverlust der Extremität, Parästhesien, Lähmungen und Kältegefühl. In Abhängigkeit von der Verschlussdauer und vom Ausmaß der Unterversorgung der Muskel- und Gewebsanteile entwickeln sich eine metabolische Azidose, Hyperkaliämie, Hypoglobinämie und letztlich ein Schocksyndrom.

> ❯ Der arterielle Verschluss ist ein Notfall mit hoher zeitlicher Dringlichkeit!

Venenthrombose

Im Gegensatz zur Dramatik arterieller embolischer Verschlüsse können sich Thromben des Armes und ausgedehnte tiefe **Bein- und Beckenvenenthrombosen** langsam und ohne primär eindrucksvolle Symptomatik entwickeln. Beim Vollbild eines venösen Gefäßverschlusses einer Extremität fallen dann die schmerzhaften Schwellungen und die Zyanose des betroffenen Beines oder Armes auf.

Neben der Schädigung der Extremität droht eine akute **Vitalgefährdung**: Sich plötzlich lösende Thromben werden mit dem venösen Blutstrom weitertransportiert und führen dann zu einer **Lungenembolie**!

Symptomatik
Arterieller Verschluss

- Schlüsselsymptome
  - Peitschenhiebartiger starker Schmerz
  - Pulslosigkeit
  - Hauttemperatur erniedrigt
- Klassische Zeichen (die »6 P«, englisch):
  - Pain – Schmerz
  - Pulslessness – Pulsverlust
  - Paleness – Blässe
  - Paresthesia – Gefühlsstörung
  - Paralysis – Lähmung
  - Prostration – Schock

Venöser Verschluss

- Zyanotische Schwellung der Extremität
- Druck- und Spontanschmerz
- Vermehrte Venenzeichnung
- Hauttemperatur warm

Therapie

Therapie: Akuter Gefäßverschluss

1. Erste Hilfe
   - **Arterieller Verschluss**
   Tieferlagerung der betroffenen Extremität
   Polsternder, insbesondere die Auflagefläche lokal
   schützender Watteverband (◘ Abb. 17.22)
   - **Akute Venenthrombose**
   Patienten ruhig stellen
   Hochlagerung der betroffenen Extremität
   (◘ Abb. 17.29)   ▼

2. Sofortmaßnahmen des Rettungspersonals
   - Fortsetzung von 1.
   - Venöser Zugang, Infusion kristalloider Lösungen
3. Notärztliche Therapie
   - Fortsetzung von 2.
   - Angemessene intravenöse Schmerztherapie
   - Transport in eine Klinik mit **Möglichkeiten der Lysetherapie** und einer **gefäßchirurgischen Abteilung**
   - Unter Beachtung der zeitlichen Dringlichkeit ggf. Rettungshubschraubereinsatz
   - Ggf. 5000–10000 I.E. Heparin i.v. im Bolus

Besondere Hinweise

- Beim akuten arteriellen Gefäßverschluss eines Beines **kann** der Patient nicht gehen. Bei Verdacht auf Bein- oder Beckenvenenthrombose **darf** der Patient nicht gehen, damit eine Lösung von Thromben mit nachfolgender Lungenembolie vermieden wird!
- Beim **arteriellen Gefäßverschluss** darf die kühle/kalte Extremität **keinesfalls** aufgewärmt werden. Eine **Erwärmung** würde durch die dadurch ausgelöste Stoffwechselsteigerung mit erhöhtem O_2-Bedarf den Gewebeuntergang beschleunigen.
- Schmerzhafte Entzündungen der Hautvenen, die dann als gerötete derbe Stränge getastet werden, sind meist vergleichsweise **harmlose lokale Venenentzündungen** (Thrombophlebitiden).

> ❯ Bei allen Formen und Lokalisationen von Gefäßverschlüssen kann sich in der Klinik eine Indikation für eine Lysetherapie ergeben. Daher sind intramuskuläre Injektionen wegen der dann gegebenen Blutungsgefahr absolut kontraindiziert.

- Die **Phlegmasia coerulea dolens** ist eine seltene Mischform der beiden typischen Verschlussformen. **Primär** kommt es zum Verschluss der gesamten venösen Strombahn mit massiver Füllung und Schwellung der betroffenen Extremität, **sekundär** kommt dann auch der arterielle Einstrom zum Stillstand. Die Extremität ist anfangs zyanotisch und wird dann zunehmend blauschwarz.

Vergiftungen

Überwiegend in suizidaler Absicht werden Schlaf- und Beruhigungsmittel allein oder in Kombination mit Alkohol eingenommen. Vergiftungen als Folge von Selbstmorden bzw. Selbstmordversuchen überwiegen deutlich die Zahl der unfallbedingten Vergiftungen. Intoxikationen durch Medikamente lösen nach KVB-Analyse in 2,1% aller Einsätze und Drogennotfälle mit 0,7% – bei sicherlich starken regionalen Abweichungen – eine Notarztalarmierung aus. In unserer Gesellschaft nimmt der Drogenmissbrauch bedrohlich zu. Neben der gesellschaftlich akzeptierten Droge Alkohol folgen den »Klassikern« Heroin, Kokain und Amphetamin neuere Designerdrogen, deren chemische Zusammensetzung und Gefährlichkeit im konkreten Einzelfall nicht bekannt sind. Aus diesem Grund werden in diesem Kapitel die allen Vergiftungen grundsätzlich gemeinsamen oder ähnlichen Probleme und die Grundprinzipien der Behandlung bei Vergiftungen ausführlich erläutert. Einzelne Vergiftungsbilder und ihre spezifische, meist symptomorientierte Therapie werden in geraffter Form dargestellt.

36.1   Allgemeine Grundsätze für die Behandlung Vergifteter

In der Bundesrepublik Deutschland ereignen sich pro Jahr weit mehr als 100.000 Vergiftungen, bei denen mehr als 4000 Menschen sterben.

Informationszentren für Vergiftungsfälle 🔴.

Giftaufnahme

Vergiftungsursache und Art des Giftes bestimmen typischerweise auch den Weg, auf dem das Gift in den Körper gelangt.

1. **Vergiftungsursachen:** Rund 2/3 aller Vergiftungen Erwachsener sind auf Suizidversuche zurückzuführen. Gleichzeitig ist davon auszugehen, dass in unserem Land 40.000–60.000 Drogensüchtige leben. Bei Kindern überwiegen die unbeabsichtigten Vergiftungen.

2. **Art des Giftes:** Zwischen der Vergiftungsursache und der Art des aufgenommenen Giftes besteht ein enger Zusammenhang. Erwachsene mit Selbstmordabsichten nehmen typischerweise Medikamente, wie Benzodiazepine, Barbiturate und andere Schlafmittel, häufig kombiniert mit Alkohol ein. Gas- und Säure-Laugen-Vergiftung machen einen vergleichsweise geringen Anteil aus.
Auch bei Kindern spielen Vergiftungen durch aufgefundene Medikamente, die als vermeintliche Süßigkeiten aufgenommen werden, eine Rolle; der Anteil an Vergiftungen durch andere gefährliche Substanzen wie Waschmittel, Reinigungsmittel, Pflanzenschutzmittel etc. ist höher.
Bei **Vergiftungsunfällen** (Nahrungsmittelvergiftung, Unfälle in Industrieanlagen und beim Transport gefährlicher Güter) sind die Gifte mannigfaltig, z. B. verdorbene Nahrung, Gase, Dämpfe, Pflanzenschutzmittel, chemische und tierische Gifte etc.
Heute stehen – zumindest in Großstädten und Ballungsgebieten – Drogennotfälle im Vordergrund.

3. **Typisches Anwendermilieu:** Die Örtlichkeit und das Milieu lassen bei Drogen- und Giftgebrauch – neben der spezifischen Symptomatik – in einem gewissen Umfang Schlüsse auf die Art der Droge bzw. des Giftes zu (🔲 Tabelle 36.1).

4. **Vergiftungswege:** Die meisten Stoffe wirken nur als Gifte, wenn sie auf eine jeweils typische Weise in/an den Körper gelangen.

   a) **Orale Giftaufnahme:** Die Giftaufnahme durch Schlucken (Trinken) der Substanzen ist der häufigste Vergiftungsweg. Hier bietet sich in vielen Fällen als Entgiftungsverfahren die Entleerung von Magen und Darm an.

   b) **Inhalation:** Gase, Dämpfe und Nebel werden eingeatmet, wirken z. T. schon in den Atemwegen und/oder gelangen über die Lunge in den Organismus. **Beispiele:** Kohlenmonoxid, Kohlenwasserstoffe, Nitrosegase. Neben der sofortigen Rettung des Vergifteten aus dem gefährlichen Bereich (unter Beachtung der eigenen Sicherheit) und dem Versuch, durch Hyperventilation des Patienten noch nichtaufgenommene Gase, Dämpfe und Nebel aus Atemwegen und Lungen zu entfernen, ist die Entgiftung schwieriger.

   c) **Giftaufnahme über die Haut:** Vor allem fettlösliche Gifte, wie Benzol und bestimmte Pflanzenschutzgifte sowie Nervenkampfstoffe werden über die Haut resorbiert; die Gefährlichkeit wird häufig unterschätzt. Neben einer sofortigen Beseitigung noch an der Körperoberfläche befindlicher Gifte (Entfernen der Kleidung, Abwaschen der Haut

Tabelle 36.1. Zusammenhang zwischen Art der Droge und Umgebung/Milieu

Umgebung/Milieu	Droge/Gift
Bahnhöfe, öffentliche Toiletten, leer stehende Gebäude, soziale Randbereiche	Heroin
Diskos, Jugendfeten, Open-air-Festivals	Designerdrogen als »Fitmacher«, »wake ups«, »Speed«, Ecstasy
Flughäfen, Bahnhöfe (»Body-packer-Syndrom«)	Heroin, Kokain (Andauung/Zerreißen von verschluckten Kondomen zum Drogenschmuggel)
Häusliche Umgebung	Benzodiazepine, Hypnotika, Alkohol
Asoziales Milieu	Alle denkbaren Drogen, Mischintoxikationen!
Im Einzugsgebiet von Gaststätten, häuslicher Rahmen, Arbeitsplatz	Alkoholmissbrauch

unter Beachtung der eigenen Sicherheit) sind jeweils spezifische Entgiftungsmaßnahmen erforderlich.

d) **Giftaufnahme durch intravenöse, intramuskuläre und subkutane Injektion:** Dieser früher selten und nur von entsprechend vorgebildeten Personen (Ärzten und ärztlichem Assistenzpersonal) gewählte Vergiftungsweg für Narkosemittel, Insulin u. a. spielt heute zahlenmäßig eine größere Rolle, da viele Rauschgifte per Injektion zugeführt werden.

e) **Giftaufnahme durch Schnupfen und Rauchen:** Im Rahmen des Drogenmissbrauchs wird häufig Kokain geschnupft und über die Nasenschleimhäute resorbiert. Cannabis (Haschisch) und spezielle Kokainzubereitungen werden auch als Joint geraucht. Da die gerauchten und geschnupften sowie die i.m.- und i.v.-injizierten Substanzen innerhalb weniger Minuten in den Kreislauf gelangen, sind keine von außen anwendbaren Entgiftungsmöglichkeiten gegeben. Lediglich bei subkutaner Injektion besteht die Möglichkeit, durch eine Stauung (Verhinderung des venösen Rückflusses) die Giftaufnahme in den Organismus zu verhindern bzw. zu verzögern.

Pathophysiologie

Gifte und Drogen gefährden den Organismus grundsätzlich auf 3 Wegen:

- **direkte** Giftwirkung auf Vitalfunktionen und Regelkreise, z. B. Heroinüberdosierung → Atemstillstand,

- **indirekte** Beeinträchtigung der Vitalfunktionen durch Giftwirkung auf andere Organsysteme, z. B. Alkoholvergiftung → tiefe Bewusstlosigkeit → Erbrechen bei Verlust der Schutzreflexe → Aspiration,
- **direkte Organschädigung,** z. B. Alkohol → Leberzirrhose und alkoholbedingte Hirnschädigung.

Bei Drogensüchtigen lassen sich 3 unterschiedliche Notfallsituationen unterscheiden:

- Überdosierung,
- pathologische Rauschzustände mit Selbst- und Fremdgefährdung,
- Entzugssymptomatik.

Behandlungsgrundsätze
Dekontamination

Dekontamination bedeutet Beseitigung eines Giftes, um eine weitere Giftaufnahme oder dessen Verschleppung zu vermeiden. Bei mit Kontaktgiften, Pflanzenschutzmitteln oder Kampfstoffen verseuchten Personen wird die Kleidung entfernt und mit persönlichen Utensilien in geeigneten Behältern gesammelt.

Die Körperoberfläche wird in der Regel mit Wasser, Seife oder Spülmittel, die Haar mit Shampoo gründlich gewaschen. Die Augen werden mit Wasser oder Ringer-Laktat-Lösung gespült.

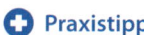 **Praxistipp**

Je nach Gesamtlage und Gefährdung muss das Rettungsteam entsprechende Schutzausrüstung tragen:

- Schutzmasken,

- Schutzanzüge (Abb. 8.3, 8.5),
- ggf. umluftunabhängigen Atemschutz.

Nach dem Einsatz von Kampfstoffen mit einer großen Zahl von Patients soll durch **präklinische Dekontamination** eine Kontamination klinischer Einrichtungen und deren Personal verhindert werden.

➕ **Praxistipp**
Zur Durchführung der Dekontamination stehen bei ausgewählten Feuerwehren Einsatzfahrzeuge »Dekontaminations-LKW-P« zur Verfügung.

Elementarhilfe

Die **ursächliche** Vergiftungsbehandlung erfordert in der Regel **eine genauere Diagnostik** und nimmt häufig einen größeren Zeitraum in Anspruch. Die meisten schweren Vergiftungen führen zu Bewusstseinsstörungen und Störungen der Vitalfunktionen, Atmung und Kreislauf, die im Rettungsdienst unabhängig von der Ursache, d. h. symptomatisch zu behandeln sind.
    Typische Beispiele für Störungen der Vitalfunktion:
a) Respiratorisches System:
  - Verlegung der Atemwege → Freimachen/Freihalten der Atemwege, Seitenlagerung,
  - Atemdepression → Beatmung,
  - Zyanose → O_2-Gabe und Beatmung,
  - Lungenödem → Lagerung, Überdruckbeatmung und unblutiger Aderlass.
b) Zirkulatorisches System:
  - Schock → Lagerung, Infusion von Volumenersatzmitteln.
c) Sonstige vergiftungsbedingte Beeinträchtigungen:
  - äußere Veränderungen: enge, stecknadelkopfgroße Pupillen (Opiate), Blässe, Gesichtsrötung, Drucknekrosen und Blasenbildung der Haut an aufliegenden Körperstellen,
  - gastrointestinale Vergiftungsfolgen (Übelkeit, Erbrechen, Durchfälle).

❗ **Die bei Eintreffen des Rettungsdienstes feststellbare Symptomatik ist häufig instabil, d. h. eine bedrohliche Verschlechterung des Zustandbildes darf nicht voreilig ausgeschlossen werden!**

Ursächliche Vergiftungsbehandlung

a) Giftentfernung:
  - Erbrechen durch Salzwasser, Apomorphin, Ipecacuanhasirup (nur nach Absprache mit Giftzentrale)
  - Magenspülung (bei Bewusstlosen nach Intubation)
  - Beschleunigung der Darmpassage durch Glaubersalz
  - Nach Resorption über Magen und Darm, Haut, Lungen und Blutgefäße:
    – forcierte Diurese (Erhöhung der Urinausscheidung) bei nierengängigen Giften
    – Dialyse (Blutwäsche an künstlicher Niere)
    – Blutaustausch
b) Antidote (Gegengifte):
  - Adsorptiva (Mittel, die das Gift an sich binden): Kohle und Paraffinöl
  - Giftumwandlung: schäumender Gifte in nichtschäumende Gifte durch Antischäummittel,
  - spezifische Antidote:
    – z. B. Naloxon zur Behandlung der durch Opiatintoxikation hervorgerufenen Ateminsuffizienz (Cave: Wirkdauer der Opiate zum Teil länger als die von Naloxon!)
    – Atropin bei Vergiftung durch Alkylphosphate
    – S-Hydril bei Zyanid-, Thallium- und Jodvergiftung
    – Kalziumedetat bei Vergiftung durch Schwermetalle
    – Dimethylaminophennol bei Blausäurevergiftung

Besondere Hinweise
▶ **Selbstschutz des Rettungsteams hat höchste Priorität!**

- Intoxikationen, z. B. die CO-Vergiftung, erfordern die Beachtung bestimmter Sicherheitsregeln.
- Bei Drogenkranken ist stets zu berücksichtigen, dass sie nicht nur an allgemeiner Verwahrlosung und lokalen Infekten (häufig im Bereich der Einstichstelle Abszesse, Furunkel, Thrombosen), sondern auch an Infektionskrankheiten leiden können, z. B.:
  - Hepatitis B und C,
  - HIV-Infektion,
  - offener Lungentuberkulose.

▶ **Strenge Beachtung der Hygieneregeln (▶ Kap. 8)!**

- Die frühe Bestimmung der **Blutglukosekonzentration** durch Teststreifen ist bei jedem Vergiftungsnotfall mit unbekannter Ursache erforderlich, um eine ursächliche oder die Vergiftung begleitende Hypoglykämie erkennen und sofort behandeln zu können.
- Nach Möglichkeit sollte schon am Ort des Geschehens durch Befragung der Umgebung (Angehörige, Nachbarn, Zeugen) geklärt werden, **welches Gift** und **welche Menge** zu **welcher Zeit** eingenommen wurde.
- In jedem Fall müssen Medikamentenpackungen, verdächtige Flüssigkeiten, verdächtige Gegenstände (Rauschmittelgenuss), ggf. Erbrochenes sichergestellt und in die Klinik mitgenommen werden (**Giftasservierung**).
- Bei **seltenen und unklaren Vergiftungsbildern** vor Ort wird der Notarzt ggf. direkt (per Handy) oder unter Einschaltung der Rettungsleitstelle eines der rund um die Uhr besetzten Giftinformationszentren kontaktieren.
- Seit kurzem spielt als »Modedroge« Lachgas eine zunehmende Rolle. Dabei wird weniger **medizinisches**, sondern in erster Linie **technisches** Lachgas konsumiert. Technisches Lachgas, dessen Abgabe und Verwendung nicht verboten ist, mit seinen Verunreinigungen »pur« inhaliert, kann neben O_2-Mangelzuständen Lungenödeme und Verwirrtheitszustände auslösen. Außerdem kann es durch bei der Gasentnahme sich abkühlende Metallteile des Gascontainers zu Erfrierungen im Mundbereich kommen.

36.2   Alkoholintoxikation

Bei ca. 2,5 Mio. Alkoholkranken in Deutschland ist dessen Missbrauch die häufigste Vergiftungsform überhaupt. Überwiegend wird der »Rausch« mehr oder weniger unbemerkt »ausgeschlafen«. Ein erkennbarer Anteil der Alkoholvergiftungen führt aber zu einer Alarmierung des Rettungsdienstes. Der Notarzt wird nach KVB-Analyse in 4,8% aller Einsätze wegen Alkoholintoxikationen alarmiert.

Terminologie

Zustände, die nach Alkoholgenuss über ein euphorisches Stadium und einen beschwingten Rauschzustand hinausgehend schwere Vergiftungserscheinungen zur Folge haben, bezeichnet man als Alkoholvergiftung oder Alkoholintoxikation (◘ Abb. 36.1).

Als **pathologischen Rausch** bezeichnet man den Zustand extremen Realitätsverlustes verbunden mit massiver Erregung, erheblicher Aggressivität und sonstigen völlig unangemessenen Reaktionen bereits nach der Aufnahme geringer Alkoholmengen.

Pathophysiologie

Alkohol wird in der Mundschleimhaut beginnend in erster Linie im oberen Dünndarm resorbiert und erreicht als gut fettlösliche Substanz sehr schnell das Gehirn.

Alkoholaufnahme, Alkoholwirkung und Alkoholabbau hängen von Geschlecht, Alter, Konstitution, Füllungszustand des Magens und Gewöhnung ab.

Der Abbau von Alkohol findet überwiegend in der Leber statt. Bei deren Überlastung durch einen hohen Blutalkoholspiegel wird die Freisetzung von Glukose gehemmt, die alkoholbedingte Bewusstseinstrübung wird daher in vielen Fällen von einer Hypoglykämie begleitet.

Symptomatik

Die vorrangig zentralnervösen Wirkungen in Abhängigkeit vom Blutalkoholgehalt [Promille] spiegeln sich in folgenden Symptomen wider:

0,25–1,0‰: Geistige Anregung, Beschleunigung des Denkens und Fühlens, Euphorie, ggf. pathologischer Rausch;

1,0–2,0‰: Eingeschränkte geistige Aufnahmefähigkeit, Sprachstörungen, Enthemmung, Gangunsicherheit;

2,0–3,0‰: Bewusstseinstrübung, Kraftverlust, Gangunfähigkeit, reduzierte Schmerzempfindlichkeit, Inkontinenz, Störung der Temperaturregulation;

>3,0‰: Tiefe Bewusstlosigkeit, Narkose, Atemdepression, Ausfall der Schutzreflexe, Verlegung der Atemwege, Aspiration, Unterkühlung.

Therapie

Therapie: Alkoholintoxikation
1. Erste Hilfe
   - Überprüfung der Vitalfunktionen und Seitenlage bei Bewusstlosigkeit
2. Sofortmaßnahmen des Rettungspersonals
   - Fortführung von 1.
   - Sicherung freier Atemwege
   - O_2-Gabe per Sonde ▼

- Besondere Vorsicht beim Einlegen von Pharyngealtuben
- Besondere Vorsicht bei der Beutel-Masken-Beatmung wegen der Erbrechen provozierenden (emetischen) Wirkung des Alkohols
- Blutzuckerbestimmung mit Teststreifen, ggf. Glukosegabe
3. Notärztliche Therapie
   - Fortführung von 2.
   - Venöser Zugang
   - Bei Hypoglykämie Glukoseinfusion
   - Sonst ggf. Fruktoseinfusion, um den Alkoholabbau zu beschleunigen
   - Intubation und Beatmung in Abhängigkeit von der »Narkosetiefe«

Besondere Hinweise

- Auch der Betrunkene ist ein Kranker, je nach Gefährdung ein Notfallpatient. Rettungssanitäter und Rettungsassistent sind nicht berechtigt, »nur Betrunkene« nicht zu transportieren, weil sie »das Fahrzeug mit Erbrochenem verschmutzen«.

> **Begleitverletzungen und Mischintoxikationen sind zu bedenken!**
> **Bei Kindern mit Alkoholvergiftungen muss stets von einer bedrohlichen Hypoglykämie ausgegangen werden.**

- Im Freien aufgefundene Betrunkene sind häufig massiv unterkühlt. Daher sind eine Temperaturmessung und der Schutz vor weiterer Auskühlung obligate Verfahren.

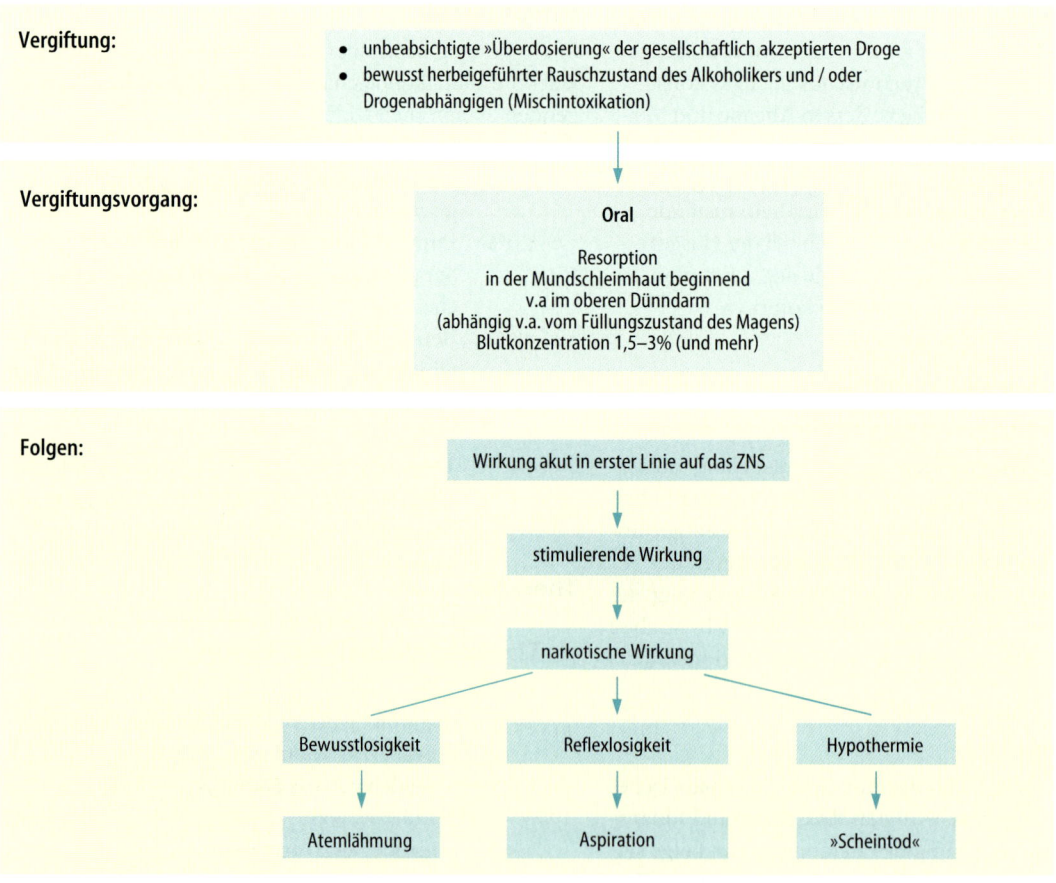

□ Abb. 36.1. **Alkoholintoxikation**

36.3   Benzodiazepinintoxikation

Benzodiazepine, früher in erster Linie Valium (Diazepam), Dormicum (Midazolam) und heute an erster Stelle Rohypnol (Flunitrazepam) werden wegen ihrer therapeutischen Breite in großem Umfang als **Beruhigungs- und Schlafmittel** verschrieben. Dem rückläufigen Barbituratgebrauch entsprechend nimmt der Missbrauch der Benzodiazepine erheblich zu.

Terminologie

Benzodiazepinvergiftung/-intoxikation bedeutet die Einnahme hoher Dosen von Benzodiazepinen in suizidaler Absicht oder im Rahmen des Drogenkonsums mit nachfolgender Bewusstseinstrübung, Blutdruckabfall und vergleichsweise mäßiger Einschränkung der Spontanatmung (◘ Abb. 36.2).

Pathophysiologie

Benzodiazepine wirken beruhigend, in steigender Dosierung kommt es zur Bewusstseinstrübung bei relativ lang erhaltener Erweckbarkeit; der Muskeltonus lässt nach, die Schutzreflexe werden abgeschwächt, die Verlegung der Atemwege – in erster Linie durch die zurückfallende Zunge – beeinträchtigt das respiratorische System bereits vor Eintritt einer zentralen Atemdepression. Durch Gefäßerweiterung fällt der Blutdruck bei primär kompensatorischer Tachykardie ab.

Symptomatik

- Bewusstseinseinschränkung bei zuerst erhaltener Erweckbarkeit
- Schlaffer Muskeltonus
- Verlegung der Atemwege durch Zunge und zurücksinkenden Unterkiefer
- Inverse Atmung
- Blutdruckabfall
- Tachykardie
- Tiefe Narkose
- Atemstillstand → Kreislaufstillstand

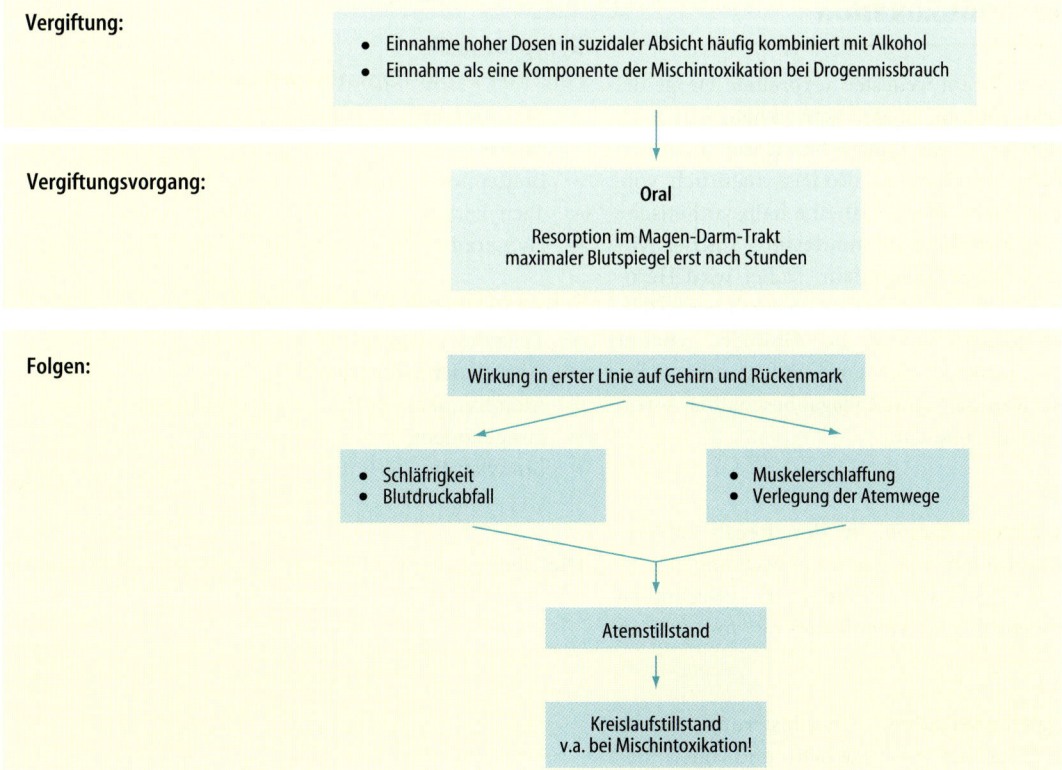

◘ Abb. 36.2. **Benzodiazepinintoxikation**

Therapie

Therapie: Benzodiazepinintoxikation

1. Erste Hilfe
   - Anwendung allgemeiner Regeln für das Verhalten bei Bewusstlosigkeit
2. Sofortmaßnahmen des Rettungspersonals
   - Fortführung von 1.
   - Blutzuckerbestimmung mit Teststreifen
   - O_2-Insufflation bei funktionierender Spontanatmung
   - Ggf. Beatmung
   - Venöser Zugang
   - Infusion mit Ringer-Laktat-Lösung
3. Notärztliche Therapie
   - Fortführung von 2.
   - Intubation
   - Ggf. Injektion von Anexate (Flumazenil) zum Ausschluss anderer Ursachen

36.4   Heroinintoxikation

Heroin ist derzeit die am weitesten verbreitete Droge bei Opiatabhängigen. Opium ist der getrocknete Milchsaft der Schlafmohnkapsel. Als Opiate bezeichnet man neben dem Opium Morphin und Kodein, natürlich vorkommende Substanzen. Heroin ist eine halbsynthetische **Veränderung des Morphins mit mindestens 3facher Wirkungsstärke und hoher Suchtgefahr**. Daher wird Heroin nicht therapeutisch genutzt. Vollsynthetisch hergestellte und klinisch genutzte Opiate, die »Opioide« genannt werden, sind u. a. Fentanyl, Alfentanyl, Sufentanil und Pethidin. Auch sie werden – soweit illegal beschaffbar – von Opiatabhängigen missbraucht.

Terminologie

Definition Heroinintoxikation. In der Regel unbeabsichtigte (Konzentration und Zusammensetzung des illegal erworbenen »Schusses« unbekannt), gelegentlich gezielte lebensbedrohliche Überdosierung von Heroin (◘ Abb. 36.3).

Definition Opiatintoxikation. Überdosierung durch Opiate/Opiode (Morphin und seine halb- und vollsynthetischen Modifikationen).

Pathophysiologie

Opiate/Opioide wirken über spezifische Rezeptoren im Zentralnervensystem. Von Drogensüchtigen gewünscht wird in erster Linie
- die Euphorie,

begleitet wird die gewünschte Wirkung von
- Analgesie, d. h. verminderter Schmerzempfindung,
- einer gewissen Sedierung,
- einer Unterdrückung des Hustenreflexes,
- einer Engstellung der Pupillen (Miosis).

❯ **Akut vitalbedrohlich ist die dosisabhängige Atemdepression.**

Lebensbedrohliche Vergiftungserscheinungen häufen sich bei Drogenkurieren (»body packer«) und Drogenverkäufern, die z. T. mehrfach tödliche Dosen in Kondomen verpackt im Magen-Darm-Trakt transportieren bzw. auf der Flucht vor der Polizei herunterschlucken (»body stuffer«). Beim Platzen solcher Kondome oder Drogenresorption durch undichte Verpackungen kommt es zur Intoxikation.

Symptomatik

Leichte Heroin-/Opiatintoxikation
- Bewusstseinstrübung
- Miosis
- Bradypnoe → mäßige Zyanose
- Tachykardie
- Hypotonie

Schwere Heroin-/Opiatintoxikation
- Tiefe Bewusstlosigkeit
- Wegfall der Schutzreflexe
- Atemfrequenz <6/min → Atemstillstand
- Lungenödem
- Bradykardie <60/min
- Hypotonie

Die Übergänge zwischen leichter und schwerer Intoxikation sind fließend.

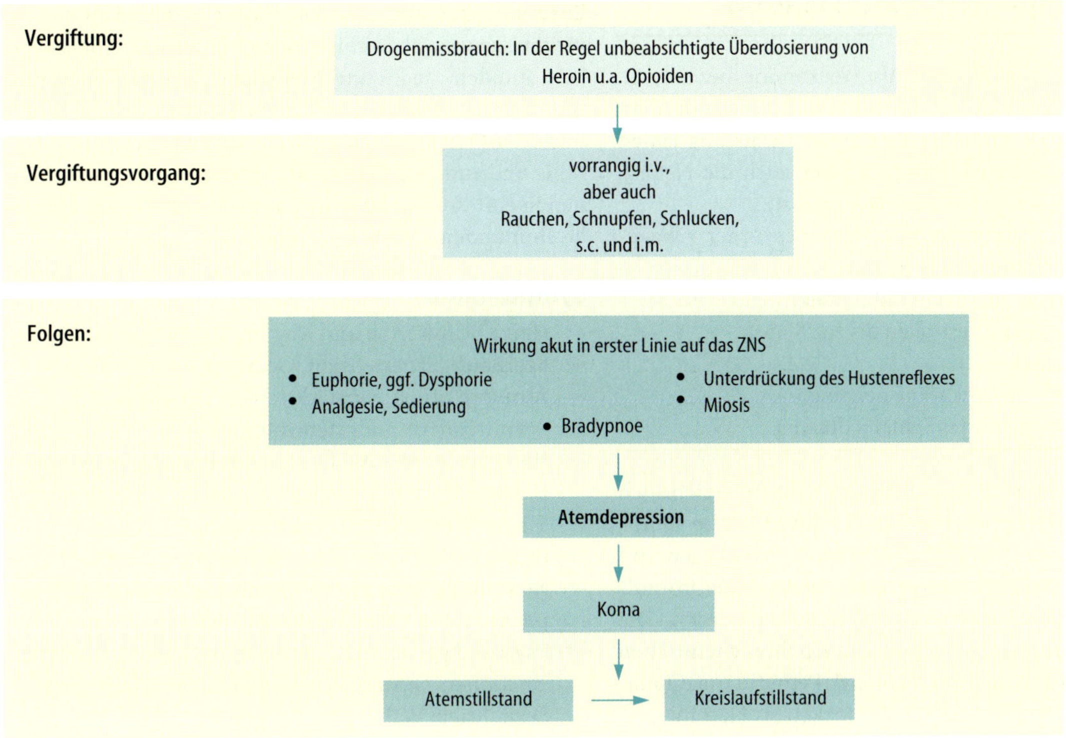
Vergiftung:
Drogenmissbrauch: In der Regel unbeabsichtigte Überdosierung von Heroin u.a. Opioiden
Vergiftungsvorgang:
vorrangig i.v., aber auch Rauchen, Schnupfen, Schlucken, s.c. und i.m.
Folgen:
Wirkung akut in erster Linie auf das ZNS
• Euphorie, ggf. Dysphorie
• Analgesie, Sedierung
• Bradypnoe
• Unterdrückung des Hustenreflexes
• Miosis
Atemdepression
Koma
Atemstillstand
Kreislaufstillstand

Abb. 36.3. **Heroinintoxikation**

Therapie

Therapie: Heroinintoxikation

1. Erste Hilfe
   - Anwendung allgemeiner Regeln für das Verhalten bei Bewusstlosigkeit
2. Sofortmaßnahmen des Rettungspersonals
   - Fortsetzung von 1.
   - O_2-Applikation über Sonde
   - Ggf. Beatmung
3. Notärztliche Therapie
   - Intubation und Beatmung
   - Venöser Zugang, Infusion
   - Narcanti (Naloxon) titriert

Besondere Hinweise

- **Naloxon** (Narcanti) ist angesichts der Vielfalt der »am Markt« befindlichen Opioide derzeit der am besten geeignete Opiatantagonist. Naloxon sollte in der Regel i.v., ggf. aber auch i.m. injiziert werden. Im Bedarfsfall kann es aber auch endotracheal appliziert werden.

Wegen der im Vergleich zu vielen Opiaten/Opioiden deutlich kürzeren Halbwertzeit von Naloxon und einer meist nicht mit Sicherheit ausschließbaren Mischintoxikation können nach einer wirksamen Naloxon-Injektion später erneut lebensbedrohliche Vergiftungserscheinungen auftreten. Daher ist nach einer präklinischen Antagonisierung eine mehrstündige klinische Überwachung erforderlich!

- Bei zu schneller/hoher Dosierung von Naloxon kann eine Entzugssymtomatik ausgelöst werden, auf die hier nicht weiter eingegangen wird.
- Das zur Resozialisierung von Drogenabhängigen unter ärztlicher Kontrolle abgegebene **Methadon** (L-Polamidon) gehört zur Gruppe der Opioide, sein **atemdepressorischer Effekt** ist aber relativ **schwach.** Bei Mischintoxikationen kann es aber dennoch zu schweren lebensbedrohlichen Vergiftungsbildern beitragen.

36.5   Amphetaminintoxikation

Amphetamine werden auch als Weckamine bezeichnet. Sie sind in ihrer Wirkung mit Adrenalin verwandt, dem Wirkstoff des Sympathikus. Aus dieser Beziehung lassen sich die erwünschten Wirkungen, aber auch die Nebenwirkungen der Droge ableiten (◘ Abb. 36.4).

Die in der Szene »Speed«, »Sweeties« oder »Wakeups« genannten Drogen bewirken:
- einen anregenden psychischen Effekt,
- gesteigertes Selbstvertrauen bis zur Selbstüberschätzung,
- intensive Kommunikationsneigung,
- deutlich vermindertes Schlafbedürfnis.

Im weitesten Sinne lassen sich diesem Drogenbereich auch die modernen Designerdrogen der **Ecstasy-Gruppe** zuordnen. Hinsichtlich ihrer unkalkulierbaren Wirkungen und Gefahren ist zu berücksichtigen, dass diese Underground-Präparate häufig mit Opioiden kombiniert werden. Die Zumischungen entsprechen hinsichtlich ihres chemischen Grundgerüsts z. T. dem von Fentanyl, Pethidin u. a. Opioiden, die bis zu 10.000-mal stärker wirken als Heroin!

Pathophysiologie

Substanzen, die die Wirkung des Sympathikus verstärken, führen häufig bei **unbekannter Droge**, in **unbekannter** Zusammensetzung, in **unbekannter Wirksamkeit und Toxizität** zur weit überschießenden körperlichen Belastbarkeit: stunden-, tage- und nächtelanges Tanzen ohne Pausen. Daraus resultierende Überhitzung, Exsikkose bei reduzierter Flüssigkeitszufuhr aufgrund fehlenden Durstgefühls und andere Erschöpfungserscheinungen; diese können in ein kardiozirkulatorisches Versagen bis zur Asystolie einmünden.

Symptomatik

- **Herz:** Tachykardie und Rhythmusstörungen
- **Kreislauf:** Hypertension, Gefahr der Hirnblutung
- **Atmung:** primär verstärkt, später Abnahme von Atemfrequenz und Atemvolumen
- **Haut/Schleimhaut:** »Flush«, Effloreszenzen, gerötete Bindehaut
- **Magen/Darm:** Übelkeit, Erbrechen
- **Drüsen:** extrem trockene Mundschleimhaut
- **Neurologie:** motorische Unruhe, taumelnder, schleppender Gang, erhebliche Pupillenerweiterung
- **Psyche:** Aggressivität, optische und akustische Halluzinationen, verminderte Kritikfähigkeit, gesteigerter Sexualtrieb, Wahnvorstellungen

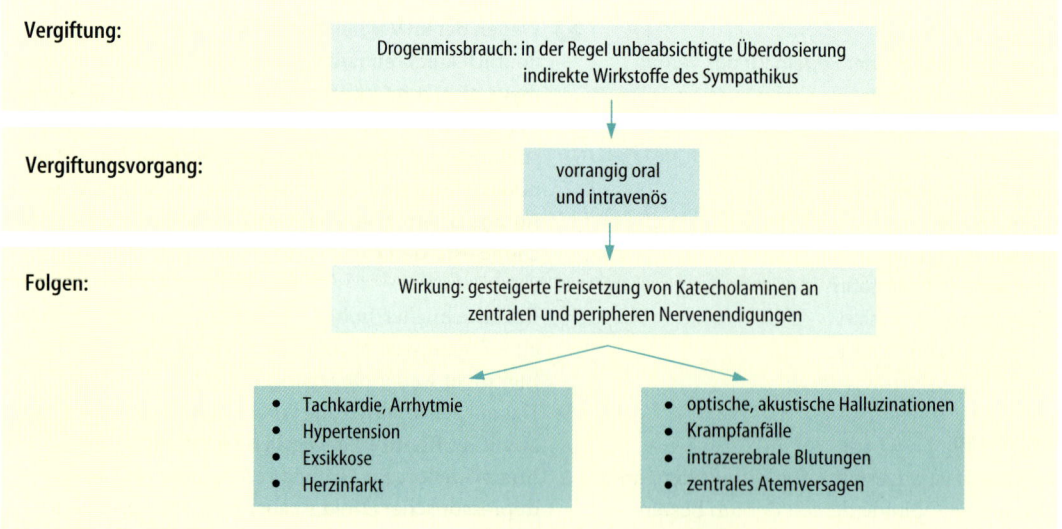

◘ Abb. 36.4. **Amphetaminintoxikation**

Therapie

> ### Therapie: Amphetaminintoxikation
>
> 1. Erste Hilfe
>   - Beruhigung
>   - Notarztalarmierung
> 2. Sofortmaßnahmen des Rettungspersonals
>   - Symptomorientierte Behandlung
>   - O$_2$-Zufuhr
>   - Temperaturmessung
>   - i.v.-Zugang
> 3. Notärztliche Therapie
>   - Symptomorientiertes Vorgehen
>   - Ggf. Sedierung
>   - Durchbrechen von Krämpfen

Besondere Hinweise

- Es gilt als gesichert, dass **Ecstasy** als scheinbar harmlose, vorrangig von Jugendlichen konsumierte »Partydroge« neben der akuten Vitalgefährdung schwere Gehirnschäden mit Gedächtnisstörungen und erheblicher Leistungsverminderung hervorruft.
- **Kokain** ist in seiner Wirkung dem Amphetamin ähnlich. Akute Notfälle durch Kokain-Intoxikation (farb- und geruchlose Kristalle aus Cocablättern) gewinnen auch in der Bundesrepublik zunehmend an Bedeutung. Die Symptomatik ist oft durch Überlagerung der Wirkung mehrerer Substanzen verschleiert. Im Vordergrund der Symptomatik steht die sympathometrische Wirkung mit Tachykardie, Hypertonie und ggf. Extrasystolie. Meist imponiert dabei das Bild der produktiven akuten Psychose. Die Lebensbedrohung ist durch zerebrale Krämpfe, Atem- und Kreislaufversagen bedingt.
- Während Opioide, Amphetamine und verwandte Substanzen häufiger zu lebensbedrohlichen Situationen führen, verlaufen Vergiftungen durch **Halluzinogene** (Haschisch, Marihuana, LSD) wesentlich milder. Nur in Ausnahmesituationen, wie Verwirrtheit und Erregungszustände, führen sie zur Alarmierung des Rettungsdienstes.

36.6   Schlafmittelintoxikation

Immer noch werden bei einem hohen Anteil aller Selbstmordversuche Schlafmittel eingenommen.

Terminologie

Schlafmittel sind Medikamente unterschiedlicher Zusammensetzung, die bei Einschlaf- und/oder Durchschlafstörungen eingenommen werden können. Eine typische Gruppe sind die Barbiturate.

Vergiftungsfolgen

In Abhängigkeit von der Dosis werden verschiedene Schweregrade der Vergiftung unterschieden. Vergiftungen durch Schlafmittel führen von leichter Bewusstseinstrübung bis zum Koma. Neben einer starken Atemdepression findet man bei den Vergifteten gelegentlich ein Lungenödem als Folge des Herzversagens und der direkten Giftwirkung. Herz und Kreislauf reagieren mit Pulsanstieg und Blutdruckabfall (◘ Abb. 36.5).

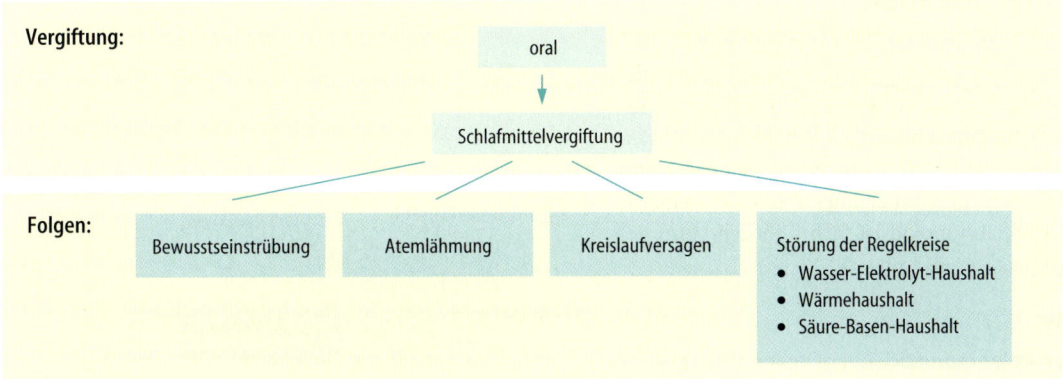

◘ Abb. 36.5. **Schlafmittelintoxikation**

Bei Schwervergifteten, die erst nach mehreren Stunden gefunden werden, entwickeln sich an den Auflagestellen der Haut des Rumpfes und der Extremitäten Blasen und Druckstellen. Sie entstehen wahrscheinlich durch die verminderte Durchblutung und eine direkte Giftwirkung.

Symptome

- Bewusstlosigkeit
- Atemdepression
- Kreislaufdepression
- Ausfall der Abwehrreaktion auf Schmerz
- Häufig Seitendifferenz der Pupillen
- Blasen/Druckstellen an aufliegenden Hautpartien

Therapie

> **Therapie: Schlafmittelintoxikation**
>
> 1. Erste Hilfe
>   - Seitenlagerung in Schockposition bei ausreichender Spontanatmung
>   - Häufig assistierende Atemspende erforderlich
> 2. Sofortmaßnahmen des Rettungspersonals
>   - Fortführung von 1.
>   - O_2-Applikation
>   - Infusion von 500 ml Ringer-Laktat-Lösung
> 3. Notärztliche Therapie
>   - Fortführung von 2.
>   - Intubation
>   - Medikamente zur Beschleunigung der Diurese- und Darmpassage
>   - Ggf. Magenspülung am Notfallort

36.7   CO-Intoxikation

Nach Bereinigung des Leuchtgases kommen CO-Vergiftungen in erster Linie bei Bränden, in Garagen nach unbeabsichtigtem Eindringen oder nach Einleitung von Auspuffgasen in das Wageninnere sowie bei unsachgemäßem Betieb von Kohle- und Gasheizungen und Durchlauferhitzern vor. Kohlenmonoxid ist farb-, geruch- und geschmacklos und leichter als Luft.

Terminologie

CO ist das Gas **Kohlenmonoxid**. Es entsteht durch die Verbrennung organischer Substanzen bei unzureichender O_2-Zufuhr. Es hat im Gegensatz zu CO_2, dem Kohlen**di**oxid, eine **echte Giftwirkung**.

Vergiftungsfolgen

CO wird in gleicher Weise an das Hämoglobin (O_2-Transporteur) gebunden wie Sauerstoff. Es **lagert sich aber 300-mal leichter als der Sauerstoff an das Hämoglobin** an und ist auch fester als Sauerstoff mit ihm verbunden. CO-beladenes Hämoglobin fällt für den O_2-Transport aus. In der Folge entwickelt sich O_2-Mangel in den Geweben (◘ Abb. 36.6).

> ❯ Die starke Neigung zur Anlagerung von Kohlenmonoxid an Hämoglobin erklärt auch, warum vergleichsweise geringe Konzentrationen, schon 1 Vol.-% bei 21 Vol.-% Sauerstoff, Vergiftungen verursachen.

Eine Besonderheit liegt darin, dass sich trotz des O_2-Mangels, zumindest in der frühen Vergiftungsphase, meist keine Zyanose entwickelt. CO-Hämoglobin hat eine ähnliche Farbwirkung wie O_2-Hämoglobin.

Bei Bränden muss in Abhängigkeit von äußeren Umständen und den verbrannten Materialien auch – insbesondere bei Rauch- und Russspuren im Mund-Nasen-Bereich – an eine Rauchgasintoxikation gedacht werden. Dabei geht es in erster Linie neben dem CO um Blausäure, Chlor, Phosgen, Nitrosegase.

Symptomatik

Die Symptomatik einer isolierten Kohlenmonoxydvergiftung ist häufig unspezifisch. In erster Linie sollten dann

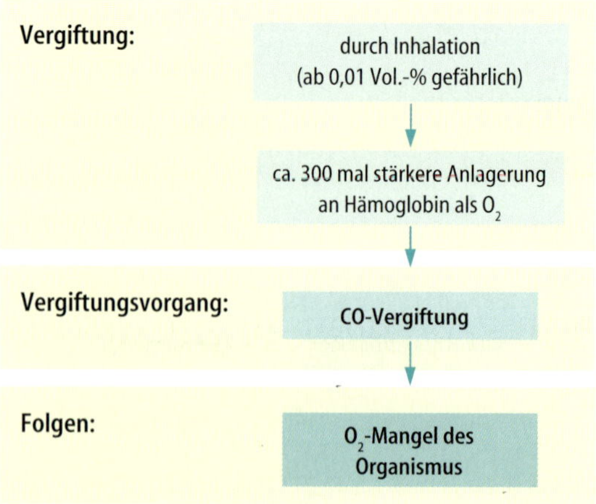

◘ Abb. 36.6. CO-Vergiftung

die äußeren Umstände den Verdacht auf eine CO-Vergiftung lenken.

- Kopfschmerzen, Übelkeit, Abgeschlagenheit
- Schwindel, Unruhe, Erbrechen
- Bewusstlosigkeit, Krämpfe
- Koma
- Ausbleiben einer deutlichen Zyanose

Therapie

> **Therapie: CO-Intoxikation**
>
> 1. Erste Hilfe
>   - Rettung (Rautek-Rettungsgriff; sofern unter den Gesichtspunkten des Eigenschutzes vertretbar) und/oder Alarmierung der Feuerwehr
>   - Seitenlagerung in Schockposition bei ausreichender Atmung
>   - Atemspende bei Ateminsuffizienz
>   **Die Durchführung der Atemspende außerhalb des gasverseuchten Raumes ist für den Helfer ungefährlich!**
> 2. Sofortmaßnahmen des Rettungspersonals
>   - Fortführung von 1.
>   - Intubation
>   - Hyperventilation, möglichst 100% Sauerstoff zur Verdrängung des Kohlenmonoxids am Hämoglobin
> 3. Notärztliche Therapie
>   - Fortführung von 2.
>   - Ggf. Transport in eine Klinik mit der Möglichkeit zur hyperbaren O_2-Therapie

Besondere Hinweise

- Kohlenmonoxid durchbricht normale Filter der ABC-Schutzmasken!
- Sog. Rettungshauben (Fluchtfiltergeräte), die z. T. auch im Rettungsdienst verwendet werden, schützen für einen Zeitraum von 15 min vor Rauch, Brandgasen und Kohlenmonoxid!
- Bei **Brandgasvergiftungen** handelt es sich häufig um die Wirkungen einer Kombination von Gasen, die beim Verbrennen verschiedener Materialien entstehen. Beim Brand stickstoffhaltiger organischer Substanzen wie Wolle und Kunststoff werden neben Kohlenmonoxid auch Dioxine, Blausäure und Lungenreizstoffe wie Ammoniak, Schwefeldioxid, Chlor, Chlorwasserstoffe u. a. frei.

- Durch den Einsatz eines einfach zu handhabenden **Gasspürgerätes** kann die Gefährdung des Rettungspersonals definiert und in Abhängigkeit vom Ergebnis sofort eine gezielte (Antidot)therapie der betroffenen Patienten eingeleitet werden. Berufsfeuerwehren verfügen in der Regel über Gasspürsätze. In Regionen ohne entsprechend ausgestattete Feuerwehren sollte in Notarztwagen/Notarzteinsatzfahrzeugen ein Gasspürgerät mitgeführt werden.

> ❯ Bei der CO-Vergiftung lässt die Pulsoxymetrie keine Schlüsse auf die O_2-Versorgung des Organismus zu, da CO-Hämoglobin pulsoxymetrisch wie Oxy-Hämoglobin miterfasst wird. Es ergeben sich also falsch hohe, vermeintlich normale Werte!

- Im Idealfall werden zumindest Schwerervergiftete in geeigneten **Druckkammern** einer hyperbaren O_2-Therapie unterzogen. Der Nutzen der hyperbaren O_2-Therapie besteht in der sofortigen Sicherung eines ausreichenden O_2-Transports trotz erhöhten CO-Hb-Spiegels, der Verdrängung des CO aus der Hämoglobinbindung und einer schnelleren Beseitigung des O_2-Mangels in Zellen und Gewebe. Neben einer Reduzierung des die CO-Vergiftungen begleitenden Hirnödems lassen sich durch diese Therapieform auch neurologische Spätschäden vermeiden.

36.8 Alkylphosphatintoxikation

Alkylphosphate (E 605 seit 2002 in der EU nicht mehr zugelassen, es sind aber eine Vielzahl verwandter Stoffe im Handel.) werden zur Bekämpfung von Insekten in Landwirtschaft und Gartenbau eingesetzt. Jährlich ereignen sich ca. 200 Vergiftungen in Deutschland (s. auch ▶ Kap. 37.7).

Terminologie

Alkylphosphate wirken als Kontakt-, Fraß- und Inhalationsgift.

Vergiftungswirkungen

Alkylphosphate greifen als Cholinesterasehemmer in das Zusammenspiel der Wirksubstanzen des vegetativen Nervensystems ein. Es kommt dadurch zu einer Vergiftung mit Azetylcholin, der Überträgersubstanz des Parasympathikus (cholinerge Überstimulation). Die Wirkungen sind als Folgen einer Übererregung des Parasympathikus und

■ Abb. 36.7. **Alkylphosphatintoxikation**

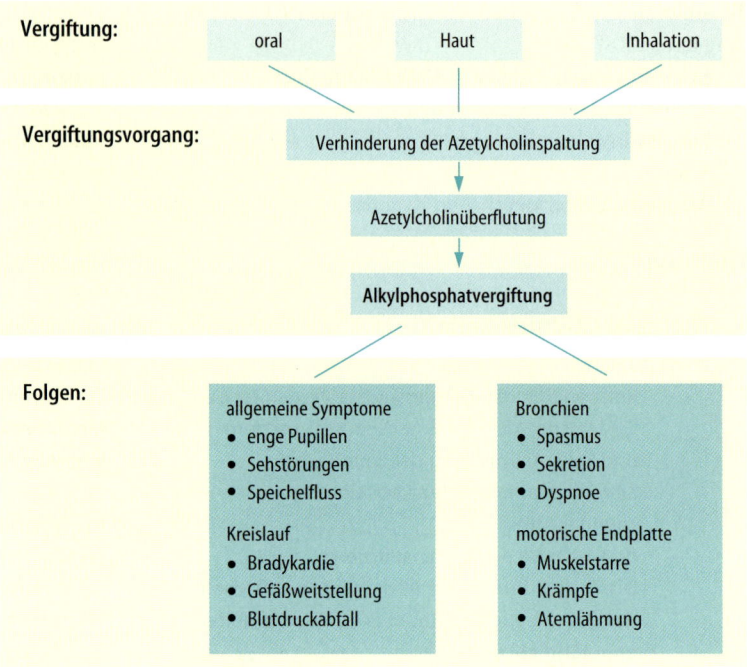

als Störungen an der motorischen Endplatte zu verstehen. Das Gift ist besonders gefährlich, da es über den Magen-Darm-Trakt, über die Haut und über die Lungen aufgenommen werden kann (■ Abb. 36.7).

Bei oraler oder kutaner Aufnahme fällt häufig ein stechender knoblauchartiger Geruch auf.

Symptomatik

- Miosis
- Erbrechen
- Bauchkrämpfe
- Speichelfluss
- Schwitzen
- Bronchokonstriktion
- Motorische Störungen der (Atem)muskulatur
- Bradykardie
- Hypotonie
- Krämpfe
- Bewusstlosigkeit
- Atem- und Kreislaufstillstand

Therapie

Therapie: Alkylphosphatintoxikation

1. Erste Hilfe
   - Durchlüftung geschlossener Räume
   - Je nach Vergiftungsvorgang Entfernung der Kleidung des Patienten
   - Atemspende nur über Beatmungshilfen
   - Schutz vor Selbstvergiftung, Handschuhe etc.
2. Sofortmaßnahmen des Rettungspersonals
   - Beatmung über Maske mit Beatmungsbeutel
   - Venöser Zugang
   - Entkleidung des Patienten
   - Giftasservierung
   - Notarzt alarmieren
3. Notärztliche Therapie
   - Fortführung von 2.
   - Blutentnahme für (spätere) toxikologische Untersuchungen
   - Intubation
   - Gabe von Atropin, Obidoxin
   - Kohlesuspension
   - Magenspülung nur bei weniger als 30 min zurückliegender oraler Aufnahme
   - Sedierung bei Krämpfen

36

Besondere Hinweise

— Im Sinne des Eigenschutzes sind bei der Versorgung Alkylphosphatvergifteter, wenn keine Schutzanzüge verfügbar, mindestens 2 Schutzhandschuhe übereinander zu tragen. Geschlossene Räume sind zu belüften!

— Verletzungen durch Sarin (▶ Kap. 37.6)

Besondere Notfälle

In diesem Kapitel werden besondere, völlig unterschiedliche lebensbedrohliche Ereignisse zusammengefasst, da sie sich nicht dem Schema der Vitalfunktionen und Regelkreise zuordnen lassen. Ungeachtet dessen werfen sie aber für das Personal des Rettungsdienstes häufig schwierigste Fragen auf. Typischerweise erfordert die gesamte Einsatzabwicklung zusätzlich zur notfallmedizinischen Problematik im engeren Sinne ganz besondere einsatztaktische Überlegungen und Entscheidungen.

37.1   Notfälle bei adipösen Patienten

In westlichen Ländern sind rund 20% der Bevölkerung adipös, Deutschland liegt mittlerweile an der Spitze! Jeder zweite Deutsche ist zu dick, dies gilt für Erwachsene, zunehmend aber auch für Kinder und Jugendliche.

Dickleibige Menschen stellen im Falle einer akuten Hilfsbedürftigkeit – in Abhängigkeit vom Ausmaß des Übergewichtes – für Krankentransport und Rettungsdienst eine besondere Herausforderung dar, insbesondere wenn die Belastungsgrenzen der regulären Tragen und Fahrzeugsysteme überschritten werden.

Terminologie

Man spricht von **Übergewicht**, wenn der Body-Mass-Index (**BMI**) **25** übersteigt, von **Adipositas**, Fettleibigkeit oder Fettsucht, wenn er über **30** liegt.

Ab einem Body-Mass-Index von über **40** spricht man von **Adipositas permagna,** extremer Fettsucht.

Der Index wird errechnet, indem man das Körpergewicht durch die Körpergröße im Quadrat teilt.

Beispiel: 80 kg, 1,70 cm Körpergröße, 80:2,89 = 27,7; BMI 27,7.

Eine **alltagstauglichere Faustregel**: Das Körpergewicht in kg sollte die Zahl Körpergröße über 1 Meter in cm keinesfalls überschreiten, um noch als normalgewichtig zu gelten.

Beispiel: 1,70 cm Körpergröße; Körpergewicht <70 kg.

Pathophysiologie

Primär ist zwar jeder Mensch für sein Gewicht selbst verantwortlich, die Ernährungswissenschaft ergründet aber zunehmend komplexe Störungen der Regulationsmechanismen der Nahrungsaufnahme, die eine Abgrenzung zwischen Krankheit, Veranlagung und Selbstverschulden erschweren. Übermäßige Nahrungszufuhr (Fehlverhalten) darf also in vielen Fällen schwerer Adipositas nicht als alleinige Ursache gesehen werden.

Neben soziokulturell geprägten Essgewohnheiten und Lebensstilen und der Qualität der zugeführten Nahrung spielen genetische Faktoren und Erkrankungen eine wesentliche Rolle. Es wird zunehmend diskutiert, dass auch die Stoffwechselsituation der Mutter während der Schwangerschaft die spätere Tendenz zu verstärkter Gewichtszunahme bestimmt.

Es ist also wissenschaftlich erwiesen, dass vielleicht einige, aber nicht alle adipösen Patienten ihre Situation alleine durch disziplinierte Nahrungsaufnahme korrigieren können.

Diabetes mellitus, arterielle Hypertonie und Fettstoffwechselstörungen sind typische Komplikationen von Übergewicht und Adipositas. Arteriosklerose mit Hirn- und Herzinfarkten, Verschleiß von Wirbelsäule und Gelenken, Venenschwäche und Venenthrombose sind weitere Folgen mit großer volkswirtschaftlicher Bedeutung. Durch gesellschaftliche Ächtung werden bei vielen Patienten der Fettsucht ggf. zu Grunde liegenden Verhaltensstörungen noch verstärkt.

Symptomatik

- Häufig sind adipöse Patienten eingeschränkt in ihrer Leistungsfähigkeit und körperlichen Belastbarkeit; diese Symptome können das jeweilige, aktuelle Beschwerdebild/Verletzungen oder eine akute Verschlechterung überlagern.
- Viele Patienten mit Adipositas permagna haben schon längere Zeit ihre Wohnung nicht mehr verlassen können und verbringen nur noch mit erhöhtem Oberkörper sitzend oder liegend die Zeit.

Therapie

Die **Akutversorgung** folgt den allgemeingültigen Grundsätzen beim Auftreten der jeweils typischen Folge- und Begleiterkrankungen schwerer Adipositas, wie

- Diabetes mellitus,
- Hypertonie,
- Akutes Koronarsyndrom,
- Apoplex etc.

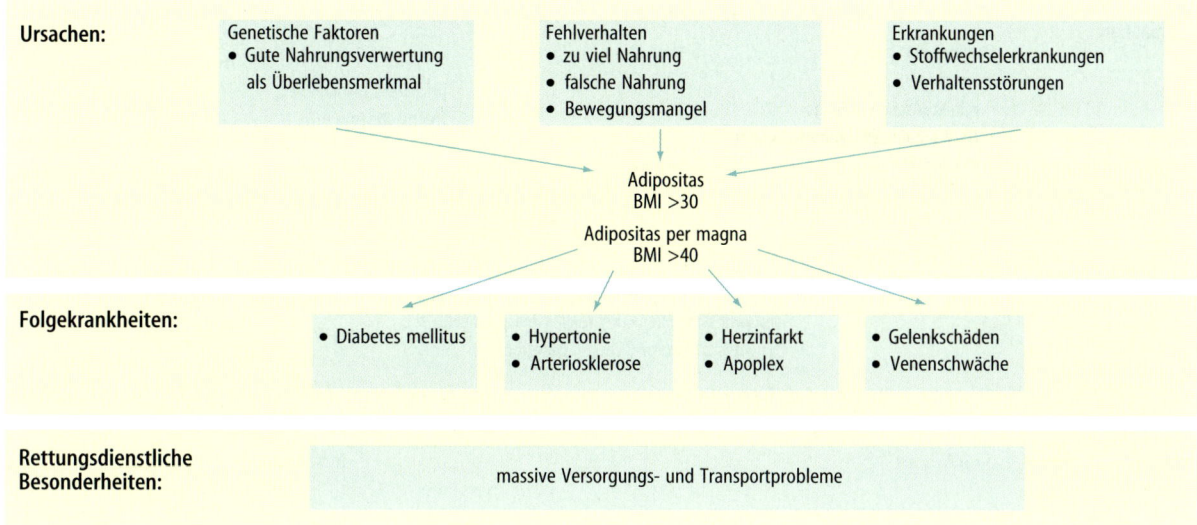

Ursachen:

Genetische Faktoren	Fehlverhalten	Erkrankungen
• Gute Nahrungsverwertung als Überlebensmerkmal	• zu viel Nahrung • falsche Nahrung • Bewegungsmangel	• Stoffwechselerkrankungen • Verhaltensstörungen

Adipositas
BMI >30
Adipositas per magna
BMI >40

Folgekrankheiten:

• Diabetes mellitus	• Hypertonie • Arteriosklerose	• Herzinfarkt • Apoplex	• Gelenkschäden • Venenschwäche

Rettungsdienstliche Besonderheiten:

massive Versorgungs- und Transportprobleme

◘ Abb. 37.1. **Adipositas**

Wichtig ist die sofortige **Organisation** der für den Transport erforderlichen Besonderheiten (▶ Kap. 7.5.2), wie

- personelle Unterstützung?
- Spezialtrage?
- Drehleiter?
- Sonder-RTW bzw. Spezialfahrzeug?
- Klinikauswahl!

Besondere Hinweise

- Die Erklärung der komplexen Pathophysiologie extremer Fettleibigkeit soll Rettungsassistent und Rettungssanitäter helfen, Vorurteile zu kontrollieren und auch mit adipösen Patienten verständnisvoll und angemessen umzugehen.
- Der Transport solcher Kranker oder ihre Versorgung im Rettungsdienst mit z. T. erheblichen organisatorischen und technischen Problemen sind keinesfalls der angemessene Anlass und Zeitpunkt, Überlegungen zu Ursachen anzustellen oder gar mit dem Patienten zu diskutieren. Auch beim Transport und der Behandlung extrem adipöser Patienten sind deren Individualität und Würde zu achten!
- Bei der Klinikauswahl für extrem Adipöse (Body-Mass-Index >40) ist ggf. zu beachten, dass die meisten Kliniken mit ihren diagnostischen Einrichtungen (Röntgen, CT etc.) und mit ihren Betten und Operationstischen nicht für eine angemessene Behandlung so schwerer Patienten eingerichtet sind.

37.2   Ertrinken

In hochentwickelten Ländern ist die zweithäufigste unfallbedingte Todesursache bei Kindern das Ertrinken.

Terminologie

Ertrinken ist eine Verlegung der Atemwege nach Untertauchen in Wasser oder in anderen Flüssigkeiten (◘ Abb. 37.2).

Pathophysiologie
Primäres Versinken

Das **primäre Versinken** im Wasser kann auch gute Schwimmer ereilen. Mögliche Ursachen sind reflektorische Herzfrequenz- und Rhythmusänderungen, die letzlich über eine Minderversorgung des Gehirns Bewusstlosigkeit verursachen.

Starke Hyperventilation vor Tauchversuchen führt zum Abfall des CO_2-Drucks, nicht aber – wie meist angenommen wird – zu einer bedeutsamen Vermehrung der O_2-Reserven. Ein niedriger pCO_2-Druck im Blut nimmt den Atemreiz, sodass besonders während des Auftauchvorgangs durch O_2-Mangel Bewusstseinsverlust eintreten kann (s. Tauchunfall, ▶ Kap. 37.3). Weitere, relativ typische Ursachen des primären Versinkens: Alkoholrausch, epileptische Krampfanfälle.

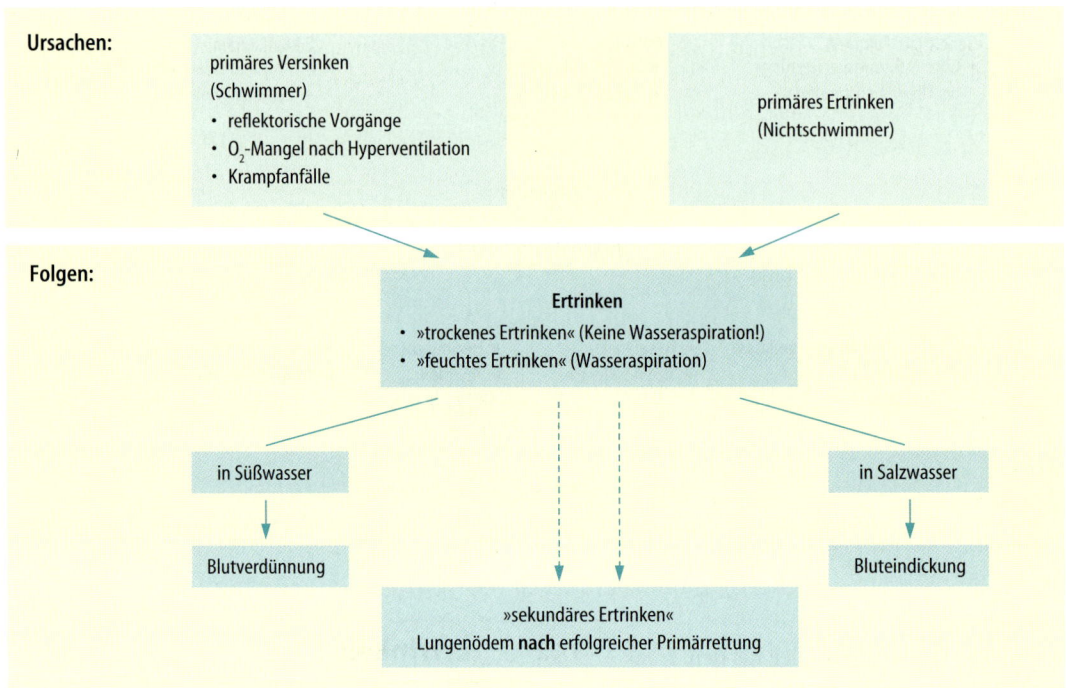

Ursachen:

primäres Versinken
(Schwimmer)
- reflektorische Vorgänge
- O$_2$-Mangel nach Hyperventilation
- Krampfanfälle

primäres Ertrinken
(Nichtschwimmer)

Folgen:

Ertrinken
- »trockenes Ertrinken« (Keine Wasseraspiration!)
- »feuchtes Ertrinken« (Wasseraspiration)

in Süßwasser

Blutverdünnung

in Salzwasser

Bluteindickung

»sekundäres Ertrinken«
Lungenödem **nach** erfolgreicher Primärrettung

◻ Abb. 37.2. **Ertrinken**

Primäres Ertrinken

Vom **primären Ertrinken** spricht man in den Fällen, in denen die Verlegung der Atemwege durch Flüssigkeiten (Süß-, Brack- und Salzwasser, Jauche, Öl, Benzin) als primäres Geschehen die pathophysiologischen Abläufe einleitet.

Phase 1   Abwehrphase
Der Ertrinkende schlägt in panischer Angst um sich, gerät mit dem Kopf unter und über Wasser, schluckt Wasser → Bewusstseinsverlust durch O$_2$-Mangel.

Phase 2   Atemanhaltephase
Wasser erreicht statt Luft den Kehlkopfeingang, es wird ein Laryngospasmus ausgelöst. Der Laryngospasmus verhindert das Eindringen von Wasser in die Lunge. Er kann ca. 30 s andauern, z. T. bis zum klinischen oder biologischen Tod bestehenbleiben (bei 10–40% der Ertrunkenen). Dieser Vorgang ist als »**trockenes Ertrinken**« zu kennzeichnen, da kein Wasser in die Lunge gerät.

Phase 3   Dyspnoische Erstickungsphase
Wasser wird nach Ausfall des Laryngospasmus »eingeatmet« und dringt in die Alveolen ein. In diesen Fällen spricht man von »**feuchtem Ertrinken**«.

Phase 4   Generalisiertes Krampfstadium
Durch O$_2$-Mangel im Gehirn bedingt können Krämpfe der quergestreiften Muskulatur auftreten.

Phase 5   Atemstillstand
Zeitpunkt des Atem- und Kreislaufstillstandes durch O$_2$-Mangel.

Phase 6   Finale Schnappatmung
Diese Form der Atmung ist aus der Symptomfolge des Kreislaufstillstands bekannt.

Phase 1 wird beim **primären Versinken** übersprungen, Phase 2 wird von jedem Ertrunkenen durchlaufen, die Phasen 3–6 sind nicht obligatorisch.

Während des Ertrinkungsvorgangs wird z. T. sehr viel Wasser geschluckt, sodass der Magen prall gefüllt ist.

Die Resorptionsfähigkeit der Alveolarwand für Wasser ist ganz erheblich. Wenn Wassermengen von 20–40 ml/kgKG, also Mengen von mehr als 1 l beim Erwachsenen, aspiriert wurden, kommt es bei Süß- bzw. Salzwasserertrinkenden zu unterschiedlichen Schädigungsmechanismen.

37

Süßwasser. Hypotones Süßwasser wird in der Lunge sehr schnell resorbiert, gelangt in den Kreislauf und verdünnt das Blut. Elektrolyt- und Eiweißkonzentration fallen ab, der Natrium-Kalium-Quotient verändert sich. Dieser Vorgang und der O_2-Mangel lösen meist Kammerflimmern aus. Das Eindringen von hypotonem Süßwasser in den Blutkreislauf verursacht eine Hypervolämie. Bei starker Blutverdünnung nehmen die Erythrozyten Wasser auf und platzen. Man nennt diesen Vorgang Hämolyse.

➕ **Praxistipp**

Süßwasser ist bei Rettungsmaßnahmen aus der Lunge praktisch nicht mehr abzusaugen.

Salzwasser. Salzwasser ist hyperton. Es zieht daher Plasma in die Alveolen, NaCl wandert im Gegenzug durch die Alveolarwand ins Blut. Es kommt zu Hämokonzentration und Hypovolämie. Salzwasseraspiration führt zu einer weiteren Verstärkung des bereits bestehenden Lungenödems.

Sind Unterschiede des Süßwasser- und Salzwasserertrinkens von Bedeutung? Die grundsätzlich in verschiedene Richtungen tendierenden Hämatokrit- und Elektrolytveränderungen beim Ertrinken in Süß- oder Salzwasser spielen während der Erstversorgung im Rettungsdienst keine oder eine zu vernachlässigende Rolle. In Einzelfällen wird allerdings die durch Einschwemmung von Süßwasser ausgelöste Hämolyse und ihre Folgen unter intensivmedizinischen Bedingungen in der Klinik behandelt werden müssen. Wichtiger ist bei beiden Formen des Ertrinkens in der Frühphase die gezielte Behandlung der Hypoxie.

Sekundäres Ertrinken

Patienten, die den akuten Ertrinkungsunfall überlebt haben, sind noch nicht endgültig außer Gefahr. Bei einem Teil der »Beinahe-Ertrunkenen« entwickelt sich in einem Zeitraum von wenigen Minuten bis zu Stunden nach dem Ertrinkungsunfall ein schweres Lungenödem, das sog. »sekundäre Ertrinken«. Als Ursache des sekundären Ertrinkens werden diskutiert:

- O_2-Mangel mit nachfolgender Azidose,
- Schädigung des Flüssigkeitsfilms, der die Alveolen auskleidet und deren Zusammenfallen verhindert (Surfactantauswasch),
- Störungen in der Durchblutung der Lunge,

- Partikel und Mikroorganismen im aspirierten Wasser und/oder aspirierter Magensaft bewirken eine chemische Reizung und eine entzündliche Reaktion der Lunge,
- gesteigerte Durchlässigkeit der Blutgefäße in der Lunge.

Symptomatik

1. Beinahe-Ertrinken
   - Bewusstlosigkeit
   - Kalte blass-graue Haut
   - Stöhnende, röchelnde Atmung
   - Tachykardie
2. Ertrinken
   - Zeichen des klinischen Todes
3. Sekundäres Ertrinken
   - Nach vorhergehender Besserung plötzliche Verschlechterung des Allgemeinzustands
   - Atemabhängige Schmerzen im Thorax
   - Atemnot
   - Zyanose
   - Unruhe
   - Bewusstseinsverlust

Therapie

Therapie: Ertrinken

1. Erste Hilfe
   - Seitenlagerung bei Bewusstlosigkeit
   - Atemspende bei nichtausreichender Atmung bzw. Atemstillstand
2. Sofortmaßnahmen des Rettungspersonals
   - Absaugen des Nasen-Rachen-Raums
   - O_2-Insufflation bei ausreichender Spontanatmung
   - Venöser Zugang, Ringer-Laktat-Lösung zum Offenhalten der Vene
   - Ggf. Intubation und Überdruckbeatmung
   - Ggf. Herz-Lungen-Wiederbelebung
3. Notärztliche Therapie
   - Fortführung von 2.
   - Medikamente zur Diurese bei Süßwasserertrinken
   - ggf. Kortikosteroide
   - NaCl beim feuchten Süßwasserertrinken
   - Herz-Lungen-Wiederbelebung

Besondere Hinweise

- Versuche, das ggf. in die Lunge eingedrungene Wasser durch Kopftieflage, Thoraxkompression oder gar »Auf-den-Kopf-Stellen« zu entfernen, sind gefährlich und zwecklose Zeitverschwendung. Wasser(schaum) lässt sich so nicht aus den Alveolen entfernen, eher kommt es zu einer Entleerung des Magens mit nachfolgender Aspiration.
- Während des Ertrinkungsvorgangs wird häufig Wasser getrunken und der Magen danach prall gefüllt: Vorsicht bei der Lagerung und bei der Herzdruckmassage (genauer Druckpunkt), Wasser mit Mageninhalt kann sich entleeren → Aspiration!
- Wegen der stets drohenden Gefahr eines sekundären Ertrinkens sind alle »Beinahe-Ertrunkenen« auch nach überraschend schnell einsetzender Besserung stets in eine Klinik mit Möglichkeiten zur Beatmungs- und umfassenden Intensivtherapie zu transportieren.
- Ertrinkungsunfälle erleiden besonders häufig **Kleinkinder, Kinder und Jugendliche.** Sie unterkühlen wegen ihrer vergleichsweise großen Körperoberfläche besonders schnell auch bei sommerlichen Temperaturen, ganz besonders aber bei Unfällen in der kalten Jahreszeit (Gartenteich, Hochwasser, Einbrechen in Eis). Die bessere »Wiederbelebbarkeit« des kindlichen Organismus, insbesondere wenn auch eine massive Hypothermie vorliegt, macht auch in anscheinend aussichtslosen Fällen einen Kliniktransport unter Reanimationsbedingungen erforderlich. Erst in der Klinik darf nach aktiver Wiedererwärmung (Magenspülung mit warmem Wasser, Beatmung mit gewärmtem, angefeuchtetem Sauerstoff, ggf. Herz-Lungen-Maschine) und dann eingeleiteter medikamentöser Maximaltherapie eine Wiederbelebung abgebrochen werden.

37.3   Tauchunfall

Das große Angebot an Tauchkursen, nicht zuletzt in Urlaubsländern, die allgemeine Neigung zu aktiver Freizeitgestaltung, verbunden mit einer deutlichen Risikobereitschaft, führen, auch in Deutschland, zu einem Anstieg der Tauchunfälle an Badegewässern und Seen. Zum Teil sind diese Tauchunfälle auf Panikreaktionen unerfahrener, in Theorie und Praxis unzureichend ausgebildeter Freizeittaucher zurückzuführen. Akute Notfälle ereignen sich aber nicht nur beim Gerätetauchen, auch beim Apnoetauchen und beim Schnorcheln können sich lebensbedrohliche Zustandsbilder entwickeln (◘ Abb. 37.3).

Rettung und Behandlung vor Ort, aber auch die Weichenstellung für weitere Behandlung der Betroffenen setzen physikalische Kenntnisse über die Druckverhältnisse unter Wasser und die Veränderungen im Körper bei längeren bzw. weiter in die Tiefe führenden Tauchgängen voraus.

Terminologie

Alle körperlichen Schäden, die als Folge der Ausübung des Tauchsports (Apnoetauchen, Gerätetauchen) in der Kompressionsphase (Abtauchphase), Isopressionsphase (Aufenthalt in der Tauchtiefe) oder Dekompressionsphase (Auftauchphase) auftreten, werden als Tauchunfall bezeichnet.

Trotz teilweise identischer Unfallfolgen, aber vieler wesentlicher Unterschiede in den Schädigungsmechanismen, sind das Apnoetauchen und das Tauchen mit Schnorcheln deutlich vom Gerätetauchen zu trennen.

Apnoetauchen ist das Tauchen mit angehaltenem Atem ohne Verwendung von Hilfsmitteln.

Beim **Schnorcheltauchen** wird über ein ca. 30–35 cm langes, mit einem Mundstück versehenes Rohr, dem Schnorchel, Umgebungsluft geatmet. Nach dem Abtauchen in die Tiefe entspricht Schnorcheltauchen dem Apnoetauchen.

Gerätetauchen: Der Taucher atmet aus dem mit Pressluft gefüllten Atemgerät, das über ein spezielles Druckanpassungssystem, den Lungenautomaten, verfügt, Luft unter den jeweiligen, der Tauchtiefe entsprechenden Drücken. Dabei wird die Ausatemluft in das umgebende Wasser abgegeben.

In zunehmendem Umfang werden Tauchcomputer eingesetzt, die die Tauchdaten (maximale Tauchtiefe, Gesamttauchzeit etc.) registrieren und den Auftauchvorgang (Dekompressionsstops) berechnen.

Physikalische Gegebenheiten und physiologische Anpassungsvorgänge

Für das Verständnis der bei Tauchunfällen auftretenden Schädigungsmechanismen ist es unerlässlich, folgende physikalische Gegebenheiten und sich daraus ergebende physiologische Anpassungsvorgänge zu berücksichtigen.

Der an der Wasseroberfläche lastende Erdatmosphärendruck beträgt 1 bar. Der auf dem Taucher lastende Umgebungsdruck erhöht sich zusätzlich zum Oberflächen-

Ursachen:

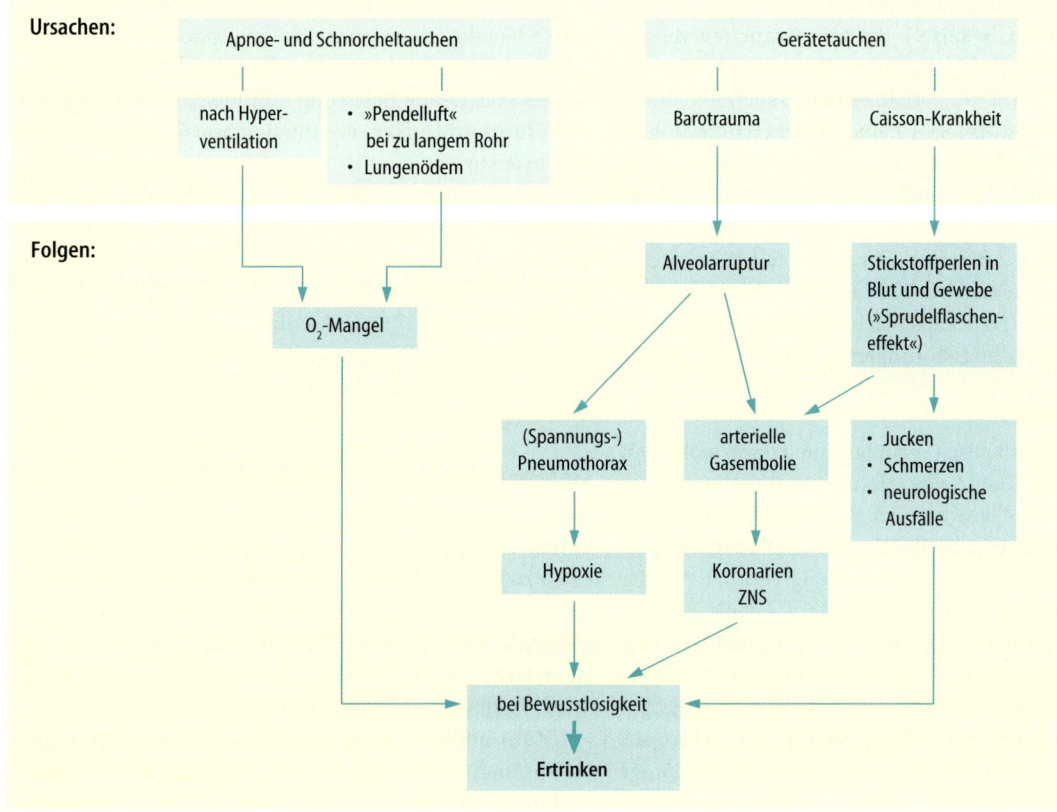

□ Abb. 37.3. **Tauchunfall**

druck pro 10 m Wassertiefe (Wassersäule) um 1 bar (□ Tabelle 37.1). Dabei unterliegt der Taucher den Gesetzmäßigkeiten, die von Boyle-Mariotte beschrieben wurden
(▶ Kap. 9).

□ Tabelle 37.1. **Drücke und Volumina in verschiedenen**
Wassertiefen

Tiefe (m)	Druck (bar)	Luftvolumen(l)
0	1	1
10	2	0,5
20	3	0,3
30	4	0,25
40	5	0,20

Druckänderungen während des Tauchvorgangs

Der Taucher unterliegt beim Tauchen verschiedenen
Druckänderungen:

a) Atmosphärischer Umgebungsdruck ca. 1 bar auf Meereshöhe, entsprechend weniger auf Bergseehöhe.
b) Den Taucher umgebender Wasserdruck, welcher 1 bar
   pro 10 m Tauchtiefe entspricht. Daraus ergibt sich ein
   Gesamtdruck von a) plus b), der sich bei wechselnder
   Tauchtiefe jeweils ändert.
c) Eine Verdoppelung des normalen Oberflächen-
   druckes besteht auf Meereshöhe in ca. 10 m Wassertiefe. Im Bergsee ist eine Druckverdoppelung bereits
   in geringerer Tiefe von Bedeutung.

Gesetz von Boyle-Mariotte

Dieses Gesetz beschreibt die gegenseitige Abhängigkeit von
Druck und Volumen, wobei sich das Volumen von nicht-
starrwandigen geschlossenen Hohlräumen mit zunehmendem Druck verkleinert und bei abnehmendem Druck

wieder vergrößert (umgekehrt proportional bei gleichbleibender Temperatur; ▶ Kap. 9). Bei **Apnoetauchen** verringert sich das Volumen gasgefüllter Organe, z. B. das der Lunge, entsprechend der zunehmenden Tauchtiefe. Beim **Gerätetauchen** tritt dagegen keine Volumenänderung in der Lunge ein, da der »Lungenautomat« eine Atmung mit dem der jeweiligen Tauchtiefe entsprechenden Druck sicherstellt.

Während des Auftauchens und Abtauchens treten unweigerlich Druckdifferenzen auf, die bei fehlender Druckanpassung (Druckausgleich, Valsalva-Pressdruckversuch) zu Gesundheitsstörungen führen (Barotrauma).

Gesetz von Henry

Eine weitere physikalisch bedeutsame Gesetzmäßigkeit wird durch das Gesetz von Henry definiert (▶ Kap. 9). Es beschreibt, wie Gase von Flüssigkeiten aufgenommen werden (physikalische Löslichkeit). Dabei ist die aufgenommene (gelöste) Gasmenge abhängig von der Art der Flüssigkeit sowie dem Druck des Gases auf die Flüssigkeit und der Einwirkzeit (Diffusion, Dampfdruck). Es lässt sich beobachten, dass die gelöste Gasmenge mit Zunahme des Druckes größer wird und dass bei einer angepassten Druckreduzierung normalerweise dieses Gas wieder aus der Flüssigkeit über das Blut austritt und über die Lunge abgeatmet wird.

Dieses Gesetz ist für das Verständnis einer Dekompressionserkrankung und z. T. auch für die arterielle Gasembolie wichtig.

Gesetz von Dalton

Unsere Atemluft besteht aus mehreren Teilgasen (▶ Kap. 9). Entsprechend dem prozentualen Anteil der Gase verteilt sich der Gesamtdruck der Atemluft auf die einzelnen Gasbestandteile.

Das Verständnis dieses Gesetzes ist für die Behandlung von Tauchunfällen mit normobarem Sauerstoff (erste Hilfe) und hyperbarem Sauerstoff (Druckkammer) wichtig.

Pathophysiologie

Pathophysiologisch wirken sich diese physikalischen Gesetzmäßigkeiten bei Veränderungen des Umgebungsdruckes auf verschiedene Organsysteme aus. Die Auswirkungen können je nach Ausprägung unterschiedliche und z. T. auch vital bedrohliche Schädigungen hervorrufen.

Gefahren durch Hyperventilation beim Tauchen

Diese Gefahr ist besonders beim Apnoetieftauchen und Apnoestreckentauchen zu beachten. Die Vorbereitung auf die bevorstehende Belastung unmittelbar vor dem Abtauchen führt oft zu Hyperventilation, um die »innere Ruhe« herzustellen.

Hyperventilationsversuche werden auch unter der falschen Vorstellung, den O_2-Vorrat im Organismus vergrößern zu können, durchgeführt. Hierbei führt die Hyperventilation jedoch zu einer Abnahme des pCO_2. Der pCO_2 ist der wichtigste Atemreiz. Durch die Hyperventilation wird der Zeitpunkt für die Auslösung des Atemreizes herausgezögert. Dabei besteht die Gefahr der Hypoxie (»Schwimmbad-Blackout«).

Gefahr beim Schnorcheltauchen

Bei einer unzulässigen Verlängerung des Schnorchelrohres deutlich über 35 cm, um ohne Tauchgerät tiefer tauchen zu können, besteht zum einen die Gefahr eines Lungenödems, weil die Differenz zwischen dem auf den Körper wirkenden Wasserdruck und dem Alveolardruck, der dem Druck an der Wasseroberfläche entspricht, zu groß wird. **Folge:** Unterdruckbarotrauma der Lunge.

Zum anderen kommt es zur Totraumatmung (Pendelatmung) mit abfallendem O_2-Gehalt in der Pendelluft, insbesondere bei nichtaltersentsprechendem Schnorchel (Kinder tauchen mit Erwachsenenschnorchel). **Folge:** Hypoxie.

Folgen der Hypoxie beim Apnoetauchen

- Bewusstseinsverlust vor Erreichen der Wasseroberfläche
- Einsetzen des Atemreizes unter Wasser
- Je nach Stärke der Hypoxie mehr oder weniger effektive Atembewegungen
- »Trockenes« oder »nasses« Ertrinken
- Bei Wasseraspiration mit effektiver erster Hilfe Gefahr des sekundären Ertrinkens

Gefahren beim Gerätetauchen

Eine der häufigsten Unfallursachen beim Gerätetauchen sind zu schnelle Aufstiege mit nicht eingehaltenen Dekompressionsvorschriften und Panikaufstiege relativ unerfahrener Freizeittaucher.

Bei solchen Unfallgeschehnissen überlagern sich z. T. bedrohliche Bilder, die zum einen auf das Barotrauma und zum anderen auf die Dekompressionskrankheit (Caissonkrankheit) zurückzuführen sind. Der zunehmende

Druck bei zunehmender Tauchtiefe und physikalische Gesetzmäßigkeiten (Boyle/Mariotte, Henry und Dalton) mit ihren jeweiligen Umkehrvarianten machen die Beachtung sog. Auftauchzeiten und -geschwindigkeiten notwendig, um aus größeren Tiefen bzw. nach längeren Tauchzeiten unbeschadet wieder an die Wasseroberfläche zurückkehren zu können. Nur so wird eine Rückdiffusion des Stickstoffs aus den Geweben und eine anschließende Abatmung über die Lunge ermöglicht; die Gefahr des Ausperlens von gelöstem Stickstoff in den Geweben bzw. in der Gefäßbahn wird vermieden.

So sind z.B. nach halbstündiger Tauchexkursion in 35 m Tiefe auf dem Rückweg insgesamt 3 Zwischenstopps in verschiedenen Tiefen (3 Minuten auf 9 m/7 Minuten auf 6 m/16 Minuten auf 3 m) mit einer Gesamtdauer von 26 Minuten Dekompressionszeit erforderlich, um das unter dem Druck von 4,5 bar in 35 m Tiefe gelöste Gas aus den Geweben wieder austreten zu lassen.

Barotrauma

Barotraumen sind Gesundheitsstörungen, die bei einer Druckdifferenz zwischen Umgebungsdruck und dem Druck innerhalb luftgefüllter Körperhöhlen entstehen. Druckdifferenzen machen sich bei Verlegung der natürlichen Belüftungsmöglichkeit bemerkbar. Ist ein aktiver Druckausgleich durch den Taucher nicht möglich, dann reagiert der Organismus durch physiologische Anpassungsmechanismen, um trotzdem einen Druckausgleich herzustellen. Wir können einen Überdruck- und ein Unterdruckbarotrauma unterscheiden.

Pathomechanismus und Auswirkungen des Barotraumas

Kompressionsphase

- Vermehrte Gewebedurchblutung (»blood shift«)
- Vermehrte Sekretion und Austritt von intravasaler Flüssigkeit (Ödem)
- Gefäßzerreißung mit Einblutung ins Gewebe
- Einreißen der Schleimhaut mit Einblutung in den Hohlraum
- Unterdruckbarotrauma

Folge: Schmerz, Verkleinerung des Hohlraumes entsprechend dem Boyle-Mariotte-Gesetz oder Gewebezerstörung (Trommelfellriss); bei Barotrauma der Lunge: Hypoxie.

Der Schmerz bedingt meist den Abbruch des Tauchgangs.

Isopressionsphase

Zwischen Beendigung des Abtauchens und Beginn des Auftauchens treten definitionsgemäß keine Druckänderungen auf. Im Tauchsport ist diese Phase durch wechselnde Tauchtiefen dem Tauchgebiet entsprechend geprägt.

Dekompressionsphase

Ausdehnung der Hohlraumluft; in der Regel passiver Druckausgleich; Überdruckbarotrauma.

Folge: War oder ist die Belüftungsmöglichkeit gestört, kann es zu Schmerzen durch expandierende Luft in den Körperhöhlen während des Aufstiegs kommen oder zu Gewebezerreißungen (Lungenriss, Luftembolie, Dyspnoe, Pneumothorax).

Dekompressionskrankheit

Die Dekompressionskrankheit wird auch Caissonkrankheit genannt (frz. »caisson«: Senkkasten für Unterwasserarbeiten in Überdruck).

Unter den erhöhten Umgebungsdrücken unter Wasser lösen sich zeitabhängig Anteile des Atemgases (ca. 80% Stickstoff und ca. 20% Sauerstoff) im Blut und Gewebe. Der Sauerstoff metabolisiert, sodass lediglich der Stickstoffgehalt zu beachten ist. Während eines unvorsichtigen oder dramatischen Auftauchvorgangs kann der durch den nachlassenden Umgebungsdurck frei werdende Stickstoff nicht angemessen ins Blut abgegeben und über die Lunge abgeatmet werden. Er perlt in Gewebe und Blut aus (Sprudelflascheneffekt). Dieses Ausperlen, dessen Folgen im Gegensatz zum Barotrauma auch mit einer gewissen Latenzzeit auftreten können, betrifft schlimmstenfalls das ZNS (muskuläre Lähmungen, Querschnittslähmung, Bewusstlosigkeit). Harmloser, aber ernst zu nehmen sind Bläschenbildung im Unterhautfettgewebe mit Juckreiz (»Taucherflöhe«) und in den Gelenkknorpeln Störung der Gelenkfunktion (»bends«).

Ein Sonderfall sind arterielle Gasembolien. Sie können beim Barotrauma der Lunge auf der Grundlage von Verletzungen venöser Lungengefäße und anschließender Einschleppung von alveolärer Luft in das arterielle Gefäßsystem bedingt sein. Typischerweise entstehen arterielle Gasembolien aber durch Ausperlen von Stickstoff in arteriellen oder venösen Gefäßen und gelangen über ein bisher unerkanntes persistierenden Foramen ovale vom rechten in den linken Vorhof.

Symptomatik

Dekompressionsproblematik

- Oft ist anhaltende oder zunehmende Müdigkeit das einzig wahrnehmbare Zeichen
- Juckreiz
- Gelenkschmerzen
- Hörstörungen
- ZNS-Ausfallerscheinungen
- Sensibilitätsstörungen
- Bewusstlosigkeit
- Krämpfe

Barotrauma

- Atemnot
- Retrosternale Schmerzen
- Abhusten schaumigen Sekrets
- Zeichen des Pneumothorax/Spannungspneumothorax
- Hautemphysem

Differenzialdiagnosen

Auch beim Tauchen kann die Symptomatik des Patienten durch anderer Ursachen bedingt und damit überlagert sein, z. B. durch:

- zentrale Ausfälle,
- Herzinfarkt,
- Ertrinkungsunfall.

Therapie

Therapie: Tauchunfall

1. Erste Hilfe
   - Freimachen/Freihalten der Atemwege
   - Flachlagerung
   - Bei Bewusstseinsverlust stabile Seitenlage
   - Nach Möglichkeit primäre Hubschrauberalarmierung
2. Sofortmaßnahmen des Rettungspersonals
   - Frühzeitige hochprozentige O_2-Gabe
   - Venöser Zugang
   - Ggf. Intubation und Beatmung mit PEEP
   - Cave: Pneumothorax/Spannungspneumothorax
3. Notärztliche Therapie
   - Fortführung der Maßnahmen des Rettungspersonals
   - Analgesie

▼

- Thoraxdrainage bei entsprechender Indikation
- Wenn möglich, Datenerfassung (Tauchtiefe/Tauchdauer etc.) durch entsprechende (Fremd)anamnese oder Tauchcomputer
- Zügiger Hubschraubertransport in eine Klinik mit Druckkammer

Besondere Hinweise

- Eine grundsätzlich mögliche **Rekompression unter Wasser** (»nasse Rekompression«) bietet in der Praxis keine Aussicht auf Erfolg, sie führt eher zu einer zusätzlichen Gefährdung des Patienten.
- Die einzige **kausale Therapie der Taucherkrankheit** besteht in der sofortigen Einschleusung in eine Überdruckkammer (Druckkammerzentren 🔴). Die Indikation zur Überdruckbeatmung bei einem Symptomkomplex, der von der Anamnese her durch eine Dekompressionskrankheit bedingt sein könnte, ist großzügig zu stellen. Eine im Zweifelsfall vorsichtshalber eingeleitete Rekomprimierung verursacht keine Schäden. Eine indizierte, jedoch unterlassene Tauchkammerbehandlung hinterlässt z. T. irreversible Störungen. Dies gilt insbesondere für die häufigen neurologischen Störungen bei einer Dekompressionskrankheit des Rückenmarks, die sich durch eine zügige Überdruckbehandlung in der Regel beheben lassen.
- Ein verwendeter Tauchcomputer mit seinen Speicherdaten ist wegen der daraus ableitbaren Schlüsse in jedem Fall mit in die Klinik zu transportieren.
- Der Transport eines Patienten mit Dekompressionskrankheit sollte möglichst nach Rücksprache mit dem für die Kammer zuständigen Arzt erfolgen. Dabei ist es durchaus zulässig längere Transportzeiten in Kauf zu nehmen, um die einzige kausale Therapie unter geeigneten Bedingungen zu gewährleisten. Dies gilt sogar, wenn sich während eines längeren Transportes die neurologische Symptomatik verschlechtert. Allerdings ist auf eine kontinuierliche möglichst hohe inspiratorische O_2-Konzentration (z. B. Wenoll-System) zu achten.
- Da Hubschrauber keine Druckkabine haben, entspricht der Luftdruck in der Kabine dem höhenabhängigen äußeren Luftdruck. Jede Reduktion des atmosphärischen Drucks verstärkt die Ausprägung der Dekompressionssymptomatik und verursacht mögli-

⬛ Tabelle 37.2. **Tauchtechnik**		
Atemgas	**Tauchgerät**	**Überwiegend genutzt durch**
Druckluft	autonomes Tauchgerät	Sporttaucher
Druckluft	schlauchversorgt von der Wasseroberfläche	Berufstaucher
Nitox	autonomes Tauchgerät	Berufstaucher, Sporttaucher
Sauerstoff	O_2-Kreislauf-Tauchgerät	Militärtaucher, Sporttaucher

cherweise Schäden, die über das ursprüngliche Ausmaß hinausgehen. Deshalb ist der Hubschrauberpilot anzuweisen, mit der niedrigstmöglichen sicheren Flughöhe zu fliegen (▶ Kap. 7).

- Vor einigen Jahren konnte davon ausgegangen werden, dass im Sporttauchbereich nur das Atemgas Luft angewendet wurde. Mittlerweile geht der Trend hin zu Gasgemischen und Tauchgeräten, die sonst nur Berufs- oder Militärtauchern zu Verfügung standen. Daher ist im Falle eines Tauchunfalls auf die Sicherstellung des Tauchgerätes zur Atemgasuntersuchung zu achten (⬛ Tabelle 37.2).
- Bei allen gewerblichen Druckluftbaustellen (z. B. Brückenpfeilerbauten unter Wasser und Tunnelarbeiten) sind **stationäre** Druckkammern in Betrieb.
- Auch bei der Rettung unter Tage durch Wassereinbruch eingeschlossener Bergleute entwickeln sich bei plötzlichem Ausgleich des dort herrschenden Überdrucks alle für Taucher beschriebenen Probleme der Dekompressionskrankheit. Daher sind bei geplanten Rettungsaktionen mobile Druckkammern vor Ort bereitzuhalten.

Für die fachliche Beratung danken wir Th. de Lede, Tauchausbildungskommission des Tauchsportverbandes NRW (TAK), und G. Frey, Bundeswehrkrankenhaus, Ulm.

37.4   Strom- und Blitzunfall

In der Bundesrepublik Deutschland ereignen sich jährlich ca. 350–450 tödliche **Unfälle durch elektrischen Strom**. Der Stromunfall ist der am häufigsten tödlich verlaufende Arbeitsunfall. Ungefähr 30% aller Hochspannungs- und 10% aller Niederspannungsunfälle verlaufen **tödlich**. **Blitze** entstehen als Ladungsausgleich zwischen positiv aufgeladenen Gewitterwolken und der negativ aufgeladenen Erde. Die Gesamtzahl der Blitzunfälle liegt zwischen 80 und 100 pro Jahr, ungefähr 40% der Patienten sterben an den Folgen der Einwirkung atmosphärischer Elektrizität.

Terminologie

Technische Elektrizität. Für den Gebrauch in Industrie und Haushalt erzeugter Strom.

> Niederspannung bis 1000 V
> Hochspannung über 1000 V

Blitze: Atmosphärische Elektrizität. Blitze sind elektrische Entladungsvorgänge in der Atmosphäre.

- Dauer: Mikrosekundenbereich (µs)
- Spannung: mehrere 100.000 Volt (10^5 V)
- Stromstärke: ≈ 100.000 Ampère (10^5 A)
- »Blitzkanal«: Durchmesser der Entladung ≈ 1 cm
- Druck: mehrere 10.000 Kilopascal (10^5 kPa) im »Blitzkanal«
- Temperatur: mehrere 10.000°C

Definition Stromunfall. Durch elektrische Ströme verursachte Störungen der Herztätigkeit und des Nervensystems sowie Haut- und Gewebsschädigungen (⬛ Abb. 37.4).

Pathophysiologie

Der **Stärke** des Stroms, der den menschlichen Körper nach Schluss zweier unter Spannung stehender Teile durchströmt, kommt für die Störungen bestimmter Organe und Gewebe die entscheidende Bedeutung zu.

Bei einem Stromunfall wird der Mensch Teil eines Stromkreises, kurzfristig fungiert die durchlaufene Körperpartie als elektrischer Leiter.

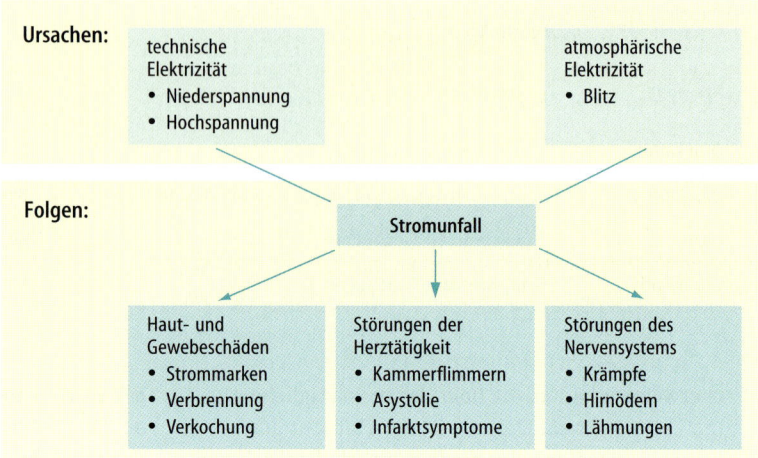

■ Abb. 37.4. **Stromunfall**

❯ **Bei Niederspannungsunfällen überwiegen die elektrischen, bei Hochspannungsunfällen die thermischen Wirkungen.**

Nach Berührung zweier Punkte mit unterschiedlichem elektrischem Potenzial ist für die Größe des dann fließenden Stroms neben dem Spannungsunterschied der **Widerstand** von entscheidender Bedeutung. Stromkreise mit minimalem Widerstand liegen z. B. dem akut tödlichen Ausgang von Elektrounfällen in der Badewanne oder bei gleichzeitiger Berührung einer Wasserleitung und eines defekten elektrischen Gerätes zugrunde.

Die Gefahren des Wechselstroms sind besonders bei den **Frequenzen** der öffentlichen Energieversorgungsnetze (50 Hz) im Hinblick auf Herzrhythmusstörungen 4- bis 5-mal größer als bei Gleichstrom.

Die **Kontaktdauer** steht in engem Zusammenhang mit der Stromstärke. Bei großen Stromstößen genügen wenige Millisekunden, um tödliche Verletzungen hervorzurufen. Bei nicht eingebauter Ausschaltautomatik beträgt die Einwirkdauer oft mehrere Sekunden bis Minuten, da der Verletzte infolge von Muskelkrämpfen an spannungsführenden Teilen »klebt« und der Stromkreis dadurch geschlossen bleibt. Um 15–25 mA liegt die« Loslassgrenze«. Beim Umfassen eines Stromleiters mit der Hand werden alle Muskelgruppen aktiviert. Durch Überwiegen der Beugemuskulatur ist ein Öffnen der Hand bzw. Loslassen des Stromträgers nicht mehr möglich.

Im Normalfall nimmt der Strom den kürzesten **Weg** zwischen den Kontaktstellen durch das Körpergewebe. Durch die räumliche Ausbreitung des Stroms können aber auch nicht unmittelbar im Stromweg liegende Organe, z. B. das Gehirn, in Mitleidenschaft gezogen werden.

❯ **Letztlich bestimmt beim Elektrounfall die Stromdichte, d. h. Stromstärke pro Flächeninhalt an der Kontaktstelle bzw. bei der Durchströmung der Organe, das Ausmaß der Schädigungen.**

Folgen
Haut- und Gewebsschäden

Die Folgen des Elektrounfalls hängen von den Widerstandsverhältnissen von Kleidern, Schuhwerk, Unterlagen, Fußböden etc., entscheidend aber vom Hautwiderstand ab (▶ Kap. 9). Trockene Haut hat einen Widerstand von einigen 10.000 Ω, feuchte Haut nur von einigen 100 Ω. Wenn an den Kontaktstellen die Wärmeschwelle für das Gewebe überschritten wird, bilden sich charakteristische Strommarken. Bei großflächiger Berührung, festem Kontakt und geringem Übergangswiderstand kann allerdings ein tödlicher Strom einwirken, ohne dass sich Strommarken ausbilden.

Blitzschlagverletzungen ähneln vielfach den thermischen Verletzungen bei Hochspannungsunfällen. Charakteristisch ist das sog. »**Tannenbaummuster**« der Blitzfiguren auf der Haut.

Zu unterscheiden ist zwischen den äußeren Verbrennungen durch Hitzewirkung des Lichtbogens und den Verbrennungen und Verkochungen, v. a. der Muskulatur, durch die bei der Durchströmung auftretende Wärme. Schon bei Spannungen von 100 V kann der Hautwiderstand »durchschlagen« werden; es kommt zu tiefgreifenden Gewebezerstörungen. Diese Gewebezerstörungen führen zu einer Überflutung des Körpers mit Verbrennungsprodukten: zerstörten Eiweißstoffen, Myoglobin und Kalium. Das Ausmaß der Gewebeschäden ist äußerlich nicht sofort erkennbar, die sich entwickelnden schweren toxischen Schäden mit der Gefahr des Nierenversagens werden in der Frühphase häufig unterschätzt.

Bei Blitzunfällen sind die durch die Druckwelle im »Blitzkanal« hervorgerufenen Schäden, wie Absturz von erhöhtem Standort/Leiter, zerfetzte Kleidung, verrenkte Gliedmaßen, Tommelfellzerreißungen, primär häufig eindrucksvoller und eindeutiger als die Folgen des »atmosphärischen Hochspannungsunfalls«.

Störungen der Herztätigkeit

Beim Stromunfall treten durch Spasmen der Koronararterien und Schädigungen am Myokard Reizbildungs- und Reizleitungsstörungen bis zum Vorhofflattern und Vorhofflimmern auf. Durch das Elektrotrauma kann es am Myokard zu Muskelfasernekrosen kommen. In diesen Fällen sieht der Notarzt im EKG häufig das Bild eines Infarktes.

Störungen des Nervensystems

Bei direkter Stromeinwirkung auf das Gehirn kann durch die erzeugte Wärme der Schädelknochen verbrennen, das Gehirngewebe veraschen oder verkochen.

Beim Kontakt des Kopfes mit Spannungsträgern oder bei Blitzeinschlägen kann der Strom von oben nach unten den gesamten Körper durchfließen, sodass neben zerebralen Schädigungen auch das Rückenmark in seiner ganzen Ausdehnung betroffen sein kann. Die dadurch ausgelösten plötzlichen unkoordinierten Verkrampfungen der entsprechenden Muskelgruppen verursachen Knochenbrüche, Sehnen-, Kapsel- und Muskelrisse.

Therapie

> **Therapie: Stromunfall**
> 1. Erste Hilfe
>   **Rettung bei Niederspannungsunfällen**
>   – Entfernung der Sicherung
>   – Abschalten des Geräts
>   – Herausziehen des Netzsteckers
>   – Wahl eines isolierenden Standortes (Gummiplatten, Glasplatten, Porzellanteller etc.) durch Laien
>
>   ▼

> **Rettung bei Hochspannungsunfällen**
> – Freischalten
> – Gegen Wiedereinschalten sichern
> – Spannungsfreiheit feststellen
> – Erden und Kurzschließen
> – Benachbarte Spannungsträger abdecken oder abschranken, und zwar **durch Fachmann nach VDE-Bestimmungen**
> – Danach stabile Seitenlagerung bei Bewusstlosigkeit
> – Atemspende bei Atemstillstand und unzureichender Spontanatmung
> – Wiederbelebung
> 2. Sofortmaßnahmen des Rettungspersonals
>   – Fortführung von 1.
>   – Beim plötzlichen Auftreten von Rhythmusstörungen und auffälligen Frequenzänderungen Versorgung wie beim Herzinfarkt
>   – Ggf. Herz-Lungen-Wiederbelebung
>   – Versorgung von Wunden und Frakturen
> 3. Notärztliche Therapie
>   – Fortführung von 2

Besondere Hinweise

❯ **Eigen- und Fremdschutz haben Priorität!**

– Beim Eingang einer Notfallmeldung über einen Unfall im **Hochspannungsbereich** ist die sofortige Information des zuständigen Elektrizitätswerkes und die Alarmierung technischer Rettungsdienste (Feuerwehr) die zeitlich dringlichste Rettungsmaßnahme!

– Bei **Blitzunfällen** treten zusätzlich zu den Folgen des Hochspannungsunfalls Schäden durch die Druckwelle auf (Trommelfellzerreißungen, zerfetzte Kleidung, Absturz aus großer Höhe etc.).

– **Schrittmacherträger** und Patienten mit implantiertem Kardioverter-Defibrillator (**ICD**) müssen nach Stromunfällen unverzüglich zur Aggregatekontrolle in die Klinik transportiert werden. Schon geringe Stromstärken (ab 25 mA) können den Ausfall oder eine bleibende Funktionsbeeinträchtigung des Herzschrittmacheraggregates (Veränderung der Programmierung, asynchrone Stimulation) verursachen.

37.5   Verbrennung

In der Bundesrepublik müssen ca. 8000 Patienten pro Jahr wegen Verbrennungen klinisch behandelt werden.

Zu einem Teil sind es Unfälle im häuslichen Bereich, insbesondere Verbrühungen bei Kleinkindern durch Herunterziehen von Kannen und Töpfen, Berührung mit dem Bügeleisen, Herdplatten, sommerliche Grillunfälle.

Eine andere große Gruppe bilden Unfälle in der Industrie (Explosionen, flüssige Erze) und Unfälle im Straßenverkehr beim Zusammenprall von Fahrzeugen.

Terminologie

Verbrennung. Durch thermische Einflüsse ausgelöste schwere Schädigungen der Haut und z. T. tiefer liegender Gewebe mit nachhaltigen Auswirkungen auf den gesamten Organismus (◘ Abb. 37.5).

Pathophysiologie

Verbrennungen können nicht nur durch **auf die Haut einwirkende hohe Temperaturen** ausgelöst werden, sondern auch bei längerer Einwirkdauer durch relativ niedrige Temperaturen insbesondere bei alten Menschen (z. B. Wärmflasche an schlecht durchbluteten Hautgebieten). Zu Störungen der Vitalfunktionen kommt es durch den **Verbrennungsschock**, der sich bei Kleinkindern bei einer Verbrennungsfläche von 10%, bei Erwachsenen von ca. 15% der Körperoberfläche ausbildet. Das durch eine vermehrte Durchlässigkeit der Kapillaren ausgelöste Ödem und die Blasenbildung sowie das Abfließen von Flüssigkeit aus der Verbrennungswunde führen letztlich zu einer Verminderung der intravasalen Blutmenge. Damit ist das Schockgeschehen in Gang gesetzt.

Akute lebensbedrohliche Störungen des respiratorischen Systems drohen nach Explosions- oder Stichflammenverbrennungen, wenn der Verletzte im Moment der Hitzeeinwirkung eingeatmet hat und sich dadurch ein **Inhalationstrauma**, d. h. Verbrennungen im Mund-, Rachen-, Kehlkopf- und Trachealbereich zugezogen hat.

Bei Rauch- und Rußspuren im Mund-Nasen-Bereich muss auch an eine Rauchgasintoxikation gedacht werden. Die thermische Verletzung wird dann in Abhängigkeit von den Bedingungen des Brandunfalls ggf. von den Folgen des O_2-Mangels, der CO- und oder der Blausäurevergiftung und der Lungenschädigung durch Reizgase überlagert.

Neben der Tiefe der Verbrennung, die in 4 Grade eingeteilt wird, ist der prozentuale Anteil der betroffenen Körperoberfläche von entscheidender Bedeutung für das weitere Vorgehen und für die Überlebensaussichten des Patienten (◘ Tabelle 37.3).

> ❯ **Die Heilungs- und Überlebensaussichten Verbrannter werden entscheidend bestimmt von**
> — **Ausmaß der Verbrennungen,**
> — **Verbrennungstiefe,**
> — **Alter der Betroffenen.**

◘ Abb. 37.5. **Verbrennung**

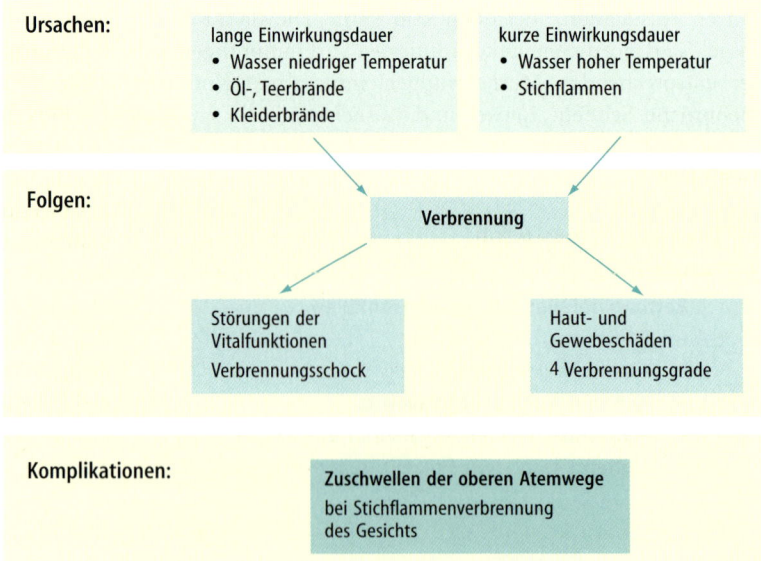

| Ursachen: | lange Einwirkungsdauer • Wasser niedriger Temperatur • Öl-, Teerbrände • Kleiderbrände | kurze Einwirkungsdauer • Wasser hoher Temperatur • Stichflammen |

Folgen: → **Verbrennung**

Störungen der Vitalfunktionen **Verbrennungsschock**

Haut- und Gewebeschäden **4 Verbrennungsgrade**

Komplikationen: **Zuschwellen der oberen Atemwege** bei Stichflammenverbrennung des Gesichts

37

● Tabelle 37.3. **Leitsymptome der Verbrennung (aus: Jester I, Grenzwürker H, Jester A, Demirakca S, Waag KL (2006) Notfallmanagement bei kindlichen Verbrennungen. Notfall Rettungsmed 9/2: 230)**

Verbren-nungstiefe	Farbe Aussehen	Gewebe-struktur	Kapillar-füllung	Schmerz-empfindung	Abheilung	
1° oberflächlich epidermal	rot	normal	+	+	5–10 Tage ohne Narben	
2° oberflächlich dermal	rot, Blasen	ödematös	+	++	10–20 Tage, geringe Narben	
tief dermal	rosa oder weiß, Blasen	verdickt	+/-	+/-	25–60 Tage, narbig	
3° transdermal	weiß, braun	lederartig	-	-	keine Spontan-heilung	
4° subkutan	verkohlt	Haut fehlt	-	-	keine Spontan-heilung	

* aus: O. Braun-Falco, G. Plewig, H.H. Wolff (1995) Dermatologie und Venerologie. Springer, 4. Aufl.

Heute haben Patienten mit 70% verbrannter Körperoberfläche, die in Brandverletztenzentren behandelt werden, gute Überlebenschancen, sofern die Addition **Lebensalter plus % verbrannte Körperoberfläche** nicht deutlich über 100 liegt. Dagegen haben alte Menschen ab 50% verbrannter Körperoberfläche schlechtere Aussichten, die Verbrennungskrankheit zu überleben.

Von maßgeblicher Bedeutung sind aber auch die Qualität der präklinischen Versorgung und der Weiterbehandlung in spezialisierten Zentren. Jeder Patient mit einem Verbrennungsausmaß von über 10% der Körperoberfläche muss zur klinischen Therapie transportiert werden.

Symptomatik
- Brandwunde
- Wertung des Verbrennungsgrades
- Übergänge von erstgradigen zu zweitgradigen Verbrennungen sind möglich
- Verbindliche Unterscheidungen von zweitgradigen und drittgradigen Verbrennungen sind am Unfallort nicht mit Sicherheit möglich und in dieser Phase auch nicht erforderlich
- Ggf. Zeichen für ein Inhalationstrauma
- Ggf. Hinweise für Rauchgasintoxikation

Therapie

Therapie: Verbrennung

1. Erste Hilfe
   - Löschen von Kleiderbränden durch Übergießen mit Wasser, Einwickeln in Decken oder durch Rollen der Verbrannten am Boden
   - Entfernen aller nicht mit der Brandwunde verklebten Kleidungsstücke
   - Kühlung mit Leitungswasser bei Extremitätenverbrennungen für maximal 10 min (je nach Möglichkeit Duschen, Übergießen, Eintauchen; kein Eis!)
   - Zurückhaltung bei Verbrennungen am Stamm durch Übergießen oder Abduschen mit Wasser
   - Unter Katastrophenbedingungen ggf. orale Flüssigkeitszufuhr, 500–1000 ml innerhalb der 1. Stunde nach der Verbrennung (Elektrolytdrinks oder 1 Teelöffel Kochsalz auf 1 l Wasser)
2. Sofortmaßnahmen des Rettungspersonals
   - Fortführung von 1.
   - O_2-Gabe über Nasensonde oder Maske
   - Nichthaftender Verband mit Brandwundenverbandpäckchen bzw. Tüchern
   - Infusion von Ringer-Laktat-Lösung (500 ml sofort, 500 ml während des Transports)
3. Notärztliche Therapie
   - Fortführung von 2.
   - Ausreichende Gabe hochwirksamer Schmerzmittel (Morphin, Ketanest)
   - Sedierung (Midazolam)
   - Infusionstherapie unter Berücksichtigung moderner Therapieschemata
   - Ggf. medikamentöse Behandlung einer begleitenden Rauchgasintoxikation (▶ Kap. 36.7)
   - Intubation – unter den Bedingungen des Rettungsdienstes nur bei
     - offensichtlichem Inhalationstrauma
     - schwerer Dyspnoe
     - schweren Begleitverletzungen
     - Bewusstseinsverlust
       Cave: Tubus als frühgebahnter Infektionsweg für die Keimbesiedelung der Lunge!
   - Auswahl einer geeigneten Klinik

Besondere Hinweise

- Das Ausmaß der Verbrennungsfläche wird nach der sog. **Neunerregel** (▣ Abb. 37.6) abgeschätzt: bei **Erwachsenen** entsprechen der Kopf und ein Arm je 9%, ein Bein sowie Rumpfvorder- und -rückseite je 18% und das Genitale 1% der Körperoberfläche.
- Bei **Kleinkindern** entsprechen der Kopf sowie Rumpfvorder- und -rückseite je 18%, ein Arm je 9%, ein Bein 14% und das Genitale 1% der Körperoberfläche.

➕ **Praxistipp**

Eine weitere Schätzregel lautet: Handteller des Patienten entspricht ≈1% seiner Körperoberfläche.

- Bei 20–30% der Verbrennungsopfer liegt ein **Inhalationstrauma** vor. Zeichen: Stridor, Heiserkeit; bei Inspektion: geschwärzte Schleimhautfetzen, kohlehaltiges Sputum. Dies ist eine zwingende Indikation für Intubation, andernfalls schneller Transport in eine Klinik!
- Bei Verdacht auf eine begleitende **Rauchgasvergiftung**: orientierende Schadstoffmessung (Spürröhr-

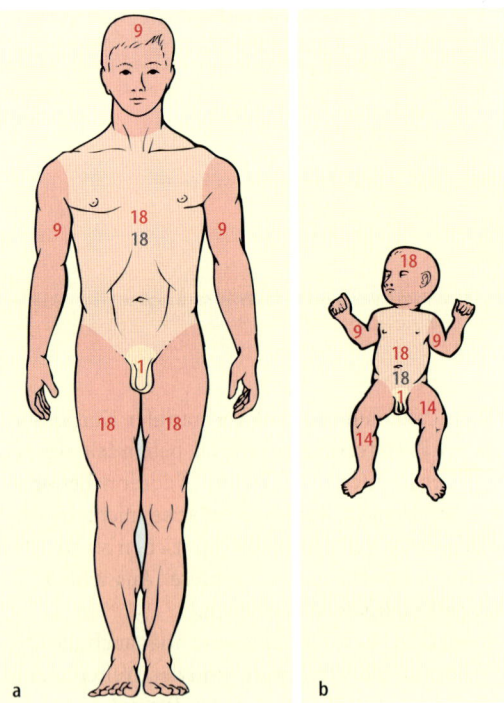

▣ Abb. 37.6a,b. **Schema zur Beurteilung der Verbrennungsausdehnung (Neunerregel): a beim Erwachsenen, b beim Kleinkind**

chen der Feuerwehr) und CO-Messung in der Ausatemluft des Patienten (»breath analyzer«).

- Durch den Verbrennungsschock wird die den ganzen Organismus erfassende **Verbrennungskrankheit** ausgelöst. Sie bleibt über Tage bis Wochen bestehen und kann noch lange nach dem Unfallereignis lebensbedrohliche Krisen auslösen. Die Schwere der Verbrennungskrankheit wird in den ersten Stunden und Tagen vom Zeitpunkt und der Qualität der Erstversorgung entscheidend mitbestimmt.
- Wichtig ist die kritische Beurteilung pulsoxymetrischer Sättigungswerte bei allen Verbrennungspatienten, bei denen eine Rauchinhalation mit Kohlenmonoxid- (CO-)Beteiligung vorliegen könnte! Es muss berücksichtigt werden, dass die **gemessene** funktionelle Sättigung höher ist als der echte Anteil an Oxyhämoglobin, denn CO-Hämoglobin wird vom Pulsoxymeter miterfasst, d. h. es wird ein falsch-hoher Wert ermittelt. Daher muss unter solchen Umständen auch bei scheinbar normalen Sättigungswerten Sauerstoff verabreicht und ggf. beatmet werden.
- Bei der Lokaltherapie mit Leitungswasser ist bei mehr als 30%iger Verbrennung der Körperoberfläche Zurückhaltung angezeigt, um eine Unterkühlung zu vermeiden.
- Generell korreliert eine **Erniedrigung der Körperkerntemperatur** bei Verbrennungsopfern direkt mit einer **Prognoseverschlechterung**!

➕ **Praxistipp**

Faustregeln für die frühe Infusionstherapie bei Verbrennungen:
- **Erwachsene: bei 40% und mehr verbrannter Körperoberfläche 1000 ml Ringer-Laktat in der 1. Stunde,**
- **Kinder: 20–40 ml/kgKG Ringer-Laktat in der 1. Stunde.**

37.6   Strahlenunfall

Mit der zunehmenden Verbreitung radioaktiver Stoffe und ihrer ionisierenden Strahlen in technischen Anlagen, in Medizin, Industrie und Forschung ist – trotz hoher Sicherheitsauflagen – auch das Risiko eines Strahlenunfalls größer geworden (◘ Abb. 37.7).

Bei kleineren Strahlenunfällen bleiben die radiologischen Folgen meist gering, werden typischerweise aber

– wegen eines erheblichen Defizits an sachlichem Grundwissen – in ihrer Wirkung überschätzt.

Strahlenunfälle sind für Betroffene und Helfer grundsätzlich gefährlich, wenn sie nicht als solche erkannt werden, da sich ionisierende Strahlen der menschlichen Sinneswahrnehmung entziehen.

Terminologie

Ein Ereignisablauf, der bei Betroffenen eine 50 mSv übersteigende Strahlenexposition zur Folge hat, gilt als Strahlenunfall.

Physikalische Grundlagen

Bei ionisierenden Stahlen (▶ Kap. 9.1.6) unterscheidet man:
- **Alphastrahlen:** positiv geladene Heliumkernc mit einer Reichweite im Zentimeterbereich (Polonium!),
- **Betastrahlen:** Elektronen ebenfalls mit einer Reichweite im Zentimeterbereich,
- **Gammastahlen:** energiereiche elektromagnetische Stahlen mit einem starken Durchdringungsvermögen,
- **Neutronenstahlen:** verursachen bei verschiedenen Stahlen künstliche Aktivität.

Biologische Wirkung ionisierender Strahlung

Die direkte Wirkung ionisierender Strahlung beruht auf der Zerstörung von Atomen und Molekülen und der damit verbundenen Freisetzung von Ionen (daher der Name) und Radikalen (▶ Kap. 9). Dadurch können Zellen im Organismus geschädigt werden oder absterben. Da es im Körper jedoch einen Reparaturmechanismus gibt und dauernd Zellen erneuert werden, hängt es von der Dosis ab, ob die Bestrahlung zu einem Schaden führt.

Nur bei hohen Dosen – etwa ab 0,5 Sv – treten akute Schäden kurze Zeit (nach einigen Minuten bei sehr hohen Dosen, spätestens nach etwa 30 Tagen) nach der Be-

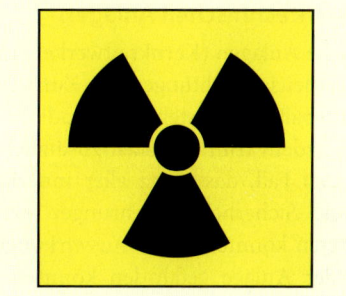

◘ Abb. 37.7. **Universelles Zeichen für ionisierende Strahlen**

strahlung auf, während für niedrige Dosen nur eine Wahrscheinlichkeit angegeben werden kann, dass später (bis zu Jahrzehnten nach der Bestrahlung) daraus eine Schädigung resultiert; daher spricht man hier von latenten, d. h. versteckten, Schäden.

Typische Unfälle
Medizin und Forschung

- Teilkörperbestrahlungen durch Röntgenstrahlen bei fokussiertem Strahl oder durch Quellen in geringem Abstand; hierbei können Organdosen auftreten, die zu akuten Schäden führen.
- Ganzkörperbestrahlungen durch Quellen in großem Abstand oder durch Beschleuniger (γ- oder Neutronenbestrahlung); akute Strahlenschäden sind dabei unwahrscheinlich.
- Kontamination durch Radionuklide, evtl. auch deren Inkorporation über Inhalation oder Wunden, z. B. durch zerbrochene Gefäße im Labor.

Industrie und Technik

In Industrie und Technik ereignen sich ähnliche Unfälle, wobei z. B. die hohen Dosisleistungen bei Geräten zur Durchstrahlungsprüfung auch zu Organdosen mit akuten Schäden führen können.

Transport

Beim Transport sind bisher aufgrund der strengen Vorschriften zu Verpackung und Handhabung (GGVS, GGVE etc.) trotz mehrerer Unfälle keine schweren radiologischen Auswirkungen beobachtet worden; da aber am Unfallort meist kein Strahlenschutzbeauftragter bzw. keine fachkundige Person verfügbar ist und meist Polizei, Rettungsdienst oder Feuerwehr die ersten Maßnahmen ergreifen müssen, kann es dabei zu nichtangemessenen Reaktionen kommen.

Unfälle in kerntechnischen Anlagen

Kerntechnische Anlagen (Kernkraftwerke) sind mit zahlreichen Sicherheitseinrichtungen zur Zurückhaltung der bei der Kernspaltung entstehenden radioaktiven Stoffe versehen. Trotzdem trifft der Staat zusätzliche Vorbereitungen für den Fall, dass trotz aller innerbetrieblichen Vorsorge- und Sicherheitsvorkehrungen ein Schadenereignis eintreten könnte, dessen Auswirkungen auch die Umgebung der Anlage gefährden könnten (»Rahmenempfehlungen für den Katastrophenschutz in der Umgebung kerntechnischer Anlagen«).

Terrorattacken

Die tödliche Poloniumvergiftung eines russischen Agenten in London (November 2006) lässt erkennen, dass die Gefahr terroristischer Attacken mit radioaktiven Stoffen zunimmt.

Pathophysiologie

Mit der Freisetzung radioaktiver Stoffe sind folgende Gefahren verbunden (◘ Abb. 37.8).

- Bestrahlung:
  Der Patient wird von Strahlung getroffen, ohne selbst zu strahlen.
- Kontamination:
  Strahlende Partikel haften an Kleidung und/oder an der Körperoberfläche; Patient kann strahlen.
- Inkorporation:
  Aufnahme radioaktiver Stoffe durch Einatmen oder Verzehr kontaminierter Nahrung; in der Regel gilt: Patient kann strahlen.
- Komplizierter Strahlenunfall:
  Zusätzlich zur möglichen Strahlenexposition sind konventionelle Verletzungen entstanden (deren Behandlung wegen einer evtl. Kontamination aber nicht unterbleiben darf).

Akute Schäden

- Unterhalb einer Schwelle von etwa 0,5 Sv treten keine akuten Schäden auf.
- Bei Dosen von 0,5–1 Sv zeigen sich bei den Betroffenen Übelkeit und Benommenheit (»Röntgenkater«), die nach einigen Tagen jedoch wieder verschwinden.
- Bei noch höheren Belastungen werden die Verdauungsorgane und das blutbildende Knochenmark geschädigt sowie das Immunsystem geschwächt, sodass eine stationäre Behandlung notwendig wird.
- Bei Ganzkörperdosen über 3 Sv treten schon vereinzelt Todesfälle auf; bei Dosen über 6 Sv besteht Lebensgefahr, und nur die Betreuung auf einer Intensivstation bietet die Aussicht auf Genesung.

Latente Schäden

Latente Schäden treten spät und stochastisch, d. h. statistisch verteilt, auf. Sie erhöhen das Krebsrisiko der bestrahlten Person (man bezeichnet dies auch als somatischen Schaden) und können zu Erbschäden der Nachkommen (genetische Schäden) führen. Beide Schäden treten jedoch auch spontan, d. h. ohne den Einfluss ionisierender Strahlung auf, sodass der durch Strahlung bedingte

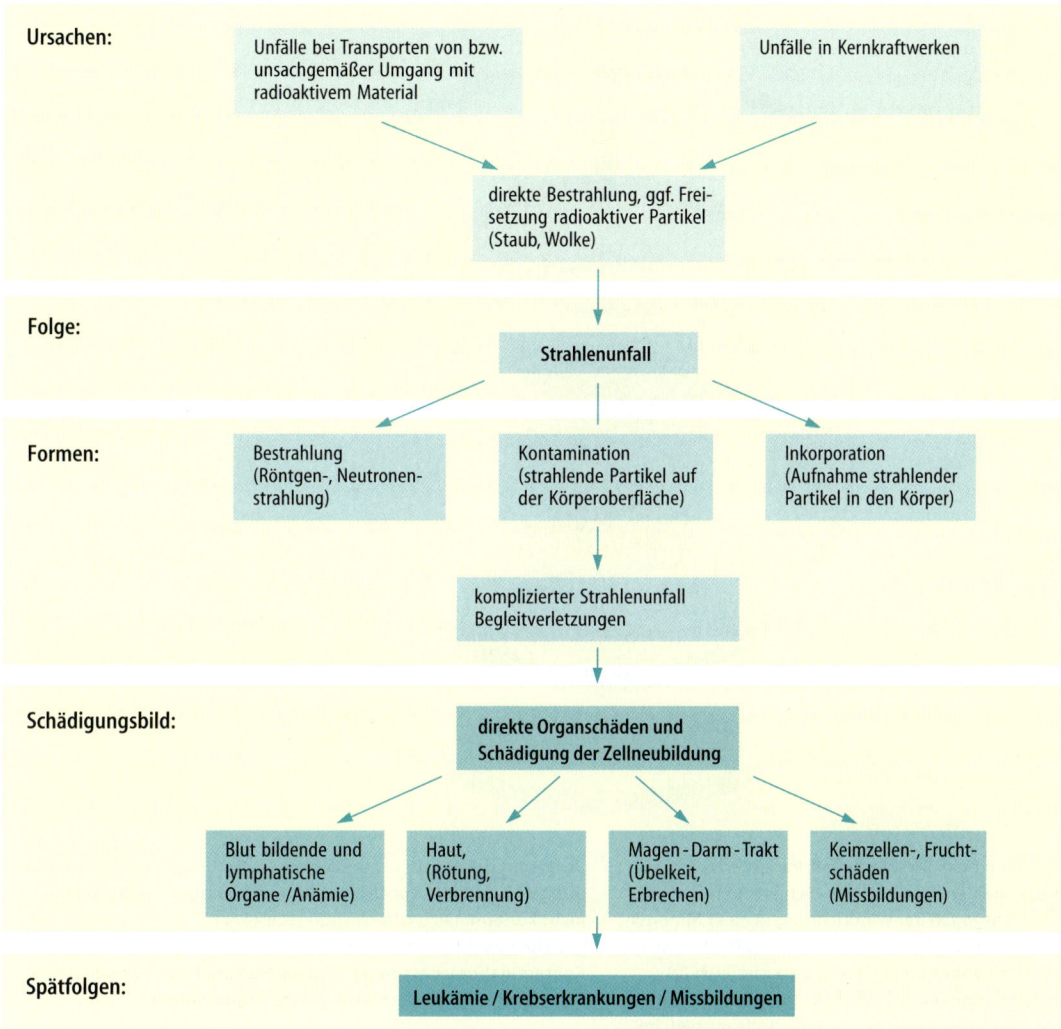

Ursachen:

Unfälle bei Transporten von bzw. unsachgemäßer Umgang mit radioaktivem Material

Unfälle in Kernkraftwerken

direkte Bestrahlung, ggf. Freisetzung radioaktiver Partikel (Staub, Wolke)

Folge:

Strahlenunfall

Formen:

Bestrahlung (Röntgen-, Neutronenstrahlung)

Kontamination (strahlende Partikel auf der Körperoberfläche)

Inkorporation (Aufnahme strahlender Partikel in den Körper)

komplizierter Strahlenunfall Begleitverletzungen

Schädigungsbild:

direkte Organschäden und Schädigung der Zellneubildung

Blut bildende und lymphatische Organe /Anämie)

Haut, (Rötung, Verbrennung)

Magen - Darm - Trakt (Übelkeit, Erbrechen)

Keimzellen-, Fruchtschäden (Missbildungen)

Spätfolgen:

Leukämie / Krebserkrankungen / Missbildungen

◼ Abb. 37.8. **Strahlenunfall**

Anteil und damit die jeweiligen Risikofaktoren schwer abzuschätzen sind.

Nach Bewertung der Internationalen Strahlenschutzkommission beträgt das Risiko für eine Krebserkrankung mit tödlichem Ausgang bei Bestrahlung mit 1000 mSv durchschnittlich 5% (nur Erwachsene betrachtet: 4%); das Risiko erblicher Schäden beträgt bei gleicher Dosis etwa 1,3%. Ein lebensrettender Einsatz, bei dem z.B. ein Feuerwehrmann eine Dosis von 250 mSv erhalten darf, vergrößert sein Krebsrisiko von der spontanen Rate von etwa 24% um einen Prozentpunkt (0,25×4%=1%) auf 25%.

Einsatztaktische Grundregeln

> In Deutschland gilt generell, dass sich das Personal des Rettungsdienstes nicht in die Zone akuter Gefährdung begibt; es verfügt nicht über die dazu notwendige persönliche Schutzausrüstung und ist nicht dafür ausgebildet.

Verunfallte Personen werden von der Feuerwehr aus dem Gefahrenbereich gerettet und an dessen Grenze an den Rettungsdienst übergeben, der die weitere Versorgung übernimmt (◼ Abb. 37.9).

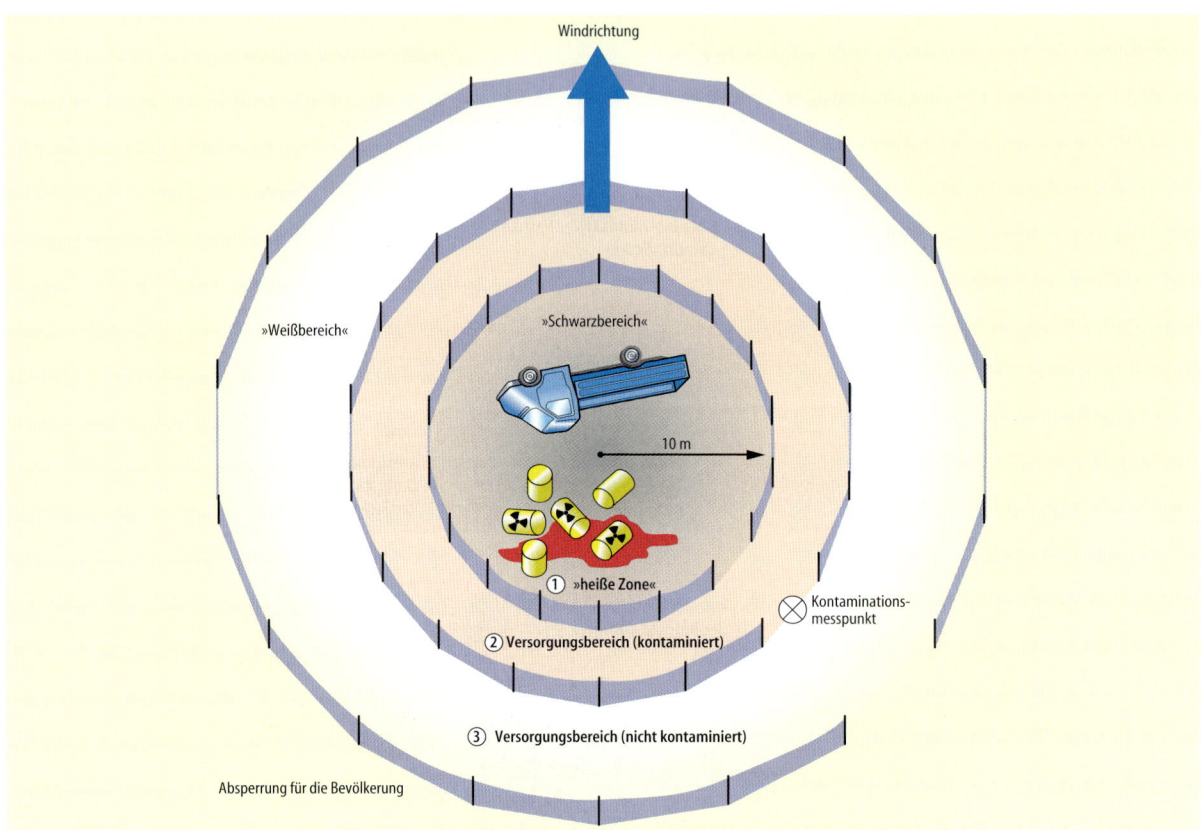

◨ Abb. 37.9. **Sperrzonen beim Strahlenunfall: Patienten müssen unverzüglich aus der »heißen« Zone (1) des »Schwarzbereichs« herausgeholt und dann entgegen der Windrichtung in einer Mindestdistanz von 10 m gelagert werden. In den weniger gefährlichen, aber dennoch evtl. strahlenbelasteten Versorgungsbereich (2) sollten sich – nur wenn dringend erforderlich – möglichst wenige Personen begeben. Alle kontaminierten Gegenstände müssen im Versorgungsbereich (2) zurückbleiben. Rettungsfahrzeuge und die übrige nicht direkt vor Ort benötigte Ausstattung sollten in dem nicht kontaminierten Versorgungsbereich (3) »Weißbereich« vorgehalten werden. An der Übergangsstelle von Bereich 2 nach 3, am Kontaminationsmesspunkt, müssen Personen und Gegenstände einer Kontaminationsmessung unterzogen werden**

Die Feuerwehr handelt dabei aufgrund spezieller Vorschriften zum Strahlenschutz. Die Polizei, die – anders als die Feuerwehr – auch geplante Einsätze in Verbindung mit radioaktiven Stoffen durchführt, richtet sich dabei nach einem entsprechenden Polizeileitfaden. In diesen Vorschriften sind die Anforderungen zur Sicherstellung des Strahlenschutzes auch in Unfallsituationen festgelegt, grundsätzlich gilt:

❯ **Maßnahmen zur Rettung von Menschenleben sind notfalls ohne Schutzausrüstung durchzuführen!**

Provisorische Schutzmaßnahmen wie die Verwendung von Einweghandschuhen (aus dem Fahrzeugverbandkasten) und Atemfiltern, sofern verfügbar, können dabei vor Kontamination und Inkorporation schützen.

Bei der Übergabe der Verletzten an den Rettungsdienst ist dieser auf die evtl. mögliche oder schon gemessene Kontamination hinzuweisen. Das Personal des Rettungsdienstes und des Krankenhauses darf die Hilfeleistung für kontaminierte Verletzte nicht verweigern: Strafrechtlich könnte dies ein Unterlassungsdelikt sein. Wenn ein Verletzter aufgrund der verweigerten Hilfe stirbt, kann dies als Tötung durch Unterlassen strafrechtlich verfolgt werden. Personal des Rettungsdienstes, Ärzte und deren

Hilfspersonal haben hier eine Rechtspflicht zum Handeln.

Dies umso mehr, als von kontaminierten Verletzten keine Gefahr für das behandelnde Personal ausgeht: alle Maßnahmen, die heute im Gesundheitsbereich zur Verhinderung einer Aids-Ansteckung getroffen werden, verringern die Gefahr einer Sekundärkontamination und verhindern eine Inkorporation radioaktiver Stoffe. Außerdem kann die von einem kontaminierten Verletzten ausgehende γ-Strahlung zu keiner relevanten Dosis bei den Helfern führen, wie die folgende Abschätzung zeigt.

In 1 m Abstand von einer mit 1 kBq/cm² mit Spaltprodukten kontaminierten Person beträgt die Dosisleistung etwa 1 μSv/h.

Die Abschätzung wurde für ein typisches Spaltproduktgemisch durchgeführt, kann als grobe Näherung aber auch für andere β-/γ-Strahlen verwendet werden. Dabei wird davon ausgegangen, dass die gesamte Körperoberfläche kontaminiert ist; eine grobe Dekontamination durch Entfernen der Kleidung kann diesen Wert reduzieren. Grundsätzlich aber gilt:

> **Konventionelle medizinische Hilfe hat Vorrang vor Dekontaminationsmaßnahmen!**

Diese Kontamination führt auch bei dem Betroffenen selbst nur zu Dosen, deren Folgen im Vergleich zu denen aus Verletzungen gering bleiben. Da diese Zusammenhänge und Dosisabschätzungen allgemein zu wenig bekannt sind, kommt es häufig bei Unfällen in Verbindung mit radioaktiven Stoffen zu nichtangemessenen Reaktionen, und häufig werden Rettungsmaßnahmen aus übertriebener Furcht vor ionisierenden Strahlen nicht so effektiv durchgeführt wie bei konventionellen Unfällen.

Effektiver Ablauf von Rettungsmaßnahmen

Unter optimalen Bedingungen sollte ein Rettungseinsatz wie folgt ablaufen:

Bei einem Brand oder Unfall bei einem Genehmigungsinhaber, d. h. in einer stationären Anlage, sollte der Notruf schon mit dem Hinweis erfolgen: »radioaktive Stoffe betroffen«. Aus Schadenabwehrplanungen der Betriebe mit den zuständigen Stellen kennt die Feuerwehr die spezifischen örtlichen Bedingungen und die Einstufung nach Feuerwehrgefahrengruppen. Bei einem Verkehrsunfall mit Beteiligung radioaktiver Stoffe sollte der entsprechende Hinweis von der Polizei gegeben werden, die über die Kennzeichnung (orangefarbige Warntafel)

und den Gefahrzettel die notwendigen Informationen entnimmt.

Die Feuerwehr übernimmt neben ihren sonst üblichen Aufgaben die Rettung von Personen aus dem Gefahrenbereich sowie die Messung von Dosisleistung und eventueller Kontamination. Der Rettungsdienst übernimmt die Verletzten am Rand des Gefahrenbereichs (● Abb. 37.9) und sorgt für den Transport in ein Krankenhaus; dieses wird möglichst vorab über die evtl. Kontamination der Verletzten informiert.

Die zuständige Fachbehörde (Gewerbeaufsicht, Landesamt für Umweltschutz o. Ä.) übernimmt die Brand- oder Unfallstelle nach dem Einsatz und entscheidet über evtl. notwendige Dekontaminationsmaßnahmen; die Unfallstelle darf nur von der Fachbehörde freigegeben werden.

Therapie

Die Behandlung von Begleitverletzungen oder Erkrankungen verstrahlter Personen entspricht im Übrigen den allgemeingültigen präklinischen Versorgungsprinzipien.

Besondere Hinweise

— **Poloniumvergiftung**
 Polonium, ein sehr seltenes (~100 g weltweit) silbriggraues, an der Luft leicht verdampfendes Metall sendet nur über eine kurze Wegstrecke im Zentimeterbereich **Alphastrahlung** aus.
 Die menschliche Haut blockiert Alphastrahlung.
 Wird Polonium inhaliert, geschluckt oder über offene Wunden in den Körper eingebracht, ist es extrem gefährlich, weil es sich im gesamten Körper verteilt und die Zellstrukturen, Zellkerne, die DAN schädigt und letztlich abtötet. Kleine Mengen in Mikrogramm oder Bq führen unausweichlich zum Tod.
 Speicherung: Leber, Milz, Niere.
 Biologische Halbwertszeit: Ca. 50 Tage.
 Nachweis: In Blut und Urin.
 Gefährdung des Rettungspersonals: wegen der geringen Reichweite der Alphastrahlung zu vernachlässigen.
— Nach einem Spezialtransport kann das Fahrzeug erst nach Freimessung durch die Aufsichtsbehörde oder eine andere autorisierte Stelle wieder in seiner regulären Funktion eingesetzt werden.
— Bei der nach Strahlenunfällen aus vielfältigen Gründen notwendig werdenden **Einsatznachbesprechung muss** auch durch physikalische Hinweise, Of-

fenlegung von Messergebnissen und Angeboten zur (Nach)untersuchung des Rettungsteams dem Entstehen diffuser, z. T. überzogener Ängste vorgebeugt werden.

Für die wissenschaftliche Beratung beim Thema »Strahlenunfall« danken wir Herrn Dr. Miska im Ministerium des Inneren und für Sport des Landes Rheinland-Pfalz.

37.7   Verletzungen durch Sarin

Nach der Sarin-Attacke in der U-Bahn von Tokio im Jahre 1995 befürchten Terrorexperten Kontinente und Ländergrenzen überschreitend neue Anschläge, bei denen mit einer kleinen Giftmenge eine große Zahl von Menschen verletzt oder getötet werden könnten. Sarin gehört zu der Gruppe der Nervenkampfstoffe, denen unter anderem Tabun und Soman zuzurechnen sind.

Terminologie

Sarin ist ein kodierter Begriff, der auf die Forscher zurückgeht, die im Rahmen der Pflanzenschutzmittelforschung diese Substanz aus der Gruppe der phosphororganischen Verbindungen entdeckten.

Pathopysiologie

Sarin ist eine klare farblose Flüssigkeit, die bei normaler Außentemperatur in die Gasphase übertritt (◘ Abb. 37.10).

Phosphororganische Verbindungen (◘ Kap. 36.8 Alkylphophatvergiftung) hemmen die Aktivität der Azetylcholinesterase. Alkylphosphate greifen als Cholinesterasehemmer in das Zusammenspiel der Wirksubstanzen des vegetativen Nervensystems ein. Es kommt dadurch zu einer Vergiftung mit Azetylcholin, der Überträgersubstanz des Parasympathikus (cholinerge Überstimulation). Die Wirkungen sind weitgehend als Folgen einer Übererregung des Parasympathikus und als Störungen an der motorischen Endplatte zu verstehen. Das Gift ist besonders gefährlich, da es über den Magen-Darm-Trakt, als Flüssigkeit über die Haut und über die Lungen aufgenommen werden kann (Hauptanflutung über die Lunge).

> ❯ Dämpfe sind schwerer als Luft, eine Eigenschaft, die beim Einsatz von Gasspürgeräten und bei Rettungsmaßnahmen zu berücksichtigen ist (höhere Konzentrationen in Bodenhöhe bzw. tiefer liegenden Räumen).

Phosphororganische Verbindungen werden in der Insekten- und Ungezieferbekämpfung eingesetzt. Gelager-

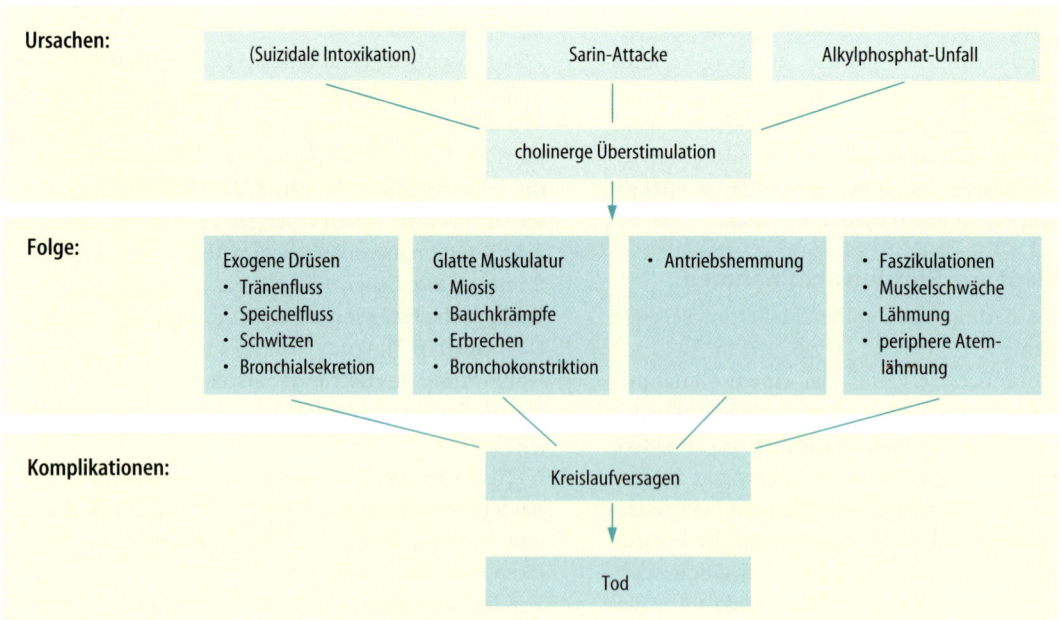

◘ Abb. 37.10. **Nervenkampfstoffverletzungen durch Sarin**

te Flüssigkeiten gehen bei normalen Temperaturen in die Gasphase über (Nervengas).

Symptomatik

Die Symptome entsprechen denen der Alkylphosphatvergiftung (▶ Kap. 36.8):

- Miosis
- Erbrechen
- Bauchkrämpfe
- Speichelfluss
- Schwitzen
- Bronchokonstriktion
- Motorische Störungen der (Atem)muskulatur
- Bradykardie
- Hypotonie
- Krämpfe
- Bewusstlosigkeit
- Atem- und Kreislaufstillstand

Therapie

Die angemessene Behandlung Nervenkampfstoffverletzter setzt die unverzügliche Identifikation der verwendeten Substanzen voraus.

❯ **Alarmierung der Schwerpunktfeuerwehr zum Einsatz umluftunabhängigen Atemschutzes, geeigneter Schutzanzüge, zur Identifikation des Schadstoffs und zur Dekontamination.**

Therapie: Verletzungen durch Sarin

1. Erste Hilfe
   - **Unter Selbstschutzgesichtspunkten vor Dekontamination nicht möglich!**
2. Sofortmaßnahmen des Rettungspersonals und notärztliche Therapie in Schutzanzügen!
   - Dekontamination
   - Ggf. gleichzeitig lebensrettende Maßnahmen
   - Beatmung, Intubation
   - Venöser Zugang
   - Atropininjektion
   - Obidoximgabe
   - Ggf. Sedierung mit Benzodiazepinen
   - Ggf. Atropinaugentropfen

Besondere Hinweise

- Weitere Nervenkampfstoffe sind u. a. Tabun und Soman. Sie alle stellen –trotz internationaler Sperrverträge – bereits in vergleichsweise kleinen Mengen bei niedrigen Herstellungskosten durch Terrorismus eine potenzielle Gefahr für eine große Zahl von Menschen dar.
- In der Bundesrepublik stehen »**ABC-Erkundungskraftwagen** mit umfangreichem diagnostischen Messinstrumentarium« zur Verfügung. Bei größeren Schadenereignissen kann ggf. auf die Möglichkeiten der Bundeswehr zurückgegriffen werden.

37.8   Verletzungen durch Senfgas

Gelegentlich kommt es heute noch bei Funden oder bei der Bergung von Munitionsrestbeständen (Ostsee) zu Verletzungen mit Hautkampfstoffen aus dem 1. und 2. Weltkrieg.

Nach 1980 wurden Hautkampfstoffe vom Senfgas-Typ militärisch im Irak-Iran-Krieg eingesetzt.

❶ **Es gibt Befürchtungen, dass Terroristen Hautkampfstoffe bei Anschlägen verwenden könnten.**

Terminologie

Senfgas erhielt diesen Namen wegen seines senf-/knoblauchartigen Geruchs. Es wird auch **Schwefellost** bezeichnet. Der Begriff Lost geht auf zwei mit der Erforschung befasste Chemiker zurück. Ein eng verwandter Kampfstoff ist Stickstofflost.

Pathophysiologie

Senfgas und verwandte Hautkampfstoffe verursachen nach Exposition verzögert, z. T. erst mit einer Latenzzeit von Stunden verbrennungsähnliche Schäden an Haut- und Schleimhäuten. Es dringt sehr schnell durch Haut- und Schleimhäute (lipohil) und schädigt die DNS der betroffenen Zellen (▶ Abb. 37.11). Daher lassen sich Gewebeschäden nur durch eine Dekontamination innerhalb weniger Minuten abfangen.

Senfgas ist eine ölige, gelbliche Flüssigkeit, kann aber auch in der Gas- oder Dampfphase vorliegen.

❶ **Der Gefrierpunkt liegt bei ca. 14°C, oberhalb dieser Temperatur kann Senfgas aus niedrigfliegenden Fluggeräten versprüht werden.**

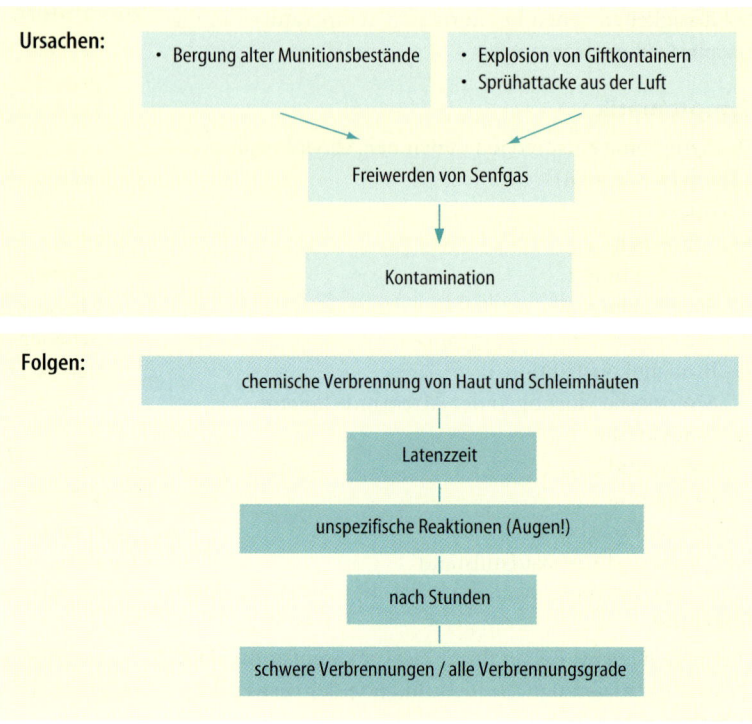

🔴 Abb. 37.11. **Hautkampfstoffverletzungen durch Senfgas**

Die Dämpfe sind schwerer als Luft, eine Eigenschaft, die beim Einsatz von Gasspürgeräten und bei Rettungsmaßnahmen zu berücksichtigen ist (höhere Konzentrationen in Bodenhöhe bzw. tiefer liegenden Räumen).

▶ **Eine besonders heimtückische Eigenschaft der Hautkampfstoffe vom Senfgas-Typ besteht darin, dass sich – neben den ersten, primär unspezifischen Reaktionen an den Augen – die schweren Hautschäden erst nach Stunden bemerkbar machen und sich dann nicht mehr verhindern lassen.**

Symptomatik

Nach fehlender oder schwacher Wahrnehmung einer Exposition zeigen sich folgende Schädigungen:
- Auge (**unmittelbar**)
  - Bindehautreizung
  - Fremdkörpergefühl
  - Schmerzen, später Ödeme
  - Lidkrampf
- Haut (**nach Stunden**)
  - Unspezifische Rötung
  - Hautbrennen

- Hautblasen, besonders in feuchten Körperregionen mit engen Kleidungsstücken (Achselhöhlen, Genitalregion, Brustkorb)
- Atemwege (**nach Stunden**)
  - Heiserkeit, Schnupfen
  - Tracheitis, Bronchitis
  - Schwerer Husten
  - Atemnot

Therapie: Verletzungen durch Senfgas

- Entfernung von der Senfgasquelle
- Sofortige Unterbrechung des Senfgaskontaktes
- Entfernung aller Kleindungsstücke
- Bei Dekontaminationsmaßnahmen bedenken, dass Wasser in kleinen Mengen Giftwirkung beschleunigt, stattdessen Hautwaschung mit **0,5% Hypochlorid**
- Augenspülung mit Ringer-Laktat-Lösung
- Symptomatische Behandlung der Haut- und Schleimhautschäden

37

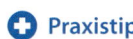 **Praxistipp**

Eigenschutz: Für Senfgas undurchlässige Schutzanzüge!

Besondere Hinweis

Senfgasverletzte bedürfen aufwendiger Behandlung in Verbrennungszentren, sie leiden danach an langjährigen Spätschäden.

37.9 Erkrankungen durch Milzbranderreger

Eine bedrohliche Vielzahl von Mikroorganismen und Giften können bei Unfällen, Terroranschlägen und in Kriegen bei einer großen Zahl Betroffener schwere, z. T. tödliche Erkrankungen auslösen. Bei dieser Vielzahl möglicher Erreger, denen unter anderem auch Pestbakterien und Pockenviren zuzurechnen sind, sollen für den Milzbranderreger die generellen Probleme und erforderliche Bewältigungskonzepte in Grundzügen dargestellt werden.

Bei einem Laborunfall in Sverdlovsk (Russland) 1979 entwich ein Aerosol mit Milzbrandsporen. Es kam zu über 80 Erkrankungen in der Bevölkerung mit überwiegend tödlichem Verlauf. 2001 wurden in Amerika Milzbranderkrankungen durch mit Anthraxsporen kontaminierte Postsendungen ausgelöst. Zuvor kannte man den Milzbrand nur als Berufserkrankung bei Landwirten und in der Tierverarbeitung Tätigen.

Terminologie

Biologische Kampfstoffe. Sind für kriegerische oder terroristische Zwecke produzierte Mikroorganismen oder Gifte, die nach ihrer gezielten Ausbringung Menschen durch Erkrankungen vorübergehend, z. T. dauerhaft schädigen oder töten sollen.

Anthrax. Milzbrand (Synonym von Anthrax) ist eine durch den **Bacillus anthracis** ausgelöste, natürlicherweise von Wirbeltieren auf den Menschen übertragbare Krankheit. Anthraxsporen (Sporen: Vermehrungs- und Dauerformen bei Mikroorganismen) (▶ Kap. 8.2) sind außerordentlich widerstandsfähig, sie bleiben eingetrocknet Jahrzehnte lang funktionsfähig.

Pathophysiologie

Nach direktem Kontakt mit sporenbehafteten Tierprodukten, Häuten, Fellen, Haaren, Knochen und Fleisch, mit Hautverletzungen, Inhalation von Sporen oder dem Ge-

nuss von Fleisch erkrankter Tiere, können sich mit einer zeitlichen Latenz von 1–6 Tagen (gelegentlich viel später) Krankheitserscheinungen manifestieren (◘ Abb. 37.12).

Penicillin G tötet die Erreger innerhalb von Stunden.

❯ **Für Terrorattacken fürchtet man die Ausbringung von Aerosolen oder Stäuben (Briefe mit »weißem Pulver«).**

Nach primär uncharakteristischer Symptomatik werden 3 unterschiedliche Krankheitsformen erkennbar.
- **Hautmilzbrand:** Eintrittspforten sind Schrunden und banale Verletzungen; es entwickeln sich mit schwärzlichem Schorf bedeckte Geschwüre.
- **Lungenmilzbrand:** Inhalation sporenhaltiger Stäube oder Aerosole; es kommt zu Schüttelfrost, hohem Fieber, blutigem Auswurf und Pneumonie.
- **Darmmilzbrand:** Sporenaufnahme durch ungenügend gekochtes Fleisch, Aufnahme »verseuchter« Nahrung; Durchfälle, blutiger Stuhl.

Bei allen Erkrankungsformen droht – unbehandelt – die Erregeraussaat in die Blutbahn, die Milzsepsis mit hoher Mortalität.

Symptomatik

Einzelfallerkrankung werden in der Regel über Anamnese und klassische Symptomatik erkannt und unter klinischen Bedingungen direkt gezielt antibiotisch behandelt.
- Unspezifische, grippeähnliche Symptome (Krankheitsbeginn)
  - Kopfschmerzen
  - Fieber
  - Gliederschmerzen
- Hautmilzbrand
  - Rasch größer werdende Papeln entwickeln sich zu anfangs nichtschmerzhaften, mit schwarzem Schorf bedeckten Geschwüren
- Darmmilzbrand
  - Durchfälle
  - Blutige Stühle
- Schwerer septischer Schock (im späteren Krankheitsverlauf)

❯ **Bei Anzeichen für eine durch einen Störfall oder durch einen Terrorakt beabsichtigte Freisetzung von Stäuben oder Aerosolen als Trägersubstanz von Milzbrandsporen oder anderen (biologischen) Kampfstoffen sind spezifische Maßnahmen auszulösen!**

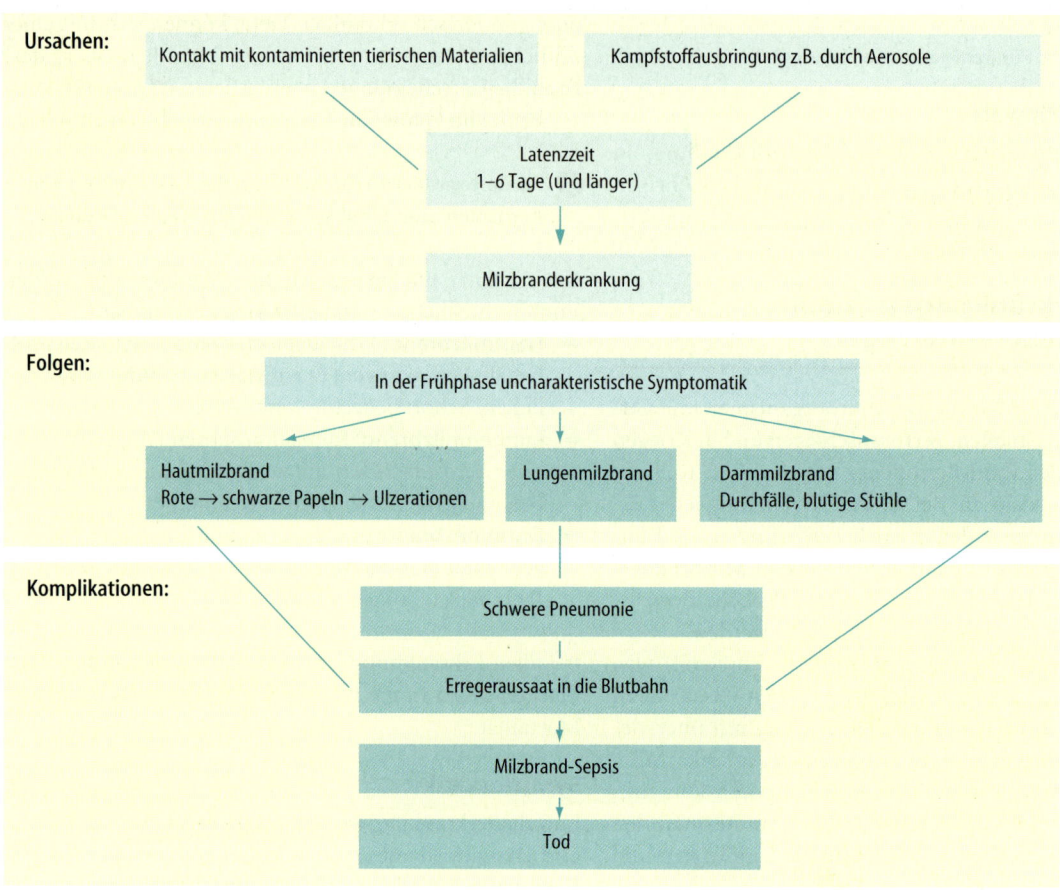

Ursachen:

Kontakt mit kontaminierten tierischen Materialien

Kampfstoffausbringung z.B. durch Aerosole

Latenzzeit
1–6 Tage (und länger)

Milzbranderkrankung

Folgen:

In der Frühphase uncharakteristische Symptomatik

Hautmilzbrand
Rote → schwarze Papeln → Ulzerationen

Lungenmilzbrand

Darmmilzbrand
Durchfälle, blutige Stühle

Komplikationen:

Schwere Pneumonie

Erregeraussaat in die Blutbahn

Milzbrand-Sepsis

Tod

◼ Abb. 37.12. **Biologische Kampfstofferkrankungen am Beispiel Anthrax**

Therapie: Milzbranderkrankung

- Information der Gesundheitsbehörden → Kompetenz- und Behandlungszentren für seuchenhygienisches Management
- Bei Einzelfallsymptomatik → Klinikeinweisung
- Bei Verdacht auf Störfall/Anschlag → Dekontamination:
  - Vor Ort (meteorologische und geographische Gegebenheiten!)?
  - Im häuslichen Bereich mögliche Betroffene nach primär unerkannter Exposition
  - Vor klinischen Einrichtungen: Dekontaminationsstraße der Fachkräfte
  - In klinischen Dekontaminationseinrichtungen ausgewiesener Krankenhäuser

Besondere Hinweise

- Zur Durchführung der Dekontamination stehen bei ausgewählten Feuerwehren Einsatzfahrzeuge »Dekontaminations-LKW P« zur Verfügung.
- Das Übertragungsrisiko von Mensch zu Mensch ist bei Milzbrand im Gegensatz zu anderen biologischen Kampfstoffen wie Pest und Pocken relativ gering.

37

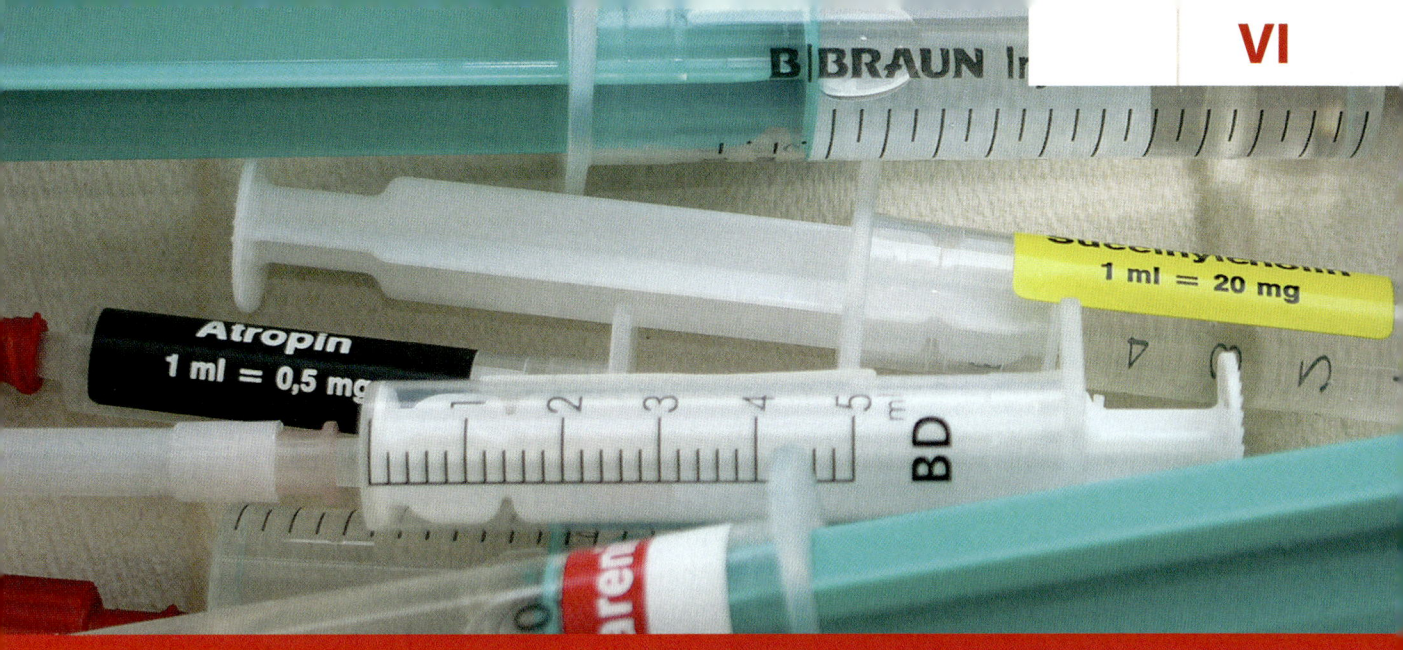

Medikamentöse Therapie

Einführung in die Pharmakologie

Das griechische Wort **Pharmakon** bedeutet Arzneimittel. **Pharmakologie** ist die Lehre von den Wechselwirkungen zwischen Arzneimitteln und dem Organismus. Die beiden wichtigsten Bereiche der Pharmakologie sind **Pharmakokinetik** und **Pharmakodynamik**.

Lernziele

Rettungsassistent und Rettungssanitäter sollen
- die wichtigsten für die Notfalltherapie relevanten Begriffe erklären,
- in Grundzügen die Anwendungsformen von Arzneimitteln beschreiben,
- detailliert die einzelnen Schritte bei der Vorbereitung von Injektionslösungen aufzählen,
- Sicherheitsregeln beim Umgang mit Injektionslösungen benennen,
- Funktionsprinzip und Einstellparameter von Infusionspumpen und Infusionssptitzenpumpen erklären können.

Rettungsassistenten sollen darüber hinaus
- einzelne, Pharmakokinetik und Pharmakodynamik beeinflussende Faktoren aufzählen und erläutern können.

38.1   Wichtige Begriffe

Pharmakokinetik. Die Pharmakokinetik befasst sich mit der Resorption, der Verteilung, den Konzentrationsänderungen, dem Metabolismus und der Ausscheidung von Arzneimitteln (s. unten).

Pharmakodynamik. Die Pharmakodynamik ist die Lehre von den Arzneimittelwirkungen am Wirkort und deren Folgen für den Organismus (s. unten).

Medikament/Arzneimittel. Substanz, die zur Verhütung, Heilung oder Linderung von Krankheiten und Beschwerden geeignet ist.

Indikation. Erkrankungen, Störungen der Vitalfunktionen Verletzungen, bei denen die Verabreichung der jeweiligen Medikamente und/oder die Durchführung anderer medizinischer Maßnahmen erforderlich ist.

Kontraindikation. Erkrankungen, Störungen der Vitalfunktionen Verletzungen, bei denen die Verabreichung der jeweiligen Medikamente und/oder die Durchführung bestimmter medizinischer Maßnahmen nichtsinnvoll oder sogar schädlich ist.

Wirkung. Biophysikalische und/oder biochemische Vorgänge, die dem jeweils erwünschten Wirkungs- bzw. Heilungsvorgang zugrunde liegen.

Nebenwirkung. Bei den nicht erwünschten Wirkungen nach der Zufuhr von Medikamenten lassen sich unterscheiden:
- substanztypische Wirkungen an nicht erkrankten Organsystemen,
- individuelle Überempfindlichkeiten des einzelnen Patienten,
- allergische Reaktionen.

Dosierung. Die Menge der zugeführten Medikamente muss so gewählt werden, dass am erkrankten Organ ein Spiegel erreicht wird, der Voraussetzung für die gewünschte Wirkung ist.

Viele Dosierungsangaben beziehen sich auf den »normalen« Erwachsenen, dessen Körpergewicht mit ca. 70 kg angenommen wird. Korrekter ist die genaue Angabe in Gramm bzw. Milligramm einer Substanz pro Kilogramm Körpergewicht (g bzw. mg/kgKG).

Halbwertszeit. Die Halbwertszeit ist die Zeit, in der die Plasmakonzentration eines Arzneimittels auf die Hälfte des anfänglichen Maximalwertes abgefallen ist. Die Halbwertszeit bestimmt die erforderlichen Dosierungsintervalle; kurze Halbwertszeit bedeutet häufigere Applikation und umgekehrt.

38.2   Pharmakokinetik

❯ Unter Resorption versteht man die Aufnahme eines Stoffes von der Körperoberfläche, der Haut aber auch von der Schleimhaut des Magen-Darm-Trakts oder von örtlich begrenzten Stellen im Körperinneren in die Blutbahn.

Intravenös verabreichte Arzneimittel werden wie andere resorbierte Substanzen mit dem Blutstrom zu den verschiedenen Regionen des Körpers transportiert.

Der weit überwiegende Teil der Notfallmedikamente wird unter Umgehung von »Körperoberflächen« intravenös verabreicht, um eine **möglichst schnelle Anflutung am Wirkort** zu garantieren.

> ❯ Die Verteilung, der eigentliche Übertritt ins Gewebe, hängt von Eigenschaften des Pharmakons und von Bedingungen beim Patienten ab.

- Patientenseitige Faktoren
  - Größe und Gewicht
  - Durchblutung
  - pH-Wert
  - Membranpermiabilität
- Eigenschaften des Pharmakons
  - Molekülgröße
  - Ionisierungsgrad
  - Lipidlöslichkeit
  - Proteinbindungen

> ❯ Die Elimination beschreibt alle Vorgänge, die zur Abnahme der Wirkstoffkonzentration und letztlich zu einer Entfernung des Arzneimittels aus dem Organismus führen.

Die wichtigsten Mechanismen sind
- unveränderte Ausscheidung über die Nieren, Lunge, (über den Stuhl),
- enzymatische Umwandlung in Leber, Niere und Plasma,
- Spontanzerfall im Plasma.

Geschlecht und Alter beeinflussen die Pharmakokinetik. Bei **älteren Menschen** nimmt die Muskelmasse ab, der relative Fettanteil steigt an. Es kommt u. a. zur Abnahme des Albuminanteils im Blut, zur Abnahme des Gesamtkörperwassers und zu einer verminderten Gewebedurchblutung, insbesondere bei Herzinsuffizienz. Die meisten Probleme verursacht aber die Einschränkung der renalen Ausscheidungsfunktion (▶ Kap. 33.1).

> ❯ Die meisten Medikamente sollten daher beim alten Menschen primär niedriger als normal dosiert werden.

38.3 Pharmakodynamik

Arzneimittelwirkungen lassen sich letztlich auf einige wenige Wirkungsmechanismen zurückführen:
- **Interaktionen mit Rezeptoren**
  z. B. Erregung adreneger Rezeptoren des Sympathikus durch Sympathomimetika;
- **Beeinflussung spannungsabhängiger Ionenkanäle**
  z. B. Schließen von Natriumkanälen durch Lokalanästhetika (Xylocain bei Rhythmusstörungen);
- **Interaktionen mit Transportsystemen**
  z. B. Hemmung des Na^+-/K^+-/$2Cl^-$-Ionentransportes der Nieren durch Schleifendiuretika (z. B. Lasix);
- **Enzymbeeinflussung**
  z. B. Hemmung der Prostaglandinsynthese durch periphere Analgetika;
- **Beeinflussung von Biosynthesen in Mikroorganismen**
  z. B. bakterizide und bakteriostatische Wirkung von Antibiotika (Hemmung der Zellwand- bzw. Proteinsynthese von Bakterien).

> ➕ **Praxistipp**
> Bei alten Menschen ist die Empfindlichkeit vieler Rezeptoren und Zielorgane verändert. Die Empfindlichkeit für zentraldämpfende Substanzen nimmt in der Regel zu; das sympathische Nervensystem reagiert auf entsprechende Wirkstoffe z. T. verzögert.

38.4 Anwendungsformen

In der Notfallmedizin werden Medikamente zur Umgehung der Resorptionsphase normalerweise intravenös verabreicht, in seltenen Ausnahmen werden andere Anwendungstechniken gewählt. Grundsätzlich unterscheidet man zwischen parenteraler und enteraler Anwendung.

38.4.1 Parenterale Anwendung

In diesem Fall gelangen Medikamente **unter Umgehung des Verdauungstrakts** in den Körper. Einzelne Techniken sind nachfolgend aufgeführt.

Intravenöse (i.v.-)Injektion. In der Regel vergehen 2–5 min, bis das Medikament über den Blutstrom zum Wirkungsort transportiert wird. Dieser Zeitraum wird auch durch Störeinflüsse, wie z. B. die Zentralisation, nicht oder nur unwesentlich beeinflusst. Die intravenöse Injektion ist daher die geeignetste Applikationstechnik für die schnelle Behandlung von Notfallpatienten.

Intraossärer Zugang. Der intraossäre Zugang (🔲 Abb. 19.14 und 19.15) wurde früher nur als Alternative bei Kindern empfohlen. Er ist jedoch bei Erwachsenen ebenso effektiv. Hinsichtlich seiner Wirksamkeit für Medikamenten- und Volumenapplikation ist der intraossäre Zugang wegen der Struktur und der guten Durchblutung des Knochenmarks dem zentralvenösen Zugang ebenbürtig, ggf. ist auch eine Druckinfusion durchführbar.

Endobronchiale Applikation. Unter Reanimationsbedingungen können einige in dieser Phase besonders wichtige Medikamente – in im Vergleich zur i.v.-Gabe 3- bis 10fach erhöhter Dosis – über den Trachealtubus endobronchial appliziert werden. Die Wirkung setzt wegen der großen Resorptionsfläche nahezu ebenso schnell ein wie bei intravenöser Gabe. Routinemäßig werden die Dosieraerosole endobronchial verabreicht (▶ Kap. 21, 🔲 Abb. 21.10).

Intramuskuläre (i.m.-)Injektion. Die Resorption des Medikaments hängt bei dieser Technik wesentlich von der Stärke der Durchblutung im Injektionsgebiet ab. Schon bei Gesunden vergehen 10–30 min, bis die Substanz zum Wirkungsort transportiert ist.

Subkutane (s.c.-)Injektion. Noch mehr Zeit vergeht bei der subkutanen Injektion. Unter Normalbedingungen benötigt der Transport zum Wirkungsort 30–60 min.

Intranasale Applikation. Bei unruhigen oder krampfenden Kleinkindern kann Dormicum (Midazolam) aus der Ampulle unverdünnt in beide Nasenöffnungen instilliert werden. Die Resorption erfolgt über die gut durchblutete Nasenschleimhaut.

38.4.2   Enterale Anwendung

Bei der enteralen Zufuhr werden Medikamente **über den Verdauungstrakt** resorbiert.

Perlinguale Anwendung. Da die Zunge – auch bei Zentralisation – stark durchblutet wird, können Substanzen,

die hier gut resorbiert werden, auch in der Notfalltherapie verabreicht werden (ist auf Homepage 🔴 verlagert!).

Orale Anwendung. Die orale Aufnahme von Medikamenten (Tabletten, Pillen, Pulver, Säfte etc.) ist unter Nichtnotfallbedingungen die einfachste und am häufigsten angewandte Technik.

Rektale Anwendung. Bei vielen Kranken bietet sich der rektale Zugang in Form von Suppositorien an.

> Die orale und rektale Gabe von Medikamenten scheidet aber unter Notfallbedingungen wegen der vergleichsweise langsamen und unsicheren Resorption aus (Sonderfall: Diazepamrektiolen bei Kleinkindern).

Lokale Anwendung. Von lokaler Anwendung spricht man, wenn durch Verwendung von Tropfen, Sprays, Salben oder Injektionslösungen, z. B. Lokalanästhetika, eine umschriebene örtliche Wirkung an der Haut oder an anderen zugänglichen Stellen des Körpers erzielt werden soll. Die lokale Anwendung ist kein typisches Verfahren der Akutversorgung bei Notfallpatienten.

> Der additive Effekt, z. B. bei der Gabe von Opiatabkömmlingen bei mit Fentanylpflaster versorgten chronischen Schmerzpatienten, ist zu beachten.

38.5   Vorbereitung von Injektionslösungen

Sicherheitsregel

Jede Injektionslösung muss 3-mal kontrolliert werden:
- 1-mal beim Bereitlegen
- 1-mal vor dem Aufziehen
- 1-mal vor der Verabreichung

Erforderliches Material

1. Ampulle
2. Spritze
3. Kanüle
4. Tupfer mit Desinfektionslösung/Desinfektionsspray (🔲 Abb. 38.1)
5. Tupfer zur Vermeidung von Schnittverletzungen
6. Ampullensäge

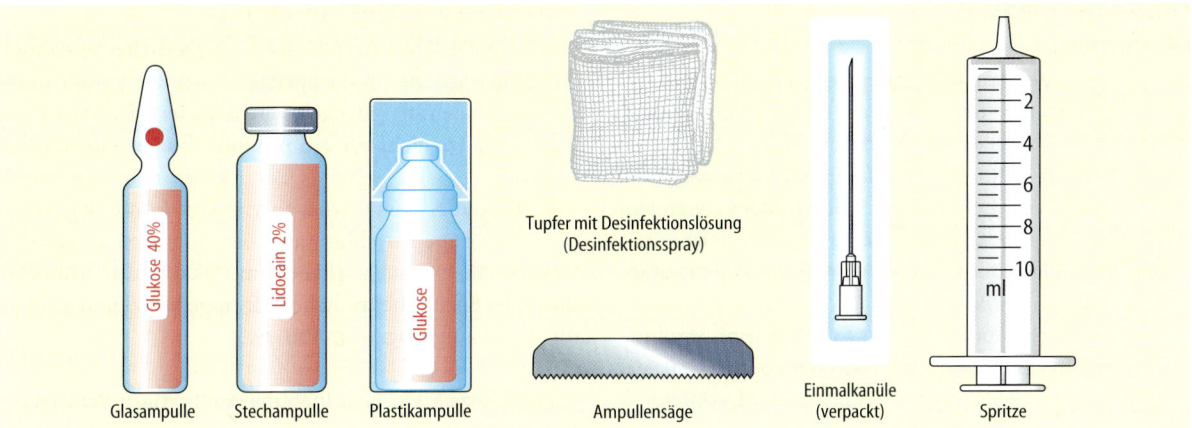

Tupfer mit Desinfektionslösung
(Desinfektionsspray)

Glasampulle Stechampulle Plastikampulle Ampullensäge Einmalkanüle (verpackt) Spritze

Glukose 40% Lidocain 2% Glukose

2 — 4 — 6 — 8 — 10 ml

▣ Abb. 38.1. **Material zur Vorbereitung von Injektionen**

Ampullen

Injektionslösungen stehen in **Glasampullen, Platik-** und **Stechampullen** (Glasfläschchen mit Gummiverschluss) zur Verfügung. In der Regel werden heute Brechampullen eingesetzt, bei denen ein Anfeilen nicht mehr erforderlich ist.

Gebrauchsfertige Spritzen mit Injektionslösungen zur Notfallbehandlung sind besonders zweckmäßig (▣ Abb. 38.4).

Spritzen

Glas- und Metallspritzen sind zum mehrmaligen Gebrauch bestimmt. Sie müssen nach jeder Injektion gereinigt und sterilisiert werden. Wegen dieses Arbeitsaufwands sind sie in der Klinik von **Plastikeinwegspritzen** verdrängt worden. Im Rettungsdienst kommen nur zur einmaligen Verwendung vorgesehene Spritzentypen zum Einsatz. Sie bestehen aus:

- **Zylinder** mit **Graduierung** und
- zentralem oder seitlichem **Konus**,
- **Stempel** mit **Kolben** und **Griff**.

Die Ansatzkonusse für die Kanülen unterscheiden sich je nach System in ihrer Dicke und in der Befestigungstechnik. Es gibt Spritzen mit Konus nach dem

- Rekordsystem,
- **Luer-System**,
- Luer-Lock-System.

Alle Krankenhäuser in der BRD haben ihre Geräte auf das Luer-System umgestellt, und der Rettungsdienst hat sich dieser Umstellung angepasst.

Kanüle

Die Ansätze der Kanülen müssen mit dem entsprechenden System des Spritzenkonus übereinstimmen. Heutzutage werden fast nur noch Einmalkanülen verwendet, deren Nadeldicke durch unterschiedliche Farben erkennbar ist.

Tupfer mit Desinfektionslösung/ Desinfektionsspray

Stechampullen müssen nach dem Entfernen der Metallkappe mit hochprozentiger Alkohollösung oder einem geeigneten Spray desinfiziert werden.

Tupfer

Zur Vermeidung von Schnittverletzungen durch Bruchränder oder Glassplitter wird ein Tupfer mit dem Zeigefinger hinter den Ampullenhals geklemmt.

Ampullensäge

Nur bei wenigen Medikamenten, die nicht in Brechampullen geliefert werden, muss die Ampulle mit einer Ampullensäge angefeilt werden.

Öffnen der Ampulle

➕ **Praxistipp**

1. **Durch Beklopfen des Ampullenhalses läuft das Medikament bei senkrechter Haltung der Ampulle in den Ampullenkörper (⬛ Abb. 38.2).**
2. **Nach dem Anfeilen der Glasampulle wird der Ampullenhals abgebrochen. Schutztupfer verwenden!**
3. **Mit einem sichtbaren Brechring gekennzeichnete Ampullen können ohne vorheriges Anfeilen aufgebrochen werden.**
4. **Bei Stechampullen muss die Metallkappe entfernt werden. Danach wird die Gummikappe desinfiziert: entweder mit einem Alkoholpad oder Desinfektionsspray, hierbei Einwirkzeit beachten!**

Aufziehen der Injektionslösung

Glasampulle. Ohne Berührung der Außenseite des Ampullenhalses wird die auf die Spritze aufgesetzte Kanüle in die Lösung eingeführt. Danach wird aspiriert. Dabei soll die Kanülenspitze nicht auf den Ampullenboden aufstoßen.

Stechampulle. Zuerst wird so viel Luft in die Spritze aspiriert, wie im Anschluss als Lösungsmenge aufgezogen werden soll. Danach wird die Gummikappe durchstochen, die in der Spritze befindliche Luft eingespritzt und das Medikament aufgezogen (⬛ Abb. 38.3).

Fertigspritzen. Die Handhabung von Fertigspritzen ist aus ⬛ Abb. 38.4 zu ersehen.

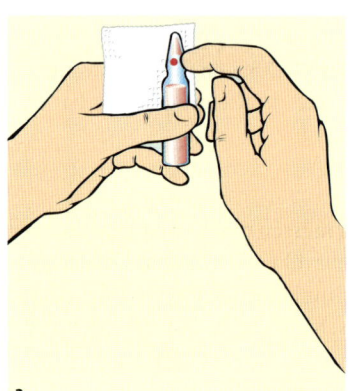 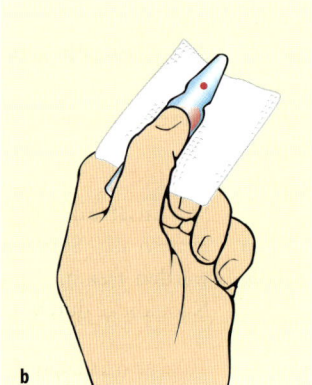 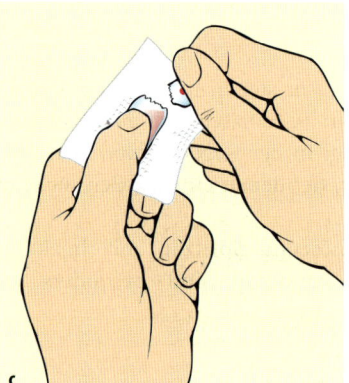

a   b   c

⬛ Abb. 38.2a–c. **Öffnen einer Ampulle;** a Leeren des Ampullenkopfes, b Farbpunkt nach oben, c Abbrechen

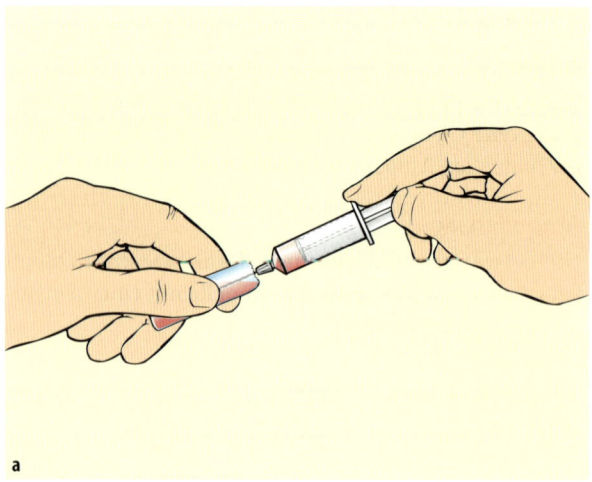 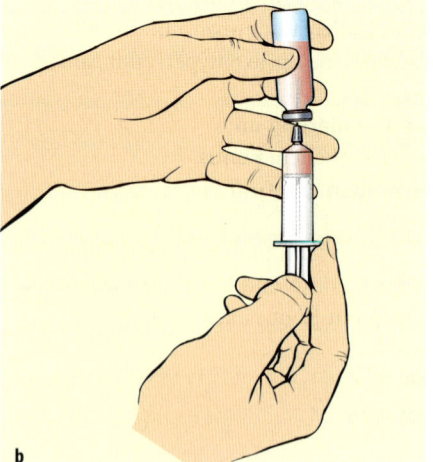

a   b

⬛ Abb. 38.3a,b. **Aufziehen der Lösung** a bei Glasampullen und b Stechampullen

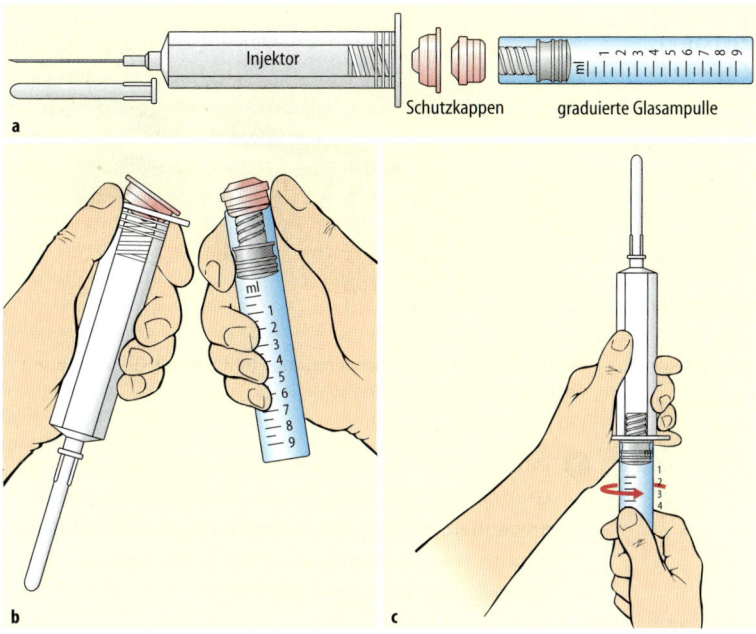

◻ Abb. 38.4a–c. **Fertigspritze: a** Bestandteile, **b** Entfernung der Schutzkappen, **c** Einschrauben der Glasampulle

Umgang mit der gebrauchsfertigen Spritze

Sofortige Injektion: Zur sofortigen Injektion wird die Ampulle über die Nadel gestülpt und ggf. so übergeben (◻ Abb. 38.5a).

Prophylaktische Vorbereitung: Gelegentlich werden Notfallmedikamente auch im Rettungsdienst für zu befürchtende Zwischenfälle während des Transportes vorbereitet und bereitgelegt. Um Verwechslungen auszuschlie-ßen, müssen in diesen Fällen die Ampullen so an der jeweiligen Spritze befestigt werden, dass das Etikett lesbar bleibt (durchsichtiges Pflaster). Die Schutzhülle der Einmalkanüle wird nach der Aspiration der Injektionslösung wieder über den Kanülenansatz geschoben (◻ Abb. 38.5b).

Vorsichtsregeln
Entnahme der Ampulle; Überprüfung
- Etikett lesbar?
- Richtiges Medikament?
- Ampulle unbeschädigt?
- Lösung klar, unverfärbt und frei von Ausflockungen?

Ausschluss von Verwechslungen
Wichtig sind mehrere Kontrollen:
- beim Bereitlegen,
- vor dem Aufziehen,
- vor der Verabreichung.

Ausreichende Kenntnisse
Notwendig sind ausreichende Kenntnisse über
- Wirkungen und
- Nebenwirkungen.

Sie geben Rettungsassistent und Rettungssanitäter die Möglichkeit, auf durch das Medikament verursachte Veränderungen des Patienten schnell und richtig zu reagieren.

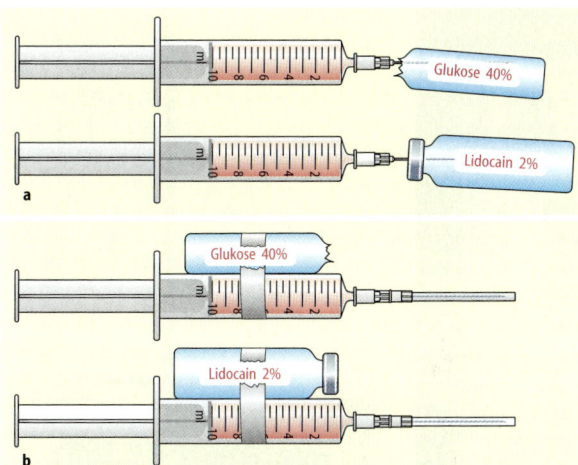

◻ Abb. 38.5a,b. **Gebrauchsfertige Spritzen: a zur sofortigen Injektion, b prophylaktische Vorbereitung**

38.6 Infusionspumpen, Infusomaten und Infusionsspritzenpumpen, Perfusoren

Der zunehmende Einsatz besonders **hochwirksamer Medikamente**, der neuen Katecholamine und Nitropräparate, macht bei intravenöser Applikation eine **sehr genaue Dosierung** erforderlich. Zu diesem Zweck werden zunehmend Infusionspumpen (■ Abb. 38.6) oder Infusionsspritzenpumpen (■ Abb. 38.7) auch im Rettungsdienst eingesetzt.

Diese Geräte mit **feinstufiger Einstellung der Fördergeschwindigkeit** sind Voraussetzung für die Zufuhr kleiner Medikamentenmengen mit großer Genauigkeit. Bei einer großen Typenvielfalt lassen sich für diese Geräte doch einige gemeinsame Ausstattungsmerkmale angeben:

– Netzschalter
– z. T. Batteriebetrieb (wählbar)
– Start/Stopp-Einrichtung
– Sensortasten oder Vorwahlschalter zur Einstellung der Förderrate
– Betriebskontrollleuchten
– Warneinrichtungen für optische und akustische Alarme
– Spritzenhalterung bzw. eine Infusionsschlauchführung
– Antriebs- bzw. Pumpenmechanismus

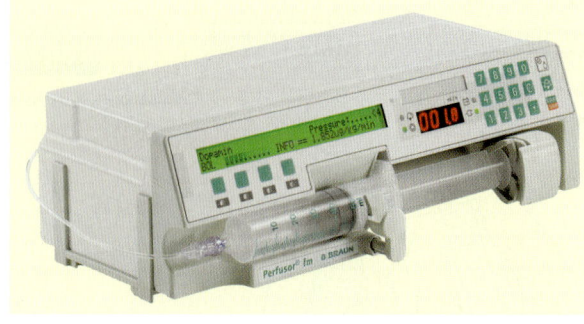

■ Abb. 38.7. **Infusionsspritzenpumpe (Mit freundl. Genehmigung der Fa. B. Braun Melsungen)**

❯ Infusions- und Infusionsspritzenpumpen gehören zur Gruppe 1 nach MedGV. Die Geräte darf nur derjenige anwenden, der aufgrund seiner Ausbildung oder seiner Kenntnisse und praktischen Erfahrungen eine sachgerechte Handhabung gewährleistet.

❯ Katecholamine und Nitroinfusionen werden nur durch den Notarzt verabreicht.

Jeder im Notarztdienst tätige **Rettungsassistent und Rettungssanitäter muss für die Geräte seines Bereichs eingewiesen werden**, um sie im Bedarfsfall nach ärztlicher Anordnung sicher und funktionsgerecht einsetzen zu können.

■ Abb. 38.6. **Infusionspumpe, verschieden Modelle. (Mit freundl. Genehmigung der Fa. B. Braun Melsungen)**

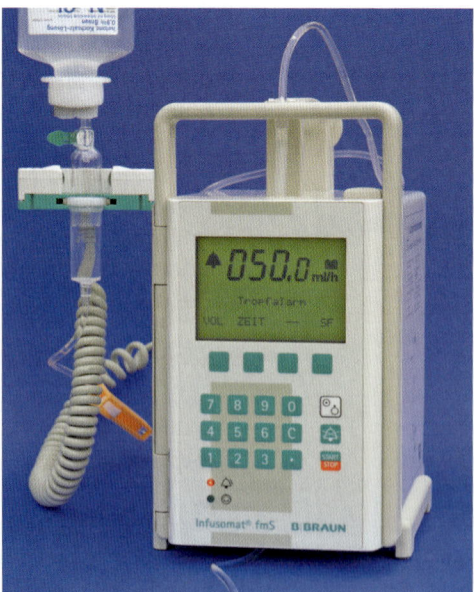

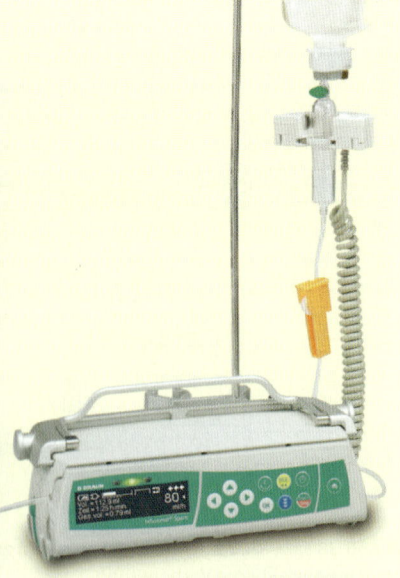

Medikamente zur präklinischen Versorgung von Notfallpatienten

Diese Zusammenstellung von Medikamenten, die im Rettungsdienst zur Therapie lebensbedrohlicher Zustände angewendet werden, soll Rettungsassistent und Rettungssanitäter als Lern- und Nachschlagemöglichkeit dienen. Trotz regionaler Unterschiede kann davon ausgegangen werden, dass jeweils ein Präparat der beschriebenen Substanzgruppen in den Medikamentensätzen der Rettungsfahrzeuge und Hubschrauber mitgeführt wird.

Eine Gruppenbildung und die Darstellung der Einzelsubstanzen nach einem einheitlichen Schema wird das Verständnis für die Wirkungsabläufe erleichtern. Die Kenntnis von Indikation, Dosierung, Wirkung, Nebenwirkung und Kontraindikation ist zum einen eine wichtige Voraussetzung für die Verabreichung ausgewählter Notfallmedikamente durch Rettungsassistenten im Rahmen der Notkompetenz; zum anderen für die gezielte Assistenz im Notarztdienst.

Lernziele

Rettungsassistent und Rettungssanitäter sollen

- typische Substanzen aus den angeführten Medikamentengruppen benennen,
- Medikamente aufzählen können, die zur unmittelbaren Abwehr von Lebensgefahr durch Rettungsassistenten ggf. verabreicht werden.

Darüber hinaus soll der Rettungsassistent

- Indikationen, Kontraindikationen, Dosierung und Nebenwirkungen der im Rahmen der Notkompetenz applizierbaren Medikamente (spezielle Markierung: ✱) detailliert aufzählen können.

In diesem Lehrbuch wird bewusst darauf verzichtet, in den Tabellen die Arzneistoffe (Wirksubstanzen) – wie in anderen Bereichen der Medizin weitgehend üblich – mit ihrem chemischen Namen (»generic name«) an **erster** und Präparatenamen ggf. an **zweiter** Stelle aufzuführen, da im Rettungsdienst häufig nur die Präparatenamen allgemein geläufig sind. Die Zusammenstellung umfasst die wohl am häufigsten eingesetzten Medikamente. Entsprechende Präparate anderer Hersteller sind in gleicher Weise indiziert.

Erläuterungen zu **Indikation, Dosierung, Wirkung, Nebenwirkung** und **Kontraindikationen** der Substanzen beziehen sich in vollem Umfang auf die **akute Anwendung bei Notfallsituationen** mit drohenden oder bereits bestehenden Störungen der Vitalfunktionen.

39.1   Applikation ausgewählter Medikamente durch Rettungsassistenten im Rahmen der Notkompetenz

Substanzgruppen, Einsatzbedingungen und Voraussetzungen für die Applikation von Medikamenten durch Rettungsassistenten werden in einer Empfehlung der Bundesärztekammer beschrieben:

Der Ausschuss »Notfall-, Katastrophenmedizin und Sanitätswesen« der Bundesärztekammer hat sich für eine Liste (Stand: 20.10.2003) und Erläuterungen (Stand: 11.03.2004) zu ausgewählten Notfallmedikamenten aus-

gesprochen, die von Rettungsassistenten im Rahmen der Notkompetenz appliziert werden können.

Ist der Rettungsassistent am Notfallort **auf sich alleine gestellt** und ist **rechtzeitige ärztliche Hilfe nicht erreichbar**, so darf und muss er, aufgrund eigener Befunderhebung und Entscheidung, die **Notfallmedikamente** geben, die zur unmittelbaren Abwehr von Gefahren für das Leben oder die Gesundheit des Notfallpatienten dringend erforderlich sind. Dabei ist das am wenigsten eingreifende Mittel zu wählen, das für die dringend erforderliche Behandlung ausreicht (Grundsatz der Verhältnismäßigkeit).

Welche Notfallmedikamente der Rettungsassistent aufgrund der eigenen Entscheidung applizieren darf, ist vom **ärztlichen Leiter des Rettungsdienstes** zu entscheiden und muss fortlaufend überprüft und dokumentiert werden. In diesem Zusammenhang sind neben der Infusion von Elektrolytlösungen bei Volumenmangelschock derzeit folgende Medikamente für die jeweils zugeordneten Indikationsbereiche zu nennen.

Eigenverantwortlich applizierbare Medikamente

- Reanimation und anaphylaktischer Schock: Adrenalin
- Hypoglykämischer Schock: Glukose 40%
- Obstruktive Atemwegszustände: ß$_2$-Sypathomimetikum als Spray   ▼

- Krampfanfall: Benzodiazepin als Rektiole
- Akutes Koronarsyndrom: Nitrat-Spay, /-Kapseln
- Verletzungen und ausgewählte Schmerzsymptome: Analgektikum

Anamnese, klinischer Befund, Indikation und Dosierung müssen obligat dokumentiert werden.

✚ Praxistipp
- **Der Ärztliche Leiter Rettungsdienst entscheidet über die Auswahl, Dosierung und Applikation der Notfallmedikamente und hat Weisungsbefugnis bei der Auswahl und dem Ausschluss der die Maßnahmen durchführenden Rettungsassistenten. Die Rahmenvorgabe dieser Medikamentenliste kann vom Ärztlichen Leiter Rettungsdienst auf regionale Gegebenheiten bzw. Erfordernisse adaptiert werden.**
- **Jede medikamentöse Therapie durch einen Rettungsassistenten muss verpflichtend dem Ärztlichen Leiter Rettungsdienst zur ständigen Qualitätssicherung vorgelegt werden.**

Eine Konkretisierung des Analgetikums kann wegen des stets zu betonenden Vorbehaltes der individuellen qualifikatorischen Voraussetzungen und dem Vorhandensein eines weisungsbefugten Ärztlichen Leiters Rettungsdienst, der die Auswahl des Analgetikums für seinen Verantwortungsbereich bestimmt, an dieser Stelle nicht vorgenommen werden.

Nähere Ausführungen über Medikamentenauswahl, -dosis und Applikationsformen werden in der medizinischen Fachwelt (z. B. Deutsche Interdisziplinäre Vereinigung für Intensiv- und Notfallmedizin – DIVI, Bundesvereinigung der Arbeitsgemeinschaften der Notärzte Deutschlands e.V. –BAND) erarbeitet und in Anpassung an den medizinischen Fortschritt weiter entwickelt. Mit den Empfehlungen verbinden sich ausdrücklich keine generalistischen Delegationen ärztlicher Leistungen.

Typische Medikamente der Notkompetenz sind durch ein rotes Sternchen * gekennzeichnet.

39.2   Typische Medikamente der präklinischen Versorgung

39.2.1   Medikamente mit vorwiegender Wirkung auf die Atmung

Broncholytika reduzieren den Ausatemwiderstand, sie sind z. T. mit Wirkstoffen des Sympathikus verwandt.

Indikationen
- Astma bronchiale,
- spastische Emphysembronchitis.

Wirkung
- Stimulation des Atemzentrums,
- Broncholyse,
- z. T. sympathomimetisch, d. h. den Sympathikus anregende Wirkung,
- $ß_2$-Sympathomimetika führen über eine Erschlaffung der glatten Muskulatur zu einer Lumenerweiterung des Bronchialsystems.

Notfallmedizinisch relevante Nebenwirkungen
- Tachykardie,
- Unruhe,
- zentrale Erregung.

Kontraindikationen
- Frischer Herzinfarkt.

Dosierung

Präparat	Wirkstoff (generic name)	Zusammensetzung	Dosierung
Bronchoparat	Theophyllin	200 mg/10 ml	5 mg/kgKG
*Berotec-Spray	Fenoterol	0,2 mg/ Aerosolstoß	2–3 Hübe

Besondere Hinweise
- Kortison-Aerole, wie z. B. Auxiloson ▶ Kap. 39.2.10.

39.2.2   Medikamente mit vorwiegender Wirkung auf das Herz-Kreislauf-System

Substanzen, die die Kraft und Erregbarkeit des Herzmuskels verbessern

In erster Linie werden Botenstoffe des Sympathikus, Sympathomimetika, Adrenalin, die Katecholamine Dopamin und Dobutrex eingesetzt.

Indikationen

- Alle Formen des Schocks,
- kardiales Pumpversagen,
- Kreislaufstillstand.

Wirkungen

- Verbesserung des Erregungsleitung und Kontraktionskraft des Herzens (α- und β-Rezeptoren),
- β-Rezeptorenerregung, Senkung des peripheren Widerstands,
- α-Rezeptorenerregung, Erhöhung des peripheren Widerstands,
- Bronchospasmolyse.

Notfallmedizinisch relevante Nebenwirkungen

- Tachykardie,
- Kammerflimmern,
- Extrasystolie,
- Erhöhung des O_2-Verbrauchs.

Kontraindikationen

- Bei gegebener Indikation keine.

Besondere Hinweise

In Abhängigkeit von der Konzentration werden für eine exakte Dosierung auch im Notarztdienst Infusionspumpen oder Infusionsspritzenpumpen eingesetzt (◻ Tabelle 39.1).

Substanzen gegen Rhythmusstörungen und Flimmerneigungen

Bei Vorhofflattern, Vorhofflimmern, Kammertachykardien, Kammerextrasystolen und Kammerflimmern werden unterschiedliche Substanzen eingesetzt.

Indikationen

- Bradykarde Rhythmusstörungen,
- paroxysmales Vorhofflimmern,
- paroxysmale Tachykardien,
- supraventrikuläre und ventrikuläre Extrasystolie,
- absolute Tachyarrhythmie,
- WPW-Syndrom.

Wirkungen

- Z. T. Membranstabilisierung durch Hemmung der Depolarisation und Verzögerung der Repularisation,
- β-Blocker führen über eine Verminderung der Herzfrequenz, der Herzkraft und des Schlagvolumens und die sich daraus ergebende Ökonomisierung des myokardialen Sauerstoffbedarfs zu einer Rhythmisierung.
- Zunahme der Repolarisationsphase,
- Hemmung des Kalziumeinstroms.

Dosierung

Präparat	Wirkstoff (generic name)	Zusammensetzung	Dosierung
Dobutrex	Dobutamin	250 mg Trockensubstanz in Stechampulle	100 mg auf 500 ml Ringer-Laktatlösung (1 Trpf.=20 µg): 60–120 Trpf./min
Dopamin	Dopamin	200 mg/50 ml	100 mg auf 500 ml Ringer-Laktatlösung (1 Trpf.=10 µg): 60–120 Trpf./min (▶ Kap. 39.1)
✳ Suprarenin	Adrenalin	1 mg/1 ml Amp.	1 ml verdünnt auf 10 ml Aqua injectabile (1 ml=0,1 mg): 5–10 ml fraktioniert i.v. 2–3 mg verdünnt auf 10 ml Aqua injectabile endobronchial

39

▪ **Tabelle 39.1. Dopamindosierung (1 Amp. Dopamin 200 auf 500 ml Infusionslösung: 1 ml dieser Lösung enthält 400 μg Dopamin-hydrochlorid.)**

Dosierung [μg/kg KG/min]	50 kg KG	70 kg KG	90 kg KG
2	15 ml/h (5 Trpf./min)	21 ml/h (7 Trpf./min)	27 ml/h (9 Trpf./min)
5	37,5 ml/h (12 1/2 Trpf./min)	52,5 ml/h (17 1/2 Trpf./min)	67,5 ml/h (22 1/2 Trpf./min)
10	75 ml/h (25 Trpf./min)	105 ml/h (35 Trpf./min)	135 ml/h (45 Trpf./min)
20	150 ml/h (50 Trpf./min)	210 ml/h (70 Trpf./min)	270 ml/h (90 Trpf./min)
50	375 ml/h	525 ml/h	675 ml/h

Notfallmedizinische relevante Nebenwirkungen

— Tachykardie und Kammerflimmern (bei Alupent),
— bradykarde Rhythmusstörungen,
— AV-Blockierung,
— Blutdruckabfall,
— Herzinsuffizienz.

Kontraindikationen

— AV-Block II. und III. Grades,
— manifeste Herzinsuffizienz,
— kardiogener Schock,
— schwere Hypotonie.

Dosierung

Präparat	Wirkstoff (generic name)	Zusammensetzung	Dosierung
Alupent	Orciprenalin	0,5 mg/1ml Amp.	0,5 ml/5 ml Aqua injectabile: 1 ml verdünnter Lösung (0,1 mg) i.v.
Gilurytmal	Ajmalin	50 mg/10 ml	0,1 mg/kgKG langsam über 5 min i.v.
Isoptin	Verapamil	5 mg/2 ml Amp.	2,5–5 mg langsam i.v.
Sotalex	Sotalol	40 mg/4 ml	20 mg über 5 min. i.v., dann 1 mg/min/1,5 kgKG
Xylocain	Lidocain 2%	100 mg/5 ml	Initial 1 mg/kgKG Wiederholung nach 10-30 min
Cordarex	Amiodaronhydrochlorid	150 mg/3 ml	300 mg über 1 min bei laufender Infusion i.v. ggf. Wiederholung mit 150 mg i.v.
Beloc	Metoprolol	5 mg/5 ml	1–2 mg/min langsam i.v., Einzeldosis max. 5 mg
Tenormin	Atenolol	5 mg/10 ml	2,5 mg langsam i.v. (über 3–5 min)

Substanzen gegen Stenokardien

Insbesondere Nitrokörper haben sich bei der Behandlung der Angina pectoris bewährt.

Indikationen

- Angina pectoris,
- hypertensive Krise,
- kardiales Lungenödem.

Wirkungen

- Gefäßerweiterung der Koronarien,
- Blutdrucksenkung durch Erweiterung des venösen Gefäßsystems in Lunge und Körperkreislauf,
- dadurch Verminderung des Sauerstoffbedarfs am Herzen.

Notfallmedizinisch relevante Nebenwirkungen

- Blutdruckabfall,
- Pulsbeschleunigung,
- Kopfschmerzen und Übelkeit.

Kontraindikationen

- Glaukom,
- schwere Hypotonie.

Dosierung

Präparat	Wirkstoff (generic name)	Zusammensetzung	Dosierung
✳Nitrolingual	Nitroglycerin-Spray	0,4 mg/Spraystoß	2–3 Hübe

Besondere Hinweise

- Nitropäparate stehen als Zerbeißkapseln und in Form von Sprays zur Verfügung.
- Die Wirksubstanz wird sehr schnell über die Zungen- und Mundschleimhaut resorbiert und wirksam.
- Zunehmend werden aber auch Kalziumantagonisten zur Behandlung der Angina pectoris eingesetzt.

Blutdrucksteigernde Substanzen

Die Gruppe der Medikamente, die zur Anhebung des Blutdrucks eingesetzt werden können, ist besonders umfangreich. Es gibt Substanzen, die vorwiegend peripher, d. h. im Bereich der Gefäße angreifen, Substanzen mit vorwiegender Wirkung auf das Kreislaufzentrum, Kombinationen von beiden und andere.

Für die kurzfristige Behandlung nicht durch Volumenmangel ausgelöster Blutdruckabfälle haben sich zentral und peripher angreifende TheophyllinAbkömmlinge bewährt. Bei kardialer Ursache werden Katecholamine verabreicht.

Indikationen

- Schwere Hypotonie.

Wirkungen

- Tonisierung des Venensystems,
- keine periphere Widerstandserhöhung!

Notfallmedizinisch relevante Nebenwirkungen

- Bradykardie (selten).

Kontraindikationen

- Bei gegebener Indikation keine.

Dosierung

Präparat	Wirkstoff (generic name)	Zusammensetzung	Dosierung
Akrinor	Theophyllin-Abkömmling	2 ml	0,5–2 ml i.v.

Blutdrucksenkende Substanzen

Zur Blutdrucksenkung werden verschiedene Substanzen mit unterschiedlichen Ansatzpunkten eingesetzt. Meist wird die Wirksamkeit des Sympathikus vermindert.

Neuere Präparate wirken direkt auf die Gefäße ohne das vegetative Nervensystem zu beeinträchtigen.

Indikationen

- Hypertensiver Notfall,
- Angina pectoris.

Wirkungen

- Zentrale Sympathikolyse,
- periphere Gefäßerweiterung,
- z. T. Senkung des koronaren Gefäßwiderstands.

Notfallmedizinisch relevante Nebenwirkungen

- Bei gegebener Indikation keine.

Kontraindikationen

- Herzinfarkt,
- Schock,
- Schwangerschaft,
- Eklampsie.

Dosierung

Präparat	Wirkstoff (generic name)	Zusammensetzung	Dosierung
Ebrantil	Urapidil	50 mg/10 ml	20–50 mg langsam i.v.
Catapresan	Clonidin	0,15 mg/1 ml	0,15 mg langsam i.v.

39.2.3 Infusionen mit vorwiegender Kreislaufwirkung

Kolloidale Volumenersatzmittel

Kolloidale Volumenersatzmittel sind onkotisch wirksam, sie übernehmen während ihrer intravasalen Verweildauer die Funktion der Albumine. Je nach Grundsubstanz, Molekulargewicht und Konzentration haben sie ein unterschiedliches Wasserbindungsvermögen und damit eine unterschiedliche Volumenwirkung.

Kristalloide Infusionslösungen

Kristalloide Infusionslösungen mit den Elektrolyten des Blutserums in physiologischem Mengenverhältnis können bei erheblichen Wasser- und Salzverlusten aus dem Extrazellulärraum aber auch bei Blutverlusten zur überbrückenden Therapie eingesetzt werden. Dabei steht im Gegensatz zu den Kolloiden keine Gefahr anaphylaktischer Reaktionen.

Heute ist man der Auffassung, eine Kombinationstherapie mit Kristalloiden und Kolloiden sei das wirkungsvollste Verfahren zur Behandlung akuter Volumenverluste.

Small-Volume-Lösungen

Für die Akuttherapie des hämorrhagischen Schocks werden zunehmend **hyperton-isoonkotische Infusionslösungen** verwendet. Bereits vergleichsweise kleine Infusionsvolumina füllen durch Mobilisation zellulärer Flüssigkeit schlagartig den Intravasalraum auf (»small-volume-resuscitation«).

Indikationen

- Kristalloide Infusionslösungen: zum »Offenhalten der Vene« und als universelle Trägersubstanz für Medikamente,
- Ersatz von Flüssigkeitsverlusten,
- Volumenersatz bei Plasmaverlusten,
- Volumenmangelschock durch schwere Blutverluste.

Wirkungen

- Bei **kristalloiden** Lösungen: Normalisierung insbesondere extrazellulärer Wasser- und Flüssigkeitsverluste und 30–40 minütige Volumenwirkung,
- bei **kolloidalen** Lösungen: vorrangig Auffüllung des Gefäßsystems über mehrere Stunden.

Notfallmedizinisch relevante Nebenwirkungen

Bei Kolloiden

- Anaphylaktische Reaktion,
- Beeinträchtigung der Gerinnung,
- Verlust interstitieller und intrazellulärer Flüssigkeit.

Bei Kristalloiden

- Überwässerung mit der Gefahr einer Linksherzinsuffizienz.

Bei Small-Volume-Lösungen

- Erhöhung der Serumosmolarität,
- Elektrolytverschiebungen.

Kontraindikationen

- Bekannte allergische Disposition,
- Hypervolämie,
- Hyperhydratation,
- kardiogener Schock,
- bei Small-Volume-Lösungen: Dehydratation mit Oligo- und Anurie.

Dosierung

Präparat	Wirkstoff (generic name)	Zusammensetzung	Dosierung
Hemohes	Hydroxyäthylstärke 6 %	500 ml MG 200.000	nach Möglichkeit 1500 ml nicht überschreiten
Gelifundol	Gelantine 5 %	500 ml MG um 30.000	nach Symptomatik
✳ Ringer-Laktat	Natrium-, Kalium-, Kalziumchlorid, Natriumazetat, Aqua injectabile	500 ml	500–1000 ml je nach Kreislaufsituation
HyperHAES	6% Hydroxyäthylstärke + 7,2% Kochsalzlösung	250 ml MG 200.000	4 ml/kgKG in 2–5 min

39.2.4 Infusionen und Medikamente mit Wirkung auf den Wasser-Elektrolyt- und Säure-Basen-Haushalt

Bei Störungen des Wasser- und Elektrolythaushalts werden Elektrolytlösungen und -konzentrate gegeben. Die vergleichsweise seltene Injektion von Elektrolytkonzentraten bleibt akuten, schwerwiegenden, im präklinischen Bereich nur zu vermutenden Störungen im Elektrolyt-Haushalt vorbehalten.

Elektrolytlösungen

Indikationen

- Verlust von mehr Wasser als Salzen, z. B. bei Fieber, starken Schmerzen und Polyurie.

Wirkungen

- Ersatz des fehlenden »freien Wassers«.

Notfallmedizinisch relevante Nebenwirkungen

- Keine.

Kontraindikationen

- Keine.

Dosierung

Präparat	Wirkstoff (generic name)	Zusammensetzung	Dosierung
✳ Elektrolyt-basis-lösungen	Natrium + Kalium	Na^+ 45 mval/l + K^+ 25 mval/l)	nach Bedarf

39

Elektrolytkonzentrate: Kalziumglukonat
Indikationen
- Tetanien,
- allergische Reaktionen.

Notfallmedizinisch relevante Nebenwirkungen
- Reduziert die Reizbildung am Sinusknoten,
- Asystolie.

Kontraindikationen
- Vorsicht bei Volldigitalisierung.

Kaliumchlorid
Indikationen
- Hypokaliämie,
- hypokaliämisches Kammerflimmern.

Wirkungen
- Verhütung heterotoper Reizbildung,
- Rhythmusstabilisierung.

Notfallmedizinisch relevante Nebenwirkungen
- Bei Überdosierung AV-Unterdrückung der Schrittmacherfunktion des Sinusknotens,
- AV-Rhythmus,
- Asystolie.

Kontraindikationen
- Hyperkaliämie

Dosierung

Präparat	Wirkstoff (generic name)	Zusammensetzung	Dosierung
Calcium Braun	Kalziumsaccharat 10%	940 mg/10 ml	10 ml langsam i.v.
Kaliumchlorid	KCl 7,45%	1,49 g/20 ml	max. 1 Amp. langsam i.v.

Zuckerlösungen (Glukose)

Zuckerlösungen (Glukose) werden im Rettungsdienst bei einer Hypoglykämie zur Unterstützung wichtiger Funktionen des Gehirns, des Herzens und der Leber, oder wenn es nach schwersten Belastungen zur Erschöpfung der Energiereserven gekommen ist, verabreicht.

Indikationen
- Hypoglykämie,
- schwere körperliche Erschöpfungszustände,
- Alkoholintoxikation.

Wirkungen
- Anhebung des Blutzuckerspiegels,
- Aufklaren bei Alkoholvegiftung

Nebenwirkungen
- In hoher Konzentration Venenreizung.

Kontraindikationen
- Keine.

Dosierung

Präparat	Wirkstoff (generic name)	Zusammensetzung	Dosierung
*Glukose Lösung	Glukose	5–40% in Amp. oder Infusionslösungen	hochkonzentrierte Lösung langsam i.v. bis Wirkungseintritt 5% Glukose langsam i.v

Osmotische wirksame Infusionen und Medikamente zur Diurese

Zur Ausschwemmung von Ödemen und/oder zur Verstärkung der Ausscheidungsfunktion der Nieren werden osmotisch wirksame Infusionen und spezielle Medikamente eingesetzt.

Indikationen
- Lungenödem,
- Hirnödem,
- Niereninsuffizienz,
- Steigerung der Giftelimination nierengängiger Toxine.

Wirkungen
Bei Lasix
- Verhindert die Rückresorption von Natrium in der Niere,
- dadurch kommt es zur Wasserausschwemmung.

Bei Mannit
- Erhöht osmotischen Druck im Blut,
- durchdringt wegen seiner Teilchengröße nur langsam die Gefäßwände,
- erzwingt Einstrom von Gewebsflüssigkeit in die Gefäße,
- intravasale Volumenerhöhung verstärkt die Ausscheidung über die Niere.

Notfallmedizinisch relevante Nebenwirkungen

Bei Lasix
- Hypokaliämie

Bei Mannit
- Linksherzbelastung

Dosierung

Präparat	Wirkstoff (generic name)	Zusammen-setzung	Dosierung
Lasix	Furosemid	20 mg/2 ml	20-250 mg je nach Indikation i.v.
Mannitol-infusions-lösung	Mannitol	10, 15 oder 20% 250 und 500 ml	Indikations-abhängig

Pufferlösungen

Zur Beseitigung einer **metabolischen** Azidose wurden früher routinemäßig Pufferlösungen eingesetzt. Nachdem bereits in den zurückliegenden Jahren in internationalen Empfehlungen und Richtlinien die Pufferdosis bei der Reanimation reduziert und die Repetitionsintervalle verlängert wurden, geht man heute davon aus, dass eine Puffertherapie im Rahmen der präklinischen Wiederbelebung im Regelfall nicht gerechtfertigt ist. Man hält Nachteile und Nebenwirkungen für bedeutsamer als die erwünschte Wirkung.

Indikationen
- Metabolische Azidose (Ansammlung von Säure, besonders Milchsäure durch O_2-Mangel im Gewebe).

Wirkungen
- H^+-Ionen werden abgefangen und ans Wasser gebunden,
- CO_2 entweicht gasförmig.

Kontraindikationen
- Respiratorische Azidose,
- nicht behebbare Ateminsuffizienz,
- hyperventilationsbedingte respiratorische Alkalose.

Präparat	Wirkstoff (generic name)	Zusammen-setzung	Dosierung
Natrium-bicarbonat	Natrium-bicarbonat	1 molar (8,4%)	unter klinischen Bedingungen nach Säure-Basen-Status, ausnahms-weise bei Reanimation nach 20 min initial: 0,5 mval/ kgKG

39.2.5   Analgetika

Eine bereits am Notfallort einsetzende wirkungsvolle Schmerztherapie ist von entscheidender Bedeutung für die psychische Situation des Notfallpatienten. Sie ist aber auch in gleicher Weise Voraussetzung für die Unterbrechung eines Circulus vitiosus, der über den somatischen Schmerz, die sympathoadrenale Reaktion, eine Erhöhung des O_2-Bedarfs zusätzlich zum schmerzauslösenden Geschehen den Gesamtorganismus beeinträchtigt.

Dies gilt für den durch Traumen verursachten Schmerz, in gleicher Weise aber auch für Schmerzzustände bei lebensbedrohlichen Erkrankungen, wie z.B. das akute Koronarsyndrom. Daher gehörte die Gabe eines geeigneten Analgetikums im Rahmen der Notkompetenz zu den Aufgaben des Rettungsassistenten.

Nichtopoidanalgetika

Analgetische Substanzen dieser Gruppe wirken in erster Linie über eine periphere (und/oder zentrale) Hemmung der Prostaglandinsynthese, akute Nebenwirkungen sind vergleichsweise unbedeutend.

Indikationen
- Akute auch kolikartige Schmerzen.

39

Wirkungen

- Überwiegend periphere Schmerzreduktion,
- Entzündungshemmung,
- z. T. Fiebersenkung,
- z. T. Thrombozytenaggregationshemmung.

Notfallmedizinisch relevante Nebenwirkungen

- Allergische/anaphylaktoide Reaktionen bei Disposition,
- Blutdruckabfall,
- Übelkeit.

Kontraindikationen

- Bekannte Unverträglichkeit.

Dosierung

Präparat	Wirkstoff (generic name)	Zusammensetzung	Dosierung
*Aspisol	Acetylsalicylsäure	Trocksubstanz 500 mg; Ampulle: 5 ml in H_2O	500-1000 mg langsam i.v. bzw. Kurzinfusionen in 50 ml Ringerlösung
*Novalgin	Metamizol	1 g/2 ml	1-2,5 g in 250 ml Ringer-Laktat
*Paracetamol	Paracetamol	Zäpfchen mit 250, 500, 750, 1000 mg	10 mg/kgKG
*Perfalgan	Paracetamol	1000 mg/100 ml	ab 33 kgKG: 15 mg/kgKG ab 50 kgKG: 1 g

✚ Praxistipp

Entscheidender Nachteil der Nichtopoidanalgetika: Häufiger unzureichende Wirkung bei der Behandlung schwerer rettungsdiensttypischer Schmerzzustände.

Hypnoanalgetika

Alle Opoide und synthetischen Opiatabkömmlinge haben neben einem analgetischen Effekt Einfluss auf den Bewusstseinszustand und die Stimmungslage. In ihren Nebenwirkungen auf das respiratorische und zirkulatorische System scheinen sie sich bei gleicher schmerzlindernder Dosis nicht bzw. nur unwesentlich zu unter-scheiden. Allerdings **besitzt Dolantin gegenüber Morphin eine spasmolytische Komponente**.

Die aktuelle Fassung der Betäubungsmittelverschreibungsverordnung (BtMVV) von 1993 regelt in §8a die Ausrüstung der Rettungsmittel mit Betäubungsmitteln.

Indikationen

- Schwere Schmerzzustände.

Wirkungen

- Zentrale Schmerzausschaltung,
- insbesondere bei Morphin zusätzlich euphorisierende Wirkung,
- Tonuserhöhung der glatten Muskulatur,
- euphorisierende Wirkung,
- Hemmung des Hustenreflexes.

Notfallmedizinisch relevante Nebenwirkungen

- Hemmende Einflüsse auf:
  - Atemzentrum,
  - Hustenzentrum,
  - Kreislaufzentrum,
- Vagusreizung,
- Übelkeit,
- Reizung des Brechzentrums.

Kontraindikationen

Bei Morphin

- Insuffizienz des respiratorischen, zirkulatorischen Systems.

Bei Fentanyl und Rapifen

- Fehlen von Beatmungs- (und Intubations)möglichkeiten.

Dosierung

Präparat	Wirkstoff (generic name)	Zusammensetzung	Dosierung
Dolantin	Pethidin	100 mg/2 ml	50-100 mg i.v.
Morphin		10 mg/1 ml	2,5-10 mg i.v.
Fentanyl		0,157 mg/2 ml	0,05-0,1 mg i.v.
Rapifen		1,088 mg/2 ml	0,5-1,0 mg i.v.
Tramal	Tramadolhydrochlorid	100 mg/2 ml	5-100 mg (1-2 ml) langsam i.v. (1 ml/min)

Ketanest

Ketanest ist in erster Linie ein Narkosemittel mit einer **starken analgetischen Komponente**. In analgetischer, subnarkotischer Dosierung hebt es sich im Vergleich zu den Hypnoanalgetika durch folgende Eigenschaften positiv ab:

- Es löst bei ungestörter Hirnfunktion keine klinisch relevante Atemdepression aus.
- Es löst keine Kreislaufdepression, eher eine sympathomimetische Reaktion aus.
- Es hat keine emetischen Eigenschaften.

Während das klassische Ketanest aus einer 1:1-Mischung der beiden spiegelbildlichen S- und R-Moleküre der Substanz Ketamin steht, ist mittlerweile die in ihrer Wirkung günstigere S-Form isoliert. Die Substanz mit doppelt so großer analgetischer Wirkung und deutlich weniger Nebenwirkung steht als **Ketanest S** zur Verfügung.

Indikationen

- Schwere, in erster Linie traumatisch bedingte Schmerzzustände.
- Situationen, in denen eine Beeinträchtigung der Atmung und des Kreislaufs unbedingt vermieden werden müssen, z. B. beim eingeklemmten Patient, bei beengten Zugangsbedingungen.

Wirkungen

- Zentrale Analgesie.

Notfallmedizinisch relevante Nebenwirkungen

- Tachykardie,
- Blutdruckanstieg,
- Salivation,
- Träume.

Kontraindikationen

- Hypertonie,
- Herzinfarkt,
- SHT ohne Beatmungsmöglichkeiten.

Dosierung

Präparat	Wirkstoff (generic name)	Zusammensetzung	Dosierung
✱ Ketanest	Ketamin	50 mg/5 ml	0,5 mg/kgKG i.v.
✱ Ketamin S	Katamin	25 mg/5 ml oder 50 mg/ 2 ml	0,25-0,5 mg/ kgKG i.v.

Besondere Hinweise

Ketamin als Analgetikum in subnarkotischer Dosierung kann intravenös oder intramuskulär verabreicht bei vergleichsweise geringen, die Vitalfunktionen beeinträchtigenden Nebenwirkungen genutzt werden. Daher ist Ketamin – nach unserer Auffassung – als im Rahmen der Notkompetenz durch Rettungsassistenten zu verabreichendes Analgetikum geeignet. (Nach gezielter Einweisung durch Ärztlichen Leiter Rettungsdienst!)

39

39.2.6 Spasmolytika

Spasmen der glatten Muskulatur werden letztlich durch Reizung des Parasympathikus hervorgerufen. Butylscopolamin ist eine der Substanzen, die eine dämpfende Wirkung auf den Parasympathikus haben.

Indikationen
- Koliken,
- spastische Schmerzzustände.

Wirkungen
- Hemmung des Parasympathikus,
- dadurch Senkung der Motilität der glatten Muskulatur.

Notfallmedizinisch relevante Nebenwirkungen
- Keine.

Kontraindikationen
- In Notfällen keine.

Dosierung

Präparat	Wirkstoff (generic name)	Zusammensetzung	Dosierung
Buscopan	Butylscopolamin	20 mg/1 ml	20 mg langsam i.v.

39.2.7 Medikamente zur Beruhigung

Benzodiazepine

Benzodiazepine, Neuroleptika und bestimmte Psychopharmaka gehören in die große Gruppe der Medikamente, die zur Beruhigung, zur Beseitigung von Angst, Unruhe und innerer Spannung verordnet werden. In der Notfallmedizin werden Benzodiazepine zur sofortigen Behandlung schwerer Unruhe- und Angstzustände, zur Unterbrechung von Krämpfen und zur Narkoseeinleitung eingesetzt. In Abhängigkeit von der Dosierung wirken sie sedierend, hypnotisch oder narkotisch.

Diazepam rectal tube. Diazepam in der speziellen Mikroklistierzubereitung wird schnell über die Darmschleimhaut resorbiert und kann daher bei unruhigen oder krampfenden Kleinkindern rektal verabreicht werden!

Indikationen
- Angst- und Unruhezustände,
- Krampfanfälle,
- Sedierung zur Intubation,
- Haldol bei psychomotorischen Erregungszuständen,
- Diazepam rectal tube bei Fieberkrämpfen,
- Diazepam rectal tube zur Sedierung von Kindern,
- Psyquil bei Erbrechen und Schmerzen.

Dosierung

Präparat	Wirkstoff (generic name)	Zusammensetzung	Dosierung
Dormicum	Midazolam	5 mg/1 ml; 5 mg/5 ml; 15 mg/ 3 ml	0,15 mg/kgKG
Valium	Diazepam	10 mg/2 ml	Sedierung bei gleichzeitiger Schmerzbehandlung: 5-10 mg i.v. Bei anderen Indikationen: 10-60 mg i.v.
Desitin rectal tube	Diazepam	5 mg/2,5 ml	1 Rektiole/10 kgKG

Haloperidol

Haloperidol gehört zur Gruppe der Neuroleptika. Es hat durch eine Rezeptorblockade (Dopamin-Rezeptoren) vorrangig im Gehirn eine antipsychotische Wirkung und reduziert daher Wahnvorstellungen, Halluzinationen und Denkstörungen, ohne in gleicher Weise wie Benzodiazepine zu sedieren.

Dosierung

Präparat	Wirkstoff (generic name)	Zusammensetzung	Dosierung
Haldol-Janssen	Haloperidol	5 mg/1 ml	5-10 mg i.v.

Triflupromazin

Auch Triflupromazin gehört in die Gruppe der Psychopharmaka. Bei der Anwendung dieser Substanz unter Notfallbedingungen ist in der Regel der dämpfende Effekt auf das Brechzentrum besonders erwünscht.

Dosierung

Präparat	Wirkstoff (generic name)	Zusammensetzung	Dosierung
Psyquil	Triflupromazin	10 mg/1 ml	0,1 mg/kgKG max. 10 mg i.v.

39.2.8   Mittel gegen allergische Reaktionen

Je nach Schwere der allergischen Reaktionen werden neben allgemeinen Basismaßnahmen medikamentös in erster Linie Antihistaminika, Kortikosteroide und Katecholamine eingesetzt.

Antihistaminika
Indikationen
- Anaphylaktische Reaktion,
- Urtikaria.

Wirkungen
- Hemmung der Wirkung des verstärkt ausgeschütteten Histamins,
- gefäßabdichtende und Zellmembran stabilisierende Effekte.

Notfallmedizinisch relevante Nebenwirkungen
- Bei schneller Injektion Venenreizung.

Kontraindikationen
- Keine.

Dosierung

Präparat	Wirkstoff (generic name)	Zusammensetzung	Dosierung
Tavegil	Meclastin	2 mg/5 ml	2,5 mg langsam i.v.

39

39.2.9   Hormonpräparate

Kortikoide

Glukokortikoide, synthetische Substanzen mit der Wirkung von Nebennierenrindenhormonen, werden bei schwerer Bronchospastik, Formen des Schocks und bei allergischen Reaktionen eingesetzt.

Betamethason und Dexmethason sind die Kortisonpräparate mit der stärksten Wirkung pro Substanzmenge. Die Zubereitungsform als Phosphat garantiert schnellste Wirksamkeit innerhalb weniger Minuten.

Rectodel-Suppositorien werden über die Darmschleimhaut resorbiert.

Indikationen

- Status asthmatikus,
- anaphylaktoide Reaktion Grad II
- Ödemprophylaxe beim Wirbelsäulentrauma?
- für Dexamethason-Suppositorien : kindliches Asthma, Krupp-Syndrom

Wirkungen

- Hemmt die Freisetzung von Entzündungsstoffen,
- stabilisiert die Zellmembran.

Notfallmedizinisch relevante Nebenwirkungen

- Keine.

Kontraindikationen

- In Notfällen keine.

Präparat	Wirkstoff (generic name)	Zusammen-setzung	Dosierung
Fortecortin	Dexa-methason	40 mg/5 ml oder 100 mg/ 10 ml	40-100 mg langsam i.v.
Rectodelt Sup.	Dex-methason	100 mg	1 Supp. rektal für Kinder

Insulin (Altinsulin)

Die in der Dauerbehandlung insulinpflichtiger eingesetzten Altinsuline (Schwein, Rind) werden bei der Notfalltherapie des diabetischen Komas intravenös injiziert/infundiert.

Im Rettungsdienst steht aber die Behandlung der Exsikkose im Vordergrund. Die Primärbehandlung auch schwerer Hyperglykämien ist ohne sofortige Insulingabe

möglich. Nur in Rettungsdienstbereichen mit häufig langen Transportzeiten kann die präklinische Insulingabe sinnvoll sein. Dabei ist ggf. an sich durch Blutzuckersenkung entwickelnde Hypokaliämien zu denken.

Indikationen

- Hyperglykämie,
- diabetisches Koma,
- in der Primärphase der präklinischen Versorgung in der Regel nicht erforderlich.

Wirkungen

- Senkt den Blutzuckerspiegel,
- fördert die Synthese von Glykogen.

Notfallmedizinisch relevante Nebenwirkungen

- Hypoglykämie bei Überdosierung,
- Hypokaliämie.

Kontraindikationen

- Keine.

Dosierung

Präparat	Wirkstoff (generic name)	Zusammen-setzung	Dosierung
Altinsulin	Insulin	400 I.E./10 ml	8-12 i.E. in 0,9% NaCl-Lösung langsam i.v.

39.2.10   Substanzen zur Entgiftung und Gegengifte (Antidota)

Bei der Behandlung von Vergiftungen ist zwischen Mitteln zur Entgiftung vor oder nach der Giftaufnahme und Gegengiften, Antidoten, im engeren Sinne zu unterscheiden.

Beispielsweise werden oral aufgenommene Giftreste nach der Magenspülung durch medizinische Kohle gebunden und ihre Ausscheidung durch Gabe eines geeigneten Abführmittels beschleunigt.

Emetika

Bei der oralen Giftaufnahme ist die Entleerung des Magens zum frühestmöglichen Zeitpunkt vor bzw. während der Resorptionsphase in der Regel das sinnvollste Verfahren. Solange das Bewusstsein und die Schutzreflexe erhalten sind, sollte Erbrechen ausgelöst werden.

Indikationen

- Orale Giftelimination durch Erbrechen,
- bei Erwachsenen und Jugendlichen Apomorphin,
- bei Kleinkindern Sirupus ipecacuanhae.

Wirkungen

- Zentrale Wirkung auf das Brechzentrum.

Notfallmedizinisch relevante Nebenwirkungen

- Bei Apomorphin atem- und kreislaufdepressorische Wirkung,
- bei Sirupus ipecacuanhae keine bei üblicher Dosierung.

Kontraindikationen

- Bewusstlosigkeit, Atem- und Kreislaufinsuffizienz,
- Schock,
- Ausfall der Schutzreflexe,
- orale Säure- und Laugenvergiftung,
- Vergiftung mit schaumbildenden Substanzen,
- organische Lösungsmittel.

Dosierung

Präparat	Wirkstoff (generic name)	Zusammensetzung	Dosierung
Apormorphin		10 mg/1 ml	0,1 mg/kgKG i.m.
Sirupus ipecacuanhae		kein Fertigpräparat, Apothekenherstellung	2-3jähriges Kind: 15-20 ml mit reichlich Wasser trinken lassen

Carbo medicinalis

Kohle wird bei oralen Vergiftungen als Dekontaminationsverfahren der ersten Wahl angesehen.

Indikationen

- Orale Vergiftung.

Wirkungen

- Wirkt als Antidot und Adsorptivum,
- es bindet Gifte aller Art an seine große »aktive« Oberfläche.

Notfallmedizinisch relevante Nebenwirkungen

- Keine.

Kontraindikationen

- Keine.

Dosierung

Präparat	Wirkstoff (generic name)	Zusammensetzung	Dosierung
Carbo medicinalis	Kohlepulver		20-50 g in ca. 10% Wasseraufschwemmung

Paraffinöle

Nach oraler Aufnahme fettlöslicher Gifte wird im Anschluss an die Magenspülung (zusammen mit Kohle und Glaubersalz) Paraffinöl gegeben.

Indikationen

- Giftbindung nach oraler Vergiftung durch lipidlösliche Substanzen wie Kohlenwasserstoffe, Benzin, Petroleum.

Wirkungen

- Löst fettlösliche Gifte und entzieht sie der Resorption im Darm,
- Gift wird in resorbierbarer Bindung aus dem Darm ausgeschieden.

Notfallmedizinisch relevante Nebenwirkungen

- Keine.

Kontraindikationen

- Keine.

39

Dosierung

Präparat	Wirkstoff (generic name)	Zusammensetzung	Dosierung
Paraffinum perliquidum	Paraffinöl		Kinder: 3 ml/kgKG Erwachsene: 150-200 ml oral oder durch Magenschlauch

Laxanzien

Zur Verhinderung einer Resorption der bereits in die tiefen Darmabschnitte gelangten Gifte werden Durchfälle ausgelöst.

Indikationen

- Elimination oral aufgenommener Gifte über den Darm.

Wirkungen

- Erhöhung des Innendrucks im Darm bewirkt Dehnung der Darmmuskulatur und steigert die Peristaltik.

Notfallmedizinisch relevante Nebenwirkungen

- Keine.

Kontraindikationen

- Keine.

Dosierung

Präparat	Wirkstoff (generic name)	Zusammensetzung	Dosierung
Natriumsulfat	3,2% Glaubersalz		20-30 g der isotonen Lösung durch die Magensonde

Silikonentschäumer

- Nach einer Vergiftung mit Waschmitteln sind Entschäumungsmittel oral zu verabreichen.

Indikationen

- Vorgabe zur Magenspülung wegen oraler Vergiftung mit schaumbildenden Substanzen.

Wirkungen

- Wirkt durch Oberflächenaktivität als »Antischaummittel«,
- dadurch wird die Gefahr einer Schaumaspiration bei der Magenspülung am intubierten Patienten vermindert.

Notfallmedizinsch relevante Nebenwirkungen

- Keine.

Kontraindikationen

- Keine.

Dosierung

Präparat	Wirkstoff (generic name)	Zusammensetzung	Dosierung
sab-simplex	Simethicon		10-30 ml in Tropfenform über Magensonde

Antidota

Antidota, Gegengifte im engeren Sinne, wandeln den Giftstoff um, blockieren Rezeptoren oder verdrängen das Gift vom Wirkungsort, über den die Giftwirkung vermittelt wird. Nur wenn der Giftstoff bekannt ist, kann eine Antidotgabe bereits am Notfallort in Betracht gezogen werden. Die gezielte Behandlung ist dann häufig lebensrettend.

Besondere Hinweise

- Antidote und Substanzen zur Entgiftung sollten zusammen mit diagnostischen Hilfsmitteln (Gasspürgerät) etc. in einem eigenständigen Behältnis (Vergiftungskoffer/Intox-Box) mitgeführt werden.
- Viele mit Antidota zu behandelnden Vergiftungen sind selten, Antidota sind chemisch und pharmakologisch heterogen. Aus diesen Gründen werden die Einzelsubstanzen in einer Übersichtstabelle (◘ Tabelle 39.2) zusammengefasst.

39

■ Tabelle 39.2. **Antidota**

Substanz	Indikation	Wirkung	Dosierung	Nebenwirkung	Kontraindikation
Anexate Flumazenil 1 mg/10 ml	Aufhebung der zentral dämpfenden Wirkung von Benzodiazepinen	Antagonisierung von Substanzen, die über den Benzodiazepinrezeptor wirken, durch kompetitive Hemmung	Je nach Wirkung 0,2–1 mg i.v.	■ Entzugserscheinungen bei Benzodiazepin-abhängigen ■ selten Übelkeit/ Erbrechen	In Notfällen keine
Atropin 100 mg/10 ml	Vergiftung durch Alkylphosphat, z.B. E 605	Hemmung von ■ Asthma ■ Darmkoliken (muskarinähnliche Wirkung) ■ z.T. auch der zentralnervösen Erscheinung (Krämpfe) ■ Bewustlosigkeit	Sofort 2 mg i.v. je nach Zustand, Wiederholung nach 10–15 min	Keine	In Notfällen keine
4-DMAP 4-Dimenthyl-p-aminophenol 250 mg/5 ml	Vergiftung durch ■ Blausäure ■ Zyanide ■ Nitride ■ Schwefelsäure ■ Rauchgase bei Kunststoffbränden	Ferrihämoglobinbildung	Sofort 3–4 mg/kg KG i.v. (sofort danach Natriumthiosulfat)	Entwicklung einer Zyanose	In Notfällen keine
Kalziumede-tat-Natrium 400 mg/2 ml	Schwermetallvergiftung	Chelatbildung	Maximal 20 mg/kg KG i.v. (0,1 ml 20%ige Lösung/kg KG /in Glukose)	Toxische Nephrose	In Notfällen keine
Narcanti Naloxon 0,4 mg 1 ml Amp.	Schwere Intoxikation durch Heroin und andere Morphinderivate	Spezifische Opiatantagonisierung	Initial 0,1 mg, kann mehrmals wiederholt werden 2 mg/kg i.v.	Akute Entzündungs-symptomatik	In Notfällen keine
S-Hydril Natriumthio-sulfat 1000 mg/10 ml	Zyanid-Thallium- und Jodvergiftung ■ CO ■ Lost ■ Schwermetalle	Katalysiert die enzymatische Umwandlung von Zyanid und Rhodanid	10 ml 10%ige Lösung i.v.	Keine	In Notfällen keine

□ Tabelle 39.2. Antidota (Fortsetzung)

Substanz	Indikation	Wirkung	Dosierung	Nebenwirkung	Kontraindikation
Na-Thiosulfat 10% 1 g/10 ml Amp.	▪ Zyanide ▪ Blausäure	Umwandlung von Zyanid in Rhodanid, langsame Wirkung	50–100 ml 10%ige Lösung i.v.	▪ Brechreiz ▪ Durchfall ▪ Asthmaanfall	In Notfällen keine
Toluidinblau Tolonium 300 mg/10 ml	Methämoglobinbildner (Nitrate, Nitrite, Anilin)	Komplexbildung		Blaufärbung der Haut	In Notfällen keine
Toxogonin Obidoxichlorid 250 mg/5 ml	Vergiftung durch Cholinesterase-hemmer	▪ Cholinesterasereaktivie-rung ▪ wirkt auch gegen nikotinartige Symptome der Vergiftung, z.B. auf die Paresen der Atemmuskulatur	250 mg (1 Amp.) i.v., Wiederholung nach ca. 1–2 h	Keine	▪ Vergiftung mit Insektiziden aus der Gruppe der Carbamate ▪ Paraben-Über-empfindlichkeit

39.2.11 Medikamente zur Narkoseeinleitung und Relaxation

Die Durchführung einer Narkose ist im Rettungsdienst ein relativ seltenes Verfahren, da viele Notfallpatienten bereits bewusstlos angetroffen werden. Bei eingeklemmten Patienten, deren Bewusstsein erhalten ist, oder beim Vorliegen sehr schmerzhafter Verletzungen sollte aber nach Möglichkeit bereits am Notfallort eine Intubationsnarkose eingeleitet werden, insbesondere, wenn eine sofortige operative Intervention in der Klinik erforderlich ist.

Detaillierte Angaben über Indikation, Wirkung, Dosierung, Nebenwirkung und Kontraindikation sind ◘ Tabelle 39.3 zu entnehmen.

Atropin

Für die Narkoseeinleitung und die Intubation gelten im Rettungsdienst die gleichen Grundsätze wie in der Klinik. Nach Möglichkeit, d. h. wenn es die Bedrohlichkeit der Störung der Vitalfunktion zulässt und entsprechende Zeit verfügbar ist, sollte Atropin vorgegeben werden.

Atropinum Sulfuricum: ◘ Tabelle 39.3.

Ketamin

Ketamin ist derzeit als das geeigneteste Narkotikum für Notfälle anzusehen, da es über eine starke analgetische Wirkung verfügt, weder das zirkulatorische noch das respiratorische System dämpft und dabei die Schutzreflexe im Rachen (lange) erhalten bleiben (▸ Kap. 39.2.5).

Auch bei Schädel-Hirn-Trauma ist Ketamin in den Situationen indiziert, in denen niedriger Blutdruck und bei Narkoseeinleitung mit anderen Substanzen ein zu befürchtender weiterer Druckabfall die Hirndurchblutung gefährden, da potenziell den intrakraniellen Druck erhöhende Effekte der Ketaminanwendung durch sofortige Intubation, Hyperventilation und ggf. Nachinjektion von Benzodiazepinen abgefangen werden.

Zur Vermeidung von (unangenehmen) Träumen wird Ketamin meist mit Valium oder Dormicum kombiniert. Auch Kombinationen mit Opioiden, z. B. Fentanyl, sind möglich. Ketamin kann in besonderen Situationen auch intramuskulär in einer Dosierung von ca. 5 mg/kgKG verabreicht werden.

Ketanest: ◘ Tabelle 39.3.

Etomidat

Etomidat, ein Einleitungsnarkotikum ohne negativ-inotrope Eigenschaften, kann sehr gut unter Notfallbedin-

gungen verwendet werden. Voraussetzung ist aber die Kombination mit einem stark wirksamen Hypnoanalgetikum, z. B. Fentanyl, um unerwünschte Schmerzreaktionen des vegetativen Systems sicher auszuschalten.

Hyponomidate: ◘ Tabelle 39.3.

Propofol

Schnell wirkendes Hyponitkum mit kurzer Wirkungsdauer ohne analgetische Potenz.

Vorteile. Besonders starke Dämpfung pharyngealer Reflexe, die die Platzierung der Larynxmaske und eine Intubation ohne Gabe von Relaxanzien ggf. erleichtert.

Nachteile. Deutliche Tendenz zu Blutdruckabfällen, besonders bei Volumenmangel und eingeschränkter kardialer Leistungsfähigkeit.

Propofol 1%: ◘ Tabelle 39.3

Fentanyl, Rapifen

Vor und während einer (Intubations)beatmung können Rapifen und Fentanyl, hochwirksame Hyponanalgetika (synthetische Opioide), zur Schmerzausschaltung verwendet werden.

Fentanyl: ◘ Tabelle 39.3.
Rapifen: ◘ Tabelle 39.3.

Barbiturate

Barbiturate sind die klassischen Substanzen zur Narkoseeinleitung.

Trapanal: ◘ Tabelle 39.3.

Relaxanzien

Muskelerschlaffende Mittel (Relaxanzien) werden im Rettungsdienst zur Durchführung der Intubation eingesetzt. Meist wird Succinylcholin als Kurzrelaxans eingesetzt. Für eine anschließende apparative kontrollierte Beatmung werden mittellang wirkende nichtdepolarisierende Relaxanzien verwendet.

Norcuron: ◘ Tabelle 39.3.
Pantolax: ◘ Tabelle 39.3.

■ Tabelle 39.3. **Medikamente zur Narkoseeinleitung und Relaxation**

Substanz	Indikation	Wirkung	Dosierung	Nebenwirkung	Kontraindikation
Atropinum Sulfuricum 0,5 mg/1 ml	Vagusdämpfung vor der Intubation und dem Legen einer Magensonde etc.	■ Dämpfung unerwünschter vagaler Kreislaufreflexe ■ Verringerung der Sekretion im Mund-Rachen-Raum	Kinder: 0,02 mg/kg KG Erwachsene: 0,5–0,75 mg i.v.	Tachykardie	In Notfällen keine
Fentanyl 0,157 mg/2 ml	■ Schmerzzustände ■ Schmerzausschaltung bei Kombinationsnarkose	Zentrale Schmerzausschaltung	■ 0,05–0,1 mg i.v. ■ 0,2–0,5 mg i.v.	■ Atemdepression ■ Atemstillstand ■ Blutdruckabfall	Fehlen von Beatmungs- und Intubationsmöglichkeiten
Hypnomidate Etomidat 10 ml/20 mg	Narkoseeinleitung	Hypnotische und narkotische Effekte	0,15–0,3 mg/kg KG i.v.	■ Zuckungen einzelner Muskeln (Myokloni) ■ Venenreizung ■ Salivation	Keine
Ketanest Ketamine Stechampullen 10 mg/1 ml und 50 mg/1 ml Ketanest S 50 mg/2 ml	■ Schmerzausschaltung ■ Narkoseeinleitung	Analgetische und narkotische Effekte durch Hemmwirkung am ZNS	0,5–2 mg/kg KG i.v. (Kombination mit Diazepam sinnvoll) 0,5–1 mg/kg KG i.v.	■ Tachykardie ■ Blutdruckanstieg ■ Salivation ■ Träume in der Aufwachphase bei Mononarkose	■ Hypertonie ■ dekompensierte Herzinsuffizienz ■ Herzinfarkt ■ Lungenödem ■ Schädel-Hirn-Trauma, wenn beatmet wird!
Norcuron Vecuronium 10 mg Trockensubstanz	■ (Intubation) ■ Relaxation zur Beatmung nach Intubation	Muskelrelaxation für 20–30 min	1 (Initial 0,08–0,1 mg/kg KG) Nachinjektion: 0,03–0,05 mg/kg KG	Bradykardie	siehe Pantolax

□ Tabelle 39.3. Medikamente zur Narkoseeinleitung und Relaxation (Fortsetzung)

Substanz	Indikation	Wirkung	Dosierung	Nebenwirkung	Kontraindikation
Pantolax Succinylcholin 100 mg/5 ml	▪ Muskelerschlaffung zur Intubation	▪ Blockiert die Erregungsübertragung vom motorischen Nerv auf die Endplatte der Skelettmuskelfaser nach Kontraktion der quer gestreiften Muskulatur	1 mg/kg KG	▪ Bradykardie ▪ Bradyarrhythmie ▪ kurzfristige Asystolie	▪ Atemwegswiderstand im Kiefer- und Kehlkopfbereich ▪ Fehlen des entsprechenden Geräts für Intubation und Beatmung ▪ mangelnde Befähigung in der endotrachealen Intubation
Propofol 1% 20 ml/200 mg	▪ Narkoseeinleitung ▪ Sedierung nach Intubation	narkotische und hypnotische Effekte	1,5–2,5 mg/kg KG 0,3–4 mg/kg KG	▪ Blutdruckabfall ▪ passagere Apnoe	▪ Volumenmangel ▪ eingeschränkte, kardiale Leistungsfähigkeit ▪ Allergie gegen Sojaöl
Rapifen 1,088 mg/2 ml	▪ Schmerzzustände ▪ Schmerzausschaltung bei Kombinationsnarkose	▪ Zentrale Schmerzausschaltung (kürzer wirksam als Fentanyl)	▪ 0,5–1,0 mg i.v. ▪ 1,0–2,0 mg i.v.	▪ Atemdepression ▪ Atemstillstand ▪ Blutdruckabfall	Fehlen von Beatmungs- und Intubationsmöglichkeiten
Trapanal Thiobarbiturat (500 mg Trockensubstanz + 20 ml Aqua bidest. pro Injektion)	▪ Erzeugung tiefer Bewusstlosigkeit ▪ Narkoseeinleitung ▪ Unterbrechung schwerster Krampfanfälle ▪ Hirndrucksenkung	▪ Sedative, hypnotische und narkotische effekte durch Hemmwirkung am ZNS ▪ zerebrale Durchblutungsminderung	Richtdosis für Erwachsene: 250 mg i.v.	▪ Blutdruckabfall ▪ Atemdepression ▪ Auslösung von Erbrechen	▪ Drohendes Kreislaufversagen bei Hypovolämie ▪ komatöse Zustände ▪ Leber- und Nierenschäden

39

39.2.12   Fibrinolytika

Fibrinolytika spalten enzymatisch Fibrin und Fibringerinnsel, lösen gefäßverschließende Thromben auf und ermöglichen so eine Wiederdurchblutung der ischämischen Regionen.

Sie werden präklinisch nur beim STEMI-Infarkt und ggf. bei der schweren Lungenembolie zum frühestmöglichen Zeitpunkt eingesetzt.

Indikationen

- STEMI-Infarkt,
- schwere Lungenembolie.

Kontraindikationen

- Apoplex innerhalb der letzten 6 Monate,
- Operation innerhalb der letzten 3 Wochen,
- schwere ZNS-Erkrankung,
- Magen-Darm-Blutung innerhalb der letzten 4 Wochen,
- Aortenaneurysma,
- Hypertonie >180 mmHG.

Bedrohlichste Nebenwirkungen

- Blutungen, insbesondere intrakranielle Blutungen.

Dosierung

Präparat	Wirkstoff (generic name)	Zusammensetzung	Dosierung
Metalyse	Tenecteplase	Pulver 50 mg Durchstechflasche	Einmalinjektion - KG<60 kg: 6000 U i.v. - KG 60-70 kg: 7000 U i.v. - KG 70-80 kg: 8000 U i.v. - KG 80-90 kg: 9000 U i.v. - KG >90 kg: 10.000 U i.v.
Actilyse	Alteplase	Pulver 50 mg Durchstechflasche	Infusionsschema - 15 mg als Bolus - 50 mg über 30 min - 35 mg über 60 min

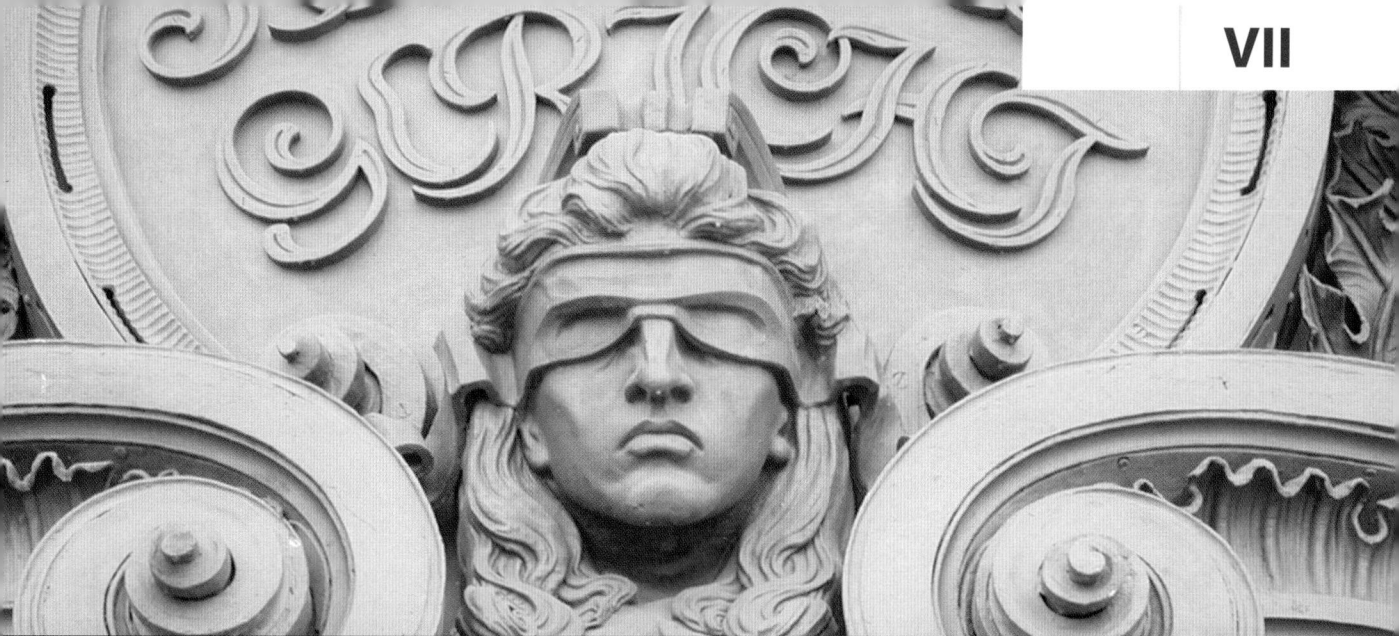

Recht und Beruf

40   Ethik im Rettungsdienst
41   Berufs-, Gesetzes- und Staatsbürgerkunde

Ethik im Rettungsdienst

Dieses Kapitel gibt einen Überblick über die für die Berufsausübung des Rettungsassistenten bedeutsamen ethischen Grundsätze und ergänzt die rechtlichen Aspekte seines Tuns.

Lernziele

Der Rettungsassistent und Rettungssanitäter soll die wesentlichen für seine Berufsausübung wichtigen ethischen Prinzipien kennen und ihnen entsprechend handeln.

40.1   Ethik in der Medizin

Ethik ist diejenige philosophische Disziplin, die sich mit den Normen menschlichen Handelns beschäftigt. Es geht der Ethik dabei darum, jene Akte des Handelns zu verstehen, die auf den Menschen als Urheber zurückgehen, die ihm deshalb zuzurechnen sind und denen die Handlungsfreiheit des Menschen eigen ist. Menschliches Handeln setzt dabei ein gewisses Maß an Wahl- oder Willensfreiheit voraus, ansonsten wäre es nur ein Verhalten. Formal unterscheidet sich das Recht dadurch von der Ethik, dass es (jedenfalls nach der kontinental-europäischen Tradition) als Summe der vom Gesetzgeber erlassenen Normen (unterschiedlichen Ranges) verstanden wird, deren Inhalt vom Normunterworfenen oder auch vom Normanwender durchaus auch ethisch begründbares Verhalten fordern kann, aber nicht zwingend fordern muss[1].

Medizinische Ethik ist dabei ein Unterfall der allgemeinen Ethik. Sie umfasst als Ethik im weiteren Sinne alle Regeln, Normen und Werteüberzeugungen, Einstellungen, Kodifikationen und Institutionen, die das Ziel haben, das Handeln im medizinischen Bereich an ethischen Maßstäben auszurichten. Im engeren Sinn meint medizinische Ethik dagegen diejenige Disziplin, deren Aufgabe in der Prüfung, Begründung und Vermittlung der für den Bereich der Medizin relevanten ethischen Regelungen und Einstellungen unter Beachtung der generellen ethischen Prinzipien und der jeweiligen Handlungskontexte besteht. Ärztliches Handeln steht also nicht nur unter der pragmatischen Differenzierung von richtig oder falsch, sondern auch unter der moralischen Differenzierung von gut und böse.

Unter den für die medizinische Ethik relevanten Veränderungen ist an erster Stelle die Vergrößerung der Handlungsmöglichkeiten zu nennen, die der Medizin durch die Indienstnahme der naturwissenschaftlichen Forschung und der technischen Entwicklung in den letzten Jahrzehnten zugewachsen sind – einschließlich der Ausdehnung der Diagnostik, der Fortschritte in den operativen Disziplinen und v. a. auch der Weiterentwicklung der Notfallmedizin. Mit diesem Wandel verbindet sich eine umfassende Erweiterung der Erkenntnisdimension.

40.2   Ethik im Rettungsdienst

Die Medizin ist von der Vorstellung geprägt, immer neuere, immer bessere Behandlungsmöglichkeiten zu entwickeln, um kranken Menschen helfen zu können. Dies gilt auch für das Rettungswesen, in welchem Ärzte und Rettungsdienstpersonal u. a. Menschen in akuter Lebensgefahr mit den Instrumentarien der Notfallmedizin behandeln, um sie am Leben zu erhalten. Ethik als vorherrschende Meinung von Wichtigem und Zulässigem wird in der »medizinischen Ethik« auf die konkreten Probleme ärztlichen Handelns ausgerichtet. Das Berufsverhalten des Personals im Rettungswesen wird an ethischen Grundsätzen gemessen.

> **Einige ethische Grundsätze, die das Personal im Rettungswesen zu beachten hat, sind ganz oder teilweise in Rechtsnormen, aber auch in untergesetzliche Normen, Standards, Richtlinien oder Ähnliches eingegangen. Die darin zum Ausdruck kommenden Anweisungen für ethisches Handeln gelten im Rettungswesen für das eingesetzte Personal – ärztliches wie nichtärztliches – gleichermaßen.**

Es gibt keine eigene Ethik des Notarztes und keine des Rettungsassistenten oder Rettungssanitäters. Die im Folgenden genannten ethischen Grundsätze haben sich herausgebildet und sind anerkannt.

---

1 Vgl. zur Medizinischen Ethik Honnefelder L (1998) In: Korff W, Beck L, Mikat P (Hrsg) Lexikon der Bioethik. Bd. II, Sp. 652 ff.

40.2.1 Gutes tun

Das Personal im Rettungswesen ist dem Wohl des Notfallpatienten verpflichtet. Es soll sein Bestes tun, um ihm aus seiner – zumeist lebensbedrohlichen – Situation herauszuhelfen. Besondere ethische Probleme in Bezug auf diese Maxime können z. B. beim Beginn oder auch dem Abbruch einer Reanimationsmaßnahme auftreten (▶ Kap. 21). Diese Maxime gilt auch in Fällen, in denen keine Lebensgefahr besteht. Für den Notarzt ergibt sich diese Verpflichtung auch aus dem Genfer Gelöbnis, welches in den meisten Kammerbezirken der geltenden Berufsordnung vorangestellt worden ist.

40.2.2 Nicht schaden

Das Personal im Rettungsdienst darf dem ihm anvertrauten Notfallpatienten durch seine Hilfsmaßnahmen nicht schaden. Die erforderlichen Maßnahmen müssen mit den Kenntnissen und Fähigkeiten sorgfältig handelnden Personals durchgeführt werden. Man könnte auch sagen: sie müssen nach den geltenden medizinischen Standards und Richtlinien durchgeführt werden. Die Sorgfalt entspricht der in § 276 BGB gemeinten »im Verkehr erforderlichen Sorgfalt«.

40.2.3 Verschwiegenheit

Das Personal im Rettungswesen hat über alle Tatsachen, die es bei der Behandlung von Notfallpatienten erfährt, die es von dem Notfallpatienten anvertraut bekommt, zu schweigen. Dies gilt nur dann nicht, wenn eine gesetzliche Pflicht zur Offenbarung besteht.

> ❯ Auf die Einhaltung der Schweigepflicht muss der Notfallpatient sich verlassen können.

Für den Notarzt ergibt sich diese unbedingte Verpflichtung wiederum bereits aus seiner Berufsordnung. Der Rettungsassistent als Helfer des Notarztes ist gesetzlich so lange an dessen Pflicht zur Verschwiegenheit gebunden, bis der Notfallpatient den Notarzt von der Schweigepflicht entbunden hat oder der Bruch der Schweigepflicht dem mutmaßlichen Willen des Notfallpatienten und seinem Interesse entspricht.

40.2.4 Autonomie und Selbstständigkeit achten

Das Personal im Rettungswesen hat den Willen des Notfallpatienten zu achten. Es darf keine Maßnahmen am Notfallpatienten vornehmen, die nicht dessen tatsächlichem Willen oder – wenn dieser nicht festzustellen ist – seinem mutmaßlichen Willen und wohlverstandenen Interesse entsprechen. Es ist dies ein ganz besonders heikler Punkt, weil bei der häufig bestehenden Eilbedürftigkeit im Notfall für das eingesetzte Personal kaum Zeit bleibt, den tatsächlichen oder mutmaßlichen Willen in Erfahrung zu bringen und dementsprechend zu handeln.

> ❯ Ist dem Personal im Rettungswesen allerdings etwa aus einer Vorbehandlung der Wille eines Notfallpatienten bekannt, nicht reanimiert werden zu wollen, so hat er diesen tatsächlich bekannten Willen zu respektieren.

Gerade im Rettungswesen ist immer wieder die Situation anzutreffen, dass Angehörige vom Personal des Rettungswesens die Durchführung von Maßnahmen zur Wiederbelebung fordern, obwohl sie den tatsächlichen Willen des Notfallpatienten, nicht mehr reanimiert werden zu wollen, kennen. Die Glaubwürdigkeit von Informationen Angehöriger des Notfallpatienten als Hinweis auf dessen mutmaßlichen Willen einzuschätzen, gehört zu den am schwierigsten zu bewältigenden Aufgaben, wenn es um die Frage des Abbruchs von notfallmedizinischen Behandlungsmaßnahmen geht.

40.2.5 Verantwortung

Das Personal im Rettungswesen soll seine Kenntnisse und Fähigkeiten in den Dienst der Sache – die Rettung von Notfallpatienten – stellen und die ihm übertragenen Zuständigkeiten im Rahmen der gegebenen Möglichkeiten voll ausschöpfen. Für den Rettungsassistenten kann dies im Einzelfall auch bedeuten, im Rahmen seiner Notkompetenz tätig werden zu müssen, wenn ärztliche Hilfe nicht oder nicht rechtzeitig zur Verfügung steht.

40.2.6 Glaubwürdigkeit

Das Personal im Rettungswesen hat seine Tätigkeit bei der Behandlung von Notfallpatienten so zu gestalten, dass die vorgefundene Situation und die getroffene Maßnahme begründbar und nachvollziehbar ist. Übertreibungen wie Untertreibungen gefährden dieses Ziel. Rationales Handeln fördert die Glaubwürdigkeit.

40.2.7 Gerechtigkeit

Das Personal im Rettungswesen hat Notfallpatienten grundsätzlich gleich zu behandeln. Unsachliche Differenzierungen der Behandlung von Notfallpatienten widersprechen der Gerechtigkeit. Reichen die personellen und/oder sächlichen Ressourcen nicht aus, um alle Notfallpatienten – etwa bei einem Großschadensereignis – gleichermaßen zu behandeln, so ist nach festen Kriterien und Prioritäten vorzugehen: Dringlichkeit, Grad der Verletzungen und Überlebenschancen sind zulässige Parameter bei der Auswahl der zu behandelnden Notfallpatienten und der zu treffenden Maßnahmen, ohne dass das Prinzip der Gerechtigkeit tangiert wird.

Berufs-, Gesetzes- und Staatsbürgerkunde

Dieses Kapitel befasst sich mit den für die Ausbildung des Rettungsassistenten wichtigsten Vorschriften der Berufs- und Gesetzeskunde unter Einbeziehung der Staatsbürgerkunde, wie es die Ausbildungs- und Prüfungsverordnung vorschreibt. Angesprochen werden die wesentlichen Rechtsvorschriften, die das Berufsbild des Rettungsassistenten prägen und beeinflussen, bis hin zu den Grundsätzen des Arbeitsrechts. Die für die Berufsausübung im engeren Sinn bedeutsamen Vorschriften des bürgerlichen Rechts und des Strafrechts werden ebenso angesprochen wie das Straßenverkehrsrecht. Grundsätzlich ist die Fassung aller zitierten Gesetze der Tag der Drucklegung dieses Buches. Da die Gesetzgebung in Bund und Ländern einem stetigen Wandel unterworfen ist, es entspricht der anzuwendenden Sorgfaltspflicht, sich in den einschlägigen Veröffentlichungsorganen (Bundesgesetzblatt (BGBl I), Landesgesetzblätter) vom aktuellen Stand der Gesetzgebung zu überzeugen.

Lernziele

Rettungsassistent und Rettungssanitäter sollen

- die Grundzüge des Rechts der sozialen Sicherung benennen,
- die Rechtsvorschriften für das Rettungswesen mit dem Rettungsdienst und dem Notarztdienst benennen,
- das Rettungsassistentengesetz und die zugehörige Ausbildungs- und Prüfungsordnung erläutern,
- die Voraussetzungen der Notkompetenz erklären,
- die wesentlichen gesetzlichen Vorschriften, die für die Berufsausübung einschlägig sind kennen, über die Inhalte Bescheid wissen und einzelne davon beispielhaft benennen,
- warum der ärztliche Heileingriff eine tatbestandsmäßige, durch tatsächliche oder mutmaßliche Einwilligung des Patienten gerechtfertigte Körperverletzung darstellt, die er sowohl durch Tun als auch Unterlassen begehen kann, begründen,
- den Unterschied zwischen den Zielen von Straf- und Zivilrecht benennen,
- Sinn und Zweck der Schweigepflicht kennen und ihren Umfang darlegen,
- warum die Behandlung eines Patienten nur mit dessen tatsächlicher oder mutmaßlicher Einwilligung erfolgen darf darlegen,
- was bei der Behandlung einwilligungsunfähiger Patienten zu beachten ist benennen,
- die Grundrechte aufzählen,
- die Verfassungsorgane benennen können und ihre Funktionen kennen.

Wer vieles bringt, wird manchem etwas bringen. Dieses Motto (Zitat aus Goethes **Faust**) scheint dem Verordnungsgeber der Ausbildungs- und Prüfungsordnung zum Rettungsassistentengesetz vor Augen gestanden zu haben, als er Ziff. 5 der Anlage zur APrO zu Papier gebracht hat. Ein bisschen hier, ein bisschen da, Bürgerliches Gesetzbuch, Gesundheitswesen, und alles umrahmt von der für die Gesundheitsfachberufe üblichen Staatsbürgerkunde. Etwas Entrümpeln könnte vermutlich nicht schaden, so der Wunsch an den Verordnungsgeber.

Da die Ausbildungs- und Prüfungsordnung den Prüfungsstoff so vorschreibt, haben wir ihn so und genau in der vorgegebenen Reihenfolge abgehandelt, damit der in Ausbildung befindliche Rettungsassistent den Prüfungsstoff erlernen kann.

Aus Platzmangel können die gleichermaßen interessanten wie vielfältigen Rechtsfragen aus dem Status des Rettungsassistenten zu seinem Arbeitgeber bzw. Dienstherrn ebenso wenig abgehandelt werden wie diejenigen, die sich aus dem Zusammenwirken von Rettungs- und Notarztdienst und aus der Organisation des Rettungswe-

sens insgesamt ergeben. Sie sind ausführlich bei Lippert u. Weißauer (1984), diejenigen, die mit der Umsetzung des Rettungsassistentengesetzes zusammenhängen, in Lippert (1990) Rettungsassistentengesetz abgehandelt[1].

41.1 Das Gesundheitswesen in Deutschland

41.1.1 Verfassungsrechtliche Grundlagen

Die Bundesrepublik Deutschland ist ein demokratischer und sozialer Bundesstaat. In der bundesstaatlichen Verfassung kommt bereits ein wesentliches Prinzip zum Ausdruck, nämlich das **Subsidiaritätsprinzip**. Die untergeord-

---

1 Lippert HD, Weißauer W (1984) Das Rettungswesen. Springer, Berlin Heidelberg New York Tokio; Lippert HD (1999) Rettungsassistentengesetz, 2. Auflage – RettAssG, Springer, Berlin Heidelberg New York Tokio.

neten Einheiten sollen so lange zur Erfüllung ihrer Aufgaben zuständig bleiben, bis sie hierzu nicht mehr im Stande sind und eine übergeordnete Instanz eintreten muss. Dies gilt auch im Verhältnis von Bund und Ländern. Die Länder als Gliedstaaten sind für die Gesetzgebung, Verwaltung und Rechtsprechung zuständig, es sei denn, übergeordnete Belange des Gesamtstaates erforderten ein Tätigwerden des Bundes.

Als sozialer Staat hat die Bundesrepublik Deutschland für das Wohlergehen seiner Bürger Sorge zu tragen. In den Rahmen der solidarischen sozialen, also von allen Versicherten zu tragenden Sicherung der Bürger gegen die großen Wechselfälle des Lebens, wie Unfall, Alter, Arbeitslosigkeit, Pflege und Krankheit – für die der Bund gesetzgeberisch zuständig ist –, ist auch das Gesundheitswesen in weiten Teilen integriert.

Im Gesundheitswesen steht dem Bund die Gesetzgebungskompetenz partiell zu, so z. B. für Maßnahmen gegen gemeingefährliche und übertragbare Krankheiten, für die Zulassung zu den Heil- und Heilhilfsberufen, für die wirtschaftliche Sicherung der Krankenhäuser und die Entgelte für Krankenhausleistungen, für den Verkehr mit Arzneimitteln, Medizinprodukten, Heil- und Betäubungsmitteln sowie Giften, die Transplantation, das Transfusionswesen, die Genussmittel sowie für das Saat- und Pflanzengut. Mit Überwachung und Koordinationsaufgaben im Bereich der Arzneimittelsicherheit sind das Bundesinstitut für Arzneimittel und Medizinprodukte, das Robert-Koch-Institut, das Paul-Ehrlich-Institut und das Bundesamt für Verbraucherschutz und Lebensmittelsicherheit betraut.

41.1.2   Aufgaben des Gesundheitswesens

Es lassen sich 3 große Aufgabenbereiche im Gesundheitswesen bilden: Gesundheitsschutz, kurative Medizin und Gesundheitspflege.

Gesundheitsschutz

Hierzu gehören alle Maßnahmen zur Verhinderung des Auftretens von Krankheiten wie allgemeine Hygiene, Verhütung und Bekämpfung übertragbarer Krankheiten, Hygiene im Umgang mit Lebensmitteln und Bedarfsgegenständen, Strahlen- und Arbeitsschutz, die Unfallverhütung, Gewerbeaufsicht und Überwachungsmaßnahmen im Bereich des Verkehrs mit Arzneimitteln, Medizinprodukten, Blut- und Blutprodukten, Betäubungsmitteln und Chemikalien.

Kurative Medizin

Hierzu gehören alle Maßnahmen zur Feststellung, Linderung und Heilung von Krankheiten in Einrichtungen der stationären, voll-, teil- und nachstationären Krankenversorgung, durch ambulante Versorgung bei Vertragsärzten und Vertragszahnärzten zur Wiedereingliederung kranker oder behinderter Menschen in das Alltags- und/oder Berufsleben (Rehabilitation).

Gesundheitspflege

Hierzu gehören alle Maßnahmen, um gesunde Menschen vor gesundheitsschädlichem Verhalten zu bewahren. Es sind dies Maßnahmen der Gesundheitsvorsorge, Vor- und Nachsorgemaßnahmen sowie die Betreuung pflegebedürftiger Menschen.

41.1.3   Grundzüge des Rechts der sozialen Sicherung

Wesentliche Säulen des Gesundheitswesens sind Einrichtungen der sozialen Sicherung, in denen die großen Lebensrisiken abgesichert sind. Zwei Grundsätze prägen diese Systeme:

- das **Solidaritätsprinzip** (die zu versichernden Risiken werden von allen Beitragszahlern gemeinsam getragen) und
  das **Subsidiaritätsprinzip** (an die Stelle der zunächst leistungspflichtigen untergeordneten Einrichtung tritt die übergeordnete erst dann, wenn erstere eine Aufgabe nicht lösen kann).

Das System der sozialen Sicherung in der Bundesrepublik Deutschland ruht auf 5 Säulen:
1. Krankenversicherung (seit 1883, SGB V),
2. Unfallversicherung (seit 1884, SGB VII),
3. Rentenversicherung (seit 1889, SGB VI),
4. Arbeitslosenversicherung (seit 1927, SGB III),
5. Pflegeversicherung (seit 1995, SGB XI, organisatorisch der Krankenversicherung zugeordnet).

Träger der Sozialversicherung sind rechtsfähige Körperschaften des öffentlichen Rechts mit Selbstverwaltungsrecht. Bei der Krankenversicherung (und der angeschlossenen Pflegeversicherung) sind dies die Krankenkassen, bei der Unfallversicherung die Berufsgenossenschaften, bei der Rentenversicherung die Landesversicherungsanstalten und bei der Arbeitslosenversicherung die Bundesagentur für Arbeit. Die Organe der Träger (Vorstand und Vertreterversammlung) werden im Grundsatz von Arbeitgebern und Arbeitnehmerseite gewählt. Die gesetzliche Regelung der Sozialversicherung findet sich in den Büchern des Sozialgesetzbuches. Hinzu tritt das Sozialgesetzbuch X (Verfahrensvorschriften für Verwaltungsverfahren nach den Sozialgesetzbüchern).

Versichertes Risiko bei der **Krankenversicherung** ist die Krankheit des Versicherten. Leistungen der Krankenversicherung bestehen in Leistungen der Förderung der Gesundheit zur Verhütung von Krankheiten, Leistungen der Früherkennung von Krankheiten, Leistungen bei Krankheit, Schwangerschaft und Mutterschaft, Leistungen bei Pflegebedürftigkeit sowie Sterbegeld und Fahrtkosten.

Versichertes Risiko der **Unfallversicherung** ist der Berufsunfall. Leistungen der Unfallversicherung bestehen in der Unfallverhinderung und Ersten Hilfe, Heilbehandlung, Berufshilfe sowie Geldleistungen (Verletztengeld, Übergangsgeld, Rente, Abfindung).

Versichertes Risiko der **Rentenversicherung** ist das Alter und die Rente wegen Minderung der Erwerbsfähigkeit. Leistungen der Rentenversicherung sind das Altersruhegeld sowie die medizinischen, berufsfördernden und ergänzenden Leistungen zur Rehabilitation sowie Witwen- und Waisenrenten.

Versichertes Risiko der **Arbeitslosenversicherung** ist der Verlust des Arbeitsplatzes. Leistungen der Arbeitslosenversicherung sind das Arbeitslosengeld, Kurzarbeitergeld, Insolvenzgeld sowie Arbeitslosenhilfe, Maßnahmen der Berufsberatung, Berufsvermittlung sowie der beruflichen Aus- und Weiterbildung und die berufliche Eingliederung Behinderter.

Die Leistungen der Sozialversicherung werden im Wesentlichen aus den Beiträgen der der Versicherungspflicht unterliegenden Mitglieder des jeweiligen Systems erbracht. Ausnahme: die Unfallversicherung, bei der die Arbeitgeber die Beiträge allein tragen; ansonsten tragen Arbeitgeber und Arbeitnehmer die jeweiligen Beiträge hälftig.

41.1.4 Das Rettungswesen – sein Standort im Gesundheitswesen

Unter den sonstigen Leistungserbringern in der gesetzlichen Krankenversicherung finden sich in § 133 SGB V diejenigen, die Krankentransportleistungen für die Versicherten erbringen. Es sind dies die Organisationen, die Leistungen des Rettungsdienstes nach den jeweils in den Bundesländern geltenden Rettungsdienstgesetzen erbringen. Nicht gemeint sind reine Krankentransportleistungen.

41.1.5 Rechtsgrundlagen des Rettungswesens

Das Rettungswesen umfasst 2 Organisationen, den Rettungs- und den Notarztdienst. Während die Organisation des Rettungsdienstes in den Rettungsdienst- und Feuerwehrgesetzen der Bundesländer geregelt ist, fehlen in diesen Gesetzen aus kompetenzrechtlichen Gründen Vorschriften für die Organisation des Notarztdienstes.

Bisher hatte die Rechtsprechung des Bundessozialgerichts, des Bundesgerichtshofes und des Bundesverwaltungsgerichtes[2] im Anschluss an Stimmen in der Literatur den Notarztdienst dem Sicherstellungsauftrag der Kassenärztlichen Vereinigungen unterstellt.

§ 75 SGB V bestimmt nunmehr ausdrücklich, dass die notärztliche Leistung nicht zur vertragsärztlichen Versorgung nach dem Sicherstellungsauftrag gehört, es sei denn, das Landesrecht regle dies anders. Nach der jetzt Gesetz gewordenen Regelung sind die den Rettungsdienst durchführenden Hilfsorganisationen nicht gehindert, selbst Notärzte einzustellen bzw. zu beschäftigen.

Die erforderliche Kooperation beider Dienste wird meist gesetzlich in der Weise sichergestellt, dass Träger geeigneter Krankenhäuser Ärzte für den Notarztdienst zur Verfügung stellen sollen oder niedergelassene Ärzte hieran teilnehmen. Einheitlich gehen die gesetzlichen Vorschriften davon aus, dass die eingesetzten Ärzte über die Kenntnisse und Fähigkeiten des Fachkundenachweises »Rettungsdienst« oder, wo es dies gibt, des Facharztes für »Notfallmedizin« verfügen.

> Das Zusammenwirken der Organisationen des Rettungs- und des Notarztdienstes ist vom Vertrauens-

---

2 BSG MedR 1988, 106; BGH NJW 1993, 1526; BVerwG NJW 1996, 1608; diese Rechtsprechung hat der BGH in einem neuen Urteil ausdrücklich aufgegeben: BGH GesR 2003, 201. Auch für die Haftung des Notarztes sollen (wie für den Rettungsdienst weitgehend bereits) nunmehr in Bayern die Grundsätze der Staatshaftung gelten. Ob die Entscheidung, wie vielfach gesagt wird, auch auf die Haftung des Notarztes in anderen Bundesländern einfach übertragbar ist, erscheint problematisch.

grundsatz geprägt. Die beteiligten Organisationen können bei Erfüllung ihrer jeweiligen Aufgaben davon ausgehen, dass jede Organisation ihren Verantwortungsbereich ordnungsgemäß wahrnimmt. Eine gegenseitige Überprüfung der jeweiligen Leistungen erfolgt nicht, solange nicht schwerwiegende Qualifikations- und Sorgfaltsmängel erkennbar werden.

Rechtsgrundlagen des Rettungsdienstes

Die Rettungsdienstgesetze der Länder regeln die Trägerschaft (zumeist subsidiärer Träger die Gebietskörperschaften sowie Durchführung durch hierzu bereite Organisationen, wie die anerkannten Hilfsorganisationen und die Feuerwehr), die Hilfsfrist, die Einbindung des Notarztes, des Leitenden Notarztes, selten die des Ärztlichen Leiters Rettungsdienst. Die neueren Gesetzen trennen den Krankentransport ab und sehen die Möglichkeit vor, ihn zu privatisieren. Von den Rettungsleitstellen aus werden auch andere Hilfsdienste gelenkt (integrierte Leitstellen) und damit die Monopolstellung der bisherigen Träger der Rettungsleitstellen abgeschafft.

41.2   Das Rettungsassistentengesetz, gesetzliche Regelungen für die sonstigen Berufe des Gesundheitswesens

41.2.1   Berufsausbildung

Ziel und Zweck der Berufsausbildung sind bundeseinheitlich im Berufsbildungsgesetz (BBiG) festgehalten. Danach ist in einer Berufsausbildung eine breit angelegte berufliche Grundausbildung und die für die Ausübung einer qualifizierten beruflichen Tätigkeit notwendigen fachlichen Fertigkeiten und Kenntnisse in einem geordneten Ausbildungsgang zu vermitteln. Sie hat den Erwerb der erforderlichen Berufserfahrung zu ermöglichen.

In der Bundesrepublik Deutschland gibt es 2 wesentliche Systeme der Berufsausbildung: zum einen die vollschulische, zum anderen die duale Berufsausbildung:

- Die vollschulische Berufsausbildung führt die Schüler zu einem Abschluss in einem staatlich anerkannten Ausbildungsberuf, ohne dabei die betriebliche Ausbildung einzuschalten. Die Ausbildung findet in einer Berufsfachschule statt.
- Für die duale Berufsausbildung ist kennzeichnend, dass sie gleichzeitig Ausbildungsabschnitte in der Schule und im Betrieb umfasst. Der schulische Unterricht wird in der Berufsschule vermittelt. Die Ausbildung in den Betrieben wird von den Betrieben, die in den Schulen von der öffentlichen Hand getragen. Die Schüler haben im Gegensatz zu den in vollschulischer Ausbildung stehenden Auszubildenden Anspruch auf eine Auszubildendenvergütung.

Die Ausbildung des Rettungsassistenten passt in keines der Systeme eindeutig. Zum einen umfasst die Ausbildung im Gegensatz zu allen anderen nichtärztlichen medizinischen Berufen nur 2 Jahre, zum anderen fehlt der Berufsschulanteil, und drittens müssen die Schüler auch noch für die Ausbildung bezahlen.

Der Beruf des Rettungsassistenten gehört zu den Gesundheitsfachberufen. Warum die Bezeichnung Heilhilfsberuf diskriminierend sein soll, wie auch gesagt wird, bleibt unerfindlich. Helfen ist nichts Diskriminierendes, ebenso wenig wie Dienen.

41.2.2   Berufsausbildung der Gesundheitsfachkräfte und der Heilberufe

Die nichtärztlichen medizinischen Berufe zeichnen sich durch eine nichtakademische Ausbildung aus. Spezielle Gesetze regeln die Ausbildung zu den Berufen medizinisch-technischer Assistent (medizinisch-technischer Röntgenassistent), Gesundheitspfleger/Krankenschwester, Hebamme/Entbindungshelfer, Diätassistent, Apothekenassistent, Masseur und medizinischer Bademeister, Altenpfleger. Alle diese Ausbildungsgänge sind (im Hinblick auf eine europarechtliche Vergleichbarkeit) auf eine 3-jährige Ausbildung angelegt.

Dem stehen die Heilberufe gegenüber. Der Zugang zu diesen ist auf Bundesebene einheitlich gesetzlich geregelt für Ärzte, Tierärzte, Zahnärzte, Apotheker. Die Ausbildung in diesen Berufen wird im Normalfall durch einen Studienabschluss an einer Hochschule der Bundesrepublik Deutschland beendet. Das Studium setzt den Nachweis der Hochschulreife voraus. Das Studium der Humanmedizin steht neuerdings auch Bewerbern offen, die eine berufsbezogene Praxis nachweisen können. Die Ausbildung in der Krankenpflege wird derzeit auch schon an Fachhochschulen angeboten.

An die reine Berufsausbildung schließt sich die Phase der Fortbildung im ausgeübten Beruf an. Sie soll die in der Ausbildung erworbenen Kenntnisse und Fähigkeiten an die Berufspraxis anpassen. Von beruflicher Weiterbildung spricht man, wenn die berufliche Ausbildung zum Ausgangspunkt für die Qualifizierung in einem anderen, zumeist verwandten, neuen Beruf genutzt wird.

41.2.3 Rechtsgrundlagen der Rettungsassistentenausbildung

Rechtsgrundlage für die Ausbildung des Rettungsassistenten ist das Rettungsassistentengesetz (RettAssG) samt der zugehörigen Ausbildungs- und Prüfungsverordnung.

Es sieht eine zweijährige Ausbildung vor:
- Das erste Jahr wird in einer anerkannten Schule für Rettungsassistenten,
- das zweite Jahr als Praktikant in einer Einrichtung des Rettungsdienstes absolviert.

Die theoretische Prüfung wird dabei nach dem ersten Jahr der Ausbildung abgelegt. Nach Abschluss des zweiten Jahres darf die Berufsbezeichnung »Rettungsassistentin/Rettungsassistent« geführt werden. Die Ausbildung unterliegt den Vorschriften des Berufsbildungsgesetzes. Daher hat der Rettungsassistent in Ausbildung Anspruch auf eine angemessene Ausbildungsvergütung, die ihm nicht vorenthalten werden darf.[3]

Im 2. Jahr seiner Ausbildung wird der angehende Rettungsassistent »Praktikant« genannt. Weder das Gesetz noch die Begründung zu seinem § 7 definiert näher, was sein Status sein soll.

Daher liegt es nahe, ihn auf eine Stufe mit anderen in Ausbildung befindlichen Personen zu stellen und die für diese geltenden allgemeinen Rechtsgrundsätze auch auf den Rettungsassistenten zu übertragen.

Wie überall, wo Personal im dualen System ausgebildet wird (z. B. in der Krankenpflege, um nur ein Beispiel zu nennen), darf der in Ausbildung Befindliche zunächst keine eigenverantwortlichen Tätigkeiten ausüben. Er ist vielmehr anzuleiten und übt seine Tätigkeit unter stetiger Anleitung und Überwachung eines mit den entsprechenden Kenntnissen und Fähigkeiten ausgestatteten Rettungsassistenten aus. Die rechtlichen Grundsätze, die die Recht-

sprechung für die »Anfängeroperation« entwickelt hat, können auf den Rettungsassistenten übertragen werden.

Das Gesetz schützt vordergründig nur die Berufsbezeichnung; es regelt nicht die Berufsausübung. Gesetz, Ausbildungs- und Prüfungsverordnung zusammen umschreiben das Berufsbild des Rettungsassistenten. In der Ausbildungs- und Prüfungsverordnung sind die mindestens zu erfüllenden Kenntnisse und Fähigkeiten festgeschrieben, die durch eine erfolgreich absolvierte Prüfung und die 12-monatige Praktikantentätigkeit beherrscht werden müssen und ohne deren Nachweis die Erlaubnis zur Führung der Berufsbezeichnung nicht erteilt werden darf.

> ❯ **Aufgrund des Berufsbildes wird der Rettungsassistent dem Kreis der Angestellten, nicht dem der qualifizierten Facharbeiter zuzurechnen sein.**

Es besteht Veranlassung darauf hinzuweisen, dass sich durch das Rentenreformgesetz 1999 hier gravierende Veränderungen ergeben werden. Danach werden die Versicherungsfälle der Berufs- wie der der Erwerbsunfähigkeit abgeschafft. An ihre Stelle tritt für den Bereich der Rentenversicherung ein einheitlicher Versicherungsfall der Erwerbsminderung.

So gesehen sind wir mit dem Rentenreformgesetz wieder auf dem rechtlichen Stand wie vor Erlass des Rettungsassistentengesetzes angelangt, allerdings mit dem entscheidenden Unterschied, dass der Gesetzgeber diesen Schritt nun als Reform (= Fortschritt? Rückschritt?) zu verkaufen versucht. Derjenige Rettungsassistent, der erwerbsgemindert ist, kann also wie vor Erlass des Rettungsassistentengesetzes wieder auf alle von ihm noch auszuübenden Berufe verwiesen werden, einschließlich desjenigen des berühmten Hilfsarbeiters, von dem er sich vor Jahren durch eine Ausbildung zum Rettungsassistenten emanzipiert hat.

41.2.4 Ausbildung und Qualifikation des hauptamtlichen Rettungsassistenten

Ziel der Ausbildung ist es, den Rettungsassistenten zu befähigen, mit nichtärztlichen Maßnahmen die Wiederbelebung von Atmung und Kreislauf ohne Anwendung von Medikamenten selbst durchzuführen und bei weitergehenden ärztlichen Maßnahmen assistierend tätig sein zu

---

3 Vgl. Urteil des LAG Dresden vom 30.09.2005 (Az 3 Sa 542/04).

können. Darüber hinaus muss er die technischen Maßnahmen zur Rettung des Notfallpatienten beherrschen. Längere Berufserfahrung soll ihn in den Stand versetzen, die Leitung einer Rettungsleitstelle zu übernehmen oder als Lehrrettungssanitäter/-assistent tätig zu sein.

Durch das Rettungsassistentengesetz soll dem Rettungsassistenten keine eigenständige Kompetenz zur Durchführung ärztlicher Maßnahmen eingeräumt werden, die er nicht bereits jetzt aufgrund der Notkompetenz besitzt. Voraussetzung für die Anwendung derartiger ärztlicher Maßnahmen (etwa Intubation und Infusion, aber auch Defibrillation) ist, dass sie beherrscht werden. Dies setzt wiederum voraus, dass diese Maßnahmen auch in der Ausbildung vermittelt wurden, und dies setzt wiederum voraus, dass ihre Vermittlung in der Prüfungsordnung verankert sein muss – und dies alles unter ärztlicher Kontrolle.

Der ehrenamtliche Rettungsassistent hat rechtlich denselben Status wie der hauptamtliche. Folglich muss auch er über dieselbe Qualifikation verfügen. Wollen die Hilfsorganisationen auch in Zukunft nicht auf die Mitwirkung qualifizierter ehrenamtlicher Rettungsassistenten verzichten, werden sie nicht umhin können, einschneidende Änderungen im Bereich der Aus-, Fort- und Weiterbildung vorzunehmen. Eine Absenkung des Standards unter die gesetzliche Regelung verbietet sich.

41.2.5   Verhältnis Rettungsassistent – Notarzt

Aufgabenverteilung

Der Rettungsdienst hat die Aufgabe, mit dem vom Träger bereitgestellten Personal, Fahrzeugen und Geräten, Notfallpatienten (Patienten mit lebensbedrohlichen Erkrankungen/Verletzungen) am Notfallort nach notfallmedizinischen Grundsätzen zu versorgen, sie transportfähig zu machen und unter sachgerechter Betreuung während des Transports in ein für die weitere Versorgung geeignetes Krankenhaus zu befördern.

Aufgabe des Notarztdienstes – nicht des kassenärztlichen Notfall- und/oder Bereitschaftsdienstes – ist es, Notfallpatienten im Zusammenwirken mit Personal, Fahrzeugen und Geräten des Rettungsdienstes durch notfallmedizinisch ausgebildete Ärzte ärztliche Hilfe am Notfallort und auf dem Transport zukommen zu lassen. Notarzt, Rettungsassistent und sonstiges nichtärztliches Personal bilden bei Behandlung und Transport des Notfall-

patienten am Notfallort ein Team, einerlei, in welchem System Notarzt- und Rettungsdienst vor Ort organisiert sind. Nach der dem Rettungsassistentengesetz zugrundeliegenden Konzeption ist der Rettungsassistent der qualifizierte Assistent und Helfer des Notarztes. Folglich soll bei Notfallpatienten der gemeinsame Einsatz des Rettungsassistenten mit dem Notarzt der Regelfall, der alleinige Einsatz des Rettungsassistenten die Ausnahme darstellen. Dies hat aber zur unabdingbaren Voraussetzung, dass der Notarztdienst flächendeckend organisiert wird und die Rettungsassistenten eine qualifizierte Ausbildung als Helfer des Notarztes erfahren und durch Fortbildung dieser Ausbildungsstandard auch aufrechterhalten und erweitert wird.

Delegation ärztlicher Aufgaben zur Durchführung an den Rettungsassistenten

Es entspricht einem Bedürfnis moderner Medizin, die Durchführung einer Reihe von Verrichtungen, die dem Arzt vorbehalten waren und/oder sind und mangels entsprechend vorgebildeten Personals auch vorbehalten bleiben mussten, auf entsprechendes aus- oder fortgebildetes nichtärztliches Personal zu übertragen. Im Krankenhaus gehören hierzu z. B. die individuelle und apparative Überwachung vitalbedrohter Schwerstkranker und Beatmungspatienten sowie andere Maßnahmen der erweiterten Behandlungspflege in der Intensivtherapie. Hier wie im Rettungsdienst kommt der Applikation von Medikamenten aufgrund ärztlicher Anordnung durch subkutane, intramuskuläre und intravenöse Injektion, die intravenöse Infusion und die Blutentnahme aus der Vene hinzu.

Dem Arzt bleiben prinzipiell sämtliche diagnostischen und therapeutischen Entscheidungen vorbehalten. Übertragen werden darf nur die Durchführung ärztlich angeordneter Maßnahmen. Insoweit bestehen keine grundsätzlichen Unterschiede zur Situation im Krankenhaus, auch nicht bezüglich der Verantwortlichkeit. Der Arzt trägt die Verantwortung für die Anordnung, der Rettungsassistent diejenige für die ordnungsgemäße Durchführung.

Grundsätzlich erfordert die Delegation ärztlicher Maßnahmen auf nachgeordnetes (ärztliches und nichtärztliches) Personal vom Delegierenden ein Tätigwerden in dreifacher Weise: Zum einen muss er entscheiden, ob sich die Maßnahme überhaupt zur Delegation eignet, zum anderen ob sich der Mitarbeiter zur Übertragung eignet, und zum dritten muss eine ordnungsgemäße Überwachung sichergestellt sein. Weitere Voraussetzung für eine Delegation ist, dass diejenige Person, auf die delegiert werden soll, die Maßnahme auch durchführen kann, im Einzelfall oder auch auf Dauer.

Rettungsassistenten können Maßnahmen zur Durchführung nur dann delegiert bekommen, wenn durch eine ständige ärztliche Kontrolle sichergestellt ist, dass eine Übernahme auch tatsächlich erfolgen kann.

> Der Rettungsassistent darf sich durch eine Übernahme nicht dem Vorwurf des Übernahmeverschuldens aussetzen, wenn er aufgrund mangelnder Kenntnisse oder Befähigung den Notfallpatienten schädigt.

Die Träger der Rettungsdienste müssen sicherstellen, dass ein weisungsbefugter ärztlicher Leiter des Rettungsdienstes die individuelle Qualifikation der Rettungsassistenten fortlaufend überprüft. Nur so können auch sie dem Vorwurf des Organisationsverschuldens vorbeugen, wenn ihre Rettungsassistenten unter Berufung auf die Notkompetenz Patienten schädigen.

Die Umsetzung der rechtlichen Vorgabe in die Praxis erfordert eine sorgfältige Ausbildung der Rettungsassistenten in die für eine Delegation zur Durchführung vorgesehenen Aufgaben. Hier liegt eines der wesentlichen Defizite der Umsetzung der Ausbildungs- und Prüfungsverordnung für Rettungsassistenten in und für die Praxis.

Auswahl und Überwachung des Rettungsassistenten

Will der Notarzt im Notfalleinsatz einmalig oder generell ärztliche Maßnahmen zur Durchführung auf den/die mit ihm zusammenarbeitenden Rettungsassistenten delegieren, so kann er sich nach dem Vertrauensgrundsatz darauf verlassen, dass der Rettungsassistent alle für den Einsatz erforderlichen Kenntnisse und Fähigkeiten besitzt, solange sich aus dem Verhalten des Rettungsassistenten nichts Gegenteiliges ergibt.

Gleichwohl bleibt der Notarzt, der eine ärztliche Aufgabe zur Durchführung auf den Rettungsassistenten überträgt, verpflichtet, sich vom Vorhandensein dieser Kenntnisse und Fähigkeiten stichprobenhaft zu überzeugen und den Rettungsassistenten zu kontrollieren. Dies umso mehr, als in der derzeitigen Ausbildung der Rettungsassistenten kein einheitlicher Standard erkennbar ist. Die Einzelüberprüfung vor Ort relativiert leider den Vertrauensgrundsatz.

Auswahl und Überwachung der Rettungsassistenten bereiten allerdings insoweit Probleme, als der Notarzt – anders als etwa ein leitender Krankenhausarzt – bezüglich der Mitarbeiter seiner Abteilung auf die Auswahl und Überwachung der Rettungsassistenten keinen Einfluss hat, es sei denn, der Träger des Rettungsdienstes bzw. der für die Erstellung der Dienstpläne und der Einsätze der Rettungsassistenten Zuständige spräche mit dem Notarzt den Einsatz unter dem Gesichtspunkt der Qualifikation ab.

Weisungsrecht

Notarzt- und Rettungsdienst werden in der Praxis überwiegend getrennt organisiert, selbst dann, wenn der jeweilige Träger des Krankenhauses und des Rettungsdienstes etwa eine Gebietskörperschaft (z. B. Feuerwehr) sein sollte. Der Notarzt wird durch seinen Einsatz nicht zum Arbeitnehmer der den Rettungsdienst durchführenden Organisation, wäre also dem Rettungsassistenten gegenüber zu arbeitsrechtlichen Weisungen nicht befugt. Da derartige Weisungen aber für das Funktionieren des Rettungswesens unabdingbar sind, ist davon auszugehen, dass die Arbeitgeber der Rettungsassistenten u. a. durch ihre Teilnahme am Rettungsdienst dem Notarzt ein Weisungsrecht gegenüber diesen einräumen.

> In medizinischen Fragen, zu denen auch die Beurteilung der Notfallmeldung unter medizinischen Gesichtspunkten gehört, unterliegt der Notarzt selbst keinen Weisungen. Er ist aber befugt, in diesem Bereich den Rettungsassistenten medizinische Anweisungen zu erteilen. Dies wird von den Rettungsdienstgesetzen auch ausdrücklich so festgeschrieben.

41.2.6   Verhältnis Rettungsassistent – niedergelassener Arzt

Nicht immer kommen Rettungsassistenten im Rettungsdienst zusammen mit dem Notarzt zum Einsatz. Denkbar ist etwa im Rahmen von Rettungsdienst und Krankentransport eine Zusammenarbeit mit niedergelassenen Ärzten unterschiedlicher Fachgebiete und Qualifikation. Bei der Anforderung von Transportmitteln ist der niedergelassene Arzt an die Krankentransportrichtlinien gebunden und hat unter Berücksichtigung der medizinischen Sachverhalte das kostengünstigste Transportmittel anzufordern (Notfälle ausgenommen).

Grundsätzlich gilt auch im Verhältnis niedergelassener Arzt–Rettungsassistent das oben zum Weisungsrecht Gesagte. Einschränkend ist allerdings festzustellen, dass der Rettungsassistent wieder die volle Verantwortung

41

für den Patienten trägt, sofern der die Weisung erteilende Arzt die Begleitung des Patienten nicht übernimmt und sofern sich der Zustand des Patienten auf dem Transport verändert. Auf derartige Veränderungen und Verschlechterungen des Zustandes des Patienten hat der Rettungsassistent im Rahmen seiner Notkompetenz unter Beachtung des Grundsatzes der Verhältnismäßigkeit zu reagieren und ggf. einen Notarzt hinzuzuziehen, auch wenn der niedergelassene Arzt eine gegenteilige Weisung erteilt hat.

Auch der niedergelassene Arzt kann an den Rettungsassistenten ärztliche Maßnahmen zur Durchführung delegieren und nach dem Vertrauensgrundsatz von der Befähigung des Rettungsassistenten ausgehen. Die Ausbildungs- und Prüfungsverordnung gibt dabei den generellen Prüfungsmaßstab ab.

41.2.7 Selbstständige Tätigkeit des Rettungsassistenten im Rahmen der Notkompetenz

Von der Delegation ärztlicher Aufgaben zur Durchführung deutlich abzugrenzen ist der Bereich der Notkompetenz.

> **Kann sich der Rettungsassistent auf das Vorliegen der Voraussetzungen der Notkompetenz berufen, so ist er im Ausnahmefall befugt, auch ohne ausdrückliche Delegation durch den Notarzt ärztliche Maßnahmen in eigener Verantwortung durchzuführen.**

Die Notkompetenz liefert ihm hierfür die rechtliche Legitimation. Es kann sich bei den durchzuführenden Maßnahmen nur um überbrückende Maßnahmen handeln, die der Lebensrettung und der Abwendung schwerer gesundheitlicher Schäden beim Notfallpatienten dienen sollen. Für den objektiv gegebenen Verstoß gegen den Arztvorbehalt bei der Ausübung der Heilkunde kann sich der Rettungsassistent auf den rechtfertigenden Notstand berufen. Damit entfällt die Rechtswidrigkeit des Eingriffs und auch die Strafbarkeit des korrekt durchgeführten Eingriffes. Diese Rechtfertigung wirkt auch ins Zivilrecht hinein, sodass eine zivilrechtliche Haftung ausscheidet, weil der Eingriff in die körperliche Integrität des Patienten (Körperverletzung) eben nicht rechtswidrig ist. Die Rechtfertigung gilt selbstverständlich nur für den vom Rettungsassistenten nach den Regeln der Kunst durchgeführten Eingriff. Verstößt er hiergegen, so ist er straf- und zivilrechtlich (mit

Einschränkungen beim Maß des Verschuldens) verantwortlich.

Ein Handeln unter Berufung auf die Notkompetenz setzt voraus, dass
- der Rettungsassistent am Notfallort auf sich allein gestellt ist und rechtzeitige ärztliche Hilfe, etwa durch An- oder Nachforderung des Notarztes, nicht erreichbar ist,
- die Maßnahmen, die er aufgrund eigener Diagnosestellung und therapeutischer Entscheidung durchführt, zur unmittelbaren Abwehr von Gefahren für das Leben oder die Gesundheit des Notfallpatienten dringend erforderlich sind,
- das gleiche Ziel durch weniger eingreifende Maßnahmen nicht erreicht werden kann (Prinzip der Verhältnismäßigkeit bei der Wahl der Mittel),
- die Hilfeleistung nach den besonderen Umständen des Einzelfalles für den Rettungsassistenten zumutbar ist.

Nach dem wissenschaftlichen Stand der Notfallmedizin kommen zur Abwehr von Gefahren für das Leben oder die Gesundheit des Notfallpatienten folgende spezifisch ärztlichen Maßnahmen für den Rettungsassistenten im Rahmen einer Notkompetenz in Betracht:
- Intubation ohne Relaxanzien
- Venenpunktion
- Applikation kristalloider Infusionen
- Applikation ausgewählter Medikamente
- Frühdefibrillation

Die Ausübung der Notkompetenz durch den Rettungsassistenten richtet sich nach dem Grundsatz der Verhältnismäßigkeit. Das am wenigsten eingreifende Mittel, das zum Erfolg führt, ist anzuwenden. Ist z. B. die Beatmung mit einem Beatmungsbeutel effektiv, ist eine Intubation mit ihren höheren Gefahren unzulässig, da nicht verhältnismäßig. Bei entstehenden Schäden für den Notfallpatienten kann sich der Rettungsassistent nicht auf einen rechtfertigenden Notstand berufen. Der Rettungsassistent darf daher nur solche Maßnahmen übernehmen, die er gelernt hat und deren sichere Ausführung er zum Zeitpunkt der Durchführung der Maßnahme gewährleisten kann.

Dies ist erforderlich, da alle für den Rettungsassistenten im Rahmen der Notkompetenz in Betracht kommenden Maßnahmen risikobehaftet sind und die individuelle Beherrschung dieser Maßnahmen nicht allein durch das Erreichen des Ausbildungsziels als Rettungsassistent gewährleistet ist, zumal alle genannten Maßnahmen der fortlaufenden und nachweisbaren Übung bedürfen, da sie auch manuelle Fähigkeiten erfordern.

Breiten Raum hat in der Vergangenheit die Diskussion um das Bestehen und den Umfang der Notkompetenz des Rettungsassistenten und der daraus folgenden Pflicht eingenommen, sofern ärztliche Hilfe (durch den Notarzt oder einen anderen Arzt) nicht oder nicht rechtzeitig zu erlangen ist. Vordergründig drehte sich die Diskussion über Jahre hinweg darum, ob der Rettungsassistent gegenüber dem zu betreuenden Notfallpatienten eine Garantenstellung habe oder nicht. Diese Diskussion hat mehr zur Verwirrung als zur Klärung des Problems beigetragen. Es besteht kein Grund, dem Arzt im Notarztdienst eine Garantenstellung gegenüber dem betreuten Notfallpatienten aufzuerlegen, nicht aber dem Rettungsassistenten. Die viel interessantere Frage nach Inhalt und Umfang der sich aus der Garantenstellung ergebenden Garantenpflicht muss natürlich beim Notarzt anders beantwortet werden als beim Rettungsassistenten.

> ❯ Die Pflicht zu helfen hat Vorrang vor dem Verbot aus dem unergiebigen und doch immer wieder herangezogenen Heilpraktikergesetz. Den am Notfallort völlig untätigen Rettungsassistenten, aber auch den untätigen Rettungssanitäter darf es nicht geben.

Hierüber dürfte bei allen Unterschieden im Detail Einigkeit bestehen.

Wichtige Gesetze (❄)

- Rettungsassistentengesetz v. 10.07.1989 (BGBl I. S. 1384) i.d.F. v. 07.11.2006 (BGBl I. S. 2407)
- Rettungsassistentenausbildungs- und Prüfungsverordnung v. 07.12.1989 (BGBl I. S. 1966)

41.3 Gesetzeskunde

In diesem Teil sollen einige gesetzliche Vorschriften vorgestellt werden, die dem Rettungsassistenten in seiner beruflichen Tätigkeit begegnen.

41.3.1 Arbeitsrecht

Der Ausgangspunkt des heutigen (Individual-)arbeitsrechts findet sich im Recht des Dienstvertrages des Bürgerlichen Gesetzbuches. Diese Regelung wurde als unzureichend und auch als unsozial angesehen und durch Gesetze außerhalb des Bürgerlichen Gesetzbuches ergänzt. Grundsätzlich erhalten geblieben ist das Arbeitsverhältnis als zweiseitiger Vertrag nach dem Bürgerlichen Gesetzbuch (Dienstvertrag nach § 611 ff. BGB), in welchem sich der Arbeitnehmer zur Dienstleistung, der Arbeitgeber zur Zahlung des Lohnes verpflichtet. Arbeitnehmer ist dabei jeder, der sich aufgrund eines Arbeitsvertrages zur Leistung weisungsgebundener Arbeit verpflichtet, Arbeitgeber jeder, der einen Arbeitnehmer beschäftigt.

Individualarbeitsrecht
Arbeitsvertrag: Abschluss, Inhalt

Der Abschluss eines Arbeitsvertrages ist immer noch formlos möglich. Jedoch hat der Arbeitnehmer nach dem Nachweisgesetz einen Anspruch darauf, dass ihm der Arbeitgeber die wesentlichen Bedingungen schriftlich mitteilt. Ein Arbeitsverhältnis kann unbefristet begründet werden.

Ein **befristetes Arbeitsverhältnis** – über einen bestimmten Zeitraum abgeschlossen – stellt in unserem Arbeitsleben immer noch die Ausnahme dar. Für die Befristung muss daher ein Grund bestehen. Das Beschäftigungsförderungsgesetz lässt bei Maßnahmen der Beschäftigungsförderung eine Befristung auch ohne Grund zu. Mehrere befristete Arbeitsverhältnisse hintereinander (Kettenarbeitsverhältnisse) bedürfen einer besonderen Begründung. Eine vorzeitige Beendigung ist nur durch Aufhebung oder durch außerordentliche unbefristete Kündigung möglich.

Das **Probearbeitsverhältnis** ist ein auf einen bestimmten Zeitraum befristetes Arbeitsverhältnis, welches für beide Vertragspartner alle Rechte und Pflichten umfasst. Es endet mit Ablauf der Probezeit. Häufig werden die ersten 6 Monate des Arbeitsverhältnisses als Probezeit vereinbart und das Arbeitsverhältnis ohne weiteres fortgeführt, wenn es nicht in der Probezeit oder zum Ablauf der Probezeit beendet wird (Kündigungsfrist: 2 Wochen).

Ein **Ausbildungsverhältnis** ist ein Arbeitsverhältnis, das nach den Regeln des Berufsbildungsgesetzes geschlossen wird und die Ausbildung des Auszubildenden (Arbeitnehmer) zum Inhalt hat. Bei seinem Abschluss ist die vom Berufsbildungsgesetz vorgegebene Form des Ausbildungsvertrages und der vorgegebene Inhalt zu beachten. Das Rechtsverhältnis des in Ausbildung befindlichen Rettungsassistenten fällt nicht unter das Berufsbildungsgesetz sondern das Rettungsassistentengesetz.

Ein Arbeitsverhältnis kann auch nur über Teile der betriebsüblichen Arbeitszeit geschlossen werden (**Teilzeitarbeitsverhältnis**); außer der Arbeitszeit gelten alle anderen Rechte wie beim unbefristeten oder befristeten Arbeitsverhältnis auch.

Beendigung des Arbeitsverhältnisses

Ein Arbeitsverhältnis kann jederzeit durch einvernehmliche Aufhebung beendet werden.

Unbefristet geschlossene Arbeitsverhältnisse können von beiden Vertragspartnern durch Kündigung beendet werden. Dabei sind Kündigungsfristen zu beachten. Deren Dauer bemisst sich zumeist nach der Dauer des Arbeitsverhältnisses. Sie ist darüber hinaus häufig in Tarifverträgen geregelt. Keiner Frist unterliegt die außerordentliche fristlose Kündigung, bei der allerdings ein wichtiger Grund angegeben werden muss. Innerhalb von 14 Tagen, ab Kenntnis des Kündigungsgrundes, muss die hierauf gestützte Kündigung ausgesprochen und dem Arbeitnehmer zugegangen sein. Der wichtige Grund muss es den Parteien unzumutbar machen, das Arbeitsverhältnis weiterzuführen. In Betracht kommen als wichtiger Grund schwere Verletzungen der arbeitsvertraglichen Pflichten (z. B. strafrechtliche Verfehlungen zum Nachteil des Arbeitgebers, sonstige schwere Verfehlungen, Arbeitsverweigerung).

Bei Veränderungen der vereinbarten Arbeitsbedingungen kann das Arbeitsverhältnis mit der Änderungskündigung gekündigt werden, wobei das Arbeitsverhältnis im Grundsatz bestehen bleiben soll und nur bestimmte Arbeitsvertragsbestimmungen durch die Kündigung beseitigt werden sollen. Der Arbeitnehmer kann sich mit der Änderungskündigung einverstanden erklären und gerichtlich klären lassen, ob die Änderung der Vertragsbedingungen sozial ungerechtfertigt sind.

> ❯ Gegen die Beendigung des Arbeitsverhältnisses durch Kündigung kann sich der Arbeitnehmer vor dem Arbeitsgericht zur Wehr setzen. Die Kündigungsschutzklage muss innerhalb von 3 Wochen nach Zugang der Kündigung beim Arbeitsgericht eingehen.

Nach Beendigung des Arbeitsverhältnisses hat der Arbeitnehmer gegen den Arbeitgeber Anspruch auf Erteilung eines Arbeitszeugnisses. Das qualifizierte Arbeitszeugnis hat Angaben zur Führung und Leistung des Arbeitnehmers und dessen Beurteilung zu enthalten. Das Zeugnis muss wahr sein. Es darf den Arbeitnehmer nicht in seinem Fortkommen behindern und ist daher wohlwollend zu formulieren. Innerhalb dieser Vorgaben ist der Arbeitnehmer in der Formulierung und Auswahl der beurteilten Bereiche frei. Streitigkeiten über das Zeugnis gehören vor die Arbeitsgerichte.

Kollektives Arbeitsrecht

Das kollektive Arbeitsrecht gibt den Vereinigungen von Arbeitgebern und Arbeitnehmern die Möglichkeit, in Tarifverträgen normative, für alle auf ihrer Grundlage abgeschlossenen Individualarbeitsverträgen unmittelbar geltende Bestimmungen zu vereinbaren. Auf diese Weise soll verhindert werden, dass der sozial schwächer gestellte einzelne Arbeitnehmer seine Arbeitskraft unter Wert anbietet. Das Mitbestimmungs- und das Schlichtungsrecht runden das moderne Arbeitsrecht ab. Das **Mitbestimmungsrecht** soll dem Arbeitnehmer eine Mitwirkung in Personalangelegenheiten sichern und ihn vor dem Verlust seines Arbeitsplatzes bewahren. Einzelheiten der Mitbestimmung sind außerhalb des öffentlichen Dienstes im Betriebsverfassungsgesetz (Betriebsräte), im öffentlichen Dienst in Personalvertretungsgesetzen des Bundes und der Länder geregelt (Personalräte). Keine Betriebsräte haben die Tendenzbetriebe, also konfessionelle und/oder karitativ tätige Betriebe. In Aktiengesellschaften bestimmen die Arbeitnehmer neben den Anteilseignern und den leitenden Angestellten über den Aufsichtsrat im Unternehmen mit.

Betriebsratsmitglieder genießen während ihrer Amtszeit Kündigungsschutz. Der Betriebsrat hat bei bestimmten Angelegenheiten mitzuwirken, bei anderen mitzubestimmen. Stimmt der Betriebsrat bei letzteren Angelegenheiten nicht zu, kann die Maßnahme nicht durchgeführt werden. Dies gilt z. B. für Kündigungen. Sie sind unwirksam, wenn der Betriebsrat/Personalrat nicht mitbestimmt hat. Die zahlenmäßige Größe der Betriebsräte/Personalräte hängt von der Zahl der Beschäftigten im Unternehmen ab.

41.3.2   Unfallverhütung, Mutterschutz und Arbeitsschutz

Unfallverhütung

Den Berufsgenossenschaften als Trägern der gesetzlichen Unfallversicherung obliegt nach dem Sozialgesetzbuch VII die Aufgabe, mit allen Mitteln Arbeitsunfälle und Berufskrankheiten sowie arbeitsbedingte Gesundheitsgefahren zu verhindern. Entsprechende Unfallverhütungsvorschriften (UVV) können die Träger im Rahmen ihres Selbstverwaltungsrechts selbst beschließen. Wichtige UVV für den Rettungsdienst sind: UVV VBG 1 (Verband der gewerblichen Berufsgenossenschaften) »Allgemeine Vorschriften«, UVV VBG 103 »Gesundheitsdienst«, UVV VBG 109 »Erste Hilfe«.

Mutterschutz

Das Mutterschutzrecht will Frauen für die Zeit vor und nach der Entbindung einen besonderen arbeitsrechtlichen Schutz gewährleisten. Der Schutz wird in dreifacher Weise gewährt: durch den Gefahrenschutz, den Arbeitsplatzschutz und den Entgeltschutz.

- Gefahrenschutz
  Ihm dienen Beschäftigungsverbote in bestimmten Zeiten (6 Wochen vor und 8 Wochen nach der Geburt) sowie Beschäftigungsverbote für bestimmte Beschäftigungsarten, die mit Gefahren für die Schwangere verbunden sein können.
- Arbeitsplatzschutz
  Ihm dient der Kündigungsschutz, den werdende Mütter und Wöchnerinnen genießen. Das Kündigungsverbot dauert vom Beginn der Schwangerschaft bis zum Ablauf von 4 Monaten nach der Entbindung und, sofern die Mutter Erziehungsurlaub verlangt hat, bis zu dessen Ablauf.
- Entgeltschutz
  Das Mutterschaftsgeld nach § 13 f. MuSchG tritt an die Stelle des Arbeitseinkommens während der Schutzfristen vor und nach der Entbindung.

Arbeitsschutz

Hierunter fallen alle Vorschriften, die den Schutz der Arbeitnehmer im Auge haben. Dazu zählen u. a. Arbeits-, Jugendarbeitsschutz-, Frauenarbeitsschutz-, Mutterschutz- und Schwerbehindertenschutzrecht. Ergänzt wird das soziale Arbeitsschutzrecht durch das Recht der Arbeitssicherheit, der Unfallverhinderung des betrieblichen Gesundheitsschutzes (vgl. oben).

Das Arbeitsschutzrecht ist seit 1996 für alle in einem Beschäftigungsverhältnis Tätigen (Arbeiter, Angestellte, Auszubildende, Beamten, Richter, Soldaten, Behinderte) einheitlich im Arbeitsschutzgesetz geregelt.

Der Arbeitgeber ist verpflichtet, die erforderlichen Maßnahmen des Arbeitsschutzes unter Berücksichtigung der Umstände zu treffen, die Sicherheit und Gesundheit der Beschäftigten bei der Arbeit beeinflussen. Diese Maßnahmen hat er auf ihre Wirksamkeit zu überprüfen und sie ggf. anzupassen, sofern sich die Umstände verändern. Ferner hat der Arbeitgeber es dem Beschäftigten zu ermöglichen, sich arbeitsmedizinisch untersuchen zu lassen. Darüber hinaus hat der Arbeitgeber die Beschäftigten über Sicherheit und Gesundheitsschutz bei der Arbeit während ihrer Arbeitszeit ausreichend und angemessen zu unterweisen. Die Unterweisung muss der Gefährdung angepasst sein und ggf. wiederholt werden.

Diese Pflichten des Arbeitgebers korrespondieren mit denen der Arbeitnehmer, für ihre Sicherheit und Gesundheit und die der mit ihnen zusammen arbeitenden Personen Sorge zu tragen und sich der zur Verfügung gestellten Gerätschaften und Schutzausrüstungen zu bedienen. Ferner haben die Bediensteten Gefährdungen und Defekte an Schutzsystemen dem Arbeitgeber und Vorgesetzten mitzuteilen. Arbeitnehmer haben zusammen mit dem Betriebsarzt und der Fachkraft für Arbeitssicherheit den Arbeitgeber zu unterstützen, Sicherheit und Gesundheitsschutz der Beschäftigten zu gewährleisten.

Wichtige Gesetze

- Gesetz zum Schutz der erwerbstätigen Mutter (Mutterschutzgesetz – MuSchG) i.d.F. d. Bekanntmachung vom 20.06.2002 (BGBl I S. 1812) i.d.F. des GKV-Modernisierungsgesetzes – GMG v. 14.11.2003 (BGBl I S. 2190)
- Gesetz zur Umsetzung der EG-Rahmen Richtlinie Arbeitsschutz und weitere Arbeitsschutzrichtlinien vom 07.08.1996 (BGBl I S. 1246)

Arbeitszeitschutz

Das Arbeitszeitrecht ist im Arbeitszeitgesetz geregelt. Unter das Gesetz fallen Arbeiter, Angestellte sowie Auszubildende. Bei einer Arbeitszeit von mehr als 6 Stunden ist eine Pause von 30 Minuten, bei mehr als 9 Stunden Arbeitszeit eine Pause von 45 Minuten zu gewähren. Die Pausenzeiten können auch aufgeteilt sein. An die Arbeitszeit schließt sich grundsätzlich eine Ruhezeit von mindestens 11 Stunden an. Sie kann in Einrichtungen, die der Krankenversorgung dienen, um 1, bei Ruf- und Bereitschaftsdienst auf 50% reduziert werden.

> ❯ **Sonn- und Feiertagsarbeit ist für Not- und Rettungsdienste ausdrücklich zugelassen. Es müssen aber 15 Sonntage pro Jahr dienstfrei bleiben.**

Abweichende Regelungen in Tarifverträgen sind möglich.

Jugendarbeitsschutzrecht

Jugendliche unter 18 Jahren unterliegen den Vorschriften des Jugendarbeitsschutzgesetzes. Sie sind für den Besuch der Berufsschule freizustellen (für den Rettungsassistenten in Ausbildung nicht einschlägig). Im Bereich des ärztlichen Notdienstes ist die Beschäftigung Jugendlicher an Wochenenden zulässig. Ist es zur Erreichung des Ausbildungszieles erforderlich, so können Jugendliche über 16 Jahren unter fachkundiger Aufsicht auch mit Tätigkeiten betraut werden, die Gesundheitsgefahren mit sich bringen.

Schwerbehindertenschutzrecht

Behinderte oder von Behinderung bedrohte Menschen erhalten Leistungen nach dem IX. Buch des Sozialgesetzbuches und den für die Rehabilitationsträger geltenden Leistungsgesetzen um ihre Selbstbestimmung und gleichberechtigte Teilhabe am Leben in der Gesellschaft zu fördern, Benachteiligungen zu vermeiden oder ihnen entgegen zu wirken. Den besonderen Bedürfnissen behinderter oder von Behinderung bedrohter Frauen und Kinder ist Rechnung zu tragen. Durch die Eingliederung der Vorschriften des bisherigen Schwerbehindertengesetzes in das SGB IX hat sich für behinderten Arbeitnehmer im Grundsatz nichts verändert.

Schwerbehindert im Sinne von Teil 2 SGB IX sind Menschen, wenn bei ihnen wenigstens ein Grad der Behinderung von 50 vorliegt und sie ihren gewöhnlichen Aufenthalt, oder ihre Beschäftigung auf einen Arbeitsplatz im Sinne von § 73 SGB IX rechtmäßig im Geltungsbereich des Sozialgesetzbuches IX haben. Schwerbehinderte Menschen können auch Menschen mit einem Grad der Behinderung von weniger als 50 gleichgestellt werden.

Derartige Beeinträchtigungen werden durch die für die Durchführung des Bundesversorgungsgesetzes zuständigen Landesbehörden als Behinderung festgestellt und nach 10er Graden zwischen 20 und 100 abgestuft. Der gesetzliche Schutz erlischt wieder, wenn sich die Behinderung auf unter 50 verringert. Schwerbehinderte genießen einen besonderen Kündigungsschutz. Ihrer Kündigung muss zur Wirksamkeit die Hauptfürsorgestelle zustimmen. Schwerbehinderte haben Anspruch auf zusätzlichen Urlaub (5 Tage). Arbeitgeber, die die vom Gesetz vorgesehene Quote schwerbehinderter Bediensteter in ihrem Betrieb nicht erfüllen, müssen eine Abgabe entrichten.

> **Wichtige Gesetze**
> — Arbeitszeitgesetz vom 06.06.1994 (BGBl I S. 1171) i.d.F. v. 17.08.2006 (BGBl I S. 3002)
> — Gesetz zum Schutz der arbeitenden Jugend – JArbSchG vom 12.04.1976 (BGBl I S. 965) i.d.F. v. 23.03.2005 (BGBl I S. 931)
> — SGB IX – Rehabilitation und Teilhabe behinderter Menschen v. 19.0 6.2001 (BGBl I S. 1046) i.d.F. v. 27.04.2005 (BGBl I S. 1138)

41.3.3   Gerätesicherheit

Medizinproduktegesetz (MPG)

Für den Betrieb medizinisch-technischer Geräte gilt seit dem 01.01.1995 das Medizinproduktegesetz (MPG) und hier insbesondere § 14 MPG. Das MPG setzt die EG-Richtlinien für Medizinprodukte und In-vitro-Diagnostika in deutsches Recht um. Ergänzt wird das MPG durch die Medizinproduktebetreiberverordnung (MPBetreibV). Danach dürfen Medizinprodukte nur noch nach den Vorschriften der MPBetreibV, den anerkannten Regeln der Technik sowie den Arbeitsschutz- und Unfallverhütungsvorschriften errichtet und betrieben werden.

Medizinprodukte-Betreiberverordnung

Ungeachtet des Umstandes, dass die aus MPG und MPBetreibV resultierenden Pflichten zunächst den Betreiber (regelmäßig den Eigentümer) treffen, hat der Rettungsassistent als Anwender von Medizinprodukten ebenfalls gewisse Pflichten zu beachten, die ihm u. a. durch betriebsorganisatorische Maßnahmen (Dienstanweisungen, Einzelanweisungen) übertragen werden können und auf die er hinzuweisen ist.

Hierzu gehört insbesondere die Pflicht, Geräte vor Anwendung im Einsatz einer Funktionsprüfung zu unterziehen, v. a. aber die Pflicht, sich über die Funktionsweise der eingesetzten Medizinprodukte die erforderlichen Kenntnisse zu verschaffen. Für die hierzu erforderliche Einweisung, die in Zeitabständen zu wiederholen ist, trägt der Gerätebetreiber die Verantwortung. Hinsichtlich derjenigen Geräte, die im Notarztwagen vorhanden sind, deren Betreiber der Träger des Rettungsdienstes ist und die ausschließlich oder doch überwiegend vom Notarzt angewendet werden, müssen bezüglich der Pflichten aus dem MPBetreibV zwischen Trägern des Notarzt- und des Rettungsdienstes unbedingt klare und eindeutige Absprachen getroffen werden, um die durch den Medizinprodukteeinsatz fortbestehenden Gefahren für den Notfallpatienten so weit wie möglich zu mindern.

> **Wichtige Gesetze**
> - Medizinproduktegesetz v. 02.08.1994 (BGBl I S. 1963) i.d.F. v. 14.06.2007 (BGBl I S. 1066)
> - Medizinprodukte-Betreiberverordnung v. 21.08.2002 (BGBl I S. 3396) i.d.F. v. 31.10.2006 (BGBl I S. 2407)

41.3.4 Arznei- und betäubungsmittelrechtliche Fragen

Arzneimittelrechtliche Fragen

Wegen der Gefahren eines unkontrollierten Handelns mit Arzneimitteln für die Volksgesundheit dürfen Arzneimittel im Sinne von § 2 AMG – mit Ausnahmen – nur von Apotheken in Verkehr gebracht werden. Die meisten im Rettungs- und Notarztdienst verwendeten Arzneimittel fallen unter diese Vorschriften. Der Rettungsassistent, der als Assistent des Notarztes Arzneimittel unter Aufsicht und Anleitung des Notarztes oder auf Weisung des Notarztes appliziert oder im Rahmen seiner Notkompetenz selbstständig appliziert, bringt diese Arzneimittel nicht in Verkehr, sondern verwendet sie bestimmungsgemäß.

Nach langem Ringen mit den Fachleuten hat der Gesetzgeber wenigstens für die Bevorratung der im Rettungsdienst erforderlichen Betäubungsmittel eine eindeutige gesetzliche Vorschrift geschaffen. Ob die Bevorratungspraxis der Hilfsorganisationen in den Fahrzeugen des Rettungsdienstes mit sonstigen Arzneimitteln den gesetzlichen Vorschriften entspricht, war nicht immer unumstritten. Das Apothekengesetz trägt in seiner geänderten Fassung den Bedürfnissen des Rettungswesens

Rechnung. Krankenhausapotheken dürfen die Einrichtungen des Rettungsdienstes mit Arzneimitteln versorgen.

Betäubungsmittelrechtliche Fragen

Praktisch alle im Rettungsdienst verwendeten schmerzlindernden Medikamente fallen unter das Betäubungsmittelgesetz. Nach dessen Vorschriften sind die Hilfsorganisationen und Feuerwehren als Träger des Rettungsdienstes ohne entsprechende Erlaubnis nach dem Betäubungsmittelgesetz nicht zur Teilnahme am Verkehr mit betäubungsmittelgesetzpflichtigen Substanzen zugelassen. Unter die Ausnahmevorschriften fielen bisher weder Feuerwehren noch Hilfsorganisationen. Nach der Änderung der Betäubungsmittelverschreibungsverordnung ist wenigstens dasjenige Verfahren legalisiert worden, mit welchem sich die Betroffenen bisher bereits mehr schlecht als recht über die Runden zu retten versuchten.

Die Fahrzeuge des Rettungsdienstes werden als Teileinheiten des Krankenhauses angesehen. Für diese kann ein damit beauftragter Arzt die dem Betäubungsmittelgesetz unterliegenden Substanzen verschreiben. Über den Verbrauch ist ein monatlicher Nachweis zu führen. Der Träger oder der Durchführende des Rettungsdienstes hat einen Apotheker damit zu beauftragen, die Bevorratung der Betäubungsmittel zumindest halbjährlich auf einwandfreie Beschaffenheit und ordnungsgemäße und sichere Aufbewahrung zu überprüfen.

> **Wichtige Gesetze**
> - Arzneimittelgesetz i.d.F. d. Neubekanntmachung v. 12.12.2005 (BGBl I S. 3394) i.d.F. v. 14.06.2007 (BGBl I S. 1066)
> - Gesetz über den Verkehr mit Betäubungsmitteln (Betäubungsmittelgesetz – BtMG) v. 01.03.1994 (BGBl I S. 358) i.d.F.v. 10.03.2005 (BGBl I S. 757)

41.3.5 Straßenverkehrsrecht

Straßenverkehrsrecht ist Bundesrecht. Die drei wesentlichen Rechtsgrundlagen sind das Straßenverkehrsgesetz (StVG), die Straßenverkehrsordnung (StVO) und die Straßenverkehrszulassungsordnung (StVZO).

Das StVG behandelt u. a. die Zulassung von Fahrzeugen und Führern zum Straßenverkehr, die zivilrechtliche

Haftung sowie die strafrechtliche und ordnungswidrigkeitsrechtliche Verantwortung der Teilnehmer am Straßenverkehr. Die StVO enthält die Vorschriften über die Teilnahme am Straßenverkehr und die StVZO diejenigen über die Zulassung von Personen und Fahrzeugen zum öffentlichen Verkehr.

Straßenverkehrsgesetz

Das StVG ist in fünf Teile gegliedert:

Teil I enthält u. a. die grundlegenden Vorschriften über die Zulassung von Kraftfahrzeugen sowie die Fahrerlaubnis und deren Entziehung. Kraftfahrzeuge, die im öffentlichen Straßenverkehr betrieben werden sollen, müssen dafür zugelassen und mit einem amtlichen Kennzeichen versehen sein. Personen, die ein Kraftfahrzeug im öffentlichen Straßenverkehr führen wollen, benötigen hierzu eine Fahrerlaubnis. Diese ist zu erteilen, wenn die Voraussetzungen für die Eignung zur Teilnahme am Straßenverkehr gegeben sind. Sie ist zu entziehen, sofern der Führer nicht mehr zur Teilnahme am Straßenverkehr geeignet ist.

Teil II regelt die Haftpflicht. Das Gesetz sieht in § 12 StVG für den Halter wie den Führer eines Kraftfahrzeuges im Schadenfall eine verschuldensunabhängige Haftung vor, die summenmäßig (Tötung: 600.000 EUR oder 36.000 EUR Rente pro Jahr, bei mehreren Personen 3 Mio. EUR und 180.000 EUR Rente pro Jahr, Sachschaden 300.000 EUR) begrenzt ist. Schmerzensgeld wird gewährt, § 11 S. 2 StVG. Daneben steht es dem Geschädigten frei, seinen Ersatzanspruch auf die Anspruchsgrundlagen der Verschuldenshaftung nach dem Bürgerlichen Gesetzbuch zu stützen, vorausgesetzt, es gelingt ihm, das Verschulden nachzuweisen. Dann kann auch ein Schmerzensgeld zugebilligt werden. Damit der Geschädigte auch Ersatz eines Schadens erhält, hat der Halter den Nachweis zu erbringen, dass die nach dem Pflichtversicherungsgesetz erforderliche Haftpflichtversicherung genommen worden ist.

In Teil III finden sich die Straf- und Ordnungswidrigkeitsvorschriften bei Verstößen gegen das StVG.

Die Teile IV und V regeln das Verkehrszentral- bzw. das Fahrzeugregister.

Straßenverkehrsordnung

Die StVO enthält die grundlegenden Regeln, die Verkehrsteilnehmer bei der Teilnahme am öffentlichen Straßenverkehr einzuhalten haben. Geregelt sind auch die zu den Verkehrsregeln gehörenden Verkehrszeichen. Teil III der

StVO regelt die Rechtsfolgen bei Verstößen gegen die Verordnung, wobei die Sanktionierung im Rahmen von Ordnungswidrigkeiten mit Bußgeld belegt ist. Die strafrechtliche Ahndung von Verstößen, die wegen ihrer Bedeutung mit Strafe nach dem Strafgesetzbuch geahndet werden sollen, bleiben davon unberührt.

Für das Personal im Rettungsdienst ist Grundsätzliches festzuhalten: Wer ein Fahrzeug des Rettungsdienstes (NEF, KTW, RTW) führt, ist zunächst einmal an die grundlegenden Verkehrsregelungen nach der StVO gebunden und hat sie einzuhalten. § 35 StVO sieht u. a. für die Fahrzeuge des Rettungsdienstes Sonderrechte (§ 35, Abs. 5a) vor. Er ändert aber nicht die Verkehrsregeln, sondern befreit nur von den Pflichten nach der Straßenverkehrsordnung und das nur in dem Umfang, wie dies für die Durchführung von Rettungseinsätzen erforderlich ist. Fahrzeuge des Rettungsdienstes, die Sonderrechte für sich in Anspruch nehmen wollen, haben dazu die akustischen und optischen Einrichtungen nach näherer Regelung in § 38 StVO (Blaulicht, Einsatzhorn) einzusetzen. Seit 1988 müssen diese Fahrzeuge nicht mehr zwingend Blaulicht und Einsatzhorn zusammen verwenden. Die Fahrt von Fahrzeugen des Rettungsdienstes unter Inanspruchnahme von Sonderrechten aus § 35 StVO führt regelmäßig zu einer erheblichen Gefahrerhöhung für andere Verkehrsteilnehmer.

> ❯ **Die exakte Güterabwägung zwischen der Rettung von Menschenleben und der Gefährdung von anderen Verkehrsteilnehmern ist unabdingbare Voraussetzung für die Inanspruchnahme von Sonderrechten.**

Zu unterscheiden sind dabei die unterschiedlichen Phasen des Einsatzes: Auf der Fahrt zum Notfallort ist der Fahrer des Rettungsdienstfahrzeuges an die Notfallmeldung gebunden und hat auf ihrer Grundlage zu entscheiden, wie er den Notfallort am sichersten und schnellsten erreichen kann. Diese Phase endet mit dem Eintreffen am Notfallort. Dort hat die Besatzung des Fahrzeuges auf der Grundlage der Einschätzung der Gefährdung des Patienten erneut zu entscheiden, wie die Fahrt zum Krankenhaus zu erfolgen hat. Hier sind auch die Belange des Patienten zu berücksichtigen, schonend transportiert zu werden. Maßgebend für die Rückfahrt ist die ärztliche Diagnose. Dem Notarzt steht ein medizinisch begründetes Weisungsrecht gegenüber dem Fahrer des Fahrzeuges zu.

Der Gebrauch von Sonderrechten auf dem Rückweg zum Standort scheidet regelmäßig aus, da die tatsächlichen Voraussetzungen hierfür nicht gegeben sind.

Straßenverkehrszulassungsordnung

Die StVZO war bisher nur deshalb für die Ausbildung des Rettungsassistenten von Interesse, weil sie in ihrem Teil I die Zulassung der Führer von Kraftfahrzeugen regelte (neben den Zulassungsvoraussetzungen und Betriebsvorschriften für Fahrzeuge).

Dieser erste Teil der StVZO ist durch die Fahrerlaubnisverordnung (FeV) abgelöst worden. In ihr ist nunmehr geregelt, unter welchen Voraussetzungen welche Fahrerlaubnis erteilt werden kann. Die Zahl der möglichen Fahrerlaubnisse hat sich durch die Neuregelung von 7 auf 11 erhöht. Die Fahrerlaubnisverordnung bringt die längst fällige Angleichung an europarechtliche Vorgaben und die Vergleichbarkeit der Fahrerlaubnisse europaweit.

BO-Kraft, Personenbeförderungsgesetz

Rettungsdienstgesetze verweisen auf die Verordnung über den Betrieb von Kraftfahrtunternehmen (BO-Kraft). Damit werden deren Regeln auch für die im Rettungsdienst tätigen Betriebe verbindlich. Der Betrieb hat insbesondere die Vorschriften über die Ausstattung und Beschaffenheit der eingesetzten Fahrzeuge zu beachten und dass sich diese in einem ordnungsgemäßen Zustand befinden.

Der Unternehmer hat nur befähigtes Personal einzusetzen. Dieses hat bestimmte Pflichten zu erfüllen (Alkoholverzicht). Es bestehen u. a. Tätigkeitsverbote für Personal, das an übertragbaren Krankheiten im Sinne des Infektionsschutzgesetzes leidet oder mit solchermaßen Erkrankten in häuslicher Gemeinschaft lebt, es sei denn, dass keine Gefahr der Übertragung besteht. Dies ist durch ärztliches Zeugnis nachzuweisen. Krankheiten, die die Dienstfähigkeit des Fahrzeugführers einschränken könnten, hat dieser dem Unternehmer anzuzeigen. Der Unternehmer darf ihn dann nicht einsetzen.

> **Wichtige Gesetze**
> - Straßenverkehrsgesetz in der Fassung vom 14.08.2006 BGBl I S. 1958, Straßenverkehrsordnung (StVO) vom 16.11.1970 (BGBl I. S. 1565) i.d.F. v. 11.05.2006 (BGBl I S. 1160)
> - Straßenverkehrszulassungsordnung (StVZO) i.d.F. d. Bekanntmachung vom 28.09.1988 (BGBl I. S. 1793) i.d.F. v. 25.04.2006 (BGBl I S. 988)
> - Verordnung über die Zulassung von Personen zum Straßenverkehr (Fahrerlaubnis Verordnung – FeV) vom 18.08.1998 (BGBl I. S. 2214) i.d.F.v. 22.08.2006 (BGBl I S. 2108)

41.4 Straf- und bürgerlichrechtliche Vorschriften, die bei der Berufsausübung zu beachten sind

41.4.1 Strafrechtliche Verantwortlichkeit

Strafbarkeit durch aktives Tun

Nach Auffassung der Rechtsprechung, die das Bundesverfassungsgericht in seiner Arzthaftungsentscheidung bestätigt hat, erfüllt der ärztliche Heileingriff objektiv den Tatbestand der Körperverletzung. Seine Rechtswidrigkeit wird aber durch die ausdrückliche oder die mutmaßliche Einwilligung des Patienten beseitigt.

Der entgegen den Regeln der ärztlichen Kunst durchgeführte Heileingriff, der zur Schädigung des Patienten führt, ist von dieser Einwilligung/mutmaßlichen Einwilligung des Patienten nicht gedeckt. Er kann daher, sofern dem Arzt und/oder seinen Helfern hieraus ein persönlicher Vorwurf fahrlässigen Handelns gemacht werden kann (pflichtwidrige Tatbestandsverwirklichung und Vorhersehbarkeit der Rechtsverletzung), zu einer Strafbarkeit wegen fahrlässiger Körperverletzung oder fahrlässiger Tötung (je nach eingetretenem Erfolg) führen.

Strafbarkeit durch Unterlassen

Der Tatbestand des Begehungsdelikts kann regelmäßig auch durch ein Unterlassen verwirklicht werden. Allerdings kann dieses Unterlassen einem aktiven Tun erst dann gleichgestellt werden, wenn den Unterlassenden rechtlich eine Pflicht trifft, dafür zu sorgen, dass ein bestimmter Erfolg nicht eintritt. Es ist dies die Garantenpflicht und die daraus folgende Garantenstellung. Mit der tatsächlichen Übernahme des Einsatzes entsteht die Garantenstellung des Rettungsassistenten, aber auch des Notarztes gegenüber dem Notfallpatienten.

> **Sie verpflichtet beide zur Vornahme aller zur Abwendung der lebensbedrohlichen Situation notwendigen, erforderlichen und geeigneten Maßnahmen.**

An diesem Grundsatz ändert sich auch dann nichts, wenn der Rettungsassistent auf sich allein gestellt im Rahmen der Notkompetenz tätig wird. Die aus der Garantenstellung resultierende Pflicht verpflichtet ihn in jedem Fall, diejenigen erforderlichen nichtärztlichen Maßnahmen vorzunehmen, die er in seiner Ausbildung vermittelt bekommen hat. Beherrscht er darüber hinaus ärztliche Maßnahmen, so ist er verpflichtet, diese unter Beachtung des Grundsatzes der Verhältnismäßigkeit anzuwenden. Generelle Anweisungen des Arbeitgebers, derartige ärztliche Maßnahmen, die der Rettungsassistent beherrscht, zu unterlassen, sind rechtswidrig.

Übernahmeverschulden

Im Rettungsdienst kann sich der Vorwurf, pflichtwidrig gehandelt zu haben, auch daraus ergeben, dass der Rettungsassistent den Dienst übernimmt, obwohl er die damit verbundenen Pflichten mangels entsprechender Kenntnisse und Fähigkeiten nicht ordnungsgemäß erfüllen kann. Der Rettungsassistent handelt unter dem Gesichtspunkt des Übernahmeverschuldens fahrlässig, sofern er diesen Mangel hätte erkennen können.

Fahrlässig handelt auch derjenige, der den Rettungsassistenten zum Dienst einteilt, ohne geprüft zu haben, ob dieser über die erforderlichen Kenntnisse und Fähigkeiten verfügt. Diese Prüfung muss derzeit trotz einheitlicher Rechtsvorschriften aber mangels einheitlicher Umsetzung streng individuell erfolgen. Erst wenn eine generell anerkannte Ausbildung durchgeführt wird, könnte sie generell erfolgen.

> ### Wichtige Gesetze
> - Strafgesetzbuch i.d.F. d. Bekanntmachung v. 13.11.1998 (BGBl I. S. 3322), i.d.F.v. 22.12.2006 (BGBl I S. 3416)
> - Strafprozessordnung i.d.F. d. Bekanntmachung v. 07.04.1987 (BGBl I. S. 1074) i.d.F.v. 22.12.2006 (BGBl I S. 3416)

Verschuldensmaßstab

Im Strafrecht gilt ein subjektiver Verschuldensmaßstab. Trifft der Rettungsassistent am Notfallort Maßnahmen, die sich im Nachhinein als falsch herausstellen, so ist bei der Prüfung, ob ihm hieraus ein Verschuldensvorwurf gemacht werden kann, auf den Zeitpunkt des Handelns bezogen zu fragen, ob der eingetretene Erfolg nach seinen Kenntnissen und Fähigkeiten unter Berücksichtigung der aktuellen Gegebenheiten am Notfallort hätte vermieden werden können. Nur wenn diese Frage bejaht werden kann, kommt eine Strafbarkeit wegen fahrlässiger Körperverletzung oder fahrlässiger Tötung in Betracht.

41.4.2   Zivilrechtliche Haftung

Während es im Strafrecht darum geht, dass der Staat dem Bürger gegenüber den Strafanspruch (bei Vorliegen einer Straftat) geltend macht, geht es im Zivilrecht darum, dass der Bürger seine Rechtsbeziehungen zu anderen Bürgern (durch Verträge) selbst gestaltet und dafür auch die Verantwortung übernimmt. Dies schließt auch Ersatzansprüche für zugefügte Schäden ein, sofern sie (in aller Regel) schuldhaft dem anderen zugefügt worden sind.

Sorgfaltspflichtverletzung

Das Zivilrecht stellt – anders als das Strafrecht – bei der Beurteilung fahrlässigen Handelns einen objektiven Maßstab auf. Danach kommt es nicht darauf an, zu welcher Sorgfalt der Handelnde in der konkreten Situation seinen individuellen Fähigkeiten entsprechend in der Lage war, sondern darauf, welche Sorgfalt ein gewissenhafter Angehöriger einer bestimmten Berufsgruppe – also etwa die Rettungsassistenten – unter den gegebenen Umständen anwenden würden. Beachtet er die Sorgfaltsregeln seines Berufsstandes, so kann er davon ausgehen, keinen Schadenersatzanspruch befürchten zu müssen. Ehrenamtlich Tätige und hauptamtliche Rettungsassistenten sind in diesem Bereich gleich zu behandeln. Neben dieser primären gibt es sekundäre Sorgfaltspflichten, etwa die Organisationspflichten, deren Verletzung Behandlungsschäden verursachen und Schadenersatzansprüche der Notfallpatienten nach sich ziehen können.

Haftung aus Vertrag

Eine Haftung des Rettungsassistenten auf Schadenersatz aus dem Behandlungs- und/oder Transportvertrag scheidet aus, da der Rettungsassistent nicht Vertragspartner des ansprechbaren Notfallpatienten, sondern lediglich Erfüllungsgehilfe des Vertragspartners Hilfsorganisation/Feuerwehr ist.

Haftung aus Geschäftsführung ohne Auftrag und unerlaubter Handlung

Ist der Notfallpatient nicht willensfähig oder nicht bei Bewusstsein, so gelten die Regeln der berechtigten Geschäftsführung ohne Auftrag. Auch bei ihr muss der Rettungsassistent die vorzunehmenden Maßnahmen mit der im Verkehr erforderliche Sorgfalt durchführen. Eine Haftung tritt, sofern eine außergewöhnliche Notfallsituation vorliegt, allerdings nur bei grober Fahrlässigkeit ein. Schließlich kann der Notfallpatient seinen Schadenersatzanspruch auch auf unerlaubte Handlung (§ 823 Abs. 1 oder 2 BGB i.V.m. einem Schutzgesetz, z.B. dem Gerätesicherheitsgesetz oder der MPBetreibV) stützen, sofern die vorgenommenen Maßnahmen, nicht nach den Regeln der Kunst durchgeführt und deshalb nicht von der Einwilligung oder mutmaßlichen Einwilligung des Notfallpatienten gedeckt, den Tatbestand der Körperverletzung erfüllen.

Für die Haftung des Personals im Rettungsdienst zieht die Rechtsprechung die Grundsätze der Staatshaftung heran (Art. 34 GG, § 839 BGB). Dies bedeutet, dass der Geschädigte keinen Direktanspruch gegen dem Schädiger erwirbt, sondern sich an den Träger des Rettungsdienstes, also in aller Regel die kreisfreien Städte oder die Landkreise (in Bayern: die Rettungszweckverbände) halten muss. Durch eine neue Entscheidung des BGH[4] werden diese Grundsätze nun auch auf die Haftung des Notarztes jedenfalls in Bayern übertragen. Für die Haftung im Rettungswesen soll nunmehr einheitlich Staatshaftungsrecht Anwendung finden.

Seit der Änderung des Bürgerlichen Gesetzbuches im Jahr 2002 können bei allen Anspruchsgrundlagen aus dem BGB (Vertrag, Geschäftsführung ohne Auftrag und unerlaubte Handlung) nunmehr Schmerzensgeldansprüche geltend gemacht werden und nicht nur wie zuvor bei unerlaubter Handlung

Rückgriff und Freistellungsanspruch

Leistet der Arbeitgeber eines Rettungsassistenten für einen von diesem verursachten Schaden einem Notfallpatienten Ersatz, so wird er sich diesen Betrag ganz oder teilweise beim Rettungsassistenten wieder holen wollen. Rechtsgrundlage für den Rückgriff ist dabei der zwischen Rettungsassistent und Hilfsorganisation bestehende Arbeitsvertrag.

Bei normalen Tätigkeiten ohne besondere Schwierigkeiten und Gefährdung konnte der Arbeitgeber bisher bei jedem Verschulden Rückgriff nehmen. Bei gefahrgeneigter Tätigkeit war nach der ständigen Rechtsprechung des Bundesarbeitsgerichtes der Rückgriff nur bei grober Fahrlässigkeit und Vorsatz möglich, ein teilweiser bei mittlerer Fahrlässigkeit. Darauf kommt es nach der neuesten Rechtsprechung nicht mehr an: ein Rückgriff ist bei jeglicher Tätigkeit nur bei Vorsatz und grober Fahrlässigkeit möglich.

Wird der Rettungsassistent vom Notfallpatienten aus Verletzung der Pflichten eines Geschäftsführers ohne Auftrag oder gar aus unerlaubter Handlung unmittelbar in Anspruch genommen, so kann er bei Vorliegen gefahrgeneigter Tätigkeit bis zum Vorliegen leichter Fahrlässigkeit gegen seinen Arbeitgeber einen Anspruch auf Freistellung von Schadenersatzansprüchen Dritter, bei mittlerer Fahrlässigkeit einen teilweisen haben.

Bei ehrenamtlichen Rettungsassistenten haftet zunächst ebenfalls die ihn einsetzende Hilfsorganisation für den eingetretenen Schaden. Bei Direktansprüchen aus Geschäftsführung ohne Auftrag bzw. unerlaubter Handlung sollte der Verein in analoger Anwendung der oben genannten Grundsätze des Bundesarbeitsgerichtes zur Haftung bei gefahrgeneigter Tätigkeit einen ehrenamtlichen Rettungsassistenten von Ansprüchen eines Notfallpatienten freistellen. Die Haftungsfragen spielen in der Praxis insoweit offenbar eine geringe Rolle, als die entsprechenden Risiken über Versicherungen abgedeckt werden.

Wichtige Gesetze
- Bürgerliches Gesetzbuch v. 18.08.1996 (RGBl S. 195); i.d.F. der Neubekanntmachung vom 02.01.2002 (BGBl I S. 42); i.d.F. v. 22.12.2006 (BGBl I S. 3416)
- Zivilprozessordnung i.d.F. v. 12.09.1950 (BGBl I. S. 533) i.d.F. v. 22.12.2006 (BGBl I S. 3416)

---

4 BSG MedR 1988, 106; BGH NJW 1993, 1526; BVerwG NJW 1996, 1608; diese Rechtsprechung hat der BGH in einem neuen Urteil ausdrücklich aufgegeben: BGH GesR 2003, 201. Auch für die Haftung des Notarztes sollen (wie für den Rettungsdienst weitgehend bereits) nunmehr in Bayern die Grundsätze der Staatshaftung gelten. Ob die Entscheidung, wie vielfach gesagt wird, auch auf die Haftung des Notarztes in anderen Bundesländern einfach übertragbar ist, erscheint problematisch.

41

41.4.3   Schweigepflicht

Die Schweigepflicht ist auch im Rettungswesen eine besonders bedeutsame Pflicht. Sie trifft, wie noch genauer zu zeigen sein wird, sowohl den Notarzt, den Rettungsassistenten wie auch den Rettungssanitäter.

Schweigepflicht des Notarztes

Der Notarzt hat – unabhängig von der Organisationsform von Notarzt- und Rettungsdienst – aufgrund der Berufsordnung über Tatsachen zu schweigen, die ihm im Rahmen seiner Berufsausübung anvertraut werden oder zur Kenntnis kommen. Verstößt er hiergegen, macht er sich nach § 203 StGB strafbar und kann – was selten geschieht – auch berufsgerichtlich belangt werden.

Schweigepflicht des Rettungsassistenten

Die Führung der Berufsbezeichnung »Rettungsassistent« setzt eine staatlich geregelte Ausbildung voraus. Daher unterliegt der Rettungsassistent nach § 203 Abs. 1 Nr. 1 StGB wie der Notarzt auch einer originären Schweigepflicht, auch wenn er im Regelfall als Gehilfe des Notarztes an der Notfallstelle tätig wird.

Schweigepflicht des Rettungssanitäters und des sonstigen Personals

Einer von der Schweigepflicht des Notarztes abgeleiteten Schweigepflicht (als dessen Gehilfen) unterliegen Rettungssanitäter sowie sonstiges im Rettungswesen eingesetztes Personal.

Darüber hinaus kann auch der Fall eintreten, dass Rettungssanitäter, die einen Notfallpatienten behandeln, Geheimnisse erfahren, von denen der Notarzt keine Kenntnis erhält. In diesem Fall haben Rettungssanitäter eine eigene originäre Schweigepflicht, von der sie nur der Notfallpatient entbinden kann oder über die sie sich nur aufgrund einer mutmaßlichen Einwilligung oder einer Güterabwägung zugunsten eines höherwertigen Rechtsgutes hinwegsetzen dürfen.

Sanktionen

Neben strafrechtlichen Sanktionen kann die Verletzung der Schweigepflicht auch zivilrechtliche Schadenersatzansprüche nach sich ziehen, weil ihre Einhaltung zu den Pflichten eines Geschäftsführers ohne Auftrag bzw. des Erfüllungsgehilfen beim Vertrag gehört.

Zeugnisverweigerungsrecht

Die Schweigepflicht soll nicht durch Maßnahmen der Strafverfolgungsbehörden ausgehebelt werden. Daher billigt der Gesetzgeber den Schweigepflichtigen das Recht zu, das Zeugnis verweigern zu können, sofern der Betroffene über Tatsachen aussagen müsste, die der Schweigepflicht unterliegen. § 53 Abs. 1 Nr. 3 StPO billigt den Ärzten ein solches Zeugnisverweigerungsrecht zu. Über § 53a StPO gilt gleiches auch für die beruflichen Helfer des Notarztes, also den Rettungsassistenten bzw. den Rettungssanitäter. Anders als § 203 StGB billigt die StPO dem Rettungsassistenten wie dem Rettungssanitäter nur ein vom Arzt abgeleitetes Zeugnisverweigerungsrecht zu.

Beschlagnahmeverbot

Ein weiteres Mal abgesichert wird die Schweigepflicht dadurch, dass Behandlungsunterlagen des Patienten gegen eine Beschlagnahme beim Arzt gesichert sind. Das Beschlagnahmeverbot gilt allerdings dann nicht, wenn der Arzt und/oder seine Gehilfen selbst als Beschuldigte in Betracht kommen. In diesem Fall können auch Krankenunterlagen beschlagnahmt werden.

Datenschutz

Die Datenschutzgesetze des Bundes und der Länder sehen ein Verbot vor, personenbezogene Daten mittels EDV zu verarbeiten. Dieses Verbot gilt nur dann nicht, wenn der Betroffene eingewilligt hat oder die Einwilligung im Einzelfall einmal entbehrlich ist. Für den Bereich der Krankenhäuser, aber auch der Rettungsdienste haben die gesetzlichen Vorschriften bereichsspezifische datenschutzrechtliche Sonderregelungen für den Umgang mit Patientendaten im Rettungswesen. Die Vorschriften gestatten die Verarbeitung der im Rettungswesen anfallenden Daten. Sie sollen dem Schutz der Patientendaten einerseits, aber auch der Zweckbestimmung, der Daten (Abwicklung der Behandlung, Abrechnung des Einsatzes, Qualitätskontrolle) andererseits Rechnung tragen.

Schweigepflicht, Dokumentation und Datenschutz

Wird ein Notfallpatient – etwa im Rahmen der Notkompetenz – ohne ärztliche Hilfe primär versorgt oder stößt der Notarzt später hinzu, so hat der Rettungsassistent die Pflicht, die wesentlichen vorgenommenen Maßnahmen zu dokumentieren.

> Mit der Weitergabe dieser Dokumentation an den übernehmenden Arzt begeht der Rettungsassistent keine Verletzung der Schweigepflicht, weil der Patient für die Weitergabe der zu seiner Weiterbehandlung erforderlichen Informationen mutmaßlich sein Einverständnis gegeben haben würde bzw. als ansprechbarer Patient auch geben wird.

Mit der Speicherung seiner Daten wird der Patient nur zu Abrechnungszwecken einverstanden sein. Eine Verwendung der Daten zu statistischen und wissenschaftlichen Zwecken ohne Verstoß gegen datenschutzrechtliche Vorschriften kommt nur mit Einwilligung des Betroffenen oder in vollständig anonymisierter Form in Betracht.

41.5 Rechtsstellung von Patienten und Sorgeberechtigten

41.5.1 Der einwilligungsfähige Patient

Notfallpatienten sind Patienten, bei denen akute Lebensgefahr besteht oder droht. Daher dürfte dieser Personenkreis als einwilligungsfähige Patienten nicht in Erscheinung treten. Gleichwohl gilt auch bei diesen Patienten, dass ihr (mutmaßlicher) Wille für das Personal im Rettungswesen beachtlich ist und eine definitive Behandlungsgrenze darstellt.

> Wünscht ein einwilligungsfähiger Patient keine weitere Behandlung und/oder keinen Transport, so ist diese Weigerung für das Personal im Rettungswesen bindend, sofern es nicht gelingt, den Patienten umzustimmen.

Einwilligungsfähiger Patient ist auch derjenige Patient, der seinen Willen vor der Erkrankung festgelegt und für den Fall der vorliegenden Erkrankung bestimmt hat, was mit ihm geschehen soll. Hier kommt ein Handeln entsprechend dem mutmaßlichen Willen des Patienten in aller Regel nicht in Betracht, da der tatsächliche Wille bekannt ist bzw. in Erfahrung gebracht werden kann.

41.5.2 Der bewusstlose Patient

Der bewusstlose Notfallpatient ist während seiner lebensbedrohlichen Erkrankung bzw. Verletzung nicht in der Lage, einen rechtlich relevanten Willen zu äußern. Seine Behandlung in dieser Situation vollzieht sich nach den Grundsätzen der Geschäftsführung ohne Auftrag, entsprechend seinem mutmaßlichen Willen und entsprechend seinem Interesse. Dies erlaubt dem Personal im Rettungswesen, alle Maßnahmen durchzuführen, die geeignet sind, die akute Lebensgefahr abzuwenden.

> Derjenige, dessen Selbstmord im Versuchsstadium stecken blieb, als er gefunden wurde, ist vom Personal des Rettungswesens als Unfall anzusehen und wie ein Unfallopfer zu behandeln: d.h. die akute Lebensgefahr ist abzuwenden.

41.5.3 Der einwilligungsunfähige Patient

Ein Patient im Rettungswesen muss nicht das Bewusstsein verloren haben, um einwilligungsunfähig zu sein. So können altersverwirrte Patienten oder an psychischen Krankheiten leidende Patienten ebenso einwilligungsunfähig sein wie Kinder bis zum 14. Lebensjahr. Diese Patienten dürfen nur bei akuter Lebensgefahr behandelt werden, dann aber wie der bewusstlose Notfallpatient in Lebensgefahr. Duldet die Behandlung Aufschub, so ist die Einwilligung des gesetzlichen Vertreters oder – so bereits bestellt – des Betreuers einzuholen.

41.5.4 Gesetzliche Vertreter und Betreuer

Kinder unter dem 14. Lebensjahr sind nicht im Stande, wirksam in eine medizinische Behandlung jeglicher Art einzuwilligen. Sie werden insoweit vom gesetzlichen Vertreter, also den personensorgeberechtigten Eltern vertreten. In einfachere Eingriffe kann ein Elternteil allein einwilligen, dann auch als Vertreter des anderen. Bei schwerwiegenderen Eingriffen müssen beide Elternteile einwilligen. Bei Geschiedenen ist nur derjenige einwilligungsberechtigt, dem die Personensorge über das Kind zusteht, bei gemeinsamen Sorgerecht beide.

Für volljährige Personen, die nicht in der Lage sind, ihre Angelegenheiten selbst zu besorgen, kann ein Betreuer bestellt werden. Ist für einen volljährigen Patienten für Entscheidungen in Gesundheitsangelegenheiten ein Betreuer bestellt, so ist nur dieser berechtigt, die für eine ärztliche Behandlung erforderliche Einwilligung zu geben. Ein vom Patienten geäußerter Wille ist aber zu beachten.

41

41.5.5   Unterbringung

Einzig die Behandlung eines psychiatrischen Patienten, der andere oder sich unmittelbar Schaden zufügen wird, wenn nicht eingeschritten wird, berechtigt nach geltender Rechtslage das Personal des Rettungswesens, die Hilfe der Polizei in Anspruch zu nehmen. Ansonsten verbietet die ärztliche Schweigepflicht dieses Vorgehen in aller Regel.

Zum Schutz für sich selbst und andere kann die sofortige fürsorgliche Aufnahme des Patienten in eine anerkannte Einrichtung (psychiatrisches Zentrum) vorgenommen werden, noch ehe das Verfahren auf Unterbringung eingeleitet worden ist. Das Unterbringungsverfahren richtet sich nach den jeweiligen landesrechtlichen Vorschriften und ergänzend nach dem Gesetz über die Freiwillige Gerichtsbarkeit (FGG).

Voraussetzung für eine sofortige fürsorgliche Unterbringung ist das Gutachten eines Arztes (der nicht der einweisende Arzt und der Arzt der Einrichtung sein darf), der darin die zwingenden Gründe für die Unterbringungsbedürftigkeit darlegen muss.

➕ **Praxistipp**

Die Unterbringung eines psychiatrischen Patienten in eine entsprechende Einrichtung korrekt abzuwickeln, ist wegen der unterschiedlichen landesrechtlichen Vorschriften schwer zu bewerkstelligen. Es bleibt beim Rat der Vorauflage: Lassen Sie dies den Fachmann und die Polizeibehörden tun.

41.6   Einführung in das Krankenhausrecht

Da der Rettungsassistent während seiner Ausbildung auch eine theoretische und praktische Ausbildung im Krankenhaus zu absolvieren hat, ist es besonders wichtig, ihn mit den Grundzügen des Krankenhausrechts vertraut zu machen. Krankenhausrecht ist Landesrecht und in den Krankenhausgesetzen der Länder in unterschiedlicher Weise geregelt.

Die Zuständigkeit des Bundes im Krankenhauswesen beschränkt sich auf die Finanzierung der Krankenhäuser und die Regelung der Pflegesätze sowie Regelungen für die stationäre Patientenversorgung in der gesetzlichen Krankenversicherung. Daher findet sich die Definition dessen, was ein Krankenhaus ausmacht, zum einen im Krankenhausfinanzierungsgesetz, zum anderen im § 107 SGB V.

Danach sind Krankenhäuser Einrichtungen, in denen durch ärztliches und nichtärztliches Personal Krankheiten, Leiden oder Körperschäden festgestellt, geheilt oder gelindert werden oder Geburtshilfe geleistet wird und in denen die zu versorgenden Patienten untergebracht und verpflegt werden können. Keine Krankenhäuser in diesem Sinne sind Vorsorge- und Rehabilitationseinrichtungen.

Auch die Krankenhausplanung ist Aufgabe der Länder. Es hat sich dabei eingebürgert, von 4 unterschiedlichen Versorgungsstufen auszugehen: Grundversorgung (100–150 Betten), Regelversorgung (bis 450 Betten), Zentralversorgung (bis 800 Betten) und Maximalversorgung (1000 Betten). Die Zuweisung zu einer der Stufen und die Aufnahme in den Krankenhausbedarfsplan ist Voraussetzung dafür, dass die Träger der Krankenhäuser nach den Vorschriften des Krankenhausfinanzierungsgesetzes eine staatliche Förderung erhalten.

Der geplante Übergang der Krankenhausfinanzierung auf die Krankenkassen unter Aufgabe der staatlichen Förderung ist jedenfalls zum Zeitpunkt der Drucklegung dieser Zeilen noch nicht Gesetz geworden. Es bleibt also bei der 1972 geschaffenen dualen Finanzierung. Dies bedeutet: Der Staat finanziert die Investitionen, die für die Krankenhäuser erforderlich werden, aus Steuermitteln. Die Kosten eines sparsam und wirtschaftlich arbeitenden Krankenhauses hat sein Träger durch Abrechnung von Krankenhausleistungen zu erbringen. Die im Krankenhaus erbrachten Leistungen kann der Träger als Fallpauschalen oder Sonderentgelte aber auch über tagesgleiche Basispflegesätze, Abteilungspflegesätze oder teilstationäre Pflegesätze abrechnen.

Seit 1992 ist in der Krankenhausfinanzierung das Selbstkostendeckungsprinzip abgeschafft. Um die Kostensteigerung im Krankenhaussektor zu begrenzen, wurden die Kostenanstiege zunächst an die Grundlohnsummenerhöhung angebunden, die der Beitragsteigerung in der Sozialversicherung zugrunde liegt. Ab 1995 schließlich sind die Budgets auf der Grundlage von 1995 eingefroren worden und steigen nur noch in dem Umfang, wie die Tariferhöhung des BATVÖD ansteigt.

Welche Rechtsform der ein Krankenhaus betreibende Träger hat, ist in keinem Gesetz vorgeschrieben. Daher können grundsätzlich für die Trägerschaft alle Rechtsformen des Privat-, Handels- sowie des öffentlichen Rechts gewählt werden (Stiftung, eingetragener Verein, oHG, KG, GmbH, AG, Stiftung des öffentlichen Rechts, Anstalt, Eigenbetrieb). Auch bezüglich der internen Struktur der Krankenhäuser machen die landesrechtlichen Vorschriften nur teilweise und, wenn ja, uneinheitliche Vorgaben. In der Praxis hat sich für die Leitung eines Krankenhauses die Einsetzung eines Dreiergremiums eingebürgert. Es besteht aus einem Arzt als Leitendem Ärztlichen Direktor, einem Verwaltungsfachmann als Verwaltungsdirektor und einer leitenden Pflegekraft, dem Pflegedirektor. Der Leitende Ärztliche Direktor ist üblicherweise zugleich Chefarzt einer der Abteilungen oder Kliniken des Krankenhauses in Personalunion.

Das Direktorium hat das Krankenhaus zu leiten. Hierfür ist es dem Träger gegenüber verantwortlich. Es hat insbesondere darauf zu achten, dass Rechtsvorschriften, die sich an die Leitung der Einrichtung als Normadressaten richten, auch eingehalten und umgesetzt werden (z. B. Medizinproduktegesetz, Medizinproduktebetreiberverordnung, Arbeitszeitgesetz). Zugleich hat das Leitungsgremium die Verantwortung dafür zu tragen, dass die Grundsätze der Wirtschaftlichkeit und Sparsamkeit eingehalten werden und die Leistungsfähigkeit des Krankenhauses gewährleistet wird und den Patienten durch die Behandlung kein Schaden entsteht.

Über die Einbindung der Krankenhäuser mit dem Notarztdienst in das organisierte Rettungswesen findet sich in den Krankenhausgesetzen der Länder nichts. Gelegentlich enthält das Rettungsdienstgesetz den Satz, dass geeignete Krankenhäuser Ärzte für den Notarztdienst zur Verfügung stellen sollen. Dass dieses Zur-Verfügung-Stellen nicht im Rahmen des Sicherstellungsauftrages der Kassenärztlichen Vereinigung erfolgen soll, ergibt sich aus § 76 SGB V. Der Rettungsassistent tritt in keine Rechtsbeziehung zum Krankenhaus.

Das Krankenhaus ist eine Nahtstelle zwischen ambulanter und stationärer Versorgung der Notfallpatienten. Manche Krankenhausgesetze (der Länder) haben u. a. deshalb eine Pflicht des Krankenhauses begründet, Patienten, die stationärer Behandlung bedürfen, zunächst einmal aufnehmen zu müssen, ehe nach Untersuchung des Patienten über eine Verlegung in ein anderes geeignetes Krankenhaus entschieden wird. Geeignetes Krankenhaus ist nach den Rettungsdienstgesetzen nahezu einhellig das nächsterreichbare Krankenhaus. Die Entscheidung über die Behandelbarkeit des Patienten und/oder seine Verlegbarkeit ist eine Aufgabe, die vom aufnehmenden Arzt eines Krankenhauses nach gewissenhafter Prüfung zu treffen ist.

> **Wichtige Gesetze**
> - Krankenhausfinanzierungsgesetz i.d.F. v. 10.04.1991 (BGBl I. S. 886) i.d.F.v. 14.08.2006 (BGBl I S. 1869)
> - Bundespflegesatzverordnung v. 26.09.1994 (BGBl I. S. 2750) i.d.F. v. 29.08.2005 (BGBl I S. 2570)
> - Krankenhausgesetze der Länder

41.7 Staatsbürgerkunde

In diesem Abschnitt geht es um den Aufbau der Bundesrepublik Deutschland als Staatswesen.

41.7.1 Der Staat

Obgleich der Staat jedem Bürger täglich aufs Neue begegnet, haben die meisten Staatsbürger wenig Vorstellung davon, was der Staat ist und wo und wie seine Organe wirken. Im Wesentlichen charakterisieren 3 Elemente den Staat:
- das Staatsgebiet,
- das Staatsvolk und
- die Staatsgewalt.

Rechtlich gesehen ist der Staat eine juristische Person des öffentlichen Rechts, die als Gebietskörperschaft mit Selbstordnungsmacht ausgestattet ist und deren Grundlagen in einer Staatsverfassung (Grundgesetz) festgelegt sind. Für die 16 Bundesländer der Bundesrepublik Deutschland gilt ebenfalls diese Definition: Sie sind selbstständige Staaten. Demzufolge muss man sich die Bundesrepublik Deutschland als zweigliedrigen Bundesstaat vorstellen, nämlich einerseits die Länder als Einzelstaaten und andererseits den Bundesstaat (Bund) als Zentralstaat.

41.7.2 Deutschland als demokratischer und sozialer Bundesstaat

Die BRD als parlamentarische Demokratie

Die wesentliche Grundzüge staatlicher Organisation pflegen in einer Verfassung niedergelegt zu werden.

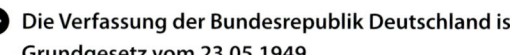 Die Verfassung der Bundesrepublik Deutschland ist das Grundgesetz vom 23.05.1949.

41

Die staatliche Organisation der einzelnen Bundesländer ist in deren Verfassungen geregelt.

Die Bundesrepublik Deutschland ist eine Republik, bei der die Staatsgewalt vom Volk ausgeht, welches sie durch Wahlen und Abstimmungen ausübt. Sie ist eine parlamentarische Demokratie und definiert sich in Art. 20 GG selbst als demokratischen und sozialen Bundesstaat. Die Ausübung der Staatsgewalt durch Organe der Gesetzgebung, Verwaltung und Rechtsprechung (Gewaltenteilung) ist ebenfalls in Art. 20 GG festgeschrieben. Als einer der tragenden Grundsätze unseres Staates und seiner Verfassung hat er an der »Ewigkeitsgarantie« des Art. 79, Abs. 3 GG teil, welcher die Änderung derjenigen Grundsätze, die in den Art. 1–20 GG niedergelegt sind, durch Grundgesetzänderungen untersagt.

Wirtschafts- und Sozialordnung der BRD

Die Wirtschafts- und Sozialordnung der BRD ist die soziale Marktwirtschaft. Sie bejaht einerseits grundsätzlich das freie Spiel der Kräfte auf dem Markt und lehnt andererseits die Planwirtschaft der ehemaligen Ostblockstaaten ab, weil diese die wertvollsten Antriebskräfte (Initiative, Leistungswillen, Verantwortungsbewusstsein) einengt. Gleichwohl wird dem Staat im Wirtschaftsleben eine wesentliche Ordnungsaufgabe zugestanden. Der Staat hat die Bedingungen und den wirtschaftlichen Rahmen zu setzen, in welchem die wirtschaftliche Entscheidung aller am Wirtschaftsprozess Beteiligten in Freiheit entfalten kann. Dazu gehört auch zu verhindern, dass marktbeherrschende Einflüsse Einzelner entstehen. So wenig der Staat durch Stützung nicht lebensfähiger Unternehmen zur Reparaturwerkstatt des Kapitalismus werden darf, so wenig darf er in eine Überregulierung fallen, in der (z. B. im Bereich der Arbeits- und Betriebssicherheit) quasi jeder Handgriff vorgegeben wird und durch die jegliche Initiative stirbt.

Wenn behauptet wird, das Gesundheitswesen stelle einen Markt dar, so ist dies nicht zutreffend. Aufgrund der vielen Regulierungen (z. B. gedeckelte Budgets, beschränkter Zugang zum Vertragsarzt, Pflegesätze und Benutzungsentgelte) ist das Gesundheitswesen ein Beispiel für einen nichtfreien Markt.

41.7.3 Die Grundrechte

Das Grundgesetz ist die erste deutsche Verfassung, die einen Grundrechtsabschnitt an erster Stelle enthält und bei der

die Grundrechte nicht nur unverbindliche Programmsätze darstellen. Die nachfolgenden Grundrechte binden Gesetzgebung, vollziehende Gewalt und Rechtsprechung als unmittelbar geltendes Recht, so formuliert es Art. 1, Abs. 3 GG.: Die Grundrechte dürfen nicht in ihrem Wesensgehalt angetastet werden, und sie unterfallen ebenfalls der »Ewigkeitsgarantie« des Art. 79, Abs. 3 GG.

Die Grundrechte, wie sie heute im Grundgesetz verankert sind, haben eine historische Tradition, die sich bis auf die Magna Charta (1215) in England zurückführen lässt. Dies macht es nicht leicht, sie in eine Systematik einzuordnen. Man unterscheidet zwischen Freiheitsrechten, Unverletzlichkeitsrechten, sozialen Grundrechten sowie staatlichen garantierten Einrichtungen.[5]

Freiheitsrechte
- Freie Entfaltung der Persönlichkeit und persönliche Freiheit (Art. 2, Abs. 1 u. 2, Art. 104)
- Bekenntnisfreiheit (Art. 4)
- Freie Meinungsäußerung und Verbreitung (Art. 5, Abs. 1 u. 2)
- Freiheit von Kunst und Wissenschaft (Art. 5, Abs. 3)
- Versammlungsfreiheit (Art. 8)
- Vereinigungsfreiheit (Art. 9, Abs. 1, 2)
- Koalitionsfreiheit (Art. 9, Abs. 3)
- Freie Berufswahl (Art. 12)
- Petitionsrecht (Art. 17)

Unverletzlichkeitsrechte
- Recht auf Leben und körperliche Unversehrtheit (Art. 2, Abs. 2)
- Brief-, Post- und Fernmeldegeheimnis (Art. 10)
- Unverletzlichkeit der Wohnung (Art. 13)
- Eigentum und Erbrecht (Art. 14)

Soziale Grundrechte
- Elternrecht (Art. 6, Abs. 2, 3)
- Recht auf Errichtung privater Schulen (Art. 7, Abs. 4)
- Verbot der Ausbürgerung (Art. 16, Abs. 1)
- Auslieferungsverbot (Art. 16, Abs. 2)
- Asylrecht (Art. 16, Abs. 2
- Anspruch auf staatliche Fürsorge (Art. 20)

5 Vgl. Model O, Creifelds C (2003) Staatsbürgertaschenbuch, 31. Aufl., anders z. B. Baumann J (1989) Einführung in die Rechtswissenschaft. 8. Aufl.

Staatlich garantierte Einrichtungen

- Ehe und Familie (Art. 6)
- Religionsunterricht (Art. 7, Abs. 3)
- Gemeindliche Selbstverwaltung (Art. 28, Abs. 2)
- Hergebrachte Grundsätze des Berufsbeamtentums (Art. 33, Abs. 5)
- Gesetzlicher Richter (Art. 101)

Das Grundgesetz gewährt indessen nicht nur Grundrechte, sondern fordert vom Staatsbürger auch Grundpflichten, wie etwa: die Pflicht zur Verfassungstreue (Art. 5, Abs. 3), Pflicht der Erwachsenen zur Kindererziehung (Art. 6, Abs. 2), öffentliche Dienstleistungspflicht (Art. 12a) und Pflicht zu sozialgerechtem Gebrauch des Eigentums (Art. 14, Abs. 2).

Einige der Grundrechte können durch Gesetze oder aufgrund eines Gesetzes eingeschränkt werden. Das entsprechende Gesetz muss allgemein und nicht nur für den Einzelfall gelten. Es muss das eingeschränkte Grundrecht unter Angabe des Artikels benennen (Art. 19, Abs. 1).

Wird jemand in seinen Rechten verletzt, so steht ihm gegen entsprechende Maßnahmen der Rechtsweg zu den Gerichten bis hin zum Bundesverfassungsgericht offen. Die Bundesrepublik Deutschland hat die Konvention des Europarates zum Schutz der Menschenrechte und Grundfreiheiten durch Gesetze vom 07.08.1952 ratifiziert und sie damit in unmittelbar geltendes Recht umgesetzt. Die Konvention gilt ergänzend zu den Grundrechten des Grundgesetzes.

41.7.4   Die Gewaltenteilung im Staat

Auf Montesquieu (Vom Geist der Gesetze, 1748) geht der Grundsatz der Gewaltenteilung im Staat zurück. Er findet sich in Art. 20, Abs. 2, S. 2 GG in seiner klassischen Dreiteilung:

- Die Legislative obliegt dem Parlament,
- die Exekutive der allgemeinen Verwaltung und
- die Rechtsprechung unabhängigen Gerichten.

In ihrer reinen Form ist sie auch in der Bundesrepublik Deutschland nicht verwirklicht. So wird z. B. die Legislative durch das Bundesverfassungsgericht kontrolliert, dessen Richter aber vom Richterwahlausschuss des Parlaments benannt. Immerhin besteht eine Gewaltenhemmung und -kontrolle.

Legislative

Die Regelung für die gesetzgebende Gewalt des Bundes findet sich in Art. 70–75 GG. Der Grundsatz dabei lautet: Die Länder haben das Recht zur Gesetzgebung, soweit das Grundgesetz dem Bund nicht ausdrücklich diese Befugnis verleiht. Dies gilt einmal im Bereich, in dem das Grundgesetz dem Bund das ausschließliche Recht zur Gesetzgebung zubilligt, wie z. B. bei den auswärtigen Angelegenheiten und der Verteidigung, bei der Staatsangehörigkeit, dem Passwesen, dem Währungs-, Geld- und Münzwesen, der Einheit des Zoll- und Handelsgebietes, dem Luftverkehr, dem Bahn- und Postwesen.

Im Bereich der konkurrierenden Gesetzgebung haben die Länder die Kompetenz zur Gesetzgebung so lange, bis der Bund von seiner Kompetenz auf den in Art. 74 abschließend genannten Gebieten der Gesetzgebung Gebrauch gemacht hat. So fällt etwa der Bereich des Gesundheitsrechts mit wenigen Ausnahmen (z. B. Krankenhausfinanzierung, Seuchenrecht, Verkehr mit Arzneimitteln, Medizinprodukten und Betäubungsmitteln, Zulassung zu ärztlichen und anderen Heilberufen) in die Zuständigkeit der Länder.

Die Föderalismusreform hat diesen Bereich umgestaltet: Die Kernkompetenz der konkurrierenden Gesetzgebung kennzeichnet eine sachliche und zeitliche Sperrwirkung für die Landesgesetzgebung. Bei der Bedarfskompetenz im Rahmen der konkurrierenden Gesetzgebung muss der Bund das Erfordernis, gleichwertige Lebensverhältnisse im Bund schaffen oder eine rechtliche oder wirtschaftliche Einheit im Bund herstellen zu wollen, darlegen (z. B. bei der Krankenhausfinanzierung). In die Abweichungskompetenz sind im Wesentlichen die bisherigen Gegenstände der (abgelösten) Rahmengesetzgebung eingegangen. Hier können die Länder mit ihrer Gesetzgebung vom Bund abweichen. Für die Rangfolge zwischen Bundes- und Landesrecht gilt ein Vorrang für das zeitlich jüngere Gesetz.

Der Kompetenzabgrenzung zwischen Bund und Ländern dient auch Art. 31: Bundesrecht bricht (entgegenstehendes) Landesrecht. Alle Rechtsvorschriften des Bundes müssen sich am Maßstab des Grundgesetzes messen lassen.

Das Recht zur Gesetzesinitiative liegt – außer bei den Mitgliedern des Bundestages selbst – beim Bundesrat und der Bundesregierung.

Die Bundesregierung leitet ihre Gesetzesentwürfe dem Bundesrat zu. Dieser kann innerhalb von 6 Wochen Stellung nehmen. Die Bundesregierung ihrerseits gibt eine

Gegenäußerung zu den Änderungswünschen des Bundesrates ab, ehe der Gesetzesentwurf dem Bundestag zur Beratung zugeleitet wird. Dieser berät den Entwurf in 3 Lesungen und stimmt zu oder lehnt ab. Jeder vom Bundestag beschlossene Gesetzesentwurf wird sodann dem Bundesrat zugeleitet.

Handelt es sich um ein **Einspruchsgesetz** und erhebt der Bundesrat innerhalb von 2 Wochen keinen Einspruch, so kommt das Gesetz zustande. Verlangt der Bundesrat die Einsetzung eines Vermittlungsausschusses, entscheidet er nach Abschluss des Verfahrens vor dem Ausschuss. Er kann dann gegen das Gesetz Einspruch einlegen. In diesem Fall kann der Bundestag den Einspruch mit den Stimmen der Mehrheit seiner Mitglieder zurückweisen. Hat der Bundesrat den Einspruch mit 2/3-Mehrheit beschlossen, so bedarf die Zurückweisung einer Mehrheit von 2/3, mindestens aber der Mehrheit der Mitglieder des Bundestages.

Zustimmungsgesetze bedürfen der ausdrücklichen Zustimmung des Bundesrates. Nach Abschluss des Verfahrens vor dem Vermittlungsausschuss hat der Bundesrat über die Zustimmung zum Gesetzentwurf zu beschließen. Lehnt er ab, ist das Gesetz gescheitert. Ansonsten fertigt der Bundespräsident nach Gegenzeichnung durch den Bundeskanzler und den zuständigen Bundesminister das Gesetz aus. Es wird sodann im Bundesgesetzblatt veröffentlicht (verkündet). In Zukunft regeln die Länder bei der Durchführung der Bundesgesetze als eigene Aufgabe auch den Behördenaufbau und das Verwaltungsverfahren. Ob sich die Hoffnung der Väter der Föderalismusreform, die Zahl der zustimmungspflichtigen Gesetzen des Bundes werde sich dadurch verringern, erfüllt, bleibt noch abzuwarten.

Die Gesetzgebung in den Ländern vollzieht sich nach den jeweils geltenden verfassungsrechtlichen Vorschriften ähnlich der im Bundestag, mit dem wesentlichen Unterschied, dass auf Länderebene kein Zweikammersystem besteht.

Exekutive

Sie führt die von der Legislative beschlossenen Gesetze aus. Auch hier gilt der Grundsatz, dass die Exekutive in den Ländern die vom Bund beschlossenen Gesetze als eigene Angelegenheit durchführen. Ausnahmsweise ist der Bund zur Anwendung der Gesetze durch eine bundeseigene Verwaltung selbst zuständig.

Führen die Länder die Bundesgesetze als eigene Angelegenheit aus, so regeln sie die Einrichtung der Behörden und das Verwaltungsverfahren. Der Bund übt lediglich die Rechtsaufsicht aus.

Schließlich können die Länder die Bundesgesetze im Auftrage des Bundes ausführen. In diesem Fall errichten die Länder die zuständigen Behörden. Diese unterstehen aber den Weisungen der zuständigen obersten Bundesbehörde. Dem Bund steht eine Fachaufsicht zu, mit der neben der Recht- auch die Zweckmäßigkeit der Durchführung der gesetzlichen Vorschriften überwacht wird. Der Verwaltungsaufbau ist in Bund und Ländern im Allgemeinen dreistufig angelegt.

Judikative

Die Gerichtsbarkeit steht zwischen Gesetzgebung und Verwaltung. Im funktionalen Sinn ist sie der Zweig der Staatsgewalt, dem die Verwirklichung des Rechts aufgegeben ist. Das hervorstechendste Merkmal eines Staatswesen, in dem der Staat das Gewaltmonopol ausübt, ist, dass der Staatsbürger sein Recht nicht selbst verwirklicht, sondern sich dazu eines bestimmten Verfahrens vor einem staatlichen Gericht bedient (Abschaffung des Faustrechts). Der Staat seinerseits hat eine Justizgewährungspflicht. Er muss durch Gerichte die Rechtsstreite der Bürger in angemessener Zeit entscheiden. Die Rechtsprechung ist an die bestehenden Gesetze gebunden, sie hat sie nicht zu erlassen und nicht zu verändern.

Organisatorisch ist Gerichtsbarkeit die Summe aller Behörden, die sich mit der rechtsprechenden Tätigkeit befassen. Rechtsprechung wird durch Gericht der Länder und die im Grundgesetz vorgesehenen Bundesgerichte sowie das Bundesverfassungsgericht ausgeübt. Gerichte sind von ihrer Aufgabe her die Gerichte der ordentlichen und besonderen Gerichtsbarkeit, der allgemeinen und besonderen Verwaltungsgerichtsbarkeit und der Verfassungsgerichtsbarkeit.

Jeder der Gerichtsbarkeiten ist ein Bundesgericht zugewiesen (Bundesgerichtshof, Bundesarbeitsgericht, Bundesverwaltungsgericht, Bundessozialgericht, Bundesfinanzhof). Der oberste Gerichtshof des Bundes ist bisher nicht gebildet worden. Den Bundesrichtern obliegt es, für die Rechtseinheitlichkeit in ihrem Bereich zu sorgen. Sie sind keine Tatsacheninstanzen, sondern Revisionsinstanzen. Die Durchführung der Rechtsprechung ist wiederum Angelegenheit der Länder. Sie bilden die Gerichte der ordentlichen (Zivil- und Straf-)gerichtsbarkeit (Amts- und Landgerichte), die Arbeits-, Verwaltungs-, Sozial- und Finanzgerichte erster Instanz sowie die Instanzgerichte Oberlandesgericht, Landesarbeitsgericht, Verwaltungsgerichtshof/Oberverwaltungsgericht, Landessozialgericht, Finanzgericht.

Besondere Verfahrensordnungen regeln die Verfahren in den einzelnen Gerichtszweigen (Zivilprozessordnung, Strafprozessordnung, Verwaltungsgerichtsordnung, Sozialgerichtsgesetz, Finanzgerichtsordnung, Arbeitsgerichtsgesetz, Bundesverfassungsgerichtsgesetz). Diese überkommene Einteilung ist neuestens unter dem Gesichtspunkt der Effektivität der staatlichen Rechtsgewährungspflicht (zutreffend) in Zweifel gezogen worden (Reform??).

Das Bundesverfassungsgericht entscheidet u. a. über Rechtsstreite auf der Grundlage des Grundgesetzes, über dessen Auslegung, über Streitigkeiten der Bundesorgane sowie über Verfassungsbeschwerden. Die Richter sind unabhängig und keinen Weisungen unterworfen. Sie erhalten eine spezielle Ausbildung und eine eigene Besoldung (R-Besoldung).

Das Verfahren vor den Gerichten ist von speziellen Grundrechten und Verfahrensgrundsätzen (Justizgrundrechten) geprägt. Alle Menschen sind vor dem Gesetz gleich. Niemand darf seinem gesetzlichen Richter entzogen werden. Vor Gericht hat jedermann Anspruch auf rechtliches Gehör und ein faires Verfahren. Eine Tat kann nur bestraft werden, wenn die Strafbarkeit gesetzlich bestimmt war, bevor die Tat begangen wurde. Niemand darf wegen derselben Tat aufgrund der allgemeinen Strafgesetze mehrfach bestraft werden. Die Todesstrafe ist abgeschafft.

41.7.5 Die Verfassungsorgane

Die Bundesrepublik Deutschland ist eine juristische Person (Gebietskörperschaft) des öffentlichen Rechts. Sie handelt durch ihre Organe. Folge der Lehre von der Gewaltenteilung ist es, dass wir kein starkes Zentralorgan mit Allzuständigkeit finden, sondern verschiedene Organe mit genau aufeinander abgestimmten Zuständigkeiten. Einsetzung, Aufgaben und Funktionen beschreibt das Grundgesetz. Folge des föderalen Prinzips ist, dass wir in den Verfassungen der Länder, die ebenfalls Gebietskörperschaften und juristische Personen des öffentlichen Rechts sind, identische Regelungen über die Staatsorgane finden. Sie üben die Staatsgewalt in den Ländern aus.

Bundestag

Als Legislativorgan ist der Bundestag das wichtigste Organ der Bundesrepublik Deutschland. Er dient der Wil-

lensbildung des Staates und repräsentiert das Volk als den Träger der Staatsgewalt. Er wird von den wahlberechtigten Staatsbürgern alle 4 Jahre in allgemeinen, gleichen und geheimen Wahlen gewählt. Nach der Vorstellung des Grundgesetzes wirken die politischen Parteien bei der politischen Willensbildung des Volkes mit. Die Mitgliedschaft in einer Partei ist also nicht Voraussetzung, um Abgeordneter im Bundestag zu werden. Die Realität sieht anders aus. Auch die Unabhängigkeit der Abgeordneten ist heute differenziert zu betrachten.

> **Das Grundgesetz geht davon aus, dass der Abgeordnete an Aufträge (auch seiner Partei) nicht gebunden und nur seinem Gewissen unterworfen sein soll.**

Das System, nach welchem die Abgeordneten des Bundestages gewählt werden, ist im Bundeswahlgesetz geregelt. Es ist ein Verhältniswahlrecht, bei dem die Sitze nach den auf die einzelnen Parteien entfallenden Stimmen verteilt werden. Parteien werden nur berücksichtigt, wenn sie die 5%-Sperrklausel überwunden haben. Der Wähler hat 2 Stimmen. Mit der einen wählt er den Direktkandidaten im Wahlkreis, mit der zweiten (wichtigeren) die Partei seiner Wahl, über deren Landesliste die Hälfte der Abgeordneten in den Bundestag gelangt. Aufgabe des Bundestages ist die Gesetzgebung, daneben ist er Wahlgremium für den Bundeskanzler und Kontrollorgan über die Regierung.

Die Arbeit des Parlaments ist Gegenstand häufiger Kritik. So kann man z. B. bezweifeln, ob sich die Bundesrepublik Deutschland im Rahmen der Wiedervereinigung einen Gefallen damit getan hat, sich ein zahlenmäßig derart großes Legislativorgan zu geben. Die eigentliche Arbeit des Parlaments ist längst aus dem Plenum in eine Vielzahl von Ausschüsse verlagert worden. Deren Arbeit entzieht sich jeglicher Transparenz.

Bundesrat

Der Bundesrat ist das föderative Organ des Bundes. Er vertritt die Interessen der Länder gegenüber dem Bund. Durch den Bundesrat wirken die Länder an der Gesetzgebung des Bundes und der Verwaltung des Bundes mit. Die Mitglieder des Bundesrates werden nicht gewählt. Die Regierungen der Länder delegieren die Mitglieder entsprechend der nach dem Schlüssel auf sie entfallenden Sitze, mindestens 3 (Spitzname nach Th. Heuss: »Parlament der Oberregierungsräte«). Die Stimmausübung ist dem einzelnen Mitglied nicht freigestellt, sondern sie erfolgt nach Weisung der jeweiligen Landesregierung.

Bundespräsident

Der Bundespräsident ist das (formelle) Staatsoberhaupt. Er vertritt völkerrechtlich die Bundesrepublik Deutschland. Seine Aufgaben sind eher formaler und repräsentativer Natur. Er fertigt die vom Bundestag beschlossenen Gesetze formal aus. Er ernennt und entlässt auf Vorschlag des Bundeskanzlers Bundesminister. Er hat das Recht, dem Bundestag den Bundeskanzler zur Wahl vorzuschlagen. Im Falle seiner Verhinderung wird der Bundespräsident vom Präsidenten des Bundesrates vertreten.

Bundesregierung

Das oberste Exekutivorgan der Bundesrepublik Deutschland ist die Bundesregierung. Sie besteht aus dem Bundeskanzler (der vom Bundespräsidenten zur Wahl vorgeschlagen wird) und den von ihm dem Bundespräsidenten zur Ernennung vorgeschlagenen Bundesministern. Der Bundeskanzler wählt seine Mitarbeiter selbst aus. Die Bundesregierung hat das Recht auf Gesetzesinitiative.

Bundeskanzler

Der Bundeskanzler wird vom Bundestag gewählt und kann von diesem durch ein konstruktives Misstrauensvotum abgewählt werden, indem der Bundestag zugleich mit der Abwahl des bisherigen Bundeskanzlers einen neuen Bundeskanzler wählt. In der bisherigen Geschichte der Bundesrepublik Deutschland ist dieses Verfahren noch nicht erfolgreich praktiziert worden. Der Bundeskanzler bestimmt die Richtlinien der Politik.

41.7.6   Die internationale Einbindung Deutschlands

Die Bundesrepublik Deutschland ist als juristische Person des öffentlichen Rechts und Gebietskörperschaft Subjekt des Völkerrechts und verfügt über entsprechende Rechte und Pflichten als Völkerrechtssubjekt in der Staatengemeinschaft. Völkerrechtlich vertreten wird sie durch den Bundespräsidenten.

Die Bundesrepublik Deutschland besaß nach ihrer Gründung am 23.05.1949 zunächst keine völkerrechtliche Souveränität. Diese erlangte sie erst am 05.05.1955 aufgrund des Deutschlandvertrages im Rahmen der Pariser Verträge, mit dessen Inkrafttreten das Regime der Besatzungsmächte in den drei westlichen Besatzungszonen offiziell beendet worden ist. Die Bundesrepublik Deutschland hat von Anbeginn ihre Integration in die beginnende

europäische Einigung betrieben. So wurde sie Mitglied nahezu aller Vorläuferorganisationen der heutigen Europäischen Union (z. B. Montanunion, 1951). Die Vorläuferorganisation der Europäischen Union wurde 1957 in Rom (Römische Verträge) als Europäische Wirtschaftsgemeinschaft (EWG) und Euratom gegründet. Sie erhielt aufgrund der Brüsseler Verträge von 1965 als Organe einen gemeinsamen Rat und eine gemeinsame Kommission. Die heutige Europäische Union ist 1989 aus den bisherigen Organisationen hervorgegangen. Bereits 1979 wurde das erste europäische Parlament gewählt. Weitere Organisationen der Europäischen Union sind die Kommission, der Ministerrat und der Europäische Gerichtshof mit Sitz in Luxemburg. Seit 1951 ist die Bundesrepublik Deutschland Mitglied des Europarates und seit 1973 Mitglied der Vereinten Nationen. Die ehemalige DDR war ebenfalls seit 1973 bis zu ihrem völkerrechtlichen Untergang 1989 Mitglied der Vereinten Nationen.

> **Wichtige Gesetze**
> - Grundgesetz vom 23.05.1949 (BGBl I S. 1) i.d.F. v. 28.08.2006 (BGBl I S. 2034)
> - Bundeswahlgesetz vom 23.07.1993 (BGBl I S. 1288) i.d.F. v. 31.10.2006 (BGBl I S. 2407)

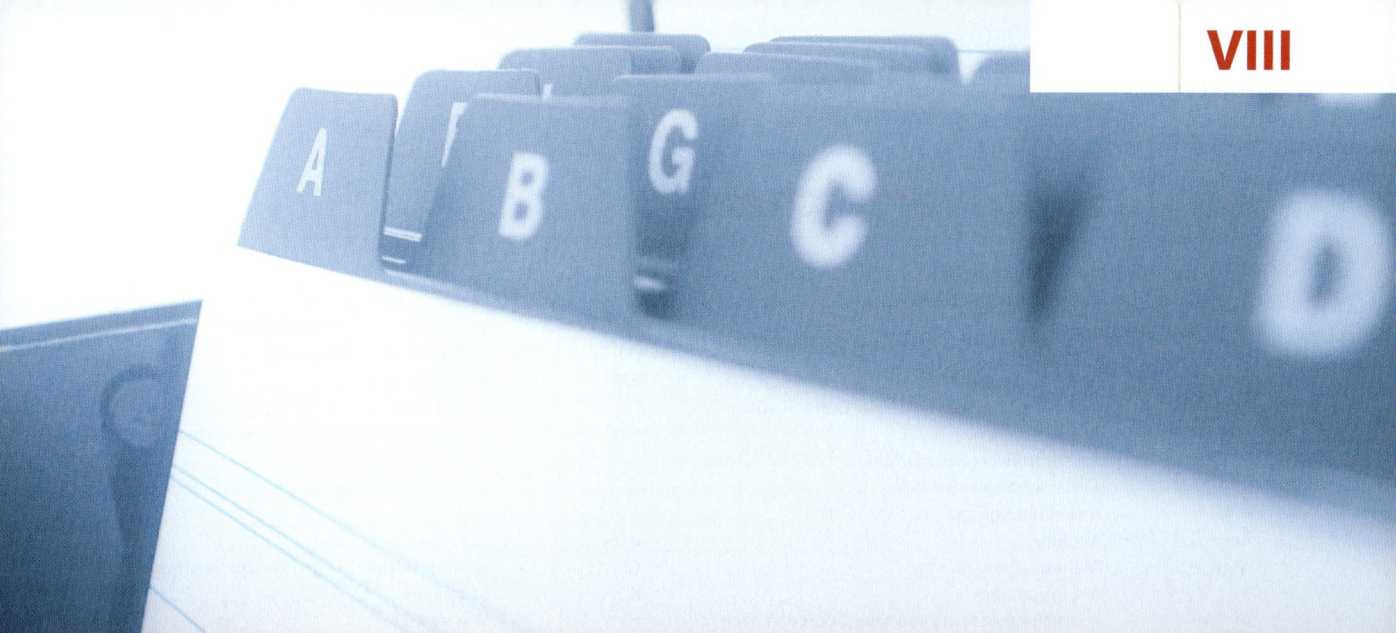

Service-Informationen

Abkürzungsverzeichnis

A	Ampère (Maßeinheit für die Stromstärke)		ERC	European Resuscitation Council
A.	Arteria		ERV	exspiratorisches Reservevolumen
Ach	Acetylcholin		EU(G)	Extrauteringravidität
AchE	Acetylcholinesterase		EZR	Extrazellularraum
AED	(halb-)automatischer externer Defibrillator		F	Frequenz
AF	Atemfrequenz		FIO_2	Sauerstoffanteil im Einatmungsgasgemisch, z. T. auch in % angegeben
AHA	American Heart Association			
AKS	akutes koronares Syndrom		G	Gauge (Maßeinheit für den Durchmesser von Kanülen)
AMG	Arzneimittelgesetz			
Amp.	Ampulle		GCS	Glasgow Coma Scale
AMV	Atemminutenvolumen		GI	gastrointestinal …, den Verdauungstrakt betreffend
AP	Angina pectoris		h	Stunde(n)
APGAR	Beurteilungsschema von Neugeborenen nach V. Apgar		H	Wasserstoff
			H_2CO_3	Kohlensäure
ARDS	Adult Respiratory Distress Syndrome = Atemnotsyndrom des Erwachsenen		H_2O	Wasser
			H(A)ES	Hydroxyaethylstärke
ASS	Acetylsalizylsäure (Aspirin)		Hb	Hämoglobin
AV	Atrioventrikular (Knoten)		HES	hypertone Erkrankung in der Schwangerschaft
AZV	Atemzugvolumen		Hkt	Hämatokrit
BG	Berufsgenossenschaft		HI	Herzinfarkt
BGB	Bürgerliches Gesetzbuch		HLW	Herz-Lungen-Wiederbelebung
BGBI	Bundesgesetzblatt		HPG	Heilpraktikergesetz
BOS	Behörden und Organisationen mit Sicherheitsaufgaben		HvO	Helfer vor Ort
			HWS	Halswirbelsäule
Bq	Bequerel (Maßeinheit der Strahlung)		HZV	Herzzeitvolumen
BtM(G)	Betäubungsmittel(-gesetz)		i.a.	intraarteriell
BZ	Blutzucker		ICD	(implantable cardioverter defibrillator) (automatischer) implantierbarer Cardiovertierer-Defibrillator
C_2	häufig benutze Abkürzung für C_2H_5OH (Alkohol)			
Ca	Kalzium (Calcium)		ICR	Interkostalraum
Ch.	Charrière (Maßeinheit für die Dicke von Kathetern und Tuben)		i.d.F.v.	(Gesetz/Verordnung) in der Fassung vom
			IE	Internationale Einheit
Cl	Chlorid		IfSG	Infektionsschutzgesetz
$cm\ H_2O$	Zentimeter Wassersäule (Maßeinheit für Druck, keine SI-Einheit, vgl. Pa)		ILCOR	International Liaison Committee on Resuscitation
			ILS	Integrierte Leitstelle (nach Bayerischem Model)
CO	Kohlenmonoxid		i.m.	intramuskulär
CO_2	Kohlendioxid		Intox	Intoxikation, Vergiftung
CPR	kardiopulmonale Reanimation (engl. cardiopulmonal resuscitation)		IPPB	intermittierende Überdruckbeatmung (engl. intermittent positive pressure breathing)
CT	Computertomographie			
DD	Differenzialdiagnose		IRG	Infektionsrisikogruppe
diast.	diastolisch (Blutdruck)		IRV	inspiratorisches Restvolumen
DIVI	Deutsche Interdisziplinäre Vereinigung für Intensiv- und Notfallmedizin		ITH	Intensivtransporthubschrauber
			ITW	Intensivtransportwagen
DIN	Deutsches Institut für Normung		i.v.	intravenös
DGzRS	Deutsche Gesellschaft zur Rettung Schiffbrüchiger		i.V.m.	in Verbindung mit
			IVR	Intravasalraum
DNA	Desoxyribonukleinsäure (Erbmaterial)		IZR	Intrazellularraum
DSM	(Kontrolle von) Durchblutung – Sensibilität – Motorik		J	Joule (Maßeinheit für Energie)
			K	Kalium
EEG	Elektroenzephalogramm		Kaps.	Kapseln
EKG	Elektrokardiogramm		KED	Kendrick Extrication Device (Rettungskorsett)
EL	Einsatzleiter/Einsatzleitung		KG	Körpergewicht
ELW	Einsatzleitwagen		KIT	Kriseninterventionsteam
EMD	elektromechanische Dissoziation		KOF	Körperoberfläche
EN	Euronorm		KV(B)	Kassenärztliche Vereinigung (Bayerns)

KTW	Krankentransportwagen
LNA	Leitender Notarzt
LR	Lichtreaktion (Pupille)
LRA	Lehrrettungsassistent/in
LWS	Lendenwirbelsäule
M.	Musculus (Muskel)
MAS	Medizinische Aufnahmestation
MAS	Morgagni-Adam-Stokes(-Anfall)
mbar	Millibar (Maßeinheit des Drucks, keine SI-Einheit, vgl. Pa)
Mg	Magnesium
MG	Molekulargröße
MedGV	Medizingeräteverordnung
MI	Myokardinfarkt
mmHg	Millimeter Quecksilbersäule (Maßeinheit des Drucks, keine SI-Einheit, vgl. Pa)
mmol	Millimol (Maßeinheit der Stoffmenge)
MPG	Medizinproduktegesetz
MPBetreibV	Medizinprodukte Betreiber Verordnung
MRSA	Methycillin-resistenter (auch multiresistenter) Staphylococcus aureus
N.	Nervus
Na	Natrium
NA	Notarzt
NACA	National Advisory Committee for Aeronautics
NaCl	Kochsalz (Natriumchlorid)
NAW	Notarztwagen
NEF	Notarzteinsatzfahrzeug
O_2	Sauerstoff
OEL	Örtliche Einsatzleitung
Ohm	(Ω) Maßeinheit für den elektr. Widerstand
OrgL	Organisatorischer Leiter
P	Puls, Pulsfrequenz; Vorhoferregung im EKG
Pa	Pascal (Maßeinheit für Druck, SI-Einheit)
PAD	Public Access Defibrillation (Defibrillation durch Ersthelfer)
PEA	pulslose elektrische Aktivität
PEEP	(Beatmung mit) positiv endexspiratorischem Druck (engl. positive endexpiratory pressure)
pH	Wasserstoffionenkonzentration (p: Potenz, H: Wasserstoff)
PM	Pacemaker, Schrittmacher
pp	post partum (lat. für: nach der Geburt)
PTCA	perkutane, transluminale Koronarangioplastie
QRS	Anfangsteil der Kammererregung im EKG
RA	Rettungsassistent/in
RettAss	Rettungsassistent/in
RettAssG	Rettungsassistentengesetz
RettAssAPrV	Rettungsassistenten- Ausbildungs- und Prüfungsverordnung
RCC	Rescue Coordination Centre
rem	»Roentgen equivalent man«; nicht mehr gebräuchliche Dosiseinheit für alle Arten ionisierender Strahlen [heute Sv (Sievert)]
RKI	Robert-Koch-Institut
RLSt	Rettungsleitstelle
RNA	Ribonukleinsäure

RR	Symbol für den mit dem Riva-Rocci-Apparat gemessenen Blutdruck
RS	Rettungssanitäter/in
RTH	Rettungshubschrauber
RTW	Rettungswagen
RV	Residualvolumen
RVO	Reichsversicherungsordnung
SaO_2	Sauerstoffsättigung
SAR	(engl.) Search and rescue (Suchen und Retten)
SARS	schweres akutes respiratorisches Syndrom
SBE	Stressbearbeitung nach belastenden Einsätzen
s.c.	subkutan
SEG	Schnelleinsatzgruppe
SID(S)	(engl.) Sudden infant death (syndrome), plötzlicher Kindstod
SGB	Sozialgesetzbuch
SHT	Schädel-Hirn-Trauma
SMH	Schnelle medizinische Hilfe (notfallmedizinische Einrichtung in der ehemaligen DDR)
Ss	Schwangerschaft
Ssw	Schwangerschaftswoche
StGB	Strafgesetzbuch
Sv	Sievert (Maßeinheit im Strahlenschutz)
SVES	Supraventrikuläre Extrasystolen
syst.	systolisch (Blutdruck)
TEL	Technische Einsatzleitung
TIA	transitorisch-ischämische Attacke
Trpf.	Tropfen
TRV	Totraumventilation
UVV	Unfallverhütungsvorschrift
V	Volt (Maßeinheit der elektr. Spannung)
V.	Vena
VBG	Verband der gewerblichen Berufsgenossenschaften
VES	ventrikuläre Extrasystole
VF	ventrikuläres Flimmern (Kammerflimmern)
VK	Vitalkapazität
VT	ventrikuläre Tachykardie
WHO	World Health Organisation
Ws	Wattsekunde (Maßeinheit der Leistung)
WS	Wirbelsäule
ZNA	Zentrale Notaufnahme
ZNS	Zentralnervensystem (Gehirn und Rückenmark)
ZVD	zentraler Venendruck
ZVK	zentraler Venenkatheter

Im Glossar werden Begriffe der medizinischen Fachsprache erläutert, die für die notwendige Kommunikation im Rettungsteam sowie in den übrigen Bereichen der Medizin bekannt sein müssen. Medizinische Fachbegriffe, die in entsprechenden Kapiteln ausführlich erläutert werden, sind – über das Stichwortverzeichnis auffindbar – im jeweiligen Zusammenhang nachzuschlagen.

Glossar

A

Abusus: Missbrauch (z. B. von Tabletten, Rauschgift)

Acetylcholin: Überträgersubstanz der Nervenimpulse von einem Nerv auf den anderen oder auf das Erfolgsorgan

Adipositas: Fettleibigkeit

adrenerg: durch Adrenalin bewirkt

Adsorptivum: Körper, an die sich Gase, Dämpfe oder gelöste Stoffe anlagern, z. B. medizinische Kohle, die Giftstoffe absorbiert

aerob: (Stoffwechsel-)Vorgang, der (Luft-)Sauerstoff voraussetzt

aerogen: über die Luft wirkend

anaerob: unter Abschluss des (Luft-)Sauerstoffs

aggressiv: angreifend, angriffslustig

Algorithmus: Ablaufdiagramm/Entscheidungsbaum als Orientierungshilfe für strukturiertes Vorgehen bei der Patientenversorgung

Alpha-Rezeptoren (α-Rezeptoren): funktioneller Vermittler adrenerger Wirkungen (z. B. erregende Wirkung des Adrenalins auf die glatte Muskulatur)

Alveole: Lungenbläschen, eigentlicher Ort des Gasaustauschs

Amenorrhö: Ausbleiben der monatlichen Regel länger als 4 Wochen

Amnesie: zeitlich begrenzte Erinnerungslücke

Amplitude: Schwingungsweite, z. B. Differenz zwischen systolischem und diastolischem Blutdruck

Amputation: operative oder traumatische Abtrennung eines Körperteils

Anämie: Blutarmut

Aneurysma: lokalisierte Erweiterung einer Arterie

Anomalie: Abweichung von der Regel

Antagonist: Gegenmittel gegen eine bestimmte Substanz

anti-: Vorsilbe mit der Bedeutung »gegen«, »wider«

Antibiotika: Medikamente zur Bekämpfung von Infektionen

Antidiabetika: Medikamente zur Behandlung des Diabetes

Antidot: Gegengift

Antigene: Stoffe, die die Bildung spezieller Antikörper bewirken

Antikörper: immunisierende Blutstoffe

Antitoxine: Gegengifte

Anurie: fehlende Harnabsonderung

Anus: After

Aorta: große Körperschlagader, Hauptschlagader

Aortenklappe: halbmondförmige Klappe zwischen dem linken Ventrikel und Aortenbulbus, schließt sich bei der Herzdiastole

Apalliker: Patient im Zustand vorübergehender oder bleibender Ausschaltung des Großhirns bei erhaltenen Hirnstammfunktionen

Apathie: Teilnahmslosigkeit

Apnoe: Atemstillstand

Apomorphin: Morphinderivat mit besonders starker Wirkung auf das

Applikation: Verabreichung eines Arzneimittels

Areale: bestimmte Bezirke/(Körper)bereiche

Arrhythmie: zeitliche Unregelmäßigkeit der Herztätigkeit

Asphyxie: drohender Erstickungszustand bei Neugeborenen

Aszites: Ansammlung seröser Flüssigkeit in der Bauchhöhle

Atemexkursion: Atembewegung des Brustkorbs

Ateminsuffizienz: Störung der Atmung, unzureichende Atmung, gestörter Gasaustausch im Körper

Atlas: 1. Halswirbel

Autotransfusion: Rückführung des peripheren venösen Blutes in die zentralen Körperorgane, z. B. durch Schocklagerung

Axis: 2. Halswirbel

Azeton: wichtiger Ketonkörper; obstartiger, süßlicher Geruch, z. B. bei Diabetes mellitus und gestörtem Fettstoffwechsel

B

Beta-Rezeptoren (β-Rezeptoren): Vermittler adrenerger Wirkung, bewirken Tachykardie, Stoffwechselsteigerung des Herzens, Dilatation der Bronchien und Gefäße

Bifurkation: Gabelung der Luftröhre in die beiden Hauptbronchien

Bikarbonat: saure Salze der Kohlensäure, z. B. Natriumbikarbonat, $NaHCO_3$

Bilanz: Verhältnis zwischen Ein- und Ausfuhr, z. B. im Wasserhaushalt

Bilirubin: gelb-braun-rötlicher Gallenfarbstoff

bioelektrisches Grundgesetz: »Der erregte Muskelbezirk verhält sich gegenüber dem unerregten elektronegativ«

BlutgrupBlutkoagel: Blutgerinnsel (aus Fibrin und Erythrozyten)

Blutkonserve: für die Bluttransfusion in Glasflaschen oder Plastikbeuteln bei 2–6°C aufbewahrtes Blut

Bradykardie: langsame Herztätigkeit mit weniger als 60 Schlägen/min

Braunüle: Plastiknadel zur Infusion über periphere Venen

Brenztraubensäure: Zwischenprodukt im Kohlenhydratstoffwechsel

Brillenhämatom: Hämatom beider Ober- und Unterlider

Bromcarbamide: Grundsubstanzen vieler Schlafmittel (s. Suizid)

Bronchitis: Entzündung der Bronchialschleimhaut

C

Calcium: s. Kalzium

Cave: Achtung, Vorsicht

Chemikalien: industriell hergestellte chemische Stoffe

Chloride: Salze der Salzsäure (z. B. NaCl, KCl)

Choane: hinterer Nasenausgang

Cholera: schwere epidemische Infektionskrankheit mit Brechdurchfall

Cholesterin: Lipid, Blutfett

Cholinesterase: Enzym, welches Aufbau und Spaltung der Cholesterinsäureester bewirkt

chronisch: langwierig, langsam verlaufend

Chylus: Inhalt der Magen- und Darmlymphgefäße

Commotio cerebri: Gehirnerschütterung

Computertomographie (CT): röntgendiagnostisches, computergestütztes Schnittbildverfahren

Contusio cerebri: Gehirnquetschung

D

Dekubitus: Druckgeschwür

Delirium: krankhaft veränderte Bewusstseinslage mit Verwirrtheit, Halluzinationen, unruhiger und erregter Grundstimmung

Depolarisation: Voraussetzung für die Erregung der Muskelmembran (Acetylcholin), wodurch die Kontraktion der Muskelfaser ausgelöst wird

Desorientiertheit: Zustand der zeitlichen, örtlichen und persönlichen Verwirrtheit

diagnostisch: eine krankheit erkennend oder benennend

Diastole: Zeitraum, in dem der Herzmuskel erschlafft ist

Diffusion: die bei direkter Berührung eintretende langsame Durchdringung und Mischung von Flüssigkeiten oder Gasen bis zur völligen Durchmischung, z. B. O_2 und CO_2, aus den Alveolen in das Blut oder umgekehrt (die Diffusion kann z. B. bei der Lungenentzündung oder beim Lungenödem erschwert sein)

Distorsion: Verstauchung

Diurese: Harnausscheidung

Dosierung: zu verabreichende Menge eines Medikaments (Wirkstoffs) bzw. Festsetzung dieser Menge

Drain: Ableitungsrohr

Droge: pflanzliche oder chemisch-synthetisch hergestellte Arzneimittel, Suchtmittel

Dura (mater): harte Hirnhaut

Dysphorie: bedrückte, gereizte Stimmung

Dyspnoe: jede Form der Atemstörung, Atemnot, Lufthunger, Kurzatmigkeit, Atembeklemmung

EEG: Abkürzung für Elektroenzephalogramm (Messung der Hirnströme)

Eiweiß(e): Proteine, zu den wichtigsten Bestandteilen der lebenden Substanz gehörige Stoffgruppe

E

Eklampsie: lebensbedrohende, meist blitzartig auftretende Krämpfe gegen Ende der Schwangerschaft oder während der Geburt mit Blutdrucksteigerung, Eiweißausscheidung im Urin, mit Ödemen und Konvulsionen

Elektrolyte: Verbindungen (Säure, Basen, Salze), die in wässriger Lösung in Ionen assoziieren

elektromechanische Entkopplung: elektrische Aktionen des Herzens ohne mechanische Pumpleistung

emetisch: Brechreiz erregend

Emesis: Erbrechen

Emphysem: »Aufgeblasensein«; Hautemphysem: Ansammlung von Luft oder Gasen in dem unter der Haut gelegenen Gewebe; Lungenemphysem: Überblähung der Lunge bzw. der Alveolen

endogen: im Körper selbst entstanden, nicht von außen zugeführt (vgl. exogen)

Endokarditis: Entzündung der Herzinnenhaut

endotracheal: innerhalb der Trachea

Endotrachealtubus: Tubus, der in die Luftröhre geschoben wird

Energiestoffwechsel: der für den Organismus bei einer bestimmten Arbeitsleistung nötige Stoffwechsel

Enteritis: Entzündung des Dünndarms

Enzephalitis: Gehirnentzündung

Enzyme (Fermente): in lebenden tierischen und pflanzlichen Zellen gebildete, hochmolekulare Eiweißkörper, die als Katalysatoren chemischer Reaktionen in biologischen Systemen wirken

Epidemie: gehäuftes Auftreten einer Infektionskrankheit in örtlicher und zeitlicher Begrenzung

epidural: auf bzw. über der Hirnhaut gelegen

epigastrischer Winkel: Magengrube; der Bereich zwischen Schwertfortsatz und Rippenbögen

Epikard: das dem Herzen unmittelbar aufliegende Blatt des Herzbeutels

Epikrise: Endurteil über einen Erkrankungsverlauf

Epithel: geschlossener ein- oder mehrschichtiger Zellverband, der die innere oder äußere Körperoberfläche bedeckt

Euphorie: gesteigertes Glücks- und Lebensgefühl

Exanthem: Hautausschlag

exogen: von außen entstanden (vgl. endogen)

Extension: Streckung, Ausdehnung

extrahieren: herausziehen

Extremitäten: Gliedmaßen (Arme und Beine)

Extrauteringravidität: Bauchhöhlenschwangerschaft/Entwicklung der Leibesfrucht außerhalb der Gebärmutter

Exzision: Ausschneidung

F

fakultativ: möglicherweise

Faszie: bindegewebige Hülle, die einzelne Organe und besonders Muskeln umgibt

Fäzes – fäkal: Ausscheidung

Ferment (Enzym): Wirkstoff, der als Katalysator Stoffwechselvorgänge beeinflusst

Fette: Verbindungen, die ausschließlich aus den Elementen C, H und O aufgebaut sind

Fetus: Bezeichnung für die Frucht im Mutterleib nach dem 3. Schwangerschaftsmonat bis zur Geburt

Fibrin: Faserstoff des Blutes

Fibrinogen: im Blutplasma vorhandenes Protein, Blutgerinnungsfaktor

Fibroplasie, retrolentale: Entwicklung gefäßreichen Bindegewebes hinter der Linse, in erster Linie bei unreifen Frühgeborenen durch zu hohe O_2-Konzentration im Atemgas

Filtration: Aussonderung von Substanzen, Keimen usw. durch Filter mit unterschiedlicher Porenweite

Fixation (Fixierung): Festigung, Befestigung

Flow: engl. Wort für »Fluss« (z. B. O_2-Flow), Durchfluss, Durchflussrate

Foetor (ex ore): Geruch, (Mundgeruch bzw. Geruch der Ausatemluft)

fokal: zum Herd (z. B. einer Infektion) gehörend

Fontanellen: Knochenlücken am kindlichen Schädel

Fötus: s. Fetus

Fragmente: Bruchstücke

Fraktur: Knochenbruch

Frequenz: Häufigkeit eines Vorgangs pro Zeiteinheit, z. B. Zahl der Pulsschläge pro Minute

G

Gangrän: Gewebebrand

Gefäßsklerose: eingeschränkte Dehnbarkeit (s. Arteriosklerose)

Gefäßtonus: Spannung der Gefäßmuskulatur

Gefäßweite: Durchmesser des Gefäßes

Gel: Gleitsubstanz (z. B. zum Gleitfähigmachen von Kathetern oder Tuben)

generalisiert: auf den ganzen Körper oder ein ganzes Organsystem ausgebreitet

Gewebsnekrose/Nekrose: Veränderung der Zellen nach Ausfall ihrer Funktionen, (Zelltod), Gewebstod

Globuline: Proteine, die in den meisten tierischen und pflanzlichen Zellen und Körperflüssigkeiten vorkommen (s. auch Albumine); Funktion: Transport von wasserlöslichen Stoffen, Hormonen und Enzymen; Immunität, unspezifische Resistenz, Antikörper, Gerinnung

Glomus caroticum: Messstelle, die Veränderungen des CO_2-, des O_2-Drucks und des pH-Werts im Blut an das Atemzentrum weitermeldet; liegt im Bereich einer Gabelung der Kopfschlagader

Glottisödem: Kehlkopfödem, meist schnell sich entwickelnde ödematöse Schwellung der Kehlkopfschleimhaut bzw. Stimmbänder (hochgradige Erstickungsgefahr!)

Glukose: Traubenzucker, Dextrose

Glykogen: tierische Stärke, Kohlenhydrat; wichtigstes energiereiches Substrat in nahezu allen Zellen

Glykosurie: Ausscheidung von Zucker im Urin

Granulozyten: weiße Blutkörperchen mit Körnung

Gravida: Schwangerschaft

Guedel-Tubus: Pharyngealtubus nach Guedel zum Freihalten der oberen Luftwege

H

H: chemisches Zeichen für Wasserstoff

hämatogen: über das Blut

Hämatokrit (Hkt): Anteil der Erythrozyten am Volumen des peripheren Blutes, ausgedrückt in Volumenprozent (Vol.-%)

Hämatom: Bluterguss, Ansammlung von Blut im Unterhautzellgewebe oder anderen Weichteilen

Hämaturie: Blut im Urin

Hämoglobin (Hb): Farbstoff der roten Blutkörperchen

Hämolyse: Auflösung roter Blutkörperchen, wobei Hb freigesetzt wird

Hämoperikard: Bluterguss in den Herzbeutel; kann zur Herztamponade führen

hämorrhagisch: bluthaltig (z. B. hämorrhagischer Schock)

Harnsäure: beim Menschen das Endergebnis des Nukleinstoffwechsels, ausscheidungspflichtig

Harnstoff: stickstoffhaltige Verbindung im Harn, wichtigstes Element des Eiweißstoffwechsels, Bildung in der Leber, Ausscheidung durch die Niere

Hautkapillaren: Endgefäße in der Haut

Hepatitis: Leberentzündung (kann infektiös sein!)

Hernie: »Bruch«, Eingeweidebruch

Herzachse: gedachte Linie für die Lage des Herzens im Brustraum

Herzkontusion: Herzverletzung durch stumpfe Gewalteinwirkung, z. B. nach Aufprall auf das Lenkrad

hormonal: durch Hormoneinwirkung bedingt

Hospitalismus: Sammelbezeichnung für alle im Krankenhaus erworbenen seelischen und körperlichen Schäden

hyper-: Vorsilbe mit der Bedeutung zu viel, zu hoch, zu stark

Hyperglykämie: vermehrter Gehalt des Blutserums an Glukose, vgl. Blutzucker

Hyperkaliämie: vermehrter Gehalt an Kalium im Serum

Hyperkapnie: Erhöhung der CO_2-Spannung im arteriellen Blut

Hyperosmolarität: erhöhte osmotisch wirksame Konzentration

Hypervolämie: vermehrter Plasmavolumen, z. B. in der Schwangerschaft

hypo-: Vorsilbe mit der Bedeutung zu wenig, zu niedrig, zu gering

Hypoxie: Sauerstoffmangel in den Körpergeweben

Hypophyse: Hirnanhangdrüse

I, J

Ikterus: Gelbsucht, Anstieg des Bilirubingehalts im Blut über einen bestimmten Wert und Übertritt ins Gewebe, Gelbverfärbung der Haut

Impressionsfraktur: eingedrückter Knochenbruch (z. B. am Schädel)

Impuls: Antrieb, Anstoß, z. B. elektrisch beim Reizleitungssystem

Indikation: zwingender Grund zur Anwendung eines Heilverfahrens

indiziert: Einsatz oder Verwendung angezeigt

Infarkt: durch Verschluss einer Arterie abgestorbener, also nekrotisch gewordener Gewebebezirk

Ingestion: Aufnahme eines Stoffes in den Verdauungstrakt mit dem Trinkwasser oder der Nahrung

Inhalation: Einatmung von Heilmitteln (Gas, Dämpfe, zerstäubte Flüssigkeiten)

Injektion: Einspritzung

Inkubationszeit: Zeit zwischen Anstekkung und Ausbruch einer Infektionskrankheit

Inkubator: geschlossenes, durchsichtiges Wärmebett zum Transport und zur Aufzucht von Frühgeborenen, mit gleichbleibender Wärme, Luftfeuchtigkeit und Sauerstoffzufuhr

Inspiration: Einatmung

Insufflation: Einblasen von Luft oder Gas in den Nasen-Rachen-Raum und in die Luftröhre

Insuffizienz: ungenügende Leistung, Schwäche

Insulin: das in der Bauchspeicheldrüse gebildete Hormon, das u.a. Glykogen aufbaut und damit den Blutzuckergehalt erniedrigt

Intoxikation: Vergiftung

(i.v.): in die Vene

intrazellulär: innerhalb der Zelle

Intubation: Einführen eines entsprechenden Tubus von Mund oder Nase aus in die Trachea

invasiv: eingreifend, in den Körper eindringend

Ionen: Atome oder Moleküle, die durch Ablagerung oder Abtrennung von Elektronen der Elektronenhülle positiv oder negativ werden

irreversibel: nicht umkehrbar, bleibend

Ischämie: Verminderung oder Unterbrechung der Durchblutung eines Gewebes oder Organes

Joule (J): Maßeinheit für Energie (1 J = 1 Ws = 1 Nm)

K

Kachexie: Kräftezerfall, Auszehrung

Kalium (K): Mineralstoff, lebenswichtiger Bestandteil jeder Zelle (vgl. Reizleitung)

Kaltgasgenerator: Gaspatronen, welche in Holme der Fahrzeuge eingebaut werden, um die Airbags mit Treibgas zu füllen. Betriebsdruck bis 800 bar.

Kalzium (Calcium, Ca): Mineralstoff

Kapillaren: Haargefäße (haarfeine Gefäße), kleinste Blutgefäße

Karotispuls: Puls an der Halsschlagader

Karzinom: bösartige Geschwulst (Krebs)

Katecholamine: natürliche synthetische Wirkstoffe des Sympathikus

Katheter: röhrenförmiges Instrument zum Einführen in Hohlorgane, um den Inhalt zu entleeren oder Substanzen einzubringen, z. B. Blasenkatheter, Trachealkatheter,

Kollaps: plötzlicher Anfall allgemeiner Schwäche infolge Versagens des peripheren Kreislaufs und zu geringer Hirndurchblutung

Koma: tiefe Bewusstlosigkeit

Komplikation: Verschlimmerung eines Krankheitsbildes durch neu hinzukommende Krankheiten

Konnektor: Verbindungsstück, Anschlussstück

Konsistenz: Festigkeit, Dichte eines Gewebes oder eines Stoffes

Kontamination: Verseuchung, Verunreinigung

kontaminiert: verseucht, infiziert, angesteckt

kontinuierlich: fortdauernd, anhaltend

Kontraindikation: Grund, ein (Heil)verfahren nicht anzuwenden,

Kontraktion: Zusammenziehung

Konzentration: Mengen, Volumen einer gelösten Substanz in g/l, mol/l

Kreatinin: harnpflichtige Substanz

Kreislaufvolumen: Gesamtblutvolumen im Kreislauf

L

labil: unsicher, schwankend, veränderlich

latent: verborgen, versteckt, ohne Symptome

Leberzirrhose: chronische entzündliche Lebererkrankung

letal: tödlich

Letalität: Maß der Tödlichkeit einer bestimmten Krankheit

Lipase: Enzyme, die Fette in Glyzerin und Fettsäuren spalten

Lipide: Fette

Liquor: spezifische Hirn- und Rückenmarkflüssigkeit

lokal: eine bestimmte Stelle am Körper betreffend

Lumen: lichte Weite röhrenförmiger Körper und Hohlorgane

Luxation: Verrenkung

Lysetherapie: auch Thrombolyse; intravenöse Infusion von Substanzen, die das fibrinolytische System aktivieren. Ziel: Rekanalisierung einer akut verschlossenen Koronararterie beim Herzinfarkt oder Akuttherapie einer Lungenembolie

M

Magill-Zange: abgewinkelte Zange zur Führung des Nasotrachealtubus in die Luftröhre

Magnesium (Mg): Mineralstoff

Magnetresonanztomographie (MRT): computergestütztes bildgebendes Verfahren der Tomographie, das auf dem Prinzip der Magnetresonanz beruht. Im Gegensatz zur konventionellen Röntgendiagnostik bzw. Computertomographie wird hierbei keine ionisierende Strahlung verwendet.

Mandrin: metallener Führungsstab für, z. B. den Trachealtubus

manuell: mit der Hand

Mediastinum: Mittelfellraum, mittlerer Teil der Brusthöhle (Inhalt: Herz, große Gefäße, Trachea, Ösophagus, Lymphknoten, Nerven und Fettgewebe)

Melaena: Teerstuhl nach Blutung im Gastrointestinaltrakt

Miserere: Koterbrechen bei Ileus

metabolisch: stoffwechselbedingt

Methämoglobin: Hämoglobin, das durch Oxidation des Hämoglobineisens keinen Sauerstoff mehr binden kann

Milchsäure: Abbauprodukt des Kohlenhydratstoffwechsels

Mikroorganismen: Kleinlebewesen, Bakterien, Viren u.a.

Mikrozirkulation: Blutzirkulation im Kapillargebiet (Störung bei Schock)

Miosis: Engstellung der Pupillen

Monitor: Überwachungsgerät (z. B. EKG)

Morbus: Krankheit, Krankheitsbezeichnung

Mortalität: Sterblichkeit, Verhältnis der Anzahl der Sterbefälle zum Durchschnittsbestand der Bevölkerung

motorische Endplatte: Endorgan eines motorischen Nervs in quer gestreiften Muskeln

Myoglobin: roter Muskelfarbstoff

Myokard: Herzmuskulatur

Myokardnekrose: Zerstörung der Zellstruktur des Herzmuskels, z. B. infolge eines Infarkts

N

nasal: zur Nase gehörend

Natrium (Na): Alkalimetall, besonders wichtig für die normale Nerven- und Muskelfunktion

Normwerte: normale Werte von Herzfrequenz, Blutdruck, Atmung

Noradrenalin: Überträgersubstanz, die im Nebennierenmark und im ganzen sympathischen Nervensystem gebildet wird; steigert den Blutdruck, senkt die Pulsfrequenz

Noxe: Schadstoff, schädigendes Agens, krankheitserregende Ursache

Nuklid: Atomart, deren Kern durch eine bestimmte Protonen- und Neutronenzahl gekennzeichnet ist

O

O_2: chemisches Zeichen für Sauerstoff

obligat: unerlässlich, unvermeidlich

obsolet: überholt, veraltet, ungebräuchlich

Obstruktion: Verstopfung

ödematös: geschwollen durch Flüssigkeitsansammlung

Onkologie: Lehre von den Geschwulstkrankheiten

onkotisch: onkotischer Druck = kolloidosmotischer Druck mit Wasserbindungsvermögen der Gewebe und Körperflüssigkeiten

Ophthalmologie: Augenheilkunde

oral: zum Mund gehörend

Orotubus: Tubus zum Einlegen in den Mund

osmotisch: osmotischer Druck = die Kraft, mit der ein Lösungsmittel durch eine einseitig durchgängige (semipermeable) Membran in eine konzentrierte Lösung hineingezogen wird

Oszillographie: Wiedergabe sich rasch verändernder, schwingender Vorgänge z. B. bei der Blutdruckmessung

Oxidation: ein Vorgang, bei dem einem Element Sauerstoff zugeführt oder Wasserstoff entzogen wird

Oxyhämoglobin: sauerstoffhaltiger Blutfarbstoff

P

Palpation: Untersuchen durch Betasten

Palpitation: als unangenehm empfundenes Herzklopfen

Para: erfolgte Geburt (lat. parere Gebären)

Parenchym: spezielle Zellen eines organs, die dessen funktion ermöglichen

pathogen: krank machend

Pathophysiologie: die Lehre von krankhaften Lebensvorgängen

Pepsin: eiweißspaltendes Enzym des Magensafts

Perforation: Durchbohrung, Durchbruch

perforierend: durchbohrend, durchstoßend

peripher: außen, am Rand gelegen

Peritoneum: Bauchfell

Permeabilität: Durchlässigkeit, z. B. von Membranen

Phantom: künstliche Nachbildung von Körperteilen oder Organen (Übungsobjekt im Unterricht)

Pharyngealtubus: Tubus zum Einführen in den Rachenraum

Pharynx: Rachen

Phosphorsäureester : hochgiftige Verbindungen, die als Insektizide (z. B. Folidolöl) Schmierölzusatz oder als chem. Kampfstoffe (Tabun, Sarin, Soman) verwendet werden bzw. wurden. Für den Menschen lebensbedrohliches Gift durch Hemmstoffe der Cholinesterase. Antidot: Atropin, PAM, Obidoxim

Placenta praevia: Sitz der Plazenta vor dem Muttermund, so dass sie sich spätestens bei Geburtsbeginn löst, was meist zu schweren Blutungen aus dem Geburtskanal führt

Plasma: der flüssige Teil des Blutes

Plasmaexpander: Plasmaersatzmittel zur Auffüllung des Blutkreislaufs nach starkem Blutverlust

Poliklinik: Krankenhaus für ambulante Behandlung

Polyurie: krankhafte Vermehrung der Harnmenge

Potentialdifferenz: Differenz zwischen den negativen Ladungen des schon erregten und den positiven Ladungen des noch nicht erregten Fasergebietes an Muskel- und Nervenfasern

präklinisch: Krankheitsgeschehen das mit einfachen Verfahren noch nicht erkennbar ist: Im Rahmen des Rettungsdienstes: vor der Aufnahme in die Klinik, am Einsatzort und während des Transportes

primär: erst, anfänglich, ursprünglich

Prioritäten: wichtige, zuerst notwendige Dinge

Prophylaxe: Vorsorge, Vorbeugung z. B. durch Impfung

prophylaktisch: vorsorglich

Protoplasma: lebende Substanz der menschlichen, tierischen oder pflanzlichen Zelle

proximal: der Körpermitte näher gelegen

Psychopharmaka: Medikamente, die auf die Psyche wirken

Puffersubstanz: Lösungen, die schwache Säuren und deren Salze mit starken Basen bzw. umgekehrt enthalten, z. B. Natriumbikarbonat

Pulmo: Lunge

Punktion: 1) Anstechen peripherer oder zentraler Venen zur Herstellung eines venösen Zugangs für die Zufuhr von Infusionslösungen; 2) Einführen von Hohlnadeln in Körperhöhlen zur Entleerung von Flüssigkeitsansammlungen (z. B. Blut im Pleuraraum)

Pupillendifferenz: seitendifferente Weite der Pupillen meist neurologisches Zeichen einer zerebralen Schädigung

Purkinje-Fasern: Teil des Reizleitungssystems am Herzen

Q

QRS-Komplex: Kammerkomplex, intraventrikuläre Erregungsausbreitung im EKG

Qualitätszirkel/Qualitätsteam: Einbeziehung der Mitarbeiter in den Verbesserungsprozess. Sie sollen angeregt werden, Verbesserungsvorschläge einzureichen, um Probleme der Qualität, der Arbeitssicherheit und der Effektivität zu lösen.

Querschnittslähmung, Querschnittssyndrom: Querschnittsläsion, d.h. völlige oder teilweise Schädigung des Rückenmarquerschnitts mit den Zeichen spastischer oder schlaffer Lähmung, z. B. durch Wirbelbrüche usw.

R

reflektorisch: durch einen Reflex bedingter Vorgang

Reflux: Rückfluss

Refraktärzeit: Zeit, in der ein reizbares Gewebe (Muskel-, Nervenfaser) entweder vollständig unerregbar oder nur schwer (schwächer) erregbar ist (z. B. Herzmuskel)

Regulationszentren: Nervenzentren, die die Regulationsmechanismen steuern

Regurgitation: Wiederauswürgen von eben Verschlucktem

Reizgase: gasförmige Stoffe, die zu einer Schädigung der Atemwege oder Alveolen führen

Relaxation: Erschlaffung, Entspannung durch Gabe von muskelerschlaffenden Mitteln (Relaxanzien), z. B. zur Durchführung der Intubation

Relaxierung: Gabe von Medikamenten zur Entspannung

renal: zur Niere gehörend

Replantation (Wiedereinpflanzung): operative Versorgung einer frischen Amputationsverletzung mit dem Ziel, die abgetrennten Körperteile wieder funktionsfähig mit dem Körper zu verbinden

Repolarisation: Rückbildung der Erregung z. B. einer Herzmuskelfaser

Reposition: Wiedereinrichtung von Knochenbrüchen, Verrenkungen usw.

resorbiert: aufgesogen

Resorption: Aufsaugung, Aufnahme von Stoffen in die Blut- und Lymphbahn

Respirator: Beatmungsgerät

rhythmische Impulse: Reize (z. B. elektrische), die in einem bestimmten Rhythmus gegeben werden

Ruptur: Zerreißung

S

Schlagvolumen: diejenige Blutmenge, die das Herz bei jeder Kontraktion auswirft, ca. 80 ml bei Ruhe

Schutzreflex: über das Rückenmark ablaufender Reflex zum Schutz vor Körperregionen oder Körperteilen; z. B. das Wegziehen des Arms bei schmerzhafter Reizung der Haut; besonders wichtig sind Husten-, Nies- und Lidschlussreflex zum Schutz der Eingänge des Atmungs- und Verdauungstrakts und der wichtigsten Sinnesorgane

Sekret: Absonderungsprodukt von Drüsen

Sekretion: äußere Absonderung von Drüsen mit Ausführungsgängen; innere Absonderung von Drüsen direkt ins Blut (z. B. Hormone)

sekundär: an zweiter Stelle

senil: alt, greisenhaft

Sensibilität: Fähigkeit des Organismus, Gefühls- und Sinnesreize aufzunehmen

Septum: Scheidewand (Herz, Nase)

Serum: Plasma ohne Fibrinogen, ungerinnbare Blutflüssigkeit

Silikonspray: Spray zum Gleitfähigmachen

Sinus coronarius: Erweiterung der großen Herzvene unmittelbar vor der Einmündung in den rechten Vorhof

Skalpell: chirurgisches Messer mit feststehender Klinge

Sklerose: krankhafte Verhärtung von Geweben und Gefäßen

Somnolenz: Schläfrigkeit, leichte Form der Bewusstseinsstörung

Soma: Körper

Sonographie: Schnittbilduntersuchung von Geweben und nicht von Knochen umgebenen Körperhöhlen durch Ultraschall

Sopor: stärkere Bewusstseinsstörung, der Betroffene ist nicht mehr weckbar, nur stärkste Reize lösen noch Reaktionen aus

Spasmus: verstärkter Spannungszustand der Muskulatur

spastisches Atemgeräusch: Atemgeräusch beim Asthma bronchiale u.a.

spezifisches Gewicht: Gewicht von 1 ml einer Substanz (z. B. das spezifische Gewicht von 1 ml Wasser bei 4°C beträgt 1 g)

spinal: zur Wirbelsäule, zum Rückenmark gehörend

Sputum: Auswurf

Stärke: ein Polysaccharid, z. B. Glykogen

Stammhirn: das Großhirn ohne den Hirnmantel (s. auch Medulla oblongata)

Status: Zustand

Stenose, Stenosierung: Einengung, Verengung

Stethoskop: Instrumentarium zur Auskultation

Stimmritzenkrampf: s. Laryngospasmus (pfeifende Atmung, Angst, Zyanose)

Stimulation: Anregung, Reizung

Stoffwechsel: die gesamten Vorgänge des Abbaus und der Umwandlung von Substraten (Nahrungsmittel, Sauerstoff) sowie des Zerfalls und Ersatzes der Körperbestandteile

Stroke – unit: klinische Spezialabteilung zur intensiven Versorgung von Schlaganfallpatienten

Strommarke: grauweiße, rundliche, zentral eingesenkte Hautverletzung, Verbrennung, Hautrötung an der Stelle des Stromeintritts

Struma: Vergrößerung der Schilddrüse

Stupor: Zustand geistiger und körperlicher Erstarrung bei Aufhebung aller Willensleistung

subdural: unter der harten Hirnhaut, also zwischen Dura und Hirn

Subileus: beginnender unvollständiger Darmverschluss

Sublimatvergiftung: typisches Beispiel für akute Quecksilbervergiftung

sublingual: unter die Zunge (z. B. Tabletten, die man unter der Zunge vergehen lässt)

Sucht: Abhängigkeit von Medikamenten, Drogen, Alkohol, Rauschgiften

Symptome: Krankheitszeichen, Merkmale oder Anzeichen einer Verletzung / Erkrankung

symptomatisch: auf die einzelne Krankheitserscheinung bezogen

Syndrom: Gruppe von gleichzeitig auftretenden Krankheitszeichen

Synkope: nichtepileptischer Anfall mit Bewusstseins- und Tonusverlust, bei kreislauf- und kardial bedingten zerebralen Hypoxien

Systole: Teil der Herzperiode, Zusammenziehung des Herzmuskels, Anspannungs- und Austreibungszeit

T

Tamponade: Ausstopfen von Hohlorganen, Körperhöhlen oder Wundhöhlen z. B. zur Blutstillung

Terminologie: Lehre von den Bezeichnungen

Tetanie: neuromuskuläre Übererregbarkeit

Thorakotomie: operative Eröffnung des Brustkorbs

Thorax: Brustkorb

Thrombolyse: siehe Lysetherapie

Tiegel-Kanüle: Ventilpunktionsnadel mit Fingerling (wird beim Pneumothorax eingesetzt)

tonisch: die Muskelspannung betreffend

Tonus: Spannungszustand

Tracheostoma: künstliche Verbindung der Luftröhre nach außen

Tracheotomie: Luftröhrenschnitt

Transfusion: Infusion von Spenderblut

Transplantation: operative Übertragung von Organen oder Organteilen

transthorakal: durch den Thorax

Tropfkammer: Teil des Infusionsgeräts

Trypsin: eiweißspaltendes Enzym

Tubus: Katheter zum Freihalten der Atemwege und Beatmen, z. B. Pharyngealtubus, Trachealtubus (s. auch Intubation)

U

Ulkus: Geschwür

Urämie: Harnvergiftung

Ulna: Elle

Überinfusion: infundierte Flüssigkeitsmenge, die weit über den Volumen- oder Wasserverlust hinausgeht

V

Vagina: weibliche Scheide, Kanal zwischen Scheidenvorhof und Gebärmutterhals

Vasomotoren: Gefäßnerven, die die Gefäße erweitern oder verengen

vasovagale Synkope, vasovagaler Kollaps, vasovagaler Schock, Vasomotorenkollaps: durch Vagusstimulation hervorgerufene Weitstellung der Blutgefäße und Erniedrigung der Herzfrequenz, was zur Minderdurchblutung des Gehirns und zu kurzfristigem Bewusstseinsverlust führt

venös: auf die Vene bezogen

Venae sectio: operatives Freilegen und Eröffnen einer Vene

Via falsa: der falsche Weg

Vitalkapazität der Lunge: Volumendifferenz zwischen tiefster Ein- und Ausatmung

Vitamine: lebensnotwendige, organische Verbindungen, die als Nahrungsbestandteile zugeführt werden

Z

zentrale Venen: Venen im Körperzentrum

zentraler Venendruck (ZDV): Druckmessung im herznahen, intrathorakalen Hohlvenensystem

Zentralisation: Schockreaktion, bei der eine Minderdurchblutung der in der Körperperipherie gelegenen Gewebe (Haut, Skelettmuskulatur) zugunsten der zentral gelegenen, lebenswichtigen Organe (Herz, Gehirn, Leber) eintritt

Zyanose: blaurote Färbung, besonders der Lippen, Wangen und Fingernägel, infolge mangelnder Sauerstoffsättigung des Blutes; es ist zwischen der zentralen und der peripheren bzw. Ausschöpfungszyanose zu unterscheiden

Weiterführende Literatur

Bengel J (Hrsg) (2004) Psychologie in Notfallmedizin und Rettungs-
dienst, 2. Aufl. Springer, Berlin Heidelberg New York
Beyermann K (1993) Chemie für Mediziner. Thieme, Stuttgart
Birkenbihl V (2005) Stroh im Kopf? Vom Gehirn-Besitzer – zum Gehirn-
Benutzer, 42. Aufl. mvg, München
Buselmaier W (2007) Biologie für Mediziner. 10. Aufl. Springer, Berlin
Heidelberg New York
Campbell JE (ed) (2000) Basic Trauma Life Support for advanced provi-
ders, 5th. ed. Brady-Prentice-Hall, Englewood Cliffs
Dirks B (2007) Die Notfallmedizin. Springer, Berlin Heidelberg New
York
Greaves I, Ryan JM (eds) (1998) Trauma. Arnold, London
Harten HU (2006) Physik für Mediziner. 11. Aufl. Springer, Berlin Hei-
delberg New York
Kamiske GF (2006) Qualitätsmanagement eine multimediale Einfüh-
rung. Fachbuchverlag Leipzig
Kuner E, Schlosser V (1995) Traumatologie. 5. Aufl. Thieme, Stuttgart
New York
Larsen R (2007) Anästhesie und Intensivmedizin für die Fachpflege,
7. Aufl. Springer, Berlin Heidelberg New York
Lippert H (1997) Anatomie am Krankenbett. 2. Aufl. Springer, Berlin
Heidelberg New York
McSwain NE (ed) (2002) PHTLS. Basic and advanced pre-hospital trau-
ma life support. 5th edn. Mosby Lifeline, St. Louis
Metzig W, Schuster M (2003) Lernen zu Lernen. Lernstrategien wir-
kungsvoll einsetzen. Springer, Berlin Heidelberg New York
Nikolaus T (2000) Klinische Geriatrie. Springer, Berlin Heidelberg New
York
Reuter P (2004) Springer Lexikon Medizin, Springer, Berlin Heidelberg
New York
Rossi R, Gorgaß B, Ahnefeld FW (2007) Die Rettungsdienst-Prüfung.
Fragen – Themen – Aufgaben, 6. Aufl. Springer, Berlin Heidelberg
New York
Schmidt RF, Thews G, Lang F (Hrsg) (2007) Physiologie des Menschen.
Mit Pathophysiologie. 30. Aufl. Springer, Berlin Heidelberg New
York
Sellier K, Kneubuehl BP (2001) Wundballistik und ihre ballistischen
Grundlagen. Springer, Berlin Heidelberg New York
Spornitz U (2007) Anatomie und Physiolgie, 5. Aufl. Springer, Berlin
Heidelberg New York Tokio
Tritthart HA (2001) Medizinische Physik und Biophysik. Schattauer,
Stuttgart

Zeitschriften

Der Notarzt. Thieme, Suttgart New York
Notfall&Rettungsmedizin. Springer, Berlin Heidelberg New York
Rettungsdienst. Stumpf&Kossendey, Edewecht
Rettungsdienst Journal. Berufsverband für den Rettungsdienst, Lich

Fachinformation

Anforderungen der Hygiene an den Krankentransport einschließlich
Rettungstransport in Krankenkraftwagen (1998) Bundesgesundheitsblatt 32/1989, Heft 4, erweitert im Bundesgesundheitsblatt
11/1998
Fock R et al. (2000) Schutz vor lebensbedrohlichen importierten
Krankheiten. Erstveröffentlicht im Bundesgesundheitsblatt Jahr-
gang. 43, Heft 10
Unfallverhütungsvorschrift (1997) Gesundheitsdienst 8.1, vom Sep-
tember 1982, Fassung Januar 1997
Unfallverhütungsvorschrift (1984) Gesundheitsdienst 0.1, vom April
1979, Fassung Dezember 1984

Quellenverzeichnis der Abbildungen

Dirks B (2007) Die Notfallmedizin. Springer, Berlin Heidelberg New
York
Gertsch M (2007) Das EKG. Springer, Berlin Heidelberg New York
Leitlinien 2005 des European Resuscitation Council (ERC) (2005) Re-
suscitation 67 2-3: 157-342 und 67 S1:S1-S189
Meffert RH, Langer M (2003) Biokompatible Operationstechniken in
der Unfall- und Handchirurgie. Hans Marseille Verlag, München
Reuter P (2004) Springer Lexikon Medizin, Springer, Berlin Heidelberg
New York
Rücker G (2005) Bildatlas Notfall- und Rettungsmedizin. Springer Ber-
lin Heidelberg New York
Schmidt RF, Lang F (2005) Physiologie des Menschen. Springer, Berlin
Heidelberg New York
Schneider T, Wolcke B, Böhmer R (2006) Taschenatlas Notfall- und Ret-
tungsmedizin, Springer, Berlin Heidelberg New York

Hilfreiche Internet-Adressen (LINKs)

Diese Liste wichtiger bzw. informativer Internetadressen erhebt keinerlei Anspruch auf Vollständigkeit. Sie bietet lediglich eine Auswahl nach dem Stand im Sommer 2007. Es ist davon auszugehen, dass die Adressen sich durch kontinuierliche Aktualisierungen relativ kurzfristig ändern können.

Dienstleister/Service	Internetadresse (URL)
Suchmaschinen und Suchdienste	
Medizinnachrichtendienste	www.Medizin-forum.de
	www.zbmed.de/index
	www.medizin.de
	www.powersuchmaschine.de
	www.medizin-aktuell.de
	www.medizinfo.de
	www.info-med.de
	www.biermann.net
	www.reutershealth.com
	www.aerztezeitung.de
	www.uminfo.de
Notrufzentralen und Informationszentralen	
Druckkammern	www.gtuem.org (Gesellschaft für Tauch- und Überdruckmedizin)
Verbrennungsbetten	www.feuerwehr-hamburg.org/brandbetten
Giftnotrufzentralen	www.giftinfo.de
	www.giftnotruf.de
	www.meb.uni-bonn.de/giftzentrale
Luftrettung	www.rettungshubschrauber.de
	www.luftrettung-info.de.vu
	www.copterweb.de
Behörden, Ministerien und staatliche Einrichtungen	
World Health Organisation (WHO)	www.who.ch; www.who.int
Bundesamt für Bevölkerungsschutz und Katastrophenhilfe	www.bevoelkerungsschutz.de www.zivilschutz-online.de
Bundesministerium für Gesundheit und Soziale Sicherung	www.bmgesundheit.de
Bundeszentrale für gesundheitliche Aufklärung (BzgA)	www.bzga.de
Robert-Koch-Institut	www.rki.de
Bernhard-Nocht-Institut für Tropenmedizin	www.bni.uni-hamburg.de
Paul-Ehrlich-Institut --Bundesamt für Sera und Impfstoffe	www.pei.de
Rettungsdienst Bayern	www.rd-bayern.de
Gesellschaften und Organisationen	
Bundesärztekammer	www.baek.de
Bundesarbeitsgemeinschaft Erste Hilfe	www.bageh.org

Dienstleister/Service	Internetadresse (URL)
— Österreichische Gesellschaft für Notfall- und Katastrophenmedizin	www.notarzt.at
— Arbeitsgemeinschaft der in Bayern tätigen Notärzte	www.agbn.de
— Bundesvereinigung der Arbeitsgemeinschaften Notärzte Deutschlands e.V. (BAND)	www.band-online.de
— Arbeitskreis Notfallmedizin und Rettungswesen an der LMU	www.anr.de
— Institut für Notfallmedizin und Medizinmanagement	www.inm-online.de
— Deutsche Gesellschaft zur Rettung Schiffbrüchiger (DGzRS)	www.dgzrs.de
— Deutsches Komitee für Katastrophenvorsorge	www.dkkv.org
— Deutsche Gesellschaft für Katastrophen-Medizin	www.dgkm.org
— Björn-Steiger-Stiftung	www.steiger-stiftung.de
— Reavita Schweiz	www.reavita.ch
— European Resuscitation Council (ERC)	www.erc.edu
— Resuscitation Council UK	www.resus.org.uk
— American Heart Association (AHA)	www.americanheart.org
— American Medical Association	www.ama-assn.org
— American Academy of Pediatrics	www.aap.org
Fachinformationen	
— Internet Enzyklopädie	www.wikipedia.de
— Zur Terminologie	www.lifeline.de www.rettungswesen.info
— Medikamente	www.rote-liste.de (nur mit DocCheck-Passwort) www.gelbe-liste.de www.anaesthesie.de
— Gifte	www.gifte.de
— Gefahrgut	www.gefahrgut.de www.adr.info
— Präventionsrecht online	www.pr-o.info
— Springer Medizin Verlag	www.springermedizin.de

Stichwortverzeichnis

Fett gedruckte Seitenzahlen weisen auf die systematische Darstellung von Krankheitsbildern hin.

T

U

V

X

Z

W

... sind Sie gut vorbereitet ?

Das Standardwerk zum Rettungsdienst jetzt auch online mit umfangreichem Zusatzmaterial

Lerncenter

Überprüfen Sie Ihr Wissen: Im Lerncenter finden Sie Übungsfragen zu allen Themen des Lehrbuches: Multiple-Choice-Fragen und Übungsfragen mit ausführlichen Antwortkommentaren und Lernkarten zum Pauken von Fachbegriffen.

Fallbeispiele

Proben Sie den Notfall: Anhand ausgewählter Fallbeispiele können Sie Ihr praktisches Wissen zu Maßnahmen und Einsatztaktik interaktiv überprüfen.

Service

Bleiben Sie auf dem neuesten Stand: Hier finden Sie z.B. Dokumente zur Ausbildungs- und Prüfungsverordnung, DIN-Normen zum Nachschlagen, das Reisensburger-Memorandum, Aktuelles zu Leitlinien u.v.m. Alles zum Runterladen und Ausdrucken. Essays aus dem Springer Medizin Lexikon geben Ihnen vertiefte Informationen zu häufigen und ausgewählten Krankheitsbildern.

Dozenten

Als Dozent haben Sie freien Zugang zu allen Abbildungen des Buches und können diese als Unterrichtsmaterial für die Aus-, Fort- und Weiterbildung verwenden!

Links

Druckkammer-Zentrum? Vergiftungszentralen? Schauen Sie hier nach und lassen Sie sich direkt zu den aktuellen Seiten mit den wesentlichen Informationen führen.